AF609833

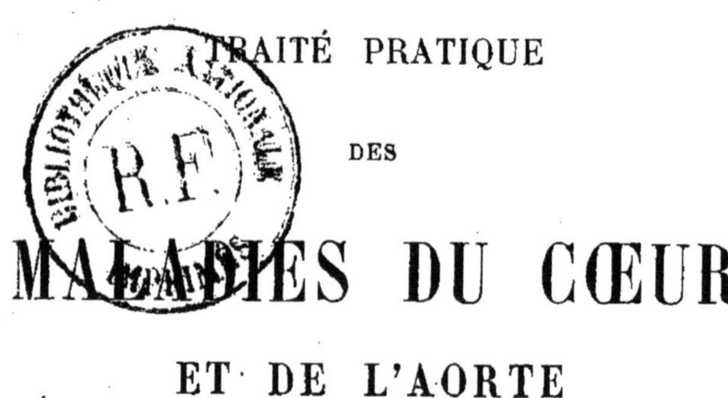

# TRAITÉ PRATIQUE

DES

# MALADIES DU CŒUR

## ET DE L'AORTE

# TRAITÉ PRATIQUE

DES

# MALADIES DU CŒUR ET DE L'AORTE



PAR

**ERNEST BARIÉ**
Médecin de l'Hôpital Laënnec



PRÉFACE

par le Professeur POTAIN

MEMBRE DE L'INSTITUT

TROISIÈME ÉDITION ENTIÈREMENT REFONDUE

AVEC 82 FIGURES

PARIS
VIGOT FRÈRES, ÉDITEURS
23, PLACE DE L'ÉCOLE-DE-MÉDECINE, 23

1912

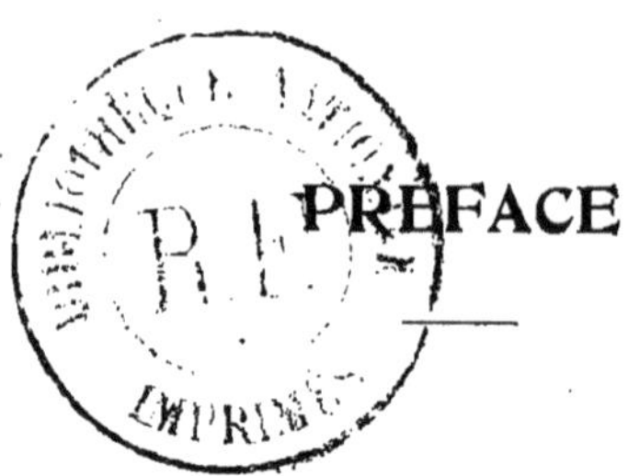

# PRÉFACE

Les maladies du cœur sont de celles dont l'étude attentive s'impose plus particulièrement au médecin ; souvent latentes à leur début ou signalées seulement par des troubles fonctionnels peu caractéristiques, elles ne sont le plus souvent reconnues et ne sauraient l'être que par lui. Et il importe entièrement qu'elles le soient pour que puissent intervenir à temps les moyens capables de les guérir ou tout au moins d'en enrayer les progrès.

La banalité des accidents par lesquels elles se manifestent à cette première période fait que nombre de gens, éprouvant des malaises semblables sans que leur cœur soit nullement affecté, vivent incessamment angoissés par la crainte d'une affection dont l'extrême gravité est trop généralement connue. Seul le médecin, par ses constatations précises, peut apaiser ses angoisses et ramener le calme dans ces esprits troublés.

Il a donc bien souvent à rechercher et à décider s'il existe ou non quelque indice d'une de ces affections qui, devenues indélébiles, rendent les malheureux qu'elles ont atteints à tout jamais incapables d'activité, tourmentent très cruellement toute leur existence et les conduisent fatalement à leur perte. De plus, en mainte circonstance la responsabilité se fait sentir d'autant plus lourdement pour lui que son jugement ne peut être différé et qu'il ne saurait attendre les éclaircissements qu'apporteront l'évolution de la maladie et ses transformations ultérieures. C'est à l'heure même qu'on voudra son avis et qu'il lui faudra formuler son opinion. Et il devra songer en la formulant aux conséquences graves et souvent irréparables qu'une erreur de sa part peut entraîner dans la suite.

Qu'il s'agisse par exemple d'un jeune homme sur le point d'entrer dans l'armée ou dans les écoles qui y conduisent : si le médecin, s'en rapportant aux seuls troubles fonctionnels ou à quelque signe mal interprété, déclare le sujet incapable de servir, alors qu'il n'existe chez lui rien qui en réalité s'y oppose, voilà une carrière brisée qui, peut-être, eût été brillante, et un homme très probablement voué à l'hypocondrie par le regret des espérances perdues et la préoccupation de la maladie qu'on lui a cru découvrir.

Si au contraire, pour n'avoir pas reconnu les signes d'une lésion qui réellement existait, le médecin laisse ce jeune homme s'engager dans les armes, à supposer que cela ne lui devienne pas funeste, la conséquence sera toujours que, mis par son état de santé dès l'abord en état d'infériorité relative à l'égard de ses émules, il poursuivra péniblement une carrière médiocre, alors que dans une autre où l'activité physique eût été moins nécessaire il eût pu montrer des aptitudes suffisantes, peut-être même supérieures.

Qu'il s'agisse d'une jeune fille souffrant de palpitations et qu'on s'apprête à marier, le médecin consulté aura à décider s'il existe ou n'existe pas de maladie du cœur et, au cas où il s'en trouverait une, dans quelle mesure cette lésion est ou non compatible avec le mariage. Car il en est qui le sont assurément. Il aura donc, dans sa réponse, à tenir compte à la fois de l'existence plus ou moins positive, de l'espèce, du degré de la lésion et des dangers qu'elle peut entraîner. Que si, trop timoré, il déclare incapable d'entrer en ménage telle jeune fille qui eût pu devenir une excellente mère de famille, voilà, en dehors des brisements de cœur qu'on peut imaginer, une existence destinée par sa faute à se traîner indéfiniment dans l'isolement et la tristesse. Que si, au contraire, il déclare la jeune fille indemne et sans danger mariable, tandis qu'elle est véritablement atteinte de quelque lésion destinée à devenir grave, il aura préparé les pires désastres pour le premier accouchement et, quand même rien d'aussi fâcheux ne surviendrait, si, confiant dans ses assurances d'innocuité, on n'a rien dit avant le mariage d'une lésion qui semblait peu sérieuse, il aura très probablement dans la suite le chagrin de voir une fâcheuse désunion se mettre dans cette famille le jour où, la maladie venant à se découvrir, les parents du mari se plaindront amèrement qu'on la leur ait celée.

Dans la pratique de tous les jours le médecin, chaque fois que son malade sort de la période aiguë d'un rhumatisme, d'une scarlatine ou de toute autre maladie infectieuse, est tenu de constater et de déclarer si, le cœur ayant été épargné, il n'y a rien à craindre de ce côté pour l'avenir; si, ayant été touché, il l'a été assez peu ou assez passagèrement pour que rien de plus ne soit à redouter, rien de plus à faire pour assurer la guérison ; ou si, l'affection ayant été plus accentuée et laissant quelques traces, il importe dès l'instant de soumettre le malade à une hygiène rigoureuse, à un traitement sérieux et long, en vue d'amener une résolution complète d'une affection qui, abandonnée à elle-même, pourrait avoir les plus fâcheuses conséquences.

Pour résoudre ces questions et bien d'autres souvent si difficiles, parfois si angoissantes, le médecin ne peut, la plupart du temps, compter sur les considérations déduites des symptômes généraux qui n'existent pas encore ou des signes subjectifs qui sont de valeur à peu près nulle à ce point de vue. Il n'a rien à attendre que des résultats de son exploration et des signes que cette exploration lui fera connaître. Jusqu'à des temps peu éloignés de nous, il ne disposait pour résoudre tant de problèmes que d'une séméiologie rudimentaire et singulièrement insuffisante. A mesure que celle-ci s'est perfectionnée et enrichie de méthodes objectives de plus en plus précises, il s'est trouvé mieux armé pour le faire. Mais à mesure aussi, il se trouve plus étroitement obligé de le faire avec certitude, et sa responsabilité s'en accroît d'autant.

L'étude consciencieuse de la séméiologie cardiaque s'impose donc de plus en plus impérieusement. Plus susceptible de précision que celle de la plupart des autres organes, elle est aussi plus compliquée, elle exige plus d'attention et de soin. Car la précision, l'exactitude en ce cas ne sont point du tout affaire de pure virtuosité, mais bien de nécessité absolue, étant presque toujours indispensables à la solution des problèmes qui se posent, soit au point de vue du pronostic, soit des indications thérapeutiques.

M. Barié dans ce traité a donné tous ses soins à cette partie si importante de l'histoire des maladies du cœur et son livre en facilitera l'étude à ceux qui la veulent consciencieusement faire. Il est d'ailleurs aussi complet qu'on le puisse désirer. Pas de question importante qui n'y soit posée et scrupuleusement discutée, avec l'aide d'une bibliographie très complète qui permettra à chacun d'en parachever l'étude à sa guise.

L'auteur a su introduire une grande clarté dans les problèmes parfois fort compliqués qu'il agite et les rendre aisément accessibles et, mettant chaque chose à son plan, faire le départ exact de ce qu'on présume et de ce qu'on ignore. Les résumés qu'il a placés à la fin de chacun de ses chapitres seront singulièrement utiles à quiconque tient à ne pas quitter une question sans en avoir classé les points principaux dans sa mémoire pour les y retrouver aisément au besoin. C'est une sorte de manuel annexé au livre, et il serait fort à souhaiter que les manuels, toujours associés de la sorte, soient ainsi un moyen de se souvenir méthodiquement, non une façon d'apprendre insuffisamment. Le livre de M. Barié me semble donc destiné à rendre aisément familières à tous des notions précises dont on vient de voir l'indispensable nécessité.

C. POTAIN.

1er août 1900.

# AVANT-PROPOS

La faveur avec laquelle le public médical a bien voulu accueillir les deux éditions précédentes de ce livre nous a fait un devoir d'apporter tous nos soins à la troisième. Celle-ci n'est point une simple réimpression des précédentes, mais constitue un *Traité des maladies du cœur* entièrement refondu, complété par de nombreux chapitres, dans lesquels sont exposées les recherches récentes qui, dans ces dernières années, ont modifié sensiblement l'orientation de la cardiologie.

Sans négliger l'étude si importante des affections organiques du cœur, les travaux récents se sont concentrés surtout sur celle des troubles fonctionnels du cœur et des différentes perturbations que peut présenter son rythme physiologique : les *tachycardies*, les *bradycardies*, les *extrasystoles* ont fait le sujet de nombreuses et intéressantes recherches qu'on trouvera consignées ici. De plus, reprenant la méthode graphique inaugurée autrefois par les travaux de Marey et de Potain, la cardiologie a cherché à fixer nettement par les appareils enregistreurs les caractères extérieurs si importants des *pouls veineux* et d'en tirer la valeur séméiologique qu'ils comportent. On a cherché encore à inscrire les *battements de l'oreillette gauche* par la *voie œsophagienne* et à donner la reproduction graphique des contractions des ventricules et des oreillettes à l'état normal et dans les différentes affections organiques du cœur à l'aide de l'*électrocardiographie*. On sait que la forme, le volume et les déplacements du cœur, et surtout la présence d'un anévrysme de l'aorte, à la période où la clinique est encore impuissante à le dépister, sont nettement indiqués par la *radioscopie* et en particulier par l'*orthodiagraphie ;* ces méthodes nouvelles d'exploration et leur technique clinique ont été exposées, dans ce livre, appuyées de figures explicatives.

La *Séméiologie* a reçu un grand développement : les *dédoublements des bruits* du cœur, les *rythmes de galop*, les *souffles organiques* et *anorganiques*, ont été étudiés avec de longs détails. De même les *affections valvulaires* ou *orificielles* et tout spécialement leur étiologie, leur évolution clinique et leur diagnostic ont reçu des développements très importants en tenant compte des travaux récents qui sont venus en compléter l'histoire.

Après certaines considérations cliniques sur le cœur mobile et la *cardioptose*, plusieurs chapitres ont été consacrés à l'étude des modifications qu'apportent à la structure et au fonctionnement du cœur certains états pathologiques, certaines intoxications ou infections, certains états dyscrasiques; de là ces études du cœur dans la *chlorose* et dans la *grossesse*, du cœur des *gibbeux*, du cœur *sénile*, du *cœur des obèses*, du *cœur rénal*, du cœur dans la *syphilis*, la *tuberculose*, le *tabès*, dans la *goutte*, dans le *diabète*, etc.

L'étude des *myocardites*, des *aortites*, des *angines de poitrine*. des *anévrysmes de l'aorte*, occupe ensuite une place très importante et mise au point des recherches actuelles.

De même que dans les éditions précédentes, les chapitres les plus importants sont suivis d'un *résumé* qui en condense les points principaux et permet d'en embrasser rapidement l'ensemble descriptif.

Enfin l'ouvrage se termine par un chapitre de *thérapeutique* dans lequel sont étudiées toutes les grandes questions qui intéressent la cardiothérapie. Une place très importante a été réservée à l'*hygiène* générale des *cardiaques* : dans ce chapitre on trouvera résumé tout ce qui concerne l'*habitation*, la *vie sociale*, la question du *mariage*, les *professions*, les *exercices physiques*, la *villégiature*, les *stations thermales* qui conviennent à ces malades. Le *régime alimentaire* (régime lacté, régime mixte, les régimes déchlorurés) si importants pour eux, ainsi que celui des *boissons* ont reçu un développement tout particulier.

Enfin, ce chapitre de thérapeutique est complété par une *revue des* principaux *agents médicamenteux* que réclame le traitement des cardiopathies. C'est ainsi que sont étudiés successivement la *digitale* et la *digitaline*, la *caféine*, le *strophantus*, le *muguet*, la *spartéine*, l'*adonis*, les *iodures* alcalins, le *nitrite d'amyle* et la *trinitrine*, le *nitrite de sodium*, etc., puis les médicaments adjuvants pour ainsi dire : l'*opium*, la *morphine*, l'*héroïne*, la *quinine*, les *bromures* et les *valérianiques*, les *agents diurétiques* et en particulier la *théobromine*.

L'*action physiologique* de chacun de ces médicaments est indiquée tout d'abord ; viennent ensuite l'étude de leurs *indications thérapeutiques*, leurs *modes d'emploi*, enfin leur *posologie* chez les *adultes* et chez les *enfants* d'après les données du *Codex medicamentarius* de 1908.

Tel est ce *Traité des maladies du cœur et de l'aorte*, écrit en dehors de tout esprit de doctrine, et dans un but essentiellement pratique, dans l'espoir qu'il pourra servir de guide aux élèves qui abordent l'étude des maladies du cœur, et être utile également aux praticiens, nos confrères, en les tenant au courant des travaux les plus récents de la pathologie cardiaque.

MM. Vigot frères, nos éditeurs, ont apporté tous leurs soins à la composition matérielle de ce livre ; je suis heureux de leur en adresser ici tous mes remerciements.

ERNEST BARIÉ.

# PREMIÈRE PARTIE

# SÉMÉIOLOGIE DU CŒUR

## ET DES VAISSEAUX

## LE CŒUR

### EXPLORATION DE LA RÉGION PRÉCORDIALE

Elle doit être pratiquée par l'*inspection*, la *palpation*, la *percussion* et l'*auscultation.*

Ces quatre modes d'exploration classique se sont complétés dans ces dernières années par deux procédés nouveaux, d'ailleurs d'importance secondaire : la *phonendoscopie* et la *radioscopie*.

*A*. **Inspection.** — Le malade étant debout, ou de préférence couché sur le dos, la poitrine largement découverte, le clinicien se tiendra à sa gauche, et inspectera d'abord la région précordiale dans sa totalité, puis alternativement la région de la pointe, puis celle de la base. L'examen devra être fait de préférence un peu obliquement ou de profil, ce qui permet de mieux apprécier la *saillie* ou le *retrait* de la région s'ils existent, ainsi que les *mouvements ondulatoires*, et les *soulèvements* qu'elle peut présenter.

*a*. *Voussure.* — La région précordiale peut présenter une saillie (*voussure précordiale*) appréciable surtout par comparaison des deux côtés de la poitrine; elle a la forme *ovalaire*, *allongée dans le sens vertical*, *apparente* près du sternum, entre *la troisième et la sixième côte gauches* (Parrot).

Sa délimitation exacte et son caractère unilatéral la feront distinguer de la voussure thoracique du *rachitis*, habituellement symétrique et due à une déformation particulière des côtes, et de celle que produit l'*emphysème* qui est bilatéral, et commençant immédiatement au-dessous de la clavicule. La saillie du thorax causée par la *pleurésie avec grand épanchement*, et celle due aux *anévrysmes de la crosse aortique*, sont unilatérales, mais la première se manifeste dans toute l'étendue de la cage thoracique du côté malade dont le périmètre total est augmenté ; la seconde est située dans des zones variables qui ne correspondent point à la région précordiale proprement dite : à droite du sternum vers le deuxième et troisième espace intercostal (anévrysme de l'aorte ascendante) ; dans la région du manche du sternum (anévrysme de la crosse), etc.

La *valeur séméiologique* de la voussure précordiale est importante : elle se rattache à *l'hypertrophie du cœur* ou à la présence d'un *épanchement péricardique.*

1° La voussure précordiale, liée à l'*hypertrophie du cœur*, est un signe inconstant : elle se rencontre surtout chez les enfants et les jeunes sujets, dont la cage thoracique est très flexible et s'accommode au volume des organes qu'elle renferme; on pourra conclure le plus souvent, lorsqu'elle est très manifeste, que l'affection cardiaque et l'hypertrophie qui l'a suivie remontent aux premières années ou à l'adolescence.

La voussure liée à l'hypertrophie se développe lentement, reste très longtemps stationnaire, et si elle s'amende, elle ne le fait que d'une manière insensible.

2° La voussure précordiale causée par les *épanchements péricardiques* signalée déjà par Corvisart, s'observe plutôt chez la femme et chez l'enfant que chez l'homme, à cause de la rigidité moindre de leur thorax ; elle ne se rencontrerait guère d'après Louis, que lorsque la quantité de liquide épanché est au minimum de 400 à 500 grammes.

Cependant ce signe n'a qu'une valeur relative (Potain, Peter), et on a vu la voussure précordiale faire défaut dans les épanchements abondants.

Lorsqu'elle existe, sa marche est, en général, très caractéristique, et le développement et la décroissance rapides d'une voussure dans la région précordiale, doivent éveiller l'idée d'un épanchement péricardique.

*b. Dépression.* — Au lieu de présenter une voussure, la région précordiale peut être le siège d'un *retrait permanent.* Cette déformation, qu'on rencontre parfois dans la *symphyse du péricarde*, est due à la fois à l'adhérence des deux feuillets du péricarde, et d'autre part, à la présence de brides rattachant, en arrière, le péricarde au rachis et au diaphragme, ainsi qu'à des adhérences pleuro-costales ; le poumon est alors empêché de glisser entre le cœur et la paroi thoracique.

*c. Mouvements ondulatoires.* — Ils sont de deux sortes :

1° L'*ondulation* de la paroi est *localisée* tantôt à la pointe, tantôt à la base du cœur, sur une étendue variable. Ce signe se rattache à l'existence d'une *symphyse péricardique* mais il n'a de valeur réelle que s'il est accompagné d'un *retrait* systolique apparent *de plusieurs espaces intercostaux* et surtout de la *fixité de la pointe du cœur* dans les divers décubitus.

2° Le *mouvement de roulis systolique de la région précordiale*, signalé par Jaccoud, aurait d'après lui, une valeur diagnostique considérable en faveur de la *symphyse cardiaque avec médiastinite antérieure.* Plus fréquent que le précédent, ce signe consiste en un mouvement de *reptation* commençant avec la systole, et progressant *de haut en bas et de droite à gauche;* on voit, en observant de près, que, pendant la systole, alors que la partie supérieure de la région fait saillie en avant, la région inférieure, au contraire, est en retrait; puis dès que survient la diastole, le mouvement inverse se produit, d'où cette sorte d'ondulation rappelant celle du *roulis* formé par les vagues de la mer.

*d. Choc de la pointe du cœur.* — Le cœur manifeste son activité physiologique par un soulèvement systolique de la paroi précordiale, limité au 4e ou au 5e espace intercostal gauche, et qu'on désigne sous le nom de *choc de la pointe.*

1° *Nature du choc.* — Potain considère dans le choc de la pointe deux phénomènes distincts : d'abord un court *soulèvement* dû à la distension du ventricule, produite par la dernière partie de la systole de l'oreillette (présystole), auquel succède aussitôt un ébranlement ou *choc* proprement dit, causé par la tension soudaine des parois ventriculaires et par la fermeture des valvules auriculo-ventriculaires. En résumé, le phénomène commencerait dans la présystole pour s'achever dans la systole. Cette opinion a été combattue par Chauveau, Tripier et Devic, qui continuent à croire avec plusieurs auteurs que le choc de la pointe du cœur coïncide exactement avec la systole ventriculaire et le premier bruit du cœur.

Le choc de la pointe du cœur n'est point cependant rigoureusement synchrone avec les battements de la carotide et de la radiale, qui retardent sur lui de quelques centièmes de seconde. Pour d'Espine, le *retard* de la *pulsation carotidienne* sur le choc de la pointe du cœur serait seulement de *neuf à onze* (9 à 11) *centièmes de seconde*, alors que celui de l'*artère radiale*, plus accusé, se chiffrerait par *treize à vingt et un* (13 à 21) *centièmes de seconde;* il en résulte que la pulsation carotidienne pourrait être utilisée pour marquer la systole ventriculaire dans les cas où le choc de la pointe ne peut être que difficilement perceptible. Toutefois, dans la pratique, ces *retards des pulsations artérielles* sur le choc apexien n'ont aucune importance, parce qu'ils sont d'une durée extrêmement minime; toutefois, dans certains cas, d'insuffisance aortique (Tripier) ou de rétrécissement mitral (Potain), le retard entre les deux phénomènes peut être très appréciable.

2° *Siège.* — Le cœur étant un organe dont le volume subit de nombreuses variations passagères, la pointe du cœur ne saurait avoir un siège absolument fixe. En outre, à l'état normal, dans le changement de position du sujet et sous l'influence du décubitus latéral, gauche ou droit, la pointe se déplace notablement. C'est ainsi, par exemple, qu'elle se rapproche très intimement de la paroi thoracique, si le sujet se couche sur le côté gauche.

Chez l'homme bien conformé, et arrivé à son complet développement, on admet généralement que la *pointe bat dans le quatrième espace intercos-*

*tal gauche*, à 8 ou 10 centimètres de la ligne médiane (VERNEUIL, 1852; DUROZIEZ[1]), un peu en dedans du mamelon.

Cependant cette loi est loin d'être absolue, car, d'après des recherches plus récentes dues à Chaix, Ludger (*th.* Paris, 1883), Bonnain (*th.* Bordeaux, 1892), la pointe bat souvent dans le cinquième espace intercostal. Potain et Vaquez[2] admettent un siège variable et remarquent que *la pointe* leur « *a paru battre aussi souvent dans le cinquième espace que dans le quatrième, quelque soit d'ailleurs l'âge du sujet* ». Cette opinion a été appuyée par Koren qui, sur un ensemble de 676 sujets a rencontré la pointe dans le cinquième espace dans 578 cas. Quant au *mamelon*, il ne saurait servir de point de repère fixe, en particulier chez la *femme*, à cause du déplacement que peut subir le sein, sous l'influence du décubitus droit ou gauche. D'ailleurs, ce point de repère n'est pas meilleur chez *l'homme*, ainsi que Sabrazès et Lafforgue (1902) et plus récemment Gorsky[3] l'ont montré; ce dernier auteur opérant sur 300 jeunes soldats a relevé le peu de fixité du mamelon ; la ligne mamelonnaire n'a donc qu'une valeur très relative pour la délimitation des dimensions du cœur.

Chez l'*enfant* le siège de la pointe du cœur est le même ; cependant d'après Weil (de Lyon), le quatrième espace serait le siège normal, et lorsque la pointe bat dans le cinquième espace, on pourrait, par cela même, en conclure que l'enfant est atteint d'une cardiopathie organique dont l'auscultation fournit toujours la preuve.

On a prétendu que chez le *vieillard*, la pointe du cœur descendait bien au-dessous du quatrième espace — dans le cinquième et même dans le sixième — sous l'influence de l'élongation des gros vaisseaux ; cette remarque est susceptible de très nombreuses exceptions.

3° *Etendue.* — Le choc occupe normalement une surface variant, d'après Traube, de 6 à 25 millimètres carrés et l'extrémité de l'index est suffisante pour la recouvrir tout entière. Elle augmente sensiblement, quand le sujet est debout ou penché en avant. A l'état pathologique, l'aire du choc de la pointe occupe une étendue souvent plus vaste : ainsi dans l'hypertrophie du cœur, l'impulsion peut s'étaler et se percevoir dans deux ou trois espaces intercostaux, et même davantage.

L'impulsion du cœur, a dit Laënnec, « n'est ordinairement sensible qu'à la région précordiale, et tout au plus dans la *moitié inférieure du sternum*. Elle l'est dans l'*épigastre*, chez les sujets dont le sternum est court et dont le cœur a une grande force d'impulsion ». Ce phénomène s'observe encore dans les grandes dilatations du cœur droit (PARROT).

4° *Variations de siège.* — De nombreuses circonstances entraînent des *variations dans le siège du choc de la pointe* du cœur[4] :

A. — A l'*état normal*, le *décubitus latéral gauche* rejette la pointe vers la gauche, et la limite de la matité recule ainsi en dehors dans une

1. DUROZIEZ, *Gaz. des hôpitaux*, 1873.
2. POTAIN et VAQUEZ, *Sem. méd.*, septembre 1895.
3. GORSKY, *Voïenno, Méd. Journ.*, novembre 1908.
4. E. BARIÉ, « La pointe du cœur et la région apexienne », *Presse médicale*, 19 avril 1902.

étendue de 25 à 36 millimètres environ ; par contre, le *décubitus latéral droit* la rapproche du bord gauche du sternum.

Chez certains sujets prédisposés, à la suite *d'un repas*, même très frugal, le cœur se dilate rapidement et la pointe est rejetée en dehors.

Le choc de la pointe du cœur peut encore varier après certains *exercices violents* suivis d'une sorte de dilatation aiguë, quelquefois considérable, mais d'ailleurs passagère.

B. — Mais ces variations de siège sont accusées d'une façon plus manifeste, à la suite de nombreuses *conditions pathologiques :*

*a.* Lorsqu'il y a *hypertrophie notable du ventricule gauche* (*insuffisance aortique*, mal de Bright, *cœur de Traube*), *la pointe* du cœur *s'abaisse* dans le cinquième ou le sixième espace intercostal gauche (rarement plus bas) mais ne s'écarte guère de la ligne verticale qui passe par le mamelon ; si la *dilatation hypertrophique* porte sur le *cœur droit*, celui-ci s'allonge horizontalement, en sorte que la *pointe* est *peu ou pas abaissée*, mais *rejetée vers l'aisselle gauche*, et vient battre vers la ligne axillaire, *très en dehors du mamelon*, ce que l'on peut voir, par exemple, dans certains cas d'insuffisance tricuspidienne, ou encore dans les dilatations cardiaques droites, consécutives aux affections broncho-pulmonaires chroniques : emphysème, sclérose pulmonaire, etc.

*b.* Dans les *épanchements* notables du *péricarde*, le cœur, déplacé par le liquide qui s'accumule dans les parties déclives, est refoulé *en haut* et *en arrière* dans le sac péricardique; par suite la pointe du cœur vient battre dans le troisième *espace* intercostal. En outre, l'impulsion du choc s'exerce sur un espace plus étendu, parce que le cœur refoulé dans une partie plus étroite de la cage thoracique transmet ses battements à la paroi, d'une façon plus directe (Gubler, Sibson).

*c.* Dans les *épanchements pleuraux* (gazeux ou liquides), la pointe du cœur peut subir des déviations très importantes, en rapport avec la quantité d'air ou de liquide épanchée.

Dans les cas d'épanchement très abondant du *côté droit*, la pointe peut être rejetée plus ou moins vers l'aisselle en dehors du mamelon gauche; mais c'est *surtout* dans les *épanchements pleuraux* abondants du *côté gauche* que les déviations sont le plus accusées. Dans ce cas, le *cœur est refoulé en masse* vers la droite, *la direction de son axe devenant presque verticale;* dès lors la base, rejetée plus loin vers la droite, donne lieu quelquefois à un léger soulèvement à la droite du sternum, pris faussement pour celui de la pointe, et qui est dû au ventricule droit (Skoda). Quant à *la pointe*, elle ne dépasse guère la ligne médiane, et *vient battre sous le sternum* ou vers le bord droit de l'appendice xiphoïde (Fernet, Bard)[1].

*d.* Dans le *pneumothorax gauche*, la pointe du cœur peut subir également une forte déviation vers la droite.

*e.* Chez certains sujets, le cœur ne présente pas ses rapports normaux avec la paroi thoracique ; il est *déplacé*, *dévié*, soit : par dépla-

1. Bard, *Lyon médical*, 1893.

cement congénital (*ectopie congénitale*) ; soit par *action de voisinage*.

α. Dans les *ectopies du cœur* (déplacements congénitaux) le choc de la pointe est sujet à des déplacements intéressants à connaître : dans l'ectopie latérale droite (*dexiocardie* ou *dextrocardie*), la plus fréquente de toutes, le cœur est incliné de gauche à droite, et la *pointe* dirigée *obliquement*, en bas, en avant et à droite, *vient battre* dans le voisinage du *mamelon droit* (Bouillaud, Thompson, André Petit[1]).

β. Les *déviations du cœur* par *action de voisinage* sont dues à une *pleurésie* abondante, à un *pneumothorax* du *côté gauche*, ainsi que nous l'avons dit déjà, à une *tumeur* du *médiastin*, à l'*emphysème* considérable, à des *déformations du thorax*. Chauffard[2] a signalé un cas de symphyse pleuro-péricardique, avec sclérose pulmonaire du sommet gauche, suivie de *sinistrocardie* : la base du cœur était déviée à gauche avec traction excentrique vers la gauche des gros vaisseaux : aorte et artère pulmonaire ; en outre, pendant les grandes inspirations il y avait déplacement à gauche du médiastin. Dans un cas de Lafforgue[3], un épanchement de la plèvre gauche avait refoulé le cœur vers la droite : de plus celui-ci avait subi, autour de son pédicule, un mouvement de torsion, en sorte que la pointe battait dans le quatrième espace intercostal *droit* à 3 à 4 centimètres du bord droit du sternum ; chez un autre de ses malades, il trouva un *souffle systolique* au *niveau de l'aorte* qu'il attribue à un rétrécissement mécanique de l'aorte causé par la *torsion* du *pédicule cardiaque*.

On a signalé également un certain nombre de faits de *dextrocardie* par attraction du cœur, provoquée par des *lésions pleuro-pulmonaires du côté droit* : *sclérose pulmonaire*, *hydropneumothorax*, *pleurésie chronique*, etc.

Dans la *sclérose pulmonaire rétractile* du côté droit, le *déplacement* du cœur *à droite* a été noté par Fernet[4], Moutard-Martin[5], Barbier[6], Lépine[7], Garnier[8], Béclère[9], Schnerb[10], Galliard[11], Gilman Thompson[12], etc. Dans l'observation de Trastour[13], chez un malade atteint de tuberculose pulmonaire du côté droit avec rétraction marquée du poumon, il se produisit lentement une déviation du cœur dont la pointe battait dans le quatrième espace intercostal droit entre le mamelon et le

1. André Petit, *Soc. méd. des hôpit.*, mars 1898.
2. Chauffard, *Soc. méd. hôpit.*, Paris, 14 février 1902.
3. Lafforgue, *Gaz. des hôpitaux*, 6 novembre 1902.
4. Fernet, *Soc. méd. hôpit.*, Paris, 18 décembre 1896.
5. Moutard-Martin, *Soc. méd. hôpit.*, Paris, 2 avril 1897.
6. Barbier, *Soc. méd. hôpit.*, Paris, décembre 1896.
7. Lépine, *Ibid.*, 26 mai 1899.
8. Garnier, *Presse médicale*, 12 juillet 1899.
9. Béclère, *Soc. méd. hôpit.*, Paris, 6 juillet 1900.
10. Schnerb, *Ibid.*, 22 mai 1903.
11. Galliard, *Congr. franç. de méd.*, Genève, septembre 1908.
12. Gilman-Thompson, *New-York Acad. of Medicine ; Journ. of the Amer. Med. Associat.*, 18 avril 1908.
13. Trastour, *Marseille méd.*, 15 décembre 1909.

sternum. Cette déviation paraissait due à une *hypertrophie compensatrice* du *poumon* gauche *resté sain* et ayant refoulé le cœur. Bard et d'Espine ont vu des faits semblables.

De même dans un cas d'*hydropneumothorax* du côté *droit*, Edg. Hirtz[1] constata, après la disparition de l'épanchement, que le *cœur* était *déplacé à droite* sous l'action d'une coque fibreuse pleuro-péricardique qui s'était substituée à l'épanchement, puis avait attiré et fixé le cœur de ce côté.

Enfin le cœur peut encore être dévié ou déplacé vers l'épigastre dans la *cardioptose* ou refoulé vers le haut, par une *ascite abondante*, le *météorisme abdominal*, une *tumeur abdominale*.

Les différents déplacements que nous venons de passer en revue présentent des variations, auxquelles le clinicien peut assister de la façon la plus nette : c'est ainsi qu'après la disparition d'un épanchement pleural abondant du côté gauche, on peut voir la pointe reprendre peu à peu son siège habituel; mais le phénomène se produit parfois avec lenteur; il en est de même après la guérison d'un épanchement péricardique.

5° *Fixité de la pointe.* — Dans des conditions tout opposées, la pointe du cœur, au lieu de conserver sa mobilité normale et sa grande facilité de déplacement suivant les divers décubitus pris par le malade, présente un caractère de *fixité* remarquable; nous avons dit déjà que celle-ci constituait le meilleur signe en faveur de la *symphyse du péricarde* (Potain).

6° *Retrait systolique.* — Au lieu d'une saillie, on peut relever quelquefois à l'inspection un *retrait systolique* de la *région de la pointe* du cœur. On l'a regardé longtemps comme un signe de symphyse du péricarde et, dans ce cas, Skoda pensait que la pointe attirée en haut par le raccourcissement du cœur pendant la systole, entraînait avec elle la paroi thoracique à laquelle elle était rattachée par des adhérences.

*Limité* exclusivement *à un seul espace intercostal*, au niveau même de la pointe qui se déprime en godet, sa *valeur séméiologique* est *nulle*, et elle n'est souvent que l'exagération de la *pulsation négative normale* de Marey. Elle se produit de la façon suivante : durant la systole, le cœur, diminué de volume, laisse dans la cavité thoracique un espace vide que le poumon vient combler; mais lorsque le cœur est en contact direct avec la paroi sans interposition de lame pulmonaire, le vide est comblé par l'affaissement des espaces intercostaux : ainsi s'explique le *retrait systolique sus-apexien*.

Le retrait systolique a, au contraire, une *signification pathognomonique véritable*, lorsqu'il *occupe plusieurs espaces intercostaux* ou la plus grande partie de la région préventriculaire (*dépression pluricostale*, de Jaccoud) ou même quelquefois l'épigastre. Dans ces cas, il indique une symphyse cardiaque avec adhérences pleuro-péricardiques et diaphragmatiques.

D'après Riegel (1879), cette dépression pluricostale symptomatique, ne se manifeste que si le myocarde a conservé toute son énergie con-

1. Edg. Hirtz, *Soc. méd. hôpit.*, Paris, 25 mai 1906.

tractile, et s'amoindrit progressivement, lorsque le muscle cardiaque fléchit et que les cavités commencent à se dilater.

On peut observer quelquefois encore dans la même région, après que s'est montré le retrait systolique, un *soulèvement* ou encore un *choc diastolique;* il est dû simplement à ce que la paroi thoracique déprimée pendant la systole reprend brusquement, durant la diastole, sa courbure normale (Sanders).

Ce signe, qui n'est en définitive que le corollaire du précédent, n'a point de valeur réelle, et Potain l'a noté chez des malades indemnes de symphyse du péricarde.

*e. Pulsations de l'aorte.* — Lorsqu'il y a dilatation anévrysmale des portions ascendante ou transversale de la crosse de l'aorte, on note assez fréquemment, dans la partie interne des deuxième et troisième espaces intercostaux droits, un soulèvement pulsatile, parfois fort léger et appréciable seulement en regardant obliquement la paroi thoracique, parfois très manifeste à la vue de face et rendu plus net encore en appliquant à son niveau un petit index de papier. Ces soulèvements, qu'on note encore à la partie supérieure du sternum, sont systoliques, mais un peu en retard sur le choc apexien; ils sont dus à la pénétration du sang dans la poche anévrysmale.

*f. Pulsations de l'artère pulmonaire.* — Plus rares que les précédentes, elles siègent à la partie interne du deuxième espace intercostal gauche, et sont systoliques. On les a rencontrées dans des cas de dilatation de l'artère pulmonaire accompagnée ou non de rétrécissement de l'orifice comme dans les cas de Mannkopff (1863), de Bard et de Courtellemont.

*g. Pulsations sus-apexiennes.* — Laënnec, Bouillaud ont noté, chez quelques malades, un soulèvement pulsatile, au niveau *du deuxième et du troisième espace intercostal gauches*, c'est-à-dire dans une région située au-dessus de la pointe. Ce soulèvement qu'on ne saurait, par conséquent rapporter au choc de la pointe, a été attribué par Bouillaud, et plus tard par Sansom, à une *impulsion systolique de l'oreillette gauche;* ces deux auteurs l'avaient observé dans des cas de rétrécissement mitral.

Gibson, rencontrant le même phénomène chez des chlorotiques, attribue ce soulèvement au reflux du sang dans l'oreillette gauche par insuffisance mitrale fonctionnelle, conséquence de la dilatation du cœur liée à l'anémie.

*h. Battements épigastriques.* — Chez quelques sujets, surtout chez les *femmes* il existe à l'épigastre, ou encore dans la région sus-ombilicale, des battements isochrones au pouls radial, dont les caractères et la valeur séméiologique sont très différents.

Ces pulsations de la région épigastrique sont tantôt *perçues par le malade* lui-même qui les signale au médecin, tantôt elles *sont purement objectives.*

Dans le premier cas, il s'agit presque toujours de *névropathes*, ou de *dyspeptiques*, et les pulsations sont ressenties de préférence au moment d'une émotion vive ou pendant le travail de la digestion; dans quelques cas aussi, lorsque par exemple la pulsation est due à la présence d'une *tumeur anévrysmale* de *l'aorte abdominale*, les malades accusent localement des phénomènes douloureux (pincement, brûlure, constriction, sensation de pesanteur).

Dans un second groupe de faits, les battements épigastriques sont perçus seulement par le médecin pendant l'exploration profonde de la région médiane de l'abdomen, sans que le malade en ait conscience le plus souvent ; on perçoit alors sur un trajet de un à plusieurs centimètres l'existence de pulsations rythmiques dont l'intensité augmente par la pression du doigt, ou encore du stéthoscope. Ces battements se rencontrent chez les sujets dont la *paroi abdominale* est *lâche* et peu résistante, par exemple de suite après l'*accouchement*, après la *ponction* d'une *ascite abondante*, ou encore chez les sujets *amaigris* ou présentant une exagération notable de l'*ensellure lombaire*.

*Diagnostic différentiel.* — Les battements épigastriques ne seront pas confondus avec le *pouls veineux hépatique* symptomatique de l'insuffisance tricuspidienne, qu'on rencontre, non à l'épigastre proprement dit, mais à droite de la ligne médiane, et au niveau de la région du foie. On ne les confondra pas non plus avec les pulsations hépatiques artérielles rencontrées par Lebert dans la maladie de Basedow, et dans l'insuffisance aortique par Rosenbach.

*Valeur séméiologique.* — Les pulsations épigastriques peuvent être rattachées tantôt à l'*aorte abdominale*, tantôt aux battements du *cœur lui-même ;* tantôt enfin ce sont de simples battements transmis au lobe gauche du foie par l'aorte elle-même.

1. Nous avons signalé déjà les pulsations de l'aorte abdominale, perçues chez les *accouchées* et les *malades amaigris ;* on les rencontre encore, et cela assez fréquemment, chez les *neurasthéniques*, les *hystériques*, les *dyspeptiques;* dans ces derniers cas, ces pulsations décrites encore sous le nom de *battements nerveux de l'aorte*, sont rapportées à des troubles vaso-moteurs amenant une diminution de la tonicité vasculaire (Eicchorst, Douglas Powell). Ils étaient déjà connus d'Hippocrate, et plus tard de Lancisi, de Laënnec et de Stokes.

Des pulsations épigastriques peuvent se rattacher à l'existence d'un *anévrysme de l'aorte abdominale*, au niveau du tronc cœliaque presque toujours. Dans ce dernier cas, on note à la palpation l'existence d'une tumeur profonde, pulsatile et expansive, dont les battements sont isochrones au pouls radial; enfin, on relève encore que *le pouls fémoral* est *en retard* très sensible *sur le pouls radial.* Chez certains malades, l'anévrysme de l'aorte abdominale est accompagné de douleurs locales parfois fort vives.

2. Les *battements* de la région épigastrique peuvent être produits par *le cœur lui-même ;* ils se présentent sous forme d'ondulations plutôt que de pulsations véritables, isochrones au pouls, à la partie inférieure du sternum et se prolongeant sur la région épigastrique; on les rencontre dans la *dilatation hypertrophique du ventricule droit*, quelle qu'en soit la cause : *lésions mitrales*, *tricuspidiennnes*, *affections* du *myocarde*, etc., et

dans le cours de l'*emphysème*, de l'*asthme*, de la *bronchite chronique*, de la *phtisie fibreuse*, à la suite desquels les cavités droites sont généralement augmentées de volume. Dans d'autres circonstances, les battements épigastriques sont dus au déplacement, à l'abaissement du cœur suivant le mécanisme de la *cardioptose* (RUMMO, E. BARIÉ).

3. Quelquefois ces battements épigastriques seraient causés par l'abaissement pathologique du côlon transverse (GLÉNARD, 1893), suivant la genèse de l'*entéroptose*.

4. Enfin les battements épigastriques peuvent être provoqués simplement par la *compression sur l'aorte* par une *tumeur abdominale* (néoplasmes de l'estomac, du foie, du pancréas, du péritoine, etc.). Dans ces cas, la tumeur abdominale formée d'une masse solide n'est point expansive et ne donne pas lieu au retard du pouls fémoral.

*i. Rétraction de la région dorsale.* — Chez quelques malades atteints de symphyse péricardique, on remarque dans la *région dorsale* une *rétraction systolique* d'un ou de deux espaces intercostaux, un peu au-dessous et en dehors de la pointe de l'omoplate (BROADBENT). Ce signe ne peut avoir de valeur que s'il n'est point modifié par les mouvements respiratoires.

*B.* **Palpation.** — Elle est extrêmement importante dans l'étude des cardiopathies. Le malade sera examiné debout, assis, mais de préférence couché. Le médecin, *placé à gauche* du malade, commencera, s'il s'agit d'une femme aux seins volumineux, par soulever le sein gauche, puis il pratiquera la palpation, soit avec l'extrémité digitale de l'index et du médius, ou beaucoup mieux avec la paume de la main largement appliquée sur la région précordiale. Sans aller aussi loin que Bard qui attache à « la palpation large du cœur » une importance supérieure à celle de la percussion et de l'auscultation pour apprécier les différentes manifestations cliniques du cœur malade, il faut reconnaître que l'importance des signes fournie par la palpation est considérable.

Elle permet d'apprécier la *localisation* normale ou pathologique du choc précordial, ses variations de siège et son *intensité*. Elle relève, en plus, la présence de phénomènes physiques d'une valeur séméiologique très importante : 1° le *choc de la pointe du cœur*, avec ses variations de fréquence, d'intensité, et les caractères particuliers qu'il présente dans certains cas : *choc en dôme, choc de galop*; 2° *le frôlement de la base du cœur*; 3° les *vibrations valvulaires*; 4° le *frottement péricardique*, et 5° le plus important de tous, le *frémissement cataire*.

1° *Choc de la pointe du cœur.* — *a.* Nous insisterons peu sur la notion de *siège* du choc de la pointe fournie par la palpation, car le plus souvent l'inspection a donné sur ce sujet des renseignements précieux. Cependant la palpation est indispensable pour préciser rigoureusement le siège maximum du choc, principalement lorsque l'impulsion s'étend sur une étendue assez vaste de la région précordiale.

D'un autre côté, lorsque le muscle cardiaque se contracte faiblement, le soulèvement de la pointe est parfois si faible que le choc est inappréciable à l'inspection ; seule la palpation de la région précordiale permet encore d'en préciser exactement le siège.

*b. Fréquence des battements de la pointe.* — A l'*état normal*, les pulsations cardiaques sont *régulières;* leur *fréquence* varie, chez l'adulte, de 60 à 72 environ à la minute; ces pulsations sont parfois d'une inégale intensité selon les mouvements respiratoires : les plus fortes correspondant à l'expiration, les plus faibles à l'inspiration.

A l'*état pathologique*, ce choc peut être *irrégulier* parfois même *désordonné* (*états asystoliques*).

*c.* L'*intensité* du choc pulsatile de la pointe est variable :

1. Le choc peut être *à peine perceptible* chez les *obèses*, à cause de l'épaisseur de la paroi thoracique.

Dans l'*état de maladie*, il est mou, affaibli et même nul dans les dégénérescences du myocarde : *cardio-sclérose*, *cœur polysarcique* avec ou sans dégénérescence graisseuse de la fibre musculaire, dans les *dilatations du cœur*, les *myocardites aiguës*, les *états asystoliques*, les *épanchements du péricarde.*

Dans ce dernier cas, après avoir remarqué d'abord l'affaiblissement progressif du choc, on notera que ce dernier reste perceptible dans la station verticale ou penchée en avant, alors que souvent on ne le retrouve plus dans la position couchée. L'*emphysème* donne lieu également à un amoindrissement notable du choc de la pointe.

2. Au contraire le *choc* précordial est *exagéré* sous l'influence des *palpitations émotives* ou provoquées par la *marche précipitée*, la *montée d'un escalier*, etc., et surtout l'*hypertrophie* considérable du *cœur*. Dans ces cas, l'énergie extrême des contractions myocardiques se traduit par une sorte d'éréthisme du cœur avec ébranlement de la paroi thoracique tel, que la main ou la tête du médecin qui ausculte sont soulevées énergiquement et d'une façon rythmique.

Cet ébranlement produit par la violence des contractions cardiaques est souvent perçu douloureusement par le malade.

Potain a fait remarquer cependant que chez les brightiques, en dépit de l'hypertrophie du ventricule gauche et de la tension artérielle généralement élevée, le *choc de la pointe* était parfois affaibli et cela même avant les premières menaces de dilatation du cœur. Par contre, le *choc cardiaque*, très énergique, peut se percevoir sur toute l'étendue de la région ventriculaire et produire un soulèvement en masse de toute la région précordiale : c'est le *choc globuleux*.

*d.* Le choc de la pointe peut présenter à la palpation deux *caractères particuliers* d'une grande valeur : 1° le *choc en dôme ;* 2° le *choc de galop.*

*a. Choc en dôme.* — D'après Bard, lorsqu'on applique la paume de la main sur la région de la pointe du cœur chez un malade atteint d'hypertrophie considérable du cœur gauche avec insuffisance aortique, on éprouve, au moment du choc, la sensation d'une boule, d'un globe se durcissant sous la main : c'est le *choc en dôme;* il ne se rencontrerait qu'avec l'insuffisance sigmoïdienne, les autres hypertrophies donnant à la main l'impression du choc d'une pointe mousse. Ce signe, dû au durcissement systolique de la pointe dilatée, a une valeur diagnostique importante, mais n'est point d'une constance absolue.

*b. Choc de galop.* — Le signe physique connu sous le nom de bruit de galop, que nous étudierons plus loin, consiste moins dans un bruit proprement dit que dans un choc, un soulèvement appréciable de la paroi ; et quand on applique l'oreille sur la poitrine, le galop « en affecte la sensibilité tactile, plus peut-être que le sens auditif ». Dans la plupart des cas, en effet, le bruit de galop s'accompagne d'un léger soulèvement de la paroi précordiale, appréciable à la main. En fait, il s'agit moins d'un choc délimité nettement, que d'une oscillation diffuse, étalée en nappe. Le phénomène se produit durant la diastole ou dans la présystole. S'il s'agit d'un galop gauche, le soulèvement se rencontre entre la pointe, le bord gauche du sternum et le deuxième espace intercostal ; si l'on se trouve en face d'un galop du cœur droit, le phénomène s'observe vers la partie inférieure du sternum, à l'épigastre le long du bord droit du cœur.

2° *Frôlement de la base du cœur.* — Dans l'insuffisance aortique, Potain a noté un *frôlement* léger *de la base du cœur*, alternant avec le choc précordial, et par conséquent synchrone à la diastole ventriculaire ; on le trouverait seulement dans les cas où les bords de l'orifice aortique sont recouverts de rugosités épaisses.

3° *Vibrations valvulaires.* — En palpant avec soin la région précordiale, on peut percevoir une sorte d'ébranlement brusque sans foyer maximum très précis, mais se propageant à distance en s'atténuant progressivement. Ce phénomène, qu'il ne faut pas confondre avec le choc apexien, qui donne la sensation d'un soulèvement nettement délimité, est dû à la tension de l'appareil valvulaire ; signalé autrefois par Laënnec, par Raynaud (1868) et par Friedreich, il a été étudié de nouveau par Bard. Ces *vibrations* valvulaires *sont normales*, mais elles présentent des variations pathologiques intéressantes.

1. *A l'état normal*, la *vibration mitrale* se rencontre à la pointe du cœur ; elle est due au claquement de fermeture et à la brusque mise en tension de la valvule.

2. Mais dans certaines circonstances, cette *vibration de la mitrale* présente une *exagération* caractérisée : c'est ce qu'on rencontre par exemple dans l'éréthisme cardiaque de certains névropathes à la suite des émotions (crainte, anxiété, attente d'un événement, examen médical, épreuves d'un concours, etc.) ou encore après une marche rapide. Cette exagération est portée à l'excès, chez les chlorotiques, chez les jeunes gens à parois thoraciques minces, atteints de cette pseudo-hypertrophie dite de croissance que nous étudierons ultérieurement.

Cette exagération, qui n'est en somme que *l'équivalent tactile de l'éclat exagéré du premier bruit*, se rencontre encore dans quelques *états pathologiques :* dans la sclérose de la valvule mitrale et dans le rétrécissement mitral où elle est permanente, coïncidant avec l'éclat, la dureté du premier bruit ; cette « vibration mitrale dure », due au claquement des valvules rigides à bords épaissis, constitue, comme on le sait, un bon signe du rétrécissement mitral.

3. La *diminution du claquement de la mitrale* se rencontre lorsque les bords valvulaires n'arrivent point à se mettre complètement en contact : insuffisance mitrale large, endocardite aiguë, etc.

4. L'*exagération de la vibration sigmoïdienne aortique* se rencontre pendant la diastole au niveau du foyer aortique dans le deuxième espace intercostal droit ; elle se rattache soit à une élévation de la pression artérielle associée à l'hypertrophie cardiaque liée à l'atrophie rénale, ou encore à l'athérome des sigmoïdes aortiques.

5. L'*exagération de la vibration sigmoïdienne pulmonaire* également diastolique, se rencontre dans le deuxième espace intercostal gauche ; on la relève dans les lésions mitrales (surtout le rétrécissement dans le stade moyen de la maladie), dans le cours de certaines affections légères gastro-hépatiques (POTAIN, E. BARIÉ), ou de quelques affections chroniques broncho-pulmonaires : emphysème, asthme, bronchite chronique, etc.

6. Enfin, on peut encore percevoir le *dédoublement des vibrations sigmoïdiennes, aortiques et pulmonaires* dans la sténose mitrale, où il coïncide avec le dédoublement du second bruit dont il a la même valeur séméiologique.

4° *Frottement péricardique.* — Dans certains cas de péricardite sèche, la paume de la main appliquée sur la région précordiale reçoit l'impression d'un frôlement superficiel ou d'un grattement plus ou moins râpeux, dont l'*intensité augmente* quand le *malade* est *assis* et *penché un peu en avant*, ou encore lorsqu'il reste dans le décubitus dorsal et *qu'on déprime* fortement *avec la main les espaces intercostaux*, car on approche ainsi plus intimement les deux feuillets dépolis du péricarde qui frottent mieux l'un contre l'autre.

Ce *frottement* n'est rigoureusement synchrone ni avec le choc systolique, ni avec la diastole ; il *est* le plus souvent *méso-systolique* ou *méso-diastolique ;* fréquemment encore, il est double, et donne à la main la sensation d'un *mouvement de va-et-vient.* Ce frottement péricardique se distingue du frottement pleurétique en ce qu'il persiste avec toute sa netteté quand on suspend les mouvements respiratoires.

5. *Frémissement cataire.* — La palpation de la région précordiale relève parfois l'existence de vibrations d'un caractère tout particulier, connues déjà de Corvisart, mais que Laënnec, qui les a étudiées avec soin, a comparées au « frémissement qui accompagne le murmure de satisfaction que font entendre les chats, quand on les flatte de la main » il a désigné le phénomène sous le nom de *frémissement cataire ;* c'est l'analogue du *thrill* des médecins anglais.

On a comparé encore le frémissement cataire, suivant son intensité, à la sensation qu'on éprouve en touchant une corde de violon résonnant sous l'archet, ou en mettant la main sur le larynx d'un sujet qui chante ou crie (BOUILLAUD). On l'a rapproché encore des vibrations produites par un rouet en mouvement, et comparé également au bruit râpeux d'une étrille, etc.

*Le frémissement cataire* est *produit par les vibrations sonores que détermine le courant sanguin au niveau des lésions d'orifice* du cœur. Ces vibrations donnent en même temps : pour l'oreille un *bruit de souffle*, à la main un *frémissement cataire;* ces deux signes, produits simultanément par une même cause, *constituent un seul et même phénomène* perçu par deux sens différents.

Le frémissement cataire a besoin d'une vibration forte pour prendre naissance, c'est pourquoi *on le rencontre surtout dans les rétrécissements* à bords indurés et rugueux; il est plus rare dans les insuffisances, parce que le petit volume de la veine fluide et la tension extrême de l'appareil valvulaire augmentent de beaucoup la rapidité des vibrations, qui, dans ces conditions, ne produisent qu'une sensation tactile, très affaiblie.

Pour le bien percevoir, il faut appliquer la paume de la main largement sur la paroi précordiale; les articulations métacarpo-phalangiennes sont particulièrement sensibles à la sensation que produit le frémissement.

Lorsque le cœur se contracte faiblement ou encore lorsque le malade est au grand repos, le frémissement cataire est faible et parfois presque nul; si l'on demande alors au malade de s'asseoir un peu brusquement ou encore de se lever et de marcher vite en faisant quelques pas, de suite le frémissement cataire reprend toute sa netteté. Les mouvements respiratoires ont peut être aussi de leur côté une influence marquée sur l'intensité du frémissement vibratoire, et Tripier et Devic ont prétendu que celui-ci, très net dans l'inspiration, était moins net ou plus faible durant l'expiration.

Le frémissement cataire peut occuper la *base*, la *région méso-cardiaque* ou encore la *pointe* du cœur; il est *systolique*, *diastolique* ou *présystolique.*

*a. A la base*, le plus fréquemment observé est le frémissement *systolique*, siégeant dans le *deuxième espace intercostal gauche*, le long du bord du sternum; il est généralement intense, rude et quelquefois même râpeux; il se rattache au *rétrécissement de l'artère pulmonaire.* Lorsqu'il existe avec ces caractères, *dans le deuxième espace intercostal droit*, il est lié au *rétrécissement aortique ;* son intensité est généralement moindre que dans le cas précédent.

Lorsque le frémissement se perçoit en dehors du cœur, surtout à la droite, il se rattache à un *anévrysme de l'aorte*, dont on ne tarde guère d'ailleurs à percevoir les soulèvements pulsatiles.

*b.* On rencontre quelquefois un frémissement systolique d'une grande intensité, dans la *région méso-ventriculaire* ayant son maximum *dans le troisième espace intercostal gauche ;* il est l'indice d'une *communication interventriculaire* (HENRI ROGER) presque toujours congénitale.

*c.* Enfin dans la *région apexienne* ou plus exactement *un peu au-dessus de la pointe*, on note un frémissement cataire, généralement rude, dans la *diastole* proprement dite, ou encore dans la *présystole*, et cessant d'une façon soudaine, au moment du choc systolique de la pointe et de la vibration de la mitrale : c'est un des signes du *rétrécissement mitral.*

Le frémissement vibratoire lié à l'*insuffisance mitrale*, beaucoup plus rare que le précédent, est *systolique* et d'une faible intensité, il occupe la région même de la pointe.

Dans le *rétrécissement tricuspidien*, on a pu relever l'existence d'un frémissement cataire diastolique au niveau de l'appendice xiphoïde (Schipmann).

Le frémissement cataire exige, pour sa production, une certaine énergie contractile du myocarde; il *peut* donc *s'atténuer* ou *disparaître* totalement dès que s'accuse l'insuffisance du muscle; c'est ce qu'on observe notamment dans l'asystolie.

*C.* **Percussion.** — Elle permet d'apprécier le *volume du cœur* et les variations qu'il présente sous diverses influences physiologiques ou pathologiques.

Les rapports du cœur avec la cage thoracique montrent que sa face antérieure est la seule qui soit facilement accessible, c'est donc sur la *paroi antérieure du thorax*, et du *côté gauche*, que la délimitation du cœur devra être fixée.

Cependant, des recherches récentes ont montré que ce procédé pouvait être complété par l'*exploration du cœur par la région dorsale*, suivant une technique particulière que nous décrirons plus loin.

I. ***Percussion sur la paroi antérieure du thorax.*** — C'est le procédé classique habituel, il comprend deux méthodes :

Dans l'une, dont Bouillaud[1] fut l'initiateur, la percussion cherche seulement à fixer les limites de la *partie découverte du cœur*, c'est-à-dire la portion seule comprise entre l'écartement des deux poumons; dans l'autre, elle délimite le *contour du cœur dans sa totalité*.

1. On sait que les bords antérieurs des poumons, d'abord presque en contact à leur partie supérieure, s'éloignent ensuite l'un de l'autre à peu près à la hauteur du quatrième cartilage costal gauche; le poumon droit reste derrière le sternum, en déviant un peu vers la droite et va croiser l'articulation chondro-sternale du sixième cartilage du même côté; le poumon gauche se dévie davantage et son bord antérieur descend obliquement vers la gauche au niveau de la moitié interne du cinquième cartilage costal, puis se porte nettement en dehors du sternum, surtout dans le cinquième espace intercostal et descend derrière le tiers externe du sixième cartilage costal. En ce point, le bord antérieur du poumon, avant de se continuer avec le bord inférieur, forme un appendice en forme de languette de 3 à 5 centimètres de long, dirigée en dedans, et recouvrant la pointe du cœur, c'est la *languette* de Luschka[2].

La surface ainsi mise à nu (*fig.* 1) par cet écartement des deux poumons et figurée ici par un espace irrégulier rayé de lignes transversales, appartient presque exclusivement au ventricule droit; elle constitue la *zone découverte du cœur*, donne à la percussion une *matité absolue*; les médecins allemands la désignent sous le nom de *petite matité du cœur*.

Elle est figurée par une *surface triangulaire* lorsque la pointe du cœur est recouverte par le poumon, et à peu près *rectangulaire* dans le

1. Bouillaud, « Trait. clin. des malad. du cœur », 2e édit., t. I, p. 96, 1841.

2. Luschka, *Die Brustorgan des Menschen in ihrer Lage.* Tubingen, 1857.

cas contraire, dont les limites sont fixées par la *percussion* pratiquée de dehors en dedans, et d'une façon *légère*, pour mieux apprécier la transition de la sonorité relative des bords pulmonaires avec la matité absolue de la partie découverte du cœur.

Cette surface triangulaire est *limitée en dehors* par la pointe du cœur; *en dedans* par le bord gauche du sternum; *en haut* par le quatrième espace intercostal. Sa *base* se confond avec le bord supérieur du foie, son *côté droit*, peu oblique, répond au bord gauche du sternum, et s'étend du rebord sternal dans le quatrième espace, à l'insertion sternale du

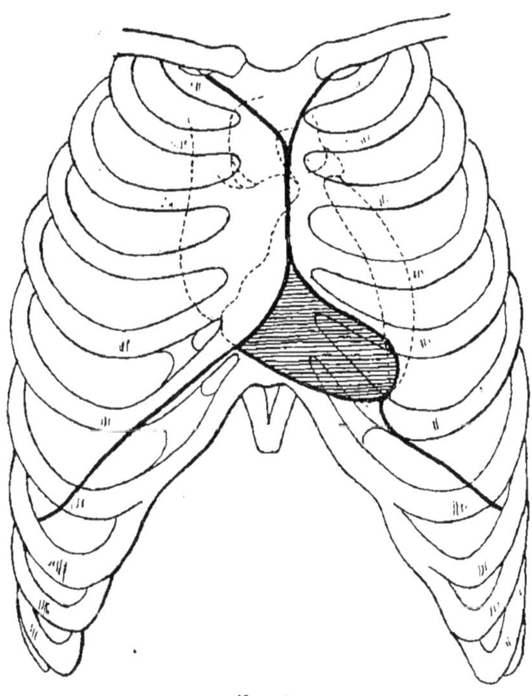

Fig. 1.

sixième cartilage costal gauche; son *côté gauche* plus oblique que le précédent, va rejoindre la pointe du cœur par une ligne d'abord convexe, puis ensuite un peu concave en bas et en dedans, étendue de la partie interne du quatrième espace intercostal, à la pointe du cœur ou quelquefois au-dessus d'elle. Bouillaud considère cette zone découverte comme représentée par un carré de un pouce et demi à deux pouces de côté, soit 40 *à* 54 *millimètres carrés*. Friedreich est d'avis que cette surface a plus souvent la forme d'un carré irrégulier que celle d'un triangle, et que ses plus grandes dimensions en hauteur et en largeur sont de 27 à 40 millimètres.

D'après Bouillaud, ce procédé consistant à mesurer la zone découverte du cœur, serait suffisant pour apprécier les diverses variations de volume de cet organe; « il est vrai, ajoute-t-il, qu'on n'apprécie ainsi que l'étendue de la partie du cœur non recouverte par les poumons, mais cette étendue étant généralement d'autant plus grande que le cœur est plus volumineux, sa mesure peut, jusqu'à un certain point, être considérée comme un moyen indirect de déterminer la mesure du volume total de cet organe ». Les auteurs allemands ont adopté d'une façon presque exclusive cette méthode qu'ils décrivent avec beaucoup de soin (EICHHORST, GUTTMANN[1]). En France, Grancher[2] s'en est aussi montré très partisan : « Voilà, dit-il, la méthode qui paraît la meilleure. »

*Objections*. — Malgré ces affirmations, ce procédé qui s'appuie seulement sur la recherche de la matité absolue ou petite matité du cœur est passible de nombreuses objections.

Et d'abord, cette surface triangulaire de la petite matité est extrêmement variable ; *à l'état normal*, le degré d'écartement des bords antérieurs des poumons *diminue dans l'inspiration et augmente dans l'expiration* (GERHARDT), d'où le conseil donné par cet auteur de ne percuter que pendant la suspension de la respiration ; de plus, elle se modifie sensiblement suivant les différentes *attitudes du malade*. Dans le *décubitus latéral gauche*, l'extrémité gauche s'allonge et s'éloigne en dehors en même temps que la pointe du cœur, sur une étendue de 2 centimètres et demi à 3 centimètres et demi environ; quant au bord droit, il ne subit pas de déplacement appréciable. Dans le *décubitus latéral droit*, l'extrémité gauche du triangle se rapproche du sternum de près de 2 centimètres, mais le bord droit ne paraît pas se déplacer sensiblement.

D'après Penzoldt, l'élévation de la tête peut déplacer le cœur en l'attirant, et modifier ainsi la petite matité du cœur.

D'un autre côté, à l'*état pathologique*, dans le cas d'*emphysème* très accusé, ce qu'on observe chez beaucoup de vieillards par exemple, l'aire de la petite matité peut être minime et faire croire faussement à un cœur de volume réduit, alors que caché sous le poumon il peut être très dilaté.

Enfin, et surtout à l'état pathologique, on ne peut, de par la mensuration de l'étendue de la petite matité, en inférer la connaissance de la matité totale du cœur, car ces deux surfaces ne varient pas d'une façon rigoureusement proportionnelle.

Pour ces différentes raisons, il a paru préférable à plusieurs auteurs, pour apprécier le volume du cœur, de ne pas se borner à mesurer seulement la zone découverte ou petite matité, mais à *délimiter le contour du cœur dans sa totalité*, qui semble fournir plus exactement la mesure vraie du cœur.

2. Cette seconde méthode donne la *matité totale du cœur ;* mais comme le contour de cet organe est recouvert par les poumons, c'est non pas de la matité absolue, mais plutôt de la *submatité* que décèle la percussion. La surface ainsi délimitée est désignée sous le nom de *grande matité* ou encore de *matité relative* du cœur, par opposition à la *petite matité* ou

1. GUTTMANN, *Klinisch. untersuch. method.* Berlin, 1884.
2. GRANCHER, « Techn. de la palpat. et de la percuss. », Paris, 1882.

*matité absolue* qui correspond à la partie découverte du cœur, ainsi que nous l'avons vu.

Deux procédés sont mis en œuvre pour la détermination de la grande matité du cœur : celui de C. Paul et celui du professeur Potain.

*Procédé de C. Paul.* — Le premier, Gendrin, avait remarqué que, pour fixer les limites du cœur, il est nécessaire d'établir des *points de repère* sur le malade lui-même, et notamment de commencer toujours par fixer le « lieu où se perçoit l'impulsion de la pointe du cœur[1] ».

C. Paul[2], s'inspirant de cette juste remarque, commence par déter-

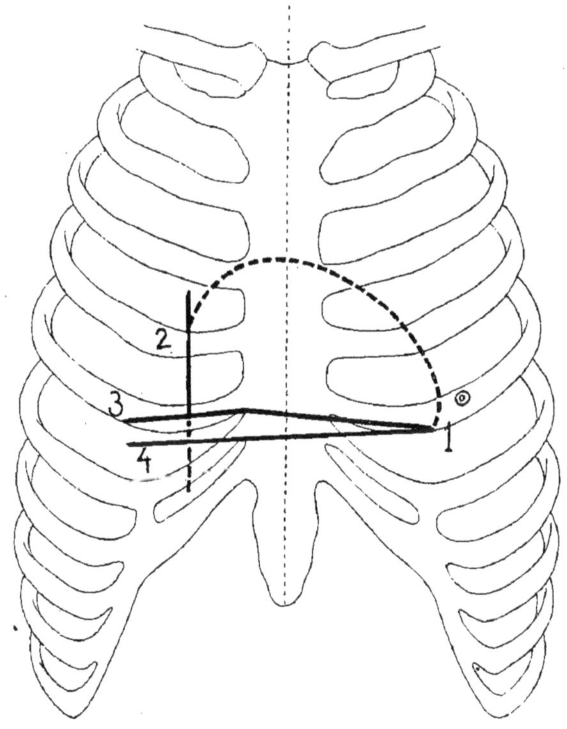


Fig. 2.

miner le *siège* exact de la *pointe du cœur* par l'inspection et la palpation de la région précordiale ; il note ainsi dans quel espace intercostal on la voit battre, et à quelle distance elle se trouve de la ligne médiane (8 à 10 centimètres en moyenne chez l'adulte).

Après avoir ainsi fixé le siège de la pointe, il cherche comme second point de repère le *bord supérieur du foie*, en pratiquant la percussion sur la région thoracique droite, de haut en bas, en se dirigeant vers le mamelon ; et dans le point où la sonorité pulmonaire est remplacée immédiatement par de la matité se trouve le bord supérieur du foie, corres-

1. Gendrin, « Leç. sur les malad. du cœur et des grosses artères ». Paris, 1841-1842.
2. C. Paul, *Associat. franç. pour l'avanc. des scienc.*, Paris 1878.

pondant généralement à l'insertion sternale du cinquième cartilage costal droit. Puis il relie par une ligne droite, tracée au crayon dermographique, la limite du bord supérieur du foie, à la pointe, et obtient ainsi le *bord inférieur du cœur* (bord droit), couché pour ainsi dire sur la face convexe du foie dont il n'est séparé que par la minceur du diaphragme ; cette ligne est toujours oblique [3-1] de droite à gauche (*fig.* 2).

Pour avoir la longueur de ce bord inférieur, dont une des extrémités est déjà déterminée par la pointe, il faut établir la ligne verticale qui représente le bord externe de l'oreillette droite, celle-ci étant la partie du cœur la plus fixe, la moins sujette aux déplacements, presque immobile (C. Paul). Pour fixer le *bord externe de l'oreillette droite* on percute, de dehors en dedans, du poumon droit vers le sternum, et en arrivant au bord droit de cet os, ou quelquefois même à 1 centimètre avant d'y parvenir, on trouve non pas un son mat vrai, mais une sorte de submatité, au lieu du son clair pulmonaire; c'est là que se trouve le bord externe de l'oreillette. On trace alors une verticale en ce point, parallèlement au sternum [2] jusqu'à sa rencontre avec la ligne hépatique : la longueur du bord inférieur du cœur se trouve ainsi fixée, d'un côté, par l'intersection de ces deux lignes, de l'autre par la pointe [1].

Il reste enfin à rechercher l'obliquité de ce bord inférieur. Or, à l'état normal, la pointe du cœur est située plus bas que l'angle qui correspond à l'oreillette droite, avec une différence de niveau de 1 centimètre et demi à 2 centimètres, et pour mesurer de combien la pointe est abaissée par rapport au bord droit ou inférieur du cœur, on trace une horizontale [4-1] partant de la pointe, et venant couper le prolongement de la verticale de l'oreillette, puis on mesure sur celle-là la distance qui sépare l'intersection de ces deux lignes au bord convexe du foie, représenté par l'oblique [3-1].

En comparant les mensurations pratiquées à intervalles différents, ou mieux en les reportant sur des schémas représentant la cage thoracique, on peut se rendre compte des variations qui surviennent dans le volume du cœur.

*Procédé de Potain.* — Il a pour but de déterminer par la percussion une série de lignes délimitant non pas le contour exact du cœur tel qu'il se présente sur la table d'amphithéâtre, mais plutôt une *projection de sa face antérieure sur le plastron costal.* On sait que d'après Luschka, elle donne la figure d'un *quadrilatère irrégulier*. La percussion sera pratiquée simplement avec le doigt, il est inutile de recourir à un petit marteau, comme le veut Fraenkel. En outre; il est à peu près indifféren de choisir spécialement une phase respiratoire, car les résultats obtenus, contrairement à ce que déclare Goldscheider[1], sont sensiblement les mêmes pendant l'inspiration ou durant l'expiration (De La Camp).

Le malade est couché dans le décubitus dorsal, la région précordiale mise à nu; puis le médecin, placé à la gauche du malade pratique, dans une direction qui va être indiquée, une *percussion forte, allant* toujours

1. Goldscheider, *Soc. méd. int. Berlin*, 2 janvier 1905.

*des parties sonores vers les parties mates*, c'est-à-dire du poumon vers le cœur. On commencera à percuter à 2 ou 3 centimètres en dehors de la région précordiale, là où la sonorité du poumon est pleine et entière ; bientôt on notera à la fois une *diminution de sonorité* et surtout une *élévation soudaine de la tonalité* du son ; ces deux signes indiquent que l'on a atteint un bord du cœur. On dessinera alors celui-ci sur la peau, avec un crayon dermographique en suivant la ligne de submatité, et on agira de la même façon pour chacun des bords à délimiter. Ces principes généraux étant connus, voici comment il faut opérer dans le détail (*fig.* 3)

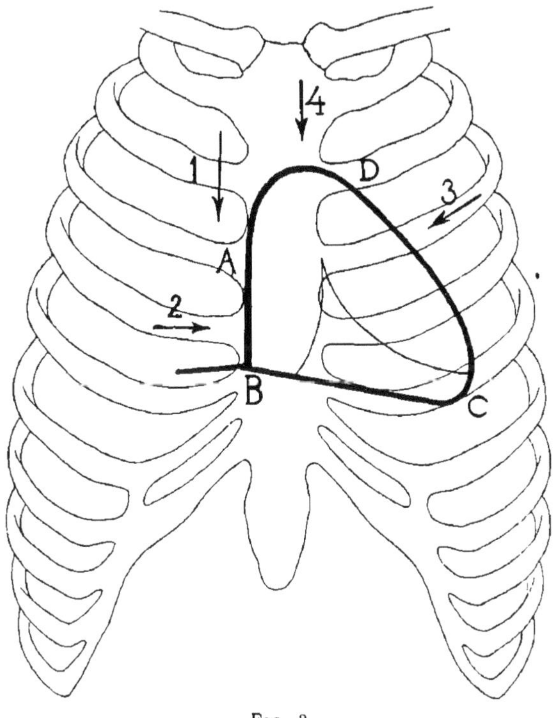


Fig. 3.

1° On cherche d'abord par l'inspection, mais surtout par la palpation et la percussion, à préciser exactement le siège de la pointe du cœur, et on le marque au crayon [C];

2° En second lieu on pratique la percussion sur le côté droit du thorax en allant de haut en bas, de la région sous-claviculaire vers le mamelon et parallèlement aux espaces intercostaux, dans le sens indiqué par la flèche [1], et bientôt on perçoit une zone submate qui correspond au bord convexe ou supérieur du foie. On tire alors une ligne allant de celui-ci à la pointe du cœur [B-C]; elle est oblique de droite à gauche et représente un peu artificiellement le bord inférieur du cœur qu'on ne peut déterminer isolément par la percussion, car la matité cardiaque se confond à ce niveau avec celle du foie; cependant cette détermination est suffisamment exacte, puisque le cœur repose sur la face convexe du foie. En résumé, cette ligne oblique qui correspond au ventricule droit sans en suivre exactement le contour, constitue la *ligne de la matité inférieure du cœur.*

3° La troisième opération consiste à rechercher le *bord droit du cœur*, représenté ici en projection, par le bord externe de l'oreillette droite. Pour cela on percute avec force, horizontalement, de dehors en dedans et de droite à gauche suivant la direction de la flèche [2], en se dirigeant vers le centre de matité du cœur et on détermine ainsi une ligne de matité relative, qu'on dessine au crayon [A-B].

A *l'état normal, cette ligne* est verticale et *longe le bord droit du sternum;* elle représente le bord de l'oreillette droite, et peut affecter une courbure plus ou moins accentuée, soit en saillie, soit en retrait suivant les dimensions de l'oreillette.

4° Il faut ensuite délimiter le *bord supérieur du cœur* qui *correspond* au *ventricule gauche.* Dans ce but, on percute obliquement de haut en bas, et de dehors en dedans vers le centre de matité cardiaque suivant le sens de la flèche [3], et on fixe ainsi avec le crayon une ligne oblique, ou mieux un peu courbe, allant de la troisième articulation chondro-sternale gauche à la pointe du cœur [CD].

5° Enfin, il reste à réunir le bord droit et le bord supérieur, ce que l'on fera en percutant fortement de haut en bas à partir du manche du sternum et en descendant vers le cœur [4]. On délimite ainsi une ligne de matité en forme de courbe à concavité inférieure, qui répond au point où les gros vaisseaux de la base du cœur sont en contact avec la paroi thoracique.

La figure obtenue de cette façon est à peu près triangulaire avec un angle inférieur gauche, et surtout un angle supérieur, arrondis. On peut ensuite, suivant la pratique habituelle de Potain, la *décalquer* sur un papier transparent, en ayant soin d'y ajouter certains *points de repère* tels que le mamelon, le manche du sternum, l'appendice xiphoïde et quelques espaces intercostaux. On conserve ainsi la configuration du cœur de chaque malade, et en superposant les dessins pris à des périodes différentes (en ayant soin de faire coïncider leurs points de repère), on peut, d'un coup d'œil, apprécier les variations de position et de volume que le cœur a subies.

Cependant cette comparaison entre les tracés présente parfois des difficultés sérieuses; c'est pourquoi Potain, empruntant une méthode employée en mathématiques, a donné un *procédé pratique pour mesurer la surface du cœur, délimitée par la percussion.* Pour cela, on mesure la longueur de la ligne de matité inférieure, comptée à partir de son intersection avec la verticale du bord droit du cœur jusqu'à son extrémité à la pointe du cœur, et on la multiplie avec la hauteur de la ligne verticale correspondant au bord de l'oreillette droite. Le produit est multiplié à son tour par un coefficient invariable que Potain a fixé à 0,83, et on obtient ainsi la mesure, en centimètres carrés, de la *surface de matité du cœur* délimitée par la percussion; cette surface, *à l'état normal et chez l'adulte*, est en moyenne de 80 à 90 *centimètres carrés*.

On peut, pour simplifier, dire que l'aire de matité normale du cœur se résume en cette formule :

$$AB \times BC \times 0{,}83 = 80 \text{ à } 90 \text{ centimètres carrés,}$$

ce procédé est également applicable chez les *enfants*[1].

*Autres procédés.* — Nous ne voulons pas quitter ce sujet sans signaler encore rapidement d'autres procédés de délimitation du cœur.

1. Sans remonter à Avenbrugger (1761), qui prétendait déjà que la percussion peut donner une idée de la grandeur du cœur, on peut dire qu'un des plus anciens procédés a été décrit par Piorry[2]; il est assez compliqué; on pratique avec le plessimètre la percussion de la région précordiale suivant quatre lignes principales, et on la continue ensuite pour compléter, suivant la direction de quelques lignes secondaires. La *première* ligne se détache à 2 centimètres au-dessus du bord supérieur du foie et se dirige vers la pointe du cœur en suivant la courbure du diaphragme; la *seconde* est parallèle à la première, à 3 centimètres au-dessus. La *troisième* ligne part de l'apophyse coracoïde gauche, traverse le cœur obliquement et se termine sur le foie; la *quatrième* enfin est verticale, part de la clavicule près de l'articulation sterno-claviculaire et traverse la région précordiale.

2. Friedreich considère l'exploration de la petite matité comme insuffisante à elle seule pour apprécier le volume du cœur; elle indique simplement le rapport du poumon avec le cœur. C'est pourquoi il conseille la percussion digitale de la région précordiale *dans son entier*, tout en remarquant que la portion du ventricule droit, située sous le sternum, échappe à l'examen. Bien qu'elle ne soit pas recouverte par le poumon, elle ne donne pas de matité parce que la percussion du sternum en cette région, même pratiquée fortement, accuse toujours un son clair; c'est seulement vers le bord droit du sternum qu'on trouve une légère diminution du son, due au bord de l'oreillette droite.

La limite de matité inférieure du cœur lui semble particulièrement difficile à préciser, d'une part à cause de la matité hépatique, qui à droite se confond avec celle du cœur, et d'autre part, à gauche, à cause de l'estomac, qui, rempli d'eau, « entre souvent en vibration quand on percute le segment inférieur du cœur et efface ainsi la limite rigoureuse ». Pour ces raisons il croit préférable, à l'état normal, de fixer cette limite inférieure « approximativement » par deux points de repère : l'insertion sternale du sixième cartilage costal droit, et la zone de la sixième côte gauche située juste au-dessous de la pointe du cœur, réunies par une ligne un peu oblique à gauche et en bas.

3. Baccelli (1859) a donné un autre procédé en prenant comme point de départ le siège de la veine cave inférieure, et prétend même, en relevant des différences de sonorité, par la percussion verticale, puis

1. Nobécourt et Voisin, *Arch. des malad. du cœur*, Paris, février 1911.
2. Piorry, *Traité de plessimétrisme*. Paris, 1866.

transversale des segments droit et gauche, délimiter facilement le contour gauche et le contour droit de la surface antérieure du cœur. Quant à la limite inférieure de celui-ci, il la fixe en relevant les différences de sonorité que l'on trouve en passant du son tympanique gastrique et de la matité hépatique, à la matité cardiaque. G. Rummo (1894), appliquant ce procédé, déclare qu'il permet encore de délimiter la cloison qui sépare le cœur droit du cœur gauche, et le bord de séparation des oreillettes des ventricules; nous ne pouvons entrer dans de plus longs détails à ce sujet.

4. Maurice Raynaud (1868) établit par la percussion le bord supérieur du foie et le joint par une ligne au siège de la pointe du cœur, puis par une percussion convergente, c'est-à-dire allant de la périphérie qui est sonore vers la région précordiale qui est mate, il note les différences de sonorité, en suivant la direction de deux ou trois lignes parallèles, espacées un peu l'une de l'autre et coupant le cœur horizontalement, et d'autre part, suivant le sens de deux lignes obliques se croisant sur le devant du cœur, l'une allant de la pointe au milieu de la clavicule droite, l'autre perpendiculaire à la première, et venant la couper en croix. Avant lui, Racle recommandait ce procédé, mais ne commençait point, à tort, par fixer d'abord le bord convexe du foie et le siège de la pointe.

5. Peter (1883) se préoccupe d'abord de préciser le lieu précis où bat la pointe du cœur, puis percute, soit avec le doigt, soit avec son « plessigraphe » des parties sonores vers le centre cardiaque, et relie les points de matité ainsi obtenus par les lignes qui dessinent la configuration du cœur.

6. Bondet (de Lyon) a préconisé un procédé de mensuration du cœur qui donnerait surtout la dimension du bord gauche du cœur ; il consiste à rechercher exactement le siège du claquement diastolique des sigmoïdes de l'artère pulmonaire et de joindre le point précis ainsi délimité à la pointe du cœur. Ce procédé aurait l'avantage de s'appuyer sur deux points de repère variant avec les diverses positions du cœur : refoulement en haut, déviations latérales, etc. (Cabal[1]).

7. C'est encore dans le but particulier de mesurer les dimensions du ventricule gauche que Luton a proposé de joindre par une ligne oblique la pointe du cœur à l'extrémité externe de la clavicule droite ; le point où cette ligne rencontre le bord droit du sternum correspond à l'orifice aortique, et on aurait ainsi une ligne oblique dont la longueur varierait avec le volume du ventricule gauche.

8. Enfin, Rummo (de Palerme[2]) recommande un procédé fort simple consistant à pratiquer la percussion à rayons convergents vers le centre de la région précordiale en tenant compte des moindres variations de la résonance thoracique. On obtient ainsi un ovoïde représentant le cœur, ouvert en haut (région vasculaire), et les quatre pôles de cet ovoïde sont réu-

1. Cabal, *Th.* de Lyon, 1879.
2. Rummo (de Palerme), *Congrès franç. de médecine*, Paris, 1900.

.is par quatre cordes donnant les dimensions de chaque segment du cœur.

Quel que soit le procédé employé, on aura recours tantôt à la percussion orte (fixation du bord supérieur du foie, représentant le bord inférieur lu cœur) tantôt à la percussion douce (fixation du bord gauche du cœur) :

Schott, Pic ont recommandé le procédé de percussion « *par dépression atérale* ». Pour cela on percute sur le médius gauche, alors que l'index t l'annulaire du même côté compriment la paroi thoracique. Cette méhode permettrait de pratiquer une percussion légère et ainsi de déimiter plus exactement la zone de matité relative.

VARIATIONS DE VOLUME DU CŒUR. — Le volume normal du cœur, qui, en projection, représente chez l'adulte, ainsi que nous l'avons dit, une aire le matité de 80 à 90 centimètres carrés en moyenne, est susceptible de présenter de nombreuses *variations à l'état physiologique et sous des inluences pathologiques* multiples.

Mais avant d'aller plus loin, il est nécessaire de rappeler les *rapports normaux* que présentent les diverses parties du cœur avec la paroi thoracique antérieure.

L'*oreillette droite*, placée derrière la moitié droite du sternum, répond aux troisième et quatrième espaces intercostaux du même côté et son bord libre ou bord externe s'arrête au bord droit du sternum.

Le *ventricule droit* occupe la moitié gauche du sternum ainsi que la plus grande partie de la région précordiale située à gauche du sternum.

L'*oreillette gauche*, cachée par l'aorte et par l'artère pulmonaire, ne répond guère à la paroi antérieure du thorax que par son auricule.

Enfin le *ventricule gauche* ne peut être vu que dans le quart environ de la face antérieure du cœur; son grand diamètre est presque vertical ou faiblement oblique vers la gauche, alors que celui du ventricule droit presque horizontal se dirige transversalement vers le même côté gauche.

*A. A l'état physiologique* nous avons indiqué déjà, sans qu'il soit nécessaire d'y revenir de nouveau, les modifications qui surviennent dans l'étendue de la matité cardiaque sous l'influence des *mouvements respiratoires* (GERHARDT) et des *attitudes diverses* prises par le sujet. Il en est de même à la suite de *certains exercices violents*, et Polain chez un gymnaste a vu, à la suite d'un exercice, la surface de matité du cœur passer de 82 à 107 centimètres. Cependant Kienbock[1] a noté la diminution transitoire du volume du cœur après la fatigue (bicyclette, natation, course à pied) et l'attribue à l'augmentation de la pression intra-thoracique par suite de la disproportion qui existe entre l'inspiration et l'expiration. Cette augmentation de pression s'opposerait à la réplétion cardiaque en comprimant à la fois le cœur et les vaisseaux afférents.

*Après le repas*, le *volume* du cœur *augmente* ; chez un sujet il s'était accru de 92 à 141 centimètres. De même les *boissons abondantes* sont aussi une cause de dilatation temporaire du cœur.

Au dire de Beck et de Dohon (de Vienne)[2], après le *bain froid*, le cœur

1. KIENBOCK, *Arch. d'électricité méd. expériment.*, 25 janvier 1909.
2. BECK et DOHON, *Munch. med. Wochenschr*, 26 janvier 1909.

augmenterait de volume et on noterait en même temps le ralentissement du pouls et l'anémie de la peau; au contraire, après le *bain chaud*, le volume du cœur diminuerait et on relèverait une accélération du pouls ainsi que la congestion de la peau. Pour ces auteurs, le bain froid produirait une excitation réflexe du pneumo-gastrique, le bain chaud agirait par inhibition du même nerf.

Enfin, d'après A. Weill et Mougeot [1], la réduction du volume du cœur s'observerait sous l'influence du *bain carbo-gazeux*.

Tout au contraire le cœur *augmente de volume* après les *émotions morales*. François-Franck [2] a relaté le cas d'une femme qui, après une émotion, présenta une dilatation manifeste du ventricule droit, accompagnée d'oppression vive et de sensation de plénitude dans le thorax; ce n'est donc pas simplement au figuré qu'on peut dire d'un sujet vivement ému qu'il a « le cœur gros ».

*B.* Les *modifications pathologiques* qui surviennent dans le volume du cœur sont nombreuses, et peuvent être, pour la clarté de l'exposition, divisées en modifications d'*origine intrinsèque ou extrinsèque*.

1° Les *modifications intrinsèques* tirent leur origine de perturbations venues du cœur lui-même, et se manifestent par des variations en plus ou en moins, c'est-à-dire par l'*hypertrophie* et la *dilatation*, ou au contraire, par l'*atrophie* du cœur.

*a.* L'hypertrophie ou la dilatation du cœur peuvent être *partielles* ou *totales*.

*α.* L'*hypertrophie partielle* peut nécessairement intéresser le cœur gauche ou le cœur droit, occuper seulement le ventricule ou intéresser à la fois le ventricule et l'oreillette.

Le type clinique le plus parfait de l'*hypertrophie du ventricule gauche* se trouve réalisé, dans l'*insuffisance aortique* et dans la *néphrite interstitielle* chronique (atrophie rénale). Dans ce dernier cas surtout, le cœur prend une forme allongée, ovalaire, et la pointe, par suite de l'extension du diamètre longitudinal, s'abaisse considérablement jusque dans le 6ᵉ ou le 7ᵉ espace intercostal, tout en s'écartant peu ou pas vers la gauche, de la verticale qui passe par le mamelon. En pareille circonstance, la matité normale augmente surtout dans le sens vertical, et la zone de matité absolue peut alors doubler et même tripler d'étendue (voir *Hypertrophie du cœur*).

Sansom a cherché à différencier la *dilatation du ventricule gauche* de l'*hypertrophie*, en ce que, dans la première, la zone de matité s'étendrait plus bas et plus en dehors du mamelon, et donnerait un contour mousse plus arrondi que celui fourni par l'hypertrophie simple.

La *dilatation hypertrophique de l'oreillette gauche*, habituelle dans le *rétrécissement mitral*, s'accuse assez difficilement par la percussion de la paroi précordiale, alors qu'elle est *mieux décelée par la percussion de la région dorsale gauche*. Cependant lorsqu'elle est très déve-

1. Weill et Mougeot, *Journ. de physiothérapie*, 15 juillet 1906.
2. François-Franck, *Soc. de biologie*, 12-26 mai 1877.

loppée, on peut trouver une certaine augmentation de l'aire cardiaque, avec matité étendue jusque vers le deuxième espace intercostal gauche.

L'*hypertrophie et la dilatation du ventricule droit*, telles qu'on les rencontre à la suite des lésions de l'artère pulmonaire (rétrécissement ou insuffisance ou encore à la suite de troubles gastro-hépatiques), peuvent s'accuser par une forme globuleuse, avec élargissement de la pointe, peu abaissée d'ailleurs, mais refoulée à gauche, vers l'aisselle. Dès lors, la matité longitudinale du cœur va être augmentée et se prolonger en dehors de la ligne verticale du mamelon.

La *dilatation de l'oreillette droite* se reconnaîtra par la matité dépassant de un à plusieurs centimètres le bord droit du sternum avec lequel elle se confond à l'état physiologique, quand on délimite le bord droit du cœur d'après le procédé de Potain. On la rencontre surtout dans le stade avancé des *cardiopathies organiques du cœur gauche*, dans l'*asystolie*, dans l'*insuffisance tricuspidienne*.

β. L'*augmentation de volume* peut porter *sur le cœur en totalité*, et la matité cardiaque être exagérée dans tous les sens. La matité absolue (petite matité) tout particulièrement augmente à un point tel qu'elle arrive presque à se confondre avec les limites de la matité relative (grande matité).

Foubert a étudié cette question de l'augmentation de volume sur le cœur en totalité, et reconnaît qu'elle peut survenir dans le cours de certaines *fièvres éruptives*, dans la *fièvre typhoïde* où elle avait déjà été signalée par Louis et par Jaccoud, à la suite de l'*inflammation de l'endocarde* et après la *péricardite* ; dans cette dernière maladie, la dilatation cardiaque se produit par *affaiblissement du myocarde*, qui selon la loi de Stokes, « subit l'influence de l'inflammation de sa séreuse d'enveloppe ».

La *symphyse du péricarde* est suivie d'augmentation générale de la matité du cœur ; elle offre ce fait remarquable de ne présenter aucune variation dans les deux temps de la respiration, en outre elle reste fixe quelle que soit l'attitude prise par le malade ; d'après Potain, cette fixité de la zone de matité bien établie surtout par la *fixité* toute particulière *de la pointe*, est le signe clinique le meilleur en faveur des adhérences généralisées du péricarde. Ajoutons encore que cette matité reste invariable sous les excitations mécaniques de la paroi, provoquées dans le but de rechercher le *réflexe d'Abrams*.

La *dilatation* cardiaque (voir *Dilatation du cœur*) se rencontre encore aux périodes avancées de la *myocardite scléreuse hypertrophique*, et dans ce cas la surface de matité, accrue dans tous les sens, s'accuse à la pointe par un contour arrondi très prononcé. D'ailleurs quand la dilatation est totale et occupe les quatre cavités, le cœur prend un aspect globuleux, parfois en *besace*.

*b*. Contrairement aux conditions précédentes, l'étendue de la matité cardiaque peut être inférieure à la moyenne, c'est ce qu'on rencontre parfois dans certains cas de *chlorose* avec petit cœur, et dans quelques faits *d'atrophie vraie* du cœur consécutive à la *sénilité*, et aux *états cachectiques : tuberculose* (Laennec), *cancer*, et beaucoup plus rarement, à la suite de certaines *péricardites* et quelquefois de *symphyse cardiaque* (Walshe[1]).

2° Les *modifications d'origine extrinsèque*, susceptibles de faire varier l'étendue normale de la matité cardiaque, sont nombreuses :

Du côté du *cœur gauche* il faut signaler, en premier lieu, la *néphrite interstitielle* (atrophie rénale) suivie habituellement d'hypertrophie considérable du ventricule (Traube, 1859), désignée fréquemment sous le nom de *cœur de Traube*. Lorsque l'augmentation de volume intéresse à la fois le ventricule et l'oreillette, le cœur est peu déformé, mais prend un volume énorme, c'est le *cor bovinum*.

Du *côté du cœur droit*, il faut noter toutes les affections chroniques des voies respiratoires : *bronchite chronique*, *asthme*, *dilatation des bronches*, qui entretiennent une *augmentation de volume permanente des cavités droites*; au contraire, elle peut être purement *transitoire* à la suite de certains *troubles gastro-hépatiques* (Potain, E. Barié) retentissant par voie réflexe sur la circulation pulmonaire dont ils augmentent la tension, et favorisent ainsi la dilatation des cavités droites.

Dans sa *totalité*, la *matité* du cœur peut être *déplacée* par la présence d'un *épanchement pleural* abondant du côté gauche, par la fixation de l'organe en situation anormale par une *sclérose pleuro-pulmonaire*, par les *tumeurs du médiastin* ou de l'*abdomen*, refoulant le diaphragme vers la cavité thoracique.

La *péricardite avec épanchement* se manifeste par une *augmentation de la matité* dans la région précordiale, variant presque d'un jour à l'autre ; d'autre part, le liquide s'accumule surtout dans les parties déclives, c'est-à-dire à la partie inférieure et externe du sac péricardique et par conséquent, en dehors de la pointe ; il en résulte que la ligne de matité se prolonge à gauche, en bas et en dehors au delà de la région du choc de la pointe, signe très important qu'on ne doit point oublier quand on se propose de pratiquer la ponction du péricarde.

Lorsque le liquide épanché est abondant (400 à 450 gr.) la matité peut remonter en haut jusque vers le deuxième cartilage costal gauche, et s'étendre en bas vers la septième et même la huitième côte. Mais c'est surtout la ligne de matité supérieure, correspondant au bord du cœur, qui subit des variations importantes ; elle est reportée en haut et plus en dehors vers l'aisselle gauche, et la limite supérieure de matité peut remonter ainsi jusque vers le voisinage du manche du sternum. De plus, vers son tiers supérieur cette ligne présente une incurvation à convexité interne (*encoche* de Sibson) qui rejoint en bas la ligne de matité inférieure en décrivant un angle mousse et arrondi. L'ensemble de la surface totale de matité (*matité relative*) prend ainsi la forme d'une *brioche* (Potain), comparaison plus exacte que celle d'un *triangle à base inférieure et à sommet arrondi* remontant jusqu'à la fourchette sternale, qu'on a coutume d'appliquer à la surface de matité dans les épanchements péricardiques. Quant à la zone de matité absolue, elle augmente

1. H. Walshe, *Pract. Treat. on the diseas. of the lungs and heart*, 1851.

en proportion du développement que prend la zone de matité relative (FRIEDREICH) et revêt une configuration presque identique. A vrai dire, ces deux surfaces ne varient pas d'une façon rigoureusement proportionnelle, car le développement de la zone de matité absolue est relativement plus considérable que celui de la zone de matité relative (POTAIN).

Dans *l'hydropneumopéricarde* (LAENNEC, BOUILLAUD, BRICHETEAU, 1844), la percussion dénote l'augmentation de la zone de matité à la partie inférieure du péricarde, et un son clair, tympanique dans la zone supérieure, diminuant dans la position assise et penchée en avant.

Si *l'emphysème* est généralement suivi de dilatation des cavités droites, il peut aussi, en même temps, masquer notablement cette dilatation, restreindre la matité cardiaque et même l'annihiler complètement lorsque les poumons, très distendus, recouvrent le cœur dans la plus grande partie de son étendue.

II. *Percussion dans la position inclinée en avant.* — Ce procédé, qui n'est pas nouveau, a été repris récemment par Gumprecht (d'Iéna).

Dans cette attitude, le cœur s'applique presque dans toute sa largeur sur la paroi thoracique en refoulant latéralement les poumons, ainsi que l'ont montré des coupes faites chez des animaux congelés. Les limites de la matité cardiaque absolue sont alors formées, chez l'homme, par le bord sternal gauche, la quatrième côte et la ligne mamelonnaire du même côté. Chez les sujets sains, le diamètre transversal de la matité cardiaque ainsi obtenu est à peu près égal à la huitième partie de la circonférence du thorax à ce niveau, mais il dépasse ces dimensions lorsque le cœur est hypertrophié. Cette augmentation du diamètre transversal est peu marquée dans les cas de dilatation du cœur droit; par contre, s'il s'agit d'une hypertrophie du ventricule gauche, elle est très accusée. Le diamètre transversal de la matité cardiaque absolue mesurerait souvent ainsi de 5 à 8 centimètres de plus que celui qu'on détermine en pratiquant la percussion, le malade étant dans la position verticale ou dans le décubitus dorsal.

RÉFLEXE CARDIAQUE. — Lorsqu'on pratique sur la région précordiale des frictions un peu vigoureuses avec un instrument mousse ou un morceau de caoutchouc tel que la gomme à effacer par exemple, ou encore par une percussion forte et prolongée, ou enfin par un tapotage alternatif avec le bord cubital de chaque main, on provoque du côté du cœur un phénomène intéressant signalé pour la première fois par Albert Abrams [1] sous le nom de *réflexe cardiaque*, et consistant en une contraction du myocarde facile à constater par la radioscopie. Cette contraction, aisée à dépister chez les enfants et chez les sujets maigres, est parfois chez l'adulte peu accusée, à l'état normal; chez d'autres, au contraire, elle peut se traduire par un déplacement des limites du cœur de 25 millimètres de chaque côté. Le plus habituellement, ainsi que le montre la radioscopie, la *réduction s'opère de haut en bas et* surtout *transversale-*

1. ALBERT ABRAMS, The clinical value of the heart reflexe, *Medical Record*, 5 janvier 1901 et 14 décembre 1907, et *Presse médicale*, 3 avril 1907.

*ment de gauche à droite*, ce qui semblerait indiquer qu'elle se fait surtout aux dépens du ventricule droit. Le plus souvent aussi la *durée* du phénomène persiste *au moins deux minutes* à partir du moment où l'on cesse les frictions, mais à l'état pathologique et surtout chez les malades atteints de *dilatation cardiaque*, elle peut se prolonger durant *plusieurs heures*. C'est d'ailleurs dans les cas de dilatation cardiaque que l'on peut provoquer le phénomène, mais *il ne se produit ni* dans les *épanchements péricardiques*, *ni* dans la *symphyse du péricarde;* ce caractère très important peut donc, à l'occasion, servir de diagnostic différentiel entre ces affections.

Mais en même temps que, *sous l'influence des frictions de la région précordiale* on observe la *réduction dans l'étendue de la matité cardiaque*, on note du côté du *poumon* un *phénomène inverse*, c'est-à-dire que le *poumon se dilate* et vient recouvrir le cœur, en sorte que la sonorité pulmonaire vient masquer en partie la matité cardiaque; toutefois cette dilatation réflexe est tout à fait passagère et dans l'espace de *deux minutes*, le poumon reprend ses dimensions physiologiques.

*Au point de vue pratique*, il résulte que si *après* avoir procédé à des *frictions* énergiques au niveau de la région précordiale et laissé s'écouler deux minutes pour permettre au réflexe pulmonaire de disparaître, *on constate* une *diminution* dans l'*étendue de la matité*, on se trouve en présence, non point d'une péricardite avec épanchement ni d'une symphyse du péricarde avec médiastinite, mais d'une *dilatation du cœur*. Cependant d'après Merklen et Heitz[1] on pourrait observer une absence transitoire de courte durée du réflexe d'Abrams dans les grandes dilatations cardiaques avec inexcitabilité du myocarde et une absence permanente dans quelques cas de cardiosclérose diffuse d'origine coronarienne avec grande asystolie.

Dans un travail postérieur (1907) Abrams a montré que le réflexe cardiaque n'est point seulement provoqué par l'irritation cutanée causée par la percussion des muscles au niveau de la région précordiale, mais que la contraction du myocarde et la réduction du volume du cœur sont encore produites par des excitations sur la plupart *des muqueuses; nasale:* pulvérisations, inhalations d'éther ou de chloroforme; *rectale :* toucher, efforts de la défécation. Il en serait de même par le tapotage des muscles des extrémités, la *percussion* au niveau de l'apophyse épineuse de la septième *vertèbre cervicale;* enfin par certains *états psychiques:* peur. Abrams ajoute encore que le phénomène de la contraction du myocarde ainsi provoqué ne serait appréciable qu'à la radioscopie, que la percussion ne peut être d'aucune utilité parce que si elle excite le cœur, elle provoque en même temps le réflexe pulmonaire.

Enfin, élargissant la question, Abrams a encore déclaré que toutes les causes capables de provoquer le réflexe cardiaque pouvaient aussi devenir le point de départ d'une crise *d'angine de poitrine*.

1. P. Merklen et Heitz, *Soc. méd. hôpit.* Paris, 24 juillet 1903 et *Press. méd.*, 3 avril 1905.

III. *Percussion sur la paroi postérieure du thorax.* — (EXPLORATION DU COEUR PAR LA RÉGION DORSALE.) — La délimitation du volume du cœur par la percussion de la région précordiale peut être complétée, dans certains cas, par l'exploration du cœur dans la région dorsale.

Piorry, le premier (1828), signala l'utilité qu'il pourrait y avoir à pratiquer la percussion du cœur *en arrière* et à mesurer en cette région « l'espace correspondant à la base du cœur » ; le fait fut à peine remarqué.

Plus tard Germe [1] revint sur la question, insista de nouveau sur la possibilité de percuter le cœur dans la région dorsale et en décrivit la technique avec détail. Vers le même temps, Duroziez étudiait aussi cette méthode, et de son côté, Potain la faisait appliquer dans son service et inspirait une thèse sur ce sujet à Machado [2] ; la même année, j'ai essayé [3] également de propager cette méthode nouvelle, recommandée encore, plus tard, par Teissier [4], Cordonnier [5], Vaquez [6] et en Italie, par Ferrannini et Arnone [7].

*Technique.* — *a.* La partie du cœur que la percussion dorsale se propose de délimiter est *l'oreillette gauche.* En effet, alors que les deux ventricules et l'oreillette droite sont accessibles par la paroi thoracique antérieure, l'oreillette gauche seule, cachée par l'aorte et par l'artère pulmonaire, ne répond à la partie antérieure du thorax que par son auricule. En revanche, le poumon seulement la sépare de la paroi postérieure gauche du thorax, avec laquelle elle se trouve en rapport immédiat dans les cas de dilatation appréciable. La zone exacte à laquelle elle correspond dans le dos répond à la *sixième et à la septième vertèbre dorsales* (LUSCHKA, GERME).

Lorsqu'on veut pratiquer la percussion dans le dos pour délimiter le volume de l'oreillette gauche, on fait asseoir le malade sur son lit, penché un peu en avant, en lui faisant porter les bras allongés devant lui, dans le but de faire glisser les omoplates en dehors, et de découvrir les côtes. Puis après avoir fixé au crayon la place exacte de la sixième ou de la septième vertèbre dorsale, on détermine les limites de la *région dorsale gauche* dans laquelle la *percussion* doit s'exercer ; cette région affecte la forme d'un *trapèze* compris d'une part, entre le rachis et le bord spinal de l'omoplate gauche légèrement reporté en dehors, d'autre part, entre deux horizontales tracées, la supérieure au niveau de l'épine de l'omoplate, l'inférieure au niveau de l'angle inférieur de cet os.

C'est dans cette zone que la percussion, pratiquée des parties sonores vers les parties mates, détermine une *surface de matité ovalaire qui est celle de l'oreillette gauche* dont le diamètre transverse mesure 2 centi-

1. GERME (d'Arras), « Rech. sur les lois de la circulat. pulmonaire, etc., 1895 ».
2. MACHADO, *Th.* Paris, 1897.
3. E BARIÉ, *Bulletin médical*, 28 juillet 1897.
4. J. TEISSIER (de Lyon), *Soc. méd. des hôpit.* Paris, 15 mars 1901.
5. CORDONNIER, *Th.* Lyon, 1899.
6. VAQUEZ, *Tribune médicale*, 29 août 1903.
7. FERRANNINI et G. ARNONE, *Riforma medica*, 7 janvier 1903.

mètres et demi à 3 centimètres à l'état normal, et le diamètre vertical, 75 à 78 millimètres. En général les zones moyenne et inférieure de l'ovale sont assez faciles à déterminer, la zone supérieure est plus délicate, à cause de l'épaisseur des masses musculaires de la région sous-épineuse.

La surface de submatité de l'oreillette gauche est susceptible de prendre un développement considérable dans certains cas pathologiques, mais surtout *dans le rétrécissement mitral* à la suite duquel *l'oreillette gauche, toujours dilatée*, et *d'une façon précoce*, a pu donner jusqu'à 60 à 65 millimètres de matité en largeur, et 114 à 120 millimètres dans le sens vertical. Dans quelques cas l'oreillette gauche avait pris un tel développement qu'elle présentait le volume de la tête d'un fœtus.

On voit l'importance de cette *exploration*, car elle *permet de porter le diagnostic de rétrécissement mitral, dès les premières périodes, alors que ses signes physiques ne sont pas absolument précis*; elle indique en outre que la sténose est serrée, partant déjà ancienne, ce qui rend le pronostic encore plus sérieux. Cette augmentation de volume de l'oreillette gauche s'accuse encore fréquemment par une *douleur auriculaire* plus ou moins vive, tantôt spontanée, tantôt provoquée par la percussion, par la pression digitale, siégeant dans le dos, du côté gauche à la hauteur des sixième, septième, huitième vertèbres dorsales, dans une zone allant du rachis au bord spinal de l'omoplate.

*b.* La *dilatation* de *l'oreillette droite*, appréciable par la percussion thoracique antérieure au niveau du bord droit du sternum, peut être encore dépistée par la *percussion de la région dorsale droite*. Elle se traduirait (J. Teissier) par une zone de matité, « matité paravertébrale droite » de forme rectangulaire allongée s'étendant sur trois espaces intercostaux droits, les sixième, septième, huitième sur une largeur de trois travers de doigt environ. On la rencontre surtout dans le cours des affections mitrales, de la symphyse du péricarde et des affections bronchopulmonaires chroniques.

Malheureusement ce procédé d'exploration du cœur par la région dorsale n'est pas toujours applicable. Chez les sujets adipeux ou emphysémateux, chez ceux qui présentent des déformations thoraciques ou des déviations rachidiennes, scoliose, cyphose, etc., etc.; chez d'autres enfin dont le thorax vibre mal pour des causes diverses : pleurésie ancienne, etc., il ne peut fournir aucune indication.

*D.* **Phonendoscopie.** — La phonendoscopie permet de délimiter, non seulement les contours du cœur, mais encore, dans des mains habiles, ceux des cavités cardiaques.

On se sert pour cet usage du *phonendoscope* de Bazzi et Bianchi. Il a la forme d'une montre de 65 millimètres de diamètre et se compose de deux disques d'ébonite disposés l'un au-dessus de l'autre, dont l'un reste fixé directement à un anneau métallique qui l'enserre. Dans le centre du disque extérieur, se visse une petite tige boulonnée qu'on emploie pour l'examen des organes très limités. Sur la face opposée du phonendoscope, se trouvent deux orifices, dans lesquels viennent s'emboîter deux tubes en caoutchouc, garnis, à l'extrémité qui doit s'ajuster sur l'instrument, de deux petits tubes en métal, et à l'autre extrémité, d'embouts olivaires en caoutchouc durci ou en verre, que le clinicien introduit dans chaque oreille, qui se trouve ainsi reliée à l'appareil. On applique ensuite celui-ci directement sur la région occupée par le cœur dont on veut fixer les limites, en ayant soin avec l'index de la main gauche de pratiquer sur la peau un frottement léger, une sorte d'effleurage qui se traduit de suite à l'oreillette par un bruit beaucoup plus fort, dès que le frottement provoqué par le doigt, correspond aux contours de l'organe. On trace alors sur la peau avec un crayon dermographique une série de points déterminés par le phonendoscope et leur réunion dessine une aire d'étendue et de forme variables, qui correspond au contour de l'organe à délimiter.

Dans des recherches intéressantes, Félix Regnault et Bianchi (1898) étudiant avec le *phonendoscope* les modifications survenues dans les différents organes chez des *cyclistes* ayant lutté dans une *course de soixante-douze heures*, ont constaté qu'après la course, tous les organes avaient subi une *ascension*, et que le *cœur*, particulièrement, s'était *élevé de 2 à 4 centimètres*. De plus, il avait subi, d'une part une *dilatation* manifestée par une *augmentation* de 5 millimètres à 1 centimètre, dans les dimensions du *ventricule gauche* et de l'*oreillette droite*, et d'autre part une *diminution* de 1 centimètre pour le *ventricule droit*. Chez certains cyclistes qui avant la course avaient un cœur assez volumineux, la dilatation fut beaucoup plus accentuée que chez ceux dont le cœur était petit ou moyen. Tous les organes, d'ailleurs, reprirent rapidement leur position normale après la course et le repos.

Malgré les résultats curieux fournis par la phonendoscopie surtout pratiquée en Allemagne (Hoffman, Smith), elle n'est point entrée dans la pratique journalière, car la percussion pratiquée soigneusement et avec méthode, nous fournit des renseignements sûrs et suffisants pour la délimitation du cœur, ainsi que pour celle du foie.

*E.* **Radioscopie.** — La radioscopie, qui fournit de si précieux éléments de diagnostic à la chirurgie, n'a point été d'un secours aussi grand pour la pathologie cardiaque, du moins quant à présent. Toutefois, des résultats importants ont été déjà obtenus.

L'examen radioscopique de la région précordiale montre que *le cœur projette une ombre* qui s'unit à celle du sternum, laquelle est d'ailleurs plus foncée.

*A gauche* et *en avant*, l'opacité formée par le cœur se sépare bientôt de celle du sternum, pour se prolonger et descendre vers la gauche; *à droite* l'opacité se voit à peine au niveau du sternum, et va se confondre avec celle du foie sensiblement plus accusée.

*En arrière*, la zone opaque du cœur est également très perceptible à gauche de la colonne vertébrale. Maragliano, qui a institué une série de recherches sur ce sujet, prétend qu'elle est en général moins nette qu'en avant, parce qu'elle est recouverte par la transparence pulmonaire. Cependant on voit l'image opaque se détacher de la colonne vertébrale, se porter en bas, et aller se fusionner avec l'opacité plus profonde du foie.

Bianchi, utilisant à la fois les projections radioscopiques et la phonendoscopie, a vu que toutes les causes qui soulèvent ou abaissent le plan diaphragmatique, déplacent en haut ou abaissent le cœur qui repose sur lui. De plus l'*inspiration forcée* déplace le cœur vers le bas; au contraire, l'*expiration* l'attire vers le haut; enfin dans le *décubitus dorsal*, le cœur se déplace en haut et en arrière [1].

*A l'état physiologique*, on peut suivre sur l'écran fluorescent les *mouvements* qui se passent à la surface du cœur, et même les pulsations de l'aorte. Bouchard[2] y a vu l'ampliation de l'oreillette droite se manifester nettement sous forme d'une ombre, qui fait saillie à droite du sternum à chaque inspiration, puis subit un retrait manifeste pour apparaître de nouveau à l'inspiration suivante.

Variot et Chicotot[3] ont proposé de recourir à la radiographie pour mesurer l'aire du cœur, de préférence à la percussion ou à la phonendoscopie.

Potain[4], tout en gardant ses préférences à la percussion pour l'étude des variabilités du volume du cœur, déclare que ayant employé successivement la percussion et la radioscopie « les indices furent toujours concordants ».

Applications cliniques. — Elles sont encore assez restreintes.

*Procédé habituel.* — Le malade dans la station debout, position de choix pour la radioscopie du thorax, est interposé entre l'ampoule et l'écran ou une plaque sensible, si l'on veut un cliché radiographique; mais on obtient de cette façon une image agrandie et déformée du cœur causée par la projection conique de l'ombre cardiaque et il est nécessaire de redresser ensuite cette erreur à l'aide d'échelles de réduction.

C'est pourquoi on recourt de préférence aujourd'hui à l'*orthodiagraphie* avec l'appareil de Moritz-Grummak[5] modifié par Destot avec lequel on déplace l'ampoule et on n'utilise que le *rayon normal*, c'est-à-dire celui qui est perpendiculaire à la région précordiale et au plan de l'écran récepteur. Le déplacement de l'ampoule donne ainsi une projection rigoureuse du cœur; en outre un papier quadrillé au centimètre superposé à l'écran accuse rapidement le contour exact de l'organe et permet de mesurer exactement l'étendue de l'aire cardiaque.

A l'*état normal*, l'*aire de projection* du cœur varie entre 55 et 112 centimètres carrés la moyenne étant de 86 centimètres carrés; mais ce ne sont là que des mensurations très relatives car Bouchard et Balthazard[6] attribuent au cœur de l'homme adulte une surface moyenne de 89$^{cm2}$,5, Moritz de 98 centimètres carrés. Quant à la forme du cœur elle est variable

1. Bianchi, *Soc. de méd. de Paris*, juillet 1897.
2. Bouchard, *Acad. des sciences*, mai 1897, et *Société de biologie*, 22 janvier 1898.
3. Variot et Chicotot, *Ibid.*, juin 1898.
4. Potain, *Sem. méd.*, 18 décembre 1901.
5. Moritz, *Munchen Mediz Wochenschr.*, n° 29, 1900.
6. Bouchard et Balthazard, *Acad. des sciences*, 1er décembre 1902.

mais, suivant Destot[1] et Arcelin[2], elle peut être ramenée aux trois types : *oblique*, *transversal*, *vertical* (*fig.* 4, 5 et 6).

*A l'état pathologique*, Destot a vu, chez 26 sujets atteints d'hypertrophie du cœur, l'aire de projection cardiaque s'élever à 125 centimètres

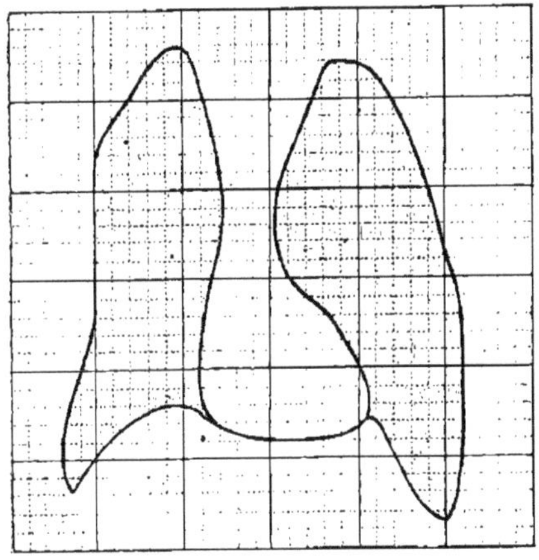

Fig. 4. — Cœur normal oblique.

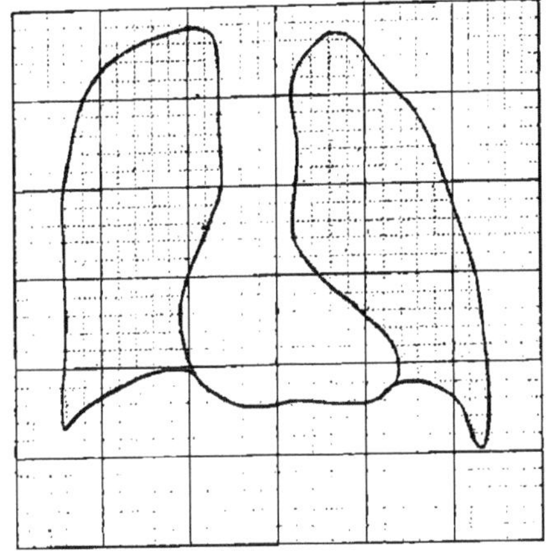

Fig. 5. — Cœur normal transversal.

carrés. Le même auteur a pu encore avec l'orthodiagraphie caractériser nettement les détails morphologiques du cœur dans les différentes affections organiques dont il est frappé.

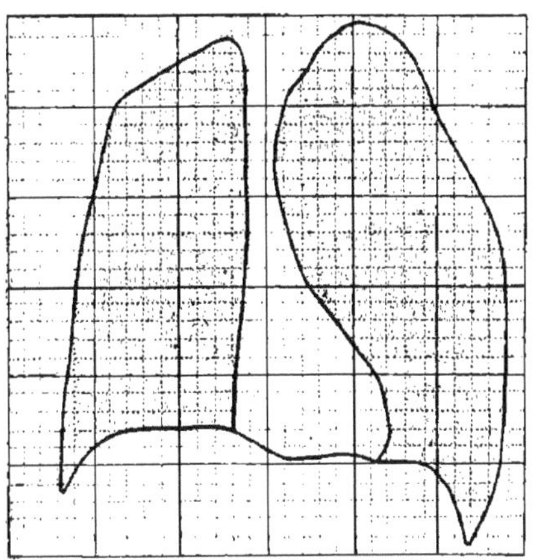

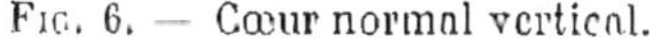

Fig. 6. — Cœur normal vertical.

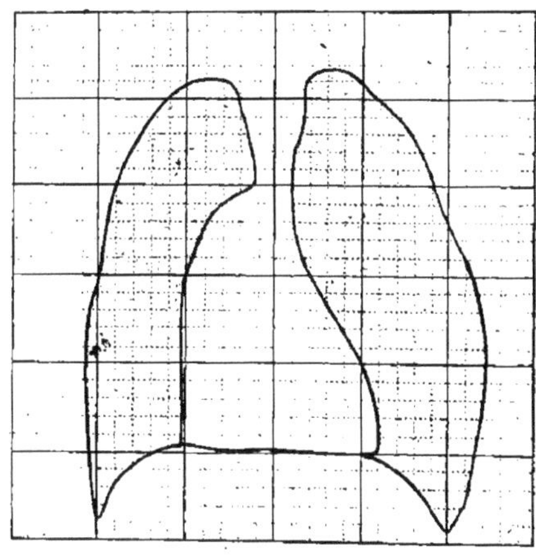

Fig. 7. — Rétrécissement mitral.

*a*. Dans le *rétrécissement mitral* les oreillettes prennent un grand développement caractérisé par une saillie arrondie de l'oreillette droite débordant la colonne vertébrale et envahissant l'aire du poumon droit.

1. Destot, *Soc. nat. de méd.* de Lyon, 10 novembre 1902 ; *Arch. d'électricité méd.*, 1903.
2. Arcelin, « Les formes de l'aire de proj. du cœur patholog. » *Th.* Lyon. 1906.

L'oreillette gauche, quand elle est dilatée, supprime l'*espace clair*, qui normalement est situé entre la colonne vertébrale et le cœur. Enfin le ventricule gauche est limité par une ligne oblique coupant le diaphragme à angle aigu.

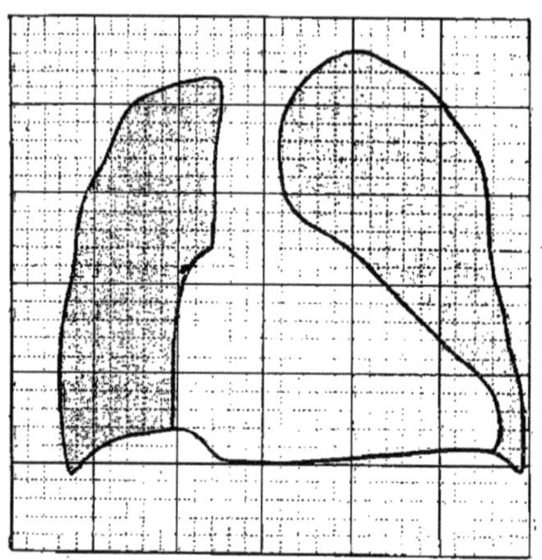

Fig. 8. — Insuffisance mitrale.

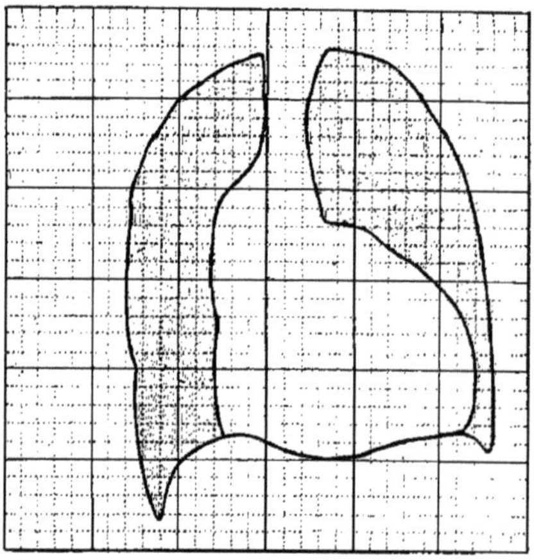

Fig. 9. — Néphrite.

*b*. Les tracés de l'*insuffisance mitrale* s'accusent presque toujours par une saillie de l'oreillette droite dans l'aire pulmonaire du même côté ; le bord gauche du cœur atteint le diaphragme par une ligne plus oblique que

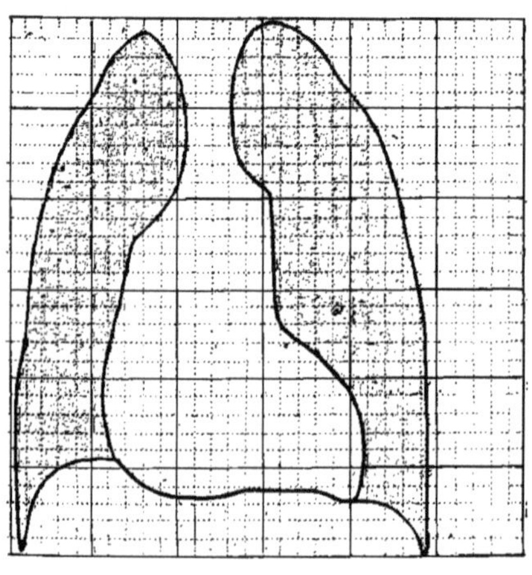

Fig. 10. — Insuffisance aortique.

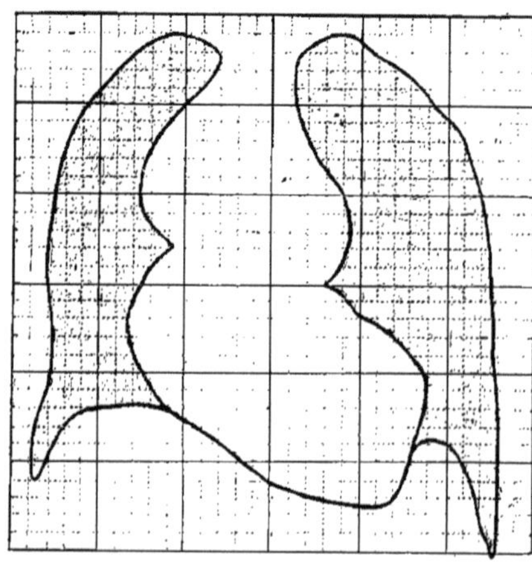

Fig. 11. — Anévrysme de l'aorte.

celle donnée par le rétrécissement mitral; enfin la pointe est globuleuse, arrondie et plus déjetée en dehors.

*c*. L'*insuffisance aortique* se manifeste par un développement de l'ombre cardiaque vers l'aire du poumon gauche et une forme globuleuse de la pointe. Plus tard, et comme conséquence de la dilatation des cavités droites l'ombre empiète sur l'aire pulmonaire droite et le cœur prend l'aspect piriforme.

*d*. Dans la *néphrite interstitielle* « le cœur dit de Traube » donne un aspect qui rappelle celui de l'insuffisance aortique : saillie considérable du cœur à gauche où l'organe prend l'aspect globuleux ; la pointe est abaissée et un peu déviée en dehors.

*e*. La *péricardite* avec *épanchement* se montre avec un élargissement considérable de l'aire cardiaque sous forme d'une large plaque sombre sans battement étendue aussi bien à droite qu'à gauche.

*f*. Dans la *tuberculose pulmonaire chronique cavitaire*, à un stade avancé, le cœur est assez souvent de volume réduit.

La radioscopie peut quelquefois aider au *diagnostic des lésions valvulaires* et de certaines *altérations du péricarde* et de l'*aorte*.

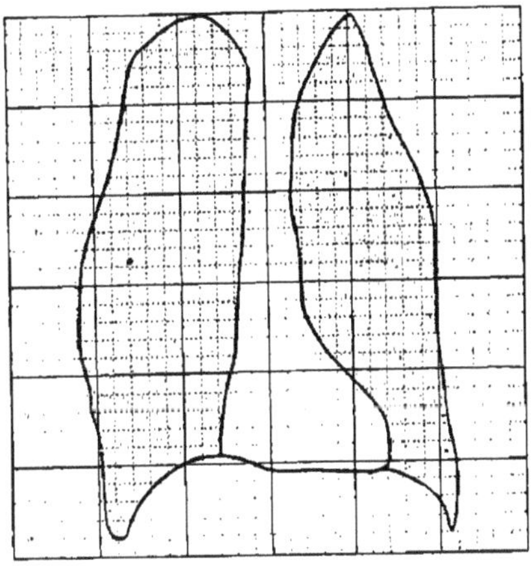

Fig. 12. — Tuberculose.

1. Bouchard put diagnostiquer trois cas d'*insuffisance aortique*, en constatant, sur la paroi thoracique antérieure, *à droite du sternum*, vers le deuxième espace intercostal, une ombre pulsatile très manifeste se rapprochant du sternum, et *en arrière et à gauche* au niveau des troisième et quatrième vertèbres dorsales, une ombre qui battait en s'écartant puis en se rapprochant du bord gauche de la colonne vertébrale. Dans ces trois faits, l'auscultation montra l'existence d'un souffle diastolique de la base, preuve évidente de l'insuffisance valvulaire diagnostiquée sur l'écran. Bouchard donne de ces phénomènes radioscopiques l'explication suivante :

Dans l'*insuffisance aortique*, la chute brusque de la tension vasculaire due à l'impossibilité d'occlusion des valvules aortiques ainsi que le reflux du sang qui en est la conséquence, mettent l'aorte dans un état de vacuité relative, auquel succède brusquement une réplétion quand survient la systole suivante du ventricule. C'est ce qui donne le pouls bondissant dans l'insuffisance aortique, et permet de constater les battements des artères sous la peau ; ce qui fait enfin que, avec les rayons de Röntgen, *on voit battre dans le thorax, chez les malades atteints d'insuffisance aortique l'aorte ascendante à droite du sternum, l'aorte descendante à gauche de la colonne vertébrale*. Quand l'aorte est normale, on ne la voit pas. Si elle est simplement dilatée, on la voit, mais on ne distingue pas ses battements.

2. La radioscopie fournit également des renseignements intéressants dans les *affections du péricarde*.

Dans quelques cas de *péricardite avec épanchement*, Béclère[1] a pu

1. Béclère, *Traité de radiologie méd.* de Bouchard. Paris, 1904.

constater que l'ombre cardiaque reproduit la *forme* dite *en brioche* décrite par Sibson, que décèle, d'autre part, la percussion de la zone de matité cardiaque. En outre, dans d'autres cas de péricardite avec épanchement, méconnus par absence ou par le peu de netteté des signes physiques habituels, le même auteur a pu établir le diagnostic par la seule radioscopie : en pareil cas, en effet, l'examen radioscopique montre une image cardiaque globuleuse considérablement agrandie dans tous les sens et dont le contour demeure invariablement fixe.

Dans la *symphyse du péricarde*, la radioscopie donne des renseignements intéressants quoique plus discutables. On sait qu'à l'état normal les deux bords gauche et droit de l'ombre cardiaque s'incurvent sensiblement vers la ligne médiane avant de rencontrer le contour de l'ombre du diaphragme, de telle sorte qu'ils limitent avec cette ombre deux très petits sinus (sinus cardio-diaphragmatiques) qui, dans les grandes inspirations, demeurent plus larges et plus profonds, comme si le cœur se séparait du diaphragme. S'il existe une symphyse du péricarde, les deux sinus disparaissent presque complètement et le contour de l'ombre cardiaque au voisinage de l'ombre diaphragmatique conserve invariablement la même forme à la fin de l'expiration et à la fin des inspirations les plus profondes ; le bord droit de l'ombre cardiaque tout particulièrement est remarquable par l'immuable fixité de son extrémité inférieure insérée sur l'ombre diaphragmatique à angle presque droit.

3. La *dilatation aiguë du cœur* peut être décelée sur l'écran radioscopique, et Th. Schott [1] a pû vérifier le fait sur des cyclistes surmenés par un long *record;* dans certaines circonstances, on peut constater la dilatation pendant le cours de violentes quintes de toux.

4. Dans l'*asystolie*, l'ombre projetée par le cœur est augmentée d'étendue et on a pu parfois en apprécier le retrait progressif sous l'influence du traitement digitalique.

5. A ces faits, d'une observation relativement facile, nous ajouterons celui de Zinn [2] qui prétend avoir pu diagnostiquer à l'aide des rayons de Rœntgen, la *persistance du canal artériel* chez une malade de trente-sept ans.

6. L'*ectopie cardiaque* peut être diagnostiquée par la radioscopie. Bouchard en a signalé un cas, et Béclère [3] un autre fort intéressant dans lequel le cœur, déplacé par un énorme épanchement purulent de la plèvre du côté gauche, battait dans le côté droit du thorax, dans le sixième espace intercostal, éloigné de 15 centimètres de la ligne médiane. Outre l'étendue fort nette du déplacement, l'image radioscopique montra encore que dans ces ectopies considérables, le cœur se déplace en masse, sans que la direction générale de son axe en soit modifiée, et que c'est la base et non la pointe du cœur qui bat à droite du sternum (voir *Ectopie cardiaque*).

1. Th. Schott, *Deutsch. Med. Zeitung*, n° 75, 1898.
2. Zinn, *Berl. Klin. Wochenschr.*, 1898.
3. Béclère, *Soc. méd. des hôpit.* Paris, juillet 1898.

7. Les *affections de l'aorte* sont plus faciles à diagnostiquer par la radioscopie que les lésions organiques du cœur ; les *dilatations* et les *anévrysmes de l'aorte* peuvent être dépistés sans trop de difficultés ; la dilatation du vaisseau s'accuse nettement par une ombre large et renflée, celle de l'ectasie fusiforme, par une ombre irrégulièrement convexe ou un peu ovoïde, sur laquelle on peut voir des battements. Dans ces circonstances, la radioscopie rend de réels services en permettant de diagnostiquer l'existence d'un anévrysme profond qu'on pouvait soupçonner peut-être par l'existence de signes de compression intra-médiastine, de névralgies cervico-brachiales très rebelles à tout traitement, mais non affirmer par suite de l'absence de toute tumeur pulsatile appréciable.

On sait qu'à *l'état normal*, *l'ombre* de la *crosse aortique*, dans les radioscopies antérieure et postérieure, se confond entièrement avec celle produite par le sternum et par la colonne vertébrale. Quand l'*aorte* est simplement *dilatée*, on trouve à gauche de l'ombre médiane obtenue sur l'écran par la radioscopie thoracique antérieure ou postérieure, une saillie à contour cerclé animée de mouvements d'expansion : cette saillie, c'est la crosse aortique (Béclère).

Si l'on recherche la présence d'un *anévrysme*, le résultat de l'exploration radioscopique est généralement fort précis. Le malade doit être examiné successivement par les régions antérieure, postérieure et latérales du thorax. Mais c'est *l'examen oblique du côté droit* qui donne les résultats les plus nets : le malade est placé obliquement au-devant de l'ampoule, le bras gauche relevé sur la tête, et l'écran disposé sur la région mamelonaire droite. L'ombre formée par l'aorte se projette sur l'aire du poumon gauche et présente comme appendue à elle, une dilatation sphérique animée de battements, et qui se détache de l'ombre cardiaque à angle net. Dans la *position oblique antérieure gauche* le résultat est plus net encore : le cœur est vu de trois quarts et la projection est augmentée en haut par une ombre étroite animée de soulèvements rythmiques formés par la projection des portions ascendante et descendante de la crosse aortique superposées.

Ainsi donc, la radioscopie doit être comptée parmi les meilleurs procédés cliniques capables de nous révéler l'existence d'un anévrysme de l'aorte.

Wassermann [1] a observé nettement sur l'écran, avec les rayons de Röntgen, les contours d'un anévrysme, qui s'étendait beaucoup plus loin à gauche que ne le faisait croire la ligne de matité obtenue par la percussion ; la même année, Aron [2] a résumé les bases du diagnostic précoce des anévrysmes de l'aorte à l'aide de la radioscopie.

En France, Béclère [3] a montré les épreuves radioscopiques prises chez deux malades ; elles indiquaient, avec la plus grande netteté, le siège, la forme, les dimensions de deux anévrysmes de l'aorte thoracique au niveau de son union avec la crosse.

1. Wassermann, *Wien. Klin. Wochenschr.*, 1897.
2. Aron, *Deutsch. Med. Wochenschr.*, 1897.
3. Béclère, *Soc. méd. des hôpit.*, Paris, février et mai 1897.

En dehors des ectasies aortiques, on peut encore, dans certains cas, se rendre compte de l'*état des parois de l'artère*; c'est ainsi que dans un cas d'artériosclérose généralisée, observé par E. Grummach (de Berlin), on vit sur l'écran que la silhouette de l'aorte était très élargie et sombre, et que sur les raies qui correspondaient aux artères coronaires, de même que, à la périphérie, sur les radiales et les cubitales, se trouvaient de petites striations foncées qui représentaient des plaques calcaires intravasculaires; l'auteur put ainsi déceler les signes d'un épaississement scléreux du système artériel.

Nous signalerons également, qu'en *combinant l'auscultation* et *l'examen radioscopique*, Potain a constaté que des souffles avaient leur siège exact au niveau du retrait du bord gauche du cœur, dans l'endroit où celui-ci est recouvert par la languette pulmonaire de Luschka; il a montré ainsi que ces souffles étaient des souffles cardio-pulmonaires.

Nous indiquerons enfin parmi les procédés d'exploration radioscopique applicables au cœur la : *cinématoradiographie* (Guilleminot) qui permettrait de voir les phases de la révolution cardiaque et de suivre dans leur succession rapide les systoles auriculaire et ventriculaire, et la *radiographie stéréoscopique* ou examen au stéréoscope de deux épreuves radiographiques obtenues en disposant l'ampoule en deux places différentes et symétriques.

*Inconvénients de la radioscopie.* — On a fait le reproche à la radioscopie de susciter parfois chez certains sujets des *palpitations*, de la *tachycardie;* ces faits sont, en tout cas, exceptionnnels.

*F.* **Électrocardiographie.** — Einthoven[1] (de Leyde) a imaginé récemment un appareil délicat permettant d'enregistrer les mouvements du cœur. Le principe sur lequel il s'appuie est que tout muscle en activité donne lieu à des phénomènes électriques, et que le cœur, à l'instar des autres muscles striés, présente, lui aussi, les mêmes propriétés électromotrices. Au repos, le cœur est en équilibre électrique, mais lorsque la *systole ventriculaire* commence, la *pointe* du cœur devient *électro-négative* alors que la *base* reste *électro-positive*. De cette différence du potentiel électrique résulte un courant, accompagnant chaque systole ventriculaire qui fait dévier l'aiguille d'un galvanomètre en communication avec la base et avec la pointe du cœur. Marey, le premier, eut l'idée de prendre l'image photographique de ces contractions cardiaques, mais son appareil n'était point assez sensible.

Dans ses recherches, Einthoven se sert d'un galvanomètre à corde et les courants vont faire osciller un fil de quartz argenté très fin, tendu entre deux fils de cuivre. Ces oscillations enregistrées régulièrement sur un papier sensible fournissent des *électrocardiogrammes* qui sont la reproduction graphique des contractions des ventricules et des oreil-

1. W. Einthoven, « Die galvanometrische Registr. des menschlichen Elektrocardiogr. » *Arch. f. gest. Physiolog.*, 1903, t. XCIX, p. 472 — et *Pfluger's Arch. f. Physiolog.*, 1909, CXXX, p. 287.

lettes, à l'état normal; en outre le même auteur a pu recueillir des tracés indiquant ces contractions dans les diverses affections organiques du cœur.

La figure 13 représente le tracé électro-cardiographique d'un *cœur normal*, en recueillant le courant de la contraction cardiaque, par le procédé de Waller consistant à faire plonger les mains du malade dans deux

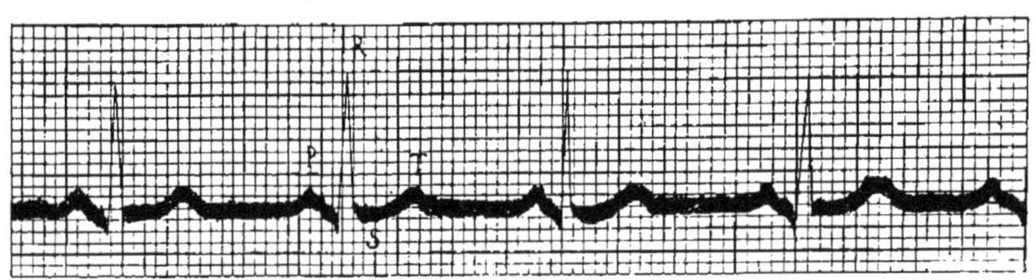


Fig. 13. — Électrocardiogramme d'un cœur normal.

vases remplis d'une solution de sulfate de zinc où baignent deux électrodes communiquant avec un galvanomètre.

P représente la systole de l'oreillette; R le début de celle du ventricule, et plus loin une autre élévation T plus tardive et moins élevée mais se rattachant également, comme la précédente, à l'activité ventriculaire, ces deux élévations ou secousses sont séparées par une dépression S, à l'état normal à peine indiquée.

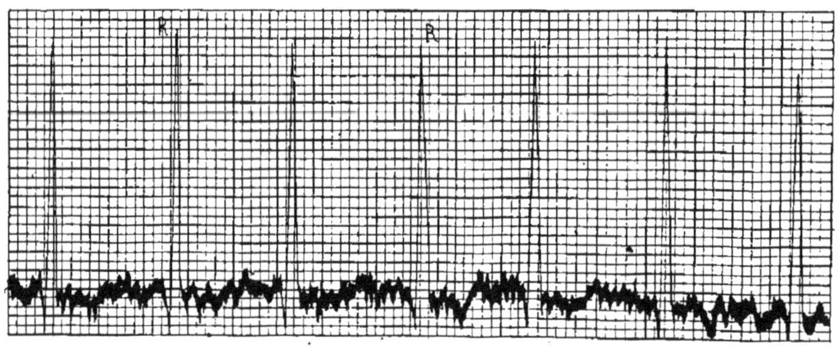


Fig. 14. — Électrocardiogramme d'un malade atteint d'insuffisance mitrale (Mendelssohn)

La figure 14 empruntée comme la première à Mendelssohn représente l'électro cardiogramme, pris d'après le procédé d'Einthoven, chez un malade atteint *d'insuffisance mitrale ;* le sommet R, beaucoup plus élevé qu'à l'état normal, est le signe d'un renforcement de la systole ventriculaire.

L'électrocardiogramme représenté dans la figure 15 est celui d'un malade atteint *d'insuffisance aortique;* ici, contrairement à ce qu'on remarque dans la figure précédente, l'élévation R est très peu marquée, mais la dépression S est considérable.

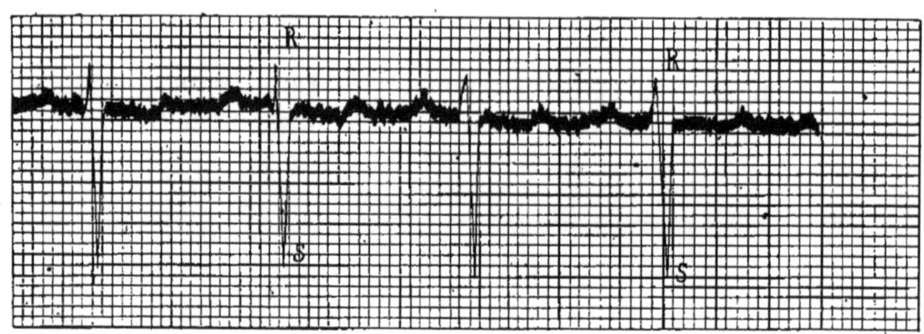


Fig. 15. — Électrocardiogramme d'un malade atteint d'insuffisance aortique (Mendelssohn).

Enfin, dans le *rétrécissement mitral* (*fig.* 16) on trouve l'élévation P très accusée, présentant deux caractères importants : augmentation

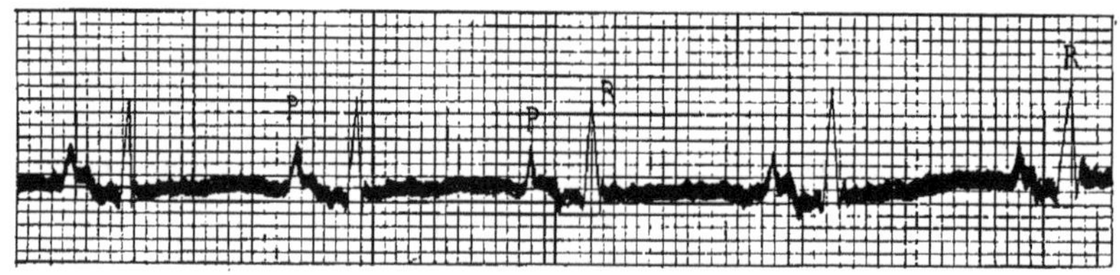


Fig. 16. — Électrocardiogramme d'un malade atteint de rétrécissement mitral (Mendelssohn).

dans sa largeur et dans sa hauteur, c'est-à-dire augmentée dans sa durée et dans sa force. Cette élévation si accusée comparée avec celle de

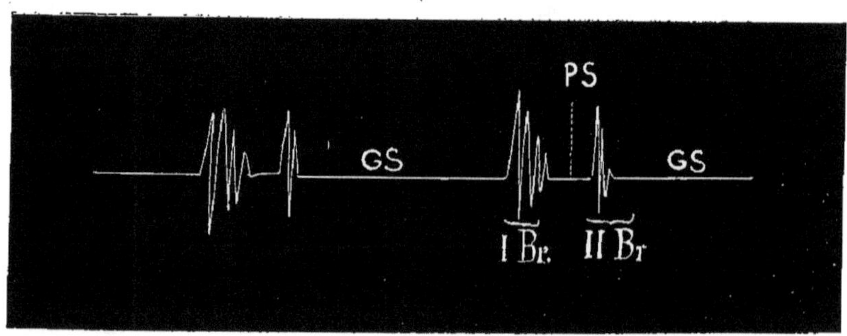


Fig. 17. — Electrodiagramme des bruits du cœur à la pointe (cœur normal ; d'après Einthoven).

l'état normal est l'indice d'une systole auriculaire très renforcée.

L'électrocardiographie est un procédé très sensible mais aussi très minutieux; il a été développé et complété par les travaux de Héring[1], de Kraus et Nicolaï[2], et de Mendelssohn[3], de Samojloff et Steshinsky[4], de Eppinger et Rothberger[5], mais n'est point encore entré dans la pra-

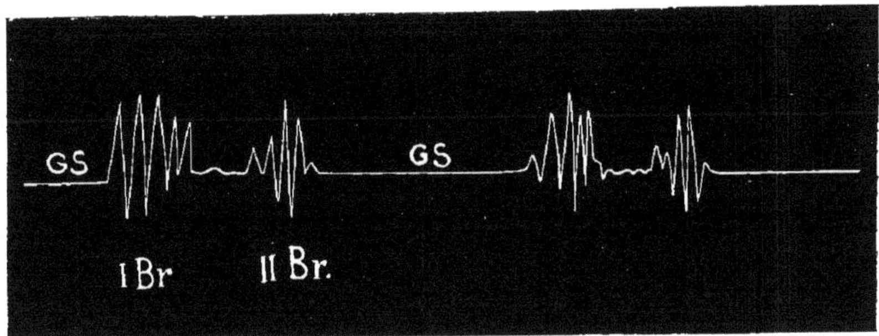


FIG. 18. — Électrodiagramme des bruits du cœur au niveau des orifices artériels (cœur normal).

tique de la clinique courante. Il pourra sans doute, plus tard, perfectionner les moyens habituels de recherches employés en cardiopathologie.

Il en sera de même peut-être avec le *phonoscope*, appareil imaginé par Otto Weiss[6] avec lequel il a pu enregistrer les bruits et les souffles cardiaques dans certaines affections mitrales ou aortiques.

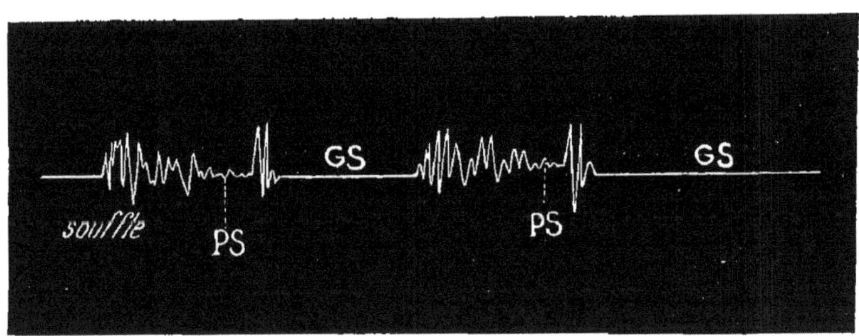


FIG. 19. — Électrodiagramme des bruits du cœur dans un cas d'insuffisance mitrale avec souffle au premier temps.

*G.* **Photographie des bruits du cœur.** — Einthoven est arrivé encore à photographier les bruits du cœur. Son appareil se compose d'un

1. HERING (de Prague), *Deutsch. Arch. f. klin. Med.*, 1908, t. XCIV, p. 205.
2. KRAUS et NICOLAÏ, *Berlin. klin. Wochenschr.*, 1907, n^os 25 et 26.
3. MAURICE MENDELSSOHN, *Arch. des malad. du cœur, des vaiss.*, décembre 1908, n° 12. Voir également : WEISS, « Le Galvanom. à corde et l'électrocard. », *Presse médicale* 24 avril 1909.
4. SAMOJLOFF et STESHINSKY, *Munch. méd. Wochenscher.*, 21 septembre 1909.
5. EPPINGER et ROTHBERGER, *Wien. klin. Wochenschr.*, n° 31, 1909. — Voir également sur la question : CLUZET, « Sur l'examen cliniq. du cœur au moyen des électro-cardiogr. » — *Associat. franç. avancem. des scienc.* — Congr. Toulouse, 1910.
6. GERHARD JOACHIM et OTTO WEISS, *Deutsch. Archiv f. klinische Medizin*, février 1910.

stéthoscope appliqué sur la région précordiale et relié à un microphone très sensible dont les deux pôles sont en communication, l'un avec une pile, l'autre avec la lame vibrante d'un téléphone. Avec un dispositif particulier dans la description duquel nous ne pouvons entrer [1], Einthoven a pu obtenir ces électrocardiogrammes intéressants que nous repro-

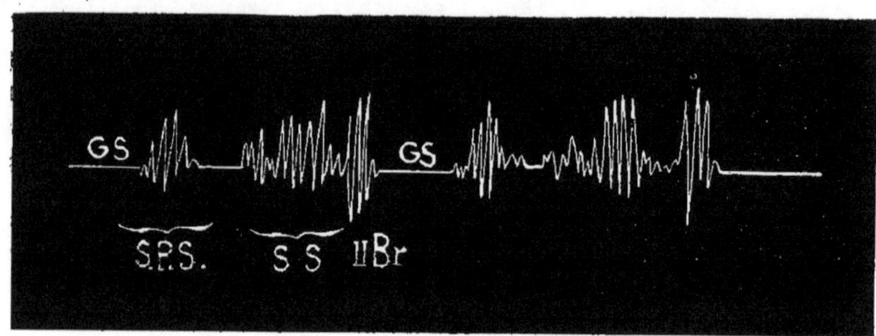


Fig. 20. — Électrodiagramme des bruits du cœur dans un cas de sténose et d'insuffisance mitrale, avec frémissement cataire, souffle présystolique et systolique.
S. P. S. souffle présystolique; SS. souffle systolique.

duisons, non seulement des bruits normaux du cœur, mais également des bruits de souffle dans les différentes cardivalvulites (*fig.* 17, 19, 20).

*H.* **La pulsation cardio-œsophagienne.** — ***Historique.*** — L'oreillette gauche qui répond aux sixième, septième, huitième vertèbres dorsales environ, se trouve en contact presque direct en arrière avec l'œsophage dont elle n'est séparée que par le péricarde. Il en résulte que l'œsophage dans cette région est animé de battements rythmiques extrinsèques venus de l'oreillette gauche, et on s'est demandé, si, profitant de ce voisinage, il ne serait pas possible, par l'introduction d'une ampoule dans l'œsophage, de recueillir les battements de celui-ci qui reproduisent ceux de l'oreillette gauche. Frédéricq (de Liège)[2] eut le premier l'idée de faire cette recherche et put recueillir le tracé de ces pulsations chez le chien et plus tard son élève Sarolea (1890 [3]) en fit la première application chez l'homme. Des recherches intéressantes ont été ultérieurement consacrées à cette étude : je citerai

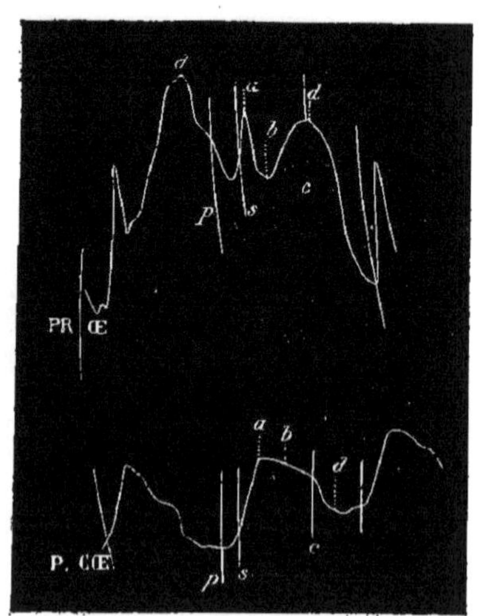


Fig. 21. — Pulsation cardio-œsophagienne normale (Lian).

1. De Meyer, *Journ. méd. de Bruxelles*, 1908, p. 569.
2. Frédéricq, *Arch. de biolog.*, 1886, p. 230.
3. Sarolea, *Arch. de biolog.*, 1890, p. 185.

seulement celles de Young et Hewlett[1], de C. Lian[2], de Pace[3], de Clerc et Esmein[4].

*Technique.* — Le malade est placé dans la position assise; puis, après avoir ou non, selon les cas, cocaïnisé le pharynx, on introduit dans l'œsophage, soit un tube de Faucher, soit une sonde œsophagienne munie, à son extrémité inférieure, d'un petit doigtier de caoutchouc fixé par un fil. On peut encore se servir d'un petit ballon en caoutchouc mince de 4 centimètres de long adapté à une sonde en gomme de 60 centimètres de longueur. A la sonde fait suite un tube de caoutchouc muni d'un robinet, et l'extrémité libre du tube est reliée à un polygraphe de Marey. Le tube de Faucher ou le ballon recouverts de glycérine ou de vaseline sont

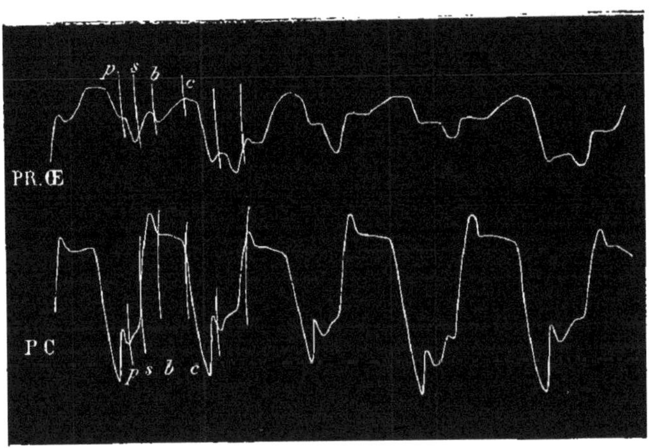


Fig. 22. — Pulsation cardio-œsophagienne, insuffisance mitrale; dépression présystolique très accentuée (Lian).

introduits jusqu'à environ 40 centimètres de profondeur ; on insuffle ensuite de l'air avec une poire et l'on gonfle modérément l'ampoule ou le petit ballon ainsi introduits et si l'on s'est servi de ce dernier, on enlève doucement la sonde. A l'état normal, lorsque l'ampoule œsophagienne se trouve, chez les enfants, de 2 à 5 centimètres, et chez les adultes, de 4 à 8 centimètres *au-dessus* du cardia, la pulsation cardio-œsophagienne représente les variations de volume de l'oreillette gauche.

*Cette pulsation normale* présente deux dépressions constantes (*fig.* 21); sur le tracé supérieur Pr. Œ qui représente la pulsation œsophagienne : l'une *ab mésosystolique*, l'autre *dp diastolique*. Quant à la présystolique *ps*, elle s'inscrit tantôt en négatif (C. Lian), tantôt d'une façon positive

1. Young et Hewlett, *Journ. of med. Research.*, 1907.

2. C. Lian, « Le Diagn. des souffles syst. apex., etc. », *thèse*. Paris, 1909, et *Arch. des mal. du cœur*, juillet 1909.

3. Pace, *Bullet. Acad. med. chirurg. di Napoli*, 1909. *Riforma medica*, 31 mai 1909.

4. Clerc et Esmein, *Soc. de Biolog.*, 11 et 18 décembre 1909 ; *Arch. des malad. du cœur*, janvier 1910.

(Clerc et Esmein). Tout dépend sans doute de la hauteur où se trouve l'ampoule ou le ballon et aussi de la position couchée ou assise que prend le malade ; c'est donc une opinion mixte, qu'il est sage d'admettre. On sait que dans les *lésions mitrales* l'oreillette gauche est sujette à des variations de volume et de pression très importantes au point de vue du diagnostic et surtout du pronostic ; il semblerait donc que la pulsation cardio-œsophagienne pût devenir par cela même un moyen intéressant d'exploration cardiaque. En fait cependant, il n'en est rien, et dans l'insuffisance mitrale notamment, cette exploration ne fournit rien de caractéristique.

Toutefois, si comme dans la figure 22, *l'accident présystolique ps* (dépression ou soulèvement suivant les cas) était très accusé (et dans le cas particulier la dépression présystolique est très marquée), et si, d'autre part, dans le même tracé la *dépression mésosystolique* est très peu indiquée, ces deux signes forment un argument sérieux, mais non décisif, en faveur de l'insuffisance mitrale.

*I.* **Auscultation.** — Pour pratiquer l'auscultation du cœur, le malade pourra rester debout, mais il est préférable qu'il soit étendu dans le décubitus dorsal. Il respirera doucement et lentement et suspendra complètement la respiration de temps à autre, car les bruits pulmonaires superposés à ceux du cœur rendent ces derniers plus difficilement perceptibles avec tous leurs caractères. Quelquefois il sera utile, après avoir ausculté le malade couché, de le faire asseoir à plusieurs reprises, ou mieux encore de le faire marcher un peu rapidement. En agissant ainsi, on augmente le travail du cœur et on peut alors voir apparaître ou rendre plus net un souffle dont les caractères étaient restés indécis. C'est dans le même but qu'Azoulay a proposé d'ausculter le malade dans la position « relevée » : le sujet, placé dans le décubitus dorsal, relève la tête et la soutient par un oreiller, puis élève les bras verticalement, alors que les jambes sont fléchies sur les cuisses et celles-ci à angle droit sur le bassin ; dans cette situation, le travail du cœur sera exagéré et les bruits pathologiques deviendraient plus nets.

Quoiqu'il en soit, le médecin, placé autant que possible à la gauche du malade, en même temps qu'il appliquera l'oreille sur la région précordiale, prendra avec le doigt le pouls radial, lequel, quoiqu'un peu en retard sur la systole ventriculaire, est néanmoins, au point de vue clinique, l'expression de celle-ci et permet ainsi de reconnaître le *moment* du *bruit de souffle*, c'est-à-dire de fixer la période de la révolution cardiaque à laquelle il correspond.

Le stéthoscope n'est nullement indispensable et l'auscultation avec l'oreille seule, qui dans le même temps « palpe et ausculte », me semble bien préférable ; l'usage du stéthoscope sera réservé pour l'auscultation des artères (propagation des souffles aortiques, double souffle intermittent crural, de Duroziez, etc.) et pour celle des veines (souffles des jugulaires, etc.).

Il ne sera pas inutile, croyons-nous, avant d'entrer dans le détail de l'auscultation des bruits pathologiques du cœur, de rappeler brièvement les caractères principaux des bruits normaux du cœur.

*Bruits normaux du cœur.* — Lorsqu'on ausculte la région précordiale dans l'état de santé, on perçoit une sorte de *tic tac* formé de *deux bruits* qui se succèdent à un court intervalle avec une régularité parfaite, séparés par deux courtes périodes de silence. Les deux bruits normaux du cœur n'ont ni le même timbre ni le même siège[1].

1. *Le premier bruit* est sourd, grave, profond; il coïncide avec l'ébranlement énergique et instantané qui se manifeste au niveau de la pointe du cœur, et précède immédiatement le pouls radial. On le désigne sous le nom de *bruit systolique* ou plus souvent encore de *premier bruit*. Il est perceptible dans toute l'étendue de la région précordiale, mais son *maximum* d'intensité se trouve *au niveau de la pointe du cœur* dans le quatrième ou le cinquième espace intercostal gauche, à 8 ou 10 centimètres en dehors de la ligne médiane, un peu au-dessous et en dehors du mamelon gauche.

2. *Le second bruit* ou *bruit diastolique*, plus clair, plus aigu, plus bref et plus superficiel, se produit après la pulsation artérielle. Son timbre particulier l'a fait comparer au claquement sec que produit une membrane qui se tend, ou encore au « claquement de la soupape d'un soufflet » (Laennec). Ce bruit se perçoit de *préférence à gauche*, au niveau du *deuxième espace intercostal et de la troisième côte*, c'est-à-dire dans la région correspondant à la base du cœur, et *principalement le long du bord gauche du sternum*, parce que l'artère pulmonaire, qui répond à cette zone, est plus rapprochée du thorax que l'aorte.

Ces bruits se répètent normalement suivant un rythme régulier qui est le suivant : on entend d'abord le *premier bruit*, puis survient une période de repos de très courte durée ou *petit silence;* on perçoit ensuite le *deuxième bruit* suivi à son tour d'une nouvelle période de repos, plus longue que la première, ou *grand silence*. Puis le premier bruit est perçu de nouveau, et tout recommence dans le même ordre; *chaque couple, avec ses deux intermédiaires, constitue une révolution cardiaque complète.*

A. *Le premier bruit* présente un *isochronisme parfait avec le début de la systole ventriculaire, et reconnaît pour cause le redressement et la tension brusque des valvules auriculo-ventriculaires.*

Les ventricules distendus par le sang chassé des oreillettes se contractent à leur tour, et sous l'influence de la pression exercée par le liquide sanguin, les bords flottants des valvules auriculo-ventriculaires sont refoulés vers les oreillettes, ils se mettent en contact intime et ferment ainsi hermétiquement les orifices mitral et tricuspidien.

Le premier bruit cardiaque ainsi produit est renforcé par un bruit secondaire causé par la contraction du ventricule, signalé autrefois par

1. C. Vierordt (1885) a montré que les bruits normaux ont une intensité inégale : le plus fort est le bruit mitral, le bruit pulmonaire vient en second, puis le bruit tricuspidien, et enfin le bruit aortique.

Laënnec et par Williams, et dont toute la valeur a été établie par Wintrich. François-Franck a pu distinguer ce bruit musculaire chez une femme atteinte d'ectopie cardiaque et Krehl (1889) a reproduit cette dissociation d'une façon expérimentale.

B. *Le second bruit est synchrone* avec *la diastole du ventricule; il est produit par le claquement des valvules sigmoïdes, qui s'abaissent sous le choc en retour du sang contenu dans les artères.*

*Les bruits normaux du cœur sont donc produits par la tension et le claquement des replis valvulaires.* La tension est soudaine pour les valvules aortiques et pulmonaires, minces et élastiques, d'où le timbre bref et clair du bruit qu'elles produisent.

Les valvules auriculo-ventriculaires sont plus épaisses et maintenues par des cordages tendineux doués d'une certaine résistance, aussi se tendent-elles un peu moins brusquement, et le bruit qui résulte de cette tension est d'un timbre plus sourd, plus grave que celui résultant de la tension des valvules sigmoïdes.

Le mécanisme des bruits du cœur, tel que nous venons de le rappeler, fait comprendre pourquoi ces deux bruits présentent leur maximum d'intensité dans deux régions différentes et bien déterminées de la région thoracique.

*Le premier bruit a son maximum au niveau de la pointe du cœur;* c'est que la tension brusque des valvules auriculo-ventriculaires, sous l'impulsion énergique du sang pressé de tous côtés par la contraction énergique des ventricules, détermine à la fois la vibration des replis valvulaires et celle de leurs cordages tendineux. Or, comme ces valvules vont se rattacher au voisinage de la pointe du cœur, « leurs cordages doivent transmettre à ce niveau les vibrations des valvules, et les vibrations propres dont ils sont animés ».

*Le second bruit présente son maximum d'intensité à la base du cœur;* il est surtout très manifeste dans le deuxième espace intercostal du côté gauche, le long du rebord du sternum, zone limitée qui correspond à l'artère pulmonaire qui est plus superficielle que l'aorte.

En réalité, les bruits du cœur sont au nombre de quatre : deux pour chacun des cœurs. Mais si l'oreille n'en perçoit que deux, c'est que, d'une part, les valvules mitrale et tricuspide claquent en même temps, en isochronisme parfait durant la systole, et que, d'autre part, les sigmoïdes pulmonaires et aortiques agissent de même durant la diastole. Ces quatre bruits fusionnent deux par deux d'une façon si parfaite que l'oreille ne perçoit que deux bruits dans chaque révolution cardiaque. Nous verrons ultérieurement que sous certaines influences, ces bruits fusionnés intimement dans le même temps, peuvent se dissocier plus ou moins nettement et produire des *dédoublements* dont la valeur séméiologique est extrêmement importante.

Cependant il est nécessaire de pratiquer l'auscultation au niveau même de chacun des quatre orifices où les bruits se produisent; dans le but de *préciser* rigoureusement *le siège* de ces orifices il est utile de rappeler quelques *détails* indispensables *d'anatomie normale.*

*L'orifice aortique*, circulaire, un peu plus étroit que l'orifice de l'artère pulmonaire derrière lequel il est caché à l'extrémité interne du deuxième espace intercostal gauche, est situé en avant, en dedans et au même niveau que l'orifice mitral et lui est contigu. Au niveau du deuxième espace intercostal gauche, il est impossible de différencier les bruits aortiques des bruits de l'artère pulmonaire, mais celle-ci se sépare immédiatement de l'aorte pour se diriger vers la gauche, alors que l'aorte se dirige à droite et va longer le bord droit du sternum dans le deuxième espace intercostal du même côté, et ce sera là le lieu d'élection des bruits aortiques.

*L'orifice de l'artère pulmonaire*, circulaire, répond à l'extrémité interne du deuxième espace intercostal gauche; il est situé en avant de l'aorte, en avant, un peu en dedans et un peu au-dessus de l'orifice tricuspidien. L'artère pulmonaire est donc très superficielle et pour ainsi dire exactement, sous l'oreille; aussi est-ce au niveau même de son foyer d'origine, dans le deuxième espace intercostal gauche, le long du bord gauche du sternum que se trouve son foyer d'auscultation.

*L'orifice mitral* arrondi, un peu plus petit que l'orifice auriculo-ventriculaire droit, répond au bord gauche du sternum, dans le deuxième espace intercostal gauche et un peu dans le troisième. Il semblerait donc que le bruit de claquement de sa valvule devrait être entendu vers la base du cœur; or, c'est vers la région de la pointe, et au niveau même de celle-ci qu'on le perçoit. Il en est ainsi parce que l'orifice mitral est séparé du thorax par une épaisse couche de poumon qui assourdit le bruit, en second lieu parce que la valvule mitrale est reliée à la région de la pointe par d'épais piliers musculaires qui propagent et renforcent le son vers cette région, enfin parce que la pointe, presque entièrement découverte, est très près de la paroi thoracique et par conséquent de l'oreille qui ausculte.

Enfin, *l'orifice tricuspidien*, circulaire, situé à droite de l'orifice mitral sur un plan un peu plus bas que l'artère pulmonaire, est dirigé obliquement de droite à gauche et de bas en haut, et le foyer de ses bruits se trouve sur une ligne à la hauteur du cinquième cartilage costal sous le sternum.

Il résulte de ces détails sommaires que :

L'*orifice mitral* présente son foyer maximum d'auscultation au niveau même de la pointe;

L'*orifice tricuspidien*, à la partie inférieure du bord gauche du sternum vers l'appendice xiphoïde, au niveau des quatrième et cinquième espaces intercostaux gauches;

L'*orifice aortique*, sur le bord droit du sternum au niveau du deuxième espace et de la troisième côte du côté droit;

L'*orifice pulmonaire* enfin, sur le bord gauche du sternum dans le deuxième espace intercostal du même côté.

C. *Le troisième bruit du cœur.* — G. Gibson[1] (d'Oxford) et Einthoven (de Leyde)[2] ont attiré récemment l'attention sur certaines manifestations

1. G.-A. Gibson, *Lancet*, 16 novembre 1907, p. 1380.
2. Einthoven, *Arch. f. die gesammte Physiolog.*, CXX, 31-43, 1907.

acoustiques ou cardiographiques observées dans des conditions exceptionnelles. Chez certains sujets jeunes, vigoureux, pourvus d'un pouls plutôt lent (60 pulsations et au-dessous) et se livrant aux exercices physiques, ou bien encore chez de jeunes sujets vigoureux, mais convalescents de maladie aiguë, Gibson a relevé sur certains tracés de pouls jugulaire une ondée supplémentaire. De plus à l'auscultation il a constaté un *troisième bruit cardiaque* apparaissant entre le second bruit qui vient de finir et le premier bruit qui va commencer. On le percevait soit à la pointe, soit au niveau de la jugulaire; la tonalité du bruit était basse, et celle-ci, de même que l'intensité du phénomène, augmentait par la compression de l'abdomen; le troisième bruit, d'ailleurs non permanent, était surtout perceptible pendant le laps de temps très court qui sépare l'inspiration de l'expiration; enfin il semblait qu'il fût synchrone avec l'onde jugulaire.

L'explication de ce troisième bruit du cœur est encore à trouver. On peut se demander d'abord si les deux cœurs participent à la production de ce troisième bruit, ou bien s'il ne se passe que dans l'une de ses moitiés; Gibson, discutant les hypothèses que le bruit est causé par la musculature de la jugulaire, ou par le passage du sang à travers l'orifice auriculo-ventriculaire, ne serait pas éloigné de penser qu'il peut avoir pour origine le claquement des valvules de cet orifice. Einthoven, qui n'a observé le phénomène que deux fois seulement, discute, lui aussi, plusieurs hypothèses : il s'agirait peut-être d'un bruit présystolique ou encore d'un dédoublement du second bruit.

En résumé, l'explication la meilleure semble la suivante : après la fermeture des valvules semi-lunaires, la pression à l'intérieur de l'aorte n'est point constante, elle subit des variations susceptibles de produire des vibrations de ces valvules capables d'être perçues à l'oreille et reproduites sur le graphique.

A l'état pathologique, les bruits du cœur peuvent présenter des *altérations de rythme* et des *altérations de timbre*.

1° Parmi les premières, il faut considérer les cas où les bruits du cœur sont dédoublés (*dédoublements*), et ceux dont le rythme est modifié par l'adjonction d'un bruit surajouté (*bruit de galop*). Après eux viennent des rythmes spéciaux dont la valeur séméiologique est importante (*rythme fœtal*, *rythme pendulaire*, *rythme de déclanchement*, les *rythmes couplés*, etc.).

Dans le chapitre consacré à ces altérations de rythme, devraient rentrer encore l'étude des *tachycardies* (accélération des bruits du cœur) et celles des *bradycardies* (ralentissement des bruits du cœur), mais l'importance de ces troubles rythmiques est telle, que leur étude a paru mieux placée avec celle des autres grands troubles fonctionnels du cœur.

2° Dans les altérations de *timbre*, on fera rentrer les faits dans lesquels *bruits du cœur* sont *affaiblis*, *amortis*, et par opposition, ceux dans lesquels ils sont *renforcés*.

Dans d'autres cas, les bruits normaux sont remplacés par des *bruits pathologiques* : les *souffles* et les *frottements*.

## I. — Altérations de rythme

1° *Dédoublements des bruits du cœur.* — Le dédoublement des bruits « consiste en une répétition, à court intervalle, de l'un des bruits du cœur ».

Les dédoublements, déjà entrevus et signalés par Gendrin (1841), Barth et Roger (1865), Walshe (1851), Skoda (1854), Stokes (1854), et les médecins allemands Schœfer et Seitz (1860), sont connus surtout depuis le mémoire important que Potain[1] a consacré à leur étude.

Division. — Les dédoublements, qui peuvent intéresser le *premier* ou le *second* bruit, doivent être divisés en deux groupes : les *dédoublements normaux* ou *physiologiques* et les *dédoublements pathologiques*.

### CARACTÈRES GÉNÉRAUX

Les *dédoublements normaux* présentent les caractères suivants :

1° Ils sont fugaces, transitoires;

2° Les deux bruits qui les composent se succèdent d'une façon très rapide, et l'intervalle qui les sépare est extrêmement court ; parfois même il est si bref, que les deux parties semblent n'en faire qu'une, et donnent seulement la sensation d'un bruit prolongé, mal frappé ;

3° Ils sont liés intimement au mécanisme normal de la respiration (Schoefer et Seitz, Potain) lequel, en produisant des changements de pression dans les cavités cardiaques et dans les vaisseaux qui en partent, est la cause première des dédoublements.

*Les dédoublements pathologiques :*

1° Sont permanents;

2° Les deux bruits qui les composent sont écartés l'un de l'autre par une pause assez longue, et dans tous les cas toujours appréciable à l'oreille ;

3° Ils ne subissent aucune influence de la part des mouvements respiratoires.

Siège. — Le dédoublement du *premier* bruit a son maximum d'intensité dans le segment inférieur du cœur, celui du *second* bruit, dans la région de la base.

A. Dédoublements physiologiques. — *Fréquence.* — Ils sont d'une grande fréquence : sur 500 individus sains, Potain les a rencontrés 99 fois : 61 fois du premier bruit, 30 fois du second, 8 fois aux deux bruits du cœur. Ils se rencontrent aussi bien chez les enfants ou les vieillards que chez les adultes. Ils se produisent chez certains sujets de préférence à d'autres sans que la raison en soit nettement déterminée. Les causes semblent devoir être cherchées dans l'état « de la circulation artérielle, dans celui de la circulation pulmonaire, et dans l'énergie du cœur lui-même ».

1. Potain, « Note sur les dédoublements normaux des bruits du cœur », *Bull. Soc. méd. hôpit.* Paris, juin 1866, p. 138.

1° *Dédoublement du premier bruit.* — Nié par Gendrin, qui ne le regardait pas comme possible, et plus tard par d'Espine (1882), passé sous silence par Skoda, considéré enfin comme très exceptionnel par Stokes, et au contraire, commme fréquent par Lewall[1], le dédoublement normal du premier bruit n'est pas extrêmement rare, mais il est encore trop souvent confondu avec le bruit de galop.

Lorsqu'il y a dédoublement, le premier bruit, au lieu de se manifester par un éclat unique, est perçu en deux fois extrêmement rapprochées l'une de l'autre, dans l'intervalle desquelles on ne relève aucune pause appréciable.

*Mécanisme.* — On sait qu'à l'état physiologique, le premier bruit est formé par les claquements simultanés de la mitrale et de la tricuspide, lesquels, en synchronisme parfait, fusionnent en un bruit unique. Quand le premier bruit se dédouble, c'est que le synchronisme entre le claquement mitral et le claquement tricuspidien est rompu, et que les deux valvules frappent l'une après l'autre. Or, l'auscultation attentive montre que *la première partie du bruit se produit toujours dans le cœur gauche, et la seconde dans le cœur droit*, autrement dit, que *la mitrale claque la première et la tricuspide* en dernier.

D'autre part, l'observation montre encore que si la respiration est libre et normale, le *dédoublement du premier bruit se produit toujours à la fin de l'expiration et au commencement de l'inspiration.* Or, à ce moment de la respiration, le sang veineux ramené par les veines caves, est appelé avec force et rapidité dans l'oreillette droite, et l'excès de pression qui en résulte, agissant sur la face supérieure de la valvule tricuspide met obstacle à son redressement, et cela d'autant mieux que le ventricule droit, mal soutenu par la pression intra-thoracique qui tend à devenir négative n'agit que faiblement pour refouler la valvule tricuspide vers la cavité de l'oreillette; cette valvule est donc gênée ou mieux, retardée dans son fonctionnement.

*En résumé*, c'est *la mitrale qui se ferme avant la tricuspide;* non pas qu'elle le fasse prématurément, mais *c'est la tricuspide qui est légèrement en retard* et claque après la valvule auriculo-ventriculaire gauche, à cause de la gêne qu'elle rencontre pour opérer son redressement systolique. Cette gêne est causée par *l'excès de pression qui règne dans le système veineux à la fin de l'expiration et au commencement de l'inspiration.*

L'influence des mouvements respiratoires est démontrée encore par ce fait, qu'il suffit de causer une perturbation dans le jeu régulier de la respiration pour renverser le *moment* où se produit le dédoublement. En effet, si on gêne l'entrée ou la sortie de l'air par une occlusion incomplète du nez ou de la bouche ou encore de la glotte, le dédoublement du premier bruit se fera à la fin de l'inspiration et au commencement de l'expiration. Malgré tout, une grande obscurité règne encore sur le mécanisme du dédoublement du premier bruit. Potain[2] refuse absolument d'admettre

1. Lewall, *Amer. Journ. of Med. Scienc.*, 1898.
2. Potain, *Clinique de la Charité*, Paris, 1894, p. 35.

qu'il se produise par le phénomène de la systole alternante, c'est-à-dire par la dissociation de la synergie ventriculaire, car « la clinique, l'expérimentation et même l'anatomie s'accordent pour nous prouver que la contraction simultanée des deux ventricules est un fait absolument constant ».

2° *Dédoublement du second bruit.* — Bouillaud, le premier, en a décrit nettement les caractères : « Ce rythme, que je compare au rythme si connu du battement du tambour désigné sous le nom de *rappel*, imite encore assez bien le rythme du bruit d'un marteau, qui après avoir frappé le fer, tombe sur l'enclume, rebondit et retombe immobile ». Peter (1883) a remarqué avec juste raison que le bruit de rappel simule le rythme représenté dans la prosodie, par une longue et deux brèves (–◡◡) et mérite par cela même l'appellation de bruit de *dactyle*, alors que, d'autre part, le bruit de galop rappelant par son rythme celui de l'*anapeste* (deux brèves et une longue : ◡◡–) a droit plus justement au nom de bruit de rappel. Malgré cette juste remarque, on continue dans les auteurs, à désigner encore le dédoublement du second bruit, sous le nom de bruit de rappel.

Les caractères généraux assignés au dédoublement du premier bruit s'appliquent également à celui du second bruit, c'est-à-dire que ce dernier est passager, transitoire, et lié intimement au mécanisme de la respiration. A ce sujet, l'observation montre que lorsque la respiration s'exerce librement, *le dédoublement du second bruit a lieu à la fin de l'inspiration et au commencement de l'expiration* (Schoefer et Seitz), et que si on gêne l'entrée ou la sortie de l'air par une occlusion incomplète du nez ou de la bouche, le rapport se renverse, et le dédoublement se produit à la fin de l'expiration et au commencement de l'inspiration. Enfin, si on exerce des efforts énergiques d'inspiration et d'expiration, sans livrer aucun passage à l'air, il arrive que les dédoublements se produisent au moment même où commence l'effort et cessent avant qu'il soit terminé.

Le dédoublement du second bruit est dû au manque de synchronisme dans le claquement des sigmoïdes aortiques et dans celui des sigmoïdes de l'artère pulmonaire, durant la diastole. Ici il y a *précession aortique ;* cette *chute anticipée des valvules aortiques* est *causée par l'excès de tension* qui se produit normalement *dans l'aorte pendant l'inspiration* (Poiseuille, Vierordt, Marey); le moment où cette tension est la plus forte correspond à la fin de l'inspiration et au commencement de l'expiration. Cette hypertension de la grande circulation durant l'inspiration est due à la pression que les viscères abdominaux, refoulés par l'acte inspiratoire, exercent sur l'aorte abdominale (Marey), et aussi à ce que l'aspiration thoracique tend à faire rétrograder le sang, contenu dans l'aorte, vers le ventricule gauche.

Il faut ajouter cependant, que si Potain, Peter, Gerhardt et d'autres auteurs considèrent le dédoublement comme produit par l'*avance* des sigmoïdes aortiques, d'autres, comme Geigel (1869), Neukirch, Frey[1] et

1. Von Frey, *Deutsch. Arch. f. klin. Medicin.*, 1890.

Dehio [1] l'attribuent à un *retard* des sigmoïdes pulmonaires, par augmentation de pression dans le ventricule droit, qui allonge sa systole et retarde la chute des valvules. Au contraire, il y aurait un dédoublement, d'ailleurs inconstant du second bruit, à *précession pulmonaire* chez certains tuberculeux (Norris) et la chute anticipée des sigmoïdes pulmonaires se produirait par suite de l'exagération de la pression sanguine dans la petite circulation.

*En résumé*, si on se reporte aux recherches de Potain, appuyées par des graphiques nombreux, on peut conclure que l'acte respiratoire est la cause des dédoublements normaux, par les changements alternatifs de pression qu'il apporte au courant sanguin. Du côté du système veineux, le phénomène est dû aux excès de la tension dans les veines qui s'abouchent dans l'oreillette droite, allant influer sur la fermeture de la tricuspide ; pour le système artériel, c'est l'excès de tension aortique qui retentit sur l'occlusion des valvules sigmoïdes. Cependant, quoique la cause soit la même dans les deux cas, l'effet final n'est pas identique ; en effet, dans le système aortique, la clôture des valvules s'opère par le

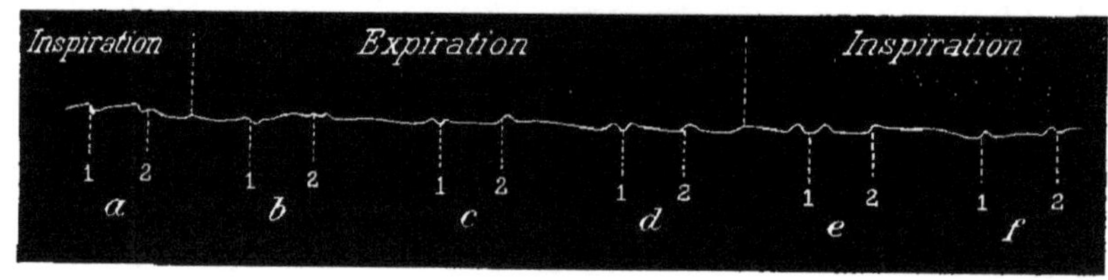


Fig. 23. — Rapports des dédoublements normaux du cœur avec la respiration.

fait même de la tension vasculaire, d'où *avance* dans le claquement *des sigmoïdes aortiques ;* dans le système veineux au contraire, la clôture se fait à l'encontre du courant, d'où *retard* dans le claquement *de la tricuspide.*

Après avoir retenu les rapports étroits des dédoublements normaux, tels que nous avons essayé de les établir avec le mécanisme de la respiration, le lecteur sera plus à même de comprendre la signification de la figure suivante, qui montre avec clarté ces rapports importants.

On peut voir (*fig.* 23) qu'au moment des battements inscrits en *a*, *b*, *f*, qui correspondent à la fin de l'inspiration et au commencement de l'expiration, le soulèvement qui répond au premier bruit du cœur est simple, alors que celui qui marque le second est double. Inversement, dans les battements *c*, *d*, *e*, qui répondent à la fin de l'expiration et au commencement de l'inspiration, le premier bruit est marqué par un soulèvement double et le second par un soulèvement unique.

B. Dédoublements pathologiques. — 1° *Dédoublement du premier bruit.* — Sa *valeur* pathologique est encore *peu connue* et très discutée ; Potain déclare qu'il ne sait pas si ce dédoublement qu'il croit rare

1. K. Dehio, *Saint-Petersb. Medicinische Wochenschr.*, 1891.

« a une signification quelconque en physiologie et en pathologie ».

Sibson considère le rythme de galop, que nous étudierons plus loin, comme un dédoublement du premier bruit; Peter, qui pense que le galop est produit par un défaut de synchronisme dans la contraction des deux cœurs, rapporte le galop à un dédoublement, tantôt du premier, tantôt du second bruit. Or, sans insister davantage, nous verrons que ces théories sont inexactes, puisque le rythme de galop est dû, non à un dédoublement, mais à un bruit surajouté.

Huchard, au dire de Gillet son élève, aurait rencontré le dédoublement du premier bruit dans l'*angine de poitrine* et dans l'*artério-sclérose*. Dans celle-ci, de même que dans les affections où la tension artérielle est augmentée, le dédoublement du premier bruit pourrait être attribué à une *sorte de contraction ventriculaire en deux temps*.

Comme on le sait, le premier bruit est formé par les claquements simultanés des valvules auriculo-ventriculaires gauche et droite confondus dans un bruit unique ; mais, durant le même temps, se produit également un bruit aortique dû à la tension brusque de l'aorte au moment où l'ondée sanguine y pénètre durant la systole; ce bruit, quoiqu'en retard d'un dixième de seconde sur le bruit mitral, fusionne cependant et se confond avec lui. Que si maintenant l'aorte devenue rigide et peu extensible, ainsi que cela arrive dans l'aortite chronique par exemple, se laisse difficilement distendre par la pénétration du liquide sanguin durant la systole, l'élément aortique du premier bruit sera en retard sur l'élément mitral (Potain), et il pourra s'établir un *dédoublement du premier bruit*, dont la *première partie* sera d'*origine mitrale*, et la *seconde aortique*.

Le dédoublement du premier bruit a été signalé par quelques auteurs, dans la *dilatation du cœur* (Kaufmann), dans la fatigue commençante, du myocarde chez les convalescents et chez les soldats surmenés (Labougle, 1905). De même Bard[1] pense que, dans certains cas de travail excessif imposé au cœur, ainsi que dans quelques cas d'asthénie du myocarde, il peut y avoir allongement de la protosystole pour l'un des ventricules, c'est-à-dire dyssynchronisme entre le début des périodes d'expulsion dans la grande et dans la petite circulation.

*Diagnostic différentiel. — Quoique le rythme de galop ne soit pas un dédoublement du premier bruit, mais un bruit surajouté*, il y a lieu cependant d'établir entre ces deux rythmes un diagnostic différentiel, à cause de la persistance qu'ont encore certains auteurs à considérer le galop comme un dédoublement. Le galop est un bruit à timbre sourd, beaucoup plus que le premier bruit normal qu'il précède ; c'est un choc, un soulèvement sensible à la palpation plutôt qu'un bruit véritable; au contraire, les deux parties d'un dédoublement sont des bruits semblables, accouplés et se succédant immédiatement.

En outre, l'écart qui, dans le galop, sépare le bruit surajouté du bruit

1. Bard, « De la réalité et du mécan. du dédoubl. vrai du prem. bruit, etc. ». *Sem. méd.*, 26 février 1908.

normal qu'il précède, est assez notable, et en tous cas plus long que celui qui existe entre les deux parties du dédoublement.

Enfin, la partie anormale, par laquelle commence le rythme de galop, précède toujours le choc de la pointe « coïncidant d'ailleurs avec un soulèvement distinct et indépendant de ce choc, tandis que le bruit dédoublé se fait toujours entendre au moment même où la pointe du cœur vient soulever la paroi thoracique ».

2° *Dédoublement du second bruit.* — Sa *valeur* séméiologique est *grande :*

*a.* — Le dédoublement du second bruit entrevu par Stokes, et si nettement décrit par Bouillaud, fait partie du rythme spécial, dit *rythme de Duroziez*, caractéristique du *rétrécissement mitral ;* sa valeur est telle, que même lorsque les autres signes physiques de la maladie font défaut, on peut, rien que *par sa présence*, à condition qu'elle soit *permanente*, porter le diagnostic de rétrécissement mitral (Potain, Lemaire, Peter).

Cependant, les auteurs restent désunis lorsqu'il s'agit de décider si dans le dédoublement du second bruit, la précession est aortique ou pulmonaire. Pour Maurice Raynaud, Peter, Jaccoud et d'autres, ce sont les valvules sigmoïdes de l'artère pulmonaire qui claquent les premières, parce que dans le rétrécissement mitral, il y a diminution de tension dans la grande circulation, et par suite le choc en retour de la colonne sanguine contre les sigmoïdes aortiques s'opère plus tardivement que contre les valvules homologues de l'artère pulmonaire. Pour Potain, au contraire, ce sont *les sigmoïdes de l'aorte, dont la fermeture avance sur les sigmoïdes pulmonaires ;* il y aurait *donc* pour lui *précession aortique.* En fait, le désaccord est plus apparent que réel, et les deux opinions sont exactes : la divergence tient à ce qu'on n'a pas observé la maladie à la même période, car *le dédoublement varie suivant les différentes phases de la maladie.*

A ce point de vue, il faut reconnaître dans le *rétrécissement mitral :* 1° une *période de début ;* 2° une *période moyenne ;* 3° une *période avancée.*

1° *A la période de début, la précession est aortique.* On sait qu'à l'état normal, le sang, durant la diastole, remplit complètement le ventricule sous la double influence de la tension de l'oreillette, et de l'aspiration que produit le ventricule. Or, l'orifice mitral étant rétréci, le sang pénètre avec difficulté dans le ventricule gauche et ne le remplit qu'insuffisamment; dès lors celui-ci se distend plus vite qu'il ne peut se remplir. Il en résulte que l'aspiration ventriculaire s'opère sur l'orifice aortique, dont il détermine la fermeture prématurée.

2° *A la période moyenne, il n'y a pas de dédoublement du second bruit, mais une accentuation du second bruit pulmonaire.* — A la période d'état ou mieux période moyenne, le rétrécissement mitral est plus serré, et s'accompagne déjà d'une grande gêne dans la circulation pulmonaire. Il en résulte que le sang lancé par le ventricule droit éprouve beaucoup de peine pour pénétrer dans les capillaires du poumon, en sorte que la colonne sanguine retombe en arrière avec force et vitesse, d'où précession pulmonaire. Mais les conditions favorables de précession aortique existant comme précédemment, elles seront suivies d'un claquement aortique prématuré ; il en résulte que l'*avance* existant entre les deux systèmes aortique et pulmonaire s'*annihile :* il n'y a pas de dédoublement, mais un *bruit accentué durant la diastole*, surtout marqué du *côté gauche*, au foyer de l'artère pulmonaire.

3° *Enfin dans la période avancée de la maladie*, le rétrécissement est de plus en plus serré ; la tension dans les vaisseaux pulmonaires est portée au maximum et le sang lancé par le ventricule droit retombe presque immédiatement sur les sigmoïdes pulmonaires avant que l'aspiration du ventricule gauche ait eu le temps de provoquer la fermeture des sigmoïdes aortiques; *il y a* donc ici *précession pulmonaire.*

Cette théorie si nette et si précise n'est point cependant admise sans conteste par tous les cliniciens. Leyden explique le dédoublement du second bruit par une dissociation dans la contraction des deux ventricules. Tripier et Devic (1897) sont d'avis que, dans le rétrécissement mitral, le frémissement de l'orifice auriculo-ventriculaire gauche va se propager au plancher sigmoïdien au moment de la chute des valvules, et parvient à dissocier, à dédoubler le second bruit ; le phénomène se passerait donc tout entier au niveau des sigmoïdes aortiques. Gallavardin (1905) a proposé une autre explication du phénomène par le claquement diastolique de la mitrale. La première partie du dédoublement serait le second bruit normal du cœur ; la seconde serait due à un bruit surajouté causé par une oscillation et un choc brusques des lames de la mitrale sous l'influence de la chute des sigmoïdes et de l'ébranlement produit par elle.

*b.* — Le dédoublement du second bruit, entendu quelquefois dans la *symphyse du péricarde*, a été relevé par Potain (1856) qui le considère d'ailleurs comme une « véritable rareté ». Lorsque la symphyse est très caractérisée, le cœur, par l'intermédiaire du péricarde, est relié par des adhérences plus ou moins résistantes au poumon, à la paroi thoracique, au diaphragme et au médiastin. Or, à la fin de sa contraction, le ventricule gauche entre en diastole, et son expansion se trouve considérablement exagérée par les brides fibreuses qui le rattachent au voisinage ; cette expansion produit une aspiration énergique du côté de l'aorte amenant, dans certaines conditions, la chute prématurée des valvules sigmoïdes.

*c.* — On a décrit encore un dédoublement passager du second bruit à précession aortique qui serait en rapport avec une élévation de la pression dans la grande circulation, survenant par crises chez certains hypertendus (Cuffer et Bonneau, 1904).

*Diagnostic différentiel.* — a) *Le dédoublement du second bruit symptomatique du rétrécissement mitral* a pour caractéristique d'être un bruit constant, nullement influencé par les mouvements respiratoires, et toujours semblable à lui-même. Presque toujours il est accompagné d'un frémissement cataire diastolique intense, et aussi d'un roulement diastolique avec renforcement dans la présystole qui, par leur ensemble, donnent lieu à ce rythme particulier, dit rythme mitral, *rythme de Duroziez* bien connu des cliniciens. *Il diffère*, ainsi que nous l'avons vu précédemment, *du dédoublement* du second bruit *physiologique*, en ce que ce dernier est inconstant, influencé par les mouvements respiratoires et ne s'accompagne d'aucun trouble de la santé.

*b.* On verra plus loin, à propos du *bruit de galop*, que dans certaines circonstances, le bruit surajouté qui constitue le galop, au lieu d'être présystolique, se montre durant la première partie de la période diastolique, et tend à se rapprocher du second bruit normal de la révolution cardiaque précédente ; dans ce cas, le rythme perçu par l'oreille offre une grande analogie avec le dédoublement du second bruit du rétrécissement mitral. Cependant, avec un peu d'attention, il est possible de faire la distinction entre les deux rythmes cardiaques.

En effet, le bruit de galop, en forme de dédoublement du second bruit, n'est point un phénomène permanent, toujours identique à lui-même; que sous une influence quelconque, les battements du cœur viennent à s'accélérer, la diastole est raccourcie, et le bruit anormal, au lieu de se produire pendant la diastole proprement dite, se rapprochera du premier bruit normal à venir et deviendra présystolique. Il n'est pas rare, chez le même malade, d'observer ces variations dans le rythme du bruit de galop, alors qu'on ne le rencontre jamais dans le dédoublement du rythme mitral.

*c.* Sansom et Potain ont décrit dans le rétrécissement mitral un *bruit* dit de *claquement d'ouverture de la mitrale*. A l'état normal, on sait que durant la diastole, les lames de cette valvule s'abaissent, restent flasques, et que l'ouverture se fait sans bruit. Quand il y a rétrécissement mitral, les bords libres des valves sont bridés par les adhérences qu'elles ont contractées au niveau de leurs commissures; il en résulte que la mitrale au moment de son abaissement, subit un arrêt brusque qui se manifeste par un *claquement* durant la diastole, *immédiatement après le second bruit normal, qu'il semble dédoubler. Cette sorte de dédoublement du second bruit diffère du vrai dédoublement, en ce que son siège maximum se trouve à la pointe du cœur au lieu d'être à la base.* Ajoutons encore que ce bruit de claquement d'ouverture de la mitrale ne se rencontre que dans la *phase moyenne* du rétrécissement mitral.

*d.* Dehio (1891) a prétendu que le dédoublement du second bruit signifie élévation de la pression dans la petite circulation, ou bien insuffisance du ventricule droit qui peut aboutir au retard des sigmoïdes pulmonaires sur les sigmoïdes aortiques, car la tension exagérée dans l'artère pulmonaire, ainsi que la faiblesse du ventricule droit, allongent la systole ventriculaire plus à droite qu'à gauche. On pourrait donc, d'après cette théorie, rencontrer le dédoublement pathologique du second bruit dans les *affections chroniques du poumon*, et dans quelques *myocardites chroniques* avec abaissement de la tension artérielle.

**2° *Les bruits de galop.*** — Le rythme cardiaque peut être modifié par l'adjonction aux bruits normaux d'un troisième *bruit intracardiaque surajouté;* le tout constitue un rythme tout à fait spécial dans lequel on distingue trois bruits : c'est le *bruit de galop* signalé par Bouillaud (1847), entrevu plus tard par Traube (1858), étudié et décrit magistralement par Potain[1].

Le bruit de galop peut se produire dans le cœur gauche ou dans le cœur droit ; le premier, de beaucoup le plus fréquent, servira de type à notre description,

**1° Le bruit de galop du cœur gauche.** — Description. — Le bruit ou mieux le rythme de galop est constitué, à l'auscultation du cœur, par la présence de *trois bruits :* les *deux bruits normaux* et un *troisième bruit surajouté*. Les deux bruits normaux conservent leurs caractères physiologiques habituels : le premier, grave et prolongé, coïncidant avec la systole ventriculaire et le choc de la pointe ; le second, bref et clair, se faisant entendre au début de la diastole générale ; tous deux, séparés par le petit silence. Quant au bruit anormal, on le perçoit immédiatement avant le premier bruit, dont il est séparé par un temps, presque toujours plus court que le petit silence. Ce bruit est beaucoup plus sourd que le premier bruit normal ; il reste limité à la région où il se produit, sans tendance marquée à se propager vers la pointe ou vers la base du cœur.

Son *lieu d'élection* correspond à une zone comprise entre la pointe, le 2e espace intercostal gauche et le sternum un peu au-dessus de l'appendice xiphoïde ; le point précis où on le perçoit le plus distinctement en général, est situé au-dessus et en dedans de la pointe en « tirant un peu vers la droite ». Dans quelques cas où son intensité est grande, on peut le percevoir dans toute l'étendue de la région du cœur.

A parler exactement, le phénomène consiste moins dans un bruit proprement dit, que dans un choc, un soulèvement appréciable de la paroi et quand on applique l'oreille sur la poitrine « il en affecte la sensibilité tactile, plus peut-être que le sens auditif ». Dans la plupart des cas, en effet, le bruit de galop s'accompagne d'un léger soulèvement de la paroi précordiale, appréciable à la main et qu'on peut enregistrer au cardiographe ; dans quelques circonstances cependant, le soulèvement peut être à peine marqué. D'ailleurs il est juste de noter que, même dans les cas où on la perçoit sans peine, l'oscillation produite par le galop est diffuse, étalée en nappe, et ressemble plutôt à une ondulation de la paroi qu'à un soulèvement net dans le sens rigoureux du mot.

Ce rythme spécial, dit bruit de galop, composé des deux bruits normaux et d'un troisième bruit précédant le premier de très près, constitue en dernière analyse une sorte de mesure à trois temps, ou plutôt de *rythme à trois bruits inégalement frappés*, dont la cadence harmonique rappelle assez bien l'*anapeste* des poésies grecque et latine ; comme celui-ci, il est constitué par deux syllabes brèves suivies d'une syllabe longue (⏑ ⏑ –) ; à l'auscultation, il rappelle très manifestement le bruit cadencé du galop du cheval.

1. Potain, « Du rythm. cardiaq. appelé bruit de galop, de son mécanisme et de sa valeur séméiolog. », *Mém. Soc. méd. des hôpit.* Paris, 23 juillet 1875. — « Les bruits de galop », *Sem. méd.*, mai 1900, p. 175.

Par ce caractère harmonique, il se distingue de suite d'un autre rythme à trois bruits, celui du rétrécissement mitral ou *bruit de rappel* (Bouillaud) dont le rythme simule celui du *dactyle :* une longue suivie de deux brèves (—◡◡).

Nature. — Elle a été très discutée. Leyden, Sibson[1], Barr[2], Sansom[3], voyaient dans le galop, un asynchronisme dans la fermeture des valvules auriculo-ventriculaires droite et gauche et Sibson, avec Leyden, croyait au claquement prématuré de la valvule tricuspide. En somme, pour ces auteurs, le galop est un *dédoublement* du premier bruit.

Pour Peter, le bruit de galop est l'indice d'un défaut d'isochronisme dans la contraction des deux ventricules, par prédominance contractile du ventricule gauche; lorsque le bruit de galop est persistant, il y a hypertrophie ventriculaire gauche, avec ou sans lésions généralisées du système artériel: lorsqu'il est passager, il est le résultat d'un simple excès de tension également passager, dans le système artériel. Charcelay[4] avait déjà autrefois soutenu cette opinion.

C. Paul, envisageant le problème d'un autre côté, est disposé à croire que le rythme de galop résulte d'une systole opérée en deux temps.

D'Espine[5] considère le galop comme un *redoublement* du premier bruit; ce serait par conséquent un phénomène *protosystolique* et non présystolique. Pour cet auteur, le galop gauche est dû au double claquement de la valvule mitrale et s'observe dans certains cas de tension aortique exagérée; de même le galop droit est causé par le double claquement de la tricuspide et présente son maximum au sternum près de l'appendice xiphoïde. Quant au mécanisme de ce double claquement, il est, dit-il, encore à trouver.

Tripier et Devic, également, regardent le galop comme étant protosystolique. Pour eux, le cœur est hypertrophié à la fois dans ses deux segments droit et gauche, l'infundibulum du ventricule droit est dilaté et c'est par lui que commence le phénomène de la systole pour aller se continuer et se renforcer par l'impulsion du cœur gauche; ainsi le phénomène du galop serait dû au choc de l'infundibulum dilaté contre la paroi précordiale.

Chauveau pense que dans la révolution cardiaque il existe, à l'état physiologique entre la contraction de l'oreillette et celle du ventricule, non pas une période de pause ou de repos complet pour le cœur, mais une « phase intersystolique » caractérisée par des mouvements de l'oreillette, des contractions des muscles papillaires et aussi par une accommodation des appareils valvulaires; et d'après H. Chauveau fils[6], le bruit de galop ne serait que l'exagération de ces phénomènes normaux de

1. Sibson, *Lancet*, 1874.
2. Barr, *Medical Times and Gaz.*, 1877.
3. Sansom, *Medical Times and Gaz.*, 1881.
4. Charcelay, *Arch. de Médecine*, 1838.
5. D'Espine, *Rev. de Médecine*, janvier et février 1882. — *Rev. méd. de la Suisse romande*, décembre 1901.
6. H. Chauveau, Étude cardiograph. sur le mécanisme du bruit de galop. *Th.* Paris, 1902.

l'*intersystole*, produite sous l'influence d'une excitation quelconque des nerfs cardiaques, le myocarde pouvant rester d'ailleurs parfaitement sain.

Gallavardin[1] a proposé une autre explication du bruit-choc de galop. Il serait dû au choc présystolique de la cloison interventriculaire contre la paroi antérieure du ventricule droit. Cet auteur remarque que lorsqu'il y a hypertrophie du cœur gauche, la cloison interventriculaire fait une saillie considérable dans l'intérieur du ventricule droit. Cette cloison, au moment de la distension du ventricule gauche par l'ondée auriculaire, venant faire une saillie encore plus accusée dans le ventricule droit, écrase la lame sanguine qui la sépare de la paroi antérieure de ce ventricule et va buter contre cette paroi, produisant ainsi un bruit-choc qui constitue le galop.

Enfin, la même année, Bard[2] a émis une autre théorie du bruit de galop. Nous avons dit précédemment que le premier bruit normal du cœur est dû à la superposition d'un bruit de contraction musculaire grave et sourd et d'un bruit de claquement valvulaire bref, clair, plus net que le premier. A l'état normal ces deux bruits, absolument synchrones, fusionnent en un bruit unique, mais suivant de certaines conditions, ils pourraient se dissocier, le bruit musculaire sourd et grave pouvant précéder le bruit de claquement valvulaire d'un temps plus ou moins long. Ce bruit sourd et grave viendrait donc se surajouter aux deux bruits normaux et donnerait lieu à l'oreille, à un rythme à trois bruits. En résumé, le rythme de galop serait ainsi constitué : *a*) le premier bruit du galop par un bruit nouveau, surajouté, formé par le bruit de contraction musculaire ; *b*) le deuxième bruit du galop par le premier bruit normal ; *c*) le troisième bruit du galop par le deuxième bruit normal.

Comme on le voit, d'après cette théorie, le premier bruit du rythme de galop serait *protosystolique*, comme le veut d'Espine, mais pour des raisons différentes de celles proposées par ce dernier auteur.

On sait que la protosystole est la phase qui commence au moment même où débute la contraction ventriculaire jusqu'à celle où se produit une tension suffisante pour faire vibrer les valvules. Or, tout ce qui augmente la résistance aortique ou produit l'affaiblissement de la puissance contractile du myocarde, allonge la durée de la protosystole, augmente l'effort demandé au ventricule et « constitue une condition favorable à la production du galop ».

Cette théorie, qui repose sur la dissociation du bruit de contraction musculaire et du claquement valvulaire a été reprise par Lamacq[3]. Cette dissociation est admise également par Pawinsky[4], mais pour ce dernier,

1. Gallavardin, « Nouvelle explicat. du bruit de galop », *Lyon médical*, 1er avril 1906.

2. Bard, « Du bruit de galop de l'hypertroph. du cœur gauche, etc. » *Sem. méd.* 1906, p. 229.

3. Lamacq, *Gaz. hebdomad. des scienc. méd. Bordeaux*, août et septembre 1906.

4. Pawinsky, *Die Entstehung und Klinisch. Bedentung des Galopprhyth. des Herzens. — Zeitschr. f. klin. Med.*, 1907, LXIV, 1, 2.

le bruit valvulaire claque avant le bruit musculaire et son avance serait due à la contraction renforcée de l'oreillette et à l'ondée sanguine abondante lancée par elle dans le ventricule.

Dans un travail intéressant où il passe d'abord en revue les différentes hypothèses proposées pour l'explication du rythme de galop, C. Pezzi[1] accepte la théorie de Sibson que le galop est causé par le dédoublement des deux bruits mitral et tricuspidien, ce dernier précédant le bruit mitral à cause de la plus longue durée de la période de fermeture dans le ventricule gauche à la suite de l'augmentation de la pression aortique. Le bruit de galop droit se présenterait dans des conditions contraires, c'est-à-dire quand la pression augmente dans la petite circulation et diminue dans le système aortique.

Quelque ingénieuses que soient ces diverses théories, on peut leur faire des objections importantes :

Il faut remarquer d'abord que le bruit de galop présente un timbre sourd, mal frappé, qu'on ne peut confondre avec le claquement si net et si franc de l'appareil valvulaire ; en second lieu, l'écart entre le bruit pathologique et le premier bruit normal est sensiblement plus long que celui qui sépare les deux parties d'un bruit dédoublé qui se succèdent immédiatement, ainsi qu'on l'observe dans le dédoublement du second bruit caractéristique du rétrécissement mitral.

Le bruit anormal qui marque le début du rythme à triple bruit, dit *bruit de galop*, *précède* toujours *le choc de la pointe* du cœur, et se manifeste par un soulèvement de la paroi précordiale, indépendant de ce choc ; ce soulèvement est très appréciable, non seulement sur les appareils enregistreurs, comme nous le verrons plus loin, mais encore à la palpation simple. S'il s'agissait simplement du premier bruit dédoublé, celui-ci commencerait toujours en même temps que le choc de la pointe du cœur, et non avant lui.

De plus, si le bruit anormal était causé par le claquement anticipé de la valvule tricuspide, on devrait *toujours* le percevoir au maximum vers l'épigastre dans la région des cavités droites, ce qui ne se rencontre pas dans tous les faits.

*Le bruit de galop n'est donc ni un dédoublement ni un redoublement du premier bruit, c'est un bruit propre, bien déterminé, surajouté aux bruits normaux.*

On peut le définir :

« Un triple bruit du cœur constitué par l'addition aux deux temps normaux d'un troisième temps étranger à ceux-ci, qui n'est ni un souffle ni un frottement, mais un bruit frappé, interposé entre les bruits normaux dans l'un ou l'autre silence. » (Potain.)

Mécanisme. — L'observation rigoureuse a établi que le bruit-choc de galop est un *phénomène diastolique*, mais une analyse plus étroite montre qu'il se produit surtout pendant la dernière partie de la diastole ou présystole, c'est-à-dire pendant le moment où l'oreillette, par sa contrac-

1. C. Pezzi, *Policlinico. Sez. medica*, n° 4, 1910.

tion, achève la réplétion du ventricule; le galop précède donc la contraction du ventricule et le premier bruit normal du cœur.

Or, si l'on étudie par la méthode graphique les tracés du pouls, du cœur et de la veine jugulaire, pendant cette période présystolique chez un homme bien portant, et qu'on les compare aux tracés recueillis, pendant le même moment, chez un malade porteur d'un bruit de galop, on se rend compte plus aisément du mécanisme intime du phénomène.

Voici d'abord (*fig.* 24) le tracé recueilli chez un sujet en bonne santé.

En étudiant ce tracé cardiographique, nous y relevons la présence des deux soulèvements qu'on trouve à l'état normal : l'un, figuré en *a*, répond

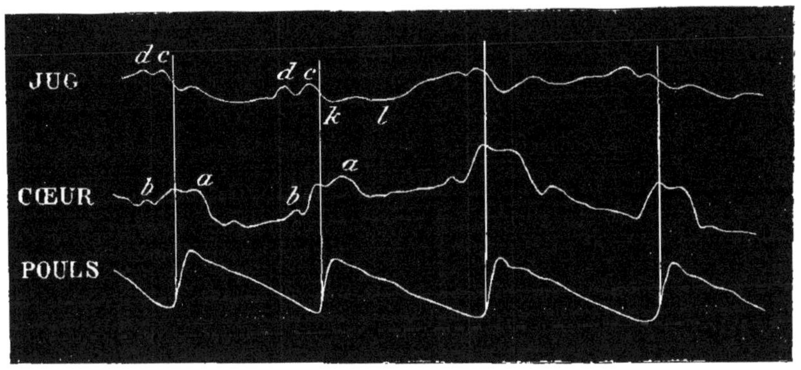


Fig. 24. — Graphique du cœur, du pouls, et de la jugulaire à l'état physiologique.

à la systole ventriculaire, et est précédé d'un soulèvement plus faible en *b* qui correspond à la présystole, c'est-à-dire au moment de la révolution cardiaque pendant lequel la distension du ventricule s'achève et se complète par la contraction de l'oreillette.

Sur le tracé de la veine jugulaire, nous trouvons une première saillie *d*, parfois très caractérisée dans l'état de santé; elle coïncide très exactement, avec le soulèvement présystolique *b*, c'est-à-dire avec la contraction de l'oreillette. Puis, très rapproché du premier, on note un second soulèvement *c* correspondant à la systole du ventricule. Mais ce n'est pas tout ; les deux saillies *d*, *c* sont suivies de très près par deux dépressions : la première *k* correspond à la diastole auriculaire, et précède d'un temps très court la dépression *l* qui marque la diastole du ventricule.

Voici maintenant (*fig.* 25) le tracé cardiographique, celui du pouls radial et de la veine jugulaire chez un malade présentant un *bruit de galop*.

Le soulèvement *a*, qui représente la systole ventriculaire, offre les caractères habituels rencontrés à l'état de santé; il est précédé d'une saillie *b* plus petite mais fort nette, qui répond exactement au moment de la révolution cardiaque, durant lequel on percevait le soulèvement pathologique de la région précordiale, en même temps qu'on entendait dans le même point le bruit anormal.

D'un autre côté, on voit nettement que, par rapport au pouls radial et à la systole ventriculaire, cette saillie répond à la dernière partie de la période diastolique, c'est-à-dire à la présystole.

Comparons maintenant les tracés des deux figures. Nous voyons que, dans le tracé normal (*fig.* 24), la petite saillie *b* n'est que l'expression ébauchée, si l'on peut dire ainsi, de la saillie plus grande *b* du tracé (*fig.* 25) recueilli chez le malade porteur du bruit de galop ; d'où une première remarque, que le mouvement anormal qui constitue le bruit de

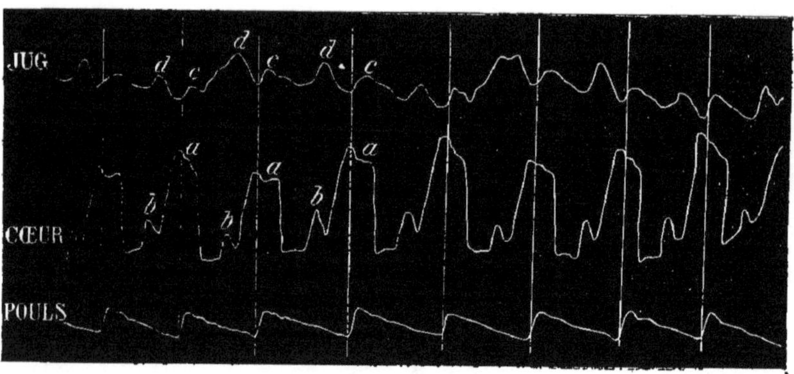


Fig. 25. — Bruit-choc de galop du cœur gauche.

galop se produit exactement pendant la diastole du cœur et plus spécialement durant le stade présystolique, et que ce mouvement n'est que l'exagération de celui qui se produit normalement chez tous à ce moment de la révolution cardiaque, mais sans produire de sensation perceptible à l'oreille.

Or, le mouvement qui se produit à cette période de diastole cardiaque, c'est la distension du ventricule, complétée au moment de la présystole par la contraction de l'oreillette ; et comme, d'autre part, le bruit présente son maximum dans la région du ventricule, on peut en conclure : 1° que c'est bien celui-ci et non pas l'oreillette qui produit le choc ; 2° que la distension brusque, anormale de ce ventricule, est la cause immédiate du bruit de galop.

Si nous voulons maintenant nous rendre compte du mécanisme intime du galop, il nous faut l'étudier là où il est si fréquent et si net, c'est-à-dire dans le cours de la néphrite interstitielle.

Dans cette maladie, ce qui domine dans l'état de la circulation, c'est l'exagération de la tension artérielle, qui s'accuse par l'accentuation très manifeste du bruit diastolique aortique, par l'état physique des artères, par le tracé du pouls radial et enfin par la mensuration de la pression au sphygmomanomètre. Par suite de la perméabilité diminuée des petits vaisseaux, le sang, retenu dans le système artériel, se trouve par contre, en quantité moindre dans le système veineux, et par suite dans ce dernier, la tension vasculaire se trouve amoindrie. On en a la preuve, dans le soulèvement exagéré des jugulaires, noté en *d* (*fig.* 25), car l'amplitude des battements vasculaires est d'autant plus grande que la tension est moindre. Or, à l'état normal, la réplétion des ventricules pendant la première partie de la diastole s'opère non seulement sous l'influence de l'aspiration ventriculaire, mais aussi par l'effet de la *vis a tergo*, c'est-à-dire de la pression intra-veineuse; puis, dans la seconde partie de la diastole, ou stade présystolique, la réplétion du ventricule s'achève par la contraction auriculaire, et le sang pénètre ainsi avec une nouvelle force dans le ventricule qui se laisse distendre. Mais si, comme cela arrive dans la néphrite interstitielle, la tension veineuse est faible, et qu'en outre, la paroi ventriculaire hypertrophiée offre une résistance élastique notable, la réplétion du ventricule s'opère lentement, et sa cavité sera à peine remplie de sang à la fin de la première partie de la diastole. C'est alors que l'oreillette se contracte, et le sang qu'elle lance avec force dans le ventricule surprend celui-ci à peine distendu, y produit un changement brusque de tension qui se traduit par un soulèvement sensible de ce ventricule, et par un choc présystolique appréciable : de là le bruit de galop.

Ajoutons encore que ce n'est point à la contraction exagérée de l'oreillette qu'il faut rapporter, ainsi que le croyait Exchaquet (1875), la production du galop, mais à la brusque tension, pendant la diastole, de la paroi ventriculaire; la lecture des tracés met le fait hors de doute.

Conclusion. — *Le bruit de galop est, en dernière analyse, un bruit-choc causé par la tension brusque de la paroi ventriculaire pendant la diastole, sous le choc subit du sang lancé par la contraction auriculaire.*

Persistance. — Le bruit de galop peut être *passager* ou *permanent*. Le galop passager survient pendant le cours ou même dès les premiers jours de certaines *maladies infectieuses :* scarlatine compliquée de néphrite, fièvre typhoïde, ou encore la péricardite, etc. Ce fait montre péremptoirement le rôle secondaire de l'hypertrophie du cœur dans le mécanisme du galop, car dans ces cas elle n'a point encore eu le temps de se constituer, alors que le galop est déjà manifeste. *Le galop est un signe de souffrance du cœur :* il est l'indice d'un fléchissement passager du myocarde sous l'influence de l'infection scarlatineuse, typhique, etc. Lorsque la scarlatine, est compliquée de néphrite précoce, peut-être faut-il incriminer encore un état de resserrement spasmodique du système artériel.

Intensité. — Le choc de galop résulte, nous venons de le voir, de l'entrée en tension subite de la paroi ventriculaire, sous l'influence de la pénétration brusque du sang dans la cavité du ventricule. Il est d'autant plus accentué que la paroi musculo-ventriculaire est plus inextensible. Or ce défaut d'extensibilité peut dépendre de deux causes : tantôt c'est par suite de l'épaississement par hypertrophie et par sclérose de la paroi cardiaque, comme dans la néphrite interstitielle par exemple, tantôt c'est par épuisement de la tonicité musculaire, ainsi que cela arrive dans certains cas de dilatation des cavités cardiaques consécutives à l'asthénie du myocarde.

Ces notions, de première importance, donnent l'explication de toutes les conditions pathogéniques et du mécanisme du bruit de galop. Potain les a résumées en quelques mots qui constituent la formule brève et précise du bruit pathologique : le rythme de galop peut se produire, dit-il, « dans tous les cas où la résistance élastique de la paroi ventriculaire l'emporte sur la tonicité musculaire, soit par augmentation de la première, soit par diminution de la seconde ». Dans ce dernier cas, la paroi affaiblie ne peut réagir et n'a plus, pour résister au choc de l'ondée sanguine, que sa propre élasticité ; elle entre dès lors brusquement en tension au moment précis où cette élasticité va être mise en activité; c'est ce qui se passe dans quelques cas de fièvre typhoïde, par exemple. Certaines conditions accessoires augmentent encore l'*intensité* du galop : *a*) quand la quantité de sang à pénétrer dans le ventricule à chaque diastole est plus abondante; *b*) quand une pression intra-cardiaque plus considérable vient à se produire et est suivie d'un degré plus accentué de dilatation du cœur; ce qui arrive, par exemple, lorsque le malade, de la position verticale, prend la position horizontale.

Variations de rythme. — Le galop, phénomène de diastole, présente quelques variétés intéressantes à étudier; de plus dans certaines conditions, le galop a paru être systolique, nous aurons à dire également quelques mots sur cette variété exceptionnelle sur laquelle on discute encore.

A. *Galop diastolique.* — Le galop peut occuper des places différentes pendant la durée de ce stade de la révolution cardiaque ; il comprend, pour cette raison, plusieurs variétés. Tantôt il est franchement *diastolique*, occupant le début, parfois le milieu de la diastole (*méso-diastolique*) ; tantôt il se montre à la fin de celle-ci, précédant, d'un temps plus ou moins court, la systole suivante du ventricule : c'est le *galop présystolique*.

1° *Galop présystolique.* — C'est *le plus fréquent de tous*, et celui que nous avons pris comme exemple de notre description ; nous n'y reviendrons pas.

2° *Galop diastolique.* — Dans quelques circonstances, le bruit anormal recule à tel point dans le grand silence, qu'il s'approche notablement plus du second bruit de la révolution précédente, que du premier bruit qui va commencer. C'est alors le galop diastolique. Cuffer et L. Guinon [1] ont étudié cette modalité et ont tiré de la place qu'occupe dans le grand silence le bruit-choc de galop, des déductions sur l'état anatomique du myocarde; c'est ainsi qu'un galop diastolique indiquerait un muscle cardiaque encore résistant, alors qu'un galop présystolique serait l'indice d'un cœur affaibli et dilaté.

1. Cuffer et L. Guinon, *Revue de médecine*, 1886.

Mais Potain a établi que *ces variations* dans le rythme *dépendent surtout de l'accélération* plus ou moins grande *des battements du cœur;* c'est cette même condition, ainsi que nous le verrons plus tard, qui rend compte également des modifications de rythme qu'on observe dans le rétrécissement mitral. Sans entrer maintenant dans le détail, nous dirons que *lorsque les battements cardiaques sont ralentis*, et par conséquent que la diastole est longue, *le bruit surajouté* se rapproche du second bruit de la révolution précédente : il *est nettement diastolique*, et *le rythme de galop présente alors une analogie étroite avec le rythme du rétrécissement mitral avec son dédoublement du second bruit.*

Au contraire si la *fréquence des battements n'est point ralentie*, et à plus forte raison si ceux-ci sont *accélérés*, le bruit surajouté se manifeste pendant la dernière partie de la diastole, c'est-à-dire que le *galop est présystolique.*

3° *Galop méso-diastolique.* — Chez quelques typhiques débilités ou certains individus cachectiques présentant une faiblesse extrême du pouls et une tension cardiaque non plus exagérée comme dans le galop habituel, mais au contraire affaiblie, le bruit de galop occupe le milieu du grand silence. Ce *galop méso-diastolique*, lié sans doute à un état d'asthénie ou d'insuffisance du muscle cardiaque, s'expliquerait par une série d'oscillations s'opérant dans la colonne sanguine, en passant de l'oreillette distendue dans le ventricule largement dilaté. Ce phénomène serait analogue à celui du dicrotisme du pouls, ce serait, une sorte de *dicrotisme de l'ondée sanguine* intraventriculaire produit par les oscillations de celle-ci dans une cavité à faible tension.

On a prétendu encore que dans certaines circonstances, ce galop pouvait être causé par un déplacement de la contraction auriculaire, un écart inaccoutumé, entre la systole de l'oreillette et celle du ventricule (Lépine[1]).

B) *Galop systolique.* — Il comprend deux variétés sur lesquelles on discute encore : le *galop systolique* et le *galop méso-systolique.*

1° *Galop systolique.* — Nous avons dit que d'Espine considérait le galop comme un redoublement, un double claquement de la valvule mitrale ; il pense que, dans certains cas d'hypertension, la systole, pour triompher de celle-ci, est obligée d'accomplir deux efforts successifs dont chacun détermine un claquement valvulaire propre. Ce galop bisystolique qu'il a désigné sous le nom de *bruit de trot* figure la cadence représentée par une syllabe longue entre deux brèves (◡—◡). Cette théorie admise par C. Paul a été appuyée par Bouveret et Chabalier[2]. Pour ces auteurs, il y aurait deux systoles consécutives, la première faible, avortée, la seconde suffisante et seule efficace. Quoi qu'il en soit, cette variété de galop indiquerait l'hypertension artérielle, et serait la traduction de la résistance éprouvée par le ventricule dans sa contraction.

Suivant Huchard, qui admet deux variétés de galop, on rencontrerait ce

1. Lépine, *Revue de médecine*, 1882.
2. Bouveret et Chabalier, *Lyon médical*, février 1889.

galop systolique, justiciable du mécanisme proposé par d'Espine dans les congestions rénales passagères, dans les néphrites au début, dans les phases initiales de l'artériosclérose, alors qu'il y a déjà hypertension et pas encore de lésions artérielles, enfin dans quelques cas d'aortite chronique.

Potain a signalé (1898) un bruit de *galop systolique d'origine artérielle*. Les artères et l'aorte particulièrement, sont élastiques, mais cette élasticité est limitée, et lorsque cette limite est dépassée, la résistance due au tissu conjonctif de la paroi arrête seule la distension. A l'état normal, la contractilité des artères est telle que la distension artérielle ne peut atteindre les limites de l'élasticité, mais si le tonus artériel devient insuffisant, comme dans la fièvre typhoïde par exemple, l'artère se distend alors aux limites de la résistance imposée par le tissu conjonctif de la paroi. Il se produit alors un bruit-choc artériel qui peut se transmettre à la paroi ventriculaire et s'entendre au niveau du cœur.

En résumé, ce galop systolique est la simple propagation, au cœur, du choc artériel déterminé par la tension brusque de la paroi artérielle arrivée aux limites de son élasticité.

On peut le rencontrer dans la sclérose artérielle, dans la fièvre typhoïde et dans certaines grippes à forme typhoïde.

2° *Galop méso-systolique*. — D'après Cuffer et Barbillion (1887), une modalité méso-systolique du galop se rencontre dans certaines circonstances; le bruit surajouté se produirait durant la systole, après le premier bruit vers le milieu du petit silence. On l'observerait surtout dans les cas graves de fièvre typhoïde.

Pour d'Espine, il s'agirait bien souvent dans ces cas, d'un *faux galop* ressemblant au frottement péricardique ou encore rappelant certains roulements vagues de rétrécissement mitral et dont la valeur séméiologique est difficile à préciser. Lorsque le malade a en même temps de la tachycardie ces sortes de faux galop peuvent ressembler encore à certains souffles cardio-pulmonaires devenus plus brefs, s'interposant en des moments variables et donnant l'impression d'un galop systolique (P. Teissier).

Cessation du rythme de galop. — Lorsque, chez un malade présentant le bruit de galop, le rythme du cœur, pour une raison quelconque, vient à présenter quelques irrégularités ou des intermittences, le choc de galop cesse de se manifester, parce que le grand silence est prolongé outre mesure par suite de cette arythmie. Dans ces conditions, le ventricule a eu le temps de se remplir presque totalement pendant la diastole, en sorte que l'oreillette, au moment de sa contraction, ne peut produire dans la cavité du ventricule qu'un changement de tension à peine appréciable ; dès lors, « plus de distension brusque, pas de soulèvement appréciable, et, partant, point de bruit de galop ».

Alternance du galop avec les souffles d'insuffisance fonctionnelle. — Dans la néphrite interstitielle, type parfait de l'affection dans laquelle se rencontre de préférence le bruit de galop, on remarque que celui-ci n'est point permanent, surtout lorsque la maladie rénale est déjà ancienne. Du côté du cœur ce sont alors les signes cliniques habituels de la dilatation cardiaque qui dominent. Lorsque celle-ci est très prononcée, elle peut donner naissance à une *insuffisance mitrale fonctionnelle* et l'on voit alors le rythme de galop remplacé par un souffle systolique à la pointe.

Cette alternance peut persister durant un temps variable plus ou moins long. Cependant, sous l'influence du repos complet et du traitement approprié, le souffle s'atténue ou disparaît et l'on peut au contraire voir réapparaître le galop, qui plus tard encore diminuera ou disparaîtra complètement avec les progrès de la dilatation cardiaque devenue irréductible.

Cette alternance du galop et des souffles peut s'observer également dans les cas de *galop* du cœur *droit*, mais le souffle systolique occupe alors la région xiphoïdienne : il est l'indice d'une *insuffisance tricuspidienne fonctionnelle.*

Alternance avec le rythme foetal. — Dans certains cas de myocardite avec insuffisance très accusée du muscle cardiaque, on note parfois une alternance très nette du galop avec le rythme fœtal, de Stokes.

Alternance avec les bruits de souffle cardio-pulmonaires. — Elle n'est pas rare, et on voit assez souvent le souffle qui existait chez un malade au moment de son entrée à l'hôpital, se transformer dès le lendemain en galop léger.

Il est facile de comprendre que dans un cœur sans cesse voisin de la dilatation au maximum, telle qu'on l'observe dans le rythme de galop la paroi arrive à chaque diastole à cette tension soudaine qui produit à la fois une sensation de choc un peu vague et un bruit assez sourd. Or puisque le souffle cardio-pulmonaire se produit surtout quand le cœur se contracte à fond et se laisse peu distendre, il est concevable que les phénomènes ne coïncident guère, mais qu'ils alternent plutôt quand le cœur, pour des raisons diverses, passe de l'état de rétraction à celui de dilatation ou inversement.

Valeur séméiologique du bruit de galop. — Le rythme de galop n'étant que l'exagération d'un phénomène normal, on peut quelquefois l'observer en pleine santé, mais alors il est très faiblement marqué, et de plus, il est *fugace*, *transitoire*. Au contraire lorsqu'il est net, permanent ou tout au moins d'une certaine durée, il a une signification pathologique fort importante.

Lorsqu'on compare les différents états morbides présentés par les malades porteurs du rythme de galop, on voit que, quelle que soit la cause première de celui-ci, on rencontre chez les sujets les conditions suivantes, essentielles à la production du rythme à trois bruits : *résistance* exagérée *des capillaires généraux*, *diminution* de la *tonicité du myocarde*, *tension artérielle élevée*.

Il n'est pas question ici on le voit, d'hypertrophie ventriculaire ; c'est qu'en effet, *le bruit de galop n'est point lié à l'hypertrophie*, phénomène banal, *mais aux conditions qui font naître cette hypertrophie.*

Ce fait important nous explique pourquoi le galop ne se rencontre pas dans plusieurs affections où l'hypertrophie du cœur est cependant manifeste, telles que certaines *cardiopathies organiques* avec hypertrophie habituelle des cavités gauches.

Dans le rétrécissement aortique, par exemple, la tension artérielle, loin d'être élevée, est au contraire sensiblement diminuée. Dans l'insuffisance mitrale, la tension veineuse est forte ; par suite, la réplétion du ventricule durant la diastole s'opère d'une façon progressive et régulière, sous l'influence de la *vis a tergo*, c'est pourquoi lorsque l'oreillette entre en contraction, elle trouve le ventricule presque entièrement rempli de sang, ce qui n'est point une condition favorable à la production du galop.

Le rétrécissement mitral, il est vrai, présente quelques conditions particulières propres à engendrer ce bruit : en effet, par suite de la sténose de l'orifice auriculo-ventriculaire, une faible quantité de sang pénètre dans le ventricule pendant la diastole, et quand l'oreillette va se contracter, elle trouve le ventricule à peine distendu. Dès lors le liquide sanguin par sa pénétration brusque dans la cavité ventriculaire, y produira un changement de tension subit, capable de soulever le ventricule avant qu'il entre en systole, et ce soulèvement présystolique, nous l'avons dit, constitue le bruit de galop. Mais par suite des altérations anatomiques qui rétrécissent l'orifice, ce n'est point un simple bruit de choc qui va se produire, mais un véritable bruit de souffle. En résumé, le bruit de galop et le souffle présystolique du rétrécissement mitral sont tous deux des phénomènes de diastole, mais dans la sténose mitrale, le bruit de souffle prend la place du bruit de galop.

Le bruit de galop s'observe dans le cours d'un assez grand nombre d'affections :

a. *Bruit de galop de la néphrite interstitielle.* — Des faits cliniques, aujourd'hui innombrables, ont démontré le rapport étroit qui relie le bruit de galop à la dilatation avec hypertrophie des cavités gauches du cœur. symptomatique de la *néphrite interstitielle.* Sur un total de 92 malades atteints d'atrophie rénale brightique, observés pendant une période de plus de douze ans, on trouve signalé le bruit de galop dans 76 cas, soit une proportion de 82,6 0/0. Ce rythme a une valeur clinique très importante pour le diagnostic de l'atrophie rénale ; « il peut la déceler dès ses débuts ou même lorsqu'elle semble se perdre au milieu d'altérations différentes ». Il coïncide avec l'hypertrophie du ventricule gauche si particulière à la néphrite interstitielle (cœur de Traube) ; il est, en un mot, l'indice d'une hypertrophie du cœur d'origine rénale.

Le galop est encore un *indice* excellent d'un *état de souffrance du cœur* il avertit que le myocarde commence à fléchir et à céder devant la sclérose indélébile du rein et devant l'hypertension artérielle ; en un mot, le galop est un *signe* précoce d'*asthénie menaçante ou commençante du muscle cardiaque ;* c'est un phénomène d'avant-garde dont la valeur séméiologique est considérable. Nous n'insisterons pas davantage sur ce galop dont les caractères ont servi de *type* pour notre description clinique.

b. *Bruit de galop de la néphrite aiguë.* — On en a observé quelques cas, surtout dans la néphrite scarlatineuse (Lépine); j'en ai rapporté un cas (1880) dans lequel on vit apparaître, le quatrième jour d'une scarlatine, un bruit de galop en même temps qu'une légère quantité d'albumine. Au bout d'un mois, le galop persistait encore avec une grande netteté, et le malade présentait de la polyurie, de l'albuminurie, un léger œdème des paupières et tous les signes généraux des néphrites[1].

c. *Bruit de galop de l'artériosclérose.* — On l'observe dans des cas d'artériosclérose accompagnée de dilatation du cœur avec *myocardite scléreuse (artériosclérose cardiaque et rénale).* Il est accompagné le plus souvent de dyspnée, de polyurie et d'un peu d'albuminurie. Son mécanisme est le même que celui de la néphrite interstitielle.

d. *Bruits de galop de la péricardite.* — On rencontre dans la péricardite *deux* sortes de *bruits de galop :* l'un *d'origine myocardique* ou galop vrai, l'autre *d'origine péricardique* à la production duquel le myocarde reste étranger.

α. *Bruit de galop myocardique.* — On le perçoit surtout dans le premier stade et pendant la période d'état de la péricardite. Potain l'explique de la façon suivante : « Par suite de l'inflammation du feuillet viscéral de la séreuse péricardique, le myocarde perd une partie de sa tonicité; il laisse donc le sang affluer sans obstacle dans la cavité ventriculaire jusqu'au moment où la réplétion de celle-ci distend brusquement sa paroi. De cette brusque tension résulte un choc présystolique, et c'est lui qui constitue la première partie du galop, les deux bruits normaux qui suivent, constituent les deux autres ».

Ce galop présente donc la plus grande analogie avec celui de la néphrite interstitielle, il s'en distingue cependant par l'absence d'hypertrophie du cœur gauche, et par le manque d'hypertension artérielle, d'où son intensité moindre que dans la néphrite scléreuse. Ce galop étant ventriculaire a son siège à la partie moyenne du cœur comme celui de la néphrite interstitielle.

β. *Bruit de galop d'origine péricardique.* — On le perçoit seulement dans la péricardite sèche : c'est plutôt un faux qu'un vrai bruit de galop. Il est constitué par un *frottement péricardique*, diastolique, adjoint aux deux bruits normaux. Il en résulte un triple bruit que Guttmann comparaît à celui d'une locomotive en marche. Il *se distingue du galop* vrai ou *myocardique* en ce qu'il ne donne point, comme lui la sensation de *choc ;* en ce que son timbre est plus sec, et rappelle celui du frottement péricardique qui d'ailleurs le constitue tout entier; enfin qu'il a le plus souvent son siège à la base du cœur, surtout au niveau de l'artère pulmonaire, c'est-à-dire là où les frottements sont le plus nets en général.

e. *Bruit de galop dans la symphyse du péricarde.* — Il a le même mécanisme que dans la péricardite, mais il ne faut pas le confondre avec un autre rythme à trois temps (Barth, 1850) dû à un dédoublement du second bruit et qui rappelle la cadence de dactyle (– ⏑ ⏑).

1. E. Barié, « Bruits de souffle et bruits de galop ». Paris, 1894, p. 121.

Signalé depuis longtemps par Potain (1856), ce galop serait dû à la dilatation du cœur causée par la traction exercée sur sa paroi par les adhérences péricardiques (François-Franck).

f. *Bruit de galop dans les anévrismes pariétaux du cœur.* — Rendu [1] a signalé un bruit-choc diastolique causé par la tension brusque de la poche anévrysmale durant la diastole. Il le distingue du galop de l'atrophie scléreuse du rein, par son siège au-dessus de la pointe avec propagation intense vers le sternum et l'appendice xiphoïde par son timbre clair, parcheminé, par son rythme suivant immédiatement le claquement des sigmoïdes, enfin par la permanence de ses caractères. Rabé et R. Marie ont observé également ce galop.

g. *Bruit de galop dans la fièvre typhoïde.* — Il peut survenir chez certains typhiques débilités, avec grande faiblesse du pouls et diminution de la tension artérielle, un bruit de galop lié à l'insuffisance du muscle cardiaque (myocardite). Ce galop parfois *systolique*, quelquefois *méso-diastolique*, s'explique suivant le mécanisme indiqué précédemment, c'est-à-dire par une série d'oscillations s'opérant dans la colonne sanguine, en passant de l'oreillette distendue dans le ventricule largement dilaté.

h. *Bruit de galop dans les myocardites.* — Leyden, Potain, l'ont rencontré dans les myocardites aiguës infectieuses, et Fræntzel (1881) dans plusieurs pyrexies graves, ou il était lié à des *complications myocardiques : fièvre typhoïde, pneumonie, scarlatine, diphthérie, granulie*, etc. ; on peut le rencontrer dans le *rhumatisme polyarticulaire aigu* (E. Barié, 1910). Dans ces infections, il est en général passager et dénote une asthénie temporaire du myocarde ; cependant il n'en est pas toujours ainsi et on a vu, ainsi que nous l'avons dit déjà, le galop faire suite ou encore alterner avec le *rythme fœtal*, de Stokes qui a une importance si grave au point de vue du pronostic.

i. Londe [2] a rapporté un cas de *galop post-traumatique* survenu chez une malade ni brightique, ni cardiaque, renversée par une voiture; le galop, accompagné de tachycardie, disparut dès le lendemain; il s'expliquerait par une double influence nerveuse : le spasme périphérique causé par l'angoisse et l'asthénie cardiaque d'origine émotive.

Diagnostic. — Par les caractères spéciaux de son rythme, le bruit de galop n'est point, en général, d'un diagnostic difficile; cependant il peut être confondu avec certaines altérations rythmiques du cœur, composées, comme lui, de trois bruits.

Ces divers rythmes à trois bruits, distincts du bruit de galop, peuvent être le résultat du dédoublement du premier ou du second bruit du cœur; ils peuvent aussi reconnaître une cause normale, ou être liés à une altération organique du cœur.

a. *Dédoublements normaux des bruits du cœur.* — Ces dédoublements, indépendants de toute affection organique du cœur, ont été signalés par beaucoup d'auteurs : Gendrin, Stokes, Richardson, etc.

1. Rendu, *Soc. méd. des hôpitaux*, Paris, 1887.
2. P. Londe, « Bruit de galop post-traumatique », *Arch. gén. de méd.*, février 1909.

Dans la très grande majorité des cas, ces dédoublements présentent ces deux caractères :

1° Ils ne *sont pas constants*, se manifestent à certains battements et manquent à d'autres ;

2° Ils offrent un *rapport étroit avec les mouvements respiratoires*. C'est ainsi que le dédoublement du premier bruit a lieu à la fin de l'expiration et au commencement de l'inspiration, celui du second bruit, à la fin de l'inspiration et au commencement de l'expiration.

Ce lien étroit avec la respiration est établi nettement par ce fait curieux que nous avons signalé, que, si au lieu de laisser la respiration libre on entrave la pénétration ou la sortie de l'air en bouchant incomplètement l'orifice antérieur des fosses nasales, on note que l'influence des mouvements respiratoires sur les dédoublements se renverse, c'est-à-dire que le dédoublement du second bruit se produit à la fin de l'expiration et au commencement de l'inspiration, et le contraire a lieu pour le dédoublement du premier bruit.

b. *Dédoublements pathologiques*. — 1° *Dédoublement du premier bruit*. — La distinction entre le galop et le dédoublement du premier bruit est importante à rappeler, quoique le dédoublement vrai du premier bruit du cœur soit rare, et sa valeur séméiologique encore très obscure. Néanmoins, les caractères différentiels entre les deux rythmes sont les suivants :

*Dans le dédoublement du premier bruit*, la première partie du bruit correspond exactement à la systole ventriculaire et au pouls radial ; de plus, l'intervalle entre les deux parties du premier bruit est extrêmement bref ; enfin, ce rythme ne coïncide avec aucune altération appréciable de la santé.

*Dans le rythme de galop*, le premier bruit que l'on perçoit coïncide avec la diastole ventriculaire, placé tantôt dans la période de diastole proprement dite, tantôt dans la dernière partie de celle-ci, c'est-à-dire dans la présystole ; le second bruit que l'on entend ensuite, qui correspond au premier bruit normal, est au contraire exactement systolique et coïncide avec la systole ventriculaire et le pouls radial. En outre, l'intervalle qui sépare ces deux bruits est relativement assez long ; enfin le troisième bruit perçu répond au second bruit normal du cœur.

Ce galop coïncide toujours avec des troubles morbides variables : néphrite interstitielle, péricardite, etc.

2° *Dédoublement du second bruit*. — Il constitue le *bruit de rappel* (BOUILLAUD) et simule la cadence du *dactyle :* une longue suivie de deux brèves ; au contraire le galop imite la cadence harmonique de l'*anapeste :* deux brèves suivies d'une longue.

Nous avons vu précédemment que lorsque la révolution cardiaque s'opère avec lenteur et que par cela même la diastole s'allonge, le bruit surajouté qui constitue le galop se produit durant la première partie de la période diastolique et tend parfois à se rapprocher du second bruit normal de la révolution cardiaque précédente ; dans ce cas le rythme perçu par l'oreille offre une grande analogie avec le dédoublement du second bruit, tel qu'on le rencontre dans le rétrécissement de l'orifice mitral. Cependant, avec un peu d'attention, il est possible de faire la distinction entre ces deux rythmes cardiaques.

En effet, *le dédoublement du second bruit*, symptomatique du rétrécissement mitral, est un bruit constant, nullement influencé par les mouvements respiratoires et toujours semblable à lui-même; presque toujours il est accompagné d'un frémissement cataire diastolique intense, et souvent d'un roulement diastolique, avec renforcement dans la présystole, qui, par leur ensemble, donnent lieu à ce rythme particulier dit *rythme mitral*, bien connu.

Le *bruit de galop en forme de dédoublement du second bruit*, au contraire, n'est point un phénomène permanent et toujours identique à lui-même. En effet, que sous une influence quelconque, les battements du cœur viennent à s'accélérer, la diastole se raccourcit et le bruit anormal, au lieu de se produire pendant la diastole proprement dite, se rapproche du premier bruit normal et devient présystolique; il n'est pas rare, chez le même malade, d'observer ces variations dans le rythme du bruit de galop. D'autres éléments de diagnostic, d'ailleurs variables, peuvent encore être invoqués : tels sont, par exemple, l'existence du frémissement cataire et de troubles cardiaques multiples habituels dans le rétrécissement mitral, alors qu'ils manquent dans le bruit de galop. Il arrive quelquefois cependant que ces signes différentiels manquent un peu de netteté, et le galop est alors confondu avec le dédoublement du second bruit; il semble bien que cette confusion ait été faite par Fraentzel[1].

c. *Autres altérations de rythme.* — 1° On distinguera, sans difficulté réelle, le bruit de galop, de ce rythme cardiaque spécial, décrit en 1871, par Hyde Salter, sous le nom de *rythme couplé du cœur*. Il est caractérisé par la réunion, deux par deux, de pulsations couplées d'inégale intensité, la première étant forte et la seconde faible; elles sont séparées par des intervalles inégaux : celui qui sépare la première pulsation de la seconde est plus court que celui qui se trouve intercalé entre deux couples successifs; ce dernier intervalle constitue une *pause* véritable. Lorsque la contraction cardiaque faible reste perceptible à l'artère radiale, le *rythme couplé du cœur* se manifeste par un *pouls bigéminé;* si la pulsation cardiaque forte est seule transmise au pouls, on note alors un *faux pouls lent;* nous verrons ultérieurement que le rythme couplé est constitué par une *extra-systole* régulièrement avortée, suivie d'un repos compensateur; sa cadence est d'ailleurs toute différente de celle du rythme de galop.

2° On ne confondra pas non plus le galop avec certains rythmes particuliers qu'on rencontre dans le cours de l'asystolie. A cette période, il n'est pas rare que le cœur présente des suspensions dans ses révolutions successives; on pourra alors percevoir à l'auscultation des *triples* et même des *quadruples bruits*.

1. O. Fraentzel, « Ueb. Galopprhytmus am Herzen », *Zeitschr. f. klin. Méd.*, 1881, III, 3, p. 491.

Mais ces rythmes, par leur inconstance, leur variabilité extrême et la coïncidence d'accidents multiples, ne sauraient être vraiment confondus avec le rythme de l'anapeste, dit bruit de galop.

2° **Le bruit de galop du cœur droit.** — Le bruit de galop du cœur droit s'observe principalement durant le cours de certaines *affections des voies digestives : estomac, foie, intestins.* Il ne constitue pas un phénomène isolé, mais fait partie d'un ensemble pathologique assez complexe, signalé pour la première fois par Potain[1] et que nous avons nous-même étudié ailleurs avec détail[2] ; son complexus comprend à la fois des troubles respiratoires et des troubles cardiaques.

Les troubles respiratoires sont caractérisés par une gêne variant depuis l'oppression la plus légère jusqu'à la dyspnée vraie, quelquefois même c'est de l'orthopnée pouvant aller jusqu'à l'accès de suffocation. Quelle que soit d'ailleurs la forme clinique observée, c'est immédiatement après le repas que survient la gêne respiratoire, et la quantité d'aliments ingérés n'a aucune influence sur sa production : chez les individus prédisposés, une simple cuillerée de potage, la moindre parcelle d'aliments, suffit à éveiller tout l'ensemble morbide.

Pendant ces divers phénomènes dans les voies respiratoires, il se produit du côté du cœur des manifestations morbides complexes.

Le fait dominant c'est la *dilatation des cavités droites du cœur*, qui se révèle surtout, non par l'abaissement de la pointe du cœur au-dessous du quatrième espace intercostal, comme dans l'hypertrophie du cœur gauche, mais par son rejet vers la paroi axillaire gauche, distante du mamelon, de 1, de 2 et même jusqu'à 5 ou 6 centimètres, dans des cas extrêmes.

On note également une *exagération de la tension dans l'artère pulmonaire* caractérisée par une accentuation manifeste du bruit diastolique au niveau du *deuxième espace* intercostal *gauche*, le long du rebord sternal, c'est-à-dire au foyer d'auscultation des bruits qui se passent dans l'artère pulmonaire.

Enfin, concurremment avec ces deux phénomènes, on perçoit une altération dans le rythme cardiaque, constituant le bruit de galop droit.

Le bruit de galop droit a été observé encore dans quelques états morbides étrangers aux troubles gastro-hépatiques.

Potain l'a noté dans la *péricardite*, Johnson[3] l'a trouvé dans quelques cas de dilatation du cœur droit, à la suite de la *bronchite chronique* et de l'*emphysème pulmonaire*, de la *sclérose du poumon* isolée ou associée à des *lésions tuberculeuses* (Pic et Mouriquand); d'Espine l'a rencontré

1. Potain, «Associat. franç. pour l'avanc. des sciences». Paris, 1878.

2. E. Barié, « Rech. sur les accid. cardio-pulm. consécutifs aux troubles gastro-hépatiques », *Revue de Médecine*, janvier 1883, p. 1 et 137.

On consultera encore sur cette question : Mlle Jourda, « Contribut. à l'étude du bruit de galop. *Th.* Genève, 1883 »; Ceraulo et Leone, « Il ritmo di galoppo destre nelle affez. delle vie digerenti. » *Morgagni*, mai 1908, p. 314 ; E. Bignon, *Th.* Paris, 1908, etc.

3. Johnson, *Lancet*, 13 mai 1876, p. 697.

dans la congestion passive par stase des *affections mitrales*, dans les troubles respiratoires pendant l'*anesthésie chirurgicale* par le chloroforme ou l'éther, chez le *nouveau-né en état d'asphyxie;* pour cet auteur, ce serait le bruit de galop de l'asphyxie.

Hanot[1] a observé un cas de galop droit dans le cours d'une *fièvre typhoïde*, persistant, encore six mois après la guérison de la maladie ; il n'y avait pas d'albumine dans les urines. L'infection typhique, au maximum dans le sang veineux, dit Hanot, a frappé le myocarde droit, d'où dilatation de la moitié droite du cœur.

Le bruit de galop droit a été rencontré encore par Chucri Naamé (de Jérusalem) *chez des paludéens* atteints d'hypertrophie du foie ; il le considère comme un symptôme cardio-pulmonaire réflexe d'origine hépatique; ce galop disparaît sous l'action du sulfate de quinine.

Quelques auteurs ont cru pouvoir émettre des doutes sur l'existence du galop droit; Tripier et Devic (1897) disent qu'il est rarement isolé, et que les malades présentent en même temps que la dilatation du cœur droit des lésions cardio-rénales, relevant de l'artériosclérose. Huchard nie son existence; d'Espine qui l'admettait autrefois semble (1902) faire quelques réserves : la synergie, dit-il, qui existe entre les deux ventricules, doit faire admettre que le ventricule gauche participe au phénomène; il serait donc plus logique de dire qu'il y a galop droit quand il y a prédominance du bruit à droite.

Tout en reconnaissant que le phénomène n'est pas fréquent, on doit admettre absolument que des faits cliniques appuyés par des autopsies confirmatives ont établi la réalité du bruit de galop du cœur droit. Trois faits des plus intéressants à ce sujet sont les suivants :

Pic et Mouriquand[2] ont appelé l'attention sur le cas d'une femme atteinte de « cavernes du poumon droit avec sclérose pulmonaire diffuse et intense, asystolie par dilatation et hypertrophie du ventricule droit et galop droit typique ». A l'autopsie, la dilatation hypertrophique du cœur droit était très marquée, le ventricule gauche et les reins étaient normaux. Plus récemment, Roch[3] a observé un homme de cinquante-quatre ans atteint depuis de longues années de bronchite chronique et d'emphysème considérable ; on percevait chez lui, à l'épigastre, près de l'appendice xiphoïde, un bruit de galop manifeste et parfois un léger souffle d'insuffisance tricuspidienne par dilatation du ventricule droit. Le second bruit était fortement accentué à la base du cœur, à gauche du sternum. A l'autopsie on trouva un cœur globuleux formé en avant par le ventricule droit presque exclusivement, l'orifice tricuspidien était élargi et l'oreillette droite dilatée. Le cœur gauche ne présentait qu'une légère dilatation; les reins étaient simplement un peu congestionnés comme les autres organes abdominaux. Enfin, plus anciennement,

1. Hanot *Soc. méd. des hôpit.*, Paris, 19 avril 1893.
2. Pic et Mouriquand, *Soc. des sciences méd.* (de Lyon), *Lyon médical*, 1906, t. II, p. 471.
3. Roch (de Genève), « Le bruit de galop épigastrique et sa significat. clinique. » *Semaine médicale*, 9 février 1910.

Dejérine[1] avait signalé un fait présentant avec ceux-ci une étroite analogie.

CARACTÈRES CLINIQUES. — *Le bruit de galop du cœur droit* est perceptible à la palpation et à l'auscultation : la main, appliquée sur la région précordiale, éprouve la sensation d'une ondulation légère, ou parfois même, d'un véritable choc précédant le soulèvement de l'espace intercostal pendant la systole ventriculaire.

A l'*auscultation* on entend trois bruits : les deux bruits normaux et un bruit surajouté, faible, sourd, mal frappé, précédant le premier bruit normal. Il en résulte un rythme spécial composé de deux bruits courts et d'un bruit long : c'est le bruit de galop.

C'est un bruit diastolique ; mais de même que le galop du cœur gauche, on peut l'entendre tantôt durant la diastole proprement dite, tantôt, et c'est le cas le plus fréquent, pendant la dernière partie de la diastole, c'est-à-dire durant la présystole du ventricule.

De même que celui du cœur gauche, on peut l'enregistrer au cardiographe ; mais la difficulté est plus grande, car le galop droit présente des caractères moins nets, moins accusés que ceux du galop gauche.

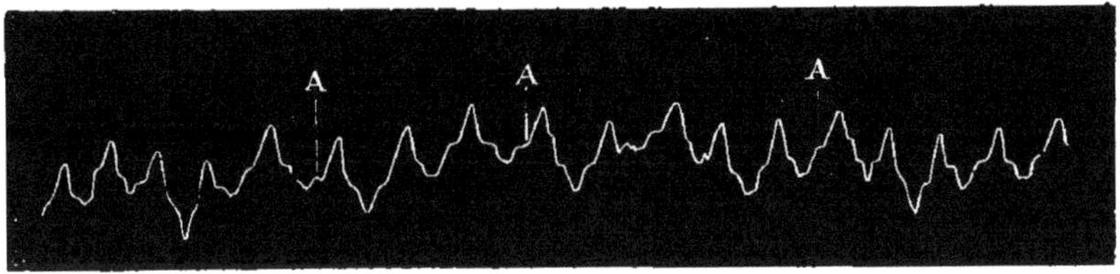


FIG. 26. — Bruit-choc de galop du cœur droit.

La figure 26 représente le tracé cardiographique d'un bruit de galop présystolique A du cœur droit, pris chez une malade atteinte de troubles cardio-pulmonaires d'origine gastrique, à la fin de l'accès d'oppression.

Le *siège* du galop droit est différent de celui du galop du cœur gauche ; en effet, il prédomine vers l'*épigastre*, à l'*extrémité inférieure du sternum*, c'est-à-dire en un point correspondant au bord droit et à la face antérieure du cœur droit.

Le bruit de galop du cœur droit est un phénomène inconstant : il manque dans des cas encore assez nombreux. Pendant le cours des accidents cardio-pulmonaires, on peut le voir apparaître dès que les signes de dilatation s'exagèrent, et disparaître dès qu'ils s'amendent ; or, comme ceux-ci sont en rapport avec le plus ou moins d'intensité des troubles digestifs, on peut dire que, en général, l'apparition ou la disparition du galop suit les variations de l'état dyspeptique. L'enchaînement de ces divers accidents est le suivant : 1° point de départ : troubles digestifs venant de l'estomac ou des voies biliaires ; 2° consé-

1. DEJERINE, *S c. Anat.*, Paris, décembre 1879.

quence directe : accidents morbides du côté des organes respiratoires, accès d'oppression, dyspnée, suffocation imminente; 3° accidents cardiaques sous la dépendance des troubles respiratoires, dilatation du cœur droit, enfin bruit de galop.

Diagnostic. — On le distinguera du bruit de galop du cœur gauche par plusieurs caractères importants :

En premier lieu par le siège du bruit, différent dans les deux cas : le *galop* du cœur *gauche* a son siège maximum dans une région limitée, d'un côté par la pointe du cœur, de l'autre par la moitié gauche du sternum et, en haut, par le second espace intercostal du même côté; plus simplement on peut dire que le galop gauche siège au-dessus de la pointe en se dirigeant un peu vers la droite. De plus, il coïncide avec une accentuation manifeste du bruit diastolique au niveau de la base du cœur, dans le deuxième espace intercostal droit, c'est-à-dire au niveau de l'aorte ; enfin le galop gauche, qui coïncide avec des signes évidents d'hypertrophie du cœur gauche, accompagne presque toujours la néphrite interstitielle et à un degré moindre les myocardites et certaines péricardites, etc. Enfin, dans le galop gauche de la néphrite interstitielle, on trouve un *pouls* dur, plein, serré, bien en rapport avec l'élévation de la tension artérielle dans la grande circulation.

Le bruit de *galop droit* a son *siège* maximum au niveau de la partie inférieure du sternum, à droite de cet os, ou encore à l'*épigastre*, et coïncide avec un renforcement très marqué de second bruit au niveau du deuxième espace intercostal gauche, c'est-à-dire au niveau de l'artère pulmonaire, phénomène qui est l'indice d'une hypertension dans le système vasculaire de l'artère à sang noir.

En outre, le galop s'accompagne encore de ce signe habituel de la dilatation du ventricule droit : pointe du cœur peu abaissée, mais rejetée fortement vers l'aisselle, en dehors du mamelon gauche, etc.

Enfin, avec le galop droit des affections gastro-hépatiques, on trouve le pouls radial, faible, mou, très dépressible, indice de la faiblesse de la pression dans le système artériel de la grande circulation.

Outre le bruit de galop, on peut encore chez ces malades atteints de troubles digestifs, rencontrer un *souffle systolique* symptomatique d'une *insuffisance tricuspidienne fonctionnelle* procédant de la même origine que le bruit de galop, c'est-à-dire par dilatation du cœur droit.

Mécanisme. — Le mécanisme du bruit de galop du cœur droit, dans les affections gastro-hépatiques, est le suivant : une excitation réflexe part de l'estomac, des voies biliaires, ou encore, quoique plus rarement, de l'intestin, et va retentir sur le poumon en déterminant une contraction spasmodique de ses capillaires, qui, dans les cas très caractérisés, s'accuse cliniquement par une vive oppression et par des signes indiquant la gêne de l'hématose (cyanose, refroidissement périphérique, etc.). Cette contraction est suivie nécessairement d'une augmentation de pression dans l'artère pulmonaire, qui se manifeste par l'accentuation du bruit diastolique au niveau de ce vaisseau, dans le deuxième espace intercostal gauche, le long du sternum. Par suite, le ventricule droit obligé de lutter contre cette hypertension, qui crée un obstacle puissant et inaccoutumé, se dilate d'abord et plus tard s'hypertrophie, et ainsi est créé le bruit de galop, par le même mécanisme que celui indiqué à propos du galop gauche.

Quant à la *voie* par laquelle l'incitation nerveuse partie de l'appareil gastro-hépatique est transmise au centre nerveux, et de là se réfléchit sur les capillaires du poumon dont elle produit le resserrement spasmodique, les expériences de Arloing et Morel, de François-Franck (1880) ont montré que c'était surtout celle du *grand sympathique;* toutefois le pneumo-gastrique intervient aussi dans le rôle joué par le système nerveux.

Ainsi la dyspepsie gastro-hépatique va retentir sur le cœur droit par l'intermédiaire du poumon, et l'arc réflexe est ainsi constitué : point de départ, l'estomac ou le foie; point d'arrivée, le poumon; celui-ci, à son tour, est le point de départ d'une action secondaire allant aboutir au cœur. Mais, alors que le premier stade est sous la dépendance directe d'une influence nerveuse étendue de l'estomac au poumon, le second obéit simplement à la loi mécanique qui veut que toute cavité du cœur sise en deça d'un obstacle se distende d'abord et s'hypertrophie ensuite.

Valeur séméiologique. — Le complexus pathologique, que nous venons de décrire et dont le bruit de galop du cœur droit fait partie, s'observe pendant le cours de *certaines affections des voies digestives* dont le point de départ peut être l'*estomac*, le *foie*, l'*intestin*.

*a*. Les *troubles d'origine gastrique* peuvent être *primitifs*, c'est-à-dire survenir simplement à la suite d'écarts de régime, d'une influence saisonnière ou d'un état infectieux complexe, chez des sujets jusqu'alors bien portants. Ces accidents, au point de vue des manifestations gastriques proprement dites, rappellent simplement le tableau de cet état désigné en clinique sous le nom d'embarras gastrique, c'est-à-dire inappétence, digestion laborieuse, langue blanche, pâteuse, bouche amère, nausées, vomissements, etc.; et c'est sur cet état si complexe que vont venir se greffer les accidents cardio-pulmonaires précités qui éclateront de préférence chez les individus prédisposés par un état de nervosisme manifeste.

D'autre part, les troubles gastriques, point de départ du complexus pathologique, peuvent être *secondaires* à des affections diverses : tuberculose pulmonaire, néphrites chroniques, affections utérines ou des voies urinaires, etc., de même que chez les cardiaques dyspeptiques. Lorsqu'il s'agit de troubles gastriques liés à des accidents infectieux ou toxiques nettement caractérisés comme l'urémie par exemple, on peut admettre qu'en plus du réflexe gastro-pulmonaire, les ptomaïnes peuvent peut-être encore produire une action vaso-constrictive directe sur les vaisseaux des poumons, et exagérer ainsi le complexus morbide.

*b*. Certains *troubles intestinaux* peuvent, quoique plus rarement, donner lieu à des accidents cardio-pulmonaires semblables : entéro-colite subaiguë, catarrhe intestinal, etc. (J. Teissier).

*c*. Les *troubles des voies biliaires* comportent surtout deux états morbides principaux : l'ictère simple dit catarrhal ou mieux infectieux atténué, et la lithiase biliaire.

Que l'origine des accidents cardio-pulmonaires soit gastrique ou hépatique, un fait intéressant se dégage de l'étude des causes ; ce ne sont point, en effet, les maladies graves de l'estomac ou du foie qui retentissent ainsi sur le cœur et le poumon, ce ne sont que des affections fort légères : catarrhe de la muqueuse gastrique ou des voies biliaires, sable biliaire, calculs. Dans le cours des inflammations chroniques diffuses, dans les dégénérescences, dans les carcinomes, les epitheliomas, etc., qui désorganisent si rapidement les tissus, ces accidents ne se rencontrent pas. Il existe entre la cause et l'effet un grand contraste qui étonnerait beaucoup si on ne trouvait, dans la pathologie tout entière, des exemples similaires nombreux. Il semble, en effet, que « plus une lésion est superficielle, moins elle altère la constitution et la structure de l'organe qu'elle affecte, plus elle a de chances de produire des manifestations réflexes intenses et caractéristiques ».

Tels sont pour ne citer qu'un seul exemple : les phénomènes épileptiformes qui surviennent parfois à la suite de la présence d'un ténia dans l'intestin.

*d.* Enfin nous avons dit que le galop droit pouvait se rencontrer, quoique plus rarement, dans la *bronchite chronique*, dans l'*emphysème*, dans la *sclérose pulmonaire* isolée ou associée à des *lésions tuberculeuses*

*e.* Le galop droit a été rencontré, exceptionnellement, dans la *fièvre typhoïde*.

3° *Les arythmies.* — L'ordre régulier suivant lequel se succèdent les battements du cœur peut être troublé de nombreuses façons : c'est ainsi que la série des battements peut se produire à des intervalles de durée inégale, que des battements ralentis peuvent succéder sans ordre aucun à des battements fréquents, répétés, enjambant pour ainsi dire les uns sur les autres; enfin que l'amplitude de chacun d'eux varie à chaque systole, les uns donnant lieu à une impulsion vigoureuse au cœur et au pouls, alors que les suivants, très affaiblis, avortés pour ainsi dire, ne se transmettent pas au pouls radial. Chez quelques malades, à une série de pulsations régulièrement rythmées, succèdent une série de pulsations ralenties ou au contraire, précipitées en salves ; chez d'autres les irrégularités se succèdent régulièrement, si l'on peut ainsi parler, et sont suivies ensuite de battements réguliers, etc. Ce désordre dans la succession des battements cardiaques varie à l'infini et échappe à toute description régulière ; il est désigné sous le nom général d'*arythmie*.

Celle-ci peut être parfois si caractérisée, qu'elle constitue, au dire de Bouillaud, une « véritable ataxie », une sorte de *folie des battements du cœur ;* ce trouble étant, dit-il, pour les fonctions du cœur, ce que sont pour celles du cerveau le délire et l'aliénation mentale.

Cependant le terme arythmie est d'une conception trop générale pour répondre à tous les désordres que peuvent présenter les battements du cœur. C'est pourquoi nous considérerons dans le groupe général et un peu complexe des arythmies : l'*arythmie simple* d'origine respiratoire ou symptomatique, les *arythmies rythmées* (ou encore *ordonnées, cadencées*) véritables *allorythmies* (Sommerbrodt), enfin l'*arythmie désordonnée* avec ses trois variétés : *transitoire, permanente, paroxystique*[1].

1° Arythmie simple. — C'est la variété la plus commune des irrégularités du rythme cardiaque. Le trouble intéresse à la fois le nombre, la force des pulsations et les intervalles qui les séparent. Elle peut exister seule, mais coexiste fréquemment avec la tachycardie, plus rarement avec la bradycardie.

*a.* On sait qu'à l'*état physiologique*, les *battements* du cœur *s'accélèrent* durant l'*inspiration* et *se ralentissent* pendant l'*expiration;* ce phénomène normal s'exagère parfois si considérablement chez certains nerveux, qu'il donne naissance à une véritable *arythmie* de cause *respiratoire*, qui peut être d'une durée indéfinie ; elle est surtout fréquente chez les *enfants*, les *jeunes sujets* et les *neurasthéniques*, elle dépend de l'action fonctionnelle des centres respiratoire et circulatoire bulbaires, elle cesse quand ceux-ci sont paralysés par l'atropine (Wertheimer). Cette *arythmie respiratoire*, purement nerveuse, bien étudiée par Frédéricq, puis par Vaquez, est sans conséquence grave.

*b.* Quelques sujets présentent depuis la naissance une arythmie cardiaque *congénitale*, sans importance ; on sait qu'elle est très marquée chez certains animaux : chien, porc.

*c.* On rencontre aussi l'arythmie simple chez certains *enfants, nerveux, impressionnables*, à la suite d'une émotion, de troubles digestifs même légers, de l'*onanisme*, de la *lombricose*, de l'*immersion brusque* dans un *bain froid;* Henri Roger, J. Simon, Comby et d'autres ont signalé des faits assez nombreux de cette *arythmie infantile*.

*d.* Chez *l'adulte*, l'arythmie s'observe, tantôt isolément, tantôt accompagnée de palpitations principalement chez les *névropathes*, les *hystériques*, les *neurasthéniques* à la suite de *troubles digestifs* (Stokes, Lasègue[2]), « chez les gens qui mangent gloutonnement » (Sénac) ou de l'abus du *tabac;* mais dans ce cas, l'arythmie, en général passagère, ne comporte pas par elle-même de pronostic sérieux.

C'est encore à une origine purement nerveuse qu'il faut rapporter certaine arythmie qu'on observe quelquefois dans la *chorée* (chorée cardiaque) accompagnée de cette particularité que le phénomène du choc du cœur serait formé non par la pointe, mais par la contraction d'une zone située plus haut et plus à droite de la paroi antérieure du ventricule gauche (Tedeschi[3]).

1. On pourra consulter : Bard, « Les divers types d'arythm. card., etc. » *Sem. médicale*, 3 février 1909 ; — Wenckebach, *Die Arythm. als Ausdruck*, etc., 1903 ; — « Les irrégularités du cœur. » *Arch. des malad. du cœur*, février 1908 ; — Hering, *Verhandlung. des XXIII Congr. f. inn. Mediz.*, Munich, 1906 ; *Munch. med. Wochenschr.*, 24 novembre 1908 ; — Norris, « Cardiac Arythm. from a pract. Standp., etc. », *Americ. Journ. of med. scienc.*, juillet 1908 ; — Castellino, « La significat. clin. des arythm. card. », *Il Tommasi*, 10 novembre 1908. — Vaquez, « Les arythmies », Paris, 1911. — Leconte, « Contribut. à l'étude des arythm. » ; « l'Extra-systole », *Th.* Paris, 1911.

2. Lasègue, « Des intermitt. cardiaq. » *Arch. gén. de méd.*, t. II, p. 641 ; 1872.

3. Tedeschi, *Pediatria*, mars 1904.

On la rencontre encore dans le cours ou pendant la convalescence des *maladies infectieuses*, où sa valeur pronostique est grave, car elle est comme l'avant-coureur des dégénérescences du myocarde qui vont survenir ou qui sont déjà établies ; on l'a notée dans la *fièvre typhoïde*, dans la *scarlatine*, dans la *méningite tuberculeuse*, accompagnée souvent de bradycardie.

L'arythmie est observée dans le cours de certaines *cardiopathies aiguës*, principalement dans les *myocardites;* Sibson l'a notée dans la *péricardite aiguë* et l'a considérée comme un signe en faveur de l'abondance de l'épanchement.

Elle est plus fréquente peut-être encore, dans le cours des cardiopathies chroniques, et en premier lieu des *myocardites chroniques : cardiosclérose, lésions mitrales compliquées de myocardites, dégénérescences chroniques du myocarde, myocardite syphilitique*, etc.

Elle a été relevée quelquefois dans le *rétrécissement mitral*, accompagnée de palpitations ; cette *arythmie palpitante* serait due tantôt à l'artériosclérose, tantôt à des troubles digestifs par fonctionnement défectueux de l'estomac; tantôt enfin à des causes fortuites provoquant une stase considérable dans l'oreillette gauche : par exemple le cas de Rendu où un caillot volumineux obstruait à la manière d'un bouchon mobile l'orifice auriculo-ventriculaire gauche. Dans l'*insuffisance mitrale*, à la période troublée et accompagnée de dilatation cardiaque l'arythmie est extrêmement fréquente, mais, sous l'influence du repos et de la médication digitalique, elle peut diminuer ou disparaître entièrement. Cette arythmie s'explique aisément. On sait qu'*il suffit* d'*augmenter* brusquement *la pression intracardiaque*, tout *particulièrement* du côté des *oreillettes*, *pour provoquer des extrasystoles;* or dans l'insuffisance mitrale, lorsque le cœur fléchit, c'est du côté de l'oreillette gauche que se produit l'augmentation de la stase sanguine et de la pression intra-cardiaque laquelle s'augmente encore à chaque systole par l'ondée rétrograde qui reflue vers l'oreillette.

La cause de l'arythmie dans les myocardites chroniques est mal connue ; Merklen (1899) pense qu'on pourrait l'attribuer à la dissociation et à l'atrophie des faisceaux musculaires comprimés par les faisceaux fibreux de la néoplasie conjonctive ; et peut être les lésions de l'oreillette, à cause de son voisinage avec les centres nerveux ganglionnaires, exposeraient-elles plus particulièrement le malade à l'arythmie. Cependant dans des recherches expérimentales, Heitler [1], a montré que l'irritation du myocarde ne produit pas l'arythmie alors que celles du péricarde et de l'endocarde sont suivies d'arythmie violente. Pour l'endocarde, l'arythmie est surtout marquée dans l'excitation de ses portions supérieure, inférieure et latérale, et beaucoup moins intense quand l'excitation expérimentale porte au niveau de l'orifice auriculo-ventriculaire.

L'arythmie peut survenir encore *à titre transitoire* ou *permanent* dans le cours de la *polysarcie du cœur* chez les obèses qui présentent souvent en même temps des intermittences. L'arythmie se rencontre égale-

1. Heitler, *Wiener klin. Wochenschr.*, février 1898.

ment dans le cours de certains *troubles utéro-ovariens* (Kisch), dans la *thrombose cardiaque* et pendant les *crises d'asystolie*, principalement dans l'insuffisance mitrale, mais seulement chez l'adulte, car elle fait généralement défaut dans l'asystolie de l'enfance (Weill, Moussous).

*d.* Chez *les vieillards*, elle est fréquemment observée et se rattache à la *cardiosclérose sénile*[1]. Elle est quelquefois accompagnée d'un certain degré de ralentissement du pouls. Pendant longtemps et surtout chez les individus qui se ménagent, elle constitue un simple avertissement de l'état scléreux du cœur (Balfour), ne s'accompagne d'aucun trouble sérieux dans la santé, et cela parfois durant cinq ans, dix ans et plus (Andral) ; mais que survienne une affection aiguë des voies respiratoires bronchite intense, grippe, bronchopneumonie, etc., le cœur scléreux, qui jusqu'alors suffisait à sa besogne, va faiblir rapidement et des signes graves d'insuffisance cardiaque vont se manifester sans tarder, et parmi eux, l'arythmie va prendre une place importante.

Huchard a prètendu que si un sujet commence son artériosclérose par le cœur, l'arythmie existe seule, tenace et rebelle à la digitale; s'il la commence par le rein, on ne trouve alors que la tachycardie. Enfin quand on note à la fois la triade : arythmie, tachycardie et dyspnée, on pourrait, affirmer la sclérose cardio-rénale, même en l'absence de l'albumine ; l'arythmie serait donc d'origine cardiaque, la tachycardie d'origine rénale.

2° Arythmie désordonnée. — Désignée encore sous le nom de *delirium cordis* (folie du cœur), cette arythmie dont le pronostic est grave est caractérisée par des variations irrégulières dans le nombre, dans la force des battements cardiaques et des pulsations artérielles. Le plus souvent elle est associée à la tachycardie, on dit alors qu'il y a *tachy-arythmie*. Dans ce cas, le nombre des systoles peut être considérable, le pouls radial très fréquent, incomptable, d'une petitesse extrême alors que le choc apexient et les bruits du cœur sont parfois restés intenses. Cette arythmie peut être *transitoire*, *paroxystique* ou *permanente*.

*a.* L'*arythmie transitoire* peut s'observer quelquefois dans l'enfance (troubles digestifs, fièvres éruptives), chez les vieillards (émotions, troubles digestifs, etc.); chez l'adulte on la rencontre dans la convalescence des maladies infectieuses (fièvre typhoïde, grippe, fièvres éruptives).

*b.* Chez certains sujets neuro-arthritiques, on a observé parfois de véritables crises paroxystiques d'arythmie (*arythmie paroxystique*) survenant brusquement, sans prodrome, quelquefois au milieu de la nuit, accompagnée plus ou moins de tachycardie, de précordialgie, de vertiges, de tendance aux lipothymies, mais sans dyspnée appréciable. Les battements du cœur sont véritablement tumultueux, soulèvent la paroi précordiale avec violence, alors que, contraste frappant, le pouls est faible et la tension artérielle basse. Ces crises, qui semblent provoquées par les émotions vives, le surmenage, l'abus du tabac, les troubles gastro-intestinaux ou utéro-ovariens, persistent, depuis quelques instants seulement jusqu'à plusieurs heures et même plusieurs jours (Merklen) ; puis dans l'inter-

1. Peyre, *Th.*, Paris, 1902.

valle des crises, le malade peut reprendre sa vie et ses occupations accoutumées sans éprouver aucun trouble particulier.

*c.* Lorsqu'elle est *permanente* l'arythmie s'accompagne rapidement des signes graves habituels de l'hyposystolie ou même de l'asystolie véritable. On y rencontre alors, du côté du pouls, des caractères importants : le *pouls* est *constamment irrégulier* (*pulsus irregularis perpetuus*) et sous la dépendance de la dilatation et de l'asthénie considérable de l'oreillette droite qui se montre en pareil cas; cette dilatation est associée souvent à un certain degré de sclérose diffuse des parois auriculaires (Dehio).

Le *pulsus irregularis perpetuus*, bien étudié par Hering (de Prague)[1] est caractérisé par sa permanence, son indépendance vis-à-vis toutes les causes d'accélération ou de ralentissement du rythme cardiaque en général. L'irrégularité est plus prononcée que dans toutes les autres variétés d'arythmie, elle est permanente, nullement modifiée par la respiration, ni si l'on vient à augmenter la fréquence des pulsations cardiaques par l'atropine. Elle est à peine un peu moins marquée pendant les crises de tachycardie qui peuvent survenir dans le décours du syndrome sous des influences diverses; enfin « l'*arythmie permanente* » n'est point sensiblement modifiée dans le *pouls lent* ni après l'administration de la digitale.

La cause de cette arythmie serait cardiaque; elle se rencontrerait dans diverses *affections valvulaires*, dans la *sclérose coronarienne* et les *affections du myocarde*. On la relève encore dans l'*insuffisance tricuspidienne*, combinée avec le pouls veineux vrai. Elle fait défaut dans l'insuffisance mitrale, le point de départ normal de l'excitation qui aboutit à la contraction du cœur, se trouvant dans l'oreillette droite. Il s'agit en somme d'*extrasystoles* provoquées par une perturbation dans la formation des excitations originelles qui n'arrivent plus des oreillettes, mais très probablement de la zone limitrophe auriculo-ventriculaire.

3° Arythmies rythmées, allorythmies. — Les battements du cœur peuvent présenter dans leur succession une certaine arythmie rythmée, pour ainsi dire, se manifestant sous plusieurs formes cliniques réunies sous le nom d'*arythmies ordonnées*, *cadencées* ou encore d'*allorythmies* (Sommerbrodt) qu'il serait plus exact, de désigner par l'appellation d'*hétérorythmies* (ετερο; exprimant le couple, la paire, la dualité).

4° Extrasystoles. — Ces arythmies sont dues à la présence dans le rythme cardiaque d'*extrasystoles*. On désigne sous ce nom des *systoles ébauchées*, *prématurées*, *anticipées*, qui se présentent un peu avant la systole vraie. D'après J. Mackenzie[2] il faut distinguer dans le groupe des extrasystoles : l'*extrasystole auriculaire* et *l'extrasystole ventriculaire*, suivant qu'il s'agit d'une contraction prématurée de l'oreillette ou du ventricule; s'il y a contraction prématurée et simultanée des parois des deux cavités c'est alors l'*extrasystole* dite *nodale*. L'extrasystole se produit à

1. Hering, « Ueb. de Pulsus irregularis perpetuus », *Deutsch. Arch. f. klin. Mediz.*, 1908, XCI, n$^{os}$ 1-2, p. 185.

2. J. Mackenzie, « Les malad. du cœur » (traduct. Françon), 1911, p. 198.

intervalles plus ou moins réguliers et dès qu'elle est terminée, survient une pause dite *pause compensatrice ;* enfin dans les intervalles où l'extrasystole ne se produit pas, le cœur conserve son rythme normal.

Les extrasystoles sont *ventriculaires*, *auriculaires* ou encore *auriculo-ventriculaires*, mais le diagnostic de ces variétés ne saurait se faire par le simple examen du pouls complété par l'auscultation, il ne peut s'établir nettement que par l'étude comparative des tracés de l'artère radiale et de la veine jugulaire ou encore à l'aide de l'électro cardiogramme.

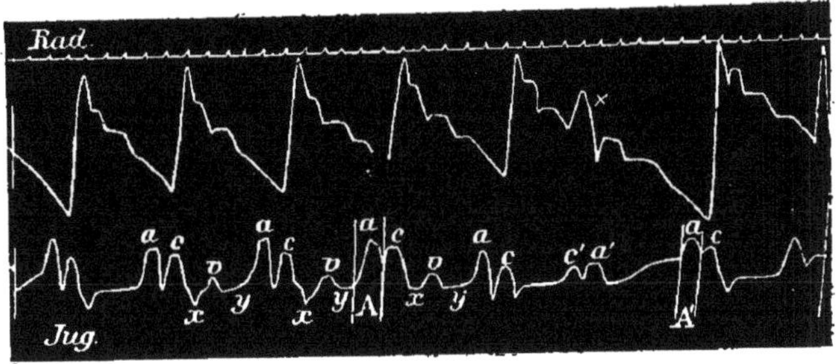


Fig. 27. — Extrasystole ventriculaire (Mackenzie).

L'*extrasystole ventriculaire* (*fig.* 27) se manifeste sur le tracé de l'artère radiale par un soulèvement marqué ici par le signe ×. Sur le tracé de la jugulaire, on relève au même niveau une onde *c'* précédant un peu l'extrasystole × et suivie d'une onde *a'* correspondant à la contraction normale de l'oreillette; la pause compensatrice est complète. Le soulèvement ondulatoire *a* correspond à la reprise du rythme normal.

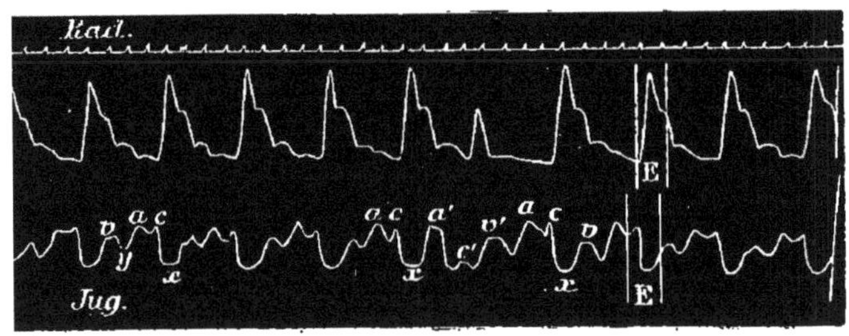


Fig. 28. — Extrasystole auriculaire (Mackenzie).

L'*extrasystole auriculaire* (*fig.* 28) se manifeste sur le tracé de la jugulaire par une onde prématurée *a'* à laquelle succèdent deux ondes *c'* et *v'* répondant à une contraction également prématurée. Dans chaque révolution où se produit la contraction surajoutée, on retrouve les trois soulèvements dans leur ordre normal, mais tous trois sont prématurés. Ici la pause compensatrice est un peu raccourcie.

L'*extrasystole auriculo-ventriculaire* (*fig.* 29) dans laquelle il se produit simultanément une contraction prématurée de l'oreillette et du ventricule se manifeste sur le tracé radial par une onde *r'* et sur la jugulaire par une seule ondulation *a* très élevée.

Les extrasystoles dont les causes sont nombreuses, résultent d'une excitation anormale du faisceau unissant du cœur (faisceau auriculo-ventriculaire).

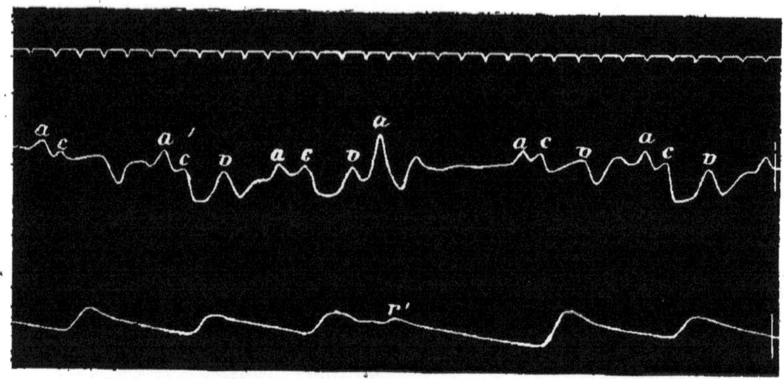


Fig. 29. — Extrasystole auriculo-ventriculaire (Mackenzie).

Elles sont isolées ou se présentent en groupes; elles donnent lieu aux *rythmes couplés* du cœur (*bicouplé*, *tricouplé*, *quadricouplé*, etc.) avec état du pouls correspondant (pouls *bigéminé*, *trigéminé*, *quadrigéminé*); quel-

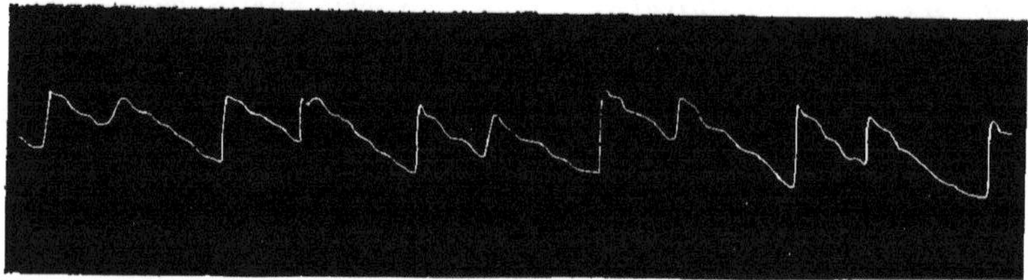

Fig. 30. — Pouls bigéminé.

quefois ces types alternent avec plus ou moins de régularité (*rythme couplé et tricouplé alternant*).

A. Dans le *rythme bicouplé* les pulsations cardiaques sont groupées

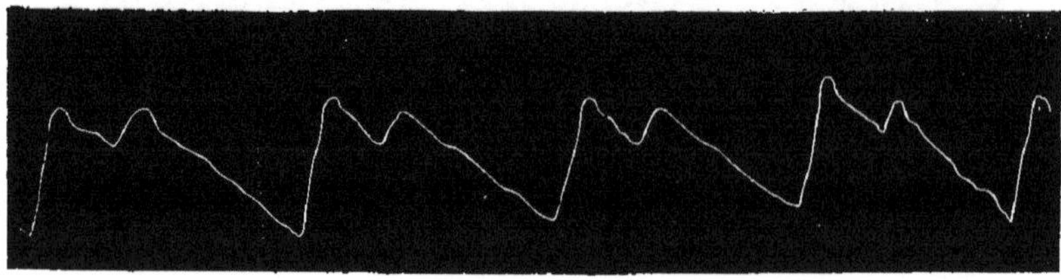

Fig. 31. — Pouls bigéminé avec pouls lent.

par séries de deux pulsations : la première plus forte — systolique normale, la seconde — extrasystole, plus faible ; toutes deux se suivant très rapidement et séparées du couple suivant par un intervalle ou silence prolongé. Ces deux battements se manifestent du côté du pouls, par deux pulsations l'une forte, l'autre plus faible, rapprochées l'une de l'autre et suivies d'un intervalle ou *pause*, plus ou moins prolongé : c'est le *pouls bigéminé* (*fig.* 30 *et* 31) la dernière représentant un pouls bigéminé avec pouls lent.

La première pulsation, plus forte, est constituée par une systole ventriculaire normale, la seconde plus faible par une *extrasystole*. Cette dernière est une systole ébauchée, avortée, fruste, à faible impulsion parce que — véritable systole anticipée — elle se produit avant que la réplétion du ventricule soit achevée, ne mettant en mouvement qu'une ondée sanguine très restreinte. Cette seconde pulsation, qui correspond à l'extrasystole, est parfois si faible qu'elle ne se manifeste qu'au sphygmographe et non à l'exploration radiale, en sorte que l'auscultation du cœur montre un nombre de systoles double du nombre des pulsations radiales. Ce n'est donc que lorsque l'extrasystole se fait sentir à la radiale que le rythme couplé du cœur se manifeste par le pouls bigéminé ; si la systole seule parvient à l'artère radiale, on observe un *pouls lent faux*.

En pareil cas, ainsi que nous venons de le dire, l'auscultation fait entendre au cœur un nombre de battements supérieur à celui des pulsations radiales, mais les bruits cardiaques sont d'inégale intensité. Le plus souvent, on entend après un bruit systolique normal, des bruits faibles, étouffés, des « demi-battements », comme disait Stokes. Ce sont des « bruits lointains et sourds qui suivent immédiatement le bruit systolique normal et lui répondent comme une sorte d'écho prolongé » ; ce sont les *systoles en écho* (Huchard).

Le rythme couplé, qui est de nature extra-systolique, apparaît et disparaît parfois brusquement, a été décrit pour la première fois par Hyde Salter [1] puis par H. Cook (de Bombay) (1881) ; Bard l'a étudié et inspiré à Figuet [2] un travail intéressant ; plus tard, G. Lemoine (de Lille) [3] a consacré à ce sujet une très bonne étude.

*Valeur séméiologique.* — Le rythme couplé avec pouls bigéminé a été rencontré dans des circonstances variables :

1° Sous l'influence de la *digitale*, administrée trop longtemps ou à dose trop élevée, Traube, Lorain [4] ont signalé son apparition ; en général, cet incident ne survient guère que chez des sujets malades depuis longtemps et dont le myocarde dégénéré ne répond plus que faiblement à l'incitation médicamenteuse.

Cependant, même à faible dose, la digitale a pu produire le pouls bigéminé chez les malades dont le myocarde est profondément atteint et qui présentent une grande dilatation cardiaque. Celle-ci, en pareil cas, est rebelle au médicament, la digitale ne produit alors que le ralentissement du cœur sans provoquer de diurèse appréciable et le cœur a de la tendance à se dilater davantage.

2° *A la suite de troubles fonctionnels du système nerveux.*

1. Hyde Salter, *Lancet*, 29 juillet et 19 août 1871.
2. Figuet, Etude du rythme couplé du cœur. *Th.*, Lyon, 1882.
3. Lemoine, « Du rythme couplé du cœur », *Sem. méd.*, décembre 1891.
4. Lorain, « Le pouls », Paris, 1870.

Lorain a rencontré le pouls bigéminé dans la grossesse et chez un tuberculeux, Nothnagel, dans un cas de sténose laryngée, Lannois, dans un cas de compression des nerfs pneumogastriques par un néoplasme ; enfin Bard et Figuet l'ont vu chez des sujets *anémiques*, des *convalescents* de fièvre typhoïde ou de diarrhée des pays chauds, chez des *neurasthéniques* et même chez de *simples névropathes*.

3° On l'a noté encore dans la *cardioptose* (Rummo[1]) dans l'*ictère* (Dufour[2]), et sous l'action de certains *médicaments* : chloroforme, acide salicylique, salicylate de soude (Lommel[3]); mais ces faits ne sont point fréquents.

4° Dans le *syndrome de Stokes-Adams*, le rythme couplé peut alterner avec l'arythmie simple. Mais Tripier (1883) avec raison fait remarquer qu'il ne s'agit pas dans ce syndrome d'une bradycardie vraie, mais d'un *pouls lent faux* avec rythme couplé ou arythmie plus ou moins manifeste ; l'affection devrait donc être désignée non sous l'appellation de pouls lent permanent, mais par celle de pouls lent arythmique.

*Pathogénie*. — *La pathogénie* des rythmes couplés du cœur a été vivement discutée ; les auteurs se sont appuyés surtout sur la *coïncidence habituelle du pouls veineux des jugulaires* avec le rythme couplé, pour édifier quelques théories, que nous nous contenterons de résumer brièvement.

*a*. Leyden avait admis autrefois que, pendant le temps où le ventricule gauche se contracte une seule fois, le ventricule droit accomplit une double contraction, mais cette *hémisystolie* paraît en opposition avec la physiologie normale du cœur.

*b*. Tripier, après Riegel, admet une double contraction successive du cœur à la suite d'un trouble purement fonctionnel, ou d'une altération organique au niveau du bulbe, dans la région du pneumogastrique.

*c*. Bard trouve la cause du rythme couplé dans une modification de l'activité fonctionnelle des nerfs vagues, influençant l'action des ganglions intra-cardiaques ; G. Lemoine s'est rallié à cette théorie.

*d*. Potain pense qu'on pourrait expliquer le phénomène par la dissociation entre le rythme auriculaire et le rythme ventriculaire, le premier continuant à évoluer normalement 60 à 72 fois à la minute, le second étant plus rare ; cette théorie s'appuie en partie, sur une expérience curieuse de Chauveau, qui, excitant le bout périphérique du pneumogastrique, vit la contraction du ventricule se suspendre une fois sur deux, alors que celle des oreillettes restait normale.

*e*. Henschen a proposé une théorie fort ingénieuse. Dans quelques cas de *maladies mitrales*, de même que dans *l'insuffisance tricuspidienne*, les oreillettes extrêmement dilatées, et dont les parois sont dans un état d'atonie profonde, ne se vident qu'incomplètement durant la présystole ; il en résulte que l'ondée rétrograde qu'elles reçoivent pendant la systole ventriculaire détermine rapidement dans leur cavité un excès de pression qui incite la contractilité de leur paroi : de là production d'une *extrasystole*, c'est-à-dire d'une systole avortée parce que, au moment de la révolution car-

1. Rummo, *Congrès int. de méd.*, Paris, 1900.
2. Dufour, *Soc. méd. hôpit.*, Paris, 18 octobre 1901.
3. Lommel, *Deutsch. Arch. f. klin. Med.*, 1902, p. 215, 465.

diaque où elle se produit l'excitabilité du myocarde est encore épuisée; cette extrasystole constitue le couple du rythme bigéminé. Cette théorie s'appuie, d'ailleurs, sur les expériences de Dastre et d'Arloing; ce dernier auteur notamment a pu provoquer des extrasystoles en excitant directement la face interne de l'endocarde.

B. Dans d'autres circonstances, les pulsations qui se suivent, au lieu d'être doubles, sont au nombre de trois : une systole normale et deux extrasystoles décroissantes en force et en durée ; c'est alors le *pouls trigéminé* ou *tricouplé* (*fig.* 32).

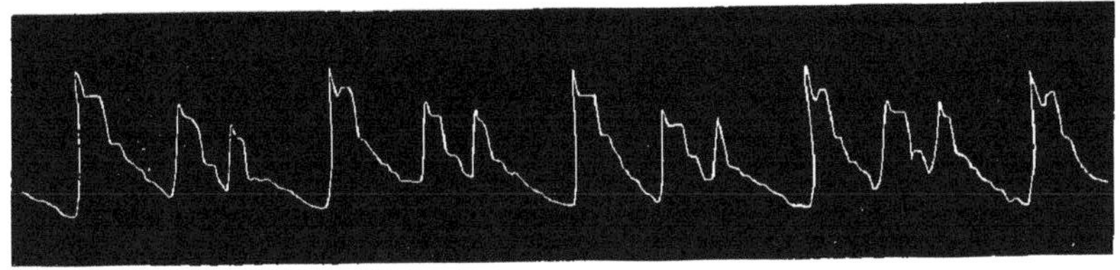

FIG. 32. — Pouls trigéminé (Gallavardin).

On a rencontré quelquefois aussi les pouls *quadricouple*, *quinticouple*.

C. *Rythme couplé et tricouplé alternant*. — Observé par Lorain chez un malade atteint de dilatation hypertrophique du cœur, il a été étudié de nouveau par Huchard (1892).

Il est caractérisé par une série de battements couplés, alternant avec un groupe de battements tricouplés; un intervalle se produit après chaque série, mais la grande pause a lieu toujours après la série tricouplée (*fig.* 33).

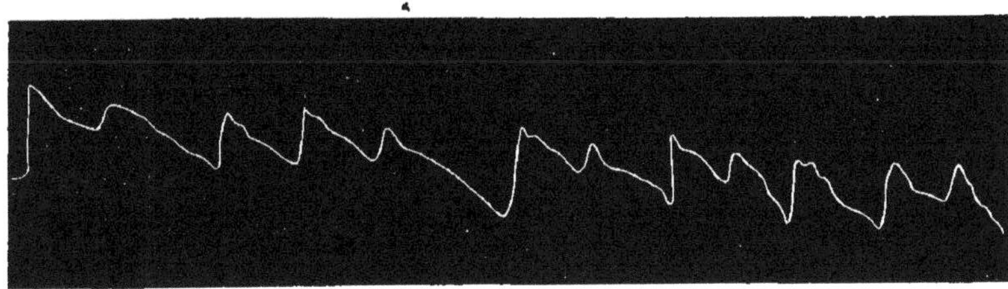

FIG. 33. — Rythme bicouplé et tricouplé alternant.

Ce rythme particulier est une contre-indication à la médication digitalique. En effet, ces pauses successives prolongent la durée de la diastole, pendant laquelle le sang versé dans la cavité ventriculaire s'y trouve bientôt en quantité considérable, dilate le ventricule et peut forcer les parois du cœur déjà malades, et quelquefois amincies. Donner la digitale en pareil cas, c'est allonger la période diastolique et par conséquent en exagérer les effets fâcheux ; la digitale en effet accentuera les pauses, et augmentera la dilatation des cavités, d'où l'imminence de graves dangers et surtout de la mort subite.

D. *Pouls alternant*. — Sommerbrodt, Riegel, Mackenzie ont décrit après Traube une *variété* particulière de pouls allorythmique : le *pouls alternant*. Ici le rythme a gardé sa régularité, mais la hauteur de chaque soulèvement varie : une pulsation faible succède alternativement à une pulsation forte. Ce pouls (*fig.* 34) est en rapport avec l'affaiblissement de la fonction de contractilité du myocarde (MACKENZIE).

4° **Intermittences.** — Laënnec les définit « une suspension subite et momentanée du pouls, pendant laquelle l'artère affaissée ne se sent plus sous le doigt ». Bouillaud les décrit en ces termes : « il arrive quelquefois qu'après un certain nombre de pulsations, le cœur s'arrête, se repose pendant un espace de temps, en général égal à celui que dure une pulsation ». C'est là ce qu'on désigne sous le nom d'*intermittences*.

Celles-ci, d'après Laënnec, doivent être divisées en intermittences *fausses* et en intermittences *vraies*.

a. *Dans l'intermittence fausse*, on constate l'*absence d'une pulsation*

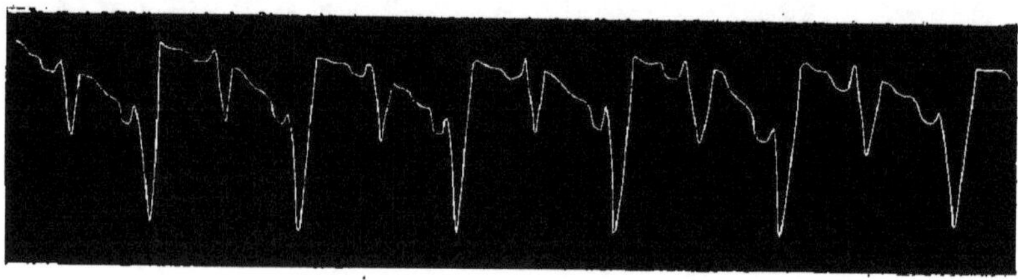

FIG. 34. — Pouls alternant.

*artérielle quoique le cœur ait battu*, mais trop faiblement pour envoyer une ondée sanguine perceptible à l'artère radiale. « Je ne puis mieux comparer, dit Bouillaud[1], ce qui arrive alors pour le cœur, qu'à ce qui arrive au pied, dans ce qu'on appelle un *faux pas*. Cette *intermittence est une sorte de faux pas du cœur*, et tient, je crois, à ce que le ventricule gauche, n'ayant pu se remplir convenablement de sang, pendant la diastole, bat réellement, sinon tout à fait à vide, du moins sur une très petite masse de sang. » L'intermittence fausse se rencontre fréquemment associée à l'arythmie simple. Bouillaud pense qu'on peut la rattacher souvent au *rétrécissement auriculo-ventriculaire gauche* ; on l'a trouvée également dans quelques faits d'*artériosclérose sénile* (HAUSHALTER). Cependant dans la majorité des cas, les intermittences fausses n'ont point de signification pathologique sérieuse, et bon nombre de personnes présentent des intermittences pendant de fort longues années et même toute leur vie sans être troublées dans leur santé.

b. L'*intermittence vraie* est caractérisée par l'*absence simultanee de la pulsation radiale et* d'un *battement cardiaque*. Elle peut se produire avec une certaine régularité, par exemple se répéter toutes les quatre, cinq ou six pulsations, et être précédée ou accompagnée de sensations complexes, variables pour chaque personne : anxiété, malaise, pesanteur, barre à l'épigastre, qui permettent souvent alors au malade de prévoir son intermittence. Dans d'autres cas, le sujet n'a point conscience de ce

1. BOUILLAUD. « Trait. clin. des maladies du cœur ». 2e édit. Paris, 1841, t. I, p. 168.

trouble cardiaque, que seul le médecin perçoit. L'intermittence vraie se rencontre assez fréquemment chez les *dyspeptiques* (LASÈGUE, 1872); elle est cependant compatible avec l'état de santé.

Les intermittences cardiaques ont généralement une durée longue et souvent indéfinie; après une disparition momentanée de plusieurs semaines ou même de plusieurs mois, elles réapparaissent sous l'influence d'une vive émotion, d'un écart de régime, d'un exercice violent, d'une marche prolongée.

Celles qui se rattachent à des *troubles digestifs passagers*, de même que celles qu'on note pendant la *convalescence* des fièvres et des maladies infectieuses (fièvre typhoïde, scarlatine, etc.) n'ont aucune valeur pronostique grave; par contre, si les intermittences se lient à des *lésions organiques cardio-aortiques* ou encore se manifestent pendant la *période d'état* des pyrexies et des infections, leur signification est grave, et dans ces dernières affections, elles feront craindre une altération profonde du myocarde avec menace de mort subite ou rapide (HAYEM, LANDOUZY et SIREDEY).

De même que pour les palpitations il y a lieu de faire remarquer une *influence héréditaire* prédisposant aux intermittences cardiaques; les descendants de sujets atteints de maladie organique du cœur sont, plus que les autres, exposés aux intermittences de même qu'aux palpitations.

5° *Rythme fœtal.* — Stokes[1] dans son Traité des maladies du cœur et de l'aorte, décrivant « l'état du cœur dans le typhus », signala, le premier, une modification particulière du rythme cardiaque, caractérisée par ce fait que les bruits du cœur « sont tous deux moins forts et demeurent presque complètement identiques ». Nous avons donné, ajoute-t-il, « à cet état, le nom de *caractère fœtal*, tiré de la *ressemblance* étroite *qu'il y a entre ce phénomène et les bruits du cœur du fœtus*, pendant la gestation. Cette similitude est presque absolue lorsque le pouls a une rapidité de 125 à 140 pulsations à la minute ».

Le *rythme fœtal* fut, plus tard, mentionné de nouveau par Graves, Guéneau de Mussy, Peter, Hayem (1875), et, à l'étrangar, par Steffen (1889); l'étude du phénomène a été reprise par Huchard (1888) et par H. Gillet[2], sous le nom d'*embryocardie*.

*Caractères.* — Le rythme fœtal est caractérisé par l'égalité du petit et du grand silence, à laquelle se joint l'identité du premier et du second bruit, ainsi qu'une accélération variable des battements cardiaques ou tachycardie. Il en résulte, pour l'oreille, une *sensation analogue au tic tac d'une montre*, aux bruits du cœur fœtal.

Les caractères du rythme fœtal se résument dans ces trois propositions : 1° *tachycardie ;* 2° *égalisation en durée des deux silences;* 3° *similitude de timbre et d'intensité des deux bruits*. Cette dernière tient, en partie, à ce que les deux bruits du cœur sont affaiblis: le second, par suite de l'hypotension artérielle, le premier, à cause de la dégénérescence du myocarde.

1. STOKES, « Trait. des malad. du cœur et de l'aorte, traduct. Sénac. », p. 384, 1864.
2. GILLET, « De l'embryocardie ou rythme fœtal des bruits du cœur», *Th.*, Paris, 1888.

*Mécanisme.* — Le rythme fœtal des bruits du cœur est lié à la fois à l'*abaissement de la pression artérielle* (hypotension) qui entraîne la tachycardie et produit l'affaiblissement et le retard du second bruit, ainsi qu'à un état de *dégénérescence du myocarde*, presque toujours secondaire à un état infectieux, amenant un certain degré de dilatation du cœur.

*Valeur séméiologique.* — On a rencontré le rythme fœtal dans le groupe des *maladies infectieuses :* dans le *typhus* (STOKES), la *fièvre typhoïde* (HAYEM, DEMANGE), dans la *scarlatine*, la *méningite tuberculeuse*, la *grippe* (MERKLEN, 1892), la période asystolique de la *maladie de Basedow*. Chez les enfants, on le rencontre tout particulièrement dans la *symphyse du péricarde* de nature *tuberculeuse* (WEILL, 1895).

Dans la fièvre typhoïde, l'embryocardie est précédée d'abord par la tachycardie, qui est le phénomène initial, puis survient peu à peu le *rythme à deux temps* tout particulier des bruits du cœur qui constitue le rythme fœtal. Dans certains cas, on peut le voir alterner, certains jours, avec un *rythme de galop présystolique* (E. BARIÉ, 1910).

Lorsque le rythme fœtal est complet et permanent, le *pronostic* est *extrêmement grave*. D'après Huchard, il précéderait la mort de quelques jours seulement, et celle-ci surviendrait par asphyxie ou syncope.

Cependant il est des cas où le pronostic doit être considéré avec moins de gravité. car des *cas de guérison* ont été relevés par Stokes, Demange (1885) E. Barié, etc.; dans les faits observés dans l'enfance par Tripier et Devic, les malades ont toujours guéri.

6° **Rythme pendulaire ou embryocardie dissociée.** — A côté de l'*embryocardie* habituelle ou *tachycardique*, il y a lieu de signaler un autre type de rythme fœtal sans tachycardie, décrit par Grasset, sous le nom d'*embryocardie dissociée* (par opposition à l'embryocardie complète ou tachycardique) ou encore de *rythme pendulaire*, par Pawinski.

*Caractères.* — Dans cette variété, les *bruits du cœur ne sont ni précipités, ni affaiblis*, comme dans le rythme fœtal de Stokes, et au lieu de rappeler le tic tac d'une montre, ils *ressemblent*, au dire de Barth et Roger, aux *oscillations du balancier d'une pendule*. Pour ces auteurs, ce trouble du rythme cardiaque se rencontrerait assez fréquemment chez les vieillards, « lorsque le cœur est gos et flasque et que l'aorte, graduellement dilatée a perdu la souplesse et la contractilité de ses parois ».

Pour eux encore, le phénomène est dû au raccourcissement du grand silence avec allongement du petit, qui convertit le rythme du cœur en une mesure à deux temps.

Grasset le rapporte à un *retard important dans le claquement des sigmoïdes*, dû à la *diminution de l'élasticité artérielle :* pour lui, l'embryocardie dissociée est un signe de *défaillance artérielle;* quant au *cœur* lui-même, contrairement à ce qu'on observe dans la première variété, il est *peu touché*, et en tous cas, il offre encore une résistance suffisante. Ce rythme cardiaque se rencontre surtout dans les *cardiopathies artérielles*, dans l'*artériosclérose*, la *coronarite*, l'*angine de poitrine*.

*Pronostic.* — Il n'a pas la même gravité que celui de l'embryocardie tachycardique, à cause de la conservation relative de l'énergie cardiaque.

7° *Rythme de déclanchement.* — S. Perret[1] a décrit sous ce nom un rythme spécial qu'il a rencontré chez des enfants, caractérisé par un *raccourcissement du petit silence tel, que les deux bruits sont rapprochés l'un de l'autre d'une façon extrême, au point qu'ils paraissent empiéter l'un sur l'autre;* au contraire, le grand silence reste normal.

Ce phénomène est accompagné de *tachycardie* et d'un *pouls petit* mais *régulier;* à l'oreille, il donne la sensation de la détente brusque d'un ressort très tendu, mais la détente est double, et correspond aux deux bruits du cœur; les deux déclanchements se succèdent avec une grande rapidité.

*Valeur séméiologique.* — Le rythme de déclanchement a été observé dans sept cas de *tuberculose infantile*, pulmonaire ou méningée, peu de temps avant la mort. Le *pronostic* est *grave*, puisque ce rythme est l'expression de la faiblesse du cœur.

*Mécanisme.* — D'après Perret, le rythme de déclanchement ne pourrait s'expliquer que par une excitation des ganglions intra-cardiaques du sympathique.

8° *Bradydiastolie.* — Sous ce nom, il faudrait entendre, d'après Huchard (1894), un rythme cardiaque caractérisé par un *allongement extrême du grand silence.*

A l'auscultation, on perçoit : 1° les deux bruits normaux du cœur, en général fortement frappés, et séparés par un petit silence dont la durée a généralement diminué; à un examen superficiel, il semble qu'il y ait ainsi une sorte de tachycardie apparente ;

2° Après ces deux bruits, survient la phase diastolique, qui est d'une longueur inaccoutumée, en sorte que les deux bruits qu'on vient d'entendre, se trouvent considérablement éloignés des deux bruits de la révolution cardiaque qui va suivre.

La bradydiastolie serait un indice de fatigue et d'affaiblissement du cœur, un signe de dilatation cardiaque; elle contre-indiquerait absolument l'administration de la digitale.

Cette revue des altérations du rythme cardiaque devrait se compléter nécessairement par l'étude des *tachycardies* (accélération des battements du cœur) et par celle des *bradycardies* (ralentissement des battements). Mais l'importance de ces troubles est si grande qu'il nous a paru préférable de reporter leur étude avec celle des autres grands troubles fonctionnels du cœur.

II. **Altérations de timbre.** 1. — *Affaiblissement et disparition des bruits normaux du cœur.* — L'atténuation des bruits normaux peut porter à la fois *sur les deux bruits* du cœur, ou isolément *sur le premier* ou *sur le second bruit.*

*a.* AFFAIBLISSEMENT DES DEUX BRUITS. — Lorsque l'atténuation d'intensité porte à la fois sur les *deux bruits* du cœur, elle est la conséquence

1. S. PERRET, « Du rythme de déclanchement chez les enfants », *Lyon médical*, août 1892.

de la faiblesse des systoles, qu'on la rencontre par exemple à la période d'*asystolie ultime* des cardiopathies organiques, ou encore de l'*asthénie cardio-vasculaire* résultant des dégénérescences du myocarde : *myocardites* des maladies infectieuses, *dégénérescence graisseuse*, etc.

Elle se rencontre également dans la *péricardite avec épanchement*, dans laquelle les bruits sont à la fois *affaiblis* par suite de la diminution d'énergie du myocarde, et *éloignés* de l'oreille par la *couche liquide péricardique*, mauvaise conductrice du son. De même dans l'*emphysème*, les bruits du cœur ne sont transmis qu'avec l'atténuation que leur cause la lame pulmonaire, interposée entre le cœur du malade et l'oreille du clinicien. Dans l'*obésité* le même phénomène se rencontre également à cause de l'épaisse couche adipeuse qui recouvre le thorax.

Enfin l'atténuation des deux bruits peut être produite par une *endocardite aiguë*, mais celle-ci, s'exercant de préférence sur le premier bruit du cœur, sera décrite un peu plus loin.

*b.* Affaiblissement du premier bruit. — L'assourdissement du premier bruit du cœur a été signalé autrefois par Legroux (1827), Cazeneuve (1836), Piorry, Grisolle qui parle de « l'enrouement, l'état voilé » des bruits naturels, par Bouillaud qui a décrit un « bruit enroué ou étouffé » dans l'endocardite valvulaire.

Les caractères cliniques varient depuis la simple atténuation dans l'intensité du bruit, jusqu'à la disparition totale, complète de celui-ci ; ce dernier caractère est d'ailleurs exceptionnel.

*Valeur séméiologique.* — L'affaiblissement du premier bruit du cœur se rencontre : 1° dans l'*endocardite aiguë ;* 2° dans la *myocardite aiguë des maladies infectieuses* , et en particulier de la fièvre typhoïde.

1° Dans l'*endocardite aiguë*, elle constitue le *signe* d'auscultation *qui apparaît le premier*. Bouillaud, qui avait observé le fait, disait avoir vu « le bruit à timbre enroué ou étouffé s'élever jusqu'au bruit de soufflet » et celui-ci « descendre par une sorte de dégradation au bruit étouffé, âpre, enroué ». Il rattachait ce signe à l'état particulier des valvules qui sont plutôt fongueuses, boursouflées, molles et flasques, au lieu d'être fermes, résistantes, compactes. Mais c'est Potain (voir *Endocardite*), qui a montré toute la valeur du signe clinique et en a fourni l'explication judicieuse.

Cliniquement, les choses se passent de la façon suivante : il s'agit presque toujours d'un malade atteint de rhumatisme articulaire aigu. Le médecin qui l'ausculte tous les jours, avec soin, et n'avait rien constaté jusqu'alors du côté du cœur, est frappé tout à coup vers le sixième ou le huitième jour de la maladie, de trouver le premier bruit plus sourd, et comme amorti ; c'est l'indice d'une endocardite aiguë qui commence, ou tout au moins menaçante. Dans cette affection en effet, les voiles valvulaires sont épaissis, boursouflés, comme matelassés par un tissu mou et spongieux ; ce ne sont plus des lames solides et vibrantes qui s'affrontent durant la systole ventriculaire, mais des plaques molles, qui assourdissent, étouffent le premier bruit du cœur. Plus tard, sous l'influence d'une tentative de prolifération légère, les valvules augmentent d'épaisseur et diminuent d'élasticité; le bruit, après avoir présenté le caractère éteint, étouffé, prend un *éclat dur* et *parcheminé*, c'est alors qu'il rappelle le bruit qu'on produit en frappant sur un tambour très tendu, recouvert d'un crêpe (POTAIN). Puis, peu à peu s'il y a guérison, ce timbre disparaît, et le premier bruit reprend son caractère normal. Au contraire si l'endocardite mitrale s'organise, le premier bruit est remplacé bientôt par un souffle systolique et l'insuffisance mitrale est créée.

2° *Dans la fièvre typhoïde*, on peut rencontrer une diminution considérable dans l'intensité du premier bruit du cœur, et même une disparition complète ou presque complète de celui-ci ; il en est de même, dans d'autres *maladies infectieuses*, telle que le *typhus* par exemple où Stokes l'avait signalée; on l'a trouvée, encore, mais plus rarement dans la *scarlatine*, la *pneumonie*, etc. C'est d'abord à la *base* du cœur, c'est-à-dire dans son lieu de propagation, qu'on est frappé de l'affaiblissement du premier bruit ; le phénomène est relevé ensuite à la *pointe* du cœur, c'est-à-dire au niveau de son foyer de production.

Ce phénomène a été étudié tout particulièrement dans la fièvre typhoïde, par Picot (de Bordeaux)[1] et rapporté par lui à l'existence d'une *myocardite* qui complique fréquemment la fièvre typhoïde à forme grave et peut causer la mort rapide du malade ; ces faits sont incontestables. Cependant il ne faut pas toujours attribuer une valeur pronostique aussi sombre à tous les cas d'affaiblissement du premier bruit dans le cours de la dothiénentérie, car dans plusieurs observations (SIREDEY, GALLIARD, 1894; E. BARIÉ[2] 1896), la guérison survint. Dans ces cas, il il paraît rationnel d'attribuer l'affaiblissement du premier bruit du cœur, à des *troubles d'innervation du myocarde* d'origine toxique (action des toxines sur le bulbe?), plutôt qu'à une myocardite vraie, réservant ce diagnostic aux faits dans lesquels, en plus de l'affaiblissement du premier bruit, on note d'autres troubles cardiaques, tels que tachycardie, irrégularités du pouls, hypotension vasculaire, etc.

3° D'après Traube, dans l'*insuffisance aortique*, le premier bruit du cœur est quelquefois diminué d'intensité, parce que la mitrale présenterait déjà une ébauche ou même un commencement de mise en tension dès la fin de la diastole, sous l'influence de l'ondée sanguine refluant de l'aorte dans le ventricule gauche.

4° Enfin, quoique plus rarement, on a pu constater l'affaiblissement du premier bruit du cœur dans certains cas *d'hypertrophie cardiaque*, tel le *cœur* rénal, dit de *Traube*, dans lequel le premier bruit cardiaque prend assez fréquemment un timbre sourd, amorti.

c. AFFAIBLISSEMENT DU SECOND BRUIT. — Les causes de l'affaiblissement du second bruit du cœur sont les mêmes que celles que nous

1. PICOT, *Sem. médicale*, février 1894.

2. SIREDEY, GALLIARD, *Soc. méd. des hôpit.*, 1894 ; E. BARIÉ, *in th.* de E. BERNARD, 1896, etc. ; voir encore sur ce sujet : MONGOUR, *Arch. clin. de Bordeaux*, 1895; les *thèses* de FERAUD (Lyon, 1894-96), de HOBBS (*th.* Bordeaux, 1894), de E. BERNARD (*th.* Paris, 1896, etc.).

venons de décrire à propos de l'affaiblissement du premier; nous ne nous arrêterons donc pas longuement sur ce sujet.

*Valeur séméiologique.* — L'*endocardite aiguë* et la *myocardite des maladies infectieuses* en sont les causes habituelles, et le pronostic en est grave, car la disparition du second bruit dans le cours de la fièvre typhoïde a été regardée par les auteurs, comme un signe précurseur de la mort. *Elle est l'indice*, en tous cas, d'un *affaiblissement extrême du muscle cardiaque* et d'un *abaissement considérable de la tension artérielle.* Sous cette double influence, les valvules sigmoïdes ne reçoivent, durant la diastole, qu'une ondée rétrograde insuffisante pour en provoquer le claquement perceptible à l'oreille, et d'autre part leur chute est amortie par l'encombrement des ventricules mal vidés par une systole très faible (Gillet).

D'après le même auteur, on verrait, chez les typhiques, les phénomènes se succéder souvent ainsi sous l'influence de la myocardite : en premier lieu, on noterait l'affaiblissement du premier bruit, puis les deux bruits ne se distinguant plus l'un de l'autre, prendraient le rythme fœtal, et ensuite perdraient tous deux leur netteté, enfin, le premier bruit seul persisterait. Dans les cas heureux, le second bruit, après avoir perdu sa netteté, reprend peu à peu son éclat habituel.

Hope (1849) et Stokes ont noté que le second bruit du cœur pouvait disparaître, dans les cas de *compression du cœur* par une tumeur anévrysmale siégeant en arrière de lui.

**2. — *Renforcement et exagération des bruits normaux du cœur.*** — A. L'*intensité des deux bruits normaux* du cœur peut être *accrue* considérablement suivant des causes multiples :

Les *exercices violents*, les *efforts*, la *course*, la *montée rapide d'un escalier*; les *émotions*, en même temps qu'elles accélèrent la fréquence des battements du cœur, en renforcent les bruits normaux. Ceux-ci sont alors vibrants, claqués, et prennent parfois une *résonance métallique* inaccoutumée; c'est ce qu'on observe notamment dans l'*hypertrophie du cœur*.

Nous avons dit déjà que chez les enfants et les adolescents, les bruits du cœur sont perçus par l'oreille avec une intensité plus grande que chez l'adulte à cause de la *minceur de la paroi thoracique:* le deuxième bruit pulmonaire notamment présente un éclat tout particulier dû sans doute à la position plus superficielle de l'artère pulmonaire par rapport à l'aorte; le fait a été noté 703 fois sur 854 enfants [1]. La *station verticale*, qui rapproche le cœur de la paroi thoracique, explique l'éclat particulier des bruits dans cette attitude, enfin les *indurations du poumon*, propagent nettement et renforcent les bruits du cœur. L'intensité et le timbre des bruits normaux peuvent être encore modifiés par des troubles divers des organes de voisinage : *pneumothorax*, *pneumatose gastrique* ou *intestinale*. Laennec [2] alité pour une légère indisposition accompagnée

1. Luthje, *Med. Klinik.*, 22 avril 1906.
2. Laennec, *Trait. de l'auscultat. médiate*, 2e édit., Paris, 1826, t. II, p. 768.

de ballonnement stomacal, observa sur lui-même ce phénomène : « J'examinai la région de l'estomac que je trouvai très distendue par des gaz et fortement résonnant par la percussion la plus légère. Je fis approcher la tête d'une personne présente à environ 6 pouces des parois de ma poitrine et elle entendit très distinctement les battements de mon cœur. Dès lors je commençai à penser qu'un certain degré de distension flatueuse de l'estomac et son adossement intime au diaphragme pouvaient produire le phénomène dont il s'agit. Un instant après, je n'en doutai plus : l'éructation de quelques gaz le fit disparaître. »

B. *Renforcement du premier bruit du cœur.* — Dans le *rétrécissement mitral*, Traube, Duroziez ont relevé *l'éclat* intense que peut prendre le *premier bruit;* dans quelques cas même, l'éclat est si fort, que le bruit s'entend à « un décimètre de la poitrine ». Ce claquement retentissant, qu'on a comparé à la détente d'un ressort, s'explique pour Duroziez, par la rigidité extrême de l'entonnoir qui constitue le rétrécissement, et à l'épaississement de la mitrale devenue ainsi moins souple et ayant perdu une grande partie de son élasticité. Chez les enfants, l'éclat du premier bruit serait, après le dédoublement du second, un des signes précoces du rétrécissement mitral (D'ASTROS)

C. *Renforcement ou exagération du second bruit du cœur.* — Il est dû à un claquement exagéré des valvules sigmoïdes, pendant la diastole, et peut se rencontrer, soit au niveau de l'aorte soit au niveau de l'artère pulmonaire.

1° *L'exagération du second bruit au niveau du foyer aortique* est due à l'*augmentation de la tension sanguine dans la grande circulation.* Elle se manifeste par un éclat considérable et inaccoutumé du second bruit, dans le *deuxième espace intercostal droit*, le long du bord du sternum.

Le phénomène se manifeste de *deux façons différentes* dont la signification clinique n'est pas la même : tantôt il y a seulement *accentuation* très marquée, tantôt il y a *renforcement du bruit avec modification dans le timbre.*

a. *L'accentuation simple* du second bruit aortique indique seulement qu'il y a hypertension sanguine dans l'aorte; on la rencontre très manifestement avec l'hypertrophie et le bruit de galop du cœur gauche, dans la *néphrite interstitielle chronique* (TRAUBE, SIBSON, POTAIN).

On la rencontrerait encore, même comme phénomène précoce dans l'*artériosclérose* isolée, ou accompagnée de lésions rénales, ou encore généralisée (HUCHARD).

Enfin cette accentuation se rencontre, d'une façon transitoire, dans les accès d'hypertension passagers qui surviennent chez certains saturnins et dans l'éclampsie, et le phénomène s'accompagnerait en outre d'augmentation momentanée de la matité aortique (VAQUEZ).

b. *Le renforcement*, avec *timbre éclatant* du second bruit, a été indiqué et bien étudié par Bouillaud, Skoda, Gairdner et Broadbent. Bouillaud avait remarqué le timbre dur *parcheminé* du bruit cardiaque, lorsqu'il existe un « épaississement hypertrophique avec rigidité des valvules de l'aorte ». Skoda décrivait le caractère métallique du second bruit dans l'athérome de l'aorte, et plus tard, Peter, relevant le timbre retentissant, *clangoreux*, du bruit, le désignait sous le nom de *bruit de tôle*. Après eux, Noël Gueneau de Mussy[1] qui a étudié ce signe avec beaucoup de soin, le désignait sous l'appellation de *bruit tympanique*. « J'ai pu, dit-il, comparer son éclat,... à la résonnance bourdonnante d'un coup de tambour. Le mot de tympanique me paraît mieux correspondre que tout autre à la sensation que ce bruit fait éprouver. » Bucquoy et Marfan[2], qui plus tard ont repris son étude, ont résumé avec netteté les caractères et la valeur clinique de cette exagération dans l'intensité du second bruit normal; nous avons cherché, pour notre part, à en préciser la signification, dans l'insuffisance aortique en particulier[3].

De ces différents travaux, il résulte que :

*a*. Si l'éclat tympanique du second bruit est perçu isolément, au siège habituel des bruits aortiques, il indique un *état athéromateux*, un épaississement extrême, avec *incrustation calcaire* des *valvules sigmoïdes de l'aorte*.

*b*. D'autre part, si en plus du bruit tympanique dans le deuxième espace intercostal droit, on relève l'existence d'un souffle diastolique, siégeant plus bas que le bruit clangoreux, le long du bord droit du sternum, et même souvent vers la partie inférieure de cet os, c'est qu'il y a en même temps *athérome de l'aorte* et *insuffisance sigmoïdienne*, et il va sans dire que celle-ci est *d'origine artérielle*.

Ces deux signes cœxistent si fréquemment que « dès que l'on a constaté l'éclat tympanique, il faut avoir pour règle de chercher s'il n'existe pas plus bas un souffle d'insuffisance aortique ».

*c*. Enfin si le second bruit à éclat tympanique se propage au loin du foyer aortique habituel, jusque vers l'extrémité externe de la clavicule droite, on peut penser que *l'athérome* est *compliqué de dilatation simple de l'aorte*. Ajoutons que ces derniers signes, donnés par Bucquoy et Marfan, ont une valeur plus grande encore, si on note en plus une augmentation de la matité transversale de l'aorte, et surtout la surélévation de l'artère sous-clavière droite dont les battements sont alors perçus nettement au-dessus de la clavicule.

2° L'*exagération du second bruit* au niveau du foyer *de l'artère pulmonaire* sera perçue dans le deuxième espace intercostal gauche; elle est l'indice d'une exagération de la tension dans l'artère pulmonaire, et s'accompagne souvent d'augmentation de volume du ventricule droit.

On la rencontre dans les *affections organiques de l'orifice mitral* (Skoda, Traube, Balfour), lorsque la tension pulmonaire est portée à un degré excessif. D'après Potain, elle fait partie de l'ensemble

1. Noël Gueneau de Mussy, *France médicale*, 1876, et *Clin. méd.*, t. IV., 1885.

2. Bucquoy et Marfan, « Étud. séméiolog. du second bruit du cœur », *Rev. de Médecine*, 1888.

3. E. Barié, « La vraie et les pseudo-insuffis. aortiq. », *Arch. gén. de Médecine*, mars 1896.

symptomatique du *rétrécissement mitral* à ses périodes moyenne et avancée, et suffirait pour faire porter le diagnostic, s'il n'y a pas de lésions de l'appareil pulmonaire auxquelles on puisse rattacher cette accentuation diastolique.

Du côté des voies respiratoires, l'*emphysème pulmonaire* avec bronchite chronique peut produire l'accentuation marquée du deuxième bruit pulmonaire; il en serait de même pour un tiers des cas de *tuberculose pulmonaire chronique* (NORRIS).

L'accentuation se rencontre également, accompagnée ou non de dilatation hypertrophique du ventricule droit, dans les *troubles cardio-pulmonaires consécutifs aux affections gastro-hépatiques* (POTAIN, E. BARIÉ, J. TEISSIER, ARLOING et MOREL) qui seront étudiés ultérieurement.

Enfin cet éclat tympanique du second bruit s'observe encore d'après Josserand, comme signe prémonitoire, d'une inflammation de l'infundibulum avec réaction péricardique de voisinage, et dans quelques cas, cette cardite précéderait le rétrécissement mitral.

**3.** — *Bruits de souffle.* — Laënnec[1] montra le premier que, « dans certaines circonstances », les bruits normaux du cœur peuvent être remplacés par des bruits anormaux auxquels il donne le nom générique de *bruit de soufflet* « parce que dans le plus grand nombre des cas, il ressemble à celui que produit cet instrument lorsqu'on s'en sert pour animer le feu d'une cheminée, et il est souvent tout aussi intense. Cette comparaison est de la plus parfaite exactitude ». A cette appellation de bruit de soufflet, on a substitué celle de *bruit de souffle* (ANDRAL) ou simplement de *souffle* sous laquelle on désigne les bruits anormaux les plus fréquemment observés.

Les bruits de souffle sont *organiques* ou *anorganiques.*

**Souffles organiques.** — Il y a lieu d'en considérer deux variétés:

A. Dans la plus fréquente, les souffles organiques se rattachent à des *lésions valvulaires ou orificielles;*

B. Dans la seconde, les souffles sont causés par des *insuffisances valvulaires purement fonctionnelles* par simple dilatation ventriculaire, *avec intégrité absolue des valvules.*

L'étude détaillée des caractères cliniques de ces souffles est d'une importance considérable, et constitue le principal élément pour le diagnostic des affections organiques du cœur : orificielles ou valvulaires.

SOUFFLES ORGANIQUES AVEC LÉSIONS VALVULAIRES. — 1° *Moment.* — Lorsqu'un bruit de souffle se produit durant la *systole* ventriculaire et persiste pendant toute la durée du petit silence, on le désigne sous le nom de souffle du premier temps, ou mieux de *souffle systolique.* Si le souffle se perçoit pendant toute la durée de la systole, on lui assigne le non de souffle *holosystolique*, s'il apparaît seulement au milieu de la systole, il est *méso-systolique*, enfin il est *télésystolique* s'il se produit seulement à la fin de la systole. Cette distinction n'a d'ailleurs de rapport qu'avec les souffles anorganiques que nous étudierons plus loin, car les *souffles*

1. LAENNEC, *loc. cit.*, t. II, p. 421.

*organiques, dans la systole*, ont pour caractère d'être rigoureusement et *exclusivement holosystoliques*.

Lorsque le souffle se passe dans le grand silence, coïncide avec la *diastole* du ventricule et remplace le second bruit normal, il est dit du deuxième temps, ou mieux *souffle diastolique*.

Enfin, lorsque le bruit de souffle se manifeste durant la *présystole*, c'est-à-dire lorsqu'il précède le premier bruit normal, il est désigné sous le nom de *souffle présystolique*.

A moins que les battements du cœur ne se succèdent avec une très grande rapidité ou avec une arythmie extrême, la détermination du *temps* ou *moment* du bruit de souffle n'offre pas de difficulté réelle ; on s'appuiera, dans les cas douteux, sur les rapports que présentent les souffles avec les bruits normaux et surtout sur ce fait, que le souffle systolique coïncide avec le choc de la pointe du cœur, et avec les pouls radiaux et carotidiens. (En réalité, ceux-ci présentent un léger retard sur la systole ventriculaire, mais il est négligeable en clinique.)

2° *Siège*. — Il est le même pour les souffles organiques et pour les bruits normaux du cœur. Si le *maximum* du souffle se perçoit *à la base* du cœur, la *lésion siège* aux *orifices artériels* (aorte ou artère pulmonaire) ; si au contraire le souffle existe au maximum dans la région de la *pointe*, la *lésion* occupe les *valvules auriculo-ventriculaires*.

La clinique ne se contente point seulement de ces données un peu vagues, elle réclame une précision plus rigoureuse. Or, quoique « les orifices artériels et les orifices auriculo-ventriculaires soient situés à peu près au même niveau », leur foyer d'auscultation n'en est pas moins très distinct, et s'explique par les *rapports normaux de chacun des quatre orifices cardiaques, avec la paroi thoracique*.

On sait que, *en projection*, le centre de l'*orifice tricuspidien* correspond au milieu du sternum, exactement au niveau du quatrième espace intercostal; celui de l'*orifice mitral* est situé en arrière du précédent, à l'extrémité du troisième espace intercostal gauche, tous deux regardant en haut, à droite et en arrière. L'*orifice aortique* a son centre au niveau de l'articulation sternale de la troisième côte, et regarde en haut et à droite. L'*orifice pulmonaire* a le sien au niveau du milieu du deuxième espace intercostal gauche, et regarde en haut et à gauche; ces deux derniers orifices ont ainsi leurs plans entrecroisés à la façon d'une croix de saint André. Appliquons ces données anatomiques à la clinique.

1° Souffles de la région de la pointe.

*a*. En projection, l'orifice tricuspidien répond à une ligne oblique, étendue de l'insertion sternale du cinquième cartilage costal droit, à l'extrémité sternale du troisième espace intercostal gauche; *le souffle tricuspidien* présente donc son *maximum* à *l'extrémité inférieure du sternum, auprès du bord gauche de l'appendice xiphoïde*, ou plus souvent encore, *entre les insertions gauche et droite des cinquièmes cartilages costaux*. Il se prolonge en suivant le bord droit du cœur, et remonte en mourant vers la base; on peut en retrouver la propagation plus ou moins lointaine vers le côté droit du thorax, mais *il ne se propage pas dans le dos.*

*b.* Le *souffle de l'insuffisance mitrale siège au niveau même de la pointe du cœur*, et *se propage* généralement avec une grande netteté *vers la région axillaire gauche*, souvent jusqu'à l'angle inférieur et même le bord spinal de l'omoplate; enfin *vers* le *rachis dans une* grande partie de sa *hauteur*. Cette propagation s'explique par la position de l'oreillette gauche qui est en rapport très étroit avec la paroi postérieure gauche du thorax.

*c.* Le *souffle du rétrécissement mitral* est encore un souffle de la pointe; mais, ainsi que Potain et Sansom l'ont montré, il *siège un peu au-dessus et en dedans de la pointe.* Plus exactement, ce souffle se trouve au niveau de l'union du tiers moyen et du tiers inférieur du ventricule gauche, l'axe de l'orifice auriculo-ventriculaire gauche venant aboutir à ce niveau, en raison de l'obliquité de la base du cœur par rapport au ventricule. Sa propagation vers l'aisselle est faible; il a plutôt une certaine tendance à s'étendre un peu à droite vers le sternum.

2° Souffles de la base du coeur. — Ils indiquent, suivant que leur maximum se trouve à *droite* ou à *gauche*, des lésions de l'*aorte* ou de l'*artère pulmonaire.*

*a.* Le souffle du *rétrécissement aortique* présente son *siège maximum dans le deuxième espace intercostal droit, le long du bord du sternum;* il *se propage vers la clavicule du même côté et au cou*, sur le trajet des carotides.

*b.* Le souffle de l'*insuffisance aortique* a son *maximum dans le deuxième, parfois dans le troisième espace intercostal droit* ou plus exactement au niveau du troisième cartilage costal droit, *le long du bord droit du sternum;* il *se propage* avec la plus grande netteté *le long du sternum jusque vers l'appendice xiphoïde*, c'est-à-dire dans le sens du courant sanguin rétrograde qui s'établit de l'aorte vers le ventricule gauche.

Dans des *cas nombreux*, le *maximum* de ce bruit, au lieu de répondre au deuxième espace intercostal, s'observe *à la partie inférieure gauche du sternum*, et Sibson et C. Paul ont été jusqu'à dire que c'était là le siège le plus fréquent du souffle de l'insuffisance. Ces variations, dans le siège et dans la propagation de ce bruit pathologique, sont importantes à connaître en clinique; elles tiennent à des causes complexes que nous étudierons plus tard (voir *Insuffisance aortique*).

*c.* Le souffle du *rétrécissement de l'artère pulmonaire siège dans le deuxième espace intercostal à gauche, le long du sternum.* Si le rétrécissement est *préartériel*, c'est-à-dire siège au niveau de l'infundibulum du ventricule droit, le souffle présente son maximum, ainsi que j'ai essayé de le montrer[1], après Jaccoud, dans une *zone* limitée *entre la troisième articulation chondro-sternale gauche et la pointe du cœur.*

De son point maximum, *le souffle se propage* dans le sens de l'artère

1. E. Barié. « Le rétréciss. préartériel de l'art pulmon. » *Soc. méd. des hôpit.* Paris, 1895, p. 579.

pulmonaire, c'est-à-dire *vers la partie interne de la clavicule gauche*, mais disparaît un peu au-dessous de celle-ci et ne se propage pas dans les vaisseaux du cou.

*d.* Le souffle de l'*insuffisance de l'artère pulmonaire* s'entend dans *la partie interne du deuxième espace intercostal gauche*, le *long du sternum*, et se propage un peu derrière celui-ci dans le sens du ventricule droit, mais ne s'étend pas vers le cou.

*e.* Le souffle de la *communication interventriculaire congénitale* (maladie de H. Roger) a son *siège* maximum *dans la partie interne du troisième espace intercostal et de la quatrième côte gauches et sous la partie médiane du sternum*; il se propage à peu près également vers la base et vers la pointe du cœur

3° *Intensité.* — L'intensité des bruits de souffle est extrêmement variable et dépend de causes complexes.

Tantôt le bruit est rude, intense, se perçoit à distance, et se propage dans des régions fort éloignées de son lieu d'élection; quelquefois même, il est si fort, qu'on peut l'entendre à distance (Chomel) et est capable d'être perçu par le malade lui-même (Stokes) et de troubler son sommeil; ce sont là, il est vrai, des caractères assez exceptionnels.

Dans un cas de rétrécissement mitral, Duroziez entendit le claquement à 10 centimètres de la poitrine, et dans un fait observé par Devic il était perçu à plus d'un mètre de distance. Plus récemment on a signalé le cas, véritablement extraordinaire d'une fillette d'une dizaine d'années chez laquelle les assistants percevaient un bruit de drapeau à trois mètres de distance[1]. Chez une jeune femme atteinte de maladie de H. Roger, que j'observe depuis douze ans, le souffle se perçoit à plus de vingt centimètres de la région précordiale ; chez un autre malade atteint d'insuffisance aortique traumatique que j'ai longtemps suivi, le souffle s'entendait à la distance de quinze centimètres du thorax. Ces souffles intenses, à *timbre musical* le plus souvent, sont surtout le propre des ruptures valvulaires traumatiques ou spontanées, avec grand délabrement (voir *Ruptures valvulaires*).

Dans d'autres circonstances, le bruit est faible et doux, et demande une certaine attention pour être perçu; ce qu'on peut dire *d'une façon générale*, c'est que *les souffles systoliques sont plus intenses que les souffles diastoliques.*

Les causes qui font varier l'intensité des bruits de souffle sont nombreuses; les principales sont :

a. *la nature des parois de l'orifice rétréci;*

b. *l'état de la tension intra-cardiaque;*

c. *la vitesse du courant sanguin;*

d. *l'influence de certaines attitudes ;*

*a.* Dans une série de recherches expérimentales, entreprises autrefois avec Potain et notre collègue du Castel[2], dans lesquelles nous avons pro-

1. Besson. *Journ. Scienc. méd.* Lille, 1901.
2. E. Barié et du Castel, *Arch. gén. de médecine*, janvier 1881.

duit des rétrécissements artificiels, tantôt avec des corps durs, résistants, tantôt avec des masses molles, spongieuses, à surface tomenteuse, nous avons montré que dans les cas où les *parois* de l'orifice sont *rugueuses*, inégales, recouvertes de plaques calcaires ou de végétations verruqueuses, le *souffle* est *intense;* au contraire, lorsque les *parois* sont *molles*, tomenteuses, le *souffle* est *faible*. Il résulte encore des mêmes expériences, que dans les rétrécissements orificiels, la *forme* (circulaire, elliptique, linéaire, etc.) de l'*orifice* d'écoulement *n'a pas d'influence sur l'intensité des souffles organiques*.

*b. Toutes les causes qui augmentent la tension intra-cardiaque peuvent augmenter l'intensité du bruit de souffle;* c'est ce qu'on observe, par exemple, dans l'hypertrophie vraie du cœur et dans toutes les circonstances où l'énergie contractile du myocarde a été stimulée. C'est ainsi que la digitale, administrée à propos dans certains cas d'asystolie, peut faire réapparaître un bruit de souffle qui avait disparu momentanément sous l'influence de l'asthénie cardiaque.

De même, on peut quelquefois ranimer momentanément le tonus cardiaque, et par suite faire renaître ou augmenter l'intensité d'un souffle, en faisant marcher le malade, ou en lui commandant de faire quelques mouvements vigoureux.

*c.* L'intensité du souffle varie encore suivant que le courant sanguin circule avec plus ou moins de *rapidité*. On a avancé, en s'apppuyant sur certaines expériences d'hydraulique, que l'intensité du son est proportionnelle à la vitesse ; cette proposition ne peut être acceptée dans ces termes absolus, et nous verrons, notamment à propos du rétrécissement mitral, qu'elle ne s'accorde pas avec les variations de rythme observées si fréquemment dans cette affection.

*d.* Sydney Ringer (1861) a fait voir que les *souffles* cardiaques *sont plus vibrants dans le décubitus dorsal que dans la position assise*, sans doute parce que la tension intra-cardiaque est plus forte dans la position couchée que dans la station assise ou debout.

Ce renforcement des souffles s'observe quelquefois encore avec une assez grande netteté quand on exagère, pour ainsi dire, le décubitus dorsal par une attitude un peu spéciale, signalée par Azoulay. Elle consiste à placer le malade, le plus horizontalement possible, la tête fortement soulevée par un traversin, en sorte que le menton se rapproche du sternum; en outre, les membres inférieurs sont pliés de telle façon que les pieds, reposant sur le lit, les talons touchent les ischions ; enfin les bras sont relevés et appuyés contre le chevet du lit.

Nous verrons plus loin, que les différentes *attitudes* ont une influence bien autrement grande sur l'intensité des souffles cardio-pulmonaires que sur celle des souffles organiques.

Par opposition aux causes de renforcement des bruits de souffle, rappelons maintenant certaines *conditions qui peuvent* en *diminuer l'intensité*. Nous dirons d'abord que celle-ci *est* habituellement *décroissante;* ainsi, par exemple, le souffle de l'insuffisance aortique débute brusquement durant la diastole puis s'éteint progressivement, pendant la durée du grand silence. Parmi les causes de diminution d'intensité il faut signaler l'épaisseur des parties molles de la paroi thoracique, la présence d'une lame pulmonaire emphysémateuse interposée entre le cœur et le thorax, celle d'un épanchement dans le péricarde, celle d'une pleurésie abondante, etc.

Enfin, il est important de remarquer que, dans le cas de rétrécissement, les dimensions de celui-ci ont une importance très grande sur l'intensité du souffle : ainsi, dans les *sténoses orificielles très serrées*, le bruit de *souffle* est *faible* ou même tout à fait *nul*, parce que l'ondée sanguine qui les traverse est trop faible pour produire des vibrations sonores.

4° *Tonalité*[1]. — Elle dépend également des dimensions plus ou moins grandes de l'orifice rétréci; d'une façon générale le *souffle* est *aigu si l'ouverture est très étroite*, il est *grave* et *d'une tonalité basse si l'orifice est moyennement rétréci*. Cette règle d'ailleurs n'est point absolue et comporte des exceptions nombreuses.

5° *Timbre*. — Il est extrêmement variable. Le bruit de souffle est tantôt vbrant, aigu, strident : on l'a comparé alors à un bruit de *lime*, de *râpe*, de *scie*, de *jet de vapeur*. Nous avons dit déjà que l'état anatomique des parois avait une influence notable sur l'intensité des souffles organiques; elle n'est pas moindre sur le timbre de ces bruits.

Lorsque ces parois présentent des rugosités, des aspérités, des nodules crétacés, le bruit sera à la fois intense, rude et râpeux, c'est ce qu'on rencontre par exemple dans les endocardites anciennes. Au contraire, dans l'endocardite aiguë, le bruit de souffle prend un *timbre voilé*, *éteint*; le mécanisme en est facile à saisir. Sous l'influence de l'irritation microbienne, il se produit, dès le début, une véritable tuméfaction de l'endocarde valvulaire, prédominante au voisinage du bord libre; les voiles membraneux ainsi épaissis et boursouflés, sont comme matelassés par un bourrelet de tissu mou et spongieux, déposé entre les mailles du tissu conjonctif. Il en résulte que, pour la mitrale, par exemple, ce ne sont plus des lames solides et vibrantes qui vont s'affronter au moment de la systole, mais des plaques molles qui amortissent et étouffent le bruit.

Le bruit de souffle, au lieu d'être rude et vibrant, peut être *doux*, *filé*, *humé*, *aspiratif*; il ressemble alors au bruit qu'on produit en aspirant un peu d'air à travers les lèvres demi-closes; ce souffle est habituel dans l'insuffisance aortique.

Parfois, comme dans le rétrécissement mitral par exemple, le bruit pathologique revêt moins les caractères d'un souffle proprement dit que celui d'un roulement, d'un ronflement à timbre grave et sourd et à tonalité basse.

Dans d'autres circonstances, le souffle cardiaque peut prendre un *timbre musical*, et ressemble par exemple au bruit de *piaulement* d'un

1. Le *ton* ou *hauteur* d'un son est dû au degré d'acuité ou de gravité du son, et dépend du nombre de vibrations exécutées à la seconde. Plus les vibrations sont rapides, c'est-à-dire nombreuses à la seconde, plus le son est aigu, au contraire plus elles sont lentes, plus le son est grave.

jeune poulet (Bouillaud), au *roucoulement* d'une tourterelle (Watson), au bruit de la *sirène* (Launois). Ces timbres sont la conséquence de lésions plutôt circonscrites que d'altérations profondes, généralisées à tout l'appareil valvulaire; ils sont dus généralement à la présence, au milieu du courant sanguin, de corps solides qui vibrent à la façon d'une anche. C'est ainsi que dans un cas où le bruit musical ressemblait à celui que produit la *vibration d'une corde de harpe*, on trouva une petite masse pédiculée interposée entre les bords valvulaires et entrant en vibration à chaque systole ventriculaire. Dans d'autres circonstances, le bruit était causé par les vibrations d'un *cordage tendineux, détaché par rupture* d'un de ses points d'insertion, puis fixé plus tard à un point de la paroi ventriculaire, formant ainsi une véritable corde tendue et vibrante sur le trajet de la colonne sanguine (*tendon aberrant*). Le bruit musical peut encore être causé par la vibration d'un *lambeau flottant d'un repli valvulaire rompu*, ou encore un petit *anévrysme valvulaire* perforé à son sommet.

Nous venons de dire que dans les cas de rupture valvulaire à grande lésion, le souffle prenait, en général, une intensité très grande et un timbre musical aigu ou grave très accentué. Ces souffles doivent être distingués de certaines modifications que prend le timbre des bruits normaux sous de certaines conditions du cœur. Ainsi dans quelques cas de *pneumothorax*, surtout du côté gauche, la cavité pleurale faisant caisse de résonance, produit quelquefois un écho métallique des bruits du cœur (Barth et Roger) Galliard[1] en a relevé sept observations; Gairdner[2], Friedreich [3] avaient observé le même fait dans le *pyopneumothorax* gauche.

Chez une jeune fille atteinte d'insuffisance aortique avec double souffle à la base perçu à distance, et en même temps de *dilatation de l'estomac*, le clapotis gastrique était rythmé, systolique et si intense, au niveau de l'estomac dilaté qu'il empêchait la malade de dormir (Spillman et Perrin)[4].

6° *Mécanisme*. — Laënnec attribuait la cause des bruits de souffle qu'il appelait bruits de « soufflet » à « une contraction spasmodique du cœur ». Plus tard, Vernois, et après lui Beau, pensaient qu'ils étaient dus à l'excès de frottement du liquide sanguin contre les orifices rétrécis. Ces théories ne sont plus de mise aujourd'hui.

On sait, depuis les recherches de F. Savart, qu'un liquide s'écoulant d'un réservoir par un orifice étroit, s'échappe sous forme de jet auquel il a donné le nom de *veine liquide;* celle-ci d'abord est régulière et transparente dans la partie contiguë à l'orifice comme une tige de cristal; elle se termine par une seconde zone dénuée de transparence, paraissant le siège d'une agitation moléculaire incessante causée par des vibrations qui se passent dans le sein même de la veine liquide.

Chauveau, s'appuyant sur ces recherches, a montré définitivement que *le bruit de souffle est causé par une veine liquide qui se forme et entre*

1. Galliard, Art. « Pneumothorax », *Trait. de méd. et de thérap.*, t. VIII, p. 219.
2. Gairdner, *Edinb. Med. Journ.*, octobre 1857.
3. Friedreich. « Trait. des malad. du cœur. » traduct. Lorber et Doyon, 1873 p. 132.
4. Spillmann et Perrin, *Province médicale*, 1907.

*en vibration au point où le sang passe d'une partie rétrécie dans une portion dilatée.*

Marey, tout en acceptant les conclusions de Chauveau, a fait cette juste remarque, que l'existence d'un rétrécissement sur un conduit, entraîne une *inégalité de tension* manifeste dans ce conduit; elle sera *plus forte en amont* de la sténose *qu'en aval*, et cette *différence de tension* jouerait, dans la production du souffle, un rôle au moins égal à celui de la veine fluide vibrante. Cette influence de la tension est incontestable et complète le mécanisme indiqué par Chauveau, mais elle a été exagérée par certains auteurs comme Heynsius, qui estime que le son prend naissance par suite des mouvements de remous et de tourbillon qui se développent lorsque la pression s'est abaissée dans le liquide, en aval du rétrécissement, après que le sang l'a franchi; il y aurait en cette circonstance un phénomène analogue à celui qui se passe autour des piles d'un pont, en aval du courant. L'expérimentation ne confirme guère cette théorie, car si on pratique une ouverture sur un tube muni d'un rétrécissement, immédiatement après celui-ci, là où le remous devrait exister, on ne constate aucun signe appréciable de tourbillon.

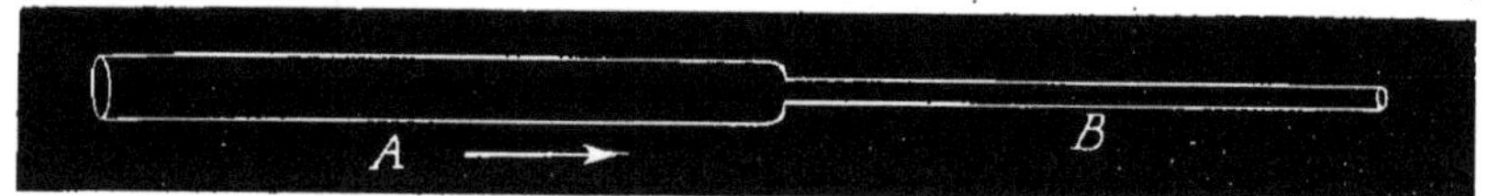


FIG. 35.

Bergeon, dans un travail intéressant [1] a montré encore que le phénomène de la veine liquide vibrante, s'exerce également dans des conditions inverses à celles indiquées par Chauveau, c'est-à-dire qu'*un bruit de souffle peut se produire lorsque le liquide passe d'une partie large dans un espace rétréci, à la condition que l'espace élargi forme un cul-de-sac tout autour du rétrécissement.* On s'en rend compte par les deux expériences suivantes :

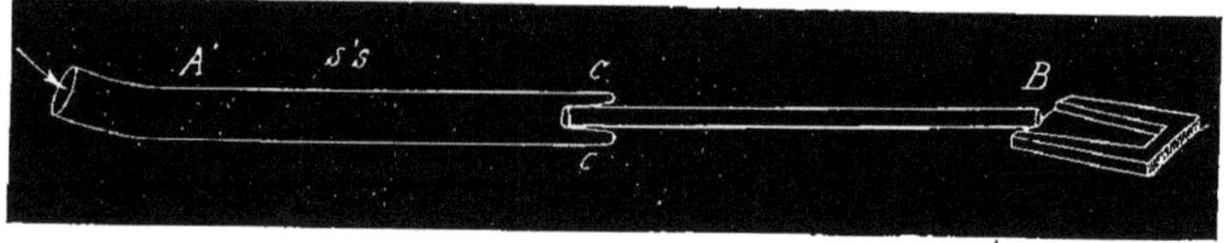


FIG. 36.

On fait passer (*fig.* 35) du tube A dans le tube B, un courant liquide; celui-ci s'écoule d'une partie large dans un espace rétréci, et cependant l'écoulement est silencieux. Si, reprenant les mêmes tubes, on fait pénétrer le tube étroit B dans le tube A (*fig.* 36) de façon à pro-

1. BERGEON, « Causes et mécan. du bruit de souffle », *Th.* Paris, 1868.

duire des culs-de-sac *cc*, et qu'on fasse, comme précédemment, passer un courant liquide de A vers B, on entendra un souffle très manifeste se propageant en SS', c'est-à-dire en sens inverse du courant sanguin; c'est que les lames liquides de la périphérie comprimées par la colonne sanguine elle-même, réagissent immédiatement en sens contraire en vertu de leur élasticité et déterminent, au pourtour de l'orifice *cc*, un ébranlement *primitif* et des vibrations dans la masse sanguine placée en deçà du rétrécissement. Ainsi s'expliquerait notamment, la localisation vers la pointe du souffle de l'insuffisance mitrale.

7° *Propagation. — En général, les bruits de souffle organiques se propagent dans le sens du courant sanguin* (CHAUVEAU); le sang emporte les vibrations avec lui, « comme le vent emporte le son », a dit Potain.

*a.* C'est ainsi que le *souffle du rétrécissement aortique* s'étend vers la clavicule droite, dans la direction de l'aorte ascendante et des artères carotides, en vertu du principe posé par Poisson que le son se propage dans le sens de l'ébranlement primitif du liquide, et que, d'autre part, dans les rétrécissements, l'ébranlement a lieu à la sortie même de l'hiatus, et le son suit le courant.

Il n'en est pas de même pour l'insuffisance aortique et pour l'insuffisance mitrale, mais ce que nous venons de dire plus haut va nous faire comprendre la propagation, dans le sens contraire du courant, de leur souffle caractéristique.

*b.* Dans l'*insuffisance aortique*, la veine fluide, prenant naissance à l'orifice artériel et suivant la direction du courant rétrograde, devrait se propager dans le sens du ventricule, et donner un maximum d'intensité non pas à la base, comme on l'observe, mais à la pointe. Le même phénomène ayant lieu pour l'insuffisance des valvules auriculo-ventriculaires, c'est vers l'oreillette, c'est-à-dire à la base, qu'on devrait entendre le souffle de l'insuffisance mitrale. Mais si on examine de près la disposition des lésions anatomiques dans la majorité des cas d'insuffisance aortique, on voit que sur le pourtour de l'hiatus, au niveau du bord libre des valvules, il existe des plaques indurées avec des nodules végétants, ou crétacés, contre lesquels les molécules sanguines sont « comprimées comme sur le biseau d'un sifflet; elles réagissent en vertu de leur élasticité, de là : mouvement, ébranlement primitif déterminant des vibrations secondaires dans la masse sanguine placée au-dessus, c'est-à-dire dans l'aorte. Cette masse, en vibrant, produit un souffle qui se propage dans le sens de l'ébranlement primitif », et comme cet ébranlement est produit par l'élasticité des molécules réagissant contre le courant qui les comprime, c'est *contre le courant que se propage le bruit de souffle*.

*c.* Dans *l'insuffisance mitrale*, le sang est refoulé du ventricule vers l'oreillette, à travers l'orifice auriculo-ventriculaire. Il semblerait donc que le souffle dût s'entendre à la base et non à la pointe du cœur; or nous savons qu'il est rare que l'insuffisance existe « sans qu'il s'y joigne un certain degré de rétrécissement », et dans ce cas, la disposition des lésions anatomiques rappelle d'assez près celle d'un cône creux à sommet dirigé vers le ventricule, et limité à son pourtour par une sorte de cul-de-sac concentrique, dont l'influence sur la direction des bruits de souffle a été indiquée précédemment. Nous avons montré, en effet, que lorsqu'un courant liquide s'échappe par un tube présentant un infundibulum dont l'extrémité est tournée du côté du courant, les vibrations rétrocèdent en partie au lieu de suivre le courant (Bergeon); le *souffle se propage* ainsi dans le sens inverse du courant, c'est-à-dire dans le cas particulier, *vers la pointe du cœur*.

On peut encore faire remarquer que par suite de l'insuffisance mitrale, une colonne sanguine vient se briser au moment de la systole, au niveau des replis valvulaires dont les vibrations sont transmises à la pointe du cœur, par l'intermédiaire des cordages tendineux et de leurs muscles papillaires, et cela surtout au niveau de la face postérieure du cœur. Mais ne pouvant ausculter celle-ci, nous avons néanmoins la perception du phénomène en auscultant la pointe même du cœur près de laquelle s'insèrent les muscles papillaires, et qui est, en même temps, la partie de la région précordiale la plus rapprochée de l'oreille.

Le souffle de l'insuffisance mitrale, dont le lieu d'élection au niveau même de la pointe vient d'être expliqué, *se propage* ensuite vers la *région axillaire* gauche et jusque dans la *région dorsale* du même côté, ce qui s'explique par la situation de l'oreillette gauche qui est en rapport presque direct avec la paroi postérieure du thorax, à la hauteur des sixième, septième, huitième vertèbres dorsales.

*d*. Le siège constant du maximum du souffle du *rétrécissement mitral* se trouve un peu *au-dessus de la pointe*, c'est-à-dire à l'union du tiers moyen et du tiers inférieur du ventricule gauche, parce que, vu l'obliquité de la base du cœur par rapport au ventricule, l'axe de l'orifice auriculo-ventriculaire gauche aboutit obliquement à l'union de ce tiers moyen avec le tiers inférieur.

Quelques auteurs ont rapporté des cas de *propagation insolite très lointaine* des souffles cardiaques [Patrazzini, Federici, Oddo (de Marseille)]. Ce dernier auteur a signalé un cas de rétrécissement mitral avec insuffisance dont les souffles systolique et présystolique étaient remarquables par l'étendue de leur propagation : vers l'aisselle, dans tout le thorax, et en arrière le long de la colonne vertébrale; en haut, le long des carotides et dans les régions malaire et occipitale; en bas, le long de la crête sacrée; dans le membre supérieur, le long de l'humérus jusqu'au coude; dans le membre inférieur, le long du fémur, sur le plateau du tibia et sur les deux tiers supérieurs du trajet de la crurale. Dans un cas d'insuffisance mitrale, le souffle, perçu dans toute la région dorsale, s'entendait nettement encore jusqu'au niveau de la crête iliaque postérieure droite (E. Barié et Portocalis).

8° *Évolution et disparition. — A la période asystolique*, on constate souvent que les *bruits de souffle* ont beaucoup diminué d'intensité et *peuvent* même *disparaître* tout à fait; c'est qu'en effet à cette période des cardiopathies, le cœur, mou, flasque et distendu a perdu son énergie contractile et reste incapable de donner naissance à un courant sanguin apte à produire un bruit de souffle.

Dans quelques circonstances heureuses, mais d'une extrême rareté, les souffles organiques ont pu disparaître à la suite de la *guérison* de la maladie valvulaire; on a cité entre autres, la disparition d'un souffle diastolique lié à une insuffisance aortique en voie d'évolution d'abord, puis de régression ensuite : Potain, Leyden, Gerhardt ont signalé des faits semblables.

9° *Étude des souffles en particulier.* — Nous reviendrons sur cette étude à propos de l'histoire particulière des cardiopathies; le souffle pathognomonique de chacune d'elles, y sera étudié avec tout le développement qu'il comporte.

Diagnostic général des souffles organiques. — Lorsqu'on constate un bruit anormal au niveau de la région précordiale, on doit rechercher avant toute chose, s'il s'agit d'un *souffle* véritable, ou au contraire d'un bruit de *frottement*, soit péricardique, soit pleural, que l'on peut confondre quelquefois l'un avec l'autre.

1° *Le frottement de la péricardite* se distingue du bruit de souffle par plusieurs caractères tirés du *timbre*, du *siège*, du *moment*, de la *persistance* ou de la *variabilité du phénomène stéthoscopique.*

*Le frottement* est un bruit sec, inégal, donnant la sensation de deux corps rugueux froissés l'un contre l'autre dans leurs mouvements de va-et-vien-, et qu'on peut simuler par la prononciation gutturale de la lettre *k* suivie de plusieurs *r* : *krrr...*; suivant son intensité et sa rudesse, on l'a comparé à un bruit de frôlement, de raclement, de craquement, de cuir neuf.

Le *souffle* est un bruit uniforme, en général assez doux, qui rappelle celui de l'émission à voix basse de la syllabe *ou*; il peut devenir rude et râpeux, mais ce caractère s'observe surtout dans les lésions anciennes de l'endocarde.

Le siège est variable pour les deux signes, mais le frottement est peut-être plus fréquent à la base de la région précordiale, surtout vers sa partie gauche, au niveau de l'artère pulmonaire, alors que les souffles endocardiques ont leur maximum de fréquence à la pointe du cœur; de plus, le frottement paraît se passer immédiatement sous l'oreille, il est localisé, ne se propage pas, et « meurt sur place », selon l'expression consacrée. Le bruit de souffle occupe une zone d'auscultation plus étendue, mais quelque grande que soit celle-ci, il existe toujours une région où le bruit présente son maximum d'intensité; cette région correspond exactement aux quatre foyers d'auscultation du cœur, d'où le souffle se propage vers des directions bien déterminées. Le souffle, enfin, correspond exactement à un des temps de la révolution cardiaque; au contraire le frottement est « à cheval sur les bruits normaux du cœur suivant l'expression incorrecte et classique, » ou plus exactement « autour de ceux-ci », c'est-à-dire sans rapport exact avec aucun d'eux. Il commence avant ou après l'un quelconque de ces bruits, pour finir également avec la même irrégularité; ce défaut de synchronisme avec les bruits du cœur est certainement un des meilleurs caractères à faire valoir en faveur du frottement péricardique.

Quant aux variabilités dans l'intensité des phénomènes, Sidney Ringer, un des premiers, a fait remarquer que les souffles cardiaques sont, dans certains cas, plus manifestes et plus rudes dans le décubitus dorsal que dans la position assise; pour le frottement péricardique c'est l'opposé, et Stokes a montré qu'il acquiert son maximum quand on ausculte le malade assis et penché un peu en avant.

2° Le *frottement de la pleurésie* présente parfois des difficultés de diagnostic différentiel quand il siège au niveau de la plèvre voisine de la région précordiale. En général ce phénomène d'auscultation n'a pas de rapport direct avec les mouvements du cœur alors qu'il est lié intimement à ceux de la respiration; le frottement pleural prendra donc une netteté particulière si l'on fait exagérer les mouvements respiratoires : au contraire, il sera nul si l'on fait cesser la respiration pour un moment.

Cependant il faut savoir que *certains frottements pleuraux se trouvent rythmés* plus ou moins *par les mouvements du cœur*, ce qui rend le diagnostic assez minutieux; pour lever le doute on provoquera une large inspiration, qui modifiant le rythme du frottement, montrera les rapports de celui-ci avec la respiration; aucun phénomène semblable ne s'observe avec les souffles organiques.

Valeur séméiologique des bruits de souffle. — Lorsque, après un diagnostic différentiel préliminaire, on a acquis la certitude que le bruit perçu est bien un souffle et non un frottement, il reste à rechercher d'abord quelle est la *nature* de ce souffle et, en second lieu, quelle en est la *valeur séméiologique*.

I. Au sujet du premier point, les souffles peuvent être :

A. *De nature organique*, et se rattachent à des *lésions valvulaires*, ou, plus rarement, répondent à une *insuffisance valvulaire purement fonctionnelle*;

B. *De nature anorganique;* et dans ce cas ils appartiennent à l'une des variétés suivantes :

1° *Souffles extra-cardiaques* ou mieux *cardio-pulmonaires;*

2° *Souffles anémiques*, *fébriles*, *etc.*

A. **Souffles organiques.** — I. Souffles par lésions valvulaires. — Les *souffles symptomatiques des lésions organiques du cœur* ont en général une *intensité* assez forte, avec timbre soufflant très variable, rappelant le bruit que fait une râpe, un jet de vapeur, une scie, une pompe aspirante, etc. Ils sont *permanents*, et ne disparaissent guère qu'à la période ultime, dite asystolique, ou, ce qui est extrêmement rare, à la suite de la guérison de la lésion valvulaire. Les différentes attitudes du corps ne les modifient pas d'une façon constante; parfois cependant ils sont plus manifestes dans le décubitus dorsal que dans la station debout ou assise. Ils sont en *rapport direct avec* les différents *stades de la révolution cardiaque*, c'est-à-dire qu'ils sont ou présystoliques, ou systoliques ou diastoliques. Ces bruits s'accompagnent souvent d'un frémissement vibratoire d'intensité variable, perceptible à la palpation.

Les bruits de souffle organiques ont des *sièges* bien limités qui correspondent aux orifices du cœur : deuxième espace intercostal, gauche ou droit pour les bruits de la base; pointe du cœur et région xiphoïdienne pour les bruits apexiens. Ces souffles *se propagent* dans des directions bien déterminées : ceux de la base, perçus à droite, vers la carotide, ceux de l'orifice mitral vers l'aisselle gauche, ceux de l'orifice tricuspidien à l'épigastre et dans la direction du bord droit du cœur. Enfin il est rare qu'un souffle organique ne soit pas *accompagné de troubles fonctionnels* plus ou moins accentués : dyspnée d'effort, œdèmes périphériques, stases veineuses, congestions viscérales, etc.

Reste maintenant à déterminer la *valeur séméiologique du souffle*, c'est-à-dire préciser exactement l'orifice malade, et de quelle façon il est altéré, c'est-à-dire s'il y a rétrécissement orificiel ou insuffisance valvulaire.

a. *Pour déterminer quel est l'orifice malade*, on cherchera le point de la région précordiale, où le souffle présente son maximum d'intensité; si c'est à la base du cœur, la lésion intéresse les orifices artériels : à droite, l'aorte; à gauche, l'artère pulmonaire. Si c'est vers la pointe, la lésion siège aux orifices auriculo-ventriculaires : l'orifice mitral, quand le souffle a son maximum à la pointe même du cœur; l'orifice tricuspidien, s'il siège à la partie inférieure du sternum, vers l'appendice xiphoïde.

b. *Pour déterminer la nature de la lésion* (rétrécissement de l'orifice ou insuffisance de la valvule), il suffit de reconnaître le *moment* où le souffle se produit. Cette recherche est facile, sauf dans les cas d'arythmie considérable et de précipitation extrême des bruits du cœur, et même dans ce cas y arrive-t-on avec un peu d'habitude. Dans les cas ordinaires, on a pour se guider la comparaison avec les bruits normaux, et surtout le rapport avec le choc de la pointe, et la pulsation, carotidienne ou radiale, qui sont les signes extérieurs de la systole ventriculaire.

α. Supposons donc que le bruit de *souffle* est *systolique ;* or, au moment de la systole ventriculaire, le sang, comprimé de tous côtés par les parois ventriculaires, doit s'échapper à travers les orifices artériels et être arrêté au niveau des orifices auriculo-ventriculaires. Si les premiers sont rétrécis, il se produit un souffle au moment de la pénétration du sang dans l'artère; d'un autre côté, si l'orifice artériel est normal, mais que les valvules auriculo-ventriculaires altérées et incomplètement fermées, permettent le reflux dans les oreillettes d'une partie du liquide sanguin, il se produira également un bruit de souffle. Donc, *un souffle systolique indique ou bien un rétrécissement des orifices artériels ou encore une insuffisance des valvules auriculo-ventriculaires.* Si le bruit a son maximum d'intensité *à la base*, il signifie rétrécissement artériel; si on l'entend *à droite*, le long du sternum, c'est un *rétrécissement de l'orifice aortique;* si, au contraire, il a son maximum *à la gauche*, il est lié à un *rétrécissement de l'orifice de l'artère pulmonaire.*

Lorsque le souffle systolique a son siège maximum *à la pointe*, il reconnaît pour origine une *insuffisance de la valvule mitrale;* si on l'entend de préférence au niveau de la *région xiphoïdienne*, il a pour cause une *insuffisance tricuspidienne*.

β. Quand le bruit du souffle se produit pendant la *diastole*, et se prolonge en se renforçant durant la présystole (*souffle présystolique*) avec maximum *un peu au-dessus de la pointe*, il indique l'existence d'un *rétrécissement de l'orifice mitral*. En effet, pendant la première partie du repos diastolique, une partie du sang passe de l'oreillette dans le ventricule, puis, ce dernier achève de se remplir par la contraction de l'oreillette, durant la fin de la diastole, c'est-à-dire pendant la présystole; or, si l'orifice auriculo-ventriculaire est rétréci, il y aura d'abord un premier bruit au moment de la diastole, suivi immédiatement, pendant la présystole, d'un autre bruit qui n'est, à proprement parler, que le renforcement du premier; autrement dit, il y a dans le rétrécissement mitral un souffle ou plus exactement un roulement diastolique avec renforcement présystolique.

γ. Enfin lorsque le bruit de *souffle* est *diastolique* avec maximum *à la base*, il indique une *insuffisance des valvules sigmoïdes de l'aorte* lorsque le bruit s'entend de préférence *à droite* et se propage de haut en bas le long du sternum, ou bien une *insuffisance des valvules de l'artère pulmonaire*, d'ailleurs très rare, lorsque le souffle occupe nettement le deuxième espace intercostal *gauche*. L'explication de ce souffle est aisée à comprendre : pendant la diastole, par le fait de l'inocclusion des valvules sigmoïdes, le sang rentre en partie dans le ventricule et donne lieu au niveau de l'orifice, à un bruit de souffle engendré par le courant sanguin rétrograde.

II. Souffles intra-cardiaques fonctionnels. — Les souffles fonctionnels, de même que les souffles organiques avec lésions valvulaires sont perçus au niveau des orifices du cœur; ils sont produits, non par des altérations anatomiques, toujours absentes en pareille circonstance, mais par des troubles dans le fonctionnement de l'appareil valvulaire, ou qui résultent directement de la *dilatation des cavités cardiques*. L'histoire de ces souffles fonctionnels étant faite en particulier à propos de chacune des affections valvulaires, nous n'indiquerons ici que les caractères généraux de ces souffles cardiaques.

1° Le *souffle aortique fonctionnel* a été longtemps mis en doute, son existence quoique rare, ne saurait plus maintenant être niée (Aran, C. Paul, Leyden, Gerhardt). Ce souffle est *diastolique*, siège à la base du cœur et simule celui de l'insuffisance sigmoïdienne organique. Il est la conséquence de la dilatation du ventricule gauche et aussi dans certains cas, il est possible qu'il relève de la dilatation de l'anneau aortique sous l'influence de l'hypertension artérielle. Ce souffle peut se rencontrer — nous l'avons dit — dans les *grandes dilatations du cœur gauche* consécutives aux *myocardites chroniques*, à la *symphyse du péricarde*, à la *sclérose rénale*.

2° Le *souffle mitral fonctionnel* se rattache :

*a*. Au *rétrécissement mitral fonctionnel*, conséquence de l'insuffisance aortique, qui sera étudié ultérieurement (Duroziez, Maguire, Flint, Sansom, Potain).

*b.* A une *insuffisance mitrale* (Dombrowski, Hayem et Gilbert, Lian), ce qui constitue le fait le plus fréquent. Ce souffle est systolique, en général moins rude que celui de l'insuffisance organique; il siège au niveau de la pointe du cœur, mais sa propagation vers l'aisselle gauche est très faible, il ne donne pas lieu à un frémissement cataire systolique; enfin, comme tous les souffles fonctionnels d'ailleurs, il n'est pas stable. Il diminue, réapparaît et finit par disparaître totalement sous l'influence du repos, d'un traitement cardiotonique et en particulier de la digitale. On le rencontre dans les grandes dilatations du ventricule gauche, résultant des myocardites surtout dans la forme chronique, dans la symphyse du péricarde, dans le cœur rénal, la néphrite interstitielle.

Son mécanisme est simple : par suite de la dilatation du ventricule gauche, les muscles papillaires sont entraînés en dehors et éloignés ainsi de leur insertion à la valvule. Celle-ci se trouve déviée en bas et en dehors et ses bords ne pouvant plus s'affronter au moment de la systole, l'orifice mitral n'est plus fermé qu'incomplètement et l'insuffisance est créée. L'insuffisance mitrale fonctionnelle pourrait encore se produire sous l'influence de l'endocardite aiguë par *paralysie* ou, au contraire, par *contracture spasmodique* des *muscles papillaires tenseurs de la mitrale*; nous reviendrons ultérieurement sur ce point (Voir *insuffisance mitrale*).

On ne saurait mettre en doute l'existence de l'insuffisance mitrale fonctionnelle et de son souffle : François-Franck, C. Lian[1] ont pu faire naître, faire disparaître expérimentalement, presque à volonté et à plusieurs jours de distance, le reflux caractéristique du sang du ventricule dans l'oreillette. Parmi les conditions capables de produire ce phénomène, il faut citer *l'asphyxie* chez des chiens anesthésiés par la morphine et le chloroforme chez lesquels on produit la section atloïdo-occipitale du bulbe. On obtient également le même résultat par la compression de l'aorte abdominale en même temps qu'on excite le pneumo-gastrique, ce qui produit un affaiblissement du myocarde.

3° Le *souffle tricuspidien* est le plus fréquent des souffles fonctionnels : il est la conséquence de la dilatation extrême du ventricule droit, quelles qu'en soient les causes : *lésions mitrales*, *myocardites chroniques*, *affections broncho-pulmonaires chroniques*, *troubles gastro-hépatiques*, etc.

Ce souffle tricuspidien est *systolique*, siège au niveau de l'appendice xiphoïde, coïncide avec un gros foie, un pouls veineux vrai hépatique et de la jugulaire, et avec un syndrome asystolique. Il est inconstant, s'atténue et disparaît sous l'influence du repos et de la digitale.

Son mécanisme est analogue à celui que nous venons d'indiquer à propos de l'insuffisance mitrale fonctionnelle, en transportant au ventricule droit ce que nous avons dit se produire dans le ventricule gauche.

1. C. Lian, Le Diagn. des soufl. systol. apexiens et l'insuffis. mitr. fonction.; *Th.* Paris, 1909.

4° Le *souffle pulmonaire fonctionnel* est extrêmement rare (Pawinski, Gouget) et même discutable pour certains auteurs. Dans les cas rares où il semble avoir été rencontré, il était *diastolique*, siégeant au niveau du deuxième espace intercostal gauche et était la conséquence d'une dilatation notable du ventricule droit (*Voir insuffisance de l'artère pulmonaire*).

Ces différents souffles fonctionnels, dont le valeur pronostique est sévère, car ils sont l'indice d'une *dilatation cardiaque* très notable avec *asthénie du myocarde*, peuvent être confondus avec les *souffles organiques* et avec les *souffles cardio-pulmonaires* qu'on rencontre dans les mêmes régions; ce diagnostic différentiel sera indiqué à propos de chacune des affections valvulaires.

B. **Souffles anorganiques.** — Ils comprennent en premier lieu les *souffles cardio-pulmonaires*, puis quelques autres variétés de souffles sur lesquels on discute encore : *souffles anémiques*, *fébriles*, etc.

I. Souffles cardio-pulmonaires. — *Historique.* — Laënnec, dans son *Traité de l'Auscultation médiate*[1], s'exprime ainsi : « J'ai vu mourir de maladies aiguës ou chroniques très variées, un assez grand nombre de sujets qui avaient présenté le bruit de soufflet pendant les derniers temps de leur vie et quelquefois pendant plusieurs mois d'une manière très manifeste dans le cœur, et à l'ouverture de leur corps, je n'ai trouvé aucune lésion organique qui coïncidât constamment avec ces phénomènes. » Plus loin, il revient sur ce sujet et déclare que « le bruit de soufflet du cœur se rencontre très fréquemment chez des sujets qui n'ont aucune affection de ce viscère ». Enfin, insistant encore sur le même sujet, Laënnec parle de bruits de souffle, produits par les mouvements du cœur et siégeant dans une portion limitée du poumon circonvoisin. Chez quelques sujets, dit-il : « les plèvres et les bords antérieurs des poumons se prolongent au-devant du cœur et le recouvrent presque entièrement. Si l'on explore un pareil sujet, au moment où il éprouve des battements du cœur un peu énergiques, la diastole du cœur, comprimant ces portions du poumon et en exprimant l'air, altère le bruit de la respiration, de manière à ce qu'il imite plus ou moins bien celui d'un soufflet ou celui d'une râpe à bois douce. Mais avec un peu d'habitude, il est très facile de distinguer ce bruit du bruit de soufflet donné par le cœur lui-même : il est plus superficiel; on entend au-dessous le bruit naturel du cœur; et en recommandant au malade de retenir pendant quelques instants sa respiration, il diminue beaucoup ou presque entièrement ».

Plus tard Richardson [2] déclarait avoir trouvé trois fois un bruit paraissant émaner du poumon et cependant en rapport avec les mouvements cardiaques. Skoda, trois ans après, admit que le cœur peut comprimer le poumon dans les parties qui lui sont contiguës, chasser ainsi

1. Laennec, Trait. de l'auscultat. médiate. 2e édit., 1826, t. II; p. 428 et 429.

2. Richardson, « On an auscult. sound produc. by the act. of the heart an a portion of lung ». *Medical Times and gazette*, 25 février 1860.

l'air contenu dans les vésicules et déterminer un bruit de souffle qui, suivant le mécanisme variable, sera tantôt systolique, tantôt diastolique. D'autres auteurs ont encore signalé ces souffles pulmonaires ; je citerai seulement les noms de Ridclifle-Hall, de Thorburn[1], de Nixon[2] et de Prince[3] pour l'Angleterre et les Etats-Unis, et celui de Kuessner[4] en Allemagne; cet auteur a publié un intéressant travail sur ce sujet et montré que ces bruits cardio-pulmonaires ont pour siège, la mince languette du poumon gauche qui vient coiffer la pointe du cœur, ainsi que l'a montré Luschka.

Mais c'est à Potain[5] qu'il faut rapporter l'honneur d'avoir étudié avec une précision magistrale, les caractères et le mécanisme des bruits de souffle extra-cardiaques pulmonaires.

Plusieurs thèses ont été faites sur ce sujet sous son inspiration, je citerai seulement celles de Choyau (1869), de Mezbourian (1874), de Cuffer (1877), Rabion (1884) etc.; ultérieurement d'autres travaux d'ensemble[6] ont été entrepris sur le même sujet.

Les bruits dont il s'agit ont été d'abord dénommés *souffles extra-cardiaques*, mais cette appellation pouvait comprendre également les bruits péricardiques, dont les caractères tout spéciaux n'ont rien à voir avec ceux des phénomènes qui nous occupent; il est donc préférable de les désigner sous le nom de *souffles cardio-pulmonaires* qui indique à la fois leur siège et les deux organes nécessaires à leur production[7].

1° *Timbre*. — Les souffles cardio-pulmonaires ont, en général, un *caractère superficiel*, ils semblent se passer sous l'oreille, leur *timbre* est généralement *doux*, *aspiratif*, plus *voilé* que celui des souffles organiques. Ce caractère il est vrai n'est pas absolu; en 1843, Maclachlan entendit chez un vieillard un bruit de souffle, qui ressemblait à l'aboiement d'un jeune chien, et j'ai moi-même observé en 1874, à l'hôpital Saint-Antoine un fait curieux de ce genre : il s'agissait d'un homme présentant un souffle cardiaque d'une intensité telle, qu'il ressemblait au bourdonnement d'une grosse mouche, et s'entendait nettement à l'extrémité du lit du malade. Chez un autre observé par Moncorgé, le souffle présentait un caractère musical très accentué; dans ce cas ainsi que dans le mien, le cœur fut trouvé sain à l'autopsie. Dans une observation de Renaut (de Lyon) où le poumon voisin était induré, le souffle cardio-pulmonaire avait pris les caractères du râle crépitant.

2° *Tonalité*. — Elle est *moyenne*, et en tout cas jamais aussi haute ni

1. Thorburn, *Brit. Med. Journal*, 18 janvier 1859.
2. Nixon, *Dublin Journal Med. Scienc.*, 1er juin 1886
3. Prince, *New-York Record*, 20 avril 1889.
4. Kuessner, *Deutsch. Arch. f. Klin. Med.*, t. XVI, p. 19, 1875.
5. Potain, *Cliniq. Méd. de la Charité*, 1894, p. 325.
6. Chabanon, « Les souffl. anorg. de la rég. précord. » *Gaz. des hôpit.*, octobre 1910.
7. Ces bruits sont encore désignés sous les noms de *bruits de respiration pulsatile* (Thorburn), de *crépitation pulmonaire pulsiforme* (Richardson), de *souffle vésiculaire systolique* (Gerhardt, 1884), de *bruit pulmonaire systolique et diastolique* (Friedreich), etc.

aussi basse que celle des souffles organiques, dont c'est le propre de présenter des tonalités extrêmes : « Un souffle à tonalité fort élevée ou très basse est habituellement un souffle organique », a dit Potain.

3°. *Rapports avec la révolution cardiaque. — Rythme.* — A ce sujet, les souffles cardio-pulmonaires doivent être divisés en trois groupes : souffles *systoliques*, souffles *diastoliques*, souffles *présystoliques* ; les premiers sont beaucoup plus fréquents et se rencontrent dans la proportion de 9 sur 10.

I. *Souffles cardio-pulmonaires systoliques.* — Ils comprennent plusieurs variétés qu'il importe de savoir distinguer :

*a.* Les souffles *protosystoliques* (πρῶτος, premier) commencent avec la systole, mais n'en occupent que la première partie ;

*b.* Les *souffles mésosystoliques* (μέσος, milieu) commencent un peu après le premier bruit, et se terminent un peu avant le second ;

*c.* Les *souffles télésystoliques* (τέλος, fin) se montrent à la fin de la systole, et dans le moment qui précède le second bruit.

Ces trois variétés constituent le groupe des souffles *mérosystoliques* (μέρος, portion), c'est-à-dire ceux qui n'occupent qu'une partie seulement de la systole ; ce groupe est exclusivement propre aux souffles cardio-pulmonaires. On lui opposera les souffles *holosystoliques* (ὅλος, entier) qui commencent avec la systole, la remplissent tout entière et finissent avec elle : c'est-à-dire qu'ils débutent exactement avec le premier bruit et finissent quand le second commence. Ce caractère holosystolique s'observe avec la plus grande netteté dans le souffle systolique de l'insuffisance mitrale.

Les *souffles mésosystoliques sont de beaucoup les plus fréquents, ils représentent* 70 0/0 *de tous les souffles cardio-pulmonaires ;* leur rythme est si caractéristique, que tout bruit de souffle qui le présente doit être réputé anorganique.

II. *Souffles cardio-pulmonaires diastoliques.* — Ils sont beaucoup plus rares que les précédents, au point que Tripier et Devic sont allés jusqu'à nier leur existence. Potain en a observé huit cas ; j'en ai rapporté [1] quelques exemples ; Huchard, Weill en ont signalé d'autres. Plusieurs de ces faits ont été réunis et étudiés par Magdelaine [2], qui en a rassemblé 15 observations ; plus tard. J. Teissier (1901) a insisté sur leur caractère clinique. Enfin plus récemment Gallavardin et Beutter [3] en ont rapporté un cas intéressant observé chez un jeune homme de vingt-deux ans chez lequel l'origine cardio-pulmonaire du souffle était établie, par la présence en avant de la base du cœur, d'une lame pulmonaire fixée à cet organe, par une triple symphyse pleuro-pulmonaire, pleuro-péricardique et péricardique. Le souffle avait présenté une grande variabilité et n'existait que pendant l'inspiration. Ces auteurs admettent l'explication proposée par Potain : ce serait le retrait diastolique de l'aorte, fortement distendue pendant la systole cardiaque, qui donnerait naissance à

1. E. Barié, « Les souffl. card.-pulm. diastol. » *Soc. Méd. hôpit.*, Paris, 20 mars 1896.
2. L. Magdelaine, « Contribut. à l'étude des souffles cardio-pulmonaires », *Th.* Paris, 1897.
3. Gallavardin et Beutter, *Lyon Médical*, 3 juin 1906.

ces bruits de souffle en produisant une inspiration localisée, dans le tissu pulmonaire avoisinant.

Quand ils siègent à la base, on pourrait les confondre avec le souffle de l'insuffisance aortique. Ils s'en distinguent cependant, parce qu'ils sont moins prolongés et ne remplissent pas tout le grand silence comme ce dernier, mais commencent un peu après le second bruit et se terminent d'ordinaire avant le premier de la révolution suivante ; ils sont plus ou moins *mésodiastoliques*. Ils n'ont pas le caractère humé propre au souffle de l'insuffisance sigmoïdienne, mais présentent une certaine rudesse relative ; ils se distinguent encore du souffle organique en ce qu'ils ne commencent pas aussi brusquement et ne s'éteignent pas aussi progressivement que lui, enfin ils ne s'accompagnent d'aucun des *signes artériels* de l'insuffisance aortique organique. *Ces souffles cardio-pulmonaires diastoliques à la base n'occupent jamais la région préinfundibulaire, mais la région préaortique.* D'ailleurs, ils ne sont point cantonnés exclusivement à la base du cœur, et on les rencontre encore à la région moyenne ou mésocardiaque, également vers la pointe, et peut-être même à la région xiphoïdienne. Nous ajouterons que ces souffles prédominent surtout pendant l'inspiration et sont d'une intensité égale et non décroissante pendant toute leur durée ; ils sont presque spéciaux à la fièvre typhoïde (POTAIN).

III. *Souffles cardio-pulmonaires présystoliques.* — Le troisième type beaucoup plus rare que les précédents, se perçoit vers la fin de la diastole, au moment où se place dans le rétrécissement mitral, le renforcement présystolique. Il n'est pas soufflant, mais ronflant, et par conséquent, se rapproche des caractères du souffle organique ; nous verrons tout à l'heure, comment on les distingue l'un de l'autre.

4° *Lieu de production.* — Les souffles cardio-pulmonaires se produisent dans le *poumon*, et plus exactement, dans la partie limitée de cet organe qui entoure le cœur.

5° *Siège.* — Le siège des souffles cardio-pulmonaires est très important à délimiter ; pour cette étude on peut diviser la région précordiale en trois zones : celle de la base ou zone *basilaire*, celle de la pointe ou zone *apexienne*, et une zone intermédiaire ou zone *mésocardiaque* ; chacune d'elles comprend des régions secondaires.

*a.* Dans la *zone basilaire*, on trouve à droite une région correspondant à l'origine de l'aorte, c'est la région *préaortique*, à gauche une région qui répond directement au deuxième espace intercostal gauche et à l'émergence de l'artère pulmonaire, faisant suite à l'infundibulum du ventricule droit, c'est la région *préinfundibulaire*.

*b.* La *zone mésocardiaque* présente une partie gauche qui correspond à la face antérieure du ventricule gauche : région *préventriculaire gauche* et une partie droite ou sternale, correspondant au sternum, divisée elle-même en deux parties secondaires, l'une supérieure ou région *sternale* proprement dite, l'autre inférieure ou *xiphoïdienne* ; c'est dans la *région préventriculaire* que nous trouvons le plus grand nombre des souffles cardio-pulmonaires.

c. La *zone apexienne* comprend la *région apexienne proprement dite*, correspondant à la pointe même du cœur; une seconde région, immédiatement au-dessus de la pointe ou *région sus-apexienne* ; une troisième située à un, deux ou trois centimètres en dehors, *région parapexienne*, enfin une quatrième région située en dedans de la pointe ou *région endapexienne.*

Les différents souffles cardio-pulmonaires se répartissent de la façon suivante au sujet de leur siège :

Souffles préventriculaires gauches, 34 0/0.
Souffles apexiens, 18 0/0.
Souffles sus-apexiens, 14 0/0.
Souffles préinfundibulaires, 11 0/0.

Les autres souffles varient de 6 0/0 (préaortiques) à 2 0/0 endapexiens; *ce sont* donc *les souffles de la région préventriculaire gauche de la zone méso-cardiaque, qui sont les plus fréquents de tous.*

La clinique nous montre encore que *dans* cette *zone méso-cardiaque, les souffles cardio-pulmonaires sont presque toujours mésosystoliques ;* il en est *de même pour la zone sus-apexienne;* dans cette dernière on a rencontré quelquefois un souffle systolique et même un souffle diastolique.

Pour les *souffles de la zone basilaire, ceux de la région préinfundibulaire* sont trois fois environ *plus fréquents que ceux de la région préaortique;* on les trouve *presque toujours mésosystoliques, quelquefois systoliques, jamais diastoliques.* Le souffle méso-systolique de cette région, si fréquent chez les chlorotiques, est celui que C. Paul a désigné sous le nom de *souffle anémo-spasmodique*, et dont nous verrons plus loin la véritable signification.

Enfin les *bruits préaortiques* siègent à la partie interne du deuxième espace intercostal droit, leur fréquence est minime, mais ils ont ceci de particulier, qu'ils *sont diastoliques.* Ils ressemblent donc beaucoup au bruit symptomatique de l'insuffisance aortique; ils en diffèrent cependant par leur rythme plus bref qui ne remplit pas le grand silence tout entier comme celui de l'insuffisance. Parfois il est légèrement en retard et laisse entre lui et le second bruit normal, un très léger intervalle qu'on ne trouve jamais dans l'insuffisance aortique.

6° *Propagation.* — Les bruits de souffle organiques se propagent, en dehors de leur foyer d'origine, dans une direction toute spéciale à chacun d'eux, au contraire les souffles cardio-pulmonaires sont le plus souvent circonscrits et leur *propagation* est *faible* ou *à peu près nulle.*

7° *Mutabilité des souffles.* — Alors que les souffles organiques sont d'une fixité telle qu'ils ne disparaissent guère entièrement que dans la période asystolique, *les souffles cardio-pulmonaires* sont *variables* et *inconstants ;* ils disparaissent, puis réapparaissent d'un jour à l'autre, et parfois *pendant la durée d'un même examen peuvent changer de siège, de rythme, de timbre.*

8° *Influence de l'attitude du corps.* — La clinique journalière montre que *les souffles cardio-pulmonaires s'atténuent ou même s'effacent complètement, lorsque le malade quitte le décubitus dorsal pour s'asseoir sur son lit ou se mettre debout*. Ce caractère si important tient aux modifications qui s'opèrent dans les rapports du cœur ainsi que dans ses changements de volume.

*a. Changement de rapports.* — Alors que, dans la position couchée, le cœur repose sur l'espèce de lit que les poumons lui offrent en arrière, dans la station debout au contraire, il appuie d'une façon constante contre la cage thoracique et les bords du poumon interposés entre elle et lui; il en résulte que les alternatives d'aspiration et de compression qui, ainsi que nous le dirons plus loin, sont la cause des souffles, diminuent d'une façon notable ou même ne se produisent plus et, par suite, les souffles s'atténuent ou s'effacent complètement.

*b. Changement de volume.* — La matité précordiale est variable, et peut s'atténuer suivant que le malade est dans le décubitus dorsal ou dans la station debout : or, nous verrons bientôt que la diminution de volume favorise singulièrement la production des souffles cardio-pulmonaires.

9° *Influence des mouvements respiratoires.* — Laënnec pensait que lorsqu'un bruit se passe dans le poumon, il doit nécessairement cesser quand la respiration s'arrête. Il en concluait qu'il suffisait d'engager le patient à suspendre sa respiration pour décider s'il s'agit d'un bruit né dans le cœur ou dans le poumon.

Or, contrairement à cette affirmation, on remarque que *le souffle cardio-pulmonaire disparaît, quand on exagère l'amplitude des mouvements respiratoires* (inspiration ou expiration) et l'on n'entend plus à sa place qu'un bruit respiratoire exagéré, ou bien encore le souffle se transforme en bruit respiratoire saccadé.

10° *Influence de l'excitation cardiaque.* — Elle est considérable, mais doit être envisagée à deux points de vue.

*a.* Lorsque *l'excitation cardiaque résulte d'un exercice violent* (course, exercices gymnastiques), elle ne provoque que *peu ou pas de souffle cardio-pulmonaire*, parce qu'elle résulte d'un afflux considérable au cœur, de sang qui a traversé les muscles en mouvement ainsi que tout le système capillaire relâché par cette influence. Cette affluence sanguine entraîne une *dilatation* considérable *du cœur*, et nous avons dit que l'augmentation de volume de celui-ci est *défavorable* à la production des souffles cardio-pulmonaires.

*b.* Au contraire, lorsque *l'excitation cardiaque* est *d'origine nerveuse*, elle *favorise* singulièrement l'apparition de ces souffles. Dans l'émotion par exemple, la circulation périphérique se ralentit, les extrémités se refroidissent parce que leurs capillaires se contractent; il en résulte que le cœur recevant moins de sang, devient plus petit, ses contractions deviennent plus fréquentes, et se produisent à vide pour ainsi dire, mais provoquent facilement, dans le poumon, les souffles cardio-pulmonaires.

On comprend maintenant pourquoi ceux-ci sont surtout des *bruits de consultation*, alors que sous l'influence de l'émotion que ressentent presque tous les malades au moment de l'examen du médecin, leurs mouvements respiratoires ont peu d'amplitude, alors que les battements de leur cœur s'exagèrent.

Ces « souffles de consultation » (POTAIN), également très fréquents au moment des examens médicaux des conseils de révision et des compagnies d'assurance, sont encore rencontrés dans les 4/5 des examens pratiqués chez les enfants des écoles (LÜTHJE).

11° *Influence du volume du cœur.* — Les souffles cardio-pulmonaires se rencontrent de préférence chez les individus dont le *cœur est de petit volume* (chlorose) et dont l'évacuation est facile et rapide : « les petits cœurs soufflent et les gros restent silencieux. »

12° *Rapports avec l'endocardite au début.* — Dans le cours du rhumatisme articulaire aigu, lorsque l'assourdissement des bruits normaux indique une endocardite menaçante, on note souvent la coexistence d'un souffle cardio-pulmonaire; bien que ne se rattachant pas directement à la lésion anatomique, celui-ci n'en est pas moins sous la dépendance de l'endocardite, sans doute par les modifications que celle-ci apporte au mode de contraction du cœur. Dans ces cas, le souffle cardio-pulmonaire est un véritable signe avertisseur, laissant présumer l'apparition prochaine de l'endocardite aiguë.

13° *Mécanisme.* — Un premier point important montre d'abord que *ces bruits de souffle se passent dans la partie du poumon qui entoure le cœur;* or, nous en avons la preuve :

1° Parce qu'ils ont leur maximum au niveau des parties du cœur recouvertes par le poumon, ce dont on s'assure par la percussion qui donne, en ces zones, de la sonorité. *La partie du poumon qui recouvre le cœur, dans laquelle ces souffles se produisent est la mince languette du poumon gauche qui*, d'après Luschka, *recouvre la pointe du cœur* (*languette de* LUSCHKA).

2° Parceque très communs chez les animaux, surtout chez les chiens et les chevaux, il a été facile chez eux de contrôler le mécanisme de ces bruits. Une expérience démonstrative de François-Franck fut la suivante : Après avoir trouvé, chez un chien, un souffle manifestement anorganique, on introduisit un crochet mousse sous la plèvre et on souleva doucement le bord du poumon au niveau duquel on entendait le souffle, et celui-ci cessa aussitôt. On laissa ensuite le poumon reprendre sa place primitive, et le bruit reparut avec les caractères identiques qu'il avait au début.

3° Une troisième preuve est tirée de ce fait, qu'on peut, chez le même sujet, voir le *bruit de souffle se transformer en bruit respiratoire soit simple, soit à rythme saccadé.* Ce souffle, qui en définitive n'est pas autre chose que du « murmure vésiculaire transformé », résulte comme le bruit respiratoire lui-même, *de la pénétration et de l'expulsion alternatives de l'air;* toutefois habituellement, le souffle est simple, et ne procède que de l'un de ces phénomènes : il reste exclusivement aspiratif.

4° Une dernière preuve enfin est donnée par la percussion qui montre la présence de la *sonorité* au niveau même *où est perçu le souffle* cardio-pulmonaire. Cette sonorité est l'indice que le poumon est interposé entre l'oreille du médecin et le cœur du malade.

Quant au mécanisme intime de ces bruits, on peut dire que *les souffles cardio-pulmonaires systoliques sont des bruits d'aspiration determinés dans le poumon, par le retrait systolique ou diastolique de la surface du cœur.*

Ce retrait systolique se manifeste par une *dépression ventriculaire* qui s'opère en deux points : 1° l'un *au-dessus de la pointe* (région sus-apexienne gauche); 2° l'autre *au-dessous de l'infundibulum* de l'artère pulmonaire. (région sous-infundibulaire), et c'est au niveau de ces deux zones que se produisent, avec la plus grande fréquence, les souffles cardio-pulmonaires. Ces faits, démontrés expérimentalement par Potain dès 1893, ont été de nouveau établis avec la plus grande précision par les travaux de François-Franck[1]. Il recueille des chronophotogrammes du cœur mis à

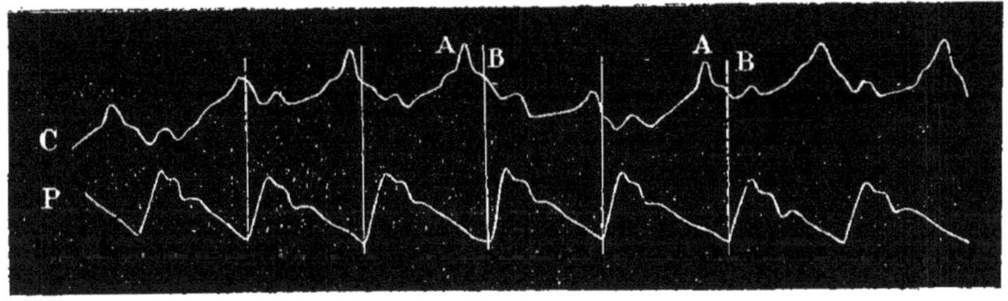


Fig. 37. — Dépression systolique de la région sus-apexienne.

nu et portant sur sa surface des repères fixés sur la pointe du ventricule gauche, au-dessus d'elle, à la base de l'artère pulmonaire, à la partie moyenne du ventricule droit; puis il constate ensuite que les points au niveau desquels les instantanés du cœur montrent la dépression maxima sont bien ceux qu'a indiqués Potain, c'est-à-dire la région sus-apexienne gauche et la région sous-infundibulaire droite.

Le retrait systolique du cœur qui explique les souffles cardio-pulmonaires de la systole, s'accuse extérieurement par une *dépression thoracique* toute *locale*, souvent perceptible à simple vue et en tout cas, susceptible d'être enregistrée au cardiographe; la figure 37 retrace nettement le phénomène.

La ligne C représente le *tracé cardiographique pris dans la région préventriculaire gauche au point même où s'entendait le souffle cardio-pulmonaire;* la ligne P est le tracé du pouls radial. Or, on voit qu'au moment de la systole ventriculaire, il se produit sur la ligne C, un affaissement B (battement négatif de Marey) dû au léger retrait qui s'opère dans cette zone très restreinte de la paroi thoracique, correspondant exactement au foyer du bruit de souffle.

1. François-Franck, *Soc. de biologie*, 8-15-22 novembre 1902.

Si, pour mieux montrer le fait, nous rapprochons de ce premier tracé, un second tracé, pris chez le même malade, *au niveau même de la pointe du cœur* C (*fig.* 38), nous voyons que l'affaissement systolique n'existe pas et que la systole est au contraire représentée par le soulèvement normal A.

En résumé ce retrait de la paroi thoracique est la résultante des mouvements qui se passent à la surface du cœur et qui ont été décrits. par Potain[1]. La surface du cœur est animée d'un *triple mouvement* ou plutôt d'un mouvement qui s'exerce à la fois dans le sens de la *profondeur*, dans le sens *transversal* et dans le sens *longitudinal*. Nous ne dirons rien de ce dernier, peu important, qui se produit suivant le plan parallèle à la surface, et ne donne lieu qu'à une sorte de glissement sans influence appréciable dans la genèse des bruits de souffle.

Les déplacements qui ont lieu dans le *sens transversal* et dans celui de la *profondeur*, beaucoup plus importants, montrent que la surface

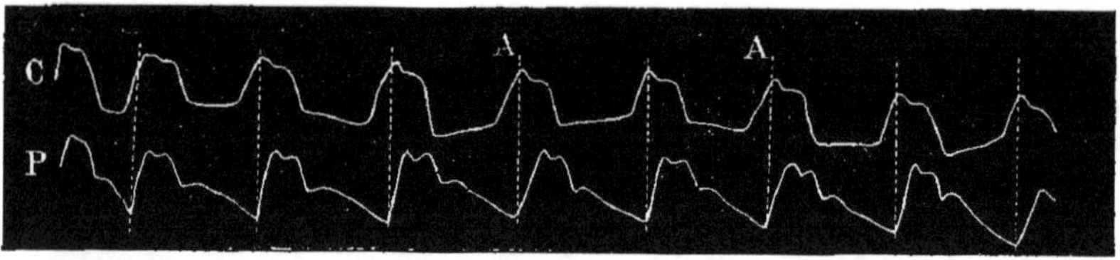


Fig. 38. — Tracé cardiographique au niveau de la pointe du cœur.

du cœur est entraînée, durant la systole, vers la droite et vers la profondeur du thorax, pour revenir au point de départ pendant la diastole, par un mouvement rapide en sens inverse; il s'agit là, en définitive, d'un mouvement de torsion avec retrait systolique (mouvement de torsion des auteurs classiques). La pointe seule fait exception ; contrairement à ce qu'on a dit, elle ne fait point de projection, reste à son niveau quand le reste de la paroi se déprime, et n'entre en retrait qu'à la fin de la systole.

Au début de la diastole, toute la paroi cardiaque s'affaisse en raison de sa flaccidité, puis elle se relève, d'abord lentement sous l'influence de l'afflux progressif du sang dans les cavités, rapidement ensuite quand vient la systole de l'oreillette.

Or les mouvements de la surface du cœur présentent des variabilités grandes qui sont rigoureusement en rapport avec les résultats fournis par la clinique : *c'est dans les régions préinfundibulaire et préventriculaire gauches que le déplacement présente son maximum d'amplitude*, et *c'est là aussi, où le bruit anormal se produit le plus aisément*. A la pointe, au contraire, les mouvements sont plus réduits et, par suite, les souffles plus rares.

1. Potain, *Acad. des sciences*, 23 octobre 1893.

Quant au *rythme* de ces bruits, il s'explique de la façon suivante : au devant du ventricule gauche, le souffle est presque toujours méso-systolique, c'est-à-dire qu'il n'occupe que la période moyenne de la systole, parce que seule la partie moyenne du mouvement est rapide et capable de produire le souffle, la première et la dernière sont lentes et restent aphones. Enfin à la pointe, on entend surtout deux sortes de souffles, les uns en *dedans*, les autres en *dehors* d'elle, les premiers, qu'on perçoit en général seulement à la fin de la systole, sont en rapport avec le retrait rapide qui, en cet endroit, a lieu seulement en ce moment ; les autres, qui sont exactement systoliques, résultent d'un mouvement de translation rapide vers la droite, qui fait le vide à gauche et est lui-même exactement synchrone avec la systole.

Pour ce qui est des *souffles cardio-pulmonaires diastoliques* de la base du cœur, on sait que l'aorte distendue au moment de la systole cardiaque revient sur elle-même durant la diastole, et par ce mouvement de retrait produit une inspiration étroitement localisée dans le poumon avoisinant.

14° *Conditions défavorables à la production des souffles cardio-pulmonaires.* — Contrairement à ce qu'on pourrait croire, un *cœur volumineux* qui ébranle toute la poitrine de ses mouvements, est *peu apte* à donner naissance à des souffles, et la clinique montre que *ce sont les cœurs de volume moyen ou réduit, qui produisent les bruits de souffle les plus nets.* C'est qu'en effet, un cœur de petit volume, en se vidant, se tord et se déforme plus complètement qu'un cœur dilaté, et les déplacements de la surface sont chez lui au maximum.

De même, les souffles sont rares dans *l'emphysème ;* il faut remarquer, en effet, que lorsqu'une couche mince de poumon est interposée entre le cœur et la cage thoracique, elle est soumise à des aspirations profondes produites par les mouvements de la surface du cœur qu'elle entoure, que ces aspirations produisent une ampliation considérable et déterminent la pénétration rapide de l'air dans les vésicules qui se dilatent. Au contraire, si la couche pulmonaire est considérable, comme dans l'emphysème par exemple, l'expansion « répartie dans une masse plus considérable, sera moindre en chaque point ; la pénétration de l'air s'y fera doucement et le bruit sera faible ou nul ».

Enfin, la rareté de ces bruits dans les *affections organiques du cœur* trouve son explication dans le volume généralement augmenté de l'organe, dans la gène apportée presque toujours à l'évacuation de ses cavités, enfin dans l'emphysème qui, assez souvent est associé à ces cardiopathies, principalement celles du cœur droit. Disons cependant que le souffle systolique qui accompagne fréquemment l'insuffisance aortique, et qu'on met communément, sur le compte d'une aortite ou d'un rétrécissement aortique concomitant est assez souvent, un souffle cardio-pulmonaire.

*En résumé, les souffles cardio-pulmonaires sont des bruits pulmonaires, aspiratoires et localisés, rythmés par les mouvements qui se passent à la surface du cœur.*

Etiologie. — *Age*. — On rencontre les souffles cardio-pulmonaires de préférence chez les *jeunes sujets* et les adultes; ils ont été notés 612 fois sur 854 écoliers (Lüthje)[1]. Le maximum de morbidité s'étend de l'âge de 15 à 30 ans environ; les nerveux et les sujets impressionnables en fournissent un contingent nombreux, on les rencontre également chez *les enfants* à partir de 3 ou 4 ans environ. Marfan a perçu chez un *nourrisson* un souffle rude, localisé vers la base avec intégrité complète du cœur à l'autopsie. Potain a insisté souvent sur la présence de souffles cardio-pulmonaires chez les sujets à thorax long et étroit. Chez un adulte de cette apparence avec thorax allongé, aplati d'avant en arrière, les épaules tombantes avec obliquité excessive des clavicules et des premières côtes, Lamy observa des souffles cardio-pulmonaires très intenses. Quant aux causes de cette prédisposition aux souffles en pareil cas, elles sont, sans doute dans la gêne de certains mouvements du cœur, dans un thorax mal conformé, dans des troubles de l'innervation, des signes d'infantilisme, et sans doute aussi dans la faiblesse congénitale du myocarde.

*Causes prédisposantes*. — Parmi les maladies ou les états morbides qui prédisposent sensiblement, à ces souffles nous citerons par ordre de fréquence : la *maladie de Basedow*, la *chlorose*, le *rhumatisme articulaire aigu* le *saturnisme*, la *fièvre typhoïde*, et chez les enfants, la *chorée* et la *scarlatine* (Delabost)[2].

Dans la *chlorose*, la présence d'un souffle cardio-pulmonaire n'a aucun rapport nécessaire avec la déglobulisation, mais la chlorose est une cause prédisposante certaine pour ces souffles par l'*excitabilité cardiaque* qu'elle fait naître et, en outre, parce que beaucoup de chlorotiques ont un *cœur de volume réduit*, dont l'évacuation est facile et rapide, et nous avons vu que cet état anatomique était une condition excellente pour la production des bruits extra-cardiaques.

Dans le *rhumatisme articulaire aigu*, ces souffles résultent d'une excitation anormale du muscle cardiaque, par influence directe du rhumatisme sur le myocarde, ou encore par l'intermédiaire d'une endocardite en voie d'évolution, qui se manifestera plus tard par un autre bruit de souffle, mais celui-là de nature organique.

Dans la *fièvre typhoïde*, les souffles cardio-pulmonaires sont assez fréquemment diastoliques, ils semblent résulter de l'excitation du muscle cardiaque consécutive à la fièvre.

L'aspiration que produit la systole sur un segment localisé du poumon ne se traduit pas que par un souffle cardiaque. Dans le poumon lui-même on perçoit quelquefois, certains *bruits vésiculaires*, certains *râles rythmés par le cœur*. Ainsi dans quelques faits de *cavernes pulmonaires*, de *dilatation bronchique* ou de *pneumothorax*, on a pu entendre du souffle cavitaire ou du tintement métallique à chaque systole cardiaque. On a pu encore, en arrière de la poitrine, entre le rachis et l'omo-

1. Lüthje, *Med. Klinik.*, 22 et 29 avril 1906.
2. Delabost, Les souffl. cardio-pulm. chez les enfants, *Th.* Paris, 1895.

plate, trouver des *râles à caractère présystolique* que Klippel et Lhermitte (1893) ont attribués, dans un cas au tiraillement du poumon par les parois de l'oreillette gauche. Barth et Roger (1865), Choyau, ont signalé encore des *frottements pleuraux* rythmés par la systole cardiaque et Soulier a remarqué également que les *frottements péricardiques* pouvaient pour les mêmes raisons, donner l'impression auditive de bruits de souffle cardiaques.

La *phtisie pulmonaire* et les *maladies organiques du cœur* prédisposent fort peu aux souffles cardio-pulmonaires.

Diagnostic différentiel. — D'après les caractères que nous venons de signaler, les souffles organiques et les souffles cardio-pulmonaires diffèrent entre eux par leur lieu d'élection, leur moment, leur timbre et leur tonalité, leur propagation et leur durée, l'influence qu'exercent sur chacun d'eux les mouvements respiratoires, ainsi que les différentes attitudes du corps, etc. Malgré ces caractères distinctifs si nets, les souffles cardio-pulmonaires sont quelquefois encore confondus avec certains bruits de souffles organiques; le diagnostic différentiel reposera sur les points suivants :

1° *Souffles cardio-pulmonaires de la base*. — *a*. Le souffle du *rétrécissement de l'artère pulmonaire* ou de l'*infundibulum* a son maximum dans le deuxième espace intercostal gauche, il est rude, holosystolique et s'accompagne d'un frémissement cataire intense: le souffle cardio-pulmonaire de la région préinfundibulaire est doux, mésosystolique, et ne s'accompagne d'aucun frémissement.

*b*. Le souffle du *rétrécissement aortique* siège dans le deuxième espace intercostal droit; il se propage vers la clavicule ; il est assez rude, holosystolique, et accompagné généralement d'un frémissement cataire notable; le bruit cardio-pulmonaire de cette région est plus superficiel, plus doux, plus diffus. Il n'est accompagné d'aucun frémissement.

*c*. Le bruit de souffle de l'*insuffisance aortique* est diastolique, commence exactement avec le second bruit, et se prolonge durant la diastole qu'il remplit entièrement; il peut siéger depuis la partie interne du deuxième espace droit jusque vers l'appendice xiphoïde. Il présente généralement un caractère *aspiratif* très net, débute d'une façon brusque et s'éteint progressivement.

Le souffle cardio-pulmonaire de la base est plus bref, ne remplit pas exactement le grand silence; il est légèrement en retard sur le début de la diastole, c'est-à-dire qu'il laisse entre lui et le second bruit normal un très léger intervalle; enfin il ne s'accompagne d'aucun des signes habituels de l'insuffisance aortique : pouls de Corrigan, double souffle crural, pouls capillaire, etc.

*d*. L'*insuffisance des valvules sigmoïdes de l'artère pulmonaire*, affection très rare ne saurait être confondue avec un souffle cardio-pulmonaire, car celui-ci ne se rencontre jamais en cette région avec le rythme diastolique.

2° *Souffles cardio-pulmonaires de la pointe*. — Le diagnostic différentiel avec l'*insuffisance mitrale* demande quelques détails plus précis : Le souffle mitral est toujours holosystolique, généralement rude, râpeux en jet de vapeur, de tonalité haute, quelquefois un peu aiguë ; son siège maximum réside *au niveau même de la pointe*, et sa propagation s'étend fort loin dans l'aisselle gauche et même jusqu'au rachis. Or le timbre rude, la tonalité haute, le siège apexien et le rythme holosystolique se retrouvent dans certains souffles cardio-pulmonaires assez rares qui siègent en dehors de la pointe ou *parapexiens;* dans les cas douteux, ce sera justement ce siège à 1, 2, 3 centimètres en dehors de la pointe qu'occupent ces derniers bruits, qui viendra lever tous les doutes.

Les souffles cardio-pulmonaires *endapexiens* sont, ou télésystoliques ou mésosystoliques ; donc pas de confusion avec celui de l'insuffisance mitrale qui est rigoureusement holosystolique.

Enfin, quant aux bruits de la *région apexienne* même, ils sont presque toujours mésosystoliques, et sont accompagnés alors d'un battement négatif de la pointe, que nous avons signalé.

Le *diagnostic différentiel avec les souffles organiques de la pointe* autres que celui de l'insuffisance mitrale, ne nous arrêtera guère ; nous dirons seulement que :

Le *rétrécissement mitral* est caractérisé par un bruit de roulement ou de ronflement diastolique qui se renforce presque toujours dans la présystole. Ce bruit a son maximum au-dessus de la pointe ; il s'accompagne d'un dédoublement permanent du second bruit ou d'une accentuation du deuxième bruit pulmonaire, suivant l'ancienneté plus ou moins grande de l'affection. Le frémissement cataire est pour ainsi dire constant.

Le rétrécissement *tricuspidien*, affection cardiaque fort rare, est caractérisé par un roulement diastolique grave accompagné de frémissement cataire, se passant à gauche de la région xiphoïdienne. Les souffles extra-cardiaques qu'on pourrait entendre dans cette région n'ont point ce timbre et ne donnent pas lieu au frémissement cataire.

L'*insuffisance tricuspidienne*, beaucoup plus fréquente, a le même siège que l'affection précédente ; elle se traduit par un souffle systolique, grave et d'intensité médiocre ; le bruit cardio-pulmonaire qui pourrait à la rigueur se produire dans cette région, se distingue de l'affection tricuspidienne, en ce qu'il ne donne pas lieu, comme celle-ci, à la production d'un pouls veineux vrai de la jugulaire (c'est-à-dire synchrone à la systole ventriculaire), ni au pouls veineux vrai hépatique.

Dans certaines circonstances le diagnostic différentiel peut être fait en *combinant l'auscultation* et *la radioscopie*. Potain a constaté ainsi que des souffles présentaient leur siège exact au niveau même du retrait du bord gauche du cœur dans l'endroit où celui-ci est recouvert par la languette pulmonaire de Luschka, établissant ainsi que les souffles entendus étaient bien des souffles cardio-pulmonaires.

Pour la facilité de l'étude des souffles cardio-pulmonaires, nous en avons résumé les principaux caractères dans les trois tableaux qui vont suivre :

## TOPOGRAPHIE DES SOUFFLES CARDIO-PULMONAIRES

La figure 39 et le tableau ci-joint indiquent les sièges multiples occupés par les souffles anorganiques ainsi que leur fréquence dans ces différentes régions.

La ligne AB est la ligne de matité supérieure du foie ; le contour BCD représente la grande matité du cœur obtenue par la percussion suivant

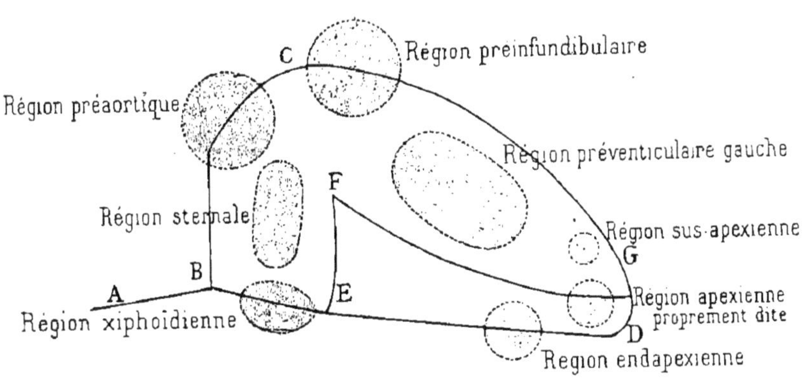


Fig. 39. — Topographie des souffles cardio-pulmonaires.

la technique indiquée précédemment ; la lettre D répond à la pointe du cœur ; la droite BD représente le bord droit du cœur : les courbes EF, GD, DE limitent la petite matité cardiaque. Les surfaces ponctuées représentent les divers sièges des souffles anorganiques.

|  |  |  |  |
|---|---|---|---|
| Zone basilaire... | région préaortique...... | souffle anorganique | rare. |
| | région préinfundibulaire. | id. | fréquent. |
| Zone mésocardiaque... | région préventriculaire gauche............... | souffles anorganiques | fréquents. |
| | région sternale......... | id. | rares. |
| | région xiphoïdienne.... | id. | rares. |
| Zone apexienne.. | région sus-apexienne.... | souffles anorganiques | fréquents. |
| | région apexienne proprement dite............ | id. | peu fréquents. |
| | région endapexienne.... | id. | fréquents. |
| | région parapexienne.... | id. | fréquents. |
| Zone de la petite matité..................... | | souffles anorganiques | toujours absents. |

## A. DIAGNOSTIC DIFFÉRENTIEL DES SOUFFLES DE LA BASE DU COEUR

### 1° Souffles systoliques

| ORGANIQUES | CARDIO-PULMONAIRES |
| --- | --- |
| **1° Rétrécissement de l'artère pulmonaire :**<br>*Maximum :* 2e espace intercostal gauche.<br>*Rude*, holosystolique.<br>*Frémissement* cataire intense.<br>*Propagation du souffle* vers la clavicule gauche et s'éteint ensuite. | **Le souffle cardio-pulmonaire** de cette région (base à gauche) est :<br>*Préinfundibulaire.*<br>*Doux, fréquent.*<br>*Mésosystolique :*<br>*Pas de frémissement cataire.*<br>*Pas de propagation.* |
| **2° Rétrécissement aortique :**<br>*Maximum*, 2e espace intercostal droit :<br>*Assez rude*, holosystolique.<br>*Frémissement* cataire.<br>*Propagation* vers la clavicule et la région cervicale du côté droit. | **Le souffle cardio-pulmonaire** de cette région (base à droite) est :<br>*Rare ; même siège que le souffle organique mais plus superficiel.*<br>*Plus doux.*<br>*Pas de frémissement cataire.*<br>*Pas de propagation.* |

### 2° Souffles diastoliques

| | |
| --- | --- |
| **1° Insuffisance aortique :**<br>*Diastolique, commence exactement* avec le 2e *bruit*, et se *prolonge durant la diastole qu'il remplit entièrement.* Peut siéger depuis la partie interne du 2e espace intercostal droit, jusque vers l'appendice xiphoïde.<br>*Doux, aspiratif.*<br>*Débute brusquement puis s'éteint* progressivement. | **Le souffle cardio-pulmonaire diastolique :**<br>*Relativement rare.*<br>*Plus bref.*<br>*Ne remplit pas exactement le grand silence.*<br>*En retard sur le début de la diastole (méso-diastolique).* |
| *Association avec signes artériels de l'insuffisance aortique :* { *pouls capillaire, pouls de Corrigan, Battements tumultueux des artères du cou, etc.* | *Absence des « signes artériels ».* |

**2° Insuffisance de l'artère pulmonaire :**

Le diagnostic différentiel avec le *souffle cardio-pulmonaire diastolique* n'est point à faire, car celui-ci *n'existe pour ainsi dire jamais dans la région de l'artère pulmonaire ou de l'infundibulum.*

## B. DIAGNOSTIC DIFFÉRENTIEL DES SOUFFLES DE LA RÉGION APEXIENNE

| | Souffle systolique de l'Insuffisance mitrale | Souffles cardio-pulmonaires systoliques de la pointe |
|---|---|---|
| Siège | Au niveau même de la pointe du cœur. | *a :* Apexiens (sont méso-systoliques).<br>*b :* Sus-apexiens (sont méso-systoliques).<br>*c :* Parapexiens (sont presque toujours systoliques comme le souffle de l'insuffisance mitrale ; ils siègent non à la pointe, mais à 1 ou 3 centimètres en dehors d'elle).<br>*d :* Endapexiens (variété rare — sont mésosystoliques ou télésystoliques). |
| Moment | Rigoureusement systolique. | Sont presque tous méso-systoliques. |
| Timbre | Sibilant ou rude, râpeux, en jet de vapeur | Doux, voilé, aspiratif. |
| Tonalité | Haute. | Moyenne. |
| Propagation | Vers l'aisselle gauche, l'angle inférieur de l'omoplate et même le rachis. | A peu près nulle. |
| Frémissement cataire | Systolique. | Nul. |
| Durée | Permanente, sauf à la période asystolique où le souffle peut disparaître. | Mutabilité extrême. Souffles apparaissent, disparaissent et peuvent changer de rythme, de siège et de timbre pendant la durée d'un même examen. |
| Influence de l'attitude du corps | Quelquefois souffle plus fort dans le décubitus dorsal, mais nombreuses exceptions à ce sujet. | Maximum d'intensité dans le décubitus dorsal ; diminution ou disparition totale dans la station debout. |
| Influence des mouvements respiratoires | Pas appréciable. | Leur amplitude fait disparaître le souffle qui se transforme souvent en bruit respiratoire saccadé. |
| Troubles fonctionnels | Nombreux. | Nuls. |

B. AUTRES SOUFFLES ANORGANIQUES. — Ces *souffles* qui, à l'heure présente, *constituent encore un des points les plus discutés de la pathologie cardiaque*, se rencontrent en dehors de toute altération organique ; les uns, véritablement *rares*, ont une *origine vasculaire*, les autres beaucoup plus *fréquents* sont rattachés par les auteurs à trois causes principales : l'*anémie*, *les maladies fébriles* et *certains états nerveux*.

I. *Souffles extra-cardiaques d'origine vasculaire.* — Il existe une variété de bruits de souffle, lesquels, bien que perçus dans la région de la base du cœur, ne se produisent pas dans cet organe mais dans les vaisseaux de voisinage (veine cave supérieure, veines jugulaires, veines intra-thoraciques, tronc ou branches de l'artère pulmonaire, etc.). C'est ainsi qu'ont été décrits plusieurs cas où, le souffle étant diastolique, on porta le diagnostic erroné d'insuffisance aortique. Litten (1887) en a cité quelques observations, Sahli (1895) en a observé trois cas chez des jeunes filles, et bien avant ces auteurs Duroziez (1885) en avait rapporté un cas avec intégrité complète des valvules sigmoïdes constatée à l'autopsie. Potain pense également que chez les anémiques, certains souffles diastoliques pourraient peut-être se produire dans les gros troncs veineux de la base du cœur. La pathogénie de ces souffles extra-cardiaques d'origine vasculaire reste encore obscure en bien des points : dans un cas signalé par Weill (1876), on trouva chez une jeune fille de 14 ans un souffle diastolique permanent de la base du cœur par *compression adénopathique des veines pulmonaires* gauches ; à l'autopsie, les sigmoïdes aortiques et pulmonaires étaient normales.

Dans la région apexienne ou plutôt vers l'appendice xiphoïde, Litten a signalé un souffle qu'il a cru pouvoir attribuer à la compression exercée par le foie hypertrophié et déplacé, sur la veine cave inférieure.

II. *Souffles de la chlorose et de l'anémie.* — Ils correspondent à l'immense majorité des souffles dits anorganiques. On les a décrits à chacun des quatre orifices du cœur, mais avec des différences marquées de timbre et de tonalité. Jaccoud déclare que l'existence de chacun d'eux n'est pas douteuse; cependant ces souffles occupent de préférence la base du cœur, et quelquefois à un degré moindre, la région de la pointe.

1° *Souffle de la base du cœur.* — *Siège.* — Ce souffle, localisé au niveau de l'aorte, par Hope, Bouillaud, etc., occupe au contraire, de l'avis à peu près unanime, la *région de l'artère pulmonaire et* de son *infundibulum*, c'est-à-dire qu'il présente son maximum dans le deuxième espace intercostal gauche, le long du bord du sternum ; cette fréquence de localisation sur laquelle C. Paul a beaucoup insisté, serait environ de 59 0/0 d'après Sansom.

*Caractères.* — Ce souffle a un timbre doux, il est superficiel, s'entend dans une zone très limitée et ne se propage pas au delà ; il est fugace, transitoire et susceptible de se modifier sous l'influence des changements d'attitude et des mouvements respiratoires; enfin dans la très grande majorité des cas, il est mésosystolique.

Le mécanisme du souffle anémique de la base a été expliqué de différentes façons :

*a*. Laënnec, qui le premier constata l'existence de ces bruits, les croyait produits par le bruit rotatoire de contraction du myocarde, exagéré par un état spasmodique du cœur à la suite de quelque trouble nerveux. Cette explication est inadmissible puisqu'on sait que, contrairement aux muscles soumis à la volonté qui se contractent par une série de secousses confondues dans une sorte de tétanisation, le myocarde, qui n'est point un muscle volontaire, présente une secousse unique à chacune de ses systoles ; il ne se tétanise pas en se contractant et par conséquent ne produit aucune vibration (Marey).

*b*. C. Paul a proposé une interprétation mixte; pour que le souffle se produise il faut deux conditions : « l'anémie et le spasme des vaisseaux. Une anémie profonde sans spasme ne le donne pas. Des spasmes actifs avec une anémie beaucoup moindre peuvent le produire ». C'est pourquoi il a désigné ce bruit sous le nom de *souffle anémo-spasmodique de l'artère pulmonaire*[1].

Sansom a émis une théorie très voisine de celle-ci. Pour lui, l'anémie a pour conséquence de produire des troubles neuro-musculaires qui engendrent des souffles cardiaques à siège variable, mais perceptibles surtout au niveau de l'infundibulum de l'artère pulmonaire à cause de sa minceur et de sa situation superficielle. L'infundibulum, affaibli dans son influx nerveux, lutterait en vain contre la tension de l'artère pulmonaire, exagérée encore par l'anémie, et sa fatigue se manifesterait alors, comme pour les muscles volontaires, par une sorte de tremblement qui engendrerait des vibrations sanguines et un bruit de souffle.

Pour C. Paul, nous avons dit que la genèse du souffle nécessitait deux facteurs : le spasme et l'anémie. Or si le spasme est localisé à l'artère pulmonaire, il va avoir pour conséquence de ralentir le courant sanguin et conséquemment de diminuer les conditions favorables à la production du souffle, ainsi que cela se produit pour tout rétrécissement placé sur un vaisseau en aval du siège du bruit soufflant. Au contraire, si le spasme existe dans le cœur lui-même, il va produire des contractions plus rapides, et par suite, une sorte de tachycardie, ou bien encore une altération dans le rythme physiologique par suite du raccourcissement des systoles. Or, les souffles dits anémiques n'étant liés ni à une accélération des bruits du cœur, ni à aucune modification dans le rythme de ceux-ci le spasme ne saurait plus être admis.

Reste le second facteur : l'*anémie*. Celle-ci, il faut le reconnaître, indiquée par Bouillaud, est admise par la très grande majorité des auteurs, encore que les raisons qu'ils donnent pour expliquer les phénomènes soient fort dissemblables.

Potain a déclaré, que « à aucun titre, on ne peut considérer ces souffles comme résultant directement de l'anémie, ni de l'hydrémie ».

Il montre d'abord que si l'hydrémie (c'est-à-dire l'abaissement de la

1. C. Paul, *Soc. Méd. hôpit.*, Paris 1878, p. 73.

densité du sang par diminution du nombre des globules) est une condition favorable à la production des souffles vasculaires, elle n'y suffit point à elle seule, et il faut encore que le liquide ait à passer par une ouverture qui lui donne accès dans un espace plus large. Or lorsque ces conditions se trouvent réalisées, on peut voir facilement, par une série d'expériences curieuses, pratiquées avec le liquide sanguin lui-même, que si un liquide faible en globules, s'écoulant à travers un espace étroit, donne naissance à un bruit plus intense que celui engendré par un liquide plus riche en globules, il suffit d'autre part que le liquide plus épais s'écoule avec la même vitesse que le liquide pauvre, pour que l'*intensité des bruits* s'égalise. Celle-ci *est* donc *fonction de la vitesse du courant* et *non de la composition du liquide;* donc l'hydrémie n'est point la cause directe du souffle des chloro-anémiques.

Dans un autre ordre d'idées, on sait que la quantité de sang qui, à chaque systole, traverse les deux orifices artériels est nécessairement la même, puisque « c'est le même sang qui les aborde successivement l'un et l'autre ». Or si on se rappelle que l'orifice aortique est plus étroit que l'orifice pulmonaire, et, d'autre part, que la durée de la systole est forcément la même pour chacun des ventricules, il en résulte que le sang passe incontestablement plus vite à travers l'orifice aortique qu'à travers l'orifice pulmonaire, et que si un souffle hydrémique devait se produire dans l'un ou l'autre de ces orifices, ce serait dans l'aorte qu'on le rencontrerait ; or nous avons dit, au contraire, que ce souffle se perçoit au niveau de l'artère pulmonaire ; il n'a donc aucun rapport direct avec l'anémie.

C. Paul a déclaré que la qualité veineuse du sang est la cause qui produit des souffles dans l'artère pulmonaire, lesquels, d'un autre côté, ne se produisent pas dans l'aorte. Or le sang artériel du ventricule gauche et le sang veineux du ventricule droit ont identiquement la même composition, au point de vue de la richesse en globules, ce n'est donc pas en raison de sa composition différente que le sang pourrait souffler dans l'artère pulmonaire et non dans l'aorte. D'ailleurs ce n'est point parce qu'il est veineux que le sang entre en vibration dans les veines du cou plus aisément que dans les artères, mais c'est parce qu'il circule dans des vaisseaux à calibres moins réguliers, à parois plus minces et plus facilement compressibles.

Ainsi, on ne peut admettre que ces souffles se passent dans l'artère pulmonaire, « puisqu'on ne peut leur y trouver absolument aucune raison d'être ».

C. Paul a prétendu encore que le souffle, dit anémique, s'accompagne « toujours d'un bruit de souffle jugulaire », le fait est inexact et il n'existe aucune corrélation entre les deux phénomènes; beaucoup de sujets présentent un bruit de souffle au niveau de l'artère pulmonaire avec absence de tout bruit au niveau des jugulaires ; réciproquement, chez un grand nombre de chlorotiques, on trouve un souffle hydrémique dans les vaisseaux veineux du cou, et aucun bruit soufflant au niveau de l'artère pulmonaire. Lorsque les deux souffles existent, ils se manifestent parallèlement, mais sans rapport immédiat l'un avec l'autre.

Enfin, si en dernier lieu on rapproche les caractères de ces bruits dits anémiques de ceux que nous avons assignés aux souffles cardio-pulmonaires, on voit qu'il y a entre eux ressemblance si étroite que la distinction paraît impossible; on est donc amené à cette conclusion logique que *les souffles dits anémiques* de la base du cœur sont des *souffles cardio-pulmonaires*, et par conséquent *sans rapport direct avec l'hydrémie chlorotique.*

Cependant on ne peut nier que les souffles cardiaques soient fréquents dans la chlorose, ils ne dépendent point de l'anémie, mais peuvent s'expliquer comme nous l'avons vu précédemment, parce que la chlorose exerce une influence évidente sur le système nerveux, qu'elle engendre une excitabilité cardiaque toute particulière, que le cœur des chlorotiques est généralement petit, condition favorable à la production des souffles cardio-pulmonaires, enfin peut-être aussi par l'évacuation facile des cavités ventriculaires dans un système artériel où la tension reste faible en général.

Le *souffle anémique vrai* existe cependant, mais il est extrêmement rare et Potain déclare n'en connaître pas plus de quatre à cinq exemples. Ce souffle a été observé chez des hommes venant d'avoir de grandes hémorrhagies traumatiques ou encore chez des femmes épuisées par d'incessantes métrorrhagies. Il se distingue des bruits de souffle dits anémiques, par son *timbre* assez *bref* et de *tonalité élevée*, par son *moment*, très exactement *systolique*, par son *siège* dans le deuxième espace intercostal droit *au niveau de l'orifice aortique*, et enfin par sa propagation dans la direction de l'aorte.

Bien que l'opinion de Potain soit acceptée par la majorité des auteurs, il convient de faire remarquer que Tripier et Devic (1897) ont proposé une autre interprétation, sur laquelle d'ailleurs on pourrait faire des réserves. Ces auteurs sont d'avis que les *souffles anémiques* ont, sans restriction, une origine intra-cardiaque et que les deux conditions essentielles de production de ces souffles résident, d'une part, dans une altération du sang et de l'autre, dans une impulsion exagérée de la base du cœur contre la paroi. Ces conditions se trouvent réalisées dans les états anémiques avec hypoglobulie ainsi que dans les cas où le nervosisme, ou encore l'état émotionnel, augmentent la brusquerie de la contraction cardiaque. Le *souffle de la base* siégerait au niveau de l'infundibulum et de l'artère pulmonaire, et serait causé par l'impulsion cardiaque exagérée, comprimant ces deux organes contre la paroi thoracique, réalisant ainsi ce que produit sur les vaisseaux la pression du stéthoscope ou simplement celle du doigt. Quant au *souffle de la pointe*, il serait fréquemment la simple propagation de celui de la base, mais il pourrait être causé aussi par la pression de cette zone contre la paroi thoracique, au moment de la systole du ventricule droit.

2° *Souffle de la région de la pointe.* — Il arrive fréquemment qu'on rencontre chez les chlorotiques des bruits de souffle au voisinage de la pointe du cœur; ils ont été considérés souvent comme symptomatiques de l'anémie, mais expliqués par des mécanismes fort différents.

*a*. Parrot, ayant rencontré quelquefois chez des chlorotiques la coïncidence d'un souffle au niveau de la région xiphoïdienne et un pouls veineux des jugulaires, avait émis cette hypothèse que le souffle cardiaque des chlorotiques est dû à une *insuffisance tricuspidienne*. Cette hypothèse ne saurait plus se soutenir, car, d'une part, le souffle des chlorotiques occupe très rarement la partie inférieure du sternum, et en second lieu, le soulèvement veineux des jugulaires, d'ailleurs fréquent chez certaines chlorotiques, tient à tout autre cause qu'à une insuffisance tricuspidienne et peut se distinguer d'ailleurs du pouls veineux vrai, symptomatique de cette dernière affection, en ce que contrairement à celui-ci, il n'est point en synchronisme avec la systole des ventricules et le choc de la pointe du cœur; il n'y a donc pas d'insuffisance tricuspidienne symptomatique de l'anémie.

*b*. D'après Henschen (de Stokholm)[1] les souffles anémiques seraient dus à une *dilatation cardiaque*.

*c*. Une autre théorie veut que le souffle de la chlorose soit causé non plus par une insuffisance tricuspidienne, mais par une *insuffisance mitrale purement fonctionnelle*, c'est-à-dire sans lésion valvulaire. Cette insuffisance se produirait suivant les uns, par dilatation du cœur (Balfour, Friedreich, Heitler), suivant les autres, par paralysie des muscles papillaires, ou des fibres qui entourent les orifices auriculo-ventriculaires à la manière d'un sphincter (Hesse et Ludwig), ou encore par contracture spasmodique des piliers tenseurs de la valvule mitrale (Stokes, Bamberger, Cuffer).

Potain déclare que toutes ces suppositions « non démontrables, qui ne reposent sur aucun fait d'observation » sont purement hypothétiques, que d'ailleurs d'après les caractères mêmes du souffle, on peut conclure que cette insuffisance mitrale fonctionnelle « n'existe réellement point », en cette circonstance. En effet, le souffle anorganique de la pointe généralement doux est le plus souvent en retard sur le début de la systole; il siège beaucoup plus souvent à côté de la pointe que sur la pointe même; il se propage peu, et le plus souvent pas du tout, vers l'aisselle et le dos. Le souffle de l'insuffisance mitrale, au contraire, est rude, intense, exactement systolique; il a son maximum au niveau de la pointe même et se propage vers l'aisselle et souvent même vers l'angle inférieur de l'omoplate. S'il y a vraiment insuffisance mitrale fonctionnelle, pourquoi le siège et la propagation du bruit seraient-ils différents de ce qu'ils sont dans les cas de lésion organique? On comprendrait encore une différence de timbre et de tonalité du souffle, mais une différence de siège et de propagation ne peut être admise.

Pour toutes ces raisons, il est permis de conclure qu'*aucune modification, ni du sang, ni des orifices du cœur, ne peut rendre compte des souffles anorganiques de la pointe, et que ceux-ci sont des bruits cardio-pulmonaires*.

III. *Souffles d'origine adhérentielle*. — Duponchel[2] a décrit un souffle

1. Henschen, *Congrès méd.*, Budapest, 1909.
2. Duponchel, *Arch. de Méd. et de Pharmac. milit.*, octobre 1901.

qu'il croit causé par le tiraillement et la déformation de la base de l'artère pulmonaire survenant chez d'anciens pleurétiques, ayant conservé des *adhérences pleuro-péricardiques* accompagnées ou non de symphyse du péricarde ; elles produiraient un *rétrécissement transitoire de l'artère pulmonaire*. Ce souffle serait doux, systolique, susceptible comme les souffles cardio-pulmonaires, de disparaître dans la position assise ; il siégerait dans la région préinfundibulaire.

IV. On sait que normalement il existe, dans le péricarde, des *franges graisseuses* décrites par Cruveilhier et plus tard par Poirier, siégeant dans le feuillet viscéral des deux côtés, et à la base du cône péricardique. Elles sont souvent pédiculées et pendent dans la cavité de la séreuse. Ces franges peuvent se souder et Poirier (1904) pense qu'en pareille circonstance, elles pourraient donner naissance à certains souffles extra-cardiaques.

V. *Souffles fébriles.* — Les auteurs décrivent dans le cours des maladies fébriles ; *fièvre typhoïde*, *scarlatine*, *rougeole*, etc., des bruits de souffle systoliques à timbre généralement doux. Sur deux mille cas observés à l'hôpital d'isolement d'Aubervilliers, d'Anfreville et Roger[1] ont rencontré ces souffles dans la scarlatine dans la proportion de 35 0/0 chez les hommes et de 60 0/0 chez les femmes ; pour la rougeole, la proportion est de 20 0/0 chez les hommes et de 29 0/0 chez les femmes. Ces bruits sont interprétés de façons fort différentes ; quelques-uns relèveraient exclusivement de la fièvre et disparaîtraient totalement avec elle ; d'autres, véritables souffles liquidiens, seraient la conséquence de l'altération du sang consécutive à la plupart des maladies aiguës ; enfin quelques-uns de ces souffles sont rapportés à une myocardite au début, par exemple dans la fièvre typhoïde, ou encore, quoique plus rarement, dans la variole.

Ces différents souffles sont notés tantôt à la pointe, tantôt à la base du cœur ; par leur timbre doux, leur caractère fugace, leur moment autour de la systole, ces souffles présentent, dans un grand nombre de cas, une analogie si étroite avec les souffles cardio-pulmonaires, qu'on ne peut se défendre d'englober la plupart d'entre eux dans le groupe des souffles extra-cardiaques.

VI. *Souffles des névroses cardiaques et des états neurasthéniques.* — Sansom, dans la maladie de Basedow, a constaté 11 fois sur 29, un souffle au niveau de l'artère pulmonaire ; ce souffle, par ses caractères, ne diffère pas sensiblement de ceux de l'anémie, et nous avons vu précédemment comment il faut comprendre le mécanisme de ce bruit.

On sait, d'autre part, que le goître exophthalmique est la maladie qui présente le maximum de fréquence des souffles cardio-pulmonaires.

C'est sans doute à des souffles de cette nature que Richter fait allusion lorsqu'il signale certains troubles cardiaques chez les neurasthéniques.

Il est possible, d'autre part, que quelques-uns de ces souffles puissent s'expliquer par des *rétrécissements* ou des *insuffisances valvulaires* sans lésion anatomique, et d'*origine* purement *spasmodique*.

1. D'ANFREVILLE, *Th.* Paris, 1900.

VII. *Souffles de la grossesse et de l'état puerpéral.* — Signalés par quelques accoucheurs dans les derniers mois de la grossesse, ils ont été rencontrés encore après l'accouchement, et Money les a notés dans une proportion de 75 0/0. Ces souffles, tantôt doux, tantôt plus rudes, coïncidant avec la systole ventriculaire, ont été rencontrés dans des sièges divers : tantôt au niveau de l'infundibulum du ventricule droit, tantôt au niveau de l'appendice xiphoïde. Ces souffles fugaces, transitoires, variant d'intensité suivant les attitudes de la patiente, ressemblent beaucoup comme on le voit aux souffles dits anémiques, et sans nul doute, peuvent recevoir l'interprétation que nous avons donnée de ces derniers.

**4.** *Frottements péricardiques.* — Nous indiquerons seulement ici leurs caractères généraux, remettant leur description détaillée au chapitre de la *Péricardite sèche* où elle sera mieux à sa place.

Déjà nous avons dit que ces frottements se manifestent le plus souvent à la palpation, par une sorte de frôlement superficiel de va-et-vient dont l'intensité est variable.

L'auscultation, d'une importance autrement grande, nous montre que *le frottement péricardique se rencontre de préférence* à la base du cœur, vers le *troisième* ou *quatrième cartilage costal* du côté *gauche*, ou encore *au niveau* de l'origine de l'*artère pulmonaire* ou encore à la partie inférieure du sternum; il est plus rare au niveau de la pointe. C'est un *bruit superficiel, sans propagation*, ni *rapport exact* avec *les temps de la révolution cardiaque* (il peut être présystolique, méso-systolique, ou méso-diastolique), son *timbre* est très variable : tantôt doux, tantôt rude. Dans le premier cas, il a été comparé au frôlement de la soie, au froissement de la neige gelée ; dans le second, à un bruit de râpe, d'étrille, de cuir neuf sous le cavalier (Laennec), ou encore au bruit de claquement d'un billet de banque (Bouillaud).

Le frottement péricardique ne se propage pas au delà de son foyer de production : il naît et meurt sur place, suivant l'expression consacrée; exceptionnellement il a pu se propager dans le dos (Leclerc et Chappet).

Le frottement péricardique *augmente* très notablement d'*intensité* dans la station assise ou verticale, ou encore par la pression du stéthoscope sur la région précordiale (Stokes) ; il *diminue* dans le décubitus dorsal.

Pour Potain, Eichhorst, le frottement augmente durant l'inspiration ; pour Sansom, au contraire, cette augmentation coïncide avec l'expiration.

Le frottement péricardique peut ne durer que quelques heures seulement et présenter en vingt-quatre ou trente-six heures des modifications considérables dans le siège, l'intensité, le timbre et le rythme des bruits. Sa présence n'indique pas forcément qu'il n'y a pas de liquide dans le sac péricardique, car le liquide peut s'accumuler en arrière du cœur et le frottement persister encore, surtout au niveau de la base.

Le frottement péricardique doit être distingué du frottement pleural et des souffles qu'on peut entendre à la région précordiale.

*a.* Le *frottement pleural* est presque toujours lié aux mouvements respiratoires et il suffit de faire suspendre la respiration pour voir disparaître le frottement pleural. Cependant il peut quelquefois être rythmé par les mouvements du cœur; dans ce cas, si on fait pratiquer une inspiration forcée, le frottement pleural se suspend, alors que le frottement péricardique s'accentue le plus souvent pendant ce temps de la respiration (MAURICE RAYNAUD).

*b*. Les *souffles organiques*, outre leur timbre qui est différent, siègent toujours au niveau d'un des orifices du cœur, ils se propagent nettement dans des directions toujours les mêmes : ceux de la base vers la clavicule droite et la carotide du même côté, ceux de la pointe vers l'aisselle gauche et même le rachis. Ces souffles correspondent exactement à la présystole, à la systole ou à la diastole, et ce rapport reste invariable pendant toute la vie du malade, etc.

*c*. Les *souffles anorganiques*, d'origine cardio-pulmonaire sont généralement doux, aspiratifs, siègent surtout au-dessus de la pointe ou au niveau de la région préventriculaire gauche; ils sont surtout mésosystoliques, sans propagation, et contrairement aux frottements péricardiques, *diminuent* dans la station assise ou verticale, *augmentent* dans le décubitus dorsal; enfin ils ne s'accompagnent d'aucun trouble fonctionnel du côté du cœur.

AUSCULTATION DU COEUR PAR LA RÉGION DORSALE. — Nous avons indiqué précédemment toute l'importance que peut présenter, dans le rétrécissement mitral notamment, l'exploration du cœur par la percussion de la région dorsale gauche. L'auscultation pratiquée dans cette même région peut fournir quelquefois des résultats intéressants sur lesquels Duroziez [1], Libensky [2] et plus tard Ciccordani [3] ont spécialement insisté.

D'après le premier de ces auteurs, dans les affections mitrales compliquées de dilatation notable du cœur droit, la pointe du cœur et le ventricule gauche sont entraînés en arrière près de la paroi postérieure du thorax, et le maximum d'intensité du souffle est localisé près de l'angle inférieur de l'omoplate gauche; plus le cœur droit est dilaté et plus les bruits du cœur gauche sont perçus au niveau de la région dorsale; c'est donc là un signe excellent permettant de juger le degré de dilatation du cœur droit.

Ciccordani pense que le souffle de l'insuffisance aortique peut être assez fréquemment perçu en arrière, à droite de la colonne vertébrale au niveau des troisième et quatrième vertèbres dorsales, parfois même jusque vers la huitième. Les bruits de souffle des anévrysmes de l'aorte se transmettent en arrière, le plus souvent à droite, quelquefois à gauche et on les entendrait jusqu'au niveau de la septième vertèbre dorsale. Mais avant ces auteurs, quelques cardiopathologistes, et en tête Duroziez, savaient déjà que le souffle de l'insuffisance mitrale se propage très

1. DUROZIEZ, « Le souffle en arrière comme sign. d'insuffis. mitrale », *Union Médicale*, p. 94, 1891.
2. LIBENSKY, *Sbornik Klinicky*, V, p. 3, 1904.
3. CICCORDANI, *La ascoltazione dorsale del cruore*, etc., Naples, 1906.

nettement vers la région dorsale gauche entre le bord spinal de l'omoplate et le rachis, au niveau des sixième et septième vertèbres dorsales, c'est-à-dire dans la région correspondant à l'oreillette gauche, vers laquelle le souffle se transmet également.

---

# L'AORTE ET LES ARTÈRES

## I. — EXPLORATION DE L'AORTE

Elle complète les résultats fournis par l'exploration du cœur, et renseigne le clinicien sur le *volume* normal ou anormal de ce vaisseau.

*A.* **Inspection.** — Elle ne donne de renseignements que dans les cas d'anévrysme de l'aorte. Dans ce cas, à gauche, mais plus fréquemment à droite du sternum, on distingue à jour frisant des soulèvements systoliques dus à la distension de la poche qui peut soulever le plastron sterno-costal formant une tumeur sphérique ou ovoïde irrégulière, du volume d'une petite noisette à celui du poing de l'adulte. Cette tumeur est pulsatile et animée de mouvements expansifs rendus plus sensibles par le procédé classique des petits morceaux de papier blanc collés par leur base sur le centre de la tumeur, ou encore par la simple imposition de deux doigts que l'on voit rejetés fortement en avant à chaque systole.

*B.* **Palpation.** — La palpation large avec la main permet souvent de déceler la présence de battements profonds, simples ou doubles, que leur peu d'amplitude ne permettait pas tout d'abord, de déceler à simple vue. Elle permet encore de percevoir au niveau de la tumeur un frémissement vibratoire, un *thrill* plus ou moins considérable.

*C.* **Percussion.** — Au dire de Friedreich, la percussion de la région préaortique ne fournirait de renseignements sur le volume de l'aorte que lorsqu'il est augmenté, et ne donnerait rien lorsque le vaisseau est normal. Cependant Peter, pratiquant la percussion chez un grand nombre de sujets, est arrivé à donner une mesure moyenne du diamètre transversal de l'aorte chez l'homme et chez la femme.

La *percussion* de la région préaortique *doit être pratiquée* avec une certaine force, et *dans le deuxième espace intercostal droit*, *en allant* des parties sonores du thorax vers les parties mates, *c'est-à-dire de dehors en dedans*, de la région axillaire vers le sternum. Chez les emphysémateux à thorax très bombé, lorsque le malade est couché, l'aorte se dérobe à la percussion en raison de son éloignement du sternum; c'est pourquoi Peter conseille, dans ce cas, de faire asseoir le malade et même de le faire pencher un peu en avant, de façon à rapprocher le plus possible l'aorte du sternum.

Quoi qu'il en soit, en opérant ainsi, ce clinicien décèle une matité figurant le *diamètre* transversal de l'aorte à l'état *normal*, et lui assigne les mensurations suivantes :

| | | |
|---|---|---|
| chez l'homme : | minimum . | 4 centimètres; |
| | maximum : | 55 millimètres; |
| | ordinairement : | 5 centimètres. |
| chez la femme : | minimum : | 25 millimètres; |
| | maximum : | 35 millimètres; |
| | ordinairement : | 30 millimètres. |

Au-dessus de ces dimensions, on devrait donc conclure à une dilatation de l'aorte.

Cependant Potain a fait remarquer que la percussion de l'aorte dans sa largeur est très délicate, car à gauche la ligne de séparation entre l'artère pulmonaire et l'aorte est difficile à établir; *à droite* au contraire, délimiter l'aorte est facile, *et à l'état normal, on se rappellera qu'elle ne dépasse pas le bord droit du sternum. Si donc la matité dépasse le bord droit de cet os, dans le deuxième espace intercostal*, on peut conclure que *l'aorte est distendue*.

Mais d'autre part, *l'aorte*, qui sous l'influence de l'athérome *s'élargit* et présente une lumière plus grande, *s'allonge* également, et comme elle est fixée à ses deux extrémités, elle *devient sinueuse*. Ce phénomène s'observe très nettement pour d'autres artères, par exemple sur la temporale superficielle, dont les sinuosités serpentines sont si manifestes sous la peau, chez les artérioscléreux.

D'un autre côté, si l'on trouve, par exemple, que la matité aortique dépasse le bord droit du sternum de 2 centimètres, on est forcé d'admettre que cette même augmentation existe également vers la gauche à l'autre extrémité de son diamètre; il y aurait donc lieu d'ajouter 4 centimètres aux 4 à 5 centimètres que le vaisseau mesure normalement, ce qui donnerait un diamètre aortique de 8 à 9 centimètres, absolument inconnu dans l'espèce humaine.

Donc, *quand l'aorte dépasse le bord du sternum, dans le deuxième espace intercostal droit, c'est surtout parce qu'elle s'est allongée et est devenue flexueuse;* ce signe indique plutôt *la distension en longueur* que *la distension en largeur*.

Le diagnostic de la distension de l'aorte peut être appuyé sur *deux autres signes* dont la valeur est inégale : la *surélévation de l'artère sous-clavière droite*, et les *battements aortiques* au-dessus du *manche du sternum*.

1. En s'allongeant, en exagérant sa courbure, l'aorte prend la forme d'un cimier de casque (Potain), et en se reportant ainsi vers la droite, l'aorte monte vers la clavicule, et élève le tronc brachio-céphalique, et comme conséquence, l'*artère sous-clavière droite*. Celle-ci, cachée nor-

ıalement derrière la clavicule et la première côte, se *trouve surélevée, et* *doigt peut aisément la sentir battre au-dessus de la clavicule.* Ce signe xcellent, décrit en 1874 par A. Faure [1], a une *valeur diagnostique* *onsidérable.*

Ce procédé d'exploration demande un certain soin, car le doigt peut rendre pour les battements de la sous-clavière, ceux du tronc brachio-éphalique qui est également soulevé, et reporté sensiblement vers la roite.

2. A l'état normal, la crosse de l'aorte dans sa portion horizontale est ituée en arrière du sternum, et la ligne supérieure de sa convexité se rouve environ à 20 *ou* 25 *millimètres au-dessous du bord supérieur* du ıanche du sternum. Chez les vieillards, et chez les malades atteints de ilatation cylindrique de l'aorte, *l'ampliation progressive du grand sinus* *e l'aorte* fait que la convexité de la crosse remonte d'un centimètre nviron, c'est-à-dire qu'elle se trouve à 12 ou 15 millimètres de l'extré-ıité supérieure du sternum; en conséquence ses battements peuvent être erçus par le doigt appliqué au-dessus du manche sternal, entre les hefs d'insertion inférieure des sterno-mastoïdiens droit et gauche.

Enfin la distension de l'aorte peut être encore établie par l'éclat tym-anique du bruit diastolique au niveau du foyer aortique, et par l'hyper-rophie du ventricule gauche.

Cherchevsky (de Saint-Pétersbourg) [2] a proposé un procédé de per-ussion appuyé sur la présence ou sur l'absence du *réflexe aortique de* *ercussion* qui permettrait de s'assurer si l'aorte a conservé son *élas-icité normale*, ou si elle est atteinte d'induration scléreuse. Pour cela, près avoir relevé d'abord par les procédés habituels les limites de 'aorte, on frappe assez fortement cinq à dix coups avec le marteau ples-imétrique sur la région aortique dans le deuxième espace intercostal roit et on note au bout de quelques instants, que le *vaisseau s'est dilaté* otablement, de plus cette dilatation persiste durant deux à trois ninutes. Inversement on peut provoquer le rétrécissement du vaisseau n frappant deux ou trois coups secs sur la région épigastrique. Or 'après l'auteur, ces alternatives de dilatation et de rétrécissement du aisseau ne s'observent que s'il est normal; au contraire *si l'aorte est* *paissie et sclérosée, son diamètre reste invariable.*

Rondot (de Bordeaux) [3], tout en reconnaissant la valeur diagnostique de *absence du réflexe aortique de percussion* comme signe de lésions intéres-ant l'aorte, a montré cependant qu'il existe certaines conditions dans esquelles le réflexe aortique normal est aboli en l'absence de toute ltération de l'aorte. Ce sont, par exemple, des brides pleuro-pulmonaires 'opposant à toute ampliation du vaisseau, des épanchements pleuraux à iveau élevé, surtout du côté droit, enfin des tumeurs du médiastin et articulièrement des adénopathies trachéo-bronchiques.

1. A. Faure, *Arch. gén. de Méd.* Janvier, 1874, t. XXIII, p. 22.
2. Cherchevsky, *Sem. médicale*, 1898, p. 409.
3. Rondot, *Congrès de médecine*, Paris, 1904.

*D*. **Radioscopie.** — La radioscopie de l'aorte a été étudiée précédemment avec détail, à la suite de la radioscopie du cœur.

*E*. **Auscultation.** — Nous avons vu que l'auscultation de l'aorte *doit être pratiquée dans le deuxième espace intercostal droit, le long du bord du sternum*, et que les bruits pathologiques qui s'y produisent, se propagent vers la clavicule et les vaisseaux du cou du côté droit, où le stéthoscope peut les suivre facilement.

Boy-Tessier (1891) s'appuyant sur certains faits dans lesquels l'auscultation pratiquée au foyer aortique, suivant la méthode classique, n'avait donné que des résultats incomplets ou douteux, a proposé d'ausculter l'aorte en arrière du manche du sternum, en introduisant entre les deux muscles sterno-cleido-mastoïdiens, un stéthoscope dont le pavillon d'application ne mesure pas plus de 12 millimètres avec 25 centimètres de long en moyenne, et en déprimant un peu la région en appuyant de haut en bas. Le malade doit être dans le décubitus dorsal, le cou peu tendu, la tête légèrement relevée, en rotation légère du côté opposé à celui où l'on ausculte; telle serait *l'auscultation rétro-sternale de l'aorte*, capable de donner des renseignements dans quelques cas où l'auscultation habituelle reste muette ou incertaine.

Pulsations de la région aortique. — Elles sont dues à la présence d'un *anévrysme* de la portion ascendante ou de la portion transversale *de la crosse de l'aorte*.

Elles siègent au foyer aortique, à la partie interne des deuxième et troisième espaces intercostaux droits, et se rattachent à l'existence d'une tumeur pulsatile, appréciable à la vue, surtout en regardant de profil, ainsi qu'au toucher. Quand elle est très développée, la *tumeur* est à la fois *pulsatile* et *expansive;* elle est le siège de battements différents de ceux du cœur, ce dont on s'assure en mettant une main sur la région de la tumeur et l'autre au niveau du cœur, ou en collant sur la peau de ces deux régions un petit drapeau de papier, dont les oscillations différentes montrent bien qu'il existe deux centres de battements. Ceux-ci, au niveau de la tumeur, *sont doubles* et *tous deux dans la systole* (François Franck, 1885), phénomène dû à ce que la distension du sac anévrysmal se fait, non en deux temps, mais dans un seul temps avec renforcement.

Cette tumeur est le siège d'un *frémissement vibratoire* (*thrill*) et de *souffles pathologiques* divers qui seront décrits ultérieurement.

## II. — EXPLORATION DES ARTÈRES

Il est indispensable qu'elle soit pratiquée avec soin, comme recherche complémentaire des signes fournis par le cœur.

Dans ce but on a l'habitude de s'adresser surtout à l'artère radiale, à l'artère temporale superficielle, facilement accessibles à l'exploration ; la carotide peut également donner ces renseignements.

État physique. — Chez l'enfant et l'adolescent, l'artère radiale est ouple, élastique, et se laisse facilement écraser par le doigt exploraeur ; chez les vieillards ou les adultes artérioscléreux précoces, l'artère onne au doigt la sensation d'un cordon dur, résistant, d'un crayon troit, d'une plume d'oie, d'un *tuyau de pipe*, roulant sous l'index sans e laisser déprimer; de plus, on trouve encore ces artères *flexueuses*, et eurs sinuosités serpentines sont parfois visibles à simple vue, surtout ur la temporale superficielle recouverte par une couche cutanée généalement très mince.

**Tension artérielle.** — Elle dépend de deux facteurs différents :

1° La force de l'impulsion cardiaque.

2° Le degré de résistance plus ou moins grand des vaisseaux périphéiques.

Cette double influence explique les variabilités extrêmes que présente a tension artériel un grand nombre de causes tant physiologiques ue morbides, devant modifier complètement l'intensité de l'ondée ystolique et la résistance des capillaires à la périphérie.

La tension en un point donné subit des variations périodiques, *augnentant* au moment de la *systole*, s'*abaissant* durant la *diastole;* ces ariations sont d'autant plus marquées que les artères sont plus raprochées du cœur ; *à la périphérie*, près des capillaires, la *pression reste onstante.*

La plupart des physiologistes admettent que la tension moyenne du ang à l'origine même du système artériel est de 15 centimètres de merure, soit une hauteur de sang de 2 mètres ; à l'état de santé, la tension valuée, sur l'artère radiale, avec le sphygmomanomètre de Potain, est n moyenne de 16 à 17 centimètres. Dans l'artère pulmonaire, elle serait le 6 à 7 centimètres de mercure; enfin à la terminaison du système eineux, près du cœur, elle tombe à 2 centimètres seulement.

Dans l'attitude verticale, a dit Marey[1] la pesanteur favorise le cours lu sang dans la plupart des régions du corps, elle tend donc à diminuer a pression artérielle ; au contraire, dans l'attitude assise et surtout dans a position couchée, la pesanteur agit défavorablement sur le cours du ang. En résumé, *la tension artérielle est plus forte dans le décubitus lorsal que dans la station debout.* Marey a montré encore que les effets e la pesanteur s'ajoutent à ceux de l'impulsion cardiaque, et augnentent la tension artérielle dans toutes les parties déclives; et qu'au ontraire ils « s'en retranchent dans les vaisseaux où le cours du sang a ieu en sens inverse de la pesanteur ». De là s'explique pourquoi « dans attitude verticale, un animal aura une pression manométrique plus aible à la carotide qu'à la fémorale ». Toute diminution de calibre des aisseaux (ligature, compression, obstacle mécanique) augmente la presion artérielle, par contre toute augmentation de calibre produit l'effet ontraire, et dans ce cas, le cœur trouvant moins de résistance devant

1. Marey, « La Circulation du sang à l'état physiolog. et dans les maladies », Paris, 1881.

lui, ses contractions seront plus fréquentes, car « le cœur bat d'autant plus fréquemment qu'il a moins de peine à se vider. »

Aron[1], dans une série d'expériences, a montré que la diminution de *pression barométrique* augmente la tension artérielle; par contre Regnard[2], Lœwy et d'autres n'ont pas observé que l'abaissement de cette pression élevât ou abaissât directement la tension artérielle.

En réalité, il y a souvent *élévation de la pression* dans *l'altitude* (POTAIN), mais celle-ci n'en est point la cause directe; elle se traduit surtout par l'augmentation de la fatigue physique à la suite du moindre travail, et c'est cette fatigue qui est la cause de l'hypertension. Cependant la question reste encore en litige, car Gardiner et Hoagland[3] ont noté un léger

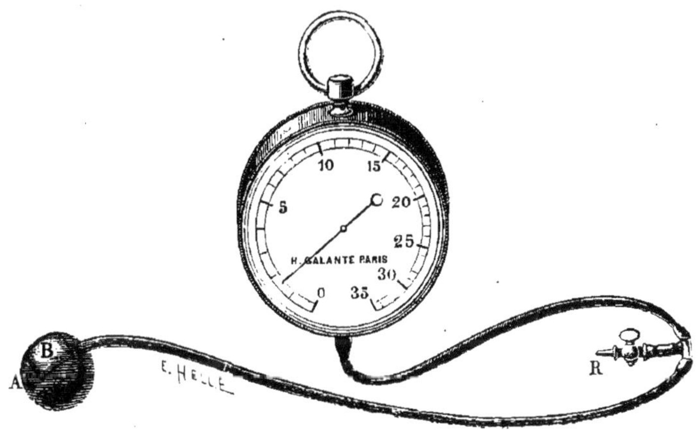


FIG. 40. — Sphygmomanomètre de Potain.

*abaissement de la tension artérielle* dans le séjour dans une ville des Montagnes Rocheuses à 6.000 pieds d'altitude.

Graves, cité par Marey, a montré que le *nombre des pulsations radiales diminue* de 6 à 10 en moyenne, *lorsque le sujet passe de la station verticale dans le décubitus dorsal;* or, d'après Huchard, lorsqu'il y a hypertension, cet écart tendrait à disparaître et même à se renverser.

D'après des recherches faites sur des chevaux, Marey a trouvé que la tension artérielle s'était abaissée pendant la *fièvre*, mais il est très possible que pendant la durée d'une maladie fébrile, la tension d'abord élevée au début puisse s'abaisser dans des périodes plus avancées, par suite de la diminution d'énergie du myocarde. En outre, la plupart des maladies fébriles ont une origine infectieuse, et c'est sans doute à l'infection elle-même plus qu'à la fièvre qu'il faut rapporter l'abaissement de la pression artérielle.

La mensuration de la tension artérielle fournit des renseignements précieux dans un grand nombre d'affections diverses : néphrite inters-

1. ARON, « *Arch. f. pathol. anat. u. Physiolog.* », CXLIII, p. 410.
2. P. REGNARD, *Cures d'altitude*, 1897.
3. GARDINER et HOAGLAND, *Medical Record*, 10 mars 1906.

titielle, fièvre typhoïde, artériosclérose, tuberculose pulmonaire, etc., elle est également d'une incontestable utilité dans les cardiopathies, principalement celles qui sont d'origine artérielle. En fait, ainsi que nous l'avons dit, la tension artérielle dépend de deux causes agissant simultanément : d'une part, l'énergie de la contraction du myocarde, d'autre part, la résistance plus ou moins considérable qu'opposent les capillaires périphériques à la pénétration du sang.

*Cliniquement*, la tension artérielle peut être mesurée à l'aide du *sphygmomanomètre*.

**Sphygmomanométrie.** — Il existe un grand nombre de sphygmomanomètres ; les décrire tous nous entraînerait trop loin. Il suffira ici de mentionner ceux qui sont le plus communément employés. Un des plus anciens est celui de Basch. Cet instrument se compose d'un manomètre à mercure, communiquant inférieurement avec un réservoir plein d'eau, représenté par un tube de verre bouché à son extrémité par une mince calotte de caoutchouc. Celle-ci est appliquée sur l'artère à explorer : la pression de l'eau se transmet au vaisseau par l'intermédiaire de la membrane de caoutchouc, et l'application de l'appareil doit persister jusqu'à ce qu'on parvienne à effacer les battements du vaisseau ; on mesure ensuite le degré de pression auquel est arrivée l'eau contenue dans la poche dès que les battements de l'artère cessent de se faire sentir.

Cet instrument ingénieux est disposé surtout pour l'examen de la temporale où il n'y a pas à craindre l'action de la récurrence si gênante pour l'exploration de la radiale ; mais il est d'un volume encombrant et d'un poids considérable, c'est pourquoi Basch lui a fait subir de nombreuses modifications et son dernier instrument se rapproche de très près de celui que Potain a fait construire

Sphygmomanomètre de Potain. — Potain a imaginé un sphygmomanomètre plus simple, très portatif, et d'une application aisée (*fig.* 40). Il se compose d'une petite pelote, ou mieux d'une ampoule de caoutchouc A, d'un tube de transmission, d'un tube de remplissage R branché sur le premier et d'un manomètre métallique dont la cavité est mise en rapport avec celle de l'ampoule par le tube de transmission.

*Mode d'application.* — On commence à l'aide d'une petite poire en caoutchouc, par insuffler de l'air dans l'appareil par le tube R disposé à cet effet, et à l'y porter à une tension convenable. Celle que Potain a adoptée comme règle générale, est de 3 centimètres de mercure, qu'on pourrait porter jusqu'à 5 centimètres, si les artères à explorer sont très résistantes. On insuffle donc de l'air jusqu'à ce que l'aiguille du manomètre marque 3 ou 5 centimètres, puis on ferme le petit robinet ajusté sur le tube R pour empêcher que le gaz ne s'échappe. Cet acte préparatoire terminé, il reste à appliquer l'appareil ; ce qu'on cherche à produire consiste à écraser l'artère pour en faire disparaître les pulsations, et à lire ensuite sur le manomètre la pression nécessaire pour obtenir ce résultat, juste au moment où l'on cesse de percevoir les battements de l'artère, au delà de l'ampoule qui la comprime.

On choisit de préférence l'artère radiale à cause de la facilité d'application ; puis le malade étant debout, assis ou couché (il faudra, pour obtenir plus tard des résultats comparatifs, opérer toujours dans la situation prise dans le premier examen), l'avant-bras sera placé horizontalement et dans la demi-pronation, la main pendante vers le bord cubital ; enfin le manomètre sera placé à petite distance sous l'œil même de l'observateur.

Avec la main droite (*fig.* 41) on saisit ensuite l'ampoule A et on l'applique par sa partie mince B sur la portion de l'avant-bras qui correspond à la face antérieure de l'extrémité inférieure du radius. Le grand axe de cette ampoule doit correspondre aussi exactement que possible au trajet de la radiale, le pôle supérieur étant dirigé par en

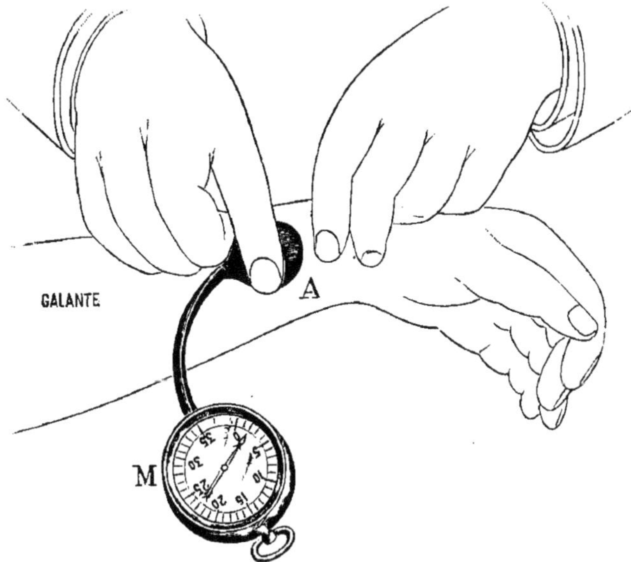


Fig. 41. — Application du sphygmomanomètre de Potain.

haut, c'est-à-dire vers la partie supérieure de l'avant-bras, et le pôle inférieur laissant entre lui et l'interligne radio-carpien un espace de deux doigts environ. On place alors l'indicateur de la main droite sur la paroi de l'ampoule opposée à celle qui est en contact avec la peau, et le pouce sur la face dorsale du radius, de façon à former une sorte de pince qui rende la compression facile et régulière. L'index doit être posé bien à plat et très exactement au centre de l'ampoule ; il doit couvrir la face qu'il déprime, de manière à l'écraser commodément et régulièrement.

Les choses étant ainsi disposées, on applique l'index de la main gauche sur la radiale, immédiatement au-dessous de l'ampoule et de façon à sentir très distinctement les battements de l'artère avec l'extrémité de la pulpe du doigt. Puis le médius est posé à son tour immédiatement au-dessous, sur l'extrémité inférieure de la radiale, et comprime énergiquement cette partie de l'artère de façon à empêcher toute récurrence par l'arcade palmaire.

Tout étant ainsi en position, on s'assure que l'artère est bien distinctement sentie par l'index appliqué sur elle, et que celui-ci n'appuie ni trop ni trop peu, car dans l'un et l'autre cas, la perception serait insuffisante et disparaîtrait trop tôt. Après quoi, on exerce avec l'index de la main droite une pression graduelle sur l'ampoule, jusqu'à ce que les battements de la radiale cessent d'être perçus par l'index gauche.

A ce moment on s'arrête, en notant l'indication donnée par le manomètre, et comme vérification on s'assure, par des pressions variées du doigt qui tâte le pouls, que les pulsations de l'artère sont véritablement éteintes. Enfin, par une pression plus forte de l'ampoule, on dépasse ensuite légèrement le degré de pression déjà atteint, puis on retourne en arrière, en soulevant légèrement et progressivement l'index compresseur jusqu'à ce que les battements artériels reparaissent, et à ce moment on fait une seconde lecture. Si l'opération a été bien conduite, les deux lectures sont identiques ou très rapprochées l'une de l'autre. On peut prendre la *moyenne* des deux dernières lectures faites, la première au moment de la cessation, l'autre au moment de la réapparition du battement.

*Précautions.* — Il est nécessaire : 1° que l'axe de la petite pelote ou ampoule de caoutchouc réponde exactement à la direction de l'artère ; 2° que la pression exercée sur elle par l'index soit perpendiculaire au plan de la face antérieure du radius ; 3° que la pression du doigt qui tâte la radiale, ne soit ni trop faible ni trop forte ; dans le premier cas, elle abandonne l'artère dès que celle-ci est un peu déprimée par la pelote, dans le second cas elle écrase le vaisseau et fait disparaître les pulsations avant que celles-ci soient éteintes par l'instrument.

Telle est, en résumé, la méthode d'application du sphygmomanomètre de Potain[1].

En opérant de cette façon, on obtient à l'état normal, sur l'artère radiale, une pression variant de 15 à 17 centimètres de mercure (17 centimètres en moyenne chez l'*homme ;* 16 chez *la femme*) ; dans la *néphrite interstitielle chronique*, elle peut atteindre jusqu'à 25 à 28 centimètres ; 20 à 24 dans l'*artériosclérose.* Dans l'*insuffisance aortique*, la tension artérielle est au-dessus de la normale : 18 à 21 centimètres de mercure environ. Cette hypertension est due à un spasme réflexe des vaisseaux périphériques dont le point de départ se trouve au niveau des sigmoïdes malades. Au contraire, dans les cas où l'on constate de l'hypotension, comme dans la fièvre typhoïde, par exemple, où la pression peut descendre à 10 et même à 8 centimètres, il y a lieu de redouter des accidents prochains d'insuffisance cardiaque.

Ainsi que Traube l'a remarqué, dans les cardiopathies l'abaissement de la tension artérielle s'accompagne d'une diminution considérable des urines, qui reprennent leur taux normal, ou même augmentent rapidement au point de donner lieu à une véritable débâcle, lorsque

1. POTAIN, *Arch. de Physiolog. norm. et patholog.* juillet 1889 ; et De la pression artérielle de l'homme à l'état normal et patholog., Paris, 1902.

la tension se relève sous l'influence d'une médication appropriée, comme la digitale par exemple.

Sphygmotonomètre de Bouloumié. — Dans le but de rechercher à la fois l'état de la *tension artérielle* et celui de la *tension artério-capillaire*, Bouloumié a réuni, dans un sphygmotonomètre, l'élément essentiel du sphygmomanomètre de Potain, l'ampoule ou pelote, et l'élément essentiel de

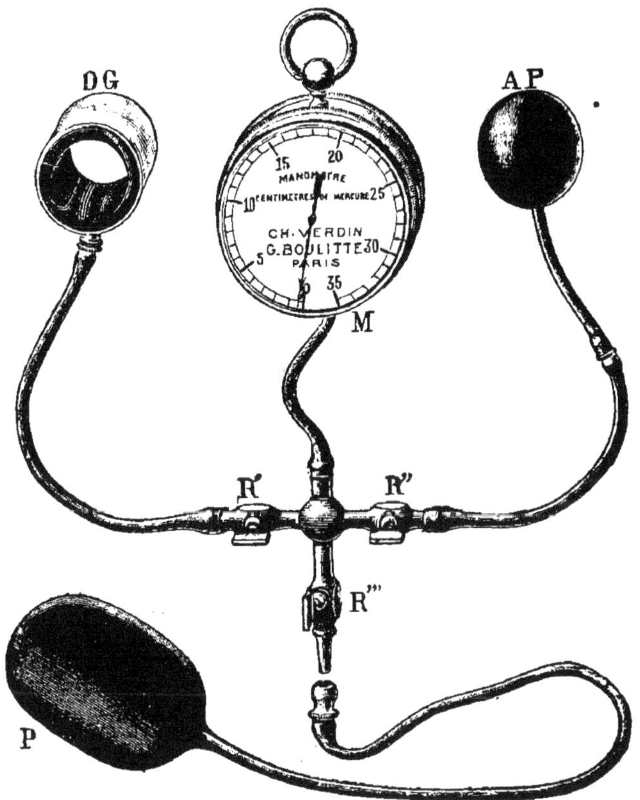


Fig. 42. — Sphygmotonomètre de Bouloumié.

l'appareil dit tonomètre de Gaertner, le doigtier, en les reliant tous deux à un seul et même manomètre.

Cet appareil se compose, ainsi que le montre la figure 42, de cinq organes essentiels : l'ampoule, le doigtier, une poire en caoutchouc, un manomètre et un ajutage métallique en forme de croix, aux quatre branches de laquelle ces différents organes se trouvent reliés par des tubes de caoutchouc. Trois des branches de la croix portent des robinets R'R''R''' destinés à établir ou à empêcher, suivant les recherches à faire, la communication avec tel ou tel des autres organes de l'appareil.

Pour faire la recherche de la *tension artério-capillaire*, les robinets R' et R''' étant ouverts, et le robinet R'' étant fermé, le doigt du sujet est engagé dans le doigtier DG (*fig.* 43) et anémié par compression à l'aide d'un tube de caoutchouc souple. Le manchon du doigtier est gonflé par compression de la poire P jusqu'à ce que l'aiguille du manomètre marque 23 à 25 environ ; puis, le tube de caoutchouc étant enlevé, la décompression est exécutée progressivement et lentement jusqu'à l'apparition de la

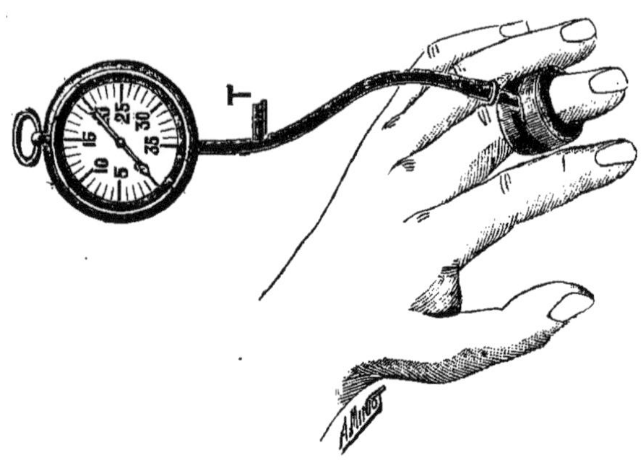


Fig. 43. — Position du doigtier.

rougeur franche de l'extrémité digitale. La lecture du chiffre indiqué alors par l'aiguille du manomètre donne le degré de la pression artério-capillaire.

*Application du tonomètre.* — Il est important que l'anneau (le manchon en caoutchouc n'étant pas gonflé) ne serre pas le doigt ; s'il le serre, il

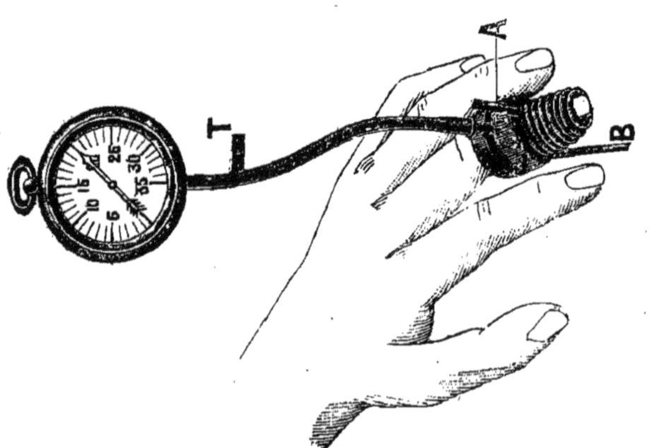


Fig. 44. — Position du tube compresseur.

gêne le rétablissement de la circulation et le chiffre de tension obtenu est inférieur au chiffre réel et varie d'une épreuve à l'autre.

Pour le même motif, il faut éviter de placer l'anneau exactement au niveau des articulations interphalangiennes ; il faut, de plus, saupoudrer de talc l'anneau de caoutchouc si le doigt est humecté par la transpiration.

Il faut enfin, si l'on veut obtenir la tension artério-capillaire et non la tension artérielle dans les collatérales des doigts, que l'anneau soit placé aussi près que possible de l'extrémité du doigt, c'est-à-dire du point où celles-ci se subdivisent en fines artérioles formant leurs arcades terminales.

Il faut, d'autre part, que l'extrémité digitale au-dessous de l'anneau soit exactement anémié par compression. Pour cela, un tube en caoutchouc est enroulé autour de lui à la façon d'une bande d'Esmarck, préférable au dé garni de caoutchouc ou de l'anneau de caoutchouc de Gaërtner (*fig.* 44).

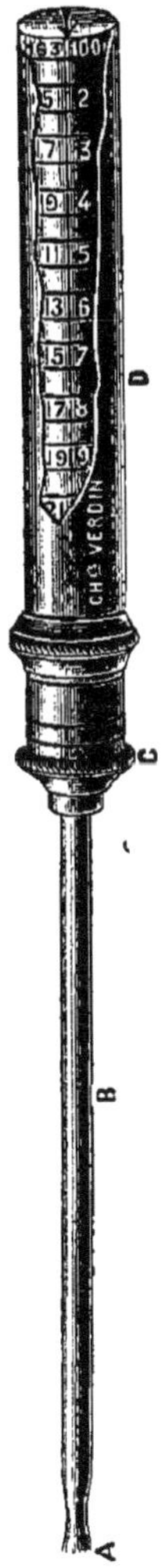

Si l'extrémité digitale n'a pas été exactement anémiée, il reste une coloration qui empêche de saisir le moment exact du rétablissement de la circulation et la sensation de battement éprouvée en même temps par le sujet paraît être moins nette.

Il faut enfin, dès qu'une modification de coloration est perçue par l'opérateur ou qu'une sensation locale de fourmillement ou de pulsation est accusée par le sujet, arrêter la décompression et attendre durant quelques secondes ; si celle-ci est suffisante et si l'épreuve doit être considérée comme terminée, la coloration s'accuse progressivement, et à la pâleur cireuse du doigt succède d'abord une coloration rosée, facilement perceptible au niveau de l'ongle et à son pourtour, puis une coloration rouge dans toute l'extrémité du doigt ; sinon, il faut continuer la décompression, lentement, sans saccades, et l'arrêter à chaque instant pendant quelques secondes encore.

Pour pratiquer la recherche de la *tension artérielle*, on ferme le robinet R′ et on ouvre les robinets R″ et R‴. L'ampoule AP est alors gonflée par compression de la poire P jusqu'à indication du chiffre 4 à 5 du manomètre. Le robinet R″ est alors fermé et l'ampoule AP est appliquée sur la radiale — ou sur la temporale — suivant les règles formulées par Potain, et que nous avons indiquées précédemment. Normalement, la *tension artério-capillaire* équivaut environ aux 2/3 de la tension artérielle.

Fig. 45. Sphygmomètre de Bloch-Verdin.

Sphygmomètre de Bloch-Verdin. — Il se compose d'un cylindre de cuivre (*fig.* 45) contenant un ressort à boudin qu'actionne une tige centrale terminée à une de ses extrémités par un patin au moyen duquel on exerce la pression sur l'ongle du pouce ou de l'index. Le sujet étant assis, le bras fléchi à angle droit, l'avant-bras en demi-supination reposant sur une table avec un coussin ou sur son genou ou sur celui de l'opérateur, la main étendue sans effort, on saisit l'extrémité inférieure de l'avant-bras à pleine main de façon à tâter le pouls avec le doigt sur lequel l'effort sera fait avec le patin du sphygmomètre.

On se servira de la main droite pour examiner le pouls droit, de la main gauche pour le pouls gauche. Quand la position est assurée, on cherche à bien saisir la radiale, et on appuie la pulpe du doigt sur le vaisseau qu'on cherche à bien écraser, en ayant soin que le milieu de la pulpe du doigt explorateur soit situé directement au-dessus de l'artère que l'on comprime.

Cela posé, on prend le sphygmomètre de l'autre main et l'on appuie son patin sur l'ongle du doigt, de façon à écraser le pouls radial par la seule action de l'instrument (*fig.* 46).

On lit alors sur le piston le nombre de centimètres de mercure néces-

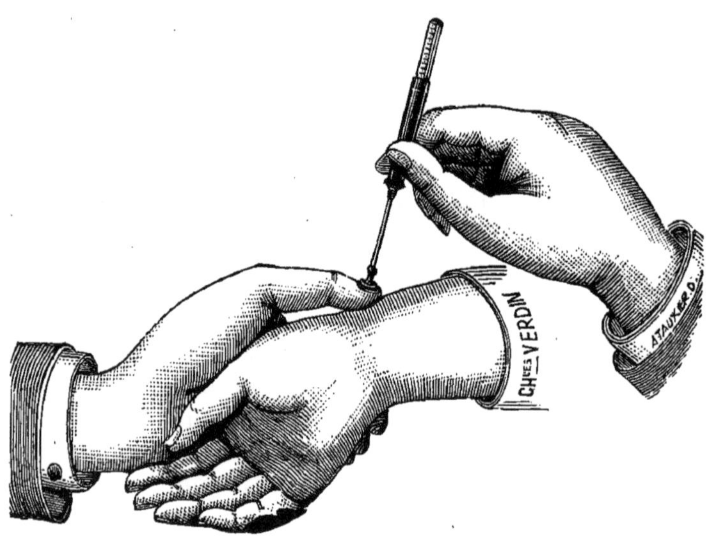


FIG. 46.

saires pour obtenir ce résultat. Lorsque le pouls est bondissant et, en général, lorsqu'il a quelque intensité, son écrasement complet paraît difficile parce qu'en amont de la pulpe du doigt compresseur, la radiale vient le battre et qu'on ne sait pas exactement si l'effort qu'on effectue est réellement suffisant. D'autre part, on observe dans bien des cas, en aval du doigt, des battements récurrents qui inspirent la même hésitation, mais un peu de pratique fera disparaître bientôt ces deux causes d'erreurs.

Pour la lecture des divisions de ce sphygmomètre, l'on devra mettre la flèche qui est au sommet de l'appareil en regard de soi.

Dans les sphygmomanomètres suivants, la communication avec le manomètre s'opère à l'aide d'un brassard appliqué au bras et comprimant l'humérale, et on mesure la compression de cette artère nécessaire pour supprimer les battements de la radiale.

LE SPHYGMOMANOMÈTRE DE RIVA-ROCCI (*fig.* 47) se compose :

1° D'un manomètre à mercure divisé en millimètres;

2° D'un brassard inextensible avec poche de caoutchouc;

3° D'un appareil insufflateur de Richardson.

Pour faire usage de l'instrument, on commence par verser du mercure bien propre dans le manomètre en quantité telle que son niveau affleure la pointe de nickel située à l'intérieur; puis on place le brassard sur le bras du sujet à la hauteur du biceps; ceci fait, on ferme l'échappement de l'air en serrant à fond la vis qui se trouve sur le manomètre; on palpe ensuite la radiale et on gonfle tout le système jusqu'à la disparition du pouls; à ce moment précis, on lit l'indication du manomètre et celle-ci

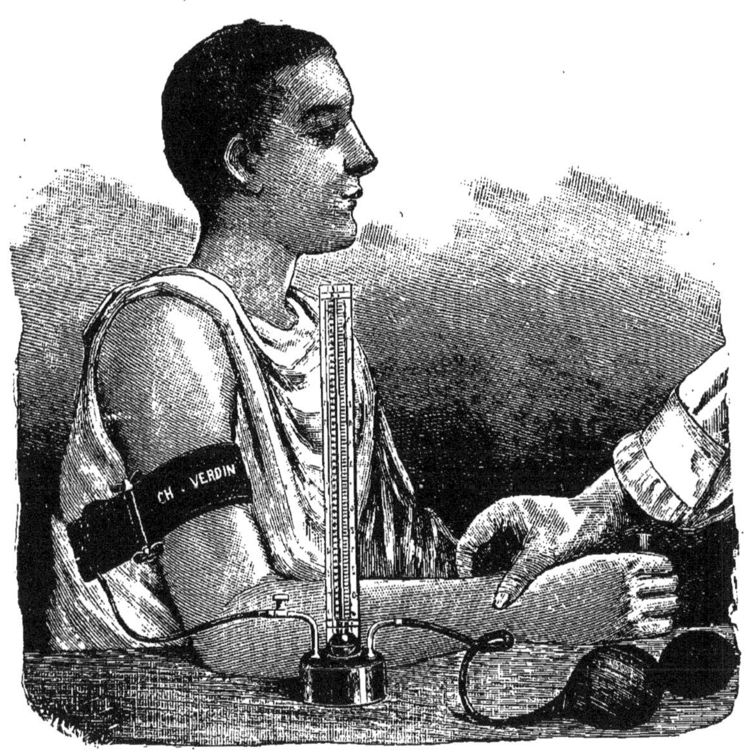


FIG. 47. — Sphygmomanomètre de Riva-Rocci.

correspond à la pression artérielle (pression systolique ou maxima : 130 à 140 millimètres).

En faisant échapper l'air avec la vis du manomètre puis en gonflant à nouveau on sent le pouls réapparaître puis disparaître toujours au même chiffre de pression.

SPHYGMOSIGNAL DE VAQUEZ. — Il se compose d'un brassard en toile tissée de 10 à 12 centimètres de hauteur et d'une chambre à air qui lui est surajoutée intérieurement dans la partie qui sera en rapport immédiat avec l'artère; ce manchon brachial sera appliqué sur le bras. L'appareil comprend encore un signal constitué par un autre manchon circulaire entourant le tiers supérieur de l'avant-bras (manchon antibrachial) formant un réservoir d'air, et communiquant les battements au signal.

Des pièces accessoires consistent en un réservoir d'air placé au-dessous du cadran du signal et de celui d'un manomètre; il emmagasine l'air que lui envoie une pompe foulante ; enfin, un manomètre spécial à ce réservoir indique la pression contenue dans celui-ci.

Le maniement de l'appareil est le suivant (*fig.* 48) :

On applique successivement les deux brassards en les serrant modérément et en les mettant en communication : le brassard brachial avec le manomètre métallique, le brassard antibrachial avec le signal.

On refoule l'air dans le réservoir jusqu'à une hauteur de 7 à 8 divisions et l'on ferme le robinet supérieur.

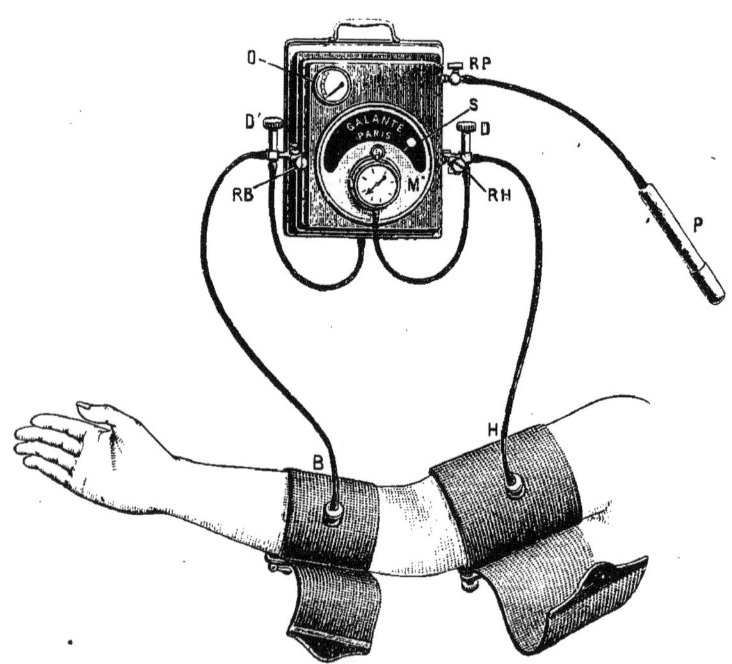


Fig. 48. — Sphygmosignal de Vaquez.

On ouvre alors la communication du brassard antibrachial avec le signal, jusqu'à ce que l'on voie celui-ci apparaître avec une amplitude d'oscillation suffisante.

Enfin on met en communication le brassard brachial avec un manomètre métallique analogue à celui de l'appareil de Potain, sur lequel on lira la pression, et on laisse pénétrer l'air jusqu'à ce que les indications du signal soient complètement éteintes, — on note alors le chiffre relevé sur le manomètre. En procédant à des mouvements alternatifs de compression et de décompression, on arrive à fixer à un demi-centimètre près le chiffre de la pression *systolique* ou *maxima*.

Oscillomètre sphygmométrique de Pachon. — Cet appareil (*fig.* 49), qui permet de mesurer les *pressions maxima et minima*, repose sur les considérations suivantes :

Si l'on comprime un segment de membre à 20 centimètres de Hg, par exemple, et qu'on le décomprime ensuite progressivement, on observe le diagramme suivant des pulsations, au fur et à mesure que se produit la chute graduelle de la compression.

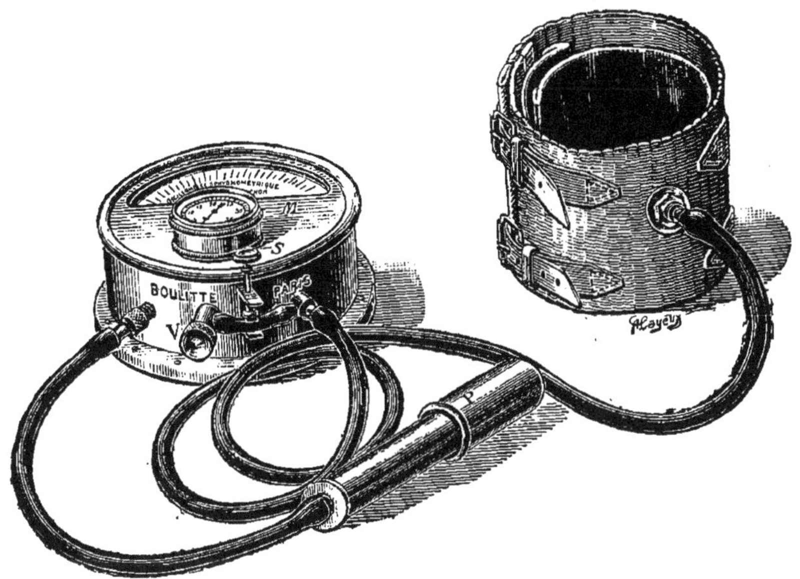


FIG. 49. — Oscillomètre sphygmométrique de Pachon.

Ce diagramme (*fig.* 50) présente une *zone* tout à fait caractéristique d'*oscillations graduellement croissantes* (de Mx à Mn), précédée d'une zone (plus ou moins étendue suivant les sujets) soit de simples fibrillations, soit de pulsations indifférentes, c'est-à-dire sans différenciations appréciables entre elles. Or, la première *pulsation différenciée* Mx, qui marque l'entrée dans la zone des oscillations graduellement croissantes, correspond à la *pression maxima*. La première *pulsation moindre*

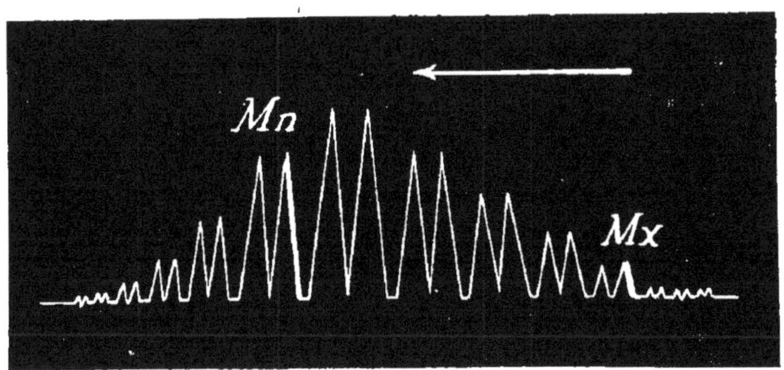


FIG. 50.

Mn, qui marque la sortie de la zone croissante, correspond à la *pression minima*.

*Manœuvre de l'oscillomètre.* — Le brassard radial étant placé sur le poignet du sujet, on met la pompe en action, jusqu'à ce que le manomètre M indique une pression franchement supérieure à la pression normale maxima (20 centimètres de Hg, par exemple).

A partir de ce moment, la pompe devient inutile. L'opérateur fait alors tomber peu à peu la pression, de centimètre en centimètre environ, en agissant sur la valve V. Entre chacune de ces chutes, il appuie sur le séparateur S, pour observer les indications de l'oscillomètre.

A l'apparition de la *pulsation différenciée* Mx, qui marque l'entrée dans la zone des oscillations graduellement croissantes, on lit le manomètre M. La pression lue à ce moment est la *pression maxima*. On continue à faire tomber la pression : on parcourt alors la zone des oscillations graduellement croissantes, au cours de laquelle l'observateur peut étudier les caractères du pouls tant au point de vue du rythme que de sa forme et de son amplitude, grâce à la sensibilité de l'oscillomètre. La première oscillation plus faible Mn succédant aux plus grandes oscillations correspond à la *pression minima*.

La détermination des pressions maxima et minima doit être faite en moins d'une minute.

Nous signalerons pour terminer, et sans nous y arrêter, les sphygmomanomètres de Hill et Barnard, de Mosso, de Henriquez et Hallion, de Max Hez, le sphygmométroscope d'Amblard, le pléthysmographe de Hallion et Comte, le sphygmoscope de Pal, l'appareil de Wybauw, etc.[1].

**Variations.** — L'état de la tension artérielle est sujet à des variations nombreuses chez le même sujet, suivant l'*attitude* (*pression plus élevée dans le décubitus dorsal* que dans la station assise ou debout); suivant l'état de veille ou de sommeil, de repos ou d'exercice, etc.

Elle *s'abaisse* dans la *tuberculose pulmonaire* [MARFAN[2], POTAIN (1897), PAPILLON (1897), dans la *fièvre typhoïde*, après les *hémorragies abondantes*, dans le *rhumatisme articulaire aigu*, la *grippe*, la *diphtérie*, la *pneumonie*, les *fièvres éruptives*, au déclin des maladies aiguës et dans la *convalescence*.

Au contraire, la *pression artérielle s'élève dans la néphrite interstitielle* et dans la *période préurémique*, les *scléroses cardio-vasculaires*, le *saturnisme*, le *diabète*, l'*éclampsie puerpérale*, la *ménopause* (CLÉMENT, VINAY), sans doute par suppression du fonctionnement de l'ovaire, glande hypotensive. D'après A. Siredey et Mlle Francillon[3] la pression s'élève en général brusquement de 1 ou de 2 centimètres la veille ou pendant les premiers

1. On pourra consulter sur ce sujet le travail de Vaschide et J. Lahy, « Technique de la mesure de la pression sanguine particulièrement chez l'homme » (*Arch. gén. de médecine*, septembre 1902, p. 349) et l'intéressante monographie de Gallavardin : *la Pression artérielle en clinique*, etc., Paris, 1910.

2. MARFAN, *Soc. de Biolog.*, 16 mai 1891.

3. A. SIREDEY et Mlle FRANCILLON, *Soc. méd. des Hôpit.*, Paris, 7 avril 1905.

jours des *règles;* elle s'accentue presque toujours pendant les deux premiers jours de l'écoulement sanguin, puis s'abaisse en général brusquement de 1, 2, 3 centimètres, descendant au-dessous du chiffre normal pour ne revenir à la moyenne que deux ou trois jours plus tard. Bouchard et Balthazard[1] sont d'avis que la *syphilis secondaire* chez la femme abaisse quelque peu la pression artérielle et que la *syphilis tertiaire* chez l'homme l'élève notablement.

On sait que la pression artérielle est augmentée dans l'*artériosclérose*, mais d'après J. Teissier (de Lyon[2]), l'hypertension ne s'effectue pas régulièrement dans tout l'ensemble de la circulation : il y aurait des *hypertensions locales* expliquant les manifestations prédominantes dans le tableau clinique. C'est ainsi que l'hypertension des *fémorales* répond aux formes cérébrales de l'artériosclérose (vertiges); l'hypertension de la *radiale* indiquera l'irritation de la crosse aortique avec ou sans coronarite; l'augmentation de la pression au niveau de la *pédieuse* signifiera une localisation des lésions scléreuses aux vaisseaux stomachiques, mésentériques, pancréatiques, etc.

Certains *agents médicamenteux élèvent* la pression artérielle, ce sont surtout *la digitale*, le *strophantus* à dose moyenne et prolongée (Combemale, Lépine, Mairet), l'*adrénaline*. Au contraire, les *iodures*, le *nitrite de sodium*, le *nitrite d'amyle*, la *trinitrine*, le *tétranitrol*, le *gui* sont *hypotenseurs*. Les *bains carbo-gazeux* provoquent de l'hypertension, lorsqu'ils sont donnés d'emblée très gazeux et très courts; de l'hypotension, s'ils sont pris à la température de la peau, privés de gaz au début, puis progressivement gazeux et pendant une durée prolongée (Laussedat). L'abaissement de la pression par les bains carbo-gazeux serait la règle chez les hypertendus fonctionnels sans lésions vasculaires ou rénales : par exemple, chez les jeunes sujets de souche goutteuse, dans la puberté avec éréthisme cardiaque et pseudo-hypertrophie du cœur, hypertendus neurasthéniques, neuro-arthritiques, ou chez les femmes sous l'influence de la ménopause, etc. Mais chez les scléreux artériels et rénaux, la tension artérielle peut ne pas s'abaisser sous l'action des bains carbo-gazeux (Heitz)[3].

Suivant certains auteurs, les *courants de haute fréquence* [d'Arsonval (1891), Moutier] en diminuant ou en suspendant le spasme des artérioles périphériques quelle qu'en soit l'origine (infections, intoxications, dyscrasies) auraient une action hypotensive manifeste.

La tension artérielle présente des variations importantes dans les *diverses cardiopathies :* lorsqu'il s'agit d'affections où le cœur est primitivement malade (péricardite, la symphyse cardiaque, les lésions valvulaires, les myocardites aiguës ou chroniques, etc.), la *pression est abaissée*. Au contraire, si l'affection cardiaque est secondaire à des altérations artérielles produites presque toujours par des infections ou des intoxica-

1. Bouchard et Balthazard, *Acad. des Sciences*, 16 mars 1903.
2. J. Teissier, *Acad. de Médecine*, 25 février 1908.
3. Heitz, *Revue de Médecine*, 10 juin 1906.

ons (goutte, saturnisme, syphilis, paludisme), la *tension artérielle est augmentée* : telle est *l'hypertrophie du cœur consécutive* à *l'atrophie rénale* (cœur de Traube), telle est encore *l'insuffisance aortique artérielle*, liée au spasme des petites artérioles de la périphérie.

D'après Hockhaus[1], dans les *affections* purement *fonctionnelles* et dans les *névroses du cœur*, la tension artérielle serait augmentée, cette élévation étant due au surcroît de travail du cœur.

*Chez les enfants* l'abaissement de la pression artérielle déterminée par les maladies infectieuses est d'autant plus considérable que l'enfant est plus âgé. Chez les plus jeunes, l'abaissement est inappréciable, sauf dans les formes graves de ces maladies (Durand-Viel)[2].

En dehors de la mensuration avec le sphygmomanomètre, la simple exploration digitale du pouls peut aussi donner des renseignements sur l'état de la pression artérielle ; évidemment, ils n'ont point la valeur de ceux fournis par l'instrument, mais les indices qu'elle donne ne sont point négligeables. En général, un pouls petit, menu et dépressible, dénote un état d'hypotension ; au contraire, un pouls plein, dur, serré est caractéristique d'une tension élevée.

Les renseignements fournis par l'état de la tension artérielle sont très précieux, non seulement au point de vue du diagnostic et du pronostic des affections cardio-artérielles, mais aussi au sujet du traitement, qui trouve dans l'état de la pression vasculaire une source d'indications toutes spéciales que le clinicien doit s'attacher à saisir.

**Pouls radial.** — L'état du pouls dans les maladies du cœur, quoique d'une importance incontestable, n'a point cependant la valeur qu'on pourrait tout d'abord lui attribuer, car « il n'est pas l'image fidèle de l'état de la contraction cardiaque » (Maurice Raynaud). Le pouls, en effet, est la résultante de « deux forces antagonistes », l'impulsion cardiaque, et la résistance opposée à l'effort expansif par les parois élastiques et contractiles de l'artère, dont l'activité varie suivant les altérations diverses du vaisseau, et sous l'influence de l'innervation vasomotrice.

*Cliniquement*, le pouls radial est regardé comme représentant la systole ventriculaire, quoique le synchronisme avec celle-ci ne soit pas rigoureusement exact, car *le pouls retarde sur la systole*. Nous rappellerons que le retard serait en moyenne de *dix centièmes de seconde* pour le *pouls carotidien* et de *quinze à dix-sept centièmes de seconde* pour le *pouls radial* (d'Espine). Cependant, au lit du malade, ce retard peu appréciable au doigt explorateur doit être considéré comme négligeable. D'une façon générale, le pouls est la traduction fidèle de la fréquence, de la régularité ou de l'arythmie des contractions cardiaques ; cependant la dissociation entre le cœur et le pouls s'observe dans des circonstances encore assez nombreuses. Dans la tachycardie paroxystique par

1. Hockhaus, *Deutsch. Med. Wochenschr.*, 1er novembre 1900.
2. Durand-Viel, « Des variat. de la press. art. au cours de quelq. maladies chez les enfants ». *Th.* Paris, 1903.

exemple, le pouls radial est à peine perceptible, alors que les contractions cardiaques s'opèrent avec une grande énergie marquée par une impulsion extrême de la région précordiale. De même, dans certains cas d'affaiblissement considérable du myocarde, certaines contractions cardiaques n'ont point l'énergie suffisante pour que l'ondée parvienne jusqu'au pouls radial, en sorte que tout en percevant l'impulsion précordiale, on ne sent point le pouls correspondant : c'est la fausse intermittence.

*Examen clinique du pouls.* — Pour le pratiquer, il est nécessaire de compléter les signes dus à l'exploration digitale, par l'examen des tracés que donne le *sphygmographe*. Dans le tracé sphygmographique correspondant à une pulsation, il y a lieu de considérer :

1° Une *ligne d'ascension* correspondant à l'expansion de l'artère ;

2° Un *sommet* indiquant le point maximum de cette expansion; il est marqué tantôt par un *angle aigu*, tantôt par une *ligne courbe*, tantôt par un *plateau horizontal* ;

3° Une *ligne de descente*, correspondant au mouvement de retrait de l'artère, c'est-à-dire à la diminution de pression qui se produit au moment de l'écoulement du sang dans les capillaires. Elle présente parfois une série de petites ondulations qui lui donnent l'aspect festonné, c'est le *catacrotisme* de certains auteurs.

Les *caractères du pouls* se modifient sensiblement suivant les différentes affections du cœur, et on trouvera, à propos de l'étude de chacune d'elles, la description et le tracé sphygmographique du pouls, qui lui est propre.

*a.* Chez certains sujets, on perçoit avec netteté, immédiatement après la pulsation radiale, une seconde pulsation beaucoup plus faible, sorte de pulsation « en écho » pour ainsi dire, quelquefois à peine appréciable au doigt, mais seulement au sphygmographe; c'est le pouls *bis feriens*, ou mieux le *dicrotisme*, *phénomène normal* d'ailleurs, mais souvent peu accentué à l'état de santé. Au sphygmographe, il est caractérisé par des ondulations siégeant sur la *ligne de descente*.

Il est dû à une série d'ondes secondaires plus faibles que l'onde principale, tenant à ce que l'élasticité des artères fait osciller la colonne sanguine d'où un jet alternativement centrifuge et centripète, autrement dit, une onde centrifuge secondaire succède à une onde rétrograde ou centripète. D'après Marey, les conditions qui exagèrent le dicrotisme physiologique sont au nombre de trois : la brusquerie de la contraction cardiaque, l'élasticité des artères, et l'hypotension artérielle. Il en résulte que le dicrotisme s'observe très rarement chez les vieillards dont les artères ont perdu l'élasticité, de même chez les artério-scléreux. Il se rencontre, au contraire, de préférence avec *l'hypotension artérielle*, c'est ainsi qu'on le trouve très marqué dans le cours de la *fièvre typhoïde*, dans le *rhumatisme articulaire aigu* et aussi à la suite des *hémorragies abondantes* qui abaissent la tension artérielle.

*b.* Dans d'autres circonstances, l'ondulation se trouve sur la *ligne d'ascension* au lieu de la ligne de descente, comme si la pulsation radiale se faisait en deux temps très rapprochés, c'est le *pouls anacrote* (Landois, Eichhorst, Huchard) (*fig.* 51).

Potain pense qu'il serait préférable de désigner ce phénomène sous le nom de *dicrotisme initial*[1], car les deux soulèvements se produisent toujours au début de la pulsation ; sur le tracé, ils ne sont pas toujours situés au-dessus l'un de l'autre, mais parfois au même niveau, et quelquefois même le deuxième soulèvement est notablement inférieur au premier. La valeur séméiologique du pouls anacrote est à peu près nulle, car si on l'a noté dans la colique de plomb (Lorain) et dans le rétrécissement aortique (Huchard), Mercereau, Niclot), dans l'insuffisance aortique (Potain), par contre, on le trouve parfois à l'état normal et dans les conditions les plus variées. D'après Potain, *le cœur* resterait *étranger à sa production* qui relèverait d'une modification de la tension artérielle ; il serait *dû à ce que la paroi artérielle trop distendue se viderait en deux fois*, donnant lieu ainsi au double soulèvement qui caractérise le pouls anacrote.

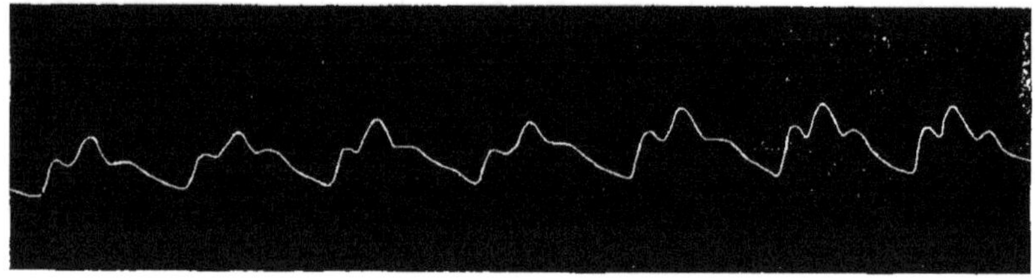

Fig. 51. — Pouls anacrote.

Gallavardin (1907) a montré qu'il était aisé de le faire apparaître ou disparaître à volonté, chez le même sujet et pendant la même séance ; la transformation du sommet en anacrotisme dépendrait simplement du degré de compression ou de résistance du ressort du sphygmographe.

*c.* L'exploration comparative des deux pouls radiaux montre qu'il existe parfois une *inégalité des deux pouls*. Sans nous arrêter aux cas dans lesquels le fait est dû à une *anomalie*, on le considère généralement comme signe d'un *anévrysme de l'aorte*.

Si la *tumeur siège* au niveau du *tronc brachio-céphalique*, le *pouls* sera retardé *à droite ;*

Si elle se trouve *entre le tronc brachio-céphalique*, d'une part, et *les artères carotide* et *sous-clavière gauches*, le *retard* du pouls sera observé *à gauche ;*

Enfin si la *tumeur occupe l'aorte abdominale*, on note un *retard du pouls des fémorales sur celui des artères radiales*.

*d.* L'affaiblissement du pouls durant l'inspiration constitue un phénomène normal, qui s'exagère considérablement dans le cours de la *symphyse cardio-médiastine* d'après Kussmaul, et a reçu de lui le

1. Potain, *Soc. méd. hôpit.*, Paris, 24 avril 1896.

nom de *pouls paradoxal* lorsqu'il coïncide avec le collapsus diastolique des jugulaires (voir *symphyse du péricarde*).

Cependant il n'est point pathognomonique, car on l'a rencontré dans la persistance du canal artériel, dans des péricardites avec épanchement abondant (Potain) et dans un cas d'anévrysme intra-thoracique très volumineux (François-Franck) et même en dehors de toute cardiopathie, puisqu'on l'a observé dans les sténoses laryngées, et toutes les fois qu'il y a obstacle à l'entrée de l'air dans les voies aériennes (croup, spasme glottique). De plus, le phénomène n'est pas lié exclusivement à l'inspiration, car R. Tripier et Devic l'ont vu disparaître pendant des quintes de toux, c'est-à-dire pendant l'expiration forcée. Quoi qu'il en soit, le pouls paradoxal dans les symphyses du péricarde semble produit par les tractions qu'exercent sur l'aorte durant l'inspiration les adhérences fibreuses intra-thoraciques.

**Pouls dans les maladies du cœur.** — Sans être pathognomonique, la *forme graphique du pouls* présente des *caractères particuliers dans* quelques *affections valvulaires :*

1° Dans l'*insuffisance aortique*, il est *ample* et *brusque, bondissant* (*ferking pulse*) et *dépressible* suivant l'expression classique ; c'est le pouls de Corrigan. Ces caractères sont l'expression des variations instantanées de la pression artérielle (Potain et Rendu) : abaissement considérable dans l'intervalle des pulsations, suivi immédiatement d'une élévation brusque au moment de la systole ventriculaire.

Le tracé sphygmographique est la représentation exacte des signes perçus par le doigt de l'explorateur. La *ligne d'ascension* est très haute et absolument verticale, indice de la rapidité et de la violence de l'expansion artérielle, puis la tension de l'artère descend brusquement et tombe au minimum et la *ligne de descente* s'abaisse de suite, en présentant à son sommet un *crochet aigu*, et plus loin un dicrotisme très accentué ; ces caractères, sans être un indice certain, sont néanmoins un signe excellent d'insuffisance aortique *endocardique ;* lorsque l'insuffisance sigmoïdienne est *d'origine artérielle*, le crochet aigu est remplacé par un *plateau horizontal* auquel succède une ligne de descente presque sans dicrotisme (voir *insuffisance aortique*).

2° Dans le *rétrécissement aortique*, le pouls est *petit, dur, lent* et *régulier*. La petitesse et la lenteur tiennent à l'obstacle formé par le rétrécissement qui s'oppose en partie à la pénétration du sang dans l'aorte et n'arrive que lentement à produire la dilatation artérielle.

Le tracé sphygmographique montre une ligne d'ascension oblique terminée par un plateau arrondi, indice de la difficulté avec laquelle le sang arrive à pénétrer dans le système artériel, la ligne de descente est très oblique, et le dicrotisme normal de celle-ci est à peine indiqué, parce que la tension se maintient relativement élevée à cause de l'introduction progressive du sang dans l'aorte (voir *rétrécissement aortique*).

3° Le pouls du *rétrécissement mitral* n'a point une valeur diagnostique bien caractérisée : la *pulsation radiale* est *faible*, *petite* et *serrée*, car le ventricule gauche ne recevant de l'oreillette qu'une faible quantité de sang, ne peut faire pénétrer dans l'aorte qu'une ondée de peu d'importance. Plus tard, quand la stase veineuse est considérable, le cours du sang est entravé dans tout l'arbre circulatoire, et le pouls devient petit, dépressible, inégal, irrégulier.

Le tracé montre une ligne d'ascension verticale, mais courte, à cause du peu d'abondance de la colonne sanguine lancée dans les artères; la ligne de descente est oblique et légèrement ondulée comme pour un véritable dicrotisme physiologique ; plus tard, au moment de la période des inégalités et des irrégularités, le tracé prend un caractère arythmique très notable.

4° Dans l'*insuffisance mitrale* enfin, le *pouls* est *petit, inégal, irrégulier* et souvent *intermittent* (Potain, Rendu); petit à cause du peu de sang lancé dans les artères à chaque systole ventriculaire, inégal et irrégulier parce que les contractions cardiaques sont elles-mêmes mal réglées. Dans l'insuffisance mitrale, il se produit incessamment de la stase sanguine et de l'augmentation brusque de la pression dans l'oreillette gauche; or, l'on sait que cette dernière condition est une cause tout particulièrement favorable à la production des extrasystoles. Enfin le pouls est intermittent à cause de l'inégalité extrême des contractions cardiaques; lorsqu'il s'agit d'*intermittences vraies*, on trouve à la fois au cœur et au pouls une série de pulsations régulières suivies de pauses plus ou moins longues, au contraire, en cas d'*intermittences fausses*, on trouve au cœur des pulsations plus ou moins régulières, qui ne sont point perçues à l'exploration radiale : « l'oreille entend les bruits et le doigt ne sent pas l'impulsion ».

Au *sphygmographe*, la ligne d'ascension est peu élevée, et s'il y a de l'arythmie cardiaque, le tracé représente une ligne ondulée, à peine visible, et se rapproche de très près de celui du pouls de l'asystolie.

**Ampliation des battements artériels.** — *Danse des artères.* — A l'état de santé, les battements artériels sont faiblement perceptibles, et ils ne deviennent momentanément très accusés qu'à l'occasion des efforts musculaires, de la marche rapide, de la course, en un mot à la suite de toutes les causes qui exagèrent l'intensité des contractions cardiaques.

D'autre part, chez certains *neurasthéniques*, dans le cours de la *maladie de Basedow*, et surtout dans l'*insuffisance aortique*, on voit la plupart des grosses artères de la tête et du cou (carotides, faciales, temporales) battre avec force et être soulevées d'une façon rythmique. Les battements sont parfois si violents que la tête tout entière peut être secouée par les battements artériels : c'est à ce phénomène curieux qu'on a donné le nom imagé de *danse des artères;* elle peut s'expliquer par les variations brusques survenant dans la tension artérielle au cours de l'insuffisance aortique, et que nous avons indiquées déjà comme la cause du pouls bondissant et dépressible, dit de Corrigan. Lorsqu'on pose le doigt doucement sur les vaisseaux qui présentent ces ampliations de battements, on note qu'ils sont le siège d'un *frémissement vibratoire* synchrone à la diastole artérielle.

*Pouls capillaire.* — Etudié d'abord par Quincke (1868), Gripat (1873), Ruault (1883), ce phénomène consiste dans des alternatives rapides de coloration, passant du rouge vif au rose pâle, etc., le premier correspondant à la diastole artérielle, le rose pâle à la systole de l'artère. On le rencontre nettement au niveau des ongles en les comprimant légèrement à leur centre; on l'observe encore sur la région frontale après avoir préalablement provoqué sur la peau, par le frottement ou le grattage, une plaque rouge sur laquelle on observe, de la façon la plus nette, ces alternatives de coloration rouge vif, puis de rose pâle, qui sont si nettement caractéristiques. On a vu également le pouls capillaire sur la zone rougeâtre périphérique des plaques d'urticaire (Edg. Hirtz).

Ce phénomène se rencontre parfois aussi, quoique plus rarement, sur la luette, le voile du palais, et au niveau de l'isthme du gosier, c'est le *pouls de Muller*. Le pouls capillaire n'est point d'ailleurs caractéristique de l'insuffisance aortique, on l'a noté quelquefois chez certains brightiques.

*Auscultation des artères.* — 1° A l'*état normal*, on détermine, sur les grosses artères, par la simple compression du stéthoscope, un souffle plus ou moins rude, *synchrone à la systole ventriculaire*, et qui reconnaît pour cause le rétrécissement artificiel créé sur l'artère, par la simple compression.

2° *A l'état pathologique :*

*a.* On peut trouver dans les artères des *souffles* venus *par propagation*, tel par exemple un souffle systolique dans la carotide, dans les cas de rétrécissement aortique.

*b.* Dans l'*insuffisance aortique*, surtout dans l'insuffisance d'origine cardiaque, on note l'existence d'un *double souffle de l'artère fémorale*, décrit pour la première fois par Duroziez [1] ; le premier, intense, dû à la compression du stéthoscope, répond à la systole ventriculaire ; le second, plus bref, plus faible, plus doux que le premier, le suit immédiatement et correspond à la diastole cardiaque et par conséquent à la systole artérielle. Attribué par Duroziez au reflux du sang en arrière du point comprimé, pendant la diastole cardiaque, il a été considéré par Potain comme un reflux sanguin purement local, se passant sous le pavillon même du stéthoscope ; c'est pourquoi on le rend plus fort encore en comprimant la fémorale au pli de l'aine, surtout avec le bord inférieur du stéthoscope, c'est-à-dire celui qui est le plus éloigné du cœur, ou encore en appuyant sur la fémorale avec le doigt, au-dessous du point comprimé (Lannois, 1894).

Malgré sa valeur diagnostique considérable, *le double souffle intermittent crural* de Duroziez n'est point pathognomonique, on l'a rencontré chez certains athéromateux, dans le saturnisme et la chlorose. De toute façon il ne faudra pas le confondre avec le souffle produit par la décompression légère de la veine fémorale (Tripier et Devic) qui peut simuler le second souffle de Duroziez.

Alvarenga a noté également, dans l'insuffisance aortique, un *double*

1. Duroziez, *Arch. gén. de Médecine*, 1861.

*souffle carotidien;* Jaccoud est d'avis que dans ce cas, si l'insuffisance est pure, le second souffle n'est que le retentissement de celui qui existe à l'orifice aortique.

*c.* L'auscultation des artères permet encore, dans quelques cas d'insuffisance aortique, de découvrir avec le stéthoscope sur la fémorale *un double ton* (*Doppel-ton*, de TRAUBE) qui serait dû pour beaucoup d'auteurs, à des modifications de la paroi artérielle distendue par le choc sanguin.

*d.* Henri Roger (1859) a décrit chez les enfants le *souffle céphalique* signalé déjà antérieurement par Fisher, de Boston (1838), Whitney et Hering (1856). Il est bref, peu intense, quelquefois cependant très rude et rappelant alors le bruit d'un jet de vapeur; il est très rarement continu (4 fois seulement sur 48 cas), mais presque toujours intermittent, s'exagérant sous l'influence de la marche, des efforts et du décubitus dorsal. C'est dans ces conditions surtout que les malades perçoivent eux-mêmes le souffle, dans la tête, et principalement dans les régions temporale et orbitaire.

A l'auscultation on l'entend de préférence dans la région périorbitaire, en *synchronisme parfait avec les battements de la carotide*, et cessant quand on comprime cette artère; mais il est nécessaire, pour le bien percevoir, que le malade suspende la respiration.

Comme *valeur séméiologique*, le souffle céphalique, *chez l'enfant*, doit être considéré comme signe d'*anémie* (H. ROGER) ou de *rachitisme; chez l'adulte*, il a été signalé par R. Tripier, et se rattache à l'*anémie* consécutive aux *hémorragies* abondantes, et à la *leucocythémie*. On le rencontre encore chez les *chlorotiques*, les *neurasthéniques*. Chez quelques anémiques, le souffle perçu au niveau de l'orbite serait dû pour le même auteur à la courbure que fait la carotide en pénétrant dans la cavité crânienne. Ce souffle a été noté également dans la congestion de l'oreille moyenne qui succède au *rétrécissement* ou à l'*oblitération de la trompe d'Eustache* (MÉNIÈRE).

---

# LES VEINES

## EXPLORATION DES VEINES

Il y a lieu de considérer dans l'exploration clinique du système veineux, l'état de *tuméfaction* des veines, les *oscillations* qu'elles présentent, enfin les *signes fournis par l'auscultation* de ces vaisseaux.

*A.* **Tuméfaction des veines.** — Dans les *affections du cœur droit*, primitives ou secondaires aux altérations du cœur gauche (lésions valvulaires, lésions du myocarde, etc.), l'oreillette droite est plus ou moins engorgée, et la déplétion de la veine cave supérieure se trouve entravée ou retardée; il en résulte que *la veine jugulaire externe* et la *partie inférieure* et plus large de la *jugulaire interne*, font saillie sous la peau de la région latérale du cou, sous forme d'un *gros cordon bleuâtre* qui s'écrase momentanément sous le doigt.

Ce gonflement n'est point propre aux cardiopathies, et on peut l'observer dans certaines *affections chroniques des voies respiratoires* (bronchite chronique, emphysème), qui augmentent la tension vasculaire dans la petite circulation, et apportent une entrave sensible au libre dégorgement de la veine cave supérieure dans l'oreillette droite.

*B.* **Oscillations veineuses.** — La *jugulaire externe* peut présenter des oscillations rythmiques très marquées, dont l'origine est variable :

*a.* Elles peuvent être *liées aux mouvements respiratoires*. Chaque ins-

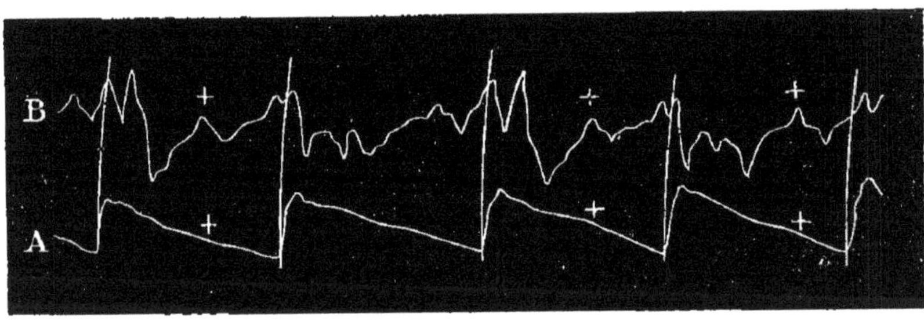


Fig. 52. — Tracés simultanés de la radiale A et de la jugulaire B pris chez un malade dont le pouls était habituellement à 24. Les croix indiquent les systoles auriculaires isolées (Vaquez).

piration provoque, chaque expiration entrave l'afflux du sang des veines dans le thorax, a dit Friedreich ; mais à l'état normal cette influence est trop insignifiante pour produire un changement visible dans les veines du cou. Au contraire, si l'expiration est de longue durée (efforts musculaires prolongés, éclats violents de toux), la déplétion veineuse est entravée et on observe une *tuméfaction expiratoire* des jugulaires alternant avec un *affaissement durant l'inspiration*. Il en résulte une sorte de gonflement rythmique, isochrone avec les mouvements respiratoires ; il précède le choc de la pointe du cœur ainsi que celui du pouls radial : il est donc *présystolique*.

*b.* Dans d'autres cas, les oscillations rythmiques des jugulaires leur sont *communiquées par les battements de la carotide*. On le reconnaîtra facilement, car dans cette circonstance, les oscillations veineuses sont systoliques, c'est-à-dire isochrones au pouls radial et disparaissent quand on comprime l'artère.

*c.* Enfin les *ondulations* des jugulaires peuvent être *rapportées à une cause cardiaque* : tantôt elles forment un des éléments importants de la *maladie de Stokes-Adams*, tantôt elles constituent le phénomène du *pouls veineux*.

Dans la maladie de Stokes-Adams, on peut voir, sous l'influence de la systole de l'oreillette droite, les jugulaires animées de battements appréciables auxquels ne répondent point un nombre égal de contractions ventriculaires : c'est ainsi, par exemple, qu'une systole ventriculaire peut manquer toutes les deux, toutes les quatre pulsations radiales ; cet état est l'indice d'un *blocage du cœur* (*Herzblock*) incomplet. Lorsque ce blocage est complet, les systoles auriculaires se poursuivent, ainsi que l'ont montré Chauveau, Vaquez et plus récemment Gibson, suivant un rythme et une fréquence indépendants du rythme et de la fréquence des systoles ventriculaires. Dans ces cas, il y a dissociation, séparation complète du segment auriculaire et du segment ventriculaire, et chacun d'eux se contracte isolément ainsi qu'on le voit dans la figure 52.

*C.* **Les pouls veineux.** — Le pouls veineux, déjà connu de Lancisi et de Testa (1811), a été étudié surtout par Bamberger (1856), Friedreich (1865), Potain (1867)[1], Tripier (1884), François-Franck (1885), Mackenzie (1894), Fredericq[2], Bard[3], Rihl[4] etc. ; c'est un phénomène de transmission des contractions du cœur. On le rencontre surtout au niveau de la veine jugulaire et au niveau du foie et, beaucoup plus rarement, sur les veines de la face et sur celles des membres.

*a. Pouls veineux de la jugulaire.* — Il est plus *marqué à droite qu'à gauche*, parce que le tronc brachio-céphalique droit continue en droite ligne le trajet de la veine cave supérieure et reçoit ainsi l'ondée rétrograde d'une manière plus directe que le tronc brachio-céphalique gauche qui forme un coude avec la veine cave. Pour le bien voir, on fera tourner la tête du malade vers la gauche et on regardera attentivement à jour frisant la région sus-claviculaire droite et spécialement la jugulaire externe, la jugulaire interne et le bulbe de la jugulaire. On peut le trouver aussi sur les veinules de la région sternale supérieure. Les soulèvements de ces veines d'une intensité variable, sont tantôt à peine apparents, tantôt forment de gros cordons saillants et pulsatiles. Chez les obèses et chez les emphysémateux, ils sont difficilement appréciables. Pour rendre les ondulations plus manifestes, on commence par comprimer avec le doigt la jugulaire à sa partie moyenne, puis on vide de haut en bas le segment inférieur du vaisseau.

Depuis les travaux de Bamberger, de Friedreich, et surtout de Potain on distingue un pouls veineux *faux* et un pouls veineux *vrai*.

1. Le *pouls veineux faux* ou *négatif* des Allemands est produit par une ondée sanguine rétrogradant de l'oreillette droite hypertrophiée (ainsi

1. Potain, « Des mouvements et des bruits qui se passent dans les veines jugulaires ». *Société Médicale des hôpit.* Paris, 24 mai 1867.

2. Frédéricq, *Trav. du laborat.*, 1889, 1890 ; et *Acad. roy. Méd.*, Belgique, 23 mars 1907.

3. Bard, *Journ. de physiolog. et de path. génér.*, mai 1906 ; *Sem. méd.*, 3 juin 1908 et 20 avril 1910.

4. Rihl, Le pouls veineux norm. et patholog. *Zeitschr. f. experiment. Path. und Ther.*, VI, 1909.

que cela s'observe dans le *retrecissement mitral*, par exemple) dans la veine cave supérieure et dans les jugulaires, au moment même de la systole de l'oreillette, c'est-à-dire immédiatement avant la systole du ventricule et le pouls radial; *le pouls veineux faux est donc présystolique.* Sur un graphique comprenant à la fois le tracé de la jugulaire et celui

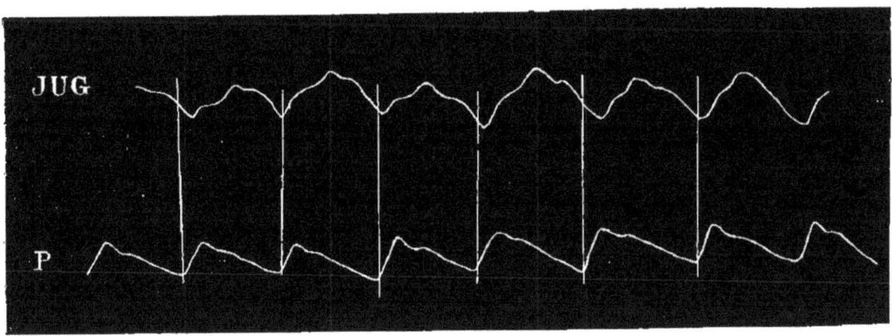


Fig. 53. — Pouls veineux faux de la jugulaire.

du pouls radial (*fig.* 53) on peut voir manifestement que l'*affaissement de la veine coïncide avec le pouls radial*, et que, au contraire, son soulèvement précède le pouls artériel.

Si l'on comprime la veine en son milieu, on fait *disparaître le gonflement et les oscillations* dans le bout inférieur du vaisseau.

2. Au contraire, *le pouls veineux vrai* ou *positif* est dû à une ondée sanguine refluant du ventricule droit dans l'oreillette droite, la veine cave supérieure et dans les jugulaires à chaque systole ventriculaire; il

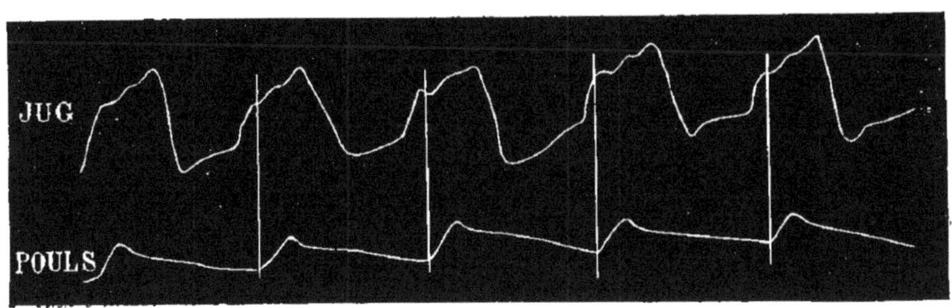


Fig. 54. — Pouls veineux vrai de la jugulaire.

*est* donc *systolique* et sur un graphique (*fig.* 54), on voit nettement que *le soulèvement de la jugulaire coïncide avec le pouls radial*, et que son affaissement survient après le pouls artériel.

Si l'on comprime la veine en son milieu, contrairement à ce qui arrive dans le faux pouls veineux, on note que le *gonflement et les oscillations* pulsatiles *augmentent* sensiblement dans le bout inférieur du vaisseau.

Le *pouls veineux vrai* nécessite, pour se produire, l'inocclusion de l'orifice auriculo-ventriculaire droit par la valvule insuffisante, on peut donc le regarder comme *symptomatique de l'insuffisance tricuspidienne.*

Exceptionnellement, on pourrait, en dehors de toute insuffisance tricuspidienne, le rencontrer dans le cours de certaines arythmies avec paralysie des oreillettes, et Mackenzie lui attribue un pronostic grave s'il survient chez un artérioscléreux. On se rappellera cependant que ce sont là des faits exceptionnels, et dans l'immense majorité des cas, le pouls veineux vrai se rattache à l'insuffisance de la tricuspide.

Il est net surtout au niveau de la jugulaire externe dont la valvule incomplète s'oppose difficilement au reflux sanguin; plus tard on le rencontre dans la jugulaire interne, et spécialement à sa partie inférieure ou *bulbe* auquel le phénomène reste longtemps localisé tant que les valvules situées à l'embouchure du vaisseau restent suffisantes : c'est la *pulsation du bulbe* de Bamberger. Mais peu à peu les valvules deviennent insuffisantes, et la régurgitation va s'étendre sur toute l'étendue du vaisseau.

Bard (1910) a montré les caractères différentiels du *pouls veineux* dans l'*asystolie* du *cœur gauche* et dans l'*asystolie* du *cœur droit*. Dans la première, le tracé est caractérisé par une dépression profonde (collapsus) systolique et par une stase diastolique sous forme d'un soulèvement en plateau. Dans l'*asystolie* du *cœur droit* au contraire, le pouls veineux de la jugulaire se manifeste par une *stase systolique* et un *collapsus* ou dépression *durant la diastole*.

*b. Pouls veineux hépatique.* — Le *pouls veineux hépatique* (Sénac, Friedreich, Mahot [1]) est dû à la même cause que le pouls veineux vrai des jugulaires, c'est-à-dire qu'il est formé à chaque systole ventriculaire par un reflux sanguin, dans la veine cave inférieure, s'étendant jusque dans les veines sushépatiques, lesquelles, dépourvues de valvules, se laissent gorger de sang, et le foie, dilaté à l'extrême, peut *à chaque systole* s'accroître d'un tiers en sus de son volume normal (Potain).

Pour le percevoir, on applique la main à plat sur le foie tuméfié et on sent, *rigoureusement à chaque systole*, un soulèvement avec mouvement d'expansion de l'organe, suivant immédiatement l'ébranlement du choc de la pointe, et précédant de très près le pouls radial.

*Le pouls veineux vrai hépatique* est un *signe excellent d'insuffisance tricuspidienne*, et *se montre avant le pouls de la jugulaire*, à cause de la béance des veines sus-hépatiques, et de l'absence de valvules sur le tronc de la veine cave inférieure (voir *Insuffisance tricuspidienne*).

*En résumé*, dans l'insuffisance tricuspidienne, l'ondée rétrograde systolique, partie du ventricule droit, produit dans le même temps le pouls veineux des jugulaires par son reflux dans la veine cave supérieure, et le pouls veineux hépatique par son reflux dans la veine cave inférieure.

*c. Pouls veineux de la face et des membres.* — Le pouls veineux peut s'observer encore d'une façon très exceptionnelle, sur les veines superficielles de la face, des parois thoraciques et même des membres supérieurs et inférieurs (François-Franck).

1. Mahot, «Des battements du foie dans l'insuffis. tricuspid. » *Th.* Paris, 1869.

Les veines saphènes, surtout quand elles sont distendues par les varices, sont quelquefois le siège de ces soulèvements pulsatiles : l'absence de valvules sur les veines iliaques primitives ainsi que l'insuffisance de ces replis sur les veines distendues, sont des causes prédisposantes à ces oscillations; elles étaient fort nettes, chez une femme atteinte d'insuffisance tricuspidienne consécutive à un rétrécissement mitral (LAUNOIS, 1900).

DIAGNOSTIC DIFFÉRENTIEL. — Le pouls veineux ne sera point confondu avec le *pseudo pouls veineux* qu'on rencontre dans quelques faites où les malades atteints d'insuffisance aortique, présentent un pouls capillaire très net ; dans ce cas, il s'agit d'une simple transmission par les capillaires aux fins ramuscules veineux qui leur font suite. On ne le confondra pas non plus avec le faux pouls veineux, qu'on rencontre dans certaines veines atteintes de phlébosclérose qui cause un empêchement à la circulation du sang veineux.

*D.* **Auscultation des veines.** — Au point de vue particulier du diagnostic des cardiopathies, l'auscultation du système veineux ne fournit que des renseignements de peu d'importance.

Laënnec a décrit un souffle qu'il comparait au murmure de la mer, ou encore au bruit qu'on perçoit en approchant de son oreille un gros coquillage. Ce *souffle veineux* est tantôt *continu*, tantôt *continu avec renforcement* et se rapproche du bruit de ronflement que l'on produit « en fouettant le jouet d'enfant connu sous le nom de diable » (*bruit de diable*). Dans d'autres cas, ces souffles veineux sont aigus, sibilants, musicaux. Ils se rattachent à l'*hydrémie* et à la *chlorose*. Ces souffles ont leur maximum dans les *veines superficielles du cou*, et se perçoivent mieux à droite qu'à gauche parce que l'écoulement de la jugulaire droite se fait plus directement dans les cavités cardiaques que celui de la jugulaire gauche.

*Pour les percevoir*, la tête doit être inclinée du côté gauche, le cou un peu tendu, le menton sensiblement relevé ; le stéthoscope est alors appliqué dans la fosse sus-claviculaire droite, en exerçant une pression médiocre.

Exceptionnellement, les souffles veineux se produisent au niveau des *veines pulmonaires* ou encore de la *veine cave supérieure*, ils peuvent alors simuler des souffles se rattachant à des cardiopathies organiques : Litten (1867), Duroziez (1865) et plus tard Sahli (1895), ont rapporté des cas où le *souffle veineux* siégeait dans les veines caves et était *diastolique* simulant ainsi l'insuffisance aortique, par son moment et son siège à la base du cœur ; Weill (1896) a vu, chez une fillette de 14 ans, un souffle diastolique en jet de vapeur, de la base du cœur, produit par la compression exercée sur les veines pulmonaires par une masse ganglionnaire.

# TROUBLES CARDIAQUES FONCTIONNELS

## PHÉNOMÈNES DOULOUREUX

A. *Douleurs de la région précordiale.* — Les *phénomènes douloureux si accusés* souvent dans les *affections de l'aorte* tiennent une *place un peu effacée* dans l'histoire clinique des *maladies du cœur vraies;* elles présentent au contraire une *importance considérable* dans celle des *fausses maladies du cœur.*

Caractères généraux. — Quelle que soit leur cause, ces douleurs présentent une intensité et une persistance variables ; quelquefois, surtout chez les nerveux, ce sont des sensations profondes causées par de simples palpitations, c'est-à-dire des battements douloureux du cœur; chez d'autres malades c'est une gêne douloureuse, une sensation de poids, de barre comprimant les régions précordiale ou rétro-sternale ; dans d'autres cas, le malade accuse de véritables douleurs profondes, sourdes, ou au contraire pongitives, aiguës, lancinantes comme si elles étaient dues à la pénétration d'un instrument piquant, enfin d'autres sujets ont la sensation du cœur serré dans un étau, dans des griffes de fer. Les douleurs ainsi constituées peuvent être *spontanées* ou seulement *réveillées* par la *pression locale*, ou encore par les *efforts musculaires*, les exercices violents, les accès de toux, ou simplement les grandes respirations. Leur *siège* est variable, on les rencontre au niveau de la région précordiale même, parfois à la pointe du cœur, ou encore dans la région rétro-sternale, à l'épigastre, enfin, dans certaines circonstances, dans la région dorsale.

Ces douleurs envoient assez fréquemment des *irradiations* vers le creux épigastrique, l'épaule, le cou, le bras, l'avant-bras et jusqu'à l'extrémité des doigts du côté gauche. *Rarement continues*, elles procèdent surtout par *crises*, quelquefois nocturnes, et peuvent laisser, après que les accès sont terminés, une sorte d'hyperesthésie diffuse cutanée, étendue à toute la région précordiale.

a. *Dans les maladies du cœur vraies* on rencontre des douleurs précordiales, mais seulement dans un petit nombre d'affections.

1° Dans la *péricardite*, on ne note guère la douleur que *dans la moitié des cas* (Louis). C'est tantôt une gêne diffuse un peu vague, tantôt une douleur vraie, gravative, tantôt enfin une douleur donnant la sensation de griffes étreignant le cœur. Elle est généralement accompagnée de *points douloureux*, réveillés par la pression digitale sur le trajet du nerf phrénique, qui passe entre la plèvre et le péricarde et participe à l'inflammation de voisinage. Cette douleur s'accuse principalement à la région cervicale entre les deux chefs d'insertion du sterno-mastoïdien, et en bas, au niveau des insertions diaphragmatiques dans l'angle costo-xiphoïdien.

Quelquefois on note également dans la péricardite des *douleurs profondes*, signalées par Andral (1834), Sibson, et par Peter : elles semblent pouvoir être rapportées à la propagation de la phlegmasie péricardique au plexus cardiaque, donnant lieu à une sorte d'angine de poitrine par névralgie ou encore par névrite cardiaque.

2° Dans l'*endocardite aiguë* la douleur vraie est *rare*, et le phénomène consiste plutôt dans une sorte de gêne précordiale, sous forme de pesanteur ; encore cet accident paraît-il très peu fréquent.

3° L'*angine de poitrine* au contraire, est essentiellement caractérisée par des phénomènes douloureux d'une intensité extrême survenant sous forme de crises ou d'*accès*.

α. Dans l'*angine vraie* la crise est provoquée par un effort violent, par la marche, la montée d'un escalier, etc. ; elle se manifeste durant le jour, et se caractérise par une *douleur angoissante*, *atroce* siégeant, non au niveau de la région précordiale, mais en arrière du sternum (*douleur rétro-sternale*), et s'irradiant vers le cou, l'épaule, et le membre supérieur presque toujours du côté gauche ; sa durée est de quelques secondes à une minute au plus.

β. Dans les *pseudo-angines de poitrine* (névropathies, arthritisme, tabagisme, dyspepsie), l'accès survient même au repos et aussi pendant le sommeil de la nuit ; la douleur siège dans la *région précordiale* plutôt que derrière le sternum ; la durée de la crise peut être d'une demi-heure à une heure ; elle alterne souvent avec d'autres manifestations fonctionnelles purement nerveuses : palpitations, oppression, etc.

4° L'*aortite aiguë* ou *subaiguë* est accompagnée également de douleurs survenant par crises qui, par leur siège et leurs irradiations, rappellent de très près les accès d'angine de poitrine ; elles en diffèrent cependant par leur apparition soudaine, par la persistance de longue durée en dehors des crises aiguës proprement dites, d'une douleur locale, diffuse, exagérée par la pression.

5° Les *ruptures valvulaires du cœur* produites spontanément, sous l'influence d'un violent effort, ou le plus souvent d'un traumatisme, peuvent se manifester par une douleur profonde de la région précordiale avec irradiations de voisinage, suivies d'oppression extrême, orthopnée, petitesse du pouls, etc., et très rapidement apparition d'un souffle symptomatique de l'insuffisance valvulaire aiguë.

6° Les *ruptures du myocarde*, par thrombose artérielle à *forme rapide*, donnent lieu à une angoisse précordiale très vive ; la face pâlit, les extrémités se refroidissent, le pouls est à peine perceptible, des vomissements se montrent, et le malade succombe au bout de quelques heures dans le collapsus algide, ou pendant une syncope. Dans des formes moins rapides, les mêmes phénomènes s'observent encore, mais avec des périodes d'accalmie, puis réapparaissent, et la mort survient en cinq ou six jours.

7° Dans la *myocardite aiguë*, Peter (1891) et Romberg ont décrit des douleurs profondes de la région précordiale, qui simulent assez bien un accès d'angine de poitrine.

Ce « cœur douloureux » (PETER) se manifesterait surtout par « la pression du doigt au niveau des troisième, quatrième et cinquième espaces intercostaux ». L'observation rigoureuse montre d'ailleurs que ces douleurs sont exceptionnelles.

*b.* Les *douleurs* de la région précordiale *sont* incontestablement beaucoup *plus fréquentes dans* certaines *affections autres que les maladies du cœur véritables.* Ces douleurs, par leur ténacité, leur retour fréquent et quelquefois par l'intensité des phénomènes subjectifs qu'ils provoquent, deviennent la source de préoccupations incessantes, pour cette catégorie si nombreuse de malades qu'on a désignés avec raison sous le nom de *faux cardiaques*, et qui sont généralement des *névropathes* (hystériques, neurasthéniques), des *neuro-arthritiques* et si souvent encore de simples *dyspeptiques.*

Chez ces malades, faux cardiaques et vrais dyspeptiques, si l'on appuie fortement avec le doigt sur la région précordiale au niveau du quatrième espace intercostal, on rencontre un point où la pression provoque une douleur vive et subite, c'est le « point précordial des dyspeptiques » (BUCQUOY, 1890).

Désignées sous l'appellation de *précordialgies* ces douleurs présentent des caractères très variables.

Ce sont parfois des douleurs constrictives, angoissantes rappelant celles des angines de poitrine, que les névropathes décrivent au médecin avec un grand luxe de détails, mais que leur longue durée, leur siège dans la région précordiale, et non derrière le sternum, feront distinguer de l'angor pectoris vrai.

Dans d'autres circonstances, et surtout chez les dyspeptiques, la douleur survient après le repas, accompagnée ou non de météorisme, de pyrosis, de pesanteur à l'épigastre; elle consiste soit dans une sensation passagère de constriction, de brûlure, d'élancements aigus, de piqûre, etc., principalement au niveau de la pointe du cœur et souvent accompagnés de palpitations.

Enfin chez les neuro-arthritiques surtout, les sensations douloureuses, de localisation plus vagues, semblent se rattacher à de la pleurodynie, à des névralgies intercostales, réveillées surtout par la pression digitale, ou encore par l'impulsion de la pointe du cœur.

La *conclusion* qu'il faut tirer de cette courte revue, c'est que, pratiquement lorsqu'un malade se plaint très vivement d'éprouver des douleurs dans la région précordiale et se croit par cela même atteint d'une « maladie de cœur » le médecin sera presque toujours autorisé à conclure qu'il a devant lui un *faux cardiaque*, *nerveux*, *arthritique*, *dyspeptique ou fumeur* à l'excès. L'auscultation attentive du cœur appuiera le plus souvent ce diagnostic, qui ne tardera pas à être confirmé par la disparition ou l'atténuation considérable des troubles morbides, à la suite d'un traitement par les antispasmodiques et les nervins, par un régime alimentaire réglé sévèrement, par la cessation définitive du tabac, et aussi par le repos moral du malade rassuré sur le peu de gravité de ces précordialgies.

*B. Douleurs épigastriques.* — Il est fréquent de rencontrer dans le cours des affections aortiques des troubles dyspeptiques tenaces traversés de crises de gastralgie ou mieux d'*épigastralgie* fort douloureuses parfois, bien décrites par Leared (1867), par Broadbent, etc. Il est possible que ces crises se rattachent, dans certains cas, à des poussées aiguës ou subaiguës d'*aortite abdominale.*

C'est encore dans la même région qu'on rencontre, chez certains cardiaques, un *point douloureux épigastrique*, à la partie inférieure de l'appendice xiphoïde avec irradiations vers les hypocondres et qu'on réveille en faisant avec le doigt une pression subite et rapide au creux de l'épigastre. Ce point douloureux se rattache très souvent au *gonflement du foie*, et peut être aussi à la *dilatation* des *cavités droites du cœur* (de Brun)[1].

*C. Douleur auriculaire.* — Dans le *rétrécissement mitral* il est fréquent de noter une douleur assez vive, spontanée ou provoquée par la pression dans la *région dorsale gauche*, entre le bord spinal de l'omoplate et le rachis, à la hauteur des sixième, septième, huitième vertèbres dorsales : c'est la *douleur auriculaire* répondant à l'oreillette gauche toujours fortement dilatée, et d'une façon précoce, dans la sténose mitrale.

II. **Dyspnée cardiaque.** — La dyspnée chez les cardiaques est *un des troubles fonctionnels les plus importants*, un de ceux qui surviennent avec le plus de précocité et dont se plaignent les malades avec le plus d'insistance. En effet, le phénomène pathologique à la fois le plus important et le plus précoce des maladies organiques du cœur n'est point un trouble cardiaque mais un trouble respiratoire. Ce fait, paradoxal au premier abord, trouve son explication principale en ce que le poumon, interposé entre les deux cœurs, ressent le premier le contre-coup des perturbations cardiaques[2], d'où l'importance extrême des troubles de la respiration dans les cardiopathies.

La pathogénie de la dyspnée chez les cardiaques est complexe et ses causes multiples ; elle sera étudiée ultérieurement avec tous les détails qu'elle comporte.

III. **Urines des cardiaques.** — L'examen des urines chez les cardiaques est un des points qui doivent *attirer* tout *particulièrement l'attention du clinicien.* Pendant toute la durée de la période d'état des maladies organiques du cœur (période dite encore de *compensation* lorsqu'il s'agit de cardiopathies valvulaires), les urines ne présentent en général rien d'anormal en tant que quantité ni qualité, mais dans les stades plus avancés, un des premiers signes qui doivent mettre le médecin en éveil sur l'apparition prochaine d'accidents subasystoliques, c'est la *diminution* d'abord, puis la *rareté* des urines (*oligurie*). On a noté quelquefois encore dans les états hyposystoliques de la *nycturie* (Pehu, 1903), c'est-à-dire que contrairement à l'état normal, les malades urinent environ

1. De Brun, *Revue de Méd.*, décembre 1905.
2. E. Barié, « La Dyspnée chez les cardiaques », *Bulletin Médical*, 19 décembre 1908.

les deux tiers pendant la nuit alors que le tiers restant est éliminé pendant le jour.

En même temps que l'oligurie, apparaissent peu à peu l'œdème des extrémités : œdème retro ou périmalléolaire, œdème prétibial, d'abord passager ou peu intense, puis permanent, ainsi que des troubles dyspnéiques qui disparaissent ou s'amendent considérablement dès que le cours des urines est rétabli. Le médecin devra donc employer tous ses soins à entretenir et même à provoquer la diurèse; car *de l'abondance ou de la rareté des urines dépend en partie le pronostic des cardiopathies organiques.* De plus, l'examen chimique répété des urines s'impose encore; la recherche de l'albumine, du sucre, de l'urobiline, des pigments biliaires sera faite d'après les procédés ordinaires, que nous n'avons pas à rappeler ici; enfin le dosage de l'urée, de l'acide urique, des chlorures et des phosphates peut fournir des indications précieuses. On devra aussi rechercher l'état de la *perméabilité des reins* suivant le procédé d'Achard par *l'épreuve du bleu de méthylène*, ainsi que l'état d'intégrité ou d'insuffisance de la cellule hépatique par le procédé de la *glycosurie expérimentale* (LÉPINE, COLRAT), principalement dans l'asystolie hépatique.

Dans l'*asystolie*, un des signes les plus précoces est la diminution et quelquefois la *rareté extrême des urines*, qui peuvent tomber à 250, 200 grammes et même moins; ces urines sont denses, rougeâtres, chargées de sédiments briquetés, avec augmentation de l'acide urique, des urates et des phosphates.

Au contraire, les *chlorures y sont en quantité extrêmement faible* et cette *rétention des chlorures* dans l'économie est une des causes les plus importantes qui *produisent et entretiennent les œdèmes chez les cardiaques* (ACHARD[1], WIDAL[2]).

L'urée est généralement diminuée d'une façon absolue, et augmentée relativement à la quantité des urines émise (FAUQUEZ). On y rencontre encore, d'une façon presque constante, de l'*albumine* variant depuis une quantité indosable jusqu'à 0gr,50, 1 gramme et même davantage dans les vingt-quatre heures.

L'*oligurie* des asystoliques reconnaît pour cause l'hypotension artérielle, et d'autre part l'augmentation de la pression veineuse, ainsi que la stase et la congestion passive rénales qui en découlent; l'albuminurie est également la conséquence de celles-ci et tend à augmenter par le fait des lésions du *rein cardiaque* (voir *rein cardiaque*).

L'oligurie coïncide avec la présence des œdèmes. Or ceux-ci chez les cardiaques ont à la fois une *origine mécanique* par gêne et stase sanguine dans la circulation de retour et une *origine toxique* qui est la rétention des chlorures laquelle est un facteur hydropigène de première importance. C'est pourquoi en provoquant une polyurie libératrice, on facilitera l'ex-

1. ACHARD et LŒPER, *Soc. de Biol.*, 23 mars 1901 ; ACHARD et LAUBRY, *Soc. méd. hôpit.*, Paris, 25 avril 1902.

2. WIDAL et LEMIERRE, *Soc. méd. des hôpit.*, Paris, 12 juin 1903.

crétion des chlorures et, comme conséquence, la disparition, ou tout au moins la diminution des œdèmes chez les cardiaques.

Chez ceux-ci, la diurèse peut être rétablie par des moyens divers : digitale, théobromine, caféine, régime lacté, diurétiques, réduction des boissons, etc., qui seront étudiés ultérieurement. Mais il importe de savoir que la polyurie médicamenteuse, libératrice, dans les états asystoliques, est régulièrement accompagnée de l'excrétion des principes contenus dans l'urine (urée, phosphates, etc.), et de celle de la quantité des chlorures, retenue par rétention, c'est-à-dire que la débâcle urinaire, que produit si énergiquement la digitale entraîne avec elle, une *décharge parallèle* de *chlorures*, de *phosphates* et d'*urée*. Ce fait est important, car dans les affections avec rétention chlorurée autres que les maladies du cœur, il y a souvent discordance entre l'excrétion des chlorures et celle des autres principes de l'urine : c'est ainsi qu'on peut trouver, avec une très faible quantité de chlorures éliminés, une quantité considérable d'urée et de phosphates.

*Cryoscopie.* — A l'état normal le point de congélation de l'urine varie de 1°,40 à 2°,20 ; or dans les cardiopathies, tout ce qui augmente l'énergie du myocarde produit une tension artérielle élevée, active la vitesse de la circulation dans les vaisseaux, et en particulier dans ceux du rein, et par cela même produit une élévation de la valeur cryoscopique. Au contraire, si le cœur vient à faiblir (lésions valvulaires décompensées, myocardites), amenant une insuffisance circulatoire, la valeur cryoscopique s'abaisse (CLAUDE et BALTHAZARD) et on peut la voir descendre au voisinage de — 1°,20, — 1°,15 et même un peu au-dessous.

## MESURE DE L'ÉTAT FONCTIONNEL DU CŒUR

*Travail du cœur.* — Le cœur est le seul muscle qui ne se repose jamais. La capacité de chaque ventricule étant de 180 grammes environ, il en résulte que, à chaque systole, le cœur gauche et le cœur droit lancent 180 grammes de sang dans l'aorte et dans l'artère pulmonaire ; or, en partant de ces données, on arrive à établir que le travail total du cœur, accompli en une seule journée, peut être évalué à 62.208 kilogrammètres, ce qui équivaut au cinquième environ du travail mécanique accompli en un jour, par l'organisme tout entier.

On comprend, d'après ces données, combien il est important d'être fixé, pour le pronostic des cardiopathies, sur l'état de la *capacité fonctionnelle du cœur*. Pour *mesurer* celle-ci on a recours à différents procédés :

1° On sait que, à l'*état normal*, d'après Graves, le nombre des pulsations radiales augmente de 6 à 10 lorsqu'on passe du décubitus dorsal à la station verticale. Or, si l'hypotension artérielle, est manifeste et que le muscle cardiaque fléchisse, l'écart dans les pulsations peut s'élever de 10 à 20 pulsations en moyenne.

2° Un autre procédé est celui que Katzenstein[1] a proposé. Le malade étant couché, on comprime avec le doigt les deux artères iliaques ou les deux fémorales durant 3 à 5 minutes et en même temps on note la fréquence du pouls ainsi que la pression artérielle. Or, après cette compression la *tension artérielle s'élève*. Si le *cœur* est *suffisant*, il subit ce surcroît de travail alors que le *pouls*, ou bien conserve sa *fréquence normale*, *ou* mieux encore, qu'elle *diminue*. Au contraire s'il y a *insuffisance cardiaque*, la tension artérielle ne présente *aucune variation* ou bien elle *s'abaisse* en même temps que la *fréquence* du *pouls augmente*.

La valeur clinique du procédé de Katzenstein a été diversement appréciée : Bonardi, de Florence (1908), expérimentant sur 100 malades de son service, a confirmé les affirmations de Katzenstein; F. Levy[2], sur le conseil de Leyden, a institué une série de recherches sur ce sujet et montré, que, sauf lorsqu'il s'agit d'individus nerveux, facilement excitables où le procédé est sujet à caution, il peut au contraire rendre de précieux services pour s'assurer de la capacité fonctionnelle du cœur à la suite des maladies infectieuses aiguës. Au contraire, Janowski[3] a critiqué vivement ce procédé dont les résultats seraient très contradictoires et aucunement de nature à permettre une loi clinique quelconque; comme preuve à l'appui, il cite le fait d'un phtisique avec phénomènes septiques, chez lequel trente heures avant la mort, il aurait constaté une légère diminution de la fréquence du pouls avec augmentation de la pression artérielle de 10 millimètres de mercure, ce qui correspondrait, d'après Katzenstein, à l'état normal. Bien plus, la méthode de Katzenstein aurait encore pour effet de mettre en jeu les nerfs vasomoteurs qui exerceraient une grande influence sur les oscillations du pouls et de la pression sanguine, rendant impossible toute appréciation de la capacité fonctionnelle du myocarde. Deux autres auteurs étrangers, Hoke et Mende, ont, la même année, formulé les mêmes réserves que Janowski.

3° Bien avant ces recherches, Grasset[4] avait exprimé l'idée qui ne concorde guère non plus avec l'opinion de Katzenstein, que la fréquence paradoxale du pouls (c'est-à-dire bradycardie avec hypotension, ou tachycardie avec hypertension) était un indice significatif d'insuffisance cardiaque portant sur le myocarde et sur son système nerveux propre.

4° Litten a proposé un autre procédé qui consiste à comprimer d'abord l'artère radiale jusqu'à ce que ses battements aient entièrement disparu, puis à noter le temps nécessaire à ce que le pouls récurrent apparaisse dans la partie périphérique du vaisseau; la durée de ce temps déterminerait l'état de force ou d'insuffisance du cœur.

5° Max Herz[5] a indiqué un procédé plus simple, qui consiste à compter d'abord le pouls du malade, puis on lui demande de fléchir

1. Katzenstein, *Deutsch. Med. Wochenschr.*, 4 juin 1904.
2. F. Lévy, *Zeitsch. f. Klin. Med.*, LX, 1-2, 1906.
3. Janowski, *Wien. Klin. Wochenschr.*, 18 avril 1907.
4. Grasset, « De la fréquence paradoxale du pouls, etc. », *Sem. Méd.*, 21 août 1898.
5. Max Herz, *Deutsch. Méd. Wochensch.*, février 1905.

l'avant-bras très lentement et sans secousse et ensuite d'étendre le membre; on compte alors le pouls. Chez l'individu bien portant il n'y a aucune différence dans le nombre des pulsations dans les deux manœuvres (tout au plus une légère accélération); au contraire s'il y a insuffisance cardiaque, la manœuvre produit un ralentissement du pouls très accusé, en même temps qu'il devient plus plein.

6° Mendelssohn[1] pense que, pour apprécier l'état du cœur, le meilleur moyen est d'examiner l'aptitude du cœur à reprendre son état normal après un effort donné. Il remarque que, lorsque le malade est couché et qu'il existe chez lui de l'insuffisance cardiaque, le ralentissement du pouls qui s'opère normalement en passant de la position verticale au décubitus horizontal, est très peu accusé, et même peut être remplacé par une accélération notable du pouls dans les cas de troubles graves de la compensation. Chez l'homme sain, un effort musculaire faible produit une accélération du pouls qui disparaît de suite après le travail, à moins que le travail soit considérable, qu'il atteigne par exemple 400 kilogrammètres; au contraire, chez le cardiaque, un effort très petit de 25 kilogrammètres, par exemple, est suffisant pour provoquer une accélération durable.

*Cliniquement* l'insuffisance du myocarde s'affirme généralement par des signes de dilatation cardiaque, de l'abaissement de la pression sanguine, par l'assourdissement des bruits du cœur, par un soulèvement exagéré du choc cardiaque, lequel, en plus, s'étale, s'élargit et dépasse à gauche la ligne mamelonnaire, en même temps que, par contraste, le pouls reste très petit et très dépressible. Les malades accusent de la gêne rétro-sternale, de l'angoisse; on note des râles sous-crépitants aux deux bases. La *dyspnée* d'effort est habituelle, mais la dyspnée peut se manifester encore, tantôt au *réveil*, comme conséquence de l'asthénie cardio vasculaire du sommeil, ou *encore* au *début du sommeil* sous l'influence du *décubitus : dyspnée du décubitus ;* enfin quelquefois aussi dans le cours de la nuit, le malade est obligé de se relever et de rester assis sur son lit pendant un temps plus ou moins long sous peine de voir revenir la crise de dyspnée.

L'*insuffisance* du myocarde a été étudiée encore par Schrœtter et par Martins[2]. D'après le premier de ces auteurs, le cœur possède une certaine force d'énergie, variable suivant chaque individu, qui peut devenir insuffisante dès que le travail imposé dépasse une certaine limite. Cette *insuffisance purement fonctionnelle* peut être *congénitale, familiale* même ou produite par une *influence nerveuse*, des *émotions vives*, des *fatigues exagérées*. De plus, certaines altérations (sclérose des coronaires, myocardites infectieuses) conduisent à l'insuffisance cardiaque. Les symp-

1. Mendelssohn, XIXe *Cong. Méd. int.*, Berlin, avril 1901.

2 *Congrès allem. Méd. int.*, Carlsbad, avril 1899.

On consultera encore sur ce sujet : Silvestre, « Du travail du cœur », *Gazz. degli Ospedali*, juillet 1909 ; Lian, « Le syndr. d'insuffis. ventricul. gauche », *Presse Méd.*, janvier 1910; etc.

tômes de celle-ci se confondent en partie avec ceux de la dilatation du cœur et ceux de l'asystolie.

## EXAMEN ANATOMIQUE DU CŒUR

Il existe plusieurs procédés d'examen anatomique du cœur à l'amphithéâtre, le plus complet et le mieux réglé est celui qu'à proposé Cornil[1]; Letulle en a rappelé les détails : c'est la méthode des incisions méthodiques des quatre orifices valvulaires.

Il faut *examiner d'abord le cœur en place* sur le cadavre, et de suite on remarque ou bien qu'il occupe sa position physiologique ou au contraire qu'il est déplacé, refoulé, par un épanchement pleurétique, ou par un hydropneumothorax.

A simple vue, on pourra noter encore l'existence d'une symphyse péricardique plus ou moins complète. Ce premier examen terminé, il faut ensuite :

1° *Ouvrir le péricarde* par une incision cruciale faite sur la face antérieure. On met ainsi à nu, en quatre coups de ciseaux, la cavité péricardique, et on relève l'absence ou au contraire la présence d'un épanchement, sa quantité et sa qualité.

2° Mesurer les *dimensions* du cœur :

*a*. Prendre sa *circonférence* à la base, le long du sillon auriculo-ventriculaire, en passant le ruban métrique au-dessous de la saillie des auricules.

*b*. Noter sa *longueur :* tantôt on mesure, sur la face antérieure de l'organe, la hauteur du sillon inter-ventriculaire, tantôt on prend au niveau de la face postérieure, la hauteur de l'organe, depuis l'insertion de la veine cave supérieure jusqu'à la pointe du cœur. Cette mesure sera prise *avant l'extraction du cœur et l'ouverture des cavités.*

3° Si le sac péricardique est normal, on procède à l'*extraction du cœur.* Il suffit d'ordinaire, après avoir pris la masse du cœur dans la main gauche, de couper, aux ciseaux : *a*) aussi loin que possible des parois des oreillettes, les veines pulmonaires et les deux veines caves (l'inférieure fait corps avec l'oreillette) ; *b*) l'artère pulmonaire et l'aorte. Il est indispensable de conserver au moins un centimètre et demi des deux troncs artériels, afin de pouvoir constater l'état fonctionnel de leurs valvules sigmoïdes.

4° Avant toute nouvelle incision, on n'oubliera pas que l'artère pulmonaire émanant du ventricule droit croise en avant l'aorte de droite à gauche, pendant que celle-ci, de postérieure devient antérieure dans sa courbure de gauche à droite. C'est pourquoi on rectifiera ces deux courbes en séparant les deux vaisseaux et en *rejetant à droite l'artère pulmonaire.* Puis, avant de pratiquer l'incision, il faudra *examiner de visu l'état des orifices* du cœur, et pratiquer le *toucher des orifices.* Pour cela, il faut les regarder d'abord de haut et par la base. A l'ordinaire, la base

1. CORNIL, « Techniq. de l'autops. d'un cœur », *Sem. médicale*, 1$^{re}$ octobre 1902.

des oreillettes est béante, en partie délabrée par les coups de ciseaux; il sera cependant plus commode de fendre chaque oreillette par le haut, en réunissant à droite les orifices des veines caves, à gauche les quatre orifices des veines pulmonaires ; on prolongera au besoin les incisions le long des deux bords du cœur.

Il faut ensuite enlever avec soin et regarder, avant de les jeter, les caillots contenus dans chaque oreillette. C'est alors que l'œil et le doigt démontreront l'intégrité ou au contraire l'état pathologique des quatre orifices du cœur. Cet état pathologique consiste surtout en *déformations*, *indurations*, *végétations*, *sténoses*, *ruptures*, etc.

5° *Eprouver le jeu des valvules :*

*a. Pour l'aorte et l'artère pulmonaire*, le doigt, en accolant les sigmoïdes pendant que l'autre main maintient le cœur suspendu par l'artère, fournit tous les renseignements les plus précis. Il est cependant de règle classique qu'on doit faire subir aux valvules sigmoïdes *l'epreuve de l'eau.*

En ce cas, *on ne doit jamais couper transversalement la pointe du cœur* manœuvre inutile et qui déforme l'organe. S'il s'agit de l'*artère pulmonaire*, il convient seulement de sectionner le bord droit du cœur par une incision verticale, parallèle à ce bord et entamant (ou respectant, au besoin) l'orifice tricuspide et le bord droit de l'oreillette.

Pour l'*aorte*, afin d'assurer le libre écoulement de l'eau versée de haut, sur l'orifice aortique, il faut pratiquer de même une incision parallèle au bord gauche du cœur. Cette incision (qu'il peut être préférable de compléter avec les ciseaux) part exactement de la pointe du ventricule gauche pour passer par l'orifice mitral, *entre les deux piliers*, par l'angle gauche de cet orifice. C'est alors qu'on versera de haut dans l'aorte l'eau destinée à faire l'épreuve des valvules ; on se rappellera que le liquide ne séjourne pas dans le vaisseau, mais s'écoule par les coronaires ouvertes plus ou moins loin de leur origine.

Si les *valvules sigmoïdes* sont *suffisantes*, elles *s'abaissent* dès qu'on a versé l'eau dans l'aorte et elles *s'accolent* les unes contre les autres, *obturant complètement l'orifice ;* si elles sont *insuffisantes*, elles *laissent entre elles* un petit *pertuis* ou *hiatus*, à travers lequel l'eau pénètre et descend dans le ventricule.

Pour s'assurer de l'*insuffisance mitrale* par l'épreuve de l'eau, on verse dans l'oreillette gauche, une certaine quantité d'eau qui, en vertu de la simple pesanteur passe, rapidement dans le ventricule. On prend alors celui-ci à pleines mains et on le presse brusquement ; si le *cœur* est *normal*, les *valves de la mitrale* se *redressent*, *ferment complètement l'orifice* auriculo-ventriculaire gauche et l'eau passe tout entière du ventricule dans l'aorte ; s'il y a *insuffisance* une partie du *liquide reflue dans l'oreillette*, à travers l'orifice mitral incomplètement fermé.

6° On procède ensuite à l'*ouverture du cœur ;* pour cela, *chaque cœur doit être ouvert suivant son bord correspondant.*

Cœur droit. — *a.* Une première incision est faite le long du bord droit, c'est-à-dire que le couteau à autopsie ou les ciseaux pénètrent sur ce bord, guidés par l'index de la main gauche, maintenu fixe à travers l'orifice tricuspidien. L'*incision doit descendre jusqu'au bas de la cavité ventriculaire* et ne point entamer la cloison, mais elle doit remonter verticalement sur le bord droit de l'oreillette, ouvrant ainsi largement les cavités du cœur droit. On examinera alors avec aisance l'état des lames de la valvule tricuspide.

*b.* Pour ouvrir ensuite l'*orifice de l'artère pulmonaire*, sans altérer les

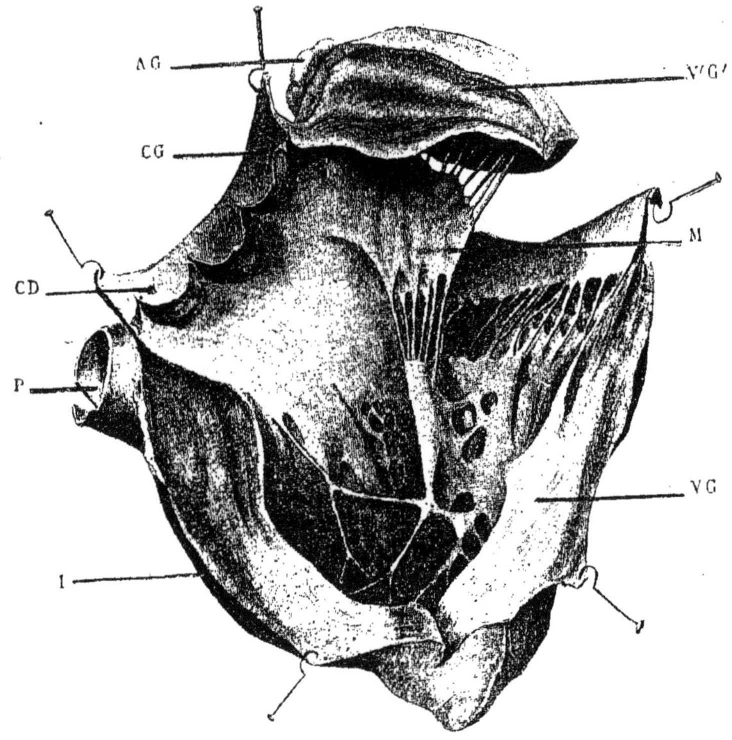


FIG. 55. — Cœur gauche ouvert (d'après Letulle).

M, valvule mitrale. — CD, artère coronaire droite. — CG, artère coronaire gauche. — P, artère pulmonaire. — AG, auricule gauche. — VG, ventricule gauche. — V'G', lambeau du ventricule gauche isolé par les deux lignes d'incision.

sigmoïdes, l'instrument s'engage entre le pilier antérieur de la valvule tricuspide à la paroi antérieure de l'infundibulum, suivant une ligne parallèle à l'axe de ce dernier; avec un peu de soin, il est facile d'inciser l'artère pulmonaire très exactement entre ses valvules sigmoïdes droite et gauche et de s'assurer de leur intégrité ou de leurs altérations. On découpe de la sorte, sur *la face antérieure du ventricule droit*, un *lambeau triangulaire à sommet inférieur*, qui permet l'examen des cavités et des orifices du cœur droit, et ne déforme aucunement les parties. On peut en même temps apprécier l'épaisseur des parois du ventricule et de l'oreillette, et étudier le myocarde du cœur droit dans ses points importants (piliers, paroi ventriculaire, infundibulum).

Cœur gauche. — *a*. L'incision de l'*orifice mitral* se fait de la même façon que celle de l'orifice tricuspide. L'index, introduit dans le ventricule, sert de conducteur au couteau qui tranche verticalement le cœur gauche dans toute sa longueur (de l'oreillette jusqu'à la pointe du ventricule), suivant une ligne parallèle au bord gauche du cœur.

L'examen attentif des parties permet de *faire passer l'incision suivant l'angle gauche de l'orifice*, et par conséquent de respecter l'état des valves de la mitrale dont on relèvera l'aspect avec soin : induration, nodosités, végétations, ulcération, rupture, etc. Il faut *avoir soin*, autant que possible, de *respecter les deux piliers valvulaires;* le postérieur doit rester en arrière et l'antérieur faire partie du lambeau antérieur que l'on va compléter au moyen de la seconde incision.

*b*. Cette seconde section passe entre le pilier antérieur et la paroi antérieure du ventricule gauche. Elle a soin de *respecter l'intégrité des sigmoïdes aortiques;* pour y arriver, il faut rejeter à gauche le tronc de l'artère pulmonaire en le décollant doucement et à l'aide des ciseaux, de la face antérieure de l'aorte. Il suffit alors, guidé par le doigt, d'incliner quelque peu obliquement à gauche les lames des ciseaux (ou le tranchant du couteau). L'incision passe ainsi entre la sigmoïde droite, qu'elle laisse à gauche, et la sigmoïde gauche qui se trouve former la lèvre droite de l'ouverture. Par cette manœuvre, on a taillé sur la face antérieure du *cœur gauche* un lambeau ou *volet triangulaire* analogue au lambeau du cœur droit : plus petit, mais ménageant aussi la forme des parties. On peut ainsi examiner en détail les valvules sigmoïdes, et en noter les altérations : nodosités, épaississement, athérome, incrustation calcaire, état fenêtré, perforation, rupture, etc.

7° On examinera ensuite avec soin les *cavités des deux auricules*, et enfin l'état de l'*endocarde pariétal* des quatre cavités du cœur.

8° L'autopsie se terminera par la *pesée* du cœur débarrassé entièrement des caillots qu'il contenait, par la *mensuration de la circonférence des orifices*, par celle de l'*épaisseur des parois ventriculaires* et des *piliers charnus, hypertrophiés* ou non. On notera ensuite la *couleur* du myocarde, le degré de sa surcharge graisseuse, sa *consistance*, et enfin on examinera avec soin l'état des *artères coronaires*, non seulement à leur embouchure dans l'aorte, mais sur la longueur de leur trajet, par une série de *coupes* pratiquées *perpendiculairement à leur axe*.

DEUXIÈME PARTIE

# MALADIES DU PÉRICARDE

---

## PÉRICARDITE

C'est l'inflammation de la séreuse qui enveloppe le cœur.

**Historique.** — Signalée déjà au point de vue des lésions anatomiques par Morgagni et par Lancisi, la péricardite a été décrite pour la première fois par Sénac (1749). Plus tard Avenbrugger (1760) au moyen de la percussion, démontra l'existence de la matité dans les épanchements péricardiques et Corvisart (1806) s'efforça d'en préciser le diagnostic, en montrant qu'elle donne lieu à de la matité dans le côté gauche du thorax. Mais ce n'est qu'à partir des travaux de Louis (1824-1830) et de Collin (1824), un des élèves de Laënnec, qui décrivit le frottement péricardique, que l'affection se dégagea avec ses caractères propres, et fut mise bientôt en lumière par l'œuvre magistrale de Bouillaud.

A l'étranger, la maladie entrevue par Kreysig, fut étudiée surtout par Stokes, Bamberger, Friedreich, etc. Depuis cette époque un grand nombre de travaux ont complété l'étude de la péricardite; nous indiquerons, chemin faisant, les principaux d'entre eux.

**Division.** — L'inflammation du péricarde peut être *aigue* ou *chronique* si l'on n'envisage que sa marche et son évolution clinique; d'un autre côté, au point de vue des lésions qu'elle détermine, elle peut être *sèche* ou donner lieu à un *épanchement* qui lui-même sera *séro-fibrineux*, *purulent* ou *hémorragique*.

## PÉRICARDITE AIGUE ET SUBAIGUE

**Etiologie et Pathogénie.** — *Age.* — Tous les auteurs s'accordent à reconnaître que dans *l'enfance* la péricardite est *rare au-dessous de cinq à six ans.* Suivant Cnopf, de Munich, cité par Weill, la péricardite infantile s'observe dans la proportion de 2,17 0/0 ; c'est-à-dire qu'elle serait environ 2 fois moins fréquente chez l'enfant que chez l'adulte.

On l'a rencontrée exceptionnellement dans la *vie intra-utérine* et chez le *nouveau-né.* Chez ce dernier il s'agit souvent d'une péricardite purulente à la suite de *phlébite du cordon* (WEBER) ou consécutive au *puerpérisme infectieux* de la mère (HOMOLLE). La *syphilis héréditaire* a été invoquée par Parrot dans un certain nombre de faits : 4 fois sur 10 cas.

Quoi qu'il en soit, les statistiques de péricardite chez l'enfant sont rares : sur 430 malades observés en 13 mois, Weill (1894) en compte 7 cas soit 1,62 0/0. Cnopf, de Munich sur 459 malades, examinés dans une période de 2 années en relève 10 cas, soit 2,17 0/0. De ces recherches on peut conclure, que de deux à quinze ans, la péricardite est deux fois moins fréquente que chez l'adulte.

Chez les *vieillards*, elle serait relativement fréquente (WILLIGK; VULPIAN); on rencontre quelquefois même la péricardite aiguë (LEJARD, 1885) mais le plus ordinairement elle prend la forme latente ; au point de vue des lésions, on relève un épanchement, séreux, hémorragique ou purulent.

*En résumé*, c'est dans la *jeunesse* et l'*âge adulte* que la péricardite se rencontre de *préférence* et cette particularité s'explique en ce que le rhumatisme articulaire aigu, cause la plus fréquente de la péricardite, est surtout l'apanage de l'adolescence et de l'âge moyen.

*Sexe.* — Le *sexe masculin* est *plus* particulièrement *frappé*, et cette prédominance serait surtout accentuée pour l'enfance : 21 garçons contre 3 filles (RILLIET et BARTHEZ). Par contre, Lejard prétend que dans la vieillesse on observe une relation inverse.

*Causes prédisposantes.* — Le surmenage, la misère, l'alimentation insuffisante, les cachexies de toute nature, et d'une façon générale, toutes *les causes de débilitation*, favorisent l'apparition de la péricardite. Il en est de même de certaines conditions générales mauvaises, empruntées à la fois à l'*hygiène défectueuse*, à la mauvaise nourriture et aux privations de toute sorte, frappant à la fois une grande masse d'individus (armées en campagne, villes assiégées) et donnant à la péricardite un faux caractère d'épidémicité, comme dans les cas qu'observa Trécourt en 1755 sur les soldats de la garnison de Rocroy.

Enfin, certaines *influences cosmiques* expliquent la prédominance de quelques-unes des formes de péricardite, sous de certaines latitudes ou dans certains climats : ainsi peut se comprendre la péricardite hémorragique qui atteint à la fois un grand nombre d'habitants des régions septentrionales de la Russie ; on peut la considérer alors comme une manifestation cardiaque d'une épidémie de scorbut (KYBER, SEIDLITZ).

*Causes occasionnelles.* — Jusque dans ces derniers temps, les auteurs distinguaient dans la péricardite deux variétés distinctes : la *péricardite aiguë primitive* et la *péricardite secondaire;* dans la première variété rentraient les cas de péricardite nés sous l'influence du *froid* et du *traumatisme;* la seconde, plus riche en faits, comprenait les péricardites survenant à la suite de certaines *maladies générales* ou de nombreux *états infectieux.* Cette division tout artificielle ne répond plus aujourd'hui aux données de la science actuelle qui a montré que dans la genèse de toutes les péricardites, on peut toujours trouver un *point de départ toxique* ou *infectieux,* dont l'élément microbien pathogène est déjà connu et classé, ou bien fait partie de ces agents infectieux, encore mal déterminés ou même ignorés (*agents cryptogéniques;* Hanot) dont la bactériologie s'efforce chaque jour de découvrir les caractères. Cette conception moderne dans la pathogénie de la péricardite, ne supprime pas d'ailleurs l'influence du froid ou du traumatisme, mais elle en détermine le rôle avec plus de précision.

En effet, dans la *péricardite a frigore,* mise en avant par Corvisart et par Bouillaud, on peut admettre, ou bien que le rhumatisme a frappé d'emblée et primitivement la séreuse péricardique, ou bien que le froid n'a fait qu'augmenter la virulence d'un agent infectieux resté à l'état latent.

Quant à la *péricardite* qui succède à un *traumatisme* de la région précordiale, ou bien il y a plaie et pénétration dans la séreuse d'un instrument tranchant (Murat, Bamberger), et dans ce cas on doit admettre qu'il y a eu introduction directe dans le péricarde d'un agent pathogène ; ou bien il y a simple contusion sans plaie extérieure, et on peut concevoir dans ce cas que le traumatisme a pu développer des sortes de greffes au niveau de quelque rupture vasculaire ou épithéliale opérée dans l'intérieur des tissus (André Petit).

L'origine infectieuse peut être également invoquée pour la pathogénie de quelques *péricardites,* produites, disait-on autrefois, *par propagation* ou encore *par contiguïté.* Telles sont par exemple, les péricardites consécutives à certaines *pleuro-pneumonies,* ou encore à l'*aortite,* à l'*endocardite* et aussi à la *myocardite.* Telles sont aussi les péricardites développées à la suite de *lésions de voisinage,* d'*abcès ganglionnaires trachéo-bronchiques,* de *cavernes tuberculeuses,* d'abcès ou *cancers* du *médiastin* ou de l'*œsophage,* de la *carie costo-vertébrale,* de *collections purulentes sous-diaphragmatiques* ouvertes dans le péricarde, de *corps étrangers* passés de l'œsophage dans le péricarde : tel qu'un dentier par exemple (Buist). Dans tous ces cas, il y a tantôt irruption brusque dans le sac péricardique d'un empyème ou d'une collection purulente de voisinage et dès lors c'est un véritable ensemencement microbien direct, ou bien encore l'agent septique est charrié de proche en proche jusqu'au péricarde par la voie sanguine ou par les lymphatiques (Colrat). La propagation par le tissu cellulaire a été signalée encore dans les cas de pneumonie compliquée de pleurésie et de péricardite : Thue vit le pneumocoque gagner successivement le tissu cellulaire sous-pleural, la plèvre, enfin le péricarde.

*En résumé*, la *péricardite primitive, idiopathique* des anciens auteurs, *doit être considérée comme une manifestation* de nature *infectieuse* dont l'agent pathogène est encore inconnu pour un grand nombre de cas, ou dont la porte d'entrée dans l'économie reste souvent indéterminée. Dans quelques circonstances, les germes infectieux semblent frapper d'emblée le péricarde, et y restent cantonnés exclusivement. Ainsi s'expliquent certains faits de péricardite infectieuse primitive (RENDU, 1882), dont quelques-uns avec épanchement purulent par streptocoque pyogène (FOUREUR[1]). *Dans l'immense majorité des cas*, au contraire, *la péricardite n'est que la manifestation locale d'une infection qui atteint l'économie tout entière, ou bien* encore *le résultat d'une infection secondaire* dans le cours d'une affection préétablie.

Rubino a produit *expérimentalement* la péricardite chez les animaux en injectant des staphylocoques dans le sang, après irritation de la séreuse.

Envisagée de la façon que nous venons de dire, la péricardite peut s'observer à la suite d'un grand nombre d'états morbides dont voici les principaux :

*a. Rhumatisme polyarticulaire aigu.* — Entrevue dès 1788 par David Pitcairn, et signalée avec plus de précision par Corvisart (1806), la péricardite consécutive au rhumatisme a été établie définitivement par Bouillaud, dans deux lois cliniques bien connues, dans lesquelles il ne l'avait point séparée de l'endocardite.

D'après Bouillaud, on la rencontrerait dans la moitié des cas ; Jaccoud pense que la péricardite est deux fois plus fréquente que l'endocardite dans le cours du rhumatisme articulaire aigu, et son assertion est partagée par Williams et par Wunderlich, mais ce n'est point l'opinion généralement admise. Sibson a en effet démontré que sur 325 cas de rhumatisme articulaire aigu, il y avait 6 fois seulement péricardite seule, 57 fois endopéricardite, 107 fois endocardite isolée.

Quoi qu'il en soit, on admet en général que la péricardite complique le rhumatisme polyarticulaire aigu, dans la proportion de 15 à 20 0/0 (LEUDET); mais la péricardite isolée y est plus rare que son association avec l'endocardite. On sait qu'on considère aujourd'hui le rhumatisme articulaire aigu comme une pyrexie infectieuse dont l'élément microbien pathogène est encore à trouver ; en conséquence, la péricardite rhumatismale rentre dans le groupe des péricardites infectieuses.

Dans l'*enfance*, la *péricardite rhumatismale* est *fréquemment observée ;* son rapport de fréquence serait pour West de 1/4 des cas; pour H. Roger, il s'élèverait jusqu'à 1/2. Chez les jeunes rhumatisants, on observe la fréquente association de la péricardite et de la pleurésie, et souvent la première précéderait la seconde (DUROZIEZ).

Dans le *rhumatisme subaigu*, la péricardite est beaucoup moins fréquente; ce fait, bien mis en lumière par Fuller, est démontré journellement par la clinique. Chez l'*enfant* cependant, elle se déclare

1. FOUREUR, « Péricard. purulente primitive », *Revue de médecine*, juillet 1888, p. 541.

aussi bien dans le rhumatisme léger que dans les formes intenses (H. Roger).

Lejard[1] a recueilli quelques autres observations de péricardite chez le *vieillard*, accompagnée de pleurésie.

*Moment d'apparition.* — Tous les auteurs reconnaissent que la *péricardite apparaît* en général *pendant la période d'état* du rhumatisme polyarticulaire aigu, généralement à la *fin du premier septenaire* (Duroziez[2]) ou dans la *deuxième semaine;* dans la moitié des cas avant le onzième jour (Sibson), et de préférence durant la *première attaque*. Cependant il est des cas où elle a précédé, même de plusieurs jours, les manifestations articulaires : Stokes, Graves, Trousseau, et d'autres auteurs en ont signalé des exemples probants. Cette *péricardite préarthropathique* serait fréquente chez l'enfant, et West pense que cette précession de la lésion cardiaque est un caractère important du rhumatisme infantile.

*Forme anatomique.* — Le plus souvent la péricardite rhumatismale est *sèche*, suivie ou non ultérieurement d'*épanchement* séro-fibrineux.

*b.* Dans le *rhumatisme chronique*, la péricardite est beaucoup plus rare et a été même contestée; cependant Trastour, Charcot, Romberg en ont cité des cas certains; elle semble d'ailleurs se montrer surtout à l'occasion des poussées subaiguës qui se greffent sur l'arthropathie chronique.

Cornil[3] a rapporté quatre cas intéressants de péricardite dans le rhumatisme chronique; deux fois il y avait un épanchement hémorragique, deux fois une symphyse du péricarde. Plus tard, Ball[4] a publié un fait analogue aux deux derniers.

*c.* La péricardite compliquant le *rhumatisme blennorrhagique* est repoussée par Fournier, et admise par Ernest Besnier qui ne l'accepte d'ailleurs que pour quelques cas exceptionnels. Il semble cependant que la blennorrhagie puisse frapper directement le péricarde sans l'intermédiaire obligé du rhumatisme, ainsi qu'il résulte de quelques observations (Souplet, 1892). Plus récemment Boucher d'Argis[5] a rassemblé 13 cas de péricardite blennorrhagique ; elle éclate vers la sixième semaine environ, et se termine par la guérison.

Presque toujours, en effet, sans gravité[6], elle a pu néanmoins affecter quelquefois une forme maligne et se terminer par la mort (Vidart, 1875; Simmonds[7]). Cet auteur a relaté deux observations de péricardite compliquée d'endocardite infectante dans le cours du rhumatisme gonococcique: la blennorrhagie était entièrement guérie au moment de la mort des malades.

1. Lejard, *Th.* Paris, 1885.
2. Duroziez, « Trait. clin. des malad. du cœur », Paris, 1891.
3. Cornil, *Gaz. méd.*, Paris, septembre 1864.
4. Ball, *Thèse agrégat.*, Paris, 1866.
5. Boucher d'Argis, « de la Péricard. blennorrhag. », *Th.* Paris, 1895.
6. Barruol, *Th.* Paris, 1896.
7. Simmonds, *Munch. Mediz. Wochenschr.*, n° 23, p. 207 ; 1909.

*d*. La question des rapports étroits entre la *chorée* et le rhumatisme, est restée classique jusque dans ces derniers temps. Admise de la façon la plus absolue par Botrel, G. Sée, H. Roger, elle a été mise en doute par Joffroy et par E. Weill. Sans insister ici davantage sur ce point, il faut reconnaître que c'est à cette parenté rhumatismale que les auteurs rapportent généralement la fréquence des cardiopathies dans le cours et même quelquefois avant l'apparition des mouvements choréiques[1]. D'après Marfan et Oguse[2], 18 0/0 des choréiques présentent des lésions organiques du cœur. La péricardite cependant y serait plus rare que l'endopéricardite, et surtout que l'endocardite. Sur 71 cas observés par Henri Roger, il y eut 47 cas d'endocardite, 19 cas d'endopéricardite, et seulement 5 péricardites isolées.

Après le groupe des affections rhumatismales, qui occupe la première place dans l'étiologie de la péricardite, vient se placer la scarlatine, dont l'influence pathogénique est relativement grande.

*e*. La *scarlatine* peut en effet se compliquer de péricardite; Gendrin, Trousseau, Kruckenberg (1820) et d'autres l'ont bien démontré. Sur un groupe de 44 péricardites de l'enfance, West en a trouvé 5 d'origine scarlatineuse. En général, la péricardite survient tardivement, du *vingtième* au *trentième jour*, et même pendant la convalescence. Elle est quelquefois précédée de rhumatisme scarlatin, et pour Peter, celui-ci serait la cause première de la péricardite ; pour d'autres auteurs, il n'exercerait aucune action pathogénique appréciable.

La péricardite scarlatineuse peut être séreuse (Thore[3]); dans d'autres cas, l'épanchement est hémorragique ou purulent.

A un degré moindre de fréquence, les autres fièvres éruptives peuvent être suivies de péricardite.

*f*. Andral, Desnos et Huchard, et surtout Brouardel[4], puis Barthélemy (1880), ont signalé la péricardite à la suite de la *variole;* assez fréquemment, d'après ce dernier auteur, les localisations cardiaques sont multiples, et on observe à la fois des altérations associées du péricarde, de l'endocarde et de l'aorte. Au moment de l'éruption surtout, et même pendant la période d'état, la péricardite est séro-fibrineuse, ou le plus souvent même sèche; les lésions siègent alors de préférence à la base du cœur. A une période plus avancée, en général, l'épanchement peut être purulent ou hémorragique, ce dernier se rencontre dans le cours des varioles hémorragiques.

*g*. La *rougeole* est très rarement suivie de péricardite, néanmoins quelques cas ont été signalés (Rilliet et Barthez; Dufour).

*h*. Durant le cours de l'*érysipèle*, on a vu quelquefois apparaître la péricardite (Duroziez[5]); Jaccoud[6], qui l'a bien étudiée avec Sevestre

1. E. Barié, *Journ. des pratic.*, 25 janvier 1908.
2. Oguse, *Th.* Paris, 1897.
3. Thore fils, *Arch. gén. de méd.*, février 1856.
4. P. Brouardel, *Arch. gén. de méd.*, 1874.
5. Duroziez, *Gaz. des hôpit.*, 1866.
6. Jaccoud, *Gaz. hebdomad. de méd. et de chirurg.*, 1873.

(1874), est d'avis qu'elle est plus rare que l'endocardite. Le plus souvent elle donne lieu à un épanchement : tantôt séro-fibrineux, tantôt au contraire, trouble, louche, mais rarement purulent; dans quelques cas, le liquide était hémorragique.

Dans une thèse intéressante (1885), Dénucé a bien montré la filiation qui relie l'érysipèle et la péricardite, car dans deux cas compliqués d'épanchement péricardique, il a trouvé dans le liquide la présence du streptocoque.

*i.* La péricardite est assez rare dans la *fièvre typhoïde*. Cependant d'après Guéneau de Mussy [1], elle serait plus fréquente qu'on ne pense généralement : sur 30 cas de fièvre typhoïde, il a observé cinq cas nets de péricardite, dont un confirmé à l'autopsie. Dans sa thèse (1878), Petitfour lui a emprunté trois de ces faits et y a ajouté trois autres cas. Romberg de son côté en a rapporté sept observations : la péricardite était presque toujours accompagnée de myocardite. Il est difficile, dans beaucoup de cas, de savoir si la péricardite se rattache directement au bacille d'Eberth, ou à une infection secondaire. D'après Maurice Raynaud, elle serait presque toujours sèche, toutefois un épanchement n'est point exceptionnel, et Bacaloglu [2] a rencontré le bacille d'Eberth dans un épanchement séreux; celui-ci néanmoins, lorsque la fièvre typhoïde se complique d'infections secondaires peut prendre le caractère purulent. Cadet de Gassicourt en a signalé un cas dans l'enfance. Dans une observation de Cl. de Boyer, il y avait à la fois péricardite purulente, myocardite et endocardite végétante; dans une autre de Guinon [3] la péricardite était également associée à l'endocardite.

*j.* Dans le *typhus exanthémato-pétéchial*, on a trouvé quelques cas de péricardite purulente lorsque la pyohémie survient dans les périodes avancées de l'infection.

*k.* Il faut encore, malgré sa rareté, signaler la péricardite qui peut compliquer la *varicelle* (Kirby), les *oreillons* (Jaccoud, Pourthon [4]), la *coqueluche* avec *broncho-pneumonie* (Racchi) la *grippe*, etc. Sa coexistence avec la *diphtérie* n'est pas démontrée absolument ; dans les cas rapportés par Romberg, elle coïncidait avec la myocardite.

*l.* L'*infection puerpérale*, la *pyohémie* peuvent se compliquer de péricardite; le plus habituellement l'épanchement est purulent. Willigk a rencontré la péricardite 5 fois sur 91 cas de septicémie puerpérale avec autopsie.

*m.* On a cité quelques observations de péricardite à la suite de l'*ostéomyélite* (Parker, 1889).

*n.* Le *scorbut* est une cause prédisposante de la péricardite et particulièrement à forme hémorragique (Kyber); on la rencontre surtout en Russie, où le scorbut est endémique.

*o.* On l'a notée encore dans certains *purpuras hémorragiques infectieux*.

1. Gueneau de Mussy, *Clin. méd.*, t. III, p. 386, 1884.
2. Bacaloglu, Le Cœur dans la fièvre typh. *Th.* Paris, 1900.
3. Guinon, *Soc. de pédiatr.*, avril 1900.
4. Pourthon, De la péricard. ourlienne. *Th.* Bordeaux, 1893.

*p.* Il nous suffira de rappeler que le *paludisme* a été regardé par quelques auteurs comme une cause de péricardite, mais le fait est encore discuté.

Les *maladies infectieuses des voies respiratoires* occupent une place importante dans l'étiologie des péricardites.

*q.* La *pneumonie*, d'après Grisolle, ne présenterait cette complication que dans 5 0/0 des cas; Leudet l'a notée 6 fois dans 83 autopsies de pneumonie; mais Vignau, dans une statistique plus récente, se rattache à la proportion de Grisolle. La péricardite de la pneumonie est une manifestation de la *pneumococcie* sur le péricarde : on l'a notée seule ou associée à d'autres complications pneumococciques : méningite cérébro-spinale, néphrite et endocardite (Netter, Bozzolo), ou avec la pleurésie : 18 cas sur 24, d'après Vignau[1]. La présence des pneumocoques dans l'exsudat péricardique a été constatée par plusieurs auteurs : Netter, Cornil et Babès, Senger et d'autres, et reproduite expérimentalement chez le lapin par Klebs et Lubenski, qui injectèrent dans la chambre antérieure de l'œil des crachats pneumoniques, expérience qui fut reprise plus tard par Vanni et Banti. La péricardite pneumococcique survient habituellement d'une façon latente, dans le cours des pneumonies intenses vers le troisième, quatrième et jusqu'au neuvième jour environ; elle peut être sèche, séro-fibrineuse, hémorragique et souvent purulente, à ce qu'il semble. Dans quelques cas, on a observé des péricardites purulentes avec pneumocoques, sans pneumonie, par pneumococcie isolée au péricarde (De Beurmann et Griffon[2], Boulay[3]). Dans un cas de Widal et Meslay[4], il y avait à la fois pneumococcie du péricarde et d'une articulation et on trouva un épanchement purulent péricardique à forme latente; issu de ce foyer, le pneumocoque alla infecter l'articulation métatarso-phalangienne.

*r.* La *pleurésie* se rencontre associée à la péricardite, mais ne semble pas en être la cause : c'est la même infection — la tuberculose, par exemple — qui commande à la fois la pleurésie et la péricardite.

*s.* La péricardite a pu se rencontrer encore associée à la *pleuro-pneumonie* infectante dans certaines épidémies, comme celle de la garnison de Rocroy, observée par Trécourt (1746), ou encore en certains cas de *broncho-pneumonie* d'*origine grippale*, ou consécutive à la *coqueluche*.

*t.* La *tuberculose* pleuro-pulmonaire est une cause fréquente de péricardite; en effet, *après la péricardite de nature rhumatismale, la péricardite tuberculeuse vient ensuite par ordre de fréquence.* Connue de Corvisart et de Laënnec, elle a été surtout étudiée par Trousseau, Bamberger, Leudet, Hayem et Tissier, etc., et sera décrite ultérieurement avec détail. Elle peut être l'unique manifestation de la tuberculose

1. Vignau, Contribut. à l'étude de la péricard. à pneumocoques. *Th.* Paris, 1895.
2. De Beurmann et Griffon, *Soc. anat.*, mars 1896.
3. Boulay. *Th.* Paris, 1891,
4. Widal et Meslay, *Soc. anat.*, Paris, juillet 1895.

(CRUVEILHIER, VIRCHOW), ou bien survenir dans le cours d'une tuberculose en voie d'évolution : pleurale, pulmonaire, osseuse, intestinale (EICHHORST) ou le *plus souvent ganglionnaire*, soit du médiastin, soit trachéo-bronchique (JACCOUD, OSLER). Les lésions sont variables : tantôt c'est de la péricardite sèche, tantôt on rencontre un épanchement séro-fibrineux, hémorragique, ou encore purulent. Enfin la péricardite tuberculeuse détermine fréquemment la *symphyse cardiaque;* lorsqu'elle est incomplète, il y a association de symphyse adhésive incomplète avec épanchement plus ou moins abondant (LETULLE).

La péricardite tuberculeuse se rencontre dans l'*enfance* (THAON), mais moins fréquemment que chez l'adulte. Rousseau, réunissant dans sa thèse (1882) 51 observations, en note 33 au-dessus de quinze ans et 18 au-dessous; il ne cite que 2 cas avant cinq ans.

*u*. La *gangrène pulmonaire*, d'après Laurence, aurait une influence pathogénique sur certaines péricardites. Lancereaux a signalé un cas où l'épanchement était purulent (1881). Mais, dans ces cas, la gangrène et la péricardite n'étaient sans doute que des manifestations à localisation différente de la même infection.

*v*. La péricardite a été rencontrée encore à la suite d'infections diverses : dans le cours de l'*angiocholite septique calculeuse* (ODDO); dans l'*angine à streptocoques* (GOUGUENHEIM, 1896) où le cas se termina par la mort et Pearson[1], plus tard, en a publié deux autres faits curieux dont l'un fut également mortel; enfin dans l'*entérite* avec *streptococcie* (DE CÉRENVILLE) *et dans les infections chirurgicales*.

*x*. La *maladie de Bright* est parfois compliquée de péricardite (136 fois sur 1.682 cas analysés par Sibson); 14 0/0 des cas (BAMBERGER); à vrai dire, contrairement à ce qu'on a déclaré souvent, elle est, parmi les lésions des séreuses consécutives au brightisme, une des moins communes et notamment moins fréquente que la pleurésie, à condition qu'on la sépare de l'hydropéricarde. Elle paraît plus fréquente dans les formes chroniques de la maladie, soit à la suite de la néphrite parenchymateuse, comme le veut Dickinson, soit au contraire après la néphrite interstitielle (LÉCORCHÉ et TALAMON, 1888). Peter avait déjà montré (1883) que la fréquence de la péricardite dans le gros rein blanc est de 5,3 0/0, et de 38,16 0/0 dans la néphrite scléreuse. Elle est souvent *sèche* avec tendance à la symphyse cardiaque, et *latente* quant aux symptômes. Dans quelques cas cependant elle s'accompagne d'*épanchement séro-fibrineux*, quelquefois *hémorragique*, et même *purulent*. Dans ce dernier cas, elle paraît être la conséquence d'une infection secondaire greffée sur le mal de Bright. Dans sa thèse Kéraval[2] a soutenu que la péricardite du brightisme était le fait de l'intoxication par les *poisons urémiques;* Ferrier et Dopter[3] la rattachent directement au brightisme.

1. PEARSON, *Lancet*, 1er mai 1909.
2. KÉRAVAL, Etude clin. et expériment. sur la péricard. urém., *Th.* Paris, 1879.
3. FERRIER et DOPTER, *Soc. méd. des hôpil.*, Paris, novembre 1901.

Rabé[1] et plus tard Bosc[2] ont prétendu que la péricardite des brightiques survient à la suite d'une infection secondaire, comme la pneumonie, par exemple, lorsque le cœur est fatigué par le surmenage. Dans des faits rapportés par Oulmont et Ramond[3], par Ménétrier et aussi par Bosc, on trouva en effet des pneumocoques à l'examen bactérioscopique, mais dans d'autres cas, cet examen fut nul (MERKLEN[4], CHATIN[5]), en sorte que la péricardite brightique n'est pas toujours uniquement infectieuse, mais elle est tantôt microbienne, tantôt toxémique.

*y*. Parmi les causes toxiques amicrobiennes le *sublimé* peut donner naissance à la péricardite. André Petit[6] en a rapporté un cas intéressant dans un empoisonnement volontaire.

*z*. La péricardite due à la *syphilis* paraît peu fréquente ; dans la plupart des cas, elle était la conséquence de lésions syphilitiques préétablies : myocardite (RICORD), gommes du péricarde (LANCEREAUX). Parrot a soutenu que la syphilis infantile prédispose à la péricardite ; le plus souvent alors l'épanchement est sanguinolent. A la naissance et chez les très jeunes enfants, la péricardite, quand elle ne se rattache pas à la puerpéralité, reconnaît pour cause la *syphilis héréditaire* (WEILL).

*w*. Le *cancer* du péricarde se manifeste tantôt par de la péricardite sèche avec brides plus ou moins épaisses, tantôt par un épanchement le plus habituellement hémorragique. Dans un cas de Peacock, le noyau cancéreux en se ramollissant, avait perforé la coronaire antérieure et il s'était produit une hémorragie dans le sac péricardique.

*a. b*. Enfin la péricardite peut accompagner ou compliquer l'*endocardite*, la *myocardite* et l'*aortite* (PETER). Nous avons dit déjà qu'en pareil cas il s'agit moins de complication véritable que d'un processus unique, par exemple le rhumatisme, frappant à la fois l'endocarde et le péricarde. C'est encore de cette façon, plutôt que par un travail de propagation, qu'il faut expliquer sans doute ces poussées fréquentes et passagères de péricardite, sèche la plupart du temps, qui surviennent dans le cours des affections organiques du cœur.

RÉSUMÉ. — De la longue énumération que nous venons de faire des causes de la péricardite, il résulte que cette affection peut survenir toutes les fois qu'un agent infectieux ou toxique a frappé l'économie ; par suite, *la péricardite ne devrait plus être considérée comme une entité morbide* définie et toujours identique à elle-même, *mais comme* une *localisation sur la séreuse d'enveloppe du cœur de produits infectieux ou toxiques d'origine diverse*.

**Anatomie pathologique.** — Au point de vue exclusif des lésions ana-

1. RABÉ, *Gaz. des hôpit.*, août 1897.
2. BOSC, *Presse médicale*, 28 septembre 1898.
3. OULMONT et RAMOND, *Presse méd.*, 10 novembre 1900.
4. MERKLEN, *Sem. méd.*, avril 1892.
5. CHATIN, *Revue de méd.*, p. 445, 1900.
6. ANDRÉ PETIT et MILHET, *Presse méd.*, 12 août 1908.

tomiques, la *péricardite* peut être *partielle* ou *circonscrite* ou au contraire occuper toute l'étendue de la séreuse : elle est alors *généralisée* ou *diffuse*.

La *péricardite circonscrite* occupe de préférence la *base du cœur*, et tout particulièrement la région antérieure du cul-de-sac séreux qui recouvre à leur origine l'aorte et l'artère pulmonaire.

Peter[1] assigne encore comme lieu d'élection fréquent la face antérieure du ventricule droit par suite de la fatigue du myocarde en ce point, pendant le choc systolique contre la paroi thoracique. Quel que soit leur siège, le *maximum des altérations* occupe le *feuillet viscéral* de la séreuse.

Les *lésions* qui caractérisent la *péricardite aiguë* sont de deux sortes :

1° Congestion de la séreuse avec exsudation plastique ou *péricardite sèche;*

2° Production de liquide dans la cavité péricardique ou *péricardite avec épanchement.*

Cette dernière, qui n'est point l'aboutissant fatal de la première, évolue tantôt vers la guérison, par régression totale du liquide, ou laisse après elle des exsudats qui s'organisent, et produisent des adhérences plus ou moins complètes entre les deux feuillets de la séreuse, et ainsi est créée la *péricardite chronique*.

a. *Péricardite sèche.* — La première phase des lésions anatomiques consiste dans une *hyperémie* avec injection, piqueté, arborisations et quelquefois état ecchymotique de la séreuse et surtout du feuillet viscéral. Le péricarde présente alors une coloration rougeâtre due à l'injection et à la dilatation du réseau vasculaire, qui est gorgé de sang.

De plus, la *séreuse* a perdu son aspect lisse et luisant; elle est *dépolie*, et présente une sorte d'état poisseux, avec épaississement et friabilité de la tunique ; au microscope, on constate à la fois une prolifération cellulaire et la chute de l'endothélium, détaché par places.

Bientôt les deux feuillets de la séreuse se recouvrent à leur surface d'un *exsudat fibrineux*, louche, gélatiniforme, d'une coloration gris jaunâtre, disposé en plaques molles ou en îlots, qu'on peut détacher des couches sous-jacentes. Cet exsudat grisâtre, d'abord mince, mou et élastique au début, ne tarde pas à s'épaissir par l'adjonction de nouvelles couches disposées en lamelles stratifiées.

La surface libre de cet exsudat n'est pas lisse, et sous l'influence des mouvements incessants du cœur, les deux feuillets du péricarde sont hérissés de saillies, d'aspérités, de petits mamelons papilliformes, d'où l'*aspect villeux*, *tomenteux* (*cor hirsutum*, *villosum*) qu'ils présentent, bien connu des anciens, et qui a suscité de nombreuses *comparaisons restées classiques*. Corvisart comparait cet état de l'exsudat « à la surface interne du bonnet ou second estomac du veau ». Hope y voyait une ressemblance avec ce qu'on observe quand on sépare l'une de l'autre deux assiettes plates enduites préalablement de beurre. La comparai-

1. PETER, *Clinique Médicale*, 1873.

son de Laënnec fait image lorsqu'il rapproche l'aspect des deux feuillets du péricarde, de celui de *deux tartines de beurre accolées l'une à l'autre, puis séparées brusquement.* On a comparé encore cet état villeux du péricarde à la *langue du chat*, à un gâteau de miel, à l'ananas, à la pomme de pin, etc.

Cet exsudat est formé par deux couches : l'une solide formant des lamelles stratifiées pseudo-membraneuses, l'autre moins concrète constitue ces flocons qu'on trouve à l'état libre dans le sac péricardique.

Au *point de vue histologique*, l'exsudat est formé d'un réticulum de fibrine englobant des cellules épithéliales et des leucocytes, et d'une couche sous-jacente de cellules embryonnaires gonflées, proliférées, formant à la surface de la séreuse de petites élevures mamelonnées papilliformes, constituées également de fibrine, de cellules et de globules blancs. Enfin, cet exsudat membraneux n'est point organisé, et ne présente point trace de vaisseaux ni de tissu cellulaire.

Quant aux vaisseaux sanguins de la séreuse elle-même, ils sont très dilatés et paraissent augmentés en nombre; on trouve en effet une série de petits vaisseaux embryonnaires en état de formation. Enfin les lymphatiques sont dilatés et obstrués par des cellules lymphatiques et de la fibrine coagulée, ce qui constitue un obstacle, pour un temps, à la résorption de l'exsudat.

Les altérations anatomiques du péricarde peuvent s'arrêter à ce premier stade et la péricardite rester sèche, mais souvent il se produit dans la suite, un épanchement liquide qui va infiltrer d'abord l'exsudat pseudo-membraneux, et plus tard s'accumuler en quantité plus ou moins considérable dans le sac péricardique : c'est alors la péricardite avec épanchement.

*b. Péricardite avec épanchement.* — La qualité et la quantité du liquide épanché est variable surtout lorsqu'il s'agit de péricardite rhumatismale :

1° ÉPANCHEMENT SÉRO-FIBRINEUX. — Dans le plus grand nombre des cas, l'épanchement est *séro-fibrineux*, incolore ou légèrement citrin, couleur de paille claire (HOPE), très riche en fibrine, qui se dépose en masses floconneuses nageant dans le liquide. Au microscope, on y décèle la présence d'un grand nombre de leucocytes, d'hématies, et, à un degré moindre, de pigment.

La *quantité* épanchée est variable ; le plus souvent elle oscille entre 200 et 400 grammes; les épanchements de plus de 500 grammes forment l'exception; on connait cependant des cas où la quantité de liquide dépassait un litre (faits de CORVISART et de LOUIS) ; dans un fait observé par Sibson, la quantité de liquide était de 1.625 grammes, et le péricarde énormément distendu, semblait occuper toute la partie antérieure de la poitrine, et cachait entièrement le poumon gauche. Enfin, dans un cas, Gosselin trouva un épanchement de 2 litres ; Bérard et Péhu ont trouvé 2.200 grammes.

*Chez l'enfant*, ces grands épanchements ont été rencontrés par plusieurs auteurs ; chez une fillette de douze ans, H. Roger retira par la ponction 780 grammes de liquide, et nous verrons plus loin que cette quantité a pu être dépassée dans les cas d'épanchement purulent. Cependant, au dire de Blache, la quantité moyenne varie entre 100 et 150 grammes.

*Au début, le liquide* peu abondant reste *localisé vers la base* du cœur où il infiltre les plaques exsudatives molles, gélatineuses, décrites précédemment; *plus tard*, à mesure que sa quantité augmente d'abondance, il distend peu à peu le sac péricardique et détermine une voussure précordiale appréciable à simple vue. Le plus souvent alors, *le cœur est refoulé en haut et en arrière et*, conséquemment, *sa pointe se trouve plus ou moins élevée au-dessus du niveau inférieur de l'épanchement*. Ce déplacement variable d'ailleurs, suivant que le cœur a contracté déjà plus ou moins d'adhérences avec le feuillet pariétal du péricarde (nous aurons l'occasion d'y revenir plus loin), est très important à préciser lorsqu'il s'agit de pratiquer la paracentèse du péricarde.

Le péricarde peut être *cloisonné* et renferme, dans les loges ainsi circonscrites, du liquide de quantité et de qualité différentes. C'est ainsi que chez un malade de Jaccoud (1897) la cavité péricardique était cloisonnée en trois loges : l'une contenait du liquide sanguinolent noirâtre (160 grammes), la seconde un liquide clair, transparent, citrin (100 grammes), une troisième enfin renfermait 300 grammes d'un liquide séro-sanguinolent.

Dans des faits plus curieux encore, l'*épanchement*, soit séreux, soit purulent, reste *limité* exclusivement *à la partie postérieure du cœur*, qui se trouve ainsi refoulé en avant; dans ce cas, le liquide est comme enkysté par des adhérences anciennes ou récentes qui ont soudé en avant les deux feuillets du péricarde, formant ainsi une sorte de symphyse antérieure.

Cette variété, connue de Barth et de H. Roger, a été étudiée depuis par Perret et Devic, par Lyonnet (de Lyon) et par Pins (de Vienne). Son diagnostic présente des difficultés, car le *cœur restant en contact avec l'oreille à la partie antérieure du thorax, ses bruits présentent une netteté persistante qui devient une cause d'erreur* pour le diagnostic.

*Évolution.* — Lorsque la maladie se termine par guérison, *l'épanchement* séro-fibrineux entre *en régression :* la partie liquide se résorbe par l'intermédiaire des lymphatiques qui ont repris leur perméabilité ; l'exsudat solide subit la fonte granuleuse et est résorbé à son tour, et le péricarde reprend sa structure physiologique.

Dans des cas fréquents et sans qu'il soit besoin pour cela qu'il y ait eu forcément épanchement liquide, les *fausses membranes s'épaississent, s'organisent* en couches stratifiées, d'autant plus denses qu'elles se rapprochent davantage de la séreuse péricardique, et forment ainsi des sortes de brides plus ou moins étendues, traversées par des vaisseaux qui en favorisent l'organisation. Les deux feuillets du péricarde épaissis par la prolifération de la trame conjonctive, s'accolent, adhèrent entre eux sur une étendue plus ou moins grande ; dans quelques cas, la soudure est telle qu'il ne reste aucune trace de la cavité primitive, et la *symphyse cardiaque ou mieux péricardique*, est constituée. Cette dernière est souvent suivie d'*hypertrophie* du cœur; dans d'autres cas, au contraire, on note l'*atrophie* avec dégénérescence du myocarde (STOKES); les cavités droites peuvent être dilatées.

Quelquefois les produits pseudo-membraneux forment au pourtour du cœur une masse lardacée, souvent infiltrée d'une surcharge adipeuse de plus d'un centimètre d'épaisseur.

*D'autres transformations* peuvent s'observer encore.

On peut rencontrer de préférence sur le feuillet viscéral, une sorte d'*état verruqueux*, dû à la présence de petites végétations sessiles ou pédiculées, dont les extrémités renflées leur donnent l'aspect de crêtes de coq ou encore de minces franges synoviales (BOUCHARD).

La plupart de ces altérations scléro-fibreuses de la séreuse péricardique peuvent subir la *transformation cartilagineuse* ou s'*incruster* de *sels calcaires*. Le cœur est alors enserré dans une sorte de coque épaisse, blanchâtre, ossiforme, qui se développe de préférence à la base au niveau des oreillettes, entre les oreillettes et les ventricules où elle forme une sorte d'anneau d'une dureté extrême et qui n'est point susceptible de se modifier; telle est la *dégénérescence calcaire* ou *ossification du péricarde* (FÖRSTER), qui peut même, dans quelques cas, pénétrer jusque dans l'épaisseur du myocarde (DRUMMOND, 1890).

Il s'en faut cependant que ces altérations soient très fréquentes, et souvent l'organisation des fausses membranes se limite à un point du cœur, et ne laisse comme traces que des taches ou plaques blanchâtres, désignées, à cause de leur aspect lactescent, sous le nom de *plaques laiteuses* du péricarde.

Ces plaques lisses, blanchâtres, nacrées, arrondies, ovalaires, ou encore disposées en bandelettes, *occupent de préférence la face antérieure du ventricule droit*, suivant le trajet des vaisseaux coronaires ou encore au niveau de la pointe du cœur. Elles sont constituées par du tissu conjonctif et des fibres élastiques (CORNIL et RANVIER), et sont souvent peu adhérentes et faciles à détacher du feuillet séreux. Leur fréquence est considérable, et Bizot déclare les avoir rencontrées 45 fois sur 150 autopsies. Leur pathogénie est encore très discutée :

Pour Paget[1], Rokitansky et la majorité des auteurs, elles sont le résultat d'une inflammation péricardique.

Pour Corvisart[2], elles sont simplement la conséquence d'une dystrophie liée presque toujours à la sénilité; Bizot[3] admet cette théorie pour le plus grand nombre des cas.

Enfin Peter[4] les considère comme de simples « plaques de frottement » produites dans les points où normalement le choc du cœur contre le thorax ou les viscères se fait le plus violemment sentir.

1. JAMES PAGET, *Med. chirurg. Transact.*, série 2, t. V, p. 29. London, 1840.
2. CORVISART, « Essai sur les malad. du cœur », 2e édit. Paris, 1811, p. 42.
3. BIZOT, *Mém. Soc. Méd. d'observat.*, t. I, p. 347, Paris, 1836.
4. MICHEL PETER, « Trait. clin. et pratiq. des malad. du cœur », p. 49. Paris, 1883.

2° Épanchement purulent. — Le liquide épanché peut être *purulent :* 'est ce qu'on observe surtout dans le *cours des maladies infectieuses pyo-* '*ènes :* pyohémie consécutive ou associée à la *pleurésie purulente :* 60 0/0 les cas observés chez les jeunes enfants par Poynton [1]; otite, *ostéomyélite,* ɪ*neumonie, puerpérisme infectieux, fièvres éruptives.* On le rencontre ɪncore à la suite d'*infections secondaires* à une maladie générale ou à une oxémie, survenues chez des débilités : *tuberculose, mal de Bright,* etc. ɪu enfin plus rarement à la suite d'une *infection* portant *primitivement* ɪt *d'emblée sur le péricarde* (Glaser, 1883; Foureur, 1888; Lyonnet et Maurice [2]). Dans d'autres cas enfin, un épanchement d'abord séro-fibri- ɪeux a pu devenir purulent à la suite d'une paracentèse non aseptique. Quoi qu'il en soit, le liquide est tantôt simplement louche et opaque épanchement *séro-purulent*), tantôt le liquide est homogène, crémeux, verdâtre, franchement *purulent.* Dans quelques circonstances, le pus est mal lié, et mélangé plus ou moins de masses floconneuses infiltrées de leucocytes et nageant dans le liquide. Celui-ci peut être quelquefois encore mélangé de sang plus ou moins altéré, ou de masses grisâtres qui le font ressembler à de la sanie putride.

La *quantité* de liquide est très variable; si elle est en général modérément abondante, on a observé des faits où elle était relativement considérable et cela même chez l'enfant : dans un cas de Cadet de Gassicourt, l'épanchement purulent était de 300 à 400 grammes environ; chez un enfant de six ans observé par Labric, il y avait dans le péricarde 512 grammes de pus. De toute façon on se rappellera que l'épanchement purulent peut se produire d'une façon extrêmement rapide, à la suite d'états infectieux graves, tels que l'état puerpéral et la variole, par exemple.

Lorsque l'épanchement est très abondant, le cœur, comme dans les épanchements séro-fibrineux, peut être refoulé en arrière et en haut; mais quelquefois sa face antérieure adhère intimement à la paroi thoracique, et le liquide passe en arrière. Dans ces cas (Widal et Meslay), les bruits du cœur continuent à se percevoir nettement et ce fait, ainsi que nous l'avons dit déjà, peut être la cause d'une grave erreur de diagnostic.

La face interne de la séreuse péricardique qui a renfermé un épanchement purulent présente un aspect grisâtre que Rindfleisch a comparé à la surface bourgeonnante d'une plaie. D'autres fois la séreuse, infiltrée et ramollie, présente des ulcérations multiples et même des perforations (Sabatier), qui peuvent laisser après elles des fistules péricardiques suivies ou non de pyo-pneumo-péricarde. Dans quelques faits, réunis par von Dusch, le pus se fraya un trajet à travers la paroi thoracique et vint se faire jour au dehors.

*Évolution.* — L'épanchement purulent peut, dans quelques cas, se résorber incomplètement et laisser à sa place une sorte de magma, épais-

1. Poynton, « Le pyopéricarde chez les enfants de moins de douze ans », *Brit. med. Journ.*, 15 août 1908.

2. Lyonnet et Maurice, *Province médicale*, septembre 1897.

grisâtre, caséeux, analogue à du mastic, et dans d'autres circonstances dégénère en une masse dure et crétacée. En outre, les plaques d'exsudat qui recouvrent les feuillets de la séreuse peuvent se souder entre elles partiellement, et former des loges remplies de matière caséeuse.

3° Epanchement hémorragique. — L'épanchement *hémorragique* a été rencontré dans les *fièvres éruptives* à forme *hémorragique*, dans l'*alcoolisme*, le *mal de Bright*, la *tuberculose*, le *rhumatisme chronique* (Cornil), dans le cours du *scorbut* et de certains *purpuras;* dans l'*empoisonnement* par le *sublimé* (Griffon). Dans ce cas, le liquide peut être franchement hémorragique ou seulement séro-sanguinolent par la présence d'une proportion plus ou moins grande de globules rouges; les fausses membranes offrent également une coloration analogue due à la même cause; d'autres fois elles sont seulement tachetées de plaques ou de points rougeâtres. Dans certains cas de péricardite dite scorbutique, d'après Kyber, on aurait rencontré 3 et même jusqu'à 10 litres de sang?

La pathogénie de l'épanchement hémorragique est encore discutée.

Pour certains auteurs s'inspirant de ce qu'on observe dans les autres séreuses: méninges, plèvre, péritoine, tunique vaginale, etc., la péricardite hémorragique serait une pachypéricardite hémorragique, c'est-à-dire formée par la rupture de vaisseaux embryonnaires qui rampent dans l'épaisseur des néo-membranes préformées.

Maurice Raynaud (1878), s'appuyant sur l'examen histologique de Sabourin dans un cas de péricardite hémorragique de cause brightique, pense au contraire que l'origine du sang provient non de fausses membranes, mais de la rupture de fins capillaires développés, sous l'influence de la phlegmasie, dans les couches superficielles du péricarde lui-même.

La pathogénie de l'affection est probablement complexe et, peut-être même dans quelques cas, peut-on penser que l'épanchement sanguin est dû à la virulence de certains microbes, rendue, dans certaines circonstances, tout spécialement hémorragipare: *bacille d'Eberth* (Charrin et Roger, 1891), *pneumocoque* (Sears 1898, Ardin-Delteil[1]). Cette action variable expliquerait pourquoi, dans la péricardite tuberculeuse, l'épanchement est tantôt séreux, tantôt hémorragique, tantôt purulent.

Outre la présence du sang dans la cavité péricardique, on trouve encore des *tubercules* et des *noyaux cancéreux* dont nous avons indiqué déjà l'influence pathogénique.

**Bactériologie des péricardites.** — La nature infectieuse de la grande majorité, sinon de toutes les péricardites, se trouve établie par la présence de nombreux microbes rencontrés dans le liquide épanché, et signalés par un grand nombre d'observateurs.

Le *pneumocoque* a été trouvé par Banti[2] dans la proportion de 5,4 0/0 et qui, après culture, l'a réinoculé et produit, dans le péricarde irrité préalablement par la térébenthine, un épanchement hémorragique

1. Ardin-Delteil, « Péricard. hémorr. et purul. prim. à pneumocoques », *Bullet. Méd. de l'Algérie*, 30 avril 1908.

2. Banti, *Deutsch. Klin. Wochenschr.*, 1888.

contenant des pneumocoques. Dans un cas où une péricardite s'était développée comme complication d'une pneumonie, Coleman[1] trouva des pneumocoques en abondance dans le liquide épanché dans le péricarde. Netter, Cornil et Babès, Sanger, Osler ont également rencontré le pneumocoque; de même Ménétrier et Bosc dans un cas de péricardite brightique par infection secondaire. Boulay[2] l'a trouvé dans des exsudats péricardiques, chez des malades d'ailleurs non atteints de pneumonie; il en était de même dans le fait de De Beurmann et Griffon et dans celui de Widal et Meslay, déjà cité, où l'épanchement était de nature purulente. Pineau[3] a trouvé des pneumocoques dans un épanchement purulent du péricarde chez un sujet présentant des dilatations bronchiques peuplées de colonies pneumococciques. Nous avons vu que la péricardite à pneumocoques a été rencontrée quelquefois en dehors de toute pneumonie; en ces circonstances, elle n'est presque jamais isolée, mais généralement associée à des *manifestations pneumococciques diverses* : pleurésie, endocardite ulcéro-végétante, méningite, etc.

Le *streptocoque* a été signalé par Wilson[4], par Netter et par Fraenkel dans un épanchement purulent péricardique consécutif à un abcès péripharyngien suite d'angine, par Foureur, par Duflocq (1889), par Thiroloix[5] chez un malade qui présenta une péricardite suraiguë cloisonnée, à épanchement séreux et hémorragique ; le micro-organisme se trouvait non seulement dans le liquide péricardique, mais encore dans le sang du cœur, dans les sucs hépatique, rénal et splénique.

On y a trouvé encore, comme dans le cas de Pineau, le *bacterium coli*, le *bacille d'Eberth* (Bacaloglu), le *pneumo-bacille* de Friedlander (Haushalter et Etienne[6]), le *bacille pyo-cyanique* chez l'enfant (Baginsky).

Le *bacille de Koch* a été rencontré dans les exsudats de la péricardite tuberculeuse; signalons, entre autres, les faits publiés par Weigert[7] et par Kast[8].

**Pathogénie.** — Les microbes pathogènes pénètrent dans le sac péricardique le plus souvent par la *voie sanguine*, lorsque la péricardite survient pendant le cours d'une maladie infectieuse, par la *voie lymphatique*, lorsque la péricardite se développe durant le décours ou à la fin de certaines pneumonies ou même des pleurésies (Colrat). La pénétration est *directe* lorsque la péricardite succède à des traumatismes du thorax, à des fractures de côtes, à la pénétration d'instruments piquants ou contondants, ou encore par ouverture dans la cavité péricardique d'un cancer ramolli de l'œsophage, d'une caverne gangréneuse du poumon, d'un abcès du foie, d'un abcès ganglionnaire.

1. B. Coleman, *Patholog. Soc. of London*, décembre 1897.
2. Boulay, *Thèse inaug.*, Paris, 1891.
3. Pineau, *Bull. Soc. anat.*, décembre 1892.
4. Wilson, *Edinb. med. Journ.*, 1886.
5. Thiroloix, *Bull. Soc. anat.*, janvier 1897.
6. Haushalter et Etienne, *Rev. mens. malad. de l'enfance*, août 1894.
7. Weigert, *Deutsch. Med. Wochenschr.*, 1883.
8. Kast, *Berliner Klin. Wochens.*, octobre 1883.

Au *point de vue expérimental*, nous avons dit que Banti avait produit par inoculation sanguine ou sous-cutanée, des *péricardites* à *pneumocoques*, et Rubino[1], des *péricardites* à *streptocoques*. En agissant par *inoculation pleurale* de ces mêmes microbes, Netter a fait naître des péricardites expérimentales.

Lésions concomitantes et de voisinage. — a. *Poumons*. — Ils peuvent être comprimés ou refoulés par suite de l'abondance de l'épanchement; lorsque la compression a été de longue durée, elle produit parfois l'*état atélectasique* des poumons.

La concomitance de la *pleurésie* a été observée; il en est de même de la *pneumonie* dont nous avons indiqué déjà le rôle pathogénique; notons encore la *tuberculose pulmonaire*. Dans ce dernier cas, la péricardite revêt souvent une allure clinique un peu spéciale, qui nous obligera à consacrer une étude particulière à la *péricardite tuberculeuse*.

b. *Cœur*. — Le cœur, lorsque l'épanchement est abondant, se trouve comprimé d'une façon plus ou moins considérable. Ainsi que Peter l'a bien remarqué, ce n'est pas tant sur les ventricules qui sont résistants ou sur les artères, que porte la *compression*, que sur les oreillettes, les veines caves et les veines pulmonaires qui sont les plus intéressées. Ainsi s'explique la gêne précoce de la circulation de retour, d'où la fréquence de la congestion et de l'apoplexie pulmonaires, la stase des veines du cou et de la face, de même que les œdèmes périphériques. Mais il existe des altérations cardiaques plus profondes.

La *coexistence* de l'*endocardite* est *extrêmement fréquente :* tantôt elle précède, tantôt elle suit la péricardite, et il est de toute évidence que, dans ces cas, l'extension du travail morbide s'opère par la voie lymphatique. C'est ainsi que Desclaux, à la suite d'une péricardite expérimentale, vit la lésion s'étendre à l'endocarde. Tantôt enfin il y a, dans le même temps endopéricardite, l'agent pathogène ayant frappé à la fois l'endocarde et le péricarde.

Les altérations du *myocarde* sont non moins fréquentes. Dans les formes aiguës et subaiguës on rencontre, mais seulement dans les couches superficielles, et immédiatement sous-jacentes à la séreuse péricardique de la *dégénérescence granulo-graisseuse* de la fibre musculaire, et quelquefois une fragmentation toute particulière de celle-ci (Landouzy et J. Renaut); le muscle cardiaque est flasque, jaune pâle, quelquefois un peu ecchymotique, et cette altération quoique superficielle peut devenir le point de départ de graves accidents.

Dans quelques cas d'infection suraiguë, on a trouvé concurremment avec un épanchement purulent du péricarde, de petits *abcès métastatiques* du myocarde (Salter).

Enfin, dans les formes chroniques de la péricardite, on rencontre fréquemment de la *sclérose du myocarde*, soit par l'intermédiaire de lésions d'artérite, soit, par simple travail d'extension aux faisceaux conjonctifs

1. Rubino, « Les péricard. expériment. et bacter. » *Arch. ital. de biologie*, t. XVII, p. 298.

intra-musculaires. Déjà nous avons vu que, lorsque les fausses membranes n'ont pas été résorbées, elles subissent une sorte d'organisation; on y trouve des vaisseaux minces émanés de la séreuse et une couche endothéliale.

Il s'établit ainsi des adhérences entre les deux feuillets du péricarde, complètes ou incomplètes et le plus souvent alors limitées à la base : c'est la *symphyse cardiaque* ou mieux *symphyse péricardique*.

A la suite de la péricardite aiguë, on observe quelquefois cet ensemble complexe de lésions que Griesinger (1854), puis Kussmaul (1873) décrivirent les premiers, et qui depuis ce dernier auteur, est désigné sous le nom de *médiastino-péricardite calleuse*. Celle-ci est la conséquence de la propagation du travail morbide, au tissu conjonctif du médiastin, à la plèvre voisine; il peut se produire ainsi des brides fibreuses reliant le péricarde au sternum, à la paroi costale, et aux gros vaisseaux de la base du cœur; nous y reviendrons ultérieurement.

Enfin signalons encore comme lésions de voisinage le retentissement sur l'*aorte* (HANOT), la *plèvre*[1], le *plexus cardiaque* et les *nerfs propres du cœur* (PETER).

**Symptomatologie.** — Les symptômes de la péricardite sont très variables, suivant que l'affection est *localisée* ou *généralisée*, suivant que, au point de vue des lésions anatomiques, elle est *sèche* ou avec *épanchement;* ils varient encore suivant la multiplicité des formes cliniques de la maladie. Si, dans de nombreuses circonstances, la péricardite reste *latente*, dans quelques cas elle *débute comme une maladie inflammatoire*.

*Nous prendrons comme type de notre description la péricardite aiguë, d'origine rhumatismale*, c'est-à-dire celle qui est le plus communément observée.

La symptomatologie doit être étudiée séparément, suivant que la péricardite est *sèche*, c'est-à-dire reste à la période d'exsudation plastique, ou au contraire qu'elle s'accompagne d'*épanchement*.

A. *Péricardite sèche*. — 1° **Troubles fonctionnels.** — Nous avons dit plus haut que les symptômes de la péricardite sont parfois si atténués que l'*affection peut rester latente* ou tout au moins passer inaperçue, si on n'a pas le soin d'ausculter chaque jour et avec le plus grand soin le cœur des malades atteints de rhumatisme articulaire aigu.

Dans les cas moyens cependant, la maladie se manifeste par des symptômes très appréciables.

*a*. DOULEUR. — Elle peut manquer totalement et, d'après Louis, n'existerait que dans la moitié des cas. Sa pathogénie est complexe, mais on ne saurait accepter l'opinion de Bouillaud, qui l'attribuait à une *pleurite concomitante*.

*Caractères*. — Si, dans quelques cas, c'est plutôt une sorte de *gêne douloureuse* qu'une douleur véritable, dans d'autres circonstances,

1. D'après Peter, la pleurésie complique plus souvent l'endopéricardite (31 faits sur 63 cas) que l'endocardite simple (26 fois sur 108).

c'est une *douleur vraie*, pongitive, lancinante, augmentée par les grandes inspirations, la pression manuelle et, dans quelques cas exceptionnels, comme celui de Mirabeau, si souvent cité d'après Cabanis, donnant la sensation de *griffes de fer* étreignant le cœur.

*Siège.* — Chez quelques malades, la douleur est diffuse et s'étend à toute la base de la poitrine; le plus souvent elle siège moins à la région précordiale qu'au *niveau du creux epigastrique*, et de là va s'irradier parfois entre les épaules, vers l'omoplate gauche, le cou et jusque dans le bras gauche.

Très fréquemment, on trouve une série de points douloureux provoqués par la pression, et siégeant sur le *trajet du nerf phrénique ;* celui-ci, en effet, passe entre la plèvre et le péricarde, et participe à l'irritation phlegmasique. Ces points douloureux existent surtout, au niveau du *bord gauche du sternum*, entre les cartilages costaux, et d'une façon toute spéciale, d'une part à la *région cervicale*, entre les *deux chefs d'insertion* du *sterno-mastoïdien*, d'autre part aux *insertions du diaphragme* dans *l'angle costo-xiphoïdien*,formé par l'appendice xiphoïde et les cartilages costaux.

Outre ces douleurs que l'on peut considérer comme *périphériques*, on observe encore quelquefois des *douleurs profondes* ou *viscérales*, signalées par Andral[1], qui en a rapporté 3 cas, par Sibson[2], qui en a vu 4 exemples, par Peter[3] qui les a étudiées avec soin et interprétées d'une façon judicieuse. Ces douleurs apparaissent sous forme de crises ou d'accès : le malade ressent une très vive douleur au niveau de la région précordiale s'irradiant dans le côté gauche du tronc et dans le bras du même côté, accompagnée de dyspnée, d'angoisse fort vive; le cœur bat avec une grande fréquence, et ses battements sont tumultueux, quelquefois au contraire ralentis, avec tendance à la syncope et refroidissement des extrémités. Ces douleurs rappellent à s'y méprendre celles de *l'angine de poitrine*, ainsi qu'Andral l'a cru lui-même. Pour Peter, elles s'expliqueraient par l'inflammation du péricarde propagée au plexus cardiaque et aux nerfs propres du cœur chez lesquels elle déterminerait une véritable *névrite*, théorie adoptée par Sibson.

Comme phénomène douloureux, il faut signaler encore une *dysphagie* (Gendrin, Stokes) provoquée par le passage du bol alimentaire dans l'œsophage. D'après Sibson, elle serait en rapport avec l'excitation de la paroi postérieure du péricarde et due à l'irritation de voisinage des filets nerveux de l'œsophage. Elle peut être si intense qu'elle provoque une sorte d'hydrophobie, d'où cette variété de péricardite dite hydrophobique, bien étudiée par Gendrin, et sur laquelle nous reviendrons.

*b.* Dyspnée. — D'après Maurice Raynaud, elle constitue un phénomène des plus constants, au début de la péricardite. Quelquefois peu

1. Andral, *Clin. méd.*, t. III, p. 4-14, 1834.
2. Sibson, *Reynold's System of Medicine*, p. 246, 1877.
3. Michel Peter, *Leç. de clin. méd.*, t. I, p. 419, 1880.

intense, et constituée par une simple gêne respiratoire, une oppression légère, notamment dans la péricardite aiguë rhumatismale (Potain), elle prend, dans d'autres circonstances, le caractère d'accès paroxystiques, des plus intenses. A cette période, on a pu dire que la dyspnée était surtout d'origine nerveuse et causée par l'irritation des nerfs phréniques, ou due encore à des complications pleuro-pulmonaires; plus tard, à la période d'épanchement, la compression exercée sur le cœur en est la cause principale.

c. Phénomènes accessoires. — Outre les deux symptômes principaux que nous venons d'étudier, on observe encore quelques phénomènes accessoires, qui varient suivant les malades. On a noté quelquefois, dès le début, des *palpitations* (Sénac, Corvisart, Bouillaud), mais elles paraissent, en général, gêner assez peu les sujets.

On relève encore assez fréquemment la *pâleur de la face*, de la *toux* légère qui peut prendre le caractère coqueluchoïde (Peter), et s'accompagne alors, d'après le même auteur, de sensations douloureuses, provoquées par la pression sur le trajet du pneumogastrique cervical, surtout du côté gauche. Le *hoquet* est encore signalé; il en est de même des *vomissements*.

L'*état fébrile* présente des variations intéressantes à connaître :

Dans les *cas légers* ou lorsque la péricardite est partielle, *l'apyrexie est la règle*.

Dans les formes moyennes, au contraire, la maladie s'annonce fréquemment par une *élévation thermique* appréciable, et lorsque dans un cas de rhumatisme articulaire aigu par exemple, on observe tout à coup une recrudescence de l'état fébrile que n'expliquent ni une poussée arthropathique nouvelle, ni une complication pleuro-pulmonaire; on pourra presque toujours rattacher cette élévation thermique à une endo-péricardite naissante.

De plus, d'après Peter, on pourrait encore, à ce moment, noter une *élévation locale de la température*. Ainsi, un thermomètre placé dans le quatrième espace intercostal gauche, près du sternum là où le péricarde affleure la paroi thoracique, décèle, en l'état de santé, une température de 35°,8 à 36°; dans la péricardite aiguë, par suite du travail inflammatoire local, la température locale peut s'élever jusqu'à 37°,8, c'est-à-dire dépasser de 2° le chiffre normal. Bien plus, Peter l'a vu dépasser de 5 dixièmes la température axillaire. Ces recherches sont intéressantes, mais la difficulté réelle qu'on éprouve à prendre des températures locales, fait que ce procédé n'est pas entré dans la pratique de la clinique courante. Rappelons cependant que la fièvre est loin d'être un phénomène constant au début de la péricardite, et que, dans des cas observés chez des vieillards, par Durand-Fardel et Charcot, et chez des adultes, par Lorain et P. Brouardel, le phénomène inverse a été noté, et le début de la péricardite s'est manifesté par un *abaissement de la température*. Peter le rapporte, par analogie avec certains cas d'algidité dans la péritonite aiguë, à un trouble profond de l'innervation du sympathique.

Enfin, dans des cas exceptionnels où la localisation morbide s'est portée primitivement et d'emblée sur le péricarde, la température a pu s'élever de suite jusque vers 39°.

2° **Signes physiques.** — L'*inspection* de la région précordiale ne fournit ici aucun renseignement utile; dans quelques cas où la péricardite a produit un peu de parésie du myocarde sous-jacent, le cœur peut subir un certain degré de dilatation passagère, et la *percussion* délicate dénoter une augmentation légère de la matité normale.

La *palpation* montre quelquefois, dès le début, une impulsion de la pointe plus énergique qu'à l'état normal; mais bientôt, au contraire, le choc s'affaiblit, sans doute par le fait de la parésie du myocarde ; de plus on note que le *retrait* de la région apexienne, *qui succède* normalement *au choc systolique, se fait plus lentement*, parce que la pointe, comme agglutinée au feuillet pariétal de la séreuse se détache plus difficilement de la paroi thoracique ; c'est le phénomène de la « pointe engluée et traînant sous la main » (MAURICE RAYNAUD).

La palpation fournit un signe d'une valeur plus importante, nous voulons parler d'un *frémissement vibratoire* qui existe dans la proportion de 4 fois sur 10 (BARTH et ROGER), et appréciable à la paume de la main intimement appliquée sur la région précordiale.

Ce frémissement vibratoire donne à la paume de la main l'impression d'un mouvement de va-et-vient sous-jacent, avec sensation de frôlement superficiel, ou encore de grattement plus ou moins râpeux ; en comparant son moment avec ceux de la révolution cardiaque, on voit qu'il n'est pas rigoureusement synchrone avec le choc systolique : il est *ordinairement méso-systolique ou méso-diastolique*. La rudesse de ce frémissement est nécessairement variable suivant les cas; on en augmente parfois l'intensité en déprimant avec plus de force les espaces intercostaux, car on rapproche plus intimement l'un de l'autre les deux feuillets péricardiques, dépolis et hérissés d'exsudats fibrineux dont on favorise ainsi le frottement.

Mais c'est l'*auscultation* qui va nous fournir le signe capital de la péricardite sèche, en nous découvrant la présence du frottement symptomatique.

*a*. FROTTEMENT PÉRICARDIQUE. — Entrevu d'abord par Laennec qui n'y attacha qu'une valeur diagnostique médiocre, puis découvert de nouveau et décrit avec soin par Collin [1], son chef de clinique, le frottement péricardique est un bruit sec, inégal, donnant la sensation de deux corps rugueux froissés l'un contre l'autre dans leurs mouvements de va-et-vient et qu'on peut simuler par la prononciation gutturale de la lettre *k* suivie de plusieurs *r* : *krrr*.

Ses caractères sont très importants à connaître.

1° C'est un *bruit superficiel* qui semble se produire, entre l'oreille du clinicien et la paroi thoracique ;

2° Le *siège* du bruit est variable, mais son maximum se rencontre *à la base du cœur et de préférence le long du bord gauche du sternum*,

1. COLLIN, « Des diverses méthodes d'explorat. de la poitrine », Paris, 1824.

*vers le troisième ou le quatrième cartilage costal* qui répondent à la partie saillante du ventricule droit, la plus intimement en rapport avec la paroi thoracique (*foyer moyen du frottement*). On l'a noté aussi au niveau de l'infundibulum (*foyer supérieur*). Enfin on le rencontre encore, à la base de l'appendice xiphoïde, correspondant au bord inférieur du ventricule droit (*foyer inférieur*). Il est rare au niveau même de la pointe du cœur.

3° Sa *propagation* est *faible ou nulle*. Il naît et meurt sur place (Jaccoud), suivant l'expression consacrée. Ce caractère a une importance très grande, car de suite il différencie le frottement des souffles endocardiques, qui se propagent si manifestement suivant des directions déterminées.

Il n'a pas cependant de valeur absolue, car Devic et de Teyssier[1] ont signalé le fait exceptionnel d'un frottement *râpeux* s'entendant sur la partie latérale gauche du thorax ainsi qu'en arrière et à gauche où il semblait même plus intense qu'en avant. Dans ce cas le ventricule gauche était très dilaté et la plèvre droite le siège d'une symphyse totale. Dans un cas de Chappet et Leclerc[2], le frottement s'entendait au niveau du mamelon et jusque dans l'aisselle du côté droit. Enfin, dans un autre fait dû à Caracciolo[3], le frottement se percevait dans la fosse sus-épineuse gauche.

4° Au point de vue de l'*intensité* du bruit, on peut dire que le frottement péricardique est tantôt *doux* et tantôt *rude*.

Le *frottement doux* a été comparé tour à tour au grattement léger produit en passant l'extrémité de l'ongle sur le papier (Huchard), au bruit causé par le froissement de la neige gelée, ou mieux au frôlement léger d'une étoffe de soie, du taffetas par exemple, ou encore au froissement « du papier neuf des billets de banque » (Bouillaud).

Le *frottement rude* donne à l'oreille des sensations variables. Tantôt c'est une sorte de craquement ou plus souvent de raclement qui rappelle le bruit d'une râpe, d'une étrille. Laennec, qui l'avait entendu chez un certain nombre de malades, disait que c'est « un bruit semblable au cri du cuir d'une selle neuve sous le cavalier ». Après l'avoir si bien décrit, on s'étonne pourquoi il ajoute : « J'ai cru pendant quelque temps que ce bruit pouvait être un signe de péricardite, mais je suis convaincu depuis qu'il n'en était rien. » Collin, au contraire, qui montra toute l'importance de ce bruit pour le diagnostic de la péricardite sèche l'a comparé plus simplement au « bruit du cuir neuf ».

Dans le cas plus rare où le frottement péricardique très localisé, siège au niveau de la pointe du cœur, il imite le bruit de décollement : il ressemble en effet, dit Guéneau de Mussy, au bruit qu'on produit en décollant brusquement les deux paumes des mains légèrement humides, et préalablement appliquées l'une contre l'autre.

1. Devic et de Teyssier, *Arch. gén. de méd.*, 1902.
2. Chappet et Leclerc, *Lyon méd.*, 14 juin 1903.
3. Caracciolo, *Rivista crit. di clin. medic.*, n° 23, 1904.

Enfin, lorsque la péricardite, arrivée à la période de guérison, laisse après elle sur le feuillet viscéral quelques fausses membranes organisées qui frottent à chaque systole contre le feuillet pariétal, il se produit ainsi une sorte de bruit de râpe saccadé qu'on pourrait appeler *crépitation du péricarde* à saccades nombreuses, ou à saccade unique, prise quelquefois faussement pour un dédoublement des bruits normaux du cœur (Guéneau de Mussy[1]).

5° Le *moment* du frottement péricardique ne coïncide avec aucun des temps de la révolution du cœur, il ne leur est pas synchrone[2]. Gubler disait qu'il se trouve « à cheval sur les bruits cardiaques » ; Sibson, qu'il est « à côté » de ceux-ci. Il est plus exact de dire qu'il est « autour » des bruits normaux, commençant tantôt nettement avant la systole ventriculaire, tantôt un peu après le début de celle-ci ou encore après celui de la diastole. En résumé, on doit distinguer, au point de vue du moment de sa production, un frottement *présystolique*, *mésosystolique*, *méso-diastolique*. Dans le premier cas, on entend à l'auscultation une sorte de rythme à trois temps formé par les deux bruits normaux et par le frottement surajouté durant la présystole; il en résulte un *rythme de galop* tout particulier sur lequel nous reviendrons plus loin. Si le frottement est méso-systolique, il donne naissance par son adjonction aux bruits normaux, au *rythme* dit *de locomotive* de Guttmann.

Le frottement peut être *unique*, et dans ce cas il est le plus souvent méso-systolique ; mais il peut être *double* et constituer alors une sorte de *bruit de va-et-vient*.

Traube a signalé un frottement *triple*, et Gerhardt un frottement en *plusieurs temps* que ces auteurs attribuent à des contractions du cœur opérées en temps multiples; on peut se demander dans ces faits complexes, s'il ne s'agissait pas simplement d'un rythme de galop.

L'*asynchronisme* du frottement péricardique a été expliqué très nettement par Potain[3]. « S'il existe, dit-il, un léger intervalle entre le claquement systolique cardiaque et le début du frottement péricardique, c'est qu'il faut pour que les surfaces de la séreuse puissent frotter l'une contre l'autre, que le déplacement de la surface du cœur ait atteint un certain degré, que la contraction musculaire soit depuis un instant commencée et que, par suite du changement de forme et de volume du cœur, les surfaces accolées se soient lâchées pour ainsi dire, et aient été entraînées plus ou moins brusquement. » Pendant la diastole, le changement de volume du cœur et le déplacement des surfaces se produit par la réplétion lente et progressive des cavités cardiaques.

6° *Variations d'intensité*. — Elles sont très manifestes chez le même sujet, et dépendent de l'attitude du malade, de la pression exercée sur la région précordiale par le stéthoscope ou par la main, enfin des mouvements respiratoires.

1. N. Guéneau de Mussy, *Clin. méd.*, 1874, t. I, p. 343.
2. Barth et Roger, « Trait. pratiq. d'auscultat. », 6e édit., 1865, p. 424.
3. Potain, « Diagn. de la péricardite rhumatismale aiguë avec épanchement », leç. recueil. par And. Petit, *Rev. de Méd.*, octobre 1887.

a. *Augmentation. — Influence de l'attitude du malade.* — Le frottement péricardique, lorsque la *péricardite* est *entièrement sèche*, présente son *maximum d'intensité*, lorsque le malade est dans la *position verticale ou assise*, ou se penche légèrement en avant, parce que, dans ces cas, le contact des deux feuillets de la séreuse devient plus intime.

Dans le cas où il existe un peu d'épanchement, celui-ci s'accumule à la partie inférieure du sac séreux, et la position la plus favorable au frottement est l'attitude demi-assise.

*Influence de la pression locale.* — Elle a été indiquée très rigoureusement par Stokes[1]. « Si, dit-il, au moment où le stéthoscope est appliqué, on exerce une forte pression avec la main sur le cœur, ou si l'on appuie plus fortement la tête sur l'instrument, on entend souvent les bruits de frottement avec plus de force et de netteté; ... cette modification est en raison directe de l'élasticité de la poitrine. Elle est surtout remarquable chez les enfants et les sujets jeunes et faibles du sexe masculin. Ce moyen peut être employé lorsqu'il y a doute sur la nature des bruits. » De même que la station assise, la pression rapproche l'un de l'autre les feuillets de la séreuse et augmente le contact des surfaces de frottement.

*Influence des mouvements respiratoires.* — D'après Traube, Potain, Eichhorst, l'intensité du frottement serait plus considérable durant l'*inspiration*, parce que l'énergie contractile du myocarde est plus forte à ce moment, et surtout parce que l'étendue du déplacement des surfaces péricardiques se trouve accrue.

D'autres auteurs, comme Lewinski ont prétendu au contraire, que le maximum d'intensité du frottement répond à l'*expiration*, et il y a quelques années, Chabalier[2] a repris la question pour arriver aux mêmes conclusions. D'après ces recherches et celles de Lépine, lorsque le maximum du frottement correspond à l'expiration, c'est que l'appareil pleuro-pulmonaire du malade est sain. Dans l'inspiration, l'interposition d'une lame pulmonaire entre le cœur et la paroi thoracique diminue le frottement; au contraire l'expiration, en produisant la compression de la paroi, accole les deux feuillets péricardiques, et, par suite du retrait de la lame pulmonaire, rapproche le péricarde de la paroi. Par contre, dans l'emphysème par exemple, le frottement présente son maximum en inspiration.

b. *Affaiblissement et disparition.* — Lorsqu'un épanchement distend le sac péricardique et écarte l'un de l'autre les deux feuillets de la séreuse, le frottement *s'affaiblit*, puis *disparaît*.

Mais de même que pour la pleurésie, lorsque l'*épanchement* est *moyen*, le *frottement* péricardique peut être *conservé* encore, ainsi que Stokes l'a remarqué, et s'il paraît avoir disparu, on peut le faire *réapparaître*, suivant les attitudes du patient. Cependant lorsque chez un malade, après avoir pendant plusieurs jours perçu nettement le frottement pé-

1. Stokes, « Trait. des malad. du cœur et de l'aorte », traduct. Sénac, p. 19, 1864.
2. Chabalier, *Th.* de Lyon, 1890, et *Rev. de méd.*, mars 1891.

ricardique, on note peu à peu son affaiblissement, puis sa disparition, on pensera avec juste raison que la péricardite, quittant le premier stade, est entrée dans la période d'épanchement; et plus tard, lorsque de nouveau on verra réapparaître le frottement disparu, on en conclura que l'épanchement s'est résorbé et que la maladie marche vers la guérison (*frottement de guérison*).

Une autre cause d'affaiblissement du frottement péricardique, c'est la *diminution d'énergie contractile* du myocarde. En effet, alors que, dans certains cas de péricardite sèche très localisée, on peut percevoir à l'auscultation des frottements très rudes et même râpeux, lorsque le cœur, augmenté de volume, se contracte avec énergie, de même une péricardite presque généralisée, mais développée sur un cœur petit, atrophié, ou dont le muscle dégénéré se contracte faiblement, ne donnera lieu qu'à un frottement à peine appréciable ou quelquefois nul. Ce fait nous rend compte de la fréquence relative de ces péricardites trouvées par hasard à l'amphithéâtre, et restées latentes pendant la vie du malade.

7° *Valeur séméiologique.* — Elle est considérable, et dans la grande majorité des cas, la présence seule du frottement suffit pour affirmer l'existence d'une péricardite sèche.

On ne saurait dire cependant que ce signe soit pathognomonique, car il n'indique après tout que l'état dépoli des feuillets du péricarde. Plusieurs auteurs en effet : Collin, Walshe, Gairdner, Jaccoud, etc., ont rencontré le frottement péricardique, sans qu'il y ait eu à proprement parler péricardite, le dépoli de la séreuse étant dû à des exsudats, à des plaques laiteuses, à des ecchymoses sous-péricardiques. Mais dans ces cas, on notait presque toujours la coexistence d'une hypertrophie du cœur, cause de l'énergie des contractions du muscle notée pendant la vie (Graves). Cette hypertrophie, à elle seule, serait suffisante pour engendrer un frottement péricardique, du moins suivant quelques auteurs. Gendrin avait déjà soutenu cette opinion. « Les palpitations, dit-il, provoquent presque toujours, pour peu qu'elles aient une certaine énergie, la production d'un bruit de frottement anormal... sec, superficiel..., il provient du froissement que les mouvements du cœur, devenus plus précipités et s'accomplissant avec plus de force, provoquent entre les surfaces séreuses opposées du péricarde cardiaque et du péricarde pariétal. » Chabalier a publié quatre observations qui militent en ce sens : dans ces cas, après avoir entendu un frottement péricardique durant la vie du malade, on ne trouva à l'autopsie qu'une hypertrophie du cœur, avec intégrité du péricarde.

*b.* Altérations du rythme cardiaque. — Outre le frottement, l'auscultation dans le cours de la péricardite sèche dénote quelquefois aussi une altération particulière dans le rythme des bruits normaux, qui simule assez bien la cadence du galop du cheval.

Or Potain a montré de la façon la plus nette qu'on peut trouver *dans la péricardite deux sortes de bruit de galop :*

1° L'un, ou *bruit de galop*, à proprement parler *péricardique*, est plutôt n faux qu'un vrai galop; il résulte de l'adjonction aux deux bruits ormaux, d'un troisième bruit surajouté produit par un frottement péri-ardique présystolique, ou diastolique, et ainsi résulte un rythme à trois ruits déjà signalé par Barth et H. Roger; nous en avons précédem-nent étudié les caractères.

Ce *bruit*, produit par le frottement péricardique, est donc son con-emporain obligé; il *s'observe* principalement *à la base* du cœur, c'est--dire là où le frottement existe de préférence.

2° L'autre galop, ou *bruit de galop* vrai, d'origine *myocardique*, se rap-roche par son mécanisme de celui qu'on entend si souvent dans le cours le la néphrite interstitielle. C'est un bruit-choc, né pendant la période dias-olique et plus souvent encore pendant la présystole, produit par la listension brusque du ventricule par l'ondée sanguine chassée de l'oreil-ette; rappelons l'explication qu'en a donnée Potain : « Par suite de 'inflammation du foyer viscéral de la séreuse péricardique, le myocarde ous-jacent perd une partie de sa tonicité; par suite, il laisse le sang af-luer sans obstacle dans la cavité ventriculaire, jusqu'au moment où la éplétion de celle-ci distend brusquement sa paroi. De cette brusque ension résulte un choc présystolique, et c'est lui qui constitue la première artie du galop, les deux bruits normaux qui suivent constituent les leux autres. »

*Ce galop myocardique* étant un *bruit ventriculaire se rencontre* de référence *à la partie moyenne du cœur;* de plus c'est un indice précieux our le diagnostic, car quelquefois précoce, il *indique le début de la péri-ardite*, alors qu'on ne rencontre pas encore nettement de frottement.

c. Altérations de timbre. — 1° D'après Josserand (1894), un des ignes précoces de la péricardite serait l'*accentuation du second bruit* u niveau de l'artère pulmonaire dû au renforcement du bruit normal ar les exsudats, si habituels en cette région.

2° Au début de la péricardite, on percevrait encore, suivant Bouillaud, n *éclat métallique* très caractérisé des bruits normaux du cœur; peu peu ces bruits ne tardent pas à s'affaiblir, ils paraissent lointains, ssourdis, éteints, et ce signe annoncerait l'apparition prochaine, sinon tablie déjà, d'un épanchement dans la cavité péricardique.

3° *Bruits de souffle.* — Ils ne sont pas le propre de la péricardite, et econnaissent une origine complexe. Tantôt ils sont l'indice d'une ndocardite coexistante (endopéricardite); tantôt ils se rattachent à une ésion valvulaire préformée et souvent déjà ancienne; à la base du œur, ils peuvent être la conséquence d'une compression par les exsu-lats sur les gros vaisseaux; enfin, et très souvent ils ont été considérés omme bruits soi-disant anémiques, que nous savons être, pour la plu-art, des souffles cardio-pulmonaires.

Pouls. — A cette période de la maladie, le pouls ne présente aucun aractère particulier; quelquefois fréquent (120, 132), il est le plus sou-ent un peu affaibli, parfois dépressible lorsque le myocarde commence fléchir.

Dans les *formes graves*, il est *quelquefois irrégulier et tumultueux.*

La péricardite aiguë peut ne point dépasser ce stade, *rester sèche*, et évoluer ensuite vers la guérison ou vers la chronicité. Dans d'autres circonstances, un épanchement liquide se produit plus ou moins rapidement dans la cavité séreuse; dès lors la maladie va présenter une autre symptomatologie.

B. *Péricardite avec épanchement.* — 1° **Troubles fonctionnels.** — Ils diffèrent un peu suivant l'abondance de l'épanchement et la rapidité avec laquelle il s'est produit, suivant l'état du muscle cardiaque, enfin suivant les différents phénomènes de compression que peut exercer sur les organes de voisinage un épanchement très abondant.

*a.* La *douleur* peut persister avec les mêmes caractères qu'au début; quelquefois elle s'éveille seulement à cette période : elle consiste alors en une sensation de gène ou de pesanteur au niveau de la région précordiale. Quelquefois elle est intermittente, accrue par la pression, la percussion locale ou encore les inspirations profondes ; elle peut encore présenter des irradiations vers l'épigastre, le dos et l'épaule gauche.

*b.* La *fièvre* n'a pas de caractère particulier; elle reste en général stationnaire, c'est une fièvre continue sans type régulier.

*c.* Mais le symptôme le plus important de tous c'est la *dyspnée ;* de même que les phénomènes précédents, elle est variable, allant de la simple oppression jusqu'à l'orthopnée véritable avec crises paroxystiques.

Elle reconnaît pour causes principales, le refoulement et la compression des poumons et du cœur par l'épanchement.

*d. Phénomènes de refoulement et de compression.* — Du côté des poumons, c'est surtout le *poumon gauche* qui est refoulé. Quelquefois le décubitus latéral gauche est impossible; dans d'autres cas, pour éviter la dyspnée, le malade ne peut conserver que la *position assise* ou *genu-pectorale* (MERKLEN, E. HIRTZ).

Lorsque l'épanchement est abondant, on peut relever des signes de compression sur le poumon par un autre mécanisme : la distension du péricarde vers le médiastin postérieur ; on trouve alors en arrière, à l'examen du poumon, du bruit de Skoda, de la respiration rude presque soufflante et des vibrations exagérées à la palpation (RENDU).

Du côté du *cœur*, la compression porte de préférence sur les parties qui offrent le moins de résistance : les *oreillettes*. Dans une série de recherches expérimentales, François-Franck [1] et Lagrolet ont montré, en injectant du liquide dans la cavité péricardique, que la compression mécanique des oreillettes était suivie d'abaissement de la tension artérielle, et au contraire d'élévation de la pression veineuse. Par suite, la *gêne* considérable *apportée à la déplétion* du système veineux et principalement à celle des *veines pulmonaires*, a pour conséquence d'entraver profondément l'hématose, d'où la *cyanose* de la face, la dyspnée extrême et quelquefois une asphyxie commençante. De plus, par le fait

1. FRANÇOIS-FRANCK, *Comptes rendus Acad. des sciences*, mai 1877 ; LAGROLET, *Th.*, Paris, 1878.

e l'épanchement, il y a disparition de la pression négative inspira- ›ire intra-thoracique qui facilite normalement la diastole cardiaque t l'afflux du sang en retour dans la grande et dans la petite circulation ANDRÉ PETIT); ce phénomène aggrave encore la dyspnée et les troubles pportés à l'hématose.

Lorsque la stase se produit de préférence sur le domaine de la *veine ave supérieure* on peut observer de l'*œdème de la face, du cou, des iembres supérieurs*, il peut aussi se produire des accidents de stase et de ongestion encéphaliques qui se manifestent par des *bourdonnements 'oreille*, des *vertiges*, et quelquefois, quoique plus rarement, par du *oma*, du *délire*, des *convulsions*.

Lorsque l'épanchement est très abondant, la compression sur le cœur ›eut donner lieu à des *lipothymies* et même à des *syncopes* véritables; [uelquefois les *battements du cœur* sont *faibles*, inégaux, intermittents, :t le *pouls* est *petit*, dépressible, intermittent car la compression sur es oreillettes met obstacle à l'afflux du sang dans le cœur; il s'ensuit ıne série de systoles avortées, et ces phénomènes sont également l'in- lice d'un certain degré d'insuffisance ou de parésie cardiaque, consé- quence de la myocardite qui complique souvent la péricardite, sur- .out dans les états infectieux graves.

Enfin, dans d'autres circonstances, on assiste au développement très rapide d'une sorte d'*asystolie aiguë* : dyspnée paroxystique, œdème des extrémités, turgescence des veines jugulaires, intermittence et petitesse du pouls, cyanose, refroidissement et mort dans le coma.

La compression peut porter également sur la plupart des éléments vasculo-nerveux situés dans le médiastin : la compression sur le *nerf phrénique* peut être suivie de *hoquet* persistant; celle qui porte sur le *nerf pneumogastrique*, de *vomissements*; enfin la compression sur l'*œsophage*, notée par Stokes et par Gendrin, produit une *dysphagie* qui est parfois portée si loin qu'elle ressemble à un accès d'hydrophobie, et donne à la péricardite une allure clinique toute spéciale. Il faut remarquer que la dysphagie, parfois très minime et même nulle dans ces grands épanchements, est quelquefois, par contre, très accusée avec un épanchement peu abondant, ce qui fait penser qu'elle peut être quelquefois un phénomène purement bulbaire (FEREIRA).

La plupart de ces graves accidents ne se rencontrent guère que dans les cas de grand épanchement. *Le plus souvent*, en effet, notamment dans la péricardite rhumatismale, l'*évolution de la maladie se fait* plus *simplement*, et après une période de temps variable, l'épanchement séro-fibrineux se résorbe peu à peu et la maladie évolue définitivement vers la régression.

2° **Signes physiques.** — *a.* A l'*inspection* de la région précordiale, on peut constater une voussure plus ou moins nette (CORVISART), étendue du troisième au sixième espace intercostal gauche environ; elle est d'autant plus accentuée que l'épanchement est plus considérable; mais ce n'est guère que dans les cas où celui-ci est de 400 à 500 grammes (LOUIS) qu'elle commence à être nettement appréciable. Elle est *plus* *prononcée chez la femme et chez l'enfant* que chez l'homme, à cause de la moindre rigidité de leur thorax.

Gendrin pensait qu'elle peut exister aussi dans la péricardite sans grand épanchement, causée alors par la paralysie de l'extrémité antérieure du diaphragme et des muscles intercostaux correspondants, par un mécanisme analogue à celui de la paralysie de l'intestin (tympanite) qu'on rencontre dans la péritonite ; la clinique n'a pas justifié cette assertion. D'ailleurs, la *voussure précordiale peut faire défaut* même dans *les epanchements abondants*, c'est pourquoi Potain et Peter ne lui attachent qu'une valeur séméiologique très secondaire.

Sénac a signalé une sorte de mouvement ondulatoire de la région précordiale, qui serait produit par le liquide ébranlé à chaque mouvement du cœur ; l'observation n'a pas démontré l'existence de ce signe.

*b.* La *palpation* fournit quelques indications utiles. Le *choc de la pointe*, à mesure que l'épanchement se forme, devient de moins en moins net, et bientôt il *peut cesser d'être perceptible* lorsque le malade est dans le décubitus dorsal ; *il reparaît* plus ou moins nettement dans certains cas, lorsque le patient s'asseoit, car le cœur se rapproche ainsi de la paroi thoracique. Le plus souvent alors le choc précordial se trouve *reporté plus haut*, en général vers le *troisième espace* intercostal, c'est-à-dire *à plus d'un centimètre au-dessus de la matité*. Ce phénomène, connu de Gubler, a été étudié par Sibson, qui a remarqué encore que l'*impulsion* totale *du cœur* était *plus étendue* qu'à l'état normal. Ces deux signes s'expliquent parce que *le cœur est refoulé* par l'épanchement, *vers la partie supérieure et postérieure du sac péricardique* dans une partie plus étroite de la cage thoracique ; dans cette région restreinte, il transmet d'une façon plus directe ses battements à la paroi. La constatation de ces signes est très importante lorsqu'il s'agit de pratiquer la paracentèse du péricarde.

*c.* Mais c'est la *percussion* qui va nous donner des signes diagnostiques de première valeur en nous montrant l'*augmentation de la matité précordiale* et la *forme* toute *particulière* que prend celle-ci.

En effet, à mesure que la quantité du liquide épanché augmente peu à peu, et lorsqu'elle atteint environ 400 grammes (RACLE) *la matité augmente d'étendue, et*, suivant la plupart des auteurs, *délimite une surface triangulaire à base inférieure et à sommet supérieur tronqué*. Cette comparaison n'est pas rigoureusement exacte, et Sibson ainsi que Potain ont précisé avec netteté l'étendue et la forme de cette zone de matité. Nous empruntons à notre regretté maître la description qu'il a donnée de ce signe important, et que l'on comprendra mieux en se reportant à la technique générale de la percussion pour la délimitation du volume du cœur à l'état normal, exposée dans la première partie de ce livre.

Dès que le liquide s'accumule dans le péricarde, la percussion dénote :

1° Une *augmentation* progressive *de la matité totale du cœur* dans son ensemble.

En bas, la *ligne inférieure de matité s'abaisse* sensiblement *au-dessous de la limite où* l'on perçoit les *faibles battements de la pointe*. Elle est quelquefois difficile à distinguer de la ligne de matité de la face supérieure du foie, et c'est seulement le déplacement de la ligne oblique, qui, *à gauche*, délimite normalement le bord gauche du cœur, qui montre tout le développement que peut prendre la matité. *Cette ligne*, dans les épanchements un peu considérables, *se déplace parallèlement à elle-même et se reporte en haut* et plus *en dehors vers l'aisselle gauche;* la limite supérieure de matité peut remonter ainsi jusqu'au voisinage de la fourchette du sternum.

Vers le tiers supérieur de cette ligne oblique, la percussion dénote une *incurvation* à *convexité interne*, ou plus nettement une sorte d'encoche (*encoche* de Sibson), due au refoulement des lames pulmonaires par l'épanchement; elle rejoint en bas la ligne inférieure de matité, en décrivant un angle mousse et arrondi. De cet ensemble la surface totale de matité prend une *forme* toute particulière qui rappelle celle d'une *brioche* (*matité en brioche;* Potain) (*fig.* 56). D'après Sibson, qui a pratiqué des injections sur le cadavre, cette surface ainsi figurée correspondrait à des épanchements de 420 à 460 grammes environ.

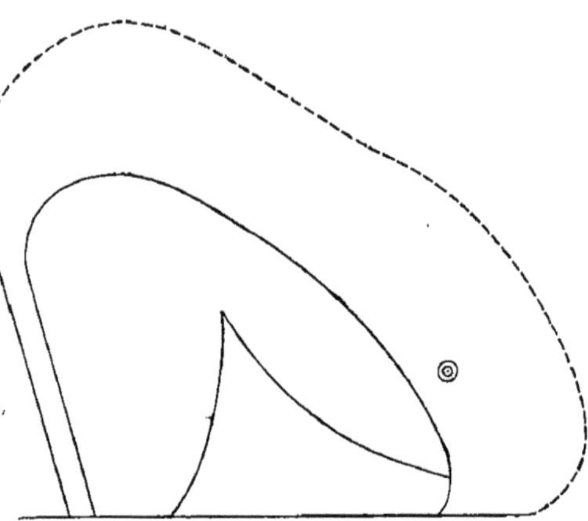

Fig. 56. — Matité en brioche (Potain).

2° La percussion dénote encore une *augmentation* très manifeste *de la surface de matité absolue* (petite matité), qui correspond à la partie découverte du cœur.

Elle revêt une configuration presque identique à celle de la zone de matité totale (grande matité), c'est-à-dire que l'encoche se trouve figurée exactement sur elle, comme elle l'est sur la ligne oblique supérieure de la grande matité. Enfin, d'après Maragliano, dans les épanchements du péricarde, le diamètre transverse de la matité cardiaque subit une diminution notable quand le malade passe du décubitus dorsal à la position assise.

Ces caractères ont une grande importance pour le diagnostic de la péricardite avec épanchement; cependant on se rappellera que les changements d'attitude du malade, que des adhérences entre les feuillets péricardiques, de même que l'augmentation ou la résorption progressives du liquide, modifient sensiblement l'étendue et la forme de la zone de matité, qui peuvent varier d'un jour à l'autre, ainsi que Bouillaud l'avait déjà indiqué. D'autre part la « matité en brioche » ne serait pas pathognomonique de la péricardite avec épanchement, selon Cassaët[1]

1. Cassaët, *Congr. méd. int.*, juillet-août, Lille, 1899.

(de Bordeaux), qui l'aurait rencontrée au cours d'une pleurésie gauche avec congestion pulmonaire. Il l'attribue à un double chevauchement, en sens inverse, du cœur dilaté et du poumon gauche, dont le bord antérieur, seul indemne, s'était notablement développé par compensation.

3° La *radioscopie* montre une augmentation considérable de l'ombre de projection du cœur.

4° L'*auscultation* permet de constater la *disparition du bruit de frottement*, perçu encore quelques jours auparavant; elle relève en outre l'*assourdissement* progressif *des bruits normaux* du cœur, qui ne parviennent plus à l'oreille que très affaiblis, à la façon de bruits lointains. Quelques auteurs ont signalé la présence d'un bruit de *souffle* qu'ils attribuent à la compression des gros vaisseaux de la base par l'épanchement; cette pathogénie est discutable, et s'il existe, ce souffle tient souvent à la coexistence d'une endocardite.

D'autres auteurs ont noté des signes importants produits chez les *enfants*, par la *compression* opérée par *un épanchement péricardique sur la bronche et le poumon du côté gauche*. Pins[1] (de Vienne), Perret et Devic[2], Marfan (1893), ont montré en effet que, dans certains cas, on perçoit *à la base du poumon gauche* des *signes pleuro-pulmonaires* fort nets. Ce sont de la matité, du souffle et de la broncho-égophonie, augmentant ou diminuant d'intensité en même temps que l'épanchement péricardique subit la même marche. Ces signes disparaissent, ainsi que l'a montré Pins quand on assoit le petit malade ou mieux si on lui fait prendre la *position genu-pectorale;* dans ce cas, en effet, le cœur et l'épanchement sont reportés en avant et la compression pulmonaire disparaît (*signe* de Pins). Ces signes se rencontreraient de préférence chez les jeunes enfants dont le thorax étroit, aplati, ne permet pas au poumon de fuir devant l'épanchement. Ces *signes de pseudo-pleurésie* déjà signalés par Barth et Roger, qu'on trouve peut-être aussi chez certains adultes ou adolescents, sont intéressants à connaître, car, dans certains cas, ils étaient si marqués qu'une thoracentèse a été pratiquée inutilement en arrière, alors que la péricardite causale a passé inaperçue (Labric); il en fut de même chez un enfant de dix-huit mois observé par Ahsby[3]. Cependant, inversement, la présence du signe de Pins fit penser à l'existence d'une péricardite avec épanchement, alors qu'il s'agissait d'un épanchement pleural (Aubertin[4]).

Dans les cas d'*épanchement péricardique enkysté rétro-cardiaque*, le choc de la pointe du cœur et les bruits normaux continuent à être nettement perçus, en sorte que le diagnostic reste longtemps méconnu, si l'*examen radioscopique* n'est point pratiqué.

Dans quelques cas, la compression sur le poumon donne lieu à des accidents très caractérisés : Friedreich cite le fait emprunté à Zehetmayer, d'un jeune garçon atteint d'un vaste épanchement péricardique, qui ne pou-

1. Pins, *Wien. Med. Wochenschr.*, 1889.
2. Perret et Devic, *Prov. méd.*, 22 juin 1889.
3. Ahsby, *Lancet*, 1884.
4. Aubertin, *Arch. gén. de méd.*, 29 septembre 1903.

vait respirer qu'appuyé « sur les mains et sur les pieds ». Graves, chez un enfant d'une dizaine d'années, constata que le poumon gauche était comprimé d'une façon telle, par un épanchement du péricarde, que le sommet formait dans la fosse sus-claviculaire une saillie notable, sonore et élastique. Weill[1] a montré que, dans ces cas, le diagnostic pourrait s'établir en recherchant la pointe du cœur, le malade étant dans la position genu-pectorale. Si la pointe est déviée à gauche et en dehors, on diagnostiquera un épanchement péricardique; si la déviation se fait à droite, il s'agit d'un épanchement pleurétique.

Dans d'autres circonstances, on perçoit dans la région thoracique postérieure des signes de pleurésie rythmés par le cœur, systoliques, présystoliques dus sans doute à la compression du poumon par le cœur hypertrophié (Klippel et Lhermitte[2]).

Pouls. — Pendant *longtemps*, le pouls conserve des *caractères* à peu près *normaux*, mais dès que l'épanchement comprime un peu fortement les cavités cardiaques, il devient *petit*, *inégal* et souvent *irrégulier*. La petitesse du pouls s'explique aisément par le faible apport du sang dans les ventricules, conséquence de la compression des oreillettes par le liquide. Toutefois ces caractères peuvent encore se rencontrer plus ou moins sans que l'épanchement soit très abondant, ils sont alors l'indice d'une altération plus ou moins profonde du myocarde. Dans d'autres circonstances, on rencontre le *pouls paradoxal* de Kussmaul : il diminue considérablement d'amplitude à chaque inspiration, pour reprendre son caractère normal à l'expiration suivante; durant ces variations, le cœur ne subit aucune modification dans l'amplitude de ses battements. Ce signe n'indique donc pas forcément l'existence d'une médiastinito-péricardite, ainsi qu'on l'a dit souvent; puisque Traube, Riégel et d'autres l'ont rencontré dans la péricardite avec épanchement; il est surtout l'indice de l'affaissement du myocarde.

Enfin, on peut relever encore comme une conséquence de la compression exercée sur les oreillettes, la *turgescence des jugulaires*, et quelquefois le *pouls veineux faux*.

*Evolution de la péricardite avec épanchement.* — Dans les *cas graves*, l'abondance extrême de l'épanchement est suivie de dypsnée extrême, avec crises paroxystiques par stase pulmonaire et gêne dans les fonctions de l'hématose; les *lipothymies*, la *syncope* ont été notées encore. Le mauvais état du myocarde peut engendrer une *dilatation aiguë* du cœur, même avec insuffisance tricuspidienne fonctionnelle. Dans les *cas subaigus*, l'insuffisance du myocarde est suivie quelquefois d'accidents d'*asystolie* avec œdème, cyanose, congestions viscérales, etc. Dans les *cas favorables*, et au bout d'un temps variable, la péricardite évolue vers la *guérison* ou passe à l'*état chronique*.

Lorsque la maladie marche vers la *guérison*, la fièvre tombe au bout de quelques jours, et en même temps les troubles fonctionnels

1. Weill, « Traité clin. des mal. du cœur chez les enfants », 1895, p. 74.
2. Klippel et Lhermitte, *Arch. gén. de méd.*, 25 août 1903.

s'amendent notablement : la dyspnée, la douleur disparaissent progressivement ; en même temps la voussure précordiale cesse d'exister. Peu à peu les bruits du cœur réapparaissent avec netteté, et bientôt aussi on note des *frottements de retour* plus ou moins rudes qui peuvent persister très longtemps après la guérison de la péricardite.

Quand la péricardite passe à *l'état chronique*, l'épanchement reste stationnaire, ou ne se résorbe qu'avec une certaine lenteur et souvent après une série de poussées subaiguës. Peu à peu des adhérences partielles ou très étendues se produisent entre les feuillets du péricarde et donnent lieu à des frottements plus ou moins rudes ; dans d'autres cas, les adhérences ne se manifestent par aucun signe d'auscultation. On peut encore observer des troubles fonctionnels graves, lorsque, par suite de la généralisation des adhérences et de l'affaiblissement du myocarde sous-jacent, la péricardite chronique aboutit à la *symphyse cardiaque*.

Formes cliniques de la péricardite aiguë. — Déjà nous avons dit qu'au point de vue *anatomo-pathologique*, on distingue une péricardite *sèche*, *séro-fibrineuse*, *hémorragique* et *purulente*. On a voulu de même, au nom de la *clinique*, établir plusieurs variétés ou *formes* de la maladie. Quoique ces distinctions soient nécessairement un peu artificielles, il nous faut les signaler cependant à l'exemple des auteurs classiques.

*a.* Une des plus anciennement décrites est la *forme hydrophobique* (Gendrin). Elle est caractérisée par une vive dyspnée et une dysphagie extrême, siégeant à la fois au pharynx et à l'œsophage, et ramenée sous forme d'accès spasmodiques à chaque mouvement de déglutition. Cette dysphagie est parfois si manifeste qu'on a dû, dans certains cas, établir le diagnostic différentiel avec l'hydrophobie rabique. D'après Bourceret[1] qui a étudié cette forme clinique, ces accidents se rattacheraient à une inflammation du nerf phrénique et à une pleuro-médiastinite concomitantes à la péricardite.

*b.* La *forme* dite *typhoïde* (faits de Blache) est caractérisée surtout par un état d'adynamie extrême qui l'a fait confondre avec une dothiénentérie véritable ; d'ailleurs cette forme semble mal établie, et pour quelques faits, tout au moins, il s'agissait simplement d'une péricardite dans le cours d'une fièvre typhoïde.

*c.* Il faut signaler encore une forme de la plus haute gravité qui peut se rencontrer dans des cas même où l'épanchement est peu abondant : c'est la *forme paralytique* (Jaccoud), dans laquelle on note, et cela dès la première semaine, des *signes de défaillance du cœur :* les battements deviennent faibles, irréguliers, le premier bruit du cœur est sourd, effacé, le pouls est inégal, à peine perceptible. La marche de cette forme grave est très rapide, et la mort survient généralement à la suite de phénomènes syncopaux. Ces *accidents* sont *imputables* à *une myocardite* sous-jacente à la séreuse malade, ou contemporaine de la péricardite et née sous la même influence.

1. Bourceret, *Th.* Paris, 1879.

*d*. A côté de ces formes franchement aiguës, il y a lieu maintenant de signaler les *péricardites latentes* si bien étudiées par E. Leudet [1] et revues plus tard par Letulle[2]. D'après le premier de ces auteurs, le *caractère latent* se retrouve *dans un grand nombre de péricardites secondaires*. Elles sont souvent sèches, ne donnent lieu le plus souvent à aucune douleur ni à aucune gêne respiratoire appréciables; la fièvre est nulle ou à peine accusée; enfin beaucoup d'entre elles ne sont trouvées qu'à l'autopsie.

Chez les *enfants* et les *vieillards*, la péricardite revêt souvent ce caractère latent, ou ne se manifeste que par des signes peu caractéristiques qui se perdent dans la symptomatologie de la maladie causale : rhumatisme articulaire aigu, pneumonie, etc. Chez l'enfant, la péricardite secondaire passe très souvent inaperçue; elle serait une trouvaille d'autopsie dans la proportion de 1 sur 2 (WEILL); chez les tout jeunes enfants, elle affecte le plus souvent *la forme purulente*.

**Marche et terminaisons.** — Lorsque la péricardite est sèche et peu étendue, elle peut se terminer rapidement en quelques jours.

Lorsqu'il s'agit d'une péricardite avec épanchement et que la maladie marche vers la *guérison*, on note une amélioration progressive dans les troubles fonctionnels, la fièvre tombe et peu à peu réapparaissent des frottements de retour parfois de haut en bas, en même temps que les bruits du cœur reprennent insensiblement leur netteté. Dans les cas moyens, la disparition du liquide ne s'obtient pas avant 15 à 25 jours, et quelquefois même beaucoup plus tard. Quoi qu'il en soit, la *guérison* peut être *complète* ou *incomplète*, et dans ce dernier cas, elle est due à des altérations persistantes du myocarde, ou encore à des adhérences plus ou moins nombreuses entre les deux feuillets de la séreuse.

Dans les cas graves, la *mort* peut survenir très rapidement : 24, 36 heures après le début; c'est ce qu'on observe surtout dans la *forme* dite *scorbutique* de Kyber; dans d'autres cas, la mort survient par *syncope*, par *asphyxie*, par *altération* profonde *du myocarde*, ou encore à la suite de *complications* diverses.

Enfin la maladie peut s'acheminer lentement vers *l'état chronique*, et dans ce dernier cas sa durée est pour ainsi dire indéfinie.

**Complications.** — La péricardite peut se compliquer d'un assez grand nombre d'affections qui modifient sensiblement le pronostic. Les plus importantes sont celles qui portent sur le cœur lui-même, ce sont l'*endocardite*, la *myocardite* et l'*aortite*, puis la *pleurésie*, la *pneumonie*, et aussi le *rhumatisme articulaire aigu* qui apparaît quelquefois après que la péricardite était déjà très manifeste.

*a*. De toutes ces complications, l'*endocardite* est la plus fréquente : sur 161 faits de cardiopathie rhumatismale réunis par Sibson, il y

1. E. LEUDET, *Arch. gén. de médecine*, 1862.
2. LETULLE, *Gaz. méd. de Paris*, 1879.

avait 54 cas d'endopéricardite, soit 34 0/0 des faits observés. Chez les enfants nous avons vu que l'association de l'endopéricardite est des plus fréquentes, et même serait la règle, suivant certains auteurs. Le plus fréquemment, il est vrai, le travail morbide semble débuter par l'endocarde pour se propager ensuite au péricarde; souvent aussi ce dernier est pris d'emblée avec l'endocarde sous l'influence de la même cause : rhumatisme, maladies infectieuses. Lorsque l'endocardite ne fait que débuter, le diagnostic en est pour ainsi dire impossible, car le signe qui la révèle consiste dans une *atténuation très marquée des bruits normaux du cœur* qui présentent un timbre amorti, étouffé, pour ainsi dire; or ce signe peut être *rattaché également à un épanchement péricardique ;* ce n'est en somme que lorsque l'endocardite, parvenue à un stade d'évolution plus avancé, se manifeste par un *bruit de souffle* organique localisé à un des quatre orifices du cœur, que la péricardite peut être regardée comme sûrement compliquée d'endocardite ou associée avec elle. Le pronostic de cette association est en général sévère, car si la péricardite peut se résorber et se guérir complètement, l'endocardite au contraire tend à s'organiser.

*b.* La *myocardite* est une complication sérieuse lorsqu'elle est définitivement constituée : on voit alors le cœur s'affaiblir peu à peu, les *bruits deviennent sourds*, à peine perceptibles, le *choc de la pointe est nul*, le *pouls misérable*, souvent arythmique ; on observe de l'angoisse précordiale, des palpitations, des *défaillances*, des *tendances syncopales*, etc. La mort peut survenir ainsi ou par rupture du cœur.

*c.* L'*aortite*, beaucoup plus rare, et d'un diagnostic difficile, se caractérise par des *crises douloureuses*, des brûlures, des pincements de la *région rétro-sternale* avec irradiations vers l'épaule gauche, suivis de palpitations, de vive dyspnée, etc.; plus tard on note à l'auscultation que le bruit diastolique est sourd, étouffé d'abord, puis fort et éclatant à une période plus éloignée.

*d.* Les *complications pleuro-pulmonaires* sont quelquefois si intenses que la péricardite peut passer inaperçue ; l'auscultation attentive et répétée mettra à l'abri d'une semblable omission. Nous avons indiqué déjà la valeur du signe de Pins dans les manifestations pseudo-pleurétiques.

La pleurésie est fréquente chez les enfants, et il est des cas où la plèvre est atteinte en premier et le péricarde consécutivement (Hutinel).

**Diagnostic.** — On ne doit pas oublier que la péricardite est souvent très *fruste*, et que ses signes propres sont fréquemment perdus au milieu de l'ensemble symptomatique des maladies qui la compliquent (Corvisart) ou qui l'ont engendrée : le rhumatisme articulaire, par exemple ; d'où la nécessité absolue pour le médecin d'ausculter régulièrement le cœur des rhumatisants. On ne peut trop répéter que le *diagnostic* de la péricardite est *souvent* très *difficile*, et ne trouve qu'un appui médiocre dans les troubles fonctionnels présentés par le malade, car ils n'ont rien de caractéristique, et peuvent se rencontrer dans la plupart des cardiopathies et même dans quelques affections des voies respiratoires ; au contraire les signes physiques ont une valeur diagnostique incontestable. On ne saurait donc partager l'opinion de Laënnec et de Duroziez qui se déclaraient incapables de diagnostiquer un épanchement du péricarde.

Le *diagnostic* de l'affection *doit être établi* à ses deux *stades différents*, stade avec exsudat, stade avec épanchement.

A. *Dans la péricardite sèche*, le signe capital est le *frottement ;* celui-ci, nous l'avons vu précédemment, est un bruit sec, inégal, superficiel, donnant la sensation de deux corps rugueux froissés l'un contre l'autre dans un mouvement de va-et-vient ; il siège, le plus souvent, à la base du cœur, surtout au niveau de l'artère pulmonaire, ou dans la partie moyenne du cœur ; il ne se propage pas, « il meurt sur place ». Enfin ce bruit, qui augmente sensiblement d'intensité quand le malade passe du décubitus dorsal dans la position assise ou dans la station debout, n'a pas de rapport étroit avec les temps de la révolution cardiaque, il est « autour des bruits du cœur » et le plus souvent méso-systolique ou méso-diastolique. Ces caractères si nets le font distinguer des bruits de souffle, de nature organique ou d'origine cardio-pulmonaire qu'on peut entendre au niveau de la région précordiale.

*a.* Les *souffles cardio-pulmonaires*, en effet, sont le plus souvent des bruits soufflants doux, voilés, un peu aspiratifs, siégeant habituellement dans la région préventriculaire gauche, ou encore un peu au-dessus de la pointe du cœur; leur tonalité est moyenne, et de même que le frottement péricardique, leur propagation est faible ou nulle et leur moment est presque toujours méso-systolique. Mais, outre que leur timbre est différent de celui du frottement péricardique, ils se distinguent encore de ce dernier en ce que leur maximum d'intensité se perçoit dans le décubitus dorsal, et au contraire qu'ils s'atténuent considérablement et même peuvent disparaître dans la station assise. De plus, si le frottement péricardique subit de notables modifications souvent d'un jour à l'autre, les souffles cardio-pulmonaires présentent une mutabilité bien autrement caractéristique; ils changent de siège, de rythme et de timbre quelquefois pendant la durée du même examen; enfin ils ne s'accompagnent d'aucun trouble fonctionnel et s'observent dans l'état de santé parfaite ; leur valeur pathologique est nulle.

*b.* Les *souffles endocardiques* peuvent être doux, filés, aspiratifs, ou rudes et râpeux; mais le timbre seul ne suffirait pas à les différencier des frottements péricardiques; d'autres signes ont une valeur diagnostique bien autrement importante.

Les souffles organiques siègent toujours au niveau d'un des quatre orifices du cœur, et de préférence à la pointe même du cœur ou au niveau de l'orifice aortique; ces bruits se propagent nettement suivant des directions déterminées et invariables : ceux de la base vers la clavicule droite et les vaisseaux du cou, ceux de la pointe vers l'aisselle gauche et la région dorsale. Ces souffles qui, au point de vue du rythme, correspondent rigoureusement à la systole, à la diastole, ou à la présystole, ne se modifient pas sensiblement suivant le changement d'attitude du malade. Enfin, lorsqu'au niveau d'un orifice, par exemple celui de l'aorte, il existe deux bruits de souffle, ceux-ci pourraient à la rigueur simuler le va-et-vient du frottement péricardique, mais celui-ci présente un timbre uniforme dans chacune de ses deux parties, alors que, dans le cas de double souffle, chaque bruit offre un timbre différent.

*c.* Lorsque ce premier travail d'élimination est terminé et que le diagnostic a établi qu'il s'agit non d'un souffle, mais d'un frottement, on peut encore hésiter sur sa nature et se demander si l'on se trouve en face d'un *frottement péricardique* ou d'un *frottement pleural.* Dans un bon nombre de cas, celui-ci est lié aux mouvements respiratoires; il suffit alors de faire suspendre la respiration pour voir disparaître le frottement pleural. Mais il n'en est pas toujours ainsi, et ce bruit est quelquefois rythmé par les battements du cœur, lorsqu'il est dû à une pleurite médiastino-costale; il se perçoit alors au niveau du bord du ventricule gauche et est surtout manifeste dans les grandes expirations, mais n'augmente pas comme le frottement péricardique, si le malade se penche en avant (POTAIN, CHOYAU). Enfin, au dire de Maurice Raynaud, si l'on fait pratiquer une inspiration forcée, le frottement pleural se suspend alors que, au contraire, le frottement péricardique s'accentue pendant ce temps de la respiration.

*d.* Dans les cas assez fréquents d'*association du frottement avec un souffle endocardique*, le diagnostic est plus délicat, et ce n'est que par l'examen attentif des signes d'auscultation, de leur siège, de leur timbre différent ainsi que de leur propagation, nulle pour l'un des bruits, très manifeste chez l'autre, que l'on arrive au diagnostic exact.

B. Le *diagnostic de l'épanchement péricardique* soulève parfois de très réelles difficultés. Lorsqu'il y a du *liquide en petite quantité*, on peut encore constater le frottement en certaines zones de la région précordiale, mais il disparaît dès que l'épanchement est un peu abondant; dès lors le meilleur signe qui caractérise la présence de celui-ci : consiste dans la délimitation de la *matité en forme de brioche* avec l'*encoche* de Sibson, et aussi dans l'augmentation de la zone quadrangulaire qui répond à la partie découverte du cœur. Malgré tout, ces signes n'ont pas pour tous les auteurs une valeur absolue, et d'ailleurs, sont parfois mal caractérisés, il en résulte que l'épanchement péricardique a pu être confondu avec certaines cardiopathies, et notamment l'*hypertrophie* et la *dilatation du cœur*.

1° *Diagnostic différentiel.* — *a.* Dans l'*hypertrophie du cœur*, on constate parfois une légère voussure précordiale, la matité est augmentée mais conserve la forme triangulaire du cœur vu en projection; la pointe du cœur est abaissée, et reste sur la verticale qui passe par le mamelon gauche ou s'en éloigne de très peu en dehors. De plus, l'impulsion systolique est énergique, brusque et quelquefois perçue par le malade, qui sent le cœur s'ébranler violemment dans la poitrine; le pouls est fort et vibrant. Enfin, à l'auscultation, les bruits sont éclatants et prennent parfois un timbre métallique très accentué. On peut ajouter encore que l'hypertrophie du cœur, quand elle est nettement caractérisée, est le plus souvent symptomatique d'une *lésion aortique* dont on trouvera les signes à l'auscultation, ou encore d'une *néphrite interstitielle;* dans ce dernier cas, la constatation d'un bruit de galop du cœur gauche est la règle.

*b*. La *dilatation du cœur* ne s'accompagne pas de voussure : ici la *matité* du cœur est *allongée* dans le *sens transversal*, et la *pointe*, *peu abaissée*, *est rejetée* assez loin vers la gauche *en dehors du mamelon*. Le choc de la pointe est mou, diffus, mais perceptible, enfin les bruits du cœur sont sourds et le pouls radial faible; dans quelques cas, on perçoit aussi à l'auscultation un bruit de galop vrai. De plus, la dilatation du cœur s'observe principalement aux périodes avancées des *cardiopathies du cœur gauche*, elle s'accompagne alors généralement de *signes d'hyposystolie*, de congestion passive des viscères, d'un peu d'ascite, de rareté des urines, etc. Le diagnostic est cependant parfois fort difficile, et la dilatation a pu être confondue avec une péricardite avec épanchement, au point qu'on pénétra dans le cœur avec le trocart, croyant pénétrer dans le péricarde distendu. Quand, en dehors d'une cardiopathie initiale, ou d'une affection chronique broncho-pulmonaire, la dilatation du cœur porte de préférence sur les cavités droites elle est presque toujours liée à des *troubles* digestifs de l'*appareil gastro-hépatique*, suivant le mécanisme qui sera indiqué plus loin.

Lorsqu'il s'agit d'un *épanchement péricardique*, la voussure précordiale est manifeste surtout à la partie supérieure, le *choc de la pointe* est *faible*, et *situé* manifestement *au-dessus de la limite inférieure de la matité*, et les *bruits du cœur* sont *voilés* et comme lointains. De plus, les changements de position du malade modifient sensiblement les signes physiques. En effet, à moins que *le cœur* ne soit retenu par des adhérences à la paroi thoracique, il plonge dans le liquide et *occupe toujours les parties déclives*. Si le malade est debout, le cœur s'abaisse et, chassant le liquide de la partie inférieure du péricarde où il était accumulé, il le refoule en haut et latéralement, et augmente ainsi la zone d'étendue de la matité. Si le malade se penche en avant, le cœur se rapproche intimement de la paroi thoracique et peut faire réapparaître, en partie du moins, le bruit de frottement et le choc de la pointe. Ces diverses *modifications suivant les attitudes du malade* ne se retrouvent ni dans l'hypertrophie ni dans la dilatation du cœur.

On pourra recourir encore comme élément de diagnostic à la recherche du *réflexe cardiaque* d'Abrams qui sera étudié plus loin : on sait, qu'il repose sur ce fait qu'après avoir excité la région précordiale par une friction ou une percussion appropriées, on détermine une réduction de matité de l'aire cardiaque dans les cas de dilatation du cœur, alors que cette matité reste invariable s'il y a épanchement péricardique.

Malgré ces considérations, il faut reconnaître que le diagnostic de l'épanchement péricardique est toujours délicat, et ne sera formel que si, après avoir constaté d'abord la présence, puis la disparition du frottement, on note en même temps l'augmentation manifeste de la matité précordiale, l'effacement progressif du choc de la pointe et l'affaiblissement des bruits normaux du cœur.

*c.* Dans quelques circonstances, on a pu confondre, quoique plus rarement, un épanchement péricardique avec une *pleurésie gauche;* disons de suite que l'épanchement pleurétique gauche, outre les signes d'auscultation pulmonaire qui lui sont propres, se traduit par une voussure thoracique unilatérale très manifeste; elle se montre encore par des signes de refoulement du cœur vers la droite et par la disparition totale, ou tout au moins la diminution très appréciable de l'espace semi-lunaire de Traube ; enfin, quoique déplacés, les bruits du cœur conservent leur netteté physiologique et leur timbre habituel.

Nous avons montré précédemment que la péricardite avec épanchement peut donner naissance à des *signes pseudo-pleurétiques*, et rappelé le procédé de Pins pour établir le diagnostic différentiel. On remarquera cependant que ces signes de pseudo-pleurésie n'indiquent pas absolument un épanchement de liquide dans le péricarde. En effet, ils existaient nettement dans un cas de Marfan[1] où il y avait, avec un épanchement minime, hypertrophie du cœur avec présence de fausses membranes nombreuses et épaisses. La compression sur le poumon gauche était due non à la péricardite, mais au cœur très augmenté de volume.

Dans un autre cas[2] un épanchement péricardique considérable simula absolument une pleurésie gauche avec matité de l'espace de Traube; à l'autopsie on trouva deux litres de liquide dans le péricarde.

*d.* La confusion avec une *tumeur du médiastin* (néoplasmes, anévrysmes de l'aorte), n'est guère possible si l'on analyse avec soin les signes fournis par la percussion et l'auscultation, et si l'on recherche les phénomènes de compression sur les gros vaisseaux, qui ne peuvent manquer de se produire dans ces affections. Ils se manifestent par de la matité diffuse plus ou moins étendue dans le thorax, par des *douleurs intra-thoraciques* en forme *névralgique*, par un *développement* inaccoutumé des *veines thoraciques* superficielles, de l'œdème de la base du cou, et quelquefois de l'épaule, etc.; enfin, dans les cas d'anévrysme de l'aorte, on peut noter la présence d'une *tumeur pulsatile* agitée de battements indépendants de ceux du cœur, etc. Dans les cas douteux, *l'examen radioscopique* pourra rendre des services très appréciables.

2° Le diagnostic de péricardite avec épanchement étant posé, il faut ensuite établir *l'évaluation* probable *de la quantité de liquide épanché;* elle est très délicate. Cependant on pensera que l'épanchement est abondant, lorsque la voussure précordiale est très accusée; de même, lorsque l'étendue de la matité précordiale est considérable et que les bruits cardiaques sont effacés ou presque entièrement éteints, et qu'il existe des signes évidents de compression en arrière sur le poumon (bruit

1. MARFAN, *Bulletin Médical*, 1893.
2. MARTHI et MARTELLI, *Riforma medica*, 30 mai 1910.

skodique, respiration soufflante, vibrations thoraciques exagérées), par la distension du péricarde vers le médiastin postérieur. D'après Rendu, *l'œdème de la région précordiale* et l'existence du *pouls paradoxal* indiqueraient un épanchement péricardique abondant. La *position genu-pectorale* prise instinctivement par le malade serait encore en faveur de ce diagnostic.

3° Enfin le diagnostic de la *qualité de l'épanchement* se fera surtout *d'après* la *notion étiologique*, puis sur la *marche générale de la maladie*, sur la *courbe thermique*, etc. Mais ici la *cause première* de la péricardite joue le rôle prépondérant pour le diagnostic. C'est ainsi qu'on songera à la péricardite *hémorragique* aiguë, dans le cas d'une fièvre éruptive à forme hémorragique, ou dans ces faits décrits surtout en Russie de péricardite scorbutique. La péricardite hémorragique à forme chronique sera soupçonnée dans les cas de *tuberculose*, de *cancer*, et quelquefois dans le *brightisme*.

La péricardite à *épanchement purulent* appartient de préférence aux *maladies septiques :* à l'érysipèle, à l'infection puerpérale, aux fièvres éruptives, aux infections secondaires post-opératoires, et aussi quelquefois au mal de Bright.

La fièvre, les sueurs profuses, l'amaigrissement et la pâleur du malade feront penser encore à un épanchement de nature purulente; il serait encore très probable par la présence d'un abcès superficiel au niveau de la région précordiale.

**Pronostic.** — Corvisart, mettant à part les péricardites subaiguës dont le pronostic, dit-il, peut être favorable, pensait que les formes aiguës ou chroniques conduisent « à une mort rapide ou lente, mais presque toujours certaine ». Cette déclaration a été heureusement démentie par l'expérience, et l'on considère aujourd'hui la *péricardite aiguë* comme étant d'un *pronostic relativement favorable*, puisque, dans plus de la moitié des cas, la maladie est suivie de guérison; dans la statistique de Louis, en effet, on donne comme taux de guérison : 66 0/0 des cas ; celle de Bamberger, un peu moins bonne, accuse 58 0/0.

D'ailleurs, le *pronostic* est essentiellement *variable* suivant *l'âge*, *l'état général* du malade, ainsi que suivant *la forme*, *l'abondance* et *la nature* de l'épanchement.

*Dans l'enfance*, le *pronostic* de la péricardite est *très sévère*. Dans la première année, la mort serait toujours fatale (GENDRIN), et d'après Cadet de Gassicourt tous les enfants qui succombent dans le cours du rhumatisme meurent de péricardite, et cela dans la proportion de 6 sur 97, alors que, chez l'adulte, la mortalité est seulement de 3 à 4 0/0 (ERNEST BESNIER[1]).

L'état cachectique, l'alcoolisme, les affections septiques et les maladies infectieuses dans le cours desquelles la péricardite a éclaté, aggravent singulièrement le pronostic de cette affection. Au contraire la *péricardite* d'origine *rhumatismale*, sèche ou avec épanchement, est d'un *pro-*

1. ERNEST BESNIER, « Dict. encyclop. des scienc. médicales », t. IV, 3e série, 1877, p. 618.

*nostic favorable.* Les *péricardites hémorragique* et *purulente*, au contraire, comportent un *pronostic* bien autrement *grave;* la dernière surtout est le plus habituellement mortelle si on n'intervient pas largement.

En réalité, le *danger de la péricardite* résulte du *volume* plus ou moins considérable *de l'épanchement*, de sa *nature* et de *l'état du muscle sous-jacent.*

La grande abondance du liquide a pour conséquence une compression plus ou moins énergique sur le cœur et le poumon gauche.

Enfin, d'après la loi de Stokes, le myocarde sous-jacent au péricarde enflammé conserve rarement son état d'intégrité absolu; c'est à la myocardite ainsi créée qu'il faut rapporter le plus souvent les accidents graves de syncope, de collapsus cardiaque notés dans quelques observations.

**Traitement.** — A. *Péricardite sèche.* — Les indications thérapeutiques que réclame la péricardite, à cette période, sont assez nombreuses :

1° Dans le but d'*enrayer l'inflammation* du péricarde, on a conseillé, d'après Corvisart et Bouillaud, de recourir à la *saignée;* ce traitement qui a pu donner quelques résultats heureux dans certains cas déterminés, a été, pour la plupart des médecins, remplacé par l'emploi des *sangsues* ou mieux des *ventouses scarifiées* au niveau de la région précordiale, suivies plus tard, s'il y a lieu, de l'application plus ou moins répétée de *pointes de feu*, ou encore de *vésicatoires*, employés avec modération et avec toutes les précautions d'asepsie indispensables.

Le *froid* a été recommandé particulièrement par Bamberger et Friedreich, soit sous forme de *compresses d'eau froide* incessamment renouvelées, ou mieux de *sachets* ou de sac de *glace*, laissés en place durant 2 à 3 jours, suivant la recommandation de Gendrin.

L'usage des *préparations mercurielles* semble avoir donné quelques succès entre les mains de Hope et de Taylor; Stokes recommandait particulièrement le calomel; néanmoins cette médication n'a pas prévalu.

Jaccoud a proposé l'emploi du *tartre stibié :* le malade devra prendre au début même de l'affection, *deux* à *trois* doses de 0gr,30 à 0gr,40 d'émétique, administrées à un intervalle régulier de vingt-quatre heures, durant lesquelles on relève, en même temps, les forces du patient par des toniques et une alimentation réparatrice. Ce traitement, qui déprime trop le malade, n'est plus appliqué aujourd'hui.

Lorsque la péricardite est accompagnée d'accidents fébriles et surtout si le cœur semble fléchir, la *digitale* est indiquée : en même temps qu'elle relève l'énergie cardiaque, elle peut avoir aussi une influence antithermique appréciable. On aura recours soit à l'*infusion*, soit à la *macération* de feuilles de digitale, à la dose de 0gr,30 à 0gr,40 dans 120 grammes de véhicule, édulcoré avec un sirop diurétique ; le tout sera pris de préférence le matin, en trois fois et à doses décroissantes : 0gr,40 le premier jour, 0gr,30 le lendemain, 0gr,25 ou 0gr,20 le troisième jour, etc. Quelques auteurs recourent plutôt à la *teinture alcoolique* de *digitale* à 1/10 du Codex; il semble que les résultats soient plus certains avec la macération ou l'infusion de feuilles. Quelle que soit la forme prescrite, on ne devra pas continuer la médication au delà de quatre, cinq jours en moyenne, et encore devra-t-on en surveiller les effets pour éviter les accidents d'intolérance médicamenteuse. On préférera à ces préparations l'usage de la *digitaline cristallisée*, en *solution alcoolique au millième;* celle-ci toujours identique à elle-même, donnera les meilleurs résultats, et sera prescrite à la dose de *douze gouttes* par jour, soit *un quart de milligramme* durant trois à quatre jours consécutifs environ.

Les sels de *quinine* (le sulfate ou le chlorhydrate de préférence) à la dose de $0^{gr},50$ environ ou davantage ont été conseillés surtout à cause de leur action antipyrétique.

La *vératrine* a été proposée encore pour combattre la douleur et en même temps abaisser la température ; enfin Stokes a conseillé l'*acide cyanhydrique médicinal.* Ces médicaments ne sont pas employés, du moins dans notre pays et nous ne les citons que pour mémoire.

2° Le *fonctionnement du cœur est souvent troublé;* on peut observer d'abord des stades d'éréthisme et plus tard une période d'asthénie dont le pronostic est sévère. Contre le premier, c'est encore à la *digitale* qu'on devra recourir de préférence. Les nervins, les sédatifs, tels que les *bromures alcalins*, le *bromhydrate* ou le *valérianate d'ammoniaque*, pourront encore être très utiles.

L'asthénie, rare à cette époque de la maladie, réclame certains moyens thérapeutiques qui seront exposés plus loin.

3° La *douleur* locale au niveau de l'épigastre, est parfois vive et même angoissante. Contre ces accidents, le *salicylate de soude*, l'*aspirine* et l'*antipyrine* auront une action des plus favorables. Le premier de ces médicaments jouit encore d'une *action prophylactique* des complications cardiaques dans le cours du rhumatisme articulaire aigu : aussi devra-t-on toujours le mettre en œuvre lorsqu'il s'agit de *péricardite rhumatismale.* Dans ce but, on devra le prescrire dès le début même de la maladie, à dose élevée d'emblée chez l'adulte, 4 à 6 grammes, par prises fractionnées; le médicament ne devra jamais être supprimé brusquement, mais continué, à dose décroissante : moyenne puis petite, pendant une dizaine de jours après la disparition des douleurs. Dans d'autres cas, on a dû recourir à l'*opium* et surtout aux injections sous-cutanées de *chlorhydrate de morphine.* Sydenham et plus tard Gubler ont montré que l'opium produit une action stimulante sur le cœur, cet agent pourrait être conseillé contre la douleur, principalement dans les cas où le muscle cardiaque a conservé son énergie contractile ; toutefois quand le myocarde paraît fléchir, il sera préférable de s'en abstenir.

Les *révulsifs locaux* ont une grande importance dans le traitement de la douleur : les *ventouses scarifiées*, les *vésicatoires volants*, les *pointes de feu* sont les plus employés ; dans le cas où il s'agit d'une simple gêne douloureuse, le *stypage* au *chlorure de méthyle*, le *revêtement de la région précordiale avec de* l'ouate ou de la gaze enduites de *salicylate de méthyle*, et recouvertes de taffetas gommé ; les *badigeonnages iodés*, et même les *onctions* locales, après rubéfaction, avec les *liniments belladonés, chloroformés*, à l'*huile de jusquiame*, au *laudanum* pourront être suffisants.

4° La *dyspnée*, quelquefois très vive, sera calmée par l'*éther*, et mieux par les injections sous-cutanées de *chlorhydrate de morphine*, dont les propriétés eupnéiques sont bien connues.

5° L'*insomnie* sera combattue par le *chloral* (1 à 2 grammes pour commencer), le *sulfonal* (cachets de 0gr,50), le *trional* à la même dose, le *véronal* à la dose de 0gr,25, le *bromidia* (bromure de potassium, chloral, extraits de chanvre indien et de jusquiame) à la dose de 1 à 3 cuillers à café, etc.

6° Enfin, si les *signes d'affaiblissement du myocarde* sont menaçants, la *digitale* devra être prescrite sans tarder, complétée plus tard par la *caféine* et les *stimulants diffusibles* : l'acétate d'ammoniaque, la liqueur d'Hoffmann, le vin de Champagne.

La *caféine* sera donnée en cachets, en pilules, en solution aqueuse, en sirop, mais beaucoup mieux en injections sous-cutanées (0gr,25 à 1 gramme au plus). On évitera de pratiquer les injections à la tombée de la nuit, car la caféine produit parfois de l'insomnie et même de l'excitation cérébrale.

La *spartéine* est encore un bon tonique du cœur ; on la prescrit sous forme de *sulfate de spartéine* à la dose de 0gr,05 à 0gr,10 par jour, en solution aqueuse édulcorée, ou mieux en pilules, ou encore sous forme d'injections sous-cutanées.

Les *injections sous-cutanées* de *caféine*, d'*éther* sont employées fréquemment avec succès. Dans les cas graves, on pourra leur adjoindre encore celles d'*huile camphrée* et aussi de *sulfate de strychnine* (0gr,001), associée au *sulfate de spartéine* (0gr,05) ; enfin, dans les cas d'adynamie menaçante, les *injections* sous-cutanées de *sérum artificiel*, rendront les plus grands services.

7° Certaines indications thérapeutiques sont tirées de la *nature* de la péricardite. La péricardite *rhumatismale*, la plus fréquente de toutes, trouve dans le *salicylate de soude*, ainsi que nous l'avons dit déjà, l'agent curatif par excellence. Lorsque l'affection est *consécutive* à certaines *maladies infectieuses* : scarlatine, fièvre typhoïde, érysipèle, puerpérisme, le myocarde est toujours intéressé ; dès lors le traitement de la péricardite s'efface devant celui des myocardites infectieuses. Dans ce cas, les toniques généraux, l'alcool, le vin de champagne, les toniques du muscle cardiaque : *digitale, caféine, spartéine, strychnine* seront mis en jeu sans plus tarder. On y associera certaines préparations bactéricides d'argent colloïdal comme le *collargol* ou l'*électrargol*.

B. *Péricardite avec épanchement.* — *a.* **Traitement médical.** — Lorsque la maladie est entrée dans la seconde période et que l'épanchement péricardique est constitué, on doit recourir à l'application de *vésicatoires* volants, recouverts de poudre de camphre, en pratiquant rigoureusement l'antisepsie locale de la peau avant l'application de ces emplâtres vésicants, de même que dans le pansement quotidien.

A l'intérieur, on prescrira les purgatifs, les agents diurétiques et les ıdorifiques.

Les *purgatifs salins* (sulfate de soude, sulfate de magnésie, phoshate de soude, sel de Seignette, etc.) seront choisis de préférence ; uelques auteurs recommandent le calomel, à cause de sa double action urgative et diurétique.

Les agents *diurétiques* sont d'ordre variable :

Le plus souvent on aura simplement recours au *lait* et aux diuréques simples.

Le *lait* doit être prescrit à l'exclusion de tout autre aliment, si l'on eut obtenir le maximum d'effet diurétique : on le donnera à la ose de 2 à 3 litres par vingt-quatre heures, par prises fractionnées outes les heures et demie ou toutes les deux heures environ.

Le *lactose* ou sucre de lait, vivement recommandé par G. Sée, ne donne ouvent que des résultats douteux. La *scille* est employée seule ou concurmment avec la digitale ; on se souviendra que la plupart de ses prépaations sont irritantes et peuvent donner lieu à des nausées, à des vomisements, à de la diarrhée ; son emploi demande quelques précautions. 'est, en somme un médicament, peu employé aujourd'hui et bien inféeur à la théobromine.

La *théobromine*, dont l'action diurétique est très puissante, sera tout articulièrement conseillée ; quoique non toxique et généralement très ien supportée, elle produit quelquefois un peu d'excitation cérébrale ; n évitera de la prescrire dans la soirée, dans le cas où elle pourrait onner de l'insomnie.

Les *sudorifiques* recommandés par quelques auteurs sont généraleıent fort peu employés.

Cette médication complexe, sagement ordonnée, est souvent suffinte pour faciliter la résorption de l'épanchement péricardique surtout '*origine rhumatismale* et d'abondance moyenne ; il arrive quelquefois éanmoins que l'épanchement augmente, distende peu à peu le sac périırdique et s'accompagne d'affaiblissement cardiaque avec menace imminte de suffocation : cyanose, dyspnée, pouls petit, irrégulier, défailnces, lipothymies, etc. ; c'est alors qu'il faut recourir sans plus tarder la *ponction du péricarde*.

*b.* **Paracentèse du péricarde.** — Cette opération proposée par ioland (1648), puis par Sénac (1794) et discutée théoriquement par Van wieten et par Corvisart, fut tentée pour la première fois par Desault ı 1798. Plus tard elle fut renouvelée avec des succès variables par un ısez grand nombre d'auteurs : on cite surtout une opération pratiquée par chuh (1840) (celle-ci après une erreur de diagnostic, une tumeur du édiastin ayant été prise pour un épanchement péricardique), puis les ıs opérés par Jowet, Schönberg, Kyber, Romero, Rosenstein (chez un ıfant de dix ans), Jobert (de Lamballe), Aran, Trousseau, Henri oger, Parker, Davidson, Kœrte (chez une fillette de sept ans), idd, etc. Les observations dépassent aujourd'hui la centaine.

1° Indications de la paracentèse. — Elles ont été résumées brièvement par Henri Roger : « Grandeur de l'épanchement, urgence d'accidents qui menacent la vie, telles doivent être pour l'opérateur les deux conditions décisives. »

La première condition : l'abondance de l'épanchement, est souvent fort délicate à établir; c'est pourquoi l'urgence de l'opération repose moins sur les signes physiques que sur les troubles fonctionnels et sur l'état général du malade. On tiendra compte surtout des signes d'affaiblissement du myocarde : faiblesse extrême des contractions cardiaques, pouls petit, filiforme, arythmique, angoisse précordiale, tendance aux lipothymies, etc. ; de même, on sera vivement frappé de la dyspnée extrême du patient, de la bouffissure et de la cyanose de la face, enfin des menaces de suffocation imminente qui accompagnent le moindre mouvement dans le lit.

L'*utilité de la paracentèse* a été vivement discutée par plusieurs cliniciens anglais[1] : West dit qu'elle est rarement nécessaire dans la péricardite rhumatismale où la résorption se fait généralement toute seule, Lees est du même avis, Parkinson, Morison déclarent que si l'évacuation est nécessaire, il est préférable de s'adresser de suite au traitement chirurgical plutôt que de courir les risques d'une paracentèse. Celle-ci cependant dans des cas graves, peut s'imposer comme opération d'urgence.

Lorsque l'épanchement, même sans être très considérable, s'accompagne d'un état général mauvais, par de la fièvre avec grandes oscillations par des sueurs profuses, des frissons, une teinte plombée de la peau, un amaigrissement progressif et les signes habituels de la fièvre hectique, on doit craindre la transformation purulente de l'épanchement : dans ce cas, la paracentèse est encore indiquée.

2° Technique opératoire. — Avant tout, une ponction exploratrice avec la seringue de Pravaz rendue aseptique établira d'abord le diagnostic.

Le malade sera ensuite soulevé légèrement sur le lit et appuyé sur des oreillers; puis on s'occupera de suite de *déterminer l'espace intercostal* dans lequel va être pratiquée la ponction. Sur ce point particulier, il existe de *grandes divergences* entre les auteurs, et le lieu de la ponction a varié ainsi suivant les opérateurs, depuis le troisième espace intercostal jusqu'au huitième. Après Steavenson, Löbel, Mader et d'autres, qui ponctionnaient dans le *troisième espace*, la plupart des auteurs, suivant les indications de Trousseau et de Jobert (de Lamballe), ont choisi le *quatrième* ou le *cinquième espace ;* Béhier, Maurice Raynaud, Dieulafoy[2] partagent cette manière de voir. Henri Roger acceptait cette localisation, et ajoutait que la ponction doit être faite à 3 ou 4 centimètres environ du sternum[3]; car, en piquant la paroi trop près de cet os, on s'expose à blesser l'artère mammaire interne; en piquant trop loin, à toucher le cœur.

1. *Royal Societ. of medicine*, London, février et mars 1910.
2. Dieulafoy, *Soc. méd. des hôp.*, Paris, 1868, et *Acad. de méd.*, 1875.
3. Henri Roger, *Soc. méd. des hôp.*, 1868, et *Acad. de méd.*, 1875.

A 4 centimètres du sternum, au contraire, on tombe sur une sorte de région neutre, où la plèvre est assez éloignée du péricarde pour n'être pas blessée, et où, la distension de la séreuse aidant, on a grande chance d'atteindre la collection liquide. En vertu de cette remarque, *la plupart des auteurs ponctionnent, à gauche du sternum*, dans le *quatrième* ou le *cinquième espace* (ce dernier de préférence, car il est plus proche de la pointe du cœur), *à une distance de 4 à 6 centimètres en dehors du rebord de cet os.*

Cependant, en opérant suivant ces règles précises et en choisissant le lieu d'élection classique, on n'est point à l'abri de tout danger. Le ventricule droit, en effet, est en rapport avec la paroi thoracique à ce niveau, et pour peu que le liquide péricardique ne soit pas largement interposé entre le cœur et l'espace intercostal, on peut blesser le cœur avec le trocart. Pareil accident est arrivé à Bouchut, à Barlow, à Baizeau, à Henri Roger et à quelques autres.

C'est pourquoi Rendu [1], s'inspirant des considérations précédentes, a établi qu'on ne pouvait suivre une règle unique pour tous les cas. Il remarque que le liquide de l'épanchement s'accumule toujours à la base du péricarde, vers la région diaphragmatique. L'abaissement de la sonorité gastrique est le meilleur indice des progrès de la collection liquide. Or, dans ce mouvement d'abaissement du diaphragme, il n'est nullement probable que la pointe du cœur continue forcément à reposer sur la face convexe du trèfle aponévrotique, puisque l'organe est retenu en haut par le faisceau des gros vaisseaux : aorte et artère pulmonaire. Le *cœur est* certainement *refoulé en haut et en arrière*, et pour peu que la voûte du diaphragme s'abaisse, il reste entre la pointe du cœur et la cloison diaphragmatique un espace appréciable. En ce point, une ponction sera suivie de succès et exempte de danger, parce que c'est là que le liquide s'amasse en plus grande quantité, et qu'en rasant la limite supérieure du diaphragme, on est sûr de ne pas blesser le ventricule.

Donc, toutes les fois qu'on pourra constater, pendant plusieurs jours, l'abaissement progressif du diaphragme avec des signes certains d'épanchement péricardique, *on atteindra sûrement la collection liquide, en ponctionnant du côté gauche à 1 centimètre environ au-dessus de la limite inférieure de la matité; tantôt ce sera dans le sixième, tantôt dans le septième espace intercostal qu'on opérera*, même dans le huitième, comme dans un cas particulier de Potain, *en dehors de la ligne mamelonnaire.* En agissant ainsi, on risque tout au plus de blesser le feuillet de réflexion de la plèvre ou encore une lame mince de poumon, ce qui n'a aucune gravité.

Dans quelques cas exceptionnels de grand épanchement la ponction a pu être pratiquée sur le bord droit du sternum (Wilson).

3° Opération. — Après les précautions habituelles les plus minutieuses d'asepsie de la peau au niveau du champ opératoire, ainsi que celle des

1. Rendu, *Soc. méd. des hôp.*, Paris, 1882, et *Clin. méd.*, t. II, 1890.

instruments et des mains de l'opérateur lui-même, on procède à l'opération proprement dite.

Dans les premières interventions telles que celles de Trousseau, d'Aran, de Roux, on incisait d'abord couche par couche avec le bistouri, avant d'enfoncer le trocart. Aujourd'hui, après avoir déterminé avec soin le lieu d'élection et anesthésié la peau chez les malades pusillanimes, avec l'appareil de Richardson, les pulvérisations de chlorure de méthyle, de chloréthyle, le stypage, la cocaïne; on doit, pour plus de sûreté, *faire d'abord une ponction exploratrice* avec la seringue de Pravaz; on prend ensuite le trocart le plus fin de l'appareil aspirateur de Potain, et non l'aiguille qui peut écorcher le cœur avec sa pointe, puis on pénètre dans le thorax, par un *coup droit d'avant en arrière,* car en ponctionnant trop obliquement, on s'expose à glisser sur le péricarde épaissi qui fuit devant l'instrument, et, par suite, à faire une ponction sèche, comme dans des faits de Trousseau, d'Aran, de Henri Roger, par exemple. *On pénétrera avec une grande lenteur*, et si par hasard on touchait le cœur, on sentirait immédiatement les battements communiqués à l'instrument : on s'arrêterait alors et on pourrait en être quitte pour une simple piqûre au cœur, sans importance grave, le plus souvent.

Quand l'opération est terminée, et le liquide évacué, l'instrument peut toucher le cœur, on sent alors des battements rythmiques; *pour éviter* d'irriter ou *de blesser le cœur, on fait* alors *basculer le trocart de façon à lui donner une position parallèle au ventricule* (Dieulafoy). Dès que tout est terminé, on applique localement un léger pansement antiseptique.

Quelques auteurs, comme C. Paul, sont d'avis de ne point recourir aux appareils aspirateurs, qui détermineraient une symphyse cardiaque après que la majeure partie du liquide a été évacuée. Ce médecin propose de laisser la canule en place pendant une heure environ, de façon à laisser s'écouler très lentement le liquide, retenu d'ailleurs le plus souvent par des adhérences et des brides. En outre, en ne pratiquant pas l'aspiration, on verrait le liquide sortir, d'abord en jets saccadés correspondant au pouls, puis en bavant, ce qui établirait qu'on a bien pénétré dans le péricarde et non dans la plèvre. Au contraire, si l'on ponctionnait un hydrothorax, le jet serait d'abord continu, puis intermittent, avec saccades rythmées par les mouvements respiratoires.

Ces raisons ne manquent point de valeur, mais il paraît préférable d'employer l'aspiration, lentement et méthodiquement conduite, et avec les précautions antiseptiques d'usage.

En général, l'évacuation du liquide se fait facilement; dans quelques cas cependant, le liquide cesse brusquement de couler, on est alors obligé de déboucher plusieurs fois la canule du trocart avec un mandrin pour la débarrasser des flocons fibrineux qui l'obturent.

Après l'évacuation de l'épanchement, le malade éprouve un soulagement rapide; malheureusement le liquide peut se reproduire quelques jours après, et plusieurs ponctions successives deviennent nécessaires. C'est ainsi que, dans un cas de péricardite hémorragique, on dut faire quatre ponctions à un jour d'intervalle, puis les renouveler encore; au total, le malade fut ponctionné seize fois ; la mort survint un mois après la dernière opération, et on trouva à l'autopsie une symphyse cardiaque (Churton, 1891). Plus de quinze ans auparavant, Moore (1875) avait pratiqué six ponctions chez le même enfant. Pour éviter le retour de l'épanchement, Aran a conseillé autrefois de faire suivre l'évacuation d'une injection de *teinture d'iode iodurée*.

Delorme et Mignon [1] ont proposé un procédé nouveau de paracentèse du péricarde, dont la caractéristique consiste dans le décollement et la réclinaison du bord pleural gauche, recherché systématiquement derrière le sternum ; cette méthode aurait pour avantage d'éviter la ponction de la plèvre et la blessure de l'artère mammaire interne. La manœuvre est la suivante : après avoir pratiqué, à cheval sur le bord sternal gauche au niveau du quatrième ou du cinquième espace intercostal, une petite incision cutanée, on engage l'aiguille d'un aspirateur au ras du sternum. L'aiguille suit exactement le bord sternal, puis la face postérieure de cet os dans une étendue de 1 centimètre ; cela fait, elle est poussée directement en bas et un peu en arrière, à une profondeur de quelques centimètres jusqu'à ce que le liquide pénètre dans l'aspirateur. L'aiguille, longeant ainsi la face antérieure du cœur, pénètre dans le sinus péricardique antéro-inférieur, haut et profond de quelques centimètres. Nicolas[2] a publié un cas de guérison obtenue par ce procédé dans un cas de péricardite grave d'origine rhumatismale. Plus tard Jaboulay [3] a recommandé dans le cas de grand épanchement l'*incision* de 3 centimètres environ, dans le sixième espace intercostal gauche et parallèle à lui, à partir d'un travers de doigt en dehors du bord du sternum pour éviter l'artère mammaire interne ; puis, arrivé sur la face antérieure de la séreuse, *on ouvre le péricarde* (péricardotomie) avec la pointe d'une pince hémostatique, dont les mors sont écartés une fois introduits, pour élargir l'orifice. Si l'incision était impossible, on pratiquerait la ponction au moment de l'inspiration, parce que cet auteur a constaté avec le doigt que c'est pendant ce temps de la respiration que la pointe du cœur est le plus éloignée de la paroi antérieure du péricarde.

4° Accidents opératoires. — Ils ne sont point nombreux, et leur pronostic est variable.

*a. Blessure du cœur.* — Elle est causée par la pointe du trocart ; plusieurs observations en ont été signalées par Baizeau, Henri Roger, Bouchut, Evans, Barlow, Broadbent, Herringham, etc. Chez un enfant, une dilatation considérable du cœur fut prise pour une péricardite avec épanchement, et le trocart, enfoncé dans le troisième espace, pénétra directement, dans l'oreillette droite ; *c'est en effet dans les cavités droites du cœur qu'on pénètre en pareil cas*, et ce lieu d'élection s'explique nettement par les rapports du cœur avec la paroi thoracique. La piqûre du ventricule droit, dont les parois sont plus épaisses que celles de l'oreillette,

1. Delorme et Mignon, *Acad. de méd.*, décembre 1895.
2. Nicolas, *Soc. de méd. militaire française*, 21 avril 1910.
3. Jaboulay, *Lyon Méd.*, octobre 1900.

présente une gravité moindre que celle qui intéresse cette dernière cavité.

La blessure du cœur peut être suivie d'arrêt soudain de celui-ci amenant la mort subite; cependant, en général, la piqûre du cœur n'a point la gravité qu'elle semblerait avoir au premier abord, d'accord en cela avec l'expérimentation sur les animaux et les différents traumatismes du cœur (plaies par aiguilles, couteau, poignard, baïonnette, stylet, tranchet, etc.)[1], qui montrent que les plaies du cœur ne sont pas forcément suivies de mort. Chez un malade de S. West[2], l'aiguille pénétra dans le ventricule droit; après avoir retiré l'instrument, cet auteur vit se former sous la peau un hématome de la grosseur d'un œuf de cygne qui se résorba complètement les jours suivants.

En résumé, la blessure du cœur, presque inoffensive si elle est faite en plein muscle cardiaque, est plus grave si elle atteint les sillons où sont les artères, les veines et les nerfs (Deguy); les blessures de ce genre ont quelquefois produit des hémopéricardes suivis de mort (Baizeau, Southey, West).

*b. Blessure de l'artère mammaire interne.* — On devra toujours se mettre en garde contre la possibilité d'une pareille complication, en se rappelant que *l'artère se trouve à* 0m,008 *ou* 0m,010 *en dehors du bord gauche du sternum.*

*c. Entrée de l'air dans la plèvre.* — Trousseau pense que cette complication, due à la pénétration du trocart dans le cul-de-sac pleural antérieur gauche, n'est point chose rare.

La conséquence de ce traumatisme n'est pas rigoureusement grave, si l'épanchement péricardique est aseptique; cependant c'est à la suite d'une pénétration brusque du liquide dans la cavité pleurale que Trousseau constata chez un malade une attaque d'épilepsie.

Lorsqu'il s'agit d'une péricardite purulente, le pronostic est beaucoup plus grave, et dans un cas rapporté par Nixon (1876), un épanchement séro-purulent du péricarde donna lieu à une pleurésie purulente avec congestion pulmonaire.

5° Valeur thérapeutique de la paracentèse du péricarde. — La valeur thérapeutique de la paracentèse du péricarde devrait être considérée comme très médiocre, si l'on s'en rapportait à la statistique dressée en 1875 par H. Roger. Sur 14 observations, un seul fait de guérison définitive avait été noté, six fois la mort était survenue de un à cinq jours après l'opération, trois fois au bout de quelques semaines; mais des observations plus récentes réunies au nombre de 65 par Hindenlang[3] donnent 21 cas de guérison ou d'amélioration, soit 32 0/0 de succès. Sur un total de 79 cas, West trouve 45,5 0/0 de succès. Bernheim, reprenant ces statistiques, note que sur 46 cas de paracentèse, il y eut 19 guérisons et 27 cas de mort, et en réunissant toutes les observations publiées, il trouve une moyenne de 35 0/0 de guérison.

1. Loison, Blessures du péricarde et du cœur, etc., *Rev. de Chirurgie*, 1899.
2. S. West, *Royal Society of medicine*, London, 22 février et 3 mars 1910.
3. Hindenlang, *Deutsch. Arch. f. klin. med.*, 1879.

Dans les insuccès, la mort est survenue dans un espace de temps variant de quelques heures à quelques jours. Le plus grand nombre des décès est dû à la nature tuberculeuse de l'affection, et le plus petit au rhumatisme. Sur les 19 guérisons, 5 survinrent dans le cours du rhumatisme, 5 autres dans des cas de scorbut, 3 dans la tuberculose, 6 fois la nature resta indéterminée.

*En résumé, la paracentèse du péricarde doit être considérée seulement comme une opération d'urgence*, dans les cas graves, lorsque l'abondance de l'épanchement comprime le cœur au point de déterminer du collapsus et de la suffocation immédiate; avec les règles indiquées et les moyens dont nous disposons actuellement, l'*opération* ne peut plus être redoutée et *donne la guérison dans le tiers des cas* environ ; *la gravité du pronostic ne dépend pas de l'opération, mais* de la *nature de l'épanchement* de l'*état du cœur*, et de l'*état général* du malade.

Au point de vue de la nature de l'affection, les statistiques montrent, ce qu'il était facile de prévoir d'ailleurs, que *la guérison est la règle dans la péricardite séreuse*, d'origine *rhumatismale*; ainsi sur 10 cas de ponction résumés par Rendu, il y eut 10 guérisons; elle est encore assez fréquente dans la *péricardite purulente.*

H. Roger conseillait de s'abstenir dans la *péricardite hémorragique*, parce qu'il la considérait comme liée à des hémorragies multiples, et pour lui c'était la généralisation de celles-ci plutôt que leur localisation, qui en rendait le pronostic grave.

Maurice Raynaud ne partageait point cette opinion, et comme preuve à l'appui, il publia une statistique de neuf cas de péricardite hémorragique traités par la paracentèse ; il y eut cinq guérisons et quatre cas de mort. Dans un travail plus récent, Sears[1] a rapporté un cas de péricardite hémorragique à pneumocoque, guérie par la ponction aspiratrice du péricarde; il relève en outre 11 cas de péricardite hémorragique ponctionnés et guéris; 6 étaient liés au scorbut et 3 au rhumatisme.

L'*hémopéricarde* est relativement fréquent en Russie, et les médecins de ce pays le traitent souvent par la ponction ; sur trente cas, il y aurait eu sept guérisons (Selheim).

6° Contre-indications. — Lorsque la *péricardite* avec épanchement est de *nature tuberculeuse* et accompagne des lésions cavitaires avancées du côté du poumon, *l'abstention sera la règle;* il en sera de même lorsqu'un épanchement péricardique purulent n'est que la manifestation locale d'une maladie infectieuse accusée d'autre côté par des foyers de suppuration multiples.

Dans l'hydropéricarde qui accompagne l'anasarque, comme dans la maladie de Bright, par exemple, la paracentèse n'est indiquée que dans les cas d'épanchement très considérable, et c'est plutôt au traitement de la maladie causale qu'il faut s'adresser avant tout).

Traitement de la péricardite aiguë chez les enfants. — Il ne diffère pas sensiblement de celui que nous venons de décrire pour les adultes.

1. Sears, *Boston Med. and Surg. Journ.*, septembre 1898.

Le salicylate de soude, la quinine, la digitale, dans la première période; les révulsifs, les diurétiques, le régime lacté dans la période d'épanchement en feront presque tous les frais.

Il va de soi que la dose des médicaments actifs sera proportionnée à l'âge des petits malades.

Plus tard, lorsque l'épanchement péricardique aura disparu, on relèvera les forces de l'enfant par le café, le vin de quinquina coupés d'eau; de même, suivant le conseil de Cadet de Gassicourt, on pourra donner encore l'arséniate de soude en solution, à la dose de 1 à 1 milligramme et demi environ, suivant l'âge.

Lorsqu'au contraire l'épanchement n'a aucune tendance à se résorber, ou se reproduit malgré les ponctions, le seul traitement utile, au dire de Weill, serait l'*incision* large *du péricarde*. Rosenstein et West, en agissant ainsi, eurent des succès. Dickinson (1888), chez un enfant qui avait déjà subi trois ponctions sans amélioration, ouvrit le péricarde, le draina, et l'enfant guérit. Cette méthode compte cependant des insuccès, et dans les cas observés par Ashby et par Parker[1] la mort survint malgré l'intervention chirurgicale.

## PÉRICARDITE CHRONIQUE

**Étiologie.** — Elle s'observe dans deux conditions distinctes : ou bien elle *succède* insensiblement *à la forme aiguë* dont la régression ne s'est point opérée complètement, ou bien elle survient d'*emblée*, auquel cas elle s'observe, dans le cours du *mal de Bright*, de la *goutte* (TROUSSEAU), de la *tuberculose*, chez les *alcooliques*, les *vieillards* et les *débilités*.

**Anatomie pathologique.** — 1° A l'autopsie, on trouve des *brides fibreuses*, plus ou moins épaisses, recouvrant le cœur en partie. Au niveau de la partie antérieure de la base du cœur, ainsi que vers la pointe, les deux feuillets sont quelquefois entièrement adhérents. Ces brides, lisses en certains points, sont en d'autres régions, inégales, villeuses, et rappelant assez bien l'aspect des tartines de beurre accolées, puis séparées brusquement, que nous avons décrites déjà dans la péricardite aiguë à forme exsudative.

On trouve encore fréquemment dans la cavité péricardique, une cuillerée à café, ou moins encore, de sérosité louche.

Le *cœur* a subi généralement une *diminution de volume* appréciable, c'est une « atrophie par compression » ; de plus, le myocarde est altéré, pâle, anémié, et infiltré dans certains points, de granulations graisseuses.

2° Dans d'autres circonstances, on trouve le cœur enveloppé d'une véritable *carapace, osseuse ou calcaire*, parfois si épaisse et si adhérente au myocarde, qu'on a dû recourir à la scie pour pratiquer l'ouverture du

1. PARKER, *Brit. med. journ.*, 1888.

cœur (Ogle) et, dans un cas d'Ewart[1], les deux ventricules étaient comme encerclés dans une coque pierreuse. Nous verrons, plus loin, à propos de la symphyse du péricarde, que cette *péricardite chronique calcifiante* localisée à la base des ventricules, a pu, par compression des valves de la bicuspide, produire une véritable sténose mitrale. Ces plaques calcaires, développées surtout au niveau des faces antérieure et postérieure du ventricule droit, sont formées de brides membraneuses, reliquats d'une péricardite chronique antérieure, dans lesquelles des sels de chaux se sont peu à peu déposés; elles sont intercalées entre les deux feuillets séreux du péricarde, avec lesquels elles ont contracté des adhérences intimes. Comme dans l'altération précédente, le *myocarde* est plus ou moins altéré.

**Symptômes.** — Il n'est pas rare de n'en relever *aucun*, et la péricardite restée *latente* jusqu'à la mort, est trouvée à l'autopsie comme par hasard.

Si la maladie fait suite à la forme aiguë, les signes physiques indiquent que l'épanchement persiste et reste stationnaire : on note alors une matité étendue de la région précordiale, de la faiblesse grande des bruits du cœur, et la présence de quelques frottements. Ces signes sont d'ailleurs susceptibles de varier, et il n'est pas rare, en effet, de noter pendant la longue évolution de la maladie des *poussées aiguës* ou mieux *subaiguës*, qui modifient sensiblement l'allure de la maladie. On note encore quelquefois des *poussées fébriles* rémittentes, en même temps les malades oppressés d'une façon presque permanente, pâles ou le teint terreux, amaigris, perdent insensiblement leurs forces, et présentent bientôt un pouls petit, misérable, des battements cardiaques très affaiblis et peu à peu de l'œdème et du refroidissement des extrémités, signes d'affaiblissement progressif du myocarde. La maladie peut alors se terminer par la *mort*, suite de *cachexie progressive;* dans d'autres cas, des exsudats qui recouvrent les feuillets de la séreuse, tendent à s'organiser, et peu à peu s'établissent entre eux des adhérences profondes qui aboutissent à la formation d'une *symphyse du péricarde.*

Lorsque la péricardite chronique s'établit d'emblée, on ne la décèle généralement que lorsque l'épanchement est déjà formé; les troubles fonctionnels sont souvent nuls ou peu accusés.

**Traitement.** — Il se propose comme but de favoriser la résorption des exsudats, qui ont déterminé les adhérences entre les feuillets du péricarde; la médication consiste avant tout dans l'emploi des *iodures* alcalins pendant plusieurs mois, avec interruption de huit à dix jours par mois; la dose moyenne variera entre $0^{gr},75$ et 1 gramme par jour. On peut s'adresser encore au *salicylate* et au *benzoate de soude*, dont l'action est surtout indiquée dans les péricardites rhumatismales, ou encore au *calomel*, qui, outre son action altérante, produit aussi une

1. Ewart, *Soc. Harv.*, Londres, 1899.

révulsion intestinale. Comme action locale, on peut recourir aux *pointes de feu* répétées à plusieurs reprises, aux petits *vésicatoires volants*, et même à l'application d'un *cautère* à la poudre de Vienne qu'on entretiendra plus ou moins longtemps, et dont Peter vante tout particulièrement les heureux effets.

A l'intérieur, on conseillera la médication tonique, le *fer*, le *quinquina*, les *préparations phosphatées*.

La fatigue physique, les efforts musculaires, et tout ce qui peut surmener le cœur sera rigoureusement proscrit.

Dans les poussées subaiguës qui peuvent survenir, le *repos*, le *salicylate de soude* ou les préparations de *quinine* sont les moyens à employer.

Enfin, la péricardite chronique peut comporter l'existence d'un épanchement séro-purulent; le traitement est alors celui du pyopéricarde.

## SYMPHYSE DU PÉRICARDE

**Historique.** — La symphyse péricardique, ou encore *péricardite adhésive, symphyse cardiaque*, n'avait pas échappé aux anciens, mais ils en avaient mal interprété les caractères anatomiques, et la considéraient comme une absence congénitale du péricarde. Lancisi, le premier, semble avoir compris la nature inflammatoire de la lésion; après lui, Vieussens et Morgagni essayèrent d'en établir les caractères cliniques. Sénac et Corvisart connurent l'affection, mais n'ajoutèrent rien de particulier au tableau, d'ailleurs diffus, de leurs prédécesseurs. Si l'on en croit Kreysig, Heim décrivit le premier un des signes principaux de la maladie : la dépression systolique à gauche de l'épigastre sous les fausses côtes. Plus tard, Sanders signala l'ondulation qu'on observe parfois à la région précordiale; mais les caractères de l'affection ont été définitivement mis en lumière depuis les travaux de Williams, Skoda, Aran, Friedreich et plus récemment par ceux de Jaccoud et de Riegel, les mémoires de S. Barrs (1876), la thèse de Morel-Lavallée (1886), celles de F. Durand (1894), de Manesse (1895); et surtout par l'intéressante revue de Potain[1].

**Étiologie.** — *Age.* — La plus grande fréquence se rencontre chez les adolescents de quinze à vingt ans (POTAIN); sur 43 cas vérifiés à l'autopsie, Cerf (1875) en a trouvé 3 de un à dix ans et 15 de dix à vingt. On en a signalé quelques cas chez les enfants et même à la naissance (BILLARD) par reliquat d'une péricardite fœtale.

*Causes.* — Les adhérences du péricarde étant presque toujours la conséquence d'un travail morbide, soit aigu, soit ancien sur la séreuse externe du cœur, l'étiologie de la symphyse cardiaque se rapproche de celle de la péricardite. On trouvera donc comme causes : le *rhumatisme articulaire aigu*, le *rhumatisme chronique* (CORNIL, 1864; BALL, 1866),

1. POTAIN, « Clin. méd. de la Charité », 1894.

scarlatine, les *affections pleuro-pulmonaires;* la plèvre est assez sou-nt le siège de l'inflammation primitive, qui plus tard gagne le péri-rde et engendre les adhérences.

Lorsque la symphyse cardiaque résulte d'un processus chronique, la *berculose* en est une des causes les plus fréquentes (CORNIL) : d'après ıe statistique déjà ancienne de Leudet[1], sur 58 faits observés, 32 fois la mphyse accompagnait une *affection organique du cœur*, et 21 fois elle ait d'*origine tuberculeuse;* pour Hayem et Tissier, cette fréquence rait encore plus considérable, et leur statistique montre que la sym-ıyse était tuberculeuse 24 fois sur 38.

D'autres causes importantes de symphyse doivent encore être signa-es : le *mal de Bright* (20 fois sur 285 cas; SIBSON); et plus rarement *ɪrtériosclérose* et l'*alcoolisme*. Des *causes locales* peuvent encore, *par ritation de voisinage*, favoriser la production de la symphyse car-aque : citons l'*emphysème* avec *double pleurite adhésive*, l'inflammation ıronique du tissu conjonctif du médiastin, donnant lieu à la *médias-ıo-péricardite chronique, les tumeurs du médiastin, le kyste hydatique* ɜARLOW), les *anévrysmes de la crosse* de l'aorte (ARAN, LECLERC et OURIQUAND).

Gilbert et Garnier[2] ont décrit sous le nom de *symphyse péricardo-ɾrihépatique*, une lésion scléreuse, de cause encore obscure, caractérisée la fois par une symphyse cardiaque et par une symphyse périhépatique ısociées, avec cette particularité, que les lésions, d'abord limitées ıx séreuses d'enveloppe ont tendance à envahir le cœur et le parenchyme ėpatique sous-jacents, pour former une variété particulière de sclérose ėriviscérale. Ces auteurs en ont réuni 11 cas; quelquefois les lésions ıvahissent le péricarde, le péritoine, les plèvres, formant ainsi une flammation étendue à toutes les séreuses, répondant à ce type clinique ɜs *périviscérites*, décrit par Huchard et Deguy[3], Heidemann. Enfin obbs (1896) a cité un cas où un *anévrysme* de la *paroi cardiaque* avait ɔnné naissance par irritation de voisinage à une symphyse cardiaque. a simultanéité des deux affections avait déjà été signalée (RENDU, RENEL[4]).

**Age.** — On a rencontré la symphyse chez le nouveau-né (BILLARD) et l'âge de trois mois (BEDNAR); ce serait le reliquat d'une péricardite ɜtale. Cerf (de Zurich; 1875) relevant 43 cas de symphyse péricardique ı trouve, 3 de un à dix ans, 8 de vingt à trente ans, 7 de soixante soixante-dix ans; le maximum de fréquence serait de dix à vingt ans ı les cas observés s'élèvent à 15.

**Fréquence.** — D'après Leudet, la fréquence de la symphyse *partielle* rait de 5,8 sur 100 autopsies et de 2,5 0/0 pour la symphyse *totale*. Sibson, sur 651 cas, trouve 52 fois des adhérences générales et 6 fois

1. LEUDET, *Arch. gén. de Méd.*, 1862.
2. GILBERT et GARNIER, *Soc. de biol.*, janvier 1898.
3. HUCHARD et DEGUY, *Rev. gén. de clin. et de thérap.*, décembre 1897.
4. TRENEL, *Soc. anat.*, Paris 1894.

seulement des brides partielles; enfin, sur 324 cas de péricardite relevés à la Charité, de Berlin, il y avait 156 cas de symphyse. Potain prétend qu'on rencontre les adhérences péricardiques une fois sur vingt autopsies.

**Anatomie pathologique.** *a. Adhérences.* — Les *adhérences* sont *générales* ou *partielles*.

1° Les *adhérences généralisées* (péricardite oblitérante ; ankylose du cœur) sont assez rares, et le plus souvent on peut, par une traction légère, séparer les deux feuillets du péricarde. Lorsqu'elles sont de date récente, ces adhérences sont molles, lâches, hérissées de petites houpes fibrineuses vascularisées, irrégulières, enchevêtrées et qui, par leur séparation, rappellent l'aspect d'un gâteau de miel.

Plus anciennes, les brides forment des tractus conjonctifs, durs, résistants, fibreux, de plusieurs millimètres d'épaisseur, qui, par leur entrecroisement, cloisonnent la cavité péricardique en plusieurs loges remplies de liquide louche, séro-purulent et quelquefois hématique, ou encore de petites masses, molles, caséeuses, reliquat de l'épanchement en voie de régression.

Enfin, les adhérences *très anciennes* peuvent être entièrement organisées et le cœur est pour ainsi dire emprisonné dans une sorte de *sac dur, fibreux, inextensible*, qui l'enserre totalement à la façon d'une carapace : la séparation en feuillets n'est plus possible, et la cavité péricardique est complètement oblitérée [*péricardite oblitérante, ankylose du cœur*, (Stokes, Bouillaud), *absence congénitale du cœur*]. Lorsqu'il en est ainsi, les lésions rayonnent pour ainsi dire en dehors du péricarde lui-même, et les adhérences peuvent s'étendre, dans le médiastin, vers l'aorte, les plèvres, la cage thoracique, etc.

Nous avons vu précédemment que, dans quelques circonstances, ces adhérences peuvent subir la *transformation cartilagineuse*, ou encore s'infiltrer de *concrétions calcaires*, ou *ossiformes*.

2° Les *adhérences partielles* (33 fois sur 58 cas ; Leudet) sont plus fréquentes et se rencontrent de préférence, ainsi que Sibson l'a montré, *dans les régions les moins mobiles du cœur :* le long du sillon interventriculaire, au bord externe du ventricule gauche, au côté externe de l'oreillette droite. A la base, on les trouve au niveau du cul-de-sac péricardique qui enveloppe l'origine des gros vaisseaux. On les rencontre encore dans les parties déclives là où le liquide a séjourné le plus longtemps : face postérieure de l'oreillette gauche et des ventricules.

Nous ne reviendrons pas sur ce qui a été dit précédemment au sujet de la nature des *plaques laiteuses* regardées par Peter comme dues au frottement du cœur, et par la plupart des auteurs, comme relevant de l'inflammation chronique partielle du péricarde.

Telle est la *symphyse du péricarde* dite *rhumatismale*, c'est-à-dire la plus fréquente ; lorsqu'il s'agit d'une *symphyse tuberculeuse*, on trouve entre les deux feuillets devenus fibro-caséeux, des îlots jaunâtres, des foyers grisâtres, caséeux, quelquefois du volume d'une noisette ; par

lace on rencontre, sur le feuillet externe surtout, un semis de *granu-*
*tions tuberculeuses* (voir *Péricardite tuberculeuse*).

*b. Lésions de voisinage.* — La symphyse *péricardique* est rarement olée, et presque toujours des brides fibreuses unissent le péricarde aux arties avoisinantes (péricardite externe), à la plèvre, au sternum, aux ôtes, au médiastin; en arrière, à l'aorte, à l'œsophage et au rachis; e là une véritable médiastinite, désignée par Kussmaul sous le nom de *édiastino-péricardite calleuse*, dans laquelle le tissu conjonctif se trouve ansformé en une sorte de nappe fibreuse, lardacée, englobant tous les rganes intra-médiastinaux et comprime les vaisseaux.

Enfin, dans quelques circonstances, la symphyse cardiaque est assoée à une *symphyse périhépatique*, produites certainement toutes 'eux, par la même cause encore inconnue; cette double localisation explique sans doute par les rapports lymphatiques des deux séreuses, nfin on peut rencontrer encore une *symphyse pleurale*, en sorte que les rganes thoraciques apparaissent comme soudés les uns aux autres.

On a signalé quelques cas plus rares de *symphyse calcifiante du péri-arde* avec calcification parfois extrêmement étendue. Cette lésion, qui a u cliniquement passer inaperçue ne se manifeste que lorsqu'elle vient à omprimer un orifice pour en déformer la structure ou en gêner le fonconnement. Dans un cas curieux de Pallasse[1], on trouva une sorte de ollier calcaire entourant la base des ventricules; une aiguille osseuse 'en détachait et refoulait la petite valve de la mitrale au point de produire n *rétrécissement mitral* relatif dont la malade présentait tous les signes.

*c. Etat du cœur.* — Si la présence de brides molles et lâches, n'a pas 'influence appréciable sur le *cœur* (Stokes, Barrs) puisqu'il a été trouvé ormal dans plus du tiers des cas (Kennedy), il n'en est plus de même orsque les adhérences sont fibreuses et étendues; mais l'état du cœur st alors très variable. Pour quelques-uns, il est *hypertrophié avec ou ans dilatation* (Andral, G. Sée, Beau): au contraire, pour Cruveilhier, Stokes et Friedreich, l'*atrophie* serait la règle.

Une statistique de Kennedy citée par Bernheim (1887) est très urieuse à ce sujet : sur 90 cas, 24 fois le cœur était sain et 56 fois l était altéré; dans ce dernier cas, l'hypertrophie avec dilatation fut inq fois plus fréquente que l'atrophie.

L'observation attentive des faits montre que l'état du myocarde, au moment où se sont constituées les adhérences, explique la diversité des ésultats, et que, dans les cas où le muscle cardiaque est normal, l'hyperrophie du cœur semble la règle, tel est du moins ce qu'on observe dans 'enfance (R. Blache; Cadet de Gassicourt) et chez les adolescents. De même lorsqu'il existe avec la symphyse des lésions valvulaires, l'hyertrophie cardiaque est de règle, mais paraît surtout imputable à celles-i, de même encore dans le mal de Bright où l'hypertrophie du ventriule gauche s'observe couramment.

Par opposition, il faut signaler les faits, où le cœur enserré de toutes

1. Pallasse, *Lyon médical*, p. 509, 1908.

parts dans une sorte de cuirasse calcifiée et inextensible, a subi une *atrophie* véritable par suite de compression (STOKES, MAURICE RAYNAUD).

*En résumé*, il faut reconnaître que la majorité des auteurs s'accorde à croire que la symphyse cardiaque peut par elle-même, sinon créer, tout au moins augmenter l'*hypertrophie* (PETER). Potain est plus affirmatif encore, et déclare que lorsque la symphyse est complète, il y a le plus ordinairement hypertrophie du cœur. Celle-ci, en dehors des causes productrices précédemment énumérées, peut trouver dans la symphyse elle-même des raisons suffisantes à sa production, et semble résulter du surcroît de travail imposé au cœur par les adhérences qui le soudent au péricarde; quant à la *dilatation*, presque toujours coexistante, elle peut s'expliquer en ce que le péricarde devenu fibreux par inflammation chronique, cesse de soutenir le cœur à la périphérie, et l'organe, privé de ce soutien, se laisse distendre.

*d.* Dans d'autres cas, on rencontre avec la symphyse cardiaque des *lésions valvulaires* variées, nées sous l'influence de la même action pathogénique : rhumatisme, maladies infectieuses, etc.; enfin Jaccoud (1861), Laveran, Hayem et Gilbert [1], Barrs, Morel-Lavallée, etc., ont signalé des *insuffisances valvulaires* purement *fonctionnelles* par dilatation des cavités cardiaques.

Le *muscle cardiaque* est altéré plus ou moins profondément : dans les cas habituels, on trouve une pénétration du tissu fibreux entre les faisceaux musculaires du cœur comme dans les cas de Gombault, de Gilbert et de Garnier ; cette *myocardite interstitielle*, véritable sclérose du cœur, paraît se développer en suivant le trajet des artères atteintes de *périartérite* et d'*endartérite*. Dans d'autres cas comme ceux de Gallavardin, on trouva de la *dégénérescence graisseuse* des fibres du myocarde. Par contre dans ceux observés par Weill chez les enfants, le myocarde était à peu près intact. D'ailleurs, même quand il y a des lésions, celles-ci restent en général limitées aux couches superficielles du myocarde.

Signalons enfin, dans certains faits, la présence d'altérations du *plexus cardiaque* (PETER).

*e.* Parmi les *lésions viscérales*, il faut citer particulièrement celles du *foie* [2] qui est augmenté de volume; elles sont produites en même temps par asystolie et par dilatation permanente de l'oreillette droite fixée par les adhérences péricardiques. La lésion complexe du foie, qui présente un peu l'aspect cirrhotique, a été dénommée par Pick (de Prague) *pseudo-cirrhose du foie péricardique*. Les lésions sont surtout manifestes à la périphérie de l'organe, lequel enserré dans une coque blanchâtre et brillante, a l'aspect du *foie glacé* (CURSCHMANN).

Ces lésions, dans la symphyse tuberculeuse, se compliquent parfois, mais non toujours de la présence de *granulations* ou de *nodules tuberculeux* dans le *foie*, qui est ainsi en même temps *cardiaque* et *tuberculeux* (*cirrhose cardiotuberculeuse*), HUTINEL (1893), MOIZARD et JACOBSON (1898),

1. HAYEM et GILBERT, *Union médicale*, 1883.
2. VENOT « Du foie cardiaq. dans les symphyses. du péricarde », *Th.* Paris, 1896.

Phulpin (1899); ce qui explique la précocité et l'abondance de l'ascite en pareil cas.

**Symptômes.** — « Je suis très porté à croire, a dit Laënnec, que l'adhérence du cœur au péricarde ne trouble souvent en rien l'exercice de ses fonctions. » La clinique a prouvé la justesse de cette assertion, et il est des cas, encore nombreux, où la symphyse cardiaque, même très complète, a passé inaperçue pendant la vie du malade et ne s'est révélée qu'à l'autopsie, comme une trouvaille (*forme latente*).

Cependant, à côté de cette forme, il est des cas où la symphyse péricardique se manifeste par des signes appréciables ou par des troubles fonctionnels que nous allons passer en revue.

A. *Signes physiques.* — Leur valeur est, de beaucoup, plus grande que celle des troubles fonctionnels.

*a.* Inspection. — 1° A l'inspection, on remarque quelquefois une *voussure précordiale*, mais le plus souvent au contraire, *une dépression de la paroi thoracique* signalée par Bouillaud, et qu'on rencontrerait surtout nettement lorsque le péricarde est relié à la paroi antérieure du thorax. De même lorsqu'il a contracté des adhérences avec le diaphragme, ou encore, s'il existe une symphyse pleuro-costale, on observe un *amoindrissement de la saillie thoracique inspiratoire du côté gauche* (Williams, Rendu), et *l'absence pendant l'inspiration d'expansion en avant de la partie inférieure du sternum* (Wenckebach). Ce signe s'explique par la présence des adhérences qui unissent le diaphragme au péricarde, et par cela même à la paroi précordiale : il en résulte que l'abaissement du diaphragme est entravé, et que la paroi thoracique, même dans les grandes inspirations, reste presque complètement immobile.

3° Un signe beaucoup plus important consiste dans la *dépression systolique de la région de la pointe du cœur*, signalée par Skoda, qui pensait que la pointe attirée en haut, par le raccourcissement systolique du myocarde, se retire en entraînant la paroi thoracique à laquelle l'unissent les adhérences. Elle a été attribuée encore à une parésie des espaces intercostaux et à la simple action de la pression atmosphérique ; d'autres la considèrent comme l'exagération de la pression négative décrite par Marey, qui accompagne toute contraction cardiaque.

Quoi qu'il en soit, lorsque cette dépression est *rigoureusement limitée à la pointe du cœur*, qui se déprime en godet, sa *valeur* est absolument *nulle*, car on l'a rencontrée dans certains cas où il n'existait aucune trace d'adhérences péricardiques ; pour qu'elle ait une *signification clinique véritable, il faut que la dépression occupe plusieurs espaces intercostaux* (dépression *pluricostale* de Jaccoud) : par exemple, toute la région préventriculaire ou mieux encore *la région sterno-costale inférieure et l'épigastre*. A vrai dire, ce signe, bien étudié par Heim et Kreysig, indique l'extension des adhérences péricardiques à la partie antérieure du médiastin et à la cage thoracique plutôt qu'une symphyse cardiaque véritable, qui peut exister sans donner lieu à aucun signe perceptible à la vue. Sa valeur séméiologique est donc grande, mais non absolue ; d'ailleurs elle ne se manifeste que dans les cas où le muscle cardiaque a conservé son énergie contractile, car si le myocarde fléchit, la dépression thoracique s'amoindrit progressivement (Riégel)[1].

4° Lorsqu'elle existe nettement, cette dépression multicostale est fréquemment accompagnée d'une *diminution* de la *sonorité de l'espace semi-lunaire*, due à la présence d'exsudats membraneux pleuro-péricardiques gênant les mouvements du diaphragme.

L'inspection montre encore deux autres signes importants, qui d'ailleurs peuvent faire défaut.

5° *L'ondulation de la paroi thoracique* ressemblant quelquefois à la série de *tremblements légers et successifs* qu'on imprime à une masse de gélatine par *un choc sec et brusque* (Morel-Lavallée) ; elle est localisée tantôt à la base, tantôt à la pointe de l'épigastre et y occupe une étendue variable. Pour avoir toute sa valeur, il faut qu'elle coexiste avec le retrait systolique de l'épigastre.

6° Le *mouvement de roulis* ou de reptation systolique *de la région précordiale* (signe de Jaccoud [2]) plus fréquent que le précédent signe, se manifeste ainsi : alors que la partie supérieure du thorax est portée en avant pendant la systole, la partie inférieure, au contraire, est en retrait ; puis survient la diastole et le mouvement inverse se produit. Ce mouvement de roulis qui rappelle un peu celui des vagues de la mer, ou encore mouvement de reptation, dessine par sa progression de haut en bas et de droite à gauche, le mouvement de rotation du cœur autour de son axe longitudinal ; il est regardé par Jaccoud comme ayant une très grande valeur. Dans un cas de symphyse péricardique avec médiastinite scléreuse et sclérose rétractile du lobe supérieur du poumon gauche, où il y avait soudure de la plèvre pariétale gauche avec le poumon, le médiastin, la face externe du péricarde et de ses deux feuillets internes, Chauffard [3] observa comme conséquence de ces lésions complexes une déviation de la base du cœur avec traction excentrique vers la gauche des gros vaisseaux (aorte et surtout artère pulmonaire). On constatait encore très nettement le *déplacement* du *médiastin* tout entier *vers la gauche* durant les *grandes inspirations*.

7° *L'inspection* de la *région dorsale* montre quelquefois au-dessous et un peu en dehors de la pointe de l'omoplate, une *dépression* ou mieux une *rétraction* d'un ou de plusieurs espaces intercostaux, synchrone avec la systole cardiaque (Broadbent). Ce signe n'a de valeur que s'il n'est point modifié par les mouvements respiratoires.

*b*. Palpation. — La *palpation* montre que l'impulsion cardiaque est parfois exagérée (Rendu) ; dans d'autres cas, le choc de la pointe est notablement diminué.

Dans la région même où se produit le *retrait systolique* de la pointe et de plusieurs espaces intercostaux, on note dans certaines circonstances, durant la diastole, un *soulèvement*, une sorte de *choc diastolique* (Friedreich)

1. Riegel, *Volkmann's Samml. Klinisch. Vorträge*, Leipzig, Paris, 1879.
2. Jaccoud, « Leç. de clin. médicale », 1886.
3. Chauffard, *Soc. Méd. des Hôpit.*, Paris, 14 février 1902.

ausé par le retour de la paroi thoracique à sa courbure normale, dont lle avait été éloignée durant la systole précédente. Ce signe, d'une constation facile et qui alterne avec le pouls radial, n'a point de valeur patho ;nomonique : Potain l'a rencontré chez des malades indemnes de symphyse

c. Percussion. — La *percussion* dénote certains signes d'une imporance considérable, lorsqu'ils sont bien nets ; ce sont :

1° L'*augmentation de la matite précordiale* dans tous les sens avec '*encoche de Sibson* ainsi qu'on l'observe dans les grands épanchements, ın *coexistence avec l'hépatomégalie* (Merklen);

2° La *fixité du cœur*, révélée par l'*invariabilité de la matité* pendant '*inspiration et l'expiration*, *et dans toutes les positions données au malade*. )e même, si l'on recherche le *réflexe cardiaque* d'Abrams, on note que '*étendue de l'aire cardiaque reste sans changement aucun*. Ces signes ndiquent une adhérence intime entre la face antérieure du péricarde ıt la paroi thoracique ; dès lors les poumons adhérents au thorax et ıu péricarde sont écartés et fixés : ils ne peuvent plus s'insinuer pendant es mouvements respiratoires au devant du péricarde, et modifier la zone le matité précordiale pendant l'inspiration et pendant l'expiration ;

3° Enfin, lorsque le malade passe du décubitus dorsal dans le dé:ubitus latéral gauche, *la pointe*, au lieu d'être rejetée en dehors à deux ,ravers de doigt environ, comme à l'état normal, *reste invariablement ixée à la même place*. Ce *signe* est *un des meilleurs* qu'on puisse 'encontrer *en faveur du diagnostic de la symphyse du péricarde* (Potain[1]).

*d*. Auscultation. — Elle donne peu de renseignements :

L'affaiblissement des bruits normaux (Aran) est dû à la faiblesse du nuscle cardiaque et non à la symphyse. Au contraire, on a signalé un 'etentissement *métallique* des bruits (Riess), par adhérence du péricarde ıu diaphragme, ou causé par dilatation stomacale (François-Franck). )n a observé quelquefois la présence de *bruits de souffle ;* ils peuvent tenir soit à une *endocardite valvulaire* préexistante, soit à une *insuffisance* 'alvulaire purement *fonctionnelle*, consécutive à la dilatation des ventri:ules (Jaccoud, Hayem, Gilbert, Morel-Lavallée).

Friedreich a signalé la présence de certains *bruits de frottement* ou ıncore de *froissement*, d'une interprétation délicate, et que Duroziez a :omparés à ceux que l'on obtient en pressant une éponge imbibée d'eau ; es premiers sont les reliquats de péricardite ancienne.

Dans d'autres circonstances, on percevait un *bruit de claquement* néso-systolique, au niveau de la partie médiane du cœur, et plus encore, lu ventricule droit (Potain) ; il indiquerait la présence, en cette région, l'adhérences péricardiques.

Barth (1850) et Potain (1856) ont signalé la fréquence relative d'un ythme à trois bruits : tantôt le bruit surajouté précède immédiatement le ›remier bruit normal, et l'ensemble donne à l'oreille la cadence harmoıique de l'*anapeste :* c'est alors un *rythme de galop ;* tantôt le bruit ıouveau se perçoit immédiatement après le second bruit, et l'oreille

1. Potain, *Semaine Médicale*, mai 1893.

perçoit alors le rythme du *dactyle* caractéristique du *dédoublement du second bruit*. Leur mécanisme n'est pas nettement élucidé ; toutefois le bruit paraît dû à un choc diastolique. Gilbert et Garnier (1898) ont décrit encore un *bruit de rappel paradoxal* dans lequel on note la prolongation de la systole et du petit silence ; ils l'attribuent à l'obstacle apporté à la contraction ventriculaire. Enfin Potain a signalé encore la présence d'un *souffle cardiopulmonaire présystolique* causé par la *pression* de la zone apexienne du cœur sur la lame pulmonaire qui la sépare de la paroi thoracique antérieure [1].

Le *pouls* ne présente aucun phénomène spécial ; il est souvent normal, tantôt faible ; le *pouls paradoxal* décrit par Kussmaul comme propre à la médiastino-péricardite calleuse n'est nullement pathognomonique. Il est caractérisé par l'*affaiblissement*, la *suppression du pouls radial pendant l'inspiration profonde*, avec reprise de l'amplitude durant l'expiration. Kussmaul pensait qu'il était dû à des brides fibreuses reliant l'aorte au sternum, diminuant le calibre de ce vaisseau par les tractions qu'elles exercent sur lui à chaque ampliation inspiratoire du thorax. Mais ce signe peut se rencontrer à l'état normal, chez certaines personnes qui suppriment complètement et à volonté leurs pulsations radiales, en faisant une inspiration forcée, la glotte étant fermée (Sommerbrodt). De même on peut le rencontrer dans la plupart des affections qui font entrave à l'inspiration : certains rétrécissements du larynx, les paralysies récurrentielles, certaines affections broncho-pulmonaires, etc. Enfin nous avons vu précédemment qu'on pouvait le rencontrer dans la péricardite avec épanchement (Traube, Riegel). Quand le pouls paradoxal existe dans la symphyse cardiaque, il ne signifie pas médiastinite, laquelle peut manquer, mais affaiblissement du myocarde (Potain).

*e.* Signes veineux. — Du côté des veines du cou on peut observer des phénomènes intéressants : c'est d'abord le *gonflement inspiratoire des jugulaires* (*pouls veineux paradoxal*) par traction opérée sur la veine cave supérieure par des brides fibreuses qui en étranglent le calibre, ce signe a une valeur diagnostique réelle, mais on ne le constate que rarement. Dans d'autres cas, on note l'*affaissement brusque des veines du cou pendant la diastole*, signalé par Skoda et bien étudié par Friedriech. Il est dû surtout à l'aspiration veineuse considérable qui s'opère pendant la diastole par l'ampliation brusque du thorax, d'où exagération de la circulation en retour. Il est dû encore à l'abaissement brusque du diaphragme, qui survient lorsque cesse la traction opérée sur lui pendant la systole du cœur qui l'avait entraîné en haut ; dès lors le cœur s'abaisse avec le diaphragme, il s'allonge avec les gros troncs veineux qui, se dégorgeant plus rapidement, tombent en *collapsus*. Celui-ci est quelquefois accompagné de pâleur de la face.

B. *Troubles fonctionnels.* — Les anciens y attachaient beaucoup d'importance et décrivaient dans la maladie des *battements* irréguliers et *tumultueux*, des *palpitations* (Lancisi) et une sensation de *constric-*

1. Converse, *Th.* Paris, 1898.

*on précordiale* (Corvisart); en réalité, ces signes n'ont aucune aleur pathognomonique et s'observent dans toutes les cardiopathies hroniques. Le plus souvent ce qu'on rencontre dans le cours de la ymphyse cardiaque, ce sont les *signes* habituels et *précoces de l'asystolie*, u ceux de l'*asystolie rapidement progressive*. En général, ce sont les ignes de l'*asystolie hépatique* qui dominent, avec hypertrophie, parfois onsidérable du foie, qui est lisse, dur, régulier, et plus tard rétracté rès sensiblement avec poussées douloureuses de périhépatite, enfin de '*ascite précoce* (Venot). Cette congestion intense et surtout rapide du oie s'expliquerait pour Hanot par les tiraillements intenses exercés par les adhérences péricardiques sur la veine cave inférieure qui endraient particulièrement béante son embouchure dans l'oreillette lroite. Pour Imerwol (1901), les adhérences comprimeraient la veine cave inférieure, en rétréciraient le calibre au niveau de son entrée dans l'oreillette et s'opposeraient ainsi à l'écoulement du sang de la veine dans la cavité auriculaire. Bientôt surviennent les signes de l'asystolie vulgaire : c'est ainsi qu'on note des stases périphériques, de l'œdème des extrémités, des hydropisies des séreuses, des congestions viscérales, un pouls petit et irrégulier, de la dyspnée et de la cyanose, de l'oligurie, etc. Ces signes sont d'ailleurs variables et dépendent moins de la symphyse que de l'état du myocarde sous-jacent : précoces, quand l'insuffisance cardiaque se montre hâtivement; tardifs, quand le myocarde ne cède que lentement et que la dilatation des cavités cardiaques se montre à une période avancée.

*Formes cliniques.* — Lorsqu'elle survient à la suite du *rhumatisme articulaire*, ce qui est fréquent, la symphyse frappe indifféremment l'*enfance*, l'*adolescence* et l'*âge adulte*. Dans ce dernier cas, elle est presque toujours accompagnée de lésions orificielles multiples, contemporaines de la péricardite ancienne qui a déterminé la symphyse. Toutefois cette symphyse du péricarde, complication du rhumatisme articulaire, est beaucoup plus fréquente chez l'enfant que chez l'adulte : elle est regardée par Cadet de Gassicourt comme la *cause* la plus habituelle de l'*asystolie chez les enfants*, et cette opinion a été corroborée par tous les auteurs.

La symphyse péricardique *tuberculeuse* est souvent associée à d'autres manifestations de la tuberculose : poumons, péritoine, qui peuvent la faire passer inaperçue. On la rencontre à tous les âges, surtout chez les adolescents; on l'a vue chez les enfants avec une certaine fréquence associée avec des lésions hépatiques à la fois d'origine cardiaque et d'origine tuberculeuse, constituant *la cirrhose cardio-tuberculeuse* (Hutinel, 1893; Pick, 1896; Moizard, 1898).

Chez les *vieillards* et les *artérioscléreux*, elle peut survenir d'une façon insidieuse, sans péricardite antérieure, sans doute par une sorte de travail scléreux, d'origine toxique, infectieuse, ou de nature indéterminée. Elle s'accompagne souvent de périhépatite et même de *périviscérites* multiples. Cette symphyse péricardo-périhépatique se manifeste par les signes habituels de la symphyse cardiaque avec ascite abondante et récidivante (Gilbert et Garnier).

A côté de ces formes cliniques bien définies de la symphyse du péricarde, Fleisch et Schossberger pensent qu'il y a lieu d'en joindre une autre caractérisée par une ascite isolée, augmentation de volume du foie, bouffissure de la face, cyanose des lèvres, ralentissement du pouls peu marqué, et état à peu près normal du cœur.

**Marche, terminaisons et pronostic.** — La symphyse cardiaque, par le peu de troubles morbides dont elle est accompagnée, reste assez *souvent méconnue pendant la vie* du malade, et n'est rencontrée, comme par hasard, qu'à la table d'amphithéâtre. Dans d'autres cas, et pendant le cours des cardiopathies chroniques, elle se manifeste par des troubles fonctionnels variables et des signes d'insuffisance cardiaque, dépendant avant tout de l'état du myocarde.

Dans d'autres circonstances, la symphyse déjà ancienne, mais à peine accusée, s'annonce tout à coup par des troubles graves, éveillée par une *affection aiguë intercurrente : grippe, pneumonie.*

On a pu voir encore une véritable *forme aiguë* de la symphyse entraînant la mort en quelques semaines (Weill, Gallavardin).

L'évolution de la maladie est donc fort variable : dans bon nombre de cas, « l'adhérence du cœur au péricarde ne trouble en rien l'exercice de ses fonctions » (Laennec). Dans les formes sévères cependant, la mort est la terminaison de la maladie; tantôt elle survient à la suite d'une série plus ou moins rapprochée de petites attaques asystoliques dépendant de l'état du myocarde, c'est alors la *mort lente;* tantôt la fin survient brusquement, par *syncope*, et aussi, d'après Morel-Lavallée, à la suite d'un accès d'*angine de poitrine.* Ces *morts subites* ne sont pas très rares d'ailleurs (Laveran, Duroziez). Tardieu a montré chez des individus, morts sur la voie publique, combien il est fréquent de rencontrer à l'autopsie des lésions de péricardite; P. Brouardel a fait cette même remarque plus spécialement pour la symphyse cardiaque; la mort était survenue soit par embolie, soit par syncope, soit à la suite d'une insuffisance aortique secondaire (Laveran).

D'après Vaquez [1], les extrasystoles, fréquentes d'ailleurs dans la symphyse du péricarde, auraient une signification pronostique grave.

La *symphyse tuberculo-caséeuse* peut rester longtemps latente : la mort survient tantôt rapidement par une poussée granulique, tantôt plus lentement, par tuberculose pulmonaire ou méningée.

Comme pour toutes les cardiopathies chroniques, le *pronostic* de la symphyse cardiaque se trouve considérablement aggravé par l'apparition d'une *affection intercurrente des voies respiratoires* qui augmente le travail du cœur; dans ce cas, la mort survient plus hâtivement.

**Diagnostic.** — « Je doute très fort, a dit Stokes [2], qu'il y ait un seul signe certain de l'adhérence du péricarde. » — Nous avons vu, en effet, que

1. Vaquez, « Les arythmies », Paris, 1911, p. 228.
2. Stokes, *loc. cit.* 1864, p. 21.

la symphyse cardiaque pouvait rester latente, sans symptômes appréciables, pendant toute la vie du malade. C'est dire que cette affection, qui n'a pas de signes pathognomoniques, est toujours d'un diagnostic très délicat et demande à être cherchée avec soin. Il sera sage d'y songer après la constatation d'une péricardite dont l'épanchement aura disparu, mais qui donnera lieu encore à des troubles cardiaques manifestes.

Cependant les signes, par leur peu de netteté, ne permettent pas toujours d'éviter la confusion de la maladie avec la *myocardite chronique*. Celle-ci, en effet, de même que la symphyse, est caractérisée par un assourdissement notable des bruits du cœur, par la faiblesse du choc de la pointe, par de la gêne douloureuse de la région précordiale, et enfin par des troubles de la circulation générale. Mais elle se distingue de la symphyse, par l'irrégularité et la faiblesse des bruits cardiaques qui lui sont habituelles, et au contraire beaucoup plus rares dans la *symphyse*, laquelle *se caractérise surtout par ces deux signes : l'invariabilité de la matité cardiaque et la fixité de la pointe*, auxquels il faut ajouter le retrait systolique multicostal de la pointe et du plastron sterno-costal inférieur.

La *dilatation cardiaque* se distingue de la symphyse par sa marche en général plus rapide, par son étiologie et surtout par les *variations* très importantes *de la matité cardiaque*, liées aux mouvements respiratoires et aux attitudes diverses que prend le malade, ainsi qu'aux irritations produites sur la région péricardique par la recherche du *réflexe cardiaque* d'Abrams; on sait, au contraire, que, dans les cas de symphyse, la *matité* reste *irréductible*.

Malgré tout, le *diagnostic* de la symphyse cardiaque reste difficile et ne peut s'établir que *par la réunion des signes* que nous avons étudiés précédemment. Ce sont surtout : la disparition du choc de la pointe, le retrait systolique des régions sterno-costale inférieure et épigastrique, le ressaut diastolique avec affaissement brusque des jugulaires, le mouvement de roulis de la paroi précordiale, l'augmentation de la matité cardiaque et son invariabilité, quels que soient les mouvements respiratoires et les différentes attitudes du malade, le pouls paradoxal avec gonflement inspiratoire des jugulaires avec des signes d'asystolie précoce et rapidement progressive. A vrai dire, la plupart de ces signes indiquent plutôt une médiastinite antérieure qu'une symphyse péricardique, mais les deux lésions étant étroitement unies, la distinction n'a qu'un médiocre intérêt.

Pour nous résumer, nous dirons, que lorsqu'on trouve chez un malade une hypertrophie cardiaque qui ne peut être expliquée par des lésions orificielles, et quand chez un sujet jeune on constate des troubles cardiaques sans qu'il existe de myocardite, toujours rare chez les malades peu âgés, il faut songer à la symphyse cardiaque.

Le *diagnostic des formes* de la maladie est parfois difficile. Cependant un cœur très volumineux, des palpitations, une dyspnée assez accusée, un choc apexien vigoureux associés à des bruits cardiaques nettement claqués et plus ou moins arythmiques, ainsi que des souffles passagers et fonctionnels, constituerait le tableau de la *symphyse péricardique rhumatismale* (Weill, Marfan, 1901).

Au contraire, un cœur de volume à peu près normal, dyspnée et palpitations rares, choc de la pointe à peine appréciable, bruits du cœur faiblement frappés, rareté des souffles fonctionnels, caractériseraient la *symphyse tuberculeuse*.

**Traitement.** — On comprend qu'il est impossible de faire disparaître les adhérences péricardiques anciennes, mais si le traitement est impuissant à ce sujet, il peut remédier dans une certaine mesure à la dilatation cardiaque et à la myocardite. Le malade devra suivre une *hygiène sévère*, éviter les efforts violents qui augmentent la dilatation du cœur, éviter les excès de table, l'alcool et le tabac.

La *révulsion* (pointes de feu, cautères) et la *médication iodurée* feront les frais du traitement. Peter insiste beaucoup sur l'utilité des moyens externes : badigeonnages iodés, petits vésicatoires volants, et plus tard application d'un cautère qu'on pourra entretenir pendant un temps assez long.

Contre l'arythmie cardiaque : la *digitale*, le *strophantus* sont indiqués. Mais on sera prudent pour l'administration de la première, lorsque le myocarde est altéré; la caféine, au contraire, pourra être donnée à cette période avec moins de restriction. Plus tard, si l'arythmie a cédé, quelques *préparations iodurées* pourront encore rendre service. Enfin, contre les crises d'asystolie à répétition qui sont fréquentes dans le cours de la maladie, on mettra en œuvre le traitement habituel de l'*asystolie*.

L'*intervention chirurgicale* proposée par quelques-uns paraît fort limitée et en tous cas ne s'applique qu'aux faits où le processus se propage du péricarde à la plèvre avoisinante donnant lieu à une *médiastino-péricardite*. On a conseillé cependant, non pas une intervention sur le cœur et le péricarde eux-mêmes, mais une résection partielle du thorax portant sur la partie antérieure des troisième, quatrième, cinquième, sixième côtes gauches (Brauer, 1903); c'est l'opération de la *cardiolyse*, pratiquée depuis par de Beck, Linder, Urban[1], Thorburn[2], et par Morison[3] sous le nom de *thoracostomie*. Dans un cas de Edg. Hirtz, la résection sous-périostée d'une partie des troisième, quatrième, cinquième côtes, pratiquée par P. Delbet[4], fut suivie d'une amélioration considérable[5].

## PÉRICARDITE TUBERCULEUSE

**Divisions.** — La *péricardite tuberculeuse* (1 cas sur 35 tuberculeux) (Leudet) est caractérisée par la présence de lésions tuberculeuses du

1. Urban, *Wien Méd. Wochenschr*, 22 février 1908.
2. Thorburn, *The Brit. méd.* Journ., 1er janvier 1909.
3. Morison, *Lancet*, 4 juillet 1908.
4. P. Delbet et Edg. Hirtz, *Acad. de méd.*, 5 juillet 1910.
5. Voir encore sur ce sujet : Brauer, Congrès de Budapest, septembre 1909 ; Mouriquand, *Lyon chirurgical*, décembre 1909.

péricarde; c'est la seule dont il va être question ici; elle est entièrement distincte de la *péricardite chez les tuberculeux* (Sénac), qui serait beaucoup plus fréquente, d'après Bamberger (12 cas sur 57 péricardites), mais dont l'histoire n'offre pas de particularités marquantes.

**Fréquence.** — Après la péricardite rhumatismale, la péricardite tuberculeuse est celle qui vient ensuite par degré de fréquence.

**Historique.** — Déjà connue de Corvisart et de Laënnec, et plus tard par Trousseau, la péricardite tuberculeuse a été décrite très complètement au point de vue des altérations anatomiques par Cruveilhier[1], qui, de plus, en a montré la fréquence dans l'enfance. Dans la suite, des travaux nombreux ont été publiés sur la question; en France, nous citerons surtout ceux de Leudet[2](1862), de Letulle (1879), les thèses de Biron (1877) et de T. Rousseau (1883), les mémoires de Mathieu[3], d'Hayem et Tissier[4] et l'article de Bernheim[5], les communications de Hutinel[6], de Moizard et Jacobson[7], de Bérard et Péhu, etc., les faits de Brault (1880), de Sergent (1893), de Lœper (1900), etc., communiqués à la *Société Anatomique de Paris*. A l'étranger, nous remarquerons les travaux de Kast[8], de Virchow[9] et d'Osler[10], etc.

Si l'anatomie pathologique de la maladie est bien connue, par contre, son histoire clinique présente encore beaucoup d'obscurité.

**Étiologie.** — ***Age.*** — Observée à tous les âges, la péricardite tuberculeuse est *surtout fréquente* dans l'*enfance* (enfant de neuf mois, Parrot) et dans l'*adolescence* (Blache); on l'a rencontrée quelquefois chez le vieillard[11].

***Sexe.*** — Le *sexe masculin* semble plus souvent frappé, si l'on s'en rapporte aux observations publiées (Osler).

***Cause.*** — Elle reconnaît comme *cause* l'infection tuberculeuse; mais celle-ci se manifeste de façons très différentes; quelquefois aiguë, mais le plus souvent chronique, et dans ce dernier cas, tantôt primitive, tantôt secondaire.

1° La *tuberculisation aiguë du péricarde* peut être une manifestation de la *granulie* sur la séreuse externe du cœur, et se montrer en même temps, ou après l'envahissement de la plèvre et du péritoine (Osler);

1. Cruveilhier, *Trait. d'anat. patholog. générale*, t. IV, 1862.
2. Leudet, *Arch. gén. de méd.*, 1862.
3. Bernheim, *Dict. encycloped. scienc. méd.*, 1886.
4. Mathieu, *Arch. gén. de méd.* mars 1883.
5. Hayem et Tissier, *Revue de médecine*, 1889.
6. Hutinel, *Rev. mens. malad. de l'enf.*, 1893 et 1894.
7. Moizard et Jacobson, *Soc. méd. des hôpit.* Paris, juillet 1898.
8. Kast., *Berlin. Klin. Wochenschr.*, octobre 1883.
9. Virchow, *Soc. de méd.*, Berlin, 1892.
10. Osler, *Americ. Journal*, janvier 1893.
11. Mouisset et Bouchut, *Lyon médical*, 2 mai 1909.

elle fait alors partie du syndrome étudié sous l'appellation de *tuberculose des séreuses* (STRUMPELL).

2° La *péricardite tuberculeuse* peut être *primitive*, c'est-à-dire rester isolée jusqu'au bout, comme détermination unique de la tuberculose. Cruveilhier en a signalé un exemple intéressant chez un enfant : le péricarde et les ganglions bronchiques étaient seuls intéressés, et les autres organes étaient sains. D'autre part, Cornil a rapporté un fait analogue, terminé par symphyse, chez un vieillard, et Virchow a montré les pièces anatomiques d'un vieillard de soixante-neuf ans ayant succombé à une péricardite tuberculeuse sans traces de tuberculose dans les autres organes. Plus récemment Meltzer[1] a rapporté un fait plus curieux encore dans lequel on trouva sur le péricarde une cinquantaine de petites tumeurs nodulaires du volume d'un pois à celui d'une cerise, de nature tuberculeuse, et renfermant quelques bacilles. Il existait une ancienne lésion tuberculeuse et très localisée en haut sur le poumon gauche; les ganglions médiastinaux étaieut tuberculeux, mais il n'y avait ailleurs aucune trace de tuberculose. Dans une observation de Thaon l'altération tuberculeuse longtemps isolée au péricarde finit par s'étendre à d'autres organes.

3° Plus fréquente est la *tuberculose péricardique secondaire*, qui se développe chez les individus déjà atteints de *tuberculose pleurale*, *pulmonaire*, ou *même osseuse* (vertèbres, côtes, sternum). L'observation montre que les *cas les plus fréquents* sont ceux où la *tuberculose* était *préexistante dans les ganglions médiastinaux* ou *trachéo-bronchiques* voisins du péricarde (JACCOUD[2], OSLER). Dans un cas plus rare, dû à Eichhorst, la tuberculose du péricarde s'était manifestée après celle de l'intestin qui avait été le point de départ du processus morbide.

4° De même que nous étudierons plus loin, à propos de l'endocardite tuberculeuse, une variété clinique fort intéressante : *l'endocardite tuberculeuse simple*, *inflammatoire*, de même il y a lieu de considérer une *péricardite tuberculeuse*, sans lésion spécifique, et *purement inflammatoire*[3]. Elle est tantôt primitive, tantôt apparaît dans le cours d'une attaque de rhumatisme tuberculeux; elle évolue souvent vers la symphyse.

***Voies de propagation.*** — Dans la péricardite tuberculeuse primitive, il s'agit le plus souvent sans doute d'une *tuberculose hématogène* : le bacille, après sa pénétration dans l'organisme, étant charrié par le sang; dans quelques cas on pourrait admettre qu'une altération antérieure du péricarde prédispose à la localisation des lésions tuberculeuses, tel le cas cité par Virchow, par exemple.

Lorsque la *péricardite* est *secondaire* à un foyer tuberculeux de voisinage (pleuro-pulmonaire, ou ganglionnaire du médiastin ou de la région péribronchique), la propagation peut se faire par simple voie

1. MELTZER, *Munch. Med. Wochenschr.*, août 1898.
2. JACCOUD, *Journ. de méd. et chirurg. prat.*, janvier 1893.
3. CHAPPÉ « De la tub. du péricarde chez les enfants» *Th.* Paris, 1903 ; MOYNET, « Péricard. inflammat. d'orig. tub. » *Th.* Lyon, 1903.

de *contiguïté*, ou par la *voie des lymphatiques* (MATHIEU, COLRAT). Dans d'autres cas enfin, il peut y avoir pénétration directe par *effraction* dans le péricarde, à la suite de la fonte caséo-tuberculeuse d'amas ganglionnaires voisins (KAST).

**Anatomie pathologique.** — Les lésions de la péricardite tuberculeuse se présentent sous trois formes anatomiques distinctes : 1° forme *sèche ;* 2° *forme avec épanchement ;* 3° forme adhésive ou *symphyse tuberculeuse*, la plus fréquente des trois (21 cas sur 35, ROUSSEAU).

1° Dans la forme *sèche*, propre à la tuberculisation aiguë, la séreuse est parsemée de granulations tuberculeuses plus ou moins confluentes, sans autre trace de réaction inflammatoire sur la séreuse (RATHERY, 1869) ou avec une simple injection péricardique.

2° Dans la péricardite avec *épanchement*, celui-ci est quelquefois en grande abondance (2.100 gr. et 2.800 gr. dans deux observations), et Henri Roger pense que ce caractère même devrait faire penser à la nature tuberculeuse de l'affection ; il semble cependant qu'en général, le liquide soit plutôt d'abondance médiocre, tantôt libre, le plus souvent peut-être, infiltré dans l'épaisseur d'adhérences celluleuses partielles qui unissent les deux feuillets de la séreuse.

*a.* Le *liquide* est *séro-fibrineux*, ou plus *fréquemment hémorragique* (4 fois sur 10 cas, BERNHEIM), beaucoup plus rarement *purulent ;* de l'avis de la majorité des observateurs, la nature hémorragique du liquide sans être pathognomonique aurait une grande valeur diagnostique (VIRCHOW, 1892).

La *quantité* du liquide est variable : 800 grammes (SERGENT) ; deux litres (HUDELO)[1], supérieure à deux litres (BÉRARD et PÉHU).

*b.* En sus du liquide épanché, on rencontre dans la très grande majorité des cas, des *fausses membranes* sur les feuillets de la séreuse ; elles sont d'ailleurs d'aspect variable suivant leur ancienneté. Elles forment tantôt une sorte de couche homogène, molle, grisâtre, uniforme, quelquefois de plusieurs millimètres d'épaisseur, recouvrant toute l'étendue de la séreuse, tantôt elles sont déposées sur elle sous forme d'îlots, entre lesquels la *séreuse* mise à nu se montre sous forme d'une lame grisâtre, épaisse en certains points, ulcérée en d'autres, et *recouverte de granulations* ou de petites *masses caséifiées de nature tuberculeuse.* Lorsqu'il est de formation récente, cet exsudat, formé en grande partie de fibrine, est d'aspect lamelleux à surface irrégulière et villeuse et sans grande adhérence à la séreuse ; quand il est ancien, il est plus difficile de l'en séparer, et son aspect est lisse, poli en certains points par les mouvements du cœur.

Enfin, il est fréquent de rencontrer dans l'épaisseur de la fausse membrane, de petits *vaisseaux à parois embryonnaires* peu résistantes, dont la rupture donne lieu à des suffusions sanguines, à des foyers hémorra-

1. HUDELO, *Sociét. Anat.*, Paris, décembre 1888.

giques en îlots, infiltrant l'exsudat, et qui expliquent la fréquence relative des épanchements hémorragiques dans le sac séreux.

Cette fausse membrane, *au point de vue histologique*, comprend une couche fibrineuse superficielle, formée de minces lamelles entrecroisées, une couche sous-jacente répondant au feuillet endothélial superficiel, épaissie, infiltrée, et très vascularisée; elle renferme un plus ou moins grand nombre de follicules tuberculeux nés par prolifération embryonnaire de l'endothélium, ainsi que cela se passe dans la tuberculose des séreuses (RENAUT). Enfin, on trouve au-dessous la couche cellulo-graisseuse sous-péricardique épaissie, dans laquelle on a rencontré quelquefois des granulations tuberculeuses nées primitivement.

A l'examen histologique des masses caséifiées, et des amas de granulations tuberculeuses, on remarque la présence du *bacille tuberculeux* plus ou moins confluent; dans d'autres cas, comme celui de Virchow par exemple, les bacilles sont peu nombreux et ce sont les *cellules géantes* qui dominent. Ces bacilles se rencontrent encore dans les feuillets pseudo-membraneux; on les a trouvés aussi, quoique plus rarement, dans le liquide épanché (WEIGERT).

3° L'affection se rencontre encore sous la forme de *symphyse cardiaque tuberculeuse*, de toutes la plus fréquente des altérations tuberculeuses du péricarde; elle est d'ailleurs la terminaison la plus habituelle de la forme précédente. Elle peut être partielle ou généralisée.

*a*. Dans la symphyse tuberculeuse partielle, le *péricarde* est *cloisonné* par des brides qui le divisent en loges multiples renfermant, les unes des masses caséeuses, les autres un *épanchement trouble*, *séro-purulent*, ou *hémorragique*. Des *granulations tuberculeuses* se rencontrent dans l'épaisseur des tractus qui servent de cloisons.

*b*. Lorsque la symphyse est générale, les deux feuillets de la séreuse sont intimement unis par des brides grisâtres, molles, ou par des *adhérences fibreuses, très résistantes;* ces membranes, petites, dures, résistantes, et plus rarement de consistance caséeuse, sont parsemées quelquefois de granulations tuberculeuses.

Le *médiastin* est infiltré d'un tissu fibreux parsemé de granulations tuberculeuses: le tout, plus abondant vers la base du cœur.

**Lésions de voisinage.** — COEUR. — Il est le plus souvent hypertrophié; dans quelques cas, au contraire, il a semblé atrophié. Le *myocarde* est atteint secondairement; quelquefois il est envahi par la *tuberculose* (FAUVEL, VALDEYER, VIRCHOW) (voir *Tuberculose du cœur*): le plus fréquemment il est décoloré, et présente une teinte gris feuille-morte, de *myocardite;* il existe des traînées tuberculeuses dans les sillons, disposées autour des vaisseaux surtout à la base du cœur; enfin les vaisseaux eux-mêmes sont oblitérés plus ou moins complètement, et présentent des altérations d'endartérite. La *surface externe* du *péricarde* est surtout recouverte de nombreuses granulations tuberculeuses : 7 fois sur 35 cas (ROUSSEAU).

Il en est de même de la surface externe de la *plèvre;* quelquefois on trouve un épanchement double aux deux bases, mais rarement abondant.

Enfin les *ganglions trachéo-bronchiques* sont transformés eux-mêmes n masse caséeuse grisâtre. Très fréquemment, on trouve à la base du œur, entourant les gros vaisseaux, des adénopathies volumineuses en oie de dégénérescence caséeuse (HAYEM et TISSIER). Le *péritoine* diahragmatique présente des granulations.

Le *foie* est souvent intéressé, c'est en même temps un *foie cardiaque t un foie tuberculeux* coïncidant avec des granulations des plèvres et du éritoine ; au point de vue histologique, on note l'envahissement des îlots e cirrhose par des nodules tuberculeux : c'est le *foie cardio-tuberculeux* HUTINEL, PICK 1896), la *cirrhose cardio-tuberculeuse* de Moizard et Jacobon (1898).

**Symptomes.** — Ils sont *très obscurs*, et la péricardite tuberculeuse peut ester latente et par conséquent inconnue pendant toute la vie du malade : ur 55 cas, 19 fois la maladie resta ignorée quoique dans 13 cas, l'exanen du cœur ait été rigoureusement fait (ROUSSEAU).

Le plus *habituellement*, l'affection survient dans le cours d'une tuberulose pulmonaire en voie d'évolution, et pourrait se faire soupçonner par l'accroissement de la dyspnée, par un peu de gêne précordiale, et bientôt par des signes de stase veineuse périphérique et d'œdème œdème des extrémités que ne peut expliquer une phlébite) suivis de phénomènes asystoliques à marche rapide.

Dans d'autres circonstances, la maladie revêt une *allure* subaiguë *de péricardite avec épanchement* abondant, qui peut se montrer très vite ; peut-être cette forme est-elle plus fréquente chez les vieillards (STRUMPELL). Dès lors, on remarque une vive dyspnée, de la petitesse du pouls : de la cyanose, et des signes d'affaiblissement cardiaque rapide. On est alors conduit à examiner le cœur, et la percussion et l'auscultation dénotent l'existence d'un épanchement ; si, par son abondance, il nécessite une paracentèse, le liquide évacué est souvent hémorragique. En somme, ce sera ce dernier fait, ainsi que la concomitance de signes de lésions tuberculeuses, et l'apparition de signes de péricardite, qui permettront le plus souvent d'attribuer à cette dernière la qualité de tuberculeuse.

Les symptômes de la *symphyse cardiaque tuberculeuse* que nous savons surtout fréquente dans le jeune âge ne sont pas moins obscurs ; ils ne diffèrent pas sensiblement de ceux que nous avons énumérés précédemment ; cependant l'affection reste très souvent méconnue pendant la vie.

La *coïncidence* de la *péricardite tuberculeuse* avec la *pleurésie tuberculeuse* double associée à la *péritonite* de même nature, a été notée quelquefois ; mais si les deux dernières sont assez aisément décelées, au contraire la péricardite passe souvent complètement inaperçue et n'est reconnue qu'à l'amphithéâtre.

**Marche et terminaisons.** — La péricardite tuberculeuse survient en général dans une période avancée de la tuberculose, et suit *d'emblée* une *marche chronique*, plus ou moins perdue au milieu des manifestations multiples de l'affection bacillaire. Son influence est d'ailleurs très fâcheuse sur l'évolution de celle-ci dont elle assombrit le pronostic par le surcroît de dyspnée qu'elle produit et les accidents d'asystolie qu'elle engendre. La *mort* est en effet la *terminaison habituelle* de l'affection, soit par *cachexie*, soit par *asystolie*, ou encore par *thrombose pulmonaire*. La durée des accidents imputables à la péricardite tuberculeuse est difficile à préciser rigoureusement ; elle est en général de plusieurs semaines.

Lorsqu'il s'agit de la *forme aiguë* d'emblée, l'évolution est plus rapide, mais cette variété est exceptionnelle.

**Diagnostic.** — Il est *rempli de difficultés;* en effet : d'une part comme toutes les péricardites secondaires, la péricardite tuberculeuse peut rester latente pendant toute la vie du malade, et d'autre part, *la constatation d'une péricardite chez un tuberculeux n'implique pas forcément que celle-ci est de nature tuberculeuse*, car la péricardite simple peut survenir dans de semblables conditions; le caractère hémorragique de l'épanchement a une valeur diagnostique incontestable, mais non pas absolue.

Il n'y a vraiment que la présence du bacille de Koch, dans le liquide épanché (WEIGERT) ou dans les exsudats péricardiques, qui permet d'établir le diagnostic d'une façon ferme, mais cette constatation est rare.

Cliniquement, la maladie veut être cherchée, et le diagnostic ne s'impose jamais; cependant on devra y penser, lorsque chez un tuberculeux, surviendront de l'œdème des membres inférieurs, et des phénomènes asystoliques sans cause appréciable (LETULLE).

**Traitement.** — Il est *purement symptomatique :* si l'abondance de l'épanchement menace la vie du malade, la *paracentèse du péricarde* s'impose, mais l'épaisseur des exsudats membraneux rend souvent difficile la pénétration du trocart jusqu'à la couche liquide. Dans le cas d'épanchement hémorragique, Mathieu conseille de ne faire qu'une évacuation partielle pour éviter la décompression rapide qui pourrait causer de nouvelles ruptures vasculaires et des hémorragies abondantes.

Il va sans dire que la tuberculose sera traitée par les moyens ordinaires, et que l'état général du malade sera relevé par les toniques, les phosphates, l'arsenic ou le cacodylate de soude, ainsi que par une alimentation réparatrice.

## HYDROPÉRICARDE

**Définition.** — L'hydropéricarde, ou *hydropisie du péricarde*, est caractérisé par la présence dans la cavité péricardique, d'une sérosité non ammatoire, due à la transsudation du sérum sanguin; *c'est toujours accident secondaire*, analogue à l'hydrothorax, mais beaucoup plus e: de plus, c'est *souvent* un *phénomène agonique*, et il est peu d'autops- s où l'on ne rencontre plus ou moins de sérosité dans le péricarde; ıs ce cas elle est causée par la stase et la transsudation des veines du ricarde.

**Étiologie.** — L'hydropéricarde se rattache soit à des causes générales t à des causes d'ordre mécanique, soit enfin à des causes locales.

1° Parmi les *causes générales*, il faut signaler toutes *les dyscrasies drémiques* : le mal de Bright, les cachexies tuberculeuse, cancé- ıse, palustre, etc. ; dans ce cas, l'hydropéricarde n'est que la mani- tation locale d'une *hydropisie généralisée* et peut coïncider avec une ;ite, un hydrothorax.

2° Les *causes mécaniques* sont celles qui entravent la circulation de œur, élèvent la tension veineuse, et provoquent la stase, d'où transsu- tion du sérum sanguin : telles sont les *cardiopathies chroniques* et par- ulièrement celles du *cœur droit* consécutives à l'emphysème, à la érose du poumon, etc., qui ralentissent la circulation veineuse géné- e, et conséquemment celle du myocarde et du péricarde.

3° Certaines *tumeurs du médiastin*, les *tumeurs du cœur* et du *péricarde* : ncer, tuberculose, en comprimant les rameaux veineux peuvent déter- iner l'hydropisie du péricarde.

**Anatomie pathologique.** — La quantité de liquide épanché varie tre 100 et 1.000 grammes; les épanchements sont très exceptionnels -dessus de ce dernier chiffre. En général, c'est un liquide clair lim- de, *citrin*, quelquefois *rouge* brun par la présence de l'hématine et du *ng* (dans le *mal de Bright*, le *cancer*, la *tuberculose du péricarde*); dans autres circonstances, il contient en suspension de nombreux *flocons rineux;* sa *réaction* est *alcaline*. Sa *composition* est analogue à celle du rum sanguin, avec moins d'albumine (3 pour 96 d'eau); on y a décélé présence de l'urée, de l'acide urique, de la cholestérine.

La *séreuse* péricardique est pâlie, lavée, amincie, et un peu grisâtre. Le *su* graisseux *sous-péricardique* est infiltré; au-dessous, le *myocarde* est le, macéré.

**Symptômes.** — Lorsque la quantité de liquide épanché est peu con- dérable, l'affection ne détermine aucun trouble appréciable et reste éconnue. Au contraire, en cas d'épanchement abondant, les symp- mes sont ceux de la péricardite avec épanchement; toutefois on observe ni douleur précordiale, ni fièvre, ni dyspnée appréciable; tout plus lorsque l'affection s'est établie rapidement peut-on rencontrer de gêne respiratoire, des palpitations et une sensation de gêne précor- ale et de constriction thoracique.

Les *signes physiques* sont les mêmes que ceux de l'épanchement péricardique : on note l'augmentation de la matité précordiale, la présence possible d'une voussure au-devant du cœur, la disparition ou tout au moins l'affaiblissement du choc de la pointe, l'atténuation extrême des bruits du cœur ; enfin, en plus de ces signes imputables à l'hydropéricarde, on trouvera d'autres symptômes très variables suivant les cas, dépendant de la maladie cause de l'hydropéricarde : mal de Bright, les cachexies : tuberculeuse, cancéreuse palustre, etc. ; de même on rencontrera encore des *signes d'hydropisie dans d'autres séreuses : ascite, hydrothorax*, nés comme l'hydropéricarde sous la même influence hydropigène.

**Diagnostic.** — Il demande pour être établi, d'une part, les signes d'un épanchement dans le péricarde sans les symptômes habituels de la péricardite vraie, et d'autre part la coïncidence d'une anasarque, ou d'une hydropisie passive dans d'autres séreuses, le tout survenant dans le cours d'une maladie hydropigène telle que les néphrites, ainsi que dans les états cachectiques, etc.

**Pronostic.** — Il découle presque exclusivement de la maladie causale de l'*hydropéricarde* et sera particulièrement grave s'il dépend des néoplasies (cancer, sarcome, tubercules) du péricarde ; par lui-même l'hydropéricarde aggrave encore le pronostic, lorsque par son abondance il provoque une vive dyspnée, de la cyanose, de la suffocation.

**Traitement.** — Avant tout, le traitement doit être celui de l'affection primitive : tuberculose, maladie de Bright, etc. ; quant à l'épanchement péricardique, il sera combattu par les révulsifs locaux, les diurétiques, les purgatifs, et par la paracentèse si le liquide épanché est très abondant. Un traitement général destiné à soutenir les forces du malade devra compléter la médication entreprise. Malgré tout, on sera difficilement maître de l'épanchement, car il a une tendance à se reproduire, tant que la cause première persiste au même degré chez le malade.

## HÉMOPÉRICARDE

L'hémopéricarde est l'*épanchement de sang* dans la cavité du péricarde ; c'est un phénomène purement passif, bien distinct de la péricardite hémorragique qui survient dans le cours des pyrexies, de la tuberculose, du cancer, du scorbut, etc., et aussi de la péricardite sérofibrineuse, qui peut être légèrement teintée par la rupture de quelques vaisseaux à parois embryonnaires, développés dans l'épaisseur des fausses membranes.

**Étiologie.** — L'hémopéricarde est d'*origine interne* ou *externe*. Lorsqu'il est d'*origine interne*, il survient à la suite de la *rupture du cœur*, ıelle que soit l'origine de celle-ci (traumatisme, myocardite, lésions des ıronaires, anévrysme du cœur, etc.), ou encore de la *rupture* dans le ;ricarde, d'un *anévrysme de l'aorte*. Il faut signaler également, sans y sister davantage, les *ecchymoses péricardiques* qu'on rencontre à la suite ; l'*intoxication* par le phosphore, et souvent dans *la mort par suffocation*, *bmersion, strangulation;* le plus souvent d'ailleurs *ces hémorragies stent sous-péricardiques* et ne se propagent pas dans la cavité même ı péricarde.

L'hémopéricarde *d'origine externe* peut résulter directement d'un *aumatisme* du cœur et du péricarde (fracture de côtes, plaie du cœur) ıivant le mécanisme indiqué par François Franck (1877) qui rend bien ımpte de la cyanose de la face, de la dyspnée extrême et des phénoènes asphyxiques observés en pareil cas.

**Anatomie pathologique.** — Le sang épanché est d'abondance ıriable, tantôt liquide, tantôt coagulé en partie; lorsqu'il s'agit d'un ;mopéricarde traumatique, le sang peut envahir assez rapidement la ıvité séreuse, et la mort survient alors sans que le liquide sanguin ait ı le temps de s'accumuler en grande quantité.

Dans d'autres circonstances, l'épanchement se fait plus lentement, et péricarde, distendu progressivement, peut renfermer une collection ıondante plus ou moins coagulée.

**Symptômes et Diagnostic.** — *Deux cas* doivent être distingués :

Si l'hémopéricarde se fait *brusquement*, et surtout si l'épanchement t abondant, la *mort* peut arriver d'une façon subite, par compression ı cœur ou encore par syncope.

Au contraire, l'épanchement *lent* donne lieu aux phénomènes généux caractéristiques des hémorragies internes : vertiges, pâleur, tinteent d'oreille, pouls filiforme, arythmie, syncope et mort plus lente, ais non moins habituelle. Les signes physiques sont difficilement perıs, mais ils sont les mêmes que ceux qu'on rencontre dans tout épanıement péricardique.

**Traitement.** — Il est impuissant presque toujours; on tentera pournt de s'opposer à la production de l'hémorragie par les moyens habiels : ergotine en injections sous-cutanées, glace au niveau de la région 'écordiale, astringents, limonades minérales, eaux hémostatiques, téréınthine, chlorure de calcium, etc.

## PYOPÉRICARDE

Nous avons dit précédemment que le pyopéricarde s'observe dans ;s conditions diverses : la tuberculose, le traumatisme, dans le cours infections pyogènes : puerpérisme, pyohémies; dans le mal de Bright, également durant l'évolution de certaines infections portant d'emblée sur le péricarde (Foureur, 1883, Lyonnet et Maurice, 1897), enfin dans la péricardite à pneumocoques.

Les épanchements purulents froids du péricarde sont *rarement diagnostiqués*, car ils restent volontiers latents.

**Traitement.** — Dans un assez grand nombre de faits observés par Rosenstein (1881) West[1], Percy Kidd[2], etc., le traitement consista simplement en ponctions multiples, lavages antiseptiques et drainage de la poche péricardique. Mais ce traitement ne saurait suffire et Terrier et Reymond[3] ont bien montré que toutes les opérations faites dans un espace intercostal sont insuffisantes et dangereuses sans résection cartilagineuse et osseuse.

Si donc l'état général et l'âge du malade le permettent, on aura recours à la *péricardotomie.* Celle-ci cependant ne saurait convenir en général aux épanchements purulents apyrétiques qui compliquent les péricardites tuberculeuse ou brigtique, dans lesquelles la simple ponction évacuatrice peut suffire, mais la péricardotomie convient aux péricardites purulentes aiguës, par exemple de cause pneumococcique, à condition toutefois que celles-ci constituent toute la maladie et ne soient pas la manifestation localisée d'une pyémie.

Nous n'avons pas ici à entrer dans le détail de l'opération (procédés de Ollier, de Delorme et Mignon, de Jaboulay, de Voinitch-Sianojentki), de Cyril Ogle, etc., qui ressortissent à la chirurgie.

## CHYLOPÉRICARDE

Le fait est exceptionnel : nous citerons un cas de chylopéricarde avec ascite chyleuse consécutifs à une thrombose de la veine sous-clavière gauche, entravant la déplétion du canal thoracique[4].

## PNEUMOPÉRICARDE

**Définition.** — On désigne sous le nom de pneumopéricarde la présence d'un *épanchement gazeux* dans la cavité péricardique; il est presque constamment associé à un épanchement séreux, sanguinolent ou purulent : d'où les noms habituels d'*hydro*, d'*hémo*, de *pyopneumopéricarde.*

**Historique.** — Connu de Lieutaud et surtout de Laënnec et de Bouillaud, il a été étudié avec soin par Bricheteau[5] qui en a décrit le

1. West, *Brit. Med. Journ.*, février 1891.
2. Percy-Kidd, *Clinical. Soc. of. London*, 11 décembre 1900.
3. Terrier et Reymond, « Chirurg. du cœur et du péricarde », Paris, 1898.
4. Storojeva, *Roussk. Vratch.* 1909, n° 31.
5. Bricheteau, « Obs. d'hydropneumopéricarde », *Arch. gén. de méd.*, t. IV, p. 334, 1844.

ymptôme capital : le *bruit de moulin*. Son observation a été confirmée ar Feine (1854), Sorauer (1858), Graves et plus tard par Morel-Lavallée[1] ui étudia le phénomène dans les traumatismes de la poitrine. Enfin . Reynier[2], en dernier lieu, montra que le signe de Bricheteau n'est point athognomonique de l'hydropneumo-péricarde, mais peut se rencontrer ncore dans les épanchements hydro-aériques extra-péricardiques qui ccupent une loge celluleuse située entre le péricarde, la plèvre et la aroi thoracique (cavité pneumo-péricardique de TILLAUX).

**Étiologie.** — Les anciens admettaient l'existence d'un pneumo-péri- arde *spontané* ou *essentiel;* cette théorie est aujourd'hui abandonnée e tous.

D'autres auteurs, comme Bricheteau, Stokes et Friedreich recon- aissent, par contre, la possibilité d'une *pneumatose développée secon- lairement*, dans la *cavité péricardique restée close*, mais renfermant un panchement en voie de fermentation putride.

Le plus souvent, il s'agit d'une véritable *perforation* du péricarde de *ause externe*, habituellement d'origine *traumatique* ou *chirurgicale*, ermettant la pénétration dans le sac séreux de l'air extérieur, de iquides septiques, de sang, et de germes pyogènes. Tels sont les cas urvenus après les contusions violentes du thorax (REYNIER), les frac- ures de côtes venant déchirer directement la séreuse (MOREL-LAVALLÉE) u le poumon adhérent au péricarde; tels sont encore d'autres cas trau- natiques : l'ouverture du péricarde par un instrument tranchant (CHEVAL- EREAU), un couteau avalé et ayant perforé l'œsophage et le péricarde THOMPSON et WALSHE), l'ouverture de la séreuse par projectile d'arme feu (BODENHEIMER[3]) ou simplement par le trocart dans la ponction du éricarde (ARAN).

Dans d'autres circonstances, l'effraction du péricarde est de *cause nterne*, ce sont alors des organes voisins qui se mettent en communica- ion avec le péricarde à la suite d'un travail ulcératif : caverne pulmo- aire (MAC DOWEL), pyopneumothorax (EISENLOHR), ulcère de l'estomac PARISOT), abcès du foie (GRAVES), etc., ouverts dans le péricarde. Dans es cas plus rares, la *perforation* s'opère *de dedans en dehors*, lorsque par xemple une péricardite suppurée s'ouvre par un trajet fistuleux, soit ers la paroi thoracique, soit dans un organe de voisinage, comme 'estomac par exemple.

**Anatomie pathologique.** — *La cavité péricardique renferme à la fois es gaz et du liquide.*

Les gaz accumulés à la partie supérieure répandent quelquefois une deur fétide, lorsqu'il y a épanchement purulent en voie de décompo-

1. MOREL-LAVALLÉE, *Gaz. méd.* de Paris, 1864.
2. P. REYNIER, *Th.* de Paris, 1880.
3. BODENHEIMER, *Berlin. Klin. Wochenschr.*, 1865.

sition. Quelquefois aussi à l'ouverture du péricarde fortement distendu, les gaz s'échappent en produisant un *sifflement*.

Les liquides épanchés, de nature variable (*sérosité louche, pus, sang*) occupent la partie inférieure, ils sont plus ou moins mélangés d'exsudats grisâtres, floconneux, infiltrés de pus, ou de petites masses sanguinolentes rougeâtres.

Les *organes voisins*, tels que le poumon, peuvent être refoulés d'une façon appréciable.

**Symptômes.** — Quelquefois *silencieux* et absolument latent, le *début* du pneumopéricarde, à la façon de celui du pneumothorax, est annoncé le plus souvent d'une façon *brusque*, et l'irruption gazeuse se manifeste par une sensation de déchirement et de brûlure en arrière du sternum, accompagnée d'une vive dyspnée, d'angoisse, quelquefois de cyanose et de lipothymies ou même de syncope, et d'un pouls petit, filiforme.

Les *signes physiques* ont une importance très grande.

Dans quelques cas, on peut percevoir à l'*inspection* une voussure précordiale, mais ce signe manque souvent et n'a point grande valeur ; à la *palpation*, on constate que le choc cardiaque est très affaibli ou même nul, quelquefois il *réapparaît avec plus de netteté dans la position assise*. La *percussion* dénote de la *matité à la partie inférieure* de la région péricardique et un *son clair tympanique dans la zone supérieure*, diminuant dans la position assise et penchée en avant. Stokes a signalé pour quelques cas un *bruit de pot fêlé*. Le tympanisme se déplace quand le malade prend le décubitus latéral, en outre il diminue à chaque systole (GERHARDT) parce que le cœur, placé alors plus près du thorax, diminue l'épaisseur de la couche gazeuse qui l'en sépare.

L'*auscultation* fournit des signes, non particuliers il est vrai, mais qui ont une véritable valeur diagnostique en pareille circonstance. Quelquefois on perçoit les *bruits normaux du cœur*, mais *avec timbre métallique* particulier, d'autres fois ce sont des frottements préexistants qui prennent cette résonnance exagérée. Mais la présence simultanée dans le péricarde de gaz et de liquide incessamment battus par les mouvements du cœur, donne lieu au *bruit de moulin*, de Bricheteau (1844) ; étudié de nouveau par Morel-Lavallée sous le nom de *bruit de roue hydraulique* (1864) ; il simule le clapotement d'une roue de moulin battant l'eau avec ses ailes, à intervalles rapprochés et égaux. Ses caractères sont variables et se modifient d'un jour à l'autre suivant les rapports entre la quantité du liquide et l'abondance du gaz épanchés, et suivant aussi l'énergie de la systole cardiaque. *S'il y a prédominance du liquide*, on perçoit un bruit de crépitation ou de *gargouillement métallique* (STOKES) ; au contraire *si* ce sont *les gaz* qui *dominent*, les bruits normaux du cœur et les frottements péricardiques coexistants prennent une résonance métallique que nous avons signalée déjà et que Friedreich compare au *bruit de carillon*[1].

Ces *bruits*, variables, généralement synchrones à la systole cardiaque,

1. FRIEDREICH, « Trait. des malad. du cœur », traduct. franç., 1873, p. 240.

u continus avec renforcement systolique, *peuvent se percevoir à distance* t le malade lui-même peut en avoir conscience. Avec eux, on entend uelquefois aussi du *tintement métallique* (GRAVES), absolument comme lans le pneumothorax.

**Marche.** — L'*évolution* de la maladie est *rapide;* la *mort* est la termi-ιaison *habituelle* dans plus des deux tiers des cas (FRIEDREICH), et cela ιu bout de quelques heures, ou de cinq à six jours. Elle survient par mpuissance cardiaque, avec accidents asystoliques ou par complications ɔleuro-pulmonaires.

Mais cette redoutable terminaison est vraiment le propre du pneumo-ɔéricarde d'origine interne, surtout lorsqu'il existe un trajet fistu-.eux (cancer, abcès); au contraire, lorsque la maladie est d'*origine* :*raumatique*, que l'hémorragie est peu abondante et qu'il n'existe pas de plaie du cœur, *la résorption des gaz peut s'opérer* en deux ou trois jours et même plus rapidement, et la maladie se termine par *guérison.*

**Diagnostic.** — En général il présente peu de difficultés, car le début généralement brusque, et la netteté des signes stéthoscopiques éclairent le clinicien.

Cependant on pourra quelquefois *confondre* l'affection avec un *pneumothorax gauche.* Dans ce dernier cas le tintement métallique est en rapport avec les mouvements respiratoires, et on entend habituellement un souffle amphorique et le bruit d'airain, enfin il est de règle de percevoir encore l'existence de la succussion hippocratique. Maurice Raynaud, il est vrai, pense qu'on pourrait dans quelques cas la provoquer dans le pneumopéricarde, cependant elle ne semble pas avoir été notée jusqu'ici. Enfin, dans cette dernière affection, le choc de la pointe du cœur est obscur et même nul, alors qu'il conserve toute sa netteté dans le pneumothorax, même lorsque le cœur est dévié.

Dans certains cas de *dilatation gastrique avec tympanisme* extrême, il se produit dans l'estomac certains bruits à timbre métallique rythmés par le cœur; mais les signes habituels de la dilatation de l'estomac et, à la rigueur, la disparition des bruits suspects après l'évacuation gastrique, lèveront tous les doutes.

Nous avons vu que le *bruit de moulin n'est point pathognomonique* du pneumopéricarde et peut se rencontrer dans l'infiltration hydro-aérique traumatique de la loge pneumo-péricardique, dont le pronostique est moins grave que celui de l'hydropneumopéricarde. D'après Reynier, alors que dans cette dernière affection le bruit de moulin se perçoit dans le décubitus dorsal et dans la position assise, au contraire dans l'infiltration extra-péricardique, le bruit morbide disparaît quand le sujet est assis et reparaît dans le décubitus dorsal ; en effet, quand le malade est assis, les gaz se déplacent vers les parties les plus élevées de la loge pneumo-péricardique, dès lors le cœur se rapproche du thorax et n'est plus plongé au milieu des gaz. Enfin dans les épanchements hydro-aériques extrapéricardiques, on n'observe aucun trouble cardiaque proprement dit.

**Traitement.** — S'il s'agit d'un pneumopéricarde d'origine traumatique, le repos dans le décubitus dorsal, l'occlusion hâtive antiseptique de la plaie, la glace appliquée localement et l'opium pour calmer la douleur, s'imposent avant tout. Si l'épanchement est très abondant et l'asphyxie menaçante, la paracentèse est indiquée d'abord, enfin s'il s'agit d'un *épanchement putride*, on ouvrira largement le sac péricardique.

## NÉOPLASMES DU PÉRICARDE

a. *Cancer.* — Il est peu fréquent et sur 477 cas de cancer divers, Willigk n'a relevé que 6 cas de cancer du cœur ; en outre il est presque toujours *secondaire* et se développe soit par propagation d'un cancer du myocarde (Clay, Lancereaux) ou d'un organe de voisinage : médiastin (Barth, Doléris), plèvres, poumons, ganglions bronchiques, œsophage, etc., soit par généralisation d'un cancer viscéral, même éloigné du cœur (Cruveilhier, Viguier).

Toutes les *variétés anatomiques* ont été rencontrées : épithélioma, carcinome, cancer mélanique, etc., et se présentent sous deux formes distinctes : infiltration diffuse en nappe étendue à la fois aux feuillets du péricarde et aux organes de voisinage, noyaux multiples, de nombre et de volume variables. Le cancer est généralement accompagné d'*un épanchement* presque *toujours hémorragique* et quelquefois *séro-purulent ;* de plus, il donne naissance habituellement à des *adénopathies* similaires *de la région sus-claviculaire.*

Le cancer *primitif* est très rare : deux cas seulement ont été recueillis par Bernheim ; d'autres ont été observés par Church (1868), par Broadbent (1882), par Williams et Miller[1].

**Symptômes.** — Ce sont ceux de la péricardite avec épanchement subaigu, suivis d'altération profonde et rapide de la santé.

**Diagnostic.** — Il est très délicat, mais sera rendu moins difficile dans le cas où un cancer primitif aura été noté préalablement : la nature hémorragique du liquide, constatée par la ponction, sera également d'un grand secours, quoique ce signe ne soit point pathognomonique.

*b.* Outre le cancer on a rencontré encore d'autres néoplasies dans le péricarde ; il nous suffira de citer l'*enchondrome* (Ullé), les *tumeurs fibroïdes* (Chambers, 1853), le *lymphome* (Lancereaux). On a trouvé encore quoique plus rarement, des *corps libres du péricarde* (Bouchard, 1865)

1. Williams et Miller, *New-York, Med. Journ.*, 14 avril 1900.

(VOISIN et DUFLOCQ) détachés de la séreuse où ils formaient des amas calcaires ou des franges vasculaires et pédiculées; peut-être ces corps libres avaient-ils comme point de départ un coagulum de fibrine ou de pus concret.

## PARASITES DU PÉRICARDE

Le péricarde est peu exposé aux altérations parasitaires; seul l'*échinocoque* a été rencontré quelquefois dans son épaisseur ou encore dans le tissu conjonctif sous-jacent.

Les observations en sont rares et dues principalement à Bouillaud (1835), Barlow (1855), Habershon, Landouzy, Bernheim, etc.

Les *kystes hydatiques* du péricarde n'offrent rien de particulier : leur volume et leur nombre sont variables et leur structure ne diffère en rien de celle des hydatides des autres organes.

Le kyste hydatique du péricarde, méconnu pendant la vie du malade, est une trouvaille d'autopsie; son histoire clinique est entourée de la plus grande obscurité.

L'*actinomycose* a été rencontrée dans 9 cas (AUTOUR) *consécutive à des* tumeurs de même nature venues du poumon ou de la région pharyngo-œsophagienne.

---

## RÉSUMÉ

### PÉRICARDITE

**Définition.** — Inflammation de la séreuse qui enveloppe le cœur.

**Historique général.** — Sénac, Corvisart, Laënnec, Collin, Bouillaud, Leudet, Friedreich, Bamberger. Travaux modernes : Cornil et Ranvier, Sibson, Potain, Netter, Foureur, Banti, etc.

**Division.** — Au point de vue clinique : *péricardite aiguë* ou *chronique;*

Au point de vue des lésions anatomiques : la péricardite peut être *sèche* ou avec *épanchement séro-fibrineux, hémorragique, purulent.*

#### A. — Péricardite aiguë et subaiguë

**Age.** — *Surtout jeunesse* et *âge adulte*, sans doute parce que le rhumatisme, sa cause habituelle, est le propre de l'adolescent ou de l'adulte.

*Enfance :* est rare au-dessous de cinq ans; de toutes façons serait 2 fois environ moins fréquente que chez l'adulte (CNOPF, de Munich). Quelques cas dans la *vie intra-utérine*, suite de puerpérisme infectieux de la mère ou de phlébite du cordon.

*Vieillards :* relativement fréquente (LEJARD, 1885; VULPIAN).

*Sexe* : masculin surtout.

**Causes prédisposantes.** — Surmenage, misère, fatigues, hygiène défectueuse, grande masse d'individus (avec privations et mauvaise nourriture), armées, sièges ; sorte d'épidémies : garnison de Rocroy (TRÉCOURT, 1755). Influence cosmique : Russie, scorbut endémique, péricardite hémorragique.

**Causes occasionnelles.** — Autrefois à ce point de vue on considérait des *péricardites primitives* (froid, traumatisme), et des *péricardites secondaires.*

Le champ des premières est singulièrement rétréci depuis que les travaux modernes ont montré que *les péricardites sont d'origine infectieuse;* le froid peut exalter la virulence de l'agent pathogène, le traumatisme, le faire pénétrer dans les plaies du thorax, ou par l'intermédiaire d'un instrument tranchant ou piquant.

De même les *péricardites de voisinage* sont d'origine infectieuse, recevant les germes nocifs des collections purulentes des organes voisins : *cancer de l'œsophage, abcès ganglionnaires, carie costo-vertébrale,* etc...

Donc les *péricardites sont des affections secondaires à des infections de nature et d'origine d'ailleurs très variables;* parmi celles-ci il faut citer :

**Rhumatisme articulaire aigu.** — (CORVISART, lois de BOUILLAUD) ; Jaccoud, Williams, Wunderlich, la déclarent plus fréquente que l'endocardite.

Opinion générale est contraire à ces affirmations.

Sibson : sur 325 cas de rhumatisme, 6 péricardites, 107 cas d'endocardite.

Leudet : Proportion de 15 à 20 0/0 de péricardite dans rhumatisme.

Recherches modernes ont montré que rhumatisme est une maladie infectieuse, dont le microbe n'est pas encore fixé (voir *Endocardite*) : néanmoins péricardite du rhumatisme est d'origine infectieuse.

Péricardite rhumatismale : *fréquente dans l'enfance.*

*Début :* généralement dans la *première* attaque et *deuxième septenaire ;* cas de péricardite préarthropathique.

*Forme :* surtout *sèche,* suivie ou non d'épanchement.

**Rhumatisme chronique.** — Péricardite plus rare ; casde Trastour, Charcot.

**Rhumatisme blennorragique.** — La péricardite très rare et même nulle, quelques cas cependant (FOURNIER) ; existe, mais exceptionnellement (E. BESNIER); quelques cas rares de péricardite blennorragique, sans l'intermédiaire du rhumatisme.

**Chorée.** — Parenté rhumatismale pour beaucoup d'auteurs ; Henri Roger cite 5 cas sur 71 chorées.

**Scarlatine.** — (GENDRIN, TROUSSEAU). En général péricardite survient tardivement (20$^{e}$ à 30$^{e}$ jour) précédée quelquefois de rhumatisme qui serait la cause première de la péricardite (PETER).

**Rougeole.** — Très rare. Quelques cas (DUFOUR).

**Variole.** — P. Brouardel a vu cardiopathies associées : péricarde, endocarde et aorte. Andral, Desnos et Huchard étudient cardiopathies de la variole.

**Erysipèle.** — Duroziez, Jaccoud, Sevestre ont observé la péricardite. Dénucé a montré la filiation streptococcique qui relie l'érysipèle et la péricardite.

**Fièvre typhoïde.** — Assez rare. Guéneau de Mussy en a vu 5 cas sur 30 de fièvre typhoïde ; liée au bacille d'Eberth ou infection secondaire. Serait presque toujours *sèche* (Maurice Raynaud). Quelquefois cependant épanchement, avec bacille d'Eberth ; quelques cas où péricardite associée à myocardite (Romberg)

**Typhus ; Varicelle ; Oreillons ; Diphthérie ; Grippe** : quelques cas de péricardite.

**Infection puerpérale.** — Le plus souvent péricardite purulente.

**Ostéo-myélite.** — **Pyohémie, Scorbut** (péricardite hémorragique).

**Maladies infectieuses des voies respiratoires.** — Place importante dans l'étiologie des péricardites.

1° Pneumonie : Leudet 6 cas sur 83 pneumonies. Est une manifestation de la pneumococcie sur le péricarde ; peut être isolée ou associée à d'autres manifestations de la pneumococcie (méningite cérébro-spinale, néphrite, endocardite, pleurésie, péritonite). Cas où péricardite isolée, même avec absence de toute manifestation pneumonique. Présence du pneumocoque dans l'exsudat péricardique, établie par Netter, Cornil, Babès, etc.

Reproduite *expérimentalement* (Vanni, Banti), par injection de crachats pneumoniques dans chambre antérieure de l'œil du lapin.

*Apparition :* du 3e au 6e, 9e jour des pneumonies intenses.

*Forme :* sèche, séro-fibrineuse, purulente et hémorragique.

2° La Tuberculose : *péricardite tub. serait, après la péricardite rhumatismale, la plus fréquente de toutes* (Corvisart, Laënnec, Trousseau, Leudet, Hayem et Tissier), elle peut être la seule manifestation de la tub. (Cruveilhier, Virchow), ou survient dans une tub. en voie d'évolution : pleurale, pulmonaire, mais surtout *ganglionnaire.*

*Forme : sèche, épanchement : séro-fibrineux, hémorragique, purulent ; symphyse cardiaque tuberculeuse* fréquente.

Elle se rencontre aussi dans *l'enfance* (Thaon, Rousseau), mais moindre fréquence que chez l'adulte.

3° Gangrène pulmonaire : Laurence a cité la péricardite dans le cours de la gangrène pulmonaire, mais les deux affections se rapportaient sans doute à une infection causale unique.

**Maladie de Bright.** — Péricardite pas très commune ; Sibson a noté 136 cas sur 1682 néphrites ; surtout dans le gros rein blanc (Dickinson) ; au contraire plutôt dans la néphrite interstitielle (Peter, Lécorché et Talamon).

*Origine : tantôt infection microbienne secondaire* (pneumocoque par exemple), *tantôt toxémique* ( Merklen).

**Syphilis infantile.** — Prédispose à péricardite ; surtout hémorragique (Parrot). Assez rare en somme et toujours conséquence de lésions syphilitiques : myocardite (Ricord).

**Cancer.** — Cancer du péricarde : péricardite sèche, brides ; épanchement hémorragique assez souvent.

**Sarcome.** — Quelques cas relevés par Jaccoud. Enfin la péricardite peut accompagner d'autres *cardiopathies : endocardite, myocardite, aortite* (Peter), avec degré de fréquence beaucoup plus marqué pour la première de ces affections. Mais c'est moins une complication qu'une manifestation vers le péricarde du même germe infectieux qui a produit déjà l'endocardite, la myocardite, etc.

**Résumé.** — *La péricardite n'est pas une entité morbide définie, toujours identique à elle-même ; c'est la localisation sur la séreuse d'enveloppe du cœur d'un agent infectieux de nature très diverse.*

## ANATOMIE PATHOLOGIQUE

**Étendue.** — Péricardite *partielle*, ou *généralisée ;* maximum des lésions sur le feuillet viscéral.

**Nature.** — Péricardite *sèche* ou avec *épanchement.*

### A. — Péricardite sèche

*Au début : Injection, piqueté, arborisations, aspect dépoli.*

*Bientôt* sur les deux feuillets : *exsudats fibrineux*, louches, grisâtres, par plaques, par îlots, couches stratifiées. Les deux feuillets du péricarde sont hérissés de *saillies, aspérités, mamelons : Cor hirsutum villosum.*

*Comparaisons classiques :* Surface interne du deuxième estomac du veau (Corvisart); aspect de deux assiettes plates enduites de beurre et séparées l'une de l'autre; deux tartines de beurre accolées puis séparées brusquement l'une de l'autre (Laënnec) ; langue de chat, gâteau de miel, pomme de pin,etc.

**Histologie des exsudats.** — Réticulum de fibrine englobant cellules épithéliales, leucocytes. Pas de vaisseaux ni de tissu cellulaire.

*Vaisseaux de la séreuse : Sanguins :* plus nombreux et dilatés; *lymphatiques :* dilatés et obstrués de cellules lymphatiques et de fibrine coagulée. Toutes ces lésions peuvent se résorber et disparaître; au contraire elles se développent et un *épanchement liquide* va se former.

### B. — Péricardite avec épanchement

1° Séro-fibrineux, le plus souvent : citrin, couleur paille claire, contient : fibrine, leucocytes, hématies, pigment.

*Quantité* de 200 à 400 grammes en moyenne, au delà de 500 grammes les cas sont *exceptionnels;* néanmoins observations : de Corvisart et Louis, 1 litre ; de Sibson, 1.625 grammes; de Gosselin, 2 litres; chez l'*enfant* en moyenne : 100 à 150 grammes (Blache).

*Au début*, liquide infiltre seulement les plaques molles gélatineuses des exsudats.

Plus tard, *distend* peu à peu tout le sac péricardique, alors le *cœur est refoulé en haut et en arrière*, et sa pointe est plus ou moins élevée au-dessus du niveau inférieur de l'épanchement. Cas où *péricarde est cloisonné*, d'où plusieurs loges renfermant du liquide en quantité et en qualité variables (Jaccoud, 1897). Dans d'autres circonstances, les deux feuillets du péricarde soudés en avant forment une sorte de symphyse antérieure, et le *liquide est refoulé vers la partie postérieure du cœur* où il reste enkysté (Barth et Roger). Perret, Devic, Pins (de Vienne); diagnostic difficile : car bruits du cœur conservent toute leur netteté à la région précordiale.

*Évolution. — Résorption lente, fausses membranes s'organisent* en couches stratifiées, brides plus ou moins épaisses : adhérences, soudure, *symphyse cardiaque* ou mieux *péricardique.*

*Autres transformations : Transformation cartilagineuse ; dégénérescence calcaire, ossification du péricarde* (Forster).

Plus fréquemment et plus simplement : *Taches ou plaques laiteuses*, nacrées, arrondies, ovalaires, bandelettes surtout sur face antérieure du ventricule droit. Mais si quelques auteurs admettent leur *origine inflammatoire* (Paget Rokitansky) ; d'autres (Corvisart) leur attribuent une origine dystrophique ; ce sont de simples *plaques de frottement* (Peter).

2° Purulent : surtout dans le cours des maladies infectieuses pyogènes : *pyohémie, puerpérisme, fièvres éruptives*, etc. ; ou par infections secondaires chez des débilités ou des cachectiques.

*Qualité : louche, séro-purulent, purulent; homogène* ou *mal lié*, avec flocons grisâtres putrides.

*Quantité :* Variable, en général modérément abondante ; cependant chez des enfants on a relevé : 300 à 400 grammes ( CADET de GASSICOURT), 512 grammes (LABRIC).

*Face interne de la séreuse :* Grisâtre, infiltrée, ramollie, ulcération et même perforation avec *fistules* suivies ou non de pyo-pneumopéricarde.

*Evolution.* — Résorption quelquefois. A la place de l'épanchement : magma épais, grisâtre, caséeux, analogue à du mastic.

3° HÉMORRAGIQUE : le plus souvent séro-sanguinolent, sang pur dans les formes graves scorbutiques (KYBER).

*Origine :* Discutée encore : *pachypéricardite hémorragique*, par rupture des vaisseaux embryonnaires contenus dans fausses membranes molles et peu organisées ; c'est-à-dire même explication que pour les méninges, plèvres, tunique vaginale avec épanchement sanguin.

*Virulence particulière* de certains agents infectieux hémorragipares.

Causes complexes : *mal de Bright, tuberculose, alcoolisme chronique, cancer, purpuras infectants, fièvres éruptives à forme hémorragique*, etc.

*Contenu : Hématies*; quelquefois *tubercules, noyaux cancéreux.*

**Bactériologie des divers épanchements.** — Nombreux microbes, trouvés dans épanchements péricardiques établissent la nature nettement infectieuse des péricardites.

*Pneumocoque.* — A été rencontré par Banti, Netter, Cornil et Babès, Coleman, Boulay (ici chez des malades non atteints de pneumonie), Pineau, Widal et Meslay, etc.

*Streptocoque.* — Signalé par Wilson (1886) Netter, Foureur (1888), Duflocq, Thiroloix (1897) dans un cas de péricardite cloisonnée avec épanchement séreux et hémorragique ; le streptocoque existait dans le liquide péricardique, le sang du cœur, les sucs hépatique, rénal, splénique.

*Bacterium coli.* — Dans un cas de Pineau.

*Bacille d'Eberth* (BACALOGLU).

*Bacille de Koch.* — Dans les faits de Weigert (1883), Kast (1883).

*Bacille pyocyanique*, chez l'enfant (BAGINSKY).

*Pénétration des microbes : voie sanguine, voie lymphatique ;*
Pénétration directe (traumatisme).

*Péricardites expérimentales :* Inoculation : sanguine, sous-cutanée, pleurale (BANTI, RUBINO, NETTER).

### LÉSIONS CONCOMITANTES OU DE VOISINAGE

**Poumons.** — Comprimés, refoulés ; *atélectasie.*

*Pleurésie, pneumonie, tuberculose :* ne sont point concomitantes, mais nées sous la même influence infectieuse.

**Cœur.** — *Compression* sur les oreillettes, veines caves, veines pulmonaires, d'où gêne circulatoire, stase des veines du cou, face, etc.

*Endocardite.* — *Coexistence extrêmement fréquente.*

Soit par extension, ou le plus souvent parce que l'endocarde a été frappé en même temps que le péricarde.

*Altérations du myocarde :* Dégénérescence granulo-graisseuse ;
Petits abcès métastatiques ; sclérose du myocarde.

*Symphyse péricardique*; Médiastino-péricardite calleuse.

Retentissement sur l'*aorte* (HANOT), le plexus cardiaque (PETER).

## SYMPTOMATOLOGIE

Variable suivant que la péricardite est *localisée* ou *généralisée*, *sèche*, ou avec *épanchement*.
Prendre comme *type* de description la *péricardite aiguë d'origine rhumatismale*.

### 1° Péricardite aiguë sèche

**Troubles fonctionnels.** — Quelquefois *nuls*, la *péricardite* reste *latente* et passe inaperçue ; quand il y a troubles fonctionnels, un des plus importants est la *douleur*.

*a.* **Douleur.** — Seulement la moitié des cas (Louis).

*Caractères.* — Simple gène douloureuse; Douleur vraie, pongitive, lancinante, augmentée par pression manuelle ; griffes de fer enserrant la poitrine.

*Siège.* — Diffuse à la base de la poitrine ou encore le creux épigastrique avec irradiations vers le cou, l'épaule gauche, plutôt que la région précordiale proprement dite.

Quelquefois douleur sur le trajet du *nerf phrénique* qui passe entre la plèvre et le péricarde; Siège variable : le long du bord gauche du sternum ; *En haut :* Entre les deux chefs d'insertion du sterno-mastoïdien ; *En bas :* Entre l'appendice xiphoïde et les cartilages costaux (angle costo-xiphoïdien).

Quelquefois douleurs profondes, en pleine région précordiale, par propagation inflammatoire du péricarde au plexus cardiaque (Peter, Sibson).

*b.* **Dysphagie.** — Par le passage des aliments dans l'œsophage, due à l'irritation de la paroi postérieure du péricarde.

*c.* **Dyspnée.** — Oppression, gêne respiratoire plutôt que dyspnée vraie : celle-ci étant plutôt le propre de la péricardite avec épanchement, par compression du cœur.

*d.* **Phénomènes accessoires.** — Pâleur de la face, palpitations peu accusées ; *hoquet, toux, quelquefois vomissements.*

Tous ces phénomènes peuvent manquer ou être à peine ébauchés.

*e.* **Fièvre.** — *Peut manquer* totalement.

Le début de la maladie peut s'annoncer dans quelques cas par un *abaissement de la température* ; chez les vieillards (Durand-Fardel, Charcot) ; chez les adultes (Lorain, Brouardel) ; dû à troubles d'innervation du sympathique (Peter).

Dans des cas plus fréquents il y a *élévation thermique.*

Quand dans rhumatisme on note élévation température, sans qu'il y ait arthropathies nouvelles, penser à *endo-péricardite* probable.

Quelquefois augmentation de la *température locale* (Peter).

**Signes physiques.** — Quelquefois à la percussion, signes de *dilatation légère* du cœur.

*Retrait de la pointe après le choc systolique*, se fait *lentement*, comme si elle était engluée et se détachait difficilement de la paroi thoracique (Maurice Raynaud).

**Palpation.** — Frémissement vibratoire léger parfois à la *palpation* (Barth et Roger) ; d'autres fois, *quand* à l'auscultation on trouve *frottements*, le frémissement est intense simulant un frôlement, un grattement, tantôt mésosystolique, tantôt mésodiastolique.

**Ausoultation.**

. **Frottement:** C'est un bruit superficiel, à propagation faible ou nulle en général; quelques cas rares propagation très étendue (Leclerc); « naît et meurt sur place » (Jaccoud).

Siège : *Base* du cœur, niveau de l'artère pulmonaire ; le long du bord gauche du sternum, vers 3ᵉ et 4ᵉ cartilage costal ;

*En bas* : Vers base de l'appendice xiphoïde; rare à la pointe même.

*Intensité* et *timbre : a. doux:* Grattement léger de l'ongle sur le papier, frôlement : de soie, taffetas, billet de banque ; craquement de la neige gelée.

*b. Rude :* Cri du cuir de la selle neuve sous le cavalier (Laennec), cri du cuir neuf (Collin) ; prononciation gutturale du k suivi de plusieurs r, krrrrr...

*Moment :* Ne coïncide avec aucun temps de la révolution cardiaque ; à cheval sur les bruits du cœur (Gubler) ; à côté des bruits cardiaques (Sibson); peut être présystolique, méso-systolique, méso-diastolique (Potain) ; dans le premier cas il se surajoute aux deux bruits normaux et donne lieu à un *bruit de galop.*

S'il est méso-systolique, son adjonction aux bruits normaux forme le *rythme de locomotive* (Guttmann).

*Augmente* dans la *position verticale* ou *assise*, parce que les deux feuillets de la séreuse deviennent plus intimement unis.

*Augmente* par la *pression* exercée *localement* avec la main ou avec le stéthoscope.

Influencé par les mouvements respiratoires :

*Plus fort* à la fin de l'expiration (Lewinski, Lépine et Chabalier), de l'inspiration (Traube, Potain).

*Diminue* ou *disparaît* entièrement :

Par la présence d'un épanchement (péricardite sèche devenue péricardite avec *épanchement*), ou encore par diminution de l'énergie contractile du myocarde.

*b.* **Bruit de galop.** — Deux sortes de galop dans la péricardite :

1. *Péricardique* à proprement parler, avec rythme à trois bruits formés par l'adjonction aux deux bruits normaux, du bruit de frottement péricardique présystolique.

*Siège* surtout à la base, lieu habituel des frottements péricardiques.

2. *D'origine myocardique*, bruit-choc produit par la diminution de tonicité du myocarde consécutive à l'inflammation du feuillet viscéral du péricarde, d'où tension brusque des parois ventriculaires à la fin de la diastole, d'où enfin bruit-choc présystolique : rythme de l'*anapeste* (deux brèves suivies d'une longue).

*Siège :* Ce galop étant ventriculaire se rencontre à la partie moyenne du cœur

*c.* **Souffles.** — Origine complexe :

Les uns dûs à endocardite concomitante ou à une lésion valvulaire préétablie ; les autres produits par compression des gros vaisseaux de la base par exsudats, d'autres enfin sont des souffles d'origine cardio-pulmonaire.

**Pouls.** — Rien de particulier ; quelquefois un peu affaibli et dépressible.

**Evolution.** — Guérison ou passe au stade d'épanchement.

## 2° Péricardite avec épanchement

*a.* **Douleur.** — Présente les mêmes caractères qu'au début de la forme sèche ou s'éveille seulement à cette période.

*b.* **Fièvre.** — Rien de spécial ; c'est une fièvre continue sans type régulier.

*c.* **Dyspnée.** — Beaucoup plus importante ; variable d'ailleurs :

Simple oppression, dyspnée extrême, orthopnée, crises paroxystiques.

*Cause principale : compression* et refoulement des *poumons* et du *cœur*.

1° *Compression sur le poumon*, surtout le gauche d'où décubitus latéral gauche impossible.

Dans épanchement considérable il peut y avoir compression sur le poumon gauche par distension du péricarde vers le médiastin postérieur ; l'auscultation du poumon en arrière donne alors : respiration rude ou même souffle ; on note encore vibrations thoraciques exagérées, skodisme, etc. (RENDU). Ces *signes pleuro-pulmonaires de la péricardite* sont marqués surtout chez les *enfants* à cause de leur thorax étroit et de la minceur des parois de la poitrine.

Ils se manifestent par de la *matité*, du *souffle*, de la *broncho-égophonie, augmentant ou diminuant* avec la péricardite.

*Ces signes disparaissent* dans la *position génu-pectorale*, car le *cœur* et le *poumon* sont reportés en avant et les signes de compression disparaissent (*signe de* PINS) ; ces *pseudo-pleurésies* étudiées par Pins (de Vienne), 1889, Perret et Devic (de Lyon) 1889, ont donné lieu parfois à des signes si nets qu'ils ont été la cause d'erreurs de diagnostic, et ont fait pratiquer inutilement la thoracentèse en arrière (LABRIC, AHSBY). Des faits de péricardite passés ainsi inaperçus ont été vus par Guersent, par H. Roger, par G. Lemoine, etc.

Pour établir dans ces conditions le *diagnostic différentiel* entre la péricardite avec épanchement et la pleurésie, on *mettra le malade en position génu-pectorale* et *si la pointe* du cœur est *déviée à gauche* et en dehors, il s'agit d'une *péricardite avec épanchement*.

Si la *déviation* se fait *à droite*, on se trouve en présence d'un *épanchement pleurétique* (WEILL).

2° *La compression sur le cœur* s'opère principalement sur les parties les moins résistantes (les *oreillettes*), d'où *gêne* à la *déplétion des veines pulmonaires et du système veineux général ;* gêne des *veines pulmonaires* entraîne : troubles de l'hématose, cyanose ; gêne *sur veine cave supérieure :* d'où œdème de la face, cou, membres supérieurs, stase avec congestion encéphalique suivies de vertiges, bourdonnements d'oreilles, etc.

Quand *épanchement est très abondant*, le malade prend quelquefois la *position genu-pectorale* (HIRTZ) ; la compression sur le cœur entraîne *lipothymies, syncope*, battements cœur, pouls dépressible. petit, intermittent, *asystolie aiguë*.

3° *Autres compressions* :

Sur le *phrénique*, entraîne le *hoquet*.

Sur le *pneumogastrique* provoque les *vomissements*.

Sur l'*œsophage*, entraîne *dysphagie* considérable : *péricardite hydrophobique* (GENDRIN, BOURCERET). Cette dernière est causée moins par la compression que par l'inflammation du phrénique consécutive à celle du péricarde et de la plèvre.

**Signes physiques** : *a*. **Inspection** : *Voussure précordiale* du 3e au 6e espace intercostal gauche en moyenne, peut faire défaut même dans épanchements très abondants.

*b*. **Palpation** : *Choc de la pointe à peine perceptible* ou reporté à plus d'un ou de plusieurs centimètres *au-dessus* de la zone inférieure de matité.

*c*. **Percussion** d'une grande importance.

Dénote *augmentation de la matité* précordiale et *forme spéciale* de celle-ci.

1. *D'après les auteurs classiques*, percussion délimite une *surface triangulaire à base inférieure et à sommet mousse supérieur*.

Cette comparaison n'est pas rigoureusement exacte.

. Sibson et Potain ont décrit exactement :

La *ligne inférieure de matité* s'abaisse sensiblement au-dessous de la région où l'on perçoit les battements du cœur ;

*La ligne oblique gauche* qui délimite normalement la surface du cœur, se déplace parallèlement à elle-même et se reporte *en haut* et *en dehors* vers l'aisselle gauche et remonte jusqu'au voisinage du manche sternal. De plus, vers le 1/3 de la hauteur de cette ligne, la percussion dénote une *incurvation* à *convexité interne* (*encoche* de Sibson), qui rejoint en bas la ligne de matité en décrivant un angle mousse et arrondi. La surface totale de matité a ainsi la forme d'une *brioche* (*matité en brioche*) (Potain). Sibson a montré que cette configuration correspond en moyenne à des épanchements de 420 à 460 grammes. Ce signe ne serait point pathognomonique et a été rencontré dans la pleurésie gauche avec congestion pulmonaire (Cassaet).

Enfin la *surface de matité absolue* augmente d'une façon considérable et sa configuration est presque identique à celle de la matité totale.

Cette configuration de la matité se modifie avec la résorption de l'épanchement.

**Radioscopie** : Montre une augmentation considérable de l'ombre de projection du cœur.

**Auscultation** : *Disparition du frottement* perçu encore quelques jours auparavant.

*Assourdissement progressif des bruits normaux ;* quelquefois présence *d'un souffle*, causé par :

Compression sur les gros vaisseaux de la base (opinion des classiques) ;
Coexistence d'une endocardite (plus probable).

**Pouls.** — Longtemps normal. *Petit* par apport faible de sang dans ventricules, suite de compression des oreillettes.

*Inégal, irrégulier* quand épanchement abondant comprime cavités cardiaques.

*Pouls paradoxal* de Kussmaul, probablement par affaiblissement du myocarde.

*Pouls veineux faux* quelquefois, dû à la compression des oreillettes.

**Évolution de la péricardite avec épanchement.** — *Cas graves* : Dyspnée, accès paroxystiques, lipothymies, syncope, mort ; signes d'insuffisance du myocarde amenant *dilatation aiguë* du cœur, ou, dans des cas à marche plus lente, des accidents *d'asystolie* avec cyanose, œdème, etc.

*Guérison par résorption :* Fièvre tombe, troubles fonctionnels s'amendent ; dyspnée, douleur disparaissent progressivement ; voussure précordiale cesse d'exister ; bruits du cœur réapparaissent peu à peu ; frottements de guérison.

*Passage à l'état chronique.* Epanchement reste stationnaire, ou résorption très lente, quelquefois série de poussées subaiguës ; production d'adhérences partielles ou générales ; évolution vers la *symphyse cardiaque* et l'affaiblissement du myocarde sousjacent.

**Formes cliniques de la péricardite aiguë** :

*Forme hydrophobique*, une des plus anciennement décrites (Gendrin).

Dyspnée et surtout dysphagie atroce au pharynx et à l'œsophage avec accès spasmodiques à chaque déglutition.

D'après Bourceret (1879) elle tiendrait à une inflammation du phrénique et à une pleuro-médiastinite concomitantes à la péricardite.

*Forme typhoïde* avec adynamie ; prostration extrême ; faits de Blache ; confondue quelquefois avec la dothiénentérie.

*Forme paralytique* de Jaccoud, caractérisée par des signes de défaillance du cœur : pouls inégal, misérable, bruits du cœur assourdis, lipothymies, syncope, mort.

*Forme latente :* Extrêmement fréquente (Leudet), souvent sèche. Aucune douleur, aucune dyspnée appréciable, fièvre nulle ou peu accusée. Découverte par hasard à l'autopsie. Se rencontre principalement dans les péricardites dites secondaires ; s'observe assez fréquemment chez le *vieillard ;* chez l'*enfant* également ; elle peut être *purulente.*

**Complications.** — Les plus fréquentes portent sur le cœur lui-même.

1° **Endocardite.** — Sur 161 cas de cardiopathies rhumatismales, 34 pour 100 d'endopéricardites (Sibson).

Diagnostic difficile au début, car le meilleur signe d'endocardite, l'assourdissement des bruits normaux, appartient aussi à la péricardite.

Plus facile à la période d'état, car l'endocardite se révèle alors par un souffle à l'un des quatre orifices.

Pronostic sévère ; le plus souvent la péricardite se résorbe, mais l'endocardite tend à s'organiser.

2° **Myocardite.** — Complication sérieuse, on note :

*Affaiblissement extrême* des bruits, *choc de la pointe faible, pouls petit, misérable,* défaillances, lipothymies, syncopes, etc.

3° **Aortite.** — Plus rare.

Crises, accès de douleur rétro-sternale.

Bruit diastolique d'abord éteint, plus tard peut devenir éclatant.

4° **Complications pleuro-pulmonaires.** — Nous avons indiqué précédemment les signes de pseudo-pleurésie et la valeur du signe de Pins.

## DIAGNOSTIC

Signes souvent frustes et perdus dans l'ensemble symptomatique des maladie qui la compliquent souvent (Corvisart).

Doit être établi à deux périodes : *péricardite sèche, péricardite avec épanchement.*

### A. — Péricardite sèche

Le signe capital est le *frottement.*

Bruit sec, inégal, sensation de froissement, de grattement dans un mouvement de va-et-vient.

*Siège* surtout à la base ou à la partie moyenne du cœur.

Ne se propage pas ; naît et meurt sur place ;

Mésosystolique, ou méso-diastolique.

**Diagnostic différentiel :**

*a.* **Souffles cardio-pulmonaires** :

*Siège :* Surtout préventriculaire ou au-dessus de la pointe ;

*Caractère :* Doux, méso-systoliques, sans propagation ;

Ils diffèrent surtout du frottement par ces signes :

Leur extrême mutabilité ;

Sont plus intenses dans décubitus dorsal (le contraire pour le frottement);

Ne s'accompagnent d'aucun trouble fonctionnel d'origine cardiaque ;

Leur valeur pathologique est nulle.

*b.* **Souffles endocardiques :**

*Siège :* Toujours à l'un des quatre orifices, surtout au niveau même de la pointe (insuffisance mitrale) ou de la région de l'orifice de l'aorte (lésion aortique).

'ropagation permanente et invariable : ceux de la base vers la clavicule droite et le cou ; ceux de la pointe vers l'aisselle gauche et même le dos.

'emps : Ils sont rigoureusement systoliques, diastoliques ou présystoliques.

**ıssociation du souffle et du frottement.** — Plus difficile.

:xamen attentif des signes : Siège, timbre différents.

'ropagation : Nulle pour frottement ; nette pour le souffle.

**'rottement pleural.** — Est lié aux mouvements respiratoires.

lais est quelquefois rythmé par les mouvements du cœur ; on le perçoit au niveau du ventricule gauche, il est surtout manifeste dans les grandes expirations, et ne s'exagère pas comme le frottement péricardique si le malade s'assoit et se penche en avant (Potain, Choyau).

:nfin, d'après Maurice Raynaud, il est dû à une pleurite médiastino-costale.

Pour établir le diagnostic différentiel : faire pratiquer une *inspiration forcée*, s'il y a frottement pleural, il se suspend; s'il y a *frottement péricardique*, il *s'accentue pendant ce temps de la respiration.*

### B. — Péricardite avec épanchement

**ıgnostic différentiel :**

ıvent difficile. Disparition du frottement et augmentation de la matité.

**Hypertrophie du cœur.** — Présente voussure quelquefois et augmentation le la matité, mais celle-ci n'est pas en brioche, et conserve sa forme trian-;ulaire. De plus dans l'hypertrophie on note :

Pointe abaissée, avec impulsion systolique énergique et brusque;

Bruits éclatants et non assourdis. Pouls vibrant.

Enfin souvent l'hypertrophie est liée à *lésions aortiques* ou à *néphrite interstitielle* qui donnent lieu à des signes particuliers : souffles au foyer aortique dans le premier cas; galop et albuminurie dans le second.

**Dilatation du cœur.** — *Matité transversale* augmentée ; *réductible* par la 'echerche du réflexe cardiaque d'Abrams, alors que, au contraire, la matité 'este *irréductible* dans les cas de *péricardite* avec *épanchement.*

'as de voussure ; pouls mou, affaibli ; bruits du cœur sourds.

;'observe presque toujours à la suite des cardiopathies gauches anciennes, ou se porte d'emblée sur les cavités droites, à la suite de troubles digestifs (Potain ; E. Barié).

**'leurésie gauche** avec épanchement ; on observe alors :

)ilatation unilatérale du thorax;

)iminution ou disparition de l'espace semi-lunaire de Traube ;

:œur refoulé vers la droite, mais bruits conservent leur netteté.

**Tumeurs du médiastin.** — *Néoplasmes.* — *Anévrysme de l'aorte.*

Iatité thoracique diffuse ;

;ignes de compression profonde ;

)éveloppement inaccoutumé du réseau veineux superficiel ;

)uelquefois douleurs profondes intra-thoraciques (névralgies symptomatiques) ;

)ans *anévrysmes :* Tumeur pulsatile et expansive ;

:xamen radioscopique.

**aluation probable de la quantité de liquide.** — Très délicate. En général era *abondante* quand :

'oussure très accusée, bruits cardiaques éteints.

Iatité du cœur considérable.

Signes de compression en arrière sur le poumon gauche par distension du péricarde vers le médiastin postérieur.

Skodisme, souffle, vibrations thoraciques modifiées.

**Diagnostic de la qualité de l'épanchement.** — Surtout par la notion étiologique, la marche générale de la maladie et la courbe thermique.

Notion étiologique importante :

*Péricardite hémorragique : Exanthèmes* hémorragiques, forme scorbutique (Kyber) ; *tuberculose ; cancer*, etc.

*Péricardite purulente :* Maladies septiques : érysipèle, pyohémie, septicémies puerpérisme infectieux.

**Pronostic.** — Pas aussi grave que le croyait Corvisart.

Dépend de l'*âge, état général, forme clinique, de l'abondance*, et de la *nature de l'épanchement.*

Chez les *enfants*, très sévère (Gendrin, Cadet de Gassicourt).

Le danger résulte surtout de l'abondance et de la nature de l'épanchement ainsi que de l'état du muscle sous-jacent.

## TRAITEMENT

### Péricardite sèche

1. *Contre la phlegmasie.* — Anciennement : saignées, antiphlogistiques.

A l'intérieur : Préparations mercurielles (Hope, Taylor) ; tartre stibié (Jaccoud), trouve bien rarement son application ; quinine peu employée.

Actuellement, on emploie plutôt : ventouses scarifiées sur région précordiale ; Froid local : compresses d'eau froide, sachet ou sac de glace (Gendrin).

2. *Contre l'éréthisme cardiaque : Valérianiques, bromures.*
3. *Contre la douleur locale : Salicylate de soude, antipyrine*, salophène, chlorhydrate de morphine, opium ; tous les révulsifs : *ventouses scarifiées, pointes de feu*, stypage au *chlorure de méthyle, badigeonnages iodés*, revêtement précordial avec ouate ou gaze enduites de *salicylate de méthyle, vésicatoires* aseptiques, liniments calmants après rubéfaction, etc.
4. Contre la *dyspnée : Éther, injection de chlorhydrate de morphine* ou d'*héroïne.*
5. Contre l'*insomnie : Chloral, sulfonal, trional, bromidia, véronal.*
6. Contre l'*affaiblissement du myocarde : toniques* ; *stimulants : digitale, sulfate de spartéine.* Injections sous-cutanées de caféine, d'*éther*, d'*huile camphrée*, de *sérum artificiel.*
7. Traitement de la *nature de la péricardite :*

   *Rhumatismale : Salicylate de soude ;*

   Dans les *maladies infectieuses : Digitale, caféine, spartéine*, strychnine, *collargol* les *stimulants* diffusibles.

### Péricardite avec épanchement

**Traitement médical.** — *Vésicatoires* aseptiques, au début (en user avec beaucoup de modération) ; purgatifs salins ; diurétiques ; régime lacté.

Souvent suffisant dans épanchements d'abondance moyenne et surtout d'origine rhumatismale.

Mais si épanchement augmente et que le cœur faiblisse (dyspnée, cyanose, pouls petit, défaillances, lipothymies, etc.), il faut recourir à la ponction du péricarde, c'est-à-dire au traitement chirurgical.

**'aitement chirurgical.** — *Paracentèse du péricarde :*

Malade soulevé légèrement sur le lit, soutenu par des oreillers.

Dans *quel espace intercostal faut-il ponctionner ?*

Divergences nombreuses des auteurs :

Trousseau, Maurice Raynaud, Dieulafoy, H. Roger : 4e ou 5e espace à 4 ou 5 centimètres en dehors du sternum. Mais dans ces conditions on a parfois blessé le ventricule droit (faits de Bouchut, Barlow, Henri Roger).

C'est pourquoi Rendu (1882) a conseillé de ponctionner en dehors de la pointe du cœur, ou plus exactement à 1 *centimètre au-dessus* de la limite inférieure de la matité ; tantôt ce sera le 6e, le 7e espace intercostal et même le 8e (1 cas de Potain) en dehors de la ligne mamelonnaire.

*Opération.* — Après l'asepsie locale de la peau, on prend le trocart le plus fin de l'appareil aspirateur de Potain, et après une *ponction exploratrice préalable* avec la seringue de Pravaz, on introduit le trocart par un *coup droit d'avant en arrière* : puis on pénètre avec grande lenteur, et si par hasard on sent le cœur par les battements communiqués à l'instrument, on s'arrêtera, et on en sera quitte pour une piqûre, sans importance, en général, ou bien il sera mieux encore de *faire basculer légèrement le trocart en le plaçant parallèlement au cœur* (Dieulafoy).

Le liquide évacué, on applique localement un pansement antiseptique et tout est terminé. En général l'évacuation s'opère facilement ; si le liquide cesse brusquement on peut avec un mandrin déboucher le trocart encombré de flocons fibrineux.

*Procédé de Delorme et Mignon* (1895, pour éviter d'intéresser la plèvre, et la blessure de l'artère mammaire interne) (décollement et réclinaison du bord pleural gauche).

*Après l'évacuation* du liquide, *malade soulagé ;*

Mais *reproduction du liquide* n'est pas rare, d'où *nouvelles ponctions.*

*Accidents opératoires.* — Peu nombreux et pronostic variable.

1. *Blessures du cœur* généralement dans les cavités droites, à cause des rapports anatomiques.

   N'a pas la gravité qu'elle semblerait avoir si la blessure est faite en plein muscle cardiaque ; est plus grave si elle atteint les sillons où rampent les vaisseaux et les nerfs.

2. *Blessure de l'artère mammaire interne.* Se rappeler que celle-ci est à 8 ou 10 millimètres en dehors du bord gauche du sternum.

**aleur thérapeutique.** — On ne doit considérer la paracentèse du péricarde que comme une *opération d'urgence.*

Statistique de West : 45,5 0/0 de guérison.

Statistique de Bernheim : 35 0/0 de guérison.

La *guérison se fera*, surtout dans la *péricardite de nature rhumatismale*, dans laquelle on note 10 succès sur 10 opérations (Rendu).

Le plus grand nombre de décès est dû à la *péricardite tuberculeuse.*

H. Roger déconseille la ponction dans la *péricardite hémorragique*, cependant M. Raynaud a compté 5 guérisons sur 9 cas opérés.

Enfin la *péricardite purulente* compte *quelques cas de guérison* après la paracentèse.

*Contre-indications :*

1. *Nature tuberculeuse* de l'épanchement ;
2. *Purulence de l'épanchement*, lorsque celui-ci n'est que la manifestation locale de foyers multiples de suppuration.

3. *Reproduction multiple de l'épanchement.* Nécessite l'*incision large du péricarde ;* résultats variables.

*Traitement de la péricardite aiguë chez les enfants :*

*Salicylate de soude*, digitale, quinine, révulsifs, diurétiques.

### B. — Péricardite chronique

**Étiologie.** — Succède insensiblement à la péricardite aiguë, par régression incomplète, ou survient d'emblée: mal de Bright, goutte (TROUSSEAU); tuberculose, alcooliques, vieillards, débilités.

**Anatomie pathologique.** — Deux aspects :

1° *Brides fibreuses* recouvrant le cœur en partie ;

*Adhérences* partielles, inégales, villeuses ;

Quelquefois une cuillerée ou moins de *liquide*, sérosité louche, ou sero-purulente dans cavité du péricarde.

*Cœur* généralement diminué de volume ; myocarde altéré, anémié, granuleux.

2° *Brides membraneuses épaisses*, infiltrées de sels de chaux : plaques crétacées, *carapace osseuse calcaire*, quelquefois nécessité d'une scie pour ouvrir le cœur (OGLE).

Développées sur les deux faces du cœur ;

Altération du myocarde, pâle, granuleux.

**Symptômes.** — Pas rare de n'en constater aucun ; alors péricardite absolument *latente*, trouvaille d'autopsie.

Quand fait suite à forme aiguë, on note surtout des signes indiquant que l'épanchement reste stationnaire :

Matité étendue;

Faiblesse, bruits du cœur :

Quelques frottements disséminés.

Poussées aiguës ou subaiguës, modifiant allure de la maladie.

*Troubles fonctionnels :* Malades oppressés, pâles, amaigris, teint terreux.

Mort par cachexie progressive, ou bien organisation des brides membraneuses adhérences profondes, et formation d'une *symphyse péricardique.*

**Traitement.** — Les iodures. Toniques.

Révulsifs : Pointes de feu ; cautères.

Si épanchement séro-purulent, traitement du pyopéricarde.

## SYMPHYSE DU PERICARDE

**Définition.** — Adhérence totale des deux feuillets du péricarde.

**Historique.** — Lancisi, Morgagni, Skoda, Aran, Friedreich, Jaccoud, Riegel, Potain, Barrs, Cadet de Gassicourt, Morel-Lavallée.

**Étiologie.** — La même que celle des péricardites aiguës ou chroniques, dont elle procède toujours, et en premier lieu le *rhumatisme articulaire*, à la suite duquel on la rencontre généralement *associée à des lésions valvulaires*, contemporaines de la péricardite qui dans la suite, a donné naissance à la symphyse.

Elle se rencontre chez les adolescents, les adultes; quelques cas chez les enfants.

La *tuberculose* est une cause très importante; citons encore le *mal de Bright* (SIBSON), *le rhumatisme chronique* (CORNIL).

*Causes de voisinage :* Inflammat. chroniq. du tissu cellulaire du médiastin est le point de départ de la médiastino-péricardite chronique; citons encore :

Tumeurs du médiastin, anévrysmes de la crosse de l'aorte (ARAN);

Sclérose d'ordre général (origine infectieuse ou toxique) occupant en même temps le péricarde et le foie (*symphyse péricardo-périhépatique* (GILBERT et GARNIER);

Ou étendue à la fois au péricarde, au péritoine et à la plèvre (*périviscérites*).

*Age* : A été rencontrée chez le nouveau-né ;

Le maximum de fréquence serait de 10 à 20 ans (CERF).

*Fréquence.* Les adhérences partielles ou généralisées du péricarde se rencontrent avec une grande fréquence : statistiques de Leudet, de Sibson, de Potain.

**Anatomie pathologique.**

1° *Adhérences :* Généralisées ou partielles.

a. *Généralisées:* Molles, hérissées de houppes fibrineuses, faciles à séparer par traction; tractus plus épais; cloisons avec un peu de sérosité louche hématique ou purulente.

Très anciennes : Cœur emprisonné dans une sorte de *sac dur*, *fibreux*, *inextensible* (*péricardite oblitérante*, *ankylose du cœur*. STOKES, BOUILLAUD); capable de *transformation cartilagineuse*, ou encore *infiltration calcaire*, *ossiforme* (*symphyse calcifiante*).

b. *Partielles :* Plus fréquentes ; se rencontrent *surtout dans les régions les moins mobiles du cœur :*

Sillon interventriculaire, bord externe du ventricule gauche;

Côté externe de l'oreillette droite;

Dans les parties déclives, là où le liquide a séjourné : A la base du cul-de-sac péricardique qui enveloppe l'origine des gros vaisseaux.

Dans la *symphyse tuberculeuse* on trouve :

Feuillets fibro-caséeux, îlots jaunâtres, foyers caséeux grisâtres, semés de granulations tuberculeuses sur le feuillet externe.

2° *Lésions de voisinage :* Symphyse rarement isolée, presque toujours reliée aux parties avoisinantes : plèvre, sternum, côtes, médiastin, rachis (*médiastino-péricardite calleuse de* KUSSMAUL).

3° *Etat du cœur :* Tantôt brides molles et lâches, sans effet sur lui.

Tantôt brides fibreuses et étendues, cœur touché secondairement.

Au sujet du volume de l'organe, divergences nombreuses :

Hypertrophie avec ou sans dilatation (ANDRAL, BEAU).

Atrophie (CRUVEILHIER, STOKES, FRIEDREICH).

Ces divergences paraissent s'expliquer par l'état variable dans lequel se trouvait le cœur, au moment où s'est constituée la symphyse : ainsi, la symphyse avec mal de Bright, dans lequel il y a hypertrophie habituelle du ventricule gauche, serait accompagnée d'augmentation de volume du cœur.

Potain *a résumé*, en disant que *si adhérences sont généralisées, il y a presque toujours hypertrophie du cœur* par le surcroît de travail qui lui est imposé.

De plus, on note presque toujours *dilatation coexistante*, parce que le myocarde, n'étant plus soutenu par le péricarde devenu fibreux, se laisse distendre.

4° *Lésions coexistantes. Lésions valvulaires :* Nées sous la même influence causale que la péricardite : *rhumatisme*, *maladies infectieuses*.

*Insuffisances valvulaires fonctionnelles* (JACCOUD, MOREL-LAVALLÉE), par dilatation des cavités cardiaques.

*Muscle cardiaque :* Altéré plus ou moins profondément : sclérose du cœur, parfois en foyers disséminés ; dégénérescence graisseuse (WEILL, GALLAVARDIN).

*Lésions hépatiques :* Très fréquentes, par asystolie et par dilatation permanente de l'oreillette droite fixée par adhérences ; le foie est *augmenté de volume*, c'est la *pseudo-cirrhose du foie péricardique* (PICK), développée surtout à la périphérie ; le foie glacé de Curschmann, parce qu'il est enveloppé dans une coque blanchâtre et brillante. Dans la symphyse tuberculeuse, le foie est atteint souvent de granulat. tuberculeuses : c'est en même temps un foie cardiaque et un foie tuberculeux (*cirrhose cardio-tuberculeuse*)(HUTINEL, MOIZARD et JACOBSON).

*Lésions du plexus cardiaque* (PETER).

**Symptômes.** — Forme latente très bien vue par Laënnec, danslaquelle aucun trouble apparent de la santé ; trouvaille d'autopsie.

Mais la symphyse peut se manifester par des signes appréciables et des troubles fonctionnels.

*Signes physiques :* Valeur plus grande que celle des troubles fonctionnels.

**Inspection.** — *Voussure* précordiale quelquefois.

*Dépression* thoracique au contraire (BOUILLAUD) lorsque le péricarde est relié à la paroi antérieure du thorax.

Amoindrissement de la saillie thoracique inspiratoire gauche (WILLIAMS, RENDU).

Absence, pendant l'inspiration, d'expansion en avant de la partie inférieure du sternum (WENCKEBACH).

*Dépression systolique de la région de la pointe.* (SKODA).

*a.* Limitée *à la pointe seule*, pas de valeur ;

*b. Multicostale* (JACCOUD) et occupant la *région sterno-costale inférieure*, présente une grande valeur.

*Ondulation de la paroi thoracique* analogue aux petits tremblements que produirait un choc brusque sur une masse de gélatine (SÉNAC, MOREL-LAVALLÉE) ; n'a de signification que si elle coexiste avec retrait systolique de l'épigastre.

*Mouvement de roulis ou de reptation* de la paroi (JACCOUD), de haut en bas et de droite à gauche, dessine le mouvement de rotation du cœur autour de son axe longitudinal. *Sinistrocardie* dans un cas de symphyse avec médiastinite scléreuse.

*Inspection de la région dorsale :* Quelquefois au-dessous et en dehors de la pointe de l'omoplate, rétraction de plusieurs espaces intercostaux, synchrone à la systole (BROADBENT) ; n'a de valeur que si le signe n'est pas modifié par mouvements respiratoires.

**Palpation.** — Choc de la pointe variable : exagération de l'impulsion cardiaque ; (RENDU) ; au contraire, parfois diminué.

Quelquefois *soulèvement* ou choc *diastolique* de la région où s'est opéré le retrait pendant la systole précédente par retour de la paroi à sa courbure normale dont l'avait écarté la systole ; pas de valeur pathognomonique.

**Percussion.** — *Augmentation de la matité cardiaque* dans tous les sens, analogue à celle des grands épanchements péricardiques, même avec l'encoche de Sibson, mais en diffère par présence de l'hépatomégalie.

*Invariabilité de la matité cardiaque* et *fixité de la pointe* dans les *mouvements respiratoires et dans toutes les attitudes* du malade.

C'est un des meilleurs signes de la symphyse cardiaque (POTAIN).

**Auscultation.** — Valeur diagnostique moindre.

*Affaiblissement des bruits normaux* (ARAN), indique faiblesse du myocarde et non la symphyse.

Au contraire, *retentissement métallique des bruits :*

Soit par adhérences du péricarde au diaphragme ;

Soit par dilatation de l'estomac.

*Souffles :* Siège et timbre variables :

Par endocardites valvulaires coexistantes ;

Par insuffisance valvulaire fonctionnelle (JACCOUD).

*Frottements*, reliquats de péricardite ancienne.

*Altérations de rythme :* Claquement méso-systolique à la partie médiane du cœur par brides péricardiques (POTAIN).

Rythme à trois bruits (BARTH, 1850 ; POTAIN, 1856).

a. *Galop* véritable : cadence d'*anapeste ;*

b. *Dédoublement du second bruit :* cadence de *dactyle ;*

c. Bruit de *rappel paradoxal* (GILBERT et GARNIER, 1898), serait dû à systole et petit silence prolongés, par entrave à la contraction ventriculaire.

**Pouls.** — Rien de particulier.

Normal ; faible, irrégulier parfois : *paradoxal* (KUSSMAUL) c'est-à-dire affaiblissement très marqué dans l'inspiration, et reprise dans l'expiration, causé par brides reliant le sternum et l'aorte, diminuant le calibre de ce vaisseau surtout dans l'inspiration par les tractions que ces brides exercent sur lui.

*Valeur :* Signe de médiastino-péricardite pour Kussmaul, mais a peu de valeur, car se trouve dans d'autres circonstances : paralysies des récurrents rétrécissements laryngés, etc.

**Signes veineux.** — Gonflement *inspiratoire* des jugulaires par traction opérée par les brides sur la veine cave supérieure.

Valeur réelle, mais observé rarement.

*Affaissement* (collapsus) *diastolique brusque des veines cervicales* (FRIEDREICH) par aspiration veineuse considérable diastolique, d'où circulation en retour exagérée ; il est dû encore à l'abaissement diastolique du diaphragme succédant au soulèvement systolique produit par le cœur ; dès lors allongement des gros vaisseaux qui se dégorgent plus rapidement et tombent en collapsus.

**Troubles fonctionnels.** — *Inconstants. Peu de valeur*, contrairement à l'opinion des anciens qui leur attachaient une importance énorme. Sont ceux des cardiopathies organiques (*dyspnée, constriction précordiale, palpitations*, etc.).

Meilleurs signes : *accidents asystoliques à répétition* durant des mois et même des années ; en général c'est une *asystolie* à forme *hépatique* qui domine : très gros foie, lisse, régulier ; plus tard rétracté, douleurs de périhépatite, ascite précoce (HANOT, VENOT).

Plus tard asystolie vulgaire : congestions viscérales ; œdème périphérique, stases veineuses, etc., etc.

**Formes cliniques.** — *Rhumatismale ; tuberculeuse ;* des *vieillards* et des *artérioscléreux.* La *symphyse* du péricarde d'origine *rhumatismale* beaucoup *plus fréquente chez l'enfant* que chez les adultes (Cadet de Gassicourt) est la cause la plus habituelle de l'*asystolie chez les enfants.*

**Marche et terminaisons.** — Cas où *méconnue* durant toute la vie ; trouvée par hasard à l'amphithéâtre.

Forme avec *troubles fonctionnels légers ;*

Dans d'autres cas, symphyse déjà ancienne et méconnue jusqu'alors, produit *brusquement* des *troubles fonctionnels graves* à la suite d'une *maladie aiguë intercurrente*, grippe, pneumonie, etc.

*Formes :*

*a. Graves* : Terminaison par la *mort.*

*Mort lente :* Suite de petites attaques répétées d'asystolie.

*Mort rapide* ou *subite :* Syncope, angine de poitrine.

Morts subites fréquentes sur la voie publique (TARDIEU, P. BROUARDEL).

*b. Symphyse tuberculeuse* peut rester longtemps latente ; mort rapide possible par poussée granulique, tantôt plus lentement par tuberculose pulmonaire ou méningée.

**Diagnostic.** — Toujours délicat ; la symphyse doit être recherchée avec soin, y penser d'après Potain, quand chez un adulte ou sujet jeune, on trouve hypertrophie du cœur de cause inconnue accompagnée de troubles cardiaques (œdème, dyspnée, etc.), sans qu'il existe de lésions valvulaires, ou de myocardite toujours rare chez sujets peu avancés en âge.

*Diagnostic* repose sur deux signes principaux :

1° *Invariabilité de la matité cardiaque* et *fixité de la pointe ;*

2° *Retrait systolique de la pointe* et du *plastron sterno-costal inférieur (roulis).*

*Diagnostic différentiel.* — *Myocardite chronique*, est caractérisée par faiblesse du choc de la pointe, par assourdissement et irrégularités des bruits (cette dernière rare dans symphyse) ; elle ne présente pas d'invariabilité de la matité ni de retrait systolique ; en général s'observe chez gens âgés, artérioscléreux.

*Dilatation du cœur :* marche plus aiguë ;

Étiologie particulière ;

Variations considérables d'un jour à l'autre de la matité cardiaque ; *variations notables* produites par irritations sur région péricardique par la recherche du réflexe d'Abrams ; au contraire, la *matité* reste *irréductible* dans le cas de *symphyse du péricarde.*

**Traitement.** — Impossible de faire disparaître les symphyses anciennes ;

Hygiène sévère, repos, révulsion (pointes de feu, cautères) ;

Médication iodurée.

A la période asystolique : traitement de l'asystolie.

Traitement *chirurgical.* — Résection partielle du thorax ;

Cardiolyse (BECK, LINDER, etc.) ;

Résection sous-périostée (P. DELBET).

## PÉRICARDITE TUBERCULEUSE

**Définition.** — Caractérisée par la présence de tubercules dans le péricarde.

A distinguer de la péricardite chez les tuberculeux (plus fréquente ; SÉNAC, BAMBERGER).

**Historique.** — Corvisart, Laennec, Trousseau, Leudet, Hayem et Tissier, Mathieu, Hutinel, Moizard, Virchow, Kast, Osler, Brault, Sergent, Lœper, etc.

**Étiologie.** — Fréquence 1 sur 35 tuberculeux (LEUDET) ; tous les âges.

Fréquence dans l'enfance et adolescence (R. BLACHE).

L'infection tuberculeuse est la cause de la maladie :

1° *Tuberculose aiguë*, manifestation de la *granulie*, coïncide avec tuberculose de la plèvre et du péritoine *tuberculose des séreuses* (STRUMPELL).

2° *Tuberculose primitive* et *isolée* au péricarde, faits de Cruveilhier, de Cornil, Virchow

3° *Tuberculose péricardique secondaire*, chez des tuberculeux de la *plèvre*, du *poumon* et même des *os;* surtout des *ganglions médiastinaux* et *trachéo-bronchiques.*

*Voies de propagation :* Dans péricardite tub. *primitive*, c'est une tuberculose hématogène sans doute :

Dans la péricard. tub. *secondaire* à un foyer tuberculeux, la propagation s'établit par voie lymphatique ou par contiguité.

**Lésions anatomiques.**

1° Forme *sèche;*

2° Forme avec *épanchement;*

3° *Symphyse péricardique* la plus fréquente de toutes : 21 cas sur 35 (Rousseau).

*Péricardite sèche ;* dans la granulie ;

*Epanchement*, quelques cas très abondant (2 cas : 2.100 et 2.800 gram.), en général cependant quantité médiocre; *séro-fibrineux;* plus *fréquemment hémorragique* (4 sur 10 Bernheim) ; plus rarement *purulent.*

*Fausses membranes* fréquentes, lamelleuses, grisâtres, recouvertes de *granulations tub.* ou de *masses caséifiées* tuberculeuses.

*Symphyse cardiaque tuberculeuse* partielle, généralisée :

Cloisons formées par des brides divisant en loges multiples, renfermant épanchement *trouble*, *séro-purulent*, *hémorragique.*

Granulat. tub. dans l'épaisseur des cloisons.

Médiastin : présence d'un tissu fibreux résistant, parsemé de granulations tuberculeuses.

*Lésions de voisinage.*

*Cœur.* — Cas où envahissement du myocarde lui-même (Fauvel, Virchow) ; Dégénérescence du myocarde.

*Plèvres.* — Envahissement par granulations tub. ; quelquefois épanchement double.

*Ganglions trachéo-bronchiques :* parfois transformat. en masse caséeuse.

*Péritoine.* — Masses grisâtres, caséeuses; quelquefois granulat. tub.

*Foie.* — En même temps tuberculeux et cardiaque (*Foie cardio-tub.* Hutinel Pick) ; coïncidence avec granulations tuberculeuses de la plèvre et du péritoine, *cirrhose cardio-tuberculeuse* (Moizard et Jacobson).

**Symptômes.** — Peut rester latente toute la vie du malade.

Quelquefois dans le cours d'une tub. pulmonaire : accroissement de la dyspnée, œdème des membres inférieurs (avec absence de phlébite).

Cas avec allure subaiguë et signes d'épanchement abondant du péricarde.

Forme de *symphyse tuberculeuse* (Voir précédemment).

*Coïncidence* de *péricardite*, de *pleurésie* et de *péritonite* tuberculeuses; les deux dernières sont assez facilement diagnostiquées, la première plus difficilement.

**Marche et terminaisons.** — Survenue au milieu d'une tuberculose généralement avancée, elle est plus ou moins perdue dans l'ensemble clinique de cette affection ; aggrave le pronostic en exagérant la dyspnée et la gêne de l'hématose.

Mort est la terminaison habituelle par *cachexie*, *asystolie* ou par *thrombose pulmonaire.*

Forme aiguë, évolution plus rapide.

**Diagnostic.** — Difficile.

Maladie peut rester latente toute la vie ou passer inaperçue.

Signes de péricardite chez un tuberculeux n'indiquent pas forcément qu'elle soit tuberculeuse; seule la constatation du bacille dans le liquide (WEIGERT) ou dans les exsudats serait pathognomonique, mais constatation rare,

Y penser chez un tuberculeux présentant rapidement de l'œdème des membres inférieurs (sans trace de phlébite) et des phénomènes asphyxiques importants.

**Traitement** purement palliatif.

## HYDROPÉRICARDE

**Définition** : Hydropisie du péricarde, épanchement d'origine passive. C'est toujours un accident *secondaire*, et souvent un *phénomène agonique* par stase dans les veines du péricarde et transsudation dans la cavité séreuse.

**Étiologie.** — 1° Causes générales : *dyscrasies hydrémiques :*

Mal de Bright.

2° *Cachexies :* tuberculeuse, cancéreuse, palustre.

N'est que la manifestation locale d'une hydropisie généralisée : ascite, hydrothorax.

3° *Causes mécaniques entravant la circulation de retour ;* elles élèvent la tension veineuse et provoquent la stase, d'où transsudation du sérum sanguin. Ce sont surtout les *cardiopathies chroniq. du cœur droit*, consécutives à l'emphysème, bronchite chronique, etc.

Ce sont encore certaines *tumeurs du médiastin*, du *cœur* ou du *péricarde* comprimant les réseaux veineux du péricarde (*cancers*, *sarcomes*, *tubercules*).

**Lésions.** — *Liquide :* 100 à 1000 grammes, rarement au-dessus.

*a. Citrin*, consistance analogue à celle du sérum sanguin, réaction alcaline.

Quelquefois a contenu de l'urée, acide urique, cholestérine.

*Séreuse*, amincie, pâle, lavée.

*b. Sanguinolent* quelquefois, mais non toujours dans maladie de Bright, cancer, tuberculose.

**Diagnostic.** — Méconnu quand peu de liquide épanché.

Quand liquide abondant, signes de péricardite avec épanchement; mais ni douleur, ni fièvre, ni grande dyspnée. Si, ce qui est fréquent, coïncide avec d'autres manifestations de l'hydropisie : *ascite*, *hydrothorax*, *anasarque* le *diagnostic* en sera relativement assez aisé.

Le *pronostic* dépend de la cause : très grave si l'hydropéricarde dépend d'une néoplasie du péricarde (tub. cancer, etc.); très sérieux, encore, si par son abondance il provoque la dyspnée.

## HÉMOPÉRICARDE

**Définition.** — Epanchement de sang, dans la cavité du péricarde : distinct de la péricardite hémorragique (pyrexies, scorbut) et même de la péricardite séro-fibrineuse légèrement teintée par rupture de quelques vaisseaux embryonnaires développés dans les néo-membranes.

**Étiologie.** — D'origine *externe : traumatismes* du cœur et du péricarde; d'origine *interne : rupture du cœur*, d'un *anévrysme* de l'aorte, de l'*aorte* dans le péricarde; *intoxication par le phosphore; mort par suffocation, strangulation, submersion.*

**Lésions.** — Le sang peut se rencontrer en quantité notable dans la cavité péricardique, l'envahir rapidement et la mort survient avant que la coagulation ait eu le temps de se faire.

Ou bien envahissement lent et péricarde très distendu par du sang plus ou moins coagulé.

*Début lent :* phénomènes généraux propres aux hémorragies : pâleur, vertiges tintement d'oreille, pouls filiforme, mort survient plus lentement.

**Symptômes.** — Deux cas :

*a.* Hémopéricarde *brusque*, mort rapide par compression du cœur, ou par syncope.

*b.* Hémopéricarde *lent :* phénom. génér. des hémorrhagies internes : vertige, pâleur, pouls filiforme ; etc.

*Signes physiques :* ceux de tout épanchement péricardique ; la mort, survient plus lentement.

## PYOPÉRICARDE

Épanchement purulent du péricarde.

S'observe : *tuberculose*, *traumatisme*, *infections pyogènes*.

*Mal de Bright*, *péricardite à pneumocoques*.

Reste souvent latent.

**Traitement.** — Ponctions multiples, lavages antiseptiques et drainage, insuffisants le plus souvent.

*Péricardotomie.*

## CHYLOPÉRICARDE

Un cas exceptionnel de chylopéricarde avec ascite chyleuse.

## PNEUMOPÉRICARDE

**Définition.** — Epanchement de gaz dans la cavité péricardique, associé presque toujours à un épanchement séreux (hydropéricarde) ; sanguinolent (hémopéricarde) ; purulent (pyopéricarde).

**Historique.** — Lieutaud, Laënnec, Bouillaud, Bricheteau, Graves, Morel-Lavallée, Reynier.

**Étiologie.** — Pneumatose développée *spontanément* dans cavité du péricarde ; cette opinion ancienne n'est plus admise.

Pneumatose *secondaire* à *épanchement* en *fermentation putride* (Bricheteau, Stokes, Friedreich).

Presque toujours *perforation de cause externe :* traumatique ou chirurgicale.

Fractures de côtes, plaie pénétrante, projectile (Bodenheimer).

Blessure par trocart dans ponction du péricarde (Aran).

*Perforation de cause interne*, travail ulcératif mettant en contact le péricarde avec un organe voisin :

Caverne pulmonaire (Mac Dowel), pyopneumothorax (Eisenlohr).

Ulcère de l'estomac (Parisot), abcès du foie (Graves), etc.

Alors pénétration d'air, de sang, de pus et de germes infectieux dans le péricarde.

**Lésions.** — Cavité péricardique renferme, à la *partie supérieure* des gaz accumulés qui à l'ouverture du sac péricardique s'échappent en *sifflant*.

A la partie *inférieure* existe épanchement séreux, sang, pus, mélangés à exsudats floconneux.

**Symptômes.** — Début lent et silencieux parfois.

Le plus souvent début brusque indiquant l'*irruption* du gaz dans la cavité séreuse.

Sensation de *déchirement*, de *brûlure, en arrière du sternum.*

Vive *dyspnée, angoisse, lipothymie* et même *syncope.*

*Signes physiques :* Voussure quelquefois.

A la *palpation* ; choc cardiaque affaibli, quelquefois réapparaît plus net dans position assise.

*Percussion : matité* à la partie inférieure (liquide).

Son *clair tympanique* à la partie supérieure (gaz).

Se déplace dans le décubitus latéral,

Diminue pendant la systole (GERHARDT), parce que le cœur placé plus près du thorax diminue l'épaisseur de la couche gazeuse interposée entre eux.

Quelques cas : *bruit de pot fêlé* (STOKES).

**Auscultation.** — *Bruit de moulin* (BRICHETEAU 1894), battage des gaz et des liquides épanchés par les mouvements du cœur.

Simule *clapotement d'une roue de moulin* battant l'eau avec ses ailes à intervalles égaux.

*Caractères variables* suivant quantité de liquide et de gaz.

Si prédominance du liquide, on perçoit un bruit crépitant, gargouillement métallique (STOKES).

Si prédominance des gaz : les bruits normaux et les frottements préexistants prennent résonance métallique : *bruit de carillon* (FRIEDREICH).

Dans quelques cas on a perçu un *tintement métallique* (GRAVES) comme dans le pneumothorax.

Tous ces *bruits* peuvent parfois *s'entendre à distance* et être *perçus du malade.*

**Marche.** — Evolution rapide:

D'origine *traumatique* avec hémorragie peu abondante et absence de *plaie au cœur*, les gaz peuvent se résorber et *guérison* en quelques jours.

Dans les *autres* cas, *pronostic grave* (2/3 des cas, FREIDREICH).

Mort par asystolie ou complicat. pleuro-pulmonaires.

**Diagnostic.** — Assez facile : *début brusque et netteté des signes stéthoscopiques.*

Cependant le bruit de moulin n'est pas pathognomonique : on peut le rencontrer nettement dans épanchements hydro-aériques en dehors du péricarde, dans une loge celluleuse située entre le péricarde, la plèvre et le thorax (*cavité pneumopéricardique*, de TILLAUX).

*Dans ce cas*, bruit de moulin *disparaît* quand malade *assis*, et *reparaît* dans *décubitus dorsal.*

Au contraire dans l'*hydropneumo-péricarde*, bruit de moulin *est perçu* dans le *décubitus dorsal* et quand le sujet est assis.

**Traitement.** — D'origine traumatique :

Repos absolu au lit: fermeture antiseptique de la plaie, glace localement et opium.

Si épanchement très abondant et menace d'asphyxie, paracentèse indiquée.

S'il y a épanchement putride, ouvrir le sac péricardique, et lavages antiseptiques.

## NÉOPLASMES DU PÉRICARDE

*Cancer : primitif*, très rare.

*Secondaire*, presque toujours à un cancer de voisinage : myocarde, médiastin, plèvres, poumons, ganglions bronchiques, œsophage, etc.

Toutes *les variétés* anatomiques ont été vues : *épithélioma, carcinome, cancer mélanique.*

Accompagnés presque toujours d'*épanchements hémorragiques* et d'*adénopathies similaires sus-claviculaires.*

Autres tumeurs : *Enchondrome ; tumeurs fibroïdes ; lymphôme.*

## PARASITES DU PÉRICARDE

Le péricarde y est peu exposé.

Quelques cas de *kystes hydatiques* (Bouillaud, Barlow, Landouzy, Bernheim); *actinomycose.*

Rien de particulier en tant que structure, nombre et volume des tumeurs ou masses parasitaires :

Histoire clinique obscure ; *trouvaille d'autopsie.*

# TROISIÈME PARTIE

# MALADIES DE L'ENDOCARDE

## ENDOCARDITE

**Définition.** — Sous le nom d'endocardite, les auteurs classiques désignent l'inflammation aiguë ou chronique de la membrane séreuse qui tapisse la face interne du cœur. Cette définition, irréprochable encore il y a quelque vingt ans, a perdu la plus grande partie de sa valeur, depuis que les recherches contemporaines ont montré la nature essentiellement microbienne de l'affection. Bien plus, l'endocardite ne peut plus être considérée comme une entité morbide, mais comme la simple localisation, sur l'endocarde, d'infections diverses pouvant intéresser plusieurs organes à la fois ou l'économie tout entière. Cependant son histoire clinique conserve des caractères si particulièrement propres, qu'elle mérite de conserver une place à part dans la pathologie cardiaque.

**Historique.** — Si les anciens comme Guy de Chauliac, Boerhaave, Morgagni et Sénac avaient déjà noté certaines altérations de la séreuse interne du cœur, si plus tard Allan Burns (1809) parle d'une lymphe floconneuse sur la surface interne des oreillettes et si Baillie (1809) constate que les « valvules veineuses » sont affectées d'une véritable inflammation, enfin si Odier (1811), Matthey (de Genève) 1815, et Kreysig (1815), entrevoient les rapports du rhumatisme avec l'endocardite, il faut reconnaître que l'histoire de cette affection commence véritablement avec Bouillaud et Bertin (1824) [1]. Laënnec qui, dans la première édition de son *Traité de l'Auscultation médiate* (1819) n'en faisait point encore mention, y insiste dans sa seconde édition (1826). Mais c'est en 1835 seu

1. Bouillaud et Bertin, « Traité des maladies du cœur et des vaisseaux », 1824.

lement que Bouillaud, dans son *Traité clinique des maladies du cœur*, décrit magistralement les maladies de l'endocarde. De suite, il distingue de l'inflammation de la membrane interne du cœur en général, une phlegmasie localisée aux lames valvulaires qu'il propose d'appeler *cardivalvulite*, et en étudie les lésions anatomiques, les causes et la symptomatologie. Enfin pour compléter son œuvre, il établit l'année suivante (1836) les lois de coïncidence de l'endopéricardite avec le rhumatisme articulaire aigu ; c'est donc bien à Bouillaud que revient l'honneur, comme disait Andral, « d'avoir appelé l'attention d'une manière toute particulière sur cette phlegmasie à laquelle il a donné la dénomination heureuse d'endocardite ».

Depuis cette époque, de très nombreux travaux ont été publiés sur l'endocardite, signalons surtout en France, ceux d'Andral, de Pigeaux, d'Aran, de Gendrin, de Trousseau, de Potain, de Peter, de Lancereaux; en Angleterre ceux de Hope, de Stokes, de Walsh, de West et de Senhouse Kirkes; en Allemagne, ceux de Virchow, de Bamberger, de Friedreich. L'étiologie de l'endocardite nous rappellera de nombreux travaux recommandables, et plus modernes, que nous citerons à l'occasion.

**Division.** — Au point de vue du début et de l'évolution clinique, l'endocardite peut être *aiguë* ou *subaiguë*, ou encore *chronique* soit d'emblée, soit consécutivement à la forme aiguë. L'endocardite chronique nous occupera peu, car son étude se confond avec celle des affections valvulaires du cœur qui seront décrites plus loin avec détail.

## *A.* — ENDOCARDITE AIGUE

L'endocardite aiguë ou subaiguë comporte à son tour deux variétés : l'*endocardite simple* et l'*endocardite infectieuse*. Mais depuis que les travaux modernes ont montré que la première variété est elle-même d'origine infectieuse, il est préférable, suivant l'exemple de Hanot [1], de distinguer dans les endocardites aiguës une *endocardite infectieuse atténuée* et une *endocardite infectante, maligne*.

La première, qui correspond à l'endocardite simple, se résume dans un *travail pathologique purement local* qui n'a de gravité que par les troubles mécaniques qu'il entraînera dans la suite. La seconde, d'un pronostic plus sévère, correspond à ces formes graves d'emblée réunies autrefois sous la dénomination d'*endocardite ulcéreuse*. Ici le *germe infectieux*, d'une virulence sans doute plus considérable, ne se localise pas seulement au cœur, mais *va envahir l'économie tout entière*.

L'*endocardite* aiguë ou chronique, végétante ou ulcéreuse, *n'est pas propre à l'espèce humaine :* on la rencontre chez le chien, le cheval, le bœuf, le porc.

1. Hanot, *Arch. gén. de médecine*, avril 1890.

## I. — Endocardite simple ou infectieuse atténuée

**Étiologie générale.** — 1° *Fréquence*[1]. — D'une façon générale, Dittrich pense que les lésions endocardiques entrent pour 5 0/0 environ dans le nombre des décès ; mais cette proportion n'est qu'approximative.

On va voir d'ailleurs par les statistiques suivantes, portant exclusivement sur des cas d'endocardite chronique, combien il est difficile d'être fixé sur ce point avec exactitude :

Willigk attribue la proportion des décès par lésions valvulaires du cœur à 5 0/0 comme Dittrich ; pour Förster la moyenne n'est que de 11 0/0, pour Chambers de 17 0/0 ; enfin Frommolt compte 277 cas d'affections cardiaques sur 7.870 autopsies.

2° *Localisation*. — Sauf pendant la vie fœtale, l'*endocardite occupe presque toujours les cavités gauches du cœur*. Sur un ensemble de 1.046 observations empruntées à Bamberger, Forget et d'autres, j'ai relevé 45 faits d'endocardite du cœur droit contre 1.001 observés dans le cœur gauche, dont 621 siégeant à l'orifice mitral et 380 à l'orifice aortique. Cette statistique montre encore que l'endocardite atteint surtout l'appareil valvulaire : la *mitrale* d'abord, les *sigmoïdes aortiques* ensuite ; cette distinction est vraie surtout pour l'adolescence et l'âge adulte, car dans la vieillesse les lésions aortiques prédominent.

Dans le *cœur droit* également, d'après Ormerod et Willigk, les lésions de l'orifice auriculo-ventriculaire sont plus fréquentes que celles de l'orifice artériel ; ces résultats auraient peut-être besoin d'être appuyés d'observations nouvelles, car d'autres auteurs pensent, au contraire, que l'endocardite tricuspidienne est plus rare que celle de l'orifice pulmonaire ; pour mon compte, j'ai pu réunir et étudier 58 faits d'insuffisance des valvules de l'artère pulmonaire (1891) (*Voir Insuffisance de l'artère pulmonaire*).

3° *Sexe*. — Il ne ressort pas des statistiques que le sexe ait une influence nettement marquée sur la fréquence de l'endocardite en général, mais elles montrent que les *affections aortiques* sont *plus fréquentes chez l'homme* (51 cas contre 38 chez la femme, Bamberger). D'autre part, la *prédominance du rétrécissement mitral chez la femme* est un fait acquis (Duckworth) ; sur une statistique groupant 508 observations dressée par Mary Marshall (*Th.*, 1879), on relève 350 cas chez la femme et 158 seulement chez l'homme.

4° *Age*. — L'endocardite peut s'observer à tout âge, mais avec un degré de fréquence très variable.

*a*. Chez les *adultes*, c'est dans la période comprise entre quinze et quarante ans que se rencontre le maximum de fréquence de l'endocardite mitrale, c'est-à-dire durant la période habituelle aux atteintes du rhumatisme articulaire aigu ; à l'âge mûr et pendant la vieillesse, les lésions

1. Voir E. Barié *Endocardite* dans *Diction. encyclop. sciences médicales*, t. XXXIV, 1re série, 1887, p. 439, où nous avons développé plus longuement toutes les questions se rapportant à l'historique, à l'étiologie générale et à la pathogénie des endocardites.

de l'orifice aortique et de ses valvules sont, au contraire, plus communes, en relation étroite avec l'athérome et l'artériosclérose qui s'observent surtout à ce moment de la vie.

*b.* Chez les *enfants*, l'endocardite est assez *rare au-dessous de cinq ans;* à partir de cet âge, la maladie, quoique moins fréquente que la péricardite, s'observe plus souvent qu'on ne l'a cru pendant longtemps (RILLIET et BARTHEZ, CADET DE GASSICOURT, R. BLACHE). D'après des statistiques de Sansom [1] la fréquence des cardiopathies serait de 16,70 0/0 environ; de plus, sur 129 cas d'endocardite, il en aurait trouvé seulement 14 cas de un à cinq ans, et 115 de cinq à douze ans. Pour Church, la fréquence est surtout accusée de un à dix ans, où elle est de 80 0/0 pour s'abaisser à 21.0/0 entre quarante ou cinquante ans. Chez l'enfant, de même que chez l'adulte, c'est *surtout le cœur gauche* qui est le siège de la maladie: par ordre de fréquence, les affections mitrales occupent la première place, puis viennent les cas mixtes de maladies mitrales compliquées d'affections aortiques; enfin les altérations aortiques pures occupent le dernier rang.

L'endocardite aiguë *chez les enfants* est, en général, d'un *pronostic moins sévère que chez l'adulte;* les lésions peuvent quelquefois disparaître d'une façon définitive.

*c. Nouveau-nés.* — Chez eux, l'endocardite est exceptionnelle et dépend généralement d'une lésion fœtale; quelques observations de Parrot, de Joy, de Robert Mayne et de Schipmann ont établi cependant son existence propre chez le nourrisson.

*d. L'endocardite fœtale* n'est pas très rare et Rauchfuss (de Saint-Pétersbourg) a recueilli 237 cas d'altérations de l'endocarde développées avant la naissance, et *presque toujours dans le cœur droit;* 192 fois les lésions y étaient localisées, alors que 15 fois seulement l'endocardite fœtale se trouvait dans le cœur gauche. Il en est ainsi à cause de la prédominance des fonctions du cœur droit pendant la vie du fœtus et aussi parceque les germes infectieux et les toxines maternelles venus du placenta, sont conduits directement au cœur droit par l'intermédiaire des veines ombilicales.

L'endocardite fœtale peut exceptionnellement occuper les *cavités gauches* (FORSTER, ALMAGRO, PEACOCK, HAYEM).

On peut quelquefois reconnaître l'existence de l'endocardite fœtale avant la naissance de l'enfant, par l'auscultation des bruits du cœur du fœtus: H. Barth [2] a signalé un cas où l'on percevait ainsi un souffle systolique intense lié à une insuffisance tricuspidienne, démontrée à l'autopsie; un fait analogue a été rencontré par Lefour et Fieux [3].

**Causes occasionnelles.** — Au point de vue pathogénique, l'endocardite aiguë peut être *primitive* ou *secondaire* :

*A*. L'ENDOCARDITE PRIMITIVE a été attribuée quelquefois au *traumatisme*

1. SANSOM, *Medical Times and Gaz.*, 1880.
2. BARTH, *Bull. soc. clin.* de Paris, 1880.
3. LEFOUR et FIEUX, *Bulletin. méd.*, 17 février 1909.

Piorry, 1858, Muhlig, 1860), mais les faits rapportés sont souvent peu émonstratifs ; les traumatismes expérimentaux sur l'endocarde (Lebert, . Rosenbach [1], Michaelis, etc.), n'ont pu provoquer l'endocardite qu'en isant en même temps pénétrer dans le cœur des germes infectieux athogènes. C'est ainsi que Rosenbach, pratiquant un traumatisme sur s valvules avec un stylet chargé de produits septiques, put provoquer es lésions végétantes de l'endocarde.

L'endocardite traumatique est quelquefois la conséquence des *rup-ires de l'appareil valvulaire* du cœur ; elle constitue alors une cardio-athie organique un peu à part dont les lésions, le mécanisme et le tableau linique seront décrits ultérieurement (voir *Ruptures valvulaires*). Mais, 'après Litten [2], un traumatisme de la région précordiale (choc violent, oup de pied de cheval, etc.), sans lésion de la cage thoracique, peut ans produire aucune rupture valvulaire, donner naissance à une endo-ardite aiguë ou subaiguë en développant dans les replis valvulaires es décollements, des érosions superficielles avec ecchymose qui pour-aient devenir le point de départ de greffes microbiennes et constituer, our l'avenir, des endocardites indélébiles.

Quoi qu'il en soit, nous verrons plus loin que le traumatisme est capable e devenir le point de départ, non seulement d'endocardite végétante, nais aussi d'endocardites malignes (Leyden).

L'endocardite *a frigore* n'est pas moins exceptionnelle si tant est nême qu'on puisse en admettre l'existence ; d'ailleurs, dans les cas si-gnalés, il s'agit toujours ou presque toujours d'endocardite rhumatis-nale ayant par exception précédé l'apparition de l'arthrite (*endocardite iréarthropathique*) ou plus rarement encore, constituant l'unique mani-estation du rhumatisme, les arthropathies restant à l'état d'ébauche Stokes, Monneret).

En résumé, l'endocardite primitive reste très discutable, et presque oujours l'affection se développe *dans le cours* ou *à la suite* d'un état athologique préexistant.

*B*. Endocardites secondaires. — *a*) *Rhumatisme articulaire aigu*. — De outes les causes d'endocardite, le rhumatisme est sans conteste la plus ommune. Pitcairn, puis Baillie (1797), avait entrevu les premiers, la elation entre les deux affections ; Odier (de Genève) [3] notait que quel-uefois « le rhumatisme se portant sur le cœur », il peut en résulter des alpitations et des syncopes ; plus tard, Matthey [4] étudie le « rhumatisme ardiaque » ; Corvisart (1806) insiste sur les rapports des maladies du œur avec les affections rhumatismales, et Kreysig (1814 à 1816) sépare 'inflammation de la membrane interne du cœur des altérations du péri-arde et entrevoit également les rapports de la première avec le rhuma-isme. Mais c'est à Bouillaud que revient l'honneur d'avoir indiqué, puis tudié, avec une précision remarquable, les connexions étroites du rhu-

1. O. Rosenbach, *Breslauer aerztlich. Zeitschr.*, 1881, n° 9.
2. Litten. *Soc. méd. int.* Berlin, mai et décembre, 1897.
3. Odier, *Manuel de méd. prat.*, 2e édit., 1811.
4. Matthey, *Journ. gén. de méd.*, 1815.

matisme articulaire avec l'endocardite (1840); il les a formulées dans les deux *lois* suivantes qui restent encore inattaquables aujourd'hui, du moins dans leur ensemble et surtout en ce qui concerne la première :

1° *Dans le rhumatisme articulaire aigu, violent, généralisé, la coïncidence d'une endocardite, d'une péricardite ou d'une endo-péricardite est la règle, la loi et la non-coïncidence l'exception ;*

2° *Dans le rhumatisme articulaire aigu, léger, partiel, apyrétique, la non-coïncidence d'une endocardite, d'une péricardite ou d'une endo-péricardite est la règle, et la coïncidence l'exception* [1].

Si quelques auteurs (JACCOUD, WUNDERLICH) pensent que dans le rhumatisme la péricardite est plus fréquente que l'endocardite, la majorité des auteurs regarde, au contraire, l'*endocardite* comme *plus commune :* sur 425 rhumatisants, en effet, on note 154 cas d'endocardite et 21 de péricardite (BUD, LATHAM et FULLER), statistique qui se trouve appuyée par celle de Sibson qui accuse 130 cas d'endocardite, 50 cas d'endopéricardite et 9 fois seulement la péricardite, sur 325 observations de rhumatisme.

En résumé, le rapport approximatif de l'endocardite avec le rhumatisme articulaire aigu serait de 25 à 28 0/0.

Chez les *enfants*, la fréquence de l'endocardite post-rhumatismale paraît plus accentuée encore que chez l'adulte : elle serait de 1/3 des cas (FULLER), de 61,3 0/0 (WEST), de 78 0/0 (PICOT), de 81 0/0 (CADET DE GASSICOURT). Dans la statistique de Givre et Weill (de Lyon), sur 258 cas d'endocardite, 150 seraient imputables au rhumatisme, soit un peu plus de 58 0/0 ; dans celle d'Ausset [2], on relève 51 cas de cardiopathie sur 73 cas de rhumatisme articulaire, soit une proportion de 74 0/0.

En outre Nobécourt a montré que dans certains cas, des troubles plus ou moins profonds imputables à une myocardite s'associent à l'endocardite rhumatismale et, par leur gravité ont donné lieu à des accidents graves et même mortels [3].

*Époque d'apparition.* — Dans quelques cas rares le rhumatisme frappe d'abord le cœur avant les articulations, et l'endocardite précède alors de quelques jours (2 à 12) l'apparition des manifestations articulaires ; cette *endocardite préarthropathique* a été signalée par Graves, Trousseau, Martineau, Jaccoud, Fernet ; elle serait assez fréquente chez les enfants.

Le plus habituellement, *c'est dans le cours même du rhumatisme* que se montre l'endocardite : dans le premier septénaire (SIBSON), avant le dixième jour, dans un assez grand nombre de cas pour Potain.

Mais, dit Potain, « l'apparition du *souffle* caractéristique ne se fait que tardivement ; les bruits restent encore éteints ou bien commencent à prendre le caractère clangoreux ; du 15e au 20e, du 40e au 50e jour, on commence à percevoir les signes objectifs de la lésion orificielle [4]. »

1. BOUILLAUD, « Traité du rhumatisme articulaire ». Paris, 1840, p. 143 et suiv.
2. AUSSET, « La Pédiatrie prat. ». Lille, 1er octobre 1903.
3. NOBÉCOURT, *Arch. de méd. des enfants*, juillet 1910, p. 481.
4. POTAIN, « Clin. méd. de la Charité », 1894, p. 165.

Quelques faits très complètement observés me permettent de croire que le début même de l'endocardite rhumatismale peut, dans certains cas se faire du 7e au 11e jour.

Mais, d'autre part, il n'est pas rare de voir l'*endocardite* n'apparaître que lors de la *seconde* ou de la *troisième attaque* de rhumatisme.

*Localisation intra-cardiaque.* — L'endocardite rhumatismale a son lieu de *prédilection* dans le cœur gauche, et surtout sur la *valvule mitrale :* sur 51 cas d'endocardite rhumatismale, G.-A. Gibson (1881) relève 40 cas de lésions mitrales, 8 d'affections aortiques, 3 cas de lésions aortiques et mitrales combinées; dans quelques cas très exceptionnels, le *cœur droit* semble avoir été intéressé primitivement (Duroziez).

*Formes cliniques de l'endocardite rhumatismale.* — Soit qu'elle reste à l'état aigu ou qu'elle prenne définitivement une évolution chronique, l'endocardite rhumatismale revêt presque toujours la forme dite simple ou infectieuse bénigne; mais cette règle n'est point absolue : Osler (1885) a pu rapporter 53 cas d'*endocardite maligne d'origine rhumatismale;* et plus tard, j'en ai publié deux cas nouveaux avec pièces anatomiques justificatives [1]. Nous reviendrons ultérieurement sur ce sujet.

Pathogénie. — Les *théories anciennes* ont perdu leur valeur, depuis que les recherches modernes ont modifié de fond en comble la conception phlegmasique du rhumatisme articulaire. Il suffira de rappeler que ces théories anciennes se ramènent à trois principales : phlegmasie portant en même temps sur le tissu fibro-séreux du cœur et sur le tissu fibro-séreux articulaire qui sont de nature similaire (Bouillaud, Trousseau); altération du sang, devenu épais et couenneux et exigeant un surcroît de travail de la part du cœur qui prédisposerait ce dernier à l'inflammation (Piorry); enfin irritation de l'endocarde par le sang chargé d'acide lactique sous l'influence du rhumatisme (Prout, Todd et Schœnlein).

L'*opinion actuelle* veut que le rhumatisme articulaire aigu soit une *maladie* générale de nature *infectieuse*, et vraisemblablement d'origine *microbienne*. Cette théorie proposée par Klebs, dans un premier travail dès 1875 et soutenue de nouveau en 1878 [2], est aujourd'hui admise par tous. Mais quel est l'agent pathogène du rhumatisme articulaire ?

Klebs avait décrit à la surface des valvules malades, des micro-organismes qu'il désignait sous le nom de *monadines*, qu'il regardait comme caractéristiques de l'endocardite rhumatismale bénigne, par opposition aux endocardites malignes ou à microcoques. Mais outre que certains auteurs (Hamburger, Fränkel, Saenger (1887) et Weichselbaum) n'ont point rencontré de microbes dans l'endocardite simple, d'autre part Cornil et Babès refusent aux monadines de Klebs le caractère microbien.

Bouchard (1882), chez un homme atteint d'arthrite du genou et de l'articulation tibio-tarsienne, trouva dans la sérosité louche extraite par

1. E. Barié, « L'endocard. maligne dans le rhumat. art. aigu », *Semaine médicale*, janvier 1900 et *XIII[e] Congrès internat. méd.* Paris, 7 août 1900.

2. Klebs, *Arch. f. exper. Path. und Pharmac.*, t. IX, p. 52, 1878.

moucheture des régions œdématiées, un nombre considérable de monades analogues aux microcytes du sang.

G. Lion[1] a obtenu par une culture de la synovie articulaire chez un sujet mort en pleine période de rhumatisme aigu, des colonies de microcoques disposés en chaînettes irrégulières, et plus tard Laffitte[2] trouva deux variétés de bacilles dans un cas d'endocardite végétante de nature rhumatismale. D'autres micro-organismes furent décrits par Mantle (1887), Popoff (1888) et Bordes (1890). Malgré ces recherches intéressantes, l'agent pathogène du rhumatisme était encore indéterminé et l'endocardite rhumatismale restait comprise dans le groupe si nombreux des endocardites cryptogéniques de Hanot, lorsque Achalme[3], en 1891 et, plus tard, en 1898, a décrit un agent pathogène nouveau, que retrouvèrent Lucatello, de Gênes (1892) et, plus tard, Thiroloix (1897), dans le sang des rhumatisants où il paraît d'ailleurs rare. C'est un microbe anaérobie, en forme de bacille volumineux, rappelant le *bacillus anthracis*, peu mobile, isolé ou uni bout à bout à deux ou trois autres bacilles, s'associant facilement à d'autres microbes et en particulier avec le streptocoque. Ce bacille a été retrouvé, à quelques variantes près, par Pic et Lesieur[4]. D'autre part, Triboulet et Coyon[5] ont découvert un diplocoque qui serait constant dans tous les cas de rhumatisme simple (11 fois sur 11 cas), alors que le microbe décrit par Achalme se retrouverait dans les cas avec complications et à pronostic grave. L'inoculation d'une culture pure de ce microbe dans les veines d'un lapin développa, sur la mitrale, des végétations dont l'ensemble formait un rétrécissement mitral auquel l'animal succomba. Malgré tout, la question reste encore à l'étude, et des faits nouveaux ont voulu montrer que l'endocardite rhumatismale serait due à l'action locale de toxines staphylococciques (SAHLI, SACAZE[6]), compliquées d'infections secondaires par le streptocoque, le pneumocoque, lorsque la maladie prend le caractère infectant.

*b.* Dans le cours du *rhumatisme chronique* on peut voir dans des cas assez rares d'ailleurs, survenir des endocardites dont j'ai essayé[7] de décrire les caractères; Raymond[8] et Barjon[9] ont observé des cas analogues, et plus récemment Roncagliogo[10] a noté deux cas de lésions aortiques survenues dans ces mêmes conditions. Le plus souvent ces

1. G. LION, « Essai sur la nat. des endocard. infect. », *Th.* Paris, 1890.
2. LAFFITTE, *Soc. anat.* Paris, 1891.
3. ACHALME, *Arch. de méd. expérim. et d'anat. path.*, mai 1898, p. 370.
4. PIC et LESIEUR, *Journ. de phys. et de pathol. génér.*, n° 5, 1899.
5. TRIBOULET et COYON, *Soc. méd. hôpit.*. Paris, janvier 1898.
6. SACAZE. « Du rôle des staphylocoq. dans l'étiolog. du rhumat. art. aig. *Arch. gén. de médecine*, novembre 1894.
7. E. BARIÉ, « Le cœur dans le rhumat. art. chronique », *Sem. méd.*, 8 mai 1901, et *Congrès franç. de méd.* Paris, 1904, p. 122; et la thèse de mon ancien élève P. DUPUY, « Le cœur dans le syndr. rhum. chron. », *Th.* Paris, 1904.
8. RAYMOND, *Progrès médical*, 1882.
9. BARJON, « Du syndrome rhum. chron. ». *Th.* Lyon, 1897.
10. RONCAGLIOGO (de Gênes), *II*e *Congrès soc. ital. méd. int.* Pise, octobre 1901.

endocardites se rencontrent dans le rhumatisme chronique consécutif aux formes aiguës, plutôt que dans le rhumatisme chronique osseux progressif d'emblée, et c'est pendant les poussées aiguës qui se greffent sur le rhumatisme qu'apparaissent ces manifestations vers l'endocarde. Cependant Charcot[1] déclare avoir réuni un assez grand nombre d'observations dans lesquelles l'endocardite s'est développée chez des rhumatisants chroniques sans que la maladie ait affecté jamais la forme aiguë.

*c.* L'endocardite complique assez fréquemment les *pseudo-rhumatismes infectieux* (Bourcy); mais dans ces cas l'endocardite se rattache bien plus à l'infection causale (scarlatine, blennorragie, fièvre typhoïde, streptococcie aiguë, pyoémies, etc.) qu'aux arthropathies qui ne sont elles-mêmes qu'une manifestation vers les articulations de l'infection primitive.

*d. Rhumatisme musculaire.* — Leube a prétendu que le rhumatisme musculaire est d'origine infectieuse et peut quelquefois se compliquer d'endocardite. Bechtold[2] déclare également avoir observé 6 cas d'endocardite nés dans ces conditions ; ces faits paraissent exceptionnels.

*e. Chorée.* — A côté du rhumatisme se place naturellement la chorée dont la nature rhumatismale, établie il y a longtemps déjà par Bouteille, G. Sée, Henri Roger, était restée admise jusqu'en ces dernières années jusqu'à ce que certains auteurs, comme Leube et Prior, par exemple (1886) aient essayé d'établir que la chorée est plus souvent indépendante du rhumatisme qu'en relation avec lui. Sans vouloir prendre parti dans ce débat, et pour rester simplement sur le domaine de la clinique, il nous paraît, malgré l'affirmation contraire de Strumpell (1884) et d'Eichhorst (1885) que l'on doit admettre la fréquence de l'endocardite chez les choréiques : Henri Roger la rencontra 47 fois, et 19 fois l'endopéricardite sur 71 cas de chorée, et Weill 39 fois sur 273 observations, soit 15 0/0.

Sturges croit que la chorée possède par elle-même une influence sur l'endocarde, mais il ressort des statistiques de Cheadle et de Chaffey, que la fréquence de l'endocardite est toute différente, suivant qu'il s'agit de chorée liée au rhumatisme ou de chorée non rhumatismale ; il résulte du travail de Chaffey, que sur 46 cas d'endocardite choréique, l'influence rhumatismale directe ou héréditaire était établie dans la proportion de 71,7 0/0 des cas. On sait que certains auteurs Barkley (1891), Osler (1893), Triboulet (1893) considèrent la chorée comme étant de nature microbienne et que ce caractère microbien expliquerait à la fois les arthropathies, les manifestations cardiaques et les troubles nerveux de la chorée ainsi que les formes graves, mortelles de cette affection[3].

Après le rhumatisme et la chorée, il convient de signaler parmi les causes habituelles de l'endocardite, la *plupart des maladies infectieuses*.

*f. Fièvres éruptives.* — 1° *Scarlatine.* — Bouillaud, Rilliet et Barthez,

1. Charcot, *Gaz. des hôp.*, 21 mai 1867.
2. Bechtold, *Munch. med. Wochenschr.*, 6 novembre 1906.
3. E. Barié, « L'endocard. choréique », *Journ. des prat.*, 25 janvier 1908.

Trousseau et Henri Roger ont déclaré que la scarlatine était, de toutes les fièvres éruptives, celle qui se complique le plus souvent d'endocardite; en réalité, la fréquence est variable. West ne l'a rencontrée que dans la proportion de 12,4 0/0, et Weill seulement de 8,57 0/0. Cette endocardite, ainsi que l'a montré Martineau [1], survient à deux périodes différentes : tantôt pendant la période d'éruption, tantôt plus tardivement, pendant la convalescence ou en même temps que les premières manifestations du rhumatisme scarlatin. Cette dernière coïncidence, déjà remarquée de Trousseau et de Peter, leur a fait considérer l'endocardite née dans ces conditions, comme étant de nature rhumatismale, car, d'après Peter notamment, les accidents rhumatismaux de la scarlatine ne se produiraient que chez des malades prédisposés, c'est-à-dire des arthritiques. Mais alors comment interpréter les faits dans lesquels l'affection cardiaque se manifeste en dehors de toute poussée rhumatismale? Anciennement Alison (1845) et Noirot (1847) avaient proposé une théorie purement chimique qui expliquait l'endocardite par une irritation due à la présence dans l'organisme de déchets cristallisables mal éliminés par le filtre rénal? Jaccoud, plus simplement, se demandait si la scarlatine ne produisait pas à la fois un exanthème sur la peau, et un énanthème sur les séreuses.

Mais toutes ces théories ont vécu depuis que la nature infectieuse de la scarlatine a été définitivement établie et que ses complications articulaires sont considérées, non comme du rhumatisme vrai, mais comme des arthropathies infectieuses secondaires. Cependant le micro-organisme pathogène de la scarlatine reste encore à trouver, et jusqu'ici les auteurs ont rencontré sur l'endocarde des scarlatineux des microbes forts différents ; microcoques (Litten), streptocoques (Henoch, Fraenkel). Cette endocardite revêt quelquefois un caractère de gravité extrême: Clament [2] a signalé un cas d'endocardite survenu au cours d'une scarlatine et ayant entraîné la mort.

2° *Rougeole.* — Contrairement à l'opinion de Wunderlich qui la considère comme la cause la plus fréquente de l'endocardite après le rhumatisme, la rougeole est assez rarement compliquée de cardiopathie : Parrot, sur plus de 800 cas de rougeole observés aux Enfants-Assistés, n'a pas rencontré un seul cas d'endocardite; cependant Pigeaux, West, H. Roger, en ont vu quelques cas, et Bouillaud en a rapporté un fait intéressant avec autopsie confirmative chez un jeune homme de vingt-trois ans. Hutchinson (1891) en a signalé quatre cas, mais chez des enfants atteints de rhumatisme ou issus de rhumatisants. De même que pour la scarlatine, mais avec un degré de fréquence bien moindre, l'endocardite de la rougeole relève du poison rubéolique dont l'agent microbien n'est point encore déterminé.

3° *Variole.* — Elle est assez rarement suivie d'endocardite; cette dernière entrevue par Bouillaud, a été signalée surtout par Martineau, sur

1. Martineau, *Union médicale*, 1864.
2. Clament, *Lancet*, 16 octobre 1909.

un malade de Trousseau, et par Duroziez [1]; plus tard, Desnos et Huchard [2] consacrèrent à la question une importante monographie, enfin P. Brouardel [3] observant la cruelle épidémie qui éclata pendant le siège de Paris en 1870-1871, revint sur la question : sur un total de 389 malades, il pratiqua 27 autopsies de sujets ayant présenté des complications vers l'appareil circulatoire ; il résulte de sa statistique que les complications cardiaques sont le plus souvent localisées *à la fois* sur l'aorte, sur l'endocarde et sur le péricarde (9 fois) ; les autres faits se répartissent en 3 cas de lésions de l'endocarde et de l'aorte, 2 cas de péricardite isolée, 1 seul d'endopéricardite.

Le plus habituellement l'endocardite varioleuse frappe le cœur gauche, se localisant non pas toujours sur le bord libre des valvules, mais aussi sur leurs faces auriculaire et ventriculaire ; quelquefois elle occupe l'endocarde pariétal du ventricule gauche. Elle siège principalement sur les valvules sigmoïdes aortiques; de plus, Brouardel a remarqué encore qu'un de ses lieux d'élection se trouve entre la mitrale et les sigmoïdes de l'aorte, au niveau de cette zone où se produisent les *rétrécissements sous-aortiques* (région mitro-sigmoïdienne).

Rare dans la variole discrète l'endocardite s'observe dans le cours des formes cohérente et confluente ; on ne l'a point notée dans la varioloïde.

Elle apparaît principalement du 9e au 10e jour de la fièvre exanthématique, et dans des cas très rares beaucoup plus tôt (3e jour).

Son évolution est variable : le plus souvent, l'endocardite augmente pendant la période de suppuration, persiste durant la dessiccation et la desquamation, et peut laisser après elle des lésions valvulaires indélébiles. Mon maître Potain en a signalé un cas où des végétations endocardiques, détachées et formant embolies, furent suivies d'hémiplégie totale. On a prétendu que dans certains cas, elle pouvait guérir, pendant la convalescence de la variole ; de nouvelles observations nous semblent nécessaires pour confirmer un semblable pronostic, car dans ces cas soi-disant de guérison, les souffles entendus à l'auscultation étaient peut-être plutôt des souffles cardio-pulmonaires que des souffles de nature organique. Comme celles de la scarlatine et de la rougeole, l'endocardite varioleuse est d'origine infectieuse, et reconnaît pour origine le micro-organisme de la variole, ou ses toxines.

Lorsqu'elle éclate durant la période de suppuration, on doit cependant se demander si l'endocardite ne résulte pas plutôt de l'infection streptococcique surajoutée que de la variole elle-même.

*g. Erysipèle.* — L'endocardite de l'érysipèle observée d'abord par Gubler (1864) et Duroziez [4], a été étudiée ensuite par Sevestre [5] et Jaccoud qui en ont rapporté plusieurs faits vérifiés à l'autopsie (2 cas sur

1. Duroziez, *Gaz. des hôpitaux*, 1867.
2. Desnos et Huchard, *Union médicale*, 1870-1871.
3. P. Brouardel, *Arch. gén. de méd.*, décembre 1874.
4. Duroziez, *Gaz. des hôp.*, 1865.
5. Sevestre, *Th.* Paris, 1874.

10). Plus tard, Denucé[1] en décrivit les lésions qui peuvent s'organiser sous forme de végétations et de nodosités; dans quelques cas plus rares, elles peuvent s'ulcérer et donner lieu à des phénomènes infectieux graves d'origine streptococcique (GENDRON, DALCHÉ, JACCOUD). En somme l'endocardite paraît rare, puisque Galliard[2] sur 350 cas d'érysipèle de la face, ne l'a rencontrée qu'une seule fois. L'affection peut se rencontrer dans l'*enfance* (7 ans, d'ASTROS, 1898).

L'endocardite érysipélateuse se localise de préférence sur la valvule mitrale; elle est comme les précédentes d'origine infectieuse, et l'agent pathogène est le streptococcus en chaînettes. Widal et Bezançon[3] en inoculant un lapin avec le streptocoque ont produit expérimentalement un érysipèle au niveau de la piqûre et une endocardite mitrale, végétante sans traumatisme de la valvule.

*h. Erythème noueux.* — Cette affection se complique parfois d'endocardite : Martineau, un des premiers, en a noté deux cas chez des enfants; Zuckoldt (1876) chez un enfant de quatre ans, l'a vue précéder l'érythème. Chez l'adulte, d'autres faits d'endocardite consécutive à l'érythème noueux ont été rapportés par Garrod, par Lewin (1876), par Couland[4] et par de Molènes[5]; plus récemment encore par Stéphen Mackensie (1886) qui en relève 5 cas sur 108 d'érythème, enfin par Chaddock[6].

Longtemps rattaché au rhumatisme, l'érythème noueux est considéré aujourd'hui (ERNEST BESNIER), comme une modalité de l'érythème polymorphe; il rentrerait dans le groupe déjà si nombreux des maladies infectieuses, soit à titre d'entité morbide à microbe pathogène encore inconnu, soit le plus souvent, comme manifestation vers la peau d'états infectieux de différentes sortes : septicémie, puerpérisme, états typhoïdes, tuberculose, etc.; dans ces cas, l'endocardite relèverait nécessairement de l'agent microbien propre à chacun de ces états morbides. Sans méconnaître la valeur de certaines observations publiées par les auteurs précités il a semblé cependant à P. Teissier et à Schæffer[7] que le nombre des endocardites de l'érythème polymorphe serait des plus restreints.

*i. Fièvre typhoïde.* — L'endocardite est exceptionnelle dans la dothiénentérie, qui s'attaque au contraire fréquemment au myocarde. Néanmoins des faits certains d'endocardite typhique ont été signalés (LIEBERMEISTER 1876) et vérifiés à l'autopsie, et ces faits ont démontré que la maladie se localise de préférence sur les *sigmoïdes aortiques* (DESNOS[8], GUENEAU DE MUSSY[9]), etc. Quoi qu'il en soit, la pathogénie de l'affection reste discutée par les auteurs, car, si dans les cas très probants de

1. DÉNUCÉ, *Th.* Paris, 1885.
2. GALLIARD, « L'érysipèle de la face et le cœur », *Méd. moderne*, 1894.
3. WIDAL et BEZANÇON, *Soc. Méd. hôpit.*, Paris, avril 1894.
4. COULAND, *Arch. gén. de méd.*, 1875.
5. DE MOLÈNES, *Th.* Paris, 1884.
6. CHADDOCK, *New-York. Méd. Journ.*, 1892, et *Gaz. hebdomad.*, 1892.
7. P. TEISSIER et SCHÆFFER, *Presse méd.*, 27 août 1910.
8. DESNOS, *Journ. de méd. et de chirur. pratiq.*, 1879.
9. GUENEAU DE MUSSY, *Clin. méd.*, 1884.

Girode[1] et de Vincent qui montrèrent la présence du bacille d'Eberth sur les valvules on ne peut mettre en doute l'origine typhique de l'endocardite, dans d'autres, il est probable qu'elle a pour origine une infection secondaire par *streptocoque* (SAENGER) ou autres agents septiques (KLEBS) partis d'une ulcération de l'intestin ou d'une eschare fessière (CASTAIGNE [2]).

*j.* Unterberger a rapporté 5 cas d'endocardite sur 40 faits de *fièvre récurrente* observés chez des enfants à Saint-Pétersbourg.

*k. Dysenterie.* — Perroud en a rencontré trois cas vérifiés à l'autopsie dans le cours d'une épidémie grave, il s'agissait d'endocardite plastique simple; nous verrons plus loin qu'elle peut revêtir une forme infectante grave.

*l. Oreillons.* — La nature infectieuse des oreillons explique pourquoi ils se compliquent parfois d'endopéricardite (JACCOUD, CATRIN[3]). Dans une observation de Grancher[4] on observa une endocardite aiguë simple et passagère.

*m. Diphtérie.* — L'existence de l'endocardite diphtéritique admise d'abord, depuis les recherches de Bouchut et de Labadie-Lagrave (1872) a été niée par Parrot[5] qui, sur 23 autopsies d'enfants ayant succombé, par diphtérie n'en rencontra aucun cas. D'après lui, ce que Bouchut a pris pour des nodosités endocardiques, ce sont de petites tumeurs valvulaires, observées généralement dans le premier mois de la vie et constituées par un petit épanchement sanguin dans l'endocarde dont la périphérie prolifère et donne lieu à de petites nodosités transparentes ou un peu rosées, constituées par du tissu fibro-élastique. D'ailleurs ces petites tumeurs, qu'il désigne sous le nom d'*hémato-nodules*, n'offrent ni dépoli, ni aspect chagriné; elles ne sont donc pas pathologiques. Une pareille conclusion résulte encore d'une statistique de Talamon[6] qui, sur 108 cas de diphtérie, ne relève aucune endocardite ; de même Osler n'en compte aucun cas sur un total de 30 autopsies (1885).

Il n'est pas impossible cependant que, à l'exemple de la plupart des maladies infectieuses, la diphtérie puisse quelquefois donner naissance à l'endocardite, peut-être par infection secondaire, par le streptocoque ou le staphylocoque. C'est ainsi que Barbier[7] a trouvé des lésions récentes avec micro-organismes multiples sur la valvule mitrale; Weill (1895), de son côté, pense en avoir observé quelques cas.

*n. Etat puerpéral.* — Le premier fait d'endocardite dans l'état puerpéral a été publié par Bouillaud dans la quatre-vingt-dix-huitième observation de son *Traité clinique des maladies du cœur ;* il passa inaperçu.

1. GIRODE, *Soc. biolog.*, novembre 1889.
2. CASTAIGNE, « Endocardite. ulcér.-végét. des sigmoïd. pulmon. d'orig. streptococciq. dans le cours d'une fièvre typh. » *Bullet. Soc. Anat.*, Paris, 1898, p. 162.
3. CATRIN, *Soc. méd. des hôp.* Paris, 1893.
4. GRANCHER. *Gaz. des hôp.*, 1884.
5. PARROT, *Arch. de physiolog.*, 1874.
6. TALAMON, *Progr. médical*, 1879.
7. BARBIER, *Arch. de méd. expériment.*, 1891.

Dans la suite, de nombreux travaux ont été entrepris sur la question : nous ne pouvons rappeler que ceux de Simpson [1], de Lotz (1857), de Virchow [2] qui releva plusieurs cas de lésions mitrales sur 83 décès par affections puerpérales, de Martineau, de Peter, de Bucquoy (1869) et d'Hervieux [3]. Ce dernier auteur en établit la nature infectieuse, alors que la maladie était regardée, avant lui, tantôt comme une sorte de dyscrasie par rétention de l'urée et de l'acide lactique irritant l'endocarde, tantôt comme étant d'origine rhumatismale.

La nature infectieuse des accidents puerpéraux, et de l'endocardite qui leur succède, est établie définitivement par les recherches de Pasteur et de Doléris [4] ainsi que celles de Netter et de Weichselbaum qui ont trouvé, dans les végétations endocardiques, un streptocoque pathogène.

D'autres microbes cependant ont été rencontrés : le *staphylocoque* (Lévi 1896) ; le *coli-bacille* (Rendu, 1893).

L'endocardite puerpérale ne siège pas toujours dans le cœur gauche; les *Bulletins de la Société Anatomique* des années 1895, 1896 et 1898 rapportent plusieurs cas, où l'endocardite à forme végétante occupait les *valves de la tricuspide* (Péron, Macaigne et Schmid, Bezançon et Ouvry [5], Milian, etc.); plus récemment (1901), André Petit et Rathery en ont observé un cas très intéressant ; nous reviendrons plus loin sur ces faits qui rentrent plutôt dans l'histoire des endocardites infectantes.

Au point de vue clinique, l'endocardite peut se manifester durant tout le temps de la puerpéralité ; assez rare pendant la grossesse, elle se montre surtout après l'accouchement et s'accompagne alors d'autres accidents puerpéraux : dans le premier cas, elle prend presque toujours la forme dite simple ou *infectieuse bénigne ;* lorsqu'elle éclate pendant les suites de couches, elle revêt généralement la forme *infectante maligne.*

*o.* Dans la *pyohémie* et dans la *septicémie chirurgicale*, on observe quelquefois l'endocardite (Hilton Fagge, 1867 ; Dickinson, Paget, 1867). Comme dans le cas précédent, elle est de nature infectieuse et causée par la pénétration au niveau de la plaie chirurgicale, du streptocoque, ou du staphylocoque.

*p.* L'endocardite a été signalée dans la *périostite phlegmoneuse diffuse, l'ostéomyélite aiguë* (Louvet, 1867 ; Droin, 1868 ; Blache, 1869) ; ces auteurs en ont signalé quelques cas chez les enfants. Considérées d'abord comme de nature rhumatismale, ces lésions osseuses sont regardées aujourd'hui comme d'origine microbienne, car Pasteur [6], Schuller, Tellier (1883) y ont montré la présence du *staphylococcus pyogenes*, et plus tard Rosenbach [7], Becker [8] et surtout Rodet, de Lyon (1880), puis Jabou-

1. Simpson, « The Obstetric mem. and. contribut. », Edinburg., 1856.
2. Virchow, *Soc. de gynécolog.*, Berlin, 9 mars 1858.
3. Hervieux, « Trait. clin. et pratiq. des malad. puerpérales, suites de couches. » Paris, 1870, p. 871.
4. Doléris, *Th. inaug.*, 1880.
5. Bezançon et Ouvry, *Bull. Société anat.* mars 1896, p. 266.
6. Pasteur, *Acad. des Scienc.*, 1880.
7. Rosenbach, *Centralblatt f. Chirurg.*, février 1884.
8. Becker, *Deutsch. med. Wochens.* et *Fortschr. der Med.*, 1884.

ay, en inoculant ce micro-organisme à des animaux, reproduisirent des ésions osseuses et viscérales analogues à celles de l'ostéo-myélite aiguë e l'homme. L'endocardite qui la complique est donc, ainsi que dans es cas précédents, d'origine infectieuse.

*q. Blennorragie.* — Lehmann et Brandes[1] ont signalé pour la première ois l'endocardite comme complication de la blennorragie, et depuis ce ravail, des cas nouveaux ont été signalés par plusieurs auteurs, notamment par Hervieux (1858), Ricord (1859), Desnos et Lemaître[2], . Marty (1875) Dérignac[3], Wille (1887), His[4], Leyden[5], Sieghem[6]; elle emble se localiser de *préférence sur les valvules aortiques.*

Quoique le plus souvent elle ait été précédée de symptômes articuaires (6 fois sur 7, MARTY), l'endocardite peut aussi se montrer indépen-

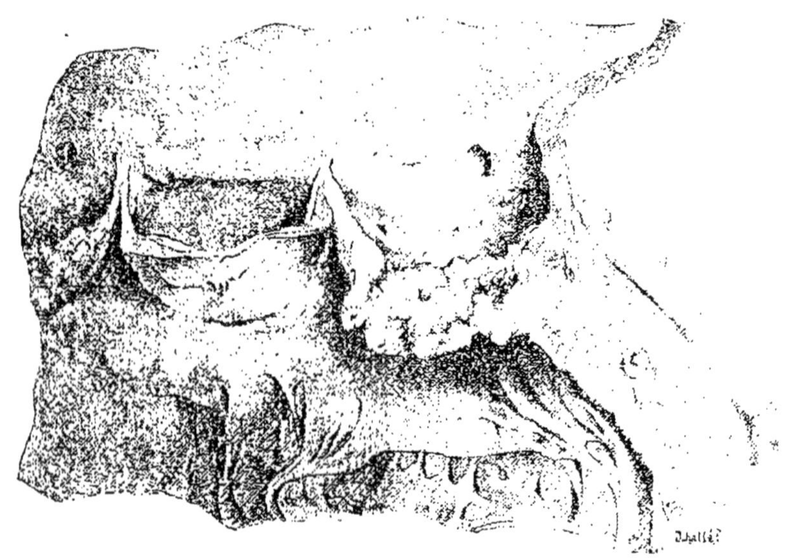

IG. 56. — Endocardite végétante gonococcique des valvules sigmoïdes de l'aorte (J. HALLÉ).

ante de ceux-ci (6 fois sur 22, G. LION). *Le début* a varié de la troisième la cinquième semaine, tantôt insidieux, tantôt accompagné de troubles onctionnels graves. Dans quelques cas, le début fut plus brusque, et Morel[7] it l'endocardite apparaître au cinquième jour de l'écoulement uréthral. Dans un cas de Richardière, elle débuta par une fièvre rémittente, de angoisse précordiale et des palpitations. Son *pronostic* est variable, le lus souvent elle laisse après elle des *lésions valvulaires indélébiles.* Dans

1. BRANDES, *Arch. gén. de méd.*, 1854.
2. DESNOS et LEMAITRE, *Progrès médical*, décembre 1874.
3. DÉRIGNAC, *Soc. clin.* Paris, 1882.
4. HIS, *Berlin. Klin. Wochenschr.*, 1892.
5. LEYDEN, *Soc. méd. int. Berlin*, 1893 et 1894.
6. SIEGHEM, *Zeitschr. f. Klin. med.*, 1898.
7. MOREL, *Arch. de méd. belges*, 1895.

quelques cas exceptionnels, elle s'est terminée par la *mort* (His, Michaëlis[1], Jaccoud), dans ces derniers cas, et aussi dans un autre étudié par Rendu et Hallé[2], il y eut infection généralisée à tout l'organisme.

Il y a donc à côté de la *forme simple*, une endocardite blennorragique à *forme maligne* (Leyden, Wilms, Lenhartz, 1897, Jaccoud, 1899), causée directement par le *gonococcus* de Neisser, ou par infection secondaire partie de l'urèthre enflammé ; les observations les plus récentes démontrent sans conteste qu'elle est due au gonocoque ; car celui-ci a été retrouvé sur les végétations endocardiques par Thayer et Blumer (1895), par Leyden, par Golz, par Michaëlis, par Ghon et Schlagenhaufer[3] qui allèrent jusqu'à provoquer dans l'urèthre humain une inoculation, qui fut positive, dans le but de confirmer leur recherche bactérioscopique. Dans le cas de Rendu et Hallé (*fig.* 56 et 57) on trouva sur les nodosités végétantes des sigmoïdes aortiques, des *gonocoques* en grande

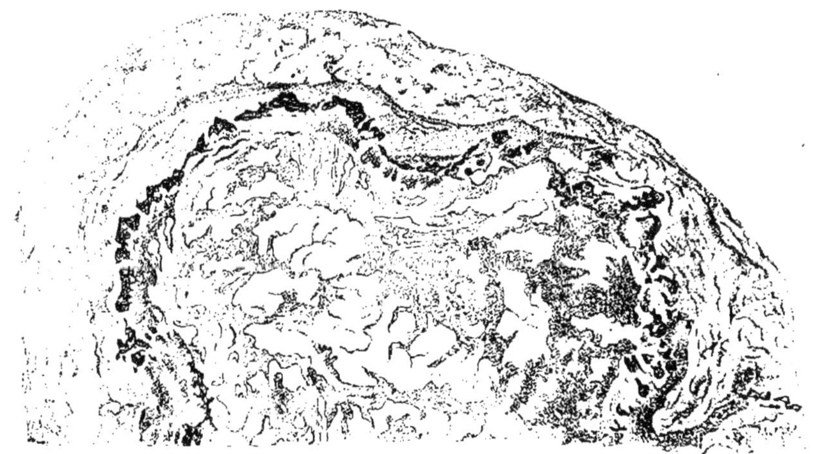

Fig. 57. — Coupe d'une végétation fibrineuse de la valvule sigmoïde précédente. En noir une bande épaisse de gonocoques. (J. Hallé.)

quantité et l'ensemencement de ces végétations donna des cultures pures de gonocoques. D'autres cas d'endocardite gonococcique ulcéro-végétante ont été vues par Lehmann, par Lacassagne. Plus récemment, Simmonds[4] a publié deux cas remarquables par la rapidité de leur évolution, l'autopsie révéla des lésions d'endocardite maligne des valves aortiques.

*r. Pneumonie.* — Bouillaud signala la fréquence relative de l'endocardite dans la pneumonie : elle était même, d'après lui, la plus fréquente après celle du rhumatisme ; Grisolle, au contraire, la croyait rare ; or il résulte des travaux modernes que l'endocardite pneumonique s'observe assez communément. Netter[5] qui a étudié avec soin la pathogénie de

1. Michaëlis, *Zeitschrift f. med. Klin.*, 1896.
2. Rendu et J. Hallé, *Soc. méd. des hôp.* Paris, 12 novembre 1897.
3. Ghon et Schlagenhaufer, *Wien. Klin. Wochenschr.*, juin 1898.
4. Simmonds, *Munchener mediz. Wochenschr.*, 1909, n° 23, p. 207.
5. Netter, *Arch. de physiolog. norm. et path.*, 1886.

cette endocardite, a pu en réunir 82 observations. Pendant la convalescence d'une pneumonie, Galliard[1] vit survenir une endocardite aiguë terminée par la mort en moins de 10 jours : la lésion était végétante et ulcéreuse et occupait l'orifice aortique, la valvule mitrale, et l'oreillette droite au-dessus de la valvule tricuspide. Dans un fait observé chez un garçon de dix-huit ans, Kerschensteiner[2] a trouvé une endocardite verruqueuse à pneumocoques des valvules sigmoïdes de l'artère pulmonaire survenue au cours d'une pneumonie. On sait aujourd'hui, grâce à ces recherches, confirmées par les travaux ultérieurs de Lancereaux et Besançon[3], de Meyer (1887), de Weichselbaum, de Haushalter[4], etc., qu'elle est *causée par* la présence du *pneumocoque*.

En plus de ces endocardites à pneumocoques purs, on rencontre encore dans le cours de la pneumonie, des *endocardites mixtes* pour ainsi dire, où le pneumocoque se trouve associé au streptocoque (Weichselbaum[5]), et aussi des faits où l'on ne rencontre rien que le streptocoque (Jaccoud); dans ces derniers cas, l'endocardite est causée plutôt par *infection secondaire* surajoutée, que par la pneumonie elle-même.

D'autre part, *la véritable endocardite à pneumocoques peut se rencontrer isolément, en dehors de toute localisation peumococcique sur le poumon* ou encore associée à une localisation extra-pulmonaire du pneumocoque comme la méningite cérébro-spinale par exemple (Weischelbaum), ainsi que dans toutes les manifestations de la *pneumococcie aiguë*, généralisée à l'endocarde, au péricarde, à la plèvre et au péritoine (Pineau[6]), ou bien occupant les articulations, les méninges et l'endocarde (Griffon[7]).

L'endocardite pneumococcique n'est donc pas sous la dépendance exclusive de la pneumonie, mais résulte de l'infection pneumococcique quelle que soit d'ailleurs sa localisation : poumon, méninges, etc.; *c'est, en résumé, la localisation du pneumocoque sur l'endocarde*.

L'endocardite pneumonique, siège de préférence dans le cœur gauche et *surtout* sur les *valvules aortiques*. Dans un cas de Gibert[8] l'endocardite siégeait sur la mitrale, et on trouva le pneumocoque non seulement sur cette valvule mais encore dans la pulpe splénique, et dans le liquide péritonéal.

L'endocardite à pneumocoques peut survenir sur un endocarde indemne antérieurement, ou se greffer sur des altérations valvulaires préétablies; les lésions ainsi formées *affectent ordinairement*, dans la suite, la *forme ulcéreuse* à pronostic grave; quelquefois cependant, son évolution est moins sévère et la maladie conserve le caractère d'une infection atténuée avec ou sans lésions chroniques des valvules.

1. Galliard, *Soc. méd. hôp.*, Paris, 7 avril 1905.
2. Kerschensteiner, *Munch. méd. Wochenschr.*, 1897.
3. Lancereaux et Besançon, *Arch. gén. de méd.*, 1886.
4. Haushalter, *Revue de médecine*, 1888.
5. Weichselbaum, *Wiener medizin. Wochenschr.*, septembre 1888.
6. Pineau, *Bull. Soc. anat.*, Paris janvier 1893.
7. Griffon, *eod. loc.*, avril 1896, p. 299.
8. Gibert, *Nouv. Montpellier méd.*, juin 1898.

Outre les altérations antérieures du cœur qui favorisent son apparition, l'endocardite pneumonique, c'est-à-dire celle qui cliniquement succède à la pneumonie que nous avons surtout en vue ici, survient de préférence chez les surmenés, les cachectiques, les alcooliques, et dans tous les cas qui exaltent le caractère infectieux du pneumocoque : épidémies, grippe, grossesse, etc., et, d'une façon générale dans les pneumonies secondaires.

Elle débute tantôt pendant la période d'état, tantôt à la fin de la pneumonie, mais *le plus habituellement, elle est consécutive* à celle-ci, et s'annonce par la réapparition de la fièvre succédant à la défervescence pneumonique; cependant ce début fébrile peut être très atténué et passe même inaperçu. L'endocardite pneumonique est d'un *pronostic sévère*, mais elle peut guérir entièrement (TRAUBE, NETTER).

On a discuté sur la *voie* suivie par le pneumocoque dans son invasion de l'endocarde; il semble que ce soit par le courant sanguin provenant du poumon enflammé car le pneumocoque, d'après Banti, passe facilement dans le sang; il l'a trouvé souvent dans le sang du cœur des individus ayant succombé à une pneumonie compliquée.

La pathogénie de ces endocardites à pneumocoques a été démontrée de la façon la plus nette par Michaëlis[1], qui après avoir, pendant plusieurs mois, injecté chez un chien des cultures de pneumocoques, trouva sur les valves aortiques et mitrale des ulcérations recouvertes de nombreux pneumocoques.

Le pneumocoque ne siège pas à la surface des végétations endocardiques, mais dans la profondeur des valvules, et même dans le myocarde (HAUSHALTER, G. LION). Il s'associe à d'autres microbes (streptocoque). Dans un cas de Jaccoud, comme nous l'avons dit déjà, le pneumocoque manquait et l'endocardite était due au streptocoque.

*s. Grippe.* — Le caractère infectieux de la grippe explique les manifestations cardiaques qui peuvent la compliquer parfois. Pawinski a signalé quelques cas d'endocardite grippale. Oulmont et Barbier ont noté dans un cas (1890) la présence du streptocoque sur l'endocarde. Nous avons avec Cornil[2] observé un cas d'endocardite mitrale, grippale à staphylocoques; ce même microbe fut retrouvé sur les valvules aortiques associé au bacille de Pfeiffer par Jehle[3]. Fiessinger[4], Sansom (1894) ont rapporté également quelques cas d'endocardite grippale.

*t. Tuberculose* — L'endocardite tuberculeuse a été signalée par Corvisart, Rindfleisch, Lancereaux, Potain, Leyden; chez les *enfants*, on la trouve dans la proportion de 57 0/0 des endocardites (WEILL); très rarement caséeuse (LETULLE, 1874), elle survient presque toujours chez eux dans le cours de la granulie, et surtout avec la méningite tuberculeuse.

1. MICHAËLIS, *Soc. de méd. int.* Berlin, mai 1895.
2. CORNIL et E. BARIÉ, « Endocard. mitr. ulcéro-végét. à staphylocoq. d'origine grippale », *Soc. méd. des hôp.* Paris, avril 1904.
3. JEHLE, *Soc. impér.-royale des méd.* Vienne, 1899.
4. FIESSINGER, *Gaz. méd.* Paris, 1891.

S'il est vrai qu'en général, on la rencontre de préférence dans les cas de tuberculose à marche rapide, on peut la trouver aussi dans celle à marche chronique, et G. Lion l'a trouvée 3 fois sur 8, chez des phtisiques pris au hasard.

Pour établir l'histoire de l'endocardite tuberculeuse, il est nécessaire de considérer plusieurs groupes de faits :

1° Il y a d'abord les cas où une *tuberculose suraiguë* agit d'emblée à la façon d'une *septicémie* aux déterminations endo et péricardiques, avec lésions tuberculeuses du sommet, mais *lésions banales des valvules*, sans présence de follicules ni de bacilles, et qui cependant, inoculées, produisent la mort avec pus caséeux sans bacilles (Landouzy et Loederich [1]).

2° L'*endocardite tuberculeuse proprement dite*, dans laquelle on rencontre des nodosités végétantes ou bien le *bacille de Koch* lui-même, ou bien encore des *follicules tuberculeux* absolument typiques.

Dans les cas les plus démonstratifs, la *présence du bacille de Koch* est constatée au niveau des lésions endocardiques (Kundrat, 1885, Cornil [2], Heller [3], Londe et Petit, Thiry, 1897, G. Etienne [4]). La lésion consiste dans une endocardite végétante bacillaire susceptible d'être inoculée au cobaye, au lapin (Poncet et Dor). Dans le cas de J. Ferrand et Rathery [5], il n'y avait pas de tuberculose dans les poumons, et celle-ci était localisée simplement à l'endocarde et à la rate, cette dernière paraissant être le point de départ de l'infection.

Michaëlis et Blum [6] ont reproduit expérimentalement cette tuberculose : après avoir perforé les valvules sigmoïdes d'un lapin, ils injectèrent dans les veines une culture tuberculeuse. L'animal mourut et sur ses valves aortiques on trouva des végétations contenant des bacilles tuberculeux. Plus tard, Bernard et Salomon [7], sans pratiquer de traumatismes, arrivèrent au même résultat, avec de simples injections intraventriculaires de 2 centimètres cubes d'émulsion de bacilles de Koch ; ils provoquèrent l'apparition sur l'endocarde, le péricarde et même le myocarde de granulations végétantes fibrineuses banales en ces deux derniers sièges ; seules les granulations de l'endocarde renfermaient dans leurs mailles des lymphocytes et des bacilles de Koch.

La présence de granulations miliaires sur l'endocarde (Perroud, Fraentzel, Rindfleisch, Lancereaux) est en somme assez rare. Perroud [8] a remarqué que la lésion siège sur la face auriculaire et sur le bord libre de la mitrale ; Tripier, Osler (1890), l'ont retrouvée avec pareille localisation. Dans un cas plus récent. Benda [9] chez un enfant atteint,

1. Landouzy et Loederich, « Sur une forme subaig. de septicém. tub. », *Presse médicale*, 29 juillet 1908.
2. Cornil et Babès, *les Bactéries*, 1885.
3. Heller, *Centralblatt. f. Bacter.*, 1887.
4. G. Etienne, *Arch. de méd. expérimentale*, 1898.
5. Ferrand et Rathery, *Soc. méd. hôpit.* Paris, 13 février 1903.
6. Michaëlis et Blum, *Deutsch. med. Wochenschr.*, 1898.
7. Bernard et Salomon, *Rev. de médecine*, 10 janvier 1905.
8. Perroud, *Lyon médical*, 1875.
9. Benda, *Soc. méd. int.* Berlin, janvier 1898.

de coxalgie et mort de granulie, a trouvé un gros nodule tuberculeux à l'insertion de l'un des cordages tendineux de la mitrale. Girode [1] a observé un fait exceptionnel dans lequel le cœur droit était seul atteint. Cette endocardite aiguë chez les tuberculeux par infection secondaire est assez fréquente, P. Teissier en a rassemblé 32 cas appuyés de 12 examens bactérioscopiques démonstratifs. La porte d'entrée des microbes est variable : ce sont tantôt les ulcérations tuberculeuses de l'intestin, tantôt celles des bronches dans les grandes tuberculoses (Potain).

3° L'*endocardite tuberculeuse chronique* se rencontre sous deux formes : *a*. tantôt avec présence du bacille de Koch ; *b*. tantôt *sans bacilles de Koch, ni follicules tuberculeux*, c'est l'*endocardite tuberculeuse chronique, non bacillaire*, purement inflammatoire, non spécifique, à forme scléreuse d'emblée ; c'est en somme une *véritable sclérose inflammatoire de l'endocarde.*

*a*. Dans la première variété rentre le cas de Lortat-Jacob et Sabareanu [2] dans lequel il s'agit d'un ancien tuberculeux évoluant depuis cinq ans comme cardiaque et qui mourut asystolique. Outre des lésions tuberculeuses étendues des deux sommets, on trouva une insuffisance aortique et un rétrécissement mitral très serré par un collier fibrocalcaire ne renfermant pas de follicules, mais des bacilles de Koch.

*b*. Dans l'*endocardite tuberculeuse, sans lésion bacillaire*, et *en apparence simplement inflammatoire*, l'affection cardiaque est assez souvent *secondaire* à des lésions tuberculeuses d'autres organes : poumons, rate, tuberculoses chirurgicales, mais elle est peut-être plus encore *primitive*, survenant chez des individus sains en apparence, et à l'examen desquels, on ne rencontre, en particulier dans les poumons, aucun signe de tuberculose en évolution ; cette variété a été bien décrite par Œttinger et Braillon [3]. Dans un cas observé antérieurement par Braillon et Jousset [4], c'est *d'emblée* sur l'endocarde d'un malade âgé de vingt-trois ans et non tuberculeux en apparence, que s'était faite la localisation bacillaire par apport sanguin, l'infection sanguine ayant précédé la lésion cardiaque; la *bacillémie* fut découverte seulement par l'examen bactérioscopique du sang (inoscopie) complété par l'inoculation positive au cobaye de la fibrine extraite de quelques centimètres cubes de sang. Dans ces cas, l'*infection s'atténue peu à peu*, mais la lésion valvulaire s'installe, se développe et reste indélébile ; *le malade devient un cardiaque et meurt en asystolie et non par* le fait de la *tuberculose*.

Cette *endocardite tuberculeuse primitive non bacillaire*, contrairement à ce qu'on a cru longtemps, est relativement fréquente chez les *tout jeunes enfants* et les *nourrissons*. Barbier [5] en a signalé quelques cas ; Landouzy et Gougerot [6] ont consacré à ce sujet une intéressante étude

1. Girode, *Soc. de biologie*, novembre 1889.
2. Lortat-Jacob et Sabareanu, *Presse médicale*, 3 octobre 1908.
3. Œttinger et Braillon, *Soc. méd. des hôp.* Paris, 15 juillet 1904.
4. Braillon et Jousset, *Soc. méd. des hôp.* Paris, 3 juillet 1903.
5. Barbier, *Bulletin méd.* 2 mai 1903.
6. Landouzy et Gougerot, « Endocard. bacill. infantil », *Presse médicale*, 7 novembre 1908.

appuyée d'un fait nouveau. L'autopsie ni l'histologie ne peuvent ici éclairer le diagnostic, seules les inoculations au cobaye de fragments valvulaires déterminent la nature tuberculeuse de ces endocardites infantiles. Celles-ci sont évidemment l'origine de certaines cardiopathies, dites faussement congénitales, comme certains cas de rétrécissement mitral par exemple, qui évolueront dans l'avenir avec toutes leurs conséquences habituelles.

C'est parmi ce groupe qu'on peut ranger quelques-uns des faits d'endocardite tuberculeuse chronique non bacillaire, si bien décrits par Potain et P. Teissier [1], par Tripier (1890). On les rencontre, non pas dans les formes aiguës de la tuberculose, mais dans les formes lentes, atténuées, chez les arthritiques héréditaires. Ils sont dus à l'action lente et sclérosante des toxines bacillaires en circulation dans le sang. On ne rencontre ici ni nodosités végétantes ni bacilles de Koch, mais l'endocarde est lisse, opalin, à résistance fibreuse ; la lésion siège principalement sur la valvule mitrale et de préférence au niveau de son bord libre et de ses commissures. Ainsi s'expliquent les endocardites marginales produisant l'épaississement et l'adhérence des valves de la mitrale qui plus tard, par suite de la rétraction lente et cicatricielle, donne naissance à un rétrécissement mitral (voir *Rétrécissement mitral*).

Il existe enfin un dernier groupe de faits (Weichselbaum, Tripier, G. Lion, E. Barié [2]) dans lequel le bacille ne fut point rencontré, et dans ce dernier cas on trouva le streptocoque ressortissant à une infection secondaire.

*En résumé*, il existe une *endocardite tuberculeuse vraie* avec bacille de Koch, mais celui-ci peut encore engendrer une *endocardite banale en apparence*, mais capable, par inoculation au cobaye, de développer une tuberculose manifeste.

Le *diagnostic de l'endocardite tuberculeuse simple, primitive*, est très difficile et c'est à l'examen du sang qu'il faut recourir pour établir le diagnostic. On pratiquera l'inoscopie de Jousset, la culture et l'inoculation du sang au cobaye.

Si l'endocardite coexiste avec des manifestations vers les séreuses : rhumatisme, pleurésie, on pratiquera une ponction et l'examen cytologique du liquide ainsi obtenu montrera la présence de lymphocytes dans le cas de tuberculose.

*u. Mal de Bright.* — L'endocardite dans le mal de Bright, quoique rare et niée par Lécorché et Talamon (1888), a été rencontrée par Ormerod (1862), Jaccoud, Rosenstein (1863), etc. ; elle est le plus souvent sous la dépendance d'une complication intercurrente, ou d'une infection secondaire. Dans d'autres cas elle semble se rattacher plus étroitement au brightisme et pourrait alors reconnaître pour cause, non pas la présence de microbes, mais une action toxique par des poisons solubles retenus dans l'organisme par l'insuffisance du filtrage opéré par les reins malades.

1. P. Teissier, « Les lésions de l'endocarde chez les tub. ». *Th.* Paris, 1894.
2. E. Barié, *Soc. méd. des hôp.*, Paris, juin 1886.

*v*. La *goutte*, qui se complique souvent de dégénérescence du myocarde, a pu dans quelques cas plus rares donner naissance à l'endocardite. Mais dans le plus grand nombre des faits, il s'agit d'un processus chronique. Lobstein a vu des concrétions calcaires de phosphate et d'urate de chaux et de soude dans l'épaisseur de la mitrale. Samuel Edwards (1850) a vu un fait semblable et Lancereaux [1] signale deux cas d'endocardite goutteuse sur la mitrale et un cas sur les sigmoïdes aortiques.

*x*. Le *paludisme*, suivant Duroziez [2] et Lancereaux, serait capable de produire des lésions de l'endocarde ; le premier de ces auteurs en a compté 20 cas. Lancereaux a décrit des endocardites palustres à forme infectante siégeant à l'orifice aortique.

Kelsch et Kiener (1889) ont trouvé chez d'anciens paludéens 6 fois des lésions aortiques et une fois des altérations de la mitrale, mais ils se demandent si le paludisme n'a pas joué seulement un rôle prédisposant à l'endocardite par simple débilitation de l'individu.

*y*. Quelques auteurs (Gerhardt, Kundrat, 1885) ont signalé l'endocardite dans le *cancer*. Jaccoud, Giraudeau [3] l'ont notée également, et E. Magnet [4] en a réuni sept observations. Il est probable que dans ces cas, il s'agit de cancer secondaire de l'endocarde par généralisation du néoplasme, plutôt que d'une endocardite cancéreuse. Dans d'autres faits, il s'agit peut-être tout simplement d'une infection secondaire. Quoiqu'il en soit, d'après Devic et Berthier (1906) la coïncidence d'une cardiopathie avec un néoplasme viscéral aurait parfois comme résultat de *diminuer la malignité* de celui-ci et d'en rendre l'évolution plus longue.

*z*. Il existe enfin un certain nombre d'*endocardites indéterminées*, dont la bactériologie nous donnera plus tard la raison d'être pathogénique. D'après Widal et F. Bezançon (1894) quelques-unes de ces endocardites pourraient reconnaître une *origine bucco-pharyngée* ; c'est ainsi qu'ils provoquèrent chez le lapin une endocardite mitrale végétante, par inoculation d'un streptocoque d'origine salivaire. Rœger (1900) signale l'endocardite dans le cours de l'*angine herpétique*, Fraenkel dans celui de l'*amygdalite phlegmoneuse ;* enfin Gallois [5] a noté l'endocardite chez les *adénoïdiens* par infection secondaire partie du naso-pharynx. Quelques unes de ces endocardites ayant revêtu un caractère de malignité extrême, seront étudiées particulièrement dans le chapitre qui va suivre.

## II. — Endocardite infectante maligne

(*Endocardite ulcéreuse des classifications anciennes*)

Cette seconde variété ne constitue point une entité morbide spéciale, puisque toutes les endocardites sont d'origine microbienne ou toxique;

1. Lancereaux, *Gaz. méd. de Paris*, 1868.
2. Duroziez, *Gaz. des hôpitaux*, 1870.
3. Giraudeau, *Sem. médicale*, 1894.
4. E. Magnet, « Des endocard. aiguës au cours du cancer de l'estomac». *Th.* Lyon, 1898.
5. Gallois, *Bulletin méd.*, septembre 1897.

cependant par leur caractère de malignité extrême d'emblée, et par la sévérité de leur pronostic, ces endocardites méritent d'être décrites à part.

**Résumé historique.** — Bouillaud entrevit déjà que certaines lésions de l'endocarde s'accompagnent cliniquement d'accidents généraux de la plus haute gravité : dans cette variété, dit-il, « l'élément inflammatoire y est comme dans la forme précédente (forme simple) l'élément essentiel, mais il est tellement modifié par l'élément typhoïde surajouté qu'il convient de ne pas confondre l'endocardite de cette espèce avec l'endocardite simplement inflammatoire, et, pour l'en distinguer nous leur donnerons le nom d'endocardite typhoïde [1] ». Cependant c'est Senhouse Kirkes [2], le premier, qui rattacha nettement les symptômes typhoïdes présentés par certains malades, à des lésions profondes des valvules et à la migration dans le sang de parcelles détachées des concrétions valvulaires. Cette manière de voir fut acceptée bientôt et développée dans un grand nombre de travaux dus principalement à Rokitansky (1855), à Virchow (1858), à Friedreich (1861), à Charcot et Vulpian [3], à Lancereaux [4], etc. Peu après certains auteurs comme Hardy et Béhier [5], Duguet et Hayem [6], Kelsch [7] et d'autres, s'efforcèrent de montrer que l'endocardite n'était pas, comme on le croyait avec Senhouse Kirkes, la cause des accidents généraux et de l'état grave des malades, mais ne représentait que la localisation vers le cœur d'un état septique, infectant l'économie tout entière.

Cette conception exacte de la maladie attendit néanmoins sa démonstration rigoureuse jusqu'au jour où Winge [8] chez un homme mort d'endocardite ulcéreuse de la tricuspide, montra sur les lésions endocardiques et dans de nombreux infarctus viscéraux, la présence du micro-organisme, ayant pénétré dans l'économie, par une plaie de la plante des pieds, produite par la suppuration d'un durillon. Bientôt, un nouvel observateur Hjalmar-Heiberg [9] chez une malade morte d'accidents puerpéraux, relève sur l'endocarde et dans plusieurs embolies viscérales consécutives, la présence d'amas microbiens. A partir de cette époque des travaux nombreux se multiplient sur le sujet, et confirment la présence constante des micro-organismes dans les lésions endocardiques. Parmi ces travaux, nous rappellerons surtout ceux d'Eberth (1873), de Wedel (1873), d'Eisenlohr (1874), d'Eichhorst (1877), de Koster (1878), de W. Osler [10], etc.

1. Bouillaud, « Trait. clin. des malad. du cœur », 2e édit. Paris, 1841, t. II, p. 374.
2. Senhouse Kirkes, *Edinburgh. med. and Surg. Journal*, t. XIX, 1852.
3. Charcot et Vulpian, *Soc. de biologie*, Paris, 1862.
4. Lancereaux, *Gaz. méd.* Paris, 1862.
5. Hardy et Béhier, *Trait. path. interne*, 1864.
6. Duguet et Hayem, *Soc. de biologie*, 1865.
7. Kelsch, *Progrès médical*, 1875.
8. Winge (de Christiania), *Nordisk. Med. Arch.*, t. II, 1870.
9. Heiberg, *Arch. f. path. und Phys.*, Bd. LVI, 1872.
10. William Osler, *Brit. Med. Journal*, 1885.

En France, nous citerons notamment les recherches de Kelsch (1873), de Grancher[1], de Fernet, de Chantemesse[2], de Netter[3], de Girode (1890), de G. Lion (1890), de Thiroloix[4], etc.

Après avoir établi définitivement la *nature microbienne de l'endocardite*, on s'est efforcé, dans un but de contrôle, d'*ensemencer*, de *cultiver* les microbes pathogènes, et ensuite de les *inoculer* à des lapins et à des cobayes dans le but de reproduire chez ces animaux des altérations valvulaires identiques à celles de l'homme. C'est ce qu'ont fait Wyssokowitsch[5], Orth (1886), Weichselbaum, Netter, après avoir préalablement traumatisé les valvules pour en faire un point d'appel. Mais bientôt d'autres auteurs comme Perret et Rodet[6], comme Bonome[7], Gilbert et Lion, obtinrent des résultats démonstratifs même sans blesser l'endocarde; il en fut de même dans les expériences ultérieures de Vaillard[8], de Roux et Josserand où les lésions furent produites sans traumatisme valvulaire, mais par infection directe, par simple inoculation, par injection intraveineuse.

**Bactériologie.** — Les micro-organismes pathogènes rencontrés dans l'endocardite infectante sont très nombreux; les uns ont été déjà signalés à propos de l'endocardite infectieuse bénigne dans le cours de laquelle on les trouve également, les autres ne semblent pas avoir encore été relevés dans d'autres affections.

1° Parmi les premiers, nous notons : les microbes pyogènes isolés ou associés ;

*a*. Le *streptococcus pyogenes* du puerpérisme et de l'érysipèle; le *staphylococcus albus* et *aureus*. On trouve le streptocoque fréquemment isolé, le *gonocoque*, etc. Dans l'endocardite à *staphylocoque*, les lésions se présentent généralement sous forme de petites végétations gris rosé, molles, occupant le bord des valvules ; elles donnent rarement naissance à des ulcérations (G. Lion[9]).

*b*. Le *pneumocoque ; c*. le *bacille d'Eberth* ; *d*. le *coli bacille* (Macaigne; Étienne, de Nancy), H. Rendu[10]; *e*. le *bacille de Koch* ; *f*. le *bacille pyocyanique*, etc.

2° Le second groupe comprend : *a*. le *bacillus endocarditis griseus*, de Weichselbaum, bacille court, un peu analogue à celui de la fièvre typhoïde, disposé isolément ou en diplobacilles; très virulent pour le lapin chez lequel il produit l'endocardite après lésions valvulaires préétablies.

*b*. Le *baccillus endocarditis capsulatus*, bacille analogue à celui de Fried-

1. Grancher, *Soc. méd. hôp.* Paris, 1884.
2. Fernet et Chantemesse, *Soc. clin. de Paris* et *France méd.*, mars 1885.
3. Netter, *Arch. de physiolog.*, 1886.
4. Thiroloix et Rosenthal, *Soc. anat.*, avril, Paris, 1897.
5. Wyssokowitsch, *Centralb. f. d. med. Wochenschr.*, 1885.
6. Perret et Rodet, *Soc. méd.* de Lyon, 1885.
7. Bonome, *Arch. ital. biolog.*, 1887.
8. Vaillard, *Soc. méd. des hôp.*, Paris, février 1890.
9. G. Lion, « Essai sur la nat. des endocard. infect. » *Th.* Paris, 1890.
10. H. Rendu, *Bulletin méd.*, septembre, 1893.

lander et disposé par séries dans l'intérieur d'une capsule ; il a été rencontré une fois chez l'homme par Weichselbaum [1].

*c.* Le *micrococcus endocarditis rugatus* ou *conglomeratus*, du même auteur, qui l'a trouvé chez une malade déjà atteinte d'une lésion mitrale. Il est formé de cocci accolés et aplatis par leurs faces de contact, et disposés par groupes de deux ou de quatre, ou encore en forme d'amas composés de plusieurs grains.

*d.* Le *bacille immobile et fétide*, court, épais, à extrémités arrondies, rencontré dans deux cas, par Fraenkel et Saenger [2]; une fois isolé, une autre fois associé au staphylocoque pyogène.

*e.* Un *bacille non cultivable* (Weichselbaum) observé trois fois : une fois seul, les deux autres associé au pneumocoque ou au streptocoque.

*f.* Le *bacille de Gilbert et Lion* [3], bacille court dans les cultures jeunes, allongé et en bâtonnet quand elles sont anciennes ; il provoque chez le lapin par inoculation des lésions endocardiques, la transformation scléro-calcaire des parois aortiques et la méningite cérébro-spinale.

*g.* Un *staphylocoque à grains* plus *gros* que ceux du *staphylococcus aureus*, recueilli dans le sang d'une femme atteinte d'endopéricardite infectante, par G. Roux et Josserand [4].

*h.* Le *méningocoque* de Weichselbaum (Leclerc, Lesieur et Mouriquand [5]).

*i.* Un *bacille* rencontré dans un cas d'*angiocholite suppurée*, et, peut-être d'origine intestinale, trouvé dans un cas chez une malade (Netter et Martha [6]) morte d'endocardite à la suite d'une ulcération de la lèvre supérieure, et retrouvé dans trois autres cas par Girode : à la suite de l'opération du phimosis, chez une malade rhumatisante et cardiaque, enfin pendant le cours de la grossesse.

*j.* Un *diplocoque* (Courmont et Leclerc).

*k.* Le *microcoque en zooglées*, de Perret et Rodet.

La plupart de ces micro-organismes ont pu reproduire expérimentalement, entre les mains des auteurs précités, des lésions endocardiques, après ou même quelquefois sans lésion préalable des valvules.

*l.* Le microbe de Holst (1897) trouvé sur des nodosités ulcéro-végétantes.

*m.* Debove [7] a observé un cas mortel d'endocardite septique dû au *micrococcus tetragenes septicus*.

*n.* Enfin, dans certains cas, il s'agit d'*endocardites polymicrobiennes* Widal et Lemierre [8] ont signalé un cas où l'on rencontra au niveau des lésions le staphylocoque doré, le colibacille et un bâtonnet saprogène sans qu'on ait pu décider lequel était l'agent primitif de la lésion.

1. Weichselbaum, *Centralblatt fur Bacteriol.*, Bd. II, 1887, et *Beitrage z. path. Anat. u. allgem. Path. von V. Ziegler*, 1888.
2. Fraenkel et Saenger, *Arch. f. Path. u. Physiolog.*, 1887.
3. Gilbert et Lion, *Soc. biolog.*, avril 1888 et janvier 1889.
4. G. Roux et Josserand, *Soc. scienc. méd.*, Lyon, 1891.
5. Leclerc, Lesieur et Mouriquand, *Lyon médical*, juin 1907.
6. Netter et Martha, *Arch. de physiolog.*, 1886.
7. Debove, *Presse médicale*, 19 janvier 1907.
8. Widal et Lemierre, *Soc. méd. des hôpit.* Paris, 27 février 1903.

Mais à côté de ces faits où l'agent microbien pathogène est maintenant connu et classé, il existe encore un grand nombre de maladies infectieuses dont le microbe demeure inconnu, et qui cependant peuvent se compliquer fréquemment d'endocardite infectante (fièvres éruptives, rhumatismes, etc.). Dans quelques-uns de ces cas l'infection cardiaque s'expliquera nettement plus tard, lorsque le germe infectieux aura été déterminé, mais déjà on peut concevoir que pour certains d'entre eux, les accidents s'expliquent ou par les toxines sécrétées par ces microbes inconnus, ou bien encore par une infection secondaire, surajoutée ou associée à ces micro-organismes.

De cette discussion il ressort donc, ainsi que nous l'avons dit ailleurs que : *il n'y a pas une endocardite maligne infectante, mais autant d'endocardites malignes infectantes qu'il y a de maladies* ou *d'états septiques capables de leur donner naissance.*

*Causes prédisposantes.* — 1° Il est certain qu'une des causes qui favorisent, non pas la formation, mais le développement de l'endocardite infectante déjà créée, consiste dans la débilitation de l'organisme, dans l'état de misère physiologique de l'individu, *fatigué* par les *excès*, ou affaibli par les privations, les *maladies antérieures*, l'*alcoolisme*, les *grossesses* répétées, les *chagrins*, les *chlorotiques* soumises au *surmenage* (GIRODE [1]; ETIENNE [2]) quoique Hayem ne voit aucune affinité entre la chlorose et les infections en général. On a observé encore l'endocardite infectante chez les sujets épuisés par une *croissance* rapide dont les os ont attiré à eux la plus grande partie des éléments minéraux indispensables à l'état bactéricide (CHARRIN), ou chez ceux qui sont épuisés par la cachexie : cancer (*endocardite des cachectiques*, GIRAUDEAU).

Peter attachait une importance extrême à tous les états de déchéance qui, pour lui, créaient une véritable opportunité morbide (autotyphisation). Il est extrêmement probable que la plupart de ces faits encore inexpliqués sont également d'origine infectieuse, mais que la nature du microbe pathogène est encore indéterminée (endocardite cryptogénique), ou que la porte d'entrée de l'infection est restée inconnue.

Cependant il existe un certain nombre de faits dans lesquels la maladie éclata *à l'improviste* chez des individus robustes, en plein état de santé (MAIER, 1878, CLAUDOT, 1874, FELTZ [3], G. LION); on ne saurait pourtant les considérer comme des cas d'endocardite primitive, car ils montrent seulement que la virulence des agents infectieux est telle parfois, qu'elle triomphe de l'organisme le plus résistant.

2° Une cause qui favorise certainement la localisation vers l'endocarde des agents infectieux est l'existence de *lésions valvulaires* récentes ou *anciennement préétablies*. William Osler les a rencontrées dans près des trois quarts des faits, et Goodhart [4], allant plus loin encore, les trouve 61 fois sur 69 observations.

1. GIRODE. *Bullet. Soc. clin. de* Paris, 1890, p. 67.
2. ETIENNE, « Endocard. dans la chlorose », *Soc. de Méd. de* Nancy, juillet 1897.
3. FELTZ, *Bullet. Soc. clin.*, Paris, 1881, p. 94.
4. GOODHART, *Patholog. transaction*, 1882.

3° Le *traumatisme valvulaire* peut encore servir de point d'appel pour l'endocardite et l'on sait que dans leurs expériences positives sur les animaux, Wyssokowitsch, Weichselbaum, Rosenbach, Michaëlis et Blum, et d'autres encore, commençaient par traumatiser les valvules avant d'inoculer les germes infectieux qui plus tard se développaient sur l'endocarde.

4° En plus de ces causes d'ordre général, l'*endocardite infectante, maligne, peut survenir secondairement* à la suite d'un grand nombre d'états morbides, dont nous avons étudié précédemment l'influence pathogénique à propos de l'endocardite infectieuse bénigne. Dans ces états, sous des influences diverses, l'endocardite, au lieu de conserver l'allure bénigne, atténuée, habituelle, peut revêtir d'emblée, ou dans la suite, un caractère de malignité extrême. Nous ne ferons que rappeler brièvement la plupart de ces états morbides.

L'*endocardite maligne post-rhumatismale* a été observée par Trousseau, Stokes, Peter, Fernet (1863), et plus récemment par W. Osler (1885) et par Litten (1899); Barbier[1] a de nouveau insisté sur la question et Triboulet[2] l'a étudiée au point de vue bactériologique; nous en avons nous-même publié deux cas nouveaux. De l'étude comparative de ces cas graves — heureusement rares — il résulte que le caractère de malignité toute particulière que prend parfois l'endocardite dans le rhumatisme articulaire aigu, tient à des causes multiples : à une *dilatation aigüe du cœur* avec *insuffisance du myocarde*, à une véritable toxémie rhumatismale due à l'*hypertoxicité* des microbes pathogènes ou de leurs toxines, enfin à des *infections secondaires* venant se greffer sur l'endocardite initiale (E. BARIÉ[3]). Dans un cas de Laignel-Lavastine et Vitry[4], l'endocardite occupait la valvule tricuspide et s'accompagnait de péricardite et de myocardite parenchymateuse ; en somme, une *pancardite rhumatismale aigüe* à forme maligne; dans le fait de Takayasu[5], il y avait, en plus des lésions d'endocardite maligne, des altérations du myocarde et de l'endartérite infectieuse des artérioles du cœur.

L'*état puerpéral* est une des causes les plus fréquentes de l'endocardite maligne (HERVIEUX, OSLER). D'après O. Dürr, elle entrerait dans la proportion de 17 p. 0/0. Virchow (1858) a rapporté le fait curieux d'une femme de trente-quatre ans qui mourut à sa septième grossesse, et chez laquelle on trouva la mitrale ulcérée et des abcès métastatiques dans le foie, la rate et les reins; dans d'autres cas, l'ulcération portait sur les sigmoïdes aortiques (LEFEUVRE, 1867), sur les sigmoïdes de l'artère pulmonaire (EICHHORST, 1877). En 1879, nous avons observé avec Potain une femme de trente ans, qui présenta dans le cours du puerpérisme un état typhoïde des plus graves compliqué brusquement d'une paraplégie complète suivie de sphacèle des orteils et du talon. L'autopsie révéla-

1. BARBIER et TOLLEMER, *Soc. de pédiatrie*, 11 décembre 1900.
2. TRIBOULET, *Gaz. des hôp.*, 9 février 1901, n° 17.
3. E. BARIÉ, « De l'endocardite maligne dans le rhumat. artic. aigu », *Semaine médicale*, 31 janvier 1900.
4. LAIGNEL-LAVASTINE et VITRY, *Soc. anat.* Paris, 16 mars 1906.
5. TAKAYASU, *Deutsch. Arch. f. Klin. med.*, février 1909.

une oblitération de l'aorte par un caillot embolique détaché de la mitrale perforée et recouverte en partie de masses fibrineuses [1].

André Petit et F. Rathery (1901) ont publié l'observation d'une femme atteinte d'endocardite végétante de la tricuspide, trois semaines après une fausse couche au huitième mois. A l'autopsie on trouva sur les végétations des amas de cocci disposés en chaînettes ou en diplocoques et prenant tous le Gram.

L'endocardite infectante d'origine puerpérale occupe assez fréquemment le *cœur droit* (faits de Macaigne et Schmid, 1895, de Péron, 1895, de Milian [2]), où elle occupait la valvule tricuspide, d'après Luzet et Ettlinger [3], elle donnerait lieu dans ce cas à des accidents pulmonaires généralement graves : l'agent pathogène, parti de la thrombose infectieuse développée au niveau de la plaie utérine, arriverait au cœur droit où il développerait une endocardite, valvulaire ou pariétale; de celles-ci se détacheraient alors des embolies septiques allant se fixer dans le poumon.

La *pneumonie* a pu quelquefois se compliquer d'endocardite infectante (Prevost, Homolle, Netter Weichselbaum) et nous avons vu qu'elle affectait ordinairement la forme ulcéro-végétante et comportait en général un pronostic grave ; dans certaines circonstances il semble que cette endocardite maligne soit liée à une infection secondaire ou à une pneumococcie généralisée, et dans ces cas, ainsi que nous l'avons vu précédemment, on peut trouver à la fois la coïncidence d'une pneumonie, d'une endopéricardite, d'une pleurésie et enfin d'une péritonite à pneumocoque (Pineau). On a observé encore la simultanéité d'une pneumonie et d'une pneumococcie articulaire, endocardique et méningée (Griffon), ou d'une méningite seulement (Grisolle, Heschl [4], Huguenin, Greenfield, Weichselbaum, etc.).

Enfin, sans revenir sur des redites inutiles, nous rappellerons que l'endocardite infectante maligne a pu compliquer la plupart des maladies infectieuses : la *pyohémie* (Osler), l'*érysipèle* (Gendron, Denucé, Dalché), la *dysenterie* (Litten, Netter, 1885, Gils [5]) : la *grippe* (Fiessinger, Cornil et E. Barié 1904, Horder [6]) ; dans ce dernier cas, un fragment de végétation valvulaire donna des cultures de bacilles de Pfeiffer ; les *fièvres éruptives*, la *scarlatine* (Baginski, Roger), la *fièvre typhoïde*, dans laquelle on trouve une endocardite ulcéro-végétante des sigmoïdes de l'artère pulmonaire (Castaigne [7]), la *blennorragie* (His, Leyden, Lenhartz, Rendu et Hallé, Jaccoud, Simmonds). Dans une observation intéressante (1899) due à Belogolovy, on trouva une endocardite ulcéro-nécrosante de la valvule tricuspide et des sigmoïdes

1. E. Barié, *Bullet. Soc. clin.* de Paris, 1879, p. 117.
2. Milian, *Soc. anat.*, Paris, mai 1898.
3. Luzet et Ettlinger, *Arch. gén. de médecine*, 1894.
4. Heschl, *Œsterreische. Zeitschr.*, 1862.
5. Gils, *VIe Congrès méd. int.* Toulouse, avril 1902.
6. Horder, *Soc. patholog.* de Londres, 18 avril 1905.
7. Castaigne, *Soc. anat.*, Paris, février 1898.

aortiques avec lésions secondaires du foie, de la rate et des reins. L'examen microscopique des produits de raclage et des coupes des valvules aortiques décela la présence du gonocoque de Neisser, qu'on avait trouvé déjà, durant la vie du malade à l'examen bactérioscopique du sang.

Wassermann[1] a signalé un cas d'endocardite blennorragique dans lequel on trouva sur les sigmoïdes aortiques des végétations verruqueuses donnant des gonocoques à l'examen microscopique, et à l'ensemencement une culture pure des mêmes microbes; Widal et Faure-Beaulieu[2] ont rapporté un fait analogue. Dans quelques cas, comme celui de Thayer[3] la maladie évolua avec les allures d'une véritable septicémie.

Enfin R. Robinson a publié un cas d'endocardite ulcéreuse qu'il attribue au *paludisme*[4].

*En résumé*, la plupart des maladies infectieuses que nous avons précédemment reconnues capables de donner naissance à l'endocardite bénigne ou infectieuse atténuée, peuvent aussi, dans d'autres circonstances, engendrer l'endocardite maligne ou infectante; quant aux causes qui décident de la forme bénigne ou maligne que va revêtir l'endocardite, elles sont encore mal connues; on peut croire cependant qu'elles se rattachent à des degrés variables de virulence pour le même microbe, ou pour les toxines qu'il sécrète, et aussi dans des différences de résistance de l'organisme, essentiellement variables pour chaque individu.

*Voies de pénétration.* — Quelle que soit la nature des agents microbiens qui produisent l'endocardite infectante, les portes d'entrée de ces microbes dans l'économie sont extrêmement variables; mais les plus fréquentes sont les *muqueuses* et le *tégument externe*, puis les *organes profonds*.

1° Par la voie des muqueuses, les microbes pathogènes de l'endocardite pénètrent surtout par la muqueuse utérine, par celle des voies urinaires, celles des voies digestives ou encore de l'appareil respiratoire.

*a. Muqueuse utérine.* — Virchow, Osler, Décornière, Heiberg, etc., ont vu des cas d'endocardite se développer à la suite de la *plaie utérine* résultant d'*accouchement*, soit normal, soit provoqué (Osler, Lancereaux, Virchow, Potain et E. Barié, André Petit et Rathery, Boissard et Verdoux[5], etc.). Deguy[6] a signalé l'endocardite infectante à la suite de la *pyosalpingite*.

*b. Muqueuse des voies urinaires.* — Eisenlohr (1874) rapporte le fait d'un homme atteint de rétention d'urine; à la suite d'une *fausse route* au *niveau de la prostate*, il fut pris de fièvre et de coma et mourut : la mitrale présentait une série d'ulcérations garnies d'amas de micrococci

1. Wassermann, *Munch. Med. Wochenschr.*, 1901, p. 298.
2. Widal et Faure-Beaulieu, *Soc. méd. des hôp.* Paris, 30 juin 1905.
3. Thayer, *Amer. Journ. of the med. scienc.*, novembre 1905.
4. R. Robinson, *Med. rec.*, t. XII, 1877.
5. Boissard et Verdoux, *Soc. d'obstétriq.*, 16 décembre 1909.
6. Deguy, *Soc. anat.*, Paris, avril 1896.

qu'on retrouva dans des abcès miliaires situés dans les reins. Chez un malade de Purser (1879) mort à la suite d'une chute de cheval, on trouva des *abcès* dans la *prostate*, dans les *vésicules séminales* et dans les *reins* ; les sigmoïdes aortiques étaient ulcérées et recouvertes de pus rempli de microcoques.

Dans la *blennorragie*, His, Lenhartz, Rendu et Hallé, Jaccoud virent survenir l'endocardite infectante.

*c. Muqueuse des voies digestives.* — Plusieurs faits d'endocardite infectante se sont développés à la suite de *lésions ulcéreuses intestinales*, typhiques ou dysentériques (LITTEN, OSLER), au cours d'une *appendicite* (PORTE[1]), à la suite d'une *angiocholite calculeuse* (NETTER et MARTHA, 1886), ou *suppurée* (MATHIEU). D'autres observations d'endocardite maligne à la suite d'*infections biliaires* avaient été notées déjà par Murchison, Jaccoud, Rondot.

Charrin[2], Osler, Dupré et plus tard Packard[3] ont signalé des faits où l'endocardite avait son point de départ sur la *muqueuse amygdalienne*, sur les *amygdalites phlegmoneuses* (GRIESINGER, FRAENKEL). Sur les 5 observations rapportées par Packard, 4 furent relevées chez des enfants de quatre, cinq, six et quinze ans et un seul chez un adulte de trente-deux ans. Ces faits d'endocardite consécutive aux angines sont loin d'être rares : Rœger[4] a relevé 20 cas d'endocardite sur 100 cas d'angine aigüe et Busquet[5] en a rapporté 17 cas; Brissaud (1885) l'a vue survenir après un cas de *stomatite* gangréneuse et Weichselbaum après une *ulcération de la lèvre supérieure*.

*d.* Les *voies respiratoires* ont été quelquefois aussi, quoique plus rarement, la porte d'entrée de l'infection endocardique : dans un cas de *dilatation bronchique* ancienne compliquée dans la suite d'endocardite maligne avec infarctus viscéraux, Thiroloix[6] trouva le streptocoque pyogène au niveau des bronches ectasiées, sur l'endocarde ainsi que dans les infarctus viscéraux.

2° PAR LA VOIE CUTANÉE OU PAR LES ORGANES PROFONDS. — Dans un autre groupe de faits, très nombreux, les agents pathogènes de l'endocardite infectante ont pénétré dans l'organisme par la peau, à la suite de *plaies* ou de *traumatismes*, d'origine très variable. Parmi les cas les plus curieux nous rappellerons l'endocardite survenue après une arthrite suppurée consécutive à un *panaris* (GREENHOW, 1868) ; à la suite de l'ouverture d'un *durillon abcédé* (WINGE, 1870) ; dans ce cas, signalé déjà antérieurement, on trouva une endocardite infectante avec végétations sur la tricuspide formées d'amas microbiens retrouvés également dans des infarctus viscéraux ; signalons également l'endocardite maligne à la suite

1. R. PORTE, *Dauphiné médical*, août 1896.
2. CHARRIN, *Sem. médicale*, mars 1896.
3. PACKARD, *Amer. Journ. of the med. scienc.*. janvier 1900.
4. RŒGER, « Angina mit Endocard ». *Munch. Med. Wochenschr.*, 20 février 1900.
5. BUSQUET, « Des troubl. cardiaq. conséc. aux angines », *Gaz. hebd. sc. med.* Bordeaux, 19 juin 1904.
6. THIROLOIX, *Soc. anat.*, Paris, 1893.

d'une *plaie d'amputation* (ROSENBACH); à la suite d'*ulcérations ecthymateuses* de la jambe (PICOT et HOBBS, 1895); d'un *bubon* inguinal *suppuré* et ouvert (VIRCHOW); d'un *furoncle* du dos de la main (GERBER et BIRCH-HIRSCHFELD); à la suite de la *gangrène des orteils*, d'une *carie vertébrale* (EISENLOHR), d'une *ostéomyélite* (LANNELONGUE), d'une *otite moyenne* (HUCHARD); à la suite d'une *brûlure de la peau* par l'eau bouillante (CHARON), ou par de la laque très chaude (KUNDRAT); de la *suppuration* de la *veine axillaire*, à la suite de l'ablation d'un *cancer* du *sein* (MALVOZ [1]), d'un *abcès ganglionnaire* du cou (COSSY), d'un *abcès alvéolaire* (F. BILLINGS [2]).

RÉSUMÉ. — De l'exposé des causes si nombreuses qui peuvent donner naissance à *l'endocardite infectante* il résulte que celle-ci *n'est pas une entité morbide définie*, telle que la comprenaient nos devanciers, avec ses caractères propres et ses symptômes spéciaux; on ne doit voir en elle que l'expression locale d'une intoxication profonde de l'organisme par des parasites infectieux, dont la bactériologie nous donne les aspects morphologiques et nous initie peu à peu aux caractères de septicité présentés par chacun d'eux. Ces micro-organismes qui pullulent autour de nous pénètrent dans l'économie par les voies les plus diverses : par la peau, à la suite de brûlures, d'érysipèle, de simples écorchures, furoncles, traumatismes chirurgicaux ou accidentels; par l'utérus, à la suite de la plaie puerpérale; par les muqueuses : de l'intestin dans la dysenterie, de l'urètre dans la blennorragie, du pharynx et de la bouche dans quelques stomatites; par le poumon dans certaines pneumonies malignes, etc., etc. Dès qu'ils ont pénétré dans l'organisme, ces germes morbides produisent un empoisonnement total de l'individu; mais que le cœur, par une prédisposition spéciale du sujet, et surtout par la présence d'*altérations préexistantes de l'endocarde*, devienne un des points de moindre résistance de l'économie, aussitôt il se produit comme une sorte d'appel des éléments morbides vers la séreuse interne et l'endocardite infectante est créée.

Le plus souvent, en effet, l'*existence antérieure de lésions valvulaires* rend compte de la fixation toute spéciale sur les valvules des agents microbiens, pour lesquels elles forment d'ailleurs un point d'appel; d'après Goodhart, l'endocarde serait atteint antérieurement dans la proportion de 60 0/0. L'expérimentation de son côté a montré la justesse de cette observation clinique, car Rosenbach, Orth et d'autres, n'ont pu provoquer artificiellement l'endocardite infectante qu'après avoir préalablement lésé les valvules.

Cependant il est des cas où la porte d'entrée des microbes reste absolument introuvable, et dans ces cas on pourrait, avec Peter et Jaccoud, penser que cette endocardite infectante est sous la dépendance d'un mauvais état général, qu'elle est propre aux individus surmenés, mal nourris, cachectiques, fatigués par la croissance ou placés dans de mau-

1. MALVOZ, « Endocard. tricuspid. parasit. », *Revue de Méd.*, 1888.
2. F. BILLINGS, *Arch. of internal medicine*, novembre 1909.

vaises conditions hygiéniques. C'est ainsi que s'expliquent sans doute la plupart des faits comme ceux de Perret et Rodet, de Dreschfeld (1887), de Gilbert et Lion, dans lesquels les *micro-organismes* s'étaient *déposés* sur *des surfaces valvulaires absolument saines antérieurement.*

*Envahissement des valvules.* — Quelle que soit leur origine, les microbes pathogènes, dès qu'ils ont pénétré dans l'organisme, vont s'arrêter et s'implanter sur l'appareil valvulaire, mais le *mécanisme de cette implantation* est encore *discuté; trois théories* ont été proposées à cet effet.

1. D'après Koster, la pénétration se ferait par voie embolique : les micro-organismes pénétreraient dans les vaisseaux qui serpentent à l'intérieur des valvules où ils formeraient de véritables *embolies bactériennes;* le tissu valvulaire serait donc envahi ainsi de la profondeur vers la surface, ce qui expliquerait le lieu d'élection habituellement superficiel des microbes. On a objecté à cette théorie que les valvules ne contiennent point de vaisseaux ; or on sait aujourd'hui que cette opinion ancienne est erronée, Hipp. Martin puis Darier[1] ont bien montré que les valvules peuvent être traversées dans toute leur étendue par des vaisseaux sanguins de nouvelle formation.

2. Klebs est d'avis que les *agents pathogènes* charriés par le sang à travers les cavités cardiaques *se déposent* simplement *à la surface* même *des valvules* qui sont alors envahies de la surface à la profondeur.

3. Cornil et Babès admettent cette dernière théorie pour le plus grand nombre des cas, et ils ont rencontré les *microbes dans les fentes du tissu conjonctif de l'endocarde;* dans d'autres cas cependant, on trouve d'après ces auteurs des embolies bactériennes dans l'intérieur des vaisseaux propres des valvules, accompagnées de petits foyers de ramollissement et de petits abcès dans le tissu périphérique ; c'est donc là une *théorie mixte.*

Certaines conditions anatomiques expliquent pourquoi les microbes se développent plutôt sur l'endocarde valvulaire que sur l'endocarde pariétal : sur la mitrale et sur la tricuspide, les microbes se déposent sur la face qui est en contact avec le courant sanguin et sont arrêtés au passage et retenus non pas au bord même des valvules, mais au niveau de leurs facettes qui se mettent en contact durant la systole (*facettes de contact de Firket*), c'est-à-dire là où se produisent les frottements et les irritations mécaniques les plus intenses.

D'autres raisons de valeur diverse ont été encore mises en avant ; on a pensé que le ralentissement de la circulation entre les valves soumises d'autre part à une pression sanguine considérable par suractivité fonctionnelle à ce niveau, favorisait l'arrêt des micro-organismes en cette région.

Enfin, les *microbes* rencontrés dans l'endocardite étant surtout *aérobies*, leur *localisation* plus fréquente dans le *cœur gauche* s'explique parce qu'il circule dans ces cavités un sang chargé d'oxygène. Au contraire, la fréquence des *endocardites fœtales* dans le *cœur droit* rend bien compte de l'origine placentaire des germes pathogènes.

1. Darier, « Les vaiss. des valvules du cœur », *Arch. de physiologie*, II, 1888.

*Sexe.* — Il n'existe pas de statistiques étendues établissant la prédominance de l'affection pour l'un ou l'autre sexe : Osler sur 160 cas, les décompose en 99 faits chez l'homme et 61 chez la femme.

*Age.* — C'est chez l'*adulte* qu'on rencontre l'endocardite infectante de préférence; cependant il existe des faits certains observés dans l'*enfance :* fillette de huit ans (Bouchut), de six ans (Semple, 1875), garçon de cinq ans (Grancher), de huit ans (Vogel), de onze ans (Heydoff), fille de onze ans (Wittmann, 1876), enfant de treize ans (Duguet et Hayem), de quatorze ans (Senhouse Kirkes), de seize ans (Weiss), etc.

**Anatomie pathologique.** — Siège. — Chez *l'adulte*, l'endocardite siège de préférence dans le cœur gauche, et lorsque le cœur droit est atteint à son tour, il semble l'être presque toujours secondairement; cependant on rencontre parfois aussi l'endocardite primitive du cœur droit, et Bedfort Fenwich a pu relever 23 cas de rétrécissement tricuspidien d'origine rhumatismale, et après lui j'ai rapporté quelques cas d'endocardite des sigmoïdes de l'artère pulmonaire.

L'endocarde pariétal peut être intéressé, mais dans l'immense majorité des cas, c'est l'*appareil valvulaire* qui est le *siège de prédilection de l'endocardite.* La valvule mitrale est, de beaucoup, celle qui est le plus fréquemment touchée, puis viennent les sigmoïdes de l'aorte.

L'*endocarde pariétal* peut être aussi, quoique beaucoup plus rarement, le siège des végétations verruqueuses, ainsi que l'avait dit Laënnec, elles coexistent ou non avec celles des valvules. Dans un cas de Cornil[1], l'endocarde qui tapisse l'oreillette gauche présentait des saillies papilliformes de la grosseur d'une tête d'épingle et une infinité de petites villosités denses, effilées, à peine visibles à l'œil nu ; d'autres faits d'*endocardite pariétale* ont été observés dans la suite par Claude et Levaditi (1898), par Milian et Haerenschmidt (1899), etc. (voir *Endocardite pariétale*).

Dans les cas habituels, l'*endocardite débute* et présente son *maximum d'intensité* sur la *face auriculaire* pour les valvules *mitrale* et *tricuspide*, au contraire, sur la *face ventriculaire* pour les *valvules sigmoïdes*, c'est-à-dire dans le sens du courant sanguin. Cette localisation s'explique encore parce que le choc répété des surfaces des valvules, ainsi que l'irritation produite par leur accolement pendant l'occlusion des orifices, rendent cette région particulièrement vulnérable.

Les lésions siègent *à quelques millimètres du bord libre des valvules*, elles *ne sont* donc *pas* rigoureusement *marginales*. Quand elles occupent la *mitrale*, c'est la *grande valve* ou valve antérieure qu'elles occupent *spécialement*.

Cornil et Ranvier ont dit avec raison que les lésions de l'endocardite se résument en *végétations*, *érosions* et *ulcérations* qui produisent quelquefois des *perforations*. Ces trois stades, auxquels il faudrait ajouter cependant une phase initiale, de *gonflement œdémateux*,

1. Cornil, *Soc. de biologie*, 1874.

doivent être conservés pour la clarté de la description; nous décrirons donc : 1° l'*endocardite plastique ou végétante*, qui répond à la forme clinique dite *simple* ou *infectieuse atténuée*, dont l'endocardite rhumatismale est l'expression la plus complète; 2° l'*endocardite nécrosique*, à laquelle se rapporte la forme clinique dite *ulcéreuse* des auteurs, plus justement appelée aujourd'hui *endocardite infectante*.

1° *Endocardite végétante (infectieuse bénigne).* — *a.* Au *début* même de l'endocardite aiguë, les lésions sont rarement observées, car le malade ne meurt à cette période que par suite de quelque affection intercurrente : ce qu'on remarque alors, c'est une *rougeur* plus ou moins vive, une vascularisation intense en forme d'*arborisation*. Telle est du moins la description qu'en faisaient nos devanciers. Or, les recherches d'Achalme[1] ont montré avec plus d'exactitude que la phase initiale de l'endocardite rhumatismale, prise pour type, est constituée par un boursouflement œdémateux de l'endocarde avec infiltration massive microbienne.

*b.* Bientôt l'*endocarde valvulaire* perd sa transparence, *devient dépoli* et prend l'aspect chagriné; on y distingue alors un grand nombre de *petites saillies* mamelonnaires, de forme sphérique, d'une coloration rose pâle, à sommet grisâtre, visibles seulement à la loupe, ou déjà du volume d'un grain de millet ou d'une petite tête d'épingle. Elles sont disposées à quelques millimètres du bord libre de la valvule, à la limite du réseau vasculaire, sur une ligne sinueuse et parallèle au bord valvulaire; ainsi se trouve constituée l'*endocardite* proliférative ou mieux *végétante*. Dans les formes aiguës légères, à évolution rapide, ces lésions peuvent disparaître par *régression granulo-graisseuse* et retour à l'état normal, mais cette évolution est rare, et dans les cas les plus fréquents, elles s'organisent.

Les *végétations* s'accroissent de volume et prennent des formes variables, rappelant celle des bourgeons charnus d'une plaie, ou encore celle de petites masses saillantes verruqueuses ou d'aspect villeux, etc. D'autres fois elles forment des amas réguliers ayant l'apparence d'une *lentille*, d'un *condylome*, d'une fraise, d'un cône de pin (Lancereaux). D'autres fois l'aspect est plus irrégulier et se rapproche de celui du chou-fleur ou des *crêtes de coq*. Quoi qu'il en soit, ces végétations s'étendent, *sessiles* ou parfois *pédiculées*, jusque vers le bord libre de la mitrale et l'insertion de ses cordages tendineux.

Ces végétations endocardiques sont recouvertes en partie par un *coagulum fibrineux* blanc rougeâtre, prolongé quelquefois par des filaments de longueur variable ; il peut être le point de *départ* d'embolies suivies de mort subite (Hanot).

Les *micro-organismes* pathogènes *se rencontrent* dans les *mailles* et au-dessous *du coagulum fibrineux*, formant des amas plus ou moins épais à la surface dénudée de l'endocarde et *à la base des granulations*. On les retrouve encore sous forme de petites *masses emboliques dans*

1. Achalme, *Arch. de méd. expérim.*, mai 1898.

*les vaisseaux* propres *des valvules* (Koster, Rippert) ainsi que *dans les fentes du tissu conjonctif* de l'*endocarde* (Cornil et Babès).

La *constitution anatomique* de ces végétations endocardiques est fort simple :

Au début, elles sont molles, friables et presque translucides, ce qui avait fait supposer d'abord qu'elles étaient constituées rien que par de la fibrine (Fuller), mais cela n'est point exact, car lorsqu'on les détache de l'endocarde, elles laissent à leur place une érosion manifeste ; à un degré plus avancé, elles sont résistantes au toucher et ont perdu leur transparence.

Au *point de vue histologique*, Cornil et Ranvier[1] ont montré qu'au début ces végétations sont formées simplement de cellules lymphoïdes recouvertes de dépôts fibrineux ; elles peuvent alors disparaître par régression ou, au contraire, tendent à s'organiser. A cette période, elles sont « formées entièrement par du tissu embryonnaire » et cette néoformation s'effectue de préférence dans la couche à cellules plates de l'endocarde ; celles-ci concourent certainement pour la plus grande part au travail de prolifération cellulaire, mais il est probable que les globules blancs, issus par diapédèse des capillaires de l'endocarde, jouent également un rôle dans ce processus de néoformation cellulaire.

Ziegler[2] a proposé plus tard une théorie, en vertu de laquelle les végétations endocardiques ne seraient au début que de simples thromboses, absolument dépourvues de cellules, et formées simplement d'une masse grenue, recouverte de fibrine se formant dans les régions altérées d'abord par les micro-organismes ; puis à un degré plus avancé, se produirait la prolifération cellulaire dans les couches endocardiques sous-jacentes, se substituant peu à peu au thrombus initial. En résumé, pour cet auteur, la thrombose est le fait primitif, la prolifération conjonctive, le fait secondaire. De plus, ne devraient être considérés comme des cas d'endocardite avérée, que ceux dans lesquels les bactéries pathogènes ont été décelées ; lorsqu'elles manquent, les lésions ne peuvent être inflammatoires, il n'y pas d'endocardite, mais simplement des thromboses « marastiques ».

*c*. Ainsi constituée et organisée, l'endocardite végétante ne disparaît plus, mais lentement et d'une façon progressive elle tend vers la *transformation conjonctive*. Les cellules embryonnaires demeurent aplaties, s'allongent peu à peu, deviennent fusiformes ; la substance intercellulaire prend l'aspect fibrillaire, les vaisseaux s'organisent et se consolident et bientôt les végétations, constituées alors par un véritable tissu fibreux, surmontent l'endocarde valvulaire également transformé en un tissu dur, scléreux, véritable tissu de cicatrice. Celui-ci, par sa rétraction inodulaire, va entraîner dans la suite des froncements, des retraits des plis valvulaires, ainsi que des raccourcissements des cor-

1. Cornil et Ranvier, *Histologie pathologique*, t. II, 2e édit., 1881.
2. Ziegler. *Ueb. den bau. und die entstehung der endocard. efflorese.*, Congrès de Wiesbad, 1888.

dages tendineux, devenus rigides à leur tour par extension du travail scléreux. Dès lors, l'endocardite va évoluer vers la forme chronique, et donner lieu à des lésions qui seront décrites ultérieurement.

*En résumé*, les lésions caractéristiques de l'endocardite rhumatismale aiguë se ramènent aux altérations suivantes, qui évoluent successivement (Achalme) :

1° *Gonflement œdémateux, infiltration microbienne, perte de transparence, dépoli de l'endocarde valvulaire*, début de prolifération des cellules conjonctives ;

2° La phase microbienne œdémateuse est suivie d'une deuxième *phase* dite *proliférative*. Elle est constituée par la prolifération rapide des cellules conjonctives qui s'accentue rapidement et forme des saillies qui se recouvrent d'exsudats fibrineux dans lesquels apparaissent des vaisseaux de nouvelle formation. Aux saillies molles du début succèdent bientôt de véritables végétations dont les mailles renferment des cellules rondes en amas et dont la surface se recouvre d'une couche granuleuse ténue.

3° A ce second stade succède une troisième *phase* dite d'*organisation* et de *transformation cicatricielle*. Les cellules embryonnaires s'aplatissent, s'allongent et s'organisent peu à peu ; puis se produit une néoformation conjonctivo-vasculaire, car les vaisseaux s'organisent à leur tour. Ce tissu fibreux de nouvelle formation est un véritable *tissu de cicatrice* et évolue comme lui ; de là des *épaississements*, parfois de l'infiltration calcaire, des *rétractions*, des froncements, des *adhérences* des replis valvulaires, qui peu à peu engendrent des *rétrécissements* et des *insuffisances valvulaires indélébiles* et ainsi l'endocardite chronique est créée.

Dans quelques *cas légers*, il peut se produire une *transformation granulo-caséeuse* suivie de disparition des lésions et, par conséquent, de *guérison*, mais cette évolution est malheureusement trop peu fréquente.

Dans le cours de l'endocardite aiguë, on a noté quelquefois des *altérations des ganglions* du cœur ; d'après Kusnerow[1], elles consisteraient en une infiltration granuleuse avec dégénérescence graisseuse des cellules nerveuses.

2° *Endocardite infectante maligne*. — Lorsque, par suite de causes complexes et encore mal connues, la virulence des agents pathogènes se trouve exaltée, ou que l'organisme résiste mal à une infection intensive, les lésions endocardiques marchent, non plus vers l'organisation conjonctive, mais vers la destruction et l'élimination du tissu malade par une sorte de travail de *nécrose*. Les parties ainsi désagrégées sont entraînées dans le torrent circulatoire, et vont donner naissance à un grand nombre de corpuscules emboliques qui s'arrêtent dans les différents viscères, disséminant ainsi dans l'économie tout entière le même microorganisme infectieux qui a déterminé d'abord l'endocardite. Celle-ci évolue de deux façons distinctes :

Elle peut être *nécrosique d'emblée*, ou bien *végétante ulcéreuse*.

*a*. Dans le premier cas, la lésion débute par une petite plaque rosée,

1. Kusnerow, *Virchow's Archiv.*, Bd. 132, 1893.

mate (Eichhorst), formée par une zone toute locale de la valvule infiltrée et en voie de nécrose ; elle se déprime peu à peu vers le centre et bientôt se produit en ce point une petite *ulcération* en cupule qui se creuse progressivement ; on trouve dans sa profondeur un amas grisâtre contenant des cellules en voie granulo-graisseuse et des dépôts de pigment sanguin.

*b.* Le plus souvent peut-être, il se développe d'abord comme dans les cas d'endocardite proliférative simple, des *masses végétantes*. Ces néoformations, généralement multiples, sessiles, quelquefois pédiculées ou polypeuses, sont parfois exubérantes, en forme de chou-fleur, et recouvertes souvent de couches stratifiées de fibrine. Par leur volume, habituellement notable : pois, bille, noisette, etc., elles peuvent obturer l'orifice cardiaque. Elles occupent leur *siège habituel*, près du *bord libre*, mais déjà ont de la tendance à gagner la base des valvules ; enfin on trouve généralement sur les valves voisines, au point de contact avec la valvule malade, des points érodés qui témoignent d'une véritable inoculation par simple contact. Ces masses végétantes sont molles et friables et n'ont aucune tendance à s'organiser ; bien plus, par suite des troubles qu'elles apportent dans la circulation intra-cardiaque, et aussi par une véritable insuffisance de nutrition pour ces éléments ainsi proliférés et pauvres en vaisseaux, le tissu embryonnaire des végétations se dissocie et ses éléments subissent la désintégration granulo-graisseuse, se ramollissent en une sorte de bouillie sanieuse qui se vide dans le cœur et est entraînée par le courant sanguin. Ils laissent à leur place une ou plusieurs *ulcérations* de forme et de profondeur variables.

Ulcérations. — Les *ulcérations* de l'endocarde peuvent donc résulter, tantôt de la chute rapide d'une eschare valvulaire, tantôt de la fonte granulo-graisseuse d'une végétation (*endocardite ulcéro-végétante*), elles ne sont visibles parfois, qu'après un lavage, qui fait disparaître le magma gris rougeâtre, et les dépôts thrombosiques qui les recouvrent en partie.

Débarrassées de ces amas, les ulcérations sont d'étendue variable, depuis le *diamètre* d'une tête d'épingle, d'un grain de maïs jusqu'à celui d'une pièce de 50 centimes et même au delà. Leur *forme*, plus ou moins régulière, est souvent arrondie ; tantôt les bords sont nettement découpés et comme taillés à pic ; tantôt les *contours* sont irréguliers, à bords déchiquetés ou comme frangés. On trouve parfois autour de l'ulcération des végétations verruqueuses disposées en couronne, qui la circonscrivent et semblent en augmenter la profondeur. Enfin le *fond* de l'ulcère est recouvert d'un enduit gris jaunâtre, granuleux, de consistance molle. A la *surface des ulcérations* se rencontrent les amas de *micro-organismes* de forme et de nature variables ; on les retrouve encore autour de la perte de substance, et dans le reticulum fibrineux qui l'obture le plus souvent en partie.

Ainsi désorganisée, la valvule *mitrale* que nous avons prise comme type de notre description, *se présente sous forme* d'une lame à bords irréguliers, déchiquetés, offrant à la fois des saillies végétantes et des ulcérations inégales, à fond grisâtre et purulent, recouvertes de dépôts fibrineux.

Enfin, fréquemment, on rencontre des traces *d'anciennes lésions valvulaires*, des épaississements, des rétractions, des *adhérences*, des dégénérescences, etc.

*Siège. a.* Comme pour l'endocardite végétante, les lésions de l'endocardite infectante se rencontrent surtout sur *l'appareil valvulaire du cœur gauche*, et de préférence sur la mitrale, puis sur les sigmoïdes aortiques. Osler, dans une statistique étendue, a montré que dans 41 cas, la mitrale et les sigmoïdes aortiques étaient intéressées simultanément; que dans 77 cas la mitrale était seule malade, enfin que dans 53 autres faits, les sigmoïdes aortiques étaient seules atteintes.

Chez un garçon de onze ans observé par Heydoff, cité par Weill, les sigmoïdes aortiques étaient épaissies et portaient une petite végétation flottante; en outre, il y avait encore des végétations plus volumineuses dans l'aorte ascendante et dans la crosse.

*b.* Les *valvules du cœur droit* ne sont point à l'abri des lésions, quoique plus rarement prises. Elles peuvent être intéressées de trois façons différentes : ou bien elles sont *contemporaines* de lésions similaires du cœur gauche (Gilbert et Lion), ou bien elles sont *envahies secondairement* par propagation, ou à la suite d'une perforation du septum interventriculaire (C. Levi [1]), ou bien encore elles peuvent être *primitivement envahies: tricuspide* (Bezançon et Ouvry [2], Rondot, 1883, Milian, 1898) ; *sigmoïdes pulmonaires* (Charrin [3], Castaigne [4], Souques et Balthazard, Lion [5]).

Les faits d'endocardite ulcéro-végétante du cœur droit sont d'ailleurs plus fréquents qu'on ne pourrait le croire au premier abord ; outre ceux que nous venons de citer, on pourrait rappeler les cas de Charcot et Vulpian (1862), de Paget (1867), de Shaw (1883), où les lésions occupaient la tricuspide, celui de Langer (1881), dans lequel cette valvule et les sigmoïdes pulmonaires étaient intéressées à la fois.

*c.* Mais l'*endocardite infectante* peut être encore *pariétale* (voir *Endocardite pariétale*); on l'a rencontrée sur la paroi du ventricule (Herzfelder, 1860, Mackenzie, 1861), sur le septum interventriculaire (Péron, 1896), sur la paroi de l'oreillette (Lépine, 1869), dans la région de la pointe des ventricules (Marfan, 1902, Deguy), etc. L'ulcération peut être de dimension variable; le fond, grisâtre, ramolli, friable, est formé par les fibres altérées du myocarde. Lorsque l'ulcération est peu profonde, le sang qui vient frapper contre elle incessamment, la creuse davantage et refoule peu à peu vers le ventricule droit la cloison interventriculaire amincie : elle y forme une sorte de poche anévrysmale ou *anévrysme aigu du cœur* qui sera étudié plus loin.

*d.* Dans d'autres circonstances, et surtout si l'ulcération siège à la *partie*

1. C. Levi, *Soc. anat.*, Paris, janvier 1896.
2. Bezançon et Ouvry, *Soc. anat.*, mars 1896.
3. Charrin, *eod. loc.* 1896.
4. Castaigne, *eod. loc.* 1898.
5. Souques et Balthazard; Lion, *Soc. méd. hôp.* Paris, 4 mai 1910

*supérieure du septum* qui est membraneuse et dépourvue de fibres musculaires, il peut se produire une *perforation de la cloison* (H.-Ch. Fournier[1], Gennari) qui fait communiquer les ventricules l'un avec l'autre la communication interauriculaire est beaucoup plus rare.

Enfin il peut arriver encore que si la perforation est peu profonde, le sang s'insinue entre les deux feuillets endocardiques adossés au niveau du septum et ainsi se produit une sorte d'*anévrysme disséquant* (Hanot).

Lorsque les lésions ulcératives sont très étendues, elles peuvent produire, sur les valvules, de larges pertes de substance ; ces replis sont alors perforés, détruits en grande partie, et si le processus a envahi les muscles papillaires et surtout les *cordages tendineux*, ceux-ci sont *rompus* en partie, détachés de leurs insertions, et flottent par une de leurs extrémités dans la cavité ventriculaire, ou bien vont s'insérer par leur extrémité libre à un des points quelconques de cette cavité, et peuvent par leur vibration sous le choc du liquide sanguin, produire des souffles musicaux très intenses. Enfin les voiles membraneux n'étant plus tendus par ces cordages, sont incapables d'obturer leurs orifices propres d'où des *insuffisances valvulaires aiguës* (voir *Ruptures valvulaires*).

Lésions consécutives. — Elles se résument en deux groupes principaux : 1° des *lésions propagées* de l'endocarde vers les autres éléments cardiaques : péricarde, aorte, etc. ; 2° des *embolies* et des *infarctus* de nature septique détachés du foyer infectieux endocardique, et entraînés par le courant sanguin dans la plupart des viscères.

1° *Lésions propagées.* — On a signalé la propagation directe à la grande valve de la mitrale des lésions préformées sur les sigmoïdes de l'aorte, et dans ce cas c'est la face ventriculaire de la valvule qui est intéressée, contrairement à ce qui arrive pour les lésions primitives de la mitrale où la face auriculaire est le siège des lésions. On a rencontré encore l'*aortite*, la *myocardite* et la *péricardite*.

Du côté du myocarde, on a noté la *myocardite parenchymateuse*, la *myocardite interstitielle*, enfin la *dégénérescence graisseuse* (Krehl, Brault).

On peut supposer avec raison que ces altérations sont moins souvent l'effet d'une propagation vraie, que d'une infection portant à la fois sur tout l'appareil cardiaque et formant une véritable *pancardite*.

2° *Anévrysmes valvulaires.* — Par suite de l'infiltration des lames valvulaires par le tissu embryonnaire et par leur ramollissement consécutif et surtout par la destruction de la couche fibro-élastique des valvules, ces voiles membraneux ont perdu leur résistance et, incapables de supporter la colonne sanguine qui fait pression sur eux, se laissent distendre peu à peu sans se rompre ; ils forment de petites poches globuleuses ou cylindriques avec une ouverture large ou étroite en forme de goulot, situées sur la face ventriculaire de la mitrale ou sur la face artérielle des sigmoïdes, c'est-à-dire sur celle qui supporte la plus forte pression au moment de l'occlusion valvulaire.

1. H.-Ch. Fournier, « Des perfor. de la clois. interventric. dans l'endocard. ulcéreuse » *Th.* Paris, 1884.

Cette complication n'est pas très rare : Heschl (1862) a rapporté 5 cas d'endocardite ulcéreuse post-pneumonique dont 3 accompagnés d'anévrysmes valvulaires.

Ces anévrysmes, généralement d'un petit volume (grain de mil) ont pris quelquefois la dimension d'un *pois* ou d'un *œuf de pigeon* (Lancereaux, G. Laurand).

Bien étudiés par Thurnam, surtout par Pelvet (1867) et plus récemment par Sergent [1], ils siègent dans le cœur gauche et préférablement sur la *mitrale*. La poche quelquefois stratifiée et recouverte de coagulations fibrineuses, peut se rompre ou se perforer.

3° *Embolies. Infarctus.* — Ils tirent leur origine des débris de végétations endocardiques, des concrétions fibrineuses, ou encore des débris valvulaires, désagrégés par l'ondée sanguine et transportés à la périphérie par le torrent circulatoire. Lorsque l'embolie volumineuse oblitère une grosse artère dite de premier ordre, il y a *embolie artérielle ;* au contraire, si le corps migrateur plus fin pénètre dans les artérioles et jusque dans les capillaires, il se forme des *infarctus*. De plus, alors que dans l'endocardite simple, il peut se produire des embolies parties du cœur, mais qui agissent simplement comme *corps étranger obturateur simple*, aseptique, sans doute par atténuation de la virulence des micro-organismes, au contraire dans l'endocardite infectante, par le caractère nettement septique du foyer endocardique, les *embolies* participent à ce *caractère de septicité* et on retrouve dans celles-ci ainsi que dans les infarctus viscéraux, les mêmes microbes infectieux que dans l'endocardite dont ils dérivent.

Parmi les *embolies* qui ont été rencontrées, il faut signaler celles qui se produisent sur le territoire de l'*artère pulmonaire*, lorsqu'il s'agit d'une endocardite du cœur droit (Walter Schmith). Dans les cas beaucoup plus fréquents d'endocardite du cœur gauche, on a observé l'embolie de l'*aorte abdominale*, suivie de paraplégie subite et de sphacèle des extrémités : talons, orteils (Potain et E. Barié, 1879, E. Barié et P. Halbron, 1903), des *artères des membres* (Charcot, Jaccoud) : artères de la jambe gauche (Ellis, 1877) ; embolie de l'*artère axillaire* (Fenwick, 1877) ; de la *radiale* (Carrié, 1877) ; de la *sylvienne* (Sharkey, 1885) ; de l'*artère basilaire* (Duret, Golscheider, 1891) ; des *artères de tout un hémisphère cérébral* (Barbier et Tollemer, 1900) ; de l'*artère coronaire* (O'Carrol, 1891) ; de l'*artère hépatique* (Virchow, Oppolzer) ; des *artères mésentériques* (Gallavardin, 1901, E. Barié, 1906) avec ou sans ulcérations intestinales consécutives, distinctes de celles de la dothiénentérie en ce qu'elles n'ont aucun rapport avec les plaques de Peyer ; de l'*artère ophtalmique* (Lancereaux, Liebreich, etc.). Ces diverses embolies ont pour résultat de produire consécutivement, pour les artères des membres : de la paralysie, du refroidissement, de la cyanose et de la gangrène sèche ; pour l'œil : des ophtalmies et des lésions graves des membranes profondes ; pour les viscères : des dégénérescences; pour le

1. Sergent, *Arch. gén. de méd.*, 1894.

cerveau : des troubles ischémiques et plus tard du ramollissement suivi d'hémiplégie, d'aphasie (BOURSIER, 1868).

Des *infarctus*, des *embolies* de plus *petit volume* se rencontrent encore dans la *rate* (SIMMONDS, 1909), les *reins* (LOHLEIN [1] qui en a publié 7 cas) l'*encéphale*, la *moelle lombaire* (WEISS), le *foie*, le *myocarde lui-même* (MARCEL LABBÉ [2]), suivies en ce cas de perforations des parois ventriculaires et hémopéricarde consécutif. Eichhorst en a trouvé dans le muscle cardiaque de la grosseur d'une tête d'épingle, et en si grand nombre, que le cœur en semblait farci pour ainsi dire; ils peuvent se transformer en véritables petits *abcès*. Notons encore qu'on a rencontré ces abcès dans l'épaisseur du *pancréas* (JOSUÉ et WELTER [3]).

Ces *infarctus viscéraux*, ces *abcès métastatiques secondaires* jouent un rôle important dans la symptomatologie de l'affection et notamment dans la forme dite pyohémique, où l'on peut rencontrer encore des *arthropathies* pseudo-rhumatismales, susceptibles de suppurer. Enfin des *embolies capillaires* septiques peuvent s'arrêter : dans les *séreuses* où elles donnent lieu à de petits foyers ecchymotiques susceptibles de se résorber ou de suppurer ; dans la *peau* où elles donnent naissance à des éruptions hémorragiques, à des *purpuras infectieux* (CLAISSE, BONNEAU).

Dans d'autres cas, on rencontre des *dilatations anévrysmales des artères* dues à des foyers d'artérite, primitive ou secondaire ; elles occupent la fémorale profonde gauche (DUCKWORTH [4]) ; l'humérale (LEGENDRE et BEAUSSÉNAT [5]) ; les artères mésentérique et rénale (LAZARUS, 1891).

4° *Lésions générales*. — La plupart des viscères sont intéressés sous l'influence de l'infection causale : la *rate* est volumineuse, molle, diffluente, le *foie*, augmenté de volume, souvent atteint de dégénérescence graisseuse, les *reins* présentent des signes de néphrite chronique, etc.

**Symptomatologie. — I. Endocardite aiguë simple.** — *Début*. — L'endocardite aiguë est une affection qui ne se trahit par aucun phénomène caractéristique propre à attirer de suite l'attention du clinicien ; *il est peu de maladies dont l'évolution soit plus silencieuse et le début plus obscur ;* aussi l'affection cardiaque risque-t-elle de passer complètement inaperçue, si on néglige d'ausculter quotidiennement, avec le plus grand soin, le cœur des malades susceptibles d'en être frappés. La forme primitive est extrêmement rare et presque toujours l'endocardite succède à une affection générale. Cette notion de pathogénie doit être constamment présente à l'esprit du *médecin*, qui *ne devra jamais manquer d'au-*

1. LOHLEIN, *Medizin Klinik*, n° 10, 1909.
2. MARCEL LABBÉ *Soc. anat.*, Paris, janvier, 1898.
3. JOSUÉ et VELTER, *Soc. méd. hôp.* Paris, janvier 1910.
4. DUCKWORTH. *Brit. méd. Journ.*, 14 juin 1890.
5. LEGENDRE et BEAUSSÉNAT, « Anévrysm. spont. de l'art. humér. etc. » *Congr. pour l'avanc. des scienc.*, Besançon, 1893.

*culter chaque jour le cœur des malades atteints de rhumatisme articulaires aigu*, de *chorée*, de *fièvres éruptives*, ou encore chez les femmes dans l'*état puerpéral*.

*Prenons pour exemple* de notre description le cas qui s'offre le plus souvent en clinique, celui d'*un sujet atteint de rhumatisme polyarticulaire aigu*.

Il y a d'abord une série de *cas très nombreux* dans lesquels l'apparition de la cardiopathie ne donne lieu à *aucun trouble apparent de la santé*, ou bien les manifestations en sont tellement bénignes qu'elles se perdent, pour ainsi dire, dans la maladie première.

Cette absence totale de symptômes est le propre de certains sujets, chez lesquels la maladie arrive peu à peu à l'état chronique sans s'être manifestée jamais par aucun accident sérieux.

Dans d'autres circonstances plus rares, le *début* est *marqué* par quelques *troubles fonctionnels*. Vers la *fin du premier* ou dans le cours du *second septénaire*, le malade se plaint d'éprouver des *palpitations* même pendant le repos au lit, en même temps qu'il accuse une sorte de *gêne douloureuse* dans la région cardiaque et un peu d'*anhélation;* mais ce sont là des cas assez exceptionnels.

Chez d'autres sujets, c'est la *fièvre* qui paraît marquer le début de l'endocardite; le tableau clinique est alors le suivant: le malade est dans le plein de son rhumatisme qui suit son cours régulier, la fièvre est modérée et tout semble annoncer une guérison prochaine, lorsque tout à coup la fièvre se rallume, le pouls s'accélère sans qu'aucune fluxion nouvelle se soit produite vers les articulations, ou qu'aucune complication soit menaçante vers la plèvre, le poumon ou l'encéphale : force est donc d'attribuer cette poussée fébrile à d'autres causes et en particulier à la production d'une cardiopathie dont l'auscultation va démontrer l'existence. Dans les cas exceptionnels où l'endocardite est préarthropathique, il est rare que le médecin assiste au début de l'affection cardiaque, car le plus souvent le malade ne réclame ses soins que lors des premiers phénomènes douloureux vers les jointures.

Quel que soit le mode de début de l'affection, dès que celle-ci est arrivée à la période d'état, elle se caractérise par des *troubles fonctionnels* et par des *signes physiques* qu'il importe maintenant d'examiner.

A. *Troubles fonctionnels*. — 1° Les *palpitations* sont un des symptômes dont se plaignent quelquefois les malades : elles reviennent à intervalles parfois très rapprochés, ou se montrent sous forme d'accès de courte durée; chez quelques-uns elles éclatent principalement pendant la nuit et sont une cause d'insomnie pénible ; mais comme nous l'avons dit, ce sont des cas peu fréquents.

Les palpitations de l'endocardite aiguë sont loin de présenter le degré de fréquence et surtout de violence qu'on rencontre chez certaines chlorotiques ou chez les névropathes. *Pour certains malades, tout se borne à quelques battements de cœur, légers et de courte durée.* Ces palpitations, d'après Bouillaud, seraient dues à une excitation dynamique, à un trouble dans l'innervation du cœur.

François-Franck a montré que ces palpitations et la gêne précordiale qui les accompagne, sont dues à une irritation, partie de l'endocarde malade, et se réfléchissant par voie réflexe sur le myocarde.

2° Lorsque l'endocardite présente une certaine intensité et surtout quand il y a *coexistence de péricardite*, les malades accusent une certaine *douleur* précordiale, accompagnée ou non de quelques palpitations ; le plus souvent, il s'agit d'une simple *sensation de gêne précordiale*, tantôt sous forme de *pesanteur*, tantôt provoquant une *chaleur légère* au niveau de l'épigastre et de la région cardiaque ; ces divers phénomènes ne constituent souvent qu'un simple malaise, mais peuvent aussi donner lieu à un sentiment d'angoisse pénible; on relève encore chez le patient quelque gêne pour respirer, une *oppression légère*, sans qu'elle atteigne jamais les proportions de la dyspnée vraie. En effet, malgré les observations de Valleix qui aurait constaté une très vive oppression chez ses malades, et celles de Martineau qui déclare que la gêne respiratoire peut aller jusqu'à l'orthopnée, *la dyspnée véritable est rare.* Peter l'a fait remarquer avec raison : « La dyspnée signalée par les auteurs comme symptôme de l'endocardite, dit-il, l'a été par le fait d'une erreur que je ne saurais trop combattre. » Il insiste sur ce fait que la lésion valvulaire incriminée est tellement rudimentaire à cette époque, qu'elle peut à peine déterminer un phénomène de reflux, appréciable physiquement sous forme de souffle : dès lors, il n'existe aucune perturbation dans le système de la petite circulation, par suite, aucun trouble de l'hématose, par suite enfin, aucune dyspnée possible.

Avant lui, Bouillaud avait déclaré déjà que la dyspnée est presque nulle à l'état de repos et, ne se montre que lorsqu'un obstacle s'oppose à la pénétration du sang dans les cavités cardiaques, ainsi que cela arrive après les efforts violents ou les mouvements brusques. Ajoutons que la dyspnée pourra s'observer dans les cas où surviennent des complications vers le péricarde ou le myocarde, ou mieux encore du côté du poumon.

3° *Le pouls* ne présente en général *aucun caractère particulier*, sauf l'accélération qui accompagne nécessairement les formes fébriles de la maladie. En général, il y a corrélation entre les caractères du pouls et ceux des battements du cœur ; cependant le *pouls peut être faible, inégal, intermittent*, alors que les battements du cœur s'opèrent « avec une violence et un tumulte extraordinaires ». Bouillaud, qui a remarqué le phénomène, l'attribue à la *présence de concrétions fibrineuses* intra-cardiaques s'opposant à la libre pénétration du sang dans le système artériel. Toutefois on remarquera que ces caractères n'appartiennent qu'à une période avancée de l'endocardite aiguë.

Le *frottement globulaire*, sensation bizarre, décrite par quelques auteurs, dans laquelle le sang paraît glisser sous le doigt à la façon de petites masses sphériques isolées se mouvant successivement, n'a aucune valeur pathognomonique.

4° La *courbe thermométrique* n'offre rien de caractéristique et ne présente dans son tracé aucune marche cyclique particulière ; elle dépasse très rarement 38°,5 à 39°.

5° Signalons encore certains *troubles fonctionnels encephaliques* plus ou moins marqués, tels sont la *céphalalgie*, *l'agitation nocturne*, *l'insomnie* persistante, les *rêves pénibles*, les *bourdonnements d'oreille*, imputables à l'éréthisme cardiaque du début de la maladie quand celle-ci se manifeste par un état fébrile ; tous ces signes font défaut dans bon nombre de cas.

B. *Signes physiques.* — 1° Quelques auteurs signalent une *légère voussure* de la région précordiale perceptible à *l'inspection :* or, ce signe *n'appartient nullement à l'endocardite isolée*, on ne le rencontre que dans les cas où il existe un épanchement concomitant dans la cavité du péricarde ; par contre, on pourra à simple vue apprécier l'énergie de l'impulsion cardiaque ainsi que la fréquence des battements du cœur.

2° A la *palpation*, la main est soulevée et fortement repoussée à chaque systole cardiaque ; ce *choc vibrant de la pointe* serait pour Jaccoud (1885) un signe important du début de l'endocardite ; si la maladie est déjà un peu ancienne et que l'endocardite valvulaire soit constituée, on pourra percevoir au niveau de la région du cœur un *frémissement vibratoire léger*.

3° Dans quelques circonstances, la *percussion* dénote une *légère augmentation* dans l'étendue *de la matité précordiale ;* déjà signalée par Bouillaud, qui la rapportait à la turgescence du myocarde, elle a été trouvée plusieurs fois par Potain, qui l'attribue à une *dilatation aiguë* du cœur, analogue à celle qu'on rencontre parfois au début de la péricardite aiguë. Dans quelques autres faits elle semble la conséquence de la stase intra-cardiaque résultant de la constitution très rapide d'une lésion valvulaire (Skoda). Quoiqu'il en soit, la dilatation porte ordinairement sur les cavités droites (André Petit), et la matité se trouve accrue dans le sens transversal.

4° Les signes fournis par *l'auscultation* ont une *valeur bien plus considérable*, et sont à vrai dire les seuls dont le clinicien ait à tenir compte. Si l'on parcourt quelques uns de nos traités classiques les plus recommandables, on trouvera encore écrit que le véritable signe de l'endocardite aiguë est l'existence d'un bruit de souffle, autrement dit que l'endocardite aiguë est caractérisée par l'apparition rapide et brusque des phénomènes d'auscultation propres aux lésions valvulaires chroniques (Woillez, Jaccoud, Eichhorst). Cette proposition est difficilement acceptable, car à cette période les altérations valvulaires sont constituées par une simple tuméfaction molle, disposée à une certaine distance du bord libre des valvules, condition qui ne peut créer la déformation d'orifice ou l'insuffisance valvulaire nécessaires à la production d'un souffle.

Les signes que nous révèle l'auscultation sont suivant la période de la maladie : en premier lieu *l'altération du timbre des bruits normaux du cœur*, plus tard la *présence de bruits de souffle*.

Altération du timbre des bruits normaux.

On ne saurait trop le dire, *le signe d'auscultation qui caractérise l'endocardite aiguë à son début, c'est*, non pas un souffle, mais *l'altération du timbre des bruits normaux du cœur.* Anciennement Cazeneuve signalait déjà, dans ce cas, la diminution de sonorité du bruit des valvules ; Piorry dit également que les bruits du cœur peuvent devenir « plus sourds, plus obscurs, plus tumultueux » ; Grisolle constate « l'enrouement, l'état voilé, confus des bruits naturels », et Bouillaud a décrit un « bruit enroué et étouffé » qu'il attribue à ce que les valvules sont fongueuses, boursouflées, molles, flasques « au lieu d'être fermes, résistantes et compactes ». Cependant l'importance de ce signe capital a été surtout mise en lumière par Potain.

Le mécanisme du phénomène est fort aisé à comprendre : sous l'influence de l'irritation morbide, il se produit une tuméfaction de l'endocarde valvulaire, ses voiles membraneux, épaissis et boursouflés, sont comme matelassés par un tissu mou et spongieux ; il en résulte que, pour la mitrale par exemple, ce ne sont plus des lames solides et vibrantes qui viennent s'affronter au moment de la systole du ventricule, mais des plaques molles amortissant les bruits ; c'est pourquoi le *bruit systolique*, normalement grave et profond, va s'empâter, pour ainsi dire, et prendre un *timbre voilé*, *assourdi*, absolument caractéristique. Ce phénomène sera encore plus net pour l'oreille de l'observateur, si l'endocardite s'est localisée sur les sigmoïdes de l'aorte, car, au lieu d'entendre au moment de l'abaissement de ces valvules, un son diastolique clair, on perçoit un bruit éteint, étouffé, ce qui frappe davantage par le contraste avec l'état physiologique où le bruit est clair et bref. Cet assourdissement porte tantôt sur l'un, tantôt sur l'autre des deux bruit normaux ; parfois ces deux bruits ont été altérés à la fois.

Lorsque l'endocardite aiguë ne dépasse point ce stade de début et marche vers la guérison, la netteté des bruits se rétablit peu à peu. Mais le retour à l'état normal ne s'effectue qu'assez lentement et en passant par des transitions importantes à connaître. En effet, chez le plus grand nombre des malades, *le bruit* après s'être éteint progressivement *devient peu à peu dur* tout en restant éteint, puis tout en restant dur prend le *timbre parcheminé*, pour s'adoucir enfin peu à peu et reprendre son timbre normal ; le bruit a ainsi passé presque régulièrement par les *trois périodes suivantes : bruit éteint*, *bruit éteint et dur*, *bruit dur parcheminé*.

C'est dans ces conditions que le bruit, dont le timbre présente ce « singulier mélange de dureté et d'effacement », a été comparé par Potain à celui qu'on produirait en frappant sur un *tambour très tendu*, *recouvert d'un crêpe*.

Quant à la raison de ces altérations successives des bruits normaux, elle serait la suivante : au début, le tissu valvulaire est épaissi et boursouflé, surtout au niveau du bord libre où il se forme une sorte de bourrelet ; la consistance des valvules a diminué et le bruit produit par leur claquement est éteint. Puis à mesure que les éléments infiltrés tendent à s'organiser, étouffant les éléments élastiques normaux, le bruit, sans cesser d'être sourd, devient plus dur, jusqu'au jour où le boursouflement ayant disparu, la valvule dense et comme fibreuse produit un bruit dur et sec, parcheminé, qui finalement redevient normal, si la résolution est complète. Celle-ci peut se faire encore au bout d'un temps très long (37 jours dans un cas).

*En résumé, l'endocardite aiguë commençante est caractérisée à l'auscultation par le timbre assourdi, éteint des claquements valvulaires*, auquel succède plus tard l'apparition d'un *bruit de souffle*, mais ce dernier *correspond* déjà à un *stade plus avancé* de la maladie.

Il semble cependant que le *bruit de souffle* puisse se montrer *dans le stade initial* même de la maladie *sous trois conditions* particulières : 1° dans le cas où des coagulations fibrineuses d'un certain volume se forment au niveau des végétations endocardiques produisant ainsi un rétrécissement orificiel, mais il est nécessaire que ces concrétions offrent une certaine résistance, car *trop molles* ou *tomenteuses*, elles ne sont plus dans des conditions à produire un souffle [1] ; 2° dans le cas où les cordages tendineux des valvules, atteints par l'inflammation endocardique, viennent à se rompre et engendrent conséquemment une insuffisance valvulaire aiguë ; 3° enfin, d'après Hamernik (1840), Stokes (1854) et Bamberger, il pourrait encore se produire sous l'influence de l'endocardite, une paralysie ou au contraire une contracture spasmodique des muscles papillaires tenseurs de la mitrale, laquelle dans la suite devient insuffisante (*Insuffisance mitrale fonctionnelle*) ; il se développerait alors à son niveau un bruit de souffle avant même qu'il y ait désorganisation de son tissu.

Bruits de souffle. — *a.* A cette période, il est assez fréquent de constater avec l'assourdissement des bruits normaux, la *coexistence* d'un souffle *cardio-pulmonaire*. Bien que ne se rattachant pas directement à la lésion anatomique, il n'en est pas moins sous la dépendance de l'endocardite, sans doute par les modifications que celle-ci apporte au mode de contraction du cœur. Dans ces cas, le souffle cardio-pulmonaire est un véritable *signe avertisseur* laissant présumer l'*apparition prochaine de l'endocardite aiguë*. En effet, si cette dernière poursuit son développement, elle est alors indiquée à l'auscultation par des bruits de souffle symptomatiques.

*b. Bruits de souffle organique.* — Les caractères de ces bruits, leur siège, le moment où ils se produisent par rapport à la révolution cardiaque, leur valeur pronostique, sont extrêmement variables.

1° Nous avons dit que la lésion se localisait surtout sur les valves de la mitrale : elle devient insuffisante, et ce fait explique pourquoi le *souffle de l'endocardite* est presque toujours systolique et localisé à la *pointe*. Ce bruit *rigoureusement systolique* commence avec le choc du ventricule en systole, remplit entièrement le petit silence, et finit au moment où apparaît le second bruit normal du cœur ; son maximum d'intensité s'entend au *niveau même de la pointe du cœur*. Son *timbre*, en général assez

1. Dans une série de recherches expérimentales entreprises avec le professeur Potain et Du Castel nous avons montré que les tissus *mous* et *spongieux*, introduits artificiellement dans des tubes de caoutchouc dont ils obturaient la lumière, étaient incapables de produire des souffles, quels que soient le degré et la forme des rétrécissements ainsi obtenus (E. Barié et Du Castel, *Arch. gén. de médecine*, janvier 1881).

doux, présente de grandes variations : parfois il est vibrant et d'une tonalité élevée, d'autres fois il est plus aigu, plus sibilant ; quelques auteurs prétendent qu'il peut rappeler le bruit de la lime, de la scie, d'une râpe ; mais il s'agit le plus souvent, en pareille circonstance, d'une lésion mitrale ancienne sur laquelle s'est greffée une nouvelle poussée d'endocardite récente.

2° Si la lésion s'est produite au niveau des valvules sigmoïdes de l'aorte, celles-ci deviennent impuissantes à obturer complètement l'orifice aortique au moment de la diastole du cœur ; dans ce cas, on perçoit l'existence d'un *souffle doux, diastolique*, présentant son maximum sur *la droite du thorax*, le long du *rebord sternal*, vers le *deuxième espace intercostal.*

Les bruits stéthoscopiques qui annoncent l'existence d'un rétrécissement, soit de l'orifice mitral, soit de l'orifice aortique, sont beaucoup plus rares, « les rétrécissements valvulaires étant l'œuvre du temps » (PETER).

*c. L'endocardite* valvulaire *aiguë du cœur droit*, beaucoup plus rare, donne lieu à des bruits de souffle tantôt systoliques, tantôt diastoliques, siégant, pour l'orifice tricuspidien, au niveau du bord droit du cœur, vers l'appendice xiphoïde ; pour l'artère pulmonaire, dans le deuxième espace intercostal gauche, le long du bord du sternum.

*d.* Dans certaines circonstances enfin, on percevra des *souffles combinés* variant de siège et de moment, suivant les régions envahies simultanément par la maladie.

*Chez les enfants*, le *souffle* a volontiers un timbre aigu, aigre, d'une *tonalité élevée*. Cela tient sans doute au petit volume du jet sanguin qui vibre, à l'exiguité des parties (valvules, parois du cœur) qui transmettent les vibrations, enfin à la rapidité de la circulation, toutes causes qui augmentent le nombre des vibrations et par conséquent la hauteur du son. Enfin chez eux, la cage thoracique est mince, élastique, recouverte de muscles de peu d'épaisseur et dépourvue de graisse (WEILL [1]), ce qui permet au souffle d'être perçu avec tout son éclat.

**Marche, terminaisons.** — Lorsqu'elle est de date récente, peu étendue, qu'elle a pris de suite une allure subaiguë, l'endocardite peut se terminer par *guérison :* en quelques jours le souffle doux disparaît, ou bien encore les bruits du cœur, d'abord sourds et éteints, reprennent peu à peu leur timbre habituel et tout rentre dans l'ordre ; mais la *terminaison* la plus *fréquente* est le *passage à l'état chronique* avec organisation définitive des lésions valvulaires. Dès lors, le malade devenu un *cardiaque* reste porteur d'une *lésion indélébile* à pronostic fatal, dont les effets fâcheux se manifesteront à une époque plus ou moins éloignée, suivant la résistance du muscle cardiaque et la somme d'efforts que le malade imposera à son cœur.

1. WEILL, « Trait. clin. des mal. du cœur chez les enfants », 1895.

*Chez les enfants*, la maladie est souvent caractérisée par l'*intensité des signes physiques*, avec conservation de la santé pendant de longues années, puis, sous l'influence d'une poussée nouvelle vers le cœur ou d'une maladie intercurrente, apparaissent les désordres fonctionnels des cardiopathies organiques. Dans d'autres circonstances, l'*endocardite guérit complètement* sans laisser aucune trace, et il n'est pas rare chez les jeunes enfants de constater la disparition totale d'un bruit de souffle d'une endocardite valvulaire, qui persistait depuis de longs mois (Rilliet et Barthez, Blache, Meigs et Pepper, Weill) ; dans l'endocardite consécutive à la scarlatine, Picot considère cette terminaison comme très fréquente.

**Complications.** — Les plus fréquentes surviennent vers le cœur lui-même ou ses dépendances.

*a.* La *péricardite* est celle qu'on observe le plus souvent. Sibson [1], sur 161 faits d'endocardite rhumatismale, n'a trouvé que 107 cas d'endocardite isolée, alors qu'il y avait coïncidence des deux maladies chez 54 patients, soit 34 faits observés.

Chez les *enfants*, l'association de l'endopéricardite est des plus fréquentes ; elle serait même la règle pour certains auteurs. Quoi qu'il en soit, cette complication est souvent le résultat de l'extension du processus phlegmasique au péricarde ; souvent aussi le péricarde est pris d'emblée avec l'endocarde sous l'influence de la même cause : rhumatisme, maladies infectieuses, etc. Dans le premier cas, lorsqu'il ne s'agit encore que de péricardite sèche, la maladie évolue sourdement sans réaction notable, et ce n'est que par l'auscultation journalière que le médecin en décèle le signe capital : le frottement. Chez d'autres malades, on est mis sur la voie par quelques accidents insolites : oppression ou même dyspnée angoissante, accompagnée de plénitude au niveau de la région précordiale, de sensations douloureuses, exagérées par la pression, en bas vers la région de l'épigastre, en haut sur les côtés du cou, fait qui s'explique par les rapports du péricarde avec les nerfs phréniques. Il peut survenir des battements tumultueux du cœur, mais le symptôme caractéristique est l'existence d'un *frottement* superficiel, siégeant le plus souvent vers la base du cœur et localisé dans une zone restreinte de la région précordiale ; d'autres fois cependant il s'étend sur une étendue plus considérable.

Nous n'insisterons pas davantage sur les caractères particuliers du frottement qui ont été étudiés précédemment, toutefois on n'oubliera pas que le plus souvent cette complication ne s'accompagne d'aucune réaction fébrile appréciable.

Mais la péricardite peut continuer à évoluer et la période d'épanchement succéder à celle de frottement. A ce stade important les signes physiques sont des plus nets : les bruits du cœur sont sourds, lointains, comme séparés de l'oreille par une substance interposée ; le soulèvement

1. Sibson, *Reynold's System of medic.*, t. IV, 1877.

de la pointe est imperceptible et, si l'épanchement est abondant, on trouve à la percussion une augmentation très sensible de la matité précordiale, surtout dans le sens vertical; le pouls diminue d'amplitude, l'ondée, petite, souvent irrégulière, peut s'accompagner d'arythmie considérable ; enfin éclatent des troubles fonctionnels tels que de la dyspnée très vive ou même de l'orthopnée, du hoquet, de la dysphagie et des phénomènes asphyxiques, etc.

L'influence de la péricardite sur le pronostic de l'endocardite aiguë est très variable. Dans les cas les plus fréquents, tout se borne à un peu de péricardite localisée en un point de la région précordiale, le frottement ne tarde pas à disparaître totalement ; en somme le pronostic n'est pas sensiblement influencé par la complication péricardique et tout dépend de l'évolution de l'endocardite elle-même. Au contraire si un épanchement abondant s'est formé, l'endocardite va descendre momentanément au second plan.

*b.* La *myocardite* peut s'ajouter à l'endocardite aiguë, mais on ne saurait la considérer comme une de ses complications, au même titre que la phlegmasie du péricarde. En effet, la plupart des états infectieux invoqués dans la pathogénie de l'endocardite peuvent susciter en même temps la production d'une myocardite ; les deux affections marchent de pair, mais le tableau clinique et le pronostic dépendent surtout de l'affection du muscle cardiaque qui constitue tout le danger. Lorsque la myocardite est très développée, le cœur s'affaiblit peu à peu, les bruits deviennent sourds, à peine perceptibles; le choc de la pointe est nul, le pouls misérable, souvent arythmique, puis surviennent une dyspnée intense avec ou sans type respiratoire de Cheyne-Stokes, de l'angoisse précordiale, des défaillances, des palpitations suivies de vertiges, de bourdonnements d'oreille et enfin de délire. La mort survient alors à la suite d'une congestion pulmonaire ultime, par *syncope* ou encore par *rupture du cœur*.

*c.* La propagation de l'endocardite aiguë à l'aorte est un fait exceptionnel; il existe cependant des faits bien démontrés d'*aortite aiguë*, surtout dans le cours du rhumatisme (Bucquoy).

Cette complication, en général difficile à diagnostiquer, se manifeste surtout par des crises douloureuses de pincement, de brûlures sous forme d'accès au niveau de la région rétro-sternale, avec irradiations vers l'épaule et le bras gauches, accompagnées de palpitations et d'une dyspnée angoissante ; dans la suite surviennent des phénomènes plus caractéristiques, tels que battements impétueux, bondissement de l'aorte, bruit diastolique sourd, étouffé d'abord, puis ensuite fort et éclatant.

Enfin, on peut noter également des signes de *dilatation aiguë de l'aorte*, qui déborde sensiblement le bord droit du sternum.

*d.* On observe quelquefois encore la production de *thromboses intra-cardiaques* sur les végétations endocardiques. Quand elles sont volumineuses, elles peuvent obstruer les orifices du cœur, et engendrent des perturbations dans la circulation intra-cardiaque, avec petitesse extrême du pouls, quelquefois des lipothymies et même la mort. Le plus souvent ces coagula, battus par le courant sanguin, sont entraînés au loin et vont donner naissance à des *embolies* secondaires. Lorsque le *cœur gauche* est le siège de l'endocardite, l'*embolie cérébrale* est une des plus fréquentes : elle peut être suivie de mort subite ou rapide ; dans d'autres cas, la terminaison est moins brusque et survient après un coma prolongé ; d'autres fois encore, si l'embolie s'est arrêtée dans la sylvienne gauche, elle est suivie de ramollissement aigu de la troisième circonvolution frontale avec aphasie.

Les artères viscérales sont également le siège d'embolies fréquentes. Sperling en a réuni un grand nombre de cas qu'il a groupés ainsi par ordre de fréquence : les reins (57 cas), la rate (39 cas), le cerveau (15 cas), la peau (14 cas), le foie (1 cas).

Quand l'endocardite siège dans le *cœur droit*, il peut y avoir *embolie de l'artère pulmonaire* suivie de mort subite ou rapide (GODDARD ROGERS, 1865).

*e.* Quand l'endocardite a envahi les annexes de l'appareil valvulaire, elle peut se compliquer de la *rupture d'un ou de plusieurs cordages tendineux* ou même des muscles papillaires, d'où la formation d'une insuffisance mitrale ou tricuspidienne aiguë ; cette complication à début brusque est rare, car les ruptures spontanées de l'appareil valvulaire, ainsi que nous avons essayé de le montrer[1], se rencontrent surtout lorsque l'endocarde était déjà atteint de longue date.

*f.* En dehors de l'appareil circulatoire nous mentionnerons comme complication de l'endocardite aiguë la *pneumonie*, la *bronchopneumonie* et la *pleurésie* qui semblent n'être que la localisation vers les voies respiratoires de la même infection qui a donné naissance à l'endocardite. D'après Peter, la pleurésie complique plus souvent l'endopéricardite (31 cas sur 63) que l'endocardite isolée, qui n'en compte que 26 faits. La pleurésie peut se montrer en même temps que l'affection cardiaque, par exemple dans le cours d'un rhumatisme articulaire aigu ; dans ce cas les deux maladies, procédant d'une même origine, marchent pour ainsi dire parallèlement et se compliquent l'une l'autre.

**Diagnostic.** — Le diagnostic de l'*endocardite aiguë simple* ou *infectieuse atténuée* constitue un problème de pathologie d'autant plus délicat, que la maladie est une de celles qui veulent être cherchées. Or, les éléments de ce diagnostic ne sont point les mêmes au début ou pendant la période d'état de la maladie.

1° *Au début.* — On doit en premier lieu tenir grand compte des circonstances étiologiques, car presque toujours l'endocardite procède d'une affection ou d'un état général qui, non seulement engendre la lésion cardiaque, mais décide encore de la nature, simple ou infectante, que celle-ci présentera dans son évolution. Prenons le cas clinique le plus fréquent, celui d'un malade atteint de rhumatisme articulaire aigu.

1. E. BARIÉ, « Rech. clin. et expériment. sur les ruptures valvulaires du cœur », *Revue de médecine*, février 1881, p. 132.

Le cœur examiné quotidiennement avec le plus grand soin ne présente aucun phénomène pathologique pendant huit, dix jours ; un matin on trouve que les bruits ne sont plus aussi nettement frappés, ils sont devenus sourds, voilés, éteints, la température s'est élevée sensiblement sans qu'il y ait eu une nouvelle poussée de rhumatisme; en même temps (bien que ces derniers symptômes manquent souvent et n'aient point de valeur pathognomonique), le malade accuse quelques palpitations, une oppression légère; voilà autant de raisons suffisantes pour avertir le médecin qu'une endocardite aiguë est menaçante, sinon déclarée déjà.

Ce timbre assourdi, éteint des claquements valvulaires, ne sera point confondu avec l'éloignement des bruits du cœur tel qu'on le trouve dans l'épanchement péricardique, car dans l'endocardite on ne rencontre pas en général d'augmentation persistante de la matité précordiale, ni affaiblissement du choc de la pointe.

2° A la *période* où l'on constate *des bruits de souffle* au niveau de la région précordiale, le diagnostic présente d'autres difficultés : il importe donc d'établir si ce qu'on entend est réellement un souffle ou bien le frottement de la *péricardite sèche*.

La description détaillée du *frottement péricardique*, que nous avons donnée précédemment, nous permet d'être bref sur ce point de diagnostic différentiel : nous dirons simplement que le frottement est un bruit sec, inégal, donnant la sensation de deux corps rugueux froissés l'un contre l'autre par un mouvement de va et vient, qu'il est sans rapport étroit avec les bruits du cœur, qu'il est très localisé et ne se propage point dans le voisinage, enfin qu'il augmente notablement dans la position assise, ou dans la station debout.

Le *souffle de l'endocardite* est un bruit uniforme, en général assez doux, en synchronisme parfait avec la systole, la diastole ou la présystole; il présente son maximum d'intensité à l'un des quatre foyers correspondant aux orifices du cœur, et se propage suivant des directions connues, enfin il se renforce très peu ou même point du tout dans la station assise.

*Nature du souffle.* — Lorsqu'un examen minutieux a montré que le bruit perçu est bien réellement un souffle, il reste à établir que celui-ci est de *nature organique* et non un *souffle cardio-pulmonaire*, ni un de ces bruits décrits encore sous le nom de *souffles anémiques* par beaucoup d'auteurs. Nous avons antérieurement étudié avec détail les caractères différentiels de ces divers souffles, si importants à bien connaître ; nous ne ferons que les résumer très brièvement.

Les souffles cardio-pulmonaires qui sont simplement des bruits se passant dans le poumon gauche, rythmés par les mouvements qui se passent à la surface du cœur, sont des bruits doux, siégeant le plus souvent dans la région préventriculaire gauche, ou au niveau de l'infundibulum de l'artère pulmonaire; ils sont généralement mésosystoliques, très instables, et peuvent apparaître, disparaître, changer de rythme et de timbre pendant un même examen. Enfin ils ne se propagent point, et diminuent manifestement d'intensité quand on fait passer le malade du décubitus dorsal dans la station assise. Au contraire le *souffle organique* de l'endocardite mitrale, prise comme type, siège *au niveau même de la pointe*, est rigoureusement systolique, sans variabilité aucune, se propage vers l'aisselle gauche et même du côté du rachis, etc. La distinction est donc en général facile, quoique dans certains cas l'hésitation soit permise, et réclame un nouvel examen.

Quant aux *souffles* dits *anémiques*, dont le plus intéressant est celui décrit par C. Paul (1878) sous le nom de *souffle anémo-spasmodique*, nous avons montré que, pour Potain, ils doivent être confondus dans un très grand nombre de cas avec les souffles cardio-pulmonaires.

*Valeur séméiologique du souffle.* — La nature organique du souffle étant admise, il reste à déterminer si le bruit est lié à une *affection récente*, ou bien à une *endocardite ancienne*, ayant, à l'occasion de l'attaque de rhumatisme actuel, présenté une poussée aiguë. Lorsqu'il s'agit d'une affection de l'endocarde établie de longue date, outre que les bruits de souffle sont remarquables par leur intensité, il est rare qu'on ne trouve point chez le malade des troubles fonctionnels indiquant que l'organisme souffre depuis longtemps déjà par le fait du cœur : c'est ainsi qu'on relève un peu d'œdème périmalléolaire, de la congestion œdémateuse à la base des poumons, un foie augmenté de volume, un peu d'albumine dans l'urine ; le cœur, surtout s'il s'agit d'une affection aortique, est volumineux, d'autre part le pouls offre les caractères spéciaux à telle ou telle affection valvulaire, ou bien est remarquable par son arythmie. Enfin les antécédents du malade apprendront qu'il a eu autrefois, tantôt une ou plusieurs attaques de rhumatisme articulaire aigu, tantôt la chorée, la scarlatine, etc. L'influence de la poussée récente d'endocardite aiguë au milieu de ce complexus morbide sera d'avoir provoqué une aggravation dans la plupart des troubles fonctionnels.

Enfin il faudra chercher à *localiser* rigoureusement le *siège* de l'endocardite. S'il s'agit d'une *endocardite pariétale*, le problème est pour ainsi dire impossible, car dans l'état de nos connaissances, la maladie ne s'accuse par aucun trouble appréciable. S'il s'agit d'une *endocardite valvulaire*, le diagnostic est en général facile, et s'appuie d'une part sur le *siège* où le bruit morbide présente son maximum d'intensité, et en second lieu sur le *moment* où il se produit.

*a.* Quand les bruits pathologiques (*simple assourdissement* du début, ou *souffle* de la période plus avancée) se perçoivent vers la partie inférieure du cœur, ils indiquent une *endocardite mitrale* lorsque le bruit siège au *niveau même de la pointe*, une *endocardite tricuspidienne* si le souffle est perçu à la partie inférieure du sternum, le *long du bord* gauche de l'*appendice xiphoïde*.

*b.* Si le bruit pathologique prédomine à la base du cœur, il indique une *endocardite sigmoïdienne* : de l'*aorte* si le maximum se trouve dans le deuxième espace intercostal droit le long du sternum, de l'*artère pulmonaire* s'il répond au deuxième espace intercostal du côté gauche.

*c*. La détermination rigoureuse du *moment* où se produit le bruit anormal complétera le diagnostic :

1. *A la pointe*, un *souffle systolique* décèle une *insuffisance mitrale; à l'épigastre* une *insuffisance tricuspidienne*. Un *souffle*, un *roulement diastolique* ou *présystolique* signifiera un *rétrecissement de l'orifice auriculo-ventriculaire gauche*.

2. *A la base du cœur*, un *souffle systolique* se rattache à un *rétrécissement* : à droite, de l'orifice *aortique*, à gauche, de l'orifice *pulmonaire ;* un *souffle diastolique* indiquera une *insuffisance des valvules sigmoïdes* de l'aorte si le souffle siège à droite, de l'*artère pulmonaire*, s'il a son maximum à gauche.

II. — **Endocardites infectantes malignes.** — A. *Début.* — Le début de l'endocardite infectante est insidieux; il échappe à toute description régulière et on peut même dire qu'il y a autant de modalités cliniques que de malades frappés. On doit cependant, au point de vue étiologique pur, répartir les faits observés en trois groupes principaux :

1° Tantôt l'endocardite infectante éclate *dans le cours d'un état morbide* en voie d'évolution : *rhumatisme polyarticulaire aigu* (Osler 1885, Litten 1899, E. Barié 1900[1]), *fièvres éruptives*, etc., ou encore chez des individus cachectiques ou débilités : *tuberculose pulmonaire* (Molson, P. Teissier); quoi qu'il en soit, les accidents cardiaques proprement dits sont alors si peu accusés, qu'ils se perdent dans l'ensemble des *phénomènes graves de toute espèce* offerts par le sujet, qui seuls *attirent de suite l'attention du clinicien*. Ce qui domine en pareils cas, c'est un état de prostration, d'adynamie considérable, d'anéantissement complet du malade, accompagnés d'état fébrile, de fréquence du pouls, perte totale de l'appétit, obnubilation de l'intelligence, agitation ou somnolence, délire, etc., qui se succèdent rapidement en quelques jours.

Ces accidents restent souvent inexpliqués, si l'esprit du clinicien n'est point frappé en ces circonstances de la possibilité d'une endocardite.

2° Tantôt l'endocardite infectante se manifeste dans *le cours d'une affection cardiaque préexistante ;* dès lors ce qui frappe, c'est une aggravation rapide des troubles fonctionnels tout à fait en dehors de ce qu'on observe dans le cours habituel des cardiopathies, en même temps que des modifications importantes dans les signes physiques : parfois on constate la disparition brusque d'un souffle diastolique d'endocardite préétablie ; inversement on note l'apparition de souffles, unique ou multiples, venant s'adjoindre à un bruit de souffle de nature organique déjà connu chez le malade depuis plusieurs années : tels par exemple les faits de Fritz, de Charcot, de Vulpian, dans lesquels un souffle diastolique fit suite à un bruit systolique. Ces diverses variétés de phénomènes stéthoscopiques tiennent, dans le premier cas, à la présence de nodosités mamelonnaires nouvellement produites venant obturer et réparer pour quelque temps les pertes de substance valvulaire, et par conséquent faisant

1. E. Barié, « De l'endocard. maligne dans le rhumatisme articul. aigu », *Sem. médicale*, janvier 1900.

disparaître une insuffisance; dans le second cas, au contraire, à la destruction des végétations valvulaires préformées par un travail ulcératif rapide.

3° Enfin, et c'est le cas le plus rare, l'endocardite apparait chez des sujets jusque-là en parfaite santé, et se manifeste rapidement par des phénomènes généraux graves, et par la plupart des troubles morbides qu'on a groupés sous le nom d'état typhoïde; c'est pourquoi dans ces circonstances, l'affection est si souvent prise pour une dothiénentérie au début.

B. *Période d'état.* — Quels que soient l'origine et le début de l'endocardite infectante, elle est constituée à la *période d'état* par deux ordres de symptômes : les uns, *symptômes locaux*, se rapprochent sensiblement de ceux de l'endocardite aiguë simple, les autres, *symptômes généraux graves*, d'une *importance* bien autrement *considérable*, et qui, seuls, donnent à la maladie son allure clinique particulière.

1° SYMPTOMES LOCAUX. — Ils n'offrent rien de caractéristique ; ils *font* même *quelquefois défaut* ou sont si peu manifestes qu'ils n'éveillent pas l'attention d'une façon spéciale ; dans d'autres circonstances, ils sont plus accusés: les malades se plaignent de *palpitations* fréquentes et douloureuses; l'angoisse précordiale est vive, exagérée par le moindre effort ou les mouvements de déplacement dans le lit. Le cœur bat tantôt avec rapidité et une extrême violence, provoquant par le choc de la pointe une sensation très pénible au niveau du mamelon; dans d'autres circonstances, les battements, d'abord tumultueux et précipités, s'affaiblissent rapidement, les contractions sont irrégulières; il y a des périodes d'arythmie avec tendance aux lipothymies et à l'état syncopal, et la palpation ne perçoit qu'une sorte d'ondulation causée par la faiblesse de la contraction cardiaque.

Les *signes d'auscultation* sont variables : chez certains malades tout paraît normal, chez d'autres les *bruits du cœur* sont restés *réguliers*, mais ils sont *faiblement frappés* et leur *timbre* est *plus sourd* qu'à l'état physiologique; *dans quelques cas* au contraire, il existe un véritable *éréthisme* cardiaque, les bruits vibrent avec force, éclatent avec une sorte de résonance métallique. *Chez d'autres sujets*, toute l'attention de l'observateur se trouve attirée par l'arythmie du pouls, ou encore par l'existence de *bruits de souffle*, dont le siège, le timbre et le moment sont des plus variables.

Comme dans toutes les endocardites, c'est la *valvule mitrale* qui est le plus souvent intéressée, puis viennent les *sigmoïdes de l'aorte;* c'est dire qu'à l'auscultation on percevra principalement le souffle systolique de l'insuffisance mitrale, puis à un degré de fréquence moindre celui qui est lié à l'insuffisance des valves aortiques.

Plus rarement la lésion se localise au niveau de la *tricuspide* ou des *sigmoïdes de l'artère pulmonaire;* des faits d'endocardite ulcéro-infectante du cœur droit ont été signalés par Langer[1], Shaw[2], Rondot[3],

1. LANGER *Med. Jahrb*, p. 512, 1881.
2. SHAW, *Bristol, Med. Journ.*, t. I, 1883.
3. RONDOT, *Loc. cit.*

Raymond[1], Combemale[2], Chaplin[3], Charrin, Castaigne[4], André Petit et Rathery (1901), etc. Enfin on trouve encore des souffles complexes, indices de lésions multiples.

Ils sont tantôt doux, légers, tantôt rudes, râpeux et même musicaux ; mais leur caractère principal, c'est leur *extrême mutabilité :* ainsi un souffle décélé la veille peut cesser d'être perçu le lendemain; d'autres fois on constate l'apparition rapide d'un souffle, alors que jusqu'ici les bruits avaient semblé normaux; enfin le moment du souffle présente les mêmes variabilités : c'est ainsi qu'un souffle systolique peut être, au bout d'un temps fort court, remplacé par un souffle diastolique.

Sans doute cette variabilité extrême dans le caractère des bruits pathologiques autorise à croire que parfois les souffles perçus étaient de nature cardio-pulmonaire, mais en éliminant ceux-ci, il n'en reste pas moins établi que les souffles organiques de l'endocardite infectante jouissent de ce caractère de mutabilité excessive, signalé par tous les auteurs, le « processus morbide accomplissant dans un espace généralement plus court que dans l'endocardite aiguë son œuvre de destruction ».

*En résumé* les symptômes locaux de l'endocardite maligne n'offrent rien de particulier; ils ne peuvent conduire au diagnostic qu'autant qu'ils sont accompagnés des signes suivants dont l'importance est considérable.

2° Symptômes généraux. — Ils sont très nombreux, mais se rattachent cependant à *deux types cliniques* différents : dans un premier cas, la maladie ressemble à s'y méprendre à une *fièvre typhoïde ;* dans le second, les accidents rappellent de très près ceux de la *pyohémie.* Cette division, proposée par Charcot et Vulpian, mérite d'être conservée, car si forcément elle est un peu factice en ce sens que la symptomatologie est loin de rentrer toujours dans l'un ou l'autre de ces cadres, elle ne s'éloigne, après tout, que fort peu de la réalité clinique. Nous décrirons donc dans l'endocardite infectante :

A. La *forme typhoïde;*

B. La *forme pyohémique.*

Certains auteurs, comme Osler, décrivent encore une *forme* dite *méningitique* caractérisée par la prédominance des accidents cérébral spinaux.

A ces *formes* franchement *aiguës d'emblée*, et à *marche rapide*, Jaccoud a joint une variété d'*endocardites malignes à marche lente*, les unes *fébriles*, rappelant par leur allure la *fièvre intermittente d'origine paludéenne;* les autres *lentes*, *apyrétiques*, etc. ; nous reviendrons plus loin sur l'étude de ces variétés cliniques.

A. *Forme typhoïde.* — La maladie débute le plus souvent, par un *frisson unique* (Jaccoud) ; en même temps, la *fièvre* s'allume, le thermomètre marque 40°, 41° et même davantage, et peut rester ainsi pendant les premiers jours, sans présenter aucune courbe cyclique particulière ;

1. Raymond, *Clin. méd.* de l'Hôtel-Dieu, 1883.
2. Combemale, *Bull. méd. du Nord*, 1890.
3. Chaplin, *Patholog. Societ.* of London, janvier 1892.
4. Castaigne, *Loc. cit.*

s'il est vrai de dire que la fièvre affecte surtout le *type rémittent*, néanmoins les rémissions se manifestent sans aucune espèce de régularité. Le *pouls* est celui d'un grand état fébrile, il s'élève souvent de 120 à 140, plus tard il se ralentit et l'ondée sanguine devient faible, quelquefois arythmique. Les *voies digestives* sont d'emblée gravement intéressées, la langue est sèche, rôtie, couverte de fuliginosités noirâtres et fendillées, les narines sont pulvérulentes ; l'appétit a totalement disparu, mais la soif est vive, le ventre ballonné, la diarrhée fétide, souvent abondante, incoercible même, et parfois véritablement cholériforme (TROUSSEAU); chez quelques malades, on constate des garde-robes teintées de sang, et même du melœna symptomatique des ulcérations intestinales produites par la présence d'embolies dans les artères mésentériques.

L'état général rappelle de très près celui des malades atteints de *fièvre typhoïde*.

Ce qui domine, en effet, c'est la prostration, l'adynamie profonde du malade qui reste plongé dans la stupeur absolue; il y a anéantissement complet de toutes les fonctions, la sensibilité générale est obtuse, l'intelligence voilée, et les journées se passent dans une somnolence perpétuelle alternant avec du délire tranquille, plus rarement avec des phénomènes d'excitation, carphologie, vociférations, cauchemars, hallucinations, etc. Dans quelques cas cependant, les accidents cérébraux ont pris le caractère d'accès maniaques (WESTPHAL, HABERSHON).

Du côté des *voies respiratoires*, on constate des signes de bronchite, ou même de congestion pulmonaire : les malades sont pris de vive dyspnée, de toux avec expectoration muqueuse parfois sanguinolente.

A cette période de la maladie, et comme pour compléter la *ressemblance* qu'elle présente *avec la dothiénentérie*, on peut trouver une *tuméfaction* notable *de la rate*, de l'*albumine* dans les urines en quantité moyenne, enfin, dans des cas plus exceptionnels, des épistaxis et même des *taches rubéoliques lenticulaires* (HABRAN, 1869 ; LANCEREAUX, 1883). D'après Fraentzel, elles diffèrent de celles de la fièvre typhoïde, en ce que leur centre est décoloré, et que leur pourtour plus teinté ne disparaît point par la pression. Ces taches siègent sur l'abdomen, les membres et même la face.

Les *manifestations cutanées* sont d'ailleurs fréquentes dans la maladie, tantôt sous forme d'éruptions sudorales confluentes : *sudamina*, *miliaires;* chez d'autres malades, on constate sur la peau l'apparition d'*éruptions polymorphes :* tantôt, comme dans l'observation rapportée par Cayley (1884), c'est un exanthème rouge foncé rappelant le *rash scarlatiniforme;* tantôt l'éruption se rattache au *type rubéolique*, ou bien elle est constituée par un simple érythème avec petites papules légèrement saillantes (COLSON, 1876). On a signalé encore la présence du *purpura*, (HENROT, 1876, O' CARROL[1], 1891, CLAISSE[2]), des pétéchies, de véritables *bulles hémorragiques* ou pemphigoïdes (DUGUET).

1. O' CARROL, *Dublin journ. of med. scienc.*, septembre 1891.
2. CLAISSE, *Arch. de méd. expériment. et d'anal. patholog.*, 1er mai 1891.

Ces éruptions siègent en général sur le tronc, principalement au niveau de l'abdomen ou sur les membres inférieurs; elles sont d'une rareté excessive à la face. C'est encore à cette époque que l'on constate une série de graves accidents engendrés par des *embolies* multiples allant se fixer dans les principaux viscères, dans le système artériel ou même dans la peau; elles sont plus fréquentes encore dans la forme pyohémique, c'est pourquoi nous y insisterons un peu plus loin, en décrivant cette forme clinique de l'endocardite infectante.

Les recherches bactérioscopiques ne permettent point d'attribuer à la *forme typhoïde* une spécialisation microbienne particulière; nous dirons cependant qu'elle paraît plus particulièrement *propre aux infections d'origine pneumococcique* (NETTER).

B. *Forme pyohémique.* — Elle diffère sensiblement de la forme précédente, et présente une analogie clinique très manifeste avec l'*infection purulente;* d'ailleurs, ainsi que l'a remarqué Jaccoud « les foyers métastatiques y sont constants ».

La forme pyohémique de l'endocardite infectante, bien établie depuis le second mémoire de Senhouse Kirkes (1863), les travaux d'Hérard (1865) et de Pollock (1882), etc., *débute* le plus habituellement d'une façon brusque, non plus par un frisson unique comme dans la forme typhoïde, mais par une *série de frissons multiples* à retours irréguliers accompagnés d'une fièvre intense qui peut faire monter le thermomètre jusqu'au delà de 40°, et battre le pouls vers 120 à 140; il n'est pas rare, dans la suite, de le voir mou, dépressible, et décroître de fréquence. L'état fébrile offre de grandes variations dans sa marche, mais il peut quelquefois présenter une *analogie étroite avec celui de la fièvre paludéenne;* comme dans celle-ci, on assiste alors chez le malade aux trois stades qui composent un accès palustre intermittent: au *frisson* succède une sensation de *chaleur* suivie elle-même d'une période de *transpiration excessive*, et c'est dans de pareils cas qu'il n'est pas rare de trouver sur la peau des éruptions sudorales confluentes. Cette similitude avec la fièvre paludéenne est parfois si complète, surtout lorsque la maladie suit une marche un peu lente, qu'elle justifie la création d'une forme clinique dite *intermittente* (EICHHORST; HANOT); nous y reviendrons ultérieurement.

Les *frissons répétés* ont ici une importance beaucoup plus considérable que dans la forme typhoïde, ils sont dus à la formation de foyers métastatiques multiples absolument comme dans l'infection purulente d'origine traumatique.

Chez la plupart des patients, le *facies*, pâle, décoloré, ou bien encore cireux, jaune terreux, exprime l'abattement profond; les sclérotiques prennent une teinte subictérique; plus rarement on constate un ictère vrai biliphéique, et même de l'endolorissement du foie, accompagné de symptômes nerveux graves et de manifestations hémorragiques multiples; dans ces conditions la maladie présente une si grande ressemblance avec certains *ictères graves*, que la confusion entre les deux affections a été faite plusieurs fois (GUBLER, SCHNITZLER, CHALVET, etc.).

Les *infarctus viscéraux* et les *foyers métastatiques* secondaires, beaucoup plus fréquents que dans la forme typhoïde proprement dite, apparaissent quelquefois dès les premières manifestations de la maladie : ils sont le résultat d'un processus embolique par lequel les concrétions, les amas de germes infectieux et de micro-organismes qui tapissent l'endocarde valvulaire, sont entraînés dans le torrent circulatoire et vont s'arrêter, soit à la surface des viscères, soit dans leur profondeur. Ces accidents sont extrêmement fréquents; on les trouve signalés dans la plupart des observations d'endocardite infectante. Le nombre des viscères intéressés varie beaucoup, et si, chez quelques malades, on ne trouve qu'un infarctus unique, le plus souvent il y a dissémination des foyers emboliques. Un des plus redoutables parmi ces accidents est l'*embolie cérébrale* (Moxon, 1868, Thompson, 1880), qui se manifeste par un ictus apoplectique subit, pouvant enlever le malade ou le laisser hémiplégique; si la lésion intéresse la circonvolution de Broca, le sujet peut être frappé d'aphasie (Boursier, 1868). D'autres embolies ont été rencontrées; dans le tronc basilaire (Duret, Goldscheider, 1891), dans la région du centre ovale (M. Raynaud).

Les *reins* et la *rate*, bien plus fréquemment intéressés, peuvent être pris isolément (Coupland, 1876, Ferrand, 1880), ou simultanément (Taylor, 1882, Weiss); dans une observation de Moxon il y avait deux collections purulentes : l'une dans la rate, l'autre dans le cerveau. Lorsqu'il y a *infarctus splénique*, la palpation de la région est douloureuse et l'on peut, sans trop de difficultés, délimiter le volume augmenté de l'organe par une percussion méthodique ; la constatation de l'albumine dans l'urine peut coïncider avec un *infarctus rénal*.

L'*infarctus hépatique* est suivi d'accidents graves du côté du foie (douleurs, ictère), qu'ils résultent d'une embolie dans le tronc même de l'artère hépatique ou d'embolies capillaires dans ses branches terminales.

Il n'est pas rare également de trouver, dans l'intérieur des *articulations*, des collections purulentes métastatiques qui se manifestent cliniquement sous les dehors d'un *pseudo-rhumatisme :* les jointures sont gonflées, un peu douloureuses à la pression et dans les mouvements intentionnels ou provoqués ; quelquefois la tuméfaction s'accompagne d'une rougeur diffuse en général peu vive, enfin on peut dans certains cas surtout dans les grandes articulations, percevoir une fluctuation assez nette. D'autres foyers de suppuration se rencontrent dans les *méninges* et dans les *plèvres*.

Les *infarctus pulmonaires* se traduisent par une vive dyspnée, la toux est pénible, suivie d'expectoration blanchâtre, mousseuse, analogue à du blanc d'œuf battu, ou quelquefois striée de sang; dans ce cas on trouve à l'auscultation les signes d'une bronchite des petits rameaux, ou de la congestion pulmonaire; on pourra relever encore des plaques de râles fins disséminés aux bases, une légère diminution de la sonorité et même, un véritable souffle bronchique. Dans quelques cas on a noté des *foyers broncho-pneumoniques* avec sphacèle, ou avec abcès.

En même temps qu'on observe des infarctus multiples vers les organes viscéraux, on peut voir simultanément une autre série d'accidents liés à la présence d'*embolies artérielles.* Ellis (1877) a vu ces embolies siéger dans les *artères de la jambe* gauche et Fenwick, la même année, les a rencontrées dans l'*artère axillaire.* Carrié a rapporté le cas d'une jeune fille de quatorze ans atteinte d'endocardite infectante, chez laquelle survinrent à la fois des infarctus de la rate, des reins, et une embolie de l'*artère radiale* droite ; Esquerdo signala le cas curieux d'un sujet frappé à la fois d'embolie dans l'*artère cérébrale moyenne*, dans les *artères axillaire et poplitée.* Bouchut, à l'autopsie d'une fillette de huit ans, morte aphasique, trouva une embolie de la *sylvienne gauche* et un caillot à la bifurcation de l'aorte abdominale. L'embolie *mésentérique*, produit dans l'intestin grêle des ulcérations qui ont une certaine analogie avec celles de la fièvre typhoïde, mais en diffèrent par leur siège, qui n'a aucun rapport avec les follicules glandulaires intestinaux et n'est point systématiquement localisé vers le voisinage de la valvule de Bauhin, par l'aspect des bords de l'ulcération, qui sont vascularisés, rougeâtres et non taillés à pic, enfin par la présence de petites hémorragies interstitielles. Ces ulcérations sont la cause fréquente de diarrhées profuses et fétides qui peuvent être teintées de sang ou se transformer en véritable melæna.

Les embolies migratrices peuvent encore s'arrêter dans l'épaisseur de la *peau*, et certaines éruptions érythémateuses, de même que des taches de purpura, ont pour origine de petites embolies capillaires dans les ramuscules cutanés.

On comprend de suite la gravité de semblables accidents : lorsque l'embolus est assez volumineux pour obturer complètement l'artère principale d'un membre, et qu'une circulation collatérale est insuffisante à rétablir le cours du sang, on observe d'abord la suppression des battements artériels, le refroidissement du membre, des sensations douloureuses aux extrémités : fourmillements, piqûres, puis de l'insensibilité complète, de la parésie motrice, de la cyanose et de la gangrène sèche. La plupart de ces symptômes se retrouvaient dans un cas d'*embolie de l'aorte* (Potain, E. Barié, 1879) observé à l'hôpital Necker chez une femme de trente ans atteinte d'endocardite infectante d'origine puerpérale : elle fut frappée de paraplégie et en quelques jours, on vit survenir au niveau du talon et des orteils des phlyctènes noirâtres suivies de plaques de sphacèle. A la suite d'embolies intéressant sans doute le *système artériel* de la *bouche*, Eichhorst observa de la gangrène de la luette et des régions de voisinage.

Enfin les artères des *organes des sens* peuvent être également intéressées : des troubles oculaires avec cécité subite ont été la conséquence d'*embolies de l'artère ophtalmique* (de Graefe, Liebreicht) lesquelles dans d'autres circonstances furent suivies d'ophtalmie purulente à marche rapide (Gayet, 1894). Dans d'autres cas, on a vu la gangrène de la rétine survenir à la suite d'*embolies rétiniennes* (Kahter et Litten, Osler, 1909). Enfin Falconer[1] a insisté sur l'importance de la névrite

1. Falconer, *Quarterly journ. of med.*, janvier 1910.

optique et des hémorragies rétiniennes dans le diagnostic de l'endocardite maligne.

Ces embolies, quoique rencontrées presque toujours chez l'adulte, ont été trouvées quelquefois chez les *enfants* (WEISS, GRANCHER, BOUCHUT, TASSARD, etc.). Barbier (1900) a observé une embolie cérébrale avec aphasie chez une fillette de onze ans, consécutive à une endocardite végétante au déclin d'origine rhumatismale ; Guinon et G. Simon[1] ont rencontré un cas analogue chez un enfant de dix ans, et nous venons de dire que Bouchut antérieurement avait noté un fait presque semblable.

Enfin des *hémorragies* ne sont point rares à cette période ; les unes sont liées à la présence des infarctus, des embolies capillaires viscérales ou cutanées, les autres sont la conséquence de l'altération profonde que subit le liquide sanguin sous l'influence de l'empoisonnement par les germes infectieux et par les toxines. La plus fréquente de ces hémorragies est l'*épistaxis*, viennent ensuite le *melæna*, l'*hématurie*, le *purpura cutané* et plus rarement l'*apoplexie pulmonaire*.

Alors qu'*au point de vue bactériologique*, les *infections pneumococciques* répondent de préférence à la forme typhoïde, la forme pyohémique au contraire appartient de préférence aux *streptocoques* et aux *staphylocoques* (JACCOUD).

Suivant la *marche* que prend l'affection on peut distinguer dans les endocardites infectieuses malignes, deux groupes distincts : dans le premier, la maladie affecte une *évolution rapide;* dans le second, une *marche lente et prolongée*.

Dans le premier groupe il faut faire rentrer les formes *typhoïde* et *pyohémique*, décrites précédemment et qui constituent les formes les plus habituelles de la maladie. Mais à côtés d'elles, il est d'autres formes cliniques intéressantes, quoique plus rares; comme les précédentes les unes offrent une évolution rapide, les autres une marche lente.

C. *Autres formes cliniques.* 1° FORME RAPIDE. — Dans certains cas, la prédominance des *accidents cérébro-spinaux*, ou encore de *troubles cardiaques graves*, a permis à quelques auteurs de décrire une *forme méningitique* et une *forme cardiaque* de l'endocardite maligne.

*a*. Dans la *forme méningitique*, proposée par Osler qui en observa trois cas, le tableau clinique ressemble à s'y méprendre à celui de la *méningite cérébro-spinale*. Les malades se plaignaient d'une céphalalgie gravative très douloureuse, et d'une rachialgie violente, accompagnées de raideur de la nuque, de délire, de strabisme, de vomissements répétés, de crampes, de contractures, de fourmillements dans les membres, d'hypéresthésie et de mouvements convulsifs. La mort survint au milieu de ces phénomènes d'excitation ou dans un état de coma absolu.

Dans le plus grand nombre de ces faits, comme ceux de Homolle[2], de Habershon, etc., on trouva des *exsudats purulents* sur les *méninges cérébro-spinales ;* dans d'autres, un foyer de *myélite aiguë* (THIROLOIX et

1. GUINON et G. SIMON, *Soc. de pédiatrie*, avril 1908.
2. HOMOLLE, *Soc. anat.*, Paris, 1875.

ROSENTHAL, 1897). Dans certains cas où l'endocardite relevait d'une infection pneumococcique (NETTER, WEICHSELBAUM), on retrouva le pneumocoque dans les exsudats méningés; on y a rencontré également des diplocoques (G. LION).

On peut se demander dans tous ces cas, si l'infection causale n'a pas frappé en même temps le cœur et le système nerveux cérébro-spinal, plutôt que de rattacher la méningite à l'endocardite.

*b.* La *forme cardiaque* est constituée par des troubles du côté du cœur de la plus haute gravité accompagnés d'un état fébrile intense et de signes généraux d'infection profonde de l'économie. On note des douleurs précordiales, des palpitations, des perturbations dans le rythme cardiaque et une dyspnée angoissante. Cette forme est assez rare; Heineman [1] en a signalé un cas très curieux chez un jeune garçon de quatorze ans; à l'auscultation on n'avait jamais rien trouvé d'anormal du côté du cœur.

Quelle que soit d'ailleurs la prédominance de leurs symptômes, ce qui caractérise principalement l'évolution des formes que nous venons de décrire, c'est la *rapidité* de leur *évolution;* elles constituent, à ce point de vue, ce qu'on doit appeler les *formes rapides* de l'endocardite maligne.

2° FORMES LENTES ET PROLONGÉES. — En regard de ces formes à évolution rapide, Jaccoud, et après lui Ebstein [2] puis Osler [3] ont décrit des endocardites malignes à marche lente, prolongée, dont la *durée* a été de six, huix, dix, douze, seize semaines et même davantage; cette évolution lente a été rencontrée surtout dans la forme clinique dite typhoïde.

Frank Billings [4] a rapporté quatorze cas *d'endocardite infectante chronique*, dont l'un eut une durée de deux ans; on trouva onze fois le pneumocoque pur, trois fois le streptocoque. L'origine de l'infection fut variable suivant les cas : pneumonie, grippe, angine, abcès dentaire. Dans un cas les lésions occupaient les sigmoïdes pulmonaires.

Dans ce groupe des *endocardites malignes à forme prolongée*, Jaccoud considère trois variétés ou formes cliniques très différentes :

1° *forme fébrile ;* 2° *forme apyrétique ;* 3° *forme* à *poussées successives*.

*a.* La *forme lente fébrile* est caractérisée par des accès fébriles à retour périodique, avec frisson initial, chaleur et transpiration abondante avec ou sans éruption de miliaire. Les frissons peuvent revenir tantôt avec le type quotidien, tantôt avec le type tierce. L'affection est presque toujours prise pour une *fièvre paludéenne*, d'où le nom d'*endocardite* à *forme intermittente*. Elle peut se prolonger un temps assez long après avoir présenté une accalmie de quelques jours, suivie de rechutes avec retour d'un nouveau frisson et d'un nouvel état fébrile. Si le paludisme semble ne pas devoir être admis, on pense alors à une *tuberculose*

1. HEINEMAN, *Med. Record.*, New-York, 1881.
2. EBSTEIN, *Deutsch. Arch. f. Klin. Med.*, Bd. LXIII, 1899.
3. W. OSLER, *The quarterly Journ. of Medic.*, janvier 1909.
4. FRANK BILLINGS, *Arch. of int. med.*, Chicago, novembre 1909.

*pulmonaire aiguë* jusqu'au jour où les symptômes cardiaques arrêtent le diagnostic définitivement vers le cœur. Eichhorst et plus récemment Leclerc [1] ont signalé plusieurs faits de ce genre.

*b*. Dans la *forme apyrétique*, le début est insidieux, difficile à préciser; ce qui domine c'est un état d'adynamie extrême : le malade devient pâle, anémique, il a le teint terreux; on note surtout vers la fin, de la diarrhée, des vertiges, de la tendance aux lipothymies et à la syncope, ainsi que des signes d'asystolie ou bien encore le malade succombe lentement dans le marasme sans avoir jamais présenté de fièvre dans le cours de son affection (Claude [2]).

*c*. Dans la *forme à poussées successives*, on observe des jours d'*apyrexie* avec état de santé parfaite en apparence suivis d'apparition brusque et rapide de *frissons* et de *fièvre* avec état typhoïde.

La *durée* de ces formes lentes dont le *pronostic* est *grave*, mais *non fatal*, est extrêmement variable et peut s'étendre bien au delà de celle des formes rapides; on les a vues persister cent et même cent cinquante jours (Jaccoud, Pineau [3]); 5 mois (Luzet et Ettlinger); 7 mois (Lenhartz [4]); 17 mois (Huchard); 2 ans (Frank Billings).

**Marche, durée, terminaisons.** — Quelle que soit la prédominance des accidents, typhoïdes ou pyémiques, l'*évolution* des endocardites malignes infectantes est *fatale dans l'immense majorité des cas*; mais au point de vue de la marche, la distinction établie par Jaccoud, en formes à *marche rapide* et formes à *marche lente*, est parfaitement justifiée.

Le plus souvent il est vrai, les accidents ne tardent guère à s'aggraver : les malades tombés dans une adynamie profonde sont dans un état de somnolence ou de stupeur perpétuelles quoique l'intelligence persiste souvent pendant fort longtemps; l'amaigrissement est considérable, la face grippée, le pouls est mou, petit, à peine perceptible, les bruits du cœur sont très affaiblis, parfois irréguliers, et il n'est pas rare alors de voir disparaître les bruits de souffle qu'on avait constatés pendant la période d'état. Les malades s'éteignent ainsi peu à peu, dans un *coma ultime*, ou quelquefois plongés dans une sorte d'algidité cholériforme succédant à une diarrhée incoercible (Trousseau).

Dans la *forme typhoïde*, la *durée* est généralement *plus longue*, et la mort survient parfois après une série de rechutes et de rémissions, au bout de deux, trois et même quatre semaines; exceptionnellement les malades ont pu vivre pendant sept semaines (Friedreich), neuf semaines (Pepper) et même au delà de dix semaines (Jaccoud). Dans un cas d'endocardite puerpérale de Luzet et Ettlinger (1891), la malade vécut pendant cinq mois. Toutefois il existe des cas à *marche* extraordinairement

1. Leclerc, Lesieur et Mouriquand, « L'endocard. infect. à évolut. lente », *Lyon médical*, janvier 1907.

2. Claude, *Soc. méd. des hôp.* Paris, 13 décembre 1901.

3. Pineau, « Variét. clin. et pathog. des endocard. infect. », *Th.*, Paris, 1893.

4. Lenhartz, *Munch. Med. Wochenschr.*, juillet 1901.

*rapide*. Eberth a rapporté le fait d'un homme qui, en quelques heures, présenta un ensemble typhoïde grave avec hyperthermie et attaque de coma ; la mort arriva le surlendemain et on constata à l'autopsie des ulcérations sur les sigmoïdes aortiques et des infarctus suppurés dans le cerveau.

Si les *accidents de pyémie* sont *dominants*, la vie ne se prolonge guère au delà de dix à douze jours.

La *mort* est la *terminaison habituelle des endocardites malignes ;* le plus souvent elle est le fait de l'intoxication profonde de l'économie, et le malade succombe dans l'adynamie et le coma ; dans d'autres circonstances, l'issue fatale est précipitée par une des complications qui peuvent éclater dans le cours de la maladie.

Dans les cas exceptionnels où la *guérison* est survenue (Sansom, Gilbert, Smith, Eichhorst) les malades sont restés porteurs d'une lésion valvulaire indélébile.

**Complications.** — *a*. La *pleurésie* qui complique les endocardites malignes n'est souvent décelée que par l'auscultation régulière du malade ; son début est obscur, par cela même elle risque de passer inaperçue. Dans la forme pyémique de même que dans le cours de l'endocardite d'origine puerpérale, elle peut consister en un épanchement purulent dont l'abondance nécessite quelquefois une intervention active. Ces pleurésies, dans un grand nombre de cas, doivent être considérées moins comme des complications de la maladie cardiaque, que comme l'expression locale vers la plèvre, du poison morbide qui a produit l'endocardite ; ce sont des *pleurésies infectieuses d'emblée*.

Dans quelques circonstances cependant, la pleurésie paraît bien être la complication de la maladie endocardique, par exemple lorsqu'elle survient à la suite d'un infarctus hémoptoïque dans le poumon.

*b*. La *broncho-pneumonie* se montre assez fréquemment dans les périodes ultimes de la maladie ; elle se manifeste par des plaques de râles sous-crépitants fins siégeant aux deux bases, le plus souvent avec souffle variable et submatité en zone diffuse ; chez certains malades ces signes coïncident avec ceux d'un catarrhe bronchique très accusé.

*c*. L'aorte participe quelquefois au processus ulcéreux qui a envahi l'endocarde, mais cette complication échappe au clinicien, car ainsi que l'a bien montré Leudet [1], l'*aortite* ulcéreuse donne naissance à des symptômes qui se rapprochent absolument de ceux des endocardites malignes à forme pyémique ; peut-être l'apparition subite d'accès douloureux de constriction, de pincement, de brûlure rétro-sternale avec irradiations le long de l'épaule, coïncidant avec de véritables crises de dyspnée, permettrait-elle de supposer que le processus a envahi l'aorte, surtout dans le cas où un signe stéthoscopique nouveau viendrait à se faire entendre au niveau du foyer des bruits aortiques.

1. Leudet, *Arch. gén. de médecine*, 1861.

*d.* La *myocardite* n'est pas à proprement parler une complication des endocardites septiques, car ces dernières n'existent guère sans que le muscle cardiaque soit intéressé plus ou moins; elle peut cependant aggraver le pronostic et précipiter la fin du malade en produisant une *rupture du cœur* ou une *perforation* des *parois* cavitaires (Keating [1]).

On a signalé encore des cas, rares d'ailleurs, de *parotidites suppurées* (Senhouse Kirkes).

Les *embolies*, qui sont quelquefois la cause de la mort des malades, sont moins des complications que des accidents habituels des endocardites malignes.

**Diagnostic.** — Le diagnostic de l'endocardite infectante maligne a été pendant longtemps, sans contredit, un des problèmes les plus délicats de la clinique médicale [2]. Cependant, depuis que l'affection mieux connue s'impose à l'attention de l'observateur mis en garde contre l'inattendu de son évolution, il est possible de porter le diagnostic au lit du malade. Le fait clinique qui domine toute l'histoire de l'endocardite septique est l'*état typhoïde* du sujet; or, si avec cet élément on constate la coïncidence de troubles cardiaques d'allure insolite, suivis de manifestations emboliques diverses, on a réuni un grand nombre de probabilités en faveur du diagnostic de l'affection. Mais les choses sont loin de se présenter toujours ainsi, et surtout dans les premiers temps de la maladie, on ne relève chez le patient qu'un état adynamique extrême sans manifestations nettes vers les grands appareils; tel était le cas d'un des malades observé par Cadilhac et Roger [3] qui fut regardé comme atteint de fièvre typhoïde et dont le diagnostic ne fut porté qu'à l'autopsie. D'ailleurs, cet état typhoïde ne constitue qu'un syndrome clinique propre à la plupart des typhus et des maladies infectieuses : il y a donc lieu, dans ce cas, de dresser un tableau différentiel entre la plupart des affections typhoïdes, pour arriver par un travail d'élimination, à asseoir définitivement le diagnostic de l'endocardite maligne. Ce procédé est le plus sûr pour préserver le clinicien des nombreuses causes d'erreur de diagnostic, si facile à commettre en pareil cas.

Pour appliquer cette méthode, on doit encore et avant toute discussion, tenir compte non seulement des commémoratifs, mais aussi des conditions d'*âge* et de *sexe*, car les éléments du diagnostic différentiel varient notablement s'il s'agit d'un adulte, homme ou femme, d'un vieillard ou d'un enfant.

1. Lorsque le malade est un *adulte* présentant un état typhoïde nettement caractérisé, la première affection qu'on sera porté à confondre avec l'endocardite maligne, c'est la *fièvre typhoïde*.

*a.* Outre sa fréquence très grande, on relèvera en faveur de la *fièvre*

1. Keating, *Med. and. Surg. Rep.*, 1878.

2. E. Barié, art. *Endocardite* (*Dict. encyclop. des Sciences médicales*), 1re série, t. XXXIV, 1887, p. 439.

3. Cadilhac et Roger, *Soc. scienc. méd.* Montpellier, 22 mars 1907.

*typhoïde*, d'abord l'âge du malade souvent adolescent et nouvellement acclimaté ; on notera la fréquence des épistaxis, de la diarrhée ocreuse spontanée du début avec présence du bacille d'Eberth dans les selles, puis le ballonnement du ventre, ainsi que la douleur dans la fosse iliaque droite qu'on n'observe pas dans l'endocardite infectante, même si la diarrhée survient au commencement de la maladie. Bientôt on relève l'apparition d'une éruption rubéolique lenticulaire, qui ne manque pas dans la dothiénentérie, et qui est absolument exceptionnelle dans l'endocardite. D'ailleurs, nous avons indiqué déjà les caractères différentiels donnés par Fraentzel aux éruptions rubéoliques de la fièvre typhoïde, et à celles de l'endocardite maligne. A vrai dire, dans cette dernière, on observe plutôt des éruptions à type érythémateux ou scarlatiniforme, ce qui accentue encore les divergences cliniques des deux affections, qui vont s'éloigner de plus en plus l'une de l'autre, si l'on compare la marche caractéristique de la température de la dothiénentérie (fièvre continue avec grandes oscillations dans la période d'état, etc.) avec le tracé thermique irrégulier de l'affection cardiaque. L'augmentation de volume de la rate et la présence de l'albumine dans les urines ne sauraient servir d'éléments de diagnostic différentiel, car ce sont deux phénomènes qu'on rencontre dans la plupart des maladies infectieuses ; on pourra invoquer encore en faveur de la dothiénentérie l'existence d'un foyer épidémique régnant, ou même, pour quelques cas bien déterminés l'influence d'une contagion possible ; ce sont là autant de facteurs importants qu'on ne trouvera pas dans l'endocardite maligne. De plus, l'auscultation du cœur fournira un dernier élément de diagnostic en montrant dans le cas d'endocardite, l'existence d'une cardiopathie manifeste. Ce dernier phénomène peut manquer il est vrai, mais même en pareil cas, il ne saurait à lui seul infirmer le diagnostic d'endocardite maligne lorsque celui-ci est appuyé des considérations que nous venons de faire valoir. Enfin, lorsque malgré tout le diagnostic reste hésitant, on devra recourir au *séro-diagnostic* de Widal, dont la réaction positive tranchera la question en faveur de la fièvre typhoïde.

*b*. La *tuberculose miliaire aiguë* à forme typhoïde est plus difficile à distinguer, surtout au début, à cause du peu de netteté de ses symptômes. La fièvre est intense, mais sans marche définie, la courbe thermique est irrégulière et présente souvent des rémissions vespérales qui constituent ce que l'on appelle le *type inverse*. En général, les troubles abdominaux sont nuls ou à peine ébauchés dans la phtisie aiguë ; par contre, on relève des accidents thoraciques importants : de la toux et principalement une dyspnée extrême sans rapport avec les signes stéthoscopiques souvent peu nets, mais quelquefois — quoique bien rarement — prédominants aux sommets. Dans quelques circonstances on constate en même temps l'apparition de frottements pleuraux à la partie supérieure des poumons et, le plus souvent le long de la paroi axillaire ; ou bien encore c'est une pleurésie avec épanchement peu abondant, d'abord unilatéral, puis double, avec alternative d'augmentation et de diminution.

Les accidents thoraciques qu'on rencontre dans l'endocardite sont tout autres : ils consistent surtout en phénomènes de catarrhe bronchique ou de congestion pulmonaire vers les bases des poumons; quelquefois aussi on décèle la présence d'un infarctus hémoptoïque, mais alors il est fréquent de trouver la trace d'embolies vers d'autres organes, ce qui amène naturellement à ausculter le cœur où l'on découvre la présence de bruits de souffle décisifs pour le diagnostic. Il n'est pas enfin jusqu'aux prédispositions héréditaires, ou même la possibilité d'un élément contagieux puisé dans le milieu où vivait le malade, qu'on ne puisse invoquer, dans les cas douteux, en faveur de la granulie.

*c.* La *grippe grave à forme infectante*, est caractérisée surtout par un début souvent brusque ou tout au moins rapide, par une céphalalgie intense, des frissons répétés, par la fréquence de l'angine, du coryza et du catarrhe des premières voies respiratoires, par l'absence de signes sthéthoscopiques du côté du cœur, etc.

*d.* Les *ictères graves* peuvent être confondus avec l'endocardite maligne accompagnée d'ictère; cependant deux faits doivent être notés comme particulièrement propres aux ictères infectieux: le *sexe* du sujet, et les *conditions pathogéniques qui ont précédé les accidents morbides*. La femme présente des signes d'*ictère grave* plus souvent que l'homme, c'est dire que la grossesse a un rôle important dans l'étiologie de l'affection ; cette importance est si grande, que en dehors de l'état de gravidité, l'ictère grave n'est qu'un syndrome clinique venant terminer un grand nombre d'affections hépatiques toutes les fois que les éléments parenchymateux du viscère sont en voie de destruction ou de fonte granulo-graisseuse. Nous aurons donc à rechercher d'abord si le malade ne présente point les signes d'une cirrhose hypertrophique, d'une lithiase biliaire ou d'une intoxication par les agents minéraux. En se renfermant dans l'analyse étroite des symptômes on trouvera encore des éléments de diagnostic différentiel, non seulement par l'auscultation du cœur, qui à la rigueur peut être muette ou de peu d'importance dans l'endocardite, mais surtout dans la gravité particulière des accidents nerveux présentés par le malade, ainsi que dans la multiplicité des hémorragies qui forment autant de phénomènes de premier ordre en faveur des ictères malins. La jaunisse elle-même si intense dans ces derniers cas, est un phénomène contingent dans l'endocardite septique ; quand elle existe, elle est en général peu marquée, c'est plutôt un subictère qu'un ictère vrai. Enfin le foie est assez souvent augmenté de volume dans la période d'état des ictères graves, alors que l'hépatomégalie peut manquer dans le cours de la maladie cardiaque, surtout si elle est de date récente, à moins que la tuméfaction ne soit due à la présence d'un infarctus secondaire,

*e.* Lorsque les accidents de pyémie sont prédominants, l'endocardite infectante a la plus grande analogie avec l'*infection purulente traumatique* ou *puerpérale*. Les frissons répétés, les sueurs profuses, la fièvre intense, les douleurs viscérales et même les collections purulentes articulaires, s'observent dans le premier cas de même que dans l'endocardite à forme pyémique, et la distinction est particulièrement difficile à établir lorsqu'il s'agit de ces endocardites malignes que nous avons vues se produire après certains traumatismes ; nul doute en pareil cas qu'il ne s'agisse d'une seule et même maladie, c'est-à-dire d'une infection totale de l'organisme dans laquelle les accidents cardiaques ont pris une importance inaccoutumée, peut-être par un état de prédisposition spéciale au sujet.

Quand la maladie survient peu de temps après l'accouchement, elle peut être confondue avec toutes les *infections puerpérales*, et en particulier la *péritonite;* dans ce dernier cas, le météorisme et la sensibilité extrême de l'abdomen, les vomissements répétés, la petitesse du pouls, le faciès plombé et l'aspect particulier de souffrance de la malade, indiquent suffisamment que le péritoine est particulièrement intéressé.

*f*. Dans quelques circonstances, nous avons vu que les endocardites malignes pouvaient se manifester par des accidents nerveux complexes ressemblant, à s'y méprendre, à ceux de la *méningite cérébro-spinale*. Lorsque l'auscultation du cœur ne fournit aucun signe, le diagnostic différentiel s'établit par la présence de quelques signes importants : céphalalgie intense, raideur de la nuque, phénomènes pupillaires, signe de Kernig, vomissements, constipation tenace, etc., et surtout par l'examen bactérioscopique du liquide céphalo-rachidien — après ponction lombaire — décélant, dans le cas de méningite, la présence du méningocoque de Weichselbaum. D'ailleurs l'endocardite et la méningite peuvent être simplement des localisations différentes de la même infection ayant agi sur deux appareils en même temps.

*g*. Dans les formes fébriles prolongées, il y aura lieu quelquefois de faire le diagnostic différentiel avec le *paludisme ;* ici les antécédents du malade les commémoratifs seront de première importance pour établir la distinction entre les deux maladies.

Nous bornerons là l'étude du diagnostic différentiel de l'endocardite maligne et des principaux états infectieux avec lesquels on pourrait la confondre chez l'adulte; ne pouvant passer en revue chacun de ces états, il nous suffira d'avoir indiqué ceux qui prêtent davantage à la confusion. Nous ajouterons seulement que dans les cas douteux, quelle que soit la forme clinique présentée par l'endocardite maligne, la production d'*infarctus viscéraux* ou d'*embolies artérielles* (André Petit) fournira un élément de la plus haute importance en faveur de l'endocardite.

2. Lorsque l'endocardite infectante se manifeste chez le *vieillard* et que les signes fournis par l'auscultation du cœur sont de trop peu de valeur pour aider au diagnostic, elle pourra être confondue principalement avec les états typhoïdes si souvent liés à l'*urinémie* résultant de quelque affection chronique vésico-prostatique, ou à certains cas de *lithiase biliaire* compliquée de cholécystite, qu'on remarque parfois chez les vieux calculeux.

3. Chez l'*enfant*, la maladie est rare, puisqu'on en a cité à peine une douzaine de cas. Toutefois il est bon d'être prévenu de la possibilité du fait ; dès le début, lorsque l'enfant présente seulement de la fièvre, de la

prostration ou plus souvent de l'agitation, on peut penser à l'apparition prochaine d'une *fièvre éruptive* ou d'une *méningite*, et c'est dans ce sens qu'il faut s'enquérir de la date exacte du début des accidents, et tenir grand compte de certains phénomènes, comme la présence de catarrhe des voies respiratoires supérieures et des épistaxis pour la rougeole, de l'angine pharyngée pour la scarlatine, des vomissements, de la céphalalgie et de la constipation pour la méningite.

L'*ostéo-myélite* pourra faire hésiter le diagnostic, à cause de la soudaineté et de la gravité des accidents vers les jointures : gonflement et douleurs pseudo-articulaires. Ce diagnostic est d'autant plus délicat que les accidents infectieux du côté du cœur peuvent succéder au phlegmon ostéo-périostique.

## B. — ENDOCARDITE CHRONIQUE

**Étiologie.** — *a.* Le plus souvent, elle est le *reliquat d'une endocardite aiguë* dont le début remonte parfois à une date fort éloignée ; mais il est des cas où l'on ne peut rattacher l'affection cardiaque à une des nombreuses causes que nous avons étudiées, et dans ce cas elle reconnaît pour origine une infection dont l'agent pathogène est encore mal déterminé ou même inconnu (endocardites cryptogéniques).

*b.* Cependant chez un certain nombre de malades, on a pu rattacher l'affection cardiaque, *chronique d'emblée* sans doute, au processus scléreux, à l'*artériosclérose*, et elle est alors accompagnée de manifestations multiples de cette dernière affection.

*c.* On a signalé encore d'autres conditions pathologiques susceptibles de provoquer *d'emblée* l'endocardite chronique, notamment l'*intoxication saturnine* (Duroziez, 1867). Mais cette influence pathogénique est encore discutable, et dans certains faits, le saturnisme paraît provoquer l'endocardite par l'intermédiaire de l'artériosclérose dont il est un des facteurs principaux. Il en est de même de l'*alcoolisme* qui accompagne fréquemment l'artériosclérose.

*d.* Si la *goutte* cardiaque intéresse surtout le myocarde, on a noté cependant quelques faits d'endocardite et de lésions valvulaires imputables à cette dyscrasie. Lobstein a signalé des plaques ossiformes d'urate de chaux et de soude dans l'épaisseur de la valvule mitrale et S. Edwards (1850) a vu un cas analogue. Lancereaux (1868) puis Coupland ont noté des faits d'endocardite goutteuse : dans 3 cas relevés par le premier de ces auteurs, deux fois les lésions siégeaient dans l'épaisseur de la mitrale, une fois elles occupaient les sigmoïdes aortiques.

*e.* Le *rhumatisme chronique déformant progressif* se complique parfois de cardiopathies organiques (Charcot, Trastour, Cornil, Barjon, E. Barié, 1901) ; par ordre de fréquence, on rencontre d'abord des lésions aortiques, puis celles de l'orifice mitral, enfin la péricardite et la myocardite. Ces cardiopathies sont parfois le résultat des poussées rhumatismales aiguës qui précèdent la polyarthrite chronique déformante ou surviennent pendant son évolution. Dans d'autres cas, elles procèdent directement de l'infection qui a causé le rhumatisme chronique déformant (CHARRIN, MAX SCHULLER).

*f.* Nous avons signalé antérieurement l'*endocardite tuberculeuse chronique* (POTAIN, P. TEISSIER, TRIPIER) caractérisée par une inflammation lente, sclérosante de l'endocarde, sous l'influence des toxines tuberculeuses charriées dans le sang, ou encore consécutive à une bacillose primitive subaiguë ayant donné lieu dans le passé, à des accidents fébriles infectieux, ou dans d'autres cas, ayant passé complètement inaperçue. La *tuberculose* est donc un facteur important dans l'étiologie de certaines endocardites chroniques ; les lésions qu'elle produit ont été signalées antérieurement. Cette étude sera complétée à propos du *rétrécissement mitral* et de la *tuberculose du cœur*.

*g.* L'influence du *diabète* serait démontrée d'après Lécorché [1], qui a pu réunir 14 cas d'endocardite, dont 10 chez des femmes, indemnes absolument de rhumatisme ou d'alcoolisme; elle siège presque toujours sur la valvule mitrale. Cette endocardite qui surviendrait surtout dans les formes aiguës ou subaiguës du diabète, mais à une période avancée de la maladie, présente une marche insidieuse et reste longtemps fruste. Dans ces cas, le sucre contenu dans le sang des diabétiques agirait à la façon d'une toxémie, amenant peu à peu un trouble de nutrition sans doute de nature inflammatoire.

*h.* La *maladie de Bright* se complique quelquefois d'endocardite chronique dont l'origine, de même que celle de l'affection rénale, remonte le plus souvent à une cause commune qui est l'artériosclérose (TALAMON et LÉCORCHÉ).

*i.* Sénac, Ricord, Virchow (1858), Lebert, Jullien, etc., ont cru pouvoir rattacher à la *syphilis* certaines altérations de l'endocarde. On a décrit des végétations en forme de condylomes sur les valvules (CORVISART), et dans un autre cas, une ulcération des sigmoïdes aortiques, capable de contenir un haricot, et provenant de la fonte d'une gomme syphilitique (OPPOLZER). Gallavardin et Chalvet ont publié un cas dans lequel on trouva des végétations sur les sigmoïdes aortiques dont la nature spécifique paraissait établie par la coexistence de lésions d'*aortite* et de *myocardite syphilitiques*. La question a encore besoin d'être étudiée ; rappelons cependant que les lésions aortiques proprement dites, d'origine syphilitique, sont admises par tous les auteurs.

**Anatomie pathologique.** — Les lésions qui caractérisent l'endocardite chronique ne sont que la transformation lente et progressive de celles qui constituent l'état aigu : elles sont constituées surtout par des *altérations scléreuses*, et par des *dégénérescences : cartilagineuse, calcaire, ossiforme* des lames valvulaires et de leurs annexes : cordages tendineux, etc. Ces altérations peuvent aussi s'établir chroniquement d'emblée, à la façon des lésions chroniques du système artériel, qui se développent pas

1. LÉCORCHÉ, *Arch. gén. de médecine*, 1882.

à pas, lentement, mais d'une façon continue, dans l'alcoolisme, le saturnisme chronique, ou plus simplement à l'âge sénile.

1° Les *lésions scléreuses* (HIPP. MARTIN) sont caractérisées par l'épaississement, l'induration des rebords valvulaires coïncidant plus ou moins avec des lésions végétantes : nodosités verruqueuses, masses mamelonnées, plus ou moins développées.

Les *valvules* ainsi altérées sont parfois soudées, adhérentes par leurs commissures et incapables désormais d'obturer complètement l'orifice auquel elles répondent. De plus, les *cordages tendineux*, envahis par le même travail scléreux, sont épaissis, rigides et subissent peu à peu un *raccourcissement* par rétraction inodulaire. Enfin les *anneaux fibreux* sont souvent épaissis, résistants, et souvent plus étroits.

La rétraction du tissu scléreux des valvules et des cordages, ainsi que les brides et les froncements dus aux adhérences réciproques des replis valvulaires, engendrent des modifications considérables du côté des orifices qui sont déformés, rétrécis, transformés en sorte d'entonnoir à bords rigides et inextensibles. Dès lors les valves ne peuvent plus s'affronter, il y a *rétrécissement orificiel* et *insuffisance valvulaire*.

2° Dans d'autres cas, les lésions sont surtout constituées par des *végétations* plus ou moins volumineuses, siégeant sur la face auriculaire des valvules mitrale et tricuspide et sur la face ventriculaire des sigmoïdes artérielles. Ces végétations peuvent former une masse unique, tomenteuse, ou siéger isolément en nombre et en volume variables. Elles sont dures, inégales, rugueuses, sessiles, d'aspect framboisé, ou muriforme, et peuvent ressembler à des papillomes, ou encore à de petits polypes lorsqu'elles sont pédiculées.

Elles peuvent subir une véritable *incrustation calcaire*, ou *ossiforme*.

Elles sont recouvertes parfois de *dépôts fibrineux* qui, détachés et entraînés par le torrent sanguin, vont former des embolies, suivant leur volume, dans les vaisseaux de premier ordre, ou dans les artérioles et les capillaires.

Enfin, ces altérations chroniques de l'endocarde valvulaire peuvent devenir le point d'appel pour les germes infectieux introduits dans l'économie par une voie quelconque (peau, muqueuses) et donner lieu ainsi à une *endocardite infectante maligne*, *secondaire* de la plus haute gravité.

**Symptomatologie.** — L'endocardite chronique étant constituée par des lésions indélébiles intéressant les orifices cardiaques et leur appareil valvulaire, son étude symptomatologique est variable et se confond nécessairement avec celle de chacune des lésions valvulaires en particulier.

## Endocardite pariétale

Nous avons vu que dans la grande majorité des cas, l'endocardite se localise sur l'appareil valvulaire : de là les noms de *cardivalvulite* ou d'*endocardite valvulaire* qu'avait proposés Bouillaud. Cependant l'endocardite peut encore se localiser sur les parois des cavités cardiaques, c'est l'*endocardite pariétale*, tantôt sous forme de plaque isolée, tantôt associée à la cardivalvulite [1].

L'*oreillette gauche* est un des sièges de prédilection de la lésion, Bouillaud (1841) en a rapporté trois cas dans lesquels la face interne de cette cavité était ridée, chagrinée, opaque, épaissie et « offrait l'aspect d'une membrane fibreuse » ; elle se détachait difficilement de la couche musculeuse sous-jacente. Cornil (1874) a vu sur l'endocarde de l'oreillette gauche de petites végétations verruqueuses et un grand nombre de villosités denses, effilées, et plus récemment Claude et Levaditi [2], Milian et Haerenschmidt [3] ont rapporté de nouveaux cas d'endocardite pariétale siégeant dans l'oreillette gauche. Steffen a vu l'endocardite se montrer au niveau des parois du ventricule gauche et déterminer une asthénie musculaire suivie de dilatation temporaire du ventricule et d'une insuffisance mitrale fonctionnelle. Plus tard Brément [4] a vu l'endocardite miliaire tuberculeuse occuper l'endocarde pariétal ; Vermorel avait montré déjà que les granulations tuberculeuses peuvent se rencontrer sur l'endocarde extra-valvulaire des ventricules et des oreillettes.

Enfin dans la diphtérie maligne, Marfan, Deguy et Weill ont vu des thromboses se produire au niveau de la pointe, tantôt dans le ventricule gauche, tantôt dans le ventricule droit, au niveau de plaques d'endocardite pariétale apexienne. Les *muscles papillaires* peuvent être également le siège de petites plaques nacrées d'endocardite pariétale. Celle-ci se retrouve encore accompagnant les *végétations globuleuses* décrites par Laënnec : au-dessous de celles-ci en effet, l'endocarde est épaissi, enflammé et adhère intimement à ces végétations auxquelles il sert de point d'insertion. De même dans tous les cas où l'on rencontre sur le myocarde des foyers de *sclérose* (myocardite interstitielle chronique, cardiosclérose) on trouve dans la région sous-jacente des plaques nacrées, fibroïdes d'endocardite pariétale (LETULLE).

Celle-ci a été notée encore dans d'autres conditions : on l'a rencontrée sur la face interne de l'infundibulum du *ventricule droit*, dans sa moitié externe (TALAMON, 1879).

L'endocardite pariétale se retrouve encore dans cette altération curieuse décrite sous le nom de *rétrécissement sous-aortique* (NORMAN CHEVERS, VULPIAN) (voir *Rétrécissement aortique*) causée par une véritable *endo-myocardite* probablement d'origine fœtale, ainsi que dans le *rétrécissement préartériel* ou infundibulaire de l'*artère pulmonaire* (DITTRICH, 1849, JACCOUD, E. BARIÉ, 1895). Dans ces derniers faits, il y a au début endocardite pariétale du ventricule droit, localisée au niveau de l'infundibulum avec propagation inflammatoire à la couche sous-jacente du myocarde. Dans ce cas, l'endocarde de couleur grisâtre, opaline, présente des tractus

1. E. BARIÉ, « L'endocardite pariétale », *Presse médicale*, 6 décembre 1899.
2. CLAUDE et LEVADITI, *Soc. anat.*, Paris, novembre 1898.
3. MILIAN et HAERENSCHMIDT, *Soc. anat.*, Paris, juin 1890.
4. BRÉMENT, *Th.* Paris, 1900.

*la maladie cardiaque ?* C'est là un point qui a exercé la sagacité des cliniciens, justement convaincus de la faiblesse de nos moyens dès que analogues à du tissu de cicatrice ; au-dessous le myocarde est pâle, scléreux, dur à la coupe.

Enfin on sait que les *anévrysmes partiels du cœur* sont dus le plus souvent à une *endo-myocardite pariétale chronique*, sorte de tissu de cicatrice d'un foyer de *myomalacie* par oblitération plus ou moins complète des artères coronaires sous l'influence de l'artériosclérose (WICKHAM LEGG, LEYDEN, NICOLLE).

Tous ces groupes forment ce qu'on peut appeler l'endocardite pariétale, simple, bénigne ; tantôt *isolée*, ou le plus souvent *associée* à la *myocardite sous-jacente* et dans quelques cas même à de la *péricardite localisée*.

Dans des cas plus rares, on a rencontré l'*endocardite pariétale ulcéreuse infectante*. Elle a été trouvée sur la paroi ventriculaire (HERZFELDER, 1860, MACKENZIE, 1861), sur la paroi auriculaire (LÉPINE, 1869) et le travail ulcéreux donne naissance à un *anévrysme partiel aigu* du cœur. Dans le cas de Bret et Roubier[1] une endocardite pariétale subaigüe du ventricule gauche coïncidait avec un anévrysme de la base de ce ventricule. Dans d'autres circonstances, l'endocardite pariétale ulcéreuse peut être suivie de rupture des *cordages tendineux* ou des *piliers charnus* du cœur, de l'ulcération et de la perforation de la fosse ovale, et plus fréquemment encore d'une *perforation* de la *cloison interventriculaire*, ou même de l'origine de l'aorte (BOUILLAUD).

Le *septum interventriculaire* peut être le siège de l'endocardite : chez un enfant de 5 ans et demi Letulle a vu les granulations miliaires occuper cette région. Celle-ci dans un cas de Péron (1896) était le lieu d'élection d'une endocardite infectante maligne ; c'est ainsi que s'établit une *perforation de la cloison interventriculaire*. Celle-ci peut se produire sur toute l'étendue du septum, mais elle se fait presque toujours à la *partie supérieure* de cette cloison, dépourvue de fibres musculaires, et formée par l'adossement des endocardes gauche et droit. Cette perforation dont H. Ch. Fournier[2] a réuni 8 cas (1884) obstruée plus ou moins par des caillots, est de grandeur variable, et présente des bords sinueux, dentelés, inégaux, recouverts de petites masses végétantes ulcérées. Elle se distingue par ces caractères des perforations congénitales dont les bords sont nets, minces, lisses et transparents.

Comme on le voit, l'*étude anatomique* de l'endocardite pariétale est assez bien fixée, malheureusement son *histoire clinique* reste encore à faire tout entière.

**Traitement.** — A. *Endocardites infectieuses bénignes.* — 1° TRAITEMENT PROPHYLACTIQUE. — Lorsqu'on se trouve en présence d'un malade atteint d'une de ces nombreuses affections qui ont une si fâcheuse influence pathogénique sur l'endocardite, est-il possible d'aller au-devant des accidents qui menacent le patient et d'*empêcher le développement de*

1. BRET et ROUBIER, *Arch. des malad. du cœur*, septembre 1910, p. 545.
2. H. CH. FOURNIER, « Des perforat. de la cloison interventricul., etc. » *Th.* Paris 1884.

l'endocardite est constituée. Pour arriver à ce but, chez les rhumatisants par exemple, qui forment la grande majorité des sujets exposés à l'endocardite, Jaccoud (1862) et Gerhardt ont insisté sur l'emploi de la *médication alcaline* dont les propriétés antiplastiques s'opposeraient à l'organisation des produits et à la formation des coagulations intra-cavitaires; Herbert Davies (1864), toujours dans le même but prophylactique, préfère le traitement externe par les topiques, et propose de couvrir les articulations malades de larges *vésicatoires*, de façon à produire une dérivation énergique du processus phlegmasique. Cette médication a été recommandée depuis à plusieurs reprises par Richard Caton (1899).

Jaccoud a préconisé le tartre stibié à l'intérieur; mais cette médication dépressive ne trouve guère d'indication. La plupart des auteurs, depuis les travaux de Stricker, de Senator, acceptent que le *salicylate de soude* est le véritable traitement préventif de l'inflammation de l'endocarde, et Potain a vivement insisté sur la médication salicylée comme traitement prophylactique de l'endocardite rhumatismale.

On s'adressera donc au salicylate de soude, et même après la cessation de la période fébrile et douloureuse, on en continuera l'usage à dose faible, pendant huit à dix jours encore, et toujours dans un but de prophylaxie cardiaque.

Ferreira (de Lisbonne) [1] a proposé dans le même but la pratique des *abcès de fixation*, d'après la méthode de Fochier, qui détournerait l'infection endocardique. Pour cela, dès que le rhumatisme est déclaré, il injecte à la face externe de la cuisse, 1 centimètre cube *d'essence de térébenthine*, et dans les formes intenses hyperthermiques, 1 centimètre cube dans chaque cuisse. Si malgré la première injection l'éréthisme cardiaque s'esquisse nettement l'auteur pratique une seconde injection de 1 centimètre cube. Plus la douleur provoquée par l'évolution de l'abcès de fixation est intense et mieux la réaction de défense se dessine; cependant pour calmer la douleur trop vive, Ferreira conseille les badigeonnages sur la région douloureuse avec un mélange de 1 gramme de menthol pour 50 grammes d'huile d'amandes douces.

L'abcès de fixation n'exclut pas d'ailleurs la médication salicylée, au contraire il marche de pair avec elle.

Quoi qu'il en soit, cette méthode de traitement n'est point, jusqu'ici, entrée dans la pratique courante, et nous nous bornons, pour l'instant, à la signaler simplement sans prendre parti.

2° Traitement curatif. — Lorsque la maladie est constituée, il faut agir dès le début même, et avec énergie; les moyens thérapeutiques comprennent alors des topiques locaux, et un traitement général [2].

1. J. Ferreira (de Lisbonne), *Presse médicale*, 14 mars 1908. — Voir Arnozan et Carles, *Congrès internat.*, Budapest, 1910, et J. Carles, « Les abcès de fixat. », *Th.*, Bordeaux 1902.

2. Nous ne ferons que résumer ici les points principaux du *traitement de l'endocardite*, que nous avons déjà plus complètement exposés ailleurs (Voir *Traité de thérapeut. appliquée*, fasc. X, p. 226. Paris, 1897. Voir encore «Prophylaxie de l'endocardite rhumatismale», *Presse médicale*, 1900.

1° *Topiques locaux.* — Les antiphlogistiques ont été recommandés vivement par Bouillaud. « Plus encore que la péricardite, dit-il, l'endocardite réclame impérieusement le prompt et puissant secours des émissions sanguines... Toutefois le nombre et la date des émissions sanguines générales et locales seront déterminés par l'intensité de la maladie, la force et l'âge des sujets. » Cette méthode des *saignées* abondantes et répétées a été abandonnée par la plupart des cliniciens, car, si chez quelques sujets vigoureux et pléthoriques ayant une fièvre intense avec éréthisme cardiaque considérable, une phlébotomie peut être suivie d'une rémission notable, le plus souvent la saignée ne fait qu'exagérer l'anémie, déjà si profonde dans le rhumatisme.

L'usage des *ventouses scarifiées* au niveau de la région précordiale a remplacé la saignée ; elles diminuent la fluxion cardiaque, sans doute par la dérivation locale et la perturbation nerveuse qu'elles produisent.

Gendrin (1842) a proposé d'appliquer sur la région du cœur un *sac de glace* et de l'y laisser en permanence durant plusieurs jours. D'après lui, l'effet de ce topique est de diminuer immédiatement les douleurs locales, de calmer le tumulte des battements cardiaques et l'anxiété du malade ; de plus, il réprime la violence de la fièvre, et abaisse la fréquence du pouls. A ces résultats, Silva, qui plus tard a étudié de nouveau l'action de la glace sur la région précordiale, ajoute qu'elle provoque une impulsion cardiaque plus énergique et une action diurétique très notable. Cette intervention peut rendre de signalés services, mais il faudra en surveiller l'application de très près, car l'emploi, en permanence, du froid excessif dans le cours d'un rhumatisme polyarticulaire aigu n'est pas toujours sans danger.

Les *vésicatoires* sont d'un emploi plus commode et plus généralisé : on peut les appliquer sur la région précordiale, avec les *précautions antiseptiques* nécessaires, après les avoir fait précéder d'une série de ventouses scarifiées, surtout dans les formes fébriles à allure franchement phlegmasique ; parfois ils sont prescrits d'emblée, dans les formes subaiguës par exemple. Ces vésicatoires peuvent être renouvelés plusieurs fois. Bouillaud a proposé, en remplacement du pansement ordinaire, l'usage de la *poudre de feuilles de digitale* à la dose de 0gr,30 à 0gr,40, avec laquelle on recouvre la plaie produite par l'emplâtre vésicant : c'est un procédé justement tombé dans l'oubli.

Enfin, dans les formes subaiguës, on pourra se contenter de plusieurs applications de *pointes de feu*, et plus tard, la révulsion cutanée sera entretenue par des badigeonnages répétés de *teinture d'iode*.

Quelques auteurs ont préconisé les larges *frictions au-devant du cœur*, avec la teinture alcoolique de digitale ; ce mode de traitement paraît sans valeur.

*En résumé*, c'est aux agents de révulsion énergique : ventouses scarifiées, vésicatoires volants, pointes de feu, badigeonnages iodés, qu'on recourra dans le traitement local de l'endocardite aiguë.

2° *Traitement général.* — La *nature de l'endocardite* n'a fourni jusqu'ici que peu d'indications à la thérapeutique; ce qu'on doit dire cependant, c'est que dans le traitement de l'endocardite aiguë ou subaiguë de nature rhumatismale, la plus fréquente de toutes, l'emploi immédiat du *salicylate de soude* s'impose au clinicien ; d'emblée on prescrira une dose quotidienne de 4 à 5 grammes, et plus encore s'il s'agit de la forme franchement aiguë. Jaccoud (1896), s'appuyant sur son expérience personnelle et sur des statistiques empruntées à Donald Hood (1881), à Coupland, à G. Smith, à Badt, etc., s'est élevé contre cette manière de faire et a déclaré que le salicylate de soude n'exerce d'action thérapeutique efficace qu'à l'égard des manifestations articulaires du rhumatisme aigu, mais n'en produit aucune sur les complications viscérales, précoces ou tardives qui peuvent survenir pendant le cours de la maladie. Malgré cette assertion, qui était également celle de G. Sée, il semble que l'emploi du salicylate ait donné des résultats appréciables entre les mains d'un grand nombre de cliniciens. Nous nous croyons donc autorisé à en recommander l'emploi, non seulement dès le début de l'endocardite, mais encore à une période plus tardive ; c'est d'ailleurs l'opinion du prof. Potain : « C'est à mon avis un devoir, dit-il, quand chez un rhumatisant les signes de l'endocardite survivent aux manifestations articulaires, de continuer l'emploi du médicament (salicylate de soude) jusqu'à ce que le retour des bruits à l'état absolument normal indique une résolution complète des altérations valvulaires, ou jusqu'à ce qu'on ait acquis la triste conviction que la lésion organique définitivement constituée, est désormais hors des atteintes du remède. »

A la période subaiguë, et après l'emploi du salicylate de soude, on devra recourir à la *médication iodurée :* on donnera chaque jour, l'*iodure de potassium* ou de *sodium*, ce dernier mieux toléré, à la dose de 0gr,50 à 0gr,75 en deux fois, et la médication sera poursuivie pendant plusieurs semaines; on y ajoute quelquefois une petite dose d'*arséniate de soude* (0gr,002 à 0gr,005), pris pendant le même laps de temps ou après avoir supprimé l'iodure.

Jaccoud, qui s'élève contre l'emploi du salicylate de soude, conseille de le remplacer par le *tartre stibié* à la dose quotidienne de 0gr40 chez l'homme adulte, et seulement de 0gr.30 chez la femme, pris par cuillerées à bouche toutes les deux heures. Le traitement est suivi durant trois jours environ, en observant un intervalle de repos de vingt-quatre heures entre chaque jour de médication stibiée. Dès la deuxième ou la troisième potion, Jaccoud a noté une diminution et même la disparition des signes stéthoscopiques. Ce traitement, qui aurait pour but d'atténuer la formation des dépôts plastiques valvulaires et d'en préparer la résorption ultérieure, pourrait convenir peut-être aux individus très vigoureux, ayant des manifestations fébriles intenses; il trouve bien rarement son application.

Les *préparations mercurielles*, et spécialement le calomel à doses fractionnées, vantées par Hope, Stokes et Graves, n'ont donné que des résultats douteux; leur emploi n'est d'ailleurs pas sans danger.

Lorsque la température est élevée de par le fait de l'endocardite, ce qui est rare d'ailleurs, et lorsque surtout en plus de la fièvre on observe que les battements du cœur sont tumultueux, inégaux, et qu'il y a menace de stase circulatoire et abaissement notable de la tension artérielle, c'est à la *digitale* qu'il faut recourir. Elle modère l'éréthisme du cœur, en régularise et en ralentit les contractions et s'oppose à la dilatation aiguë du cœur.

La forme et les doses du médicament sont un peu variables suivant les auteurs. Quelques-uns prescrivent la teinture alcoolique, d'autres s'adressent de préférence à l'*infusion* ou à la *macération de feuilles*, qu'ils regardent comme plus actives; c'est à ces deux derniers modes de préparation que l'on recourra de préférence. Quant à la dose, on a prescrit depuis $0^{gr},20$ jusqu'à $0^{gr},60$ et même 1 gramme de feuilles. Il est absolument inutile de recourir à de pareilles doses, qu'on n'emploierait pas d'ailleurs sans provoquer des accidents d'intolérance. La meilleure manière me semble être la suivante : prescrire de $0^{gr},30$ à $0^{gr},40$ de feuilles à faire infuser ou mieux macérer dans 120 à 150 grammes d'eau froide, puis édulcorer avec 25 à 30 grammes d'un sirop diurétique tel que celui des cinq racines, ou encore celui d'uva ursi; le tout est pris en quatre fois dans les douze heures. Sous l'influence de cette médication dont les effets ne se manifestent que vingt-quatre à quarante-huit heures après son ingestion, on note un ralentissement manifeste du pouls, une diminution notable de l'éréthisme des battements du cœur. Toutefois, à cause du pouvoir accumulatif de la digitale, cette médication ne peut être prescrite que pendant quelques jours seulement (trois à six en moyenne) sous peine de voir survenir des nausées, des vomissements, signes d'intolérance digitalique.

La saveur âcre de la digitale et surtout l'instabilité si fréquente des infusions ou des macérations de feuilles engagent à leur substituer la *digitaline*; on prescrira de préférence la *solution alcoolique au millième de digitaline cristallisée*, de Nativelle, à doses faibles; par exemple 10 gouttes par jour durant trois à quatre jours, prises dans un quart de verre d'eau, le matin à jeun de préférence; s'il est nécessaire, après quelques jours de cessation, on reviendra à la même médication soit à la même dose, soit à dose moitié moindre, suivant l'effet obtenu la première fois. Enfin on pourra prescrire aussi comme succédané de la digitale et après elle : le *strophantus*, à la dose de 1 à 3 milligrammes d'*extrait* par jour.

Dans d'autres circonstances, le *sulfate* ou mieux le *chlorhydrate* de *quinine* est d'un bon effet. Son action se résume en un ralentissement parfois appréciable du cœur avec conservation de la vigueur contractile du myocarde, et dans un abaissement de la température.

Dans les formes subaiguës, beaucoup plus fréquentes, et lorsque les signes d'excitation cardiaque sont moindres, c'est aux sédatifs du cœur qu'il faut s'adresser, et surtout aux bromures alcalins. On prescrira le *bromure de potassium* ou mieux de *sodium* à la dose de 2 à 4 grammes par jour. La préférence à accorder aux sels de sodium sur ceux de potassium n'est point résolue définitivement; toutefois l'usage des sels de sodium est préférable, car ils sont mieux supportés par l'estomac et n'ont aucune action nocive sur les fibres musculaires du cœur.

A côté des bromures, la *valériane* et surtout les *valérianiques* sont des agents sédatifs excellents; on prescrira spécialement, soit des pilules de poudre ou d'extrait de valériane à la dose de 0gr,40 à 0gr,60 par jour en moyenne, le valérianate d'ammoniaque en potion ou en lavement à celle de 0gr,10 à 0gr,40 par exemple, ou mieux encore la solution dite de Pierlot, à la dose de 2 à 3 cuillerées à café par jour.

Ce traitement devra se compléter par certaines règles d'*hygiène* sévère, et par une *diététique* appropriée.

Le malade, qui gardera un repos absolu au lit, dans le calme complet et dans une chambre à la température de 18° environ, sera soumis à un régime doux et d'une digestion aisée. Le lait, les laitages, les bouillons, les œufs, les gelées de viande, les boissons fraîches un peu acidulées, seront prescrits avec utilité.

Plus tard, au moment de la sédation des accidents du début, le régime alimentaire sera moins sévère; enfin il pourra être utile de recommander *quelques toniques qui combattront l'anémie temporaire qui, si souvent, fait suite au rhumatisme articulaire aigu.*

B. *Endocardites malignes.* — Le traitement des endocardites infectantes malignes est resté jusqu'ici complètement impuissant; si l'on peut en effet pratiquer rigoureusement l'asepsie de la porte d'entrée des germes pathogènes, on ne peut s'opposer à l'infection déjà commencée. On a employé successivement le *calomel*, le *salicylate* et le *benzoate de soude*, les *sels de quinine*, le *carbonate d'ammoniaque*, le *musc*, le *bichlorure de mercure*, etc. La thérapeutique est purement palliative et doit se borner à relever les forces du malade. L'*alcool*, les *potions cordiales*, le *quinquina*, le *vin de Champagne*, l'*éther*, la *liqueur d'Hoffmann*, l'*esprit de Mindérérus*, le *café*, les préparations de *kola* sont, à cet effet, les toniques les plus recommandables. Contre les défaillances du cœur, la *digitale*, ou la *digitaline*; la *spartéine* et surtout la *caféine*, seront d'un utile secours. Fraentzel a recommandé la *quinine* à haute dose.

Lorsque l'adynamie et les accidents typhoïdes sont menaçants, on peut s'adresser : aux injections sous-cutanées, d'*huile camphrée*, d'*éther*, de *sulfate de spartéine* seul ou mieux associé au *sulfate de strychnine*, ou encore recourir à la sérothérapie, aux *injections sous-cutanées* de *sérum artificiel* pratiquées suivant la technique habituelle. Dalché[1] a compté une guérison avec l'emploi des injections intra-veineuses de sérum.

Douglas Powel dit avoir traité avec succès 12 endocardites malignes, avec le sérum antistreptococcique; Moritz a vu guérir un malade avec le même traitement.

Cependant la sérothérapie n'a donné que des résultats incertains et Widal employant le sérum de Marmoreck a eu un insuccès.

C'est encore contre l'infection générale que plusieurs auteurs et Net-

1. Dalché, *Soc. méd. des hôp.*, Paris, janvier 1897.

ter[1] en particulier ont proposé l'emploi de l'argent colloïdal : le *collargol* ou l'*électrargol* argent colloïdal électrique à petits grains. Le premier sera prescrit en *friction* de 10 à 20 minutes (aine, aisselle, creux poplité) avec 1 à 3 grammes de pommade à 15 0/0, en *pilules*, en *solution*, en *potion*, à la dose de 0gr,01 à 0gr,10 ou encore en *injection intra-veineuse* à la dose de 0gr,02 à 0gr,05 dans les vingt-quatre heures d'une solution à 1 0/0, Klotz[2] déclare avoir guéri complètement un de ses malades, avec quelques injections. Le Gendre[3] obtint le même résultat dans un cas d'endocardite infectante à staphylocoque, au cours de la grossesse.

L'*électrargol* sera donné dans les cas urgents en injection intra-veineuse, ou plus simplement en injection hypodermique à la dose de 0mc,05 à 0mc,25 centimètres cubes par jour et peut-être davantage, car l'électrargol n'est point toxique.

*Endocardite chronique.* — Le traitement de l'endocardite chronique se confond avec celui des lésions valvulaires chroniques ; il sera indiqué ultérieurement.

---

## RÉSUMÉ

### ENDOCARDITE

**Définition.** — *Autrefois :* inflammation aiguë ou chronique de l'endocarde. *Aujourd'hui* : n'est plus une entité morbide, mais localisation sur l'endocarde d'agents ou de produits *infectieux* de nature et d'origine diverses.

**Historique général.** — Bouillaud, Kreysig, Aran, Gendrin, Hope, Stokes, Senhouse Kirkes, Bamberger, Friedreich, Potain, Peter, Sansom, etc.

**Division.** — Endocardite aiguë ; endocardite chronique.

Cardivalvulite (Bouillaud), endocardite localisée aux lames valvulaires.

Endocardite pariétale.

### A. — *Endocardite aiguë*

1° **Endocardite infectieuse atténuée ou bénigne.** — Travail pathologique purement local, et n'a de grave que les troubles mécaniques qui en résultent.

2° **Endocardite infectante maligne.** — Répond à l'*endocardite ulcéreuse* des classiques. Ici les accidents infectieux dominent tout le pronostic, et ne se localisent pas seulement sur le cœur, mais sur l'organisme tout entier.

### 1° *Endocardite infectieuse atténuée ou bénigne*

*Fréquence :* entre pour 5 0/0 dans la proportion des décès (Dittrich).

*Localisation :* sauf dans la vie fœtale, l'endocardite occupe surtout les cavités gauches du cœur, et principalement la valvule mitrale.

1. Netter, *Soc. méd. des hôp.*, 12 décembre 1902.
2. Klotz, *Deutsch. Med. Wochenschr.*, n° 29, 1902.
3. Le Gendre, *Soc. méd. hôpit.*, Paris, 31 juillet 1903.

*Sexe et âge :* affections aortiques surtout chez l'*homme ;* rétrécissement mitral surtout chez la *femme* ; prédominance de l'endocardite mitrale entre 15 et 40 ans.

L'endocardite des *enfants*, moins sévère que celle des adultes, peut guérir définitivement. L'endocardite peut exister chez le *fœtus*.

## ÉTIOLOGIE

**Endocardite traumatique** : *Ruptures valvulaires* (PEACOCK, DUROZIEZ, E. BARIÉ, etc.).

CAUSES. — *L'endocardite n'est point une entité morbide, toujours identique à elle-même; toutes les maladies infectieuses*, tous les *états septiques* peuvent lui donner naissance.

**Le rhumatisme polyarticulaire aigu** (BOUILLAUD, KREYSIG) en est la cause principale.

*Lois de Bouillaud.* — Dans le rhumatisme articulaire *aigu*, *généralisé*, la coïncidence d'une endocardite est la règle, la non-coïncidence, l'exception. Dans le rhumatisme articulaire *aigu*, *partiel*, la non-coïncidence est la règle et la coïncidence l'exception.

L'endocardite survient surtout dans le premier septénaire (SIBSON); avant le dixième jour; mais aussi beaucoup plus tard : 15ᵉ, 20ᵉ, 40ᵉ ou 50ᵉ jour (POTAIN).

Endocardite préarthropathique : quelques cas.

Origine microbienne du rhumatisme articulaire :

Saenger, Weichselbaum n'ont pas trouvé de microbes.

Achalme, Thiroloix, Triboulet, etc. en ont décrit quelques-uns.

Question encore non définitivement résolue.

**Rhumatisme chronique**. — Très rarement ; quelques cas (CHARCOT, RAYMOND, BARJON, E. BARIÉ).

**Pseudo-rhumatismes** infectieux.

**Rhumatisme musculaire.** — Faits de Leube, Bechtold.

**Chorée.**

**Les fièvres éruptives.** — *Scarlatine* surtout, *rougeole* plus rare, *variole* frappe plus l'aorte que le cœur.

**Erysipèle; érythème noueux.**

**Grippe** (OULMONT et BARBIER ; CORNIL et E. BARIÉ).

**Oreillons.** — Endocardite assez rare.

**Fièvre typhoïde.** — Endocardite plutôt rare ; c'est surtout le myocarde qui est touché.

**Diphtérie.** — Endocardite paraît exceptionnelle.

**Blennorragie.** — Assez fréquente : de la 3ᵉ à la 5ᵉ semaine, peut être localisée de préférence à l'orifice aortique; en clinique, distinguer une forme *simple* et une forme *maligne*.

**État puerpéral, grossesse.** — Fréquence assez marquée, surtout après l'accouchement avec autres accidents de la puerpéralité.

Formes malignes plus fréquentes.

**Septicémie.**

**Pneumonie** (NETTER, WEICHSELBAUM). — Endocardite n'est pas rare, surtout dans le cœur gauche, et de préférence sur valvules aortiques.

L'endocardite à pneumocoque peut exister en dehors de la pneumonie (JACCOUD), ou plutôt être associée à toutes les manifestations de la pneumococcie extra-pulmonaire : méningite cérébro-spinale, péritonite à pneumocoques, etc., etc.; il existe des cas de pneumococcie généralisée à *l'endocarde, péricarde, plèvre* et *péritoine;* dans d'autres faits, la pneumococcie avait frappé à la fois les *articulations*, les *méninges*, *l'endocarde*, etc.

Le pneumocoque se trouve, non sur les végétations, mais dans l'épaisseur des valvules.

L'endocardite pneumococcique peut guérir.

**Tuberculose.** — Nécessité d'établir plusieurs groupes de faits :

1° *Endocardite tuberculeuse suraiguë*, agissant à la façon d'une *septicémie ;* lésions banales endo-péricardiques, mais lésions tuberculeuses des sommets ; inoculation au cobaye, pus caséeux sans bacilles (LANDOUZY et LŒDERICH).

2° *Endocardite tuberculeuse* proprement dite avec *bacilles* de *Koch* ou avec des *follicules tuberculeux* typiques.

3° *Endocardite* chronique tuberculeuse, véritable *sclérose inflammatoire* de *l'endocarde* d'origine tuberculeuse, mais sans *bacilles de* Koch, ni *follicules* tuberculeux.

Peut être secondaire à tuberculose : poumons, rate, tuberculoses chirurgicales. Assez souvent primitive (ŒTTINGER, BRAILLON, JOUSSET).

L'endocardite tuberculeuse a été rencontrée chez les *enfants* dans la proportion de 5 pour cent des endocardites, même chez les *nourrissons* (BARBIER, LANDOUZY et GOUGEROT).

Existe également chez *l'adulte*, surtout dans la granulie et les formes rapides : se présente sous forme de granulations miliaires ou de végétations renfermant le bacille de Koch. La forme caséeuse est exceptionnelle.

Siège : face auriculaire et bords libres de la mitrale (PERROUD).

Cas où l'endocardite chez les tuberculeux est due à une infection secondaire par le streptocoque.

Rapports de la tuberculose avec l'endocardite :

1° Dans les cas aigus la tuberculose est suivie d'endocardite végétante tuberculeuse.

2° Cas chroniques: la tuberculose chronique, poison lent, produit la sclérose de l'endocarde d'où endocardite marginale de l'orifice auriculo-ventriculaire gauche et rétrécissement mitral (POTAIN ; P. TEISSIER ; TRIPIER).

**Mal de Bright.** — Endocardite assez rare.

Cas de Osmerod, Jaccoud, Rosenstein.

Dans quelques cas, l'endocardite paraît se rattacher directement au brightisme.

Dans d'autres, elle se rattache à une infection secondaire.

**Goutte.** — Se complique rarement d'endocardite, mais surtout de myocardite chronique.

Cependant, cas de lésions goutteuses sur l'endocarde (LOBSTEIN, LANCEREAUX) mais elles sont presque toujours chroniques.

**Paludisme.** — Action encore discutée.

Cas de cardiopathie chez des paludéens (DUROZIEZ, KELSCH, LANCEREAUX).

**Causes infectieuses multiples :** Amygdalites, *angines*, *tumeurs adénoïdes*. (GALLOIS).

## 2° *Endocardite infectante maligne*

Bouillaud a décrit les endocardites typhoïdes.

Senhouse Kirkes (1852) le premier a montré la pathogénie des lésions.

Virchow, Charcot et Vulpian, Duguet et Hayem, Osler, Netter, Chantemesse, Weichselbaum, etc.

**Bactériologie.** — Les micro-organismes rencontrés sont extrêmement nombreux et variés; tantôt isolés, tantôt associés :

Streptocoque, staphylocoque, pneumocoque, coli bacille, méningocoque, bacilles de Koch, d'Eberth, bacille pyo-cyannique, bacille de Gilbert et Lion, bacille immobile et fétide, etc.

## ÉTIOLOGIE

Tout ce qui cause la misère physiologique, la débilitation de l'organisme est une *cause prédisposante :*

Privations, misère, excès. Maladies antérieures. Alcoolisme, grossesses répétées chlorotiques surmenées (GIRODE).

Fatigues de la croissance. Cachectiques.

*Lésions valvulaires préétablies* sont un point d'appel aux germes infectieux ; se rencontrent dans les 3/4 des cas (OSLER).

*Traumatismes valvulaires* agissent de la même façon; faits de Rosenbach, Weichselbaum, Michaëlis, etc.

La plupart des états *morbides* ou *infectieux* cités dans les causes de l'endocardite simple peuvent être suivis d'endocardite infectante : *rhumatisme*, état *puerpéral, fièvres éruptives, pneumonie, grippe, blennorragie, ostéomyelite*, etc.

Donc mêmes causes que pour l'endocardite simple. Quant aux circonstances qui décident de la forme bénigne ou maligne de l'endocardite, elles sont mal connues, et dépendent sans doute de la *virulence variable* des microbes ou de leurs toxines, et du degré de *résistance individuelle.*

**Voies de pénétration.** — Variables ; surtout les muqueuses et le tégument externe :

1° **Muqueuses,** — *Muqueuse utérine :* Accouchements (VIRCHOW, OSLER, DÉCORNIÈRE), pyosalpingite.

*Muqueuse urinaire :* Fausse route (EISENLOHR); traumatisme; blennorragie (HIS, RENDU et HALLÉ, JACCOUD).

*Muqueuse digestive :* lésions ulcéreuses intestinales, typhiques ou dysentériques (LITTEN, OSLER); angiocholite calculeuse NETTER); suppurée (MATHIEU) ; muqueuse amygdalienne (CHARRIN); stomatite gangréneuse (BRISSAUD).

*Voies respiratoires :* Dilatation bronchique (THIROLOIX.)

Panaris (GREENHOW), durillon abcédé (WINGE), bubon inguinal ouvert (VIRCHOW), furoncles de la main, gangrène des orteils, brûlures de la peau, etc.

**Organes des sens** : Otite moyenne (HUCHARD).

**Voie cutanée. Organes profonds.** — Plaies, traumatismes.

**Envahissement des valvules.** — *a.* Les microbes arrivent aux valvules, *par embolies bactériennes* (KOSTER) On a dit que cela était impossible, les valvules ne contenant point de vaisseaux sanguins. Or les valvules peuvent être traversées dans toute leur étendue par des vaisseaux de nouvelle formation (HIPP MARTIN, DARIER).

*b.* Les agents pathogènes charriés dans le sang, se déposent à la surface des valvules d'abord, et gagnent ensuite la profondeur (KLEBS).

**Conditions générales.** — Les microbes se déposent sur la face valvulaire qui est en rapport avec le courant sanguin et sont arrêtés par les facettes des valvules qui se mettent en contact (facettes de Firket), c'est-à-dire où se produisent les frottements et les irritations mécaniques.

Microbes de l'endocardite sont surtout *aérobies*, d'où plus grande fréquence dans le cœur gauche où le sang est oxygéné.

## ANATOMIE PATHOLOGIQUE

1° **Forme végétante simple atténuée.**

*Lésions siègent :*

Face *auriculaire* pour *mitrale* et *tricuspide*, à quelques millim. du bord libre

Face *ventriculaire* pour les *sigmoïdes*.

A la mitrale, c'est *surtout la valve antérieure ou grande valve* qui est intéressée.

*Les lésions se résument en :*

1° *Gonflement œdémateux*, perte de transparence, dépoli de la séreuse endocardique, *infiltration microbienne.*

2° Production de *végétations molles, fibrineuses, s'organisant lentement.* Alors aspect de masses saillantes, verruqueuses; lentille, condylome, chou-fleur, crêtes de coq; végétations sessiles ou pédiculées.

3° Ultérieurement, *épaississement, rétraction, adhérences* des replis valvulaires, d'où insuffisance et rétrécissement d'orifice.

4° Les micro-organismes se trouvent dans les mailles des coagula fibrineux, à la surface dénudée de l'endocarde, à la base des granulations. Forment des *masses emboliques* dans les vaisseaux et dans les fentes du tissu conjonctif de l'endocarde.

Constitution histologique.

2° **Forme infectante, ulcéreuse, maligne.**

Les lésions évoluent, non plus vers l'organisation, mais vers la destruction et l'élimination du tissu malade, d'où *nécrose, ulcérations, perforations.*

*Deux formes surtout : a.* nécrosique et ulcéreuse d'emblée; *b.* végétante d'abord, puis ulcéreuse.

Ulcération : tête d'épingle, grain de maïs, pièce de 50 centimes.

*Bords* nettement découpés, taillés à pic.

Au contraire irréguliers, frangés, déchiquetés.

*Fond* grisâtre, granuleux.

Micro-organismes à la surface de l'ulcération.

*Sièges :* 1. Surtout l'*appareil valvulaire* et particulièrement *la mitrale.*

Les valvules du cœur droit peuvent être prises, *primitivement*, ce qui est assez rare (RONDOT) : *tricuspide* (BEZANÇON et OUVRY); *sigmoïdes pulmonaires* (CHARRIN, CASTAIGNE). Elles peuvent être intéressées *secondairement.*

Le travail ulcératif peut s'étendre aux muscles papillaires et aux cordages tendineux, d'où *ruptures.*

2. *Endocardite infectante* peut être *pariétale.* (MACKENZIE, LÉPINE, MARFAN). Peut siéger à la partie supérieure de la cloison interventriculaire, d'où *perforation* et *communication entre les deux ventricules.*

**Lésions secondaires.**

1°. *Anévrysmes valvulaires* par infiltration, ramollissement et distension lames valvulaires (THURNAM, PELVET 1867, G. LAURAND 1881, SERGENT 1894).

*Aspect* : poches globuleuses, cylindriques.

*Volume* : Grain de mil; plus rarement petit-pois, œuf de pigeon.

Peuvent se rompre et se perforer.

2° *Embolies septiques* détachées du foyer ;

Vers les grosses artères : aorte abdominale, suivie de paraplégie (POTAIN E. BARIÉ), artère de la jambe (ELLIS); artères : axillaire, radiale, sylvienne, coronaire (O' CARROL), mésentériques (E. BARIÉ, GALLAVARDIN), opthalmique, etc.

*Conséquences :* Refroidissement, cyanose, gangrène, paralysie des membres, troubles oculaires, aphasie, etc.

3° *Infarctus viscéraux* : *rate*, *reins*, *encéphale*, *foie*, le *cœur* lui-même (EICHHORST, Marcel LABBÉ); sous forme d'abcès métastatiques secondaires, tête d'épingle, pois.

Embolies capillaires dans les *séreuses :* foyers ecchymotiques.

Embolies capillaires dans la *peau* ; Purpuras infectieux (CLAISSE, BONNEAU).

4° *Dilatations anévrysmales des grosses artères* par artérite primitive ou secondaire : fémorale profonde (DUCKWORTH) ; humérale (LEGENDRE et BEAUSSÉNAT;) mésentérique, rénale, etc.

## B. — Endocardite chronique

*Elle est le plus souvent le reliquat d'une endocardite aiguë*, remontant à une date souvent éloignée.

Quelques conditions pathologiques paraissent pouvoir provoquer l'endocardite chronique *d'emblée :*

**Intoxication saturnine.**— (DUROZIEZ, 1867) ; **Alcoolisme**.

**Diabète.**— (LÉCORCHÉ) ; **Mal de Bright**, **Syphilis** : gomme syphilique des valvules (OPPOLZER).

**Lésions.**— Transformation lente et progressive, organisation des lésions de l'état aigu; surtout lésions scléreuses et dégénérescences : calcaire, ossiforme, cartilagineuse.

*Epaississement*, *induration* des rebords valvulaires.

Nodosités verruqueuses, masses crétacées, mamelonnées.

*Valvules* soudées, rétractées, adhérentes par leurs bords.

*Cordages tendineux* épaissis, rigides, rétractés.

*Anneaux fibreux* épaissis, résistants.

*Conséquences de ces rétractions et de ces adhérences* : *rétrécissements et insuffisances valvulaires.*

Dans *d'autres cas* : végétations framboisées, muriformes, sessiles.

Les altérations chroniques de l'endocarde peuvent devenir le point de départ d'endocardite infectante maligne secondaire.

# SYMPTOMATOLOGIE

## A. — *Endocardite aiguë simple, infectieuse, atténuée*

*Début* : Généralement silencieux, latent; d'où *nécessité d'ausculter chaque jour le cœur du rhumatisant aigu*, du malade atteint de fièvre éruptive (scarlatine) ou d'une maladie infectieuse quelconque, sous peine de laisser passer inaperçue une endocardite en voie de développement.

*Troubles fonctionnels :* Souvent à peu près nuls.

Quelquefois : Un peu *d'oppression* légère ; *gêne précordiale*, *palpitations* et *fré-*

*quence* des battements du cœur, par réflexe parti de l'endocarde et réagissant sur le myocarde (François-Franck).

Le plus souvent, *palpitations* légères et de courte durée.

*Pas de douleur* vraie, à moins de coexistence de péricardite.

Parfois *fièvre* marque le début de la maladie et s'accompagne alors de céphalalgie, insomnie.

**Signes physiques.** — La *voussure* signalée par quelques-uns *ne se rencontre* qu'avec la *coïncidence de la péricardite.*

*Augmentation de l'aire de la matité cardiaque* (Bouillaud.)

Potain l'attribue à une *dilatation aiguë transitoire du cœur.*

**Auscultation.** — seule a une valeur considérable.

1° Le signe d'auscultation qui caractérise l'endocardite aiguë, c'est l'altération des bruits normaux du cœur (Bouillaud, Potain) qui prennent le *timbre voilé, assourdi, éteint.*

Cet assourdissement porte sur l'un ou sur l'autre des bruits, tantôt sur tous les deux.

*Cause :* Au début de l'endocardite, le tissu valvulaire est épaissi et boursouflé surtout au niveau du bord libre où il se forme une sorte de bourrelet. Au moment de la systole, ce ne sont plus — pour la mitrale par exemple — des lames solides qui s'affrontent, mais des plaques molles qui assourdissent les claquements, d'où bruit *éteint* et *assourdi.* Un peu plus tard, s'il y a tendance à l'organisation, les éléments élastiques des valvules sont à peu près étouffés, le bruit, tout en restant *sourd*, devient *plus dur*, jusqu'au jour où le boursouflement ayant disparu, la valvule, dense et comme fibreuse, produit un *bruit dur, sec, parcheminé*, qui finalement redevient normal si la résolution s'opère.

Ce mélange de dureté et d'effacement du bruit a été comparé par Potain à celui qu'on produit en frappant sur un *tambour très tendu recouvert d'un crêpe.*

Les *bruits de souffle* donnés *comme le premier signe d'endocardite aiguë par les auteurs, ne se manifestent qu'après ce premier stade dans lequel les bruits sont assourdis, éteints.*

Dans quelques cas cependant on perçoit des *souffles précoces.*

Le plus souvent ils sont anorganiques, *cardio-pulmonaires*, doux et transitoires, quelquefois même ils peuvent être de nature organique et dûs sans doute à une *insuffisance mitrale aiguë fonctionnelle*, par parésie des muscles tenseurs de la valvule (Hamernik, Bamberger).

2° Bientôt cependant apparaît le *souffle cardiaque organique* symptomatique de l'endocardite aiguë, variable comme siège et comme moment.

Il n'est pas rare de le voir précédé d'un *souffle cardio-pulmonaire* sans rapport direct avec la lésion, mais *signe avertisseur de l'apparition prochaine de l'endocardite* (Potain).

Le plus souvent les *lésions mitrales* produisent *insuffisance* d'où *souffle* rigoureusement *systolique :* il commence avec le choc du ventricule, remplit entièrement le petit silence et finit au moment où apparaît le second bruit normal.

*Siège* au *niveau même de la pointe.*

*Timbre* : Variable, assez doux; quelquefois aigu, sibilant.

Si l'endocardite occupe l'aorte, le *siège du bruit est au foyer aortique*, et la conséquence habituelle de l'endocardite étant de favoriser l'insuffisance sigmoïdienne, celle-ci se manifeste par un *souffle diastolique.*

Chez les enfants, le souffle est volontiers aigu, intense à cause de la rapidité de la circulation et de la minceur de la paroi qui permet d'entendre les bruits avec tout leur éclat.

**Marche. Terminaisons.** — De date récente et peu étendue, l'endocardite est susceptible de *guérison*.

Mais plus souvent tendance à l'organisation et passage à l'*état chronique*.

Chez les *enfants : Intensité* grande des signes physiques, et malgré tout, conservation de la santé pendant longues années.

L'*endocardite aiguë guérit complètement dans un grand nombre de cas, chez les enfants.*

**Complications.** — *Péricardite* est la plus fréquente de toutes (SIBSON) ; habituelle chez les enfants.

*Myocardite* est moins une complication qu'une association née sous la même influence infectieuse.

*Aortite* exceptionnelle.

*Thromboses intra-cardiaques* nées sur les végétations endocardiques, peuvent se détacher et aller obstruer orifices du cœur ou gros troncs artériels : complication grave, accélération ou affaiblissement du pouls, asphyxie, lipothymie, mort.

Dans d'autres cas, de ces thromboses se détachent de petits caillots secondaires, d'où embolie cérébrale possible.

Dans l'*endocardite du cœur droit*, il peut y avoir embolie de l'artère pulmonaire, suivie de mort subite ou rapide (GODDARD ROGERS, 1865).

Quand l'endocardite a envahi les annexes de l'appareil valvulaire (cordages tendineux, muscles papillaires) il peut se produire une insuffisance aiguë avec début brusque. Rare, car en dehors d'un traumatisme accidentel, les ruptures valvulaires se rencontrent surtout lorsque l'endocarde est déjà atteint de longue date.

*Bronchopneumonie. Pleurésie.* Cette dernière peut être imputée souvent au rhumatisme lui-même. Ces affections sont moins une complication qu'une manifestation vers le poumon et la plèvre du germe infectieux qui a produit l'endocardite.

**Diagnostic.** — Délicat.

La maladie doit être cherchée avec soin par l'auscultation quotidienne du malade, car les troubles fonctionnels au début sont nuls ou peu accusés.

1° Les bruits assourdis, éteints, ne seront pas confondus avec l'éloignement des bruits du cœur qu'on rencontre dans la *péricardite avec épanchement.*

2° Plus tard quand il y a *souffle*, celui-ci devra être distingué du *frottement péricardique.*

3° Un troisième problème consiste, dès qu'on est certain qu'il s'agit non d'un frottement mais d'un souffle, à déterminer la *nature du souffle* :

*a. Souffle organique ;*

*b. Souffle anorganique, cardio-pulmonaire, souffles dits faussement anémiques.*

4° La nature organique du souffle étant admise, il faudra rechercher sa valeur séméiologique :

Par sa *localisation* à la pointe ou à la base : lésion mitrale ou aortique ;

Par son *moment : systolique, diastolique, présystolique :* insuffisance ou rétrécissement.

### B. — *Endocardites infectantes malignes*

Début insidieux : autant de modalités cliniques que de malades frappés.

1° Si elle éclate dans le cours d'une maladie aiguë en voie d'évolution (rhumatisme articulaire aigu, scarlatine, ou chez des tuberculeux, des cachectiques et des débilités), les accidents cardiaques se perdent dans l'ensemble des phénomènes graves de toute espèce qui attirent de suite l'attention du clinicien : état adynamique, prostration extrême, délire, etc.

2° Si elle survient dans le cours d'une *cardiopathie préexistante*, on note de suite l'aggravation rapide et inaccoutumée des troubles fonctionnels.

3° Enfin elle peut éclater chez des sujets jusqu'alors bien portants, et présente de suite des accidents graves englobés sous le nom d'état typhoïde, d'où confusion fréquente avec la dothiénentérie. Cette troisième forme de début est assez rare.

Dès qu'elle est constituée, et quels que soient son origine et son début, la maladie se manifeste par des *symptômes locaux* analogues à ceux de l'endocardite aiguë simple et par des *symptômes généraux* graves, un peu variables qui donnent à la maladie son allure particulière.

a. *Symptômes locaux*, rien de caractéristique :

Quelquefois *palpitations* fréquentes, *anxiété précordiale, dyspnée.*

*Auscultation variable, bruits faibles, mal frappés, éréthisme* parfois ; quelquefois arythmie, *souffles organiques : timbre, siège, moment, variables.*

Les plus fréquents sont ceux qui indiquent des lésions de la valvule mitrale, puis celles des sigmoïdes de l'aorte. La lésion peut se localiser encore quoique plus rarement au niveau de la tricuspide ou des sigmoïdes de l'artère pulmonaire (Langer, Shaw, Rondot, Castaigne). Enfin on trouve encore des souffles complexes, indices de lésions multiples.

*Caractères de ces souffles :* doux, légers ou au contraire rudes, râpeux et même musicaux.

*Mutabilité extrême* est leur caractère principal à cause de l'extension rapide du processus destructif qui est le propre de l'endocardite infectante maligne.

b. *Symptômes généraux*, sont nombreux mais se rattachent à deux formes cliniques différentes : *forme typhoïde, forme pyohémique.*

1° **Forme typhoïde.** — *Début :* Généralement par frisson unique (Jaccoud).

*Fièvre* continue, 40° et même au-dessus. Pouls 120 à 140.

*Voies digestives* prises gravement et d'emblée : langue sèche, fuliginosités noirâtres, perte d'appétit, soif vive, ventre ballonné, diarrhée.

*État typhoïde : Adynamie* profonde, stupeur, somnolence ou encore délire.

*Voies respiratoires :* Signes de bronchite ou de congestion pulmonaire.

A la période d'état, grande ressemblance avec la fièvre typhoïde :

*Tuméfaction de la rate, albuminurie, épistaxis ;* Parfois même *rash.*

*Taches rosées lenticulaires, distinctes de celles de la dothiénentérie* en ce que : Occupent abdomen et même membres et face ; que leur centre est décoloré, et que leur périphérie teintée ne disparaît pas par pression du doigt (Fraentzel).

*Autres éruptions :* scarlatiniformes, rubéoliques, sudamina, miliaires, purpura, pétéchies, bulles hémorragiques, par embolies capillaires cutanées.

Embolies viscérales et artérielles.

*Origine.* — D'après Netter, il semble que la forme typhoïde soit plus spécialement le propre des infections d'origine pneumococcique.

2° **Forme pyohémique.** — Ressemble à la fièvre pyohémique, à l'infection purulente.

Début brusque : *séries de frissons* à retours irréguliers, *fièvre* rémittente avec grandes oscillations ; pouls 120, 140, mou, dépressible.

Quelquefois grande analogie avec les 3 *stades de la fièvre paludéenne* (froid, chaleur, transpiration) au point que la création d'une forme clinique dite *intermittente* de l'endocardite a été proposée par Hanot et par Eichhorst.

Ces frissons répétés sont dus à la formation de foyers métastatiques multiples.

Facies pâle, décoloré, teinte subictérique parfois.

*Infarctus viscéraux* et *foyers métastatiques* beaucoup plus fréquents que dans la forme typhoïde :

*Embolie cérébrale; infarctus: rate; foie* (douleurs hépatiques, ictère), *reins* (albuminurie).

*Embolies cutanées* : pétéchies, purpura.

*Foyers purulents métastatiques* siègent dans :

Articulations, méninges, plèvres.

*Infarctus pulmonaires :* Apoplexie pulmonaire ; congestion pulmonaire ; foyers de bronchopneumonie septique avec sphacèle et abcès.

*Embolies artérielles :*

*Mésentérique* avec ulcérations intestinales, sans rapport avec les follicules glandulaires contrairement à celles de la fièvre typhoïde : diarrhée, melœna.

*Tibiale, axillaire, radiale, sylvienne.*

*Embolie de l'aorte* (POTAIN, E. BARIÉ, 1879).

*Embolie rétinienne* avec sphacèle consécutif (KAHTER et LITTEN).

*Embolie de l'art. ophtalmique* (DE GRÆFE, LANCEREAUX) suivie de cécité subite, ou d'ophtalmie purulente rapide.

*Hémorragies multiples :* Melœna, purpura, hématurie.

*Origine.* — Cette forme clinique répond de préférence à l'infection par le streptocoque et le staphylocoque (JACCOUD).

AUTRES FORMES CLINIQUES :

La *marche* de l'affection permet de distinguer deux groupes :

1° endocardite à *marche rapide;*

2° Endocardite à *marche lente* et *prolongée* (JACCOUD).

1° **Marche rapide.** — Dans cette classe, il faut faire rentrer les formes *typhoïde* et *pyohémique* décrites antérieurement, qui constituent les *formes habituells de la maladie.* Dans d'autres cas la prédominance de certains accidents fait ressortir :

*a.* **Forme méningitique** (OSLER, NETTER, WEICHSELBAUM). Prédominance des accidents cérébraux.

Ressemblance étroite avec la méningite cérébro-spinale : céphalalgie, rachialgie, raideur à la nuque, strabisme, vomissements; contractures, mouvements convulsifs, etc.

On peut se demander dans ces cas, si l'infection causale n'a pas frappé en même temps le cœur et les méninges, plutôt que de rattacher la méningite à l'endocardite.

*b.* **Forme cardiaque** avec troubles cardiaques de la plus haute gravité.

Fièvre, douleurs précordiales, palpitations, dyspnée angoissante.

2° **Formes lentes et prolongées** (JACCOUD). — A côté de ces formes à *marche essentiellement rapide*, Jaccoud a décrit des endocardites malignes à *marche lente* dont la durée a été de six, douze, seize semaines et même davantage. Il en a distingué une *forme fébrile* lente, une *forme apyrétique* et une *forme à poussées successives;* la première, caractérisée par des accès fébriles, à retour périodique, a été confondue quelquefois avec la fièvre paludéenne véritable.

**Marche. Durée. Terminaisons.** — La *mort* est la *terminaison habituelle* des endocardites malignes.

*Forme typhoïde*, mort après série de rechutes et de rémissions au bout de deux à quatre semaines en moyenne.

Cas *de durée exceptionnelle :* Sept semaines (FRIEDREICH).

Par contre *durée très courte :* deux jours à peine (EBERTH).

*Forme pyohémique*, huit à douze jours.

Durée plus longue dans les formes lentes de Jaccoud.

*La mort* arrive dans le *coma*, *l'adynamie* extrême, ou à la suite d'une complication.

*Guérison* des endocardites malignes : cas très rares (SANSOM, GILBERT SMITH).

**Complications.** — *Pleurésie*, *Bronchopneumonies;* ne sont point des complications à proprement parler, mais des manifestations locales du même poison morbide qui a causé l'endocardite.

*Aortite ulcéreuse* (LEUDET 1866).

*Myocardite.*

*Parotidites suppurées* (SENHOUSE KIRKES).

**Diagnostic.** — Difficile.

1° LE MALADE EST UN ADULTE.

*a.* Si l'état typhoïde domine, endocardite confondue avec la *fièvre typhoïde;*

En faveur de cette dernière :

Grande fréquence surtout chez les adolescents ou les hommes jeunes, *épistaxis* du début, *diarrhée* spontanée, *ballonnement* du ventre;

*Douleur fosse iliaque droite*, qu'on n'observe pas dans l'endocardite;

*Taches rosées lenticulaires de la dothiénentérie sont distinctes de celles de l'endocardite maligne*, par caractères sus-indiqués (FRÆNTZEL);

*Température :* Fièvre *continue* avec grandes oscillations dans la période d'état, alors que marche *très irrégulière* dans l'endocardite;

*Foyers d'épidémie régnante*, cette condition n'existe pas dans l'endocardite maligne;

*Auscultation du cœur* ne montre pas l'existence d'une *cardiopathie* comme dans l'*endocardite* ; dans celle-ci néanmoins l'auscultation peut rester muette.

*Enfin séro-diagnostic de Widal*, est positif dans le cas de *fièvre typhoïde*, négatif dans le cas *d'endocardite maligne.*

*b.* Diagnostic difficile avec certains cas de *tuberculose miliaire aiguë, avec la granulie* à forme typhoïde.

Dans la granulie :

Courbe thermique irrégulière, *type inverse.*

Troubles abdominaux souvent nuls.

Accidents thoraciques ; dyspnée sans rapport avec les signes physiques souvent fort peu accusés.

D'ailleurs dans l'endocardite, troubles respiratoires sont tout autres ; on y rencontre : catarrhe bronchique, congestion pulmonaire aux bases.

Dans la granulie, toux et dyspnée, sans rapport direct avec l'état pulmonaire. Fréquence de frottements pleuraux dans l'aisselle ; sont rares dans la fièvre typhoïde, dans laquelle on note encore le dicrotisme du pouls, qu'on ne trouve point dans la granulie.

*c.* Diagnostic différentiel avec *certains ictères graves.*

*d.* Si la maladie a pris la forme pyohémique, il faudra faire le diagnostic différentiel avec l'*infection purulente*, *traumatique* ou *puerpérale.*

*e.* Avec la *méningite cérébro-spinale*, diagnostic difficile à établir parfois; nécessité de pratiquer *la ponction lombaire* pour éclairer le diagnostic, d'ailleurs, la méningite et l'endocardite sont souvent la localisation différente du même processus infectieux;

2° LE MALADE EST UN VIEILLARD.

Diagnostic différentiel avec l'état typhoïde de l'*urinémie* des vésicaux et des prostatiques, ou lié à la *lithiase biliaire*, compliquée de cholécystite, fréquente chez les vieux calculeux.

3° CHEZ L'ENFANT la maladie est rare; diagnostic différentiel est à faire avec le début d'une *fièvre éruptive* ou d'une *méningite*, et parfois d'une *ostéomyélite* à cause de la soudaineté des accidents vers les articulations qu'on observe quelquefois dans l'endocardite pyohémique.

### *Endocardite chronique*

Le plus souvent est le reliquat d'une endocardite aiguë; quelques cas où endocardite d'emblée : souvent associée à l'*artério-sclérose*, au *saturnisme* (DUROZIEZ); *goutte* (EDWARDS, COUPLAND, LANCEREAUX); *rhumatisme chronique déformant* (CHARCOT, CORNIL, BARJON, E. BARIÉ); *endocardite tuberculeuse chronique* (POTAIN. P. TEISSIER, TRIPIER).

### *Endocardite pariétale*

*L'oreillette gauche* en est le siège de prédilection puis le *septum interventriculaire*, quelquefois *muscles papillaires*.

*Endo-myocardite* : rétrécissement sous-aortique (VULPIAN, NORMAN CHEVERS); rétrécissement préartériel ou infundibulaire de l'artère pulmonaire (JACCOUD, E. BARIÉ).

**Traitement.** — 1° FORME BÉNIGNE.

*Topiques locaux* : Antiphlogistiques : *sangsues*, *ventouses scarifiées*, *sac de glace* (GENDRIN), *pointes de feu*, peuvent diminuer la fluxion cardiaque, par dérivation et par la perturbation nerveuse qu'ils produisent.

*Traitement général* : L'endocardite *rhumatismale*, la plus fréquente de toutes, sera traitée par le *salicylate de soude* (POTAIN). Ce traitement est accepté par la grande *majorité des cliniciens*.

Jaccoud lui refuse toute action sur le cœur et conseille le *tartre stibié*.

On a donné aussi le *calomel;* ces deux médications trouvent bien rarement leur emploi.

La *quinine* rendra des services dans les formes fébriles; on pourra encore donner la *digitale* ou la *digitaline* qui ralentissent les contractions du cœur parfois en éréthisme, et s'opposent à la dilatation aiguë du cœur.

Contre l'excitation cardiaque et les accidents nerveux : les *valérianiques* et les *bromures*.

Hygiène sévère, repos absolu au lit.

A la période subaiguë : les *iodures;* y ajouter quelquefois une petite dose d'arsenic.

2° FORME MALIGNE. — Traitement impuissant.

Les toniques du cœur : digitale, caféine, spartéine, strychnine. Huile camphrée.

L'alcool, les potions cordiales, café, champagne.

La sérothérapie;

Collargol; Electrargol.

# LES CARDIVALVULITES

## PATHOLOGIE GÉNÉRALE

Dans les premiers travaux consacrés à l'étude clinique des maladies du cœur, dûs à Sénac, à Corvisart, à Kreysig, le diagnostic repose exclusivement sur l'apparition des troubles fonctionnels : palpitations, œdème, congestions, etc. En outre, ce qui frappe surtout ces auteurs, ce sont les variations qui surviennent dans le volume du cœur : l'hypertrophie forme à elle seule toute la maladie. Néanmoins Corvisart, qui l'étudia avec soin et fut porté à en exagérer l'importance, fut un des premiers à décrire les « végétations des valvules auriculo-ventriculaires et des semi-lunaires », ainsi que les « signes propres aux rétrécissements des orifices [1] », mais il s'attardait à rattacher à l'hypertrophie la plupart des troubles morbides observés dans le cours des cardiopathies. Les lésions valvulaires cependant n'étaient point méconnues; Vieussens (1715) et Sénac (1778) en faisaient mention, mais elles paraissaient de peu d'importance.

La découverte de l'auscultation vint tout à coup jeter une vive lumière sur la question en montrant la possibilité de diagnostiquer, au lit du malade, l'existence et la nature des lésions valvulaires ou orificielles. C'est alors que Bouillaud attacha son nom aux plus belles découvertes de la pathologie cardiaque, et que le diagnostic des affections valvulaires (*cardivalvulites*) fut édifié peu à peu, grâce aux travaux ultérieurs de Stokes, de Corrigan, de Bamberger, de Duroziez, etc.

Dans la suite, par une sorte de réaction inévitable, on en vint à exagérer l'importance des affections valvulaires dans la pathologie cardiaque, au point de méconnaître la place qu'y occupent les affections du myocarde. Cependant si l'état des orifices et des valvules qui les ferment ne constitue, comme dit Stokes, qu'un des éléments sur lesquels s'appuient le diagnostic et le pronostic des maladies organiques du cœur, il n'en est pas moins vrai que les affections valvulaires, par leur fréquence, la netteté de leurs caractères cliniques, occupent une place considérable dans la pathologie cardiaque, et par cela même doivent être étudiées avec grand soin.

Les *cardivalvulites* ou *cardiopathies limitées à l'appareil valvulaire* sont des affections causées par un trouble profond dans le jeu et dans le fonctionnement des valvules résultant d'altérations chroniques plus ou moins profondes. Mais, ainsi que l'a remarqué Stokes, « il y a deux espèces d'affections des valvules. Dans la première catégorie c'est une cardite qui a été manifestement le point de départ de la maladie, dans la deuxième... la

1. Corvisart. « Essai sur les malad. et les lésions organ. du cœur et des gros vaisseaux ». 2e édit., Paris, 1811, p. 217 et 227.

maladie est analogue aux affections athéromateuses et ossifiantes des artères... »

En résumé, aux *cardiopathies valvulaires* par endocardite aiguë ou chronique, il faut opposer les *cardiopathies d'origine artérielle* dans lesquelles les lésions sont le simple prolongement ou encore la propagation d'altérations formées primitivement — non sur l'endocarde comme dans le cas précédent — mais sur l'aorte ou sur l'arbre artériel tout entier.

C'est ainsicomme nous le verrons plus loin qu'à côté de l'insuffisance aortique d'origine endocardique, il y a lieu de considérer une insuffisance aortique endartéritique, comme disait Peter, ou encore d'origine artérielle ; et que dans l'histoire du rétrécissement et de l'insuffisance mitrale, il faudra décrire à part une variété de rétrécissement et une forme d'insuffisance mitrale observées chez les artérioscléreux.

Etudions donc séparément les *cardiopathies valvulaires* et les *cardiopathies artérielles ;* les premières s'observent surtout chez les jeunes sujets les autres sont le propre de l'âge mûr ou des gens âgés.

## A. — CARDIOPATHIES VALVULAIRES

**Étiologie.** — *Fréquence.* — Elle est assez grande si l'on s'en rapporte aux diverses statistiques publiées sur ce sujet : Dittrich et Willigk établissent que les affections valvulaires entrent pour une fréquence de 5 0/0, dansles causes de mortalité. Chambers leur attribue une fréquence de 17 0/0 alors que Duchek leur donne seulement la proportion de 2,5 0/0 ; Maurice Raynaud relevant un ensemble de 7347 autopsies, y trouve 677 cas de lésions valvulaires du cœur, soit un onzième environ.

Les *lésions mitrales* sont plus fréquentes que les *lésions aortiques :* sur 909 cas, on relève 632 faits de lésions mitrales contre 40 seulement de lésions aortiques pures ; dans 170 cas on note l'association de lésions mitrales et aortiques (SCHULZE).

*Age.* — En dehors des affections congénitales, soit par malformation cardiaque, soit par endocardite fœtale, l'*enfance* est relativement peu exposée aux lésions valvulaires ; Hauner[1], sur une statistique de 23.349 enfants malades, n'a relevé que le chiffre très faible de 14 cas de lésions d'orifice, soit 0,06 0/0 environ. — Sur 478 enfants de deux à quinze ans, Weill trouve 25 cas de lésions valvulaires définitives, soit une proportion de plus de 5 0/0. Par contre, on peut établir d'une façon générale que les *lésions de l'orifice mitral* s'observent surtout entre dix et trente ans, alors que les *lésions aortiques* se rencontrent de préférence entre trente et cinquante ans et au-delà (BAMBERGER, 1856), ce qui s'explique parceque les lésions mitrales sont spécialement le propre du rhumatisme articulaire aigu, que celui-ci, en tant que première attaque, se rencontre rarement après quarante ans, et que d'autre part, les altérations aortiques dérivent souvent de l'athérome, qui se rencontre sur-

1. HAUNER, *Jahrb. f. Kinderkrankh*, XXV.

tout dans la sénilité. Le fait a été établi nettement par la statistique dressée par Ormerod : de la naissance à l'âge de trente ans, les lésions mitrales l'emportent sur celles de l'orifice aortique dans la proportion de 53 à 21. De trente à cinquante ans, il y a déjà égalité de fréquence : 49 cas de chaque côté; au delà de cinquante ans enfin, les lésions aortiques l'emportent sur celles de l'orifice mitral dans la proportion de 38 à 31.

*Sexe.* — Les deux sexes sont atteints de lésions valvulaires du cœur dans des proportions à peu près égales, toutefois les femmes semblent particulièrement prédisposées aux lésions mitrales, et principalement au rétrécissement.

*Hérédité.* — On a longuement discuté sur le rôle de l'hérédité dans les affections organiques du cœur; des faits relativement assez nombreux semblent établir que l'influence héréditaire a une certaine influence pathogénique sur les cardiopathies; il y aurait donc, pour quelques cas du moins, une *forme familiale* de l'endocardite valvulaire chronique. Cochez, qui a pu suivre nettement le fait dans deux familles, a conclu à la transmission du rétrécissement mitral pur par hérédité directe. Weill a observé 3 cas de rétrécissement mitral dans la même famille; on remarquera toutefois que cette affection a été considérée par quelques auteurs comme étant de nature *congénitale*, ce qui rendrait plus vraisemblable l'influence de l'hérédité dans la production de cette affection. D'un autre côté, ce qui paraît plus admissible encore, c'est de dire que le fils n'hérite pas de l'endocardite paternelle, mais de son *tempérament rhumatismal* qui le prédispose singulièrement aux maladies de l'endocarde.

Cependant si l'influence de l'hérédité paraît encore douteuse à quelques auteurs, en ce qui concerne les cardiopathies organiques, il semble bien que les fils ou descendants de cardiaques vrais soient plus prédisposés que d'autres à de certaines perturbations fonctionnelles du cœur, telles que des palpitations par exemple, comme s'il y avait une sorte d'*hérédité de localisation* plutôt que *hérédité de diathèse* proprement dite.

*Causes.* — Si l'on met à part l'influence du *traumatisme* (voir *Ruptures valvulaires*), qui est parfois l'origine des lésions valvulaires (Peacock, Latham, Duroziez, E. Barié), celles-ci, dans la très grande majorité des cas, sont la conséquence de l'endocardite *à début valvulaire*.

Si l'on entre dans le détail des conditions pathogéniques des lésions valvulaires, on voit qu'il faut les rapporter à ces deux causes : l'*infection* et l'*intoxication*, le sang servant de véhicule au transport des *microbes* pathogènes et des *substances toxiques*.

1° L'*origine infectieuse microbienne* occupe une place considérable dans la genèse des lésions valvulaires; elle s'applique au groupe si nombreux des endocardites dites secondaires (voir *Endocardite*), consécutives au *rhumatisme articulaire aigu*, aux *fièvres éruptives*, aux *maladies infectieuses:* fièvre typhoïde, puerpérisme, blennorragie, érysipèle, erythème noueux, etc., etc.

Pour quelques-unes de ces infections, le microbe pathogène est connu et bien décrit; pour les autres il n'est point encore déterminé mais peu à peu nos connaissances s'accroîtront à ce sujet par les progrès de la bactériologie.

Quant à la *voie d'introduction* de ces microbes, elle est extrêmement variable : c'est tantôt la *peau* (érosion, plaie extérieure, brûlures, peau dénudée par vésicatoires, croûtes eczémateuses, etc.), tantôt les *muqueuses: a*) *utérine*, à la suite de la plaie puerpérale (OSLER, DÉCORNIÈRE); *b*) des *voies digestives*: amygdale (CHARRIN), *angines* (BUSQUET), la bouche (BRISSAUD), le pharynx (GALLOIS), ulcérations intestinales (LITTEN); *c*) des *voies urinaires* (EISENLOHR); *d*) des *voies respiratoires* (THIROLOIX), etc.

Toutes ces questions ayant été étudiées avec détail dans l'article *endocardite*, nous n'y reviendrons pas. Nous dirons seulement que quelle que soit la voie de leur introduction dans l'organisme, les agents infectieux versés dans le sang sont charriés par lui et vont se fixer dans le cœur, de préférence au niveau de l'appareil valvulaire. Les lésions valvulaires ainsi formées prennent souvent une marche aiguë, mais un grand nombre d'entre elles ont de la tendance à s'organiser chroniquement et à laisser dans la suite des altérations valvulaires indélébiles, c'est ce qu'on observe notamment dans le rhumatisme articulaire aigu.

2° L'*origine toxique* s'applique aux lésions valvulaires ou d'orifice qui surviennent à la suite de l'action nocive, lente, chronique, exercée par certains poisons externes comme le *plomb* et l'*alcool* par exemple, par certaines dyscrasies comme la *goutte* et surtout par certaines infections comme la *syphilis* et la *tuberculose*. Il est intéressant de remarquer que certains de ces poisons s'adressent de préférence aux artères et à l'aorte plutôt qu'au cœur lui-même ; cette pathogénie s'applique donc de préférence aux *cardiopathies d'origine artérielle*.

L'influence du *tabac* en tant que facteur de cardiopathie valvulaire est encore discutée. Eïd (du Caire)[1] qui observe dans un pays où l'intoxication tabagique est à son maximum signale trois cas de lésions aortiques imputables à l'abus du tabac. Potain a vu plusieurs cas de dilatation aortique temporaire sous l'influence de la même cause.

Enfin il est possible que les *émotions morales vives*, les *grands chagrins* jouent un certain rôle dans la genèse des maladies organiques du cœur (CORVISART, PETER, BERNHEIM). « Les scènes sanglantes de la Révolution, dit Corvisart[2], leurs hideux tableaux, le bouleversement des fortunes, les saisissements, les émotions, les chagrins qui en ont été la suite, ont fourni une foule de preuves de l'influence des affections morales sur le développement des maladies organiques du cœur en particulier. » Toutefois il est probable que cette action s'exerce peut-être de préférence surtout sur des cœurs prédisposés déjà par la fatigue, le surmenage, ou par une tare antérieure quelconque. Picot[3] semble admettre

1. EÏD (du Caire), *XIII° Congrès des scienc. méd.* Paris, août 1900.
2. CORVISART, *loc. cit.*, p. 370.
3. PICOT, *Gaz. hebd. scienc. méd.* Bordeaux, 1899.

cependant qu'une cardiopathie puisse être la conséquence directe d'une émotion morale par le fait de la vaso-constriction et de l'hypertension artérielle qu'elle produit.

On a signalé l'association assez fréquente de cardiopathies valvulaires et plus spécialement de lésions mitrales avec la *Maladie de Basedow* (LÉPINE, FROMENT, 1906). L'influence rhumatismale qu'on a pu invoquer dans quelques cas de cette dernière maladie (VINCENT) explique sans doute cette association.

**Morbidité.** — En comparant les renseignements fournis par la *Statistique médicale de l'armée*, publiée chaque année en France, par le ministère de la Guerre, et le XXII^e fascicule des « Veröffentlichungen aus dem Gebiete des Militarsanitatswesen » sur les opérations des conseils de révision, il ressort que les maladies du cœur dans l'armée française qui étaient autrefois un peu plus fréquentes que dans l'armée allemande, sont restées dans le *statu quo* depuis vingt ans, alors que dans cette dernière, pendant le même temps, la fréquence des maladies du cœur s'est beaucoup élevée [1].

MALADIES ORGANIQUES DU COEUR CHEZ LES ANIMAUX. — La pathologie comparée a montré la fréquence relative des cardiopathies organiques chez les grands animaux (O. LARCHER, 1878). Des faits assez nombreux ont été observés et enregistrés dans le *Recueil de médecine vétérinaire*. On a signalé une endocardite mitrale chez le *cheval*, une endocardite des sigmoïdes pulmonaires chez une *vache*, une double lésion atteignant à la fois la mitrale et les sigmoïdes de l'aorte chez une *jument* atteinte de néphrite. Chez deux chevaux morts de tuberculose, Nocard a trouvé des lésions endocardiques intéressant la mitrale, les sigmoïdes aortiques ainsi que la face interne de l'oreillette et du ventricule gauche (endocardite pariétale). Enfin chez un *chien*, Cadiot trouva sur la lame principale de la valvule mitrale, deux granulations miliaires tuberculeuses typiques.

**Anatomie pathologique.** — Les lésions propres à chacune des altérations valvulaires devant être décrites ultérieurement avec détail, nous nous bornerons ici à quelques généralités indispensables.

A. *Lésions primitives.* — Elles siègent presque toujours dans le *cœur gauche* au niveau de l'orifice auriculo-ventriculaire ou de l'orifice aortique ; les lésions du cœur droit, observées surtout chez le fœtus, sont beaucoup plus rares et ne se rencontrent chez l'adulte que dans la proportion de 1 p. 20 d'affections du cœur gauche. Ces lésions entraînent tantôt le *rétrécissement de l'orifice*, tantôt l'*inocclusion de son appareil valvulaire*, tantôt enfin les deux lésions à la fois, ce qu'on observe presque toujours lorsqu'il s'agit d'une cardiopathie déjà ancienne. Il faut ajouter encore que les altérations peuvent être plus étendues encore,

1. *Sem. médicale*, 21 octobre 1903.

et porter en même temps sur l'orifice aortique et sur l'orifice mitral, donnant lieu à des *cardiopathies associées* dont le diagnostic soulève parfois d'assez grandes difficultés.

*a.* Les *rétrécissements*, contrairement à ce qui a été dit, ne sont presque jamais (jamais, pourrait-on dire avec plus de justesse) le résultat unique d'un épaississement scléreux avec rétraction inodulaire et coarctation consécutive de l'anneau fibreux qui circonscrit l'orifice; dans la grande majorité des cas, c'est sur les valvules elles-mêmes que siègent les altérations.

Ces altérations sont de *plusieurs sortes :* le plus souvent elles consistent en des *épaississements*, des *indurations*, des *soudures* commissurales, plus rarement elles forment des *nodosités végétantes*, des *tumeurs* (Virchow, Debove), des *anévrysmes valvulaires* (Laennec, Pelvet) obstruant par leur volume, la lumière de l'orifice cardiaque; ou bien, et c'est le cas le plus fréquent, les valvules sont altérées chroniquement : elles sont épaissies, déformées, adhérentes entre elles et soudées plus ou moins en leur point de contact.

La rétraction inodulaire qui survient ensuite ne fait qu'exagérer ces altérations; il en résulte que l'orifice entouré par ses valvules altérées se trouve transformé en une sorte d'infundibulum, d'entonnoir fibreux inextensible, dont le diamètre peut être inférieur à plusieurs millimètres; cette altération est surtout très caractérisée dans le rétrécissement mitral.

Quant à l'*anneau fibreux* lui-même, qui jamais n'est l'agent exclusif du rétrécissement orificiel, il reste quelquefois tout à fait intact, ou bien ne présente secondairement qu'un peu d'épaississement scléreux, formant une sorte de bourrelet plus ou moins rigide; tel qu'on l'observe, de préférence, dans le rétrécissement de l'orifice aortique.

Ces coarctations d'orifice sont d'un diagnostic facile à la table d'amphithéâtre, où ils frappent à simple vue; l'*exploration digitale* et la *mensuration directe* le confirmeront d'ailleurs aisément. On sait qu'à l'état normal, l'orifice aortique mesure 7 centimètres de circonférence, et que l'orifice mitral, qui mesure 8 centimètres, permet l'introduction aisée de deux doigts, dans son ouverture.

*b. L'insuffisance valvulaire* relève d'états complexes et doit être, à ce point de vue, divisée en deux groupes distincts : l'insuffisance de nature organique et l'insuffisance purement fonctionnelle.

1° *L'insuffisance de nature organique* est due à des états anatomiques variables : elle est causée par la *rupture* spontanée ou traumatique d'un voile valvulaire ou des cordages tendineux qui s'y insèrent (Corvisart, Laennec, Peacock, Potain, E. Barié), par des *pertes de substance* dans la continuité des valves, par des *perforations* consécutives à un travail ulcéreux ou à des anévrysmes valvulaires rompus. On a invoqué encore l'*état fenêtré*, *réticulé*, dans certains cas particuliers d'insuffisance aortique.

Mais les altérations les plus fréquentes relèvent d'un processus chronique, ce sont : l'*épaississement*, l'induration, la *soudure* des valvules avec rétraction, *raccourcissement des cordages tendineux*, dégénérescence des muscles papillaires. Ce sont encore des *déformations valvulaires* considérables par la présence de *nodosités* végétantes ou verruqueuses, des plaques *d'athérome*, d'*induration cartilagineuse*, d'*incrustations calcaires*, en un mot, toutes les altérations qui constituent l'*endocardite chronique*.

Pour les *sigmoïdes aortiques, les lésions se localisent* principalement *sur la face ventriculaire des valvules*, et au contraire sur la *face auriculaire, pour les valvules mitrale et tricuspide*.

On comprend aisément qu'avec de pareilles altérations, le jeu régulier des valvules soit profondément modifié ; elles sont *insuffisantes*, c'est-à-dire incapables de s'adosser complètement pour fermer l'orifice auquel elles se rattachent, et laissent entre elles un hiatus plus ou moins large qui permet au sang de refluer dans la cavité située en deçà des lésions.

2° A côté de cette grande variété *d'insuffisance valvulaire, suite de lésions organiques*, on a décrit encore, pour la valvule mitrale (Jaksch, Peacock), pour les sigmoïdes aortiques (Corrigan, Aran, Alvarenga, Peacock, Renvers) et pour les sigmoïdes pulmonaires (Jaccoud), une variété d'*insuffisance relative, ou* mieux purement *fonctionnelle, sans altération anatomique* aucune *des valvules*. Elle est due simplement, non comme on l'a dit, à un élargissement de l'anneau d'orifice et à un écartement excentrique des valvules, mais, pour l'orifice mitral tout au moins, à une dilatation du ventricule gauche, en sorte que les muscles papillaires sont éloignés et repoussés en dehors. Par suite, les cordages tendineux, devenus trop courts, attirent les bords de la mitrale en bas et en dehors et la mettent dans l'impossibilité de relever horizontalement ses deux valves pendant la systole, d'où insuffisance de cette valvule, et reflux du sang dans l'oreillette gauche. Nous avons exposé ailleurs [1], pour quelles raisons cette insuffisance purement fonctionnelle, incontestable pour la valvule mitrale, était tout au moins rare pour les sigmoïdes aortiques.

Quant à l'insuffisance fonctionnelle de la valvule tricuspide, elle n'est point rare, alors que l'inocclusion par suite de lésions endocardiques est l'exception.

Le diagnostic anatomique des insuffisances valvulaires n'offre pas de réelles difficultés ; toutefois il pourrait être établi dans les cas douteux par *l'épreuve* dite *de l'eau*.

Pour la recherche de l'*insuffisance aortique* ou pulmonaire, il suffit de verser de haut de l'eau dans l'aorte, ou dans l'artère pulmonaire ; si les sigmoïdes sont suffisantes, on les voit s'abaisser, s'appliquer hermétiquement les unes contre les autres par leur bord libre et aussi quelque peu par leur face ventriculaire, formant ainsi trois poches distendues, trois nids de pigeons accolés les uns aux autres ; l'eau reste alors tout entière dans l'aorte sans pénétrer dans le ventricule, l'orifice restant complètement fermé. Si au contraire, les sigmoïdes sont insuffisantes, elles laissent entre elles une lacune plus ou moins large et l'eau pénètre peu à peu, par cet hiatus, dans la cavité du ventricule. Sans doute à l'amphithéâtre ce procédé est commode et démonstratif, mais il est

1. E. Barié, « La vraie et les pseudo-insuffisances aortiques », *Arch. gén. de méd.*, 1896.

passible de deux causes d'erreur : d'abord par suite de la coupe pratiquée sur le ventricule, les coronaires peuvent avoir été sectionnées, dès lors l'eau versée dans l'aorte s'écoule par l'orifice de ces vaisseaux et simule ainsi, de toutes pièces, une insuffisance aortique qui n'existe point. En second lieu, l'eau versée dans l'aorte peut ne produire qu'une pression trop faible, pour rapprocher les valvules, alors que pendant la vie, la tension aortique était suffisante pour accomplir le phénomène (Potain).

Si l'on recherche l'*insuffisance mitrale* ou *tricuspidienne*, on opère de la façon suivante : dans le premier cas, après avoir mis à nu l'orifice mitral par sa face auriculaire, on verse de l'eau dans le ventricule gauche, et si la valvule est insuffisante on voit qu'une partie du liquide reflue dans l'oreillette par une fente plus ou moins étroite, lorsqu'avec la main, on presse le ventricule non loin de sa base. Mais si tout en faisant cette compression, on a soin de relever la pointe du cœur, on voit disparaître les signes de l'insuffisance. Dans le premier cas les cordages tendineux étaient trop courts pour permettre aux valves de la mitrale de se redresser durant la systole, représentée ici par la compression manuelle, d'où insuffisance; en soulevant la pointe, on rapproche les tendons de leur insertion valvulaire et on voit disparaître l'insuffisance (Potain et Rendu).

Pour rechercher l'insuffisance triscuspidienne, on fera la même opération en appliquant au ventricule droit ce que nous avons décrit pour le ventricule gauche.

B. *Lésions consécutives.* — 1° Comme nous le dirons plus loin, les rétrécissements d'orifice et les insuffisances valvulaires entraînent avec eux des effets immédiats qui portent d'abord sur le cœur lui-même. En effet ces deux lésions, à des degrés différents d'ailleurs, ont pour premier résultat d'accumuler la masse sanguine en amont, ou si on l'aime mieux en deçà de l'obstacle : le rétrécissement, en gênant la déplétion de la cavité sise en arrière de la sténose, l'insuffisance, en favorisant le reflux d'une partie de l'ondée sanguine dans la cavité, après que celle-ci venait précisément d'en être débarrassée. La pression sanguine se trouve ainsi augmentée considérablement en deçà de l'obstacle ; en conséquence *la cavité du cœur* située *immédiatement en amont* de cet obstacle, *se dilate d'abord*, puis le myocarde augmente de volume, les parois de la cavité *s'hypertrophient* pour lutter contre le surcroît de travail que leur impose l'excès de pression intra-cardiaque. Telle est l'*hypertrophie providentielle* (Beau), ou comme on dit plus communément, *compensatrice* des lésions valvulaires ; elle résulte de ce principe physique général bien mis en lumière par Forget [1], de la *rétro-dilatation* et de la *rétro-hypertrophie* qui atteignent toute cavité située en amont d'un obstacle permanent.

Cette hypertrophie, d'abord localisée à la seule cavité en deçà de l'orifice intéressé, s'étend dans la suite progressivement aux autres cavités

1. Forget, « Étude clin. sur les malad. du cœur », Paris, 1844 ; et « Précis théoriq. et prat. sur les malad. du cœur, des vaiss. », etc., Strasbourg et Paris, 1851.

du cœur. Peu à peu cependant, à la suite de cette lutte incessante, l'énergie contractile du myocarde s'affaiblit progressivement, et à l'hypertrophie compensatrice succède une *dilatation secondaire toute passive;* dès lors vont apparaître les accidents si nombreux qui constituent la *période* dite *troublée* des cardiopathies valvulaires chroniques. Mais le myocarde ne présente point seulement une sorte d'état asthénique, il est le plus souvent encore atteint d'altérations profondes : *état scléreux, dégénérescence graisseuse* (KÖSTER, ZENKER), *infiltration pigmentaire*, qui diminuent encore sa résistance et favorisent les progrès de la dilatation. Nous n'insisterons pas davantage en ce moment sur ces différents états anatomiques dont on trouvera plus loin la description avec les détails qu'elle comporte (*voir hypertrophie, dilatation, dégénérescence graisseuse du cœur, myocardites chroniques.*

2° Dans les cavités cardiaques, surtout du cœur droit, on trouve à la fois des *caillots cruoriques*, mous, noirâtres, dus à la stagnation du sang et à la coagulation après la mort, et des *caillots* dits *fibrineux*, d'une coloration blanc jaunâtre, résistants, élastiques, enchevêtrés plus ou moins dans les cordages tendineux et dans les muscles papillaires, se prolongeant même dans les vaisseaux et portant parfois l'empreinte des valvules. Ces caillots peuvent être de date ancienne, ou s'être formés seulement à la période agonique, auquel cas ils sont plus mous, et colorés en partie par les hématies.

Lorsque ces caillots se présentent dans les cavités gauches, ils siègent de préférence sur la paroi postérieure de l'oreillette ou de l'auricule : c'est ce qu'on rencontre surtout dans le rétrécissement mitral; ces caillots peuvent devenir ultérieurement le point de départ d'embolies secondaires, principalement dans les artères cérébrales, plus rarement dans les artères des membres.

**Pathologie générale.** — On sait qu'avant d'arriver à l'*asystolie* ultime, *terme fatal de leur évolution*, les cardiopathies organiques passent d'abord par un stade, souvent fort long, désigné par les classiques sous le nom de « période de compensation ». Cette désignation est d'ailleurs inexacte, car elle semble limiter au cœur seul le soin de remédier, par l'hypertrophie de ses parois et l'énergie de ses contractions, aux troubles causés par la rupture de l'équilibre circulatoire. C'est pourquoi, suivant l'exemple de Potain, il est préférable de substituer à la conception classique de la *compensation*, celle de l'*adaptation*, en vertu de laquelle les effets fâcheux causés par les altérations cardiaques sont combattus, dans un commun effort, par le cœur, l'appareil circulatoire et l'organisme tout entier. Ainsi comprise, l'adaptation comprend à la fois la notion de l'hypertrophie dite compensatrice du cœur, ainsi que celle de l'accommodation de l'économie tout entière, pour assurer, au mieux, la circulation sanguine dans les tissus et dans les parenchymes, au prorata de l'apport sanguin que leur fournit un cœur troublé dans son fonctionnement.

Pendant cette période, les différents organes ayant ainsi accommodé leur activité fonctionnelle en vue d'un effort commun, il ne survient aucun accident grave dans la santé du malade s'il n'est point demandé un surcroît de travail à ces organes. Les choses peuvent se poursuivre ainsi durant un temps fort long, mais peu à peu on relève des signes de fatigue et d'impuissance du muscle cardiaque pour triompher de l'obstacle irréductible apporté à la circulation; de même, du côté des vaisseaux périphériques, on note un état de faiblesse, de diminution de leur élasticité, de leur puissance contractile et de leur tonicité (PETER), et enfin plus tard un état d'asthénie des plus nets. Il en résulte d'abord une diminution, puis ensuite une disparition véritable de l'action régulatrice que ces vaisseaux exercent sur la circulation générale, d'où, pour le cœur, un nouveau surcroît de travail qui l'épuise d'autant plus rapidement que son énergie contractile était déjà réduite par le fait de ses lésions propres. Dès lors l'équilibre circulatoire est définitivement rompu; c'est alors que vont se dérouler les phénomènes complexes qui caractérisent la *période troublée* des maladies du cœur, et plus tard l'*asystolie finale*.

Cette phase troublée se caractérise surtout par l'extension au cœur droit des phénomènes de rétro-dilatation, et par des troubles vasculaires caractérisés par une gêne considérable à la circulation de retour : la tension s'exagère dans le système veineux et s'abaisse dans le système artériel. De là, des stases, des œdèmes périphériques, des hydropisies, des séreuses, des hémorragies, des congestions, des inflammations bâtardes dans les différents viscères. Tous sont intéressés, mais de façon inégale, car *chaque malade fait son asystolie à sa manière*, s'il est permis de dire ainsi; chaque organe lutte isolément, suivant que son état antérieur d'intégrité ou de maladie maintient ou diminue sa résistance. De là ces différences si grandes au point de vue clinique entre les divers malades, car les manifestations viscérales, indépendantes les unes des autres, éclatent de préférence dans les *lieux de moindre résistance* propres à chaque cardiaque en particulier, constituant toute une série d'*asystolies locales* sur les territoires où la débilitation des capillaires est le plus accusée. C'est ainsi que chez les alcooliques, par exemple, les accidents de congestion et de stase commenceront de préférence par le foie (*Asystolie hépatique*), alors que les complications vers le poumon et le rein seront à peine ébauchées ; au contraire, chez les bronchitiques et les emphysémateux, les accidents asystoliques éclateront d'abord sur les poumons.

Ces variations sont encore déterminées par certaines causes accidentelles provenant d'écarts de régime, de refroidissements, etc., pouvant même déterminer la localisation toute spéciale du processus fluxionnaire vers tel ou tel appareil en particulier[1].

Quoi qu'il en soit, à cette période de l'évolution des cardivalvulites, *tous les organes* sont *touchés;* c'est ainsi que nous allons avoir à dé-

1. POTAIN, « Des effets des lésions cardiaques sur l'organisme au point de vue de leur pronostic et leur traitement », *Bulletin médical*, 1895.

crire un *poumon cardiaque*, un *foie cardiaque*, un *cerveau*, un *rein*, un *estomac*, un *utérus* et même un *cœur cardiaque*.

## Cœur cardiaque

De même que les autres viscères, le cœur subit les effets de la stase chronique qui caractérise les cardiopathies organiques à la période troublée, et surtout durant l'asystolie. On doit donc avant de nous arrêter sur les manifestations morbides qui s'opèrent sur les autres organes, décrire d'abord les altérations du cœur cyanotique, mieux appelé encore *cœur cardiaque*.

On rencontre parfois dans les parois cardiaques dilatées des capillaires sanguins interfasciculaires, dilatés à l'excès et gorgés de globules rouges ; ils sont disposés en colonnes parallèles, séparées les unes des autres par des travées de cellules musculaires. De plus, les espaces interfasciculaires du myocarde sont parfois infiltrés de sérosité constituant un véritable œdème interstitiel du cœur. On note encore quelquefois de petits foyers hémorragiques à la surface ou dans l'intérieur du myocarde (*apoplexie myocardique;* VAQUEZ) et de la surcharge pigmentaire périnucléaire des cellules musculaires.

Dans certains cas de rétrécissement mitral ancien, on rencontre parfois de l'*atrophie* très nette du myocarde.

D'après Letulle (1897) les lésions du cœur cardiaque ne paraissent pas provoquer la sclérose interstitielle. Cependant, dans de nombreux cas de cardiopathies valvulaires, on relève la coïncidence d'un certain degré de *myocardite interstitielle* d'origine artérielle née par propagation de l'inflammation de l'endocarde ; dans ce cas la sclérose du myocarde est en général peu accusée. Dans d'autres circonstances plus rares, on a noté de la *dégénérescence graisseuse* des fibres du myocarde (ZENKER, GALLAVARDIN). A vrai dire toutes ces altérations du muscle cardiaque sont moins la conséquence éloignée d'une cardiopathie valvulaire préétablie que celle *d'infections secondaires*.

Dans diverses cavités cardiaques, surtout les oreillettes et particulièrement les auricules, on trouve des caillots anciens, durs et d'un blanc grisâtre, plus ou moins nombreux, adhérents aux parois cavitaires qui peuvent devenir le point de départ d'*embolies*. Ces *thromboses* intra-cavitaires ne seront pas confondues avec les coagulations fibrineuses molles formées pendant la période agonique.

## Poumon cardiaque

Le poumon, interposé entre le cœur droit et le cœur gauche, doit ressentir, le premier, le contre-coup des affections cardiaques[1] ; parmi

1. On consultera sur la question du *poumon cardiaque* et de l'*œdème congestif aigu du poumon :* LAENNEC, *Auscult. médiate :* 2e édit. 1826, t. I, p. 349 : ANDRAL, *Clin. méd.*, 3e éd., t. III, p. 257, 1834 ; GRISOLLE, *Path. interne :* 9e édit., 1869, t. I, p. 203 ; FOURNET, *Rech.*

celles-ci les affections mitrales sont celles qui exposent le plus les poumons à de graves complications qui affectent le plus souvent une *allure subaiguë* ou plutôt *chronique*, et ressortissent au mécanisme de la *congestion passive par stase*. Après les lésions mitrales, il faut citer parmi les cardiopathies qui prédisposent le plus aux manifestations du poumon cardiaque, les maladies du cœur droit, puis les myocardites chroniques.

Les lésions aortiques réagissent également sur l'appareil pulmonaire, mais par un mécanisme tout autre; elles sont un des facteurs de la *congestion œdémateuse aiguë* ou *hyperhémie fluxionnaire active* de Lasègue.

Ces deux variétés doivent être étudiées à part.

**1° Œdème congestif aigu du poumon.** *a. Forme bénigne.* — On la rencontre dans le cours des lésions aortiques; d'après Lasègue[1] elle reconnaît pour cause principale un excès d'activité du cœur gauche, aussi la considère-t-il comme une « congestion à forme artérielle active, à crises », à début et à terminaison rapides, par opposition à la congestion passive, veineuse, à forme lente qui est le propre des cardiopathies mitrales.

Rigal et Juhel-Renoy (1881) ont observé cette hyperhémie pulmonaire active dans le cours des myocardites chroniques.

*b.* Mais à côté de cette forme passagère, mobile et relativement peu grave, il faut signaler une *variété* d'un *pronostic très sévère : l'œdème congestif suraigu du poumon* bien décrit par Andral, Fournet, Grisolle, et plus tard, tout spécialement par Bouveret.

Étiologie. — L'œdème aigu du poumon se rencontre chez les *artérioscléreux*, dans les *cardiopathies artérielles*, après une crise d'*angine de poitrine* dans le cours des *maladies aortiques* et des *myocardites chroniques :* Dionis[2], en 1718, en a publié une des premières autopsies les plus remarquables : il s'agit du marquis de Louvois mort subitement au milieu d'un accès de dyspnée le 16 juillet 1691, en lisant une lettre au roi Louis XIV. « Les poumons étaient gonflés et pleins de sang; le cœur était gros, flétri, mollasse et semblable à du linge mouillé ». Enfin cet œdème congestif aigu fait partie des accidents redoutables qui surviennent chez les *femmes enceintes atteintes de rétrécissement mitral* (Peter, Vinay, 1896, Vaquez). Il s'explique dans ce cas par la stase suivie de dilatation aiguë de l'oreillette gauche consécutives au rétrécissement mitral augmentées par pallèthore normale de la grossesse. Ces différents facteurs aboutissent à l'encombrement rapide de la petite circulation suivie d'asystolie suraiguë (voir *Accidents gravido-cardiaques*).

*sur l'auscultat.*, 1839; Bouveret, 1890; Huchard, *Soc. méd. des hôp.*, 1890; J. Renaut, *Acad. de méd.*, 1897; Boy-Tessier, *Th.* Lyon, 1883; Honnorat, *Th.* Lyon, 1887; Fouineau, *Th.* Paris, 1898; J. Teissier, *Congr. internat. méd.* Paris, 2-9 août 1900; E. Barié, « Dict. encyclop. scienc. méd. », 2e série, t. XXVII, p. 160; Albert Robin, *Bullet. méd.*, 10 décembre 1910; Hallion, *Acad. méd.*, Déc. 1910, etc. etc.

Voir également : Grossmann, *Zeitschr. f. Klin. Med.*, Bd., XVI, p. 161 et 270, 1889; Welsch, *Zur patholog. des Lungenödems in Virchows' arch.* Bd., 72, 1878, etc., etc.

1. Lasègue, « Études médicales », t. II, p. 511, 1884.

2. Dionis, « Dissertat. sur la mort subite », 2e édit., p. 68, 1718.

La *pathogénie* de l'œdème congestif aigu du poumon est encore obscure : Welsch (1878) l'attribue à une *crise suraiguë d'asystolie*, suivie d'engorgement intense et subit dans les deux poumons par rétrostase dans l'oreillette gauche, à la suite d'altération profonde du myocarde du ventricule gauche qui se ditate; le tout aboutissant à une sorte de paralysie du cœur gauche. Fraentzel l'explique par une insuffisance du cœur gauche, alors que le droit a conservé toute sa vigueur contractile. Grossmann rapporte cet œdème aigu à une *crampe* ou mieux à un *spasme du ventricule gauche;* Bouveret (1890), à des troubles d'innervation vasomotrice dans le domaine de l'artère pulmonaire, suivis de fluxion œdémateuse dans les poumons. Huchard le regarde comme d'*origine toxique*, par insuffisance rénale si fréquente chez les artériosclérreux, même en l'absence d'albumine dans les urines. Chez les aortiques cet œdème aigu pourrait encore dans certains cas se rattacher à une *périaortite* propagée aux plexus nerveux de voisinage, agissant par *action réflexe vaso-dilatatrice* sur les capillaires du poumon.

J. Teissier et Guinard[1] sont d'avis que deux éléments sont nécessaires pour produire l'œdème aigu du poumon : l'intoxication qui modifie le sang et les parois vasculaires, et l'irritation du nerf pneumogastrique qui dilate les vaisseaux du poumon. Chémery[2] admet cette théorie, mais pense que si l'élément toxique met l'organisme en imminence d'œdème, c'est par l'hypertension qui en résulte et par la rétention des chlorures qu'il détermine. Enfin, sans insister davantage sur ces théories si nombreuses et si diverses (action mécanique, action toxique, angio-névrotique, etc.) nous dirons que Josué, que Hallion admettent une influence surrénale démontrée chez l'animal après injection d'adrénaline.

Lésions. — A l'ouverture du thorax, on constate une véritable inondation œdémateuse des poumons; ceux-ci sont gonflés, augmentés de volume, d'une coloration gris pâle ou rosé; ils sont plus denses qu'à l'état normal, moins crépitants, moins élastiques, ne s'affaissent point quand on les presse et conservent assez bien l'empreinte du doigt qui les comprime; on y retrouve quelquefois encore l'empreinte des côtes, et quand l'œdème a envahi le bord tranchant de l'organe, celui-ci prend parfois la consistance d'une gelée pâle ou légèrement violacée ; on y trouve encore des traces d'emphysème récent.

*A la coupe*, il s'échappe une quantité considérable de sérosité rougeâtre, spumeuse, aérée, qui s'écoule quelquefois en véritable ruissellement de la surface de section quand on comprime le poumon entre les mains. Cette sérosité est contenue non seulement dans la cavité des alvéoles, mais encore dans les cloisons interalvéolaires et interlobulaires. Dans l'œdème suraigu, l'exsudat ne renferme pas une seule bulle d'air, ce qui démontre l'imperméabilité totale du parenchyme et explique la suffocation rapide.

La sérosité ne renferme pas de fibrine, mais elle contient une grande quantité de globules blancs et quelques hématies.

1. J. Teissier et Guinard, *Journ. de physiol. et de path. générales*, 15 janvier 1901.
2. Chémery, « Pathog. de l'œdème aigu du poumon », *Tribune méd.* 12 mars 1909.

*Au microscope*, on ne trouve que peu de congestion vraie et seulement aux bases, mais nulle part de lésions inflammatoires. Ce qui domine, c'est une infiltration œdémateuse extrême des alvéoles et de leurs cloisons ; celles-ci peuvent même être rompues par suite de leur distension extrême.

Dans les alvéoles, l'endothélium de revêtement, tuméfié par l'œdème, a disparu presque entièrement, balayé par le liquide ; les capillaires qui rampent sur la paroi alvéolaire sont comprimés, aplatis par la contre-pression, et presque absolument vides de sang. Au contraire, les grosses veines pulmonaires et celles du système bronchique sont gorgées de globules rouges.

Dans les cas suraigus, l'irruption du liquide est telle, qu'il pénètre même jusque dans les espaces lymphatiques interlobulaires.

Tableau clinique. — *a. La congestion aiguë*, dans sa *forme fugace* et *bénigne* (Lasègue), se caractérise par des plaques de râles muqueux très fins et même de véritables râles crépitants, disséminés de ci, de là, apparaissant brusquement aux bases, dans l'aisselle, et également aux sommets, accompagnés d'oppression parfois fort vive, et quelquefois d'hémoptysies légères ; ces râles, mobiles, fugaces, unilatéraux, disparaissent avec la même brusquerie qui a marqué le début de leur apparition.

*b.* Tout autre est *l'œdème congestif suraigu*. Il débute avec une grande soudaineté à la façon d'un *accès d'asthme* par une dyspnée considérable, une véritable *orthopnée* suivie d'angoisse respiratoire inexprimable. La poitrine est remplie de râles sous-crépitants fins qui bientôt envahissent les deux poumons de haut en bas, comme une sorte de *bouillonnement* à petites bulles. A la percussion, on note souvent une exagération notable de la sonorité par l'emphysème aigu qui se manifeste secondairement. Le malade assis sur son lit, les yeux hagards, la face cyanosée ou au contraire très pâle, est sujet à de grands efforts de toux, accompagnée d'une *expectoration visqueuse*, séro-albumineuse *légèrement teintée*, ou d'une sérosité blanchâtre, spumeuse, rejetée à pleine bouche. Les battements du cœur et le pouls, d'abord réguliers, deviennent très fréquents, faibles et irréguliers. Ces *extrasystoles* qui suivent les crises d'œdème congestif aigu du poumon, sont en général d'un pronostic sévère. Bientôt en effet, la dyspnée est portée à son maximum, la tension artérielle, d'abord élevée, s'abaisse rapidement et le malade succombe en quelques heures à la suite de l'asphyxie croissante avec cyanose, refroidissement des extrémités, parésie bronchique et des râles plein la poitrine. Dans quelques cas cet œdème suraigu du poumon s'accompagne d'une extension rapide de l'œdème qui peut gagner les membres inférieurs.

Dans des formes moins rapides, l'œdème aigu du poumon se termine par une crise d'asystolie subaiguë, avec congestions viscérales multiples (foie, reins, cerveau), œdème des extrémités, hydropisie des séreuses, et le malade s'éteint en quelques jours.

Le *diagnostic* de cette variété clinique redoutable est assez aisé, en général, quand on connaît les antécédents du malade ; mais il présente parfois des difficultés réelles, et la *congestion œdémateuse aiguë a pu être confondue avec l'asthme vrai*, et avec la *dyspnée urémique*. Le premier se reconnaîtra par son retour parfois périodique et par l'intégrité de la respiration dans l'intervalle des crises, alors que la dyspnée cardiaque par congestion œdémateuse aiguë survient inopinément, et laisse le malade plus ou moins oppressé dans l'intervalle des accès. La dyspnée urémique sera décelée par la présence plus ou moins nette des signes habituels du brightisme : albuminurie, polyurie, bruit de galop, doigt mort, crampes, etc.

Chez certains cardiaques, on voit survenir l'œdème aigu du poumon dans des conditions tout autres, par exemple comme *complication précoce* contemporaine et satellite d'une *pneumonie* éclatant pendant le cours de la cardiopathie, dans ces cas les signes de congestion et d'œdème sont au premier plan ; ceux de l'hépatisation peuvent être tardifs ou passer inaperçus[1].

2° **Congestion pulmonaire passive.** — Elle s'observe dans la plupart des cardiopathies chroniques à la période asystolique et de préférence dans la maladie mitrale, ainsi que dans l'asystolie de cause pulmonaire : bronchite chronique, emphysème, etc. ; elle reconnaît pour origine une gêne apportée à la circulation veineuse, la stase qui en résulte, et d'autre part le décubitus dorsal qui la fait se localiser de préférence dans les parties déclives.

Dans les lésions mitrales, la déplétion de l'oreillette gauche, sans cesse entravée, entraîne une hypertension extrême des veines pulmonaires lesquelles, gorgées de sang et largement distendues, ralentissent le cours du sang dans le parenchyme pulmonaire et s'opposent en partie à la libre distribution de celui qu'apportent, dans les replis alvéolaires, les ramifications de l'artère pulmonaire. Du conflit en quelque sorte de ces deux courants sanguins naît un état de *stase*, de *congestion passive* qui, après des alternatives d'augment et de déclin, aboutit à des lésions durables de *congestion œdémateuse chronique*.

D'après J. Teissier, elle siégerait de préférence du côté droit, le plus souvent *à la base*, mais quelquefois au *sommet* ; et, en pareil cas serait due à la compression des veines pulmonaires correspondantes, par l'oreillette droite dilatée. Cette localisation de l'œdème congestif du poumon au sommet droit présente parfois d'assez grandes difficultés de diagnostic différentiel avec la *tuberculose commençante* de la même région[2].

Basch a prétendu que dans les lésions mitrales, la stase dans les vaisseaux pulmonaires augmente le volume et la rigidité du poumon, qui seraient la cause des troubles respiratoires, les premiers en date, des affections mitrales. Gerhardt[3] a combattu cette hypothèse et montré que les troubles de la respiration chez les mitraux ne sont pas la conséquence

1. Merklen et Pouliot, *Soc. méd. hôp.* Paris, 3 juillet 1903.
2. E. Barié, « Valeur séméiolog. de l'affaibliss. du murmure respirat. dans la fosse sous-clavic. droite », *Soc. méd. hôp.* Paris, 7 février 1908.
3. Gerhardt, *Arch. f. experim. Path. u. Pharmakolog.*, XLV, 1901.

de l'augmentation de volume du poumon, mais d'altérations vasculaires véritables résultant de la stase pulmonaire longtemps persistante.

Lésions. — Elles existent de préférence à *la base*, dans les *parties déclives*, et à la *face postérieure des deux poumons*. Au début elles seraient pour Renaut, plus marquées du côté gauche, mais ne tarderaient pas à s'étendre de l'autre côté; dans d'autres circonstances, les lésions sont plus accusées du côté sur lequel le malade se couche de préférence, ce qui indique bien l'influence pathogénique de l'hypostase.

1° Les parties atteintes présentent dans les *premières phases* une coloration bleuâtre ou d'un rouge violacé (*poumon cyanotique*, congestion œdémateuse passive), le tissu est plus dense qu'à l'état normal, il crépite peu, et surnage incomplètement à la surface de l'eau. Il gagne même le fond du vase si l'*œdème qui l'accompagne toujours* est très développé. A la coupe de la surface de section, plane et lisse, on peut faire sourdre une certaine quantité de sérosité fluide, sanguinolente et peu aérée.

*L'examen histologique* montre l'existence d'une cyanose alvéolaire considérable : les alvéoles sont pour ainsi dire comblés en partie par la distension énorme des capillaires qui rampent dans leur épaisseur, et sont devenus variqueux, comme gorgés de globules rouges; dans certaines régions, ces vaisseaux dilatés à l'excès laissent transsuder à travers de petits interstices microscopiques et comme ponctués, des globules rouges et de la sérosité, c'est l'*œdème hématique*, décrit par J. Renaut (1886) et par Honnorat (1887).

Les alvéoles renferment, en effet, de la sérosité séro-fibrineuse, des hématies, des leucocytes, des cellules épithéliales tuméfiées par l'œdème, détachées de la paroi de l'alvéole, et tombées dans le liquide, enfin des granulations pigmentaires, formées d'hémoglobine dissoute dans le plasma sanguin.

2° A un degré plus avancé, l'engouement fait place à la *splénisation;* le poumon forme une masse rouge vineux ou noirâtre, souvent marbrée de taches plus foncées, compacte, homogène, friable et se laissant déchirer aisément sous le doigt; cet état l'a fait, par analogie, comparer au tissu de la rate.

Dans cette altération, outre les lésions microscopiques du premier degré, on note déjà un certain degré de prolifération conjonctive des parois alvéolaires et de la zone qui entoure les capillaires et les veinules, car *tout travail d'œdème chronique entraîne avec lui un processus scléreux consécutif.*

3° **Sclérose pigmentaire. Induration brune.** — Enfin le poumon cardiaque peut présenter, à une période plus avancée encore, l'état anatomique désigné autrefois sous le nom de carnification, et par les auteurs contemporains sous l'appellation de *sclérose pigmentaire* ou plus souvent d'*induration brune.*

Les poumons présentent une coloration brun jaunâtre, surtout aux deux bases; le tissu conjonctif a envahi tous les éléments des poumons qui sont durs, compacts et forment un bloc induré, donnant une coupe nette, aréolaire, pigmentée, de coloration brune diffuse, sur laquelle tranchent des points hématiques diversement colorés. D'après la comparaison de Honnorat, il semble que l'on tranche un poumon congelé. Sous un filet d'eau, on y voit des tractus fibroïdes rayonnant dans tous les sens, résultant de l'hyperplasie du tissu conjonctif interlobulaire.

*Au microscope*, on voit qu'il s'agit en effet d'une véritable *sclérose pulmonaire :* on note la présence de travées scléreuses dans la zone interlobulaire d'où partent des travées plus fines s'engageant dans les régions intralobulaires; de plus, les cloisons interalvéolaires elles-mêmes sont transformées en tissu fibreux et la cavité des alvéoles se trouve ainsi considérablement rétrécie (J. Renaut, Boy-Tessier).

Les *vaisseaux sanguins* sont dilatés et leurs tuniques, externe et interne sont épaissies par un travail d'*endo* et de *périartérite*.

*Les lymphatiques* sont également développés et les gaines périvasculaires gorgées de globules rouges.

Dans l'intérieur de l'alvéole on trouve également des globules rouges, les uns libres, les autres inclus dans l'épithelium alvéolaire, des leucocytes chargés de granulations graisseuses, des points granuleux et pigmentaires libres ou fixés sur le revêtement épithélial. Ces cellules pigmentées remplissent quelquefois en entier certains alvéoles, on les a désignées sous le nom de *cellules cardiaques* et on peut les déceler au microscope, dans les crachats teintés des malades.

Enfin, il arrive très fréquemment que, au milieu de ces foyers de congestion œdémateuse, on rencontre de petites *hémorragies sous-pleurales* et des *infarctus hémoptoïques* de Laënnec (apoplexie pulmonaire); ceux-ci deviennent fréquemment dans la suite le point de départ d'épanchements pleuraux sur lesquels nous allons revenir.

Enfin, dans ce milieu, il n'est pas rare de voir survenir encore des infections secondaires, sous forme d'inflammations bâtardes, des foyers de *bronchopneumonie*. Nous reviendrons plus loin sur ces complications.

Symptomatologie. — Au point de vue *clinique*, la congestion œdémateuse passive du poumon ne se manifeste que lentement, par un accroissement de la dyspnée, par un peu de toux grasse, accompagnée de crachats séro-muqueux, légèrement rosés chez certains malades, et de préférence un peu mousseux. Dans quelques cas on observe des hémoptysies véritables plus ou moins répétées.

Les *hémoptysies* sont assez fréquentes chez les cardiaques, même en dehors de l'état asystolique. Elles sont habituelles dans le *rétrécissement mitral* et se répètent parfois avec une persistance fort longue. Elles sont annoncées quelquefois par une sensation de gêne, de plénitude dans la poitrine, mais débutent également avec une certaine brusquerie, accompagnées tout au plus d'un peu de dyspnée et de toux[1].

Chez d'autres malades on note de petits crachats pelotonnés, noir de

1. Dargein, « Des hémoptysies cardiaques ». *Th.* Paris, 1894.

jais, d'*apoplexie pulmonaire ;* chez d'autres enfin, on trouve dans l'expectoration de petits amas brun noirâtre qui ne sont autre chose que des dépôts pigmentaires liés à l'induration brune du poumon.

L'*exploration physique* dénote de la submatité aux deux bases du poumon, de l'obscurité du murmure respiratoire, et la présence de râles sous-crépitants fins plus ou moins abondants. Cette localisation aux deux bases est particulière aux artérioscléreux. Lorsqu'elle est unilatérale, c'est *à gauche* de préférence qu'on la rencontre (FABRE).

Lorsque la *congestion bronchique*, qui accompagne habituellement la congestion passive des poumons, est très accentuée, les râles congestifs peuvent être en partie couverts par des râles sibilants et ronflants.

Les lésions, qu'il nous reste à signaler, ne font point rigoureusement partie de l'histoire du *poumon cardiaque*, mais doivent être considérées plutôt comme des *complications des maladies du cœur du côté de l'appareil respiratoire ;* toutefois leur association fréquente avec les altérations du poumon cardiaque, que nous venons de décrire, nous autorise à les étudier après celles-ci.

**Infarctus hémoptoïques** (*apoplexie pulmonaire*). — Ils sont caractérisés par des foyers hémorragiques dans l'intérieur même du parenchyme pulmonaire. Laënnec les a décrits avec beaucoup de netteté. Leur *nombre* est variable : on peut n'en trouver qu'un seul, mais le plus souvent ils sont au nombre de 2 à 4 et même au delà. Leur *volume* est celui d'une lentille, d'une noisette, d'une grosse noix ; dans quelques cas plus rares, ils peuvent former une masse compacte du volume d'une orange.

Leur *siège* habituel est le *lobe inférieur* du poumon, principalement du *côté droit*. Lorsqu'ils sont sous-pleuraux, ce qui est la règle, ils ont la *forme* d'un coin ou mieux d'une pyramide dont la base regarde la périphérie, et le sommet la profondeur du poumon ; les infarctus profonds ont de préférence la forme ovalaire.

Les infarctus hémoptoïques sont constitués par une masse solide, compacte, d'un noir de jais ; en coupe ils ont l'aspect granulé qui les a fait comparer justement à la truffe. *Récents*, ils laissent suinter un peu de liquide noirâtre ; *anciens*, leur coupe est dure et sèche. Comme structure on peut dire que l'infarctus hémoptoïque, ou noyau d'apoplexie pulmonaire, est une infiltration sanguine du poumon, car il est constitué par une masse énorme de globules rouges, quelques leucocytes, des granulations pigmentaires, enserrés par la coagulation dans un réseau de fibrine.

L'*évolution* de ces infarctus hémoptoïques est variable ; elle se fait par résorption, induration avec transformation pigmentaire, plus rarement par dégénérescence caséeuse, ramollissement et formation de cavernes, par suppuration et par gangrène. Lorsqu'ils sont sous-pleuraux, ils deviennent souvent le point de départ d'une *pleurésie* ultérieure.

PATHOGÉNIE. — Dans la grande majorité des cas, l'apoplexie pulmonaire est la conséquence du *rétrécissement mitral*, ou de l'*insuffisance mitrale* et de la gêne circulatoire consécutive qui ne tarde pas à gagner les cavités droites; dès lors les infarctus ont pour origine de petites coagulations sanguines parties de l'auricule et de l'oreillette du côté droit et entraînées par le torrent circulatoire dans les rameaux de l'artère pulmonaire (*infarctus embolique*).

L'infarctus serait pour Virchow et Rindfleisch la conséquence d'une fluxion collatérale, d'un engorgement par courant rétrograde dans les capillaires de la zone anémiée par l'embolie artérielle. Pour Ranvier et pour Duguet (1872), la formation de l'infarctus s'explique plus simplement par l'inflammation et la dégénérescence des parois de l'artériole embolisée qui ne pouvant résister à la pression sanguine, ne tarderait pas à se rompre au-dessus de l'embolie, et le sang épanché dans la tunique adventice de ce vaisseau s'étendrait peu à peu à tout le territoire voisin.

Dans quelques cas, où l'infarctus se rencontre au milieu même d'une zone de congestion, on pourrait supposer encore que celle-ci, poussée à l'extrême, est capable d'amener la rupture des capillaires et de produire un épanchement sanguin en foyer à limitation moins nette (*infarctus diffus festonné*) (J. Renaut, Marfan), d'où une variété particulière d'infarctus ou *infarctus congestif* à opposer à l'*infarctus embolique* habituel.

Bucquoy a insisté sur un autre genre d'infarctus, propre non plus aux lésions mitrales, mais à l'*artériosclérose*, et aux *cardiopathies artérielles*; il serait consécutif à une *thrombose* développée dans une artère lobulaire atteinte d'athérome de la même façon que certains foyers de ramollissement du cerveau succèdent à l'athérome des artères cérébrales (Périvier [1]).

**Bronchopneumonies.** — Elles résultent, comme certaines inflammations bâtardes, d'infections secondaires développées au milieu ou au pourtour des foyers de congestion et d'œdème. Elles donnent naissance à des plaques disséminées de râles sous-crépitants fins et à du souffle bronchique diffus.

**Pleurésie.** — La pleurésie se rencontre dans les cardiopathies d'une façon assez fréquente ; sur 126 observations personnelles de cardiopathies organiques où il est fait mention avec détails des lésions pleuro-pulmonaires, j'ai relevé 13 cas de pleurésie avec épanchement, soit une proportion de 10,32 0/0 [2].

1. Périvier, « De l'apoplexie pulm. dans l'artériosclérose et les cardiopath. art. » *Th.* Paris, 1891.

2. E. Barié, « Les épanchements pleuraux chez les cardiaques », *Sem. médicale*, 22 janvier 1902.

On consultera encore sur la question : Bucquoy, *France médicale*, novembre 1882 ; Saint Philippe, *Mém. de la sociét. de méd. et de chirurg.* Bordeaux, mars 1883 ; Forgeot, Th., 1885, Muller : *Th.*, 1891 ; Fabre, *Th.*, 1894 ; J. Robert, *Th.*, Paris, 1898 ; Rénon, *Arch. gén. de méd.*, 1903, et *Bullet. méd.*, 20 mai 1905 ; Barjon et Cade, *Province méd.*, juillet 1901 ; Landouzy et Labbé, Traité de méd., t. VIII, p. 135 ; Beaufumé, Les épanchem. pleuraux unilat. des cardiaq. *Th.* Paris, 1907 ; De Brisson de Laroche, Des épanchem. pleur. au cours des cardiopath. artér. *Th.* Lyon, 1908 ; Gouget, « Les épanchem. pleuraux des cardiaq. », *la Clinique*, mars 1910 ; Cauchet et Lautier, *Presse méd.*, juillet 1910.

La *pleurésie sèche* est assez fréquente et s'observe surtout à la suite des infarctus hémoptoïques ; assez souvent on rencontre encore, à la base du poumon droit, des *adhérences pleurales*, reliquats d'un épanchement préexistant, ou encore nées par propagation d'une périhépatite.

La *pleurésie avec épanchement* est fréquente ; le plus souvent, elle est de quantité moyenne ; les petits épanchements ne sont point rares ; au contraire les grands épanchements sont exceptionnels, on a cependant retiré quelquefois par la thoracentèse 1 litre et plus de *liquide*. Celui-ci est presque toujours *séreux*, *citrin*, très peu coagulable. Dans quelques cas l'épanchement fut *hémorragique* (BOUILLAUD, 1841 ; MARTINEAU, 1874 ; WEIL, 1881). L'*épanchement* peut encore être *purulent* par infection secondaire d'un infarctus, ou à la suite d'embolies septiques : Lancereaux (1881), Taylor (1881), Rénon (1903) ont observé chacun un cas semblable.

La pleurésie chez les cardiaques est *unilatérale*, et dans la très grande majorité des cas se rencontre dans la *grande cavité pleurale* et du *côté droit*. Cependant l'épanchement peut être cloisonné, circonscrit. Rendu (1897), Rénon (1903) ont signalé des cas d'épanchement collecté entre la base du poumon droit et le diaphragme. La pleurésie se rencontre un peu *plus fréquemment au cours des maladies mitrales* que dans les affections aortiques ; cette opinion cependant a été combattue par Bucquoy qui la regarde comme plus fréquente chez les aortiques et les artério-scléreux.

Dans les *maladies organiques* du *cœur droit*, la pleurésie a été rencontrée quelquefois ; Taylor l'a trouvée dans l'endocardite tricuspidienne ; Kolisko (1859), Morison (1878), E. Barié (1874) l'ont notée dans l'insuffisance des valvules de l'artère pulmonaire.

La pleurésie chez les cardiaques peut relever d'altérations variables et préétablies du tissu pulmonaire : *congestion des bases*, *œdème congestif aigu*, *bronchopneumonie*, mais très souvent elle est la conséquence d'*infarctus hémoptoïques* corticaux produisant un travail irritatif de la plèvre qui les recouvre. Le liquide de la *pleurésie vraie* des cardiaques diffère de celui de l'*hydrothorax unilatéral* assez fréquent chez les asystoliques, avec lequel la pleurésie peut être confondue. Toutefois dans la pleurésie, véritable travail inflammatoire dû au processus irritatif produit sur la plèvre par l'infarctus hémoptoïque, la formule cytologique montre la présence de nombreux polynucléaires (BARJON et CADE), alors que dans l'hydrothorax, le liquide renferme de nombreuses cellules endothéliales isolées ou disposées par groupes formant des placards ou lambeaux dus à une véritable desquamation endothéliale (WIDAL et RAVAUT).

En outre le liquide de la pleurésie donnerait un résultat positif avec la *réaction de Rivalta* (une goutte du liquide de l'épanchement est versée dans un verre, où se trouvent mélangés 50 centimètres cubes d'eau avec une goutte d'une solution aqueuse d'acide acétique anhydre à 1/2. Il se forme alors des stries opalines, lactescentes, d'un blanc bleuâtre ; elles ne se produisent pas avec le liquide non inflammatoire de l'hydrothorax).

La pleurésie des cardiaques dont la *marche* est *souvent latente* se caractérise par les signes habituels des épanchements pleuraux ; son *histoire clinique* sera faite ultérieurement ; disons seulement ici que la *thoracentèse* a été *parfois nécessaire* même dans les cas d'épanchement peu abondant, mais suffisant pour augmenter et rendre intolérable la dyspnée que provoquait déjà la cardiopathie.

**Hydrothorax.** — Dans d'autres circonstances surtout dans les phases asystoliques on rencontre l'*hydrothorax simple*, quelquefois *unilatéral*, mais bien plus souvent *bilatéral*, ce qui le distingue de la *pleurésie vraie*. Lorsqu'il est unilatéral il siège à droite et se produit par la compression qu'exercent sur les veines pulmonaires droites, l'oreillette droite toujours dilatée dans l'asystolie (J. Teissier), et aussi parce que les cardiaques se couchent plus volontiers sur le côté droit que sur le côté gauche, favorisant ainsi la stase puis l'œdème du côté droit du thorax.

L'hydrothorax se distingue encore de la pleurésie par les caractères de son épanchement séreux, privé de fibrine ; l'hydrothorax, phénomène purement passif, est l'hydropisie de la plèvre.

## Foie cardiaque

Description générale. — « Il n'est aucune maladie dans laquelle le foie soit plus sujet à des variations de volume, que dans les maladies du cœur parvenues à une période avancée », a dit Corvisart.

En effet, dès que sous l'influence de l'asystolie, la stase sanguine s'établit d'une façon durable dans le cœur droit suivie de la distension inévitable des cavités de celui-ci, la réplétion sanguine s'étend peu à peu à la veine cave inférieure puis aux veines sus-hépatiques, et de proche en proche aux capillaires centraux du lobule hépatique (capillaires intra-lobulaires).

Peu à peu, cette congestion passive, bornée d'abord au centre du lobule s'exagère sous l'influence de poussées nouvelles, comprimant d'abord puis finissant par atrophier les cellules hépatiques disposées en trabécules et en colonnettes dans les intervalles étroits qui séparent les capillaires sanguins gorgés de sang et distendus à l'excès (*atrophie trabéculaire*). Le foie (*foie cyanotique*) augmenté de volume, lourd, pesant, laisse sourdre à la coupe une grande quantité de sang veineux, noirâtre, qui suinte en abondance, et le parenchyme présente alors l'aspect caractéristique dit *foie muscade* (nutmeg liver), il est marbré, bigarré de petites taches brun foncé occupant le centre du lobule, entourées d'autres taches jaune clair siégeant à la périphérie lobulaire aux confins des espaces portes.

A une période plus avancée de l'altération hépatique succède un travail nouveau : une véritable périphlébite scléreuse autour des veines sus-hépatiques suivant les uns (Cornil et Ranvier, Sabourin), phlébite périportale, suivant les autres (Wickham Legg, Talamon, Rendu), englobant les colonnettes trabéculaires atrophiées. Dès lors, c'est la véritable *cirrhose cardiaque* et le foie, qui à la coupe a pris un aspect aréolaire, est dur, consistant, scléreux, d'une coloration gris rosé, avec de grands tractus fibreux grisâtres à la coupe, se continuant parfois avec quelques lésions de périhépatite; mais les *altérations* ont ceci de vraiment caractéristique, qu'elles sont *réparties d'une façon inégale* entre toutes les régions du parenchyme hépatique.

Telle est en résumé l'évolution du *foie cardiaque*, depuis le stade congestif jusqu'à l'état scléreux[1]. Entrons maintenant dans quelques détails.

Si nous nous en rapportons aux recherches de Hanot, il y aurait lieu, dans le foie cardiaque, de considérer trois modalités anatomiques et cliniques différentes :

1° La *congestion hépatique simple;*

2° La *cirrhose cardiaque hypertrophique;*

3° La *cirrhose cardiaque atrophique.*

1° La **congestion hépatique simple** correspond au type classique *du foie muscade*, dont on peut résumer ainsi les lésions :

*Anatomie pathologique.* — Le foie est augmenté de volume au point de peser parfois plus de 2.000 grammes et l'hypertrophie porte surtout sur le lobe droit. Son bord tranchant est mousse, sa capsule un peu épaissie, et le parenchyme d'une coloration brun-violacé, gorgé de sang laisse sourdre à la coupe une grande quantité de sang veineux noirâtre et poisseux.

Au point de vue *histologique*, les altérations consistent dans une congestion passive intense de la veine centrale du lobule, qui est dilatée et gorgée de sang ainsi que les capillaires voisins, qui vont s'anastomoser avec les réseaux également dilatés provenant des veines intra-lobulaires les plus rapprochées. Bientôt, par suite de l'ectasie permanente de ces veines et des capillaires radiés qui s'échelonnent le long de celles-ci, les cellules hépatiques, interposées en rangées trabéculaires dans les espaces étroits séparant les capillaires dilatés, subissent une compression considérable, s'aplatissent, s'allongent, perdent leur noyau et même leur protoplasma et finissent par subir l'infiltration graisseuse, ou dans d'autres cas, s'imprègnent de pigment sanguin ; le foie est alors bouleversé complètement dans sa structure et les lobules hépatiques sont profondément intervertis (Sabourin).

Géraudel (1904) pense que dans le foie cardiaque le parenchyme se divise en deux zones nettement distinctes, l'une entourant la veine porte, reste indemne, l'autre entoure la veine sus-hépatique (zone sus-hépatique) et est seule lésée. A ce niveau, les cellules hépatiques sont altérées, diminuées de volume et franchement éosinophiles. Il en résulte que

1. L'histoire anatomique et clinique du *foie cardiaque*, bien indiquée déjà par Corvisart (1818), Andral, Gendrin, a été établie depuis avec beaucoup de netteté par Virchow (1856), Stokes, Rokitansky, Cornil et Ranvier, Sabourin, Wickham Legg (1875), Talamon (*Th.*, 1881), Rendu (1883) et Ziegler. Il convient de signaler tout particulièrement les mémoires de Hanot, *Sem. méd.*, juin 1894; *Soc. méd. hôp.*, mai 1895, etc., et ceux de ses élèves : Dumont (1887), Parmentier (Études clin. et anat. path. sur le foie cardiaq., *Th.* Paris, 1890); les travaux ultérieurs de E. Chrétien (1897); de Géraudel, « Anat. et physiolog. path. du foie cardiaque », *Presse méd.*, 3 décembre 1904; de Oppenot, *Th.* Paris, 1896; de Bauer, « Rech. sur le foie cardiaque », *Presse méd.*, 19 juin, 24 juillet 1907 ; etc.

la travée hépatique atrophiée, fragmentée se charge de granulations pigmentaires et graisseuses. Quant aux capillaires, leur paroi se rompt et laisse échapper les globules sanguins qui se répandent dans les espaces intercapillaires et farcissent ces espaces, mêlés aux cellules de la travée atrophiée : tel serait le foie cardiaque.

Au point de *vue clinique*, la congestion hépatique ne se manifeste quelquefois par aucun signe spécial et est découverte, par la percussion et par la palpation de l'abdomen, sans que le malade accuse rien autre qu'un peu d'endolorissement au niveau de l'hypochondre droit au moment de la palpation.

Dans d'autres circonstances, les signes sont plus nets : le malade se plaint d'une sensation de tension, de pesanteur, de barre dans la région épigastrique, surtout pendant le travail de la digestion, dans la station debout, etc. Il existe en même temps du *subictère* aux sclérotiques. L'*ictère vrai* est *exceptionnel*, mais si l'affection cardiaque se complique de quelque maladie infectieuse intercurrente (érysipèle) l'ictère peut être intense, occuper la face, le tronc et les membres, et s'accompagner d'accidents très sérieux simulant l'*ictère dit grave.*

*Les urines* dans *le foie cardiaque* (Parmentier) présentent des caractères intéressants : La *quantité* est diminuée et la *densité* accrue ; l'urée et l'acide urique y sont au-dessous de la normale et les phosphates très abondants. Leur coloration est d'un brun rouge foncé ; l'*urobiline*, pigment du foie congestionné et dégénéré, s'y trouve en assez grande quantité, enfin elles renferment parfois même des pigments biliaires décelés par le réactif de Gmelin. Si la cellule hépatique est profondément troublée, on décèle dans les urines la présence du sucre alimentaire (*glycosurie alimentaire*), ou donné au malade sous forme de sirop de glucose dans un but expérimental (*glycosurie expérimentale*).

La percussion et surtout la palpation montrent que le *foie* est *volumineux* et dépasse le rebord costal de plusieurs centimètres (8, 10, 12 centimètres et même davantage) ; sa surface paraît lisse, régulière et le bord antérieur mousse. D'autre part, et sans doute par le fait de la mauvaise élaboration de la bile, les malades ont de l'anorexie, des nausées, des vomissements, des alternatives de diarrhée et de constipation. Plus tard, l'ictère devient plus manifeste et les malades s'amaigrissent peu à peu. Lorsqu'il existe en même temps, ce qui est assez fréquent dans l'asystolie, une insuffisance tricuspidienne fonctionnelle, on peut rencontrer du *pouls veineux hépatique vrai*, caractérisé par un soulèvement systolique de l'organe nettement perçu par la palpation.

Tel est le tableau clinique le plus habituel de la congestion hépatique liée à l'asystolie vulgaire ; mais chez certains malades dans les antécédents desquels on relève presque toujours une tare hépatique antérieure (alcoolisme, lithiase biliaire, états infectieux divers, syphilis peut-être, etc.) les accidents du côté du foie présentent une importance telle sur les autres troubles asystoliques, qu'ils constituent une forme clinique toute spéciale désignée sous le nom d'*asystolie hépatique* (Hanot) qui sera décrite ultérieurement avec détail (voir *Asystolie*).

*La durée* de cette congestion hépatique est très variable, et pendant son cours, l'augmentation de volume du foie est sujette à des variations nombreuses ; sous l'influence d'un traitement approprié, le foie d'abord très gros, peut se *détuméfier* (CORVISART) et tout rentre dans l'ordre. Dans d'autres cas, au contraire, après une série de poussées congestives nouvelles pendant le cours de l'asystolie prolongée, le parenchyme hépatique peut ne pas rester simplement congestionné, mais il subit dans son tissu une transformation scléreuse profonde ; l'hypertrophie n'est point passagère, elle persiste, et à la congestion simple s'est substituée la cirrhose cardiaque hypertrophique.

Si, en général le gros foie cardiaque comporte un *pronostic sérieux*, on doit reconnaître cependant qu'il n'est point toujours un signe d'aggravation. Ainsi que l'a fait remarquer Fiessinger[1], le foie constitue une sorte de réservoir sanguin qui, dans les états asystoliques devient une véritable soupape de sûreté, débarrasse le système veineux d'un excès de liquide, vide le cœur droit d'une partie du sang qui l'encombrait et le dilatait. Mais, pour que cette action relativement favorable puisse se produire, il est nécessaire que l'œdème soit nul ou à peine développé ; le gros foie pourrait donc, dans certains cas, être considéré comme une *réaction de défense*, comme un agent de soulagement momentané pour le cœur.

2° **Cirrhose cardiaque hypertrophique.** — LÉSIONS ANATOMIQUES. — Dans ce second stade du foie cardiaque, le foie est *augmenté de volume*. Sa consistance est *ferme*, sa coloration *gris rosé*, et son aspect *granuleux*. L'état scléreux qui le caractérise est réparti très inégalement dans le parenchyme ; il est marqué principalement sous la capsule, par la présence de tractus fibreux ou de bandes annulaires de diamètre variable.

HISTOLOGIE. — A l'examen microscopique, on voit se dessiner autour de la veine intralobulaire un mince anneau de tissu conjonctif envoyant déjà dans l'intérieur du lobule de minces prolongements qui vont dissocier les lobules hépatiques. Nous avons dit déjà que dans ceux-ci, les cellules hépatiques sont disposées en colonnes dans les intervalles fort étroits, remplis par du tissu réticulé jeune, que laissent entre eux les capillaires lobulaires.

Or, la compression de ce tissu réticulé et des colonnettes de cellules hépatiques interposées entre les capillaires lobulaires gorgés de sang et dilatés, est insuffisante à elle seule pour produire l'altération scléreuse, car l'hyperémie pure et simple ne suffit pas pour néoformer (BIZZOZERO) ; il est plus probable que la *dilatation des vaisseaux* met les éléments comprimés en état de résistance moindre et les rend plus vulnérables à l'action de l'alcool, des poisons biliaires (lithiase), des agents infectieux et des toxines venus de l'appareil gastro-intestinal.

Quoi qu'il en soit, le processus scléreux, ainsi formé, consiste en une *périphlébite ;* mais sur sa nature, les auteurs discutent encore. Elle serait :

a. *Sus-hépatique*, pour Cornil et Ranvier, Sabourin ;

b. *Périportale* pour Wickham Legg, Talamon, Rendu ;

1. FIESSINGER, *Soc. de méd. et de chirur. prat.*, 22 octobre 1903.

c. *A la fois sus-hépatique et périportale* (HANOT, PARMENTIER), mais avec *prédominance sus-hépatique ;* la lésion serait donc, en définitive, une *cirrhose diffuse*.

ETIOLOGIE. — Le foie cardiaque se rencontre presque toujours à *la suite des lésions mitrales*, parce qu'elles retentissent plus rapidement sur le cœur droit que les lésions aortiques ; mais en dehors de ces lésions valvulaires, on le trouve aussi à la suite d'autres cardiopathies chroniques telles que la *symphyse du péricarde*, la *sclérose cardiaque*, la *surcharge graisseuse* du *cœur*, et également dans le cours des affections chroniques des bronches ou des poumons (*emphysème*, *bronchite chronique*, *dilatation bronchique*, etc.) retentissant directement sur le cœur droit.

Mais si le plus souvent, dans le cours des cardiopathies chroniques en voie asystolique, le foie n'est intéressé qu'au même titre que les autres parenchymes (reins, poumons, etc.), il est d'autres cas dans lesquels les accidents asystoliques habituels (œdème et cyanose périphériques, congestion des reins et des poumons, etc.) manquent presque totalement, et les cardiaques « font alors toute leur asystolie dans le foie » (Hanot).

Cette *prédisposition* à faire de l'*asystolie* purement *hépatique* s'explique généralement, comme nous l'avons dit, par l'existence d'une tare pathologique antérieure ayant touché le foie profondément : l'*alcoolisme* et la *lithiase biliaire* en premier lieu et peut-être *le paludisme*. Il en est de même de certaines *intoxications*, de certaines *infections gastro-intestinales*, peut-être même de la *syphilis ;* enfin dans certains cas, il faut sans doute faire intervenir une *disposition anatomique spéciale* assez fréquente, en vertu de laquelle les veines sus-hépatiques s'abouchent dans la veine cave inférieure en suivant un trajet presque parallèle à ce vaisseau, ce qui favorise la pénétration du sang dans les veines sus-hépatiques, au moment de la régurgitation de l'oreillette droite.

SYMPTOMATOLOGIE. — Les symptômes de cette cirrhose cardiaque hypertrophique se rapprochent beaucoup de ceux de la congestion hépatique d'origine cardiaque : *hypertrophie permanente* du foie, cachexie déjà marquée, mais surtout *ascite précoce* et abondante, qui apparaît déjà *fort nette, alors que l'œdème des extrémités est nul ou à peine marqué*, caractère très important qui différencie l'asystolie hépatique de l'asystolie vulgaire.

3° **Cirrhose cardiaque atrophique.** — Cette troisième variété du foie cardiaque est beaucoup *plus rare* que la précédente. On a dit qu'elle n'était qu'une transformation de la cirrhose cardiaque hypertrophique; en d'autres termes, que l'atrophie serait précédée d'un premier stade avec hypertrophie. Cette transformation est fort possible, d'après Hanot, cependant il déclare que, pour lui, « il n'a jamais pu suivre le passage » de l'hypertrophie à l'atrophie.

Quoi qu'il en soit, dans cette variété peu fréquente, le foie est scléreux, granuleux, atrophié : dans un cas observé par Hanot, il ne pesait pas plus de 850 grammes ; la lésion histologique consiste dans une cirrhose diffuse avec disparition en grande partie des travées lobulaires.

*Cliniquement*, cette cirrhose cardiaque atrophique est prise fréquemment pour une cirrhose alcoolique coexistant avec une affection du cœur; comme la cirrhose alcoolique elle donne lieu à la cachexie; toutefois si la cardiopathie est nettement établie et que dans les antécédents du malade on ne trouve aucune affection qui ait pu produire une lésion du foie, on sera autorisé à admettre comme possible une cirrhose atrophique du foie d'origine cardiaque.

**4° Cirrhose cardio-tuberculeuse.** — A côté du foie cardiaque, il faut signaler maintenant, *chez les enfants*, surtout dans le cours des *péricardites chroniques* ou mieux de la *symphyse* du *péricarde* d'origine tuberculeuse, la *cirrhose cardio-tuberculeuse* (HUTINEL[1], MOIZARD et JACOBSON[2], PICK[3]). Ici le foie est volumineux, inégalement coloré, ni lisse, ni clouté, mais avec des saillies violacées et des dépressions grisâtres cachées quelquefois par l'épaisseur de la capsule. Les bords sont épaissis et mousses, la vésicule est épaissie. A la coupe, l'organe a l'aspect du foie muscade et histologiquement on y rencontre des îlots de cirrhose cardiaque envahis par des nodules tuberculeux, car la lésion hépatique procède à la fois de *l'affection cardiaque* et de la *tuberculose*, celle-c marquée assez souvent par des granulations de la plèvre et du péritoine.

*Cliniquement*, la cirrhose cardio-tuberculeuse, se manifeste par les caractères suivants : sujets malingres et chétifs, ventre globuleux ; très gros foie, ascite, rate grosse; teint blafard, cyanosé plutôt que franchement subictérique. Plus tard surviennent de l'œdème des membres inférieurs contrastant avec un thorax amaigri avec veines bleuâtres saillantes à sa partie supérieure; hyperglobulie, dyspnée d'effort, enfin asystolie finale.

Au point de vue clinique Hutinel distingue trois formes principales de la maladie : Une première où la symphyse causale, s'installe sournoisement sans être précédée de lésions pulmonaires, pleurales, ganglionnaires; une seconde où l'attention est d'abord attirée vers la lésion pleurale, une troisième enfin débutant par des signes de périhépatite.

**5° Autres lésions hépatiques.** — A côté de ces types cliniques si nets du foie cardiaque, il faut encore signaler en terminant certaines lésions d'une importance moindre; la *périhépatite* sous forme d'adhérences, de brides étendues entre le foie et la concavité du diaphragme ; elle peuvent être très étendues et constituer une *symphyse phréno-hépatique*.

## Pancréas cardiaque

Ses lésions ont été peu étudiées jusqu'ici, cependant Lefas[1] chez un certain nombre de cardiaques, a constaté des lésions d'endopériartérite

1. HUTINEL, *Rev. mens. des malad. de l'enfance*. Paris, 1893.
2. MOIZARD et JACOBSON, *Soc. méd. des hôp*. Paris, 24 juin 1898.
3. PICK, *Zeitschr. f. Klin. med.*, 1896. Voir encore : AVIRAGNET, La tub. chez les enfants, *Th.* Paris, 1892; IMERWOL, *Rev. des malad. de l'enf.*, 1901 ; BAUMEL et ABADIE, *Nouveau Montpellier médical*, 12 mai 1901; MARFAN, *Rev. mens. des malad. de l'enfance*, 1901; CONSTANTINOFF, *Th.* Genève, 1901; Mme M. LANOS, *Th.* Paris, 1904; BABONNEIX et PAISSEAU, *Arch. des malad. du cœur*, mai 1909.
4. LEFAS, *Soc. anat.* Paris, 7 juin 1901.

dans les cas où il y avait de la sclérose cardiaque; toutefois ces lésions n'offraient rien de comparable avec celles du foie cardiaque.

## Rein cardiaque

De même que les autres organes : foie, poumons, cerveau, etc., le rein est exposé à la stase sanguine et aux congestions passives qui résultent de toute cardiopathie chronique, mais l'évolution et les lésions anatomiques du *rein cardiaque* ont été le sujet de nombreuses controverses [1].

On peut au sujet de l'évolution des lésions anatomiques considérer trois périodes distinctes :

1° **Congestion rénale : rein cyanotique.** — A cette phase initiale et purement congestive, le rein est *augmenté de volume* et se décortique facilement, la surface est *lisse*, *rouge violacé*, présentant de fines arborisations dues aux étoiles de Verheyen, gorgées de sang.

*A la coupe*, un sang veineux noirâtre vient sourdre de la surface sectionnée; le rein présente une coloration lie de vin uniforme presque aussi intense sur la substance corticale que le long des pyramides de Malpighi.

Cependant dans la zone corticale nullement diminuée de volume et seulement un peu plus pâle, on distingue de petits points rouge foncé, dus aux vaisseaux du glomérule gorgés de sang, et dans d'autres régions de petites plaques violacées, ecchymotiques formées par des hémorragies intra-capsulaires, dues à l'éclatement, sous l'influence de la pression, de capillaires distendus par le sang. Ces capillaires intertubulaires ectasiés et sinueux compriment les tubes contournés intermédiaires, dont le calibre est diminué, la cavité aplatie, et même obstruée parfois de cylindres hyalins et d'hématies; quant aux cellules rénales, elles restent encore normales.

Dans les pyramides, les capillaires sanguins et les veinules gorgés de globules sanguins et distendus par eux, forment des sortes de colonnes rectilignes, farcies de globules rouges.

Ce premier stade, ainsi que Jaccoud l'a fait remarquer, correspond étroitement aux altérations décrites dans le foie sous le nom de foie muscade, et se développent dans les mêmes circonstances.

2° **Rein induré cyanotique.** — Cette altération, à laquelle Klebs a assigné ce nom particulier, n'est en somme que la continuation de l'altération précédente avec un degré de plus; le rein est violacé, mais déjà la décortication est plus difficile, son tissu est plus dur, plus résistant et

1. On consultera sur la question du rein cardiaque : TRAUBE, *Ueb. den Zusamm. von Herz und Nierenkr.*, 1856; JACCOUD, *Lec. clin.* Charité, 1866; M. RAYNAUD, *Nouv. dict. méd. pratiq.* 1868; KLEBS, *Handb. der. Path.*, 1870; KELSCH, *Arch. de Physiologie*, 1870; CUFFER, *France méd.*, 1878; LITTEN, *Centralbl. f. Med.*, 1880; GERMONT, *Th.* inaug., 1883; CORNIL et BRAULT, *Path. du rein*, 1884; LÉCORCHÉ et TALAMON, *De l'album. et de la mal. de Bright*, 1888; SCHMAUS et HORN, *Berl. Klin. Wochenschr.* 1893; KAUFFMANN, *Traité d'anat. path.*, 1896; BIRCH-HIRSCHFELD, *Handb. der path. Anat.*, 1896; GOUGET, *Soc. anat.* Paris, 1895; FAUQUEZ, *Th.* inaug. Paris, 1897; LETULLE, *Anat. path.*, 1897, etc.

déjà au microscope on constate un épaississement des cloisons intertubulaires.

3° **Atrophie rénale.** — Le troisième stade est celui qui a soulevé le plus de discussion; le rein cardiaque n'est-il qu'un rein congestionné, ou bien la congestion peut-elle, dans la suite, donner lieu à des altérations profondes du tissu, à une néphrite terminée par l'atrophie de l'organe? Bartels n'admet pas que cette atrophie puisse se produire même dans un stade avancé de la maladie; Traube est presque aussi absolu, car il ne l'a rencontrée qu'une fois sur 53 cas de lésions cardiaques. Lécorché et Talamon l'admettent avec une certaine réserve, et encore remarquent-ils que cette atrophie rénale n'a rien de comparable avec celle de la néphrite interstitielle. Cependant cette opinion n'a pas prévalu et l'*atrophie rénale d'origine cardiaque est admise* par la majorité des auteurs (Klebs, Rosenstein, Bollinger, Bard), car les expériences de Buchwald et de Litten, de Germont et d'autres, provoquant de la stase veineuse chronique par la ligature de la veine rénale, ont montré que cette stase était suivie d'atrophie considérable du rein, avec adhérences de la capsule, rétraction des glomérules, épaississement du tissu conjonctif intertubulaire.

Mais quelle est la *nature* de cette atrophie rénale? Deux opinions sont en présence :

1° L'*atrophie rénale d'origine cardiaque* s'identifie ou *se rapproche de très près de la néphrite interstitielle ;*

C'est l'opinion de Rayer, de Frerichs, de Bamberger, Maurice Raynaud, Hortolés, Gombault, Bard, Birch-Hirschfeld, Schmaus et Horn, Fauquez;

2° *Le rein cardiaque ne peut aboutir à la néphrite interstitielle;* c'est la thèse soutenue par Traube, Kelsch, Cornil et Ranvier, Brault, Lécorché et Talamon.

Jaccoud, et avec lui d'autres auteurs (François, Kauffmann, Ziegler) ont tranché la question. Il est établi que l'*atrophie rénale d'origine cardiaque est une néphrite interstitielle, mais qui ne saurait être identifiée à la néphrite interstitielle vulgaire* (celle du rein goutteux par exemple) dont elle diffère par la topographie des lésions, *mais* que d'autre part, *au point de vue clinique*, le rein cardiaque atrophié et scléreux peut donner lieu à des *accidents identiques* à ceux de la néphrite interstitielle; « l'albuminurie cardiaque peut tuer comme la maladie de Bright la plus légitime », a dit Jaccoud et *cliniquement* il y a une *asystolie rénale* comme il y a une asystolie hépatique.

Lésions anatomiques. — Le *rein* est *violacé*, *diminué* quelquefois d'un 1/3 du volume normal, son aspect est *bosselé*, *granuleux* sans l'être aussi finement que celui de la néphrite interstitielle, avec des dépressions des rétractions plus ou moins profondes; la *capsule* est très *adhérente*, et à la coupe on constate un *amincissement* parfois très accusé *de la zone corticale*.

*Au microscope* on note des bandes, des plaques de sclérose affectant de préférence la disposition insulaire (Bard), frappant au moins autant la substance médullaire que la substance corticale.

Les *vaisseaux sanguins* sont dilatés, gorgés de sang; ils refoulent et atrophient les *tubes urinifères* qui sont situés entre eux et dont les cellules sont desquamées, ou en dégénérescence granulo-graisseuse. Ces canaux sont d'autant plus atrophiés que l'*hyperplasie du tissu conjonctif intertubulaire* est plus accentuée.

Les *glomérules* sont dilatés, farcis de globules, et la capsule de Bowmann épaissie; dans d'autres circonstances, ils sont atrophiés ou même détruits en partie.

Résumé. — Au point de vue anatomique, les caractères communs et les différences du *rein cyanotique atrophié* et de l'*atrophie rénale de la néphrite interstitielle vulgaire* se résument ainsi :

a. *Caractères communs.* — *Atrophie*, *épaississement* et *adhérence de la capsule*, *sclérose* et *transformation fibreuse du tissu conjonctif intertubulaire et des glomérules.*

b. *Différences.* — Dans le *rein cardiaque*, *l'atrophie* est généralement *moindre* que celle du petit rein goutteux; de plus, on note une *disposition très irrégulière de la sclérose*, c'est une sclérose *insulaire* qui *atteint aussi bien la substance médullaire que la zone corticale.* Par suite de cette irrégularité dans la topographie des lésions, il arrive *qu'au milieu des plaques de sclérose*, on rencontre des *zones de parenchyme* relativement *sain*, ou simplement congestionné, il en résulte que la *surface du rein* présente de *grosses bosselures*, séparées par des enfoncements profonds, alors que *dans l'atrophie rénale de la néphrite interstitielle*, la surface est parsemée de *granulations* en général assez *fines;* enfin le *rein cardiaque* conserve une *coloration rouge vineux*, *lie de vin*, très caractéristique, remarquée par tous les auteurs.

Étude clinique. — Dans l'asystolie vulgaire, avons-nous dit, le rein participe, comme le foie et le poumon, aux phénomènes de stase et de congestion passive qui accompagnent toute cardiopathie organique à la période troublée.

Cette congestion rénale se manifeste par des *urines* rares. denses, foncées, hautes en couleur, chargées de sédiments briquetés; l'acide urique et les urates sont généralement augmentés de proportion ainsi que les phosphates. Les *chlorures*, au contraire, sont *considérablement diminués de quantité* car les *asystoliques* qui sont toujours plus ou moins œdématiés sont en état de *rétention chlorurée*. Quant à l'urée, augmentée de proportion pour Bartels, elle paraît au contraire diminuée d'une façon absolue, et augmentée relativement à la quantité des urines émise (Fauquez). En résumé, ce qui domine c'est la *diminution* dans la quantité *d'eau*. L'urine éliminée renferme encore des cylindres hyalins, quelques cylindres granuleux, et parfois quelques globules rouges; enfin l'*albumine* y est pour ainsi dire *constante*, en quantité faible le plus souvent, variant depuis des traces indosables jusqu'à quelques centigrammes et même un ou plusieurs grammes, dans des cas plus rares.

Cette *albuminurie des cardiaques* reconnaît principalement pour causes l'abaissement de la tension artérielle, l'augmentation de la pression veineuse (Trousseau, Bartels), et le ralentissement du sang qui en résulte, surtout au niveau du glomérule (CHARCOT). Enfin, quelquefois il se produit des *infarctus du rein*. A ces causes, il faut ajouter encore quelques *infections* qui se montrent dans le cours de l'insuffisance aortique principalement et engendrent certaines *néphrites subaiguës* (TALAMON).

Il sera d'ailleurs indispensable de rechercher l'*état de la perméabilité rénale*, par le procédé d'Achard et de s'assurer s'il y a retard ou non, ou encore prolongation de l'*élimination du bleu de méthylène* par les urines.

C'est à cela que se bornent le plus souvent les caractères des *urines des cardiaques* dans l'asystolie habituelle, sans qu'ils donnent lieu à des phénomènes cliniques particuliers.

Mais il n'en est pas toujours ainsi, et dans certaines conditions, surtout chez les *artérioscléreux* dont les reins sont profondément altérés, le rein cardiaque se manifeste par une *symptomatologie* toute spéciale, exclusivement rénale pour ainsi dire, *rappelant de si près celle de la néphrite interstitielle* que la distinction entre les deux processus est fort délicate ; on peut donc, chez certains cardiaques — auxquels la dénomination de *cardio-rénaux* s'applique avec justesse — observer une *asystolie rénale*, de même que chez d'autres on note les signes de l'asystolie hépatique.

L'*asystolie rénale* se caractérise par des *accidents d'urémie lente* traversée par des crises d'urémie aiguë : albuminurie, vomissements, accidents cérébraux : délire, convulsions épileptiformes parfois, et, par dessus tout, dyspnée, affectant souvent le caractère rythmique dit de Cheyne-Stokes, bronchite albuminurique, hypertrophie cardiaque, avec ou sans bruit de galop. Dans quelques circonstances, ces troubles urémiques peuvent éclater d'une façon précoce alors que les lésions rénales sont encore récentes et peu profondes, mais occupent une grande étendue (JACCOUD).

Dans le cours de l'asystolie, on note parfois de l'*hématurie* avec diminution de la quantité des urines; elle est due à la production d'infarctus rénaux, nés par embolie du cœur gauche, et quelquefois par thrombose des petites branches des artères rénales.

## Estomac cardiaque

Il n'y a guère d'affections organiques du cœur qui ne donnent lieu, à un certain moment, à des troubles digestifs plus ou moins caractérisés[1]. On les rencontre à la fois dans les lésions mitrales et dans les affections aortiques, mais leur pathogénie est variable dans les deux cas.

La stase sanguine qui accompagne la période asystolique, se manifeste

1. Consulter au sujet des altérations de l'estomac dans les cardiopathies, et d'une façon générale, sur la *dyspepsie des cardiaques*, les travaux de Hüfler, de Broadbent, de Leared (*Med. Times and Gaz.*, 1867), de Maurice Raynaud (*Nouv. Dict. de méd. et de chirurg. prat.*, t. VIII, 1868), de Potain et Rendu (*Dict. encyclop. scienc. méd.*, t. XVIII, 1876; de Muller, *Th.* Paris, 1886), de Hautecœur (*Th.* Paris, 1891), de Valentin (*Th.* Lille et *Nord médical*, 1901), etc.

sur l'estomac comme sur les autres viscères : on rencontre sur la muqueuse une rougeur diffuse plus ou moins vive, un pointillé ecchymotique et de petites érosions hémorragiques. Les capillaires sanguins distendus compriment les glandes et s'opposent à la fois à l'excrétion et à la sécrétion glandulaires; enfin dans certains cas les lésions sont plus avancées encore, et on note de l'infiltration œdémateuse des parois glandulaires ainsi qu'un début de travail scléreux dans celles des capillaires et des veines.

*En résumé*, la stase sanguine se manifeste par une nutrition insuffisante ou viciée des parois stomacales, qui entraîne des altérations en quantité et en qualité du suc gastrique, des perturbations dans le chimisme stomacal et particulièrement, d'après Hüffler, une diminution de l'acide chlorhydrique. De plus, la motricité de l'estomac peut être atteinte également et favoriser un certain degré de dilatation stomacale.

*Cliniquement*, la *dyspepsie gastrique des cardiaques* se caractérise surtout par des digestions laborieuses, des pesanteurs à l'épigastre, de la distension gazeuse, et quelquefois des vomissements; exceptionnellement on note des hématémèses.

Chez les *aortiques*, ces troubles digestifs se traduisent tout particulièrement par des *désordres nerveux* caractérisés par de la dyspepsie tenace et douloureuse, des crises très pénibles de gastralgie ou peut-être mieux d'épigastralgie (Leared, 1867, Broadbent), ainsi que par un peu de dyspnée survenant de préférence après l'alimentation; ces troubles qui se rattachent aussi quelquefois à l'*aortite abdominale* se calment souvent dès que les malades sont mis au repos et au régime lacté.

## Intestin cardiaque

Du *côté de l'intestin*, on note des altérations analogues à celles de l'estomac : une coloration rougeâtre ou ardoisée de la muqueuse, des arborisations d'un rouge vif, des suffusions hémorragiques, de l'infiltration sous-muqueuse, etc.

*Cliniquement*, on note de la constipation et de l'entéralgie surtout chez les aortiques; dans d'autres cas, c'est une sorte de catarrhe chronique qu'on observe, et dans des faits plus rares, un peu de melœna; ce dernier d'ailleurs n'est point toujours le fait des érosions congestives de la muqueuse, mais peut être la conséquence de petites embolies dans le domaine des artères mésentériques, surtout dans le cours des lésions mitrales et des endocardites infectantes.

## Cerveau cardiaque

A l'autopsie des cardiaques asystoliques, on trouve assez fréquemment une *congestion intense* de la pie-mère et du tissu cérébral; les sinus et les veinules sont gorgés de sang; on note encore une *infiltration œdémateuse* très accentuée, *sous-arachnoïdienne* et un *épanchement séreux intra-ventriculaire* abondant.

Cet œdème peut être partiel, et donner lieu à des troubles localisés, généralement transitoires. Dans quelques cas même on a noté une certine opacité et un peu d'épaississement des méninges semblant indiquer une inflammation chronique.

Au point de vue *clinique* [1], ces altérations se manifestent par un état de somnolence et de torpeur plus ou moins accentué ; mais dans certains cas les troubles cérébraux prennent un *caractère vésanique* plus grave : Raynaud a observé un cas de *lypémanie* dont les accès étaient liés aux retours de l'asystolie ; un autre malade était obsédé par des *idées de grandeur*, chez d'autres enfin, on a noté des *hallucinations nocturnes*, des accès de *manie*, de *mélancolie* (Fabre, d'Astros), de *neurasthénie* (Huc), du *délire de persécution*, des *impulsions*, etc. (E. Barié, Portocalis). D'après Ball, le délire cardiaque est marqué tantôt par des idées tristes tantôt par un besoin de mouvement. Ces encéphalopathies, ou encore cette sorte de *folie cardiaque*, ainsi qu'on l'a appelée quelquefois, ne sont pas dues à proprement parler à l'affection cardiaque, car elles ne se manifestent guère que chez les sujets prédisposés individuellement ou par l'hérédité névropathique (Magnan, Rolland). Il semble bien que ces *troubles mentaux*, quelle que soit leur forme, se rattachent à des poussées congestives œdémateuses ou à des troubles circulatoires temporaires qui se manifestent dans l'encéphale (André Petit, Pauly).

D'après Ducros [2], les *troubles psychiques cardiaques* seraient fort différents suivant que les malades sont des *mitraux* ou des *aortiques*. Ce qui caractérise les premiers, c'est un état d'*abattement* et de *dépression* intellectuelle, une *asthénie morale* contre laquelle ils sont souvent impuissants à réagir. Ces malades, surtout les jeunes, deviennent sombres et taciturnes, fuient la société et restent à l'écart.

Les *aortiques*, au contraire, seraient versatiles, changeants, *irritables*, volontiers *agressifs* et sujets à des accès violents de colère, éprouvant un besoin de mouvement et ne se trouvant bien nulle part ; cette irritabilité conduit certains d'entre eux aux *idées* et même aussi aux *tentatives de suicide*.

Quelques malades présentent un syndrome psychique plus rare constitué par une sorte de *régression de la mentalité* au *stade de l'enfance* (Dupré, Français et Darcanne [3]).

Achard et Lévi [4], ont décrit des *paralysies transitoires* survenant dans le cours des cardiopathies et dans l'asystolie : paralysies oculaires, paralysie faciale, aphasie, etc. On pourrait les attribuer peut-être à des œdèmes cérébraux localisés, mais ces auteurs pensent qu'ils sont causés principalement par des phénomènes toxiques liés à la cachexie car-

1. Consulter les travaux de Corvisart, M. Raynaud, Peter, Ball, Nasse (1818), Saucerotte (1844); de Dufour (1876); de Limbo (*Th.* 1878); de Duplaix (*Encéphale*, 1882); de Potain (*Clin. méd. Charité*, 1894); de Parant (*Ann. méd.-psycholog.*, 1889); de Fauconneau (1890), de Léopold Lévi (*Presse méd.*, 1895), etc.

2. M. Ducros, « Les troubl. psychiq. dans les malad. du cœur. » *Th.* Paris, 1907.

3. Français et G. Darcanne, *Congr. des méd. aliénist.* Genève, Lausanne, août 1907.

4. Achard et Lévi, *Soc. méd. des hôp.*, Paris, 1897.

diaque, par stase sanguine dans le foie, et défaut de dépuration par le rein cardiaque : en somme par *hépato-toxémie*. Ces paralysies sont transitoires, et distinctes des paralysies persistantes dues à l'*embolie* ou à l'*hémorragie cérébrales*.

Les *paralysies transitoires* peuvent encore se montrer à la suite de processus tout à fait différents : tantôt à la suite de la *disparition trop rapide des hydropisies* (Merklen et Heitz [1], E. Barié [2], Hirtz et Lemaire, 1904), tantôt et par un mécanisme tout opposé, elles cessent d'une façon presque subite, après la ponction d'une ascite qui a fait disparaître l'anasarque et par cela même l'œdème cérébral qui imprégnait et comprimait les zones motrices (Hirtz et Beaufumé [3]).

L'*embolie cérébrale* est relativement fréquente, surtout dans le *rétrécissement mitral*. Elle siège dans l'hémisphère gauche, généralement dans le domaine de l'artère sylvienne, s'accompagne d'hémiplégie droite et d'aphasie motrice plus ou moins complète et durable.

A la *période asystolique*, il arrive souvent que le cardiaque présente du *délire nocturne* avec des alternatives d'*excitation* et de *dépression*, terminé généralement par un état de torpeur et de somnolence dont on a peine à faire sortir le malade. Le *coma*, parfois passager, peut être aussi le dernier stade de cet état nerveux.

Chez d'autres sujets, les accidents cérébraux ne se rattachent ni à l'œdème ni à la stase encéphaliques, mais sont le résultat d'une véritable *intoxication urémique*, née pendant le cours de la cardiopathie, et se rattachant sans doute à l'évolution du rein cardiaque.

Pendant le cours de l'asystolie des vieillards et des artérioscléreux, même sans qu'il y ait trace d'urémie, on observe quelquefois la *respiration de Cheyne-Stokes*. Attribuée par Stokes et par Fraentzel à l'insuffisance du myocarde et à la dilatation du cœur, elle est considérée par Merklen et par Rabé [4] comme la conséquence de l'artériosclérose du cerveau. D'après Rendu et pour Merklen également, la respiration de Cheyne-Stokes s'atténue d'une façon appréciable, sous l'influence d'une petite dose de morphine qui exerce son effet favorable en produisant une action vaso-dilatatrice sur les artérioles du cerveau. Ce mode respiratoire est d'un pronostic fâcheux en général, mais il peut quelquefois disparaître et le malade reprendre provisoirement les apparences de la santé, même pendant un temps fort long. Il est bon d'ajouter qu'on ne le rencontre que dans l'asystolie des gens âgés ou des artérioscléreux ; les adultes en paraissent exempts.

Il nous faut mentionner enfin, la fréquence des *névropathies*, réveillées ou provoquées par les cardiopathies chroniques, chez des sujets prédisposés. Les relations du rétrécissement mitral avec l'*hystérie* (Potain, Armaingaud, Giraudeau) sont connues et relativement très fréquentes;

1. Merklen et Heitz, *Soc. méd. hôp.*, Paris, 15 janvier 1904.
2. E. Barié, *Soc. méd. des hôp.*, Paris, 3 juin 1904.
3. Hirtz et Beaufumé, *Ibid.*, 3 juin 1910.
4. Rabé, Respirat. de Cheyne-Stokes par insuffis. card., etc. *Th.* Paris, 1898, et *Soc. méd. des hôp.*, mars 1900; Merklen, *Soc. méd. hôp.*, Paris, février 1897.

l'*épilepsie* d'origine cardiaque, beaucoup plus rare (LEMOINE)[1], est caractérisée, dans le grand mal, par une aura partant du cœur (POTAIN[2]) : angoisse précordiale avec palpitations, suivie de sensation d'ondée sanguine remontant vers la gorge et la tête, pâleur, perte de connaissance, convulsions toniques, puis cloniques, etc. Elle s'atténue, lorsque par un traitement approprié, la cardiopathie causale s'améliore progressivement.

Leser et Syllaba (de Prague) (1904) sur un ensemble de 1.630 cardiaques ou artérioscléreux n'ont trouvé que sept cas nets d'épilepsie chez les cardiaques; ils sont conduits à penser que dans les deux maladies, il y a plutôt coïncidence que rapport étroit.

## Rate cardiaque

Elle a été peu étudiée jusqu'ici ; nous avons essayé ailleurs d'en déterminer les caractères[3]. Frerichs (1866), un des premiers, après avoir décrit avec détail la stase hyperémique du foie avec gonflement de l'organe si fréquents dans les maladies du cœur, remarqua que la rate, au contraire, conservait un aspect à peu près normal. « La rate augmente de volume, toutefois cette augmentation est médiocre et passagère ; à une période ultérieure, l'organe devient plus dense, plus résistant et reprend ses dimensions ordinaires. » Sur 216 observations personnelles, 142 fois, c'est-à-dire dans presque les deux tiers des cas, la rate avait son *volume physiologique*, 23 fois elle était *augmentée de volume*, 4 fois seulement elle était *plus petite* qu'à l'état normal ; enfin dans quelques cas elle était le siège *d'infarctus* plus ou moins volumineux. Dans les cas où la rate est augmentée de volume, le foie lui-même était considérablement hypertrophié; quant à la rate elle pesait : 630 grammes, 860 grammes (FRERICHS), 1.050 grammes (E. BARIÉ) et 550 grammes (DU CASTEL), alors que le poids moyen chez l'adulte est de 225 grammes environ. A vrai dire, cette *splénomégalie* a été rencontrée presque toujours dans les cas d'*endocardite maligne* consécutive à des affections graves : *puerpérisme*, *tuberculose*, *infection grippale*, à caractère infectant. Dans un cas de symphyse tuberculeuse du péricarde avec cirrhose cardio-tuberculeuse, chez l'enfant, Hutinel a trouvé la rate hypertrophiée, et l'on peut dire que dans ces diverses infections, c'est sans doute à celles-ci plutôt qu'à l'affection cardiaque elle-même qu'il faut rattacher l'augmentation de volume de la rate.

*La rate cardiaque* se présente presque toujours avec le même aspect : de coloration rouge violacé ou rouge vineux, ressemblant à la betterave rouge très cuite (LETULLE), molle, diffluente, ou au contraire dans d'autres cas, un peu résistante à la coupe ; la surface de section n'est point lisse mais un peu granuleuse, laissant s'échapper une faible quantité de sang

1. LEMOINE, « De l'épilepsie d'origine cardiaque ». *Rev. de Méd.*, 1887.
2. POTAIN, « Des névropath. d'origine cardiaq. », *Clin. méd. de la Charité*, 1894, p. 219.
3. E. BARIÉ, « La rate dans les cardiopath. organiques », *Presse médicale*, 6 mars 1907.

poisseux, et ne donnant que très peu de boue splénique au raclage. Le plus souvent la capsule est légèrement épaissie, de coloration gris ardoisé et, dans les cas anciens, paraît se prolonger dans l'intérieur du tissu splénique par de minces fibrilles ramifiées ; les gros rameaux veineux sont dilatés.

Mais ce qui caractérise surtout la rate cardiaque, c'est que, quelque prolongée que soit sa durée, la congestion passive intense, qui constitue la lésion, n'arrive jamais à réaliser les lésions de la rate cirrhotique [1].

Dans quatre cas, la rate fut trouvée d'un *volume très réduit* : de 125 à 80 grammes, le tissu splénique était un peu dur, de couleur ardoisée ; dans un cas, la capsule était très épaisse, blanchâtre et entourée à ses deux pôles d'adhérences de *périsplénite*. Enfin, dans un troisième groupe de faits, on rencontra (13 fois sur 79 autopsies) des *infarctus* unique ou multiples (5 dans un cas) occupant de préférence le segment inférieur. Cette fréquence relative des *infarctus* dans la rate s'explique sans doute par l'absence d'anastomoses entre les branches de l'artère splénique, ce qui empêche le rétablissement de la circulation par les voies collatérales en cas d'obstruction de ce vaisseau ou de quelques-unes de ses branches principales. Ces infarctus spléniques (Coupland, Ferrand, Taylor, Niclot, 1906) se rencontrent principalement dans les formes infectantes de l'endocardite.

Il est difficile de savoir pourquoi la rate, qui chez certains malades participe si peu au complexus asystolique, est fortement intéressée chez d'autres. Dans ce dernier cas à vrai dire, on relève presque toujours dans les antécédents du malade des états infectieux qui avaient dû rendre la rate particulièrement vulnérable ; c'est ainsi que dans les cas que j'ai pu suivre, on trouvait la *dysenterie*, la *diarrhée de Cochinchine*, une *grippe infectante grave*, un *érythème noueux* ; deux autres malades étaient d'*anciens syphilitiques*, ayant eu en plus du *paludisme*.

Dans quelques cas, on trouve en même temps qu'une rate hypertrophiée, un foie très volumineux ; il se produit alors une véritable *asystolie spléno-hépatique* (Oulmont et Ramond [2]) avec diminution considérable du nombre des globules rouges, avec tendance aux hémorragies, état anémique très prononcé et grande déperdition de forces du malade.

## Utérus cardiaque

Les rapports de la menstruation avec les maladies du cœur ont été bien étudiés par Duroziez [3] et plus tard par Dalché [4].

Chez les cardiaques, il est fréquent de rencontrer des perturbations

1. Gauckler, « De la rate dans les cirrhoses », etc. *Th.* Paris, 1905. Voir encore G. Gautier, « De l'hypertroph. de la rate dans les malad. du cœur ». *Th.* Paris, 1903.
2. Oulmont et Ramond, *Presse médicale*, 25 décembre 1901.
3. Duroziez, « Influence des malad. du cœur sur la menstruat. » Paris, 1876.
4. Dalché, « Des métrorrhag. dans les maladies du cœur » *Soc. méd. hôp.* Paris, juin 1897.

menstruelles, dues à la congestion utéro-ovarienne produite par les cardiopathies. Ces congestions utérines prolongent les règles (*ménorragies*) ou donnent lieu à des pertes de sang plus ou moins abondantes et répétées dans l'intervalle des époques mensuelles (*métrorragies*). Celles-ci peuvent être précoces, et marquer le début des troubles fonctionnels dans certaines maladies organiques du cœur, principalement le rétrécissement mitral, d'où la nécessité d'ausculter toujours le cœur des malades atteintes de pertes utérines non liées à des affections de l'utérus ou des annexes. La fatigue, la station debout, les fluxions hémorroïdales provoquent ou ramènent ces métrorragies. Celles-ci enfin, chez les cardiaques, peuvent alterner ou coïncider avec des poussées congestives vers les poumons se manifestant par des hémoptysies.

Contrairement à ce qui arrive pour les autres viscères si prompts à se congestionner, l'utérus participe peu aux troubles graves des périodes avancées des cardiopathies : *les métrorragies se produisent peu à la période de grande asystolie*, car celle-ci, de même que toutes les atteintes graves portées à la santé de la femme a pour effet de supprimer ou de raréfier le flux cataménial.

L'influence des cardiopathies sur l'*utérus gravide* sera étudiée ultérieurement (voir *Accidents gravido-cardiaques*).

**Physiologie pathologique.** — Les cardiopathies valvulaires avant d'arriver à l'asystolie ultime et à la déchéance fatale qui les terminent toutes invariablement, parcourent une longue évolution durant laquelle des modifications très importantes se produisent du côté du cœur lui-même.

Qu'il s'agisse d'une insuffisance valvulaire ou d'un rétrécissement orificiel, la lésion, avons-nous dit précédemment, tend à produire l'accumulation du sang en deçà de l'obstacle, entraînant comme conséquence la *dilatation* de la cavité située en amont de la lésion, suivie d'*hypertrophie* de ses parois musculaires, car le myocarde obligé de se contracter avec plus d'énergie pour expulser une quantité de sang plus considérable qu'à l'état normal, subit cette loi physiologique qui veut que tout muscle soumis à un excès de travail augmente de volume.

Telle est l'*hypertrophie* dite *compensatrice*, qui vient pour ainsi dire contre-balancer les mauvais effets de la lésion; et de fait, tant que le muscle conserve son énergie contractile, le malade présente un bon état de santé apparent : « le mal ne sort pas du cœur, il n'y a pas de retentissement extérieur; le reste de l'organisme ne souffre pas. »

Cette hypertrophie de compensation, quoique commune aux rétrécissements et aux insuffisances, se produit dans des conditions qui ne sont pas rigoureusement identiques, et son degré de résistance utile n'est point non plus le même dans les deux cas.

*a.* Dans le *rétrécissement orificiel*, la quantité de sang qui pénètre dans la cavité *en aval* de l'obstacle est inférieure à la normale et la tension s'y abaisse; il en résulte que cette cavité, recevant peu de sang et son fonctionnement étant ainsi réduit, se rétracte peu à peu et s'atrophie. Par suite, l'hypertrophie compensatrice de la cavité *en amont* peut suffire pendant fort longtemps à réparer le mal, surtout si le rétrécissement n'est point considérable et la tonicité des capillaires périphériques suffisante pour diminuer l'afflux du sang vers le système veineux situé en amont de la sténose de l'orifice.

*b.* Lorsqu'il y a *insuffisance valvulaire*, une partie du sang de la cavité située *en aval* de la lésion, reflue dans la cavité sise *en amont*, d'où la *dilatation* inévitable de cette dernière ; plus tard survient l'*hypertrophie* plus ou moins accusée.

Les conditions sont ici plus défectueuses que dans le retrécissement dont une hypertrophie suffisante de la cavité en amont, peut encore triompher relativement. Mais ici, la quantité de sang qui reflue dans cette cavité par le fait de l'insuffisance, s'ajoute à celle qu'elle reçoit du système veineux, c'est pourquoi la dilatation prédomine et l'hypertrophie ne vient que plus tard et est relativement moins accusée.

*En aval* de l'insuffisance, le sang pénètre en masse plus considérable, puisque d'une part, entre la cavité en amont et celle qui est en aval, le passage est largement ouvert,et que d'autre part,l'ondée sanguine qui traverse cette dernière est exagérée par l'hypertrophie des parois de la cavité en amont. La cavité en aval s'hypertrophie donc à son tour, mais d'une façon peu accusée, puisqu'elle se vide à la fois dans le sens normal du courant sanguin, et en même temps fait refluer une partie du sang qu'elle renferme dans la cavité en deçà de l'insuffisance valvulaire. Cette hypertrophie est loin d'assurer aussi complètement les phénomènes de compensation que dans le rétrécissement, car elle a de suite pour effet d'exagérer le reflux sanguin qui rétrograde en amont.

Lorsqu'il s'agit de lésions du cœur gauche, les cavités cardiaques à sang rouge sont les premières à supporter les conséquences des lésions valvulaires ou d'orifices, mais peu à peu les cavités droites participent secondairement à l'évolution morbide, en vertu de la rétro-dilatation qui s'étend de proche en proche. Peu à peu — et quelle qu'ait été l'origine première de la maladie, insuffisance valvulaire ou rétrécissement d'orifice — le muscle cardiaque fatigué par une superactivité incessante, s'altère dans sa fibre et commence à faiblir. En outre, la *tension vasculaire* s'exagère dans le système veineux en même temps qu'elle s'abaisse dans le système artériel : cette gêne à la circulation de retour entraîne à sa suite des stases et des œdèmes périphériques, des hydropisies des séreuses, des congestions viscérales passives, dont l'ensemble clinique constitue l'*asystolie*, dernière étape où viennent aboutir toutes les cardiopathies organiques.

**Évolution clinique.** — Si l'on excepte les lésions valvulaires causées par la rupture des valves ou de leurs cordages tendineux dont l'apparition est généralement brusque, si l'on retranche encore certains cas d'endocardite aiguë qu'on peut déceler dès les premières périodes, par exemple dans le cours du rhumatisme articulaire aigu, le début d'une affection valvulaire est presque toujours lent et insidieux. Une fois constituée, la lésion cardiaque *peut guérir* s'il s'agit d'un *enfant*, mais *chez l'adulte* cette terminaison est exceptionnelle : la *cardiopathie* est *indélébile* et suit une marche progressive et lente vers l'issue fatale.

Mais avant d'arriver à cette période terminale et à l'asystolie ultime, les cardiopathies valvulaires évoluent pendant plusieurs *stades* durant lesquels les caractères cliniques de la maladie présentent des modalités très différentes.

1° Durant le *premier stade*, l'altération valvulaire se constitue lentement, sans donner lieu encore à aucun trouble fonctionnel. Le malade, qui vient d'être atteint de scarlatine ou de rhumatisme articulaire aigu par exemple, entre en convalescence, puis guérit de la maladie première et reprend un bon état de santé apparent, et cela pendant un long intervalle de temps; comme on l'a dit avec justesse, à cette période *il y a lésion, mais pas encore maladie du cœur.*

2° Dans le *second stade*, le complexus pathologique est plus avancé. La lésion d'orifice est suivie d'un travail réactionnel caractérisé par l'hypertrophie du muscle cardiaque, principalement dans la cavité située en deça de la lésion organique. Cette *hypertrophie* dite *compensatrice*, suivant le terme employé par les classiques, s'oppose, par l'augmentation d'énergie qu'elle développe dans le myocarde, aux perturbations circulatoires engendrées par l'altération valvulaire. Comme on l'a dit encore, dans cette seconde période, *la lésion est compensée*, c'est pourquoi on la désigne sous le nom de *période de compensation* ou mieux *d'adaptation* de l'économie à la lésion cardiaque. Celle-ci se révèle souvent comme par hasard, par exemple en auscultant le malade à l'occasion d'une affection des voies respiratoires pour laquelle on a été consulté. Quelquefois cependant, on note déjà quelques troubles fonctionnels légers dus principalement à la suractivité du cœur : impulsion vigoureuse de la pointe, légère oppression à l'occasion d'un effort, d'un exercice musculaire exagéré, quelques poussées congestives passagères vers la face, un peu de céphalalgie, des bourdonnements d'oreille, etc.

Cette période de compensation a une durée fort variable pour chaque malade; elle est rendue plus courte par les fautes d'hygiène, les excès de table, par les émotions vives, les chagrins, les efforts musculaires, les fatigues exagérées, etc., bref par tout ce qui devient une cause de surmenage pour le cœur. Elle dépend encore de la résistance plus ou moins grande des différents organes, de la tonicité de leurs capillaires, et d'une façon générale, du degré plus ou moins marqué d'*asthénie vasculaire* (Rigal) qu'on relève chez le malade.

3° Cependant, même dans les conditions les meilleures, le muscle cardiaque se fatigue peu à peu à la suite du surcroît d'activité qu'il déploie sans trêve : ses contractions s'affaiblissent et ses cavités se laissent distendre. Dès lors, les phénomènes de compensation sont rompus, et des troubles fonctionnels multiples se montrent chez le malade. Ils consistent surtout en des traces d'œdème qui apparaissent temporairement autour des malléoles et gagnent le devant de la jambe; le foie est un peu gros, les poumons se congestionnent aux bases, les urines deviennent rares et contiennent un peu d'albumine; on observe en un mot des signes de *gêne à la circulation de retour* et des *congestions viscérales.*

Cette *troisième période*, véritable *période troublée* des maladies organiques du cœur, constitue le stade de *dyssystolie* (FERNET) ou encore de *subasystolie*, d'*hyposystolie*.

L'*hyposystolie* est souvent décelée par quelques signes avant-coureurs qu'il faut savoir dépister : la *diminution dans la quantité des urines quotidiennes* est un des meilleurs signes. Il s'accompagne souvent d'une *augmentation dans le poids du malade* qui est l'indice de la formation d'*œdèmes viscéraux* ou interstitiels qui précèdent l'apparition de *l'œdème périmalléolaire* ou *prétibial* d'abord passager, apparaissant principalement à la fin de la journée pour disparaître le lendemain matin sous l'influence du repos nocturne dans le décubitus dorsal, pour réapparaître dans la journée ou à la fin du même jour à la suite des fatigues ou de la marche. La *pesée quotidienne du malade* (CHAUFFARD, ACHARD) est extrêmement précieuse à ce sujet, car elle permet de découvrir la présence d'œdèmes naissants et en même temps d'y faire face avec une thérapeutique appropriée.

Ces œdèmes sont dus à deux causes : l'une *mécanique*, c'est la *gêne à la circulation de retour*, l'autre *toxique*, c'est la *rétention chlorurée.* Cette dernière est un facteur hydropigène considérable (ACHARD, WIDAL) car la rétention chlorurée amène avec elle la rétention d'eau, c'est-à-dire l'œdème.

Cette rétention chlorurée a une importance grande au point que Vaquez et Digne [1], chez des cardiaques soumis au repos complet au lit, ont vu survenir à plusieurs reprises des attaques d'asystolie rien qu'à la suite d'ingestion de chlorure de sodium.

Enfin un dernier signe important d'insuffisance cardiaque et d'hyposystolie menaçante sera fourni par la *mesure de l'état fonctionnel du myocarde* suivant les procédés que nous avons indiqués précédemment.

Quand l'hyposystolie est créée, les œdèmes sont plus persistants; en outre on observe une stase congestive viscérale commençant — dans les cas habituels — par le poumon, et caractérisée par la présence de râles congestifs aux deux bases. En même temps, du côté du cœur, le rythme cardiaque est altéré : le cœur bat d'une façon irrégulière, et parfois cette arythmie est déjà fort accusée. Néanmoins les troubles fonctionnels qui caractérisent cette hyposystolie ne sont point permanents, et avec le *repos*, une *hygiène sévère*, un traitement régulier consistant surtout dans quelques diurétiques, un peu de digitale et le régime lacté, on notera le retour à la santé, du moins en apparence.

4° Cette guérison en effet n'est malheureusement que temporaire, et peu à peu, à la suite de crises d'hyposystolie de plus en plus rapprochées, séparées par des périodes de calme de plus en plus courtes, les cardio-

1. VAQUEZ et DIGNE, *Soc. Méd. des hôpit.*, Paris, 23 juin 1905.

pathies valvulaires entrent dans la *dernière période*, celle de l'*asystolie*, caractérisée par l'altération et la parésie des fibres du moyocarde, la dilatation du cœur et l'asthénie vasculaire. C'est alors que se déroule toute la série des troubles fonctionnels dont on trouvera plus loin la description détaillée (voir *Asystolie*); ils se résument dans des stases veineuses et des œdèmes périphériques, des hydropisies des séreuses, des congestions viscérales passives, des inflammations bâtardes, de l'oligurie, de l'arythmie, des intermittences du cœur et du pouls, etc. Parvenu à cette période, le malade, qui avait triomphé de plusieurs attaques d'asystolie confirmée, finit par succomber lentement au milieu de ces graves perturbations circulatoires dont l'ensemble a été désigné parfois sous le nom de *cachexie cardiaque*, à moins qu'il ne soit emporté, chemin faisant, par des causes variables de mort plus rapide que nous étudierons plus loin.

Si le pronostic des cardiopathies valvulaires reste fatal pour tous les cas, il importe cependant de faire une distinction importante entre les rétrécissements et les insuffisances. Sans doute tous deux engendrent des troubles profonds dans le débit du cœur, mais les *insuffisances* constituent des *fuites* et les *rétrécissements* des *barrages* (MERKLEN). Mais, alors que les premières peuvent être relativement diminuées par la dilatation hypertrophique des oreillettes ou des ventricules, ou même supprimées tout à fait quand il s'agit d'insuffisances fonctionnelles, les rétrécissements au contraire restent infranchissables et irréductibles.

**Symptômes.** — La symptomatologie propre à chaque cardiopathie valvulaire devant être décrite avec l'histoire particulière de chacune d'elles, nous n'envisagerons ici cette question qu'*au point de vue général*.

***Aspect extérieur.*** — Si pendant la longue période de compensation, les cardiaques n'attirent point le regard par un habitus particulier, il n'en est plus de même durant la période troublée. A ce stade, les malades présentent pour la plupart un *facis cardiaque* (*facies propria* de CORVISART).

S'agit-il d'une *affection aortique*, les malades sont pâles, décolorés, le tégument externe est d'un blanc mat qui rappelle celui des anémiques. S'il s'agit au contraire d'une *affection mitrale*, la face est injectée et d'une coloration violacée, vineuse : les lèvres, les ailes du nez, sont cyanosées, livides, les pommettes sillonnées de veinosités bleuâtres, et sur ce fond cyanique on distingue souvent une légère teinte subictérique, marquée surtout sur la conjonctive; de là cette distinction un peu sommaire faite quelquefois en *cardiaques blancs* et en *cardiaques bleus*, ces derniers chez lesquels « on dirait que tout le système veineux est injecté ». Enfin, dans les lésions mitrales les extrémités sont également le siège d'une cyanose assez marquée, en même temps qu'elles présentent un œdème plus ou moins accentué. Celui-ci, marqué d'abord au pourtour des malléoles, et seulement le soir à la fin de la journée, finit par devenir permanent, s'étend peu à peu aux jambes, aux cuisses, et, dans l'asystolie confirmée, au scrotum et à la paroi abdominale. A une période plus avancée, on constate la présence d'une ascite plus ou moins abondante.

Enfin, on note encore parfois à simple vue, dans les lésions aortiques, des battements tumultueux énergiques des artères du cou, contrastant avec le calme et la régularité des battements du cœur, ce qui a permis de dire avec quelque raison : artères tumultueuses et cœur paisible sont le propre des affections aortiques; cœur tumultueux et artères calmes sont liés aux affections mitrales (Duroziez).

A. *Signes physiques.* — Inspection. — Elle dénote, d'une part l'existence d'une *voussure* précordiale dans certains cas d'hypertrophie notable du cœur, et d'autre part le siège de la *pointe* du cœur. Lorsqu'elle est abaissée au-dessous du quatrième espace intercostal gauche (ou du cinquième, qui fixe sa situation normale chez un grand nombre de sujets adultes) tout en restant sur la verticale qui passe par le mamelon, on peut conclure qu'il y a augmentation de volume des cavités gauches; lorsque, tout en restant peu abaissée, la pointe est rejetée vers l'aisselle du côté gauche, elle est l'indice de la dilatation du cœur droit. Cependant, on ne saurait trop dire que la notion de position de la pointe du cœur ne peut, à elle seule, renseigner le clinicien sur le volume du cœur, car la pointe peut être abaissée ou déviée à la suite de conditions très diverses; seule la percussion méthodique de la région précordiale donne, sur ce point, des résultats précis.

Palpation. — Elle permet d'apprécier le degré d'énergie du choc précordial, mais elle relève surtout dans certains cas, l'existence d'un frémissement vibratoire, désigné par Laënnec, qui l'a si bien décrit, sous le nom de *frémissement cataire*.

Celui-ci, dont nous avons décrit antérieurement le mécanisme et les caractères, donne à la main une sensation analogue à celle qu'on éprouve en passant la main sur le dos du chat qui fait son ronron. Il est produit, comme les souffles, par les vibrations qui naissent au niveau des lésions d'orifices; le frémissement, en un mot, et le bruit de souffle, nés en même temps et produits par la même cause, constituent un seul et unique phénomène perçu par des sens différents[1].

Comme le souffle qu'il accompagne, le frémissement cataire peut être présystolique, systolique, diastolique; en général il est plus marqué dans les cas de rétrécissement avec induration et rugosités des bords de l'orifice, que dans l'insuffisance valvulaire. Enfin il peut occuper la base ou la région de la pointe, et la détermination de son siège maximum (base ou pointe) ainsi que celle de son moment (systolique ou diastolique) entraîneront le diagnostic de la lésion qui l'a produit.

Percussion. — Pratiquée méthodiquement, suivant la technique indiquée antérieurement (voir *Séméiologie du cœur*), elle est d'un utile secours pour le diagnostic et le traitement des maladies valvulaires, en permettant de suivre les variations nombreuses et quasi journalières du

1. E. Barié, « Bruits de souffle et bruits de galop », Paris, 1894, p. 41.

volume du cœur, sous l'influence de certaines maladies ou encore de certaines médications (digitale). En décalquant sur une feuille de papier les limites du cœur décelées par la percussion et figurées par le crayon dermographique on recueille une série de schémas qu'il est très intéressant de comparer.

Nous avons vu que, dans quelques cas, la *percussion de l'oreillette gauche dans la région dorsale* pouvait éclairer le diagnostic, particulièrement dans le rétrécissement mitral.

Auscultation. — C'est l'auscultation qui décide avant tout dans le diagnostic des lésions valvulaires; elle permet d'apprécier les modifications pathologiques qui se sont produites dans les bruits normaux; elles sont de deux sortes : des *altérations de rythme* et des *altérations de timbre;* elles ont été étudiées déjà avec détail ; nous ne retiendrons ici de cette description que ce qui se rapporte particulièrement aux lésions valvulaires.

*Altérations de rythme.* — 1° Les bruits du cœur, tout en conservant leur timbre normal, peuvent être *dédoublés* par défaut de synchronisme dans le claquement de l'appareil valvulaire symétrique du cœur droit et du cœur gauche. Le *dédoublement du second bruit* a une valeur séméiologique considérable; lorsqu'il est *permanent*, il indique l'existence d'un rétrécissement mitral (Gendrin); son maximum est nécessairement à la base du cœur, avec précession tantôt aortique, tantôt pulmonaire, suivant le degré d'ancienneté de la lésion.

2° Les bruits du cœur peuvent être *irréguliers;* ces altérations sont le propre des périodes troublées des cardiopathies valvulaires, et se rencontrent très fréquemment dans tous les états d'asthénie et de dégénérescence du myocarde, et dans l'asystolie confirmée. Les lésions mitrales et surtout l'insuffisance valvulaire prédisposent tout particulièrement à ces *extrasystoles.*

L'augmentation de fréquence des battements du cœur (*tachycardie*), leur diminution (*bradycardie*), les *extrasystoles*, les *allorythmies*, les *bruits couplés*, les *bruits surajoutés* (*bruits de galop*) n'entrent dans le cadre clinique habituel des lésions valvulaires qu'à de certaines conditions qui seront indiquées à propos de chacune de ces altérations.

*Bruits de souffle.* — 3° A part les cas de lésion très minime, et sauf à la période asystolique où ils peuvent disparaître momentanément, les *bruits* de souffle ou plus simplement les *souffles* sont l'indice obligé des lésions valvulaires ou d'orifices. Leur *mécanisme*, leur *timbre*, leur *valeur séméiologique* tirée de leur siège et de leur moment, ainsi que leur *diagnostic différentiel*, ont été étudiés avec détail : nous n'y reviendrons pas davantage.

Signes fournis par l'appareil vasculaire. — 1° L'exploration du *système artériel* complète la recherche des signes physiques fournis par l'examen du cœur.

Pouls. — Les caractères du *pouls* donnent des renseignements importants : en général dans les affections aortiques le pouls conserve sa *régularité* pendant une période beaucoup plus longue que dans les lésions mitrales ; dans l'*insuffisance mitrale* notamment, le pouls ne tarde pas à devenir *inégal*, *irrégulier* souvent *intermittent*.

Les caractères du pouls peuvent être enregistrés par le *sphygmographe*.

L'idée de construire un instrument spécial permettant d'inscrire sur le papier les battements artériels appartient à Hérisson (1837) ; plus tard des appareils perfectionnés ont été construits par Czermak, par Vierordt, et surtout par Marey (1863). Plus tard on a cherché à construire des appareils permettant d'inscrire à la fois, les soulèvements de la région du cœur, les battements des artères et le pouls veineux de la jugulaire, tels sont les appareils *enregistreurs*, les *polygraphes* de Marey, de François-Franck, de Jaquet, de Mackenzie, etc.

Le sphygmographe de Marey (*fig*. 56), très portatif et d'un maniement facile, se compose d'un ressort qu'on applique sur l'artère et qui est soulevé

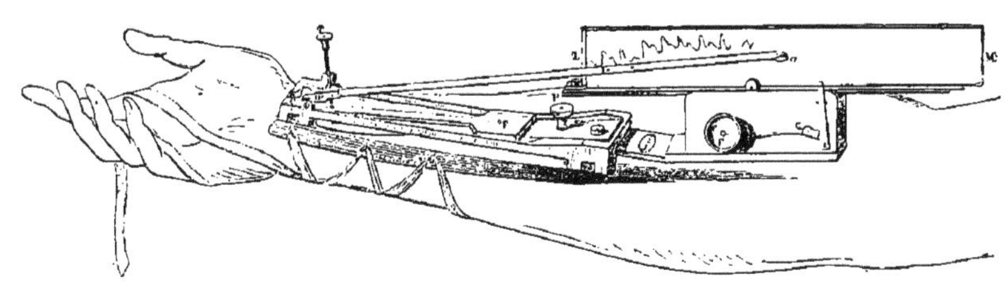

FIG. 56. — Sphygmographe de Marey.

à chaque battement du vaisseau. Ce mouvement est transmis à un levier, lequel, terminé à son extrémité par une plume ou une pointe métallique, inscrit chaque soulèvement sur un papier qui progresse devant lui, grâce à un mouvement d'engrenage. Chaque pulsation comprend trois parties : une *ligne d'ascension*, un *sommet*, une *ligne de descente*. La première correspond à l'afflux du sang dans l'artère, elle est normalement un peu courbe et oblique ou légèrement courbe, parce que le sang pénètre dans le vaisseau un peu plus facilement au début qu'à la fin de la systole cardiaque. Au contraire elle est haute et verticale, lorsqu'il y a énergie notable de la contraction ventriculaire et rapidité de l'expansion artérielle comme dans l'*insuffisance aortique* par exemple.

Le *sommet*, qui représente la durée de l'afflux sanguin dans l'artère, est suivi par une *ligne de descente* qui, dans cette dernière maladie est brusque et presque vertical formant en haut une sorte de crochet aigu lorsque l'afflux cesse brusquement, et que la tension de l'artère tombe au minimum par suite de l'écoulement du sang dans les capillaires. Lorsqu'il se produit un instant d'équilibre entre l'afflux et l'écoulement dans les capillaires, le sommet, au lieu d'être aigu, présente une ligne horizontale plus ou moins courte désignée sous le nom de *plateau* à laquelle succède la ligne de descente, qui est d'autant plus longue que l'artère se vide plus difficilement. Elle présente toujours un ou deux petits soulèvements, dus au *dicrotisme normal* du pouls.

Dans quelques affections cardiaques, les tracés sphygmographiques présentent des caractères très importants au point de vue du diagnostic ;

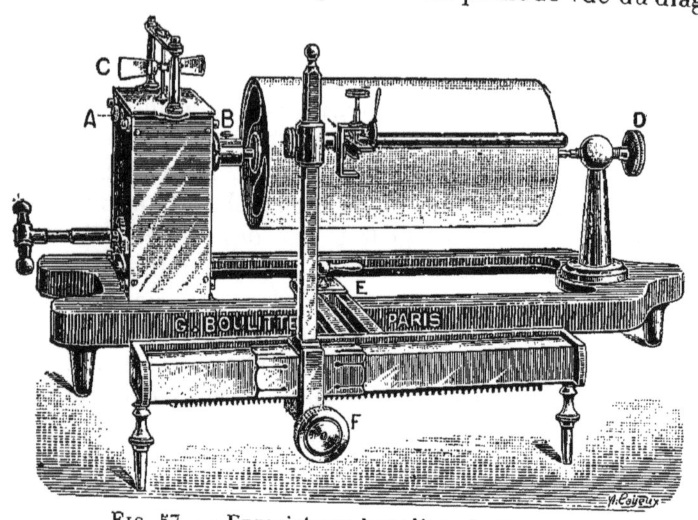


Fig. 57. — Enregistreur à coulisse de Marey.

l'étude de ces tracés sera faite à propos de chacune des affections valvulaires.

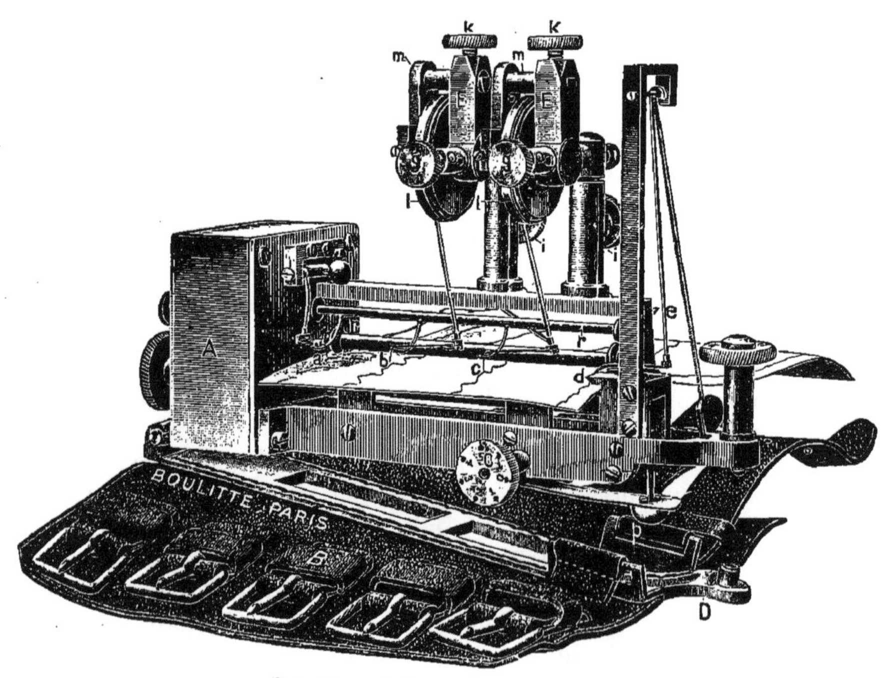


Fig. 58. — Polygraphe de Jaquet.

Dans l'asystolie *l'irrégularité du pouls* est souvent poussée à l'extrême : à la suite de pulsations ralenties succèdent des pulsations précipitées, se suivant sans aucune régularité, enjambant pour ainsi dire les unes sur les autres, c'est la *folie du cœur* de Bouillaud (*delirium cordis*).

De même, dans les sténoses orificielles, on note généralement que l'ondée sanguine est faible et de peu d'amplitude par suite de la quantité de sang plus faible qu'à l'état normal, qui est projetée dans les artères.

Dans l'insuffisance aortique, le pouls est ample, brusque, bondissant, puis dépressible, c'est le *pouls* dit *de Corrigan;* de plus le système artériel tout entier est le siège de *battements tumultueux* appréciables surtout dans les carotides.

Nous rappellerons aussi que c'est principalement sur l'artère radiale que l'on mesurera la *tension artérielle;* en se servant de préférence du *sphygmomanomètre* de Potain ; on sait qu'à l'état normal, la pression correspond avec cet instrument à 16, 17 centimètres de mercure ; elle peut s'élever bien au delà dans l'insuffisance aortique et dans l'artériosclérose.

L'*auscultation* des artères fournit aussi des indices complémentaires d'une grande importance : on y trouve des bruits propagés et venus du cœur, des frémissements, des *thrills*, des bruits de souffle particuliers, tels que le double souffle crural de Duroziez (insuffisance aortique), des souffles multiples nés sur place (anévrysmes de l'aorte), etc.

2. Le *système veineux* présente aussi des phénomènes très importants dont le principal est le *pouls veineux vrai des jugulaires* symptomatique de l'insuffisance tricuspidienne, dans laquelle il coïncide avec le *pouls veineux vrai hépatique*. Tous deux reconnaissent la même cause : le reflux systolique de l'ondée sanguine dans le système des veines caves (voir *Les pouls veineux* et *Insuffisance tricuspidienne*).

*Le pouls veineux vrai des jugulaires* se distingue du *pouls veineux faux*, en ce qu'il *est systolique*, c'est-à-dire que le soulèvement de la veine est synchrone avec le pouls radial ; ce caractère important ne se retrouve ni dans le *pouls veineux phisiologique*, ni dans le *pouls veineux faux*, qui *est présystolique* et causé par une contraction exagérée de l'oreillette droite hypertrophiée, ni dans certains battements des jugulaires liés aux grands mouvements respiratoires. Avec un peu d'attention on ne confondra pas le pouls veineux vrai avec les ondulations des veines jugulaires simplement soulevées par les battements des carotides ou de la crosse de l'aorte.

On peut constater encore des phénomènes intéressants dans les oscillations des veines jugulaires dans les faits de « *cœur bloqué, Herzblock* », les oreillettes continuant de battre alors que le ventricule reste au repos, et l'on a vu des cas où le nombre des battements de la jugulaire — qui indique *le nombre exact* des contractions de l'oreillette — est nettement double de celui des contractions du ventricule.

3. Enfin la *circulation capillaire* peut fournir quelques renseignements utiles, car elle présente un signe important désigné sous le nom de *pouls capillaire* spontané ou provoqué qu'on note dans *l'insuffisance aortique*.

B. *Symptômes locaux.* — Pendant fort longtemps, les phénomènes locaux sont nuls ou à peine accusés ; parmi eux nous relèverons surtout les douleurs précordiales, la sternalgie et les palpitations.

1. Les DOULEURS PRÉCORDIALES consistent dans une sensation de gêne, de plénitude dans la région du cœur; parfois la douleur est subite, aigüe, donnant l'impression d'une piqure par une aiguille, un instrument effilé. Lorsqu'il y a éréthisme cardiaque les malades ressentent parfois des précordialgies momentanées fort pénibles, le choc apexien est particulièrement douloureux; chez les faux cardiaques, on observe souvent des phénomènes de constriction « en plein cœur » se rattachant à un faux *angor pectoris*.

Tout autre est l'angor vrai : ici les phénomènes de constriction, de resserrement dans un étau, siègent derrière le sternum, il y a *sternalgie* avec irradiations vers le cou, l'épaule et le membre supérieur principalement du côté gauche; l'accès dure quelques secondes, une minute et s'accompagne d'angoisse inexprimable.

Chez d'autres malades, des aortiques surtout, on relève des douleurs pongitives plutôt que constrictives, sous forme de barre transversale siègeant au niveau de la partie supérieure du sternum et des premiers espaces intercostaux. Ces douleurs se rattachent à des poussées aiguës ou subaiguës d'aortite.

2. Les PALPITATIONS sont peu manifestes, dans les premières périodes tout au moins, et c'est avec raison qu'on a pu dire qu'un malade qui se plaint de palpitations est presque toujours un *faux cardiaque*, mais par contre, un *névropathe*, un *fumeur* ou un *dyspeptique*.

Plus tard cependant, et principalement à l'occasion d'un effort brusque, d'une marche rapide, de l'ascension d'un escalier, ou encore d'une vive émotion, le malade « sent son cœur » battre violemment et douloureusement dans la poitrine, et le symptôme s'accompagne toujours d'une gêne respiratoire, d'une oppression parfois extrêmement vive.

C. *Symptômes généraux.*

1. La DYSPNÉE CARDIAQUE[1] est un symptôme capital qui ne manque jamais et constitue un des accidents les plus précoces des affections valvulaires, et celui qui cause aux malades les plus cruelles angoisses. C'est qu'en effet le phénomène pathologique à la fois le plus important et le plus précoce dans les maladies du cœur n'est point un trouble cardiaque, mais un trouble respiratoire; on en comprend aisément la raison si l'on réfléchit que le poumon, interposé entre les deux cœurs, ressent le premier, le contre-coup des perturbations cardiaques. Cette dyspnée se montre aux différentes périodes de la cardiopathie avec des caractères un peu différents et sa cause première est elle-même d'origine variable.

*a.* Dans les premières périodes de la maladie, la dyspnée est toute *physique* : c'est la *dyspnée d'effort*, *dyspnée de travail*, des Allemands, qui se produit à l'occasion de la marche, d'un effort musculaire un peu violent, d'une impression morale vive; autant de raisons qui précipitent les mouvements du cœur. Cette dyspnée a été très bien décrite par Corvisart (1811) : « Le moindre exercice, dit-il, cause un essoufflement accablant;

1. E. BARIÉ, « La dyspnée chez les cardiaques », *Bullet. Médical*, 19 décembre 1908.

de temps en temps, le malade est forcé, pour respirer plus facilement, de suspendre la marche, surtout quand il monte un escalier[1]. »

Cette dyspnée causée par l'effort, s'explique par plusieurs raisons : tout effort entraîne après lui une élévation de la tension artérielle et, par suite une augmentation subite de travail pour le cœur à laquelle il peut difficilement suffire à cause de son état de maladie. De plus on sait que l'effort, pour sa production, nécessite un violent mouvement d'expiration la glotte étant fermée ; or les révolutions cardiaques sont plus nombreuses dans l'expiration que pendant l'inspiration (Marey) ; l'effort augmentant la fréquence des battements cardiaques devient une cause de fatigue pour le cœur ; les exercices musculaires réagissent sur le cœur de la même façon ; de même encore les émotions morales.

*b*. Pendant la période troublée des maladies valvulaires la dyspnée est d'origine *mécanique* : elle est la conséquence de l'encombrement pulmonaire, par *stase*, par *congestion passive*. Chez quelques aortiques la dyspnée peut encore résulter d'une véritable fluxion hyperémique, une sorte de congestion subaiguë, par excès d'activité du cœur gauche hypertrophié (Lasègue).

Une variété extrêmement redoutable de cette dyspnée mécanique constitue l'*œdème aigu du poumon* à marche rapide, qu'on voit survenir de préférence dans le cours des *maladies aortiques*, des *cardiopathies artérielles*, ou encore chez les *artérioscléreux*. Décrit par Andral (1829), Fournet (1839), Grisolle, puis par Bouveret (1890) ; Huchard (1892), etc., l'œdème congestif aigu du poumon se manifeste sous trois formes cliniques principales (voir *Poumon cardiaque*) :

1° Dans une première forme, à *marche extrêmement rapide*, il se produit d'emblée une véritable paralysie bronchique, une bronchoplégie sans expectoration, et le malade succombe étouffé par la sérosité spumeuse, épaisse, qui encombre les voies respiratoires.

2° Dans la *forme aiguë*, les accidents débutent inopinément avec une grande soudaineté, à la façon d'un *accès d'asthme*. La dyspnée est de suite portée à son maximum, ou plutôt c'est de l'orthopnée avec angoisse inexprimable. Le malade s'asseoit sur son lit, les yeux hagards, la face couverte de sueur et cyanosée ou, au contraire, très pâle ; il fait de grands efforts de toux suivis d'expectoration visqueuse, séro-albumineuse, le plus souvent blanchâtre, spumeuse, analogue à du blanc d'œuf battu, quelquefois rosée et teintée de sang. Les battements du cœur et du pouls, d'abord réguliers et fréquents, deviennent bientôt faibles et irréguliers. A ce moment l'auscultation dénote la présence de râles sous-crépitants fins encombrant toute la poitrine : c'est une sorte de bouillonnement qui emplit les deux poumons. Bientôt la dyspnée est portée à son comble, l'asphyxie est croissante et rapide, il y a de la cyanose de la face et des extrémités, et le malade succombe en quelques heures.

A l'autopsie de ces cas véritablement foudroyants, les deux poumons sont augmentés de volume, d'une coloration gris-pâle ou rosé ; ils sont

1. Corvisart, *loc. cit.*, p. 129 et 389.

peu crépitants, mais élastiques. A la coupe, c'est « une véritable inondation œdémateuse du poumon » et une quantité considérable de sérosité spumeuse, aérée, s'échappe en ruisselant de la surface de section.

3° Dans la *forme subaiguë*, les accidents sont moindres et la terminaison moins prompte, mais le plus habituellement c'est encore la mort qui termine la scène dans une crise d'asystolie qui peut durer quelques jours.

L'œdème congestif aigu ressemble d'assez près à un *accès d'asthme* ou encore à une crise de *dyspnée urémique*. L'asthme s'en distingue par sa tendance à la périodicité, par son paroxysme ordinairement nocturne et par le bon état de santé relatif dont jouit le malade dans l'intervalle des accès.

L'urémie à forme dyspnéique ne sera point confondue avec l'œdème congestif aigu, à cause des signes habituels de brightisme, de la présence du rythme de galop, de la polyurie, de l'albumine, dans les urines, et aussi par l'existence habituelle de l'hypertension artérielle.

La *pathogénie* de ces redoutables accidents est encore obscure, ainsi que nous l'avons dit précédemment : soit, qu'il s'agisse de troubles vasomoteurs des vaisseaux pulmonaires à la suite d'irritation des plexus nerveux périaortiques (François-Franck), soit d'une paralysie (Welsch) ou de phénomènes spasmodiques du ventricule gauche (Grossmann), soit enfin qu'il faille invoquer une toxémie alimentaire (voir *Poumon cardiaque*).

4° La dyspnée des cardiaques asystoliques d'origine mécanique ou par encombrement peut résulter encore de *congestions bronchiques*, de foyers de *bronchopneumonie* nés par infections secondaires développées au milieu ou au pourtour des zones de congestion et d'œdème pulmonaire. Ce sont, en général, des lésions doubles manifestées par des foyers disséminés de submatité avec souffle bronchique diffus et plaques de râles sous-crépitants fins.

5° Dans d'autres cas, la dyspnée se rattache à la présence d'*infarctus hémoptoïques*, de noyaux d'apoplexie pulmonaire si bien décrits par Laënnec. Leur siège principal est le lobe inférieur du poumon droit, ils sont habituellement corticaux, sous-pleuraux et s'observent surtout dans le cours des lésions mitrales.

6° Enfin la dyspnée peut être la conséquence d'une *pleurésie sèche*, ou d'un *épanchement pleural*, d'un *hydrothorax* unilatéral ou le plus souvent double. La *pleurésie des cardiaques* étudiée antérieurement a une marche souvent latente ou insidieuse; elle se manifeste par les signs classiques des épanchements pleuraux : matité, abolition des vibrations thoraciques, souffle doux et voilé, égophonie, etc., mais ce qu'elle présente de particulier, c'est que, même dans les cas où l'épanchement est peu abondant, ce qui est la règle, elle augmente beaucoup la dyspnée, déjà notable par le fait de l'affection cardiaque; c'est ce que Gendrin[1] avait déjà autrefois indiqué très nettement. Ainsi l'on est conduit à

1. Gendrin, « Leç. sur les malad. du cœur et des grosses art. », Paris, 1841. p. 191.

pratiquer une thoracentèse que ne semblait pas indiquer tout d'abord le peu d'abondance de l'épanchement. L'évacuation du liquide pleural aura encore souvent comme conséquence, surtout chez le cardiaque asystolique, de faciliter l'effet de la digitale, souvent nul ou en tout cas très diminué si l'on n'a pas, au préalable, supprimé ce *barrage périphérique* (Peter). En outre, même sans faire intervenir la digitale, on a vu une thoracentèse avec évacuation même peu abondante être suivie d'une *diurèse* assez notable qui peut persister pendant plusieurs jours; enfin cette polyurie s'accompagne encore d'une hyperchlorurie par décharge de chlorures, condition très favorable à la diminution des œdèmes. Mais pour que cette diurèse s'établisse, il faut que le rein soit peu touché, car elle ne se produit pas chez les artérioscléreux ni chez les *cardio-rénaux* [1].

Chez ces derniers, dont l'imperméabilité rénale tient à l'ischémie artérielle et à la dystrophie cellulaire qui en est la conséquence, la diurèse est la simple conséquence du régime lacté; c'est une polyurie compensatrice produite par le lait, liquide très faiblement chloruré et diurétique par excellence. Lorsque le malade en état d'hyposystolie avec cœur dilaté n'obtient point de diurèse avec la digitale et le régime lacté, et que en plus, l'œdème apparaît, reste stationnaire ou même quelquefois augmente, il faut alors recourir à la *réduction des boissons*, permettre seulement au malade un demi-litre de lait et 1 litre d'eau lactosée ou d'infusion diurétique, à prendre par tasses dans les vingt-quatre heures. En agissant ainsi, la diurèse ne tarde pas à se montrer dès le lendemain et à s'accentuer les jours suivants.

Peut-être y aurait-il avantage à faire boire l'eau lactosée ou la tisane diurétique le matin à jeun un grand verre, et un autre le soir, car ainsi que Marcel Labbé [2] l'a indiqué en montrant des courbes d'urine, pour faire éliminer rapidement les liquides, il faut faire boire en dehors des repas, et à jeun.

*c.* La dyspnée cardiaque peut être de nature *toxique :* tantôt elle est la conséquence du *rein cardiaque* et la maladie du cœur prend alors une allure clinique qui ressemble de très près à la néphrite interstitielle avec albuminurie et crises paroxystiques de dyspnée ; tantôt, et principalement chez les aortiques et dans le cours des cardiopathies artérielles, on observe une dyspnée sur laquelle Huchard et Tournier [3] ont attiré l'attention. Considérée par quelques auteurs comme étant de nature urémique, cette dyspnée est causée par une insuffisance rénale précoce, avec imperméabilité relative du rein qui élimine incomplètement les toxines introduites ou développées par l'alimentation carnée : c'est une dyspnée toxi-

1. Martin, Contribut. à l'étude de la polyurie chez les cardiaq. Paris, 1899.

2. Marcel Labbé, *Presse médicale*, 26 juillet 1905. Voir sur ce sujet : Hirschfeld, « De la diète de Karell dans la décompensat. du cœur », *Munch. Méd. Wochenschr.*, juillet 1908 ; Névadovics, « Cure de boiss. chez les cardiaq. », *Mediz. Klinik.*, juin 1908 ; Martinet, « La prestriction des liquid. chez les cardio-rénaux », *Journ de Physiothérap.*, avril 1909 ; Rivet, *la Clinique*, 5 mars 1909.

3. Huchard, *Soc. méd. hôp.* Paris, 1892; Tournier, *Th.* Paris, 1892.

alimentaire. On la rencontre même lorsqu'il n'y a pas d'albumine dans les urines, et son traitement consiste presque exclusivement dans l'emploi du régime lacté.

*d.* Les aortiques sont exposés encore à des crises de dyspnée paroxystiques désignées depuis Trousseau[1], qui les a si bien décrites sous le nom d'asthme ou mieux de *pseudo-asthme cardiaque*, que Dujardin-Beaumetz considère comme étant surtout de cause nerveuse, mais qu'on peut regarder comme étant de nature toxique par imperméabilité du rein si souvent altéré dans les affections aortiques de nature artérielle. Ce pseudo-asthme se confond donc, en tout ou partie, avec la forme clinique précédente.

*e.* Une autre cause importante de dyspnée est celle qui est produite par l'*insuffisance cardiaque*. Elle se montre tantôt *le matin au réveil*, sous l'influence de l'asthénie circulatoire qui succède au sommeil, ou bien au contraire le malade est pris de dyspnée *le soir en s'endormant sous l'influence du décubitus*, ou encore il est réveillé au commencement de la nuit, obligé de s'asseoir et de rester ainsi durant un temps assez long sous peine d'être repris d'une crise d'oppression extrême, en forme de pseudo-asthme, s'il essaie de reprendre le décubitus dorsal.

C'est que dans cette dernière station il se produit une *élévation de la tension intra-cardiaque* qui augmente le travail du cœur, et celui-ci peut difficilement y suffire quand le myocarde est altéré. En outre pendant le décubitus dorsal la *tension artérielle* s'élève, ce qui est pour le cœur une nouvelle cause d'augmentation de travail et par suite de fatigue.

*f.* Enfin la dyspnée peut reconnaître pour cause des *troubles d'origine gastrique* ou quelquefois *hépatique*, signalée pour la première fois par Potain[2], et que plus tard nous avons étudiée ailleurs [3] avec de longs détails. L'ensemble des phénomènes est le suivant : troubles gastriques ou hépatiques primitifs allant retentir, par l'intermédiaire du sympathique, sur la circulation pulmonaire dont ce nerf provoque la constriction des capillaires sanguins ; celle-ci est suivie nécessairement d'une élévation considérable de la tension dans le système de l'artère pulmonaire, entraînant à sa suite la dilatation des cavités cardiaques droites qui peut aller, dans certains cas, jusqu'à provoquer une insuffisance tricuspidienne fonctionnelle.

Cette dyspnée est caractérisée par une gène respiratoire variant depuis la simple anhélation jusqu'à l'orthopnée et même l'accès de suffocation; c'est immédiatement après le repas qu'elle survient, et la quantité d'aliments ingérée n'a aucune influence sur sa production : chez les malades prédisposés, une simple cuillerée de potage, la moindre parcelle d'aliment suffisent à provoquer le phénomène.

1. Trousseau, *Cliniq. méd. de l'Hotel-Dieu*, 4e édit., 1873, t. II, p. 475.
2. Potain, *Assoc. franç. pour l'avanc. des sciences*; Congrès de Montpellier, 1879.
3. E. Barié, « Rech. clin. sur les accid. card.-pulm. consécut. aux troubles gastro-hépat. », *Revue de médecine*, janvier 1883 p. 1 et 117.

*g*. Chez les cardiaques, on rencontre quelquefois le *rythme de Cheyne-Stokes*, soit par urémie intercurrente, soit par asthénie cardiaque et par artériosclérose du cerveau (Fraentzel, Rendu, Merklen). Elle se montre le plus souvent en pleine asystolie, et peut céder à de petites doses de morphine par suite de son action vaso-dilatatrice sur les artérioles du cerveau dont elle combat ainsi les troubles ischémiques.

*h*. Enfin la dyspnée des cardiaques se rattache encore à un *trouble dans le fonctionnement du centre respiratoire*, soit comme on l'a dit, par ralentissement du sang dans le bulbe, soit par auto-intoxication des centres nerveux [1].

La dyspnée, phénomène propre à toutes les cardiopathies, est cependant tout particulièrement attachée au *rétrécissement mitral* où elle est précoce; au contraire elle est relativement rare dans l'insuffisance aortique endocardique, rhumatismale.

2. Œdèmes. La stase veineuse se traduit par de l'*œdème commençant par les extrémités;* d'abord transitoire et localisé *au pourtour des malléoles* puis au-devant du tibia : *œdème prétibial*, l'œdème devient peu à peu permanent, occupe les pieds, les jambes, puis la totalité des membres inférieurs, le scrotum, pour s'étendre plus tard à la paroi abdominale et à la région lombaire. Des *hydropisies des séreuses* (ascite, hydrothorax) se montrent dans la suite.

Ces œdèmes s'accompagnent de *cyanose* légère et de *refroidissement* accentués surtout aux extrémités.

Pour apprécier la marche croissante ou décroissante de cet œdème, un des moyens les meilleurs, ainsi que nous l'avons dit déjà, c'est la *pesée journalière* [2] du malade. C'est ainsi que après trois à cinq jours de traitement, suivi de diurèse abondante, on voit les asystoliques perdre de 2 à 3 kilogrammes de leur poids, sans que leur apparence extérieure ait changé; de même une augmentation sensible de poids fera prévoir l'apparition d'œdèmes périphérique. Cette augmentation de poids est imputable aux *œdèmes viscéraux* qui, les premiers en date, précèdent les œdèmes périphériques d'un temps plus ou moins long.

Outre cette première *cause toute mécanique*, l'œdème des cardiaques reconnaît un autre facteur, d'*origine toxique*, dans la *rétention des chlorures*, agent hydropigène considérable ainsi que l'ont bien montré Achard et Lœper[3], Widal et Lemierre[4], puis Merklen[5].

3. Des congestions viscérales passives se montrent peu à peu, mais si le *poumon*, placé entre le cœur droit et le cœur gauche est en général le premier à recevoir le contre-coup de la rupture de la compensation, il faut remarquer qu'il existe, à ce sujet, de grandes différences d'un malade à l'autre, et que chaque organe, suivant son état d'intégrité ou

1. Hoffbauer, *Wien Klin. Wochenschr.*, 1909 n° 46.
2. Chauffard, *Soc. méd. des hôp.*, 26 juin 1903.
3. Achard et Loeper, *Soc. de Biologie*, 23 mars 1904; Achard et Laubry, *Soc. méd. des hôpit.*, Paris, 25 avril 1902.
4. Widal et Lemierre, *Soc. méd. des hôp.*, Paris, 12 juin 1903.
5. Merklen, *ibid*, 19 juin 1903.

d'altérations antérieures, résiste plus ou moins longuement; à ce sujet, il y a pour chaque malade de véritables *asystolies locales*. Quoi qu'il en soit, *pour le poumon* les accidents congestifs se manifestent par des poussées de *bronchite* à répétition, par de la *congestion œdémateuse*, principalement des deux bases, par des *inflammations bâtardes* (bronchopneumonies), etc.

Avec le poumon, le *foie* est pris un des premiers, et l'état congestif se manifeste par l'augmentation de volume de l'organe; il en résulte de la *pesanteur*, un sentiment de gêne dans l'*hypochondre droit*, et une *douleur assez vive à l'épigastre* provoqués ou exagérés par la palpation, et souvent aussi une légère teinte subictérique des conjonctives.

Le *rein* est également touché, les urines sont *rares*, en général d'une coloration un peu foncée, riches en sédiments, pauvres en chlorures et contiennent fréquemment de l'albumine. Cette *oligurie* est en général un phénomène précoce.

Les *néphrites* compliquent assez souvent les maladies organiques du cœur : 29 0/0 des cas (Bright), 34 0/0 (Chambers); elles seraient beaucoup plus fréquentes encore, surtout dans les lésions mitrales, d'après Bronowski[1], qui donne le chiffre de 74 0/0.

L'*encéphale* participe aux phénomènes morbides :

Chez *les aortiques*, il y a tendance aux troubles d'ischémie cérébrale, qui se caractérisent par des *étourdissements* passagers, mais à retours fréquents, et même du *vertige ;* au contraire, chez les malades atteints de *lésions mitrales*, ce sont les phénomènes congestifs qui dominent : on note des *bourdonnements d'oreille*, de la *céphalalgie*, des conceptions délirantes, des *troubles mentaux*, de *véritables vésanies* (Peter), des hallucinations, des accès de lypémanie liés à chaque retour de crise asystolique. A vrai dire cette *folie cardiaque* ne se rencontre avec quelque ténacité que chez les sujets prédisposés par l'hérédité ou par des accidents névropathiques antérieurs.

Eichhorst[2] a décrit encore, du *délire*, qu'il regarde comme de *nature toxémique*, produit par le passage en trop grande quantité du liquide d'œdème dans la circulation sanguine, et par une élimination insuffisante des reins.

Les affections valvulaires du cœur favorisent le développement de certaines *névroses* : on a remarqué la coïncidence fréquente de la *neurasthénie* et surtout de l'*hystérie* avec le rétrécissement mitral; chez d'autres sujets on rencontre de véritables *psychoses ;* tous ces faits ont été étudiés précédemment avec détail.

4. Hémorragies. — Elles se manifestent vers la plupart des muqueuses : les *épistaxis* sont notées souvent, les *hémoptysies* s'observent surtout dans la sténose mitrale; on rencontre aussi des *ménorragies* et aussi des *métrorragies*. Les hémorragies sous-cutanées (*purpura*) sont

1. Bronowski (de Varsovie), « Les affect. card. et les affect. rénales », *Presse méd.*, 14 décembre 1904.

2. Eichhorst, *Deutsch. Med. Wochens.*, juin 1898.

moins fréquentes ; plus rares également sont les *hématemèses* et les *hématuries ;* les *hémorragies rétiniennes* seraient observées, quelquefois, dans le cours des maladies de cœur (ADAMUK, 1897).

Il convient de citer encore la fréquence relative des noyaux d'apoplexie pulmonaire, des *infarctus hémoptoïques* dans le lobe inférieur des poumons, surtout du côté droit.

5. TROUBLES DIGESTIFS. — La *dyspepsie chez les cardiaques* est un accident relativement fréquent. Valentin[1], qui a bien étudié ces troubles digestifs, les a notés dans la proportion de 20 0/0. Dans le cours des *affections mitrales* à la période hyposystolique et surtout dans l'asystolie véritable, on voit survenir du côté de la muqueuse gastrique des phénomènes de stase sanguine : la nutrition des parois stomacales s'opère incomplètement, la sécrétion gastrique est altérée en quantité et en qualité, et la motricité elle-même de l'estomac peut être intéressée. De là un certain degré de dilatation stomacale, et des troubles digestifs caractérisés par de la douleur, de la pesanteur épigastrique *(forme gastralgique)*, de la lenteur extrême des digestions ,de la distension stomacale, qui se manifestent après les repas ( *forme dyspeptique*).

Chez les *aortiques*, une dyspepsie tenace, des crises gastralgiques prennent parfois une intensité considérable, et simulent, si on n'est pas prévenu, une affection stomacale. Il s'agit en réalité d'une *fausse gastropathie.* Cette *pseudo-dyspepsie douloureuse des aortiques* signalée surtout par Leared (1867) et Broadbent relève quelquefois d'une poussée d'*aortite abdominale* (J. TEISSIER).

6. TROUBLES UTÉRINS. — Ils ont été étudiés avec soin par Duroziez[2], par Dalché[3], Guilmard (1897) et à l'étranger par Kisch[4]. « L'existence d'une maladie de cœur, disait Duroziez retarde l'établissement des règles; celle-ci sont irrégulières et prennent souvent la forme de pertes. » De toutes les cardiopathies valvulaires, c'est le rétrécissement mitral qui a le plus d'influence sur l'utérus, il prédispose à de nombreux troubles de menstruation : dysménorrhée, *ménorragie*, *métrorragie*. Les désordres peuvent commencer à la *puberté :* l'apparition des premières règles est hâtive ou tardive, entrecoupée d'accidents divers. Les époques mensuelles sont douloureuses, irrégulières, quelquefois d'une grande abondance, à laquelle succède parfois une longue aménorrhée. Plus tard pendant tout le cours de la vie génitale, on note de la dysménorrhée congestive accompagnée de névralgie lombo-abdominale qui s'accentue au moment du flux cataménial ; les règles ont de la tendance à avancer et à durer plus que d'ordinaire ; des ménorragies apparaissent et plus tard des métrorragies. En général, à la période ultime des cardiopathies les règles se suppriment.

D'après les recherches de Duroziez, la *ménopause* est *hâtive* dans les lésions mitrales, et *retardée* avec celles de l'orifice aortique.

1. VALENTIN, « Les gastropathies d'origine cardiaque. » *Th.* Lille et *Nord méd.*, 1901.
2. DUROZIEZ, *Soc. de méd.* de Paris, 1895.
3. DALCHÉ, *Rev. de Thérapeut.*, avril 1910.
4. KISCH, *Deutsch. Med. Zeit.*, n° 54, 1896.

Au moment de la ménopause on observe des pertes sanguines répétées dues à la fois à la lésion cardiaque et à l'hypertension artérielle qui accompagne l'âge critique. Enfin on note encore aux périodes initiale et terminale de l'activité sexuelle, des *palpitations* et des *crises de tachycardie*.

7. Troubles d'origine réflexe. — François-Franck, a montré que toutes les excitations parties du cœur retentissent sur la circulation périphérique, et que réciproquement, toute modification survenue dans celle-ci exerce, par l'intermédiaire du système nerveux, une action sur le centre circulatoire. C'est ainsi qu'une excitation portée sur l'aorte provoque des contractions dans les divers départements du système capillaire.

Les *vertiges* des aortiques, trouvent leur explication dans la *contraction des vaisseaux capillaires du cerveau, sous l'influence de l'excitation partie de l'aorte;* ces vertiges sont exagérés par la discontinuité des ondes sanguines qu'on note dans l'insuffisance aortique, qui se traduit par le phénomène du pouls capillaire (Potain, 1895)[1].

Résumé général. — *Les troubles fonctionnels des cardiaques peuvent se ramener* d'une part à l'*anémie artérielle* par irrigation diminuée dans tout le système artériel : c'est le propre des lésions aortiques; d'un autre côté à la *stase veineuse*, à la suite des lésions mitrales et de celles du cœur droit. Cette distinction cesse d'exister à la période asystolique dans laquelle les affections aortiques et les lésions mitrales se confondent dans un tableau presque identique.

**Complications.** — Chacun des troubles fonctionnels que nous venons de signaler peut, par intensité de ses manifestations, donner lieu à une véritable complication dans le cours de la maladie cardiaque; tels sont par exemple certains œdèmes congestifs aigus, certaines inflammations bâtardes du poumon, ou encore des infiltrations périphériques, des hydropisies des séreuses énormes, etc., mais à côté de ces troubles fonctionnels, qui font plus ou moins partie de la symptomatologie habituelle des lésions cardiaques d'orifices, il en est d'autres plus rares, qui par leur apparition même constituent d'*emblée* une complication de la cardiopathie valvulaire.

*a.* C'est ainsi qu'on rencontre certaines *dermopathies* principalement au niveau des membres inférieurs qui sont le siège de prédilection de l'infiltration, cause habituelle des accidents cutanés : on a noté des *érythèmes* eczémateux, des pustules d'ecthyma, des *lymphangites*, des érysipèles et plus simplement, des *excoriations*, des fissures cutanées. Ces dermopathies sont le siège de vives douleurs et quelquefois de prurit intense qu'augmente encore l'irritation produite par l'urine que le malade, gêné par le séjour au lit, ne peut évacuer entièrement

1. Glaessner, « Le pouls capillaire », *Deutsh. Archiv. f. Klin Médizin.*, n^os 1 et 2 1909.

dans l'urinal ou dans le bassin, et qui baigne plus ou moins les draps, la face interne des cuisses et le bas-ventre.

*b.* La *gangrène* peut être la conséquence de l'infiltration œdémateuse et du décubitus, du frottement des draps sur les parties excoriées, du grattage, et quelquefois des mouchetures pratiquées dans un but thérapeutique; ce qu'on observe en pareil cas, c'est la *gangrène humide.* D'autre part, le sphacèle peut être la conséquence d'une embolie arrêtée dans une artère importante des membres déterminant la *gangrène sèche*, la mortification au-dessous du point obturé.

*c.* L'*embolie* est une complication redoutable et assez fréquente des lésions d'orifices[1]; elle est produite par un fragment de végétation endocardique, par un débris valvulaire, par un caillot sanguin, détachés de l'orifice malade, et entraînés par le torrent circulatoire.

L'embolie peut aller s'arrêter dans des régions fort différentes : l'*embolie cérébrale*, assez fréquente dans le cours du rétrécissement mitral, (43 fois sur 118 observations), plus rare[2] dans l'insuffisance mitrale: (11 cas), et dans les affections aortiques, est due à l'arrêt du caillot oblitérant dans l'artère sylvienne presque toujours du côté gauche, entraînant le ramollissement aigu du territoire irrigué par cette artère. Cliniquement elle se traduit par une hémiplégie brusque du côté droit, avec aphasie motrice. Les mouvements brusques, les efforts violents, sont une cause occasionnelle fréquente de ce redoutable accident, car ils favorisent à la fois la chute de l'embolus, détaché ainsi plus facilement de l'orifice malade, et son transport par le torrent circulatoire.

L'*embolie des artères des membres* est suivie de refroidissement, de cyanose, de parésie, d'anesthésie, et bientôt de gangrène sèche du segment situé au-dessous de la région embolisée. Le membre prend bientôt un *aspect momifié*, noirâtre avec dureté ligneuse, et dans la suite subit une véritable amputation spontanée, par la chute des parties sphacélées qui se détachent du membre, au-dessous du sillon de séparation.

Sur 118 cas d'embolies artérielles déjà publiées, 52 fois l'embolie occupait les membres : 43 fois les membres inférieurs, 9 fois seulement les membres thoraciques (3 cas : Achard et Demanche, 1908). Dans deux faits curieux et rares (Haffner 1898, Eichhorst 1907) l'embolie occupait la *carotide primitive.*

L'*embolie de l'aorte* est assez rare ; j'en ai relevé 37 observations, et observé personnellement 3 cas appuyés d'autopsie justificative[3]. Plus récemment Phillips[4] en a rapporté un autre cas avec sténose mitrale et

1. E. Barié, « Des oblitérations artér. par embolie dans le cours des maladies du cœur », *Presse médicale.*, 3 février 1906.

2. Consulter sur ce sujet : Ginsburg, *Deutsch. arch. f. Klin.*, LXIX, 5, 6, 1901; Dumaz *Th.* 1872; Mollière, *Lyon méd.*, 1871; Grabias, *Th.* Paris, 1904 ; Gireaux, *Th.*, 1904; Boutin, *Th.* Paris, 1907-1908.

3. E. Barié, *Soc. clinique*, de Paris 1879, p. 117 ; E. Barié et P. Halbron, *Soc. méd. hôp.*, Paris, 3 juillet 1903.

4. Phillips, *Lancet*, 16 avril 1910. — Voir également P. Merklen et Marcorelles, *Tribune méd.*, 1910, p. 21.

thrombose des veines pulmonaires. Ginsburg a relevé deux observations d'embolie du *tronc cœliaque;* on a signalé encore des cas d'embolie dans l'*artère ophthalmique* (DE GRÆFE, LIEBREICHT), dans l'*artère centrale de la rétine* (RISPAL, 1902). L'embolie de l'*artère mésentérique supérieure* est assez fréquente ; nous y reviendrons plus loin.

L'embolie peut donner lieu à des *infarctus viscéraux* dans le foie, dans la rate, dans les reins ; elle peut être également le point de départ d'*hémorragies intestinales*, lorsqu'elle se produit dans le système des artères mésentériques. Ces embolies sont plus fréquentes qu'on ne le croirait de prime abord : 3, 5 0/0 (GINSBURG) ; j'en ai relevé 32 cas dont l'un m'est personnel : (COHN, 1860 ; LANCEREAUX, 1871 ; WATSON, 1887 ; GALLAVARDIN, 1900 ; E. BARIÉ, 1906, etc.).

*L'embolie pulmonaire* peut succéder à des lésions valvulaires du cœur droit (GODDARD ROGERS, 1865) ; dans 6 cas cependant (GINSBURG) il s'agissait d'endocardite du cœur gauche avec formation de thrombus secondaire dans le cœur droit.

*d.* Des *thromboses intra-cardiaques* peuvent se former durant le cours des lésions valvulaires et donner lieu à des accidents multiples capables de compliquer gravement le pronostic. Signalons surtout au stade d'hyposystolie des affections mitrales, la *thrombose de l'artère pulmonaire* chez un homme atteint d'autre part de sclérose de cette artère (STADELMANN[1]), et aussi la formation de *thromboses intra-veineuses* (GALLAVARDIN, 1900 ; LACOMBE, 1904 ; CADE et PALLASSE, 1907) principalement dans la *veine jugulaire interne*, la *veine sous-clavière* surtout du *côté gauche*.

*e.* Les cardiopathies artérielles, les lésions aortiques, se compliquent fréquemment d'*angine de poitrine* par concomitance ou par extension du travail morbide aux artères coronaires (*coronarite*). L'*insuffisance aortique* est tout particulièrement accompagnée de cette lésion vasculaire qui constitue une complication des plus redoutables.

*f.* La *dilatation fusiforme*, de même que la *dilatation anévrysmale de l'aorte*, accompagne assez fréquemment les altérations de l'orifice et des valvules aortiques ; bien qu'il n'y ait pas entre ces dernières lésions un rapport nécessaire de cause à effet, leur simultanéité est assez fréquente pour qu'on regarde les ectasies comme des éléments de complication dans le pronostic des lésions de l'orifice aortique.

*g. Les dégénérescences du myocarde, l'adipose du cœur*, ne sont pas, à proprement parler, des complications des maladies valvulaires ; les premières notamment en sont plutôt la conséquence fatale. Quoi qu'il en soit, ces altérations doivent être regardées comme une aggravation pour les affections valvulaires, car elles diminuent la résistance du muscle cardiaque.

*h.* La *syncope* plus rare qu'on ne le croit généralement, doit être considérée comme la *complication* la plus *redoutable* des cardiopathies organiques nous y reviendrons ultérieurement.

*i.* La *tuberculose pulmonaire* complique très fréquemment le rétrécis-

1. STADELMANN, *Soc. de med. int. et de pediatr.*, Berlin, 17 mai 1909.

sement de l'artère pulmonaire, soit congénital, soit acquis, sans doute par la réduction considérable qu'elle apporte dans la distribution aux poumons du liquide sanguin. Inversement, le rétrécissement mitral pur (Potain, P. Teissier) favorise l'enrayement de la tuberculose, en entretenant dans le poumon une sorte de congestion par stase, et en modifiant les échanges gazeux intra-alvéolaires, défavorables au développement tuberculeux.

*j. Basedowisme.* — Les observations de cardiopathies valvulaires compliquées de basedowisme sont relativement fréquentes ; Froment en a réuni un nombre de cas assez considérable. L'association est d'ailleurs assez souvent méconnue à cause de la forme fruste de la maladie. Cette simultanéité est une aggravation sérieuse de la maladie de Basedow, car elle rend l'asystolie plus précoce et plus grave, surtout lorsqu'il s'agit de lésions mitrales ; l'insuffisance aortique paraît en être relativement moins impressionnée.

*Lésions valvulaires ou d'orifices chez les enfants* (R. Blache. Cadet de Gassicourt, Gerhardt, J. Simon, E. Weill, Comby, Moussous). — Tous les auteurs ont remarqué que les signes fournis par l'auscultation présentent chez l'enfant une très grande netteté : les bruits pathologiques semblent pour ainsi dire se passer sous l'oreille, parce que la paroi thoracique, généralement mince, est dépourvue de tissu adipeux, et que d'autre part on ne trouve pas, comme si souvent chez l'adulte, une lame de poumon emphysémateux interposée entre le cœur et la paroi thoracique.

De plus, le cœur de l'enfant est remarquable par son extrême résistance, et durant de longues années les lésions valvulaires trouvent dans le myocarde une compensation suffisante pour assurer un bon état de santé et un développement normal de la croissance. Ce *pronostic relativement peu sévère dans le présent* tient à la rareté des lésions du muscle cardiaque (myocardite, dégénérescence) dans l'enfance ainsi qu'à l'intégrité des coronaires (Weill), enfin au bon état du système artériel et du système veineux.

Ce n'est souvent que plus tard vers la puberté, aux environs de la quinzième année qu'apparaissent les perturbations fonctionnelles habituelles aux lésions valvulaires. Si elles se montrent plus tôt, il faut les rattacher beaucoup moins aux lésions valvulaires qu'à des complications myocardiques et surtout péricardiques associées ou intercurrentes. Cependant dès que ces perturbations apparaissent, elles sont, au début, simplement caractérisées par quelques palpitations et un peu d'oppression, à l'occasion des efforts, des jeux violents ou de la course. Enfin, et contrairement à ce qui arrive presque toujours chez l'adulte, l'*affection cardiaque peut quelquefois guérir complètement.*

Ces remarques ne s'adressent qu'aux *cardiopathies* valvulaires *acquises* (rhumatisme, scarlatine, etc.), *au contraire dans les lésions congénitales*, les *troubles fonctionnels sont précoces*, et l'enfant, dès les premières années, ne peut participer aux jeux (course, sauts, danse) de ses camarades sans être atteint de violentes palpitations et de dyspnée extrême.

**Pronostic.** — *Il est toujours grave*, puisque *chez l'adulte* les cardiopathies valvulaires constituent de véritables *lésions cicatricielles, indélébiles* dont la marche en avant est en général très lente il est vrai, mais n'en reste pas moins fatale. Le terme de cette échéance inéluctable est d'ailleurs variable pour chaque malade, et la *durée* de l'affection dépend de nombreuses conditions, dont les unes relèvent du *malade lui-même* et les autres de la *nature*, du *siège*, de l'*ancienneté*, de la lésion *et par dessus tout*, de l'*état du myocarde*. C'est qu'en effet la gravité du pronostic des cardiopathies valvulaires n'est point exclusivement dans le fait de l'obstacle mécanique créé par la lésion; un autre élément très important doit être mis en ligne de compte : c'est la *valeur du muscle cardiaque* ainsi que Stokes l'a déclaré avec netteté. Le pronostic des affections valvulaires, dit-il, est fondé « sur l'état dans lequel se trouve le tissu musculaire du cœur... » Aussi longtemps donc que par l'hypertrophie de ses fibres il assure une compensation suffisante des lésions d'orifices, aussi longtemps la période des troubles fonctionnels se trouve reculée (Broadbent[1]).

I. — S'il s'agit d'un malade fatigué par les excès : alcoolisme, bonne chère, tabac, et par ce qu'on appelle « la grande vie », ou bien inversement, si l'on a affaire à un sujet affaibli par les fatigues physiques, par les professions qui exigent de violents efforts musculaires (manouvriers), le muscle cardiaque perdra rapidement son tonus, son énergie contractile, les phénomènes de compensation seront de courte durée et l'asystolie deviendra rapidement menaçante. Il en sera de même dans un autre ordre, chez les malades exposés aux vives émotions, aux préoccupations continuelles (hommes politiques, financiers, affaires industrielles). Au contraire, une vie calme et régulière, une hygiène sévère qui ménagent le cœur sont des éléments de pronostic relativement favorables.

On comprend combien ces divers facteurs peuvent avoir d'importance sur l'avenir du malade atteint d'une affection organique du cœur et les conclusions qu'on en peut tirer, au sujet du *service militaire*, des *assurances sur la vie*, du *mariage*, des fatigues de l'*allaitement*, etc., sujets sur lesquels le médecin sera appelé si souvent à donner son avis.

La *grossesse* est une condition qui assombrit sensiblement le pronostic des cardiopathies; elle augmente le travail du cœur, et peut être le point de départ de poussées d'endocardite qui exagèrent la gravité des lésions préétablies; l'*accouchement* constitue de même un élément fâcheux. Il faut reconnaître cependant que l'importance de ces deux états a été trop exagéré et le pronostic rendu trop grave. Toutefois l'existence et la valeur pronostique de ces *accidents gravido-cardiaques* (Peter) nécessitent une étude plus longue ; elle sera faite ultérieurement.

L'apparition d'une affection aiguë des voies respiratoires (*bronchite, pneumonie, bronchopneumonie, pleurésie*) est une complication qui aggrave beaucoup le pronostic d'une maladie valvulaire car elle produit

1. Broadbent, *Med. Press. and Circular*, 31 mars 1909.

une gêne notable de l'hématose qui nécessite un effort plus grand de la part du cœur droit, et par cela même devient le point de départ d'accidents graves de dilatation et d'insuffisance cardiaques.

De même, on redoutera les fâcheux effets, sur des lésions valvulaires préexistantes, d'une attaque de *rhumatisme articulaire aigu*, et de la plupart des maladies infectieuses : *grippe*, *scarlatine*, *fièvre typhoïde*, capables d'y engendrer des poussées aiguës.

II. — Ainsi que l'a bien montré Aran, les *lésions aortiques* exposent plus fréquemment à la *mort subite* que les lésions mitrales, et cela même à une période où les troubles fonctionnels sont à peine ébauchés ; par contre, si l'on écarte cette redoutable évolution, on peut dire que la *survie* est *plus longue dans les lésions aortiques que dans les lésions mitrales.* Par un autre côté, les lésions mitrales, par la dilatation notable qu'elles produisent sur l'oreillette droite, exposent le malade, plus rapidement que les lésions aortiques aux troubles de la *décompensation* et à ceux de l'*insuffisance cardiaque.* Par suite de la grande dilatation de l'oreillette droite, il se produit non seulement de la *stase* dans les veines caves supérieure et inférieure, mais aussi dans le domaine des *veines coronaires.* Cette stase chronique est suivie nécessairement d'une stase dans le myocarde et en trouble profondément le fonctionnement[1].

Il en résulte que les *lésions mitrales*, quoiqu'exposant moins le malade à la mort subite, se manifestent par un long état de souffrance traversé par une série d'attaques d'asystolie dont le patient triomphe plus ou moins jusqu'à ce qu'il arrive à la crise finale.

*Cardiopathies latentes.* — Il est important de ne pas oublier que certaines cardiopathies peuvent évoluer d'une manière absolument silencieuse. Ce sont ces faits de *cardiopathies latentes* auxquelles sont imputables ces cas de *mort subite* survenant dans l'armée. Ces cardiopathies signalées par Kelsch[2], ne sont point rares puisque dans une période de quinze années on en a relevé une centaine d'observations. La mort survient subitement chez des soldats en apparence bien portants, généralement au cours d'un effort comme celui de marcher dans le rang, de sauter à la piste, de courir, de se livrer à des exercices de gymnastique. Chez eux, la cardiopathie valvulaire évolue en silence jusqu'au jour où elle s'est démasquée sous l'influence des fatigues, du surmenage, etc. A l'autopsie de ces soldats, on trouve des lésions myo-valvulaires, surtout myo-aortiques, des anévrysmes, des lésions variables du myocarde, de l'hypertrophie simple, scléreuse, scléro-graisseuse. Elles remontent presque toutes, en dehors du rhumatisme articulaire si fréquent, aux fièvres éruptives, à la fièvre typhoïde, à la diphtérie, à la grippe auxquelles peu d'adolescents ont échappé.

Dans d'autres circonstances, la lésion valvulaire silencieuse pendant un temps fort long n'est découverte qu'à propos d'une maladie intercur-

1. MERKEL, *Soc. méd. cercle d'Erlangen*, 21 février 1907.
2. KELSCH, « Cardiopath. latentes et mort subite dans l'armée », *Acad. de Méd.*, 30 juillet 1901.

rente ou même quelquefois seulement à la table d'autopsie. Tels sont par exemple certains cas de *rétrécissement mitral large* ou au contraire de *sténose* trop *serrée* pour permettre cette variation brusque de pression en deçà et au delà de l'obstacle nécessaire à la production de tout souffle cardiaque.

De même on a rencontré certains faits d'*insuffisance aortique* sans souffle, les uns ayant donné lieu à quelques troubles fonctionnels, les autres restés absolument latents : Fürbringer, Leyden [1], Litten, Leube et d'autres ont signalé quelques-uns de ces cas, d'ailleurs assez exceptionnels.

**Terminaisons.** — La *mort* est le terme obligé où vient aboutir toute cardiopathie valvulaire organique.

*La mort dans les maladies du cœur.* — Elle survient de façons fort différentes; elle peut être *subite*, *rapide* ou *lente :*

*a.* La *mort subite* ou *rapide* s'observe surtout dans les lésions aortiques et tout particulièrement dans l'insuffisance des valvules sigmoïdes de l'aorte (Mauriac, 1860). Elle peut être la conséquence d'une *syncope*, d'une crise d'*œdème aigu du poumon*, ou encore d'*angine de poitrine* qui accompagne si fréquemment l'aortite chronique.

D'après V. Basch [2] la mort dans l'angine de poitrine survient, selon les cas, au milieu même de l'accès douloureux, ou quelques heures après, à la suite d'une poussée d'œdème congestif aigu faisant suite à l'accès.

Dans d'autres circonstances, avec un degré de fréquence moindre, la mort subite est survenue à la suite de *dégénérescence du myocarde*, de la *surcharge graisseuse* (Brouardel [3]), de la *rupture* du cœur.

Kisch [4] résumant une statistique, montre que sur 156 cas de mort subite il n'en existe aucun au-dessous de vingt ans et 12 seulement après soixante-dix. Mais elle a été de 34 cas de quarante à cinquante ans et 35 de cinquante à soixante. Au point de vue des causes, on relève 35 cas de mort subite par surcharge graisseuse, 32 par dégénérescence du myocarde, 59 par endartérite chronique, 36 par aortite chronique, 13 cas d'anévrysme de l'aorte, 19 d'insuffisances mitrale et aortique et 3 seulement par rupture du cœur. La cause de cette terminaison brusque dans ces maladies est presque toujours imputable à une exagération subite de la pression : excès de table, coït, défécation, quinte de toux, crise violente de douleur, etc.

*b.* La *mort lente* succède aux diverses manifestations de l'*asystolie chronique;* dans ce cas, ce n'est point à un viscère en particulier (cerveau, poumons, foie, reins, etc.) qu'il faut rapporter la mort, mais celle-ci résulte d'un travail lent qui attaque tous les organes ; le malade

1. Leyden, *Soc. de méd. int.*, Berlin, janvier 1894.
2. V. Basch (de Vienne), « La mort subite par le cœur », 1896.
3. P. Brouardel, « La mort et la mort subite ». Paris, 1895.
4. Kisch, *Munchen. Mediz. Wochenschr.*, 7 avril 1908.

succombe à une *véritable déchéance organique généralisée* (Potain et Rendu), le coup de grâce étant donné le plus souvent par le *poumon.*

Il va sans dire que la mort chez les cardiaques peut être encore provoquée par une des nombreuses complications que nous avons étudiées plus haut : *embolie cérébrale* ou *pulmonaire*, *crise d'urémie*, etc.

**Diagnostic.** — *A.* Durant la longue période dite de compensation, pendant laquelle les lésions valvulaires ne se manifestent par aucun trouble fonctionnel, le diagnostic n'est établi qu'à l'occasion d'une affection quelconque pour laquelle le médecin est consulté; celui-ci, pour faire l'examen complet du malade, est conduit à explorer le cœur au même titre que les autres organes, et constate, comme par hasard, les signes physiques d'une cardiopathie organique ignorée jusqu'alors ou restée latente.

*B.* Mais le plus souvent, c'est à la période troublée que le clinicien est appelé à formuler un diagnostic, et celui-ci comprend plusieurs opérations : 1° affirmer *l'existence d'une lésion valvulaire ;* 2° déterminer son *siège ;* 3° reconnaître sa *nature ;* 4° relever *l'état du muscle cardiaque*, ainsi que les diverses *complications* qui ont pu se produire secondairement sur les principaux viscères ; 5° déterminer la *cause*, certaine ou probable, de la lésion valvulaire.

1° L'existence d'une cardiopathie intéressant l'appareil valvulaire se manifeste fréquemment *à la palpation* par la présence d'un *frémissement cataire*, dont le *siège*, le *moment* et l'*intensité* sont d'ailleurs variables.

Il est en général *très intense dans les rétrécissements*, et surtout dans celui de l'orifice mitral et celui de l'artère pulmonaire. Au contraire, dans les lésions d'insuffisance, le frémissement est presque toujours faible, et peut même rester inappréciable pour l'oreille.

A l'*auscultation*, la cardiopathie révèle sa présence par un *bruit* de soufflet, ou de *souffle* comme on dit communément. La caractéristique de ces souffles, dits *organiques*, consiste, d'une part, dans leur état permanent et d'autre part, dans leur timbre en général assez rude ; quelquefois sibilant, quelquefois humé aspiratif (insuffisance aortique); de plus, ces souffles siègent au niveau des orifices du cœur, et se propagent, ceux de la base vers la clavicule droite et les carotides, ceux de la pointe, vers l'aisselle gauche et la région axillaire. Ces souffles correspondent rigoureusement, avec un des bruits normaux du cœur, et remplissent entièrement soit le petit, soit le grand silence.

Malgré la netteté de ces caractères distinctifs, les souffles peuvent être parfois confondus avec des *frottements péricardiques* ou avec des *souffles anorganiques :* souffles cardio-pulmonaires, souffles fébriles, souffles dits anémiques, etc.

Le diagnostic différentiel de ces différents bruits stéthoscopiques a été exposé déjà avec détail; nous en résumerons seulement les points principaux.

*a.* Les *souffles cardio-pulmonaires* s'observent en des régions variables, ils siègent rarement au niveau même de la pointe du cœur, mais au-dessus, au-dessous, en dedans ou en dehors de celle-ci : ils répondent au point où le bord du poumon gauche commence à recouvrir le cœur, c'est pourquoi la percussion dénote à leur niveau un certain degré de sonorité. Ils sont généralement transitoires, d'un timbre doux, sans grande propagation de voisinage, et diminuent très sensiblement ou même disparaissent entièrement, quand le malade passe de la position couchée dans la station verticale; il en est de même quand on exagère l'amplitude de la respiration. Leur moment est presque toujours méso-systolique. Enfin ces bruits, que n'accompagne aucun frémissement cataire, se rencontrent en pleine santé, sans qu'on relève aucun trouble pathologique; leur pronostic est donc sans importance aucune.

*b.* Les *frottements péricardiques* donnent l'impression d'un bruit de frôlement rappelant celui du papier de soie, du parchemin; quelquefois c'est un bruit de craquement, de râclement (bruit du cuir neuf). Ils siègent le plus habituellement à la région moyenne de la zone précordiale, ne se propagent pas, mais se renforcent considérablement dans la station verticale un peu penchée en avant ou par la compression produite par le stéthoscope sur la région précordiale. Ils sont généralement présystoliques, méso-systoliques ou encore méso-diastoliques. Dans quelques cas enfin, le frottement est double, et l'oreille perçoit alors dans la région précordiale un bruit de va-et-vient tout à fait caractéristique.

2° *Le siège* de la lésion valvulaire est indiqué par le point où le bruit de souffle présente son maximum d'intensité : le *souffle* à la *pointe même du cœur* indique une *insuffisance mitrale;* il se propage vers l'aisselle gauche et la région dorsale ; le souffle de la *région xiphoïdienne* dénote une *lésion tricuspidienne;* celui qui siège à la *base* indique une *lésion aortique* si son maximum occupe le deuxième espace intercostal près du bord *droit* du sternum, une lésion de l'*orifice* de l'*artère pulmonaire*, quand le maximum occupe le second espace intercostal près du bord sternal *gauche*.

3° Le *moment* du souffle indique la nature de la lésion : *systolique à la pointe* ou à la *région xiphoïdienne*, il indique une *insuffisance de la mitrale ou de la tricuspide ; systolique à la base*, il dénote un *rétrécissement aortique ou pulmonaire*, suivant qu'il siège à droite ou à gauche.

Le *souffle diastolique* de la *base* accuse une insuffisance sigmoïdienne, aortique ou pulmonaire, selon qu'il se présente à la droite ou à la gauche du sternum.

Le *souffle diastolique* ou *présystolique* de la *région de la pointe* siège un peu au-dessus de celle-ci, et affecte moins le timbre d'un souffle que celui d'un *ronflement* ou encore d'un *roulement :* il indique la présence d'un *rétrécissement mitral.*

4° Les *complications* viscérales nombreuses qui accompagnent la cardiopathie sont décelées par l'exploration directe des voies respiratoires, du foie, par l'analyse des urines, par l'étude des symptômes cérébraux, etc. L'ancienneté de la lésion, l'arythmie persistante pourront faire craindre une altération profonde du myocarde.

5° Les signes cardiaques devront être complétés par la recherche de *l'état* de la *tension artérielle*.

6° La *cause* de la cardiopathie est presque toujours le *rhumatisme polyarticulaire aigu*, du moins pour les lésions mitrales, ou encore une *fièvre éruptive* et en particulier la scarlatine ou les *maladies infectieuses*. Pour les lésions de *l'orifice aortique*, on invoque généralement l'influence de la *syphilis*, de la *fièvre typhoïde*, de la *variole*, peut-être du *paludisme*.

Les lésions de l'*artère pulmonaire* sont fréquemment *congénitales*.

Les *enfants* attirent rarement l'attention du médecin du côté du cœur, alors qu'ils se plaignent plus volontiers de troubles digestifs, cérébraux et même respiratoires ; ce fait explique pourquoi chez eux les cardiopathies restent si souvent latentes. D'après Weill, chez les enfants, le siège de la pointe du cœur dans le cinquième espace intercostal, indique que l'organe est augmenté de volume et par cela même implique non pas nécessairement mais d'une façon fréquente, l'existence d'une affection valvulaire, qu'il reste à déterminer par l'auscultation.

**Traitement.** — Il sera indiqué à propos de chacune des affections valvulaires ; nous dirons simplement qu'à la période aiguë on a recours surtout à la révulsion locale, au salicylate de soude en cas de cardivalvulite d'origine rhumatismale, au repos et à une hygiène sévère. Dès que la lésion est constituée, le traitement ioduré entre en ligne, complété par certaines médications secondaires découlant des *indications thérapeutiques* : purgatifs, diurétiques, toniques cardio-vasculaires, agents eupnéiques, régime lacté, etc. ; enfin, plus tard, le traitement mis en œuvre sera celui de l'*asystolie*.

## B. — CARDIOPATHIES ARTÉRIELLES

Dans les diverses cardiopathies artérielles, les lésions : athérome, incrustations calcaires, etc., sont surtout fréquentes au niveau de l'*orifice aortique* ; elles s'étendent puis pénètrent dans l'intérieur des nids de pigeon et de là vont recouvrir la face externe des valvules sigmoïdes de l'*aorte* jusqu'au voisinage de leur bord libre.

*La région mitro-aortique* (PETER) est aussi très souvent intéressée.

L'*orifice mitral* peut présenter également des altérations athéromateuses profondes. D'après Lancereaux (1897) la petite valve de la mitrale serait le siège de prédilection des lésions : induration, rétraction, plaques d'athérome. Cependant ces altérations peuvent intéresser également les deux valves et s'étendre même sur une partie des cordages tendineux.

Les régions malades présentent des plaques saillantes, blanc-jaunâtre, des incrustations, des bourrelets ou même de véritables aiguilles crétacées ou osseuses ; dans d'autres circonstances ce sont des plaques gélatiniformes ou encore des ilots athéromateux ulcérés à leur centre. Ces diverses altérations produisent des modifications profondes sur l'appareil valvulaire : rétraction des voiles membraneux, adhérences partielles ou totales, soudures commissurales, etc., qui vont engendrer des rétrécissements, des insuffisances valvulaires.

## RÉTRÉCISSEMENT AORTIQUE

Le rétrécissement de l'orifice aortique, par la netteté de ses symptômes et la facilité de son diagnostic, doit être considéré comme l'affection la plus simple des cardiopathies organiques. Il est assez *rarement isolé*, et accompagne fréquemment l'insuffisance sigmoïdienne et l'aortite chronique.

**Étiologie.** — Lorsque l'affection se développe *chez l'adulte*, pendant le cours ou à la suite du *rhumatisme articulaire aigu*, le rétrécissement siège au niveau du bord libre et de la face ventriculaire des valvules sigmoïdes. C'est alors l'endocarde valvulaire qui est intéressé primitivement et le *rétrécissement* doit être considéré comme d'*origine endocardique*.

Dans d'autres cas, il semble que le rétrécissement orificiel ne soit que la *conséquence d'une aortite* préexistante, propagée à l'orifice artériel et à ses valvules : c'est alors un *rétrécissement d'origine artérielle*, né sous l'influence première de la *fièvre typhoïde*, de la *syphilis*, et plus souvent encore de l'*athéromasie* généralisée. Dans ce dernier cas, le rétrécissement aortique se rencontre de préférence chez les *vieillards*, et on peut alors faire remonter l'origine de la maladie à la *sénilité*, à l'*alcoolisme*, à la *goutte*, etc.

*Chez les jeunes sujets* on a signalé (WEILL, MERKLEN, ARMAND DELILLE et HEITZ, LECLERC, GALLAVARDIN[1]), une variété de rétrécissement aortique en général bien toléré pendant longtemps, sans relation rhumatismale ni avec d'autres infections. On peut se demander si l'origine de la maladie ne remonte pas aux premières années qui ont suivi la naissance, l'affection aurait par cela même une grande analogie avec le rétrécissement mitral de Duroziez.

Le rétrécissement aortique a été observé quelquefois, mais très rarement, dans l'*enfance* : Rilliet et Barthez l'ont rencontré chez un enfant de quatre ans; Henri Roger (1875), Leyden, E. Weill (1895), Marfan (1901), Tordeus en ont signalé d'autres observations ; nous en avons publié un autre cas, et en même temps retracé l'histoire de cette intéressante affection, plutôt rare dans l'enfance[2].

**Anatomie pathologique.** — On peut considérer dans l'orifice aortique deux portions distinctes : l'une supérieure, constituée par un anneau

1. GALLAVARDIN, *Lyon médical*, 31 janvier 1909.

2. E. BARIÉ, « Le rétrécissement aortique acquis et l'aortite chronique dans l'enfance », *Soc. méd. des hôpitaux*, Paris, 12 juillet 1901.

fibreux sur lequel s'insèrent les valvules sigmoïdes, l'autre, située au-dessous de la première, continuant pour ainsi dire le ventricule gauche, et contiguë à la base de la valvule mitrale : c'est la région *mitro-aortique* ou *sous-aortique*, appelée encore par quelques-uns l'*infundibulum de l'aorte ;* de là deux variétés distinctes de rétrécissement aortique suivant que la lésion occupe l'une ou l'autre de ces régions.

A. *Rétrécissement aortique proprement dit ou d'origine valvulaire.* — Les lésions, de nature variable et de siège un peu différent, occupent à la fois les sigmoïdes et l'anneau fibreux sur lequel elles s'insèrent ; on a dit quelquefois que l'*anneau seul* pouvait être altéré sans participation des valvules ; le fait est extrêmement rare : Andral et Burguières en ont cité chacun un cas (Moussous).

*a.* Le plus souvent, *les valvules sigmoïdes* envahies par l'endocardite chronique présentent, à la fois sur leur bord libre et sur une étendue plus ou moins grande de leurs faces, des épaississements scléreux, des indurations cartilagineuses et, dans d'autres cas, une sorte d'infiltration crétacée ou calcaire. Les valvules, devenues ainsi rigides, ne peuvent plus se relever et s'appliquer intimement sur la paroi de l'aorte durant la systole ventriculaire, mais tendent à se renverser et à faire une saillie permanente dans la lumière du vaisseau.

Dans d'autres circonstances, les sigmoïdes adhèrent entre elles et se soudent plus ou moins complètement au niveau de leurs faces de contact, elles forment ainsi une sorte de *cône* inextensible ou mieux d'*entonnoir* dont le *sommet regarde vers l'aorte;* son étroitesse est telle parfois que l'orifice aortique laisse à peine passer un tuyau de plume ou n'est plus représenté que par une simple fente linéaire (Murray). Cependant cette ouverture ainsi réduite peut conserver une forme plus ou moins régulière ; en général elle est triangulaire (Peter).

Dans un cas rare, signalé par Rendu, le rétrécissement était dû à une hypertrophie énorme des nodules d'Arantius.

*b.* L'*anneau fibreux* participe au travail morbide ; il présente un épaississement notable, une induration scléreuse qui, se rétractant lentement comme un tissu de cicatrice, forment comme une sorte de bourrelet circulaire gris blanchâtre ou d'aspect nacré.

Autres lésions. — En dehors de ces altérations, qui sont les plus fréquentes, les valvules sigmoïdes peuvent présenter des lésions plus rares qui contribuent à rétrécir l'orifice aortique : ce sont les *végétations* et les *anévrysmes valvulaires*.

1. Les *végétations*, parfois d'un volume notable, forment des masses mamelonnées ressemblant à de petits papillomes ou à des choux-fleurs ; elles siègent près du bord libre, isolées sur la face ventriculaire ou sur la face aortique de la valvule, et dans d'autres cas localisées sur les deux ; on les rencontre même au fond du nid de pigeon. Parmi ces végétations, les unes sont implantées largement sur la valvule, les autres sont pédiculées ; par leur saillie elles rétrécissent l'orifice et font obstacle au libre passage de l'ondée sanguine ventriculaire ; elles peuvent être, par cela même, rompues ou détachées de leur base d'implantation, et de là en-

traînées dans le torrent circulatoire pour former des embolies artérielles. Ces végétations, qu'on rencontre quelquefois à l'état crétacé chez les athéromateux, sont cependant plutôt le fait des endocardites graves à forme infectante.

2. Dans quelques cas de sténose poussée à l'extrême, on trouve au niveau de l'orifice de véritables *blocs pierreux*, des *amas de masses calcaires* au milieu desquels il est impossible de distinguer les valvules sigmoïdes. Ces concrétions réduisent l'ouverture de l'orifice à une mince fente linéaire, qui, dans un cas d'André Petit, pouvait à peine admettre la lame d'un couteau de poche.

3. Quelquefois le rétrécissement aortique est causé par la présence d'*anévrysmes valvulaires* occupant l'épaisseur des lames valvulaires (Lancereaux) et faisant saillie dans la lumière du vaisseau.

4. Enfin, le *rétrécissement* aortique peut être de cause *extrinsèque ;* on a cité des cas de compression de l'aorte par des *tumeurs*, ou des *masses ganglionnaires* (Withauer, 1892).

B. *Rétrécissement sous-aortique.* — Plus rare que le précédent, et signalé pour la première fois par Norman Chevers (1842), le rétrécissement siège dans l'*infundibulum aortique*, situé, d'une part, au-dessous de l'anneau fibreux et des *valvules sigmoïdes* qui *restent saines*, et limité, d'autre part, par la grande valve de la mitrale et la cloison interventriculaire. Vulpian (1868) en a donné une description fort nette : on peut, dit-il, introduire sans résistance les deux doigts dans l'orifice aortique « les valvules ne sont ni rétrécies, ni insuffisantes. Mais si l'on examine l'orifice aortique par son côté ventriculaire, on voit qu'au-dessous des valvules saines, là où finit la cloison interventriculaire et au niveau de la valvule mitrale, il existe un épaississement des tissus qui cause un rétrécissement sous-valvulaire, siégeant au-dessous de l'anneau fibreux et empêchant l'introduction des deux doigts ». La pathogénie de ce rétrécissement a quelque chose de tout particulier, puisque *l'anneau et les sigmoïdes ne sont point intéressés*, mais l'analyse des faits permet de déclarer que le *rétrécissement sous-aortique est dû à l'extension d'une endocardite mitrale chronique* constituée *presque toujours* par *un rétrécissement mitral.* C'est ainsi d'ailleurs que Norman Chevers l'avait déjà déclaré : « La partie de l'orifice immédiatement sous-jacente aux valvules ne se rétrécit que quand la partie supérieure de la valve de la mitrale, en rapport avec l'orifice, se rétracte par suite d'inflammation ».

Cette région sous-valvulaire semble d'ailleurs, par sa disposition, particulièrement propice aux altérations phlegmasiques : Peter qui a décrit cette région de la mitrale sous le nom de *sinus mitro-sigmoïdien*, pense que l'endocardite s'y localise parce qu'elle forme avec la paroi ventriculaire un angle, contre lequel vient se heurter la colonne sanguine, lancée du ventricule dans l'aorte durant la systole. Les lésions occupent généralement la zone moyenne de ce sinus [1].

1. Weber et Deguy, *Arch. de méd. expérim. et d'anat. pathol.*, 1897.

*Presque toujours* la lésion consiste dans un *épaississement scléreux*, mais on a noté d'autres altérations, et Boinet[1] a décrit un *rétrécissement calcaire sous-aortique*, par extension d'une infiltration calcaire des lames de la valvule mitrale.

La sténose sous-aortique, observée habituellement chez l'adulte, a été rencontrée quelquefois dans l'*enfance* (LEYDEN).

LÉSIONS CONSÉCUTIVES. — *a. Cœur.* — Par suite de l'étroitesse de l'orifice aortique, le ventricule gauche doit développer incessamment une force plus grande dans ses contractions pour faire pénétrer le sang dans l'aorte ; cet accroissement d'énergie nécessite l'hypertrophie de son myocarde. Au début il y a seulement *hypertrophie du ventricule gauche* sans dilatation de sa cavité, plus tard, le cœur se vidant incomplètement, la cavité ventriculaire se dilate : il y a alors hypertrophie avec *dilatation*. Bientôt l'*oreillette gauche se dilate* à son tour, puis s'hypertrophie par suite de la gêne qu'elle rencontre à évacuer son contenu dans la cavité ventriculaire.

Par suite, le *cœur* forme une *masse globuleuse* constituée exclusivement par son segment gauche extraordinairement développé, il déborde de tout côté le cœur droit simplement accolé à lui à la façon d'une annexe.

Cependant à mesure que la maladie se prolonge, et comme conséquence de la dilatation de l'oreillette, il se produit une entrave permanente à la déplétion des veines pulmonaires qui participent à leur tour à ce travail de rétro-dilatation ; bientôt la stase vasculaire gagne le poumon, la petite circulation se trouve obstruée dans sa totalité, et à une période généralement éloignée survient comme phénomène ultime la *dilatation* des *cavités droites du cœur*.

*b.* L'*aorte* se présente sous deux aspects variables :

1. Dans le *rétrécissement* valvulaire d'*origine endocardique*, on observe généralement un certain degré de *dilatation du vaisseau en amont* de l'orifice, c'est-à-dire dans la région sous-aortique ; au contraire *en aval*, l'aorte présente une *diminution de volume* pour « adapter son calibre à la quantité moindre de sang qu'elle reçoit ». Les tuniques artérielles sont le plus souvent normales, présentant leur souplesse et leur aspect lisse habituels ; quelquefois elles sont un peu épaissies, et la tunique interne offre de loin en loin quelques inégalités, quelques plaques d'endartérite ; mais ces lésions sont toujours secondaires et peu développées.

2. Il en est tout autrement quand le *rétrécissement* est d'*origine artérielle ;* ici le travail morbide a débuté par le vaisseau : il y a de l'aortite chronique. L'*aorte* est *dilatée, sinueuse, épaissie*, et sa face interne est parsemée de *plaques athéromateuses* plus ou moins larges et saillantes.

Dans un grand nombre de cas, le rétrécissement aortique s'accompagne d'un certain degré d'*insuffisance valvulaire* (HILTON FAGGE ; PETER ; BLACHE, 1869 ; SANNÉ, 1887) ; on conçoit en effet que les valvules rigides,

1. BOINET, *Marseille medical*, 1893.

soudées par leurs bords, déformées et raccourcies, ne puissent plus s'abaisser et s'affronter complètement pendant la diastole ; elles laissent entre elles un hiatus, qui permet une certaine régurgitation sanguine de l'aorte vers le ventricule.

L'histoire du rétrécissement aortique devrait se compléter par celle du *rétrécissement congénital de l'aorte*. Celui-ci occupe, non pas l'orifice du vaisseau, mais une zone intermédiaire à la portion ascendante et à la portion descendante de l'artère : il siège de préférence au niveau de l'abouchement du canal artériel. La pathogénie, les symptômes et la marche de cette affection sont tout autres que ceux du rétrécissement de l'orifice aortique, et doivent être décrits à part[1] ; nous y reviendrons plus tard à l'occasion des *malformations congénitales de l'aorte*.

**Physiologie pathologique.** — Nous avons dit précédemment que le ventricule gauche, trouvant devant lui un obstacle puissant qui s'oppose à la libre pénétration dans l'aorte de la colonne sanguine lancée à chaque systole, s'hypertrophie peu à peu pour faire face à ce surcroît de travail. En général, pendant un temps fort long, cette hypertrophie du myocarde avec l'énergie contractile qu'elle déploie, suffit à assurer le jeu régulier de la circulation, car elle est la puissance compensatrice la plus considérable de tout l'appareil cardiaque. Il en résulte que la cardiopathie est bien tolérée et la santé générale à peine troublée. Cependant peu à peu par le fait même des progrès de l'affection, et de conditions diverses tenant à l'âge du malade, à son genre de vie, à son hygiène, etc., qui activent ou retardent l'évolution morbide, la vigueur du muscle cardiaque s'affaiblit progressivement, le ventricule, incapable de vider entièrement son contenu, se laisse distendre ; bientôt l'oreillette gauche, devant l'obstacle qu'elle rencontre à son tour, participe à la dilatation. C'est alors que le cœur, distendu de toutes parts dans ses cavités gauches, prend un volume considérable et une forme globuleuse que nous avons signalés déjà. Cependant la dilatation gagne de proche en proche, et s'étend aux veines pulmonaires gênées dans leur déplétion. L'engouement du poumon survient dans la suite, entraînant avec lui la dilatation du cœur droit. Mais celui-ci ne participe en général à l'évolution morbide qu'après de longues années de calme relatif, durant lesquelles l'hypertrophie du cœur gauche suffit à compenser la lésion aortique.

**Symptômes.** — 1° *Troubles fonctionnels.* — Le rétrécissement aortique *évolue silencieusement* pendant un *temps fort long* durant lequel la santé ne paraît pas troublée d'une façon appréciable ; loin de présenter ce facies animé, cette teinte jaunâtre et légèrement violacée, qui constituent l'habitus cardiaque habituel des affections mitrales, les malades ont l'*aspect* un peu *pâle* et *anémique*. Cependant cette apparence de

1. E. Barié, « Du rétréciss. congénit. de l'aorte descendante », *Revue de médecine*, 1886, t. VI, p. 343.

calme se modifie sensiblement dès que les malades marchent un peu vite, montent un escalier ou font un *effort* quelque peu *soutenu*; ils éprouvent alors un sentiment de *gêne* et de *constriction précordiales*, avec *oppression* assez vive qu'ils essaient de calmer par de larges inspirations. Traube a prétendu que le choc de la pointe était le plus souvent affaibli, cependant en général le *cœur bat violemment* dans la poitrine, le patient accuse près du mamelon une sensation des plus pénibles due au choc douloureux de la pointe; quelquefois encore il survient de petits accès de *toux*, sèche, quinteuse, qui ébranlent la poitrine et sont une source nouvelle d'excitation pour le cœur.

2° *Signes physiques.* — A l'*inspection*, il est exceptionnel de constater une voussure précordiale, car l'hypertrophie isolée du ventricule gauche ne peut produire de refoulement de la paroi thoracique, parce qu'il est situé sur un plan postérieur au ventricule droit, et n'est point en rapport direct avec cette paroi.

Mais l'hypertrophie du cœur gauche se manifeste par un signe d'une valeur importante : c'est *l'abaissement de la pointe du cœur*, qui bat sur la verticale passant par le mamelon, dans le *cinquième*, plus rarement dans le *sixième* espace intercostal gauche. Retenons cependant que la pointe n'offre ici qu'un faible déplacement, qui n'a rien de comparable avec celui que nous rencontrerons dans l'insuffisance aortique.

A la *percussion*, on délimite la matité précordiale qui ne présente pas d'augmentation très accusée. Mais ce sont la palpation et l'auscultation qui fournissent les signes véritablement caractéristiques de l'affection.

La *palpation* dénote, en effet, l'existence d'un *frémissement cataire isochrone* à la *systole ventriculaire*, généralement assez rude, mais dont l'intensité varie avec le degré de la sténose aortique. Ce frémissement systolique a son *maximum* à la base du cœur, au niveau du foyer aortique, c'est-à-dire dans le *deuxième espace intercostal droit le long du sternum*. De là, il se propage, en décroissant sensiblement, sur le trajet de l'aorte, vers la clavicule droite.

A l'*auscultation*, on perçoit dans la même région un *souffle systolique*, produit, comme le frémissement, par les vibrations de la colonne sanguine au sortir de l'orifice rétréci. Ce souffle, dont le *maximum* d'intensité réside dans le *deuxième espace intercostal droit*, le *long du bord* du *sternum*, présente de grandes variabilités d'intensité et de timbre, en rapport généralement avec l'étroitesse plus ou moins prononcée de l'orifice aortique. Si, dans quelques cas, on l'a trouvé doux, faible, le plus souvent il est *rude*, *râpeux*, *strident*, et a pu être comparé à un bruit de scie ou de lime; quelquefois son timbre est grave et sonore comme un ronflement ; enfin, dans d'autres cas, le souffle est piaulant, musical. On a cité des faits où son intensité était telle qu'il était perçu à distance et par le malade lui-même, troublé dans son sommeil par le bruit « d'une véritable toupie d'Allemagne » (Stokes). La rudesse du bruit tient à l'induration plus ou moins marquée de l'orifice aortique et des rugosités qu'il présente ; quant au bruit musical, on put l'expliquer nettement dans un cas où une lame crétacée, placée au devant du trajet de la colonne sanguine, entrait en vibration à chaque systole du ventricule (GUBLER). Exceptionnellement, le phénomène se perçoit, à son maximum, à gauche de la ligne médio-sternale. Leclerc [1], qui en a observé deux cas, explique ce siège anormal par l'extrême déviation de la pointe vers la gauche. L'examen radioscopique montre que dans ces gros cœurs aortiques, l'aorte se déplace légèrement vers la gauche ; l'orifice du vaisseau est, par suite, reporté également vers ce même côté, ce qui explique le déplacement du maximum du bruit de souffle. En outre, dans les deux cas précités, l'aorte n'était point dilatée; ce fait favorise également la localisation à gauche du souffle systolique, car la dilatation reporte nécessairement la propagation du souffle vers la droite.

En général le souffle et le frémissement cataire marchent parallèlement, mais le fait n'est pas absolu, et l'on a vu des cas où un frémissement très intense correspondait à un souffle faible ou réciproquement.

Quoi qu'il en soit, le souffle systolique du rétrécissement aortique, dont le maximum d'intensité est à la base du cœur, *se propage suivant le trajet de l'aorte*, vers *la clavicule droite*, et jusque *dans les carotides;* au contraire, il décroît sensiblement à mesure que l'oreille descend vers la pointe du cœur, où le plus souvent il cesse d'être perçu.

Lorsque le rétrécissement aortique est pur et ne s'accompagne point d'insuffisance, le *second bruit* est *normal ;* assez souvent cependant il perd un peu de sa netteté, et au foyer aortique, il est comme *voilé*, *assourdi ;* cela tient à ce que les sigmoïdes, quoique suffisantes encore, sont plus ou moins altérées : leur élasticité est diminuée et le claquement devient moins net. Si, après l'auscultation du foyer aortique, on porte ensuite l'oreille au foyer de l'artère pulmonaire dont les sigmoïdes sont normales, on y perçoit le deuxième bruit avec son claquement clair et bref habituel.

Le *pouls* présente des caractères importants : il est *régulier*, *petit*, *dur* et *lent*.

Il est *régulier*, parce qu'aucun obstacle n'entrave le passage du sang de l'oreillette dans le ventricule, et que l'aorte, malgré son rétrécissement, reçoit à chaque systole une ondée réduite, mais constante.

Il est *petit*, parce que la sténose orificielle crée un empêchement au libre passage du sang du ventricule dans l'aorte ; il est *dur* parce que l'hypertrophie du cœur maintient dans les artères une pression élevée. Cette *tension élevée* coexiste avec une diastole généralement longue (FRAENTZEL) et le pouls semble revenir lentement sur lui-même.

Enfin le pouls est *lent*, ce qui ne veut pas dire, comme l'ont prétendu Traube, Wilks et Parker Weber (1897), qu'il est ralenti. En effet, ce n'est point le rythme qui est ralenti, mais la pulsation elle-même qui met un temps appréciable à se produire et à s'éteindre (POTAIN), c'est-à-dire que la diastole artérielle s'opère progressivement, parce que la contraction du cœur surmonte la sténose, lentement et avec effort soutenu. Cependant dans quelques circonstances, le rythme du cœur est ralenti

1. F. LECLERC, *Lyon médical*, 17 décembre 1905.

véritablement (Traube) ; ce fait tient, non pas au rétrécissement orificiel, mais à l'altération du myocarde qu'on observe concurremment, surtout dans les périodes avancées de la maladie.

Le *tracé sphygmographique* met nettement en relief ces différents caractères (*fig.* 57) :

On note que *la ligne d'ascension* n'est pas verticale, mais *oblique*, de faible amplitude, elle est terminée à son sommet par une sorte de *plateau arrondi*, indice de la pénétration lente et difficile de l'ondée ventri-

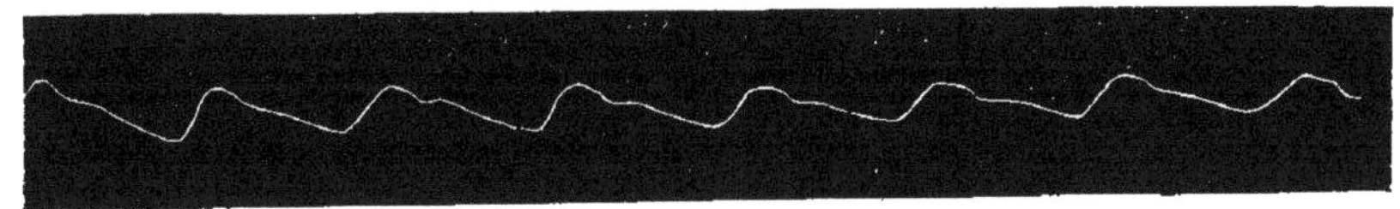

Fig. 57. — Pouls dans le rétrécissement aortique.

culaire dans l'aorte. La *ligne de descente* est également *oblique*, et le ressaut formé par le dicrotisme normal est à peine indiqué, ce qui montre à la fois l'élévation de la tension artérielle et la lenteur de la diastole du vaisseau ; une ondée lente provoquant peu « les ondes en retour qui paraissent être la cause du dicrotisme ».

Huchard (1896), Mercereau, Niclot ont rencontré quelquefois dans le rétrécissement aortique, le *pouls anacrote* (*fig.* 58), dans lequel la pulsation semble se faire en deux temps ; la ligne d'ascension, au lieu d'être

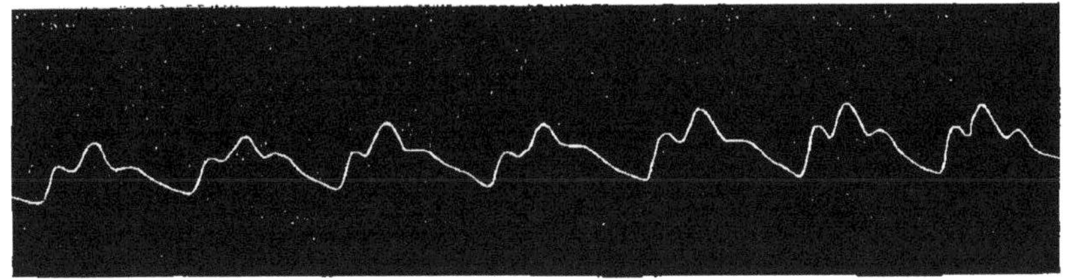

Fig. 58. — Pouls anacrote.

oblique, est verticale et présente avant d'atteindre son sommet un ressaut, une sorte d'encoche analogue à celle du dicrotisme de la ligne de descente. Potain[1] a montré que cette variété de pouls, qui mériterait mieux le nom de *dicrotisme initial*, car les deux soulèvements se produisent toujours au début de la pulsation, n'a *rien de pathognomonique à la sténose aortique*. Elle est quelquefois physiologique, et peut d'autre part se rencontrer dans un grand nombre d'affections cardiaques les plus variées, notamment dans l'insuffisance aortique (Potain, Tripier et Devic), dans la colique de plomb et même à la suite des exercices musculaires, des as-

1. Potain, « Note sur le dicrotisme initial ou anacrotisme du pouls radial », *Soc. méd. des hôp.*, Paris, avril 1896.

censions, etc. *Le cœur reste étranger à sa production* qui relève uniquement d'une modification de la tension artérielle et du degré de compression ou de résistance du ressort du sphygmographe (GALLAVARDIN[1]).

**Marche, durée, terminaisons.** — L'évolution du rétrécissement aortique est généralement fort lente, et, à moins que la sténose ne soit considérable, on peut dire que, *de toutes les lésions organiques du cœur, c'est elle qui reste le plus longtemps compatible avec la santé.*

Cette *longue période de tolérance* est due à l'action compensatrice du ventricule gauche hypertrophié ; il va sans dire que la manière de vivre, les habitudes hygiéniques, le régime alimentaire de chaque malade influeront considérablement sur la durée de cette période de calme. Les efforts musculaires prolongés, les fatigues physiques, les émotions morales, l'abus de l'alcool, les grossesses répétées, les affections broncho-pulmonaires intercurrentes, les attaques de rhumatisme articulaire, etc., sont autant de conditions fâcheuses qui diminueront la résistance du muscle cardiaque.

Quoi qu'il en soit, après une période de tolérance d'une durée généralement longue, le cœur, fatigué par cette lutte incessante faiblit de plus en plus ; de suite la déplétion des veines pulmonaires se trouve entravée, et peu à peu se produisent des stases, des engorgements dans les poumons, contre lesquels le cœur droit essaie de lutter à son tour. Cette résistance ne dure guère ; bientôt la circulation de retour est gênée, et peu à peu se montrent des œdèmes périphériques, des stases viscérales, des congestions passives, des hydropisies des séreuses, bref tout ce qui constitue l'état asystolique, qui est la *terminaison* habituelle du rétrécissement aortique, comme de toutes les cardiopathies valvulaires chroniques.

**Diagnostic.** — Il présente en général peu de difficultés. L'affection est caractérisée par la présence d'un *frémissement cataire systolique* et d'un *souffle également systolique* généralement rude et vibrant, siégeant à la base du cœur, avec maximum dans le *deuxième espace intercostal droit*, le long du sternum. En plus de ce souffle, qui se propage généralement vers la clavicule droite et dans les carotides, on relève les signes d'une *hypertrophie* notable *du cœur gauche*, accompagnés d'un *pouls régulier, petit* et *dur ;* enfin, contrastant avec ces signes, on remarque le peu d'importance que présentent les troubles fonctionnels.

1° *Diagnostic différentiel.* — *A.* Nous avons vu que dans certaines circonstances le souffle du rétrécissement aortique peut présenter un *timbre doux, filé*, d'autre part les troubles fonctionnels de l'affection étant souvent peu accusés, la sténose aortique pourra, pour ces raisons, être confondue quelquefois avec les souffles anémiques et les souffles cardio-pulmonaires de la région de la base.

1. GALLAVARDIN, *Lyon médical*, 24 mars 1907.

*a. Souffle anémique.* — Contrairement à ce que beaucoup d'auteurs pensent encore aujourd'hui, le souffle véritablement anémique est très rare en cette région : Potain en a observé 4 ou 5 faits seulement dans des cas de déglobulisation considérable. Sansom l'a noté exceptionnellement aussi dans la chlorose et dans la maladie de Basedow.

*b. Souffle systolique cardio-pulmonaire de la région préaortique.* — Les souffles cardio-pulmonaires assez fréquents au niveau de l'infundibulum de l'artère pulmonaire, sont *exceptionnels au foyer aortique.*

Cependant quand ils existent, ces bruits se distinguent du souffle systolique du rétrécissement aortique en ce que leur moment est le plus souvent *méso-systolique*, qu'ils *ne s'accompagnent pas de frémissement cataire*, n'ont qu'une *propagation faible ou nulle* et *s'éteignent sur place*, qu'ils *diminuent d'intensité* dans la *position assise* ne s'accompagnent ni d'hypertrophie du cœur ni de modification du pouls et enfin ne donnent lieu à aucun trouble fonctionnel.

*B.* Dans les cas où le *souffle* est *nettement accusé*, l'affection a pu être confondue avec l'*aortite*, l'*anévrysme de l'aorte*, *avec le rétrécissement de l'artère pulmonaire.*

*c. Dans l'aortite* on perçoit souvent un premier bruit rude, plus intense qu'à l'état normal ; de plus le second bruit présente un éclat tympanique tout particulier, il est retentissant, clangoreux (GUÉNEAU DE MUSSY) ce qui indique que l'aorte est athéromateuse, souvent dilatée, et que les sigmoïdes sont épaissies et rigides. Parfois on perçoit encore, soit derrière le manche du sternum (BOY-TESSIER) ou même au niveau de l'aorte, un *souffle systolique rude et râpeux.* Pour Peter il est vrai, ce souffle pourrait être causé par de simples rugosités des valvules sigmoïdes qui feraient « bruire » le sang à son passage à travers l'orifice aortique, sans que pour cela cet orifice soit rétréci. Mais cette opinion est combattue par Chauveau et par Marey ; pour eux la présence de rugosités ne suffit pas à produire le souffle systolique, il faut pour cela que l'orifice aortique soit rétréci anatomiquement (*rétrécissement vrai*) ou bien que la sténose ne soit que relative, par suite de la dilatation du segment aortique situé en aval. En somme, il s'agit souvent en pareil cas, d'un *rétrécissement orificiel* plus ou moins accusé, *compliquant une aortite* en voie d'évolution ; mais le *diagnostic de rétrécissement* a besoin d'être *appuyé* par l'existence d'un *frémissement cataire* incontestable, quant à l'*aortite* elle se manifeste, par une *douleur* très intense avec *accès paroxystiques au niveau du sternum* et remontant vers le cou, par du vertige, une toux sèche et de la dyspnée d'effort. Enfin l'*augmentation de la matité préaortique*, la *surélévation de l'artère sous-clavière droite*, le *retentissement clangoreux du deuxième bruit*, sa propagation vers la clavicule droite, compléteront le tableau, en faveur de l'*aortite avec dilatation de l'aorte.*

*d. L'anévrysme de la crosse aortique*, par la présence d'une tumeur pulsatile et expansive, par celle d'un foyer de battements distincts de ceux du cœur, par l'inégalité des deux pouls et par les signes de compression, sera facilement distingué du rétrécissement aortique.

*e.* Le *rétrécissement de l'artère pulmonaire*, ainsi que celui de l'aorte, se manifeste par un frémissement vibratoire et un souffle systolique très intenses siégeant à la base du cœur. Mais leur foyer existe *à gauche* du sternum *dans le deuxième espace intercostal*, se propage un peu vers la clavicule du même côté, puis s'éteint brusquement. De plus c'est le ventricule droit, et non le gauche, qui augmente de volume. et l'inspection ainsi que la palpation de la région précordiale, renseigneront le clinicien à ce sujet. On pourra encore faire intervenir comme élément de diagnostic différentiel la fréquence relative de la *tuberculose pulmonaire* dans le cours du rétrécissement de l'artère pulmonaire, et sa rareté dans celui de l'orifice aortique.

2° *Diagnostic de la nature du rétrécissement.* — Il reposera d'abord sur les commémoratifs : le rhumatisme articulaire antérieur, de même que l'adolescence ou l'âge adulte du sujet feront penser au *rétrécissement d'origine endocardique;* la syphilis, la fièvre typhoïde, la goutte, l'artériosclérose,et à un autre point de vue l'âge sénile, feront conclure à un *rétrécissement d'origine artérielle*. D'après Peter, lorsqu'il existe à la base de la région précordiale des douleurs spontanées ou provoquées par la pression digitale, c'est que les nerfs du plexus cardiaque sont déjà intéressés : dans ce cas il s'agirait d'un *rétrécissement aortique avec aortite*

**Pronostic.** — La longue durée de la période de tolérance de la lésion, en raison de l'hypertrophie compensatrice du ventricule gauche, rend le pronostic du rétrécissement aortique beaucoup moins grave que celui des lésions mitrales ; mais ceci ne s'applique qu'au rétrécissement d'origine endocardique.

Lorsque la sténose est la conséquence d'une lésion intéressant primitivement l'aorte (*rétrécissement avec aortite*), le pronostic est beaucoup plus sévère, et le malade se trouve exposé aux nombreuses complications de l'aortite chronique : embolie cérébrale, œdème congestif aigu du poumon, infarctus hémoptoïques, etc.

**Traitement.** — Il ne comporte aucune indication particulière.

Pendant les premiers temps de l'affection cardiaque, le traitement doit se borner aux simples prescriptions d'hygiène et à combattre l'état anémique fréquent chez la plupart de ces malades.

Ceux-ci doivent se garder de toutes les causes de surmenage et de fatigue pour le cœur, les efforts violents, les exercices musculaires prolongés doivent être évités.

De même, tout ce qui peut dans l'alimentation être cause d'excitation cardiaque sera écarté. Le café, le thé, l'usage habituel des boissons alcooliques et du tabac, les mets excitants seront défendus. Le malade devra ne point s'écarter, dans sa manière de vivre, des règles d'hygiène sévère. Si malgré tout, il survient des accidents d'éréthisme cardiaque, on aura recours aux sédatifs du cœur, aux antispasmodiques, aux nervins et principalement aux préparations bromurées, à la valériane et à ses composés, à l'éther. Enfin durant la longue période d'état, l'usage des iodures devra être mis en œuvre, et cela d'autant plus que le rétrécissement de l'orifice aortique, plus fréquent chez le vieillard que chez l'adulte, coïncide avec l'athérome et l'aortite chronique.

L'état anémique sera combattu par le quinquina associé aux préparations arsenicales.

L'alimentation sera réparatrice, mais on évitera tout ce qui prédispose au développement de l'obésité, si préjudiciable aux cardiaques; dans ce but encore, durant la longue période de tolérance, on conseillera aux malades de faire un peu d'exercice sans aller jamais jusqu'à la fatigue.

Lorsque surviendront les accidents de la période asystolique, le traitement sera celui de l'asystolie.

---

# RÉSUME

## RETRÉCISSEMENT AORTIQUE

Assez rarement isolé; associé fréquemment à l'insuffisance des valvules sigmoïdes et à l'aortite chronique.

Etiologie. — 1° Né à la suite du *rhumatisme articulaire aigu*, c'est le *rétrécissement d'origine endocardique*, car c'est l'*endocarde valvulaire* qui est atteint (bord libre et face ventriculaire des sigmoïdes). Ce rétrécissement est *rare.*

2° Le plus souvent, il est la *conséquence d'une aortite* propagée à l'orifice artériel et à ses valvules : c'est le *rétrécissement d'origine artérielle*, et l'aortite causale est la conséquence de la *fièvre typhoïde*, de la *syphilis*, de la *goutte*, de l'*alcoolisme*, de l'*artériosclérose*, de la *sénilité.*

On a signalé un *rétrécissement aortique* généralement bien toléré remontant aux premières années après la naissance, et qui pourrait présenter une certaine analogie avec le rétrécissement mitral de Duroziez (WEILL, LECLERC, GALLAVARDIN).

C'est essentiellement une affection de l'*adulte* et surtout de la *vieillesse ;* quelques cas rares chez les *enfants* (RILLIET et BARTHEZ, LEYDEN, WEILL, MARFAN, E. BARIÉ).

Lésions. — Deux sièges différents :

1° Lésions de l'orifice proprement dit et des sigmoïdes qui le ferment : c'est le *rétrécissement aortique proprement dit.*

2° Lésions occupent la région *mitro-aortique*, située au-dessous de la première, et formant une sorte de canal ou d'infundibulum prolongeant le ventricule gauche.

Il est formé d'un côté par l'anneau fibreux et par les valvules *sigmoïdes aortiques* qui s'y insèrent et sont *restées saines ;* d'un autre côté par la grande valve de la mitrale et par la cloison interventriculaire ; c'est le *rétrécissement sous-aortique* (NORMAN CHEVERS, VULPIAN, 1868).

Le *rétrécissement congénital de l'aorte*, siégeant sur la crosse, au niveau même de l'abouchement du canal artériel, forme une lésion à part qui sera décrite, avec les *malformations de l'aorte.*

I. *Rétrécissement aortique valvulaire.*

Comprend des lésions des valvules et des lésions de l'anneau.

a. *Valvules sigmoïdes :* Lésions d'endocardite : épaississement, indurations cartilagineuses, infiltration calcaire, crétacée sur bords libres et face ventriculaire.

D'autres fois, adhérences et soudure de leur face de contact, d'où rétrécissement affecte la forme d'un cône, d'un entonnoir inextensible dont le sommet regarde l'aorte.

*Orifice rétréci :* Laisse passer à peine une plume d'oie ; quelques cas : simple fente linéaire.

b. *Anneau fibreux :* Induration scléreuse, se rétracte comme tissu de cicatrice : d'où bourrelet circulaire, grisâtre.

c. *Autres lésions : Végétations*, mamelons, choux-fleurs, sur les deux faces des valvules, et même dans le fond des nids de pigeon rétrécissant l'orifice.

Quelques cas : masses crétacées, pierreuses.

*Anévrysmes valvulaires*, dans l'épaisseur des lames valvulaires.

*Hypertrophie énorme des nodules* d'Arantius, rétrécissant la lumière du vaisseau (RENDU) ;

*Tumeur ganglionnaire* comprimant l'aorte (WITHAUER).

II. *Rétrécissement sous-aortique* (NORMAN CHEVERS et surtout VULPIAN).

a. *Valvules sigmoïdes et anneau fibreux* sont *normaux*, le rétrécissement est *sous-valvulaire* empêchant l'introduction des deux doigts.

*Pathogénie :* Dû à l'*extension* d'une endocardite mitrale chronique, et presque toujours c'est le *rétrécissement mitral* qui est en cause.

*Lésions consécutives : Hypertrophie du ventricule gauche ;* parce qu'il est obligé à une énergie plus grande pour la pénétration du sang dans l'orifice rétréci ; plus tard il se dilate.

*Dans la suite : Dilatation hypertrophique de l'oreillette gauche*, d'où *cœur globuleux ;* le segment gauche est extraordinairement développé.

Dilatation des cavités droites survient plus tard à une période très avancée.

b. *Etat de l'aorte.*

1° *Dans rétrécissement d'origine endocardique ou valvulaire* (rhumat. articul.), les tuniques sont à peu près normales et conservent leur souplesse et leur aspect lisse.

*Dilatation du vaisseau en amont* de l'obstacle (c'est-à-dire dans la région sous-aortique).

*Diminution de volume en aval* de l'obstacle parce que le vaisseau reçoit une quantité de sang moindre que normalement.

2° *Dans rétrécissement d'origine artérielle* (consécutif à l'*aortite* chronique) :

*Aorte dilatée, sinueuse.*

*Coïncidence fréquente d'insuffisance valvulaire* (HILTON FAGGE, PETER), parce que les valvules sont rigides, soudées par leurs bords, d'où raccourcies, déformées, ne peuvent plus s'abaisser complètement pendant la diastole, et laissent entre elles un hiatus permettant la régurgitation.

**Symptômes.** — L'*hypertrophie du cœur gauche compense* suffisamment le rétrécissement *pendant un temps fort long*, d'où conservation de la santé apparente durant de longues années.

*Facies :* Un peu pâle et anémié.

*Oppression* légère à la suite des efforts et des mouvements brusques. Un peu de toux sèche.

*Signes physiques : Voussure précordiale, assez exceptionnelle ;* mais *abaissement de la pointe du cœur* dans le cinquième ou sixième espace intercostal gauche sans déviation vers l'aisselle, signe d'hypertrophie du cœur gauche.

*Palpation : Frémissement cataire systolique dans le deuxième espace intercostal droit le long du bord du sternum.*

*Auscultation : Souffle systolique* dans le *même siège*, produit comme le frémissement par les vibrations de la colonne sanguine au sortir de l'orifice rétréci.

*Timbre :* Varie suivant l'étroitesse de l'orifice rétréci :

Tantôt *rude, râpeux, strident;* rudesse tient à l'induration et aux rugosités de l'orifice.

Tantôt *grave, sonore, piaulant.*

En général, le souffle et le frémissement marchent parallèlement.

*Propagation du souffle suivant le trajet de l'aorte :* vers la *clavicule droite* et jusque *dans les carotides.*

*Deuxième bruit normal*, quelquefois *voilé, assourdi*, parce que les sigmoïdes, quoique suffisantes sont un peu altérées, d'où élasticité et claquement moindres. Au *niveau de l'artère pulmonaire*, le deuxième bruit garde son claquement clair et bref.

*Pouls : régulier, petit, dur* et *lent.*

*Régulier* et *petit*, car l'aorte reçoit à chaque systole une ondée *régulière* mais *réduite.*

*Dur*, parce que la *pression artérielle est élevée*, à cause de l'hypertrophie ventriculaire.

*Ralenti*, causes discutées; souvent par lésions du myocarde (Potain et Rendu).

*Tracé sphygmographique : Ligne d'ascension oblique* terminée par *plateau arrondi*, indice de la difficulté et de la lenteur de la pénétration sanguine dans l'aorte. La *ligne de descente* est oblique avec ressaut, le dicrotisme normal à peine indiqué, à cause de l'hypertension et de la lenteur de la diastole du vaisseau.

Quelquefois *pouls anacrote* dans lequel la pulsation semble se produire en deux temps : au tracé, la ligne d'ascension présente une sorte de dicrotisme.

Potain a montré que ce signe n'a *absolument rien de pathognomonique*, le pouls anacrote ou mieux le *dicrotisme initial* relève *de modifications dans la tension artérielle*, et le cœur y est étranger; ce pouls anacrote s'observe dans des circonstances multiples, par exemple, la colique de plomb, et après des exercices violents.

Enfin ce signe dépend encore du degré de résistance ou de compression du ressort du sphygmographe (Gallavardin).

**Marche.** — Évolution très lente; longue période de tolérance; varie beaucoup de durée suivant hygiène suivie par le malade, la fatigue musculaire, les grossesses répétées, etc.

Cependant à la longue le cœur faiblit peu à peu; la déplétion des veines pulmonaires est entravée, d'où stase, engorgement pulmonaire, dilatation du cœur droit bientôt insuffisante, enfin accidents asystoliques ultimes.

**Diagnostic.** — En général facile, l'affection est caractérisée par :

*Frémissement cataire* et *souffle systoliques* rudes, vibrants, siégeant à la base, dans le *deuxième espace intercostal droit* le long du bord du sternum, accompagnés d'*hypertrophie du ventricule gauche*, de pouls *petit, régulier, dur.*

*Diagnostic différentiel :*

a. *Souffles cardio-pulmonaires de la base du cœur.*

Fréquents au niveau de l'infundibulum de l'artère pulmonaire, rares au foyer aortique.

S'ils existent cependant : sont méso-systoliques, sans propagation, s'éteignent sur place, diminuent dans la position assise, augmentent dans le décubitus dorsal, ne sont point accompagnés de frémissement cataire, et ne donnent lieu à aucun trouble fonctionnel, etc.

b. *L'aortite* est souvent accompagnée d'un souffle systolique soit derrière le manche du sternum, soit au foyer du vaisseau (deuxième espace intercostal droit).

L'aortite se manifeste en particulier par une douleur au niveau du sternum et remontant vers le cou, par du vertige, de la toux sèche.

De plus l'*augmentation de la matité préaortique, la surélévation de la sous-clavière droite, le retentissement clangoreux du deuxième bruit*, avec propagation vers la clavicule droite indiquent *une aortite avec dilatation du vaisseau*.

c. *L'anévrysme de la crosse aortique* se distingue du rétrécissement orificiel par la présence de *deux foyers de battements*, par une *tumeur pulsatile et expansive*, par l'inégalité des deux pouls, et des *signes de compression intra-thoracique*.

d. *Le rétrécissement de l'artère pulmonaire* se manifeste par des signes analogues à ceux du rétrécissement aortique (*frémissement cataire et souffle systolique* à la base du cœur), mais ils *siègent à gauche* (et non à droite comme pour l'aorte) dans le deuxième espace intercostal le long du bord du sternum : enfin il y a *hypertrophie du cœur droit*.

*Diagnostic de la nature du rétrécissement.*

*Un rhumatisme articulaire antérieur, l'apparition de la maladie dans l'adolescence* ou *chez l'adulte*, feront penser au *rétrécissement d'origine endocardique*.

*La syphilis, la fièvre typhoïde, la goutte, l'artériosclérose, la sénilité* seront en faveur du *rétrécissement d'origine artérielle*.

Les douleurs précordiales de la base, spontanées ou réveillées par la pression digitale éveilleront l'idée d'un *rétrécissement* avec poussée d'*aortite*. (Peter.)

**Pronostic.** — Le rétrécissement aortique *d'origine endocardique* est moins grave que les lésions mitrales.

Le rétrécissement compliquant l'aortite est plus sévère, car les complications de l'*aortite* : œdème pulmonaire aigu, embolie cérébrale, etc., peuvent survenir pendant le cours de la maladie.

**Traitement.** — *Hygiène* dans les premiers temps de la cardiopathie.

Plus tard *toniques* contre anémie : *antispasmodiques* contre éréthisme.

Durant la longue période d'état : *médication iodurée*.

Périodes avancées : *traitement de l'asystolie*.

# INSUFFISANCE AORTIQUE

A l'état normal, les valvules sigmoïdes de l'aorte s'abaissent durant la diastole, s'appliquent les unes contre les autres par leur bord libre et par une faible partie de leur face ventriculaire, et ferment ainsi totalement l'orifice artériel. Mais lorsque, par suite d'altérations anatomiques variables, ces voiles membraneux n'obturent qu'incomplètement l'orifice, une partie du sang lancé dans l'aorte reflue, pendant la diastole, dans le ventricule gauche : on dit alors qu'il y a *insuffisance des valvules sigmoïdes de l'aorte* ou, plus couramment, qu'il y a *insuffisance aortique.*

**Historique.** — Contrairement à l'opinion courante, ce n'est point à Corrigan qu'il faut rapporter le mérite de la découverte de l'insuffisance aortique, mais, ainsi que l'a montré Parrot, à Vieussens[1] qui a vu nettement les altérations des sigmoïdes « dont les extrémités ne pouvaient jamais s'approcher d'assez près pour ne laisser aucune ouverture entre elles; c'est pourquoi, toutes les fois que l'aorte se contractait, elle renvoyait dans le ventricule gauche une partie du sang qu'elle venait de recevoir ». Dans la suite survint un travail de Hope qui passa presque inaperçu; il fut suivi quelques mois plus tard (avril 1832), du remarquable mémoire de J. Corrigan[2], qui mit en lumière les caractères principaux de la maladie. A partir de cette époque seulement, l'affection entra dans le domaine de la clinique, et peu à peu se succédèrent d'importants travaux qui vinrent compléter la description de Corrigan ; nous ne citerons ici que les principaux d'entre eux : l'importante thèse de Guyot (1834)[3], celle de Charcellay (1836[4]), le mémoire d'Aran (1842[5]), celui de Cl. Bernard (1849[6]) sur les mouvements des valvules sigmoïdes, de Mauriac (1860) sur la mort subite qui survient parfois pendant le cours la maladie, celui de Duroziez (1861[7]) sur l'existence du double souffle intermittent crural comme signe de l'insuffisance aortique, etc.

Depuis cette époque, l'insuffisance aortique a suscité de nombreux travaux dont, chemin faisant, nous signalerons les plus importants.

**Division.** — Pendant longtemps les traités classiques ne considéraient qu'une seule insuffisance aortique, sorte d'entité cardiopathique unique, à caractères étroitement définis ; Peter, le premier (1871) montra la nécessité d'une division et décrivit séparément une insuffisance aortique *endocarditique* et une insuffisance aortique *endartéritique* qu'on peut appeler plus simplement *artérielle*, suivant la dénomination adoptée, communément. Cette distinction, que justifient pleinement l'étiologie et la clinique, mérite d'être conservée. Nous distinguerons donc plusieurs variétés d'insuffisance aortique :

*A*. L'*insuffisance aortique endocardique ou d'origine cardiaque* qui, par

1. VIEUSSENS, « Trait. nouv. de la struct. et des causes du mouvement natur. du cœur », Toulouse, 1715.

2. CORRIGAN, *Edinb. med. Journal*, avril 1832, et *Arch. gén. de Méd.*, 1re série, t. XXX p. 538.

3. GUYOT, « De l'insuffis., des valvules aortiques », *Th.*, Paris, 1834.

4. CHARCELLAY, « Recueil d'observ. sur l'insuffis. des valv. sigmoïd. aortiq. », *Th.*, Paris, 1836.

5. ARAN, « Rech. sur les sign. et le diagnost. de l'insuffis. des valv. de l'aorte », *Arch. gén. de Méd.*, 1842, p. 265.

6. CL. BERNARD, « Sur les mouvem. des valvul. sigmoïd. », *Soc. de Biologie*, 31 mars 1849,

7. DUROZIEZ, « Du double souffle intermitt. crural, etc. », *Arch. gén. de médecine*, avril et mai 1861, p. 417 et 588.

sa pathogénie et sa localisation sur l'endocarde, constitue une véritable *maladie du cœur*.

*B.* L'*insuffisance aortique endartéritique ou d'origine artérielle*, dans laquelle les lésions principales intéressent surtout l'aorte, alors que celles de l'appareil valvulaire ne sont pour ainsi dire qu'accessoires; cette variété constitue par cela même une *maladie de l'aorte*, plutôt que du cœur.

On aurait tort de croire cependant que ces deux variétés, dont la pathogénie, les caractères anatomiques, la symptomatologie et l'évolution présentent des différences bien tranchées, englobent tous les cas d'insuffisance aortique, car la clinique nous montre qu'à côté de ces deux types bien réels, il existe des *formes mixtes*, pour ainsi dire, dans lesquelles il est difficile de préciser le point de départ du processus : endocardique ou artériel.

*C.* A côté de ces deux variétés, qui par la présence d'altérations anatomiques sur l'appareil valvulaire, constituent ce qu'on pourrait appeler les *insuffisances aortiques vraies*, nous étudierons une troisième variété, sur laquelle on a vivement discuté : l'*insuffisance aortique fonctionnelle* ou *relative* produite par dilatation simple de l'anneau aortique et de l'aorte elle-même, *sans altérations des valvules sigmoïdes*.

## A. — INSUFFISANCE AORTIQUE ENDOCARDIQUE

C'est la variété décrite par J. Corrigan sous le titre de « maladie qui résulte du défaut d'action des valvules de l'aorte »; elle est pour cette raison, désignée quelquefois sous le nom de *maladie de Corrigan*.

**Étiologie.** — *Fréquence.* — L'insuffisance aortique endocardique est une affection fréquente; en analysant 1073 observations de lésions orificielles empruntées à divers auteurs, on trouve 399 cas pour l'orifice aortique, ce qui donne une fréquence de 37 0/0.

*Age.* — Elle se rencontre plus souvent *chez l'adulte* que chez le vieillard, ce qui est le contraire pour l'insuffisance aortique d'origine artérielle; elle est *rare dans l'enfance :* Workmann en a signalé un cas chez un enfant de quatre ans, et dans sa thèse, Lefebvre (1886) en a rassemblé 24 observations dont 17 cas acquis et 7 congénitaux ; six fois seulement l'insuffisance était pure, dans trois cas elle était accompagnée de rétrécissement de l'orifice.

Plus tard, d'autres observations *d'insuffisance aortique chez l'enfant* ont été rapportées par Grancher, Méry et Guilleminot [1], de La Rue [2], Marfan [3], Zuber [4], Comby [5], Moussous [6], etc.

1. MÉRY et GUILLEMINOT, *Soc. de Pédiatrie*, 1902.
2. DE LA RUE, *Th.*, Paris, mai 1903.
3. MARFAN, *Sem. méd.*, 27 mars 1901.
4. ZUBER, *Soc. de Pédiatrie*, 1903.
5. COMBY, *ibid.*, 1906.
6. MOUSSOUS, *Gaz. hebd. scienc. méd.* Bordeaux, 2 février 1908.

L'*insuffisance aortique congénitale* est exceptionnelle ; on en connaît une douzaine de cas publiés qui rentrent presque tous dans ces deux variétés de lésions : ou bien l'une des valvules a subi un arrêt de développement et reste atrophiée alors que les deux autres sont normales (Bennet, 1851), ou bien il s'est produit une soudure ou plutôt une fusion véritable entre les valvules sigmoïdes (Maunoir, 1874). Ces altérations peuvent dans quelques cas seulement être considérées comme des *malformations;* le plus souvent elles se rattachent à une véritable *endocardite fœtale*. Dans quelques circonstances, la lésion révélée à l'autopsie seulement, ne donnait lieu à aucun bruit morbide, dans d'autres cas on avait constaté les signes d'un rétrécissement, aortique, mais remarque curieuse, les signes propres à l'insuffisance avaient toujours fait défaut. Dans quelques cas le diagnostic a pu être porté après examen radioscopique ; telle est l'observation d'un enfant présenté par Hamburger chez lequel [1] il y avait insuffisance aortique congénitale et dilatation de l'aorte ascendante constatées par la radioscopie.

*Sexe.* — D'après Bamberger, l'affection est plus fréquente chez l'homme que chez la femme : 38 faits chez le premier sur 50 cas.

*Causes.* — *a.* La plus fréquente de toutes est le *rhumatisme polyarticulaire aigu*, qui cependant frappe de préférence la valvule mitrale, puisque sur 51 cas d'endocardite rhumatismale, 40 fois la lésion occupait l'orifice mitral, 8 fois seulement les valvules aortiques, et dans 3 cas, il y avait à la fois lésions aortique et mitrale combinées (Gibson, 1881).

*b.* Vient ensuite par ordre de fréquence, le groupe des *maladies infectieuses*, et en premier lieu la *scarlatine*, la *variole* (P. Brouardel), la *fièvre typhoïde*, etc., puis l'*érysipèle* et la *pneumonie*.

*c.* L'insuffisance aortique endocardique peut être causée encore par une *rupture des valvules sigmoïdes*, survenant spontanément à la suite de violents efforts, soutenus (Aran), ou le plus souvent après un traumatisme subit de la région précordiale (coups, contusion, choc, etc.) (Peacock, Potain, E. Barié).

*d.* Enfin il existe quelques cas, très rares il est vrai, où la maladie est produite par une altération spéciale (non inflammatoire) probablement d'ordre atrophique, désignée par Corrigan sous le nom d'*état criblé*, *fenêtré* ou *réticulé* des valvules sigmoïdes, caractérisé par de petites fentes linéaires siègeant surtout sur les parties latérales des valvules. Bamberger et d'autres auteurs ont nié que cette lésion fût capable de produire une insuffisance valvulaire ; on en trouve cependant des observations incontestables (Derlon [2], Thiry [3]).

Il résulte de la statistique de Bizot [4], réunie à celle bien postérieure d'Arzouian [5] que cette altération s'observe dans 66 0/0 des cas ; pour l'artère pulmonaire, cette même lésion ne donne que 25 0/0. Dans l'obser-

1. Hamburger, *Soc. méd. int.*, Berlin, novembre 1904.
2. Derlon, *Soc. anat.*, Paris, 1867.
3. Thiry, *Congrès méd.*, Nancy, 1896.
4. Bizot, *Mém. Soc. méd. d'observation*, 1837.
5. Arzouian, *Th.* Nancy, 1897.

vation de Garnier [1], l'état réticulé occupait à la fois les sigmoïdes de l'aorte et celles de l'artère pulmonaire.

**Anatomie pathologique.** — Les lésions qui caractérisent l'insuffisance aortique sont de trois ordres principaux.

1° *Altérations de nature endocardique.* — Elles sont nombreuses, très fréquentes, et s'observent soit isolément, soit combinées de diverses façons.

Dans quelques cas, le bord libre des valvules sigmoïdes est *épaissi*, induré, recouvert de *plaques athéromateuses* ou crétacées se prolongeant sur les faces ventriculaire ou artérielle des valvules; d'autres fois, celles-ci sont comme incrustées de *nodosités* irrégulières, mamelonnées ou de *végétations* calcaires en crêtes de coq, en forme de choux-fleurs, ou encore de petits *papillomes* saillants, muriformes ou framboisés; enfin les replis valvulaires, rigides, recroquevillés et rétractés sur leur bord libre, peuvent se souder entre eux ou adhérer à la paroi de l'aorte, ce qui complique l'insuffisance de *rétrécissement orificiel* plus ou moins accentué. Il se forme ainsi un hiatus conique, à sommet béant dirigé vers l'aorte, et dont l'obliquité variable influe, comme nous le verrons plus loin, sur le siège des bruits pathologiques.

Ces lésions sont inégalement réparties sur les sigmoïdes : le plus souvent elles sont altérées toutes les trois, mais à des degrés différents ; dans quelques cas beaucoup plus rares, l'insuffisance est partielle et limitée à une seule valvule (Friedreich).

Dans un cas exceptionnel, l'insuffisance aortique était causée par une végétation cancéreuse mélanique émergeant de deux sigmoïdes (Prudhomme, 1867).

Le *siège* habituel des végétations endocardiques se trouve sur le *bord libre* et sur la *face ventriculaire des valvules sigmoïdes*, il est d'ailleurs indispensable qu'il en soit ainsi pour que l'insuffisance se produise, car c'est justement par ces points que les valvules s'accolent les unes aux autres pendant la diastole pour obturer l'orifice aortique; c'est qu'en effet malgré les altérations valvulaires considérables, l'insuffisance peut ne point exister lorsque les lésions siègent en d'autres régions, c'est ce qu'on observait par exemple dans un cas de Derlon où les sigmoïdes étaient inscrustées de plaques crétacées, sauf sur leur bord resté libre.

Dans d'autres circonstances, on observe des *pertes de substance*, des *ulcérations*, des *perforations* des replis valvulaires succédant à une *endocardite végétante* préformée, ou liée à des *anévrysmes valvulaires* développés sur la face aortique des nids de pigeon. Ce travail ulcératif produit parfois de grands délabrements : des portions de valvules peuvent être détachées de leur insertion et de leurs cordages tendineux rompus; il en résulte des insuffisances sigmoïdiennes considérables.

2° *Ruptures valvulaires.* — Produites *spontanément ou d'origine traumatique*, elles constituent un second groupe d'altérations anatomiques capables de produire l'insuffisance aortique; ces ruptures que j'ai

1. Ch. Garnier, *Presse médicale*, 2 décembre 1903.

essayé de décrire autrefois (1884) et dont l'histoire sera résumée plus loin intéressent tantôt une seule valvule, tantôt deux; celle qui est le plus souvent lésée est la valvule droite, voisine de la cloison. La lésion consiste tantôt dans une échancrure oblique plus ou moins profonde, tantôt c'est une rupture véritable, et dans un cas, les valvules arrachées sur une longueur de 6 à 7 millimètres, flottaient librement par une de leurs extrémités; dans un autre fait (FOSTER) l'arrachement de la valvule était tel, qu'elle avait été retournée totalement et que son bord libre regardait la cavité ventriculaire. Les valvules ainsi rompues sont, tantôt simplement épaissies, tantôt et le plus souvent recouvertes de concrétion indurées ou calcifiées; c'est dire que très souvent elles étaient altérées avant leur rupture.

3° *L'état fenêtré, réticulé, criblé* des valvules sigmoïdes est regardé par certains auteurs, comme susceptible de produire l'insuffisance de l'aorte. Il consiste en petits pertuis, ou mieux en petites fentes linéaires siégeant surtout au niveau du bord libre des valvules dans le voisinage de leurs angles d'insertion. Cet état réticulé est produit par une sorte de résorption moléculaire, d'où amincissement et rupture partielle du tissu valvulaire. Quelques cliniciens pensent que les valvulves ainsi lésées peuvent encore se juxtaposer suffisamment et produire une occlusion complète : il n'y aurait insuffisance en pareil cas que s'il se produisait une rupture des coins d'insertion des valvules; nous avons montré précédemment que cette assertion est trop exclusive.

TECHNIQUE. — Pour *reconnaître* sur le cadavre l'*existence* d'une *insuffisance aortique*, le procédé classique consiste à verser de l'eau, d'une certaine hauteur, dans l'aorte sectionnée à 2 ou 3 centimètres au-dessus de son orifice. Le liquide au lieu d'être arrêté comme à l'état normal, par l'adossement hermétique des valves sigmoïdes, s'écoule à travers la fente qu'elles laissent entre elles, pénètre dans le ventricule gauche et de là s'échappe au dehors lorsque celui-ci a été coupé. Il faut savoir cependant que *cette épreuve de l'eau* présente deux causes d'erreur : la première c'est que l'eau peut s'écouler par les artères coronaires sectionnées en travers par suite de la coupe sur le ventricule (FRIEDREICH); en second lieu l'eau versée dans l'aorte peut ne produire qu'une pression trop faible pour rapprocher les valvules alors que pendant la vie, la tension aortique était suffisante pour accomplir le phénomène (POTAIN).

*Lésions concomitantes.* — Les lésions caractéristiques de l'insuffisance aortique sont souvent accompagnées d'autres altérations : la plus fréquente de toutes est le *rétrécissement de l'orifice aortique*; plus rare est la coïncidence avec le *rétrécissement de l'orifice mitral*. Ces deux lésions, nées le plus souvent par propagation du processus endocardique, ont une influence notable sur l'évolution de la maladie aortique : nous y reviendrons à propos du pronostic.

Dans d'autres circonstances et en dehors de tout travail endocardique, on note l'apparition d'une *insuffisance mitrale* purement *fonctionnelle*, causée par la dilatation ventriculaire et l'élongation des muscles papillaires tenseurs de la valvule.

L'*aorte*, peut présenter de son côté des *altérations* notables mais *exceptionnelles dans cette* première *variété d'insuffisance* sigmoïdienne ; au contraire, elles *sont* pour ainsi dire *constantes dans l'insuffisance aortique artérielle* où elles seront décrites avec détail. Notons cependant comme rareté curieuse, le cas de Moussous d'insuffisance aortique d'*origine rhumatismale* compliquée de *dilatation de l'aorte*, chez un enfant de dix ans, et un autre fait presque analogue observé également chez l'enfant (treize ans) par Zuber.

*Lésions consécutives.* — L'insuffisance aortique a pour conséquence obligée la *dilatation* puis l'*hypertrophie* du *ventricule gauche ;* elle se traduit par l'abaissement considérable de la pointe du cœur que l'on perçoit dans le sixième et même, beaucoup plus rarement, dans le septième espace intercostal gauche, à peine en dehors de la verticale qui passe par le mamelon. Leur pathogénie est fort simple : par suite de l'insuffisance sigmoïdienne, une partie du sang lancé dans l'aorte par la contraction ventriculaire retombe à chaque diastole dans le ventricule gauche, lequel distendu incessamment, ne tarde pas à se dilater d'une façon permanente. Mais il faut en même temps qu'il augmente sa puissance de propulsion pour agir sur une masse de sang plus considérable qu'à l'état normal ; pour cela il s'hypertrophie par l'augmentation de volume des fibres du myocarde et aussi par production de fibres musculaires nouvelles. En outre, la pointe formée exclusivement par le ventricule gauche dans cette insuffisance, se dilate, s'arrondit : elle est comme « soufflée ».

Peu à peu l'*oreillette gauche* participe à son tour à ce travail de dilatation hypertrophique, et pendant des années, ce processus de compensation reste localisé au cœur gauche. Celui-ci prend alors un volume énorme et un *aspect globuleux*, portant comme accolés à son bord droit l'oreillette et le ventricule droits dont le développement n'a rien de comparable à celui des cavités gauches. Ainsi modifié, le cœur, dans l'insuffisance aortique, rappelle ce que les anciens appelaient *cor bovinum* « cœur de bœuf ».

A part un peu de dilatation possible de la crosse, l'aorte, pas plus que le système artériel, ne présente d'altérations profondes. Il en est tout autrement, comme nous le verrons, dans l'insuffisance d'origine artérielle. Toutefois on a noté ici l'*hypertrophie de la tunique musculeuse des artères du cœur* et *des reins* qui peut dépasser plusieurs fois l'épaisseur qu'elle offre à l'état normal. C'est là un *phénomène de compensation* qui s'opère dans le même but que l'hypertrophie du cœur. C'est qu'en effet, ainsi que Drasche l'a montré, les processus compensateurs de l'insuffisance aortique ne se bornent pas à la seule hypertrophie du ventricule gauche ; il se produit encore, par l'*extension* et l'*accommodation* des *valvules sigmoïdes* qui ébauchent ainsi une manière de guérison, par l'affaiblissement du souffle, la diminution des troubles subjectifs et les modifications dans les caractères du pouls. Cette sorte de compensation s'observe plutôt dans l'insuffisance endocardique que dans l'insuffisance artérielle.

Pendant la période d'état, l'affection bien compensée retentit peu sur l'état général, aussi les *lésions viscérales* sont-elles nulles ou à peine indiquées. Mais dans la suite, le cœur ne tarde pas à s'épuiser, et de petites attaques d'hyposystolie se succèdent jusqu'aux accidents d'asystolie ultime. Durant cette période troublée, on rencontre chez les malades des *congestions* des viscères et des parenchymes (foie, reins, poumons, cerveau, etc.) des *œdèmes périphériques*, des *hydropisies des séreuses* (plèvre, péritoine, etc.), Toutes ces lésions qui n'ont rien de spécial à l'insuffisance aortique seront décrites à propos de l'asystolie.

**Physiologie pathologique.** — L'insuffisance aortique entraîne avec elle des conséquences graves qui se font sentir à la fois sur le cœur et sur la circulation périphérique.

a. *Du côté du cœur*, une quantité de sang beaucoup plus considérable qu'à l'état normal se déverse, pendant la diastole, dans le ventricule gauche, car il reçoit à la fois, par l'orifice mitral l'ondée provenant de l'oreillette gauche, et par l'orifice aortique la colonne rétrograde venue de l'aorte, qui n'est plus maintenue par l'occlusion des sigmoïdes. Dans ces conditions, le ventricule ne tarde point à se dilater ; de plus, comme la masse de sang à mouvoir durant la systole est considérable « l'excès de travail conduit insensiblement à l'hypertrophie » de ses parois. Bientôt l'oreillette gauche est amenée à subir une transformation analogue, car elle a beaucoup à lutter, pour faire pénétrer le sang qu'elle contient dans le ventricule gauche déjà rempli en partie par le reflux aortique. Le cœur gauche, par l'effet de cette dilatation hypertrophique compensatrice de la lésion sigmoïdienne, prend bientôt un volume considérable et suffit à lui seul, pendant un temps fort long, à maintenir l'équilibre circulatoire, et à empêcher tout phénomène de stase dans la circulation pulmonaire. Le cœur droit est ainsi protégé et ce n'est que dans les périodes ultimes de la maladie, qu'il est pris à son tour; mais pour cela il faut qu'il s'agisse d'insuffisance aortique pure, car il n'en sera plus de même lorsque l'affection sigmoïdienne se complique de lésions mitrales.

b. *Du côté de la circulation périphérique* et en particulier de l'aorte, des troubles non moins graves sont les conséquences de la cardiopathie. En effet, durant la diastole ventriculaire, il se produit dans l'aorte, par le fait du reflux de la colonne sanguine dans le ventricule, un *abaissement* subit de la tension artérielle auquel va succéder brusquement une *élévation* de cette même tension, d'autant plus grande que l'ondée sanguine lancée pendant la systole par le ventricule hypertrophié, sera plus considérable elle-même.

Il en résulte que l'élasticité des parois de l'aorte, soumise incessamment à ces variations brusques de pression avec écart considérable entre les maxima et les minima, va se trouver fortement compromise. A l'état physiologique on sait que durant la diastole cardiaque, l'aorte par le retrait de ses parois, presse sur le sang et le fait progresser dans tout le système artériel en transformant le courant intermittent en courant régulier et continu, mais il est nécessaire pour cela que la colonne sanguine, ainsi comprimée, prenne un point d'appui sur les sigmoïdes hermétiquement closes. Dès que celui-ci vient à manquer, la progression du sang est insuffisante puisqu'une partie de la colonne liquide reflue dans le ventricule. Ce sont ces divers troubles, sans cesse renaissants du côté de l'aorte et dans tout l'arbre artériel, qui expliquent l'importance des *signes* dits *artériels* de l'insuffisance aortique.

*c*. Plus tard, le *muscle cardiaque* lui-même, éprouve les effets fâcheux de ces troubles circulatoires puisqu'à chaque diastole, par suite du reflux sanguin venu de l'aorte, la pénétration du sang dans les artères coronaires se trouve considérablement gênée, amoindrie, d'où insuffisance d'irrigation dans les parois du cœur, et troubles de nutrition des faisceaux du myocarde.

**Symptomatologie.** — L'insuffisance aortique endocardique *débute quelquefois d'une façon brusque*, en pleine santé; elle résulte alors de la *rupture* soudaine de l'une des valvules sigmoïdes, à la suite d'un effort violent (HENDERSON, POTAIN) ou le plus souvent d'un traumatisme au niveau de la région précordiale (BURNEY YEO, POTAIN, E. BARIÉ). Dans d'autres circonstances, elle se produit à la suite de la *perforation* subite d'une sigmoïde, ulcérée antérieurement : Potain en a signalé un cas dans le cours d'une endocardite rhumatismale. Dans ces cas, l'affection se manifeste généralement par une *violente douleur* précordiale, avec abaissement brusque de la tension artérielle, suivis quelquefois d'un état syncopal pouvant durer plus d'une heure (ARAN) et d'une dyspnée fort vive. En même temps on constate de suite les signes stéthoscopiques de l'affection qui vont désormais persister indéfiniment.

*Le plus souvent*, le *début* de l'insuffisance aortique est *insidieux ;* si la compensation est suffisante, la maladie peut rester latente pendant un temps fort long et n'être diagnostiquée que par hasard, à l'occasion d'une maladie incidente.

I. *Troubles généraux*. — Ceux-ci sont *vagues* et semblent au premier abord étrangers à une affection du cœur ; ils sont l'effet des brusques changements qui se produisent dans la tension artérielle de l'encéphale, et des alternatives de phénomènes congestifs et anémiques qui en résultent.

Les troubles de la circulation encéphalique se manifestent par de fréquents *maux de tête*, des *vertiges*, des *éblouissements*, des bourdonnements d'oreille, des battements intra-crâniens, des visions lumineuses, surtout à l'occasion des efforts, ou encore lorsque les malades s'étant baissés, se relèvent précipitamment. Le plus souvent on observe chez eux le *facies aortique* caractérisé par une *pâleur blafarde* ou un peu jaunâtre de la face, qui parfois fait place à une coloration brusque comme produite par une « bouffée congestive ». Cette pâleur habituelle des aortiques qui contraste singulièrement avec la coloration rougeâtre et livide de la face des malades atteints d'affections mitrales, reconnaît pour cause probable un spasme des petits vaisseaux périphériques, par une irritation réflexe partie des sigmoïdes altérées (FRANÇOIS-FRANCK[1]).

On a décrit sous le nom d'*hippus circulatoire*, un mouvement rythmique de rétrécissement et de dilatation de la pupille synchrone aux mouvements du cœur; le fait, observé dans quelques cas, paraît de peu d'importance[2].

Le plus souvent dans l'insuffisance aortique d'origine endocardique, les troubles généraux restent limités à ceux que nous venons de décrire, mais dans quelques cas, on note encore quelques-uns de ces troubles complexes qui sont le fait des altérations concomitantes de l'aorte, et l'accompagnement habituel de l'insuffisance aortique artérielle, où nous les décrirons en détail. Qu'il nous suffise de dire que ces phénomènes morbides portent principalement sur les voies digestives.

Les malades se plaignent, en effet, de *troubles dyspeptiques*, de la lenteur des digestions, de pyrosis, de crises gastralgiques, etc , assez intenses parfois pour attirer toute l'attention; elles ont été signalées par Corvisart (1811) puis par Leared (1867) et par Broadbent. Ces crises peut-être plus fréquentes dans l'insuffisance aortique artérielle pourraient faire croire, au premier abord, à une maladie de l'estomac, si l'on omettait d'ausculter le cœur.

Les *troubles cardiaques proprement dits* n'existent guère dans les premiers temps de la maladie: on note quelquefois des sensations de pesanteurs, à la partie inférieure du sternum ou dans la région précordiale; le patient sent le cœur battre avec une certaine violence; il respire avec un peu de gêne; d'ailleurs ces palpitations et cette légère dyspnée disparaissent au repos et ne se montrent, de nouveau, qu'à la suite des mouvements ou des efforts un peu soutenus.

II. *Signes physiques*. — Ils sont aussi nets que les troubles fonctionnels sont variables : on peut les diviser en *signes cardiaques*, et en *signes artériels*.

A. **Signes cardiaques.** — INSPECTION. — Lorsque l'hypertrophie du cœur, qui est constante, atteint un grand développement et surtout lorsque les cavités droites participent à la dilatation, on constate une *voussure précordiale* plus ou moins marquée; de même à simple vue, on note le *soulèvement énergique de la pointe du cœur* à chaque systole De plus, son *siège* est *abaissé*, la pointe vient battre souvent dans le sixième espace intercostal gauche légèrement en dehors de la verticale passant par le mamelon.

PALPATION. — Elle permet d'apprécier l'*impulsion énergique de la pointe* frappant contre la paroi thoracique, et montre encore que cette impulsion peut s'étaler sous forme d'ondulation sur une zone plus étendue que la pointe elle-même. D'après Bard[3], la *paume de la main, largement appliquée* sur la région de la pointe, éprouve au moment du choc une sensation toute spéciale : « Le choc s'arrondit, s'étale... la sen-

1. FRANÇOIS-FRANCK, *Soc. de Biologie*, 1883.
2. LANDOLFI, *Sem. méd.*, 1909, p. 349.
3. BARD, *Lyon médical*, 31 mai 1896.

sation est celle d'une boule, d'un globe qui se durcit sous la main ». Ce phénomène qu'il désigne sous le nom de *choc en dôme* serait particulier à l'hypertrophie du cœur gauche de l'insuffisance aortique, les autres hypertrophies donnant l'impression du choc d'une pointe mousse. Ce signe, dont la valeur est grande, est inconstant cependant et manquerait dans la moitié des cas [1]; il a fait défaut (Mollard) notamment lorsque l'insuffisance est compliquée de sténose mitrale un peu serrée, ou de quelques affections pleuro-pulmonaires, d'emphysème, etc. De même on l'a rencontré dans quelques affections autres que l'insuffisance aortique comme dans la thrombose intra-cardiaque de la pointe; on le trouva également dans un cas de dilatation cardiaque d'origine gastro-intestinale, avec cœur intact à l'autopsie (J. Teissier [2]).

Enfin le choc en dôme ne s'observe plus dans le cas d'asthénie très prononcée du myocarde.

Dans *quelques circonstances* on perçoit *à la base du cœur* un *frôlement léger* alternant avec le choc précordial et par conséquent *synchrone à la diastole du ventricule;* il n'existerait que dans les cas où les bords de l'orifice aortique sont recouverts de rugosités épaisses (Potain).

Percussion. — Elle confirme par l'*augmentation de la matité précordiale*, l'existence de l'hypertrophie du cœur, décelée déjà par l'inspection et la palpation.

Auscultation. — L'auscultation révèle l'existence d'un *bruit de souffle diastolique à la base du cœur*, bien décrit par Hope et surtout par Aran.

*a. Moment.* — Le souffle est *diastolique :* il *commence brusquement au début même de la diastole*, et se prolonge en *s'éteignant progressivement pendant le grand silence;* il persiste ordinairement pendant toute la durée de la diastole, mais dans quelques cas s'arrête net au cours de celle-ci. Ces variations s'expliquent parce que le souffle est produit par l'ondée sanguine rétrograde refluant dans le ventricule, sous la double influence de la tension intra-aortique et de l'aspiration ventriculaire : or celles-ci, d'abord assez fortes, décroissent rapidement en tendant à s'égaliser, c'est pourquoi le souffle qu'elles produisent, fort au début, décroît et disparaît dès que l'équilibre est établi entre les deux tensions.

Quelquefois, on note au niveau de la base la *coexistence* du *souffle doux* de l'*insuffisance aortique* et du *second bruit normal.* Ce dernier peut être simplement le retentissement du claquement diastolique de l'artère pulmonaire, mais d'autres fois le phénomène est réellement perçu au maximum, au niveau du foyer aortique. Dans ce cas, on peut supposer qu'il n'y a qu'une seule sigmoïde malade (Friedreich) et que les deux autres restées saines assurent le bruit clair et bref de la diastole normale.

*b. Timbre.* — Le timbre du souffle est *doux, moelleux, humé, aspiratif* (Hope); on l'imite par l'onomatopée anglaise : *awe;* il est doux parce que ses deux facteurs, la pression intra-aortique et l'aspiration ventricu-

1. Perrin, *Th.*, Lyon, 1902.
2. J. Teissier, *Soc. méd. hôp.*, Lyon, mars 1902.

laire, n'ont point une suffisante énergie pour produire des vibrations intenses.

Quant au caractère dit aspiratif, il peut recevoir cette explication : au début même de la diastole, au moment où le ventricule commence à se remplir, la pression y est faible, un reflux rapide se produit alors de l'aorte vers le ventricule, et le bruit de souffle possède toute sa force, mais il s'atténue et va comme en mourant, au fur et à mesure que la cavité ventriculaire se remplit. De là, son « caractère aspiratif, et il s'agit bien en réalité d'une sorte d'aspiration » (POTAIN).

Dans quelques cas il est vrai, le souffle de l'insuffisance aortique peut prendre un timbre rude, musical (bruit de guimbarde), ou même râpeux, capable d'être perçu à distance (BANKS, BURNEY YEO, ANDRÉ PETIT); ce caractère s'observe principalement, il est vrai, à la suite de la rupture d'un anévrysme valvulaire, et surtout dans les cas de rupture valvulaire suivie de grands délabrements où des lambeaux sigmoïdiens, rattachés seulement par une extrémité à l'appareil valvulaire, flottent par l'autre extrémité dans le courant sanguin.

*c. Tonalité.* — La *tonalité* du souffle est *haute*, parce que le plus souvent, l'insuffisance est produite par un pertuis étroit, dans lequel le sang refluant avec assez de vitesse produit des vibrations nombreuses.

*d. Siège habituel.* — Le *maximum* d'intensité du souffle diastolique de l'insuffisance aortique se trouve *à la base du cœur*, dans le *deuxième* ou quelquefois dans le *troisième espace intercostal droit* suivant les sujets, ou *plus exactement*, au niveau du *troisième cartilage costal droit*, le *long du bord droit du sternum*, c'est-à-dire dans le point où l'aorte ascendante devient superficielle. De là, le souffle *redescend tout le long du sternum* qu'il occupe dans presque toute sa largeur en inclinant un peu vers la gauche, et en se propageant *jusqu'au niveau de l'appendice xiphoïde*, c'est-à-dire dans la direction du courant sanguin rétrograde.

Cette localisation du souffle dans le deuxième espace intercostal droit auprès du sternum, acceptée par le plus grand nombre des auteurs, semble répondre à la majorité des faits, toutefois il est des cas où le maximum de ce souffle paraît se localiser vers la *gauche du sternum ;* c'est pourquoi Syers [1] ne craint pas de déclarer que dans 5 0/0 seulement des cas, le bruit morbide se rencontre à droite dans le deuxième espace intercostal, mais que beaucoup plus fréquemment le souffle offre son maximum dans le deuxième espace intercostal gauche ; cette opinion a été acceptée par Gallavardin (1908); il en était ainsi dans un fait postérieur publié par Meunier [2] dans lequel, l'insuffisance, vérifiée par l'autopsie, s'était manifestée par un souffle diastolique à gauche.

*e. Sièges anormaux.* — Dans quelques cas, donc, le maximum d'intensité du souffle diastolique peut se rencontrer au niveau du *deuxième* ou du *troisième espace intercostal gauche ;* cela tient sans doute à ce que le cœur hypertrophié se déplace vers la gauche, en sorte que, le foyer

1. SYERS, *British med. Journ.*, 8 juin 1901.
2. MEUNIER, *Gaz. méd. du Centre*, 1er février 1909.

maximum d'auscultation sera d'autant plus dévié vers cette direction que l'hypertrophie du cœur sera manifeste.

Enfin chez certains malades, *le bruit pathologique s'entend mieux à l'extrémité inférieure du sternum, au niveau de l'appendice xiphoïde, qu'à la base du cœur*[1] et Sibson a même déclaré que le siège le plus fréquent du souffle de l'insuffisance se trouve *à gauche de la partie inférieure du sternum*, « dans une zone qui s'étend du milieu du sternum à son extrémité inférieure, et du troisième cartilage costal gauche au sixième espace, qui est immédiatement en avant du ventricule droit, lequel n'est pas recouvert par le poumon ».

De même C. Paul[2] pensait que l'appendice xiphoïde, est le siège où l'on perçoit le mieux le bruit de souffle de l'insuffisance, chez la plupart des sujets.

On a expliqué cette anomalie par certaines dispositions particulières : la *maigreur du sujet*, les *déformations thoraciques*, l'*emphysème*, les rapports plus étroits de la pointe du cœur avec la paroi thoracique. Foster (1873), Balfour ont cherché à rattacher ces sièges variables des souffles à des *sièges différents des lésions anatomiques* : quand c'est *la valve postérieure* des sigmoïdes qui est insuffisante, le reflux sanguin se ferait sur la valve antérieure de la mitrale, d'où propagation du souffle vers la pointe ; si au contraire l'insuffisance occupe la *valve sigmoïde antérieure*, le reflux s'opère dans la direction du septum ventriculaire, d'où propagation du souffle vers l'appendice xiphoïde.

Toutes ces théories ne sauraient expliquer suffisamment ces *localisations assez exceptionnelles* du souffle diastolique de l'insuffisance aortique, et il vaut mieux admettre avec Potain que la direction de l'ondée sanguine rétrograde et du souffle qu'elle produit, dépend de la *disposition* plus ou moins *oblique* du *pertuis* que forment les sigmoïdes insuffisantes.

Dans quelques observations, le souffle diastolique de l'insuffisance aortique, artérielle ou endocardique, existait dans la *région axillaire, vers la pointe* ou même un peu en dehors; ce foyer était séparé du foyer aortique par une zone dans laquelle on n'entendait rien[3]. Enfin dans un cas exceptionnel rapporté par Borgherini[4] le souffle s'entendait jusque dans le dos, du côté gauche entre la colonne vertébrale et l'omoplate.

*f. Absence du souffle diastolique.* — Fürbringer, analysant 300 cas d'insuffisance aortique, relève que dans plusieurs d'entre eux on n'entendit aucun souffle; Leyden[5], Litten, Leube ont vu des faits semblables; ce dernier auteur cherche à les expliquer en disant que le souffle manque dans les grandes insuffisances, quand l'altération des valvules est consi-

1. Bridant, « Du foyer de propagat. xiphoïdien des souffles aortiques», *Th.* Paris, 1905.
2. C. Paul, « Diagn. et trait. des mal. du cœur», 1883, p. 259.
3. Rufus Coles et Bond Cecil, *John Hopkin's Hospit.*, *Bullet.*, décembre 1908.
4. Borgherini, *Rivista Veneta*, 15 février 1898.
5. Leyden, *Soc. de méd, int.*, Berlin, janvier 1894. Voir encore Skrobotoff « Insuffis. aort. sans souffle » *Th.*, Genève, 1908-1909.

dérable et les empêche de vibrer. De même quand la lésion est minime, (DUROZIEZ) l'ondée rétrograde est trop faible pour produire un souffle ; peut-être cependant pourrait-on le faire naître, en auscultant le malade dans la station verticale ou encore en lui faisant relever les bras.

D'une façon générale, cette absence de souffle, assez fréquente dans l'insuffisance des vieillards athéromateux, est rare dans celle des jeunes sujets et dans l'insuffisance d'origine endocardique (BARD 1909).

Potain a vu plusieurs fois le souffle s'atténuer et même disparaître dans le cours de la maladie ; dans un cas observé par Guéneau de Mussy (1874), le souffle, longtemps fort net, cessa tout à coup d'être perçu : à l'autopsie le fait s'expliqua par la présence d'un nodule fibrineux qui s'était développé sur une ulcération de la valvule et l'obturait complètement. Plus récemment, Leyden a signalé un fait de guérison d'une insuffisance aortique traumatique par une cicatrice fibreuse (1892), et Gerhardt a vu également le souffle disparaître après un processus de guérison.

*Etat du deuxième bruit normal.* — Le plus souvent il a disparu complètement couvert par le souffle; mais nous avons dit qu'on le retrouve dans certains cas, en portant l'oreille vers le bord gauche du sternum au niveau du foyer d'auscultation de l'artère pulmonaire; c'est à la persistance du claquement des sigmoïdes de cette dernière qu'il faut rapporter la présence du second bruit normal en cette région. Il n'est pas impossible cependant que les sigmoïdes aortiques, peu malades, soient encore capables de claquer quelque peu.

*g. Autres bruits de souffle.* — Outre le souffle diastolique symptomatique, on rencontre parfois, dans l'insuffisance aortique, d'autres bruits de souffle occupant tantôt la base, tantôt la pointe du cœur, sur la valeur desquels il faut être fixé.

1° *A la base.* — Le souffle qu'on perçoit est un souffle *systolique ;* il indique parfois un *rétrécissement concomitant de l'orifice aortique*, exceptionnel d'ailleurs dans les cas d'insuffisance aortique endocardique.

Dans d'autres cas il faut le rapporter soit à des lésions d'*aortite chronique*, soit à la *dilatation sus-orificielle* de l'aorte auprès de laquelle les lésions sigmoïdes forment une sorte de *rétrécissement relatif*. Cependant comme on va le voir, l'accord n'est point fait au sujet de la signification de ce souffle systolique.

Beaucoup d'auteurs sont d'avis que l'insuffisance sigmoïdienne simple, sans sténose de l'orifice, est caractérisée par deux souffles, l'un systolique, l'autre diastolique. Alvarenga (1878), sur 16 cas d'insuffisance pure, les a rencontrés neuf fois, et dit que le fait s'observe dans 75 0/0 des cas environ. Avant lui, Gendrin (1841), tout en reconnaissant qu'il y a des cas où il y a rétrécissement concomitant, est d'avis qu'un double bruit — qu'il désigne d'ailleurs inexactement sous l'appellation de frottement — à la base du cœur est pathognomonique de l'insuffisance sigmoïdienne, et que le premier bruit « résulte du passage du sang lancé par le ventricule à travers l'orifice artériel induré ». Stokes (1864) déclare qu'un souffle avec maximum d'intensité à la base du cœur, avec propagation dans les artères, indique une affection des valvules aortiques; si les valvules ferment, le murmure est simple et systolique; « s'il y a insuffisance, il est ordinairement double... » La présence d'un souffle systolique dans l'insuffisance aortique est également relevée et expliquée, avec quelques variantes, par Soulsen (1872), par Torres-Homem (1886), par Fraentzel[1], par Osler[2]. Je ne puis m'attarder sur les explications nombreuses qui ont été données de ce phénomène : il serait dû à la présence de rugosités à la surface des valvules ou à la perte d'élasticité des parois de l'aorte (BAMBERGER) ; à des troubles anémiques (BUCQUOY[3]); à une dilatation de l'aorte au-dessus des valvules sigmoïdes (ROSENSTEIN, BYROM BRAMWELL). Pour Potain, le souffle serait causé, dans certains cas, par des rugosités ou par des indurations valvulaires; on l'observerait surtout quand il y a insuffisance peu marquée avec hypertrophie ventriculaire considérable; dans d'autres circonstances, ce serait un souffle cardio-pulmonaire.

Pour C. Paul il s'agirait dans ces cas, qu'on rencontre d'ailleurs presque toujours chez les vieillards, d'une dilatation athéromateuse de l'aorte avec rugosités, ayant produit une insuffisance secondaire.

Gerhardt, dans une théorie toute particulière, considère que normalement l'orifice aortique présente un certain degré de rétrécissement à parois lisses, ne produisant pas de bruit morbide, mais qu'une augmentation notable dans la rapidité de l'ondée sanguine, comme cela s'observe dans l'insuffisance, est capable de produire un souffle au-dessus de cette sténose physiologique.

Debove[4] remarque que lors de la systole, la pression est à son maximum dans le ventricule gauche et très supérieure à la normale à cause de l'hypertrophie de ce ventricule. D'autre part pendant le même temps la pression est au minimum dans l'aorte et inférieure à l'état normal, car une colonne sanguine a reflué en partie vers le cœur. Dès lors, au moment de la systole, le sang passe brusquement d'une cavité où la pression est considérable dans une autre où elle est très faible et cette variation brusque à laquelle est soumise la colonne sanguine est une des causes de la production des souffles ainsi que l'a démontré Marey.

Plus tard, Couto[5], dans un travail documenté, a proposé une autre explication : on sait que Marey (1881) a démontré que la systole ventriculaire dure un certain temps avant d'acquérir le degré d'énergie suffisante pour soulever les sigmoïdes aortiques; il y a un retard entre le début de la systole du ventricule et la pénétration du sang dans l'aorte qui est employé par le ventricule à atteindre le degré de pression intérieure suffisant pour vaincre la pression du sang dans l'aorte. Dès lors, il y a, au début de la systole ventriculaire, une première période durant laquelle les sigmoïdes sont fermées, car s'il en était autrement, le sang,

1. FRÆNTZEL, *Vorlesung. über die Krankheit. des Herzen.*, Berlin, 1891, t. II, p. 105.
2. OSLER, *Principles and pract. of medicine*. Londres, 5e édit. 1903.
3. BUCQUOY, « Leç. clin. sur les mal. du cœur », Paris, 1870, p. 69.
4. DEBOVE, *Tribune médicale*, 10 mars 1906.
5. COUTO, « Le souffle systoliq. de l'insuffis. aort. » *Semaine médicale*, 1906, p. 25.

ayant dans l'aorte une pression plus élevée que dans le ventricule, refluerait dans ce dernier. Or, dans l'insuffisance aortique, la lésion laisse ouverte une fente à travers laquelle le sang, au début de la systole, pénétrerait de l'aorte dans le ventricule, et le passage, sous une haute pression de cette ondée sanguine, allant d'une partie rétrécie dans une cavité plus large, engendrerait une veine fluide vibrante, se traduisant par un souffle.

Cette interprétation a été combattue un peu plus tard par M. Calabrese[1] qui considère que la première période de la systole, durant laquelle il y aurait reflux du sang de l'aorte dans le ventricule, n'existe pour ainsi dire pas, car dans l'insuffisance aortique, la décharge du ventricule commence dès le début même de la systole en raison de la forte pression intra ventriculaire, et au contraire de la diminution de pression que la régurgitation diastolique a produit dans l'aorte. Pour lui, le souffle systolique de l'insuffisance aortique s'explique par le passage du sang de la cavité ventriculaire, où la pression est très haute, dans l'aorte où la pression est basse. C'est en somme reprendre et développer la théorie de Debove.

2° *A la pointe.* — Le souffle qu'on entend à la pointe est tantôt *systolique*, tantôt *présystolique*.

*a.* Le *souffle systolique* indique dans quelques cas l'existence d'une *insuffisance mitrale vraie*, née sous l'influence du même travail pathologique qui a engendré la lésion sigmoïdienne, mais dans d'autres cas, il s'agit d'une *insuffisance* purement *fonctionnelle*, c'est-à-dire sans lésion de la mitrale (Jaccoud). Son mécanisme, sur lequel nous reviendrons, peut se résumer ainsi : par suite de la dilatation extrême de la cavité ventriculaire gauche. conséquence obligée de l'insuffisance sigmoïdienne les muscles papillaires sont tiraillés et déviés de leurs axes ; en conséquence les cordages tendineux devenus trop courts, attirent en bas la mitrale et s'opposent à son relèvement complet durant la systole, d'où un certain degré d'insuffisance.

*b.* Le *souffle présystolique*[2] peut être l'indice d'un *rétrécissement mitral vrai* coïncidant avec l'insuffisance aortique (Duroziez en a réuni 38 cas, dont 5 vérifiés à l'autopsie), mais le souffle peut se rencontrer aussi sans la coexistence de cette sténose. Ces faits, d'une observation relativement récente, ont été signalés surtout par des auteurs anglais : Austin Flint en a noté 2 cas ; Charlewood Turner, 3 ; Byrom Bramwell et Gairdner, chacun 1 ; Maguire en relève 9 cas et Lees 15 ; enfin Sansom (1892) en a vu 1. Austin Flint a surtout insisté sur le roulement diastolique (*roulement de Flint*) qui peut dans ces cas coexister avec le souffle diastolique. Ce roulement se perçoit à la pointe et occupe la fin de la diastole. Dans tous ces cas, il n'y avait qu'une *insuffisance aortique pure* et *pas trace de rétrécissement mitral*. Sansom a proposé de ces faits curieux l'explication suivante : le courant sanguin rétrograde produit, par son reflux dans le ventricule gauche, un refoulement de la grande

1. Calabrese, *Presse médicale*, 7 avril 1906, p. 218.
2. Lespérance, « Souffle présystol. dans l'insuffis. aortiq. », *Th.*, Paris, 1891.

lame de la valvule mitrale vers l'orifice auriculo-ventriculaire gauche, d'où un *rétrécissement relatif* de l'*orifice mitral*. Cette lame se trouve alors interposée entre deux courants parallèles et de vitesse différente : le courant rétrograde de l'insuffisance aortique et le courant direct qui est chassé de l'oreillette dans le ventricule pendant la présystole. Sous l'influence de ces deux courants, la valvule mitrale entre en vibration et produit à la fois un frémissement sensible à la main, et un souffle, ou mieux un roulement présystolique perceptible à l'oreille. Potain (1893), reprenant la question, est arrivé à une conclusion indiquée dans la thèse de Converse [1] ; il pense que le roulement présystolique peut se produire dans l'insuffisance aortique toutes les fois que les lésions des sigmoïdes sont disposées de telle façon que le courant aortique rétrograde rencontre le courant mitral direct à peu près à angle droit, condition nécessaire pour que les deux courants viennent à la rencontre l'un de l'autre.

*B.* **Signes artériels.** — Ils ont une très grande valeur.

1° Ampliation des battements artériels. — Quand on examine le malade à nu, disait déjà Corrigan, on est frappé de la pulsation singulière qui existe dans toutes les artères de la tête, du cou, et des membres supérieurs : à chaque diastole du cœur, on voit ces vaisseaux soulever la peau. C'est ainsi que les grosses artères et celles de moyen calibre sont le siège de *battements tumultueux* et subissent des alternatives de distension et de retrait facilement appréciables : les *carotides*, les faciales, les *temporales* battent avec force et sont soulevées d'une façon rythmée, ce dont le malade a parfaitement conscience. Les petites artères et notamment la *pédieuse* et les *collatérales des doigts* participent à ces battements exagérés; on peut retrouver encore ceux-ci aux membres inférieurs dans les *deux artères tibiales : pouls jambier* de Variot [2]. De même c'est à l'impulsion violente et subite de l'*artère poplitée* qu'il faut rapporter le soulèvement rythmique très accusé de la jambe croisée sur le genou du côté opposé dans la position assise. C'est aussi l'impulsion artérielle qui explique les secousses rythmées de la tête surtout lorsqu'elle est un peu fléchie en avant comme pendant la lecture; c'est le *signe* de *Musset* [3] (Delpeuch, 1900), qui d'ailleurs n'a point la valeur symptomatique qu'on lui a attribuée ; enfin dans des cas très rares, Gerhardt aurait trouvé des *manifestations pulsatiles du foie* et *de la rate*.

C'est à ce phénomène curieux qu'on a donné le nom qui fait image de : *danse des artères*, et qui a fait dire à Duroziez que dans les affections mitrales, le cœur bat violemment et les artères sont calmes, alors que chez les aortiques, le cœur est calme et les artères battent avec violence. Quoi qu'il en soit, ces alternatives brusques de distension et de retrait font que les *artères deviennent* peu à peu *sinueuses* et que leurs battements s'accompagnent de déplacements ondulatoires des plus nets. Dans

1. Converse, « Diagn. différ. et mécan. du roulement présyst. dans l'insuffis. aort. », *Th.* Paris, 1898.

3. Variot, *Soc. de pédiatrie*, 20 novembre 1906.

4. H. Frenkel, *Rev. de medecine*, 10 juillet 1902.

quelques circonstances, ces battements artériels ont pu par l'intermédiaire direct des capillaires, se transmettre jusqu'aux fins ramuscules veineux qui leur font suite et produire *une sorte de pouls veineux.*

Enfin, si l'on pose le doigt sur ces artères si nettement pulsatiles, on y perçoit un *frémissement vibratoire synchrone à la diastole artérielle*, déjà connu de Corrigan. Soulier pense qu'il est causé à la fois par la faiblesse de la tension artérielle moyenne et par l'exagération de la vitesse de l'ondée sanguine due à l'hypertrophie du ventricule.

2° Caractères du pouls. — *Pouls artériel.* — Le pouls radial présente des caractères tout particuliers : Vieussens les a décrits le premier, car à propos d'un malade il dit : son pouls « me parut fort plein, fort vite, dur et si fort, que l'artère de l'un et l'autre bras frappait le bout de mes doigts autant que l'aurait fait une corde fort tendue et violemment ébranlée ». Néanmoins on le désigne habituellement sous le nom de *pouls de Corrigan* qui, lui aussi, en a décrit nettement les caractères : c'est un *pouls brusque*, *bondissant (jerking pulse)*, *puis dépressible*, suivant la description classique. Cette dernière expression est cependant impropre,

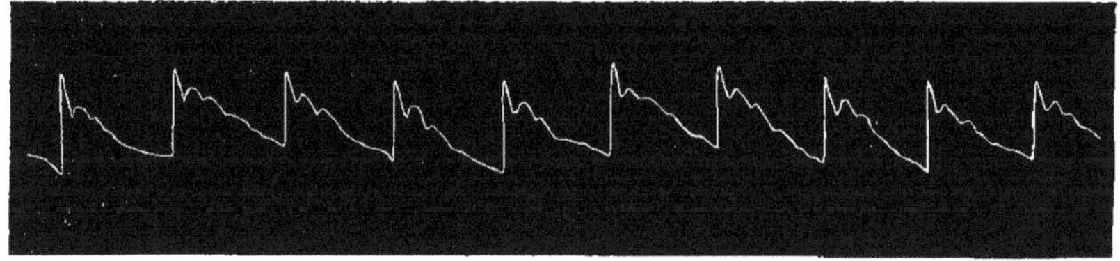

Fig. 59. — Insuffisance aortique endocardique.

car elle laisserait supposer que le pouls se laisse déprimer à la pression du doigt, alors qu'en réalité il fuit et se dérobe lui-même à l'exploration (Jaccoud). Le pouls donne au doigt explorateur un choc pulsatile brusque, à la façon de la « détente subite d'un ressort » (Aran), puis presque immédiatement, l'artère fuit sous le doigt, elle semble se vider et devient difficilement perceptible, jusqu'à ce qu'elle se distende de nouveau avec violence sous l'impulsion de la nouvelle ondée sanguine.

Ces caractères se retrouvent *au maximum en faisant élever le bras du malade*, c'est-à-dire en favorisant le reflux du sang dans l'aorte.

Le *sphygmographe* inscrit d'une façon très nette les signes donnés par l'exploration digitale.

Le tracé du pouls radial (*fig.* 59) se compose d'une *ligne d'ascension verticale*, d'une *hauteur exagérée*, qui montre à la fois l'énergie de l'impulsion du ventricule et la soudaineté de la diastole artérielle, puis la tension du vaisseau s'abaisse brusquement, et la *ligne de descente est très brusque*, *rapide*, marquant le plus souvent un dicrotisme très accusé parfois, qui n'a d'ailleurs rien de spécial à la maladie. D'après Tripier et Devic, l'obliquité de la ligne de descente serait plus accusée dans l'insuffisance d'origine artérielle, que dans l'insuffisance endocardique.

La ligne d'ascension est reliée à celle de descente par un *crochet* en forme d'angle *très aigu ;* c'est un indice de grande valeur pour le diagnostic, mais non pathognomonique, car on le retrouve dans les cas où existent à la fois une impulsion considérable de la systole du ventricule et un affaiblissement de la tension artérielle, comme dans la fièvre typhoïde par exemple.

*b.* Le *retard du pouls carotidien* sur la systole du cœur, signalé par Henderson [1], Roncati[2], Tripier[3] et plus tard par Broadbent [4], serait plus net et plus fréquent, dans l'insuffisance d'origine endocardique, que dans l'insuffisance artérielle. Cependant, d'après François-Franck le *phénomène n'est qu'apparent*, et même n'existe pas, que loin d'être aussi accusé qu'à l'état normal, il est au contraire notablement diminué. L'erreur provient de ce que dans l'insuffisance aortique, lorsqu'on applique la main sur la région précordiale, on perçoit un premier soulèvement dû à la distension subite du ventricule par l'ondée rétrograde aortique, et un second causé par la systole ventriculaire, et l'erreur vient de ce qu'on prend le premier soulèvement pour le début de la contraction ventriculaire. En réalité le pouls radial avancerait, loin d'être retardé, car le sang, lancé par une propulsion systolique énergique, ne rencontre dans le système artériel qu'une faible résistance.

Cependant, plus récemment, Chapman [5] a cru pouvoir soutenir encore que ce retard du pouls sur la systole du cœur est assez notable, et dans un cas il était de 0,53 secondes, alors que normalement il ne serait que de 0,77 à 0,2 secondes. Nous n'insisterons pas davantage sur ce point peut-être encore en litige.

c. *Pouls capillaire.* — Ce phénomène indiqué surtout par Quincke (1868), Gripat (1873), Ruault (1883), etc., s'observe sur la peau et sous-le derme sous-unguéal. On peut le provoquer, sur la peau du front par exemple, en faisant naître d'abord une plaque rougeâtre par le grattage ou mieux par une friction de quelques secondes; on voit alors cette tache prendre alternativement une coloration rouge foncé puis une teinte faiblement rosée coïncidant, la première avec la diastole, la seconde avec la systole artérielles. Au niveau des ongles, on voit le même phénomène se produire, en les comprimant à leur centre par une légère pression (*pouls unguéal*). Le pouls capillaire se rencontre également sur la rétine où il est perceptible à l'ophtalmoscope (*pouls rétinien*) (Becker, Clément), et quelquefois sur la zone rougeâtre périphérique des plaques d'urticaire (Edg. Hirtz [6]).

Ce phénomène se rencontre quelquefois, quoique beaucoup plus rarement, au niveau de l'isthme du gosier, où il se compose d'éléments multiples réunis sous le nom de *signe de Frédéric Müller* qui les a si-

1. Henderson, *Edinb. méd. Journ.*, 1837.
2. Roncati, *Indiuzzo della diagn. delle malatt*, Naples, 1868.
3. Tripier, *Rev. mens. de méd. et de chirurg.*, 1877.
4. Broadbent, *Lancet*, 1903, p. 989
5. Chapman, *Lancet*, 2 juillet 1898.
6. Edg. Hirtz. *Soc. méd. hôp.*, Paris, janv. 1889.

gnalés nettement (1889); nous en avons donné ailleurs une description détaillée [1]. On observe sur la luette (*pouls de la luette*, Merklen) au niveau de son union au voile du palais, les mêmes changements alternatifs de coloration que nous avons notés au front ou sur les ongles ; de plus pendant la systole on la voit quelquefois agitée, comme un pendule, de mouvements oscillatoires; enfin le signe se complète quelquefois par des battements amygdaliens, par simple transmission aux amygdales des battements des carotides (*pouls amygdalo-carotidien*, Huchard), ou même encore aux piliers et à la base de la langue, au plancher de la bouche : *pouls de la langue* (Minervini [2]). Sur 40 cas d'insuffisance aortique étudiés à ce point de vue, Schlesinger [3] n'a rencontré ce signe que dans un petit nombre de cas; on ne le voit que dans les faits où l'on observe des pulsations généralisées des artères. Pour sa réalisation, il est nécessaire que le malade respire avec calme, la bouche ouverte ; il faut qu'il n'y ait aucune trace de dyspnée et qu'il ne se produise pas de contraction musculaire due à la pression de l'abaisse-langue.

On peut expliquer ainsi le pouls capillaire, quel qu'en soit le siège : dans l'insuffisance aortique, l'ondée sanguine lancée énergiquement par le ventricule, se prolonge jusque dans les dernières ramifications des artérioles et des capillaires de la périphérie ; mais par suite de l'entrave apportée par l'état de spasme de ceux-ci, le courant sanguin ne présente plus aucun caractère régulier ou continu, il est saccadé, et rythmé par les contractions du cœur, et ce caractère se retrouve jusque dans les capillaires. D'ailleurs le *pouls capillaire n'est point* un signe *pathognomonique*, on l'a noté notamment chez certaines chlorotiques, dans le mal de Bright et dans le saturnisme.

3° État de la tension artérielle. — *La tension artérielle* dans l'insuffisance aortique, mesurée au sphygmomanomètre de Potain, *est supérieure à la moyenne* (qui est de 16 à 17 centimètres de mercure) et varie le plus souvent de 18 à 23 centimètres. Mais, dans ce cas, il s'agit de tension maxima qu'on n'obtient guère que dans l'insuffisance d'origine endartéritique. D'après Potain et François-Franck, cette augmentation de la tension s'explique par un *spasme réflexe* des vaisseaux périphériques, dont le point de départ se trouve au niveau des sigmoïdes irritées par le travail endocardique, et entretenu par la propulsion énergique du liquide sanguin par le ventricule gauche hypertrophié. Ce spasme est la cause de la pâleur des téguments, des vertiges et des tendances syncopales habituels aux aortiques ; il explique encore le phénomène du pouls capillaire. Enfin Potain a montré que, *dans l'intervalle des pulsations artérielles*, il se produit un *abaissement considérable de la pression artérielle* et par conséquent *dans l'insuffisance, la tension moyenne est diminuée* ; il explique le fait en disant que le ventricule hypertrophié lance le sang avec une vitesse grande, l'ondée sanguine se propage rapidement de proche en

1. E. Barié, *Rev. de clin. et de thérap.*, novembre 1890.
2. Minervini, *Sem. méd.*, 12 octobre 1910.
3. Schlesinger, *Wiener Klin. Wochensch.*, 1900.

proche, créant le vide derrière elle, et par suite l'abaissement de la pression dans le réseau vasculaire situé au-dessous d'elle.

4° Auscultation des artères. — Pratiquée avec le stéthoscope, elle dénote des signes fort importants. A l'état normal, avec cet instrument on entend dans les carotides deux bruits qui sont le retentissement des deux bruits du cœur ;

*a.* Quand il y a insuffisance sigmoïdienne, seul le premier bruit normal persiste ; quant au second il ne retentit point dans les artères du cou, puisqu'il a cessé de se produire au niveau de l'orifice lésé ; donc la *suppression du second bruit normal au cou* serait un *bon signe d'insuffisance aortique* d'après Maurice Raynaud.

*b.* Alvarenga a relevé dans l'insuffisance aortique l'existence d'un *double souffle carotidien ;* de même Jaccoud pense que lorsque l'insuffisance est pure, on trouve dans les carotides, les sous-clavières, les axillaires et même dans les artères humérales, deux souffles, dont le second serait le retentissement du souffle diastolique de l'orifice aortique. Malheureusement ces signes n'ont point toute la valeur qu'ils pourraient avoir, car la transmission des bruits du cœur aux carotides est extrêmement variable, même à l'état normal, et d'autre part l'auscultation des carotides présente des difficultés inhérentes à la présence de bruits voisins qui peuvent se produire dans les veines du cou, dans la trachée, etc.

Les deux signes suivants ont une valeur autrement grande.

*c. Double ton.* — D'après Traube, si l'on ausculte une grosse artère telle que la crurale par exemple, on perçoit un double bruit (*Doppel-ton*) : un premier assez fort, dû au bruit de choc que font entendre normalement toutes les artères un peu grosses au moment de leur diastole, et un second bruit plus faible que le premier, coïncidant encore avec la diastole artérielle, mais plus particulièrement avec le dicrotisme qu'elle présente, dont nous avons relevé l'existence sur le tracé sphygmographique ; ce second bruit de choc ne serait en résumé, que la représentation auditive de ce dicrotisme diastolique. Cependant Duroziez, Tripier et Devic pensent que ce bruit est présystolique, c'est-à-dire précède le ton artériel normal qui est systolique. Il serait causé par un phénomène de réaction de la paroi artérielle précédant sa distension complète. Malgré tout, son mécanisme reste encore obscur, et Duroziez en fait même un bruit veineux par tension des valvules de la veine fémorale, causée par la contraction de l'oreillette droite hypertrophiée.

*d. Double souffle intermittent crural.* — Ce signe important a été décrit pour la première fois par Duroziez [1].

Si, chez un malade atteint d'insuffisance aortique, on ausculte avec le stéthoscope une artère de gros calibre de façon à la comprimer plus ou moins fortement, on perçoit nettement *deux bruits de souffle : le premier* correspond au pouls artériel (souffle de diastole artérielle et par conséquent de systole cardiaque), il est normal, produit par la compression

1. Duroziez, « Du double souffle intermittent crural, comme signe de l'insuffisance aortique », *Arch. gén. de méd.*, avril et mai 1861, p. 417 et 588.

de l'artère, et exagéré à la fois par l'hypertrophie du cœur et par l'arrivée brusque de l'ondée sanguine dans l'artère au moment où elle est en diastole, c'est-à-dire en état de faible tension. Le *second*, plus faible, plus doux que le premier, le suit immédiatement et correspond à la systole de l'artère. *On peut l'entendre dans toutes les grosses artères : sous-clavières, carotides*, etc., mais il est plus facile à percevoir au niveau de la fémorale, à cause de sa position superficielle. Ce second bruit de souffle qui, suivant la remarque de Duroziez, marche en sens contraire du premier, a été considéré par lui comme produit par le reflux rétrograde du sang artériel frottant sous le stéthoscope. Ce phénomène présenterait ainsi la plus grande analogie avec le souffle diastolique du cœur, qui est le résultat de la rentrée du sang aortique dans le ventricule, à la suite de l'abaissement de pression qui s'opère dans l'aorte après la systole.

Mais d'autre part, ce *double souffle crural n'est point le propre de l'insuffisance aortique* et a été signalé par Duroziez lui-même chez des *saturnins*, des *typhiques*, dans la *chlorose*, etc., c'est-à-dire dans des cas où il n'existe aucune ondée sanguine rétrograde ; il a fallu chercher alors une autre explication et on a cru la trouver en disant que le second souffle est un souffle de dicrotisme diastolique, ou plus simplement, le double ton de Traube transformé en deux bruits soufflants par la compression du stéthoscope (Toussaint et Colrat, 1874; Marey, 1875).

Cette explication, que semblaient appuyer les recherches expérimentales opérées sur le cheval par les deux premiers auteurs, a paru peu précise à Potain qui a proposé une autre solution. La compression de la fémorale fait qu'il se produit en deçà et au delà du point comprimé une différence de tension très notable pendant la systole cardiaque, la pression se trouve exagérée entre le point comprimé et les capillaires par la propulsion brusque de l'ondée sanguine ; puis, dès le début même de la diastole cardiaque, cette pression tombe au minimum dans tout le segment artériel compris entre la zone comprimée et le cœur. Cette différence si considérable de tension produit forcément un reflux sanguin de la portion inférieure de l'artère vers son segment supérieur, qui engendre un bruit de souffle coïncidant avec la diastole du cœur, c'est-à-dire avec la systole artérielle. Ce second bruit de souffle se produit tout entier sous le stéthoscope, et Potain, pour le rendre plus manifeste et le recueillir sous le pavillon même de l'instrument, recommande de *comprimer la fémorale, au pli de l'aine, avec le bord inférieur du stéthoscope*, c'est-à-dire celui qui est le plus éloigné du cœur, en inclinant un peu l'instrument vers le genou du malade.

En résumé, dans le double souffle crural de Duroziez, le *premier* résulte du renforcement de vitesse centrifuge du sang au-dessous du point de l'artère comprimé par le stéthoscope ; le *second*, dans la rétrogradation locale du sang au niveau de l'instrument au moment même où l'artère commence à s'affaisser (Potain et François-Franck).

Lannois (1894) a cru remarquer qu'en pressant avec le doigt la fémorale déjà comprimée, on produit un renforcement du souffle de Duroziez;

on pourrait le faire apparaître avec ce caractère renforcé même dans le cas où, avant cette compression, l'auscultation n'en dénotait pas l'existence. En outre, on percevra encore la sensation d'un double battement ou mieux d'une double ondulation correspondant au double souffle intermittent crural (DEBOVE, 1906).

Si ce double souffle intermittent crural n'est point propre à l'insuffisance sigmoïdienne aortique, il a cependant une valeur diagnostique considérable ; il nécessite pour sa production une certaine résistance des capillaires périphériques, habituelle d'ailleurs à cette maladie, et d'un autre côté une puissance notable de propulsion de la part du ventricule gauche, c'est pourquoi ce *souffle disparaît* quand le pouls est petit et faible ainsi que dans les périodes d'affaiblissement et de dégénérescence du myocarde.

Le double souffle intermittent crural est *rare* chez les *enfants* (WEILL).

5° MODIFICATIONS DU POULS VEINEUX. — Bard[1], a trouvé dans l'insuffisance aortique des *modifications* intéressantes *du pouls veineux* caractérisées spécialement par le renforcement de l'action des oreillettes, l'augmentation simultanée de la force et de la durée de leur systole, et par l'anticipation de son début.

**Marche.** — Elle dépend des conditions multiples. Si l'insuffisance n'est pas très considérable, si d'autre part, les malades se ménagent, évitent les fatigues, les efforts musculaires, et toutes les excitations qui peuvent retentir sur le cœur, si leur hygiène enfin et leur alimentation sont bien réglées, l'*insuffisance aortique est une des cardiopathies qui sont le mieux tolérées*. Elle l'est d'autant mieux que la circulation pulmonaire, contrairement à ce qui se passe dans les affections mitrales, n'est que tardivement atteinte. Les *troubles fonctionnels sont quelquefois* si *peu accusés* ou si tardifs, que la *maladie peut rester latente durant de longues années*, et n'être diagnostiquée que par hasard en auscultant le malade à l'occasion d'un trouble de santé quelconque. L'hypertrophie considérable du cœur gauche, compensatrice de la lésion, est durant fort longtemps une circonstance heureuse pour les malades, mais devient dans la suite une complication véritable, car elle produit de l'éréthisme cardiaque avec des palpitations pénibles.

C'est ainsi qu'en général évolue l'insuffisance : les malades se plaignent seulement d'un peu d'essoufflement, de dyspepsie et de palpitations légères. Dans de pareilles circonstances, la *durée* de la maladie peut être fort longue; on a vu des cas persister durant de très nombreuses années.

Mais *si l'insuffisance aortique est considérable, et le malade surmené* par des efforts musculaires violents, par une profession fatigante, par des excès, par une hygiène défectueuse ou enfin s'il survient une affection aiguë grave des voies respiratoires ou encore une attaque de rhumatisme articulaire aigu un peu sévère, *le cœur*, fatigué depuis longtemps par un

1. BARD., *Sem. méd.*, 3 juin 1908.

travail excessif, mais qui luttait encore, *ne tardera pas à céder* sous l'action incessante de l'ondée sanguine rétrograde. Peu à peu les troubles envahissent le domaine de la petite circulation, suivis plus tard d'*accidents asystoliques* (congestions viscérales, stase veineuse périphérique, œdèmes, hydropisies, dyspnée, oligurie, albuminurie, etc. Cette *albuminurie* (LEUBE [1]) est justiciable de la stase veineuse ainsi que dans les autres cardiopathies, mais dans l'insuffisance aortique, elle trouve des causes productrices spéciales : dans l'insuffisance artérielle et chez les gens âgés dans l'athéromasie, chez les autres dans l'augmentation de la tension sanguine propre à l'affection, ainsi que dans les variations de cette pression dans les vaisseaux et les capillaires des reins. Ces causes produisent l'épaississement de la paroi des vaisseaux ainsi que la prolifération conjonctive périvasculaire.

**Terminaisons.** — L'insuffisance aortique *d'origine endocardique*, bien qu'incurable en tant que lésion anatomique, est, nous l'avons dit, la mieux supportée des affections valvulaires du cœur; cependant, comme les autres cardiopathies, elle se termine par *asystolie ;* c'est alors la terminaison par *mort lente*. Quant à la terminaison par *mort subite*, elle ne se rencontre guère dans cette variété de la maladie : elle est surtout le *propre* de *l'insuffisance d'origine artérielle*.

L'insuffisance aortique semble, dans quelques cas rares, être susceptible de *guérison :* Potain a vu disparaître le souffle diastolique, en pleine évolution de la maladie. Leyden (1892) a fait la même remarque. Gerhardt de même, chez un charpentier dont la lésion remontait à l'enfance. Aufrecht (1869) et Enerbringer (1887) ont noté chez deux malades la disparition de l'insuffisance aortique ; dans le premier cas, l'affection avait été produite par l'altération d'une seule valvule qui peu à peu s'était atrophiée, en même temps que les deux autres, par une sorte de travail de compensation, s'étaient agrandies et couvraient toute l'aire de l'orifice. J. Teissier a noté, de son côté, un fait de guérison avec disparition du souffle. Picot, de Bordeaux [2], a signalé deux cas d'insuffisance aortique d'origine artérielle guérie par la médication iodurée et le régime. Enfin, avant eux, Guéneau de Mussy avait vu également un cas de guérison. Ces faits sont malheureusement trop exceptionnels.

**Pronostic.** — Comme toutes les cardiopathies valvulaires, l'insuffisance aortique tend vers l'asystolie finale, dernier terme de son évolution clinique. Mais cette *terminaison* arrive *généralement à longue échéance*, car nous avons dit que durant de longues années l'hypertrophie compensatrice mettait le malade à l'abri des multiples accidents qui le menacent. Duroziez, avec juste raison, a montré que la mort subite par syncope est ici relativement rare, elle est possible cependant. Le malade, en somme est surtout exposé aux accidents asystoliques, qui se montreront d'au-

1. LEUBE, *Münch. med. Wochenschr.*, 28 juillet 1903.
2. PICOT, *Gaz. hebdom. des scienc. méd.*, Bordeaux. 1901.

tant plus tardivement, qu'il aura ménagé davantage son cœur. On se rappellera que l'affaiblissement de la contraction cardiaque et la faiblesse du pouls, de même que la disparition du souffle intermittent crural, sont des indices fâcheux, avant-coureurs de l'asystolie prochaine.

Certaines conditions modifient sensiblement le pronostic de l'*insuffisance aortique* lorsqu'elle est *associée* à d'autres cardiopathies valvulaires ou orificielles.

*a.* L'association du *rétrécissement de l'orifice aortique* avec l'*insuffisance sigmoïdienne* est une circonstance relativement heureuse, car par suite de la sténose de l'orifice, la quantité de sang lancée dans l'aorte à chaque systole est faible et distend peu le vaisseau, et d'autre part la colonne liquide qui rétrograde vers le ventricule, durant la diastole, est également réduite ; par suite, la tension tend à s'égaliser dans tout le système aortique et le malade est moins exposé aux conséquences, si fâcheuses, résultant des écarts considérables de pression qui se manifestent dans l'insuffisance pure, durant la systole et la diastole de l'artère. Nous avons énuméré plus haut les nombreux troubles morbides qui résultent de ce fâcheux état de choses.

*b.* La coïncidence de l'*insuffisance aortique* et du *rétrécissement mitral* peut avoir un résultat relativement favorable, car le rétrécissement mitral, exagérant la tension dans la circulation intra-pulmonaire, diminue la capacité du ventricule gauche, laquelle, d'autre part, va être augmentée par l'insuffisance aortique. La conséquence de ces deux influences morbides agissant en sens contraire aura pour résultat de laisser le ventricule gauche dans un état sinon stationnaire, du moins de dilatation peu accentuée.

*c.* Lorsqu'il y a à la fois *insuffisance aortique* et *insuffisance mitrale*, il se produit durant la systole un reflux du ventricule vers l'oreillette, et pendant la diastole un courant rétrograde de l'aorte vers le ventricule. On comprend que dans de pareilles conditions le rythme des contractions du cœur soit profondément modifié et que le muscle cardiaque s'altère avec plus de rapidité.

A vrai dire, le pronostic de ces *cardiopathies associées*, quelles qu'elles soient, ne dépend pas seulement d'une influence purement mécanique, mais repose surtout sur l'état d'intégrité ou d'altération du myocarde, sur la valeur de son innervation, enfin, sur l'état général du malade.

**Diagnostic.** — 1° *Diagnostic de la maladie.* — Le diagnostic de l'*insuffisance* aortique d'*origine endocardique* est en général aisé : il s'appuie sur l'existence d'un *souffle à la base du cœur*, en général *au niveau du deuxième espace intercostal droit et* du troisième cartilage costal, *le long du sternum*, ou encore dans quelques cas, présentant son maximum à la partie inférieure de cet os. Ce souffle est *diastolique*, *doux*, *humé*, *aspiratif*, coexistant avec une *hypertrophie notable du ventricule gauche*, avec un *pouls bondissant* et un *double souffle intermittent crural*. Ces signes cependant n'ont de valeur diagnostique que par leur réunion, car aucun d'eux n'est pathognomonique.

2° *Diagnostic différentiel.* — Il existe des souffles diastoliques de la base du cœur indépendants de l'insuffisance aortique : les uns sont dus à une insuffisance de l'artère pulmonaire ; certains d'entre eux se passent dans le système veineux ; d'autres enfin, plus fréquents, sont des souffles cardio-pulmonaires ; il importe d'en établir le diagnostic différentiel, avec l'insuffisance aortique.

*a.* Le signe physique capital de l'*insuffisance des valvules sigmoïdes de l'artère pulmonaire*, maladie rare d'ailleurs, consiste dans l'existence d'un souffle diastolique à la base du cœur, sans hypertrophie du cœur gauche, avec absence du pouls de Corrigan, du double souffle intermittent crural de Duroziez et des autres signes artériels de l'insuffisance aortique.

Quant au *souffle diastolique* qui la caractérise, il est « semblable de tous points à celui que l'on rencontre dans les cas ordinaires d'insuffisance aortique », comme dit Stokes. Mais son siège est tout différent : *il occupe le deuxième espace intercostal gauche*, près du bord du sternum. Il se propage dans la direction de l'artère pulmonaire, c'est-à-dire le long du sternum jusque vers le quatrième espace intercostal. Outre la différence dans le siège du souffle et dans le sens de sa propagation, l'insuffisance de l'artère pulmonaire se distingue encore de l'insuffisance aortique par les caractères du pouls, régulier mais sans ampleur et surtout non bondissant, par les signes de dilatation cardiaque, portant sur le ventricule droit et non sur les cavités gauches comme dans l'insuffisance aortique. De plus, dans cette dernière affection, on note le double souffle crural, le pouls capillaire, et certains troubles fonctionnels : vertiges, pseudo-gastralgie, pâleur des téguments, etc., qui manquent dans l'insuffisance de l'artère pulmonaire ; il est inutile, pour l'instant, d'insister plus longuement sur ces faits.

*b.* Quelques auteurs ont signalé des cas où un *souffle diastolique de la base du cœur* ou dont le maximum s'étendait derrière le sternum, simulant ainsi une insuffisance aortique, se passait en réalité soit *dans la veine cave supérieure*, soit dans les *jugulaires* soit enfin dans les *veines intra-thoraciques*. Litten (1887) en a cité des cas, Sahli (1895) en a observé trois autres chez des jeunes filles, et bien avant eux, Duroziez [1] en avait publié un fait dans lequel l'autopsie montra l'intégrité des valvules sigmoïdes de l'aorte. Plus récemment, Weill (1896) a observé chez une fillette de quatorze ans un souffle diastolique persistant de la base du cœur par compression adénopathique des veines pulmonaires gauches : à l'autopsie on ne trouva aucune altération des sigmoïdes aortiques ou pulmonaires.

Il existe en effet des souffles vasculaires indépendants des bruits qui peuvent se passer dans le cœur. Ces souffles veineux sont continus, continus avec renforcement ou enfin intermittents. Ces derniers peuvent se retransformer en souffles continus, sous des influences multiples, et

1. Duroziez, « Du souffle veineux simulant l'insuffis. aortiq. » *Union médicale*, septembre 1895, p. 433.

rien qu'en augmentant sensiblement la pression du stéthoscope sur le vaisseau. Ces souffles intermittents ou avec simple renforcement correspondent à la diastole du cœur, ce sont donc les seuls qui pourraient être de mise ici. Leur mécanisme est assez simple : ils paraissent causés par une série d'aspirations successives opérées sur le système veineux par la diastole de l'oreillette et du ventricule. Quant aux causes mêmes de ces aspirations, elles sont complexes ; tantôt elles résultent d'un état particulier de la circulation périphérique, tantôt d'une variabilité de la tension des parties molles et extensibles qui entourent la veine, etc.

Ces souffles se distinguent de celui de l'insuffisance aortique par leurs caractères de *mutabilité* et aussi parce qu'ils ont *en général* un *timbre musical* accentué : ronflant, sibilant, etc.

*c*. Reste une autre catégorie de souffles diastoliques de la base, indépendants de l'insuffisance aortique, sur lesquels on a beaucoup insisté surtout en Allemagne, et que les auteurs qui les ont signalés désignent simplement sous le nom fort vague et qui prête à toutes les interprétations de : *accidentelle diastolisch Herzgeraüsche* ; N. Weiss[1] (1880), Scheube[2] (1884), Sahli[3] (1895) et d'autres s'en sont occupés d'une façon particulière[4]. Or à la lecture attentive des observations présentées comme exemples de « souffles diastoliques accidentels », on est vivement frappé de l'*analogie* étroite que le plus grand nombre de ces bruits présente *avec les souffles cardio-pulmonaires*, tels que nous les connaissons aujourd'hui. Ce sont des bruits doux, à tonalité moyenne, sujets à se modifier suivant les différentes attitudes du malade. Sahli, notamment, a signalé dans l'*anémie* et la *chlorose* un souffle diastolique de la base disparaissant dans le décubitus dorsal. Ces souffles seraient en outre susceptibles de disparaître à de certains moments pour reparaître de nouveau, enfin, capables de varier de rythme à des intervalles plus ou moins rapprochés. On remarquera encore que ces souffles diastoliques occupent les mêmes sièges que les souffles extra-cardiaques diastoliques : zone préaortique, région sternale, xiphoïdienne, etc. Enfin, comme dernière ressemblance, les souffles accidentels se distinguent de l'insuffisance aortique vraie par des caractères différentiels qui sont les mêmes que ceux que l'on met en avant, lorsqu'il s'agit de séparer le souffle de l'insuffisance des sigmoïdes aortiques de certains *souffles diastoliques cardio-pulmonaires*. Ces signes sont les suivants :

Le *souffle aortique* est permanent ; il commence rigoureusement avec le second bruit et remplit toute la diastole en s'éteignant peu à peu. Son siège occupe ordinairement la partie interne du deuxième espace intercostal droit, mais il peut encore dans certaines circonstances, se loca-

1. Weiss, « Ueber accident. diastol. Herzgeraüsche », *Wien Mediz. Wochenschr.*, février 1880.

2. Scheube, *Klinisch. Propædeutik.* etc., 1884, p; 201.

3. Sahli, *Correspond. Blatt. f. Schweiz. Aerzte*, n° 2, p. 33, 15 janvier 1895.

4. L'étude détaillée de ces souffles diastoliques indépendants de l'insuffisance aortique a été faite ailleurs : E. Barié, « La vraie et les pseudo-insuffisances aortiques », *Arch. gén. de méd.*, mars. avril, mai 1896.

liser de préférence à la partie inférieure du sternum, près de l'appendice xiphoïde. Il est doux, humé, légèrement aspiratif, et se propage vers la clavicule du côté droit. Les *souffles* dits « *accidentelle Herzgeraüsche* » et les *souffles-extra-cardiaques*, commencent un peu après que le second bruit a claqué, et sont moins prolongés que le souffle organique; ils ne remplissent pas la totalité du grand silence et se terminent un peu avant le premier bruit; ils sont donc manifestement méso-diastoliques.

Enfin, l'insuffisance aortique s'accompagne toujours d'un certain degré de dilatation hypertrophique des cavités gauches, de double souffle crural, de pouls bondissant, dit de Corrigan, avec tracé sphygmographique particulier, de pouls capillaire, d'élévation fréquente de la tension artérielle, etc. Rien de tout cela ne s'observe dans le cours de ces souffles indéterminés, pas plus d'ailleurs que dans celui des souffles cardio-pulmonaires diastoliques.

Cette analogie si étroite nous conduit forcément à cette *conclusion* que ces deux variétés de bruits, n'en font, en réalité, qu'une seule, et que les souffles diastoliques dits « *accidentelle* » *sont presque toujours des souffles cardio-pulmonaires*, c'est-à-dire se produisant dans le poumon et rythmés par le cœur durant la diastole.

Les *souffles diastoliques* de la base *cardio-pulmonaires*, que nous avons décrits antérieurement occupent toujours la région préaortique, et jamais la région préinfundibulaire : Potain [1] en a signalé plusieurs cas, Chauffard [2] et nous-même en avons rapporté quelques autres.

*d*. Il faut signaler encore *certains souffles diastoliques sans insuffisance aortique* d'une interprétation difficile. Skoda [3] et plus tard Bellingham [4] pensent qu'ils sont dus à des vibrations causées par la régurgitation du sang sur les parois aortiques rigides, immédiatement avant l'abaissement des valvules sigmoïdes qui restent saines. Il se produirait ainsi par le fait du mouvement rétrograde de la colonne sanguine un souffle précédant immédiatement le second bruit normal et que Austin Flint [5] désigne sous le nom de *souffle prédiastolique*. Nous n'insisterons pas sur sur ces faits admis également par Bernheim [6] mais qui restent encore en discussion.

*e*. Cependant il est des cas exceptionnels où un souffle diastolique au niveau du foyer aortique a pu être causé par des lésions autres que celles de l'insuffisance sigmoïdienne ; je rappellerai le fait publié par Caccini [7] où le souffle était dû à un *repli de l'endocarde* situé à 2 centimètres au-dessous de la sigmoïde postérieure.

Eug. Fournier a publié un cas observé avec Gubler [8] dans lequel un

1. Potain, « Clinique médicale de la Charité », Paris, 1894, p. 371, 383-391.
2. Chauffard, *Journ. des Pratic.*, décembre 1895, p 401.
3. D'après Walshe, *Dis. of the heart.*, London, 4e édit., 1873, p. 103.
4. Bellingham, *A. Treat. on. Diseas of. the heart.*, Dublin, 1853, t. 1, p. 152.
5. Austin Flint, *Clin. med.*, London, 1879, p. 237.
6. Bernheim, *Congr. franç.*, *Méd. int.*, Lyon, 29 octobre 1894.
7. Caccini, *Policlinico*, 28 septembre 1901.
8. Eug. Fournier, *Soc. de Biolog.*, février 1860.

souffle diastolique était causé par la vibration d'une *plaque calcaire* faisant saillie dans l'aorte, brisant la colonne sanguine durant son courant rétrograde vers le ventricule; les sigmoïdes étaient absolument normales. C. Paul[1] a vu un cas analogue, et Vulpian a fait la même constatation; néanmoins ces faits sont exceptionnels.

*f.* Le souffle diastolique de l'insuffisance aortique ne sera pas confondu avec celui du *rétrécissement mitral*. Ce dernier est rarement soufflant, mais présente plutôt un timbre de roulement ou de ronflement tout particulier, de même qu'un renforcement fort net durant la présystole. De plus il a son *maximum*, non à la base, mais *au-dessus de la pointe du cœur*, où il donne à la main la sensation d'un *frémissement cataire diastolique* des plus caractérisés; enfin il *s'accompagne de dédoublement permanent du deuxième bruit* avec précession au niveau de l'aorte dans les premiers stades de la maladie et plus tard au niveau de l'artère pulmonaire. On y rencontre encore ce bruit de claquement particulier, décrit sous le nom de « bruit d'ouverture de la valvule mitrale », enfin on note encore un éclat très manifeste du premier bruit, qui peut prendre un caractère de rudesse singulière. Ces signes, communément observés dans la sténose mitrale, n'accompagnent jamais les souffles diastoliques aortiques; réciproquement *dans le rétrécissement mitral, on ne trouve point les signes artériels propres à l'insuffisance sigmoïdienne :* artères tumultueuses, pouls de Corrigan, pouls capillaire, double souffle crural, etc. Dans le cas où ces signes se rencontreraient, associés à ceux de la sténose mitrale, il faudrait conclure à la présence d'un *rétrécissement mitral organique*, si les signes étaient nets et persistants, ou dans le cas contraire, simplement *fonctionnel* coexistant d'une façon temporaire avec l'insuffisance aortique, suivant le mécanisme indiqué par Sansom et par Potain.

Le *double souffle intermittent crural* a une importance diagnostique considérable; cependant Duroziez lui-même ne le considère pas comme pathognomonique, et l'a signalé dans la chlorose, la fièvre typhoïde, l'intoxication saturnine chronique. Walshe prétend que ce souffle peut être purement anémique, et Friedreich l'a entendu dans un cas d'insuffisance tricuspidienne, non plus dans l'artère, il est vrai, mais dans la veine fémorale; il déclare cependant que vu le voisinage des deux vaisseaux, il n'est pas facile de localiser le souffle dans l'artère plutôt que dans la veine.

*g.* Le diagnostic différentiel avec l'*anévrysme de l'aorte*, dans lequel on rencontre aussi parfois un double souffle, est assez délicat quoiqu'en réalité le souffle diastolique y soit bien rare; quelques-uns même le nient.

Quand l'anévrysme se traduit par la présence d'une tumeur pulsatile offrant un centre de battements différent de celui du cœur, le diagnostic est facile. Mais si ces battements ne se rencontrent pas, et si avec l'existence de névralgies cervico-brachiales ou intercostales tenaces, rebelles au traitement, on relève seulement un double bruit de souffle le

1. C. Paul, *loc. cit.*, p. 306.

diagnostic devient plus difficile. Cependant on pensera à un anévrysme de la crosse aortique plutôt qu'à une insuffisance du vaisseau, quand le centre des souffles ne se trouve pas le long du bord droit du sternum, mais plus haut, dans le deuxième espace, au voisinage de la clavicule, que les bruits se propagent par en haut en suivant le trajet de la crosse, et diminuent si on se rapproche du cœur ; au contraire dans le cas d'insuffisance sigmoïdienne, le souffle se propage par en bas le long du sternum, dans le sens du courant sanguin. De même, on devra rechercher avec grand soin l'étendue de la matité aortique rarement augmentée dans le cas d'anévrysme, au contraire, exagérée dans celui d'insuffisance; on relèvera encore dans ce dernier cas des signes de compression sur le faisceau vasculo-nerveux de voisinage et l'inégalité possible des deux pouls radiaux qu'on ne rencontre pas dans l'insuffisance aortique. Enfin lorsqu'il existe, le *signe d'Oliver* (1878) ou de *Mac-Donnell* tranchera encore la question en faveur de l'anévrysme. Ce signe, que nous décrirons plus loin avec détail, permet en effet de percevoir les pulsations de l'aorte, transmises par l'intermédiaire de la trachée à la main de l'explorateur. Pour cela, on fait pencher la tête du malade en arrière, on saisit le cartilage cricoïde entre le pouce et l'index en soulevant légèrement le larynx, et dans ces conditions s'il y a anévrysme aortique, on sent de petites secousses synchrones à chaque systole du cœur. Malgré tout, le diagnostic reste assez souvent réservé à cause de la fréquence relative d'association de l'insuffisance sigmoïdienne et des anévrysmes de la crosse de l'aorte, et il sera utile, en pareille circonstance, de recourir à la radioscopie.

Dans un cas d'*anévrysme disséquant* d'origine syphilitique occupant la totalité de l'aorte (LETULLE, 1905), on percevait un souffle diastolique à la base qui fit penser à une insuffisance aortique, cependant les sigmoïdes furent trouvées absolument saines.

*h.* La *dilatation de l'aorte* appartient surtout à l'histoire de l'insuffisance aortique artérielle qu'elle accompagne souvent; dans ce cas, elle se manifeste parfois par un double souffle dans la région sous-claviculaire du côté droit, et par une *augmentation de la matité transversale* dans le deuxième espace du côté droit. Un caractère excellent en faveur de cette dilatation sera la *surélévation de l'artère sous-clavière droite*, dont on percevra les battements avec netteté au-dessus de la clavicule (A. FAURE).

*i.* Lorsqu'après ce travail d'élimination on est certain qu'il y a insuffisance aortique, la question du diagnostic n'est point épuisée : il reste à établir encore si l'*insuffisance* est *pure*, ou *compliquée de rétrécissement de l'orifice;* enfin il faut rechercher *la cause* de la cardiopathie valvulaire.

L'association du rétrécissement avec l'insuffisance aortique est étudiée plus loin, disons seulement au point de vue diagnostique, qu'elle se manifeste par l'existence de deux souffles à la base du cœur : le premier systolique, rude, intense tranche nettement sur le second qui est diastolique, très doux, humé, et quelquefois si faible qu'il faut le chercher avec grand soin; le pouls, ne présente ni au doigt explorateur, ni au sphygmographe, les caractères du pouls de Corrigan: il est dur, non bondissant; la ligne d'ascension est moins élevée, le crochet nul ou à peine indiqué est remplacé en partie par une ligne horizontale (plateau) ou très légèrement oblique. Disons enfin que le battement tumultueux des artères et le double souffle crural appartiennent en propre à l'insuffisance pure ; il en est de même des signes de dilatation aortique, qui ne se rencontrent avec le rétrécissement orificiel qu'à titre de rare exception.

*j*. On comprend combien sera grande la difficulté du diagnostic dans le cas où l'insuffisance aortique ne se traduit par *aucun souffle appréciable*, ainsi que cela a été noté dans certains cas; c'est ici que la constatation du *choc en dôme*[1] et celle des *signes artériels* périphériques peuvent avoir une grande importance pour affirmer l'existence de la maladie.

3° *Diagnostic de la nature de l'insuffisance.* — Il s'établira par la connaissance des antécédents du malade, de son âge, du mode de début de l'affection et de certaines particularités dans la symptomatologie durant la période d'état, ainsi que de la fréquence de certaines complications.

*a*. Un *début brusque* avec sensations douloureuses intra-thoraciques, souvent après un très violent effort ou après un traumatisme de la région précordiale sera en faveur d'une *insuffisance aiguë par rupture valvulaire*, ce diagnostic sera encore appuyé par l'intensité et par le timbre musical du souffle diastolique.

*b*. L'*insuffisance aortique d'origine endocardique* est le propre du jeune âge, elle succède au rhumatisme polyarticulaire aigu; c'est en somme une endocardite rhumatismale localisée sur les valvules sigmoïdes de l'aorte; *c'est une véritable maladie du cœur* dont l'insuffisance valvulaire devient l'élément fondamental.

*c*. L'*insuffisance aortique d'origine artérielle* appartient à l'âge mûr et à la vieillesse; *c'est une maladie de l'aorte*. Ses causes sont multiples : la syphilis, le saturnisme, la goutte, le paludisme, etc. Ici l'artérite est l'élément capital, et l'insuffisance ne se montre que longtemps après le début des lésions artérielles.

Dans l'*insuffisance valvulaire*, le *souffle* est *unique*, *diastolique et doux*, il est humé, aspiratif; il est au contraire *rude*, *râpeux*, *et précédé fréquemment d'un souffle systolique dans l'insuffisance artérielle;* dans cette dernière encore les signes de dilatation aortique sont pour ainsi dire la règle. Les *phénomènes de compensation* et de tolérance de l'organisme sont, *dans l'insuffisance artérielle*, de *courte durée* par suite des dégénérescences relativement précoces du myocarde, alors que l'*insuffisance endocardique* peut rester *latente pendant longtemps*, ou ne point troubler profondément la santé, parce que le muscle cardiaque longtemps intact suffit à l'augmentation de la besogne par sa dilatation hypertrophique.

Dans l'*insuffisance endocardique* les *troubles fonctionnels* sont *presque nuls* ; ils sont *habituels* au contraire, et d'un *pronostic sévère* dans l'*insuffisance artérielle*. Enfin l'*angine de poitrine* est une complication *extrê-*

1. TANTON, *Th.*, Lyon, 1899-1900.

*mement fréquente dans l'insuffisance artérielle*, par suite des altérations concomitantes des artères coronaires. Il en est de même de certains accidents viscéraux, variables suivant la localisation prédominante de l'artérite qui domine toute la maladie. Ce sont des troubles d'imperméabilité rénale ou même des accidents d'urémie lente, des perturbations dans la vascularisation cérébrale (hémorragie, ramollissement). Toutes ces manifestations morbides sont exceptionnelles dans l'insuffisance valvulaire.

**Traitement.** — Il sera indiqué plus loin.

## B. — INSUFFISANCE AORTIQUE ARTÉRIELLE

Ainsi que Peter l'a indiqué, le premier, avec la plus grande netteté il s'agit ici, non d'une maladie du cœur, mais d'une maladie du système aortique, et en particulier de l'endartère (*Insuffisance aortique endartéritique*). Dans cette insuffisance dit-il « c'est l'aortite qui fait tout le mal » ; puis élargissant sa pensée, il établit qu'il ne s'agit pas d'une aortite purement localisée, mais « que cette lésion peut être généralisée, qu'il peut y avoir altération du système aortique, dans une étendue plus ou moins considérable ». Plus tard, reprenant cette même interprétation, Huchard conclut également qu'il s'agit d'une affection de « l'arbre artériel entier et que c'est l'artérite généralisée qui fait tout le mal ».

**Étiologie.** — *Age.* — On l'observe de préférence pendant *l'âge mûr* et chez les vieillards.

*Sexe.* — La maladie est sensiblement plus fréquente chez les *hommes* plus exposés que les femmes aux diverses intoxications.

*Causes.* — La maladie reconnaît pour causes toutes celles qui portent leur action sur le système vasculaire, c'est-à-dire *toutes les causes de l'artériosclérose*. Nous trouvons ici la plupart des intoxications et des dyscrasies, la *syphilis*, le *saturnisme*, le *paludisme*, l'*arthritisme*, la *goutte*, le surmenage physique, et tout aussi bien le surmenage du cerveau, par excès de travail intellectuel ou encore par préoccupations morales. De même, et surtout, ce *surmenage* spécial qui résulte de l'excès de la *bonne chère*, des plaisirs, des veilles prolongées, etc. Enfin on doit faire intervenir encore comme facteur la *vieillesse*, avec sa déchéance organique habituelle.

Parmi toutes ces causes diverses, la *syphilis* occupe une place à part à cause de son extrême fréquence ; la *réaction de Wassermann* a démontré le fait d'une façon péremptoire et certains auteurs ont pu établir que la réaction est positive dans une proportion de 70 à 80 0/0 (Fraenkel, Deneke, Citron, Fulchiereo et Reverdito[1]).

1. Fulchiereo et Reverdito, *Il Morgagni*, 1, 1911.

**Anatomie pathologique.** — Puisque la maladie occupe tout le système artériel, il y a lieu de considérer rapidement les lésions qu'elle engendre, non seulement sur l'aorte et les gros vaisseaux, mais encore sur ceux de petit calibre et en particulier sur les vaisseaux viscéraux.

1° Aorte. — Les lésions aortiques occupent de préférence la *portion ascendante* et la *crosse* de l'aorte. Le vaisseau épaissi présente sur sa face interne des *plaques* gris jaunâtre, saillantes, *indurées*, *athéromateuses*, des *incrustations calcaires*, et dans d'autres régions des pertes de substance, des *surfaces exulcérées*.

Les *valvules sigmoïdes* sont *rigides*, *indurées*, *incrustées de plaques calcaires*, incapables de s'abaisser pour obturer complètement l'orifice aortique, pendant la diastole du cœur.

De plus, l'*aorte est dilatée;* cette *dilatation* est quelquefois l'altération dominante, « elle peut être partielle et n'occuper qu'une partie du vaisseau », ou bien elle porte régulièrement sur toute la circonférence (*dilatation cylindrique*) ; parfois elle commence immédiatement au-dessus des valvules sigmoïdes et forme alors une sorte de poche. Cette dilatation est quelquefois telle que l'aorte peut mesurer 7, 8 et même 11 centimètres (Peter). Nous avons montré précédemment que lorsque l'aorte est dilatée, il y a en même temps distension en largeur et distension en longueur; en effet l'*aorte s'élargit et s'allonge* à la fois, et la distension du vaisseau s'accuse par une zone de matité transversale dépassant le bord droit du sternum (qui est la limite normale de la matité aortique), et aussi par la surélévation de l'artère sous-clavière droite qu'on sent battre au-dessus de la clavicule.

Enfin dans quelques cas, la distension est telle qu'on rencontre des dilatations sacciformes, de véritables *anévrysmes*.

Ces différentes altérations peuvent s'étendre et se rencontrer plus ou moins sur l'aorte thoracique et même sur l'aorte abdominale.

On a longtemps discuté pour savoir si la dilatation de l'aorte était la conséquence de l'hypertrophie du ventricule gauche et de l'insuffisance valvulaire par suite des alternatives de dilatation et de rétraction exagérées des parois artérielles qu'ils produisent, ou bien au contraire si la dilatation n'est point le phénomène primitif et l'insuffisance secondaire. L'observation directe permet de conclure que les deux lésions ne sont vraisemblablement ni la cause, ni la conséquence de l'une ou de l'autre mais produites par un facteur unique, frappant à la fois, à des degrés divers, l'appareil valvulaire et les parois de l'aorte. Ce qui le prouve bien c'est que les deux lésions peuvent être entièrement dissociées comme nous allons le voir plus loin, et que la dilatation de l'aorte peut s'observer avec des valvules sigmoïdes restées suffisantes (Raynaud).

2° La coronarite est extrêmement fréquente sinon habituelle, limitée tantôt à l'*orifice* des artères coronaires qu'elle rétrécit ou oblitère, ou au *tronc* même de ces vaisseaux.

3° Artérioles et artères viscérales. — Ces lésions sont essentiellement contingentes et irrégulièrement distribuées à tel ou tel viscère selon le lieu de moindre résistance individuel; elles sont le point de départ de ces scléroses viscérales multiples (cœur, rein, etc.) de ces *poly-viscérites* qui, par leur prédominance variée, impriment à l'affection aortique des allures si différentes. Quoique la description de ces lésions et celle de leurs conséquences cliniques appartienne plutôt à l'histoire de l'artériosclérose qu'à celle de l'insuffisance aortique, disons que les altérations portent principalement sur la membrane interne des artérioles qui est épaissie, parsemée de tractus ou d'excroissances vaguement fibrillaires, qui se transforment en corps fusiformes et plus tard en tissu fibreux: dans quelques cas, l'épaississement s'étend encore à la tunique moyenne musculo-élastique du vaisseau. En résumé, il s'agit là d'une artérite, ou plus justement d'une *endartérite oblitérante et progressive* des petits vaisseaux.

4° Cœur. — Il est généralement *très dilaté*, surtout le *ventricule gauche;* de plus, il présente presque toujours dans son myocarde des lésions scléreuses ou de dégénérescence.

**Physiologie pathologique.** — *L'insuffisance aortique artérielle est une maladie de l'aorte, et non du cœur, elle est la manifestation vers l'appareil sigmoïdien d'une affection intéressant le système artériel tout entier.* Il en résulte que les signes cardiaques proprement dits sont sur le second plan, et que les troubles généraux occupent la scène.

En effet, par suite des altérations étendues de l'arbre artériel, il y a diminution considérable dans l'apport du liquide sanguin nourricier dans chaque organe, et chacun d'eux va manifester cette insuffisance de nutrition par des troubles variés, en rapport avec leur rôle physiologique. Ces accidents constituent ce que Potain a désigné sous le nom général de *myopragie* ou mieux encore de *méiopragie* (de μείων, moins et πράσσειν, faire). Nous aurons donc à relever des méiopragies cérébrales (vertiges), rénales (accidents d'insuffisance rénale), cardiaques (accidents d'angine de poitrine), etc. C'est encore aux lésions du système artériel que nous aurons à rattacher les troubles dyspeptiques, les douleurs rétro-sternales, les accès de dyspnée et les graves accidents de congestion œdémateuse aiguë du poumon, etc.

**Symptômes :** Début. — Il est lent, insidieux, car les causes (toxiques ou dyscrasiques) qui engendrent la maladie restent latentes pendant fort longtemps. Au contraire, on a vu l'insuffisance aortique endocardique se développer en quelques semaines, à la suite d'un rhumatisme polyarticulaire aigu, par exemple.

Aspect du malade. — Celui-ci est généralement pâle; cependant des rougeurs subites colorent souvent ce facies blafard et décoloré, indice des *troubles profonds de la circulation encéphalique :* anémie avec poussées congestives fugaces. Cette anémie cérébrale explique la fréquence des vertiges, qui occupent par leur fréquence une des places les plus importantes dans la symptomatologie de l'insuffisance aortique artérielle.

I. — *Troubles fonctionnels.* — Ils ont une grande importance.

*a.* État de la tension artérielle. — La tension artérielle est *exagérée* et le sphygmomanomètre de Potain indique fréquemment de 19 à 25 centimètres de mercure à la radiale au lieu de 16 à 17. Cette exagération de la tension serait pour Huchard la phase initiale du processus; il y aurait d'abord spasme des artérioles, et la lésion artérielle ne viendrait que plus tard, consécutive à ce spasme. Cette pathogénie n'est point admise par tous, et pour d'autres auteurs au contraire, l'hypertension serait toujours secondaire et liée, soit au travail exagéré du myocarde conséquence de la lésion des artérioles, soit à une lésion viscérale prédominante, comme la néphrite interstitielle par exemple.

*b.* ACCIDENTS CÉRÉBRAUX. — Ils consistent en *étourdissements* très fréquents, sensation de *vertige*, *céphalée*, insomnie tenace, traversés par des bourdonnements d'oreille, des éblouissements, sensation de battements pulsatiles dans les tempes et dans le crâne, surtout lorsque le malade se baisse brusquement, et dûs aux poussées congestives subites succédant à l'ischémie.

*c.* TROUBLES DYSPEPTIQUES. — Signalés d'abord par Corvisart[1], puis par Leared[2] (1867),. Broadbent, Potain, ils consistent en digestions laborieuses accompagnées de gonflement et de pyrosis, et surtout de *crises gastralgiques* des plus pénibles. Le rattachement de ces accidents à la maladie cardio-aortique, plutôt qu'à une affection stomacale véritable, s'accuse par ce fait que le sujet n'éprouve aucun soulagement appréciable ou durable de la médication anti-dyspeptique, si elle n'est point complétée par le repos et par un traitement applicable à l'aortite,

Ces crises — gastriques ou mieux épigastralgiques peuvent se rattacher dans un certain nombre de cas à des poussées d'*aortite abdominale* (J. TEISSIER).

*d.* PHÉNOMÈNES DOULOUREUX. — 1° *Douleur rétro-sternale.* — Elle con site, tantôt en simple gêne douloureuse constante, tantôt dans une sensation de poids, de constriction plus ou moins vive derrière la poignée du sternum. Elle peut manquer et en tout cas, présente des rémissions plus ou moins longues. Les efforts et les mouvements exaspèrent ces phénomènes douloureux, le repos les calme. Cette douleur rétrosternale se rattache à l'*aortite*, et aux poussées subaiguës qu'elle présente dans le cours de la maladie.

2° *Angine de poitrine.* — Elle constitue plutôt une des complications les plus graves qu'un symptôme propre de la maladie aortique. Elle n'offre rien de particulier en tant que manifestation clinique : son siège rétro-sternal, ses irradiations douloureuses vers l'épaule, le bras, l'avant-bras et la main du côté gauche, l'angoisse inexprimable qui l'accompagne, etc., seront décrits dans un chapitre spécial.

*d.* CRISES DYSPNÉIQUES. — Signalées depuis longtemps, elles ont été étudiées avec grand soin par Trousseau dans ses Cliniques. Leur pathogénie est complexe ; jusque dans ces dernières années on les attribuait

1. CORVISART, *loc. cit.*, 1811, 2e édit., p. 134.
2. LEARED, « On disguised diseas. of the heart », *Medical Times and Gaz.*, 1867, t. I. p. 695.

à des accès de pseudo-asthme nocturne d'origine cardiaque; en réalité elles sont presque toujours de *nature toxique*, la toxémie paraissant due à l'imperméabilité du rein; ainsi s'expliquent ces crises intenses de dyspnée avec *type* respiratoire *de Cheyne-Stokes*, et dans d'autres circonstances, ces crises subites de congestion œdémateuse aiguë ou suraiguë du poumon. Dans d'autres circonstances enfin, la dyspnée est simplement d'*origine mécanique*, et se rattache à des foyers d'*apoplexie pulmonaire*, à la *pleurésie*, à une *bronchopneumonie*, etc.

De toutes ces causes, la plus grave est sans contredit l'*œdème aigu du poumon*, étudié par Andral, Fournet, surtout par Grisolle, et plus récemment par Bouveret; nous l'avons, antérieurement, décrit avec détail.

Son début est rapide, et même foudroyant dans les cas suraigus. Il se caractérise par une dyspnée intense qui aboutit en quelques minutes à une véritable orthopnée avec suffocation, cyanose, refroidissement; la mort peut survenir en quelques minutes ou en un quart d'heure. Dans la forme aiguë proprement dite, l'évolution est moins brusque, mais encore d'une haute gravité; il y a de la toux incessante et dyspnée vive, avec exagération de la sonorité pulmonaire et pluie de râles crépitants très fins formant une sorte de bouillonnement dans les poumons. Si la dyspnée n'a pu être calmée, il survient bientôt une sorte de parésie des bronches suivie de râles trachéaux et de mort. L'expectoration, si elle peut se produire, est blanche, mousseuse, visqueuse, aérée, analogue à du blanc d'œuf battu, et quelquefois striée de quelques filets de sang. *Cette complication est une des plus redoutables de l'insuffisance aortique d'origine artérielle.* Sa pathogénie est encore discutée, mais elle peut se rattacher dans certains cas à des phénomènes d'*irritation* sur les *plexus périaortiques.*

*e.* Association morbide. — L'*association* de l'*insuffisance aortique artérielle* et du *tabès dorsal* est bien connue (Fabre, 1878, Vulpian, 1879), [Berger et Rosenbach, (1879); la pathogénie en est bien établie : il faut rapporter les deux affections à la *syphilis*. Babinski [1] a montré que, chez ces malades, *syphilis*, *insuffisance aortique* et *tabès* souvent réunis, donnent lieu à des troubles pupillaires : myosis, perte du réflexe lumineux et conservation de l'accommodation à la distance (*signe d'Argyll Robertson*), diminution ou abolition totale des réflexes patellaire, achilléen, qui se rattachent au tabès. Or l'ensemble de tous ces phénomènes réunis, indique l'origine syphilitique de l'insuffisance aortique et du tabès. Comme preuve de cette interprétation, nous ferons remarquer que Schutze [2] a trouvé que sur 12 malades atteints d'aortite, d'insuffisance valvulaire, d'anévrysme, avec ou sans tabès, 11 d'entre eux avaient présenté la *réaction de Wassermann* positive.

II. *Signes physiques cardio-aortiques.* — Percussion. — Elle nous montre des signes fort importants :

1. Babinski, *Soc. méd., hôp.*, Paris, 8 novembre 1901.
2. Schütze, *Deutsch. zeitschr. f. chirurg.*, 1908.

*a. Dilatation de l'aorte.* — Elle se manifeste par des signes physiques multiples :

On sait qu'à l'état normal, l'aorte ascendante ne dépasse pas le bord droit du sternum, et que la *matité préaortique*, sur la paroi thoracique antérieure, comprise entre les deuxième et troisième espaces intercostaux gauches et droits et la portion du sternum correspondante (Peter), forme une zone transversale de 4 centimètres et demi en moyenne chez l'homme et de 3 centimètres environ chez la femme. De plus, le grand sinus de l'aorte reste à 1 centimètre et demi à 2 centimètres au-dessous du manche du sternum. Or ici, la matité préaortique peut atteindre, suivant le degré de dilatation, un chiffre beaucoup plus considérable et dépasser de plusieurs centimètres la limite normale. D'une façon plus simple, *on reconnaîtra qu'il y a dilatation de l'aorte, lorsque la matité préaortique dépasse* d'un à plusieurs centimètres *le bord droit du sternum*, qui forme sa limite à l'état normal ; de plus, il arrive souvent que le *doigt introduit derrière le manche du sternum* perçoive nettement les *battements aortiques* indiquant la *surélévation* du *grand sinus* de l'aorte.

Enfin, avec le doigt également on sentira nettement au-dessus de la clavicule droite la *surélévation de l'artère sous-clavière*, signe excellent de dilatation de l'aorte.

*b. Dilatation du cœur.* — Elle survient promptement, car le cœur peut résister d'autant moins à l'augmentation de la tension intra-aortique, qu'il est le plus souvent altéré pour son propre compte par l'extension des lésions scléreuses à ses vaisseaux nourriciers. Cette dilatation donne lieu à une augmentation de l'aire cardiaque, appréciable par les procédés habituels, mais le choc de la *pointe* (laquelle d'ailleurs est *abaissée* et reportée dans le sixième espace intercostal en moyenne) est souvent moins appréciable que dans l'insuffisance endocardique, à cause de la faiblesse plus marquée dans les contractions du myocarde.

Auscultation. — On perçoit généralement *deux bruits de souffle à la base* du cœur, au niveau du foyer habituel des bruits aortiques. L'un *systolique*, intense, indice de l'aortite, s'étend le long du bord droit du sternum et dans le deuxième espace intercostal droit ; il peut remonter jusque vers le premier espace et gagner même la direction de la carotide, à mesure que l'aorte se dilate (C. Paul). L'autre est un *souffle diastolique*, non pas doux, humé, aspiratif comme dans l'insuffisance d'origine endocardique, mais *râpeux*, *rude*, et quelquefois même un peu *piaulant*. Mais il arrive quelquefois que, malgré l'intensité des lésions, les valvules sigmoïdes ne laissent entre elles qu'un hiatus si léger que l'insuffisance existe à peine : dans ce cas le *souffle diastolique* est *très faible* et appréciable seulement à une auscultation délicate.

Enfin les sigmoïdes peuvent rester suffisantes, et dans ce cas le souffle diastolique n'existe pas. Ce qu'on perçoit alors c'est une *accentuation considérable du second bruit au niveau de l'aorte*. Ce bruit prend un *timbre retentissant*, *clangoreux*, à éclat métallique (Peter) ou encore *tympanique*, comme disait Guéneau de Mussy[1] qui a étudié ce phéno-

1. Guéneau de Mussy, *Rech. sur la dilat. cylindr. de l'aorte*, etc. Paris, 1876.

mène avec beaucoup de soin. « J'ai pu, dit-il, comparer son éclat..., à la résonnance bourdonnante d'un coup de tambour. Le mot de tympanique me paraît mieux correspondre que tout autre à la sensation que ce bruit fait éprouver. » A vrai dire, ce timbre éclatant du bruit diastolique, auquel Bucquoy et Marfan[1] ont consacré une étude intéressante, était connu déjà anciennement de Skoda, de Bouillaud et de Broadbent. Sa valeur séméiologique est considérable : elle indique, d'une part, une altération profonde des parois aortiques, indurées, épaissies par l'athérome, et en second lieu une *artériectasie cylindrique de l'aorte*. Ainsi constituée, la maladie artérielle forme un ensemble symptomatique, très bien décrit pour la première fois par le médecin anglais Hodgson; elle est désignée pour cette raison, par certains pathologistes, sous le nom de *maladie de Hodgson*[2].

Dans d'autres circonstances enfin, le *souffle diastolique* présente son

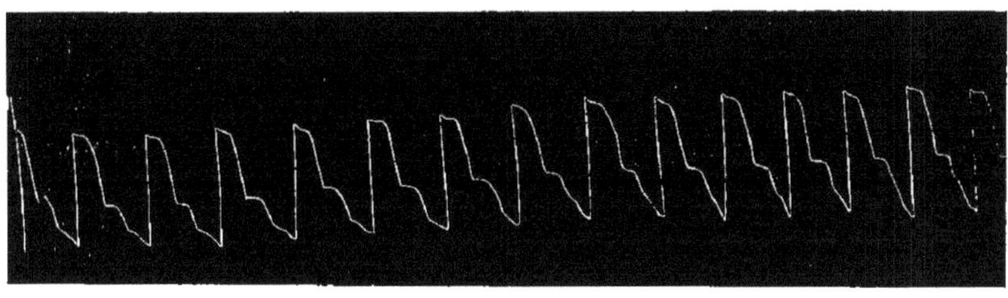

Fig. 60. — Insuffisance aortique artérielle.

*maximum* d'intensité *vers la partie moyenne du sternum ou même vers l'extrémité inférieure de cet os*, *alors qu'au foyer aortique*, dans le *deuxième espace intercostal droit*, *on perçoit* dans la diastole, non pas un souffle, mais *un bruit retentissant*, *clangoreux :* on peut dire alors qu'il y a *aortite chronique* avec *dilatation* du vaisseau et *insuffisance sigmoïdienne*.

État des artères. — Les artères sont *dures*, *rigides*, *flexueuses*, quelquefois *monoliformes;* elles sont, suivant l'expression classique, en *tuyau de pipe*. Le plus souvent on y perçoit à simple vue les battements rythmés du pouls, et lorsqu'elles sont très sinueuses, les artères ainsi distendues, ont l'air de se mouvoir « comme un petit reptile » (C. Paul).

*Pouls*. — Le pouls présente au toucher une rudesse toute particulière; au sphygmographe ce n'est plus le pouls de Corrigan que nous trouvons, mais un tracé tout particulier (voir *fig*. 60).

La ligne d'ascension encore verticale, s'élève parfois moins haut que dans l'insuffisance endocardique ; mais le crochet aigu du sommet, est à peine indiqué, et remplacé par un *plateau horizontal*, auquel succède une ligne de descente assez brusque avec dicrotisme variable, mais parfois très peu accusé.

1. Bucquoy et Marfan, « Etude séméiologique du second bruit du cœur », *Revue de méd.*, 1888.
2. Vires et Anglada, *Revue de médecine*, novembre 1909.

Nous dirons enfin que dans cette variété d'insuffisance aortique, on ne perçoit presque jamais *ni double ton, ni double souffle intermittent crural*, car les inégalités incessantes de la tension artérielle sont beaucoup moins accusées que dans la maladie de Corrigan, parce que l'insuffisance est moindre et que les artères, qui ont perdu leur souplesse et leur élasticité, entravent jusqu'à un certain point, le courant sanguin rétrograde.

**Marche.** — Ainsi constituée, l'insuffisance aortique artérielle présente une évolution très variable, traversée par des *accidents multiples*, dont les principaux sont les accès d'*angor pectoris* et les troubles complexes résultant des *altérations* si fréquentes et parfois prédominantes *des reins*.

*a.* L'*angine de poitrine* se manifeste ici suivant son allure clinique ordinaire : début brusque à l'occasion d'un effort violent, de la marche rapide, du travail de la digestion, des émotions vives, etc. ; sensation de constriction rétro-sternale, en étau ou en griffe, irradiations vers l'épaule et le bras, surtout du côté gauche ; impression de mort menaçante : pâleur, sueurs froides, refroidissement périphérique, durée courte des accès, etc.

Cette *complication redoutable* vient souvent terminer brusquement la maladie.

*b.* Les *accidents d'imperméabilité rénale* se manifestent par de l'albuminurie et des accès de dyspnée, des troubles cérébraux, de l'insomnie ou encore par du coma, des accidents délirants ; en un mot, des *manifestations urémiques* qui peuvent aussi amener la mort du patient.

*c.* L'*œdème congestif aigu des poumons*, signalé plus haut, est également une cause de mort subite ou rapide.

On a signalé encore certains accidents plus rares qu'on a voulu rattacher aux altérations vasculaires du bulbe : *polyurie simple*, *glycosurie ;* quelle que soit d'ailleurs leur pathogénie, ces accidents sont certainement plus rares que les précédents. Chez d'autres malades les troubles de vascularisation de l'encéphale peuvent engendrer des *hémorragies cérébrales* ou des *foyers de ramollissement par thrombose*. De même, un caillot sanguin ou encore des débris végétants, détachés des sigmoïdes aortiques et entraînés vers l'encéphale, donnent lieu à une *embolie cérébrale*.

Enfin lorsque le malade, durant l'évolution relativement longue de l'affection cardio-vasculaire, a pu échapper aux complications si graves qui la traversent, il finit par succomber comme un cardiaque véritable, à la suite d'attaques d'asystolie plus ou moins répétées.

**Terminaisons.** — Comme nous venons de le voir, la *mort* est la terminaison inévitable de la maladie ; mais alors que dans l'insuffisance de nature endocardique elle survient généralement à la suite de complications asystoliques, c'est-à-dire d'accidents d'origine cardiaque si l'on peut dire ainsi ; au contraire dans l'insuffisance artérielle, la mort est plutôt le fait de l'artérite généralisée et des manifestations viscérales qu'elle entraîne à sa suite. Quoi qu'il en soit, la *mort* survient de différentes façons :

*a.* La mort *subite* fait suite à un accès d'*angine de poitrine* ou survient par *syncope*.

La mort subite par *syncope* (30 0/0 des cas, d'après Jaccoud), signalée par Aran (1842), par Briquet (1856) ; son mécanisme a été bien étudiée par Mauriac (1860). Ce dernier auteur pensait que la cause la plus fréquente de cette redoutable terminaison est la *dégénérescence des fibres du myocarde* qu'on rencontre dans un certain nombre de cas ; cette altération a été, invoquée également pour expliquer la syncope mortelle, dans certaines maladies où la fibre musculaire est profondément altérée (maladies infectieuses : fièvre typhoïde, variole, etc.) ; cependant dans ces affections la mort rapide ou subite est généralement précédée de quelques troubles prémonitoires, et notamment de tachycardie, et en même temps d'une petitesse extrême du pouls, devenu filiforme, incomptable. Dans l'insuffisance aortique au contraire, c'est sans incidents précurseurs que la mort par syncope frappe le malade, par exemple à la suite d'une vive émotion qui agite le cœur, ou encore à l'occasion d'un effort ou d'un mouvement violent.

On a prétendu encore que la syncope était due à une *anémie bulbaire*, conséquence de l'insuffisance aortique ; mais cette théorie ne peut être admise, car s'il en était ainsi, on devrait, outre la syncope, observer d'autres troubles morbides essentiellement bulbaires, comme le vomissement par exemple ; or dans aucun cas ce phénomène n'a été signalé.

La majorité des auteurs attribue la mort subite au fait qu'il existe chez ces malades un *trouble profond dans la circulation intracardiaque* elle-même, qui se trouverait exalté encore sous l'influence d'un effort brusque ou d'une émotion violente, d'une vive douleur, etc. ; en d'autres termes la syncope surviendrait par « insuffisance d'apport sanguin aux parois du cœur ».

*b.* La mort *rapide* survient à la suite d'une crise d'*œdème aigu du poumon*, d'une *attaque d'urémie* ou encore par *ictus apoplectique*, par *embolie cérébrale* ;

*c.* La mort *lente* enfin par *asystolie*.

**Diagnostic.** — Il a été étudié à propos de l'insuffisance d'origine endocardique.

## C. — INSUFFISANCE AORTIQUE FONCTIONNELLE

**Préambule.** — Dans son mémoire « sur l'ouverture permanente de l'orifice de l'aorte, ou insuffisance des valvules aortiques (avril 1832) », J. Corrigan a écrit : « *Les valvules, sans aucune lésion organique, peuvent être rendues inaptes à leurs fonctions par la dilatation de l'orifice aortique.*

Dans ces cas, la dilatation s'étend quelquefois jusqu'à l'orifice même du vaisseau, et alors les valvules deviennent insuffisantes à leur fonction. non à cause de leurs lésions elles-mêmes, mais à cause de l'orifice de l'aorte. Cette dilatation empêchant les valvules de s'unir au centre du vaisseau, le sang reflue dans le ventricule. »

Ainsi, à côté des deux variétés d'insuffisance aortique que nous venons d'étudier, il faudrait maintenant décrire une *troisième variété* de l'affection, dans laquelle *les valvules sigmoïdes restent intactes, et où l'insuffisance résulte d'une simple dilatation de l'aorte et de son anneau d'insertion.* Cette dilatation provoquerait un écartement excentrique des *valvules sigmoïdes*, et celles-ci, quoique *non altérées* dans leur structure, ne pourraient plus, comme à l'état normal, s'affronter par leur bord libre durant la diastole ; il resterait entre leurs bords une fente étroite, une sorte d'hiatus béant, entr'ouvert, permettant à l'ondée sanguine rétrograde de refluer de l'aorte dans le ventricule gauche pendant la diastole : telle serait *l'insuffisance aortique fonctionnelle*, appelée encore *relative*. Quant à la dilatation de l'aorte, point de départ du processus, elle reconnaîtrait pour cause, tantôt une élévation considérable et permanente de la tension sanguine (RENVERS) ainsi qu'on l'observe, par exemple, dans la néphrite interstitielle (BOUVERET), tantôt, et le plus souvent, des altérations intrinsèques de l'aorte elle-même : dégénérescence athéromateuse, artériosclérose (FINLAYSON, PERLS), aortite aiguë (MOXON). On conçoit en effet que ces lésions altèrent profondément l'élasticité des parois artérielles ; celles-ci cèdent peu à peu à la pression sanguine et ne tardent point à se dilater.

**Discussion.** — Les auteurs sont encore très divisés, non seulement sur les caractères de cette insuffisance, mais encore sur son existence même. En France, elle est *admise* par Aran, Raynaud, C. Paul, Jaccoud, J. Teissier, et à l'étranger par Corrigan, Alvarenga, Peacock, Balfour, Leyden, Gerhardt, Sahli et quelques autres.

Mais voici les *dissidents*, Friedreich et Rosenstein à l'étranger; en France, Charcelay écrit que cette insuffisance « n'a point été observée, et qu'on peut et on doit la nier ». Peter déclare que le fait « ne paraît pas démontré » et pour Potain et Rendu, cette insuffisance « n'est point définitivement prouvée ». Plusieurs *objections* peuvent, en effet, être présentées.

En premier lieu, l'affirmation du diagnostic insuffisance aortique par l'épreuve classique dite de l'eau ne saurait être absolue. Sans doute le procédé reste excellent en soi, dans la grande majorité des cas, mais non dans tous. En effet, nous avons dit déjà que par suite de la coupe pratiquée sur le ventricule, les artères coronaires peuvent avoir été sectionnées, et l'eau versée dans l'aorte s'écoule par l'orifice de ces vaisseaux, et simule ainsi de toutes pièces une insuffisance aortique. En second lieu, il peut arriver que l'eau versée dans l'aorte ne produise qu'une pression trop faible pour approcher les valvules, alors que pendant la vie la tension aortique était suffisante pour accomplir le phénomène.

On peut en troisième lieu faire une objection beaucoup plus sérieuse, en s'appuyant sur l'expérimentation directe sur le cadavre. Si l'insuffisance fonctionnelle par dilatation de l'orifice est possible et relativement fréquente à l'orifice tricuspidien, c'est que le ventricule droit, dont l'épaisseur des parois est mince, se laisse distendre facilement dès qu'un obstacle important, placé en aval, exige de sa part une suractivité anormale : il se dilate puis s'hypertrophie. Mais il n'en est plus de même dès qu'il s'agit d'un anneau artériel dont la résistance est considérable, et qui paraît devoir céder difficilement à la dilatation du ventricule; c'est ce qui résulte d'ailleurs de l'expérimentation directe.

Dans une série de recherches expérimentales, nous avons pu (1881), avec Potain, soumettre l'aorte à des pressions bien supérieures à celles qu'on accuse de provoquer la dilatation de l'aorte et de son anneau fibreux, comme dans l'artériosclérose et la néphrite interstitielle, par exemple. En opérant de cette façon, il nous est arrivé plusieurs fois de produire des ruptures des valvules sigmoïdes; mais nous n'avons point constaté de dilatation de l'anneau fibreux, et cependant la pression à laquelle on avait recours fut quelquefois supérieure à 400 millimètres de mercure; voulait-on forcer encore la pression, le myocarde se déchirait, mais l'anneau aortique ne semblait pas s'être distendu d'une façon appréciable. Cette expérience fut répétée un certain nombre de fois, toujours avec des pressions très élevées, et toujours le résultat fut le même.

Cependant on a fait remarquer que les résultats expérimentaux ne sont point absolument comparables à ceux de la clinique, et si une pression *brusque* est capable de rompre une valvule sans la distendre, on peut concevoir que la *continuité* d'une pression pendant des années puisse à la rigueur déformer, dilater peu à peu des anneaux fibreux.

En fait, Perls (1869) a montré qu'il existe une dilatation physiologique de l'anneau aortique qui s'accentue avec l'âge; Weil en a même signalé un cas chez l'enfant où l'orifice mesurait 95 millimètres. Cet agrandissement de l'anneau a pour conséquence l'élargissement des points d'insertion des valvules sigmoïdes; celles-ci durant la diastole ne peuvent plus accoler leur bord libre et demeurent incapables d'obturer l'orifice artériel. Cependant il est bien rare que l'insuffisance soit causée exclusivement par la simple dilatation excentrique de l'anneau; les valvules peuvent être, si l'on veut, faiblement altérées, mais leur intégrité complète doit constituer certainement un état exceptionnel.

L'*insuffisance aortique fonctionnelle*, certainement rare, a été signalée dans la *néphrite chronique* avec hypertension (Bouveret), dans l'*artériosclérose*, le *saturnisme* et dans quelques cas de *symphyse du péricarde* (Jaccoud). Cette insuffisance donne naissance à un souffle diastolique au foyer aortique, mais il est intermittent et sujet à de grandes variabilités.

*En résumé*, on ne saurait nier l'*insuffisance aortique fonctionnelle*, mais nous croyons pouvoir maintenir qu'elle *constitue une variété exceptionnelle de la maladie aortique.*

**Traitement.** — Pendant les premiers temps de la maladie, et lorsque l'hypertrophie du ventricule gauche assure une compensation suffisante, il n'y a pas de traitement actif à exercer; seule l'*hygiène* suffit. Toutes les causes d'excitation cardiaque seront évitées avec grand soin, ainsi que tout ce qui peut augmenter le travail musculaire du cœur. On conseillera l'habitation dans un climat tempéré et un repos relatif, une alimentation réparatrice mais peu copieuse, l'abstention du café, du thé, des liqueurs et de toutes les boissons excitantes : champagne, vins mousseux, liqueurs, etc. ; le tabac sera rigoureusement proscrit. Enfin la marche excessive, les exercices fatigants, les émotions vives devront être épargnés au malade.

S'il survenait quelques signes d'excitation passagère du cœur, le repos s'imposerait, de même que l'usage des *bromures alcalins*, de l'*éther* et des *valérianiques*.

Lorsque la maladie s'est développée lentement et coexiste avec les accidents généraux de l'artério-sclérose (insuffisance d'origine artérielle), il faut s'adresser à la médication iodurée : l'*iodure de potassium ou de sodium* qui agissent sur l'aorte elle-même (Bouillaud) et s'adressent à la maladie artérielle tout entière. L'iodure sera prescrit journellement à la dose de 50 à 60 centigrammes, associé ou non à une très faible dose d'opium qui en corrige les effets fâcheux sur l'estomac; on prend le tout durant 20 jours consécutifs, puis on cesse le médicament pendant 8 à 10 jours, pour le reprendre pendant 3 semaines. Après une suspension nouvelle d'un septénaire environ, l'iodure est repris pour 20 à 25 jours, et ainsi de suite pendant plusieurs mois consécutifs.

Picot (de Bordeaux) a rapporté à ce sujet deux cas encourageants de guérison d'insuffisance aortique par l'iodure de potassium (1895).

A cette période et dans celles qui suivent, il est très important que le malade veille à son régime alimentaire ; *le lait*, les potages lactés les œufs, les légumes devront y tenir une place très importante.

Dans le cours de la maladie, de nombreuses *complications* peuvent survenir, réclamant un traitement particulier :

1° Les *crises d'aortite subaiguë*, manifestées principalement par des douleurs rétro-sternales, seront calmées par des applications révulsives sur la région préaortique : des ventouses scarifiées, des pointes de feu plus ou moins répétées, de petits vésicatoires, pansés aseptiquement, des cautères (Peter), entretenus durant plusieurs mois, sont indiqués en pareille circonstance.

2° La *dyspnée* sera combattue par les bromures, l'éther et aussi par les injections sous-cutanées, à faible dose, de *chlorhydrate d'héroïne* ou de *morphine*, soit pur, soit si l'on a recours à ce dernier médicament, mélangé par moitié, ou par tiers, avec de l'éther sulfurique par les *révulsifs cutanés*, les cataplasmes sinapisés, les ventouses sèches, les applications de teinture d'iode ou de coton iodé sur le thorax.

*a.* Les accidents si redoutables et si brusques de *congestion œdémateuse aiguë* du poumon réclament une déplétion sanguine immédiate : des *ventouses scarifiées*, ou mieux *une large saignée* de 300 à 500 grammes de même un *vomitif* énergique ou mieux un *drastique*, suivis d'une large application de *ventouses sèches* recouvrant tout le thorax, trouveront ici leur indication absolue.

Après la saignée, on pratiquera une ou deux injections sous-cutanées d'un centimètre cube chacune d'*huile camphrée*, et si le cœur était dans un état de grande asthénie, on les remplacerait par une injection de caféine de 0gr,25 centigr., des inhalations d'oxygène et de fréquentes et petites doses de vin de Champagne (ALBERT ROBIN).

On a proposé encore dans les cas d'extrême urgence, l'aspiration des mucosités qui obstruent les bronches avec un tube de caoutchouc (SAHLI) ou encore la ponction de l'oreillette droite (LÉVY et DANA) ; nous ne signalons ces traitements qu'à titre de document et nous ne pensons pas que le dernier surtout soit appliqué par tout clinicien prudent.

*b.* Si la dyspnée paraît sous la dépendance de cette sorte de *toxémie d'origine alimentaire, fréquente chez les artérioscléreux* et les *cardiopathes artériels*, les purgatifs et surtout les drastiques, les diurétiques, la *théobromine*, les préparations bromurées, l'éther, les inhalations d'oxygène, les révulsifs, et par-dessus tout la *diète hydrique*, le *régime lacté absolu*, puis le *régime ovo-lacto-végétarien déchloruré* constituent la médication à mettre en œuvre sans tarder un instant.

3° D'autres troubles plus légers imposent une thérapeutique qu'il faut connaître.

*a.* La gastralgie et les autres *troubles digestifs*, si fréquents chez les aortiques, seront traités par l'*eau chloroformée*, et *cocaïnée*, l'*opium*, à petites doses, associé à une faible quantité de belladone, le *chlorhydrate de morphine*, les gouttes noires anglaises, l'extrait gras de *cannabis indica* (G. SÉE), et le régime lacté absolu pendant un temps variable. On y joindra, en cas de persistance ou d'amélioration non durable, quelques *révulsifs locaux* et surtout les pointes de feu légèrement appliquées, mais renouvelées en cas de besoin, sur la région épigastrique.

*b.* Les *vertiges*, l'*insomnie*, s'ils ne sont pas dûs à de petites crises d'urémie, céderont à l'emploi de l'opium, de la codéine, de la morphine à petites doses.

*c.* L'insuffisance aortique d'origine artérielle est très souvent traversée par des *accès* plus ou moins violents d'*angine de poitrine*. Ils seront calmés par le *chlorhydrate de morphine* en injections sous-cutanées, et par les inhalations de *nitrite d'amyle*. Dans l'intervalle, le malade continuera plus que jamais la médication iodurée et hypotensive par périodes, et aura recours à la *trinitrine* (solution alcoolique au centième), au *nitrite de sodium*, au *tétranitrol*.

L'*usage de la digitale* est *absolument contre-indiqué* dans l'insuffisance aortique *durant la période de début, et pendant celle d'hypersystolie* avec exagération de la tension artérielle ; il aurait le grave inconvénient, entre autres, de ralentir les battements du cœur, c'est-à-dire d'allonger la diastole et d'accroître ainsi l'obstacle à vaincre, car chaque pause du cœur augmente la régurgitation du sang dans le ventricule (CORRIGAN).

De plus, par son action sur les vaisseaux périphériques, elle augmente la tension artérielle et, par suite, exagère le reflux sanguin ; enfin d'un autre côté, l'action contractile qu'elle exerce sur les capillaires augmente l'anémie périphérique, déjà si marquée chez les aortiques. Ajoutons encore que du côté du cœur elle excite l'énergie des contractions ventriculaires, et exagère la brusquerie des oscillations de tension intraventriculaire d'autant plus dangereuse pour les parois artérielles, que celles-ci, surtout dans l'insuffisance artérielle, sont profondément altérées.

Par contre, *à la période troublée* de l'insuffisance aortique, quand le muscle cardiaque faiblit, que le premier bruit est mal frappé, que la tension artérielle s'abaisse, que le pouls devient mou, fréquent, souvent arythmique, et que le malade enfin présente les signes habituels des attaques d'hyposystolie, *la digitale, si fâcheuse pendant la période d'état, s'impose alors* associée plus ou moins aux agents habituellement employés dans le traitement de l'*asystolie*.

Le *repos* absolu, le *régime lacté exclusif* d'abord, suivi plus tard du *régime déchloruré*, compléteront le traitement mis en pratique.

Nous avons indiqué précédemment l'extrême fréquence de la *syphilis* chez les aortiques, décelée par la *réaction* positive de *Wassermann;* celle-ci devrait donc en principe être recherchée chez tous les malades atteints d'affections aortiques. Dans les cas où elle serait positive, on prescrirait d'emblée avec l'iodure de potassium à haute dose, les injections intra-musculaires de sels mercuriques : le *bi-iodure*, le *benzoate d'hydrargyre* pratiquées en séries.

---

## RÉSUMÉ

### INSUFFISANCE AORTIQUE

**Historique.** — Vieussens, Corrigan, Aran, Mauriac, Duroziez.
**Divisions.** — Trois variétés :

1° *Insuffisance aortique d'origine endocardique ;*
2° *Insuffisance aortique endartéritique* (Peter), ou encore d'*origine artérielle;*
3° *Insuffisance aortique fonctionnelle*, par dilatation simple de l'anneau, sans lésions des valvules sigmoïdes.

#### 1° Insuffisance aortique endocardique

**Fréquence** : 37 0/0 sur 1.073 cas de lésions valvulaires.

S'observe surtout chez l'adulte et chez l'homme ; quelques cas cependant chez les *enfants*. (Workmann, Méry, Marfan, Comby, etc.)

*Insuffisance aortique congénitale :* quelques cas exceptionnels.

**Causes** : Le *rhumatisme articulaire aigu*, quoiqu'il engendre beaucoup plus fréquemment des lésions mitrales.

Les *maladies infectieuses :* fièvre typhoïde, scarlatine, variole, etc.

La *rupture des valvules*, tantôt *spontanée*, tantôt *traumatique*.

L'*état criblé* des valvules, lésion d'ordre atrophique. Pour quelques auteurs, serait incapable de créer l'insuffisance.

**Lésions** : *a.* Valvules sigmoïdes épaissies, indurées, recouvertes de plaques crétacées, nodosités, végétations.

*b.* Replis valvulaires rigides, rétractés, adhérents entre eux et à l'aorte, peuvent former un rétrécissement de l'orifice compliquant l'insuffisance.

*Siège* des lésions : *a,* Bord libre et face ventriculaire des valvules.

*b.* Dans quelques cas : ulcérations, perforations des valvules.

*c.* Ruptures valvulaires, spontanées ou traumatiques : une valvule seulement, tantôt deux ; le plus fréquemment, c'est la valvule voisine de la cloison qui est rompue.

Valvules échancrées, rompues, arrachées et flottant par leur extrémité libre.

*Lésions concomitantes :* Rétrécissement de l'orifice aortique.

*Coïncidences :* Rétrécissement mitral.

Insuffisance mitrale fonctionnelle, temporaire, causée par dilatation du ventricule gauche.

*Lésions consécutives : Aorte* reste normale, sauf très légère dilatation possible de la crosse ; mais *hypertrophie compensatrice tunique musculeuse* des artères du *cœur* et des *reins ;* quelquefois légère extension des valvules sigmoïdes *dilatation,* puis *hypertrophie* du *ventricule gauche ;* dilatation de l'oreillette gauche dans la suite ; alors cœur énorme : *cor bovinum.*

*Lésions viscérales :* Dans *période d'état :* à peu près nulles.

A la *période troublée :* Congestions viscérales : foie, poumons, reins.

Stases veineuses, œdèmes périphériques.

*Epreuve de l'eau :* Pour reconnaître l'insuffisance aortique sur le cadavre, verser de l'eau, d'une certaine hauteur dans l'aorte sectionnée un peu au-dessus de son orifice : on voit dans le cas d'insuffisance le liquide s'écouler dans le ventricule gauche par la fente que laissent entre elles les valvules sigmoïdes. Quelques causes d'erreur.

**Physiologie pathologique.** — *Le ventricule gauche* reçoit dans la diastole une quantité de sang plus considérable qu'à l'état normal ; il se dilate, puis s'hypertrophie pour lutter contre cet excès de travail ; l'oreillette gauche fait de même dans la suite.

*L'aorte* soumise incessamment à des variations brusques de tension, perd son élasticité.

*Muscle cardiaque :* Insuffisance d'irrigation ; s'altère et s'épuise peu à peu.

**Symptômes.** — *Début brusque :* rare et seulement après ruptures valvulaires; *lent* et *insidieux* presque toujours.

**I. Troubles généraux** : A peine marqués ici, alors que fréquents, très nombreux, et d'un pronostic sévère dans l'insuffisance d'origine artérielle.

Facies aortique, pâleur des téguments dus à spasme réflexe des vaisseaux de la périphérie, dont le point de départ se fait au niveau des valvules malades.

A peine légère dyspnée d'effort, *troubles dyspeptiques* assez fréquents.

Pas de *troubles cardiaques proprement dits* à cette période ; quelquefois cependant cœur lent parfois avec une certaine violence de contraction.

**II. Signes physiques.** — Deux groupes : signes cardiaques et signes artériels.

*a.* Signes cardiaques.

*Inspection :* Voussure précordiale parfois.

Soulèvement de la pointe dans sixième espace intercostal, très peu en dehors de la verticale mamelonnaire.

*Palpation :* Impulsion énergique du choc de la pointe.

Assez fréquemment choc en dôme.

*Percussion :* Confirme l'augmentation de volume du cœur, décelée par l'inspection et la palpation.

*Auscultation.*

1° *Souffle diastolique à la base du cœur.*

*Début :* Brusque dans la diastole, puis s'éteint progressivement pendant le grand silence.

*Timbre :* Doux, moelleux, humé, aspiratif presque toujours; quelquefois rude, râpeux, musical, dans les ruptures valvulaires.

*Tonalité :* Haute.

*Siège maximum :* Deuxième ou troisième *espace intercostal droit*, ou plus exactement *troisième cartilage costal droit, le long du bord du sternum.*

De là descend tout le long du sternum jusque vers l'appendice xiphoïde.

Quelquefois s'entend mieux, ou même exclusivement à la *partie inférieure du sternum* plutôt qu'à la base du cœur.

Causes multiples de ce siège insolite : Déformation du thorax ; maigreur du sujet ; emphysème ; lésion localisée au segment postérieur des sigmoïdes (FOSTER).

Dans un nombre de cas relativement considérable, le souffle s'entend mieux dans le *deuxième espace intercostal gauche* que dans le deuxième espace du côté droit, d'après Syers (1901).

Le souffle manque quelquefois, soit par large délabrement empêchant les valvules de vibrer (LEUBE); soit au contraire par lésion très légère.

2° *Souffle systolique de la base :*

Par rétrécissement aortique concomitant;

Par *aortite chronique ;*

Par *dilatation sus-orificielle* de l'*aorte;*

Par *passage* du *sang* de la *cavité ventriculaire* où la pression est haute dans l'*aorte* où pression très basse (DEBOVE).

De *la pointe*, par insuffisance mitrale coexistante : organique ou de nature fonctionnelle.

3° *Souffle présystolique* de la pointe :

Par rétrécissement mitral vrai.

Par rétrécissement mitral fonctionnel (SANSOM, POTAIN), dû au refoulement de la grande valve antérieure de la mitrale par l'ondée rétrograde.

*b.* SIGNES ARTÉRIELS.

*Frémissement vibratoire* des grosses artères (faciales, temporales, carotides) qui *battent avec force* (*danse des artères*); signe de *Musset*, non pathognomonique.

*Pouls de Corrigan :* brusque, bondissant, dépressible.

*Retard du pouls* carotidien sur la systole du cœur;

Admis : Roncati, Tripier.

Mis en doute : François-Franck.

*Tension artérielle,* supérieure à la moyenne.

*Pouls capillaire* spontané ou provoqué (front, ongles).

Pouls de la luette (FRÉD. MULLER); pouls amygdalo-carotidien, de la langue.

*Auscultation. — Suppression du second bruit* normal dans les carotides.

*Double ton* (TRAUBE) sur la crurale.

*Double souffle intermittent crural* (DUROZIEZ) : très important, valeur séméiologique considérable, quoique non pathognomonique.

*Double souffle carotidien :* Beaucoup plus rare (ALVARENGA).

**Marche.** — Les troubles fonctionnels sont parfois si peu caractérisés ou si tardifs, que pendant de longues années la maladie reste latente et n'est diagnostiquée que par hasard, à l'occasion d'un trouble quelconque de la santé qui a nécessité l'auscultation du malade.

Apparition plus rapide de la période troublée si l'insuffisance est considérable ou si le malade a surmené son cœur par efforts musculaires violents et répétés, par profession fatigante, excès et mauvaise hygiène.

**Terminaisons.** — *Mort lente* par *asystolie* à la suite de crises plus ou moins nombreuses;

*Mort subite* : *Ne se rencontre guère dans cette variété*, elle est surtout le propre de l'*insuffisance aortique artérielle*.

*Guérison* possible dans quelques faits exceptionnels (POTAIN, GERHARDT, AUFRECHT).

**Pronostic.** — Beaucoup moins sévère que dans les autres cardiopathies organiques; néanmoins après durée longue tend vers asystolie finale. Association avec le rétrécissement aortique ou avec le rétrécissement mitral, relativement favorable (POTAIN, RENDU).

**Diagnostic.** — 1° ÉLÉMENTS PRINCIPAUX DU DIAGNOSTIC : Souffle diastolique à la base, deuxième espace intercostal ou troisième cartilage costal droit, le long du sternum.

Hypertrophie notable du ventricule gauche;

Pouls de Corrigan;

Double souffle intermittent crural de Duroziez;

Pouls capillaire.

2° DIAGNOSTIC DIFFÉRENTIEL, avec tous les cas où se rencontre un souffle diastolique :

a. *Insuffisance de l'artère pulmonaire* (VIMONT, E. BARIÉ, DUPRÉ).

b. *Souffles cardio-pulmonaires* diastoliques (POTAIN, E. BARIÉ, HUCHARD).

c. Souffles diastoliques des *veines caves*, des *jugulaires* (DUROZIEZ, LITTEN), *veines pulmonaires* (WEILL, 1896).

d. Souffles diastoliques, dits *accidentels* (SCHEUBE, SAHLI).

e. Souffle diastolique du *rétrécissement mitral*, existe au-dessus de la pointe et non à la base, caractère de roulement, de ronflement plutôt que soufflant, frémissement cataire, dédoublement du deuxième bruit permanent; cas où pseudo-rétrécissement mitral accompagne l'insuffisance aortique.

f. Souffle diastolique lié à un *anévrysme de la crosse* aortique.

3° DIAGNOSTIC ÉTIOLOGIQUE.

*Début brusque* : Rupture valvulaire.

*Début lent* : Origine endocardique : rhumatisme articulaire aigu, fièvres éruptives, maladies infectieuses.

4° DIAGNOSTIC DE LA VARIÉTÉ : Sera indiqué plus loin.

### 2° Insuffisance aortique artérielle

*Age* mûr surtout, et principalement les hommes.

*Causes.* — Celles qui lèsent le système vasculaire, c'est-à-dire toutes celles qui produisent l'*artériosclérose*, *les intoxications* et *les dyscrasies* (alcoolisme) saturnisme, syphilis, paludisme, goutte, arthritisme; tabagisme action discutée.

**Lésions** portent surtout sur la portion ascendante et sur la crosse de l'aorte.

*Aorte.* — *Epaississement*, plaques indurées, athéromateuses, *incrustations calcaires*.

*Dilatation cylindrique* du vaisseau ; quelquefois *anévrysme* véritable.

*Valvules sigmoïdes*, rigides, indurées, incrustées, incapables de s'abaisser pendant la diastole.

*Artères coronaires. — Coronarite habituelle;* rétrécissement ou oblitération de ces vaisseaux.

*Artères viscérales.* — Endartérite progressive et oblitérante des petits vaisseaux du cerveau, rein, cœur, point de départ des *polyviscérites.*

*Cœur. — Dilatation;* surtout le ventricule gauche.

*Lésions scléreuses du myocarde.*

**Symptômes.** — *Signes cardiaques* proprement dits sont *au second plan.*

Troubles généraux occupent la scène; causés par la diminution dans l'apport sanguin distribué à chaque organe, le mettant ainsi dans un état de fonctionnement moindre (*méiopragie* de Potain).

*Début* : Lent, insidieux, les causes toxiques ou dyscrasiques agissant lentement.

*Aspect* du malade : pâle, décoloré, teinte blafarde.

**Troubles fonctionnels.** — Nombreux et d'une grande importance.

a. *Accidents cérébraux.* — Vertiges, céphalée, insomnie tenaces parfois.

b. *Troubles digestifs.* — Dyspepsie gastrique, gastralgie, se rattachant quelquefois à l'aortite abdominale (Corvisart, J. Teissier, Leared, Potain).

c. *Phénom. douloureux :*

1° *Douleur rétro-sternale* en barre, *constante* ou par crises : Aortite ;

2° *Accès d'angine de poitrine vraie* avec ses caractères classiques.

d. *Crises dyspnéiques :* Pseudo-asthme cardiaque (Trousseau).

Accidents d'imperméabilité rénale ; toxémie alimentaire.

Par *congestion œdémateuse suraiguë du poumon.*

*Tension artérielle ;* hypertension.

*Association fréquente de l'insuffisance aortique artérielle* et du *tabès dorsal ;* les deux affections reconnaissent une origine commune, la *syphilis.* Elle s'accuse par des *phénomènes pupillaires :* myosis, signe d'Argyll Robertson, *abolition des réflexes*, etc. (Babinski) et souvent par *réaction de Wassermann positive.*

**Signes physiques** :

*Percussion. — a.* Signes habituels de *dilatation* de l'aorte :

Matité déborde le bord droit du sternum.

Battements de l'aorte perçus nettement derrière le manche du sternum.

Surélévation de la sous-clavière droite.

*b.* Augmentation de volume du cœur, appréciable par percussion.

*Auscultation.*

*Souffle diastolique : Rude, râpeux*, piaulant ; siège dans le *deuxième* ou troisième *espace intercostal le long du bord droit du sternum*, se propage vers la carotide.

S'entend mieux parfois à la partie moyenne, ou même à l'extrémité inférieure du sternum, et dans ce cas on trouve fréquemment au foyer aortique, non pas un souffle, mais un *bruit diastolique* retentissant, *clangoreux* tympanique (Guéneau de Mussy, Bucquoy et Marfan).

*Souffle systolique de la base* accompagne souvent le souffle diastolique; il est dû à l'aortite ou à une sténose orificielle concomitante.

*Etat des artères* radiales, temporales : dures, rigides, flexueuses.

*Pouls ;* Au tracé sphygmographique, ascension verticale, mais moins élevée que dans l'insuffisance endocardique, crochet aigu à peine indiqué et remplacé par *plateau* horizontal; ligne de descente assez brusque.

*Absence* habituelle du *double souffle crural* de Duroziez.

**Marche.** — Evolution traversée par des accidents multiples :

*Accès d'angine de poitrine, syncope ;*

*Accidents urémiques;*
*Dyspnée toxi-alimentaire ;*
*Œdème congestif aigu des poumons;*
*Embolie cérébrale.*

**Terminaisons.** — *Mort* est terminaison inévitable ;

a. Mort *subite : angine de poitrine;*
*Syncope;*
b. Mort *rapide* : crise *d'œdème aigu du poumon;* crise *d'urémie; ictus apoplectique* ; *embolie cérébrale.*
c. Mort *lente*, par *asystolie.*

**Diagnostic.** — Le diagnostic différentiel des deux *variétés d'insuffisance aortique* avec lésions valvulaires est résumé dans le tableau suivant:

| **A. Insuffisance aortique endocardique** | **B. Insuffisance aortique artérielle** |
|---|---|
| *Age.* — Jeune âge................. | Age mûr. |
| *Causes.* — Rhumatisme articulaire aigu, fièvres éruptives. | Syphilis, saturnisme, goutte, paludisme, artériosclérose (dyscrasies et toxémies). |
| *Signes physiques.* — *Souffle diastolique* presque toujours *seul.* | Souffle diastolique souvent *accompagné d'un souffle systolique* d'aortite ou de sténose de l'orifice. |
| Doux, humé, aspiratif........ | Souvent rude et râpeux. |
| Pas de dilatation aortique......... | Dilatation aortique très fréquente. |
| Pouls. — Ascension verticale, *crochet aigu* du sommet, descente presque verticale. | Au tracé sphygmographique: ascension non entièrement verticale avec *plateau* horizontal au sommet. |
| Double souffle intermittent crural est habituel...................... | Absence habituelle du double souffle crural de Duroziez. |
| Artères périphériques souvent normales. | Artères périphériques (radiales, temporales) dures, flexueuses. |
| *Signes fonctionnels.* — Affection longtemps latente. | Compensation de courte durée. |
| Longue tolérance de l'organisme... | Tolérance courte. |
| Troubles fonctionnels nuls ou tardifs. | Troubles fonctionnels précoces et nombreux. |
| Angine de poitrine exceptionnelle. | Angine de poitrine extrêmement fréquente. |
| N'est pas accompagnée de manifestation d'artérioclérose viscérale | Fréquence de manifestations d'artériosclérose viscérale (néphrite chronique, etc.) |
| *Terminaisons.* — Evolution lente vers l'*asystolie.* | *Mort subite: Coronarite; angine de poitrine.* |
| Mort subite assez rare............ | *Mort rapide : Œdème aigu du poumon : embolie cérébrale.* |
| | *Mort lente : Accidents d'ordre urémique.* |
| *Nature.* — C'est une *maladie du cœur.* | C'est une *maladie vasculaire* intéressant l'arbre artériel tout entier. |

### 3° Insuffisance aortique fonctionnelle

*Par dilatation de l'aorte et de son anneau d'insertion, sans altération des valvules sigmoïdes.*

Encore discutée.

*Admise sans conteste* : Aran, Raynaud, Jaccoud, Corrigan, Peacock, Leyden, Gerhardt.

*Admise avec réserve :* Potain et Rendu, Peter, E. Barié, Charcelay, Friedreich, Rosenstein.

**Mécanisme.** — La dilatation de l'aorte et de son anneau aurait pour *cause*, tantôt l'*élévation considérable et permanente de la tension artérielle* (Renvers), à la suite de laquelle on l'a rencontré dans la *néphrite interstitielle* (Bouveret), dans quelques cas de *saturnisme*, de *symphyse* du *péricarde* (Jaccoud). Tantôt elle fait suite à des *lésions de l'aorte elle-même* (dégénérescence athéromateuse, artériosclérose, aortite aiguë) altérant l'élasticité des parois artérielles qui cèdent peu à peu à la pression sanguine et ne tardent pas à se dilater.

Objections à cette théorie : recherches expérimentales.

**Traitement de l'insuffisance aortique.**

I. Pendant les *premières périodes* et tant que les phénomènes de compensation sont suffisants, *pas de traitement proprement dit, hygiène seule suffit.* S'il survient quelques signes d'excitation passagère : *repos, bromures, valérianiques, éther, régime sévère* sont indiqués.

II. Lorsque la maladie s'est développée lentement et coexiste avec les accidents généraux de l'artériosclérose, on s'adressera à la *médication iodurée*, suivie durant *plusieurs mois*, et cela pendant de *longues années*, avec des *périodes de rémission intercalaires.*

III. *Traitement des complications intercurrentes :*

1° *Crises d'aortite* : Révulsion préaortique : *ventouses scarifiées, pointes de feu, petits vésicatoires volants* (abstention en cas d'albuminurie) et quelquefois *cautères.*

2° *Dyspnée :* Rubéfaction : cataplasmes sinapisés, ventouses sèches, teinture d'iode, coton iodé sur le thorax. Traitement interne : bromure, éther injections sous-cutanées de *chlorhydrate de morphine* ou d'*héroïne* à petites doses, pur ou mélangé d'éther. Traitement particulier suivant causes de dyspnée :

*a. Par congestion œdémateuse aiguë du poumon :* grand danger, suffocation extrême ; agir vite, saignée (300 à 500 gr.), vomitif ou mieux drastique, ventouses sèches répétées, caféine, huile camphrée en injection ; régime lacté.

*b. Dyspnée toxique :* Purgatifs répétés, révulsifs, éther, bromure, *régime lacté absolu;* régime déchloruré, théobromine.

3° *Troubles digestifs, gastralgie :* Opium, eau chloroformée et cocaïnée, chlorhydrate de morphine, gouttes noires anglaises, extrait de cannabis indica.

4° *Troubles cérébraux : Vertiges, insomnie*, opium et ses dérivés, *à moins* qu'il ne *s'agisse de troubles urémiques.*

5° L'insuffisance aortique artérielle est très souvent traversée par des *crises* redoutables d'*angine de poitrine* qu'on combattra par les moyens habituels : injection de chlorhydrate de morphine ; inhalations de nitrite d'amyle.

*Intervalle des crises :* Iodure de sodium; trinitrine, tétranitrol, nitrite de sodium.

*A la période troublée* (hyposystolie, asystolie) l'insuffisance aortique sera traitée par les moyens habituellement employés dans l'asystolie.

*A cette période seulement, la digitale, absolument contre-indiquée dans la période d'état,* pourra rendre de réels services.

*Réaction de Wassermann* indispensable car beaucoup d'aortiques sont des syphilitiques anciens, bien que la maladie soit assez souvent ignorée du malade lui-même. Si réaction est positive mettre en œuvre l'iodure de potassium à haute dose et les injections intra-musculaires de sels mercuriques.

---

# RÉTRÉCISSEMENT MITRAL

Le rétrécissement mitral, qui est une des lésions organiques du cœur les plus fréquentes, a été pendant de longues années le sujet de discussions passionnées relativement à sa physiologie pathologique et à sa symptomatologie. A ces controverses, qui n'ont plus aujourd'hui qu'un intérêt purement historique, se rattachent les noms de Littré (1834), de Bouillaud (1841), de Gendrin (1842), de Beau, de Fauvel (1843), d'Hérard (1853), de Hope, etc. On a été jusqu'à nier l'existence de la maladie en tant que lésion cardiaque *isolée;* sans doute le rétrécissement mitral est fréquemment associé à l'insuffisance valvulaire, mais cette association comporte de très nombreuses exceptions.

Nous considérerons deux variétés distinctes de rétrécissement :

1° Le *rétrécissement mitral pur*, ou encore *maladie de Duroziez*, bien décrite pour la première fois par cet auteur. Il constitue une sorte d'entité morbide, dont l'étiologie, la marche et le pronostic diffèrent de beaucoup de la variété suivante.

2° Le *rétrecissement mitral d'origine endocardique*, tantôt *isolé*, mais le plus souvent *associé* à d'autres lésions d'orifices, et spécialement *avec l'insuffisance de la valvule mitrale ;* cette association fréquente est désignée par les auteurs sous le nom de *maladie mitrale.*

Nous aurons encore à décrire rapidement quelques autres variétés moins fréquentes : le *rétrécissement mitral des artérioscléreux*, le *rétrécissement mitral purement fonctionnel*, enfin la variété dite *spasmodique* sur laquelle on discute encore.

## *A.* — RÉTRÉCISSEMENT MITRAL PUR

Grisolle[1], le premier, croyons-nous, avait déjà fait cette remarque que le rétrécissement « se développe sourdement, lentement, sans qu'on puisse démontrer à aucune époque l'existence d'une inflammation de la

1. GRISOLLE, « Traité de path. int. », 9e édit., 2e tirage, t. II, p. 317. Paris, 1869.

membrane interne du cœur », mais c'est Duroziez[1] qui a donné de cette cardiopathie une description complète.

**Étiologie.** — *Age.* — Duroziez ne l'a point constaté cliniquement au-dessous de quinze ans et Dyce-Duckworth pense que l'affection ne se manifeste guère avant vingt-cinq ans au moins. D'autre part, Sansom et Duroziez lui-même admettent que la maladie peut exister *anatomiquement dans l'enfance*, et ce premier auteur[2] a rasssemblé 40 observations dont 19 vérifiées par l'autopsie. Avant lui, Rilliet et Barthez en avaient réuni 24 cas. Ce rétrécissement infantile resterait à l'état latent, sans se manifester par aucun trouble fonctionnel ni aucun signe physique : le rétrécissement mitral « passe inaperçu, dit Sansom, parce que la sténose est peu prononcée ». De plus, pour lui et pour Duroziez la lésion fœtale initiale serait une insuffisance mitrale, qui s'effacerait plus tard pour faire place au rétrécissement, par la marche progressive du travail scléreux sur la valvule.

P. Teissier[3] pense que ce caractère latent de l'affection est dû au petit volume du cœur à cette période de la vie. En effet, d'une part, le rétrécissement est très petit, et d'autre part, le ventricule gauche, recevant peu de sang de l'oreillette, règle sa capacité sur la faible quantité de liquide qu'il reçoit; donc à cette période, si le rétrécissement est déjà constitué au point de vue des lésions anatomiques, il est muet encore à celui des troubles fonctionnels. Plus tard, quand surviennent la croissance et le développement de la puberté, le cœur participe au mouvement d'hypernutrition qui atteint tout l'organisme ; une disproportion s'établit alors entre l'orifice mitral rétréci et la cavité ventriculaire gauche obligée de se développer rapidement pour faire face aux nouvelles conditions de vie du sujet ; cette disproportion serait le point de départ des troubles fonctionnels, en même temps que les signes physiques deviendraient évidents.

En somme, d'après quelques rares observations, on peut admettre l'existence du *rétrécissement mitral pur dans l'enfance*. L. d'Astros[4] dit en avoir constaté les signes physiques chez un enfant de *un an;* cependant en général, on ne le dépiste guère que vers l'âge de six ans ; vers cette époque, il donne lieu à des signes stéthoscopiques. Toutefois l'affection ne paraît être complètement achevée que vers onze à douze ans (Weill), ou même à la puberté.

Chez le *vieillard*, le rétrécissement mitral est peu fréquent : Weir en a rapporté[5] deux cas : un homme et une femme tous deux âgés de soixante-quinze ans; l'homme, en outre était un tuberculeux.

1. Duroziez, « Du rétrécissement mitral pur », *Arch. gén. de méd.*, t. XXX, 6e série, p. 32 et 184 ; 1877.
2. Sansom, « The patholog. anat. and the mode of develop. of mitral stenosis in children. » — *Amer. Journ. of the medic. scienc.*, mars 1890, p. 229.
3. P. Teissier, « Rapp. du rétrécis. mitr. pur avec la tuberculose » — *In* Potain, *Clin. méd. de la Charité*, 1894, p. 913,
4. D'Astros, *Annal de méd. et de chirurg. infant.*, septembre 1904, p. 620.
5. Weir, *Brit. med. Journ.*, 16 juillet 1905.

Le *rétrécissement mitral pur d'origine congénitale* est encore discuté. Admis par Peacock et Goodhart, il est mis en doute par Weill, qui remarque que dans les cas congénitaux rapportés par Benezerd Smith, Peacock[1], Gerhardt[2], Parrot, Ayrolles[3] le rétrécissement était toujours accompagné d'endocardite diffuse et de malformations cardiaques comme si l'endocardite fœtale s'était diffusée en localisations multiples. Toutefois, l'*origine congénitale* de l'affection doit être admise dans un certain nombre de cas; c'était d'ailleurs l'opinion de Duroziez.

Cette origine ne semble pas douteuse lorsque le rétrécissement mitral coïncide avec des malformations diverses, des arrêts ou des anomalies de développement : hémihypertrophie du côté gauche, syndactylie, anomalies de soudure des deux branches du maxillaire inférieur, comme dans les cas rapportés par Dumolard[4], par Heitz et Sézary[5].

*Hérédité, origine familiale.* — L'*hérédité* et l'*origine familiale* de certains cas de rétrécissement mitral pur ont été relevées dans plusieurs circonstances :

Dans un premier groupe de faits, la *lésion* était *familiale*, sans que son caractère héréditaire fût prouvé. Weill a publié deux cas de ce genre, concernant deux sœurs âgées de six et de dix ans. Servin[6] a relaté deux faits, dans lesquels la lésion s'est montrée chez plusieurs enfants de la même famille sans qu'il y eût hérédité. Le même auteur signale également une famille de six enfants dont les parents ne présentaient aucune affection cardiaque : trois garçons — les aînés — âgés de dix-huit, de seize et de quinze ans, étaient porteurs d'un rétrécissement mitral pur; les trois autres enfants n'avaient rien d'anormal du côté du cœur. Un autre cas curieux est le suivant : une femme, non atteinte d'affection cardiaque, eut quatre enfants d'un premier mariage : l'un d'eux était atteint de rétrécissement mitral ; elle se marie une seconde fois et a trois enfants : un encore présente une sténose auriculo-ventriculaire gauche.

Dans un second groupe, l'*hérédité similaire* est complète, absolue : Edg. Hirtz[7] en a vu trois cas, Cochez[8], en a relaté deux exemples fort curieux : dans une première famille, la mère, âgée de trente-deux ans, et la fille, âgée de six ans, sont atteintes toutes deux de rétrécissement mitral pur; dans la deuxième famille, la mère, âgée de quarante-deux ans, présente une sténose mitrale pure, et ses quatre enfants sont atteints de la même affection : le plus jeune est un garçon de trois ans, les autres sont des filles de vingt, quatorze et douze ans.

1. Peacock, *On malformat. of the hum. heart*, Londres, 1858, p. 11.
2. Gerhardt, « Ueb. Herzfehler bei Kindern. » *Deutsch. Klin*, mars 1857, p. 104.
3. Ayrolles, *Rev. mens. malad. de l'enfance*, mai 1885, p. 222.
4. Dumolard, « Contrib. à l'étude de l'origine congénit. du rétrécissement mitral», *Th.*, Lyon, 1902.
5. Heitz et Sézary, « Rétrécis. mitral et malformat. congénit. » *Arch. mal. du cœur*, décembre 1908, p. 700.
6. Servin, « Essai sur le rôle de l'hérédité dans le rétrécissement mitral pur ». *Th.*, Paris, 1896.
7. Edg. Hirtz, *Presse méd.*, 19 septembre 1903.
8. Cochez, *Congrès franç. méd. int.*, Montpellier, 1898.

Plus tard, Boinet[1] a communiqué un cas de transmission homœomorphe d'un rétrécissement mitral de la mère à un fœtus mort-né de six mois.

D'autres auteurs, tels que Ferrannini[2] et Arnone[3], ont soutenu également l'*origine hérédo-familiale* du rétrécissement mitral pur, d'après le type dit de Duroziez; je n'insisterai pas davantage sur ce point.

L'hérédité du rétrécissement mitral pur peut, dans d'autres cas, se comprendre d'une façon différente : en remontant la ligne des ascendants des sujets atteints de sténose, on rencontre très fréquemment chez ceux-là des *infections* anciennes dont les plus habituelles sont la *tuberculose* et la *syphilis*. En pareille circonstance, l'enfant n'a pas hérité d'une tare locale, purement anatomique si l'on peut dire ainsi, dont ses ascendants étaient porteurs; mais, sous l'influence de l'infection préexistante des parents, il s'est produit un état de dystrophie, une tare de dégénérescence qui s'est localisée sur le cœur : c'est là l'*hérédite dissemblable, ou* mieux *dystrophique*, à opposer à l'*hérédité similaire*. D'ailleurs, cet état de *dystrophie congénitale* s'affirme nettement dans l'association assez fréquente, chez le même individu, du rétrécissement mitral avec d'autres malformations. Cochez a soigné deux malades qui, outre leur sténose mitrale, étaient atteintes d'ozène, affection que d'aucuns regardent comme imputable à l'absence congénitale du cornet inférieur ; un autre sujet, jeune homme de vingt-six ans, présentait avec la sténose mitrale, de la syndactylie et des amputations congénitales ; on a noté également d'autres coïncidences : pied bot, main bote, bec-de-lièvre (Duroziez), malformations diverses du sternum et de la cage thoracique (Perdereau), hypospadias, etc. Dans un cas observé à la Maison des Enfants-Trouvés de Saint-Pétersbourg on constata, en plus de l'atrésie de l'orifice ventriculaire gauche, des malformations cardiaques multiples; il est vrai que, par cela même, ce fait s'éloigne un peu de ceux que nous étudions ici, et dans lesquels, en fait de lésion cardiaque, il n'est question que du rétrécissement mitral pur, absolument isolé de toute autre cardiopathie.

C'est encore à l'état de dystrophie héréditaire qu'il faut rattacher l'association si fréquente de la chlorose avec le rétrécissement mitral, due sans doute à l'hypoplasie généralisée du système cardio-vasculaire, et également l'aspect chétif, malingre (infantilisme de Lorain, nanisme de Gilbert et Rathery) du plus grand nombre des sujets atteints de rétrécissement mitral de Duroziez.

**Sexe.** — Le rétrécissement mitral, est *plus fréquent chez la femme* que chez l'homme (Landouzy, Duroziez). Mary A. Marshall[4] a pu réunir 508 cas de rétrécissement mitral, observés dans les hôpitaux de Paris et de Londres, et a montré que 158 appartenaient aux hommes et 350 aux

1. Boinet, *Acad. de méd.*, 21 février 1905.
2. Ferrannini, *Arch. ital. di med. int.*, III, 3-6, et *Riforma med.*, 23 juillet 1901.
3. Arnone, *Riform, méd.*, 20 novembre 1902.
4. Mary, A. Marshall, *Th.*, Paris, 1879, p. 18.

femmes, ce qui donne pour ces dernières une moyenne de fréquence de 70, 27 0/0 (1879). D'après P. Teissier, le *rétrécissement mitral pur* proprement dit existerait chez la femme jeune dans une proportion de 95 0/0 ; il paraît très rare *chez l'homme* et ne se rencontrerait que chez des sujets *chétifs ou hystériques* (PERDEREAU, KLIPPEL et CLERC[1]).

Déjà nous avons dit que l'affection *se manifeste* surtout au moment de la *puberté*, vers quatorze ou quinze ans ; ce fait nous rend compte de certaines particularités de la symptomatologie.

**Pathogénie.** — Elle est loin d'être fixée définitivement, et plusieurs hypothèses ont été mises en avant pour expliquer le mécanisme intime de l'affection.

*a.* On sait que, d'après Bizot, l'orifice mitral, chez l'homme, mesure en circonférence 110$^{mm}$,37, et chez la femme 92$^{mm}$,68 seulement, soit une différence en moins pour celle-ci de 17$^{mm}$,69 (Testut donne pour la femme 90 millimètres et 102 pour l'homme) ; cette *étroitesse physiologique* serait pour quelques auteurs une sorte d'appel au travail pathologique, et expliquerait la prédominance de la lésion chez le sexe féminin.

*b.* On a invoqué ensuite le fait que chez la femme pendant la période génitale, on note une *diminution de l'alcalinité* du sérum sanguin ; celui-ci se rapprocherait comme composition du sang des rhumatisants, faible comme alcalinité, et comme ce dernier deviendrait irritant pour l'endocarde principalement dans les parties normalement rétrécies (LANDOUZY).

*c.* Duroziez pensait que dans la moitié des cas, il est possible de faire remonter l'origine du rétrécissement mitral pur à un rhumatisme léger ou plus justement à une endocardite rhumatismale très légère, et Sansom a soutenu pareille étiologie. Le fait est possible, mais ne saurait être généralisé.

*d.* Un grand nombre d'auteurs (POTAIN, G. SÉE, BROADBENT, DUROZIEZ, etc.) ont relevé depuis longtemps l'*association du rétrécissement mitral pur avec la chlorose*, et songé à rattacher les deux affections l'une à l'autre. Le rétrécissement mitral deviendrait une *simple lésion d'évolution*, une sorte de dystrophie analogue au rétrécissement généralisé du système aortique et aux hypoplasies viscérales, qu'on trouve chez certaines chlorotiques (VIRCHOW). Mais le lien entre les deux affections reste encore à trouver.

*e.* Cependant, frappés de ce fait indiscutable qu'un grand nombre de jeunes malades, atteints de rétrécissement mitral pur, présentent non seulement l'aspect chlorotique, mais plus souvent encore une apparence débile, chétive, avec traces de lymphatisme et fréquemment une hérédité tuberculeuse ou tout au moins suspecte, Potain (1894), Tripier (1890), P. Teissier ont pu établir que le *rétrécissement mitral pur* est une *manifestation* plus ou moins directe *de la tuberculose*.

Sur 35 autopsies de rétrécissement mitral pur, Potain a rencontré 12 fois la tuberculose, soit une proportion de 35 0/0, et voici d'après lui quel serait le lien entre les deux affections.

1. KLIPPEL et CLERC, *Journ. des prat.*, 1 janv. 1898.

D'une part il s'agit presque toujours d'un rétrécissement mitral serré, et d'autre part, d'une tuberculose pulmonaire atténuée, et présentant dès l'origine une évolution lente. Enfin *la lésion cardiaque serait consécutive à la tuberculose du poumon* et née sous son influence. Les éléments bacillaires et les toxines tuberculeuses introduits par la circulation, iraient produire une altération lente, progressive, sur l'endocarde valvulaire où ils se sont introduits. Dans ces cas, la *lésion est exclusivement marginale*, c'est-à-dire qu'elle n'occupe point les facettes de Firket par lesquelles les replis valvulaires s'accolent, mais se limite seulement au bord libre : celui-ci se polit, s'indure, s'érode, et peu à peu les deux valves de la mitrale contractent des adhérences par ce bord ainsi altéré. Dès que cette union est un peu ancienne, les adhérences se rétractent de plus en plus et l'orifice auriculo-ventriculaire rétréci prend la forme d'un entonnoir.

Les altérations ne s'étendent point au reste des *valvules* qui conservent leur souplesse et *gardent leur aspect lisse et uni.*

Ainsi constitué, le *rétrécissement mitral pur met obstacle*, le plus souvent, *au développement de la tuberculose pulmonaire;* il a sur elle une *influence d'arrêt* remarquable, en sorte que plus tard si l'on peut suivre les malades, on note que par une sorte de travail opposé, alors que la tuberculose reste stationnaire ou subit une régression marquée, le rétrécissement mitral suit son évolution fatale vers l'asystolie ultime.

Quant à cette *influence d'arrêt* sur la maladie pulmonaire, on sait que Peter l'expliquait en disant que les affections mitrales produisant, de bonne heure, une congestion passive des deux bases pulmonaires, il en résulte un surcroît d'activité respiratoire aux deux sommets d'où la rareté de la tuberculose dans ces cas. Renaut et Lépine croient également que cette rareté est due à la congestion œdémateuse du poumon consécutive à la sténose mitrale.

Potain remarque que le rétrécissement mitral est une entrave considérable pour la petite circulation qu'il ralentit, la tension intra-pulmonaire s'élève d'où production d'hyperémie, d'œdème, d'apoplexie pulmonaires, et aussi d'hémorragies bronchiques.

Ces phénomènes de stase sanguine et d'hyperémie entraînent à leur suite « la ventilation insuffisante du sang qui reste chargé d'acide carbonique », condition qui met obstacle au développement de la tuberculose. Potain fait remarquer encore que les cardiopathies accompagnées de congestion pulmonaire entravent en général l'évolution de la tuberculose, alors que celles qui engendrent l'ischémie du poumon (rétrécissement de l'artère pulmonaire, anévrysme de la crosse aortique avec compression d'une branche de l'artère pulmonaire) prédisposent à l'éclosion des lésions tuberculeuses du poumon. Quoi qu'il en soit, dans quatorze cas de rétrécissement mitral pur avec tuberculose pulmonaire, observés dans son service et suivis d'autopsie, on trouva toujours la tuberculose crétacée ou fibreuse, c'est-à-dire en voie de guérison. On remarquera encore que dans ces cas, la tuberculose présente toujours, dès l'origine, une forme atténuée et une marche lente.

*f*. L'observation montre que certains cas de rétrécissement mitral pur et congénital doivent être rapportés à l'*hérédo-syphilis*. Edmond Fournier en a signalé un fait des plus nets[1]; Labadie-Lagrave et Deguy[2], Combemale[3], Bouveret[4], en ont observé d'autres cas.

*g*. Quelques faits intéressants semblent établir que le rétrécissement mitral pur peut-être le résultat de troubles ou de lésions des glandes à sécrétion interne, en particulier d'une *dystrophie thyroïdienne*. Chez certains de ces sujets on trouve en effet des troubles vaso-moteurs, vaso-secrétoires, trophiques et de la sclérodermie[5], des signes d'hypothyroïdie allant jusqu'au myxœdème (KLIPPEL et CHABROL[6]). Cette théorie s'appuie d'ailleurs sur certains cas d'amélioration notable des troubles cardiaques par le traitement thyroïdien.

*En résumé*, la pathogénie du rétrécissement mitral pur n'est point univoque, les uns, comme Goodhart, Peacock, Blache, Sansom, rattachent la maladie à une *endocardite fœtale*, d'autres, comme Weill, Cochez, Caubet, la rapportent à une *malformation congénitale héréditaire* par arrêt de développement, conséquence de la *tuberculose* ou de la *syphilis* des ascendants (*hérédo-tuberculose*, *hérédo-syphilis*), mais d'autres facteurs sans doute peuvent être encore invoqués.

**Anatomie pathologique.** — Le fait capital à bien mettre en lumière, c'est que *le rétrécissement mitral pur est constitué par une lésion de la valvule mitrale, et non de l'anneau fibreux* de l'orifice auriculo-ventriculaire, *qui le plus ordinairement reste intact*. Enfin, plus tard, la lésion se complète par le *raccourcissement consécutif des cordages tendineux*, qui donne à l'appareil mitral un aspect tout particulier.

*a*. VALVULE MITRALE. — Nous avons dit précédemment que la *lésion* était exclusivement *marginale;* en effet, c'est sur les *bords libres* des deux valves de la mitrale que porte l'irritation initiale : ces *bords*, *restés lisses* mais *épaissis*, *adhèrent* peu à peu *l'un à l'autre*, *et se soudent* au voisinage de leurs commissures. « C'est vers les angles, dit Bouillaud qui a décrit ces lésions avec une précision rigoureuse, que s'opère cette espèce d'adhérence, qui rappelle jusqu'à un certain point celle qui, dans quelques ophtalmies, s'établit entre les bords opposés des paupières. »

Au fur et à mesure que la lésion devient plus ancienne, ces adhérences fibreuses se rétractent progressivement comme un tissu de cicatrice, et ce travail est encore exagéré par les lésions concomitantes des cordages tendineux qui rattachent les lames valvulaires aux muscles papillaires.

1. EDMOND FOURNIER, « Stigmat, dystroph. de l'hérédo-syphilis », *Th.* Paris, 1898.
2. LABADIE-LAGRAVE, et DEGUY, *Journ. des prat.*, 22 juillet 1899.
3. COMBEMALE, « Rôle de l'hérédo-syph. dans l'etiol. de certaines cardiopath. valvul. », *Arch. provinc. de médecine*, octobre 1900, p. 469.
4. BOUVERET, *Lyon médical*, mai 1901.
5. CHEVALIER-LAVAURE et VOIVENEL, *Congr. méd. aliénist. et neurolog.* Bruxelles, 1-7 août 1910.
6. KLIPPEL et CHABROL, *Rev. de médecine* n° 3, p. 153, 1910.

*b.* Cordages tendineux. — Ils perdent leur souplesse, deviennent plus *épais*, *rigides*, et ainsi que la valvule, subissent un travail progressif de rétractilité : ils *se raccourcissent* peu à peu, attirent les lames valvulaires et les immobilisent en partie.

*c.* Aspect du rétrécissement. — Sous l'influence de la rétraction progressive des adhérences valvulaires et des cordages tendineux, l'*appareil valvulaire* prend l'aspect infundibuliforme, ou bien *ressemble* à un *cône tronqué* ou mieux encore à un *entonnoir* dont la *base regarde l'oreillette* et dont le *sommet proémine dans le ventricule*. Ses *parois* sont *lisses*, *polies*, *sans aspérités*, état bien différent, comme nous le verrons, des déformations profondes des valves de la maladie mitrale. Si l'on examine l'orifice auriculo-ventriculaire par sa partie supérieure, c'est-à-dire par l'oreillette préalablement ouverte, on voit que les parois de l'entonnoir forment une sorte de *bourrelet rigide avec froncement* très prononcé, « comme s'il eût été plissé sur lui-même ; cette disposition lui donne de la ressemblance avec la circonférence externe de l'anus (avec ses plis radiés) ou l'ouverture d'une bourse dont on a rapproché les cordons » (Bouillaud). Les bords rigides, fibreux de ce bourrelet laissent entre eux une *fente* plus ou moins *étroite*, souvent de forme irrégulière, tantôt ovalaire, elliptique, ressemblant dans quelques cas à une sorte de *boutonnière*, ou mieux à une « véritable glotte », dont les lèvres seraient considérablement épaissies; dans d'autres circonstances l'orifice rétréci donne l'apparence d'un fer à cheval rappelant le contour des deux valves de la mitrale.

Lorsqu'on essaie d'introduire le doigt dans l'orifice auriculo-ventriculaire gauche ainsi rétréci, il y pénètre avec beaucoup de difficultés et quelquefois il se bute contre un obstacle infranchissable, c'est qu'en effet la sténose est telle parfois, qu'elle permet à peine l'introduction d'un tuyau de plume, alors qu'à l'état normal on peut introduire deux doigts environ. Dans un cas que j'ai observé avec Potain (1879), l'orifice était transformé en une fente longue et si étroite qu'elle permettait à peine l'introduction de l'extrémité d'un manche de scalpel.

*d.* Anneau fibreux orificiel. — Nous avons dit déjà que *presque toujours*, *il ne prend aucune part au travail pathologique ;* à peine trouve-t-on parfois qu'il est un peu plus épais qu'à l'état normal.

Tel est le *rétrécissement mitral pur*, constitué en résumé par une sorte d'*entonnoir fibreux*, *rigide*, mais à *parois lisses*, tout différent, comme nous le verrons, du *rétrécissement d'origine infectieuse ou rhumatismale* dans lequel les *valves* de la *mitrale* sont *encroûtées de nodosités endocardiques*, de *végétations crétacées*, etc.

*e.* Etat du coeur. — Son aspect extérieur est modifié sensiblement : *les deux oreillettes*, *surtout* celle du *côté gauche*, ont pris un *développement considérable ;* de plus, la *pointe du cœur* paraît *formée* d'une façon exclusive par le *ventricule droit* qui est hypertrophié et *dilaté* à un point tel, qu'il masque presque complètement le ventricule gauche qui paraît accolé à lui comme un simple appendice.

1° L'*oreillette gauche*, obligée de lutter la première contre la sténose mitrale, éprouve un surcroît de travail qui amène simultanément la *dila-*

*tation* de sa cavité, puis l'*hypertrophie* de sa musculature. Elle peut prendre alors un *volume considérable*, parfois égal à celui d'une orange. Dans un cas[1] elle avait atteint le volume d'une tête de fœtus, et mesurait 14 centimètres en largeur, 10 en hauteur et 6 en épaisseur. Dans deux faits publiés par Ortner (1897), l'oreillette gauche énormément dilatée comprimait et aplatissait le nerf récurrent gauche d'où des signes de paralysie récurrentielle observés pendant la vie.

Quoi qu'il en soit, les parois de l'oreillette gauche dilatée sont dures, rigides, épaissies, et sa cavité, très dilatée, passe de 30 à 45 centimètres cubes à 75, 100, 150 et même au delà. Elle *renferme* souvent des *caillots* mous, noirâtres, assez souvent stratifiés en couches alternativement fibrineuses et cruoriques; quelques-uns peuvent être pédiculés (RENDU). On les rencontre principalement sur la paroi postérieure de l'oreillette, et aussi dans l'auricule. Ils reconnaissent comme cause principale la stagnation relative du sang en amont de la sténose. Ces thromboses, détachées par le courant sanguin, peuvent devenir dans la suite le point de départ d'embolies cérébrales graves. Dans d'autres cas, ces caillots, d'abord fixés, peuvent devenir mobiles dans la cavité de l'oreillette gauche, aller obstruer l'orifice mitral et produire ainsi de l'anémie générale et de l'asphyxie blanche (RENDU).

La dilatation de l'oreillette gauche n'existe pas ou se montre tardivement dans le rétrécissement mitral pur de l'*enfance* (POTAIN), et il résulte de 70 faits recueillis par Samways[2] que l'hypertrophie, plus fréquente, ne se rencontre cependant que dans les rétrécissements un peu serrés.

La dilatation de l'oreillette gauche, impossible à préciser par l'examen sur la paroi thoracique antérieure, peut être assez facilement démontrée par l'*exploration du cœur dans le dos* (GERME, d'Arras, DUROZIEZ) suivant la technique exposée antérieurement.

2° Contrairement à l'oreillette, le *ventricule gauche* (qui reste au début, à peu près normal dans les rétrécissements peu marqués) *présente une diminution notable de sa cavité*, parce que recevant moins de sang à chaque diastole, il n'a à propulser dans l'aorte qu'une faible quantité de liquide, son travail musculaire est diminué, et par suite d'une *adaptation de l'organe à la fonction*, si fréquente en pathologie, il se produit un retrait de sa cavité. Il peut arriver ainsi dans des cas de rétrécissement extrême, que la cavité ventriculaire soit très réduite : dans un fait de RENDU (1871), elle pouvait à peine contenir une cuillerée à bouche de sang.

3° Un des premiers effets du rétrécissement mitral est de mettre obstacle à la déplétion de la petite circulation par la stase relative qu'il produit dans l'oreillette gauche, puis dans les veines pulmonaires. Il en résulte que la tension s'exagère considérablement dans l'artère pulmonaire, entraînant à sa suite l'*hypertrophie* obligée *du ventricule droit* pour lutter contre cet obstacle permanent.

Plus tard encore, cette hypertrophie du ventricule droit est suivie de

1. BIGART, *Soc. Anat.* Paris, 1898.

2. SAMWAYS, « Le rôle de l'oreillette dans le rétrécis. mitral ». *Th.*, Paris, 1896. — GÉRARD, « L'oreillette gauche dans le retrécis. mitral », *Th.*, Paris, 1894.

la dilatation de sa cavité amenant à son tour une *insuffisance tricuspidienne fonctionnelle* d'une durée variable, et aussi une *dilatation* très marquée de *l'oreillette droite*.

*f*. Lésions viscérales. — Elles n'ont rien de spécial au rétrécissement mitral et se retrouvent dans la plupart des cardiopathies organiques; (voir *foie*, *reins*, *poumon cardiaques*). Notons cependant la fréquence plus marquée de certaines altérations des voies respiratoires dont la pathogénie est fort simple.

Dans le rétrécissement mitral en effet, les vaisseaux broncho-pulmonaires, gênés dans leur déplétion par la sténose orificielle, et d'un autre côté, recevant une ondée sanguine énergique du ventricule droit hypertrophié, se trouvent soumis à une double pression s'exerçant en sens contraire, qui prédispose ces vaisseaux à des ruptures suivies d'*hémoptysies* (Hope), et le parenchyme pulmonaire à la *congestion œdémateuse* ainsi qu'à des foyers d'*apoplexie pulmonaire*.

Les phénomènes de stase et d'hypertension peuvent donner lieu encore à de petits foyers d'*apoplexie myocardique* décrits par Vaquez. Ils consistent en une dilatation exagérée des capillaires dans les parois des cavités droites, gagnant aussi l'épaisseur de l'oreillette gauche.

Cette excessive dilatation des capillaires et des veinules aboutit en certains points, surtout dans les parois de l'oreillette gauche, à des ruptures vasculaires avec hémorragies, formant de petits foyers d'apoplexie myocardique. Autour des foyers les plus anciens, il existe une infiltration embryonnaire, point de départ d'une évolution scléreuse ultérieure à siège surtout sous-endocardique.

On rencontre principalement ces foyers chez les femmes enceintes, où ils paraissent dus aux efforts du travail; ils expliquent l'asystolie rapide et certains *accidents gravido-cardiaques*.

**Physiologie pathologique.** — Nous venons d'indiquer chemin faisant quelques-unes des conséquences pathologiques qu'entraîne à sa suite le rétrécissement mitral, il est nécessaire maintenant de les étudier d'un coup d'œil d'ensemble et d'en suivre le développement successif.

Par suite du rétrécissement, le passage du sang de l'oreillette dans le ventricule gauche, durant la diastole, se trouve notablement entravé et une faible quantité de sang pénètre dans l'aorte à chaque systole. *Dans l'enfance pendant les premières années* seulement, l'*organisme*, qui est en voie de formation s'accommode à cet état de choses, *s'y adapte* pour ainsi dire. Dans le but de ne point exiger du cœur un travail trop fort, le développement physique de l'individu se fait lentement, petitement, pour ainsi dire; de là l'aspect débile, infantile, et l'habitus chlorotique que présentent la plupart des jeunes sujets atteints de rétrécissement mitral pur. Mais plus tard, au moment de l'adolescence, le développement progressif du sujet réclame du cœur une suractivité sans cesse croissante qui entraîne graduellement son hypertrophie laquelle s'exerce d'abord sur l'oreillette gauche. Le *rétrécissement* se trouve ainsi *compensé* pour un certain temps. Durant ces deux périodes d'adaptation de l'organisme à la lésion, et plus tard de compensation de la lésion par l'hypertrophie auriculaire, les troubles fonctionnels restent à peu près nuls; mais la faiblesse de la musculature de l'oreillette gauche ne saurait assurer la compensation pendant une longue période, et l'hypertrophie de ses parois se complique bientôt de dilatation de sa cavité. Dès lors s'établit dans celle-ci une stase relative pour le sang qui revient du poumon par les veines pulmonaires.

Peu à peu la gêne circulatoire gagne de proche en proche, et s'étend jusqu'aux capillaires du poumon, produisant ainsi un obstacle permanent placé devant le ventricule droit, qui à son tour s'hypertrophie. Pendant tout le temps que dure sa puissance contractile, on n'observe aucun trouble fonctionnel véritablement grave, et tout se borne à un peu d'engouement pulmonaire donnant lieu à de l'oppression surtout à l'occasion des efforts et à de la toux légère, etc. Mais cette contractilité du ventricule droit ne tarde pas elle-même à faiblir, et la dilatation de sa cavité, s'exagérant de plus en plus, produit une insuffisance tricuspidienne avec accidents d'asystolie.

Ainsi, *dans le rétrécissement mitral la compensation se trouve d'abord assurée par la dilatation hypertrophique de l'oreillette gauche et plus tard par celle du ventricule droit.* Tant qu'elles s'exercent activement, la santé du malade reste à peu près bonne, mais plus tard quand le myocarde s'affaiblit définitivement, la période troublée commence et, après une succession d'accidents multiples et sans cesse renouvelés, la maladie se termine par l'asystolie ultime.

On a remarqué avec juste raison que le rôle du ventricule gauche, qui est si considérable dans la plupart des cardiopathies organiques, se trouve réduit au minimum dans le rétrécissement mitral, car la quantité de liquide sanguin qu'il envoie dans l'aorte à chaque systole se trouve si réduite qu'il n'a besoin de développer qu'une faible action contractile; son rôle se trouve donc en somme très effacé.

**Symptomatologie.** — Le *début* du rétrécissement mitral pur passe le plus souvent *inaperçu*, et pendant un temps généralement long, l'affection, ne se manifestant par *aucun symptôme*, n'est pas reconnue. C'est que le rétrécissement mitral pur fait partie d'un ensemble morbide dans lequel l'équilibre s'établit progressivement à mesure que s'opère la croissance de l'individu, et persiste tant que le travail régulier du cœur n'est pas exagéré. Mais que surviennent une grande fatigue, une forte émotion, un surmenage quelconque retentissant sur le cœur, la puberté, la grossesse, etc., bientôt, l'équilibre étant rompu, on verra se succéder la plupart des troubles fonctionnels de l'affection. Ainsi pendant longtemps, la sténose auriculo-ventriculaire gauche revêt des allures variables propres à égarer le diagnostic si l'on néglige de pratiquer l'auscultation du cœur.

Troubles fonctionnels. — L'affection ne se manifeste généralement qu'au moment de la puberté. Ce que l'on remarque assez souvent alors, c'est la *difficulté* que montrent les adolescents à suivre les jeux et *à prendre part aux exercices physiques* des camarades de leur âge. Un effort un peu violent est suivi de dyspnée. Mais ce qui domine chez eux c'est un *habitus spécial* caractérisé par un état de dystrophie véritable, par l'arrêt de développement du sujet (*infantilisme de* Lorain ; *nanisme mitral* (Gilbert et Rathery)[1]. Cette influence dystrophiante n'est d'ailleurs point liée au rétrécissement mitral lui-même et Marcel Labbé[2] établit que c'est la tuberculose ou la syphilis héréditaire qui ont provoqué à la fois le *nanisme corporel*, *cardiaque* et *vasculaire*.

*Les garçons* sont de petite taille, le thorax étroit, le système pileux peu développé, apathiques et d'intelligence paresseuse.

*Les filles* sont pâles, anémiques ; la menstruation apparaît tardivement, difficilement, et presque toujours se poursuit avec une grande irrégularité.

Enfin dans les deux sexes, on relève des *troubles digestifs*, et des *manifestations névropathiques*. Il en résulte que le rétrécissement mitral emprunte surtout l'aspect de la *chlorose* et de la *tuberculose* au début. C'est pourquoi, avec les auteurs, nous considérerons dans notre description le *type chlorotique*, et le *type pseudo-tuberculeux* du rétrécissement mitral.

*a. Type chlorotique.* — La jeune malade offre l'aspect habituel des chlorotiques : état de langueur, pâleur jaunâtre de la face et de tout le tégument, teinte décolorée des muqueuses, etc. ; plus rarement les malades présentent une teinte rose vif des joues, devenant plus active sous la moindre impression morale, et cette fausse apparence de santé caractérise la *chlorosis fortiorum* des auteurs. Quoi qu'il en soit, la malade se plaint d'avoir de l'*essoufflement* quand elle marche vite, monte un escalier ou fait un effort, et, souvent aussi accuse des *palpitations* plus ou moins répétées. On relève encore chez elle des *troubles dyspeptiques* nombreux, non plus sous forme d'épigastralgie comme dans l'insuffisance aortique, mais caractérisés plutôt par un appétit capricieux, de la lenteur des digestions, de la flatulence, de la constipation tenace. A côté de ces troubles, on note également certaines tendances aux *épistaxis* répétées et des *perturbations menstruelles*, irrégularités des règles ou aménorrhée totale, dans d'autres cas au contraire ce sont des *ménorragies*, enfin on trouve encore des *troubles nerveux* importants, un grand état d'impressionnabilité, un caractère changeant, des joies et des tristesses sans motif.

Enfin, pour compléter l'apparence avec la chlorose, ces jeunes femmes présentent souvent des *souffles vasculaires* hydrémiques. Chez quelques malades, les troubles nerveux, que nous avons signalés, prennent une intensité telle que si on ne craignait d'étendre sans mesure les formes cliniques de la maladie, on pourrait presque décrire une *forme névropathique* du rétrécissement mitral pur ; c'est qu'en effet, chez un grand nombre de sujets, aussi bien des hommes que des femmes, on note la coïncidence de *l'hystérie* dans toutes ses modalités cliniques ; chez

1. Gilbert et Rathery, *Presse méd.*, 9 mai 1900.
2. Marcel Labbé, « Rétrécis. mitral pur et nanisme », *Presse méd.*, 5 août 1908.

d'autres les troubles se rapprochent davantage de la *neurasthénie*.

Les *manifestations hystériques* dans le rétrécissement mitral (ARMAINGAUD, POTAIN, GIRAUDEAU) consistent principalement en troubles d'ordre sensitif : viscéralgies, *fausse angine de poitrine*, hyperesthésie cutanée, dyspnée nerveuse avec agitation, cris, constriction à la gorge, hémiplégie hystérique (qui se distingue de l'hémiplégie par embolie cérébrale assez fréquente dans le rétrécissement mitral, par l'hémianesthésie concomitante, zones hystérogènes, hémispasme glosso-labié, la répétition des attaques, etc., qu'on ne rencontre pas dans l'embolie). Chez certains malades on a noté des sortes d'*attaques convulsives* à *type* franchement *hystérique* ou empruntant le masque de *l'épilepsie* (*épilepsie cardiaque*) (LEMOINE, POTAIN, FERRANNINI, PAULY [1]). Dans le cas observé par ce dernier auteur la crise d'épilepsie survenait après que la malade avait fait un effort ou s'était livrée à la marche; l'auteur rapporte cette épilepsie à un trouble circulatoire de l'encéphale par insuffisance cardiaque.

Chez certaines patientes, ce sont des troubles de *neurasthénie* qui dominent, avec la céphalée en casque et l'asthénie neuro-musculaire habituelle, des phobies (J. TEISSIER).

Enfin chez d'autres, signalons les changements d'humeur, les bizarreries de caractère, si fréquents d'ailleurs chez tous les névropathes.

*b.* Le *type pseudo-tuberculeux* n'est pas moins important : les malades sont exposées à une petite toux sèche et tenace, ou encore à des bronchites répétées avec foyers mobiles de râles sous-crépitants; quelques autres sont sujettes à des *hémoptysies*, enfin la plupart, outre de la dysménorrhée ou même de l'aménorrhée absolue, présentent un facies décoloré, un teint mat, des troubles digestifs, des points douloureux dans la poitrine et un amaigrissement général, qui semblent à simple vue, en rapport avec une tuberculose prochaine ou déjà en voie d'évolution.

Il faut rappeler d'ailleurs, qu'à côté de cette forme de pseudo-tuberculose, on doit aussi décrire un *rétrécissement mitral pur d'origine tuberculeuse*, dans lequel l'évolution de la tuberculose sera plus tard enrayée par l'affection cardiaque qui survivra seule.

Outre ces deux types principaux on a décrit encore des *types cliniques secondaires* parmi lesquels un *type dyspnéique* caractérisé par des crises d'oppression survenant principalement après les efforts, et ressemblant à des accès d'asthme ; elles sont sujettes à des retours périodiques, et se surajoutent plus ou moins aux deux types cliniques précédents.

*Signes physiques.* — 1° INSPECTION. — L'inspection de la région précordiale ne donne que des renseignements peu importants; le cœur n'est point augmenté sensiblement de volume, du moins dans les premiers temps, plus tard il est vrai, l'*oreillette gauche s'hypertrophie* notablement et plus tard encore dans les coarctations très intenses, on note des *signes de dilatation du cœur droit* : la pointe est alors abaissée, mais elle est surtout déviée en dehors de la ligne mamelonnaire gauche.

1. PAULY, *Soc. méd. hôp.* Lyon, 16 mai 1905.

La *voussure précordiale*, même dans ce cas, est *rare*.

2° Percussion. — Les seuls signes véritablement importants que fournit la percussion sont ceux qui dénotent l'augmentation de volume de l'oreillette gauche, cette *percussion* doit être *pratiquée dans la région dorsale du côté gauche*, suivant les indications précises que nous avons données antérieurement sur ce sujet (Germe, Potain, Machado, E. Bariu, Cordonnier).

On sait qu'à l'état normal l'oreillette gauche fournit une zone mate, étendue de la sixième à la septième, à la huitième vertèbre dorsale environ, cette zone affecte la forme d'un ovale dont le diamètre transversal accuse, au niveau de la sixième vertèbre, deux centimètres et demi à trois centimètres environ et le diamètre vertical un peu plus de 7 centimètres et demi. Or, dans le rétrécissement mitral avec *grande dilatation de l'oreillette gauche*, la matité a pu s'étendre jusque vers la dixième vertèbre dorsale et mesurer plus de 6 centimètres de largeur, et 11 centimètres et au delà sur le diamètre vertical.

Cette exploration de l'oreillette gauche est très importante dans le rétrécissement mitral, car dans certains cas où les signes d'auscultation étaient peu nets, on a pu faire le diagnostic rien que par la constatation de l'hypertrophie auriculaire (Germe).

La dilatation de l'oreillette gauche s'accuse encore assez fréquemment par une sensation de gêne douloureuse tantôt spontanée, tantôt réveillée par la fatigue, un effort, par la toux, ou par la pression manuelle, siégeant dans la région dorsale gauche correspondant au siège de l'oreillette : c'est la *douleur auriculaire*.

3° Palpation. — *a*. Elle fournit un signe d'une valeur telle, que lorsqu'il est nettement perçu, il permet de faire le diagnostic de l'affection alors que les signes d'auscultation manquent de netteté : nous voulons parler du *frémissement cataire*.

Lorsqu'on applique largement la paume de la main, à plat sur la région où bat la pointe du cœur, on éprouve la sensation d'un frémissement à vibrations assez rudes et espacées. Il varie un peu dans son moment : dans certains cas, véritables types de la maladie, on note que le frémissement commence après le claquement des sigmoïdes pendant le repos du cœur, c'est-à-dire durant la diastole, en se renforçant de plus en plus à mesure que la diastole arrive près de son terme ; à ce moment, qui correspond à la contraction de l'oreillette, c'est-à-dire à la présystole, le frémissement atteint son maximum d'intensité.

Dans d'autres cas, il se fait sentir seulement à la fin de la diastole et précède immédiatement le choc systolique de la pointe. En résumé, le *frémissement cataire* du rétrécissement mitral *est un phénomène de diastole, mais il est surtout présystolique*. Il est produit par les vibrations engendrées par le passage du sang de l'oreillette dans le ventricule gauche à travers l'orifice mitral rétréci.

Pendant la *diastole* proprement dite, ce frémissement est *grave* et *prolongé* parce que la veine fluide, qui est appelée dans le ventricule par l'effet de la tension veineuse et surtout par l'aspiration ventriculaire, n'est douée que d'une vitesse assez médiocre; au contraire lorsque survient la contraction de l'oreillette, la vitesse de l'ondée sanguine propulsée est plus considérable, et le frémissement prend une ampleur, un *renforcement* des plus nets.

Ce frémissement si caractéristique ne saurait être, par son siège et par son moment, confondu avec les frémissements cataires également intenses du *rétrécissement aortique* et du *rétrécissement de l'artère pulmonaire*. Celui du rétrécissement mitral a son *siège à la pointe du cœur* et est *diastolique ou presystolique*, ceux du rétrécissement aortique et du rétrécissement pulmonaire ont leur siège à la base du cœur, dans le deuxième espace intercostal, le premier vers le bord droit, le second vers le bord gauche du sternum, de plus, ils sont tous deux systoliques.

Dans le *rétrécissement tricuspidien*, affection très rare, on peut rencontrer un frémissement cataire dont le maximum se trouve au niveau du bord gauche de l'appendice xiphoïde.

*b.* On perçoit encore à la palpation le signe de la *vibration mitrale dure* (Bard et Cassan[1]) qui donne à la main la sensation brusque d'un ressort qui se détend; le phénomène est *systolique* et siège un peu en dedans de la pointe, ce n'est au fond que le claquement produit par la fermeture de la valvule, modifié par l'état scléreux et la rigidité de la mitrale. La vibration mitrale si nettement perceptible à la palpation se traduit à l'oreille par l'*éclat* et la *dureté du premier bruit;* c'est le même phénomène perçu par deux sens différents.

*c.* Dans quelques cas, il est possible encore de percevoir par la palpation une sorte de *double ressaut* au niveau de la base du cœur correspondant au dédoublement du second bruit.

*d.* La palpation montre encore que la pointe du cœur est peu ou pas abaissée, mais à la période avancée de la maladie, la pointe est légèrement déviée en dehors de la ligne mamelonnaire et cette déviation est l'indice *d'une dilatation des cavités droites, phénomène tardif de la sténose mitrale*.

4° Radioscopie. — Nous avons montré précédemment les indications précieuses que pouvait fournir la radioscopie pour la recherche de la dilatation des oreillettes dans le rétrécissement mitral (voir *Radioscopie*).

5° Electro-cardiographie. — Nous avons montré également la valeur des *électrocardiogrammes* dans la sténose mitrale (voir *Séméiologie du cœur*). Nous avons dit que normalement le soulèvement de l'oreillette se manifeste par une secousse peu élevée (P) avec ligne d'ascension et de descente assez oblique. Dans le rétrécissement mitral, cette secousse peut être augmentée dans sa force (hauteur) et dans sa durée (largeur); au contraire elle peut manquer complètement et ce signe serait d'un pronostic grave, et indiquerait un état d'insuffisance auriculaire[2].

6° Auscultation. — Le resserrement de l'orifice mitral, entravant le passage du sang de l'oreillette dans le ventricule durant la diastole,

1. Cassan, « Du rétréc. mitral ancien », *Th.*, Lyon, 1896.
2. Samojloff et Steshinsky, *Munch. med. Wochens.*, 21 septembre 1909.

ne peut engendrer que des bruits pathologiques exclusivement diastoliques; c'est en effet pendant cette période que nous allons voir se succéder les bruits anormaux qu'il nous reste à décrire.

Si l'on ausculte avec soin la région précordiale dans le rétrécissement mitral pur, on perçoit nettement un rythme si spécial à la maladie, qu'il permet de poser le diagnostic d'une façon immédiate.

Ce *rythme mitral* a été décrit avec grand soin par Duroziez[1] qui l'a figuré par l'onomatopée :

| *ffout* | — | *ta-ta* | — | *rrõu* |
|---|---|---|---|---|
| Souffle présystolique | | Dédoublement du second bruit | | Roulement diastolique |

devenue classique et dont les termes correspondent aux trois bruits pathologiques spéciaux qui composent le rythme mitral; leur étude détaillée nécessite que nous analysions les différents temps de la révolution cardiaque chez le malade atteint de sténose mitrale.

Au moment où le sang, pendant la diastole, va pénétrer de l'oreillette dans le ventricule gauche, il est obligé de s'engager dans un orifice rigide et rétréci et produit alors une veine fluide vibrante, qui engendre simultanément un bruit pathologique et un mouvement vibratoire appréciable au palper. Ce dernier est le frémissement cataire que nous venons de décrire; quant au bruit pathologique, c'est le souffle ou plus exactement le roulement diastolique; en résumé, nous l'avons dit déjà, c'est le même phénomène, perçu par deux sens différents.

*a.* Le *roulement diastolique* commence pendant la diastole cardiaque, non pas de suite après le claquement des sigmoïdes, mais un peu après, dans un moment qu'on pourrait appeler le *milieu du grand silence.* Ce bruit pathologique peut être un *souffle* véritable, mais le fait est plutôt exceptionnel et l'observation clinique montre qu'il est rarement soufflant au sens grammatical du mot, mais rappelle plutôt un bruit de *roulement* ou de *ronflement* comme dit Duroziez, et comme tel son *timbre* est *grave* et *sourd.* Sa *tonalité* est *basse* parce que la veine fluide qui traverse l'orifice mitral ne possède qu'une faible vitesse, et n'est attirée dans le ventricule que par l'aspiration de celui-ci et par l'action de la pression intra-auriculaire.

Ce bruit de ronflement ou de roulement correspond au *rrõu* du schéma de Duroziez; il occupe toute la durée de la période diastolique et va se terminer au moment de la présystole où il se transforme en bruit présystolique qui n'est en somme que sa continuation et son renforcement.

Le roulement diastolique a son *maximum un peu au-dessus* et en *dedans de la pointe*, car les lésions du rétrécissement, telles que nous les connaissons, rapprochent le foyer du bruit de roulement de la pointe du cœur;

1. Duroziez, « Du rythme pathognomoniq. du rétrécissement mitral », *Arch. gén. d méd.*, octobre 1862, et *eod. loc.*, 1877, p. 45.

c'est qu'en effet, la base du ventricule gauche étant dissimulée derrière celle de son congénère, la pointe est le segment par lequel le ventricule gauche s'approche le plus de la paroi thoracique.

Plus exactement, ce bruit se trouve au niveau de l'union du tiers moyen et du tiers inférieur du ventricule gauche, l'axe de l'orifice mitral venant aboutir à ce niveau en raison de l'obliquité de la base du cœur par rapport au ventricule.

La propagation de ce roulement est assez nette vers la région axillaire, mais le bruit *se transmet principalement vers* le *sternum* ou le *creux épigastrique*.

*b*. Le *souffle présystolique* décrit par Gendrin et par Fauvel, qui succède sans transition au roulement diastolique, se produit à la fin de la diastole et coïncide rigoureusement avec la systole de l'oreillette, il est donc présystolique par rapport à la contraction ventriculaire.

Ce souffle est *bref*, *instantané*, pour ainsi dire, et à tonalité plus élevée que le bruit précédent; il est produit par les vibrations de l'ondée sanguine lancée brusquement par l'oreillette à travers l'orifice mitral rétréci, pour achever la réplétion du ventricule, qu'avait déjà commencée l'ondée diastolique en donnant lieu au bruit de roulement. La vitesse et la brusquerie avec lesquelles l'ondée sanguine est lancée expliquent la rapidité de ses vibrations et par conséquent sa tonalité plus haute.

Le souffle présystolique n'est en somme que la traduction, pour l'oreille, du frémissement cataire présystolique perceptible à la palpation. Quelquefois même le phénomène est beaucoup plus appréciable par la main que par l'oreille, aussi est-il nécessaire cliniquement de compléter ces deux impressions l'une par l'autre. Ajoutons encore que le souffle présystolique répond à l'onomatopée *ffoût* du rythme de Duroziez; enfin, de même que le roulement diastolique dont il n'est d'ailleurs que la continuation avec renforcement, il a son *maximum vers la pointe* du cœur et se propage un peu dans la direction de l'aisselle.

Le souffle présystolique, dont la valeur séméiologique est aujourd'hui reconnue par tous les cliniciens, a été autrefois le sujet de discussions passionnées auxquelles prirent part surtout Bouillaud, Littré, Beau, Gendrin, Fauvel, Hérard et dont on retrouve encore l'écho dans cette affirmation erronée de C. Paul qui ne craignait pas de déclarer qu' « il n'y a pas de bruit anormal présystolique » (1883).

Toutes ces discussions n'ont maintenant qu'un intérêt purement historique, et l'accord est fait ou plutôt paraissait fait, quand Dickinson[1] et quelques auteurs anglais tels que Ormerod, Barclay et Turner, reprenant les théories soutenues autrefois par Beau, et confondant sans doute le rétrécissement mitral pur avec la sténose associée à l'insuffisance, sont venus prétendre que le souffle du rétrécissement mitral est un souffle systolique et qu'il décèle une insuffisance temporaire de la valvule

1. Dickinson, « Remarks on the presystoliq murmur falsely so called », *Lancet*, 1887.

mitrale : celle-ci, étant devenue rigide, fermerait l'orifice moins rapidement qu'à l'état normal et permettrait, au début de la systole ventriculaire, le reflux d'une légère quantité de sang dans l'oreillette. D'ailleurs, ajoute Dickinson, le bruit de souffle ou le renforcement n'est pas présystolique mais systolique, parce qu'il se perçoit au moment où le choc précordial se produit, et par conséquent au moment de la systole ventriculaire. Or l'erreur tient à ce que Dickinson prend faussement le soulèvement de la pointe comme signe de la systole ventriculaire, alors que le choc dû à celle-ci est immédiatement précédé par un soulèvement, transmis à la paroi thoracique, causé par la réplétion du ventricule sous l'action de la systole de l'oreillette. C'est en s'appuyant sur la théorie inexacte de Dickinson, que quelques médecins étrangers[1] décrivent un souffle qu'ils appellent le « *souffle crescendo* » de la sténose mitrale qui correspond à notre souffle présystolique, et le considèrent comme étant protosystolique.

On a dit encore que le roulement diastolique et le souffle présystolique sont deux bruits distincts provenant, celui-ci de la contraction auriculaire, l'autre de la contraction du ventricule et lié par conséquent à l'insuffisance mitrale. Or, après que le souffle présystolique est terminé, il est immédiatement suivi par le claquement systolique de la mitrale répondant au premier bruit physiologique qui, dans le cas particulier, prend un éclat et une dureté tout à fait caractéristiques, phénomènes qui ne sauraient s'allier avec une insuffisance de la valvule mitrale.

Une autre objection à la théorie classique a été formulée par Tripier et Devic qui constatant l'absence de pause entre le roulement présystolique et le premier bruit du cœur, attribuent le roulement à un bruit musculaire causé par la contraction du ventricule rendue plus laborieuse et plus lente par les empêchements que lui apportent les altérations de la mitrale. Ce bruit musculaire se produirait pendant le temps très bref qui sépare la contraction du ventricule du premier bruit : il serait donc, non pas présystolique, mais protosystolique.

J. Mackenzie[2], reprenant l'étude de ces bruits, prétend que le *souffle présystolique* indiquerait un rétrécissement mitral peu serré, c'est-à-dire relativement récent ; il serait, en conséquence, le *premier signe* à apparaître, alors que le *roulement diastolique* appartiendrait aux *stades avancés de la maladie ;* cependant le même auteur signale également un souffle systolique dû au rétrécissement mitral.

*En réalité dans le rétrécissement mitral pur, il n'existe point de souffle systolique* et, si l'on en perçoit un, c'est que le rétrécissement se complique d'insuffisance de la valvule, association fréquente d'ailleurs, que nous étudierons bientôt, et désignée habituellement sous le nom de *maladie mitrale*.

1. BROCKBAND, *Brit. med. Journ.* août 1909 ; COHN, *Journ. of. the Amer. med. associat.*, mai 1910.

2. J. MACKENZIE, « Les maladies du cœur », traduction Françon, 1911, p. 309.

Il s'en faut que dans tous les cas de rétrécissement mitral, on perçoive toujours nettement le roulement diastolique suivi de son renforcement dans la présystole ; certaines circonstances plus ou moins durables peuvent *dissocier*, pour ainsi dire, chacun de ces bruits.. Ce phénomène intéressant peut s'expliquer d'une façon fort simple.

Lorsque le cœur se contracte lentement, c'est-à-dire lorsque la période diastolique est longue, le ventricule se remplit presque en entier durant la diastole, et lorsque l'oreillette va se contracter, elle n'a qu'à envoyer une ondée faible, peu considérable, pour achever la réplétion ventriculaire, mais cette ondée est insuffisante pour produire une vibration sonore. Dans ce cas donc, on n'entendra que le roulement diastolique grave et prolongé à tonalité basse et la systole de l'oreillette sera presque silencieuse.

Au contraire, lorsqu'il y a accélération très marquée des battements du cœur, la période diastolique est très courte et la contraction de l'oreillette entre de suite en jeu : elle produit un bruit présystolique d'autant plus net que le roulement diastolique est nul ou à peine marqué.

Disons encore que ce roulement présystolique trouve, en plus, une autre condition secondaire pour sa production dans la dilatation hypertrophique de l'oreillette gauche toujours si accusée dans les rétrécissements anciens et partant serrés, qui renforce singulièrement les phénomènes de contraction auriculaire.

Toutefois, en laissant de côté ce facteur de l'hypertrophie de l'oreillette gauche, nous arrivons à cette *conclusion* importante que, à *contraction lente répond le roulement diastolique, à contraction accélérée, le roulement présystolique.*

L'observation montre encore que dans quelques cas, le timbre de ce dernier bruit se rapproche plutôt du *souffle* que du *roulement* véritable.

D'ailleurs *ces deux signes* ont une valeur diagnostique équivalente, et ils ne font que représenter « deux modes différents de la réplétion ventriculaire ».

En fait, il est commun de les voir *remplacer l'un par l'autre* suivant l'état de repos ou d'accélération des contractions cardiaques et les choses se passent généralement de la façon suivante : un malade, ayant travaillé « jusqu'au bout », entre à l'hôpital, présentant tous les troubles fonctionnels d'une cardiopathie ; à l'auscultation, on relève une *arythmie extrême* avec *grande précipitation des bruits* (*tachyarythmie*) et, dans la région de la pointe, un souffle présystolique, très fort, et au contraire un roulement diastolique très court, difficilement perceptible.

Au bout de quelques jours de repos au lit, et après un court traitement digitalique qui régularise et ralentit les contractions du cœur, le roulement diastolique apparaît, grave et prolongé alors que le souffle présystolique devient très bref, très court, à peine appréciable même.

Enfin *les deux bruits pathologiques peuvent disparaître complètement* soit à la période asystolique, soit dans les cas de rétrécissement très serré, soit enfin lorsque l'oreillette, extrêmement dilatée, a perdu sa contractilité et se trouve alors comme engorgée par la stase sanguine. Dans ce dernier cas, on voit quelquefois les souffles réapparaître, après une cure digitalique qui a ranimé l'oreillette et mis en jeu sa contractilité épuisée.

c. Le rythme mitral se termine par un troisième signe d'une importance extrême : le *dédoublement du second bruit normal du cœur* (*ta-ta* du rythme de Duroziez) ; il ne manque jamais ou presque jamais, alors que le roulement diastolique et le souffle présystolique peuvent faire défaut. En l'absence de ces derniers signes, la présence seule du dédoublement du second bruit suffit pour poser le diagnostic, à condition que ce rythme soit *constant*, c'est-à-dire perçu à chaque révolution cardiaque, car il existe, comme nous l'avons vu un dédoublement physiologique du second bruit, qui présente comme caractères principaux d'être inconstant, transitoire, en rapport étroit avec les oscillations respiratoires, et coïncidant presque toujours avec la fin de l'inspiration et le commencement de l'expiration.

Le dédoublement du second bruit, signalé et bien étudié par Bouillaud, consiste dans un double claquement très net, à timbre clair, dont les deux unités très rapprochées l'une de l'autre, remplacent le bruit unique diastolique normal, formé par le claquement simultané des valvules sigmoïdes de l'aorte et celles de l'artère pulmonaire.

Par suite de ce dédoublement, on perçoit à l'auscultation un rythme à trois bruits : le premier, représenté par le roulement diastolique renforcé dans la présystole, et les deux autres par le second bruit dédoublé. Ce rythme a été comparé assez justement au « rythme du battement de tambour connu sous le nom de *rappel* » (Bouillaud). Il imite encore assez bien, ajoute-t-il, « le rythme du bruit d'un marteau qui après avoir frappé le fer, retombe sur l'enclume, rebondit et retombe immobile ». Enfin il le compare encore dans certains cas au « cri de la caille ». Il serait plus exact d'emprunter la comparaison aux rythmes de la poésie latine, et de dire que le dédoublement du deuxième bruit qui suit le roulement diastolique, renforcé dans la présystole forme avec celui-ci un rythme de *dactyle :* une longue et deux brèves (—◡◡), caractère qui le différencie de suite d'un autre rythme à trois bruits : le bruit de galop que représente l'*anapeste :* deux brèves suivies d'une longue (◡◡—).

Le dédoublement du second bruit symptomatique du rétrécissement mitral est un *bruit de la base* du cœur, et son *maximum* s'observe *vers* le *milieu du sternum* à *la hauteur du deuxième espace intercostal*, c'est-à-dire au niveau de l'émergence de l'aorte et de l'artère pulmonaire. Dans quelques circonstances le maximum du bruit se trouverait dans les troisième et quatrième espaces intercostaux et se propagerait vers la pointe et même vers l'aisselle (Tripier et Devic).

Le dédoublement du second bruit normal est dû au manque de synchronisme dans le claquement diastolique des valvules sigmoïdes de l'aorte et celles de l'artère pulmonaire (Skoda) Mais lorsqu'il s'agit de décider si la *précession* du claquement appartient aux sigmoïdes aortiques ou aux sigmoïdes pulmonaires, on voit que pour Peter, Raynaud et d'autres, la première partie du dédoublement est due à la fermeture anticipée des valvules de l'artère pulmonaire, alors que pour Potain, les sigmoïdes aortiques claquent les premières, et que pour Dehio[1] également, les valvules pulmonaires retardent sur les valvules aortiques. Or, cette confusion est plus apparente que réelle, chacune de ces opinions est vraie, et tout dépend du moment où l'auscultation est pratiquée et cette dernière varie suivant qu'on ausculte un rétrécissement mitral récent ou au contraire déjà ancien. En effet, *pendant la première période de la maladie*, ce sont les *valvules aortiques* qui *claquent les premières*, d'où il résulte que la première partie du dédoublement s'entend de préférence à droite du sternum au niveau de l'aorte, et la seconde à gauche, au niveau de l'artère pulmonaire. A une *période plus avancée* de la maladie, de même que dans les derniers stades, il y a au contraire *chute anticipée des sigmoïdes de l'artère pulmonaire*, d'où l'accentuation manifeste de la première partie du rythme s'entend au niveau de l'artère pulmonaire.

Nous indiquerons plus loin les causes de ces modifications curieuses.

Tripier et Devic ont proposé une autre explication du dédoublement, du second bruit. Pour ces auteurs, les deux parties du dédoublement se passent au niveau des sigmoïdes aortiques : au moment de la fermeture des valvules, le frémissement de l'orifice mitral se prolongerait au plancher des sigmoïdes et dissocierait en deux parties le deuxième bruit normal.

Enfin, d'après une autre théorie, la première partie du dédoublement serait constituée par le deuxième bruit normal, la seconde serait un bruit surajouté dû au claquement des deux valves indurées de la mitrale (Gallavardin[2]). A l'état normal, durant la diastole, l'ondée sanguine lancée dans l'aorte par la contraction ventriculaire revient en arrière, et s'engouffre dans les sigmoïdes, les tend brusquement et fait claquer leurs bords. Cette chute brusque des sigmoïdes produit un ébranlement au niveau de l'anneau aortique et se propage à la mitrale dont la grande valve est appendue directement au-dessous de lui. A l'état normal, cet ébranlement mitral secondaire n'est point assez ample pour produire un bruit, mais lorsque les deux lames de la mitrale sont indurées et adhérentes par leurs commissures, cet ébranlement et l'oscillation qui en est la conséquence donneraient lieu à un claquement qui constituerait la deuxième partie du dédoublement.

Tels sont les signes physiques habituels fournis par l'auscultation dans le rétrécissement mitral pur, correspondant au syndrome de Duroziez.

Il nous reste maintenant à indiquer encore deux *signes secondaires* intéressants à connaître : le *retentissement du premier bruit*, et le *bruit de claquement d'ouverture de la mitrale*.

1. Dehio, *Bei Entstehung und Bedeutung des gespaltenen zweiten Herztones*. — *St-Petersb. med. Wochenschr.*, 1891.

2. Gallavardin, *Lyon Médical*, 10 septembre 1905

1° Le *retentissement du premier bruit normal*, connu de Traube, consiste, d'après Duroziez, dans un *éclat extraordinaire* que prend quelquefois ce bruit; on pourrait même, dans quelques cas, l'entendre à distance, à quelques centimètres de la région précordiale. Dans d'autres circonstances, il est simplement plus bref, plus dur qu'à l'état normal (*dureté du premier bruit*). Ce *claquement retentissant et dur*, comparé à la détente d'un ressort, est dû à la rigidité de l'entonnoir qui constitue le rétrécissement, à ce que le bord libre des valvules est épaissi, et enfin à ce que la totalité du voile membraneux est moins souple et a perdu de son élasticité. Il en résulte que la mitrale se tend et claque avec force au moment de la *fermeture* systolique de ses valves.

Traube remarquant que le sang, par le fait du rétrécissement, n'arrive dans le ventricule qu'en trop faible quantité pour préparer la tension de la valvule mitrale, pense que cette dernière entre très brusquement en tension pendant la systole et produit ainsi un éclat exagéré du premier bruit.

2° Le *bruit de claquement d'ouverture de la mitrale* décrit par Sansom (1880) et par Potain (1887) n'est pas constant[1]. A l'état normal, au début même de la diastole, les deux valves de la mitrale s'abaissent, restent flasques, et l'ouverture se fait sans bruit; mais quand leurs bords libres sont bridés par les adhérences qu'ils ont contractées au niveau de leurs commissures, il se produit un arrêt brusque de la valvule au moment de son ouverture, elle se tend brusquement « sous l'action du sang qui se précipite à travers l'orifice auriculo-ventriculaire, et ce mouvement brusque de tension détermine un bruit net, bref, claquant », rappelant le bruit de clapet ou celui que fait une pièce d'étoffe que l'on tend subitement avec les doigts. *Ce bruit se place après la diastole, il suit immédiatement le second bruit normal* qu'il semble dédoubler. Cette sorte de dédoublement du second bruit diffère cependant du vrai dédoublement que nous avons décrit, en ce que *son maximum siège à la pointe du cœur*, au lieu d'être à la base; en outre, il est séparé du dédoublement du second bruit par un intervalle sensiblement plus long que celui qui existe entre les claquements sigmoïdiens. Ce bruit de claquement a de l'importance pour la connaissance du stade auquel est parvenu le rétrécissement mitral, car on ne le rencontre qu'à la phase moyenne de l'affection, alors que le rétrécissement est net, déjà serré, mais non excessif, puisque la mitrale est encore assez souple pour claquer en se tendant.

Résumé. — Le rétrécissement mitral pur est caractérisé :

1° *A la palpation*. — *a*. Par un *frémissement cataire diastolique*, avec augment présystolique, perçu vers la pointe du cœur;

*b*. Par la *vibration mitrale systolique* perçue seulement quand on rencontre à l'auscultation le premier bruit dur, éclatant;

2° *A l'auscultation*. — Par les bruits multiples suivants :

*a*. Un *roulement diastolique* avec *renforcement présystolique;*

*b*. Un *premier bruit dur, retentissant*;

1. Rouchès, « Du claquement d'ouvert. de la mitrale », *Th.*, Paris, 1888.

*c.* Un *dédoublement constant* du *second bruit*, perçu à la base du cœur ;

*d.* Un *bruit de claquement d'ouverture de la mitrale*, plus rare que les précédents, perçu pendant la diastole immédiatement après le second bruit normal qu'il semble dédoubler; simulant ainsi une sorte de dédoublement du second bruit perçu à la pointe du cœur.

Avant d'aller plus loin, nous ferons remarquer que dans quelques observations de rétrécissement mitral, on a entendu pendant la diastole, non pas un bruit de roulement, mais un souffle véritable. Cette question du *souffle diastolique dans le rétrécissement mitral* est encore controversée ; certains l'admettent, d'autres le nient ou le mettent sur le compte d'une insuffisance aortique concomitante, ou encore considèrent le souffle comme étant de nature cardio-pulmonaire. Ces deux solutions sont exactes pour un certain nombre de cas, mais il en est d'autres où cette pathogénie est difficilement admissible. Steel[1] a trouvé ce souffle à la pointe dans 30 0/0 des cas, et au-dessus de celle-ci dans 40 0/0 ; en défalquant sept cas parmi ces derniers où le souffle était dû à une insuffisance aortique certaine, le souffle diastolique, dans les autres faits, se passait, d'après l'auteur, dans l'artère pulmonaire soumise, à une haute pression. Pawinski (1895) a noté le fait également et décrit dans le rétrécissement mitral, un souffle diastolique siégeant au bord sternal au niveau du troisième ou du quatrième espace intercostal gauche, naissant dans la diastole immédiatement après le second bruit. Il augmenterait toutes les fois qu'une cause quelconque élève la tension dans l'artère pulmonaire, comme la bronchite ou les affections bronchopulmonaires, par exemple : ce ne serait donc pas un simple souffle extracardiaque. Pawinski pense qu'à la suite de la pression élevée que subit la circulation pulmonaire à la suite du rétrécissement mitral, le ventricule droit subit d'abord une dilatation hypertrophique compensatrice, puis la tension continuant à s'élever, il se produirait une dilatation de l'orifice de l'artère pulmonaire et ses valvules deviendraient insuffisantes pour l'obturer. Ce souffle diastolique serait donc causé par une *insuffisance fonctionnelle des valvules de l'artère pulmonaire.* Nous verrons à propos de cette affection, ce qu'il faut penser de cette théorie.

**Modifications et variabilités des signes physiques.** — Les signes physiques que nous venons de résumer ne répondent qu'aux types les plus parfaits du rétrécissement mitral, et souvent en clinique, on s'aperçoit qu'il s'en faut de beaucoup que tous les cas de sténose mitrale présentent l'*ensemble complet* des signes que nous venons de résumer. Il arrive fréquemment que les signes physiques sont dissociés, que certains cas sont caractérisés exclusivement par un dédoublement constant du second bruit et que les autres signes font défaut, enfin, que d'autres faits de rétrécissement mitral, assez rares d'ailleurs, ne donnent lieu à aucun signe physique appréciable. Dans d'autres circonstances,

1. Steel, *Medic. chronicle*, 1895.

lorsqu'on peut suivre les malades pendant un temps assez long, on s'aperçoit que les signes physiques présentent des modifications très importantes : c'est ainsi que certains bruits diminuent, puis réapparaissent plus tard sous des influences diverses, et que la tonalité de certains autres est sujette à de nombreuses variations. Or, *ces modifications sont la conséquence directe de l'évolution que subissent les lésions anatomiques avec les différentes périodes de la maladie;* elles n'ont donc point seulement un intérêt de curiosité, mais elles constituent un élément précieux de pronostic en nous montrant à quel stade est parvenue l'affection mitrale. L'étude de ces variabilités dans les signes physiques du rétrécissement mitral a été faite surtout par Broadbent (1886), Potain (1894), Gochbaum (1894[1]). J'ai essayé également, d en faire une courte étude[2].

1° *Modifications du dédoublement du second bruit.* — Ce dédoublement, qui a une valeur considérable pour le diagnostic de la maladie, est très net chez certains malades; chez d'autres, il est à peine marqué, et quelquefois même impossible à percevoir pendant un certain temps.

Il est causé, avons-nous dit, par un manque de synchronisme entre le claquement des sigmoïdes de l'aorte et celui des valvules de l'artère pulmonaire. Pour Potain, les sigmoïdes aortiques claquent les premières; au contraire, pour Maurice Raynaud, Jaccoud, Peter, les sigmoïdes pulmonaires claqueraient avant celles de l'aorte, parce que le rétrécissement mitral diminue la tension sanguine dans le système aortique, d'où il résulte que le choc en retour de la colonne sanguine contre les sigmoïdes de l'aorte, s'opère plus tardivement que dans le système de l'artère pulmonaire. Or, ces divergences d'opinion tiennent certainement à ce qu'on n'a point tenu compte, en auscultant, des périodes variables où était parvenu le rétrécissement.

D'après notre maître Potain[3], les choses se passeraient de la sorte :

*Dans la phase initiale* de l'affection, il y aurait *dédoublement avec précession des valvules aortiques ;*

A la *période moyenne,* il y aurait *disparition du dédoublement du second bruit, remplacé par une simple accentuation de celui-ci au niveau de l'artère pulmonaire ;*

Enfin, *dans la période avancée,* le *dédoublement réapparaît,* avec *précession au niveau de l'artère pulmonaire.*

*a.* La précession aortique du début s'explique ainsi : Quand la systole ventriculaire est achevée et le sang lancé dans les artères, le ventricule se relâche et la diastole commence; elle est marquée par le claquement des sigmoïdes sous la pression du choc en retour, en même temps que le sang, sous l'influence double de la tension intra-auriculaire et de l'aspiration du ventricule, se précipite dans celui-ci, et com-

1. Gochbaum, *Th.* Paris, 1894.

2. E. Barié, «Les variabilités des signes physiques du rétrécissement mitral», *Presse Médicale.* 10 avril 1901.

3. Potain, *Gazette hebdomad.*, 12 septembre 1891.

mence à le distendre. Mais l'obstacle formé par le rétrécissement orificiel empêche le sang de remplir le ventricule gauche de façon suffisante, celui-ci se dilate donc plus vite qu'il ne peut se remplir: il en résulte que l'aspiration qui se produit dans le ventricule gauche est plus forte que celle qui s'opère dans le ventricule droit dont les orifices sont libres: elle porte son action à la fois sur l'orifice rétréci, siège de l'obstacle, et sur l'appareil sigmoïdien le plus voisin, c'est-à-dire sur les valvules aortiques dont elle détermine ainsi la fermeture prématurée.

*b. Dans la seconde période*, par suite des progrès croissants du rétrécissement mitral, la gêne dans la circulation pulmonaire, médiocre au début de l'affection, devient de plus en plus accentuée; il en résulte que le sang lancé par le ventricule droit éprouve de plus en plus de peine pour pénétrer dans les capillaires du poumon, c'est pourquoi la colonne sanguine retombe en arrière avec vitesse exagérée, en fermant brusquement et prématurément les sigmoïdes pulmonaires, sous forme d'un claquement fortement frappé. D'autre part, les conditions que nous avons indiquées comme favorables à la précession aortique n'ont point cessé d'exister, il en résulte donc qu'il y a, à la fois, si on peut dire ainsi, coïncidence de chute prématurée pour les sigmoïdes aortiques et pour les sigmoïdes pulmonaires. Cette avance, existant pour les deux systèmes artériels, s'annihile : la précession de l'une sur l'autre est détruite, l'isochronisme est rétabli, le dédoublement du second bruit a disparu, et on ne trouve plus à l'auscultation qu'un seul bruit durant la diastole.

*c.* Enfin, *à une période avancée*, par la marche naturelle de la maladie, le rétrécissement devient de plus en plus serré, la tension dans les vaisseaux pulmonaires est portée au maximum; la quantité de sang lancée par le ventricule droit retombe rapidement et d'une façon immédiate sur les sigmoïdes pulmonaires, avant que l'aspiration du ventricule gauche ait eu le temps de fermer les valvules aortiques: l'isochronisme est rompu, et l'on aura alors un dédoublement du second bruit avec précession pulmonaire.

2° *Modifications du roulement diastolique.* — I. *Quand le cœur bat lentement*, le *roulement diastolique est considérable*, prolongé, et le souffle présystolique à peine marqué et très bref; au contraire, *si le cœur bat avec rapidité*, le *souffle présystolique est très accentué*, et le roulement diastolique court et faiblement perçu.

II. Outre la question de lenteur ou d'accélération des contractions du cœur qui modifient le roulement diastolique, il existe des *considérations d'ordre anatomique* liées à l'évolution de la maladie qui peuvent également faire varier ce signe physique.

*a.* Au début, le rétrécissement est peu marqué et le sang pénètre en quantité notable encore dans le ventricule, la veine fluide sonore développe seulement des vibrations faibles, d'où un roulement diastolique peu accentué, et à tonalité basse.

*b.* Plus tard, le rétrécissement est très considérable et le sang, poussé énergiquement, développera des vibrations plus sonores, d'où tonalité plus haute et plus aiguë du roulement diastolique.

En outre, le *roulement diastolique est seul perçu* sans le moindre *renforcement présystolique*. Cette *disparition du souffle présystolique*, désignée par quelques-uns sous le nom de *signe de J. Mackenzie*, du nom de l'auteur qui a étudié la signification du phénomène clinique dans les phases tardives du rétrécissement mitral, — peut être *transitoire* ou *permanente*.

Dans le *premier cas*, il indique un simple fléchissement de l'oreillette, car sous l'influence du repos et d'un peu de digitale, le *rythme de Duroziez* ne tarde pas à se montrer de nouveau. Mais si la disparition du souffle présystolique est *définitive*, elle indique une véritable *paralysie de l'oreillette* avec toutes ses graves conséquences auxquelles prélude bientôt une arythmie cardiaque complète. Ce signe aurait donc, d'après Mackenzie, une *valeur pronostique très sérieuse*, et Hirschfelder, en Amérique, Joachim et Rautenberg, en Allemagne, ont appuyé cette manière de voir. Il est possible, en dehors de l'auscultation, de pressentir la disparition du renforcement soufflant présystolique, lorsqu'on constate sur le *tracé* des veines jugulaires, l'absence du petit soulèvement ondulatoire produit à l'état normal, par la contraction de l'oreillette.

En résumé, pour Mackenzie, le souffle présystolique caractériserait un rétrécissement mitral relativement récent, partant peu serré, il serait par cela même le premier signe à apparaître ; au contraire, le roulement diastolique appartiendrait aux stades plus avancés de la sténose.

c. Enfin à une période ultérieure, le rétrécissement parvenu à un degré extrême ne permet plus que la pénétration d'un mince filet sanguin, le bruit de roulement ne détermine plus que des vibrations imperceptibles à l'oreille. On s'explique ainsi que certaines *sténoses très serrées* ne soient pas diagnostiquées pendant la vie du malade.

3° *Modifications dans l'éclat du premier bruit.* — Nous avons dit plus haut que le timbre éclatant du premier bruit est dû à ce que la valvule, dont les bords libres sont indurés et bridés à leurs commissures, se tend avec force au moment de la *fermeture systolique* de ses deux valves. Or cet éclat, cette dureté du bruit, persiste durant la seconde comme pendant la première phase de l'affection, car les lésions anatomiques ne sont guère dissemblables à ces deux périodes, à peine le *claquement* valvulaire aura-t-il *diminué un peu* dans son éclat.

Mais à la période avancée de la maladie, par suite de l'épaississement et de la soudure des valves de la mitrale, ainsi que sous l'effet de la rétraction inodulaire, l'orifice mitral est transformé en une sorte d'infundibulum, ou mieux d'entonnoir, à extrémité inférieure avec parois rigides, inextensibles, et à ouverture très petite. Il en résulte que, dès le premier effort systolique du ventricule, la mitrale se ferme vite sans exiger la moindre énergie de tension de ses valves, en sorte que *le premier bruit* devient *très sourd*, et quelquefois à peine perceptible.

4° *Modifications dans le claquement d'ouverture de la mitrale.* — Nous avons vu qu'on observait ce signe inconstant, à la *période moyenne de la maladie* et *jamais au début* ni *dans les phases avancées*.

Au début, en effet, la soudure est peu marquée et le rétrécissement qui en résulte, peu accentué; par suite, la valvule peut encore s'ouvrir d'une façon suffisante et aucun bruit pathologique ne se produit. A la période avancée de la maladie, le rétrécissement est très serré, la valvule épaissie est devenue inextensible, les bords soudés s'écartent à peine et trop faiblement pour donner naissance à un bruit appréciable.

Telles sont les variations que peuvent présenter les signes d'auscultation du rétrécissement mitral en rapport avec les différentes périodes de son évolution; nous les résumons dans le tableau suivant.

## SIGNES PHYSIQUES DES DIFFÉRENTS DEGRÉS
### DU
### Rétrécissement mitral

| SIGNES | PREMIER DEGRÉ | DEUXIÈME DEGRÉ | TROISIÈME DEGRÉ |
|---|---|---|---|
| CLAQUEMENT D'OUVERTURE DE LA VALVULE MITRALE AU DÉBUT DE LA DIASTOLE | Nul | Assez fréquent | Nul |
| ROULEMENT DIASTOLIQUE | Tonalité basse, Timbre grave. | Tonalité haute, Timbre plus aigu. | Nul |
| PREMIER BRUIT | Éclatant | Dur | Nul |
| SECOND BRUIT | Dédoublement à précession aortique | Disparition du dédoublement. Accentuation du second bruit au niveau de l'artère pulmonaire | Dédoublement à précession pulmonaire |

Le *pouls* ne présente aucun caractère particulier; il n'est point pathognomonique comme celui de l'insuffisance aortique, par exemple. Il est *régulier*, *petit moyennement serré*, et ne donne à la pulsation radiale qu'une impulsion faible. Si on l'étudie au sphymographe (*fig.* 61), on voit que la *ligne d'ascension* est verticale, mais peu élevée, ce qui s'explique à la fois par la brusquerie de la pulsation et le faible volume de l'ondée sanguine. Le *sommet* est légèrement arrondi, et non en plateau comme dans l'athérome; enfin la *ligne de descente* n'est pas brusque, mais oblique égèrement ondulée.

D'après J. Teissier[1] et Le Dantec[2], le soulèvement de la pointe précède normalement la pulsation artérielle de plusieurs centaines de seconde, constituant un retard apparent du pouls sur le battement cardiaque, ce signe sans être caractéristique, il serait cependant très accentué dans le rétrécissement mitral, par suite de l'exagération marquée de la contraction auriculaire, qui constitue à l'état normal la première phase du phénomène du choc de la pointe du cœur (Potain[3]).

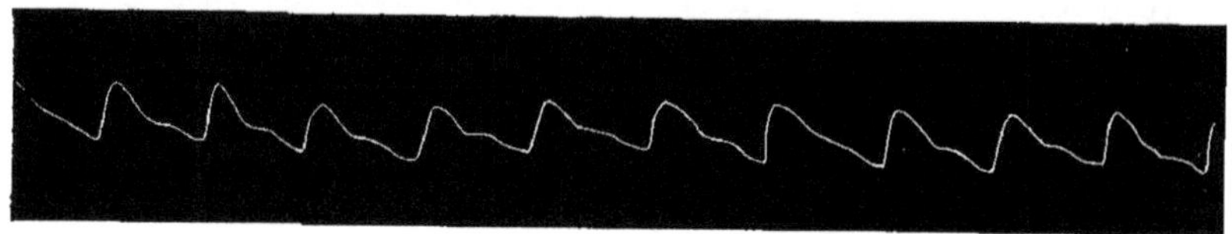

Fig. 61. — Pouls dans le rétrécissement mitral.

1. J. Teissier, *Congrès de méd. int.* Montpellier, avril 1898.
2. Le Dantec, *Th.* Lyon, 1900.
3. On sait que Chauveau a prétendu que le choc de la pointe du cœur est entièrement constitué par la systole brusque du ventricule et donne lieu à l'état normal, à un seul et unique bruit perceptible à l'oreille. Toutefois, cette systole serait précédée d'un phénomène important qu'il appelle l'*intersystole*[a] consistant dans la mise en tension des piliers valvulaires. Ce phénomène latent et ne donnant lieu à aucun bruit à l'état normal peut, au contraire, lorsque l'état physiologique vient à cesser, donner naissance à des bruits anormaux, variables suivant les différents états pathologiques. Dans la *néphrite interstitielle*, le bruit anormal constituerait le *bruit* de *galop ;* dans le *rétrécissement mitral*, l'élévation précoce du tracé cardiographique précéderait très sensiblement le *pouls radial*, lequel se trouverait alors dans un état de *retard apparent.* D'après cette théorie, l'oreillette ne jouerait donc aucun rôle dans la production du choc de la pointe du cœur.

Tout autre est l'opinion de Potain (1894) qui considère, dans le phénomène du choc de la pointe, deux parties distinctes :

1° D'abord un *soulèvement* ou mieux une *propulsion* plus ou moins rapide de la pointe;

2° Un *ébranlement brusque* et instantané qui termine le plus souvent cette propulsion.

*a. La propulsion de la pointe* est produite successivement par la systole de l'oreillette qui va s'achever, et par celle du ventricule à son début. Le plus souvent chacune de ces deux systoles y a sa part variable, ce qui permet de dire que *la propulsion* de la pointe peut être tantôt *exclusivement présystolique*, tantôt *présystolique* à son début et *systolique* à la fin. On doit en *conclure* que *presque toujours l'oreillette commence le mouvement de propulsion que le ventricule continue et achève :* ce qui fait qu'une partie du soulèvement de la pointe précède d'habitude le premier bruit et le claquement valvulaire qui le produit.

*b. L'ébranlement brusque et instantané* qui termine la propulsion de la pointe, *est exactement systolique*, coïncide avec le premier bruit, et *reconnaît pour cause le claquement des valvules auriculo-ventriculaires*. C'est lui qui donne faussement l'idée d'un choc. En réalité, ce n'est point un choc de la pointe contre la paroi, mais un *choc intérieur* dû à la tension brusque des valvules mitrale et tricuspide, ainsi que celle des parois cardiaques, qui a lieu au même moment. Ces tensions simultanées produisent à la fois le bruit que l'oreille perçoit, et la sensation tactile que l'on attribue au choc.

*En résumé*, Potain reconnaît deux causes au choc de la pointe : 1° d'abord la mise en tension des parois ventriculaires due à leur distension exagérée par l'ondée auriculaire

a. Consulter : Chauveau, *Journ. de physiologie et de pathologie générale*, 15 janvier 1900 ; Potain, « L'intersystole du cœur et le rétrécissement mitral. » *Sem méd.*, 14 novembre 1900.

On a noté quelquefois (Popoff, 1891; Gouget, Quadrone, Ssaweljew), *l'inégalité des deux pouls*. Quand le pouls droit est le plus faible, on peut penser que le phénomène est produit par la distension asystolique de la veine cave et de la veine innominée droite comprimant le tronc brachio-céphalique; si au contraire c'est le pouls gauche, le fait peut s'expliquer par la compression produite sur l'aorte entre le tronc brachio-céphalique et la carotide primitive, ou même sur l'artère sous-clavière par l'oreillette gauche dilatée.

Dans quelques cas, on note de l'*arythmie continue*, indice d'une *myocardite* concomitante et de troubles hyposystoliques, avec ou sans *crises de tachycardie paroxystique* et de palpitations. Mais ces signes se rencontrent surtout dans le rétrécissement mitral des artérioscléreux, où ils dépendraient directement de l'artériosclérose, ou encore de troubles digestifs (*arythmie palpitante*) (Huchard).

La *tension artérielle* est *généralement diminuée* à cause de la faiblesse de l'ondée sanguine dans l'aorte.

Les auteurs signalent dans le rétrécissement mitral pur l'existence d'un *faux pouls veineux*, non spécial à cette affection, mais qu'on rencontre surtout à une période avancée de la maladie, quand elle commence à retentir sur le cœur droit. Il est dû à une ondée sanguine que l'oreillette droite hypertrophiée fait refluer, pendant sa systole, dans le golfe de la veine jugulaire. A l'état normal, ce reflux existe, mais il est à peine appréciable; mais dans le rétrécissement mitral, l'oreillette droite est hypertrophiée, et ses contractions énergiques produisent une ondée rétrograde visible à simple inspection. Ce faux pouls veineux ne sera point confondu avec le pouls veineux vrai symptomatique de l'insuffisance tricuspidienne. Celui-ci, qui est dû au reflux du sang ventriculaire droit dans l'oreillette et dans les jugulaires, au moment de la contraction du ventricule, est exactement systolique et synchrone au pouls radial. Dans le *faux pouls veineux*, au contraire, le soulèvement de la veine coïncide avec la systole de l'oreillette, il est donc *présystolique* par rapport au ventricule, et la veine s'affaisse au moment de la systole ventriculaire et du pouls radial (voir *Insuffisance tricuspidienne*).

Il faut signaler enfin, comme manifestation peu fréquente ou plus justement comme complication : la *paralysie du nerf récurrent* signalée pour la première fois par Ortner (1897); il en existe une quarantaine de faits publiés (Krauss, Garel [1], Zimbler, Cohn, 1910, etc.). Presque toujours il s'agit de paralysie du récurrent *gauche*; dans quelques cas, la paralysie était bilatérale. La paralysie du récurrent s'explique par la com-

et se traduisant par un léger soulèvement ou mieux une propulsion; 2° la contraction brusque du ventricule terminant cette phase présystolique du phénomène. A l'état normal, le phénomène de propulsion est peu manifeste : le tracé de la pointe et le pouls demeurent très sensiblement synchrones. Mais si, comme dans le rétrécissement mitral, par exemple, l'oreillette gauche très hypertrophiée donne à l'ondée sanguine une vitesse considérable ou inaccoutumée, la propulsion devient alors prédominante et constitue à elle seule la presque totalité du choc qui sera alors nettement présystolique.

1. Garel, *Annal. malad. de l'oreille, du larynx*, etc., octobre 1910.

pression du nerf refoulé vers la crosse de l'aorte par une énorme dilatation de l'oreillette gauche (ORTNER, OSLER) et peut être dans d'autres cas, par la distension compensatrice du ventricule droit. En général cette paralysie s'est montrée persistante.

**Formes anormales.** — A. Lorsque le *rétrécissement mitral* est *très serré*, il arrive quelquefois que les *signes physiques font entièrement défaut* : Rendu a signalé un de ces cas; j'en ai observé un autre dans lequel le rétrécissement était tel qu'une grosse plume d'oie pénétrait difficilement à travers l'orifice sténosé; Tolot [1], Strauss [2] ont signalé des faits analogues.

Dans l'*enfance*, les souffles caractéristiques manquent habituellement (D'ASTROS) et n'apparaissent que plus tard, lorsque la sténose est suffisamment étroite, car les *rétrécissements larges*, si l'on peut dire ainsi, de même que les rétrécissements très serrés *restent aphones*.

Chez l'enfant, les premiers signes du rétrécissement mitral ne sont donc point les souffles, mais l'éclat du premier bruit surtout manifeste à la pointe et le dédoublement du second perçu à la base du cœur.

B. *Forme tachy-arythmique.* — Dans certaines circonstances, et surtout dans les cas déjà anciens, on ne trouve à l'auscultation que la *tachyarythmie* extrêmement accusée, une véritable folie du rythme cardiaque dans laquelle il est impossible de percevoir le moindre souffle. Dans ces cas, le diagnostic peut se faire encore par la présence d'un frémissement cataire apexien et présystolique et par la constatation de la dilatation de l'oreillette gauche par la percussion du cœur dans le dos.

Le plus souvent, d'ailleurs, après quelques jours de repos complet au lit et l'administration d'un peu de digitale, le cœur se calme et les signes habituels du rétrécissement mitral se montrent de nouveau.

**Marche.** — Au début, pendant un temps fort variable, le rétrécissement mitral pur donne lieu à si peu de gêne dans la santé générale, que la maladie passe inaperçue, et que les jeunes malades sont regardées comme des chlorotiques, ou comme suspectes de tuberculose pulmonaire. Mais la compensation des lésions n'est point assurée pour longtemps, car la sténose mitrale a pour conséquence première et rapide de favoriser la stase et l'engorgement de la circulation pulmonaire. Aussi est-ce *sur le poumon que vont se manifester les premiers troubles morbides* engendrés par la cardiopathie : les malades se plaignent de *dyspnée permanente*, et on relève chez eux des poussées de bronchite, des *hémoptysies fréquentes*, de la toux un peu quinteuse. Bientôt, l'hypertrophie du ventricule droit devient impuissante à lutter contre la stase intrapulmonaire ; le ventricule se dilate peu à peu, et on voit survenir alors de petites crises répétées d'asystolie, d'abord passagères, dont le repos, la

1. TOLOT, *Th.* Lyon, 1902.
2. STRAUSS, *Soc. de méd. int.*, 10 décembre 1900.

digitale, le régime lacté, les diurétiques, etc., triomphent pendant un temps variable en rapport avec l'état du muscle cardiaque. Mais peu à peu le myocarde fléchit, le cœur droit se dilate, on observe de l'insuffisance tricuspidienne. Les malades ont une oppression permanente et sont en proie à une véritable orthopnée en cas d'efforts violents. On note des troubles viscéraux : toux spasmodique, quinteuse, très fréquente ; congestion œdémateuse des deux bases des poumons; symptômes caractéristiques des *infarctus hémoptoïques*, plus fréquents ici que dans toutes les autres affections valvulaires ; gêne douloureuse de l'hypochondre droit correspondant à un gros foie ; urines rares et souvent albumineuses ; des œdèmes périphériques et plus tard de l'ascite; bref, la plupart des accidents qui caractérisent l'asystolie grave.

Il arrive quelquefois que *dans la cavité de l'oreillette gauche* se trouvent des *caillots mobiles*. Ils donnent lieu à des accidents particuliers bien observés par Lancereaux (1873), Adams et par Rendu (1897), consistant en dilatation de l'oreillette, douleurs précordiales anémie et asphyxie blanche, si les caillots viennent obstruer l'orifice mitral; dans un cas cité par Huchard (1895), un thrombus volumineux vint boucher brusquement l'orifice et causer la mort subite de la malade.

**Durée.** — Comme pour toutes les cardiopathies, la durée de la maladie est extrêmement variable ; elle dépend du degré du rétrécissement et de l'état d'intégrité plus ou moins longue du myocarde. Si le rétrécissement est très serré, les accidents de stase pulmonaire s'établiront dès les premiers stades de la maladie, et son évolution sera hâtée fâcheusement. Il en sera de même si la compensation est rompue, et si le muscle cardiaque a déjà fléchi.

Mais le *pronostic* de la maladie et de sa durée varient encore suivant le mode d'existence et la profession du malade. La période troublée sera longuement retardée si le patient a une vie sédentaire et ne se livre qu'à un travail peu fatigant ; elle sera précoce, au contraire, s'il est obligé de faire des efforts répétés et soutenus. De même, la *grossesse* peut exercer une influence très fâcheuse sur la maladie (voir *Accidents gravido-cardiaques*), et les fatigues de l'allaitement sont aussi une condition mauvaise pour le pronostic.

Ce qu'on peut dire d'une façon générale, c'est que, contrairement aux affections aortiques, qui lorsqu'elles sont peu accusées accordent une existence relativement longue, *le rétrécissement mitral n'est point compatible avec une vie très prolongée*, et Duroziez cite comme exceptionnels des cas où la vie s'est poursuivie au delà de cinquante à soixante ans.

**Terminaisons.** — La *mort* est la terminaison habituelle de la maladie et peut survenir de façons différentes. Elle arrive *lentement* à la suite des accidents complexes et progressifs d'une attaque d'*asystolie*, et spécialement par des *troubles des voies respiratoires* : congestion œdémateuse des poumons, pleuro-pneumonies bâtardes, foyers d'apoplexie pulmonaire.

De toutes les affections valvulaires, le rétrécissement mitral est celui qui expose le plus aux *accidents emboliques ;* ceux-ci peuvent hâter la terminaison fatale, et parmi eux, il faut signaler d'abord l'*embolie cérébrale* avec ses conséquences habituelles : hémiplégie droite avec aphasie motrice. Elle reconnaît pour point de départ un de ces caillots fibrineux qui se forment si fréquemment sur la *paroi postérieure de l'oreillette et de l'auricule gauches* sous l'influence de la gêne apportée par le rétrécissement à la déplétion de cette cavité et de la stase sanguine qui en résulte. L'embolus détaché par le courant sanguin est généralement entraîné jusque dans l'artère sylvienne gauche et détermine dans le territoire cérébral irrigué par ce vaisseau, des troubles d'ischémie ou un foyer de ramollissement aigu.

Duroziez, sur un ensemble de quarante-trois femmes atteintes de sténose mitrale pure a noté quinze fois l'hémiplégie, dont onze cas avec aphasie. Picot[1], sur cent dix cas de rétrécissement mitral, a vu douze cas d'hémiplégie droite, dont quatre avec aphasie, soit une proportion de près de 11 0/0.

Toutefois, l'embolie cérébrale éclate encore à une période peu avancée du rétrécissement mitral, puis rétrocède plus ou moins complètement, et permet encore une survie de plusieurs années ; peut-être même l'évolution fatale de la cardiopathie se trouve-t-elle retardée de beaucoup, par le repos forcé auquel le malade est condamné par son hémiplégie.

Il faut signaler également l'*embolie des artères périphériques*, surtout celle des membres inférieurs : *fémorale*, *poplitée*, avec les graves accidents de gangrène qui peuvent en être la conséquence ; celle des *mésentériques supérieure* ou *inférieure* (E. Barié, Gallavardin), simulant parfois des signes de péritonite aiguë ou subaiguë. Enfin, on a noté encore, quoique plus rarement, l'*embolie de l'aorte abdominale*, suivie de paraplégie brusque : nous avons observé avec Potain, *un cas* de cette grave complication (1879) ; l'embolie de l'*artère carotide primitive* (Haffner, Eichhorst, 1907).

Une autre complication encore assez fréquente est la *thrombose jugulo-sous-clavière*, surtout rencontrée chez la femme, dans laquelle la thrombose occupe la veine sous-clavière et la jugulaire du côté gauche, et précédant la mort de peu de jours. Gallavardin en a réuni plus de vingt-cinq observations.

Nous avons signalé comme complication exceptionnelle la paralysie du nerf récurrent gauche comprimé contre l'arc aortique par l'oreillette gauche dilatée et hypertrophiée, ou dans d'autres cas, comprimé par les veines pulmonaires dilatées et surélevées ; Ceraulo a noté quatre fois ces *paralysies récurrentielles* sur vingt cas de sténose mitrale.

**Diagnostic.** — Les signes fournis par l'auscultation dans le rétrécissement mitral présentent un rythme si caractéristique (à la pointe du

1. Picot, *Annal. médico-chirurg. du Centre*, 1er mai 1903.

cœur : frémissement cataire diastolique, avec roulement diastolique renforcé par un souffle présystolique ; à la base : dédoublement du second bruit) ; que le diagnostic est posé d'emblée lorsqu'on les a perçus nettement.

Mais il s'en faut que les choses se passent toujours aussi simplement. Il est d'abord des cas, où l'affection ne se manifeste que par l'éclat et la dureté du premier bruit, et à la palpation par la sensation brusque de la vibration mitrale. On comprend alors que le diagnostic reste toujours quelque peu en suspens. Par un phénomène inverse, il est d'autres faits où le *rétrécissement est si serré, qu'aucun signe physique ne se manifeste* (*rétrécissement aphone*) et que le clinicien, ne s'appuyant que sur quelques troubles fonctionnels, essentiellement contingents, porte le diagnostic un peu vague de maladie du cœur, dont la nature précise n'est établie qu'à l'amphithéâtre. Bien plus, il est des cas où ces troubles fonctionnels sont si peu nets que la cardiopathie passe inaperçue durant la vie, et que le diagnostic n'est posé qu'à l'autopsie, lorsque le malade a été emporté par une affection intercurrente.

Le diagnostic est encore délicat dans les cas (forme *tachy-arythmique*) où l'on rencontre surtout de la *tachycardie* et de l'*arythmie* (*tachy-arythmie*), associées à une *folie du cœur*, telle qu'il est impossible de préciser la nature et le moment des bruits qui « enjambent » les uns sur les autres. Ici, il faut attendre durant quelques jours, et quand, sous l'influence du repos et d'un peu de digitale, le cœur sera calmé, les signes d'auscultation se montreront alors avec netteté. Il est encore possible cependant de poser le diagnostic d'une façon précoce, en s'appuyant sur la présence d'un frémissement cataire, apexien, diastolique ou présystolique, ainsi que sur les signes de dilatation de l'oreillette gauche par la percussion du cœur dans le dos.

Mais lorsque les signes physiques existent, le diagnostic, sans être aussi difficile, ne manque pas que d'être parfois fort délicat. C'est par exemple lorsque ces signes sont dissociés.

*a*. Nous avons dit précédemment que *le souffle diastolique* de l'*insuffisance aortique*, au lieu d'être perçu à la base du cœur, au siège d'élection habituel, pouvait présenter son maximum sous le sternum, au voisinage de la partie inférieure de cet os près de l'appendice xiphoïde ; d'autre part, nous avons vu que le bruit de roulement diastolique du rétrécissement mitral s'étend manifestement au-dessus de la pointe avec propagation fort nette vers l'épigastre ; ces deux bruits peuvent donc être pris quelquefois l'un pour l'autre.

Cependant, alors que le bruit pathologique qu'on entend dans le rétrécissement mitral durant la diastole est rarement soufflant, mais rappelle plutôt un roulement, ou un ronflement qui se renforce pendant la présystole, le bruit diastolique de l'insuffisance aortique est rigoureusement un souffle, il est doux, humé, aspiratif, à tonalité haute, commence brusquement au début même de la diastole et s'éteint progressivement. Au contraire, le roulement du rétrécissement mitral offre un timbre grave et sourd à tonalité basse : de plus, il est rare qu'il ne se renforce pas, plus ou moins au moment de la présystole, par un souffle bref, et à tonalité plus élevée. Enfin, ce bruit s'accompagne au voisinage de la pointe du cœur, d'un frémissement vibratoire diastolique généralement très manifeste.

Faut-il ajouter encore que dans l'insuffisance aortique, la palpation et la percussion dénotent une hypertrophie considérable du ventricule gauche, alors que celui-ci, dans la sténose mitrale, conserve son volume normal ou même subit un retrait notable et que l'oreillette présente, au contraire, une dilatation hypertrophique appréciable par la percussion au niveau de la région dorsale, suivant le procédé que nous avons décrit. Enfin l'insuffisance aortique s'accompagne toujours de signes artériels, tels que le double souffle intermittent crural, le pouls dit de Corrigan, le pouls capillaire, etc. ; ils manquent totalement dans le rétrécissement mitral.

Dans quelques cas, on perçoit à la fois un souffle présystolique au voisinage de la pointe et un souffle diastolique au niveau de la base du cœur et l'interprétation en est parfois délicate. Pour certains faits, on peut diagnostiquer avec certitude l'association *d'une insuffisance aortique et d'un rétrécissement mitral* (il ne s'agit pas là évidemment du rétrécissement mitral pur, mais d'une sténose d'origine rhumatismale ou infectieuse). Mais dans d'autres cas, il s'agit plus simplement d'une *insuffisance aortique compliquée d'un rétrécissement mitral fonctionnel*, telle que l'ont vue Austin Flint, Turner, Maguire, Sansom, Potain, etc. Ce rétrécissement donne lieu à un souffle *présystolique à la pointe* qui est *rarement permanent*.

*b*. Le diagnostic différentiel de la sténose mitrale avec le *rétrécissement tricuspidien* sera indiqué à propos de l'histoire de ce dernier.

Nous dirons seulement pour l'instant que le dédoublement du second bruit ne se rencontre pas dans le retrécissement tricuspidien. On se rappellera cependant que ce dernier est accompagné fréquemment de sténose mitrale, ce qui rend fort délicat le diagnostic de l'association des deux affections ; fréquemment dans ce cas, le rétrécissement tricuspidien n'est point diagnostiqué.

*c*. Quelques auteurs étrangers [Friedreich, Eichhorst, Litten (1887), Sahli (1895)], ont décrit sous le nom de « *accidentelle Herzgeraüsche* » certains *souffles* à siège et à moment variables, mais qui peuvent être *diastoliques* et s'entendre à la *pointe ;* Potain (1894) a publié trois cas analogues. Ces souffles rares ne sauraient être confondus avec celui du rétrécissement mitral ; ce sont probablement des souffles cardio-pulmonaires dont ils présentent les caractères et surtout, comme eux, une instabilité remarquable.

*d*. On sait que le phénomène normal du soulèvement ou plus exactement de la *propulsion de la pointe du cœur* se produit durant la présystole et peut donner naissance à un *bruit anorganique présystolique ;* il a son *siège au niveau même de la pointe*, et par cela se distingue du *souffle présystolique du rétrécissement mitral* qui se produit *au-dessus de la pointe du cœur*.

*e.* Lorsque le rétrécissement mitral ne se manifeste que par un *dédoublement du second bruit*, le diagnostic n'en est pas moins certain, à condition que ce dédoublement soit *constant*, non influencé par la respiration, et qu'il présente son siège à la base du cœur. Au début, la précession sera au niveau de l'aorte; au stade avancé de la maladie, elle sera au niveau de l'artère pulmonaire.

Au contraire, un dédoublement du second bruit, *passager*, et influencé directement par la respiration, c'est-à-dire coïncidant avec la fin de l'inspiration et le commencement de l'expiration, n'a aucune valeur pathologique, c'est *un dédoublement physiologique du second bruit.*

C'est dans ces cas douteux que le clinicien recourra à la mensuration de l'oreillette gauche par la percussion dans la région dorsale.

*f.* Par suite de l'adjonction du dédoublement du second bruit au roulement diastolique renforcé durant la présystole, il résulte que dans son ensemble, le rythme mitral est un rythme à trois bruits, et par ce caractère pourrait être confondu avec le *bruit de galop.*

Nous avons déjà insisté plusieurs fois sur le diagnostic différentiel en pareil cas; nous rappellerons seulement ici que le *bruit de rappel* du rétrécissement mitral est un bruit de *dactyle* (une longue et deux brèves (—◡◡), et que le rythme de galop au contraire figure l'*anapeste :* deux brèves et une longue (◡◡—). Mais ce dernier, qu'on rencontre surtout comme élément clinique fondamental de la néphrite interstitielle, s'accompagne alors d'hypertension artérielle et aussi d'hypertrophie considérable du cœur gauche laquelle manque avec le rythme mitral.

De plus le bruit de galop étant un bruit ventriculaire, son siège maximum se trouve en général limité dans la région préventriculaire, alors que le dédoublement est un bruit de la base du cœur. Enfin, si le bruit de galop et le bruit de rappel donnent lieu tous deux, pendant la diastole, à des phénomènes perceptibles à la palpation, dans le premier cas, la main ne perçoit qu'un choc, qu'une impulsion très faible, dans le second, au contraire, elle éprouve la sensation d'un frémissement vibratoire très intense.

*g.* Dans les faits assez rares d'ailleurs, où dans le cours du rétrécissement mitral, on a noté une inégalité des deux pouls avec des signes de paralysie récurrentielle, on a pu confondre la sténose mitrale avec un *anévrysme de l'aorte* (Ortner, Nothnagel). Dans ces cas difficiles, on pourrait rechercher les signes différentiels donnés par Ssaweljew : pour cet auteur, alors que dans l'anévrysme de l'aorte les changements de position n'ont pas d'influence sur l'inégalité des deux pouls, celle-ci dans le rétrécissement mitral s'accentuerait dans le décubitus dorsal ou latéral droit et peut disparaître dans la station debout ou penchée en avant. Enfin la radioscopie sera ici d'un intérêt considérable et facilitera le diagnostic différentiel.

*h.* Le *rétrécissement mitral spasmodique*, qui est étudié un peu plus loin, se distinguera du rétrécissement mitral pur par sa durée en général assez courte, la variabilité de ses signes physiques, le caractère moins rude du frémissement cataire et du roulement diastolique, le manque de vibration dure qui ne se rencontre que dans les cas où la valvule est indurée, enfin par le manque de dilatation de l'oreillette gauche.

*i.* Enfin, nous rappellerons que chez certains malades l'aspect chétif, amaigri, le thorax étroit, la pâleur de la face, la teinte décolorée des muqueuses, et quelquefois la persistance d'une petite toux sèche, ont pu faire croire, à première impression, à la *chlorose* ou à la *tuberculose au début;* l'auscultation attentive du cœur remettra le clinicien dans la voie du diagnostic véritable.

**Traitement.** — Chez les malades atteints de *rétrécissement mitral pur*, ce qui domine pendant les *premières années*, ce sont des troubles de la nutrition générale, plutôt que des accidents cardiopathiques. Les jeunes malades qui ont presque toutes l'aspect chlorotique ou pseudo-tuberculeux, seront traitées par les toniques, l'huile de foie de morue, l'arsenic, les préparations phosphatées, et quelquefois même les ferrugineux, mais avec précaution, et seulement chez les malades non suspects de tuberculose. On y ajoutera des frictions sèches ou aromatiques sur les membres, une alimentation réparatrice, la vie au grand air, et surtout la défense expresse de faire des efforts violents et de se livrer à certains jeux de l'adolescence: saut, course, danse, etc., ainsi qu'aux professions qui réclament une grande dépense de forces physiques.

Plus tard, pendant la *période d'état* de la maladie, ces mêmes recommandations sont encore de mise; de plus, il peut arriver que sous des influences diverses, le cœur présente à de certaines périodes des signes d'éréthisme ou plus simplement un peu d'excitation passagère. On prescrira alors le repos complet et l'usage des bromures alcalins, des valérianiques et de l'éther. De même on interdira tout ce qui peut exciter le cœur : le café, le thé, les liqueurs, le tabac, les mets excitants, les émotions vives, etc.

L'utilité et l'action de la *digitale* dans le rétrécissement mitral sont bien établies et ce précieux agent thérapeutique exerce une influence très favorable dans le traitement de cette affection. La digitale, en effet, allonge la période diastolique, et par cela même, permet au ventricule de se remplir, ce qui diminue considérablement la dyspnée, celle-ci étant due en partie à l'insuffisance de la réplétion du ventricule. Dans ces conditions, on pourra prescrire, *toutes les trois semaines* environ, ou encore *tous les mois, un granule d'un quart de milligramme* de *digitaline cristallisée* (de Nativelle), ou encore *douze gouttes* de solution de digitaline cristallisée au millième à prendre *chaque jour, pendant deux jours consécutifs* environ, et cette médication pourra être suivie de la même façon, *pendant de longs mois consécutifs*.

On pourrait encore dans d'autres cas, suivant la susceptibilité du malade, prescrire, deux jours par semaine (le mardi et le vendredi par exemple) un granule de digitaline cristallisée *d'un dixième de milligramme*, à prendre chaque jour, pendant ces deux jours. On agirait de cette façon pendant les trois premières semaines de chaque mois, et durant la quatrième, le malade cesserait la médication.

Les malades devront éviter le séjour dans les lieux humides et froids qui, chez les prédiposés, pourrait provoquer l'apparition d'un rhumatisme articulaire capable de faire naître sur ce cœur, déjà malade, des complications endocardiques nouvelles.

Dans de pareilles conditions, la maladie peut évoluer sans réclamer de soins spéciaux; mais peu à peu le myocarde fléchit, de petites attaques d'hyposystolie se manifestent à des intervalles plus ou moins rapprochés ; enrayées d'abord avec plus ou moins de rapidité, ces attaques arrivent peu à peu à l'*asystolie* contre laquelle on emploiera la médication habituelle qui sera indiquée plus loin (voir *Asystolie*).

Lauder Brunton [1], frappé du peu de résultat que donne le traitement médical dans le rétrécissement mitral, s'est demandé si dans certains cas, on ne pourrait pas recourir à une *intervention chirurgicale* ayant pour but de diviser les valves sclérosées de la mitrale. Avant de pratiquer cette intervention hardie sur l'homme lui-même, Lauder Brunton a expérimenté sur des cadavres de malades atteints de rétrécissement mitral et sur des cœurs sains d'animaux (chats). La première question qui se pose est de savoir s'il faut agrandir l'orifice mitral en allongeant le diamètre de l'orifice naturel, ou si les valvules doivent être sectionnées à leur partie moyenne à angle droit avec le plan de l'orifice normal. Le premier procédé serait préférable, mais le second est plus facile à réaliser et paraît suffisant pour faciliter le passage du sang de l'oreillette dans le ventricule. Pour diviser les valves mitrales, Brunton s'est servi de ténotomes en acier analogues aux épingles à chapeaux de femmes, minces et flexibles avec une partie tranchante de plusieurs millimètres. L'opération varie un peu, suivant qu'on veut aborder le cœur par l'oreillette ou le ventricule ; la voie auriculaire expose davantage aux hémorragies.

On pratique, en dehors du bord gauche du sternum, deux incisions le long du bord inférieur des troisième et cinquième côtes gauches; ces deux incisions sont rejointes à leurs extrémités par une troisième incision qui divise à la fois les parties molles, la troisième et la cinquième côte. Le volet ainsi déterminé est renversé vers le sternum en agissant avec force, étant donné la résistance que présente l'attache sternale des côtes. Le cœur est alors découvert; le poumon est repoussé en arrière, le péricarde incisé ; le bistouri peut être alors introduit dans le *ventricule*. Si l'on préférait introduire le ténotome par l'*oreillette*, il serait nécessaire de limiter le volet à sa partie supérieure, non plus au bord inférieur de la troisième côte, mais au bord inférieur de la deuxième. En opérant sur le cœur vivant, le bistouri doit être introduit durant la diastole, car on est ainsi moins exposé à blesser la partie opposée du ventricule. On pourrait laisser le péricarde ouvert pour éviter l'accumulation du sang capable de suinter par l'incision ventriculaire. Ce serait une complication, car on sait que le cœur résiste mal à la compression intra-péricardique, surtout si elle se produit avec rapidité.

1. LAUDER BRUNTON, *Lancet*, 8 février 1902, p. 352.

Dans ses expériences, l'auteur a été surpris de voir combien le cœur était tolérant et se laissait manipuler sans paraître en souffrir; d'autre part, on connaît les résultats favorables obtenus par la chirurgie dans le traitement des plaies du cœur. On peut se demander alors si une intervention chirurgicale ne pourrait pas, dans certains cas, donner quelque résultat heureux dans le traitement du rétrécissement mitral? Quoi qu'il en soit, cette opération hardie n'est pas sortie, jusqu'ici, du domaine du laboratoire et de la chirurgie purement expérimentale.

Une des graves complications du rétrécissement mitral est la production d'*embolies artérielles*, principalement dans les artères des membres inférieurs. Elles produisent souvent un arrêt circulatoire brusque, suivi de refroidissement, cyanose, anesthésie du membre frappé, suivis de gangrène sèche, de momification de ce membre. La plupart des moyens médicaux proposés en pareilles circonstances sont impuissants: le *massage local* (Deroyer, Merklen, Claisse), donne quelquefois certains résultats, mais il n'est pas sans danger, même pratiqué avec beaucoup de douceur. C'est pourquoi avant d'arriver à l'amputation qui finit par s'imposer, Murphy (1909) et Schiassi ont proposé de désobstruer l'artère embolisée (ouverture du vaisseau, extraction du caillot avec curette, suture du vaisseau à points séparés). Mais dans les sept ou huit observations publiées jusqu'ici, malgré une amélioration apparente, la désobstruction n'a donné que des insuccès; c'est pourquoi Achard, en pareil cas, propose simplement les onctions avec le baume du Pérou permettant les pansements rares et réalisant une sorte d'embaumement et de momification des parties mortifiées.

Une grave question qui se pose fréquemment dans la pratique est de savoir si l'on doit permettre le *mariage* à une jeune fille atteinte de rétrécissement mitral, ou plutôt pour élargir la question, atteinte d'une affection organique du cœur. Si le mariage a eu lieu, et qu'il y ait *grossesse*, le médecin est souvent consulté encore au sujet de l'*allaitement* futur, et décider si la mère devra nourrir son enfant ou s'abstenir. Ces questions importantes seront discutées une fois pour toutes, dans un chapitre particulier auquel on nous permettra de renvoyer le lecteur (Voir *Accidents gravido-cardiaques*).

## *B.* — RÉTRÉCISSEMENT MITRAL ENDOCARDIQUE

C'est une affection commune, tantôt *isolée*, tantôt *associée* à d'autres lésions valvulaires, et surtout à l'insuffisance mitrale; cette dernière association est désignée quelquefois sous le nom de *maladie mitrale*.

**Etiologie.** — La maladie est le résultat d'un *travail* morbide *endocardique* portant *sur la valvule mitrale* elle-même; les *causes* sont donc *toutes celles qui produisent l'endocardite*, et en premier lieu, le *rhumatisme polyarticulaire aigu* (40 à 60 0/0, Duroziez), puis viennent la *chorée* et la plupart des *maladies infectieuses*, en particulier, la *scarlatine*.

*Age.* — La maladie n'est point, comme le rétrécissement mitral pur, exclusivement propre à l'adolescence, elle est cependant beaucoup plus fréquente dans la jeunesse et à l'âge adulte que dans la vieillesse.

**Anatomie pathologique.** — Nous avons vu précédemment qu'on peut rencontrer le rétrécissement mitral pur sans insuffisance, et nous montrerons plus loin qu'il existe plus souvent encore une insuffisance mitrale sans rétrécissement. Dans le cas présent, au contraire, le processus endocardique s'est généralisé pour ainsi dire à tout l'appareil mitral, donnant naissance à la fois à un rétrécissement et à une insuffisance valvulaire.

Le *rétrécissement* est caractérisé par un *épaississement notable*, une induration marquée des bords libres de la valvule mitrale avec *adhérence*, ou mieux véritable *soudure* des deux lames valvulaires au *niveau de leurs commissures*. Dans les cas complets, les deux valves cessent d'être indépendantes, et se trouvent transformées en une sorte d'entonnoir D'autres fois, malgré cette altération, la valvule peut conserver encore assez de souplesse, et ses bords libres assez de mobilité, pour permettre l'adossement suffisant des deux valves pendant la systole, il y a rétrécissement de l'orifice, mais la mitrale suffit encore à en assurer complètement l'occlusion.

Au contraire, *l'insuffisance valvulaire* accompagne le rétrécissement toutes les fois que le travail endocardique produit le raccourcissement avec rétraction cicatricielle consécutive des lames valvulaires. Ce processus se trouve réalisé dans les circonstances suivantes :

*a*. Dans certains cas, l'endocardite se cantonne de préférence sur « le sommet du triangle de la valve antérieure », et dans la suite, la cicatrice qui succède à la phase aiguë donne naissance à des plis et à des froncements multiples qui produisent une sorte d'hiatus ou d'encoche béante qui permet le reflux sanguin du ventricule dans l'oreillette, pendant la systole.

*b*. Dans d'autres circonstances, plus rares en général, il s'établit des adhérences entre la paroi ventriculaire et les lames valvulaires, empêchant celles-ci de se redresser vers l'oreillette, durant la systole, d'où l'inocclusion forcée.

*c*. Mais l'*altération la plus fréquente* consiste dans le *raccourcissement des cordages tendineux* et la *rétraction des muscles papillaires*. Les cordages épaissis, scléreux, cassants, et quelquefois incrustés de particules calcaires, et soudés les uns aux autres, subissent un raccourcissement considérable et maintiennent presque immobilisée la valvule mitrale.

A son degré maximum, le rétrécissement mitral avec insuffisance est caractérisé par une sorte d'entonnoir béant, rigide, induré, cartilagineux, incrusté de sels calcaires ou encore recouvert, sur les bords, de mamelons, de saillies verruqueuses, de végétations crétacées. Dans les cas très marqués, on peut *à peine introduire l'extrémité du petit doigt* à travers l'orifice sténosé.

Le rétrécissement mitral avec insuffisance entraîne à sa suite un certain nombre de *lésions consécutives*. Parmi celles-ci, il faut citer d'abord la *dilatation de l'oreillette gauche.* Elle reconnaît une double cause : d'abord la difficulté qu'éprouve l'oreillette à vider son contenu dans le ventricule, par suite de la sténose de l'orifice, et, en second lieu, parce qu'une ondée sanguine rétrograde, causée par l'insuffisance valvulaire, se joint à l'apport normal versé par les veines pulmonaires. Le plus souvent la dilatation de l'oreillette gauche ainsi créée se complète par un certain degré d'hypertrophie.

Dans quelques circonstances, mais non couramment, le ventricule gauche recevant par l'oreillette hypertrophiée une ondée sanguine plus abondante qu'à l'état normal, participe aussi à cet état de dilatation des cavités gauches, et même quelquefois tend à s'hypertrophier.

On comprend que la gêne qu'éprouve incessamment l'oreillette gauche à se vider de son contenu, entraîne nécessairement une stase relative dans les veines pulmonaires et dans tout le système de la petite circulation ; par suite, le ventricule droit obligé de lutter contre cet excès de tension dans l'artère pulmonaire, se dilate et s'hypertrophie notablement ; cette dilatation consécutive des cavités droites tend à persister assez longuement, aussi voit-on assez souvent l'insuffisance tricuspidienne se surajouter à celle de la valvule mitrale. Ces dilatations sucessives des diverses cavités du cœur ont pour résultat définitif de produire une *augmentation du volume total du cœur*, et *spécialement* dans son *diamètre transversal.* Quoi qu'il en soit, la dilatation hypertrophique du ventricule droit compense pour un certain temps la lésion mitrale, mais cette intervention heureuse n'a qu'une durée assez courte, et lorsque la compensation est rompue, la maladie va se compliquer peu à peu des nombreux accidents de l'asystolie.

Signalons aussi comme *lésions éloignées :* la *dilatation* des *veines pulmonaires*, la *dilatation* [1] et la *sclérose* de l'*artère pulmonaire* (Bryant), et plus tard un certain degré d'*endartérite* des branches de l'*artère pulmonaire ;* enfin les *altérations* habituelles des *états asystoliques :* de la stase veineuse et des œdèmes périphériques, des hydropisies des séreuses (ascite, épanchements pleuraux, etc.), des congestions viscérales et des foyers apoplectiques (poumons, foie, reins, etc.).

**Symptomatologie.** — Les *phénomènes généraux* sont ceux que nous avons signalés déjà comme propres aux affections mitrales : les malades présentent cet habitus si spécial caractérisé surtout par de la cyanose et de la bouffissure de la face, les lèvres sont violacées et les capillaires, surtout au niveau des pommettes, du lobule du nez, présentent des varicosités bleuâtres. Les jugulaires sont turgescentes, animées de battements dus à l'hypertrophie de l'oreillette droite qui fait refluer le sang vers le golfe de la jugulaire (*faux pouls veineux*). Le visage et les extrémités également cyanosés sont le siège d'un refroidissement manifeste, et les membres inférieurs sont plus ou moins œdématiés. Assez fréquemment, on trouve une légère teinte subictérique, surtout des sclérotiques,

1. Giroux, *Arch. des malad. du cœur*, octobre 1910.

en même temps qu'on constate l'augmentation de volume du foie qui déborde les fausses côtes et est douloureux à la palpation. Enfin, surtout dans la période troublée de la maladie, les urines renferment une certaine quantité d'albumine.

*Troubles fonctionnels.* — Ils sont constitués surtout par de *l'oppression* accompagnée d'accès de toux, et par des *palpitations* fréquentes avec sentiment de pesanteur au niveau de la région précordiale et de constriction à l'épigastre. Mais c'est l'oppression qui amène la plus grande gêne; elle est permanente et se change en *polypnée* vraie à la suite du moindre effort ou du moindre mouvement. L'entrave qui existe sur tout le domaine de la petite circulation entraîne à sa suite des poussées de bronchite et de congestion pulmonaire à répétition ; on note quelquefois des hémoptysies ou des crachements de sang noirâtre liés à la formation d'infarctus hémoptoïques dans le poumon.

*Signes physiques.* — Ils ne sont pour ainsi dire que l'association de ceux que nous avons décrits séparément dans le rétrécissement et dans l'insuffisance de la valvule mitrale.

1° La *voussure précordiale*, assez rare d'ailleurs, n'est manifeste que dans les cas où l'hypertrophie du cœur est accentuée ; dans ce dernier cas, la matité est exagérée dans le sens transversal, puisque nous avons vu que le cœur, qui a pris la forme globuleuse, est augmenté principalement dans son diamètre transverse.

2° A la *palpation*, on perçoit le choc de la pointe plus bas et plus en dehors qu'à l'état normal; quelquefois on note également une impulsion assez nette au niveau de l'épigastre.

Le frémissement cataire diastolique ou présystolique, si net dans le rétrécissement mitral pur, est ici nul ou difficilement perçu; dans quelques cas, il semble qu'il coïncide assez exactement avec la systole du ventricule et se trouve alors imputable, non au rétrécissement orificiel mais à l'insuffisance mitrale qui le complique.

3° Les signes fournis par l'*auscultation* sont les suivants :

*a.* Le sang passe de l'oreillette dans le ventricule à travers l'orifice mitral rétréci, et donne lieu à un bruit de ronflement, ou mieux, de *roulement diastolique* qui se renforce durant la présystole sous forme d'un *souffle présystolique* au moment de la contraction de l'oreillette. Ce souffle disparaît presque toujours lorsqu'une insuffisance mitrale est associée au rétrécissement (Tripier et Devic).

*b.* A cette contraction succède immédiatement la systole du ventricule, pendant laquelle une partie du sang reflue dans l'oreillette gauche par suite de l'insuffisance de la valvule, en produisant un *souffle systolique* généralement rude et râpeux.

*c.* Enfin l'ensemble pathologique se termine par le *dédoublement* du *second bruit normal*, qui se rattache au rétrécissement mitral suivant le mécanisme que nous avons indiqué.

Comme on le voit, on trouve en pareil cas le rythme de Duroziez dans lequel s'intercale un bruit de souffle systolique propre à l'insuffisance valvulaire.

On pourra, en s'inspirant du schéma de Duroziez, représenter le rythme symptomatique du rétrécissement avec insuffisance mitral par l'onomatopée suivante :

| ffoût | — | f | — | ta-ta | — | rroû |
|---|---|---|---|---|---|---|
| souffle présystolique | | souffle systolique | | dédoublement du second bruit | | roulement diastolique |

Les deux premiers et le dernier bruits ont leur maximum d'intensité à la pointe du cœur, au contraire le dédoublement se perçoit à la base.

VARIABILITÉS DES SIGNES PHYSIQUES. — En fait, il est assez rare en clinique, de rencontrer ce rythme complet.

*a.* Quelquefois le sang passe de l'oreillette gauche dans le ventricule avec une impulsion si faible, qu'il ne se produit aucun bruit appréciable à travers l'orifice; rétréci on perçoit alors rien que le souffle systolique de l'insuffisance et le rétrécissement passe inaperçu ; dans d'autres circonstances plus rares, on ne rencontre que les signes du rétrécissement.

*b.* Lorsqu'il s'agit d'une sténose mitrale considérable avec insuffisance légère, la masse sanguine qui, durant la diastole, passe de l'oreillette dans le ventricule, est réduite à son minimum; il en résulte que la faible colonne qui va refluer dans l'oreillette par suite de l'insuffisance valvulaire, sera impuissante à produire des vibrations sonores. Dès lors ce n'est pas à proprement parler un souffle systolique qui caractérisera l'insuffisance mitrale, mais un faible *prolongement du premier bruit.*

*c.* Il peut arriver encore que les phénomènes d'auscultation perçus à la pointe se succèdent d'une façon si rapprochée, qu'on distingue mal le claquement qui indique le début de la systole et qu'il semble pour l'oreille, qu'il n'y ait qu'un seul bruit, sourd, grave, se prolongeant d'une diastole à l'autre. On ne trouve, en résumé, qu'un *souffle prolongé de la pointe*, bien décrit par Bouillaud et qu'on peut considérer, avec juste raison, comme symptomatique du rétrécissement mitral compliqué d'insuffisance.

*d.* Enfin, et c'est peut-être le *cas le plus fréquent*, il arrive qu'on ne trouve à l'auscultation que des *bruits tumultueux*, *irréguliers*, ne permettant qu'avec difficulté d'apprécier le moment où ils se produisent, et ce n'est que plus tard, *sous l'influence du repos et d'un peu de digitale* que le diagnostic peut être posé avec quelque précision.

Le *pouls* est *petit*, *faible*, et présente très souvent de l'*arythmie continue*, ce qui indique souvent l'existence d'une myocardite chronique surajoutée au rétrécissement mitral. Dans d'autres cas, on note de l'*arythmie* avec des *crises de tachycardie* temporaires, à début brusque et durant quelques heures ou quelques jours ; elles peuvent annoncer la *dilatation* prochaine et l'*insuffisance du cœur*. La tachycardie est accompagnée souvent de *palpitations* douloureuses. Ces signes peuvent être rapportés quelquefois à des caillots sanguins, obstruant momentanément et d'une façon plus ou moins complète les veines pulmonaires et même l'orifice mitral; dans d'autres circonstances, ils semblent se rattacher à des troubles dyspeptiques[1]. Ces phénomènes se rencontrent particulièrement dans le *rétrécissement mitral des artérioscléreux.*

**Marche.** — Elle est la même que celle des affections mitrales en général, c'est-à-dire qu'après une période d'état d'une durée souvent fort longue, pendant laquelle la santé du malade reste à peu près bonne, il survient un second stade, troublé incessamment par des crises de dyspnée devenant peu à peu habituelles, des poussées de bronchite, des congestions viscérales à retour, des palpitations, des œdèmes périphériques passagers, etc. Enfin, après une série de crises d'hyposystolie, dans l'intervalle desquelles le malade semble revenir à un état de santé relativement bon, l'affection entrera peu à peu dans la phase asystolique qui viendra terminer la scène.

**Complications.** — La plus fréquente est l'*insuffisance tricuspidienne* qui résulte de la dilatation extrême qui survient souvent dans le ventricule droit. Cette insuffisance, qui se traduit principalement par un souffle systolique grave vers l'appendice xiphoïde, par un pouls veineux vrai des jugulaires et du foie, sera étudiée plus loin.

**Diagnostic.** — Lorsque le cœur se contracte lentement et que les bruits pathologiques se succèdent avec netteté, le diagnostic est aisé. On se rappellera seulement que le *rythme* est *assez rarement au complet*, qu'il manque parfois un bruit ou deux ; il suffira cependant qu'on ait entendu nettement le souffle systolique suivi du dédoublement du second bruit pour que le diagnostic soit certain. Dans les cas beaucoup plus fréquents, où les bruits sont tumultueux et irréguliers, il est difficile de faire les parts respectives du rétrécissement et de l'insuffisance. Dans ce cas, la constatation nette d'un souffle prolongé de la pointe suffira pour faire affirmer le diagnostic. Il est d'ailleurs important de se rappeler, qu'en règle générale, *le rétrécissement mitral* qu'on rencontre *chez l'adulte* est *presque constamment*, si ce n'est même toujours, *accompagné d'un certain degré d'insuffisance valvulaire ;* on sera donc conduit à diagnostiquer d'emblée, dans presque tous les cas, l'association du rétrécissement et de l'insuffisance mitral quand bien même le souffle systolique, propre à cette dernière affection, ne serait point perçu avec netteté.

D'un autre côté, la maladie mitrale succède presque toujours au rhumatisme articulaire aigu dont elle est la complication la plus fréquente, ou bien elle procède encore d'une maladie infectieuse, telle que la scarlatine, par exemple. Ces conditions suffisent à distinguer la maladie mitrale du *rétrécissement mitral pur ;* ce dernier, qui appartient presque exclusivement au sexe féminin apparaît dans le jeune âge, ou à la

1. NAUPLIOTON, *Th.* Paris 1896.

puberté; si dans quelques cas il a paru pouvoir se rattacher à la *tuberculose, à l'hérédo-syphilis* dans beaucoup d'autres, sa pathogénie reste encore obscure.

**Variétés cliniques du rétrécissement mitral.** — Nous en considérerons trois variétés : 1° le *rétrécissement mitral fonctionnel* avec ses deux modalités; 2° le *rétrécissement des artérioscléreux;* 3° le *pseudo-rétrécissement mitral.*

## *C.* — RÉTRÉCISSEMENT MITRAL FONCTIONNEL

Il comprend le rétrécissement dit spasmodique, et le rétrécissement fonctionnel lié à l'insuffisance aortique.

1° **Rétrécissement mitral spasmodique**[1]. — Quelques faits d'une observation récente semblent établir qu'à côté du rétrécissement mitral de nature organique, il existe un *rétrécissement mitral sans lésion* et *de nature* purement *spasmodique*. Peter, un des premiers, avait remarqué ces faux rétrécissements chez les *chlorotiques* et les *hystériques :* chez ces malades, les signes du rétrécissement disparaissent avec la chlorose, ce qui montre bien qu'il s'agit d'un simple état spasmodique transitoire. « Les chlorotiques, dit-il, font des rétrécissements par spasme, comme elles font des insuffisances par atonie des orifices [2]. »

Les mêmes phénomènes pourraient également s'observer dans le cours de la *symphyse du péricarde* (Fischer [3], Phear).

Des observations plus récentes ont été publiées par Picot[4], de Bordeaux, par Audéoud et Jacot-Descombes[5], par Cuffer, dans la thèse de Chevreau (1896), et celle de Royer (1897), par Bard[6], par Ceconi[7], etc. Enfin J. Lépine[8] (de Lyon) a observé également trois cas de rétrécissement mitral spasmodique chez des femmes atteintes de vésanie.

Ce rétrécissement serait produit par une *contracture spasmodique* ou une contraction exagérée des *muscles papillaires*, qui attirerait la valvule vers l'angle gauche du ventricule et la placerait au-devant de l'orifice mitral ; ce rapprochement à l'extrême des lames de la mitrale formerait ainsi un rétrécissement passager.

Peter et Royer pensent que le phénomène se borne plutôt à un *spasme de l'orifice mitral* lui-même, par pression concentrique et centripète exercée sur l'anneau par la contraction des fibres du myocarde, formant autour de lui une sorte de sphincter.

1. E. Barié, « Les affect. mitrales d'origine spasmodique », *Semaine Médicale*, 1898, pp. 113-115.
2. Peter, « Leç. de Clin. médicale », 1893.
3. Fischer, *Association Méd. britanniq.*, 1894.
4. Picot, *Sem. médicale*, 1895.
5. Audéoud et Jacot-Descombes, *Ann. suisses des Sc. méd.*, II, i, p. 121-140.
6. Bard, *Sem. méd.*, 25 juillet 1906.
7. Ceconi, *La Riforma medica*, 27 juillet 1908.
8. Lépine, *Province médicale*, 5 janvier 1907.

Les émotions, les fatigues chez les névropathes et les hystériques seraient les *causes* habituelles de ce rétrécissement dont le *pronostic* est *bénin*.

Dans la symphyse du péricarde, ce rétrécissement mitral transitoire s'expliquerait par la dilatation ventriculaire qui exagérerait la tension des cordages tendineux de la mitrale accompagnée de contraction violente de l'oreillette (PHEAR).

*Cliniquement*, le rétrécissement mitral spasmodique, sans lésion organique aucune, se manifesterait par des signes physiques identiques à ceux du rétrécissement organique ; toutefois, les bruits pathologiques auraient moins de rudesse, mais le caractère particulier à cette fausse sténose mitrale serait la *mobilité extrême et la disparition* momentanée d'un jour à l'autre, et plus tard définitive, *des signes stéthoscopiques*. D'après les observateurs, les souffles perçus en pareil cas se passent dans le cœur même, ce sont des souffles intra-cardiaques, bien distincts par conséquent, des souffles cardio-pulmonaires avec lesquels ils ont été confondus. Ce rétrécissement mitral spasmodique, d'origine exclusivement nerveuse, se rencontre quelquefois dans l'endocardite à son début, mais le plus souvent chez les *chlorotiques*, les *hystériques* et les *névropathes* (émotions vives, joie, crainte, peur, préoccupation, fatigue) ; son caractère spasmodique entraîne nécessairement sa curabilité.

Malgré ces caractères assez nets, le rétrécissement mitral spasmodique est encore discuté, et même nié par quelques auteurs (TRIPIER) ; son étude nécessite de nouvelles recherches.

En ce qui concerne les faits rapportés dans le cours de la symphyse du péricarde, Potain pense que les souffles présystoliques, signalés par Fischer et par Phear, sont des souffles présystoliques apexiens, cardio-pulmonaires.

2° **Rétrécissement mitral fonctionnel par insuffisance aortique.** — Il a été étudié antérieurement à propos de l'insuffisance aortique. (Voir *Insuffisance aortique*.)

## *D.* — RÉTRÉCISSEMENT MITRAL DES ARTÉRIOSCLÉREUX

Il constitue une variété un peu particulière de la maladie, caractérisée, par l'association du rétrécissement mitral avec une des manifestations habituelles de l'artériosclérose (SANSOM[1], HUCHARD, BLIND[2], DALCHÉ[3]) : le saturnisme (DUROZIEZ), la néphrite interstitielle chronique (PITT), 33 fois sur 542 autopsies.

Il est le propre surtout des sujets un peu avancés en âge.

Les lésions anatomiques sont celles que nous avons décrites plus haut ; relevons cependant que la sténose, dans cette variété, n'est ja-

1. SANSOM, The diag. of diseases of the heart and thorac. aorta, 1892, p. 351.
2. BLIND, « Le rétréciss. mitral des artérioscléreux », *Th.* Paris, 1894, n° 497.
3. DALCHÉ, *Gaz. des hôp.*, mars 1897.

mais considérable (Blind); on y rencontre en outre certaines particularités anatomiques : l'*hypertrophie du ventricule gauche* qui se rattache souvent à l'atrophie rénale, la *sclérose du cœur*, *l'état des artères*, souvent dures, flexueuses, roulant sous le doigt explorateur, etc., enfin quelques-unes des altérations complexes habituelles de l'artério-sclérose.

Le rétrécissement mitral serait le fait de la sclérose de la valvule consécutive à la sclérose artérielle du myocarde; il est d'un pronostic sérieux, car il est à la fois « maladie cardiaque et maladie artérielle. »

*Cliniquement*, ce rétrécissement donne lieu aux signes habituels de tout rétrécissement mitral, mais il se fait remarquer surtout par la prédominance de certains troubles fonctionnels, et en première ligne par *la tachycardie et l'arythmie*, par l'absence ou même la *rareté du dédoublement du second bruit*, car les tensions pulmonaire et aortique ont de la tendance à s'égaliser. En effet, si par le fait de la sténose mitrale, la tension pulmonaire s'élève, de son côté la sclérose artérielle surélève également la tension aortique, d'où tendance à l'égalisation des deux pressions. Enfin, on peut y rencontrer encore certains troubles : accès angineux par coronarite, œdème congestif aigu du poumon, et les signes habituels de l'artériosclérose lesquels ne s'observent pas dans le rétrécissement mitral pur.

## *E.* — PSEUDO-RÉTRÉCISSEMENT MITRAL

Dans quelques cas, très exceptionnels, certains états pathologiques ont pu, *par action de voisinage* sur le cœur, donner naissance à des signes de rétrécissement mitral si nets, que le diagnostic fut porté faussement ainsi que le montra l'autopsie.

Henschen (d'Upsal, 1901) a rapporté le cas curieux d'un jeune homme de dix-huit ans atteint de néphrite aiguë avec anasarque; on porta le diagnostic de rétrécissement mitral avec néphrite aiguë; à l'autopsie, on trouva un *anévrysme de l'aorte descendante* derrière le cœur, comprimant celui-ci, et rétrécissant l'orifice mitral qui n'était nullement altéré.

Dans un cas de *péricardite chronique calcifiante* avec *symphyse* (observé par Pallasse[1]), on constata à l'autopsie un véritable collier calcaire entourant la base des deux ventricules; une aiguille osseuse s'en détachait et refoulait la petite valve de la mitrale au point de produire un rétrécissement mitral dont le malade avait présenté tous les signes.

**Traitement.** — C'est celui de l'insuffisance mitrale; il sera exposé plus loin.

1. Pallasse, *Lyon médical*, 1908, p. 509.

# RÉSUMÉ

## RÉTRECISSEMENT MITRAL

**Historique.** — Bouillaud, Gendrin, Beau, Fauvel, Hope, Duroziez, Potain, P. Teissier, Sansom.

**Division.**

Deux variétés :
A. *Rétrécissement mitral pur*, ou maladie de Duroziez.
B. *Rétrécissement mitral endocardique* (*associé à l'insuffisance*) ou *maladie mitrale*.

D'autres variétés, plus rares, à signaler en second plan :
Le *rétrécissement mitral des artérioscléreux* (Huchard, Sansom) ;
Le *rétrécissement mitral d'origine spasmodique*, sans lésion de l'appareil valvulaire ni de l'anneau lui-même (Peter, Fischer, Picot) ;
Le *rétrécissement mitral purement fonctionnel* (Flint, Potain, Sansom, etc.).

### A. — Rétrécissement mitral pur.

*Age :* existe peut-être *anatomiquement* dans l'*enfance*, mais ne se montre *cliniquement* que dans l'*adolescence*.

*Congénital*, un grand nombre de cas sont sous la dépendance de l'*hérédo-syphilis*, ou de l'*hérédo-tuberculose*.

*Héréditaire et familial :* démontré nettement dans quelques cas (Cochez)

*Sexe :* presque toujours le sexe féminin ; chez l'homme, très exceptionnel.

**Pathogénie.** — Très discutée encore : *endocardite fœtale* (Peacock, Blache, Sansom) ; *malformation congénitale* (Weill, Caubet, etc.).

Etroitesse plus accentuée de l'orifice mitral chez la femme que chez l'homme (Bizot), l'expose davantage aux lésions ; d'autre part chez elle, le sang d'une alcalinité diminuée durant toute la période génitale, le rend plus irritant, surtout au niveau des parties habituellement rétrécies (Landouzy).

Coïncidence fréquente du rétrécissement mitral avec l'état chlorotique (Potain), la débilité, le lymphatisme, est démontrée. Le rétrécissement serait alors une lésion d'évolution, une dystrophie, se rattachant souvent à la *tuberculose* (Tripier, Potain, P. Teissier).

*Ce rétrécissement mitral enraye le développement de la tuberculose :*

*a.* Par surcroît d'activité des sommets, les bases étant généralement congestionnées dans les lésions mitrales (Peter) ;

*b.* Parce que lésion mitrale entrave la petite circulation, d'où stase, congestion, œdème, ventilation insuffisante du poumon, mettant obstacle au développement de la tuberculose (Potain) ; au contraire, les lésions qui entraînent l'ischémie du poumon (rétréciss. art. pulmonaire, etc.) favorisent l'éclosion de la tuberculose.

**Lésions.** — Le *rétrécissement* est *constitué par* une *lésion de la valvule mitrale et non de l'anneau* qui reste presque toujours intact.

*Valvule mitrale :* Lésion est marginale : *soudure*, *adhérences* des valves au niveau de *leurs commissures*, à la façon des adhérences des paupières dans la blépharite chronique (Bouillaud).

*Cordages tendineux*, épais, rigides, rétractés.

*Aspect du rétrécissement :* constitué par rétraction des adhérences valvulaires et des cordages ; il a l'aspect d'un *cône tronqué*, d'un *entonnoir* à base dirigée vers l'oreillette, et sommet vers le ventricule.

*Parois : lisses, polies, sans aspérités*, dans rétrécissement pur proprement dit ; cet aspect est bien différent des déformations profondes de la valvule : nodosités crétacées, végétations, rencontrées quand le rétrécissement mitral est d'origine endocardique.

**État du cœur.** — *Dilatation* et *hypertrophie* de *l'oreillette gauche ;* elle renferme souvent caillots noirâtres, stratifiés.

*Diminution* notable de la *cavité* du *ventricule gauche.*

*Dilatation* et *hypertrophie* du *ventricule droit :* survient consécutivement et peut aller jusqu'à l'insuffisance tricuspidienne ;

*Dilatation de l'oreillette droite.*

Foyers *d'apoplexie myocardique* (VAQUEZ) par dilatation stasique.

**Lésions viscérales.** — Celles de toutes les cardiopathies organiques : foie, reins, cerveau, surtout poumons : stase, congestion, infarctus hémoptoïque.

**Physiologie pathologique.** — Compensation assurée par la dilatation hypertrophique de *l'oreillette gauche*, et plus tard par celle du *ventricule droit.* Tant qu'elles s'exercent activement, la santé est à peu près bonne. Plus tard quand elles fléchissent, la période troublée apparaît et quand le myocarde cède, attaques d'hyposystolie jusqu'à l'asystolie finale.

**Symptomatologie.** — *Début* obscur.

Ne se manifeste guère qu'à l'adolescence ; c'est un surmenage quelconque retentissant sur le cœur : puberté, grossesse, etc., qui fait apparaître les symptômes de la maladie jusqu'alors ignorée.

En général *habitus* particulier :

*Infantilisme, nanisme :* arrêt de développement ; stigmates de l'*hérédo-syphilis.*

*Aspect chlorotique :* pâleur, troubles de la menstruation, gastralgie, hystéricisme.

*Aspect pseudo-tuberculeux :* lymphatisme, amaigrissement, petite toux sèche hémoptysies, troubles digestifs.

**Signes physiques.** — INSPECTION. — Dans les rétrécissements très marqués, et à la période avancée de la maladie, il y a dilatation du cœur droit : alors *pointe* du cœur *déviée en dehors* du mamelon gauche.

PERCUSSION. — Permet de *délimiter* le volume de *l'oreillette gauche* par la *percussion dans la région dorsale gauche*, près du rachis, entre 5ᵉ et 8ᵉ vertèbre dorsale.

PALPATION. — *Frémissement cataire* diastolique, mais surtout *présystolique* au-dessus de la pointe. — *Valeur diagnostique considérable.*

*Vibration mitrale* systolique par claquement de la valvule scléreuse et rigide. Signe inconstant et de moindre importance que le précédent.

AUSCULTATION. — Rythme mitral de Duroziez (1862), très important ; trois éléments :

| | |
|---|---|
| 1° *Roulement* ou ronflement *diastolique*,<br>2° *Souffle présystolique* (GENDRIN, FAUVEL). | Siège maximum : au-dessus de la pointe. |

Serait *systolique* (DICKINSON), *protosystolique* (TRIPIER et DEVIC).

3° *Dédoublement constant du second bruit* (ou *bruit de rappel*). Siège maximum à la base du cœur :

Dû au dyssynchronisme des sigmoïdes aortiques et pulmonaires (SKODA) ;

Dû à la dissociation du *claquement des sigmoïdes aortiques* (TRIPIER et DEVIC) ;

La première partie du dédoublement serait le second bruit normal, la seconde, causée par le claquement de la mitrale indurée (GALLAVARDIN).

*Onomatopée : ffout — ta-ta — rrou.*

*Deux autres signes* importants complètent le tableau clinique :

4° *Dureté et éclat retentissant du premier bruit.*

5° *Claquement d'ouverture de la mitrale* (Sansom, Potain) n'est pas constant.
— Se place *dans la diastole* et semble dédoubler le deuxième bruit, mais diffère du dédoublement vrai du second bruit, parce qu'il a son *siège à la pointe* du cœur.

**Variations dans le rythme.** — 1° *Roulement diastolique.*

Quand le *cœur bat lentement :* le roulement diastolique est prolongé et intense, alors le souffle présystolique bref est à peine perçu.

Si le *cœur bat avec rapidité :* souffle présystolique est très accentué; alors le roulement diastolique court est faiblement perçu.

En outre, d'après Mackenzie, dans *périodes avancées de la maladie*, le *roulement diastolique est seul perçu*, le *souffle présystolique a disparu*, ce qui indique une véritable *paralysie de l'oreillette* dont la signification pronostique est *grave.*

2° *Dédoublement du second bruit* ; présente des variabilités :

a. *Début de la maladie : la précession est aortique ;*

b. *Période moyenne : disparition du dédoublement*, avec *accentuation* diastolique au niveau de l'*art. pulmonaire ;*

c. *Période avancée : la précession est pulmonaire.*

3° *Dureté et éclat du premier bruit.*

Existe à la *première* et à la *seconde* période ;

A la *période avancée*, le premier bruit, loin d'être éclatant, devient *assourdi* et quelquefois nul.

4° *Claquement d'ouverture de la mitrale.*

Signe inconstant.

N'*existe* qu'à la *période moyenne.*

*Absence au début et* à la *période avancée.*

**Formes anormales :**

1° *Signes physiques font parfois défaut*, ce qui indique un rétrécissement mitral, très serré, ou au contraire très peu accusé.

2° *Tachy-arythmie :* véritable folie du cœur, est le seul signe perçu, ce qu'on observe dans certains cas anciens; le diagnostic peut se faire par la présence du frémissement cataire diastolique ou présystolique à la pointe, et par les signes de dilatation de l'oreillette gauche révélés par percussion du cœur dans le dos.

**Pouls.** — Régulier, petit, moyennement serré.

Quelquefois arythmique (surtout dans le rétréciss. mitr. des artérioscléreux).

**Marche.** — D'abord peu de gêne, mais quand la compensation n'est plus assurée, troubles apparaissent, et *en premier sur les poumons :* dyspnée, bronchite, poussées congestives, *hémoptysies* fréquentes, apoplexie pulmonaire.

**Durée.** — Très variable, suivant *hygiène, repos et régime* du malade.

Marche plus rapide et *durée plus courte :* après surmenage, excès, fatigues, grossesse.

**Terminaisons.** — *Mort* est la terminaison habituelle :

A la suite d'une série d'attaques d'hyposystolie, jusqu'à l'asystolie ultime;

Par complications pulmonaires; congestion œdémateuse, infarctus hémoptoïques ;

Bronchopneumonie, pleuro-pneumonie ;

Par embolie cérébrale; quelquefois à la suite d'embolies périphériques multiples.

**Diagnostic.** — L'affection peut passer *inaperçue* quand le *rétrécissement* est *très* *serré*; il ne donne lieu dans ce cas à aucun signe physique (Rendu).

Dans cas habituels on perçoit le *rythme de Duroziez caractéristique.*

*Difficultés* parfois *quand signes physiques* sont *dissociés.*

Le souffle ou mieux le roulement diastolique peut être confondu avec :

1° Souffle *diastolique de l'insuffisance aortique* quand celui-ci s'entend de préférence à la partie inférieure du sternum ; mais il est doux, humé, de tonalité haute, accompagné d'hypertrophie du cœur gauche, et de nombreux signes artériels : double souffle crural, pouls de Corrigan, etc.

2° Souffle diastolique peut être dû à l'*insuffisance aortique* vraie *compliquée* de *rétrécissement mitral fonctionnel;* mais dans ce cas ce dernier donne lieu à un *souffle présystolique* à la *pointe* qui n'est pas *permanent.*

Le rétrécissement mitral peut se manifester seulement par un *dédoublement du second bruit ;*

Dans ce cas le *dédoublement* est *permanent* et *non influencé par la respiration;* le *dédoublement physiologique* au contraire, n'est point constant, et coïncide avec la fin de l'inspiration et le commencement de l'expiration.

Par son rythme à trois bruits le rétrécissement mitral pourrait être confondu avec le *bruit de galop.*

Ce dernier figure l'*anapeste* (◡ ◡ —), et coïncide le plus souvent avec une hypertrophie du ventricule gauche, avec hypertension artérielle et les signes de la néphrite interstitielle.

Le *bruit de rappel* du rétrécissement mitral est un bruit de *dactyle* (— ◡ ◡) ; il ne s'accompagne pas d'hypertrophie du ventricule gauche, mais d'un frémissement cataire intense, alors que dans le galop on ne perçoit qu'un choc diastolique très faible.

Chez certains sujets, pâles, chétifs, amaigris, on pourrait à première impression, penser à une *chlorose* ou encore à la *tuberculose;* l'auscultation du cœur fera lever tous les doutes.

**Traitement.** — Dans *les premières années,* ce sont les troubles de nutrition générale qui dominent plutôt que ceux d'une cardiopathie (débilité, aspect chlorotique, pseudo-tuberculeux).

On donnera les toniques et les modificateurs de la nutrition : huile de foie de morue, arsenic, préparations phosphatées, etc.

A la *période d'état :* hygiène sévère, éviter les fatigues, le *surmenage du cœur;* discuter la question de *la grossesse.*

*Médication : Digitaline cristallisée* à très petites doses durant deux à trois jours consécutifs, cesser puis reprendre de la même façon chaque mois, ou tous les vingt jours et cela durant plusieurs mois.

Plus tard, on s'adressera au traitement général qui convient à toutes les cardiopathies aux périodes troublées et dans l'*asystolie.*

### *B.* — Rétrécissement mitral endocardique

Affection commune, tantôt *isolée*, tantôt *associée* à d'autres lésions valvulaires et spécialement à l'insuffisance mitrale; cette dernière association très fréquente, est désignée sous le nom de *maladie mitrale.*

*Résulte d'un travail morbide endocardique :* la maladie mitrale est donc *produite* par toutes *les causes habituelles de l'endocardite : rhumatisme polyart. aigu* et toutes les *maladies infectieuses.*

*Age :* n'est point exclusivement propre à l'adolescence comme le rétrécissement mitral pur.

**Lésions.** — A son degré maximum, la lésion est caractérisée par une sorte d'*entonnoir* béant, rigide, induré, *incrusté de sels calcaires*, ou *recouvert de saillies verruqueuses*, de *végétations crétacées*.

A peine peut-on *introduire un doigt;* quelquefois à peine le petit doigt.

*Lésions* siègent sur le sommet du triangle de la valve antérieure de la mitrale; la rétraction cicatricielle consécutive engendre des plis, des froncements, d'où encoche, hiatus béant qui *rétrécit* l'orifice et *permet le reflux sanguin* du ventricule dans l'oreillette, pendant la systole (Potain).

Dans d'autres cas, il y a adhérence de la paroi ventriculaire aux lames valvulaires les empêchant de se redresser, d'où inocclusion de l'orifice.

Une altération fréquente est due au raccourcissement et à la rétraction des muscles papillaires, avec épaississement des cordages soudés les uns aux autres et raccourcis.

**Lésions consécutives.** — *Dilatation de l'oreillette gauche.*

*Dilatation hypertrophique du ventricule droit* par suite de la stase dans la petite circulation et de la tension exagérée qui en résulte dans l'artère pulmonaire. Elle persiste assez longuement et peut donner lieu à une *insuffisance tricuspidienne fonctionnelle.*

**Lésions éloignées :**

*Dilatation des veines pulmonaires.*

*Parfois endartérite légère* des branches de l'artère pulmonaire.

Lésions terminales de l'asystolie.

**Symptômes.** — Ceux indiqués précédemment, augmentés des signes de l'insuffisance mitrale.

Percussion. — Matité transversale exagérée quand il y a dilatation des cavités droites.

Palpation. — *Frémissement cataire* diastolique ou présystolique, *moins net* ou plus *difficilement perçu* que dans le rétrécissement pur.

Auscultation. — *Rythme de Duroziez* dans lequel s'intercale le *souffle systolique* propre à l'*insuffisance mitrale ;*

On entend :

1° *Roulement diastolique* renforcé dans la présystole ou *souffle présystolique;*

2° *Souffle systolique* à la pointe ;

3° *Dédoublement du second bruit*, à la base du cœur.

*Onomatopée :*

| *ffout* | — | *f* | — | *ta-ta* | — | *rrôu* |
|---|---|---|---|---|---|---|
| souffle présystolique | | souffle systolique | | dédoublement du 2e bruit | | roulement diastolique |

*Variabilités de rythme :* 1° Assez souvent lors des premiers examens, on ne trouve à l'auscultation que des bruits tumultueux, plus ou moins irréguliers. Puis, sous l'influence du repos et d'un peu de digitale, les signes physiques prennent toute leur netteté.

2° Quand il y a des battements tumultueux, il semble qu'on n'entende qu'un *seul bruit* sourd, grave, *prolongé d'une diastole à l'autre : c'est le souffle prolongé de la pointe* (Bouillaud) de valeur séméiologique considérable.

**Pouls.** — *Petit, faible*, souvent *arythmique.*

Quelquefois *arythmie* avec *crises de tachycardie* et palpitations *dans rétrécissement mitral* des *artérioscléreux*, ou encore par la présence de *caillots sanguins obstruant les veines pulmonaires* et même *l'orifice mitral.*

**Phénomènes généraux.** — Ce sont la plupart de ceux constatés dans l'insuffisance mitrale.

*Facies mitral :* Varicosités bleuâtres ; cyanose légère de la face ; les pommettes, le lobule du nez, les lèvres sont violacées ; les *extrémités*, les *mains*, *pieds*, légèrement bleuâtres et refroidis; légère teinte subictérique des sclérotiques, battements diastoliques ou présystoliques des jugulaires (faux pouls veineux).

*Foie augmenté de volume;* un peu *d'albumine ;* à la période troublée, *oppression*, *dyspnée*, *toux* par accès.

*Poussées* de *bronchite*, de *congestion pulmonaire* à répétition, *hémoptysies*, *crachats* pelotonnés noirâtres *d'apoplexie pulmonaire.*

Léger œdème des extrémités ; disparition et réapparition.

**Complications.** — La plus fréquente est *l'insuffisance tricuspidienne*, caractérisée par un *souffle systolique* grave, vers *l'appendice xiphoïde*, un *pouls veineux vrai* des jugulaires et des *battements veineux hépatiques.*

**Marche.** — Celle de toutes les cardiopathies organiques : *après période d'état* ou de compensation plus ou moins longue, survient *période troublée :* congestions viscérales, œdèmes périphériques, rareté des urines, albumine.

Crises d'hyposystolie ou d'asystolie passagères, asystolie ultime.

**Diagnostic.** — Aisé quand le cœur se contracte lentement car les bruits pathologiques sont nettement perçus. Cependant assez rare que le rythme soit complet.

Plus délicat, dans les cas plus fréquents où battements tumultueux. Alors difficulté pour faire la part des deux lésions. Dans ce cas, la perception d'un *souffle systolique prolongé de la pointe*, *étendu* d'une diastole à l'autre est d'une *valeur séméiologique importante* pour le *rétrécissement mitral compliqué d'insuffisance.*

**Diagnostic différentiel.**

*a.* Le rétrécissement mitral endocardique (maladie mitrale) :
S'observe chez *l'adulte.*
Toutes les causes habituelles de l'endocardite lui donnent naissance : *Rhumatisme articulaire aigu*, maladies infectieuses, etc.

*b.* Le rétrécissement mitral pur s'observe surtout chez le sexe féminin.
Dans le *jeune âge*, puberté.
Infantilisme, aspect chétif des malades, pseudo-chlorose.
*Pour quelques cas*, rapports avec la *tuberculose*, l'*hérédo-syphilis.*

**Traitement.** — Celui de l'insuffisance mitrale.

### Rétrécissement mitral fonctionnel

(Voir *Insuffisance aortique.*)

### Rétrécissement mitral spasmodique

Peter, Fischer, Picot, Audéoud et Jacot-Descombes, Cuffer, etc.

*Absence d'altération organique.* — *Origine nerveuse*, spasmodique.

**Mécanisme.** — *a.* Par *spasme des muscles papillaires*, attirant la grande lame de la mitrale au-devant de l'orifice auriculo-ventriculaire qui se trouverait ainsi rétréci ;

*b.* Par *spasme de l'orifice mitral* lui-même (Peter).

**Cliniquement.** — *Mêmes signes* que le rétrécissement organique, mais avec moins de rudesse.

*Mobilité* et *disparition momentanée* des signes physiques ; elles constituent un caractère très important de cette variété de rétrécissement mitral.

*Bénignité. — Curabilité.*

S'observe chez les *chlorotiques*, les *hystériques* et les *névropathes* (émotions vives : joie, crainte, peur, fatigue, surmenage, etc.).

Ce rétrécissement mitral est encore discuté.

RÉTRÉCISSEMENT MITRAL DES ARTÉRIOSCLÉREUX

Associé avec les diverses manifestations de l'artériosclérose.

**Cliniquement** : *Fréquence de la tachyarythmie, rareté ou absence du dédoublement du second bruit.*

Possibilité d'accès angineux.

**Pronostic** : Sévère.

---

# INSUFFISANCE MITRALE

**Définition.** — Il y a insuffisance de la valvule mitrale, toutes les fois que le sang, au lieu de passer en totalité du ventricule gauche dans l'aorte à chaque systole ventriculaire, reflue en partie dans l'oreillette gauche, par l'orifice auriculo-ventriculaire fermé incomplètement. Cette affection très commune paraît être *la plus fréquente des maladies organiques du cœur;* son association avec le rétrécissement de l'orifice auriculo-ventriculaire est extrêmement fréquente ; cependant, tout au moins cliniquement, il existe des cas nombreux d'insuffisance mitrale pure.

**Divisions.** — Dans la très grande majorité des cas, l'insuffisance mitrale a pour origine une *endocardite chronique* dont les altérations intéressent tour à tour les lames valvulaires, les cordages tendineux, les muscles papillaires. En dehors de ces cas, pour ainsi dire habituels, l'insuffisance peut résulter d'une *rupture de l'appareil valvulaire*, d'origine spontanée ou traumatique ; enfin, on a décrit encore une *insuffisance* mitrale purement *fonctionnelle*, sans lésions valvulaires ; étudions chacun de ces groupes :

## *A.* — INSUFFISANCE MITRALE D'ORIGINE ENDOCARDIQUE

ÉTIOLOGIE. — C'est de beaucoup la plus fréquente. Sa cause principale est le *rhumatisme polyarticulaire aigu ;* comparée à ce sujet avec les autres endocardites rhumatismales, nous voyons, d'après une statistique déjà citée, que sur 51 cas d'endocardite rhumatismale, on trouva 40 cas de lésions mitrales contre 8 affections aortiques et 3 faits de lésions aortique et mitrale combinées. En dehors du rhumatisme, l'insuffisance mitrale peut se développer à la suite de toutes les autres causes que nous avons énumérées à propos de la pathogénie de l'endocardite : *fièvres éruptives*, *chorée*, *états infectieux*, etc.

Elle peut survenir encore chroniquement chez les vieillards par *athérome*, et Lancereaux a pu dire que chaque fois qu'une personne âgée est affectée d'insuffisance mitrale, on peut être certain qu'il s'agit d'*artériosclérose* du cœur (*insuffisance des artérioscléreux*).

**Anatomie pathologique.** — Les lésions intéressent surtout la valvule et les cordages tendineux.

A. *Valvule.* — *a.* L'endocardite atteint de préférence le *bord libre* des lames valvulaires de la mitrale : celui-ci, *épaissi*, *induré*, ayant subi la transformation fibro-cartilagineuse ou même crétacée, ne permet plus l'adossement complet des deux valves, et l'orifice reste incomplètement fermé. Dans certains cas, l'endocardite s'étend jusqu'aux commissures des deux lames valvulaires dont elle provoque l'adhérence et la rétraction, créant ainsi un rétrécissement de l'orifice mitral qui va compliquer l'insuffisance.

*b.* Dans d'autres cas, l'insuffisance paraît causée surtout par la rétraction inodulaire et le raccourcissement des valves qui s'opposent au rapprochement de leur face auriculaire pendant la systole; en pareille circonstance, ainsi que Potain et Rendu l'ont bien montré, le point de départ de l'endocardite s'est cantonné au « sommet du *triangle de la valve antérieure* ». Dès lors, la cicatrice qui succède au tissu inflammatoire se rétracte peu à peu, produit des brides et des plis froncés sur la valvule raccourcie et déformée, et finalement une petite encoche qui empêche l'occlusion complète des deux valves.

*c.* Plus rarement, l'insuffisance mitrale est constituée par des *adhérences de la face ventriculaire* ou encore des *bords de la valvule avec la paroi ventriculaire ;* la *mitrale* se trouve ainsi presque *immobilisée*, ou tout au moins, incapable de se rabattre vers l'oreillette, durant la systole.

*d.* Il s'en faut de beaucoup, cependant, que les lésions endocardiques qui rendent la valvule mitrale insuffisante consistent seulement en épaississement, en induration scléreuse des valves avec rétraction consécutive; il arrive très fréquemment que la mitrale épaissie est recouverte sur son *bord libre* de *nodosités* verruqueuses, de *concrétions* calcaires, de *masses végétantes* fibro-cartilagineuses ou même ossifiées qui immobilisent la valvule dont la souplesse se trouve ainsi annihilée pour toujours.

*e.* L'insuffisance peut dépendre encore de la présence de petites *tumeurs anévrysmales* de la valvule mitrale (Laennec, Peyrot, Lépine). Celles-ci, du volume d'un grain de riz, d'un petit pois, et même d'une fève, se présentent sous forme de nodosités, *siégeant sur le bord libre ou dans l'épaisseur* même des deux valves; elles se rencontrent tout spécialement sur la valve aortique ou antérieure de la mitrale. Ces petites tumeurs sont fréquemment surmontées de caillots fibrineux blanchâtres; d'abord dures et soulevant les deux feuillets de la valvule, elles ne tardent pas à se désagréger, à se ramollir et enfin par s'ouvrir par un trajet sinueux tantôt sur la face auriculaire ou la face ventriculaire, tantôt sur les deux faces de la valvule qui se trouve ainsi perforée.

*f*. L'insuffisance mitrale a pu être causée encore par la présence d'une *tumeur* s'engageant *dans les replis valvulaires* dont elle gênait le mécanisme, tel était le cas d'un *myxome gros* comme un œuf de pigeon, signalé par Lorne [1], et plus tard, un autre fait rapporté par Curtis [2].

B. *Cordages tendineux*. — Leur altération est une cause fréquente d'insuffisance mitrale : sous l'influence du travail endocardique, ils s'épaississent, s'indurent, s'encroûtent quelquefois de sels calcaires, ou se soudent les uns aux autres au point de ne former plus qu'une masse unique qui se rétracte bientôt. Ce *raccourcissement des cordages tendineux* est souvent suivi de la *rétraction* de leurs *muscles papillaires* ce qui a pour résultat de brider la mitrale et de l'empêcher de se redresser durant la systole.

Dans des cas exceptionnels, on a cité, au contraire, quelques faits où les *cordages tendineux* étant *trop longs*, la valvule se trouvait dans la systole, comme repoussée vers l'oreillette laissant l'orifice mitral incomplètement fermé (Hilton Fagge).

Démonstration de l'insuffisance mitrale a l'autopsie. — 1° *Par l'épreuve de l'eau*. — De même que l'insuffisance aortique peut être contrôlée à l'amphithéâtre par l'épreuve classique dite de l'eau, de même l'insuffisance mitrale peut être démontrée par cette même épreuve, mais la technique est différente dans les deux cas. Lorsqu'on veut vérifier le diagnostic d'insuffisance mitrale, on sort d'abord le cœur de la cavité thoracique puis, après avoir entr'ouvert l'oreillette gauche, on verse dans celle-ci une certaine quantité d'eau qui passe rapidement dans le ventricule gauche en vertu de la simple pesanteur. On prend alors celui-ci à pleines mains, et on le presse brusquement : si le cœur est normal, l'eau passe alors du ventricule dans l'aorte, si au contraire, il y a insuffisance mitrale, une partie du liquide reflue dans l'oreillette.

Lorsqu'il s'agit d'une insuffisance purement fonctionnelle, sans lésion valvulaire, on peut, à son gré, la faire apparaître ou disparaître alternativement. En effet, si après avoir démontré par l'épreuve de l'eau l'existence certaine de l'insuffisance mitrale, on vient à soulever la pointe du cœur en même temps qu'on le comprime, on constate que l'orifice auriculo-ventriculaire se trouve complètement fermé par la valvule redevenue suffisante. C'est que, dans le premier cas, les cordages tendineux étaient trop courts pour permettre à la mitrale de se redresser pendant la systole, et que par la manœuvre du redressement de la pointe, on rapproche les muscles papillaires de leur insertion normale à la valvule.

1° *Par la mensuration de l'orifice*. — L'épreuve de l'eau n'est pas le seul moyen de s'assurer à l'amphithéâtre de l'existence de l'insuffisance mitrale ; un autre procédé plus rigoureux consiste à pratiquer la mensuration de l'orifice mitral et à la comparer avec celle qu'on trouve à l'état

1. Lorne, *Société anat.* Paris, 1869.
2. Curtis, *Arch. de physiolog.*, 1872.

normal ; nous rappellerons à ce propos que, suivant Bizot, la circonférence de l'orifice auriculo-ventriculaire gauche mesure chez l'homme 110$^{mm}$,37, et chez la femme, 92$^{mm}$,68.

C. *Lésions secondaires.* — Une fois l'insuffisance mitrale créée, elle entraîne à sa suite une série de perturbations qui retentissent d'abord sur les cavités gauches du cœur. A chaque systole, en effet, il se produit un reflux considérable de liquide sanguin dans *l'oreillette gauche* qui, s'ajoutant à celui qui s'y déverse normalement par les veines pulmonaires, oblige l'oreillette à se dilater d'abord, puis à s'hypertrophier; cette *augmentation de volume* de l'*oreillette gauche* peut d'ailleurs être décelée cliniquement et mesurée par *l'exploration du cœur dans la région dorsale* suivant le procédé que nous avons indiqué précédemment.

L'oreillette, ainsi hypertrophiée, envoie une quantité de sang plus considérable qu'à l'état normal dans le *ventricule gauche* qui se *dilate* à son tour *et* bientôt *s'hypertrophie ;* il y a donc là une différence très grande avec le rétrécissement mitral dans lequel le ventricule, loin d'être dilaté, est parfois atrophié ou tout au moins subit un retrait très accusé. Toutefois, cette augmentation de volume, formée surtout par la dilatation, n'est point constante dans tous les cas, et lorsqu'on la rencontre, elle n'atteint jamais les dimensions qu'on lui voit acquérir dans l'insuffisance aortique.

Bientôt, comme dans le rétrécissement mitral, la dilatation de l'oreillette gauche devient une entrave à la déplétion des veines pulmonaires et engendre la stase sanguine dans tout le domaine de la petite circulation; pour lutter contre celle-là, le *ventricule droit se dilate* à son tour, et pendant une période plus ou moins longue, *l'insuffisance mitrale se trouve*, suivant l'expression habituelle, *compensée par la dilatation hypertrophique de l'oreillette gauche et du ventricule droit.* Cette dernière peut devenir permanente, et être le point de départ d'une insuffisance tricuspidienne fonctionnelle qu'il est fréquent de voir compliquer celle de la valvule mitrale.

Aspect général du cœur. — Ces lésions secondaires expliquent pourquoi dans l'insuffisance mitrale, le *cœur est augmenté de volume* dans sa totalité, il forme une masse globuleuse le plus souvent flasque, dont la pointe arrondie et élargie est formée, en proportions presque égales, par le sommet des deux ventricules, avec prédominance plus fréquente cependant pour le ventricule droit. Les deux oreillettes sont élargies toutes deux et distendues par des caillots cruoriques.

*En résumé*, ce qui caractérise surtout l'*état du cœur* dans l'insuffisance mitrale, c'est la *dilatation de ses cavités*, alors que dans le rétrécissement auriculo-ventriculaire, il y a lieu de faire intervenir encore l'hypertrophie de ses parois.

Lorsque la lésion est ancienne, le *myocarde* présente des altérations importantes à connaître : tantôt il offre une coloration rouge vineux ou violacé, indice d'une sorte d'hyperémie chronique par gêne de la circulation interstitielle du muscle ; tantôt les lésions sont plus profondes, on y trouve une véritable myocardite chronique granulo-graisseuse et dégénérative, caractérisée par une teinte feuille morte du muscle avec altération des stries et infiltration granuleuse et graisseuse des fibrilles.

D. *Lésions consécutives.* — Le territoire de la petite circulation, incessamment congestionné et entravé par la stase, présente également des modifications anatomiques : on note un certain *allongement des veines pulmonaires*, des traces *d'endartérite des branches de l'artère pulmonaire*, puis des *lésions viscérales* qu'on trouve dans tous les états asystoliques : congestion œdémateuse, splénisation et foyers apoplectiques de la base des poumons ; congestion et tuméfaction de la *muqueuse bronchique*, etc.

La *plèvre* renferme des épanchements séreux plus ou moins abondants ; le *foie* est gros, congestionné (foie muscade) ou dans d'autres cas, induré et diminué de volume avec les divers états caractérisant le foie cardiaque, le *rein*, la *rate* participent à cet état congestif, ainsi que le *cerveau* et ses enveloppes ; notons enfin l'œdème des membres et de la paroi abdominale, de l'ascite, etc.

## *B.* — INSUFFISANCE MITRALE DES ARTÉRIOSCLÉREUX

On l'observe surtout par la *propagation à la valvule mitrale des lésions* athéromateuses *de l'orifice de l'aorte.*

D'après Lancereaux (1897), elle serait caractérisée par la rétraction des muscles papillaires, la dilatation du ventricule gauche à sa base, et a rétraction de la mitrale. D'après cet auteur, ce n'est pas la grande valve mitrale (valve gauche, valve aortique), mais *la petite valve* qui constitue le siège des altérations : épaississement, induration, rétraction. Le doigt, introduit au-dessous d'elle, perçoit dans son épaisseur même, un noyau crétacé, lésion comparable à l'athérome artériel. La localisation de l'athérome sur la petite valve s'expliquerait par ce fait qu'elle est dépourvue de vaisseaux, alors que la grande valve antérieure en est pourvue et que « les troubles dystrophiques contemporains de l'artériosclérose se déterminent sur les organes dépourvus de vaisseaux ».

Il ne semble pas que cette localisation soit aussi rigoureuse, et des lésions de la grande valve de la mitrale peuvent être rencontrées en cette circonstance ; j'ai pu en voir deux cas dans la même année. De plus, dans cette insuffisance scléro-athéromateuse, les artères périphériques sont dures et roulent sous le doigt, et on peut rencontrer des *lésions concomitantes* de l'*aorte* et même des artères coronaires.

## *C.* — INSUFFISANCE PAR RUPTURE DE L'APPAREIL VALVULAIRE

L'insuffisance peut reconnaître pour cause une rupture de l'appareil mitral (Corvisart, Laennec, Potain, E. Barié, Rendu et Hallé). A vrai dire, nous ne possédons guère de faits où la brisure occupe le voile valvulaire lui-même, c'est sur les annexes de celui-ci que porte la lésion, et en particulier sur les *cordages tendineux;* dans quelques cas plus rares, les *muscles papillaires* ont pu être rupturés. La brisure des cordages tendineux se produit tantôt sur leur milieu, tantôt à l'une de leurs extrémités; le plus souvent alors, ils restent fixés par une de ces extrémités et flottent librement de l'autre au milieu de la cavité ventriculaire; par suite la valve correspondante n'étant plus maintenue durant la systole, se renverse vers l'oreillette et l'orifice mitral reste béant. *Le plus souvent*, la rupture porte sur les cordages tendineux de la *valve antérieure* de la mitrale, les exceptions à cette règle sont rares, nous en avons cependant signalé deux exemples (1881).

Ces *ruptures valvulaires qui sont étudiées plus loin* en détail surviennent parfois spontanément à la suite d'un brusque effort, ou résultent d'un traumatisme violent sur la paroi thoracique; *en général*, avant leur rupture, les *cordages tendineux* étaient *déjà le siège d'altérations endocardiques* plus ou moins profondes.

## *D.* — INSUFFISANCE MITRALE FONCTIONNELLE

Nous considérerons ici deux variétés distinctes : *l'insuffisance mitrale fonctionnelle par dilatation cardiaque*, et *l'insuffisance fonctionnelle spasmodique.*

1°. — Insuffisance mitrale fonctionnelle par dilatation cardiaque. — Elle se distingue des deux groupes précédents, en ce que *l'appareil mitral conserve son intégrité absolue* et que *l'insuffisance* est le simple *résultat de la dilatation cardiaque.* Niée par Bamberger (1879-1888), elle est admise par Peacock, Friedreich, Gerhardt, Jaccoud, Heitler (1881), Dombrowski[1]. Plus récemment, elle a été l'objet, de la part de C. Lian[2], d'un mémoire appuyé de recherches expérimentales intéressantes. Elle a été rencontrée dans la *myocardite*, dans la *néphrite interstitielle*, dans le cours des *maladies infectieuses aigües* et dans les maladies nerveuses (*chorée*, *hystérie*).

Picot (de Bordeaux) (1903), François-Franck, dans certaines affections de *l'estomac*, Gangolphe[3], Fabre, (de Marseille[4]) dans certains troubles du *foie*, pensent qu'on peut rencontrer l'insuffisance mitrale fontionnelle par dilatation du ventricule gauche, d'après un mécanisme analogue à celui de *l'insuffisance tricuspidienne* qui s'observe également chez d'autres malades à la suite de *troubles gastro-hépatiques* (Potain, E. Barié) (voir *Dilatation du cœur*).

Cette insuffisance a fait le sujet de nombreuses controverses; pour quelques auteurs, tels que Adams, Jacks (1843), Peacock, l'insuffisance résulterait de la *dilatation passive simple de l'orifice auriculo-ventri-*

1. Dombrowski, *Rev. de médecine*, 1893, p. 757.
2. C. Lian, « Le diagn. des souffles systol. apexiens et l'insuffis. mitrale fonctionn. » *Th.* Paris, 1909.
3. Gangolphe, « Du bruit de souffle mitral dans l'ictère », *Th.* Paris, 1875.
4. Fabre, *Gaz. des hôp.*, 1877, p. 916 et 923.

*culaire* ; celui-ci deviendrait trop large pour les valves de la mitrale dont les bords ne pourraient plus s'affronter exactement pendant la systole. Potain a montré que cette explication ne saurait être acceptée, car dit-il, lorsque l'anneau orificiel s'élargit, les valvules qui s'y insèrent s'accroissent proportionnellement, « en sorte qu'il se fait incessamment une adaptation de ces replis membraneux à la grandeur de l'orifice qu'ils doivent fermer ».

On a prétendu encore (KREHL[1], KELLE[2], MORTON PRINCE[3]), qu'à la suite d'une infection ou d'une intoxication antérieures, le cœur peut perdre une partie de sa puissance contractile ; dès lors, le rétrécissement physiologique de l'orifice mitral durant la systole sera diminué, attenué, en un mot moindre qu'à l'état normal et par suite, les piliers resteront plus éloignés que normalement de l'axe ventriculaire gauche. Cette théorie est difficilement admissible, car, ainsi que Lian l'a fait remarquer, si cette insuffisance mitrale musculaire existait, elle aboutirait rapidement à une dilatation du ventricule gauche qui paraît être la vraie cause de l'insuffisance fonctionnelle.

En effet, quoique moins fréquente qu'on ne le dit, l'*insuffisance mitrale* dite *fonctionnelle*, ou encore *relative*, ne peut être niée, mais elle reconnaît pour cause, bien moins l'élargissement exagéré de l'anneau, souvent hypothétique, que la *dilatation de la cavité ventriculaire gauche*. En effet, par suite de cette dernière, les muscles papillaires sont entraînés en dehors et éloignés ainsi de leurs insertions à la valvule, d'autre part les cordages tendineux qui ne peuvent, comme les muscles, subir une pareille élongation, deviennent trop courts, attirent en bas et en dehors les bords de la valvule mitrale, et l'empêchent ainsi de se relever pour clore l'orifice auriculo-ventriculaire au moment de la systole : dès lors l'insuffisance est créée.

On la rencontre dans les grandes dilatations ventriculaires gauches qui surviennent dans l'*insuffisance aortique*, dans la *symphyse péricardique* [JACCOUD, E. BARIÉ, HAYEM et GILBERT (1883), ANDRÉ PETIT, BERGÉ, (5 cas sur 30 observations de symphyse, MOREL-LAVALLÉE), dans la *néphrite interstitielle*, l'*artériosclérose*, dans la *myocardite chronique hypertrophique* et dans le cours des *crises d'angor pectoris* (FRAENTZEL, MERKLEN).

Dans quelques circonstances exceptionnelles, l'insuffisance fonctionnelle intéressait à la fois la valvule mitrale et les sigmoïdes aortiques (BOUVERET ; E. BARIÉ).

François-Franck, C. Lian ont reproduit expérimentalement cette insuffisance fonctionnelle chez des chiens anesthésiés, en comprimant l'aorte abdominale de façon à augmenter le travail du cœur, en même temps que par l'excitation du pneumogastrique on diminuait la tonicité du myocarde ; ils obtenaient ainsi un souffle systolique très caractéristique.

1. KREHL, *Arbeit aus. d. med. Klin.* Leipzig. 1893.
2. KELLE, *eod. loc.* 1893.
3. MORTON PRINCE, *Bost. med. and. surg. Journ.*, 1900, p. 423.

### 2°. Insuffisance mitrale fonctionnelle d'origine spasmodique

De même qu'on a décrit un *rétrécissement mitral* sans lésion anatomique, *purement spasmodique*, on a admis également l'existence d'une *insuffisance mitrale d'origine spasmodique* par contracture des muscles papillaires (Bamberger) entraînant leur raccourcissement, et par suite, la difficulté pour les valves de la mitrale, de se relever pendant la systole pour l'occlusion de l'orifice.

Cette variété encore très discutée a été notée chez les *hystériques*, chez les *névropathes* où elle se produirait à la suite des émotions, des fatigues, du surmenage (Cuffer, Royer, de Renzi), ou même *au début de l'endocardite aiguë*, dont les altérations entraîneraient parfois l'insuffisance valvulaire, « par exagération de la contractilité ou spasme » des muscles tenseurs de la valvule (Stokes, 1854).

**Symptomatologie.** — Nous avons vu précédemment que dans l'insuffisance mitrale, les phénomènes de compensation étaient assurés par la dilatation hypertrophique de l'oreillette gauche et du ventricule droit ; mais la force de résistance de ceux-ci est autrement restreinte que celle du ventricule gauche lequel, par la seule hypertrophie de ses épaisses parois, suffit pendant si longtemps à lutter contre le fâcheux effet des lésions aortiques; ici la période de compensation est relativement courte, et la période dite troublée en général précoce.

Cette dernière se caractérise par une série variée de troubles fonctionnels dont le tableau constitue le type complet de la *maladie organique du cœur*.

Le premier phénomène en date est l'*oppression*. Celle-ci se montre surtout à l'occasion d'un effort (dyspnée d'effort, dyspnée de Corvisart), par exemple lorsque le malade marche rapidement, monte un escalier, ou se livre à un travail fatigant. Au repos tout cesse, mais la gêne revient au moindre effort. Cependant d'abord passagère, cette oppression finit peu à peu par devenir habituelle ; ce sera bientôt de la *dyspnée* véritable qui constituera dans l'avenir l'accident dont le malade se plaindra avec le plus d'insistance.

En même temps, le cœur présente souvent des battements précipités, le patient se plaint de *palpitations*, ou encore d'une sensation de *gêne douloureuse*, de *poids* ou de constriction au niveau de la région de l'épigastre.

Les *troubles digestifs* sont habituels, ce sont de l'anorexie et surtout de la lenteur de la digestion, du ballonnement, de la pesanteur, après les repas.

D'autres *symptômes* apparaissent bientôt : les malades ont la face un peu congestionnée, ils éprouvent de la céphalée, de la tendance au sommeil surtout après les repas, et quelquefois, par contre, de l'insomnie nocturne. Leur *caractère* se modifie, quelques-uns sont apathiques, indolents, d'autres deviennent impatients et facilement irritables.

A cette période déjà, mais plus encore à un stade plus avancé, les malades présentent un facies spécial bien caractéristique : la face est légèrement colorée, les pommettes, le nez, offrent une légère teinte cyanique avec de petites varicosités bleuâtres ; les yeux sont un peu injectés, les lèvres, et quelquefois même le pourtour des oreilles, paraissent violacés et refroidis. C'est là le *facies mitral*, tout différent du *facies aortique* caractérisé par la pâleur et la teinte mate de la peau et des muqueuses.

Mais bientôt survient un symptôme d'une très grande importance : l'*œdème* des membres inférieurs. D'abord passager, il s'observe principalement le soir après la fatigue de la journée, et ne se retrouve plus le matin après le repos de la nuit dans le décubitus dorsal. Au début, il est localisé exclusivement au pourtour des malléoles (*œdème péri-malléolaire*) et les malades se plaignent d'être un peu gênés dans leurs chaussures ; celles-ci laissent sur la peau, œdématiée et pâlie, un sillon transversal correspondant à leur pli ; de même la pression du doigt y imprime une empreinte, en forme de petits godets, qui disparaît au bout d'un instant. Cependant l'œdème finit peu à peu par devenir permanent en même temps qu'il s'étend progressivement à la partie inférieure de la jambe (*œdème prétibial*) puis bientôt à la jambe tout entière ; plus tard le membre inférieur dans sa totalité participe à l'infiltration. Cet *œdème*, qui est dû à l'entrave apportée à la circulation veineuse, est d'une *importance capitale*, car il met le médecin sur la voie du diagnostic d'une cardiopathie organique, dont la nature et la localisation précises vont être établies par *la recherche méthodique* des signes physiques.

*Inspection.* — L'examen de la région précordiale montre dans quelques cas, assez rares d'ailleurs, la présence d'une légère *voussure thoracique*, elle montre encore que la *pointe* du cœur est *abaissée* dans le cinquième et beaucoup plus rarement dans le sixième espace intercostal, et rejetée sensiblement en dehors de la ligne mamelonnaire.

*Percussion.* — La *matité* précordiale est augmentée d'une façon à peu près égale dans le sens vertical et dans le sens longitudinal ; et la partie découverte mesure parfois jusqu'à 10 ou 11 centimètres environ ; on voit ainsi que le cœur a pris une forme globuleuse bien caractéristique.

*Radioscopie.* — D'après Destot, la radioscopie montre la dilatation du ventricule droit et des deux oreillettes ; en outre, l'ombre agrandie du ventricule gauche se projette nettement sur le champ pulmonaire gauche (voir *Semeiologie*).

*Palpation.* — A la palpation on constate le choc de la pointe dont l'impulsion semble, en général, moins nette que dans le rétrécissement mitral. Mais le point important c'est l'existence d'un *frémissement cataire au niveau de la pointe du cœur*, avec propagation vers l'aisselle. Il est souvent assez faible et donne alors la sensation d'un frôlement, d'autres fois il est plus vibrant, mais presque jamais n'atteint la rudesse et l'intensité du frémissement vibratoire du rétrécissement mitral. De plus, alors que ce dernier est diastolique, se renforce durant la présystole pour finir au moment où commence le choc systolique de la pointe, le frémissement cataire de l'insuffisance mitrale est *nettement systolique*, persiste durant toute la durée de la systole et cesse un peu avant le claquement des sigmoïdes. Le frémissement est engendré par les vibrations sonores que produit l'ondée sanguine, en refluant, pendant la systole, du ventricule dans l'oreillette à travers l'encoche de la mitrale insuffisante. Ces vibrations se traduisent à l'auscultation, par un bruit de souffle très net que nous allons décrire : il s'agit donc là du même phénomène, perçu par deux sens différents.

*Auscultation.* — Le *souffle* de l'insuffisance mitrale présente des caractères très importants :

*a.* Son *moment* est *systolique*, c'est-à-dire commence avec la contraction même du ventricule, et se prolonge pendant toute la durée du petit silence, en s'affaiblissant graduellement. Son *intensité* est *d'emblée à son maximum* et loin de présenter, comme dans le rétrécissement mitral, un renforcement, elle *s'affaiblit progressivement*. C'est que dès le début, le reflux sanguin s'opère avec une vitesse maximum qui diminue dès que l'oreillette, en se remplissant peu à peu, lui oppose une résistance plus grande.

*b. Siège.* — D'après Peter, le *maximum du bruit de souffle* existerait à « la partie moyenne du ventricule, c'est-à-dire dans la zone valvulaire, là où il se produit ». Heitler, plus récemment, a déclaré que le souffle a deux foyers : la pointe et la région située entre la pointe et le sternum.

Telle n'est point cependant l'opinion générale, et l'on considère, plus justement, avec Potain, *que le maximum du souffle se trouve au niveau même de la pointe du cœur.*

On est surpris au premier abord que le souffle mitral, qui naît « à la base des ventricules » et qui, à cause du sens du courant devrait se propager vers l'oreillette, se dirige au contraire vers la pointe du cœur, c'est-à-dire en sens inverse du courant. Plusieurs raisons expliquent ce phénomène en apparence contradictoire sur lequel Briquet (1836) a insisté un des premiers.

1° On sait que le bord antérieur du poumon gauche s'avance au devant de la base du cœur, et la recouvre en partie au niveau de la valvule mitrale qu'il éloigne ainsi de l'oreille et dont il transmet difficilement les sons; au contraire la pointe du cœur se dégage à la partie inférieure, se met en contact avec la paroi thoracique et constitue pour les bruits mitraux, la voie de transmission la plus directe. On peut donc dire que le maximum du souffle s'entend dans le point où le ventricule gauche est plus immédiatement en rapport avec la paroi thoracique (FRIEDREICH).

2° En second lieu, nous avons vu que, dans l'insuffisance, l'appareil mitral représente une sorte de cône, dont le sommet saillant dans le ventricule est très rapproché de la pointe du cœur vers laquelle l'attirent les cordages tendineux fortement tendus et raccourcis. Or, il résulte des curieuses expériences de Bergeon (1868) que lorsqu'une colonne liquide s'engage par le sommet d'un cône, elle se brise, et ses vibrations se propagent dans le sens inverse du courant, c'est-à-dire en appliquant ce principe à l'insuffisance mitrale, vers la pointe du cœur (voir *Séméiologie du cœur*).

3° Enfin, le maximum du souffle au niveau de la pointe s'explique encore, par la transmission des vibrations de la valvule vers la région apexienne, par l'intermédiaire de ses cordages tendineux et des muscles papillaires.

*c. Propagation.* — De la pointe, où il présente son maximum, le souffle décroît de plus en plus à mesure qu'on remonte vers la base du cœur, mais par contre, il se propage *vers la région axillaire gauche et même* vers *le milieu de la région dorsale* du même côté, entre le bord spinal de l'omoplate et le rachis au niveau des sixième et septième vertèbre dorsale, c'est-à-dire dans la région correspondant à l'oreillette gauche vers laquelle le souffle se transmet également. Le souffle dorsal peut être intense au point de couvrir le murmure respiratoire, par suite de sa propagation dans les veines pulmonaires elles-mêmes, c'est ce que Duroziez [1] appelait le *pouls pulmonaire*.

*d. Intensité.* — Elle est très variable : le souffle peut être *doux*, *filé*, et a été comparé alors avec justesse à un bruit de soufflet ; dans d'autres cas, il est de tonalité plus haute et rappelle, comme on l'a dit, un jet de vapeur. Dans d'autres cas encore, il est *vibrant*, *rude*, *râpeux* (bruit de râpe, de scie, de lime, etc.) ; il s'agit alors, le plus souvent d'une insuffisance limitant un orifice dont les bords, modérément écartés, sont rigides et rugueux. Au contraire, l'*insuffisance* sans lésion de la valvule, c'est-à-dire purement *fonctionnelle*, ne donne lieu qu'à un *souffle doux et profond* ; il *peut disparaître* par le repos et la digitale, en même temps que le cœur reprend son volume normal.

On ne saurait, par les caractères du souffle, diagnostiquer le degré de la lésion. En effet, lorsque par un orifice largement béant, c'est-à-dire lorsque *l'insuffisance est très large*, le sang reflue dans l'oreillette sans rencontrer d'obstacle, il ne peut engendrer qu'un *murmure très léger* et très bref qui même *peut manquer* tout à fait. De même lorsque le pertuis qui constitue l'insuffisance est très petit, la colonne sanguine passe presque tout entière dans l'aorte, et l'ondée qui rétrograde dans l'oreillette est trop faible pour produire un souffle appréciable. Dans ce cas cependant, un peu d'accélération de la circulation, un léger *exercice musculaire* suffiront à *faire apparaître le bruit morbide* (Raynaud). On peut donc dire en général, que *les souffles les plus intenses correspondent à des insuffisances moyennes*.

*e. Timbre.* — Il est tantôt *grave*, tantôt aigu, *sibilant*. Parfois il emprunte le caractère *musical*, et peut rappeler le timbre d'une corde en vibration. Dans ce dernier cas, il semble être produit surtout par la présence d'un cordage tendineux détaché d'une de ses insertions et flottant par son extrémité libre dans le courant sanguin. D'autres fois, ainsi que

1. Duroziez, « Du pouls des veines pulmonaires dans l'insuffis. mitr. », *Union médicale*, 1890, p. 771.

cela arriva dans un fait curieux observé par Potain, le cordage, détaché de la valvule, se trouvait fixé à la paroi ventriculaire et tendu sur le trajet de la colonne sanguine qui le mettait en vibration en produisant un bruit de guimbarde. Quelquefois aussi on a noté des bruits de crécelle, de roucoulement, de bourdonnement d'abeille, etc. Ces bruits bizarres sont, comme on l'a dit justement, *surajoutés* au souffle de l'insuffisance. Ils sont dus aux vibrations produites à chaque systole, par un corps étranger pédiculé, un caillot sanguin, une plaque athéromateuse, etc., interposés dans le pertuis de l'insuffisance.

*Dans l'insuffisance fonctionnelle,* le souffle est transitoire et disparaît soit spontanément, soit après le repos et un peu de digitale qui fait disparaître la dilatation du ventricule, cause de cette insuffisance temporaire. Dans l'*insuffisance spasmodique* le souffle peut également être fugace.

Le timbre du souffle de l'insuffisance mitrale peut simuler encore un bruit de *piaulement ;* en général, quand il est *permanent*, il se rattache à de grands délabrements, de grandes pertes de substance de l'appareil valvulaire; dans des circonstances plus rares, on l'a noté dans des anévrysmes valvulaires perforés. Lorsqu'il est *transitoire*, on peut le rapporter à un corps étranger, presque toujours un caillot interposé dans l'appareil valvulaire (Peter).

Pendant la période d'état, le souffle de l'insuffisance mitrale est *constant* et n'est influencé que d'une façon à peine appréciable par les différentes attitudes du malade ainsi que par les mouvements respiratoires.

*f. Disparition.* — Lorsque la maladie, arrivée *à la période asystolique*, s'accompagne de dilatation considérable du ventricule avec altération profonde du myocarde, la systole ventriculaire affaiblie ne peut donner naissance qu'à une colonne rétrograde trop faible pour produire un *bruit de souffle;* dès lors, celui-ci, qu'on avait constaté pendant la période d'état, *disparaît complètement*, bien que l'insuffisance persiste toujours. Ajoutons qu'à moins qu'il ne s'agisse d'une attaque ultime d'asystolie, on verra *réapparaître* le souffle, sous l'influence du repos et de l'administration judicieuse de la digitale, laquelle pour un temps variable, restituera au ventricule une partie de son énergie contractile.

*Bruit tricuspidien conservé.* — Si, de la pointe du cœur où le souffle présente son maximum d'intensité, l'oreille se rapproche progressivement vers l'extrémité du sternum au voisinage de son bord gauche, on constatera l'affaiblissement de plus en plus marqué du souffle, puis sa disparition, et bientôt au contraire, l'apparition du premier bruit du cœur, dû au claquement normal de la valvule tricuspide.

*Accentuation du second bruit pulmonaire.* — Signalée par Skoda, elle indique l'élévation de la tension dans l'artère pulmonaire et reconnaît pour cause la stase de l'oreillette gauche et des veines pulmonaires. Cette accentuation paraît moins marquée peut-être dans l'insuffisance que dans le rétrécissement mitral.

*Irrégularités du rythme cardiaque. — Extrasystoles.* — Outre l'existence d'un souffle systolique à la pointe, on est frappé, quand on ausculte le cœur d'un malade atteint d'insuffisance mitrale, de l'arythmie particulière de ses bruits, et cela même dans des périodes peu avancées de la maladie. Ce sont des irrégularités de toute sorte : des battements inégaux, irréguliers, intermittents, des faux-pas du cœur comme s'il se contractait à vide; des bruits sourds, tumultueux, dédoublés ou redoublés, des séries de battements précipités et inégaux, de véritables *salves* de petites contractions, succèdent à de courtes périodes de calme, puis l'incoordination reparaît, surtout si le malade fait un effort soutenu ou quelques mouvements brusques.

Ces *irrégularités du rythme cardiaque*, ces *extrasystoles*, qui s'accentuent davantage aux périodes avancées de la maladie, ont été *interprétées de façons différentes*.

*a*. Potain pense qu'il faut attribuer la cause première aux mouvements respiratoires qui modifient sensiblement la tension dans l'appareil circulatoire et spécialement dans l'oreillette gauche ainsi que Marey l'a établi. Par suite, la systole du ventricule rencontre devant elle une résistance fort variable suivant que la révolution cardiaque coïncide avec tel mouvement respiratoire (inspiration ou expiration) d'où probablement l'irrégularité des battements du cœur.

*b*. D'autre part, on a cru trouver encore une explication du phénomène en s'appuyant sur certains tracés cardiographiques de Tridon (1875) qui semblent indiquer que les systoles ventriculaires sont arythmiques, parce qu'elles sont privées du point d'appui que leur offre à l'état normal la valvule mitrale, lorsqu'elle obture complètement l'orifice auriculo-ventriculaire. C'est qu'en effet, par suite de l'insuffisance, il s'établit un véritable *va-et-vient* continuel de la colonne sanguine entre le ventricule et l'oreillette, ce qui rend compte de la grande irrégularité des battements cardiaques.

*c*. Peter de son côté attribue ces irrégularités à une perturbation de l'innervation.

*d*. Ces théories expliquent assez mal, en tous cas incomplètement, le phénomène de l'arythmie dans l'insuffisance mitrale. La véritable interprétation pourrait s'énoncer ainsi : la *cause de l'arythmie relève* beaucoup moins de l'insuffisance mitrale que de son association avec la *dilatation du cœur*.

Dans l'insuffisance mitrale, il se produit à chaque systole un reflux du sang du ventricule dans l'oreillette gauche, et cette dernière ne tarde guère à se dilater. Cependant, tant que sa musculature a conservé sa tonicité, l'oreillette arrive à se vider à peu près complètement durant la diastole et la présystole, mais dès que le myocarde auriculaire commence à fléchir et que sa contractilité s'épuise, l'oreillette ne se vide qu'incomplètement avant la systole du ventricule et quand celle-ci se manifeste, la régurgitation vers l'oreillette va produire chez cette dernière une grande dilatation qui deviendra pour elle une cause d'*excitation motrice*.

On sait, en effet, que de toutes les causes d'excitations pour le cœur : mécaniques, physiques ou chimiques, il n'en est aucune qui ait une action aussi énergique que les *variations* et l'*exagération de la pression intra-cardiaque*. Il en résulte que le myocarde de l'oreillette est incité à se contracter même en dehors des périodes de la systole physiologique, et il se produit ainsi toute une *série* d'*extrasystoles* causées par des réplétions anormales de l'oreillette gauche, et elles se répéteront à des reprises plus ou moins fréquentes *avant* l'apparition de la nouvelle révolution cardiaque physiologique.

Pouls. — Les caractères du pouls reproduisent fidèlement les irrégularités du rythme cardiaque.

En effet, le pouls est *petit, inégal, irrégulier* et fréquemment *intermittent*. Il est petit, parce qu'à chaque systole, l'ondée sanguine rétrograde diminue considérablement la colonne sanguine lancée dans l'aorte irrégulier et inégal parce qu'il correspond exactement aux contractions du cœur, variables dans leur rythme et dans l'intensité de leur systole;

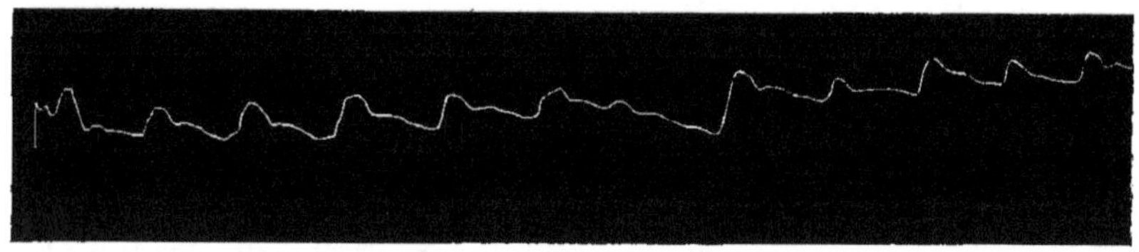

Fig. 62. — Pouls dans l'insuffisance mitrale.

enfin intermittent parce que l'ondée projetée dans l'aorte est souvent insuffisante pour soulever l'artère radiale. Dans ce cas, si l'on ausculte le cœur en même temps qu'on prend l'artère radiale avec le doigt, on entend le bruit cardiaque, mais on ne perçoit aucun soulèvement de l'artère (intermittence fausse).

Au *sphygmographe* on obtient un tracé qui n'a rien de pathognomonique (voir *fig.* 62). La ligne d'*ascension* est peu élevée, et varie de hauteur d'une pulsation à l'autre; la ligne de *descente*, son obliquité et ses ressauts sont également très différents dans toute une série de pulsations : on voit fréquemment une pulsation normale succéder à une série de petites élévations à peine ébauchées. Lorsqu'on approche de la période asystolique, la contraction du ventricule est si faible, que le tracé consiste seulement dans une horizontale légèrement onduleuse,

La *tension artérielle* est *faible* puisqu'une partie du sang remonte, à chaque systole dans l'oreillette gauche.

Du côté des jugulaires, on observe fréquemment comme conséquence de l'engorgement et de la distension par stase de ces vaisseaux, un *faux pouls veineux présystolique*, moins fréquent cependant que dans le rétrécissement mitral. Il doit être distingué du pouls veineux vrai qu'on rencontre, comme nous le verrons plus loin, quand l'insuffisance tricuspidienne vient compliquer l'insuffisance mitrale.

*Variétés cliniques*. — A. *L'insuffisance mitrale des artérioscléreux* (Huchard, Faure-Miller, G. André) donne lieu à quelques signes particuliers : le souffle systolique de la pointe, rude, intense, se propage jusqu'à l'orifice aortique où on l'entend parfois avec un éclat aussi fort qu'à la pointe (*souffle mitro-aortique*), et il peut y avoir alors association de lésion mitrale et de rétrécissement sous-aortique. Les attaques d'asystolie y sont soudaines, en rapport avec des accès de dilatation cardiaque aiguë ou subaiguë; outre la terminaison par asystolie, la mort survient parfois subitement par angine de poitrine due à une coronarite concomitante, ou rapidement par *urémie* ou encore par *hémorragie cérébrale*.

B. *L'insuffisance mitrale fonctionnelle* engendre quelquefois dans l'appareil circulatoire des perturbations plus profondes que celles par lésions de la valvule; car outre qu'elle est généralement très développée, elle coïncide avec des altérations profondes du muscle cardiaque qui entretiennent la dilatation ventriculaire, cause première de l'insuffisance fonctionnelle.

On peut encore y rencontrer certaines sensations douloureuses rétrosternales ou précordiales, sortes de *douleurs pseudo-angineuses*, qui sont l'indice d'un *état d'insuffisance ventriculaire gauche*, fort importantes au point de vue du pronostic. Nous avons relevé ces manifestations dans plusieurs cas; et C. Lian [1] en a bien montré la signification.

C. *L'insuffisance aiguë par rupture valvulaire* se manifeste par une *douleur intense et subite* de la région précordiale avec oppression vive et tendance à la cyanose et aux lipothymies. La mort peut survenir en quelques heures ou en quelques jours, mais le malade peut surmonter la *crise aiguë*, et fournir encore une survie assez longue. L'auscultation, au début même, ne révèle qu'une grande perturbation dans les bruits du cœur; plus tard se montre un *souffle* systolique intense à la pointe, à timbre *grave*, *profond* et souvent *musical* si le délabrement valvulaire est considérable.

D. *L'insuffisance mitrale chez les enfants*, diffère assez sensiblement de celle des adultes (Moussous, 1911). Dans l'enfance l'action de l'oreillette gauche suffit pendant longtemps pour assurer la compensation de la lésion, sans faire appel à l'hypertrophie du ventricule droit; il en résulte que l'aire de matité du cœur reste normale. En outre, on remarque l'absence presque complète durant longtemps de la plupart des troubles fonctionnels: quant aux principaux signes physiques on note que le souffle systolique de la pointe, se propage dans le dos d'une façon plus nette encore que chez l'adulte, enfin le pouls conserve constamment sa régularité parfaite.

**Marche et terminaisons.** — Contrairement à ce qui se passe dans les affections aortiques, la *période d'état ou de compensation* de l'insuffisance mitrale est *fort courte*, et les nombreux accidents qui résultent de la dilatation cardiaque ne tardent guère, en général, à apparaître de très bonne heure. Les *palpitations* et surtout l'*oppression* se montrent à des intervalles très rapprochés; le malade est anhélant au moindre effort et se plaint de manquer d'air. Bientôt ces troubles

1. C. Lian, « Le syndrome d'insuffis. ventric. gauche », *Presse méd.*, 22 janvier 1910.

deviennent permanents, et la stase qui s'établit dans la circulation pulmonaire se traduit par des signes de *congestion œdémateuse* avec de la toux, des crachats mousseux, quelquefois teintés de sang. L'énergie contractile du *cœur droit* s'épuise rapidement, et sa *dilatation* est suivie d'encombrement dans toute la circulation veineuse : *l'œdème des membres inférieurs*, devenu permanent, gagne de proche en proche ; le *foie augmente de volume*, il est douloureux à la pression, et sa congestion s'accuse encore par une teinte subictérique manifeste. Bientôt l'*ascite* apparaît : le scrotum et la paroi abdominale s'infiltrent, les urines deviennent rares, sont chargées de sédiments rougeâtres et renferment le plus souvent un peu d'*albumine* par congestion rénale. Enfin des *accidents cérébraux* et des *troubles gastriques* aggravent encore ce complexus asystolique déjà si chargé. Cependant, malgré la gravité de semblables accidents, le malade, sous l'influence du repos et d'une thérapeutique bien dirigée, recouvre un état de santé relatif dont la durée est fort variable. Mais peu à peu, de nouvelles crises se manifestent, devenant chaque fois de plus en plus longues, et c'est ainsi qu'après un nombre variable de crises analogues, le malade entre définitivement dans l'*asystolie finale* et succombe par *asphyxie lente* au bout d'une *longue agonie*.

Dans quelques cas exceptionnels, *la mort* survient d'une façon plus rapide à la suite d'une *syncope*, ou d'une *crise suraiguë de suffocation* due à la formation d'une *thrombose intra-cardiaque* obstruant « les gros vaisseaux ou gênant le jeu des valvules ».

Quant à la mort subite, fréquente dans les affections aortiques, elle est infiniment plus rare dans l'insuffisance mitrale.

**Complications.** — Sans parler du *rétrécissement mitral* ou de *l'insuffisance aortique* qui sont des lésions associées, aggravant le pronostic de l'affection, l'insuffisance mitrale se complique assez fréquemment, dans la période avancée d'*insuffisance tricuspidienne fonctionnelle* résultant d'une dilatation extrême du ventricule droit consécutive à l'affection du cœur gauche. Elle se caractérise par ses signes habituels : *souffle systolique* grave, à la *partie inférieure et gauche du sternum*, un *foie volumineux*, *pouls veineux vrai des jugulaires* et *pouls veineux vrai hépatique*. Elle peut être temporaire et disparaître au bout de quelques jours, alors que, sous la double influence du repos et de la digitale, on voit à l'aide de la percussion méthodique le cœur reprendre son volume normal.

Beaucoup plus rarement que dans le rétrécissement mitral, on a rencontré des *embolies artérielles*.

Les *complications pleuro-pulmonaires : congestion pulmonaire*, *broncho-pneumonie*, *pleurésie*, sont extrêmement fréquentes.

**Pronostic.** — Les affections mitrales, et plus particulièrement encore l'insuffisance, comportent un *pronostic sévère ;* il est toujours grave surtout si l'insuffisance se complique de rétrécissement.

*Chez les enfants*, contrairement à ce qu'on observe chez l'adulte, l'*affection cardiaque a pu* quelquefois *disparaître totalement* (R. Blache). D'un autre côté, il est évident que la compensation sera assurée pendant une période beaucoup plus longue, chez le malade dont l'existence sera calme et régulière, sans excès d'aucune sorte : alcool, tabac; exempte d'émotions vives et de fatigue musculaire exagérée, que chez l'artisan soumis à un travail pénible, demandant des efforts musculaires constants. De même l'état de grossesse sera une condition fâcheuse pour le pronostic, et les *accidents* dits *gravido-cardiaques* pourront être à redouter, surtout si l'insuffisance est compliquée de rétrécissement.

D'autres *conditions, tirées de l'étendue de la lésion* et de la puissance variable de l'énergie contractile du ventricule, modifient sensiblement le pronostic. Il sera relativement meilleur dans les cas d'insuffisance légère, simple et non compliquée; que dans ceux où la communication auriculo-ventriculaire se fait par un large pertuis béant, ou résulte d'une rupture avec grand délabrement de l'appareil valvulaire. Le *pronostic* sera *plus grave* encore si l'*insuffisance* est *compliquée de rétrécissement mitral*. Quant au myocarde, on concluera qu'il est encore résistant lorsque le rythme cardiaque sera régulier, que les bruits d'auscultation seront nets et le choc de la pointe énergique.

Au contraire, un pouls filiforme, arythmique, des bruits cardiaques sourds, tumultueux, un souffle systolique très faible ou même nul après avoir été fort net, seront des signes de très fâcheux augure. Les signes de *dilatation du cœur droit* et d'engorgement profond du système veineux, se traduiront par l'apparition d'un pouls veineux systolique, indice d'une *insuffisance tricuspidienne* compliquant la lésion mitrale. Enfin, un état d'asphyxie permanent avec bouffissure et cyanose, de l'anasarque, de l'ascite, de *l'oligurie* joints à un état de somnolence presque permanent ou de délire tranquille avec paroles incohérentes, indiquent une fin prochaine précédée d'un état de pénible agonie qui peut durer pendant quelques jours encore.

**Diagnostic.** — Le *signe caractéristique* de l'insuffisance mitrale, étant la présence d'un *souffle systolique à la pointe du cœur*, le diagnostic de la maladie n'offre pas, en général, de grandes difficultés surtout lorsque le souffle est accompagné des phénomènes généraux que nous venons de passer en revue.

Cependant il est des cas où le *souffle* a été *confondu* avec un *frottement péricardique* ou réciproquement; dans d'autres circonstances, le souffle tout en étant reconnu, a pu être interprété de différentes façons, et regardé tantôt comme un *souffle cardio-pulmonaire*, tantôt comme un *souffle anémique*, ou un *souffle fébrile*. Nous avons déjà fait précédemment cette étude de diagnostic différentiel (*voir Séméiologie*) avec tous les détails qu'elle comporte; nous ne ferons ici qu'en résumer les points principaux.

*a*. Le *frottement de la péricardite* est un bruit plus sec, plus inégal que le souffle, il n'a point, comme ce dernier, son siège maximum à la pointe même du cœur, mais un peu au-dessus, ou plus exactement vers la région moyenne du ventricule. Le souffle de l'insuffisance mitrale est rigoureusement systolique, et se propage vers la région axillaire gauche et même vers le rachis; le frottement péricardique est sans rapport exact avec les temps de la révolution cardiaque, il commence avant ou après l'un de ses bruits, pour finir également avec la même irrégularité; enfin il ne se propage point : il naît et meurt sur place, comme on dit souvent. Un dernier caractère différentiel peut être encore ajouté : Stokes a montré que le frottement péricardique atteint son maximum quand on ausculte le malade assis et penché en avant; le souffle mitral n'est influencé par l'attitude du malade, que d'une façon tout à fait irrégulière, et en tous cas, son intensité est plutôt plus grande dans le décubitus dorsal que dans la position assise.

*b.* Après avoir rejeté le frottement et admis qu'il s'agit bien d'un bruit de souffle, il faudra établir ensuite le diagnostic différentiel du souffle dans l'insuffisance mitrale avec les *souffles cardio-pulmonaires systoliques de la pointe;* voici en quelques mots les signes distinctifs de ces deux espèces de bruits.

Le *souffle de l'insuffisance mitrale* siège au niveau même de la pointe, il est rigoureusement systolique; sa tonalité est haute et son timbre généralement rude, en jet de vapeur, et quelquefois râpeux. Sa durée est permanente sauf à la période asystolique où il peut disparaître; enfin ce souffle. qui se propage vers l'aisselle gauche, l'angle inférieur de l'omoplate et même le rachis, s'accompagne de troubles fonctionnels nombreux.

*Les souffles cardio-pulmonaires* siègent tantôt à la pointe du cœur (*apexiens*) mais plus fréquemment encore, au-dessus, en dehors ou en dedans de cette région (souffles *sus*, *para*, ou *endа-pexiens*); leur moment est presque toujours méso-systolique. Leur tonalité est moyenne, leur timbre doux, voilé, aspiratif; leur mutabilité est extrême: ils paraissent, disparaissent, et changent parfois de rythme et de timbre durant le même examen. Ces souffles, dont la propagation est faible ou nulle, présentent leur maximum d'intensité dans le décubitus dorsal, diminuent ou même disparaissent dans la station debout; le souffle mitral, il est vrai, peut quelquefois aussi augmenter un peu d'intensité dans le décubitus dorsal, mais il existe de très nombreuses exceptions à ce sujet. Enfin, et c'est là un caractère très important, les souffles cardio-pulmonaires ne s'accompagnent d'aucun trouble dans la santé.

*c.* Il arrive fréquemment qu'on rencontre, chez les *chlorotiques*, des bruits de souffle au voisinage de la pointe du cœur; ils ont été considérés comme signe d'une insuffisance tricuspidienne liée à la chlorose et à l'anémie (Parrot), ou d'une insuffisance mitrale fonctionnelle par dilatation du cœur (Balfour) ou par paralysie des muscles papillaires. Mais en examinant de très près les caractères assignés à ces souffles, on s'aperçoit qu'ils ne sont point isochrones avec la systole, mais un peu en retard sur le début même de celle-ci, que leur siège est autour de la pointe et non à la pointe même, enfin qu'ils ne présentent aucune propagation; ils offrent donc les caractères des souffles cardio-pulmonaires et peuvent être considérés comme tels. Les mêmes considérations peuvent s'appliquer au diagnostic différentiel avec certains *souffles dits anémiques* de la pointe, et dont l'origine purement cardio-pulmonaire paraît vraisemblable.

*d.* Quelques auteurs cherchent encore à établir un diagnostic différentiel entre le souffle de l'insuffisance mitrale et certains *souffles dits fébriles*. Ceux-ci sont doux, prolongés, et s'observent surtout à la partie moyenne du cœur plutôt qu'à la pointe, ils sont fugaces, transitoires, sans propagation, disparaissent en même temps que l'état fébrile va en décroissant. Ces souffles, pour des raisons déjà indiquées, doivent pour la plupart rentrer dans la classe des souffles cardio-pulmonaires.

*e.* Lorsqu'après ce travail d'élimination, le clinicien a établi qu'il s'agit nettement d'un souffle systolique à la pointe du cœur d'origine organique, il peut être conduit, dans certains cas, à faire le diagnostic différentiel entre l'insuffisance mitrale et l'*insuffisance tricuspidienne*. Cette dernière se reconnaîtra par les caractères suivants : le souffle systolique occupe, non la pointe du cœur, mais le bord gauche du sternum, au niveau de l'insertion du cinquième cartilage costal environ. De là, le souffle se propage vers la droite et non vers la région axillaire gauche comme le souffle mitral, de plus, et c'est là un caractère important, le souffle mitral peut s'entendre jusque dans le dos au niveau du rachis, ce qu'on n'observe pas dans l'insuffisance tricuspidienne (Duroziez). Toutefois, s'il est des cas où la distinction reste difficile à établir, elle ne l'est plus quand on rencontre le pouls veineux vrai des jugulaires et le pouls veineux vrai du foie, tous deux signes certains d'insuffisance tricuspidienne. Ces phénomènes, qui sont dûs à la régurgitation pendant la systole du sang veineux du ventricule droit dans l'oreillette et dans les deux veines caves, se traduisent par un soulèvement rythmique des jugulaires, et d'un autre côté, par un battement profond et rythmé, perceptible à la palpation, au niveau de la région hépatique et surtout vers l'épigastre au niveau du lobe gauche du foie. Ces *pouls veineux* sont rigoureusement *systoliques*, c'est-à-dire que le moment du soulèvement de la veine coïncide exactement avec la systole du ventricule. Ce caractère est capital ; nous avons montré, en effet qu'il existe des pouls veineux faux qui n'ont aucune valeur pour le diagnostic de l'insuffisance tricuspidienne.

Mais à côté de ces cas simples, on rencontre des faits plus complexes : nous avons vu, en effet, que l'insuffisance tricuspidienne peut compliquer l'insuffisance mitrale parvenue à un stade avancé, et surtout aux approches de l'asystolie ; dans ce cas le diagnostic est plus délicat, toutefois la coexistence de deux bruits de souffle, de siège, de timbre et de propagation très différents, jointe à la constatation des pouls veineux vrais, établira le diagnostic d'une façon péremptoire.

*f.* Le souffle systolique du *rétrécissement aortique* ne sera pas confondu avec celui de l'insuffisance mitrale : il a son siège maximum à la base, le long du sternum dans le deuxième espace intercostal droit et décroît au fur et à mesure que l'oreille descend vers la pointe. En outre, il s'accompagne d'un frémissement cataire systolique très intense et des signes habituels de la dilatation très marquée du cœur gauche.

*g*. Le souffle systolique de la *Maladie* de *H. Roger* par son siège mésocardiaque, sa rudesse extrême, son frémissement cataire considérable et sa propagation dans tous les sens, ne pourra pas être confondu avec le souffle de l'insuffisance mitrale.

*h*. L'insuffisance mitrale quoique fréquemment *associée au rétrécissement* de l'orifice, *s'observe* néanmoins *isolément* un grand nombre de fois; on se rappellera qu'elle est constituée exclusivement par un souffle systolique de la pointe, et que chez elle la période diastolique ne donne lieu à aucun signe morbide. Au contraire, dans la *sténose mitrale*, la systole est muette (quelquefois cependant le premier bruit est dur et brusque mais jamais soufflant), et c'est durant la diastole que se manifestent les signes physiques : roulement diastolique avec renforcement présystolique, et dédoublement du second bruit.

*i*. Dans la *maladie mitrale* proprement dite, l'association de l'insuffisance et du rétrécissement se trouve réalisée. On perçoit alors à la palpation au niveau de la pointe, un frémissement cataire intense diastolique prolongé un peu dans la systole, à l'auscultation un roulement diastolique et présystolique suivi d'un bruit de souffle de timbre différent, commençant avec la systole ventriculaire et prolongé pendant toute la durée du petit silence; enfin à la base du cœur, un dédoublement constant du second bruit. A vrai dire, ce rythme est souvent modifié par le peu de netteté ou même l'absence d'un ou même de deux de ces signes physiques, mais le diagnostic n'en sera pas moins certain, si par exemple, on constate nettement le souffle systolique et après lui le dédoublement du second bruit normal.

Enfin, dans le cas de double lésion mitrale, les phénomènes d'auscultation se succèdent parfois d'une façon si rapprochée, qu'il semble qu'il n'y ait pour l'oreille qu'un seul souffle grave et se prolongeant d'une diastole à l'autre : c'est le *souffle prolongé de la pointe* de Bouillaud dont la valeur séméiologique est grande en faveur du rétrécissement associé à l'insuffisance mitrale. D'un autre côté, on ne perdra jamais de vue combien cette cardiopathie mixte est fréquente.

*j*. Lorsque le diagnostic a établi nettement qu'il y a insuffisance mitrale, il est intéressant de *rechercher* la *cause* de l'affection cardiaque.

Dans l'*insuffisance d'origine endocardique*, c'est au *rhumatisme polyarticulaire aigu*, et après lui à une *maladie infectieuse* en particulier à la *scarlatine*, qu'on peut rapporter la maladie; les antécédents du sujet seront très souvent affirmatifs à cet égard.

Dans l'*insuffisance des artérioscléreux*, la goutte, la sénilité, peut-être même la syphilis, et la plupart des causes habituelles de l'artériosclérose ont pu être invoquées, mais l'influence pathogénique de ces affections est moins solidement établie que pour les affections aortiques.

Quelquefois dans le cours d'une grossesse ou pendant l'état puerpéral, on verra apparaître des accidents graves nés sous l'influence d'une lésion mitrale, restée méconnue jusqu'alors (PETER).

Enfin dans certains cas, l'origine première de l'endocardite mitrale reste obscure, elle remonte sans doute à une *infection ancienne* d'origine non déterminée.

Un *début brusque*, avec gravité d'emblée des accidents consécutifs, éveillera l'idée d'une *rupture soudaine des tendons de la valvule mitrale*, survenue après un violent effort (Corvisart, Latham, etc.) ou à la suite d'un traumatisme de la région précordiale (Potain, E. Barié). L'intensité extrême des bruits, ou mieux encore leur caractère insolite (bruit musical, bourdonnement d'abeille, bruit de vibration d'une corde métallique, etc.), seront encore en faveur de ce diagnostic.

**Traitement.** — 1° Au début, lorsque la maladie présente encore les caractères de l'endocardite aiguë ou subaiguë, on s'adressera aux moyens que nous avons indiqués déjà, à propos du traitement des endocardites aiguës (voir *Endocardite*).

2° Plus tard, lorsque l'affection, définitivement constituée, est à la *période d'état* sans que les troubles fonctionnels aient encore apparu, c'est l'*hygiène* qui constitue à elle seule presque tout le traitement : une vie calme, régulière, à l'abri autant que faire se peut, des émotions, des préoccupations, une profession n'exigeant pas d'efforts violents; l'interdiction de toute fatigue musculaire exagérée, la sobriété, l'abstention des mets indigestes, de l'alcool, du café, du thé et du tabac, résument les prescriptions auxquelles le malade devra se soumettre sans relâche.

3° Lorsque surviendront les premiers indices de la *période troublée*, l'hygiène seule sera insuffisante; on devra recourir en plus aux *calmants*, aux *sédatifs* du cœur : les *bromures alcalins*, les *valérianiques*, les *antispasmodiques*, l'*éther*, et quelquefois même un peu de *digitale*, un régime doux et quelques purgatifs suffiront le plus souvent. Mais peu à peu apparaissent ces deux grands phénomènes qui, cliniquement, traduisent surtout l'insuffisance mitrale, l'irrégularité des battements du cœur et la diminution de son énergie contractile. Le médicament par excellence c'est alors la *digitale :* « dans aucune affection cardiaque, elle ne se montre d'une efficacité plus constante que dans l'insuffisance mitrale ». Nous avons vu précédemment comment la colonne sanguine que le ventricule gauche lancerait tout entière dans l'aorte pendant la systole s'il n'y avait pas insuffisance de la mitrale, reflue, par suite de celle-ci, en partie dans l'oreillette et y élève la tension, puis va repasser dans ce même ventricule pendant la diastole suivante, par l'effet de la contraction de l'oreillette distendue et hypertrophiée. La colonne sanguine décrit ainsi une sorte de *va-et-vient incessant*, de l'oreillette vers le ventricule et du ventricule vers l'oreillette, et comme la valvule mitrale devenue insuffisante cesse d'être un point d'appui au ventricule pour lui permettre de lancer et de faire progresser régulièrement le liquide sanguin dans l'aorte, le sang ne circule plus dans ce vaisseau que d'une façon mal réglée.

De plus, par suite de l'insuffisance valvulaire, si la systole ventriculaire est très lente, elle fera refluer la plus grande partie du sang vers l'oreillette et une faible portion seulement gagnera l'aorte, ce qui entrave singulièrement l'équilibre circulatoire; au contraire avec une systole brusque, la résistance au niveau de l'orifice mitral s'accroît proportionnellement à la vitesse et devient bientôt supérieure à celle de la pression aortique; il en résulte que le sang passe dans l'aorte en proportion d'autant plus considérable, que la rapidité et l'énergie de la contraction sont plus grandes. Une contraction ventriculaire énergique est donc extrêmement favorable au bon fonctionnement du cœur dans l'insuffisance mitrale. C'est pourquoi *l'usage de la digitale, y devient utile, indispensable même, aussitôt que la dilatation cardiaque atteint un certain degré, et que l'arythmie est manifeste.*

On donnera donc à cette période la digitale, ou la digitaline à petites doses, et pendant une période assez prolongée, en suspendant la médication en temps opportun pour éviter les accidents d'intolérance. On prescrirait par exemple de temps à autre : un granule de 1/4 de *milligramme* de *digitaline cristallisée* par jour, durant deux jours consécutifs, ou encore *douze gouttes* de la *solution* de digitaline cristallisée *au millième*, de Nativelle, pendant un jour, suivies pendant les deux jours suivants de *six gouttes*, par jour de la même solution. Après une période de cessation plus ou moins longue, cette médication pourrait être, s'il y a lieu, reprise de même façon.

Chez des malades très sensibles au médicament on pourrait, pendant deux jours, l'un vers le commencement et l'autre avant la fin de chaque semaine, donner, chacun de ces deux jours, *un* granule de digitaline cristallisée de *un dixième de milligramme* (ou cinq gouttes de la solution au millième). On continuerait ce traitement deux jours par semaine durant trois semaines environ, et après une cessation de vingt jours environ, on pourrait, s'il y a lieu, reprendre le traitement.

4° Mais cette façon de procéder, excellente pour tenir le cœur en bride pour ainsi dire, sera impuissante à la *période d'asystolie* véritable. Ici encore, c'est à la digitale ou mieux à la digitaline qu'il faut recourir, mais la façon de procéder sera tout autre (voir *Traitement de l'asystolie*).

Le malade gardera le *repos complet au lit*, puis après avoir pris une *purgation*, ou mieux un *drastique* (scammonée et jalap en poudre $0^{gr},30$ à $0^{gr},50$ de chaque dans un cachet, ou encore 12 à 15 grammes d'eau-de-vie allemande) pour faire une puissante dérivation intestinale, on prescrira, pour le lendemain $0^{gr},30$ à $0^{gr},50$ de feuilles de *digitale* en *infusion ou mieux en macération* dans 120 à 150 grammes de véhicule, édulcoré d'un sirop diurétique : sirop des cinq racines, d'uva-ursi, etc., ou ce qui sera bien préférable, *cinquante gouttes de la solution alcoolique au millième* de *digitaline cristallisée* de Nativelle qui correspondent à *un milligramme de digitaline cristallisée*, dans un peu d'eau ou d'infusion aromatique qu'on prendra en deux fois, le matin à jeun, *pendant un jour seulement*. Cette préparation, dont la puissance diurétique est considérable, produira dès le surlendemain, une débâcle urinaire qui persistera durant plusieurs jours, et qu'on pourra réveiller encore en donnant, huit jours après la première dose, une dose nouvelle, mais plus faible de digitaline (*douze à vingt-cinq gouttes* par exemple) et pour un jour seulement.

Ce traitement, complété par le *régime lacté* durant six à huit jours en moyenne et plus tard par le *régime déchloruré* fera disparaître les œdèmes périphériques, régularisera les mouvements du cœur, et ralentira le pouls. Le malade aura traversé une crise d'asystolie et présentera pour un temps variable un retour à la santé, du moins apparent. L'action diurétique de la digitale pourra être continuée par la *théobromine* (qui n'exige point le régime lacté), et l'action tonique et régulatrice de la médication digitalique, sera poursuivie par le *strophantus* qui ne présente point d'action accumulatrice, et peut être prescrit sans danger aucun, durant douze à quinze jours. Il va sans dire que les accidents secondaires de congestions viscérales, d'hydropisie des séreuses, etc., réclament leur thérapeutique habituelle, sur laquelle nous n'avons pas à insister ici.

*En résumé*, les effets de la digitale dans l'insuffisance mitrale seront les suivants :

a. *Du côté des vaisseaux périphériques :* 1° élévation de la tension artérielle, qui a pour effet de provoquer la diurèse, d'activer le courant circulatoire et par suite de ménager l'action du ventricule fatigué ; 2° diminution de la tension veineuse, qui favorisera la disparition des œdèmes et des stases périphériques.

b. *Du côté du cœur :* 1° exagération des forces toniques de résistance à la dilatation ; 2° accroissement d'énergie de la contraction ventriculaire. Celle-ci va augmenter en même temps, il est vrai, l'énergie du reflux vers l'oreillette et par conséquent l'intensité du souffle systolique, mais elle élèvera aussi la proportion de la masse sanguine passant dans l'aorte qui s'accroît avec l'énergie de la systole.

Cependant *dans l'insuffisance mitrale*, la période d'*asystolie finale* est *plus précoce* que dans les affections aortiques ; voici, en effet, ce qui se passe : déjà à maintes reprises, c'est-à-dire à chaque manifestation d'hyposystolie, les malades ont été soumis au traitement digitalique : cinq fois, dix fois peut-être et plus, la médication a été couronnée de succès, mais à la longue, son action s'est épuisée et il arrive un moment où la digitale est devenue impuissante. Le malade, dont les membres inférieurs sont distendus par un œdème énorme, présente de l'oligurie, et est en proie à une vive dyspnée avec cyanose, refroidissement des extrémités, stase et congestion passives vers le poumon, le foie, les reins, le cerveau ; les bruits du cœur sont faibles, tumultueux, arythmiques.

Quelquefois même, l'insuffisance mitrale en pleine asystolie se complique *d'insuffisance tricuspidienne*, la stase veineuse est alors considérable et la cyanose excessive ; certains malades trouveront dans ce cas un soulagement évident dans une *saignée* qui produira une large déplétion sanguine, supprimera le *barrage périphérique* (Peter) qui s'opposait à l'action de la digitale, et celle-ci pourra reprendre, pour un certain temps, son action cardio-vasculaire. Cependant cette médication ne saurait s'appliquer à tous les cas, surtout si le sujet a eu déjà antérieurement plusieurs crises d'asystolie ; à cette période l'action de la digitale est souvent nulle ou insuffisante et l'agent cardiaque qui possède encore un peu d'action réelle, est la *caféine* qu'il faut prescrire au moins à la dose de 0gr,25 à 0gr,50 par jour, en cachets, en potion, ou mieux en injections hypodermiques (une à deux par jour de 0gr,25 chacune par exemple, en évitant de faire la dernière dans la soirée à cause de l'excitation nocturne qu'elle peut provoquer), dont l'action diurétique est le plus souvent assez rapide. Sous son influence, en effet, les urines redeviennent abondantes et l'infiltration périphérique diminue; en même temps le cœur peut reprendre momentanément un peu de son énergie. Ce moyen doit être encore aidé de révulsifs puissants. Cependant ce traitement rationnel qui n'a pu provoquer qu'une stimulation passagère du myocarde épuisé, ne tarde guère à se heurter aux manifestations asystoliques qui se montrent partout à la fois : le cœur altéré profondément dans son muscle cesse de répondre à toute sollicitation médicamenteuse, et le malade, devenu véritablement un *cardiaque cachectique*, succombe le plus souvent à la suite de congestion œdémateuse ou d'inflammation bâtarde du côté des poumons.

---

## RÉSUMÉ

### INSUFFISANCE MITRALE

**Définition.** — Il y a insuffisance mitrale, quand, à chaque systole, le sang, au lieu de passer en totalité du ventricule gauche dans l'aorte, reflue en partie dans l'oreillette gauche.

**Divisions.** — Nous considérerons deux classes distinctes :

*A.* Insuffisance mitrale avec lésions anatomiques, de beaucoup *la plus fréquente;* nous en compterons trois variétés :

1° L'*insuffisance mitrale est d'origine endocardique* dans l'immense majorité des cas, et succède à l'endocardite née elle-même, sous l'influence :
Du *rhumatisme polyarticulaire aigu* en premier lieu;
Des *fièvres éruptives;*
Des *maladies infectieuses.*

2° L'*insuffisance mitrale des artérioscléreux*, ou d'origine artérielle, survient chroniquement d'emblée sous l'influence de l'*artériosclérose.*

3° L'*insuffisance mitrale par rupture de l'appareil valvulaire.*

*B.* Insuffisance mitrale sans lésions organiques. — Beaucoup plus rare :

1° *Insuffisance mitrale fonctionnelle*, par dilatation exagérée de la cavité ventriculaire gauche.

2° *Insuffisance mitrale spasmodique*, par contracture spasmodique des muscles tenseurs de la valvule mitrale; se rencontre chez les hystériques et les névropathes.

**I. Insuffisance mitrale d'origine endocardique.** — *Lésions.* Elles intéressent les lames valvulaires, les cordages tendineux, les muscles papillaires.

1° *Valvule mitrale.* — Aspect des lésions :

Epaississement, induration du bord libre des lames valvulaires empêchant leur adossement complet pendant la systole; par suite, l'orifice mitral reste incomplètement fermé.

L'endocardite cantonnée au sommet du triangle de *la grande valve* ou *valve antérieure*, est suivie de rétraction cicatricielle avec formation de brides, de plis froncés sur la valvule qui se trouve ainsi raccourcie et déformée, d'où production d'une encoche permettant le reflux sanguin du ventricule dans l'oreillette.

Dans d'autres cas, il se forme des adhérences de la face ventriculaire ou des bords de la valvule avec la paroi ventriculaire ; la mitrale se trouve ainsi immobilisée et incapable de fermer l'orifice.

*Cas plus rares* où l'insuffisance est produite par *tumeur anévrysmale*, par *myxome* occupant l'une des valves de la mitrale.

2° *Cordages tendineux.* — Indurés, incrustés, rétractés et raccourcis.

II. **Insuffisance mitrale des artérioscléreux.** Siège des altérations sur la *petite valve* (Lancereaux) ; trop absolu. Coïncidence avec lésion d'artério-sclérose.

III. **Insuffisance mitrale par rupture de l'appareil valvulaire** (Corvisart, Laennec, Potain, E. Barié, Rendu et Hallé).

Rupture spontanée ou traumatique.

*Lésion* porte, non sur le voile valvulaire lui-même, mais *sur les cordages tendineux*, et quelquefois sur les *muscles papillaires* (plus rare).

La brisure siège au milieu, ou à l'une des extrémités des cordages dont l'autre peut flotter librement dans la cavité ventriculaire.

Le plus souvent ce sont les cordages de la grande valve antérieure qui sont rompus ; quelques cas plus rares où ce sont ceux de la petite valve.

En général, avant la rupture, les cordages tendineux étaient déjà le siège d'altérations endocardiques préexistantes (voir *Ruptures valvulaires*).

IV. **Insuffisance mitrale fonctionnelle**, niée par Bamberger ; admise par Peacock, Friedreich, Gerhardt, Jaccoud, Dombrowski.

Pas de lésions valvulaires. Elle est transitoire. Deux variétés :

1° Insuffisance par dilatation cardiaque.

a. *Causes : Par dilatation passive de l'orifice auriculo-ventriculaire* (Peacock). Explication difficilement acceptable.

b. *Cause véritable : par dilatation de la cavité ventriculaire gauche.* Par suite, les muscles papillaires sont entraînés en dehors, et éloignés ainsi de leur insertion à la valvule ; les cordages tendineux inextensibles, devenus trop courts, attirent en bas et en dehors les bords de la mitrale et l'empêchent de se relever pour clore l'orifice auriculo-ventriculaire, au moment de la systole.

On la rencontre dans les grandes dilatations du cœur gauche qui surviennent dans l'*insuffisance aortique*, dans la *myocardite chronique* hypertrophique ou encore dans la *symphyse du péricarde*.

2° *Insuffisance mitrale spasmodique*, par contracture des muscles papillaires (Stokes, Bamberger, Cuffer) ; s'observe dans les états névropathiques et chez les hystériques.

Encore discutée par beaucoup d'auteurs.

**Anatomie pathologique de l'insuffisance mitrale.**

*Epreuve de l'eau :* Verser de l'eau dans l'oreillette gauche ; elle s'écoule par la pesanteur dans le ventricule gauche. On prend alors ce dernier à pleines mains et on le presse brusquement ; s'il y a insuffisance, une partie du liquide reflue du ventricule dans l'oreillette.

*Mensuration de l'orifice mitral :* normalement la circonférence mesure 110$^{mm}$,37 chez l'homme ; 92$^{mm}$,68 chez la femme.

Dans les insuffisances larges, on peut faire pénétrer facilement trois doigts à travers l'orifice.

a. *Lésions consécutives :*

*Dilatation de l'oreillette gauche*, très précoce ; possibilité de la délimiter par la percussion de la région dorsale gauche entre le bord spinal de l'omoplate et une zone comprise de la 6e à la 8e vertèbre dorsale.

*Dilatation du ventricule droit*, plus tardive. La gêne à la déplétion des veines pulmonaires dans l'oreillette gauche, dilatée et gorgée de sang, entraîne l'augmentation de tension dans le domaine de la petite circulation, suivie de dilatation du ventricule droit.

b. *Lésions éloignées.* — Par suite de la stase et de la congestion incessantes dans la petite circulation, on trouve un certain allongement des veines pulmonaires, et des traces d'endartérite des branches de l'artère pulmonaire.

c. *Lésions viscérales* : propres à toutes les cardiopathies organiques ;

*Poumons :* Congestion, œdème, splénisation, foyers apoplectiques.

*Epanchements pleuraux.*

*Foie :* muscade; plus tard cirrhose cardiaque.

*Rein cardiaque.*

*Cerveau :* Congestion.

**Symptômes.** — *Période de compensation plus courte que celle des lésions aortiques*, car la force de résistance de l'oreillette gauche et du ventricule droit qui assure cette compensation est restreinte.

Période troublée est caractérisée par des perturbations fonctionnelles nombreuses ; l'*insuffisance mitrale est le type complet de la maladie organique du cœur.*

*Oppression :* surtout à la suite d'efforts, fatigue, ascension d'un escalier ; cesse au repos.

*Palpitations* légères d'abord, sous l'influence des mêmes causes.

*Facies mitral* déjà accentué : cyanose légère : pommettes, nez, extrémités, lèvres un peu violacés, etc.

Apparition de l'œdème des membres inférieurs, d'abord *passager*, périmalléolaire et prétibial surtout à la fin de la journée ; persistant dans la suite ; considérable dans *périodes avancées de la maladie.*

**Percussion.** — *Matité* précordiale *augmentée* à peu près *d'une façon égale dans le sens longitudinal*, et *dans le sens transversal.* Cœur forme globuleuse.

**Palpation.** — *Frémissement cataire*, *systolique*, *au niveau même de la pointe du cœur*, beaucoup plus faible que celui du rétrécissement mitral, lequel d'ailleurs est diastolique.

**Auscultation.** — *Souffle systolique siégeant au niveau même de la pointe du cœur* (Potain) et non à la base, où il semble qu'il devrait se percevoir, car il naît à la base des ventricules. La cause réside dans ce fait, que la lésion d'insuffisance forme *un cône dont le sommet regarde vers le ventricule*, et que toutes les fois qu'un courant liquide s'engage par le sommet d'un cône, il se brise, et ses vibrations se propagent dans le *sens inverse du courant* (Bergeon), c'est-à-dire, dans le cas particulier de l'insuffisance mitrale, vers la pointe.

De plus, le siège du souffle en ce point s'explique encore par ce que la région où le *contact* du *ventricule gauche* avec la *paroi thoracique* se produit le plus directement répond au niveau de la pointe ; enfin parce que les vibrations de la valvule se propagent vers la pointe, par l'intermédiaire des cordages tendineux et des muscles papillaires.

*Moment :* Le souffle est rigoureusement *systolique*, c'est-à-dire qu'il commence avec la contraction ventriculaire et *persiste pendant toute la durée de la systole* en s'affaiblissant graduellement.

*Timbre* : Tantôt *grave, rude, jet de vapeur*, tantôt *aigu, sibilant; musical, piaulant, bourdonnement d'abeille, vibration* d'une *corde métallique* souvent dans cas d'une rupture d'un cordage tendineux.

Peu intense et transitoire dans l'*insuffisance fonctionnelle*.

*Propagation* dans la *région axillaire gauche;* et aussi dans la *région dorsale* du même côté (Duroziez) entre bord spinal de l'omoplate et le rachis compris entre 5e et 7e vertèbre dorsale.

*Durée : Permanente* dans l'*insuffisance mitrale endocardique;* souvent atténuation ou même *disparition momentanée dans l'asystolie;* réapparaît avec repos et digitale, sauf dans les périodes très avancées de la maladie.

*Durée transitoire* dans *l'insuffisance fonctionnelle* et dans l'insuffisance *spasmodique*.

Vers le bord gauche de l'extrémité du sternum; on perçoit *bruit systolique tricuspidien resté normal*.

*Irrégularités du rythme cardiaque* fréquentes.

*Extrasystoles* dues à l'excitation motrice de l'oreillette.

*Pouls : Petit, inégal, irrégulier, intermittent* parfois.

*Tension artérielle :* Faible, puisque à chaque systole une partie du sang remonte dans l'oreillette gauche.

*Faux pouls veineux : Présystolique*, mais plus rare que dans le rétrécissement mitral.

*L'insuffisance fonctionnelle* produit des accidents souvent plus graves pour la circulation générale que l'insuffisance valvulaire, car ils sont entretenus par *l'insuffisance du myocarde* qui accompagne presque toujours le trouble fonctionnel.

*L'insuffisance par rupture valvulaire* a un début généralement brusque et s'accuse par une *douleur* en général vive dans la région précordiale, avec vive dyspnée, lipothymies, tendance à la cyanose, quelquefois mort rapide. La survie n'est pas très prolongée en général.

A l'*auscultation*, on n'entend que des bruits tumultueux, plus tard souffle systolique à la pointe, *grave, profond; musical : bourdonnement d'oreille, vibration d'une corde métallique*.

**Marche et Terminaisons.** — La période de compensation étant courte, la période troublée est assez précoce. Troubles d'abord passagers, deviennent permanents; dyspnée, toux, poussées de congestion bronchique et pulmonaire; foie gros, douloureux, subictère. Œdème des membres inférieurs. Ascite. Oligurie; albuminurie. Crises d'hyposystolie avec améliorations successives par le repos, la digitale, le régime lacté absolu.

*Asystolie finale*.

*Mort lente* par asphyxie, avec longue agonie; *rapide* beaucoup plus rare que dans les affections aortiques; survient par syncope, par thrombose intracardiaque.

**Complications.** — Une des plus importantes est *l'insuffisance tricuspidienne* par dilatation extrême du ventricule droit. Elle se manifeste par: un *souffle systolique* grave à la partie *inférieure et gauche* du sternum, par des *battements veineux hépatiques* et un *pouls veineux vrai des jugulaires*.

**Pronostic.** — Grave surtout si insuffisance compliquée de rétrécissement; *chez les enfants* a pu disparaître tout à fait et guérir (R. Blache).

Plusieurs conditions l'aggravent notablement, ce sont surtout le *travail pénible*, les *efforts violents*, l'*état de grossesse*.

**Diagnostic.** — Pas de difficultés si le souffle systolique de la pointe est accompagné de troubles fonctionnels.

*a*. Cependant dans quelques cas, il faut établir d'abord si le bruit entendu est un *souffle* ou *un frottement péricardique*.

Ce dernier est un bruit sec, inégal, sans avoir de siège rigoureux à la base ou à la pointe, sans rapport exact avec la systole ou la diastole ; il est méso-systolique, méso-diastolique, augmente dans la station verticale, ou par la pression du stéthoscope (Stokes).

*b*. Le frottement étant éliminé, il faut établir le diagnostic différentiel avec :

1° Les *souffles cardio-pulmonaires de la pointe*. Ils sont le plus souvent au-dessus, en dehors ou en dedans de la pointe (*sus, para, endapexiens*). Sont généralement *doux*, de *tonalité moyenne, méso-systoliques, transitoires, sans propagation, plus forts dans le décubitus dorsal* que dans la station verticale.

2° Le souffle systolique *de l'insuffisance tricuspidienne*. Il siège à la *partie inférieure et gauche du sternum*.

Se *propage* vers la droite et non vers l'aisselle gauche ; est accompagné de battements veineux hépatiques et de pouls veineux vrai des jugulaires.

*Diagnostic de la cause de l'insuffisance : rhumatisme articulaire aigu, fièvres éruptives antérieures;* début insidieux chez *gens âgés : athérome, artériosclérose;* début brusque : *rupture valvulaire* après *violent effort* (Corvisart, Latham), après *traumatisme* (Potain, E. Barié).

**Traitement**. — Au *début*, traitement de l'endocardite rhumatismale : salicylate de soude, révulsifs locaux.

*Période d'état :* hygiène seule.

*Période troublée :* hygiène, calmants, sédatifs du cœur (bromures, valérianiques, éther), régime doux.

*Asystolie :* repos absolu; drastiques; digitale, théobromine; régime lacté intégral.

---

# RÉTRÉCISSEMENT DE L'ARTÈRE PULMONAIRE

---

L'orifice de l'artère pulmonaire est relativement peu malade, surtout si on le compare à l'orifice aortique dont les altérations sont si communes. De plus, contrairement encore à ce dernier chez lequel la lésion la plus fréquente est l'insuffisance valvulaire, pour l'artère pulmonaire, il s'agit presque constamment d'une sténose orificielle.

**Historique.** — Le premier cas de rétrécissement de l'artère pulmonaire a été consigné dans l'Atlas d'anatomie pathologique de Cruveilhier; Philouze (1826), Bouillaud (1829), Norman Chevers (1847), en décrivirent de nouveaux faits ; plus près de nous, C. Paul [1] a consacré, à ce sujet, un important mémoire, et l'année suivante Solmon [2] en réunissait une vingtaine de cas dans sa thèse inaugurale. Enfin G. Vimont [3],

1. C. Paul, *Soc. méd. hôp.* Paris, août 1871.
2. Solmon, « Du rétréciss. pulm. acquis », *Th.* Paris, 1872.
3. Vimont, « Étud. sur les souffl. du rétréciss. », etc. *Th.* Paris, 1882.

également dans sa thèse, y a joint plusieurs cas nouveaux, empruntés surtout aux auteurs français.

**Divisions.** — Le rétrécissement de l'artère pulmonaire est *congénital* ou *acquis*.

Le *rétrécissement congénital* est de beaucoup *le plus fréquent* et s'accompagne dans bon nombre de cas, de malformations cardiaques, surtout de persistance du trou de Botal, ou de communication des deux ventricules.

Le *rétrécissement acquis*, pendant longtemps mis en doute, est aujourd'hui admis par tous les cliniciens, surtout depuis les mémoires de C. Paul, et de Solmon. Il est la conséquence d'une *endocardite* localisée au niveau de l'orifice pulmonaire. Les travaux de Meynet (1867), de Taruffi (1875), de Dujardin-Beaumetz (1877), de Schwalbe (1890) et de Fraenkel (1893) ont confirmé cette étiologie et augmenté nos connaissances sur ce sujet ; il convient encore de signaler les recherches de Vimont qui en trouva 22 cas sur 32 observations avec autopsie, et celles de Duguet et Landouzy [1].

Plus tard, vinrent les travaux de Chrétien [2], de Landouaré [3], de Soupaut [4]. Plus récemment, V. Courtellemont [5] en a étudié un cas intéressant chez une jeune fille de vingt-quatre ans.

**Anatomie pathologique.** — Au point de vue de la localisation des lésions, le rétrécissement de l'artère pulmonaire peut siéger :

A. *au niveau même de l'orifice* et *des valvules* qui l'obturent ;

B. en deçà, ou mieux *en amont des valvules*, c'est-à-dire *au niveau de l'infundibulum* ;

C. *en aval des valvules*, sur le tronc ou les branches de l'artère pulmonaire. Cette dernière variété est la plus rare de toutes ; dans un cas de Willigk, le tronc artériel, épaissi, portait des traces d'endocardite, et la branche droite, qui mesurait à sa naissance 16 millimètres de diamètre, se rétrécissait bientôt et était réduite à 2 millimètres. D'autres faits ont été observés par Bettelheim, Tomassi Crudeli, Jaccoud, etc. Dans ce dernier cas, il y avait rétrécissement de la branche gauche de l'artère pulmonaire et les rameaux qui en naissaient étaient dilatés par suite d'adhérences avec le tissu pulmonaire altéré par la tuberculose.

Le rétrécissement siégeant en amont des valvules est désigné quelquefois sous le nom de *rétrécissement infundibulaire* ou encore *préartériel* : il constitue une variété rare ; j'en ai observé un cas remarquable qui a été le point de départ d'un mémoire [6] dans lequel j'ai essayé de retracer l'his-

1. Duguet et Landouzy, *Soc. méd. hôpit.* Paris, novembre 1878.
2. Ed. Chrétien, *Rev. de méd.*, 1893.
3. Landouaré, « Le rôle du traumat. dans l'étiolog. du rétréciss. pulm. acquis ». *Th.* Paris, mai 1900.
4. Soupaut, *Th.* Paris, juillet 1902.
5. V. Courtellemont, *Arch. des malad. du cœur*, septembre 1909.
6. E. Barié, « Le rétrécissement préartériel de l'artère pulmonaire », *Soc. méd. des hôpit.*, Paris, 19 juillet 1895.

toire de ce rétrécissement. Les autres cas publiés se montent à une quinzaine environ, ils sont dus principalement à Cejka, Ch. Bernard, Dittrich, Bock, Duguet et Landouzy, Cochez (1896), etc.

Le *rétrécissement au niveau des valvules* de l'artère pulmonaire est de beaucoup *le plus fréquent* (22 fois sur 32 cas environ) ; c'est lui qui servira d'exemple pour notre description dans laquelle nous aurons surtout en vue la variété *acquise*.

A. *Rétrécissement au niveau des valvules.* — Il comporte trois descriptions : celle du rétrécissement proprement dit, celle de l'état des valvules, enfin celle de l'anneau d'insertion du vaisseau.

*a.* Rétrécissement. — Il est formé le plus souvent par l'adhérence des valvules sigmoïdes, soudées entre elles latéralement par leurs bords contigus; elles forment ainsi une sorte de *diaphragme* rigide, *percé à son centre* d'une ouverture de forme et de dimension variables par où le sang passe pendant la systole, du ventricule droit dans l'artère pulmonaire. La pression exercée par le sang sur ce diaphragme, à chaque contraction ventriculaire, refoule peu à peu sa partie centrale vers l'artère pulmonaire, d'où l'*aspect d'un dôme* à convexité tournée vers l'artère, que prend ce diaphragme.

Vu par sa *face ventriculaire*, le dôme présente une *concavité* plus ou moins profonde, perforée à son centre;

Examiné *par l'artère pulmonaire* sectionnée à 2 centimètres au-dessus de son émergence, le diaphragme qui constitue le rétrécissement, est *convexe* et bombé dans la lumière de l'artère ; il est séparé des parois de celle-ci par une sorte de rainure circulaire, et *cette disposition* a été *comparée* justement à celle que présente le *col de l'utérus*.

L'*ouverture* située au centre est tantôt arrondie, tantôt en forme de fente linéaire.

*b.* État des valvules. — Dans les cas les plus simples, elles sont seulement opaques, *épaissies*, un peu *indurées*, et leur partie moyenne restant encore assez souple, elles demeurent capables d'obturer complètement l'orifice pendant la diastole, et le rétrécissement n'est point compliqué d'insuffisance. Dans d'autres circonstances, les valvules ont perdu toute leur souplesse et sont transformées en des sortes de *plaques dures*, *rugueuses*, *fibro-cartilagineuses*, ou même *calcaires ;* elles restent alors constamment béantes, et l'insuffisance valvulaire s'ajoute au rétrécissement (Mannkopff).

Dans d'autres cas, on note des *végétations* ou des *nodosités calcaires*, implantées sur la face convexe des sigmoïdes et capables à elles seules de constituer le rétrécissement orificiel ; d'autres fois elles entourent l'orifice à la façon d'une collerette.

Enfin, comme dans un cas de Whitley, on peut trouver à côté de parties proliférantes, des pertes de substance, des valvules détruites sur une étendue plus ou moins grande; il y a simultanément rétrécissement et insuffisance valvulaire.

Les lésions observées sont de *nature endocardique;* dans des cas rares, on a rencontré des tumeurs de constitution variable, et notamment des *gommes* syphilitiques à l'origine de l'artère (SCHWALBE), un *tubercule* gros comme un pois à la base de l'une des sigmoïdes (SABRAZÈS et BRENGUES, 1899).

*c*. ANNEAU FIBREUX D'INSERTION DE L'ARTÈRE. — Il prend rarement part à la formation de la sténose. Quelquefois il est rétracté, d'autres fois il est élargi ; ces altérations semblent n'avoir qu'une minime importance.

B. *Rétrécissement infundibulaire ou préartériel* (NORMAN CHEVERS, C. PAUL, JACCOUD, E. BARIÉ, COCHEZ). — Il siège, en général, à 1 ou 2 centimètres *au-dessous de l'insertion des valvules sigmoïdes* qui, dans les cas très nets comme celui que j'ai signalé, par exemple, restent souples, lisses, et absolument normales. Dans d'autres cas, il est vrai, les sigmoïdes participent au processus, elles sont alors opaques et épaissies, mais cette altération est toujours secondaire.

Dans le *rétrécissement préartériel proprement dit*, l'orifice de l'artère pulmonaire est fermé par un *anneau*, scléreux, grisâtre, très dur; de son pourtour se détachent généralement une série de brides ou mieux de rayons froncés qui le relient aux parois infundibulaires. Cet anneau limite une ouverture circulaire ou irrégulièrement linéaire dont le diamètre est quelquefois inférieur à 3 ou 4 millimètres.

Lorsque le travail endocardique, au lieu de rester limité à l'origine même de l'artère, gagne l'intérieur de l'infundibulum, le *rétrécissement* est plus rigoureusement *infundibulaire*. Dès lors l'infundibulum est transformé en un canal fibreux étroit, à parois indurées et plus ou moins lisses. Son trajet est tantôt rectiligne, sans brides ni cloisons intermédiaires, tantôt légèrement sinueux, cloisonné, étranglé pour ainsi dire, par de minces trabécules, et transformé en une sorte d'espace caverneux. Quelquefois l'infundibulum est dilaté manifestement au-dessus et au-dessous de l'anneau cicatriciel, et présente alors une certaine analogie avec un sablier, suivant la comparaison classique.

Le rétrécissement préartériel de l'artère pulmonaire a pour *point de départ* une *endo-myocardite du ventricule droit* localisée au niveau de l'infundibulum, intéressant à la fois l'endocarde et le myocarde sous-jacent, et laissant après elle une rétraction inodulaire qui produit le rétrécissement. Il présente ainsi, au point de vue pathogénique, une très grande analogie avec le *rétrécissement sous-aortique* décrit par Vulpian et formé également par une endo-myocardite ventriculaire gauche. Mais alors que celle-ci a presque toujours son point de départ dans un rétrécissement mitral antérieur, la sténose infundibulaire coïncide rarement avec un rétrécissement tricuspidien.

Dans quelques cas, le travail morbide envahit le septum interventriculaire, qui subit une véritable perte de substance, se perfore, et permet la communication entre les deux ventricules (DITTRICH, WITHLEY, DUSCH).

C. *Rétrécissement en aval des valvules.* — Cette dernière *variété, la plus rare* des trois, reconnaît une pathogénie toute spéciale; elle n'est pas comme les deux premières, le résultat d'une endocardite, mais d'une *endartérite* primitive avec athérome *de l'artère pulmonaire*. La lésion porte sur le tronc même de l'artère et sur ses branches [WILLICK, T. CRUDELI (1870), ROMBERG (1891), BONCOUR].

D. Dans quelques circonstances très rares, le rétrécissement de l'artère pulmonaire est dû à des *causes extrinsèques* (englobement et compression du vaisseau par des *ganglions caséo-tuberculeux* ou par un *anévrysme de l'aorte*) ; dans ce cas, il s'agit presque toujours de la *branche gauche de l'artère pulmonaire* [OPPOLZER (1842), HANOT (1874), JACCOUD]. Dans d'autres cas, la compression sur l'artère pulmonaire est formée par un *anévrysme aortique sus-sigmoïdien* comme dans un cas signalé par d'Espine (1902). Enfin on a signalé l'oblitération presque complète du tronc et des branches de l'artère par des *échinocoques* (LITTEN) ; mais ces faits ne rentrent pas, à proprement parler, dans l'histoire du rétrécissement de l'orifice de l'artère pulmonaire.

*Lésions consécutives.* — La sténose pulmonaire entraîne à sa suite une série intéressante de lésions secondaires, siégeant en deçà et au delà du rétrécissement.

1° *Cœur.* — Du côté du cœur, on note une *hypertrophie* considérable *du cœur droit*. Celui-ci, à cause de l'obstacle que lui oppose le rétrécissement, est obligé à un effort considérable pour faire progresser la colonne sanguine ; par suite, le *ventricule* prend un développement considérable ; plus tard sa cavité se dilate, et l'oreillette droite participe également, en dernier lieu, à cette rétro-dilatation.

Le *ventricule droit* ainsi développé, *absorbe la presque totalité du volume du cœur :* ses parois, habituellement si minces, ont une épaisseur qui peut dépasser 2 centimètres, ses colonnes charnues, ses muscles papillaires s'hypertrophient également, enfin la valvule tricuspide s'adapte à cet état de choses, s'allonge proportionnellement, en sorte que l'orifice auriculo-ventriculaire, quoique élargi, se trouve fermé complètement pendant la systole.

Par suite de cette dilatation hypertrophique des cavités droites, la *configuration extérieure du cœur* est profondément *modifiée :* le ventricule droit, très dilaté, déborde et recouvre en partie le cœur gauche qui paraît simplement lui être appendu comme une sorte d'annexe ; la pointe, mousse et arrondie, est constituée en égales proportions par le sommet des deux ventricules, et à une période plus avancée de la maladie rien que par le ventricule droit. La *cloison interventriculaire* offre une disposition inverse à celle de la normale, elle est déjetée vers le ventricule gauche, et présente une voussure dont la convexité regarde de ce côté. Dans quelques cas de rétrécissement congénital, elle est perforée, à sa partie supérieure de préférence, et les deux ventricules communiquent librement entre eux.

Le *cœur gauche* offre une disposition tout inverse : recevant peu de sang des veines pulmonaires par suite de la sténose de l'artère, l'oreillette et le ventricule s'accommodent à cet état nouveau, et subissent une *atrophie relative* par moindre fonctionnement.

L'*aorte* participe assez fréquemment à cette atrophie (MEYNET[1], SPEER), pour des raisons du même genre.

1. MEYNET, *Gaz. méd.* de Lyon, 1867.

2° L'*artère pulmonaire* qui, logiquement, semblerait devoir subir une diminution de calibre *en aval* de son point rétréci, *est* quelquefois normale (WITHLEY), mais le plus souvent *dilatée* (MEYNET, YEO) et quelquefois d'une façon considérable comme dans le cas, toujours cité, de Philouze, où la circonférence du vaisseau atteignait 12 centimètres. Il ne faut pas attacher trop d'importance à la théorie de Traube qui veut que cette dilatation de l'artère se fasse mécaniquement par la stase sanguine permanente qui existerait en deçà de la sténose, ni à celle de Solmon qui regarde la tuberculose du poumon, complication fréquente de l'affection, comme entravant la circulation pulmonaire au point de provoquer la rétrodilatation de l'artère ; il est plus rationnel de supposer que ce vaisseau, atteint presque toujours d'endartérite contemporaine de l'endocardite initiale, a perdu son élasticité et se laisse dilater passivement (POTAIN et RENDU).

Cette *dilatation* de l'artère pulmonaire *en aval* de la lésion a été donnée comme *caractéristique du rétrecissement acquis*, il semble cependant que cette ectasie ait été rencontrée dans un cas, probablement d'origine congénitale, observé par Mosny et Portocalis [1].

3° *Poumons.* — Avec le rétrécissement de l'artère pulmonaire, on rencontre des altérations extrêmement fréquentes du côté des poumons. Dans quelques cas, on a noté la présence de noyaux d'*infarctus hémoptoïques* (WITHLEY) ; mais l'altération la plus commune est la *tuberculose pulmonaire*.

Signalée depuis longtemps par Stolker (1864), qui en avait relevé 16 cas sur 116 observations dans le cours du rétrécissement *congénital* où elle se rencontre environ dans le onzième des cas, la tuberculose coexiste encore avec le rétrécissement pulmonaire *acquis* : Norman Chevers, Lebert, Bondet, C. Paul, Straus et d'autres l'ont établi d'une façon indiscutable.

Les altérations pulmonaires qu'on rencontre en pareille circonstance ont été le sujet de longues controverses, aujourd'hui sans intérêt : qu'il s'agisse, comme dans certains cas, de granulations miliaires confluentes, ou, comme dans d'autres observations, de blocs de pneumonie caséeuse, la lésion se résume toujours en une *bacillose*, dont on trouve le microorganisme pathogène d'une façon constante.

Quant à l'influence pathogénique du rétrécissement pulmonaire sur la tuberculose du poumon, elle semble résulter, non de la débilitation de l'organisme conséquence de la sténose, si favorable à l'éclosion de la tuberculose, mais de la pénurie et du ralentissement de la circulation dans tout le réseau pulmonaire, entraînant à leur suite des modifications locales de terrain, et des *perturbations dans les échanges gazeux intra-alveolaires* (ANDRÉ PETIT). Ces conditions favorisent singulièrement le développement et la prolifération des bacilles, introduits d'autre part, par la voie bronchique ou par la voie sanguine (tuberculose hématogène). Ce qui rend cette interprétation extrêmement probable, c'est que l'on voit la

1. MOSNY et PORTOCALIS, *Soc. méd. hôp.*, Paris, 29 avril 1910.

tuberculose se développer dans le poumon, à la suite de certains états pathologiques qui provoquent le ralentissement et la réduction de la circulation intra-pulmonaire, comme cela fut observé, par exemple, dans un fait de Hanot (1874) où un anévrysme de l'aorte comprimait la branche gauche de l'artère pulmonaire, et dans lequel on trouva à l'autopsie des lésions tuberculeuses du poumon gauche. Un autre argument également en faveur de cette interprétation, c'est que le rétrécissement mitral pur qui crée pour le poumon un état de stase sanguine incontestable, c'est-à-dire des conditions biologiques inverses à celles engendrées par le rétrécissement pulmonaire, exerce une action d'arrêt sur la tuberculose pulmonaire (Potain et P. Teissier).

***Nature du rétrécissement.*** — Elle est souvent fort délicate à préciser ; cependant sans renouveler ici des discussions oiseuses à ce sujet, nous dirons que pour la majorité des cliniciens, *l'origine congénitale* du rétrécissement *est très probable mais non certaine, lorsque la sténose* de l'artère *coïncide avec certaines malformations cardiaques :* telles que la communication des deux ventricules par une perforation de la cloison, ou encore la communication inter-auriculaire par le trou de Botal non fermé.

La coexistence de ces altérations et d'un rétrécissement de l'artère pulmonaire n'établit pas, *de plano*, l'origine congénitale de la sténose, car on a vu certains malades atteints d'une malformation par arrêt de développement, présenter en même temps un rétrécissement de l'artère soit au niveau de l'infundibulum, soit au niveau des valvules, dont l'origine endocardique acquise ne faisait pas de doute. D'un autre côté, la perforation interventriculaire elle-même peut être le fait d'une endocardite de l'enfance ou de l'âge adulte, ayant porté ses coups à la fois sur l'artère pulmonaire et sur le septum, ou s'étant propagée de l'un à l'autre.

L'âge du malade n'apporte pas non plus de preuves décisives en faveur de la nature congénitale, car le rétrécissement pulmonaire *acquis* a été observé dans *l'enfance :* Hénoch l'a noté chez un enfant de douze ans ; E. Weill (1895) l'a vu chez une fillette de onze ans et demi.

En réalité, les seules *lésions qui permettent d'affirmer l'origine congénitale* du rétrécissement de l'artère pulmonaire sont la *persistance du canal artériel*, ou encore *l'atrophie de l'artère*, dans la portion sise *en aval de l'orifice rétréci.* Le vaisseau se présente alors sous forme d'un cordon fibreux, mince et allongé, au lieu d'être dilaté au delà de la sténose, ainsi que cela se passe lorsque cette dernière est acquise. Il s'agit là d'une malformation analogue à celle qu'on rencontre dans l'aorte descendante au niveau de l'abouchement du canal artériel (Voir *Rétrécissement congénital de l'aorte*).

Association avec des malformations cardiaques. — Le *rétrécissement congénital est associé fréquemment à d'autres malformations cardiaques* qui varient à l'infini. Dans 55 cas, suivis d'autopsie, Fallot (1888) a trouvé 41 fois le rétrécissement pulmonaire avec *communication interventriculaire* et déviation de l'aorte à droite ; 8 fois le rétrécissement pulmonaire coïncidait avec la *persistance du trou de Botal.* Rauchfuss, sur une série de 38 cas de rétrécissement pulmonaire, a trouvé 9 fois le *canal artériel perméable.*

Dans un cas de Claisse (1894) observé chez un enfant de neuf ans, la cloison manquait presque totalement entre les cavités droite et gauche. Cependant la *perforation de la cloison interventriculaire* n'implique pas nécessairement la notion de la nature congénitale de l'affection artérielle car, ainsi que nous l'avons dit déjà, on a rencontré cette perforation dans certains cas de rétrécissement acquis (Dittrich, Vulpian, Féréol, Bock); dans ces cas, la perforation de la cloison serait contemporaine du rétrécissement acquis et aurait pour cause une endo-myocardite ayant envahi et perforé le septum interventriculaire dans sa région supérieure, au niveau de *l'undefended space* de Peacock.

Dans un fait rapporté par Roubier [1], outre une communication interventriculaire, on trouva une endocardite végétante de l'orifice pulmonaire et des valves de la tricuspide que l'auteur rattache à une origine tuberculeuse ; la malade était une jeune fille atteinte de cyanose, et l'on trouva des tubercules à l'autopsie.

**Physiologie pathologique.** — Par suite de l'obstacle placé à l'origine même de l'artère pulmonaire, le poumon, qui ne reçoit qu'une quantité de sang très inférieure à la normale, présente un état prononcé d'anémie; d'autre part, du côté du cœur, il se produit une dilatation hypertrophique considérable du ventricule droit ; celle-ci, au bout d'un certain temps, est incapable de compenser la lésion initiale : le cœur se fatigue, les cavités droites subissent une dilatation extrême, l'insuffisance tricuspidienne survient et avec elle, des accidents asystoliques qui peuvent entraîner la mort du malade.

Toutefois, comme nous le dirons plus loin, ce n'est point ainsi que l'affection se termine le plus souvent : en effet, alors que dans les lésions du cœur gauche le pronostic s'aggrave au moment où le cœur droit se prend à son tour, dans le rétrécissement pulmonaire, les troubles restent cantonnés exclusivement dans la petite circulation, c'est pourquoi la plupart des malades succombent aux complications que le rétrécissement provoque du côté du poumon avant de troubler la circulation générale.

**Étiologie.** — Le *rétrécissement* de l'artère pulmonaire *acquis* est la conséquence d'une *endo-myocardite* du cœur droit ou d'une *endartérite* de l'artère pulmonaire; quant à la cause première de celles-ci, elle est, le plus souvent très obscure. Le *rhumatisme articulaire aigu*, qui est si fréquemment la cause des endocardites du cœur gauche, ne joue ici qu'un rôle très effacé et son influence certaine n'a pu être établie que dans un très petit nombre de cas, par exemple dans quelques faits de rétrécissement préartériel.

1. Roubier, *Province médicale*, janvier 1909.

Il en est de même pour la goutte et l'alcoolisme dont l'influence est rien que moins démontrée, la *syphilis* a été invoquée pour quelques faits (SCHWALBE).

Le rôle pathogénique de certaines *infections aiguës* (CHAPLIN) telles que le puerpérisme, les fièvres éruptives, la broncho-pneumonie, est peut-être mieux établi ; peut-être pourrait-on encore incriminer l'*hérédo-tuberculose* (COURTELLEMONT) à la façon de ce qui se passe dans le rétrécissement mitral pur.

Enfin le *traumatisme* semble pouvoir être invoqué à son tour et l'on cite à ce sujet l'observation curieuse rapportée par Dittrich (1849), d'un soldat âgé de trente ans, qui reçut au-devant du sternum un coup de pied de cheval ; il se produisit de suite une hémoptysie qui dura huit jours, et bientôt survinrent des douleurs thoraciques et de la dyspnée. Le malade mourut, et à l'autopsie on trouva au-dessous des valvules sigmoïdes pulmonaires, au niveau de l'infundibulum, un rétrécissement si serré qu'il permettait tout au plus le passage d'une plume d'oie ; à ce niveau existaient des lésions d'endocardite : épaississement, aspect fibreux, coloration nacrée ; le ventricule droit présentait une hypertrophie considérable.

On a signalé également l'influence de certains *traumatismes* dans le cours de la *vie intra-utérine* (APERT, COCHEZ) : dans quelques cas, par suite d'insuffisance du liquide amniotique, le bras gauche du fœtus exercerait une compression forte sur la région sterno-costale, capable de traumatiser l'artère pulmonaire. Cette compression est démontrée par la présence d'une gouttière transversale profonde qu'on trouve sur la région thoracique antérieure du nouveau-né.

Quant au *rétrécissement d'origine congénitale*, le *plus fréquent de tous*, il relève soit d'une *endocardite fœtale*, soit d'une *malformation cardiaque* par cloisonnement défectueux du bulbe. Ces altérations peuvent reconnaître pour cause première l'*hérédo-tuberculose* (HANOT[1]), ou encore l'*hérédo-syphilis*.

Le *rétrécissement préartériel* paraît plus fréquent chez la *femme* que chez l'homme : j'en ai noté 6 observations sur 9 cas ; le rhumatisme articulaire a été relevé quelquefois comme cause prédisposante.

**Symptômes.** — Ils consistent en troubles généraux et fonctionnels habituellement peu marqués, d'une faible valeur diagnostique, et de signes physiques, au contraire, fort importants.

**1° *Phénomènes généraux.*** — a. *Attitude du malade.* — Norman Chevers a prétendu que, contrairement aux autres cardiaques qui étouffent dans le décubitus dorsal et réclament la position assise, les malades atteints de sténose pulmonaire, se sentent soulagés dès qu'ils sont couchés horizontalement ; ce signe est très inconstant et ne pourrait avoir de valeur que dans les premiers temps, car dès que le ventricule est dilaté, les malades ne supportent que difficilement la position couchée.

1. HANOT, *Soc. méd. hôpit.*, Paris, mai 1896.

b. *Apparence extérieure.* — Sa valeur, quoique inconstante, est cependant plus grande que celle du signe précédent. En effet, si quelques malades offrent les apparences d'une santé robuste, la plupart sont chétifs, et présentent des *stigmates d'infantilisme;* quelques-uns offrent même une apparence assez étroite avec celle des tuberculeux.

2° *Troubles fonctionnels.* — Ils consistent dans une gêne permanente de la circulation pulmonaire; de là s'ensuivent des troubles profonds de la calorification et de l'hématose.

*a.* Les troubles de calorification se manifestent par une tendance très marquée au *refroidissement des extrémités :* les malades se plaignent d'avoir froid, et principalement aux mains et aux pieds; ceux-ci présentent souvent de l'engourdissement et même un certain degré d'anesthésie passagère.

*b.* La *cyanose* est la conséquence des troubles de l'hématose entravée; mais c'est un phénomène essentiellement contingent et qui fait défaut dans un grand nombre de cas : on peut dire *d'une façon générale* que *la cyanose n'existe pas lorsque le rétrécissement pulmonaire est acquis.* La cyanose a été interprétée par les auteurs de façon très différente : Gintrac pense qu'elle est due au mélange des deux sangs; dès lors, on ne la rencontrerait dans le rétrécissement pulmonaire congénital que lorsqu'il est accompagné de malformations cardiaques; au contraire, Parrot pense que le rôle pathogénique prépondérant appartient au rétrécissement pulmonaire, car dans les cas de perforation congénitale du septum interventriculaire non accompagné de sténose pulmonaire, la cyanose n'existe pas malgré le mélange permanent des deux sangs (H. Roger). Sans insister davantage sur ce sujet (voir *Maladie de* H. Roger), nous dirons que la majorité des auteurs admet aujourd'hui l'opinion soutenue par Vulpian et Cadet de Gassicourt (1880), que la *cyanose* est *due à la stase veineuse* et à l'*insuffisance de l'hématose* (anoxhémie). On pourra la rencontrer dans tous les cas où le cœur droit, affaibli dans son muscle, et par suite dilaté, n'assure plus la compensation; c'est donc un phénomène qu'on peut observer dans la sténose pulmonaire, mais sans valeur séméiologique particulière.

*c.* Chez un assez grand nombre de malades, on note, dès les premiers temps, un peu *d'oppression*, parfois même de dyspnée à l'occasion des efforts ; quelquefois aussi ils se plaignent de *toux* sèche, persistante, également après les efforts, la marche un peu rapide ; mais ces deux phénomènes sont très variables suivant les individus.

*d.* On note assez fréquemment quelques *troubles trophiques* et spécialement de l'*hippocratisme des ongles.*

3° *Signes physiques.* — Ils ont une valeur autrement importante que celle des troubles fonctionnels.

Inspection. — Dans la majorité des cas, elle ne montre aucune modification appréciable de la paroi thoracique; exceptionnellement dans des cas où le ventricule droit atteint un volume considérable, on a noté une *voussure* appréciable de la région précordiale, un léger *soulèvement ondulatoire* et même des pulsations systoliques véritables au niveau de la par tie interne du deuxième espace intercostal gauche [Mannkopff (1863), Bard, Courtellemont], surtout lorsque l'artère pulmonaire est très dilatée.

Percussion. — Elle dénote l'augmentation des cavités droites qui se décèle par une zone de matité exagérée étendue transversalement.

Palpation. — Elle montre que la *pointe* du cœur *peu abaissée* est *rejetée dans l'aisselle gauche* à une distance plus ou moins grande en dehors du mamelon.

Mais les signes véritablement caractéristiques de l'affection consistent dans un *frémissement cataire* intense, et dans un *souffle systolique à la base* du cœur ; tous deux sont l'expression du même phénomène, c'est-à-dire de l'ébranlement vibratoire produit par le passage du sang à travers l'orifice pulmonaire rétréci, perçu à la fois par la main et par l'oreille.

*Frémissement cataire.* — Il est généralement *très intense*, et la main appliquée au lieu d'élection perçoit la sensation d'une sorte de frottement vibratoire, rude, râpeux. Cette grande intensité, due en partie à ce que l'orifice pulmonaire est très superficiel, en rend la perception généralement très facile. Le frémissement est exactement *systolique* et correspond à l'ampliation de l'artère pulmonaire, dont on peut percevoir quelquefois en même temps l'impulsion manifeste.

Le frémissement cataire *siège à la base du cœur*, *le long du bord gauche du sternum*, dans une zone correspondant au *deuxième espace intercostal*.

Il se *propage* vers la partie supérieure du thorax, et surtout vers la région sous-claviculaire gauche.

Le frémissement vibratoire est dans des cas rares d'une intensité faible, mais il est exceptionnel qu'il fasse entièrement défaut d'une façon permanente.

Auscultation. — Elle dénote des signes importants.

Le *souffle* est le signe le plus *constant*, du moins pour le *rétrécissement acquis*, car il *peut manquer* dans les *cas congénitaux*. Il est, le plus souvent, *rude*, *râpeux*, *strident* et son intensité est telle parfois, qu'on peut le percevoir à distance ; et j'ai montré un malade chez lequel le souffle se percevait à près de 15 centimètres de la paroi thoracique. Son moment est *systolique*, c'est-à-dire que le souffle commence avec la systole du ventricule et persiste pendant toute la durée du petit silence. Le bruit diastolique normal qui lui succède est quelquefois un peu sourd, masqué sans doute par l'éclat assourdissant du souffle pathologique. Le *souffle* a le même *siège* que le frémissement cataire, et son maximum correspond au niveau de l'orifice de l'artère pulmonaire, c'est-à-dire *le long du bord gauche du sternum*, *dans le deuxième espace intercostal*, et quelquefois au *bord inférieur du cartilage de la troisième côte*. Dans le cas de rétrécissement préartériel, le foyer du maximum du souffle est perçu plus bas que celui du rétrécissement valvulaire : on le trouve dans une zone comprise entre la troisième articulation chondro-sternale gauche et la pointe du cœur, mais il ne se propage que peu ou pas vers l'aisselle.

De cette région, le souffle se *propage* suivant la direction de l'artère, c'est-à-dire *vers la clavicule gauche* puis dans quelques cas il disparaît alors complètement à ce niveau, mais il n'est pas rare de le percevoir en arrière dans la région sous-épineuse gauche et même dans le dos, jusque vers la fin de la région dorsale. On a dit qu'il s'agissait dans ce cas beaucoup moins de propagation vraie, que d'une transmission secondaire par le poumon induré ; la chose est possible pour certains cas, mais dans d'autres, l'auscultation dénote l'intégrité du parenchyme pulmonaire ; cette théorie ne peut donc s'appliquer à tous les faits. Dans d'autres circonstances, on a expliqué la propagation par des adénopathies tuberculeuses trachéo-bronchiques et sus-claviculaires (SOLMON). On a noté encore la propagation insolite du souffle vers les carotides (DUGUET et LANDOUZY) par des ganglions médiastinaux qui se continuaient jusqu'au pourtour de la carotide. Cette transmission vers ces vaisseaux se rencontre encore quelquefois dans des cas congénitaux associés à une communication interventriculaire, et dans ce cas on peut admettre que le souffle se poursuit à travers le septum interrompu (WEILL).

Au dire de C. Paul, le souffle systolique du rétrécissement de l'artère pulmonaire *s'affaiblit* quand le *malade* est *debout* ou dans la *station assise* et *reprend son intensité*, s'il s'étend dans le *décubitus dorsal*, parce que dans les premiers cas, la hauteur de la colonne sanguine fait obstacle à la propulsion de l'ondée systolique dans l'artère pulmonaire, et par suite diminue l'intensité du souffle. La même interprétation pourrait encore s'appliquer à la *faiblesse du bruit* lorsque le malade fait un *violent effort en fermant la bouche* et les narines ; l'augmentation de pression produite ainsi dans l'artère pulmonaire entraverait le cours de l'ondée sanguine lancée par le ventricule.

Le *pouls* n'est pas modifié ; en général il est régulier et assez fort quoique son amplitude paraisse devoir être, dans quelque cas, diminuée d'une façon appréciable, à cause de la faiblesse relative de l'ondée sanguine fournie au cœur gauche par le ventricule droit. Cette régularité du pouls se maintient ainsi pendant la durée presque tout entière de la maladie.

**Marche. — Durée. — Terminaisons.** — Lorsque le rétrécissement de l'artère pulmonaire est peu accentué et que le ventricule droit, par hypertrophie de son muscle et sa suractivité contractile, assure la circulation pulmonaire dans des conditions suffisantes, l'état de santé du sujet reste assez bon, il n'y a guère qu'une dyspnée légère et parfois un peu de toux dont il ait à se plaindre. Cet état peut durer pendant une période fort longue.

Mais dès que le ventricule fléchit et se laisse dilater, à l'occasion par exemple d'un excès de fatigue, ou plus souvent encore pendant le cours d'une affection des voies respiratoires, dès lors la *période troublée* va se poursuivre lentement.

La gêne de l'hématose se fait de suite sentir par l'apparition de la *cyanose* et de la *dyspnée progressive*; peu à peu se manifestent les signes d'engorgement de la petite circulation : on note de la congestion œdémateuse des poumons, des crachats hémoptoïques, des hémoptysies vraies et des épanchements pleuraux, etc. A cette période, la maladie peut se terminer à la suite d'une série de *syncopes* dont la fréquence semble plus commune ici que partout ailleurs, ou bien encore la mort subite peut survenir à la suite d'une *embolie* ou d'une *thrombose de l'artère pulmonaire*. Dans d'autres cas, l'affection suit une marche plus lente, et le malade s'engage peu à peu dans la voie des *accidents asystoliques* qui finiront par l'emporter.

Cependant *dans la grande majorité des cas*, ce n'est point ainsi que se termine le rétrécissement pulmonaire, et déjà avant que les accidents asystoliques se soient manifestés, le malade maigrit, perd l'appétit, commence à tousser; quelques crachats striés de sang ou même des hémoptysies se manifestent de temps à autre; il en est de même des sueurs nocturnes et des petits accès fébriles, qu'on relève chez certains malades; en même temps l'exploration locale dénote les signes physiques d'une *tuberculose pulmonaire*, et l'examen bactérioscopique des crachats établit la certitude absolue de ce diagnostic.

*En résumé*, le *rétrécissement pulmonaire acquis* se manifeste surtout par des troubles dans le domaine de la petite circulation; au contraire la grande circulation est peu ou pas intéressée sauf à la période ultime; de plus *la mort* survient *presque toujours par tuberculose pulmonaire*, beaucoup *plus rarement par asystolie*. La maladie a donc, par cela même, une allure toute spéciale qui la distingue de toutes les autres affections cardiaques et qu'il importe de bien mettre en lumière.

Dans quelques circonstances, on a vu le rétrécissement pulmonaire congénital devenir dans la suite le point d'appel d'une *endocardite végétante* de l'appareil *valvulaire* (ROUBIER).

La *durée* de la sténose de l'artère pulmonaire est fort variable et dépend à la fois du degré du rétrécissement et de l'état du myocarde. Fréquemment chez des sujets qui atteignent la vingtième année et au delà, la lésion semble remonter à l'enfance. Dans le rétrécissement acquis de l'adulte, l'affection évolue, en général, dans l'espace de cinq à six et huit ans, sans qu'on puisse préciser davantage. D'après une statistique dressée par Moussous[1] portant sur 71 cas de sténose pulmonaire avec communication interventriculaire, il résulte que :

7 fois la mort survint dans la première année, 10 fois de un à deux ans, 6 fois de trois à cinq ans, 28 fois de cinq à dix ans, 14 fois de dix à quinze ans, 9 fois de quinze à vingt ans, 12 fois de vingt à trente ans, enfin 5 fois de trente à quarante ans. On voit donc que la survie est beaucoup plus longue qu'on pourrait le penser au premier abord.

**Pronostic.** — Le rétrécissement de l'artère pulmonaire étant une *affection incurable*, le pronostic général est toujours grave, en dépit de

1. Moussous, « Maladies congénitales du cœur ». *Encycloped. Léauté.*

quelques cas de survie prolongée. La mort lente par le poumon paraît être la règle, c'est pourquoi l'apparition des premiers signes de tuberculose pulmonaire a une importance considérable puisqu'elle indique que le patient est définitivement entré dans le dernier stade de la maladie.

D'autre part la vie peut être abrégée par les attaques syncopales qui ne sont point rares en pareille circonstance : la tachycardie, en même temps que la faiblesse des bruits du cœur, le pouls petit et précipité, quelquefois intermittent, sont autant d'éléments fâcheux qu'il faudra surveiller avec soin.

**Diagnostic.** — La grande netteté du frémissement cataire et du souffle systolique, ainsi que leur localisation à la base du cœur, du côté gauche du sternum au niveau du deuxième espace intercostal, permettent en général d'établir le diagnostic de la maladie sans grande difficulté.

A. *Diagnostic différentiel avec le frottement péricardique et avec les souffles anorganiques.* — Cependant dans certaines circonstances, par son caractère superficiel et son timbre râpeux, le souffle peut être confondu avec un *frottement péricardique;* d'autre part, après avoir éliminé ce dernier, et alors qu'il est démontré que le bruit pathologique est certainement un souffle, le diagnostic n'est point encore établi. Il s'agit en effet de décider si le bruit est d'origine organique ou s'il s'agit simplement d'un *souffle* anémique ou mieux d'origine *cardio-pulmonaire*, si fréquent en cette région, enfin lorsque le caractère organique du souffle est démontré, il faut en tirer la valeur séméiologique, c'est-à-dire différencier le souffle qui caractérise le rétrécissement de l'artère pulmonaire des souffles, également systoliques, propres au *rétrécissement aortique* ou à l'*insuffisance mitrale.*

*a.* Ce qui, à la grande rigueur pourrait faire confondre le souffle du rétrécissement de l'artère pulmonaire avec un *frottement péricardique*, c'est la fréquence relative de ce dernier à la base de la région précordiale, et surtout à gauche du sternum, au niveau de l'infundibulum. Cependant le frottement donne l'impulsion de deux corps rugueux frottant l'un contre l'autre par une sorte de mouvement de va-et-vient, qui paraît se passer sous l'oreille; en outre il est localisé et « meurt sur place », alors que le souffle occupe une zone d'auscultation plus étendue et se propage vers la clavicule gauche. Ce souffle est rigoureusement systolique alors que le frottement n'a aucun rapport exact avec l'un quelconque des temps de la révolution cardiaque; enfin son intensité est au maximum dans la position assise, alors que le souffle n'est pas modifié sensiblement par les attitudes différentes du malade; lorsque cela est cependant, l'intensité du bruit de souffle paraît porté au maximum lorsque le malade est dans le décubitus dorsal.

*b.* Les *souffles cardio-pulmonaires* de la région infundibulaire sont assez fréquents et se rencontrent, par comparaison avec les autres souffles de ce genre mais localisés en d'autres zones, dans la proportion de 11 0/0 des cas. Ils sont doux, presque toujours méso-systoliques, sans propagation aucune au delà de leur foyer de production; enfin le décubitus dorsal les exagère, alors qu'ils s'atténuent dans la station assise. A l'inverse, le souffle pulmonaire est souvent très rude, rigoureusement holosystolique, c'est-à-dire commençant avec la systole ventriculaire et persistant pendant toute sa durée ; enfin le bruit se propage vers la clavicule gauche, et dans certaines circonstances jusque dans le dos. Ajoutons encore qu'on observe en même temps des signes manifestes de dilatation des cavités droites du cœur.

*c.* Le bruit de souffle du rétrécissement de l'artère pulmonaire a pu être confondu avec un *souffle par compression de l'artère pulmonaire* exercée par des tumeurs de voisinage, des ganglions tuberculeux entourant l'artère de toutes parts (BETTELHEIM), ou bien un cancer du médiastin (SIEVEKING). Le diagnostic différentiel est toujours très délicat; toutefois d'après Potain, les *souffles de compression* s'entendraient *de préférence* lorsque le *malade* est *couché*, plutôt que dans la station assise.

D'après Leube, lorsqu'il y a compression de l'artère, le souffle présenterait son maximum dans le dos, entre la colonne vertébrale et l'omoplate; de plus, le second bruit normal, au lieu d'être assourdi comme dans le rétrécissement organique de l'artère, serait plus intense, à cause de l'élévation de la tension sanguine en arrière de l'obstacle.

*d.* Powell a signalé l'existence d'un souffle systolique de l'artère pulmonaire dans la *pleurésie gauche avec épanchement*, suivie de refoulement du cœur; ce souffle disparaîtrait d'ailleurs avec la thoracentèse.

*e.* Enfin, nous devons rappeler encore qu'il existe certains *souffles sous-claviers*, plus fréquents à gauche qu'à droite, qu'on pourrait confondre avec le souffle du rétrécissement pulmonaire. Ces souffles, d'après Friedreich, seraient causés par des inflexions de l'artère sous-clavière tiraillée par des adhérences qui l'englobent de tous côtés et l'enchaînent au sommet du poumon dont ils suivent les mouvements ; ces souffles s'entendraient de préférence durant l'inspiration.

B. *Diagnostic différentiel avec les souffles systoliques organiques.* — Lorsque l'examen attentif montre que le souffle perçu est véritablement de nature organique, la confusion est encore possible entre plusieurs affections; en effet :

*a.* Le *rétrécissement aortique* présente comme le rétrécissement pulmonaire un souffle systolique rude, râpeux, à la base du cœur, accompagné d'un frémissement cataire systolique ; mais le siège et la propagation des bruits sont différents dans les deux cas. Dans le rétrécissement aortique, le *souffle siège à droite du sternum*, au niveau du deuxième espace intercostal et se propage, en s'affaiblissant peu à peu, vers la clavicule droite, et jusque dans les carotides. Au contraire, dans la sténose pulmonaire, le souffle a son maximum le long du bord gauche du sternum, dans le deuxième espace intercostal, et se propage vers la clavicule gauche, quelquefois même jusque dans le dos. De plus dans les deux cas, le second bruit est assourdi et plus faiblement frappé ; mais suivant que la sténose sera aortique ou pulmonaire, cet assourdissement sera plus accusé à droite ou à gauche du sternum. Ajoutons que le rétrécissement aortique est accompagné d'hypertrophie du ventricule gauche.

avec abaissement de la pointe qui peut battre dans le cinquième ou le sixième espace sur la verticale passant par le mamelon, alors que dans la sténose pulmonaire, c'est le cœur droit qui est dilaté : dès lors la matité transversale est exagérée, et la pointe rejetée en dehors, vers l'aisselle gauche.

Enfin les troubles fonctionnels sont très différents dans les deux cas, surtout à une période un peu avancée de l'affection : dans le rétrécissement aortique, ce sont les symptômes des cardiopathies qui dominent : œdème des extrémités, rareté des urines, etc. ; dans le rétrécissement pulmonaire la grande circulation est peu ou pas intéressée, et les désordres sont concentrés sur le poumon : dyspnée, hémoptysies, etc.

*b.* L'*insuffisance mitrale* est caractérisée par un souffle systolique siégeant au niveau même de la pointe, et se propageant vers l'aisselle gauche et même le rachis. Plus rapidement encore que la précédente, la maladie donne lieu à des troubles rapidement asystoliques : cyanose et œdème des extrémités, gros foie, rareté des urines, etc., moins marqués en général dans l'asystolie du rétrécissement pulmonaire, lorsque le patient n'a point été déjà emporté par la tuberculose intercurrente. En résumé, le siège et le sens de propagation du souffle empêcheront le rétrécissement pulmonaire d'être confondu avec l'insuffisance mitrale, mais cette distinction ne s'applique vraiment qu'au rétrécissement de l'orifice pulmonaire, et nous verrons plus loin qu'elle cesse d'être exacte quand le rétrécissement est préartériel.

*c.* La *communication interventriculaire lorsqu'elle existe seule* (*maladie de H. Roger*, 1879), donne lieu à un souffle systolique, rude, très intense dont le maximum répond au *troisième espace intercostal gauche*, ou plus exactement au *tiers supérieur et médian de la région précordiale, à 2 centimètres environ au-dessus du mamelon :* il correspond à la cloison interventriculaire ; de ce point il rayonne en tout sens et couvre tous les bruits cardiaques, il est accompagné souvent d'un *frémissement cataire intense*. On n'observe ni cyanose ni trouble fonctionnel ; durant de longues années et même toute la vie, l'affection peut évoluer sans troubles notables. Cette affection ne donne pas lieu à la dilatation du cœur droit qu'on rencontre au contraire dans le rétrécissement de l'artère pulmonaire. Dans les cas difficiles, on pourrait avoir recours à la radioscopie, qui a permis de faire la distinction entre les deux maladies (Béclère).

*d.* Lorsque la *communication interventriculaire accompagnent* le *rétrécissement* de l'artère *pulmonaire*, on pourrait trouver deux maxima de souffle : l'un au milieu de la région précordiale, l'autre dans le deuxième espace le long du bord gauche du sternum, mais cette distinction présente de très grandes difficultés au lit du malade.

*e.* La *communication interauriculaire* par le trou de Botal, resté perméable, ne s'accompagne d'aucun bruit caractéristique. Potain n'y a pas trouvé de souffle ; Sansom déclare qu'il y a seulement cyanose sans souffle le plus souvent, ou quelquefois avec souffle intermittent. Dans quelques cas, Jules Simon a trouvé un double souffle au milieu du sternum, avec état de pâleur cyanique particulière du tégument.

C. *Diagnostic du siège du rétrécissement.* — Les considérations précédentes ne se rapportent qu'au rétrécissement pulmonaire acquis, siégeant à l'orifice du vaisseau, au niveau des valvules, c'est-à-dire à la variété la plus fréquente qui a servi de type à notre description; quand la sténose est infundibulaire ou préartérielle, les signes physiques sont un peu différents; il n'est donc point exact de dire qu'on ne saurait la distinguer de la forme commune.

*Le rétrécissement préartériel de l'artère pulmonaire* est une affection rare; sur neuf cas que j'ai rapportés (1895) six fois il avait été observé chez la femme. Le siège du rétrécissement se trouve à 1 centimètre, ou même à 2 centimètres et demi au-dessous de l'orifice et des valvules qui le ferment; on conçoit par suite que le *souffle* systolique qui le caractérise soit *perçu plus bas que celui du rétrécissement valvulaire.* En effet son *maximum* se trouve *dans une zone limitée entre la troisième articulation chondro-sternale gauche et la pointe du cœur;* en cette dernière région il est parfois encore très intense, mais sa propagation vers l'aisselle est à peu près nulle.

Le siège un peu bas du souffle fait que le rétrécissement préartériel a été confondu parfois avec *l'insuffisance mitrale* (Ch. Bernard). Dans cette dernière affection le souffle systolique siège au niveau même de la pointe du cœur et se propage dans l'aisselle gauche et même quelquefois dans le dos; alors que celui de la sténose infundibulaire se perçoit plus haut et ne se propage pas vers l'aisselle; les deux affections donnent lieu à un frémissement cataire systolique, mais dans l'insuffisance mitrale il est plus rare et surtout beaucoup moins intense que dans le rétrécissement pulmonaire où son timbre rude et râpeux est tout à fait particulier. Enfin la sténose pulmonaire s'accompagne de signes de dilatation du cœur droit, beaucoup plus précoces que dans la lésion mitrale.

D. *Diagnostic de la nature du rétrécissement.* — Nous avons vu précédemment que cette question est fort délicate à trancher.

*En général*, la *rudesse du souffle*, une *cyanose prononcée feront penser avec quelque raison à un rétrécissement congénital.* En faveur de ce diagnostic, on relèvera encore la dilatation considérable du ventricule droit (C. de Gassicourt, Sansom) et l'accentuation du second bruit, au niveau de l'orifice pulmonaire (Leube).

*Ces signes* n'ont cependant *aucune valeur absolue*, car la cyanose peut manquer dans le rétrécissement congénital, et d'autre part peut être observée dans le cours du rétrécissement acquis. Le diagnostic de ce dernier deviendra plus probable si le malade est d'âge adulte, et surtout si l'on relève dans ses antécédents un rhumatisme articulaire aigu, une fièvre éruptive, des accidents puerpéraux, etc.

Cependant, comme il est possible qu'un rétrécissement acquis coïncide avec des malformations congénitales, le problème reste souvent fort obscur; souvent même ne saurait être tranché qu'à l'amphithéâtre car la seule lésion dont le *caractère congénital* soit *démontré* est le rétrécissement par l'*atrophie du tronc de l'artère pulmonaire.*

**Traitement.** — L'*affection* étant *incurable*, le traitement ne peut être qu'hygiénique et symptomatique.

Lorsque le rétrécissement est d'origine congénitale, le traitement comprend d'abord des mesures d'hygiène générale auxquelles l'enfant et l'adolescent devront se soumettre : abstention des jeux violents, des marches prolongées, des sauts, de la course, de la gymnastique, et plus tard de l'escrime, de l'équitation, etc. De même on s'efforcera de mettre le malade à l'abri de toutes les causes de refroidissement qui pourraient engendrer des manifestations morbides vers le poumon et les bronches, qui augmentent d'une façon si sensible les troubles généraux causés par l'affection cardiaque.

Lorsque le rétrécissement de l'artère pulmonaire est acquis, son traitement est le même que celui des affetions organiques du cœur gauche et comprend les mesures générales d'hygiène, d'alimentation, de manière de vivre, etc., que nous avons exposés déjà avec des détails suffisants.

La fréquence relative de la tuberculose pulmonaire, dans le cours de la maladie, doit attirer spécialement l'attention du médecin qui s'efforcera de lutter énergiquement contre son développement, en même temps qu'il soutiendra les forces du malade par des toniques et une alimentation réparatrice.

Si l'affection est suivie d'*accidents asystoliques*, le malade sera soumis aux moyens thérapeutiques que comporte le traitement de l'asystolie.

---

# INSUFFISANCE DES VALVULES DE L'ARTÈRE PULMONAIRE

**Historique.** — L'insuffisance des valvules sigmoïdes de l'artère pulmonaire est une affection rare dont un des premiers cas, non diagnostiqué il est vrai pendant la vie, a été publié par Norman Chevers[1]. Après lui plusieurs faits du même genre furent signalés par Frerichs (1853), par Benedikt (1854), Withley (1858)[2], Kolisko (1859), Julius Klob (1861). Plus tard parurent les observations dues à Wahl, à Stokes (1864), à Bamberger, un peu plus tard encore, Vimont, dans sa thèse inaugurale (1882) rassembla les faits épars et leur consacra un intéressant chapitre. Plus près de nous, parurent les faits de Mader, de Litten, de C. Paul, de Langer (1881), de Grawitz, de Hischmann (1888) et de Dupré[3]. A ces faits j'ai ajouté deux cas personnels qui ont servi de point de départ à une étude d'ensemble de la question, appuyée sur 51 observations[4], à laquelle je ferai ici de nombreux emprunts.

1. Norman Chevers, *Guy's Hospit. Rep.*, 1842, t. VII, p. 387.
2. Withley, « Diseases of the pulmon. artery » ; *Guy's hospit. rep.*, 1858, t. V, p. 252.
3. Dupré, *Rev. mens. des malad. de l'enf.*, 1889, t. VII, p. 145.
4. E. Barié, « Rech. sur l'insuffis. des valvules de l'artère pulmonaire », *Arch. gén. de médecine*, 1891, t. XXVII, p. 650, et t. XXVIII, p. 30 et 183.

L'année suivante, Gerhardt[1] publia un mémoire sur le même sujet, appuyé sur 29 autopsies, et deux ans plus tard Winkler[2] en reprit l'étude. Depuis cette époque plusieurs cas nouveaux ont été publiés, je citerai surtout ceux de Charrin (1896), de Castaigne[3], de Souques et Balthazard, de Lion[4]; à l'étranger ceux de Wittaker[5], de Bryant et Ortner[6].

L'insuffisance pulmonaire est caractérisée par l'occlusion incomplète de l'orifice artériel par les valvules sigmoïdes, permettant, durant la diastole, le reflux dans le ventricule droit d'une partie du sang projeté dans l'artère pulmonaire par la systole de ce ventricule. Cet état se trouve réalisé par *deux variétés* distinctes d'*insuffisance valvulaire.*

**Anatomie pathologique.** — Dans la première variété qui embrasse la très grande majorité des cas observés, l'inocclusion résulte d'altérations anatomiques siégeant sur l'appareil valvulaire : c'est *l'insuffisance pulmonaire vraie.*

Dans la seconde, les valvules ne sont point lésées; leur insuffisance est purement fonctionnelle et résulte de la dilatation de l'artère pulmonaire : c'est *l'insuffisance pulmonaire fonctionnelle* ou encore *relative*, beaucoup plus rare que la précédente et encore discutée par quelques auteurs.

## *A.* — INSUFFISANCE PULMONAIRE VRAIE

1° *Appareil valvulaire.* — Les lésions qu'on rencontre sont variables :

*a.* Dans quelques cas, l'insuffisance est due à une *diminution dans le nombre des sigmoïdes* réduites le plus souvent à deux (Lambl, Litten[7]) et par suite incapables d'obturer complètement l'orifice artériel.

*b.* D'autres fois, l'insuffisance est créée par des *malformations congénitales des valvules :* déformation, atrophie, état rudimentaire (Bouillaud). Ces lésions sont rarement isolées et coïncident presque toujours avec d'autres malformations congénitales.

*c. L'état fenêtré* ou *réticulé des valvules*, regardé à tort par Bamberger comme incapable de produire l'insuffisance valvulaire, a été rencontré dans deux cas très nets de Banks et de Maurice Raynaud.

*d.* Mais les lésions les plus habituelles sont dues à *l'endocardite valvulaire.* Celles-ci consistent dans *l'épaississement scléreux* ou encore dans la calcification des replis sigmoïdes, raccourcis, rétractés, soudés entre eux ou aux parois artérielles. Dans d'autres circonstances, les valvules

1. Gerhardt, « Ueber Schlussunfähigkeit der Lungenarterienklappen », *Charité Annalen*, t. XVII, 1892, p. 255.
2. Winkler, *Th.* Leipzig, 1894.
3. Castaigne, *Société anatom.*, Paris, 1898, p. 162.
4. Souques et Balthazard ; Lion, *Soc. Méd hôpit.*, Paris, 4 mai 1910.
5. Wittaker, *Twent. Century Practice of medicine*, t. IV, p. 282.
6. Ortner, *Sonderabd. aus. der mediz. Klin. Wochens.*, etc., 1908.
7. Litten, *Soc. méd. int.* Berlin, 1886.

sont surmontées de *masses végétantes*, dures, crétacées, en forme d'excroissances festonnées en crêtes de coq, ou en choufleurs.

*e.* Quelquefois on rencontre dans l'épaississement des sigmoïdes, des *anévrysmes valvulaires* (FOSTER) qui peuvent s'ulcérer et se perforer dans la suite (WECKERLÉ[1]). Dans un de ces cas, on trouva dans le fond de l'ulcération anévrysmale, des amas de *streptocoques*, pathogènes de l'endocardite et qu'on retrouva encore dans le myocarde, dans le foie, dans les reins.

Dans une observation de Flogell *l'ulcération* avait succédé à une plaque sphacélée. Les *perforations* qui surviennent après ces lésions ulcéreuses peuvent être considérables : dans un cas de Vast[2], la perforation mesurait 4 millimètres; dans celui de Bamberger, une sigmoïde était rompue transversalement et la perte de substance avait la dimension d'un haricot; ses bords étaient surmontés d'excroissances rugueuses. Enfin comme dernier stade du travail ulcératif, on a noté quelquefois la *destruction partielle ou totale* des nids valvulaires [DÉCORNIÈRE (1869), NORMAN CHEVERS].

*f.* Quelques cas rares d'insuffisance de l'artère pulmonaire sont dus à des *ruptures valvulaires* (MARTIN BERNHARDT[3], WAHL, NATHAN WEISS[4]), suite de traumatismes ou d'efforts violents; presque toujours cette rupture avait été favorisée par une altération préétablie des valvules sigmoïdes.

2° *Lésions de l'artère pulmonaire.* — L'insuffisance pure des sigmoïdes pulmonaires est certainement une rareté pathologique; il en existe néanmoins des cas indiscutables; par contre, elle est *fréquemment associée au rétrécissement orificiel:* sur 43 observations contrôlées à l'examen anatomique, 23, c'est-à-dire *plus de la moitié des cas*, présentaient à la fois une sténose orificielle et une insuffisance valvulaire. D'un autre côté, de même que nous l'avons relevé dans l'insuffisance aortique, on rencontre quelquefois avec l'insuffisance valvulaire la *dilatation de l'artère pulmonaire :* sur le tronc (KOLISKO), sur ses deux branches et même sur les petits rameaux divisionnaires (BRISTOWE). Dans un cas curieux de Coupland[5], la dilatation du tronc était telle qu'il admettait facilement l'introduction des doigts et du pouce jusqu'au milieu des phalanges. Cette dilatation est produite par la perte progressive de l'élasticité du vaisseau sous l'influence alternative de la distension brusque par le fait du ventricule hypertrophié et de l'affaissement rapide qui la suit au moment du reflux de la colonne sanguine, pendant la diastole :

L'*athérome* de l'artère pulmonaire accompagne parfois la dilatation du vaisseau (NORMAN CHEVERS, WILKS, BRISTOWE).

On a rencontré au niveau des valvules des *caillots cruoriques* plus ou

1. WECKERLÉ, *Munchen. Wochenschr.*, t. XXXIII, 1886.
2. VAST, « De l'Endocard. ulcéreuse », *Th.*, Paris 1864, p. 53.
3. MARTIN BERNHARDT, *Deutsch. Arch. f. Klin Medic.*, t. XXIII, 1876, p. 113.
4. NATHAN WEISS, *Wien Mediz Wochenschr.*, 1880, p. 137.
5. COUPLAND, *Transact. of the patholog. Societ.*. London, t. XXVI, p. 22, 1875.

moins durs se prolongeant dans le tronc de l'artère et même dans ses branches.

3° *Lésions cardiaques.* — La *dilatation* avec ou sans hypertrophie du *ventricule droit* et de *l'oreillette* a été rencontrée souvent ; *l'auricule* même a pu être intéressée.

Dans plusieurs cas, l'affection peut coïncider avec des *altérations congénitales* complexes : persistance du trou de Botal, perméabilité du canal artériel, communication interventriculaire (Bouillaud, Stokes, E. Barié, Gandy et Brulé).

Enfin l'insuffisance pulmonaire est *associée* à d'autres altérations cardiaques acquises dans bon nombre d'observations : association avec l'insuffisance aortique (Wickham Legg), avec l'insuffisance tricuspidienne (Coupland), à la fois avec celle-ci et l'insuffisance mitrale (Vast).

4° *Lésions secondaires à l'insuffisance pulmonaire.* — Sans parler des lésions congestives et par stase qu'on peut rencontrer dans les viscères (foie, reins, poumons) comme dans la plupart des cardiopathies chroniques, nous signalerons la *tuberculose pulmonaire* (Litten) ; celle-ci est *rare*, contrairement à ce qu'on rencontre dans le rétrécissement de l'artère pulmonaire où elle a été observée si souvent. *L'embolie pulmonaire* (Bernhardt), les *infarctus* (Morison) sont notés dans quelques observations.

**Etiologie.** — *Age.* — La maladie a été rencontrée aux deux extrémités de la vie (trois mois et demi ; soixante-quinze ans), toutefois la moyenne des cas a été observée entre dix-huit et trente-quatre ans.

*Sexe.* — Les deux sexes paraissent également prédisposés à l'affection (sur 50 faits : 26 femmes et 24 hommes).

*Causes.* — *L'origine rhumatismale* est bien établie pour un certain groupe de faits, la *fièvre typhoïde* (Castaigne), les *fièvres éruptives* et notamment la *scarlatine* ont pu être invoquées dans d'autres cas ; de même les *états infectieux* : Gerhardt signale comme cause la *blennorragie ;* Eichhorst (1877), Fisch[1], *l'influence puerpérale.* Enfin il est des cas où *l'athérome* de l'artère pulmonaire, bien étudié par Romberg, a joué un rôle pathogénique évident ; il est probable que dans ces cas, *l'alcoolisme* et la *syphilis* étaient la cause première de la lésion artérielle. Nous avons signalé le *traumatisme* violent de la région précordiale produisant une *rupture des sigmoïdes pulmonaires* (Martin Bernhardt, N. Weiss) ; ajoutons encore que Stoldt[2] a publié un cas d'endocardite de ces valvules consécutive à un coup de pied de cheval ayant produit non plus une rupture valvulaire, mais un épanchement sanguin sous-endocardique.

**Symptômes.** — Avant d'étudier la symptomatologie de l'affection, il est nécessaire de déclarer d'abord que *dans quelques cas*, aussi bien à marche rapide qu'à processus lent, la maladie, n'ayant présenté *aucun*

1. Fisch, *Arch. russ. de Patholog.*, septembre 1900.
2. Stoldt, *Deutsch. Militär Zeitschr.*, janvier 1902.

*caractère* nettement *déterminé*, n'a été reconnue qu'à l'autopsie (WITHLEY, NORMAN CHEVERS, HISCHMANN).

Dans un second groupe, les troubles morbides ont été plus nets et ont consisté dans les manifestations habituelles des cardiopathies : dyspnée, œdème des membres inférieurs, palpitations, facies cardiaque, etc. Dans ces cas, l'origine cardiaque de la maladie ne faisait pas de doute, mais sa localisation à l'orifice pulmonaire ne put être précisée (BRISTOWE, COUPLAND, FOSTER, etc.).

Reste une troisième série de faits dans lesquels les signes physiques ont permis de poser le diagnostic, vérifié à l'autopsie.

A. *Signes physiques.* — Lorsque l'affection est déjà ancienne, on trouve assez souvent à l'inspection et par la percussion, les signes de l'*augmentation de volume du cœur droit.* La matité précordiale est augmentée, surtout dans le sens transversal ; de plus, la pointe du cœur est peu abaissée, mais elle est rejetée assez loin, en dehors du mamelon gauche, vers l'aisselle.

Dans les cas où la dilatation de l'artère est considérable dès son émergence de l'infundibulum, on aurait noté quelquefois un *mouvement d'expansion* systolique au niveau du deuxième ou du troisième espace intercostal gauche (BENEDIKT, ROEDER, BOHN).

On a signalé dans quelques cas un *frémissement vibratoire*, un sorte de thrill *diastolique* (FOWLER) ; mais comme dans certains cas où l'insuffisance était compliquée de rétrécissement on a noté également ce signe, sans préciser davantage son moment, il perd sa valeur en faveur de l'insuffisance.

Quelques auteurs ont observé une *régurgitation* sanguine *dans les jugulaires* (STOKES) au moment de la diastole ; c'est un phénomène inconstant et en tout cas exceptionnel, car il n'est signalé que dans de très rares observations.

Le *signe capital* est fourni par l'auscultation. Elle décèle la présence d'un *souffle diastolique, le long du bord du sternum, dans le deuxième espace intercostal gauche.* Ce bruit, « semblable de tous points à celui qu'on rencontre dans les cas ordinaires d'insuffisance aortique, mais sans murmure sur le trajet de l'aorte et sans les pulsations visibles des artères » (STOKES), se propage dans la direction de l'artère pulmonaire, c'est-à-dire le long du sternum jusque vers le quatrième espace intercostal. On l'a vu se propager encore jusque vers la base de l'appendice xiphoïde, à la façon de certaines insuffisances aortiques ; dans quelques cas où le ventricule droit est extrêmement dilaté et refoule le ventricule gauche en arrière, le souffle d'insuffisance pulmonaire paraît se propager vers la pointe (L. ROGER) ; dans un autre cas on le retrouvait même dans la région interscapulaire. D'après Gerhardt [1] le souffle augmenterait sensiblement pendant l'expiration, en raison de l'accroissement de pression intraventriculaire.

Le souffle de l'insuffisance pulmonaire présente de grandes *variétés de*

1. GERHARDT, *Congr. méd. int.* Leipzig, 1892.

*timbre*, depuis le murmure doux, jusqu'au bruit intense à timbre musical (Roeber), ou comparable à un jet de vapeur (C. Paul) ou encore au grincement d'une scie (Wahl). Ces différences tiennent sans doute à des altérations anatomiques variables, au niveau de l'orifice artériel.

Quand il existe en même temps un rétrécissement compliquant l'insuffisance, on entend deux souffles, l'un systolique et l'autre diastolique.

Le *pouls* n'est pas bondissant comme celui de l'insuffisance aortique, il est généralement *petit* et *régulier*; Gerhardt prétend en outre qu'il présente une fréquence exagérée.

*Autres signes.* — A ces signes physiques qui résument l'ensemble symptomatique de la plupart des cas d'insuffisance pulmonaire publiés jusqu'ici, il y aurait lieu, d'après Gerhardt, de joindre les signes suivants, que je ne fais que signaler à l'attention du lecteur; ils ont besoin, avant d'être admis définitivement, du contrôle d'observations ultérieures.

On relèverait d'abord l'*allongement et la flexuosité des artères :* dans cinq cas, ce médecin a constaté une dilatation et un abaissement considérable du ventricule droit qu'il rapporte en partie à cet allongement des gros vaisseaux pulmonaires.

On observerait en outre, une *diminution de l'expansion pulmonaire dans le sens vertical*, et l'auteur l'attribue à ce que l'abaissement du poumon se trouve entravé par « la raideur des branches de l'artère pulmonaire »; il ajoute d'ailleurs que ce signe est peu fréquent et peu accusé. Enfin, en auscultant le poumon, même en un point éloigné du cœur, à la base droite par exemple on trouverait des signes qui relèveraient des pulsations anormales des branches de l'artère pulmonaire analogues aux signes périphériques de l'insuffisance aortique; on trouvera par exemple quelques râles légers, comme redoublés sous l'effet des battements artériels ou encore un murmure respiratoire saccadé et rythmé par la systole du cœur.

B. *Troubles fonctionnels.* — La *dyspnée* est le symptôme capital; elle est notée dans toutes les observations : le plus souvent elle consiste dans une sensation permanente d'oppression, même au repos.

La *toux* ne manque guère, fréquemment exagérée par quelque complication bronchique ou pulmonaire.

*En résumé, ce qui domine*, ce sont les *troubles fonctionnels liés à une gêne profonde de la petite circulation.*

A une *période avancée* de la maladie, le *cœur droit dilaté* et l'*affaiblissement du myocarde* sont les causes d'accidents généraux, les mêmes que ceux de toutes les cardiopathies parvenues à la période asystolique, et caractérisés par de l'œdème des extrémités, de l'oligurie, des engorgements viscéraux, de l'hydropisie des séreuses, etc.

## *B.* — INSUFFISANCE PULMONAIRE FONCTIONNELLE

Cette variété est constituée par la *dilatation simple de l'artère pulmonaire*, les *valvules sigmoïdes restant* absolument *saines*. Gouraud[1] a

1. X. Gouraud, « De l'influence pathog. des malad. pulm. sur le cœur droit ». *Th.* Paris, 1865.

essayé d'établir cette variété, et l'explique de la façon suivante : A la suite de certaines affections broncho-pulmonaires (bronchite chronique, emphysème) il se produit une stase considérable dans la circulation pulmonaire, la tension s'élève dans l'artère et l'hypertrophie du ventricule droit se produit; sous son influence, l'infundibulum se dilate outre mesure, sa partie supérieure en s'évasant engendre une action distensive sur l'anneau fibreux de l'orifice pulmonaire, et les valvules qui conservent leurs dimensions normales laisseront forcément, au moment de la diastole ventriculaire, un espace libre entre leurs sommets plus ou moins écartés, par où s'établira un reflux sanguin de l'artère pulmonaire vers le ventricule droit. Stokes a rapporté un exemple curieux de cette variété ; Kolisko et Bristowe en ont vu chacun un cas, mais leurs faits sont moins démonstratifs : dans celui de Kolisko il y avait quatre sigmoïdes, dont une très petite et peut-être alors incapable d'obturer un orifice qu'il note comme dilaté « d'une façon excessive ». Dans le cas de Bristowe, les sigmoïdes, allongées, tiraillées, présentaient l'aspect fenêtré.

Dans quelques faits de *sclérose primitive* de l'artère pulmonaire, avec dilatation extrême du vaisseau décrits par Romberg, et par Aust, on nota à l'auscultation un souffle diastolique de la base dû à une insuffisance pulmonaire [1].

Plus récemment Steele [2], Pawinski (de Varsovie [3]) et Gouget [4] ont noté cette insuffisance fonctionnelle de l'artère pulmonaire, dans quelques cas de *rétrécissement mitral*, née sous l'influence de la tension excessive qui s'établit par suite de la sténose orificielle dans la circulation intra-pulmonaire, et plus tard dans l'artère elle-même. Celle-ci se dilaterait suivant le mécanisme indiqué plus haut et l'insuffisance serait créée. Elle se manifesterait par un souffle diastolique siégeant sur le bord du sternum au niveau du troisième ou du quatrième espace intercostal gauche et se propageant vers la clavicule gauche où il s'éteindrait. Ce bruit serait passager et diminuerait peu à peu, pour disparaître tout à fait si l'on administre de la digitale : sous l'influence du ralentissement cardiaque produit par cet agent, l'oreillette gauche se vide mieux à travers l'orifice mitral, et par suite la tension diminue dans l'artère pulmonaire.

D'après Bryant et Ortner, on rencontrerait fréquemment dans le *rétrécissement mitral* des lésions consécutives, de sclérose de l'artère pulmonaire, et parfois de la dilatation de cette artère avec insuffisance fonctionnelle de ses valvules.

Ces interprétations de l'insuffisance pulmonaire *fonctionnelle* ne sont peut-être pas à l'abri de toute critique; bien plus, la question de l'exis-

1. GIROUX, « Sclérose et athérom. de l'artère pulmonaire », *Arch. des maladies du cœur*, octobre 1910.

2. STEELE, *Med. chronicle*, 1895.

3. PAWINSKI, *Deutsch. Arch. f. klin. Med.*, 1894. LII, fasc. 5-6.

4. GOUGET, « Un cas de double lés. mitr. avec souffle d'insuffis. pulm. », *Rev. de méd.*, 1895, p. 768.

tence même de la maladie a été attaquée et à côté de certains auteurs comme Jaccoud[1] Bryant et Ortner qui l'admettent sans hésitation, d'autres restent encore sur une certaine réserve.

**Marche, terminaisons et pronostic.** — La maladie évolue de deux façons très distinctes :

*Quelques cas* affectent d'emblée une *marche rapide ;* il s'agit alors d'une véritable endocardite infectante du cœur droit ; dès lors, le processus évolue en quelques semaines au plus, et le patient est emporté à la suite d'accidents adynamiques et infectieux. Dans ces cas, les signes de l'insuffisance pulmonaire passent au second plan et n'ont qu'une influence très effacée sur la marche de la maladie, réglée exclusivement par la cause infectante originelle (Dietl, Décornière).

Le *plus ordinairement*, l'affection suit une *marche lente* et *chronique* comme la plupart des cardiopathies organiques, et se termine comme elles, par asystolie.

D'autres fois, les malades sont enlevés par une *affection aiguë ou subaiguë des voies respiratoires:* broncho-pneumonie, tuberculose progressive, embolie pulmonaire.

Le *pronostic* de l'affection est donc *grave;* de plus, l'observation démontre que la coïncidence d'une sténose orificielle aggrave le pronostic; dans ce cas, la vie ne semble pas pouvoir se prolonger durant de longues années.

**Diagnostic.** — Il est assez délicat; et dans un grand nombre de cas il faut le reconnaître, l'affection méconnue du vivant du malade, n'a été diagnostiquée qu'à l'amphithéâtre : le plus souvent on avait songé à une cardiopathie sans pouvoir préciser son siège exact; plus rarement l'origine cardiaque fut à peine soupçonnée et les résultats de l'autopsie causèrent une surprise véritable.

A vrai dire cependant, le diagnostic est possible et repose sur les signes que nous venons d'exposer : dans le mémoire précité, on trouvera parmi les faits, que j'ai étudiés, 18 observations dans lesquelles la maladie fut reconnue ou fortement soupçonnée; 7 fois l'autopsie démontra la justesse du diagnostic.

Le *diagnostic différentiel* doit être établi avec plusieurs affections :

*a.* Dans certains cas où l'on constate vers le deuxième ou le troisième espace intercostal gauche, une voussure avec légers mouvements d'expansion dus à la dilatation de l'artère pulmonaire (cas de Benedikt, Bohn, etc.), on peut confondre l'insuffisance des valvules sigmoïdes de l'artère pulmonaire avec un *anévrysme de la crosse de l'aorte*. Toutefois dans ce dernier cas, outre l'existence d'une tumeur franchement pulsatile, on constate généralement des accidents multiples par compression de voisinage exercée par la tumeur anévrysmale, sur les troncs veineux sur les faisceaux nerveux et la plupart des organes contenus dans le mé-

1. Jaccoud, *Clin. méd. hôpit. de la Pitié*, 1884-1885.

diastin postérieur. Dans l'anévrysme de la crosse aortique, on constate encore l'existence de battements ou de bruits de souffle en une zone spéciale, indépendante des foyers normaux des bruits du cœur; on y rencontre fréquemment de l'inégalité des pupilles et également celle des deux pouls aux artères radiales.

*b.* L'*insuffisance aortique* se distingue de l'insuffisance des valvules de l'artère pulmonaire, par le siège de son souffle diastolique, généralement doux « aspiratif », situé dans le deuxième espace intercostal, non pas à gauche, mais du côté droit, le long du rebord sternal, et se prolongeant vers les gros vaisseaux artériels du cou. Le cœur est volumineux, et la dilatation porte sur les cavités gauches, d'où augmentation de la matité précordiale dans le sens vertical, la pointe battant dans le cinquième ou dans le sixième espace intercostal, sur la verticale mamelonnaire. Le pouls, dit « pouls de Corrigan » bondissant et dépressible, ne ressemble pas au pouls petit de l'insuffisance pulmonaire. De plus, dans cette dernière affection, on n'observe ni le double souffle crural, ni aucun de ces troubles fonctionnels si importants et si habituels dans l'insuffisance aortique, tels que : vertiges, pseudo-gastralgie, pâleur des téguments, angine de poitrine, danse des artères pouls capillaire, etc. Ces signes auront une valeur diagnostique considérable dans les cas encore assez fréquents, ainsi que nous l'avons dit (voir *Insuffisance aortique*), où le souffle diastolique de cette dernière affection se perçoit au maximum sur le bord gauche du sternum.

*c.* L'insuffisance des valvules de l'artère pulmonaire pourrait être confondue avec la *péricardite sèche*, dont le bruit de frottement symptomatique existe si souvent au niveau du deuxième ou du troisième espace intercostal du côté gauche. Toutefois, le timbre rude, la localisation superficielle, le manque de propagation, et l'exagération du bruit de frottement péricardique quand on ausculte le malade assis et penché en avant, de même que l'asynchronisme du bruit avec la systole et la diastole, éclaireront suffisamment le diagnostic.

*d.* La distinction est encore à faire entre l'insuffisance pulmonaire et le *souffle diastolique cardio-pulmonaire* de la base. On se rappellera toutefois *qu'on ne rencontre pas celui-ci au niveau de l'artère pulmonaire*, et qu'il siège habituellement au niveau du foyer aortique. De plus, c'est un souffle doux, non permanent, sans propagation, diminuant avec la position assise. Jamais il ne s'accompagne de modifications dans le volume du cœur, dans les caractères du pouls, ni de quelques-uns des troubles habituels aux affections organiques du cœur. Enfin, ce souffle est moins prolongé que le souffle diastolique vrai et ne remplit pas exactement le grand silence : il est plus ou moins *méso-diastolique*.

**Traitement.** — Il ne présente rien de particulier et ne s'écarte pas de celui des autres lésions valvulaires chroniques.

# RÉTRÉCISSEMENT TRICUSPIDIEN

Le rétrécissement de l'orifice auriculo-ventriculaire droit est une *affection peu commune* et d'un diagnostic d'autant plus difficile qu'il existe très rarement à l'état isolé. Signalée par Morgagni[1], puis par Corvisart[2] qui en a observé deux cas, cette affection d'après Duroziez[3] serait relativement assez fréquente et susceptible d'être diagnostiquée pendant la vie, si on la recherchait avec attention.

Sans admettre, comme Peacock et comme Rosenstein, que le rétrécissement tricuspidien est généralement, sinon toujours, d'origine congénitale, il n'en est pas moins vrai que cette variété est assez commune, et Schipmann (1869)[4] a pu réunir 23 cas de cette lésion chez le fœtus; le fait ne surprendra pas si l'on se rappelle qu'à cette période, le cœur droit est beaucoup plus exposé que le cœur gauche à toutes les influences morbides. Nous étudierons d'abord le rétrécissement d'*origine congénitale* pour arriver au rétrécissement *acquis* qui servira surtout de type à notre description.

## *A.* — RÉTRÉCISSEMENT TRICUSPIDIEN CONGÉNITAL

Les lésions observées sont variables : les unes dépendent d'une *malformation*, les autres plus fréquentes sans doute, semblent résulter d'une *endocardite fœtale.*

Dans le premier cas, la cavité du cœur droit, primitivement unique, se divise par un cloisonnement irrégulier, épais et fibreux, formant une atrésie considérable au niveau de l'orifice auriculo-ventriculaire à peine ébauché. Le plus souvent la malformation s'étend à l'oreillette et au ventricule qui se développent incomplètement.

Dans le second cas, il y a adhérence entre les bords des trois valves de la tricuspide, épaissies, sclérosées et réunies en une sorte de diaphragme unique percé d'une ou de plusieurs ouvertures (Kucker, 1883).

Tous les degrés de rétrécissement peuvent se rencontrer : depuis le plus léger jusqu'à l'orifice réduit à une simple fente et même oblitéré entièrement (Van Kempen).

Le rétrécissement tricuspidien d'origine congénitale, seul ou compliqué d'insuffisance, *coïncide très fréquemment avec d'autres malformations cardiaques :* rétrécissement de l'artère pulmonaire (Maragliano), perfo-

1. Morgagni, « De sed. et caus. morb. etc. », lettre XLVII, art. 16.
2. Corvisart, « Essai sur les malad. et les lésions org. du cœur, etc. » 2e éd., Paris, 1811, p. 201.
3. Duroziez, *Gaz. des hôp.*, Paris, 1868 et 1869, et *Union Médicale*, 1882, p. 785.
4. Schipmann « Du rétréciss. congénit. ou atrésie de l'orifice auriculo-ventric. droit », *Virch. u. Hirsch's Jahresb.*, 1869.

ration du septum interventriculaire (PEACOCK), persistance du trou de Botal (BURY), perméabilité du canal artériel (ABERCROMBIE), etc.

Au point de vue de la *symptomatologie*, il faut savoir que dans certains cas, le rétrécissement tricuspidien congénital ne se manifeste par *aucun symptôme;* quelquefois on note de la dyspnée avec toux sèche et fréquente; mais le signe le plus fréquent est la *cyanose* qui n'est d'ailleurs aucunement caractéristique de la lésion, mais liée le plus souvent à la persistance du trou de Botal. On a entendu quelquefois un *souffle systolique*, et avec lui *parfois* également un *souffle diastolique* plus faible qui serait *peut-être* le *souffle véritable* du rétrécissement tricuspidien. Rien du côté du pouls, ni des jugulaires.

Le *pronostic* est *grave* et quelquefois les enfants, porteurs de cette lésion, seule ou combinée avec d'autres sténoses, ne vivent guère au delà des deux premières semaines; chez d'autres la survie est plus longue mais ne dépasse pas les quatre ou cinq premières années en moyenne.

## *B.* — RÉTRÉCISSEMENT TRICUSPIDIEN ACQUIS

Le rétrécissement tricuspidien acquis est une *affection peu commune;* signalée la première fois par Kinglake (1789), elle a été étudiée depuis par Corvisart, Hope, Bedfort-Fenwick (1881-1882), Morrison, Moore, etc. En France tout particulièrement son étude a été faite par Duroziez (1868), et plus récemment par Robert Leudet[1] dans un mémoire important; signalons aussi le travail de Lyonnet[2], celui de Rolleston[3] et une communication de Rendu[4] sur un cas produit à la suite d'un rhumatisme articulaire et compliqué de lésions valvulaires multiples : symphyse péricardique, rétrécissement mitral et insuffisance aortique.

**Généralités.** — Le rétrécissement tricuspidien *pur*, sans autre lésion d'orifice, est *rare :* sur 114 faits vérifiés à l'autopsie, cités par Leudet, on n'en trouve que 11 cas; au contraire, le rétrécissement *associé* avec d'autres lésions cardiaques *est la règle ;* l'*association* avec la *sténose mitrale* est particulièrement fréquente (78 faits), et dans ce cas l'étroitesse de l'orifice mitral l'emporte sur celle de l'orifice tricuspidien. Vient ensuite l'association avec des lésions mitrales et aortiques (21 cas). Dans trois faits seulement, il y avait à la fois rétrécissement tricuspidien et de l'orifice de l'artère pulmonaire.

Nous avons eu l'occasion (E. BARIÉ et CLÉRET[5]) d'observer un cas de rétrécissement tricuspidien associé à une double lésion, aortique et mitrale et à des lésions dégénératives du faisceau de His; outre les

1. LEUDET, « Essai sur le rétrécissement tricuspidien », *Th.* Paris, 1888.
2. LYONNET, *Soc. scienc. méd.*, Lyon, 1892.
3. ROLLESTON, *Soc. patholog.*, Londres, mai 1892.
4. RENDU, *Soc. Méd. hôp.*, Paris, novembre 1898.
5. E. BARIÉ et M. CLÉRET, *Archives des maladies du cœur*, avril 1910.

souffles symptomatiques, la malade avait présenté un syndrome de Stoke s-Adams.

**Étiologie.** — *Sexe.* — L'affection se rencontre *plus souvent chez la femme* que chez l'homme (86 femmes contre 22 hommes seulement), peut-être à cause de la fréquence de son association avec la sténose mitrale, plus spéciale au sexe féminin.

*Age.* — Elle peut débuter *à tout âge*, mais pas avant les douze premières semaines de la naissance (Schipmann). On peut donc dans le jeune âge rencontrer, de même que chez l'adulte, le rétrécissement acquis.

*Causes.* — *Le rhumatisme articulaire* est invoqué par tous les auteurs (Bedford-Fenwick[1], Rendu) ; viennent ensuite la *chorée* (Duroziez), la *fièvre typhoïde*, la *scarlatine* (Morrison), le *puerpérisme infectieux* (Macaigne et Schmidt[2]), et aussi les grandes fatigues et le *surmenage*. Cependant, pour près de la moitié des cas, on ne trouve aucune cause apparente de développement de la maladie, dans certains cas, ce pourrait être la *tuberculose* (Potain, P. Teissier).

**Anatomie pathologique.** — Les lésions peuvent varier :

*a.* Le plus souvent lorsqu'elles succèdent à un travail endocardique, elles sont analogues à celles qu'on rencontre dans le rétrécissement mitral et consistent surtout dans l'*épaississement* et l'*induration des trois valves* de la tricuspide, qui bientôt *adhèrent* entre elles et se *soudent* par leurs bords, principalement au voisinage des commissures. Bientôt, par suite du travail de rétraction cicatricielle qui s'opère dans la suite sur les valvules rigides et soudées ainsi que sur les cordages tendineux, *l'orifice* est *transformé en* une sorte d'*entonnoir* à sommet dirigé vers le ventricule, dont l'ouverture est une simple fente étroite et rigide, tantôt rectiligne, tantôt ovalaire, tantôt en forme de croissant. L'orifice tricuspidien, dont la circonférence mesure normalement chez l'homme 123 millimètres 62, et chez la femme 107 millimètres 50 (Bizot), arrive quelquefois à 90 millimètres (Jolly[3]), et même au-dessous. Dans quelques observations de Duroziez, l'orifice rétréci permettait à peine l'introduction du petit doigt.

*b.* Dans plusieurs cas, et toujours à la suite de l'endocardite, la sténose est formée par le *rétrécissement même de l'orifice*, transformé en une sorte d'anneau ou de *boutonnière* épaisse et rigide (22 cas de Leudet). Le plus souvent les valvules sont également malades.

*c.* Enfin, le rétrécissement tricuspidien peut être la conséquence de *concrétions polypeuses* (Burns), de *végétations* (Kinglake, Macaigne et Schmidt), d'un *hématome calcifié* (Garel, de Lyon), implantés sur les valvules, d'un *myxome pédiculé* du volume d'une grosse cerise (Debove[4]).

1. Bedfort-Fenwick, *Transact of the patholog. Society*, Londres, 1881.
2. Macaigne et Schmidt, *Soc. anat.*, Paris, mai 1895.
3. Jolly, *Soc. anat.*, Paris, 1896.
4. Debove, *Soc. anat.*, Paris, 1874.

Le rétrécissement tricuspidien par endocardite peut constituer pour l'avenir un point d'appel pour des lésions ultérieures, notamment des ulcérations, dans le cours des états infectieux.

*Lésions consécutives.* — Contrairement à ce qui s'observe dans le rétrécissement mitral où le ventricule gauche subit une atrophie appréciable, dans le rétrécissement tricuspidien, le *ventricule droit semble* plutôt *se dilater*, ce qui s'explique sans doute par la coexistence d'un certain degré d'insuffisance de la tricuspide, relevée dans plusieurs cas. Cependant dans les faits de Simpson et de Seymour (1886), le ventricule droit n'était ni dilaté, ni hypertrophié ; bien plus, il était atrophié, ratatiné dans un fait de Chauffard [1] et contrastait avec une énorme dilatation de l'oreillette, « plus que triplée ». C'est qu'en effet l'*oreillette droite* et son *auricule* sont en état de *dilatation hypertrophique* constante ; elles sont accompagnées parfois de *dilatation des veines coronaires.*

Le cœur gauche offre des altérations concomitantes variables qui relèvent de l'endocardite et n'ont pas de rapport direct avec le rétrécissement tricuspidien.

Dans quelques circonstances, avons-nous dit, le rétrécissement tricuspidien peut devenir un appel pour des lésions endocardiques ultérieures à caractère infectant; dans un cas rapporté par Leudet, dans le cours d'une infection puerpérale on constata sur les *valves de la tricuspide* de nombreux chapelets de *streptocoques* émigrés de l'utérus par la voie sanguine, et transportés sur la tricuspide qui était déjà altérée depuis longtemps, car il existait un rétrécissement ancien de l'orifice auriculo-ventriculaire droit.

Enfin, dans la sténose congénitale de l'orifice auriculo-ventriculaire droit, on trouve généralement des *malformations* congénitales nées en même temps qu'elle. Schipmann a prétendu que dans certains cas acquis la perforation de la cloison pourrait survenir comme conséquence des lésions de l'orifice tricuspidien, mais Potain fait remarquer que cette pathogénie est difficile à concevoir; nous rappellerons cependant à ce propos que dans un cas de Péron [2], un *anévrysme valvulaire* du volume d'une prune s'était développé dans l'épaisseur d'une des valves de la tricuspide, et de là se dirigeait vers le septum interventriculaire et l'avait traversé.

**Physiologie pathologique.** — Le rétrécissement tricuspidien est si rarement isolé qu'il est difficile, dans l'ensemble des troubles observés, de délimiter la part d'influence qui lui revient. On peut supposer cependant, *à priori*, que par suite de la stase dans l'oreillette droite et de la dilatation de celle-ci qu'entraîne la sténose, il y a engorgement et stase progressive dans le système veineux général, acheminement vers l'asystolie.

Celle-ci s'établira plus ou moins tardivement suivant que la contrac-

1. CHAUFFARD, *Revue de médecine*, 1884.
2. PÉRON, *Soc. anat.*, Paris, 1895.

tilité de l'oreillette droite luttera victorieusement contre la stase qui l'envahit.

D'autre part, le ventricule droit, recevant peu de sang de l'oreillette, ne lance dans le poumon qu'une quantité de liquide très réduite, d'où une *hématose* notoirement *insuffisante* avec toutes ses conséquences.

**Symptômes.** — A. *Toubles fonctionnels.* — Ils consistent dans une *dyspnée* habituelle, accrue au moindre effort, et dans un état de *lividité* des lèvres, de la face, des extrémités et de tout le tégument, qui prennent une coloration bleuâtre accusée. Cette *cyanose* généralisée dans le rétrécissement tricuspidien a été signalée par Duroziez, Rendu, Leudet, et plus récemment par Hirtz et Lemaire [1] qui la regardent comme le symptôme périphérique, premier en date de la maladie. Dans une observation de Prosper Merklen et Marcorelles[2] où il y avait en même temps rétrécissement et insuffisance des orifices mitral et tricuspidien, on trouva à l'autopsie une teinte bleuâtre, cyanotique des poumons. Enfin, on note encore chez le malade une diminution de la calorification. ainsi qu'une *impressionnabilité excessive au froid*, telles qu'on les rencontre dans le cours de la cyanose congénitale. Ces divers accidents sont imputables à la gêne circulatoire, et surtout à l'insuffisance de l'hématose.

L'entrave apportée dans la suite à la circulation veineuse générale se manifeste par ses troubles habituels : l'œdème des extrémités, des congestions viscérales passives vers les reins et le foie, entraînant à leur suite la rareté des urines, l'albuminurie, la teinte subictérique des sclérotiques et l'ascite.

La fréquence relative du *purpura* a été notée un assez grand nombre de fois, et Broadbent (1888) y attache une grande importance diagnostique.

B. *Signes physiques.* — Il semble par le raisonnement que les signes physiques du rétrécissement tricuspidien devraient avoir la plus grande analogie avec ceux du rétrécissement mitral ; seul, le siège des bruits devrait être différent. Malheureusement la clinique montre qu'il n'en est pas ainsi, par la raison que l'affection du cœur droit, ainsi que nous l'avons dit déjà, est presque toujours associée à d'autres altérations du cœur gauche, ou à des malformations.

Percussion. — On a relevé l'*augmentation de la matité précordiale* et l'*abaissement de la pointe ;* mais ces signes, qui indiquent simplement l'augmentation de volume du cœur, n'ont aucune valeur dans l'espèce.

Palpation. — Dans quelques circonstances où les signes physiques ont pu être étudiés avec soin, on a noté (Schipmann) un *frémissement cataire diastolique* ayant son maximum, non pas vers la pointe du cœur, comme dans le rétrécissement mitral, mais au bord gauche du sternum *au voisinage de l'appendice xiphoïde*, c'est-à-dire au foyer habituel des bruits tricuspidiens. Lorsque le rétrécissement de l'orifice est causé,

1. Edg. Hirtz et Lemaire, « Rétréc. tricuspid. et cyan. », *Arch. gén. de méd.*, 1906.
2. Prosper Merklen et Marcorelles, *Tribune médicale*, 8 janvier 1910.

comme dans le cas de Garel, par une tumeur siégeant sur les valves de la tricuspide, la main, au lieu d'un frémissement cataire, perçoit la sensation d'un *ressort bandé qui se détend* brusquement, sans doute parce que la tumeur, poussée contre la tricuspide par la contraction auriculaire, franchit l'obstacle et produit une détente en faisant communiquer brusquement les deux cœurs.

Auscultation. — Les signes qu'elle révèle sont bien incertains : dans quelques cas on a perçu un *souffle présystolique au foyer tricuspidien.* Toutefois ce bruit, dû au passage du sang de l'oreillette droite dans le ventricule, à travers l'orifice tricuspidien rétréci, a été souvent discuté par les auteurs. Barth et Roger déclarent que ce bruit n'a jamais été rencontré. Bamberger et Friedreich admettent son existence possible ; il en est de même de Walshe (1851), de Sieveking (1871) et d'autres, mais ils ajoutent en même temps qu'ils ne croient pas qu'il ait été jamais constaté au lit du malade. Cependant Hayden, B. Fenwick, Leudet, Broadbent, déclarent l'avoir nettement perçu. Dans quelques cas plus rares, le bruit se rapportait plutôt à la diastole qu'à la présystole et ressemblait à un bruit de roulement. Ce *roulement diastolique* a été relevé nettement dans un cas par Duroziez.

Ce souffle présystolique a présenté un *timbre* variable, tantôt doux, prolongé, tantôt rude et intense suivant l'état lisse ou inégal des bords du rétrécissement ; il siège au niveau du bord gauche de l'appendice xiphoïde, et se propage à peine en dehors de cette région.

Le *dédoublement du second bruit*, si important dans le rétrécissement mitral, *n'a jamais été noté* par les observateurs.

Le *pouls radial* ne fournit aucun renseignement utile : il a été trouvé régulier (Duroziez), ample (Garel, 1880), au contraire très petit (Homem cité par R. Leudet).

Les signes qui se passent du côté des *veines jugulaires* ont une valeur plus grande. En effet, l'hypertrophie de l'oreillette droite peut à chacune de ses systoles donner lieu à une régurgitation veineuse du côté des jugulaires qui sont ainsi le siège d'un soulèvement marqué synchrone à la systole auriculaire et par conséquent présystolique par rapport à la contraction ventriculaire. Ce *pouls veineux présystolique* des jugulaires, ou pouls veineux faux, que Mackenzie [1] considère comme preuve d'un rétrécissement tricuspidien possible, n'est d'ailleurs *nullement pathognomonique* de cette affection : il *indique seulement que l'oreillette droite est hypertrophiée* et se contracte énergiquement. On peut le rencontrer dans différentes circonstances pathologiques, telles que le rétrécissement et l'insuffisance mitrale, ainsi que dans l'hypertrophie du cœur gauche d'origine brightique sans lésions valvulaires, bref toutes les fois que l'oreillette droite a augmenté de volume. D'ailleurs ce pouls veineux n'est pas constant, il a manqué même dans les cas où le rétrécissement a été vérifié anatomiquement.

1. J. Mackenzie, *loc. cit.* p. 320.

**Marche et terminaisons.** — L'évolution d'une semblable cardiopathie est très difficile à apprécier, car elle dépend presque toujours de facteurs divers, variant avec les affections cardiaques, qui compliquent généralement la sténose tricuspidienne.

L'affection se termine habituellement par la *mort*, soit à la suite d'accidents asystoliques, ce qui est le cas le plus fréquent, soit après une complication dont l'une des plus fréquentes est l'*embolie pulmonaire;* on a noté encore la *tuberculose pulmonaire* (MOUISSET et TOLOT, 1902).

En général, la mort survient avant l'âge de quarante ans : Duroziez[1] assigne l'âge de trente-deux ans comme moyenne dans le cas où le rétrécissement, très serré, ne permet pas l'introduction d'un doigt, et celui de quarante-deux ans quand deux doigts traversent la sténose.

**Diagnostic.** — Stokes, Rosenstein, Woillez et d'autres auteurs regardent le diagnostic comme purement théorique et impossible à établir cliniquement.

La difficulté est grande sans doute, mais non insurmontable puisque sur les 117 cas réunis par R. Leudet, *six fois le diagnostic a été posé pendant la vie* (GAIRDNER, GAREL, HAYDEN, DUROZIEZ, etc.).

De toutes façons, il ne peut être établi que par l'ensemble des signes ; on attachera une grande importance, notamment à la présence d'un *roulement diastolique* ou d'un *souffle présystolique* à *l'extrémité du sternum*, coïncidant *avec* des *phénomènes de stase veineuse*, *de cyanose*, de refroidissement, d'œdème, *disproportionnés avec* une *affection du cœur gauche paraissant* par ailleurs *compensée* d'une façon suffisante. Enfin *il faut songer* à la possibilité de cette affection, lorsqu'après avoir diagnostiqué une lésion valvulaire à apparence mitrale, on note tout un ensemble d'anomalies et de caractères insolites, en opposition avec l'allure classique bien connue de cette affection.

C'est principalement avec le *rétrécissement mitral* que l'*affection est confondue;* cependant les souffles du rétrécissement tricuspidien sont moins rudes, moins intenses que ceux de la sténose mitrale, leur siège est différent, et de plus il est très rare de ne pas trouver dans cette dernière affection, la présence d'un dédoublement du second bruit qui n'a jamais été signalé par les auteurs, dans le cas de rétrécissement tricuspidien.

**Traitement.** — Il ne présente *rien de spécial.* Durant la période où la lésion est bien tolérée, la maladie sera traitée de la même façon que les autres cardiopathies valvulaires et c'est surtout à l'hygiène qu'il faut recourir. L'abstention des efforts soutenus, des fatigues corporelles et d'un autre côté des émotions vives, est indiquée absolument ; il en est de même de l'alcool, du tabac et des excitants de toute espèce. En cas d'éréthisme cardiaque, le repos, les bromures, les valérianiques, l'éther

1. DUROZIEZ, « Traité clin. des maladies du cœur », Paris, 1891.

sont indiqués. Plus tard quand surviennent les troubles de la circulation générale : les œdèmes, la diminution des urines, etc., c'est à la digitale qu'il faut recourir. Enfin à la période ultime, les toniques, la caféine, la spartéine, le régime lacté, les diurétiques et les révulsifs cutanés, répondront à la plupart des indications.

# INSUFFISANCE TRICUSPIDIENNE

**Définition.** — On dit qu'il y a insuffisance tricuspidienne, lorsque le sang du ventricule droit, au lieu de passer entièrement dans l'artère pulmonaire, pendant la systole, reflue en partie dans l'oreillette droite, à travers l'orifice auriculo-ventriculaire incomplètement fermé par la valvule tricuspide.

**Divisions.** — L'insuffisance tricuspidienne reconnaît deux origines distinctes :

1° L'insuffisance d'*origine organique* causée par des lésions anatomiques variables occupant l'appareil valvulaire ;

2° L'insuffisance *fonctionnelle*, sans aucune altération des valvules et produite uniquement par la simple dilatation de l'orifice tricuspidien et du ventricule droit (GENDRIN, 1841).

## *A.* — INSUFFISANCE TRICUSPIDIENNE D'ORIGINE ORGANIQUE

Elle est *rare* et peut être quelquefois primitive, mais le plus souvent elle survient secondairement par extension au cœur droit du processus morbide qui a frappé le cœur gauche en premier ; enfin dans quelques circonstances, la maladie causale atteint le cœur partout à la fois, et l'insuffisance tricuspidienne apparaît en même temps qu'une lésion du cœur gauche.

L'insuffisance tricuspidienne *primitive* se rencontre de préférence dans l'*enfance*, et Sansom a recueilli 6 observations d'endocardite végétante de la tricuspide, sur 32 cas de maladies valvulaires chez les enfants ; elle est fréquemment *congénitale*, et peut coïncider avec d'autres malformations cardiaques. Cette localisation ne surprend pas si l'on se rappelle la fréquence dans le cœur droit de l'endocardite fœtale. Dans un cas de H. Barth[1] elle put être diagnostiquée par l'auscultation des bruits du cœur du fœtus ; il en fut de même dans celui de Lefour et G. Fieux[2].

1. BARTH, « Endocard. fœtale reconnue avant la naissance (Insuffis. tricuspid.) », *Bullet. de la Société clin.* de Paris, mars 1880.
2. LEFOUR et G. FIEUX, *Bullet. médical*, 17 février 1909.

*Chez l'adulte*, il existe des cas très rares mais cependant fort nets où des lésions endocardiques occupaient isolément les valves de la tricuspide (F. BEZANÇON, 1896); dans d'autres cas ces *altérations* intéressaient *en même temps* la *tricuspide* et la *valvule mitrale* (MERKLEN[1]. Elles résultent le plus souvent alors d'un état infectieux représenté avant tout par le *puerpérisme;* d'autres fois l'affection est due à une *infection biliaire* (RONDOT, 1883). On a cité aussi quelques cas d'endocardite tricuspidienne à *pneumocoques ;* dans d'autres circonstances, l'infection primitive, quoique démontrée, restait de nature douteuse, c'est ainsi que Gilbert et Lion (1888-89) ont vu de grosses végétations en choufleurs sur la tricuspide d'une femme morte avec des accidents typhoïdes à la suite d'une ulcération de la lèvre supérieure. A vrai dire, l'histoire de ces faits appartient plutôt à l'endocardite infectante du cœur droit en général qu'à l'insuffisance tricuspidienne dont les signes cliniques ont généralement fait défaut. Dans d'autres circonstances, l'*origine rhumatismale* peut être invoquée. Le plus fréquemment alors l'endocardite tricuspidienne a suivi l'endocardite mitrale formée la première : Chauffard en a rapporté un cas contrôlé par Potain[2].

L'insuffisance tricuspidienne organique peut reconnaître encore comme origine une *rupture de ses valves* ou de ses cordages tendineux (BERTIN, TODD,) survenue spontanément à la suite d'un effort violent ou d'un traumatisme portant sur la région précordiale (voir *Ruptures valvulaires*).

## *B.* — INSUFFISANCE TRICUSPIDIENNE FONCTIONNELLE

Alors que l'insuffisance fonctionnelle de la valvule mitrale ou des sigmoïdes de l'aorte sont plutôt rares, surtout la dernière, l'*insuffisance tricuspidienne* sans lésion valvulaire et *purement fonctionnelle est* au contraire la *règle habituelle;* l'insuffisance est d'ailleurs *toujours secondaire*, engendrée par des états pathologiques nombreux dont voici les principaux :

**Étiologie.** — 1° *Les affections valvulaires du cœur gauche*, et en particulier le rétrécissement et l'insuffisance de l'orifice mitral. Ces affections parvenues à la période troublée, au moment de la *décompensation n* ont pour premier effet de produire une entrave à la déplétion des veines pulmonaires, et peu à peu une stase et une élévation de tension dans la circulation du poumon qui entraînent avec elles la dilatation du ventricule droit.

Suivant la théorie de Gendrin[3], qui le premier a bien étudié ces insuffisances fonctionnelles, l'anneau fibreux qui entoure l'orifice auriculo-ventriculaire droit s'élargit « l'orifice se dilate et la valvule triglochine s'atrophie au point de se trouver réduite à un rebord saillant de 3 à 4 millimètres; elle ne ferme plus alors complètement l'orifice, le sang

1. P. MERKLEN, *Semaine médicale*, janvier 1899.
2. CHAUFFARD, *Soc. méd. des hôpit.* Paris, mai 1897 ; voir également GIL, *Th.* Paris, 1898.
3. GENDRIN, « Leç. sur les malad. du cœur et des grosses artères ». Paris, 1841, p. 139

reflue en partie dans la cavité de l'oreillette à chaque systole, et par suite, de l'oreillette dans les veines» ; et il s'établit de la sorte une insuffisance tricuspidienne fonctionnelle.

Parrot (1865) a décrit également des cas où la dilatation de l'orifice tricuspidien se rattachait à la distension de l'anneau fibreux. Il est admissible que cette distension joue un certain rôle dans l'insuffisance tricuspide. Cependant déjà, à propos de l'insuffisance mitrale, nous avons montré que lorsqu'un anneau fibreux s'élargit, les valvules qui s'y insèrent subissent une « ampliation parallèle » et s'adaptent à la dimension de l'orifice qu'elles doivent obturer. Pour les mêmes raisons, on peut dire que ce n'est point de cette façon exclusive que se produit l'insuffisance tricuspidienne, mais par le fait même de la dilatation du ventricule droit. Par suite de l'allongement des axes du ventricule, les muscles papillaires sont déviés de leur direction et rejetés en dehors; dès lors les cordages tendineux, qui ne peuvent subir une semblable élongation, deviennent trop courts et se trouvent tendus d'une façon anormale : ils attirent, en bas et en dehors, les bords valvulaires de la tricuspide, dont les valves, bridées pour ainsi dire, ne peuvent plus se redresser et s'adosser intimement pendant la systole, et ainsi est créée l'insuffisance tricuspidienne.

2° *Le rétrécissement de l'artère pulmonaire* entraîne après lui, au bout d'une période généralement longue une dilatation du ventricule droit qui, dans certaines circonstances, est suivie d'insuffisance tricuspidienne et d'asystolie. Le fait n'est pas, sans doute, très fréquent, car le rétrécissement de l'artère pulmonaire entraîne généralement la mort du malade par les altérations secondaires du poumon (phtisie tuberculeuse, infarctus hémoptoïques, etc.) qu'il détermine, avant que des troubles profonds se soient montrés dans l'appareil circulatoire.

3° *Les affections chroniques des bronches et des poumons* qui entravent la petite circulation, et par suite élèvent la tension dans le système de l'artère pulmonaire, peuvent produire la distension du ventricule droit avec insuffisance tricuspidienne (Friedreich, Gouraud[1]). Ce sont : l'*asthme*, l'*emphysème*, et surtout la *sclérose pulmonaire* et la *dilatation des bronches* qui, par la nature de leurs lésions, diminuent tout spécialement le champ de l'hématose.

La *tuberculose chronique du poumon*, regardée par quelques auteurs comme fréquemment suivie de dilatation du cœur droit avec insuffisance tricuspide, semble tout au contraire retentir assez peu sur les cavités droites, du moins dans ses formes cliniques les plus habituelles (formes ulcéreuses) ; la phtisie fibreuse, au contraire, si fréquemment associée à l'emphysème, peut donner lieu à l'ectasie du cœur droit avec insuffisance valvulaire (Jaccoud, Marucheau[2], E. Barié[3]).

1. X. Gouraud « De l'influence pathog. des malad. pulm. sur le cœur droit. *Th.* Paris, 1865
2. Marucheau, « De l'état du cœur droit dans la pht. » *Th.* Paris, 1881, voir encore · Aubry, *Gaz. méd. Nantes*, 22 janvier 1910.
3. E. Barié, « L'état et le volume du cœur dans la tub. pulm. chroniq. », *Congrès méd. int.*, Paris, 1900.

4° *Certaines affections gastro-hépatiques* peuvent produire la dilatation du cœur droit avec insuffisance tricuspidienne. Ces accidents ont été signalés pour la première fois par mon regretté maître Potain[1]; plus tard j'ai essayé d'en retracer l'histoire dans une étude détaillée (E. Barié[2]) et la question a été reprise par les travaux de Des Tureaux, de François-Franck (1880), de Morel et de Teissier. Plus récemment encore Reisman (de Philadelphie[3]) est revenu sur ce sujet et a observé les mêmes phénomènes chez deux malades atteints de colique hépatique très douloureuse. La *pathogénie* de ces troubles cardiaques d'origine gastro-intestinale ou hépatique est la suivante : sous l'influence d'une incitation partie de l'estomac, de l'intestin ou des voies biliaires, il se produit, par l'intermédiaire du grand sympathique, une excitation réflexe sur les capillaires du poumon dont elle provoque la contraction spasmodique. Celle-ci élève brusquement la tension dans le système de l'artère pulmonaire; le cœur droit se dilate consécutivement et entraîne à sa suite une insuffisance tricuspidienne. Comme on le voit, le phénomène réflexe part des voies digestives pour retentir sur le cœur droit, non point directement, mais par l'intermédiaire du poumon; de plus, l'expérimentation directe sur l'animal a montré que dans sa totalité, l'arc réflexe emploie la voie du grand sympathique; le nerf pneumo-gastrique paraît tenir un rôle plus effacé dans la production de ce complexus.

Quant aux troubles digestifs initiaux capables d'engendrer de semblables perturbations, jamais ils ne sont liés à des altérations profondes des voies digestives, telles que des lésions ulcéreuses ou néoplasiques, ni même plus simplement à l'abondance excessive des aliments distendant l'estomac à l'excès. Ils se rattachent au contraire à des irritations légères : par exemple pour l'estomac, le contact d'une minime parcelle de substance alimentaire (une cuillerée de potage, une feuille de salade, un fragment de biscuit, etc.); pour le foie, la présence d'un calcul, même de très petite dimension. Ce complexus pathologique, qui nécessite un état de prédisposition individuelle, se rencontre de préférence chez les femmes et les névropathes.

5° Certaines *myocardites* quelquefois primitives, mais le plus souvent consécutives à la *péricardite* chronique, à la *symphyse cardiaque*, de même que certaines *dégénérescences du muscle cardiaque* peuvent être suivies d'ectasie du ventricule droit avec insuffisance de la triglochine.

6° D'après Leube[4] on peut, chez certaines *chloro-anémiques*, trouver un pouls veineux, vrai, positif, consécutif à une insuffisance tricuspidienne passagère ou plus ou moins persistante, mais l'auteur ne s'explique pas sur le mécanisme de celle-ci.

7° Enfin, la *néphrite interstitielle* peut entraîner à la longue la dilatation

1. Potain, *Associat. franc. pour avanc. des scienc.* Paris, 1878, p. 1003 et *Congrès Montpellier*, septembre 1879, p. 930.
2. E. Barié, « Rech. clin. sur les accid. cardio-pulm. consécutifs aux troubles gastro-hépatiques ». *Revue de médecine*, janvier 1883.
3. Riesman, *Journ. Amer. med. associat.*, 11 mai 1907.
4. Leube, XXII° *Congr. méd. int.* Wiesbaden, avril 1905.

cardiaque droite avec l'inocclusion de l'orifice auriculo-ventriculaire. C'est une complication en somme assez rare, qui survient en général dans les périodes avancées de la maladie, lorsque le cœur gauche, depuis longtemps déjà dilaté et hypertrophié, a produit peu à peu la stase dans la petite circulation et entraîné après elle la dilatation des cavités droites et l'insuffisance possible de la valvule tricuspide. Dans quelques cas, les phénomènes morbides paraissent plutôt imputables à des altérations du myocarde qui diminuent sa résistance et favorisent sa distension ; d'autres fois la dilatation du ventricule droit se rattache à des troubles gastriques suivant le mécanisme indiqué plus haut.

*En résumé*, l'insuffisance tricuspidienne, très rarement primitive, constitue un état morbide secondaire, lié au retentissement sur le cœur droit d'une affection organique du cœur gauche (le plus souvent d'origine mitrale), ou encore de lésions chroniques des bronches ou des poumons, ou enfin d'une manière générale, de toutes les causes qui font obstacle au fonctionnement régulier de la circulation pulmonaire. On pourrait résumer sa pathogénie en disant qu'elle est due « presque toujours à une rupture d'équilibre entre la pression sanguine de la grande et de la petite circulation ».

**Anatomie pathologique.** — I. — Dans les cas rares d'*insuffisance tricuspide d'origine organique*, les lésions rappellent par leur localisation et leur aspect celles que nous avons décrites dans l'insuffisance mitrale.

On note l'épaississement, l'induration des *valves*, surtout au niveau du bord libre ; plus tard le travail de retrait cicatriciel amène des rétractions et des déformations de la valvule ; il en est de même des *cordages tendineux*, qui sont durs, épaissis et rétractés. Dans d'autres circonstances, les valves tricuspidiennes sont le siège de nodosités verruqueuses, de saillies végétantes, dures, crétacées.

D'autres fois enfin, et le plus souvent à la suite d'une infection d'origine puerpérale, on trouve sur la valvule une ulcération avec perte de substance, entourée de végétations mamelonnées ressemblant quelquefois à des crêtes de coq. De même que pour la mitrale, *les lésions se cantonnent de préférence sur la valve antérieure.*

Dans quelques cas rares, l'insuffisance est produite par une *rupture* spontanée (Bertin) ou d'origine traumatique (Todd). La lésion consiste le plus souvent dans une brisure des cordages tendineux de la valvule, comme dans les observations de Budd et de Todd ; mais, *contrairement à ce qu'on observe dans les lésions* du même genre *intéressant la mitrale*, les *replis valvulaires* eux-mêmes peuvent être le *siège de la rupture*, c'est ainsi que dans un fait observé par Allen Williams (1829), on trouva « une profonde déchirure d'un des replis de la valvule tricuspide qui avait plus d'un demi-pouce d'étendue ».

L'*orifice auriculo-ventriculaire droit*, qui, normalement d'après Bizot, mesure 123 millimètres de circonférence chez l'homme (ou plus exactement 115 à 120 millimètres d'après Peter) et 107 millimètres environ chez la femme, peut se dilater d'une façon telle que *trois doigts* d'adulte peuvent y pénétrer sans effort; dans un cas de Peacock l'orifice dilaté mesurait près de 142 millimètres.

Le *ventricule droit* est dilaté d'une façon considérable et prend une forme globuleuse, la pointe se trouve ainsi un peu abaissée, mais surtout refoulée dans la direction de l'aisselle gauche. Les parois ventriculaires sont quelquefois légèrement hypertrophiées, surtout dans les cas d'insuffisance organique. D'ailleurs la coexistence si fréquente de lésions organiques du cœur gauche influe notablement sur l'état du myocarde (André Petit).

L'*oreillette droite*, qui à chaque systole est distendue par l'ondée rétrograde, *se laisse* peu à peu *dilater;* ses *parois* sont généralement *amincies* avec des épaississements partiels, et ses faisceaux musculaires sont par place augmentés de volume : cet état donne à l'oreillette l'aspect général d'une vessie à colonnes.

Le reflux systolique incessant à travers l'orifice tricuspidien, incomplètement fermé, produit encore la *distension* excessive *des gros troncs veineux* qui s'abouchent dans l'oreillette droite :

La *veine cave supérieure*, les *troncs brachio-céphaliques* et le *golfe de la veine jugulaire* sont considérablement dilatés ; la *veine jugulaire* elle-même est très élargie et la valvule qui la ferme devient par suite insuffisante.

Le même état se rencontre du côté de la *veine cave inférieure*, dilatée dès son orifice même dans l'oreillette ; puis, après un étranglement au niveau de son passage à travers le diaphragme, la veine se renfle en une sorte d'ampoule dans laquelle les *veines sus-hépatiques*, dilatées elles-mêmes, viennent s'aboucher.

*Épreuve de l'eau.* — L'insuffisance tricuspidienne peut se déceler à l'amphithéâtre par l'épreuve dite « de l'eau ». Pour cela, on verse de l'eau dans l'oreillette ; elle s'écoule dans le ventricule droit ; puis si l'on comprime celui-ci à pleine main, on voit que l'orifice tricuspidien est incomplètement fermé par la valvule, et qu'une partie du liquide reflue dans l'oreillette, autrement dit qu'il y a insuffisance. Si au contraire on pratique la même manœuvre en ayant soin de soulever la pointe, l'insuffisance n'existe plus. C'est que dans ce dernier cas, en soulevant la région apexienne on rapproche les tendons de leur insertion valvulaire, et la tricuspide, n'étant plus attirée en bas et en dehors, conserve ses rapports normaux avec l'orifice et l'obture complètement.

II. — Le plus habituellement l'insuffisance tricuspidienne est simplement *fonctionnelle;* la valvule ne présente alors aucune altération et les seules lésions consistent dans une *dilatation de l'orifice tricuspidien* et de la *cavité ventriculaire droite.*

**Symptômes.** — Ce qui caractérise avant tout l'insuffisance tricuspidienne, c'est l'entrave considérable qu'elle apporte à la déplétion du système veineux par suite du reflux sanguin qui se produit, à chaque systole, dans toute la circulation veineuse générale ; c'est pourquoi les *troubles fonctionnels* de la maladie sont généralement *précoces.*

Et d'abord les malades offrent un *facies* caractéristique. La *peau* présente une pâleur livide toute particulière mélangée d'une *teinte cyanique* prononcée : les lèvres sont bleuâtres, violacées, et il en est de même des pommettes et souvent du lobule du nez. Les conjonctives sont injectées et les sclérotiques présentent souvent aussi une *coloration subictérique* manifeste. C'est qu'en effet *le foie* se trouve ici tout particulièrement intéressé par la gêne à la circulation de retour, et cela d'une façon précoce. La face offre une certaine bouffissure, surtout au niveau des paupières; enfin les grosses *veines* de la *région latérale du cou sont gonflées* turgescentes et animées de soulèvements à *grandes oscillations*, d'une importance extrême pour le diagnostic.

A. *Troubles fonctionnels.* — La *dyspnée* est à mettre au premier plan; elle résulte des perturbations profondes de la circulation pulmonaire et de la gêne de l'hématose; les malades sont anhélants et en proie à des crises d'oppression paroxystiques à la suite des efforts ou des mouvements un peu brusques.

L'*ascite*, qui dans les affections du cœur gauche est presque toujours tardive, *est ici précoce*, et ne tarde guère à prendre un grand développement, alors que *l'œdème des membres inférieurs est à peine marqué*, et le plus souvent même, à peu près nul, du moins dans les premiers stades, de l'affection. Les malades accusent une sensation de pesanteur douloureuse dans l'hypochondre droit accrue très sensiblement par la palpation, et celle-ci montre que le *foie* est très *augmenté de volume*, et présente à la palpation des *battements synchrones* à la *systole* cardiaque (*pouls veineux vrai hépatique*).

Les sclérotiques, avons-nous dit, ainsi que la peau ont une *teinte subictérique* plus ou moins accusée, mais le plus souvent, on ne trouve dans les urines, d'ailleurs rares, foncées, et quelquefois albumineuses, aucune trace de pigment biliaire avec le réactif de Gmelin. Elles donnent habituellement avec l'acide nitrique nitreux une coloration « vieil acajou » caractéristique de ce faux ictère par *insuffisance hépatique*, qui s'accuse encore souvent par la présence de l'*urobiline*.

C'est également au défaut d'épuration hépatique qu'il faut rapporter les *troubles digestifs* accusés par certains malades : l'appétit est nul, les digestions laborieuses troublées par du pyrosis, du ballonnement et de la pesanteur à l'épigastre; enfin, on note parfois aussi des diarrhées profuses (Mahot), causées sans doute par la stase veineuse intestinale avec perturbations consécutives des sécrétions.

B. *Signes physiques.* — A l'exploration de la région précordiale, on rencontre rarement une *voussure* thoracique appréciable.

Percussion. — Elle dénote une *augmentation de l'aire cardiaque, et accuse surtout une exagération de la matité transversale* du cœur, avec *déviation de la pointe* vers *la région axillaire gauche*, signes évidents de *dilatation des cavités droites.*

Palpation. — On perçoit quelquefois un *frémissement cataire très léger*, exactement *systolique*, ayant son maximum non au niveau de la région apexienne, mais au-dessus de l'épigastre, dans la zone correspondant au ventricule droit. Ce frémissement est inconstant, et n'a point la valeur de celui de l'insuffisance mitrale, d'ailleurs plus rude et siégeant à la pointe du cœur.

Auscultation. — On perçoit un *souffle systolique*, décrit par Parrot[1] sous l'appellation de *souffle symptomatique de l'asystolie*. Son *maximum* n'est point à la pointe du cœur, comme celui de l'insuffisance de la valvule mitrale, mais siège le plus souvent au *niveau du bord gauche du sternum et de l'appendice xiphoïde, vers l'insertion du quatrième ou du cinquième cartilage costal gauche*. Dans quelques cas, le siège maximum du bruit se trouve reporté plus à droite, et correspond plutôt au bord droit qu'au bord gauche du sternum.

Lorsque l'insuffisance tricuspidienne est d'*origine endocardique*, c'est-à-dire liée à des altérations valvulaires, le *souffle* peut être *rude*, *râpeux*, en jet de vapeur et *permanent*.

Si au contraire, ce qui est le cas le plus fréquent, l'*insuffisance* est purement *fonctionnelle*, liée à la dilatation du ventricule droit, le *souffle* est généralement *doux et filé* et s'atténue progressivement pendant la durée du petit silence; de plus, il est *transitoire*.

Quel que soit son timbre d'ailleurs, *le souffle systolique de l'insuffisance tricuspidienne ne se propage, ni vers l'aisselle gauche, ni vers la région du dos*, ainsi que le fait le souffle de l'insuffisance mitrale.

L'existence d'un souffle systolique dans l'insuffisance de la tricuspide, niée autrefois par quelques auteurs, ne saurait être mise en doute. On en a la preuve évidente dans le cours du rétrécissement mitral par exemple, lorsqu'à la suite d'une crise asystolique on perçoit momentanément, en plus du roulement diastolique de la pointe, un souffle systolique au niveau de l'appendice xiphoïde; si on donne alors de la digitale, le myocarde recouvre son énergie contractile, la dilatation du cœur droit diminue ou disparaît (ainsi que le prouve la mensuration quotidienne de l'aire cardiaque et la radioscopie) et avec elle l'insuffisance tricuspidienne; dès lors le souffle systolique cesse d'être perçu alors que le roulement diastolique de la sténose mitrale n'a pas varié.

Le second bruit normal du cœur, dont les altérations sont si importantes pour le diagnostic du rétrécissement mitral, ne fournit ici aucune notion; on a dit parfois qu'il diminuait d'intensité, au contraire Maurice Raynaud pense qu'il peut être plus éclatant à cause de l'élévation de la tension sanguine qui se produit généralement dans l'artère pulmonaire.

Le *pouls radial* ne présente pas non plus de caractère spécial : en général dans l'insuffisance tricuspidienne pure, il est régulier, et plutôt petit; mais si l'affection du cœur droit complique une lésion mitrale en asystolie ce qui est le cas habituel, le pouls peut présenter alors une arythmie considérable qui est le fait de l'asystolie plutôt que de l'affection tricuspidienne.

**Signes veineux.** — Les signes physiques les plus importants de l'insuffisance de la tricuspide sont ceux fournis par la régurgitation sanguine

1. Parrot, « Étude sur le bruit de souffle cardiaq. symptomat. de l'asystolie », *Arch. gén. de médecine*, 1865.

qui, à chaque systole, s'établit du ventricule droit dans l'oreillette et dans les veines qui s'y déversent, et donne lieu aux phénomènes importants du *pouls veineux vrai* de la jugulaire et des *battements veineux vrais hépatiques*. Potain[1] a fait ressortir que ces signes veineux ont, pour ce qui concerne l'insuffisance tricuspidienne, — une valeur supérieure à celle des signes présentés par le cœur; ils sont, par cela même comparables aux signes artériels si importants dans l'insuffisance aortique.

1° Pouls veineux de la jugulaire. — On sait qu'à l'*état normal*, on perçoit sur la jugulaire externe de certains sujets, un soulèvement plus ou moins net précédant le choc de la pointe et le pouls carotidien : c'est un pouls veineux présystolique rencontré en dehors de toute affection cardiaque et qui est désigné quelquefois sous le nom de *pouls veineux physiologique*. D'après Potain et François-Franck, il présente sur son tracé *trois soulèvements* : 1° un soulèvement *lent* qui survient au début même et causé par la réplétion de l'oreillette; 2° un soulèvement *brusque* succédant au premier et dû à la systole de l'oreillette; 3° un dernier soulèvement, également *brusque*, provoqué par la systole ventriculaire. En plus de ces trois soulèvements, le phénomène se complète par deux affaissements profonds qui sont la conséquence des diastoles auriculaires et ventriculaires. Ce pouls veineux s'observe de préférence sur les sujets cachectiques amaigris et chez les chlorotiques. Duroziez le considère même comme symptomatique de ces deux états et lui refuse le caractère physiologique. Quoi qu'il en soit, le plus souvent, à l'état normal, les veines jugulaires ne font qu'une saillie inappréciable, et même quelquefois nulle sous la peau du cou; mais si la déplétion de ces vaisseaux dans l'oreillette se trouve entravée — soit par un effort (toux, quintes de coqueluche, etc.), soit par l'effet d'une stase sanguine dans l'oreillette droite consécutive à l'insuffisance tricuspidienne, ou encore produite par l'engorgement du ventricule droit, né lui-même à la suite d'une affection chronique des voies respiratoires, ou d'une lésion du cœur gauche — ils se dessinent sous la peau en forme de cordons bleuâtres plus ou moins saillants, mais non pulsatiles[1]. C'est qu'en effet, il n'y a pas encore régurgitation sanguine véritable, car la valvule qui ferme normalement la jugulaire externe au niveau de son abouchement dans la jugulaire profonde (bulbe de la jugulaire) s'oppose à toute ondée rétrograde. Onen a la preuve en comprimant la veine avec le doigt : on constate alors que la région sous-jacente à la partie comprimée s'affaisse brusquement alors qu'elle se gonflerait certainement s'il y avait reflux partant de l'oreillette[2].

1. Potain, « Insuffisance et rétréciss. tricuspid. », *Sem. méd.*, 19 août 1891.

2. On sait qu'il existe certains mouvements d'expansion des jugulaires liés intimement aux mouvements respiratoires : c'est ainsi que la *veine se gonfle durant l'expiration* et *s'affaisse pendant l'inspiration*, parce que cette dernière produit une sorte de vide, ou mieux d'aspiration pour le sang veineux. L'expiration provoque un effet contraire, c'est-à-dire un reflux centrifuge. De là, augmentation de la pression dans la veine cave, fermeture des valvules à l'embouchure des gros troncs veineux du cou et accumulation du sang en arrière de ces valvules, d'où gonflement de la veine.

Cependant, si la gêne à la déplétion veineuse se prolonge, les veines incessamment distendues par l'ondée sanguine perdent leur élasticité, et la valvule de la jugulaire externe devient peu à peu insuffisante; dès lors les jugulaires deviennent le siège de battements, de soulèvements rythmiques et le *pouls veineux* apparaît.

Depuis les travaux de Popham (1855), de Bamberger (1856), de Friedreich, et surtout de Potain[1] on sait qu'on doit considérer deux variétés de pouls veineux : le *faux* et le *vrai pouls veineux*.

*a*. Le *faux pouls veineux* (pouls veineux *négatif* des auteurs allemands) est produit par l'ondée sanguine rétrogradant dans l'oreillette droite dans la veine cave supérieure et dans les veines jugulaires, sous l'influence de la systole de l'oreillette. On le rencontre dans les cas où celle-ci est hypertrophiée; nous avons noté précédemment son existence dans le rétrécissement mitral. On peut donner du faux pouls veineux l'explication suivante : au moment où l'oreillette se contracte, c'est-à-dire à la fin de la diastole ou mieux pendant la présystole, il s'opère non pas un reflux véritable vers les veines jugulaires, mais un arrêt brusque de la colonne sanguine descendante. Dès lors, des ondes récurrentes se produisent dans le liquide sanguin, « il en résulte une oscillation, une sorte de soulèvement de la veine qui simule absolument le pouls veineux » vrai de l'insuffisance tricuspidienne.

Si, avec le polygraphe de Marey, on enregistre en même temps le pouls radial et celui des veines jugulaires, on obtient un tracé significatif du pouls veineux faux (voir *Le pouls veineux*).

Au moment de la contraction de l'oreillette) c'est-à-dire de la présystole ventriculaire, la veine jugulaire se distend, ce qui se traduit sur le tracé par une ascension brusque ; la diastole auriculaire survient ensuite, et immédiatement la veine jugulaire évacue le trop plein qui la distendait et s'affaisse, pour n'éprouver plus qu'un ressaut sans importance correspondant à la contraction du ventricule. Ce pouls veineux est dû à la contraction de l'oreillette (présystole) et cesse au moment où celle-ci s'est vidée de son contenu dans le ventricule, ce qui revient à dire que le *pouls veineux faux est présystolique*. On se rend compte du phénomène en prenant simultanément le tracé du pouls radial et celui de la jugulaire, et on voit qu'au moment où commence la ligne d'ascension du pouls, qui marque le début de la systole ventriculaire, correspond exactement l'affaissement de la veine. *Plus simplement*, on peut, avec le doigt, prendre le pouls du malade, en même temps qu'on observe attentivement les soulèvements de la jugulaire; on voit alors que pendant le même temps où l'on sent le choc de la pulsation radiale, on voit la jugulaire s'affaisser, pour se soulever ensuite avant qu'on perçoive le retour du pouls artériel, et ainsi de suite; *ce pouls veineux faux n'a rien à voir avec l'insuffisance tricuspidienne*.

*b*. Le *pouls veineux vrai* ou encore *pouls veineux ventriculaire* (pouls

1. Potain, « Des mouvements et des bruits qui se passent dans les veines jugulaires », *Soc. Méd. hôpit.*, Paris, 24 mai 1867.

veineux *positif* des Allemands) est tout autre. Il est dû à une ondée sanguine refluant du ventricule droit dans l'oreillette, dans la veine cave supérieure et jusque dans les jugulaires, à chaque systole ventriculaire : il *est* donc *systolique*.

Il nécessite pour se produire l'inocclusion de l'orifice auriculo-ventriculaire droit par la valvule insuffisante ; on doit le regarder *cliniquement* comme *symptomatique de l'insuffisance tricuspidienne.*

Au début, ou plutôt à son premier degré que Gendrin désignait sous le nom de « gonflement par récurrence » des veines jugulaires, il n'y a pas encore de régurgitation appréciable, et l'ondée sanguine rétrograde ne dépasse pas le golfe de la veine jugulaire où elle est arrêtée longtemps par les valvules qui garnissent l'entrée des veines jugulaires profondes, mais elle est assez puissante pour soulever fortement le renflement (bulbe) qui leur est sous-jacent.

Il se produit en cette région une pulsation brusque, systolique, perceptible à la base du cou, surtout chez les individus maigres, que Bamberger a décrit sous le nom de *pulsation du bulbe*. Cependant ce premier stade du pouls veineux vrai est assez difficile à dépister, mais bientôt les valvules veineuses deviennent insuffisantes et la régurgitation se produit sur tout le trajet des jugulaires. Si on regarde alors attentivement le cou du malade, on voit qu'*à chaque battement de la radiale, la jugulaire se gonfle et est soulevée* par une ondée dirigée de bas en haut. Si l'on *comprime la veine vers son milieu*, le *gonflement augmente notablement au-dessous du point comprimé* ; de plus, en pressant la veine de bas en haut pour la vider de son contenu, on voit qu'elle se remplit de nouveau ; il est donc de toute évidence qu'il se fait dans le vaisseau un reflux sanguin à chaque systole ventriculaire (voir *Le pouls veineux* [1]).

En *résumé*, le soulèvement de la veine coïncide avec le pouls radial, ou plus rigoureusement le précède très légèrement ; on peut donc dire que *le pouls veineux vrai est systolique*. Au lit du malade, le phénomène est des plus manifestes, car si l'on observe avec soin le rythme des battements des jugulaires en même temps qu'on prend le pouls du patient, on verra de la façon la plus nette que le *soulèvement de la veine se produit un peu avant le battement de l'artère radiale*, c'est-à-dire *qu'il y a synchronisme entre le pouls veineux vrai et les battements du cœur* ; nous avons vu, plus haut, que le phénomène est tout opposé lorsqu'il s'agit du pouls veineux faux.

1. En réalité on rencontre sur le tracé du *pouls veineux systolique* de la jugulaire trois oscillations : la 1° présystolique due à la systole de l'oreillette, la 2° systolique, considérée comme la conséquence de la contraction du ventricule, ou par Mackenzie comme la simple transmission dans la veine cave supérieure du pouls carotidien, 3° une dernière oscillation, à la fin de la systole (télésystolique) dans le moment qui précède immédiatement le second bruit due à l'arrêt soudain du remplissage de l'oreillette, conséquence des altérations et de la perte d'élasticité de ses parois ; c'est pourquoi Mackenzie considère le pouls veineux systolique de la jugulaire comme se rattachant à un état parétique des oreillettes, comportant un pronostic grave. Voir sur ce sujet : BARD, *Arch. des malad. du cœur*, juin 1908 ; *Sem. méd.* 3 juin 1908 et 20 avril 1910 MACKENZIE, *Les maladies du cœur*, traduct. Françon 1911, p. 142.

Selon la remarque de Maurice Raynaud, *le pouls veineux de la jugulaire est plus prononcé à droite qu'à gauche :* cela tient à ce que le tronc brachio-céphalique droit, continuant en droite ligne le trajet de la veine cave supérieure, reçoit le choc de l'ondée rétrograde d'une manière plus directe que le tronc brachio-céphalique du côté gauche qui forme un coude avec la veine cave. Exceptionnellement, le pouls veineux peut être encore perçu nettement dans les *veines des membres* (François-Franck, Launois). Ce dernier auteur l'a observé dans les *veines saphènes* chez une femme variqueuse, atteinte d'insuffisance tricuspidienne consécutive à un rétrécissement mitral.

Il arrive assez fréquemment qu'en appuyant sur le foie un peu fortement on comprime en arrière la veine cave inférieure. Il en résulte que le reflux sanguin dans le domaine de la veine cave supérieure se trouve augmenté, ce qui se traduit par une distension exagérée des veines jugulaires; c'est le *reflux hépato-jugulaire* (Rondot, W. Pasteur).

*La valeur séméiologique du pouls veineux vrai est considérable*, puisqu'il *indique l'existence d'une insuffisance tricuspidienne;* il faut savoir cependant que dans cette dernière affection, il peut quelquefois faire défaut ainsi que Walshe (1857) l'avait remarqué un des premiers; ce sont là, à vrai dire, des faits exceptionnels qui s'expliquent sans doute par certaines particularités anatomiques ou encore, ainsi que l'a montré Jaccoud (1898), quand l'insuffisance n'est point complète.

2° Pouls veineux hépatique. — Outre le pouls veineux vrai des jugulaires, on observe encore dans l'insuffisance tricuspidienne un autre phénomène important : les battements veineux du foie ou plus simplement le *pouls veineux vrai hépatique. Il est la conséquence du reflux sanguin dans la veine cave inférieure, de même que le pouls jugulaire vrai était l'effet du reflux dans la veine cave supérieure;* les deux phénomènes sont passibles de la même interprétation.

Signalé déjà par Sénac (1778) et Kreysig (1816), qui le rapportaient aux battements de l'aorte transmis au foie, le pouls veineux vrai hépatique a été étudié avec soin par Friedreich (1865) et plus tard par Mahot[1], qui ont montré que le phénomène est dû à des mouvements d'expansion de la glande hépatique elle-même.

Si l'on applique la main à plat sur l'hypochondre droit et au niveau de l'épigastre, c'est-à-dire dans la région qui correspond au foie, on perçoit nettement une sorte de *battement rythmique et profond* qui soulève la main exploratrice, et atteint son maximum de netteté au niveau du lobe *gauche* du foie ; *ce battement se produit immédiatement après le choc de la pointe du cœur, et un peu avant le soulèvement du pouls radial*[2] *: le pouls veineux hépatique vrai, symptomatique de l'insuffisance tricuspidienne, est* donc *systolique.*

1. Mahot, « Des battements du foie dans l'insuffis. tricuspid. », *Th.* Paris, 1869.

2. Il ne faut pas dire que le pouls hépatique vrai coïncide avec le pouls radial; en réalité il n'y a pas synchronisme absolu entre les deux phénomènes, car l'ondée sanguine rétrograde arrive un peu plus vite au foie que l'ondée sanguine directe à la région de l'avant-bras.

*a*. Son *mécanisme* est fort simple : par suite de l'insuffisance de la tricuspide il se produit à chaque systole du ventricule droit un reflux sanguin dans la veine cave inférieure qui s'étend jusque dans les veines sus-hépatiques et cela d'autant mieux qu'elles sont normalement dépourvues de valvules et largement béantes. Le foie ainsi gorgé de sang se dilate véritablement comme une éponge, et peut à chaque systole s'accroître d'un tiers environ, en sus de son volume.

Certaines *difficultés* rendent parfois délicate la constatation du pouls veineux hépatique : ce sont principalement l'épaisseur de la paroi abdominale chez certains obèses, l'œdème de cette paroi, la contraction des muscles abdominaux, enfin les sensations douloureuses que produit

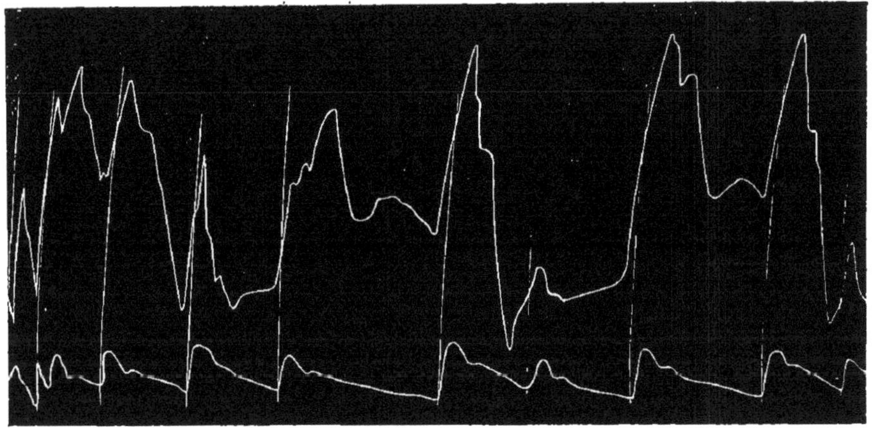

FIG. 63. — Pouls veineux hépatique vrai de l'insuffisance tricuspidienne.

parfois, chez certains cardiaques, la palpation de l'abdomen au niveau du foie augmenté de volume.

Le *pouls veineux vrai hépatique* de l'insuffisance tricuspidienne peut être inscrit au polygraphe (*fig*. 63) : au moment de la systole ventriculaire, on note un mouvement d'ampliation du foie se traduisant par un brusque soulèvement du levier qui se maintient pendant toute la durée de la systole. La déplétion de la glande hépatique survient ensuite ; elle entraîne la chute de la courbe qui s'accentuera d'autant plus, qu'elle pourra coïncider avec l'inspiration, celle-ci favorisant l'appel du liquide sanguin dans les cavités du cœur droit.

Ajoutons que parfois, sous l'influence des contractions du diaphragme pendant l'inspiration, on trouve sur le tracé une sorte de dicrotisme ou de ressaut sur la ligne ascensionnelle ; ce phénomène varie d'un jour à l'autre et n'a aucune espèce d'importance clinique.

Ainsi, *le pouls veineux vrai des jugulaires et le pouls hépatique vrai sont engendrés par le même phénomène de l'ondée sanguine rétrograde pendant la systole ventriculaire*, ils ont également la même valeur séméiologique *et signifient insuffisance tricuspidienne*.

*b. Distinction.* — De même qu'à côté du pouls veineux vrai de la jugulaire nous avons signalé un pouls veineux faux de cette veine, de même le pouls hépatique vrai peut être confondu avec le *pouls hépatique faux.* Ce dernier est dû à une régurgitation sanguine, dans la veine cave inférieure et les veines sushépatiques, produite dans de certaines conditions, par la *contraction exagérée de l'oreillette droite;* il en résulte une sorte d'état de plénitude sanguine pour la glande hépatique, qui peut devenir ainsi le siège de battements appréciables à la palpation. Mais ceux-ci ne sont point comme dans le pouls hépatique vrai, synchrones à la systole ventriculaire, ils la précèdent manifestement, et se montrent durant la présystole; *en résumé,* le *pouls veineux hépatique faux est présystolique et d'origine auriculaire, il n'a aucun rapport avec l'insuffisance tricuspidienne* (*fig.* 64).

*c. Diagnostic différentiel.* — Le pouls veineux hépatique vrai peut être *confondu* encore avec les *battements normaux de l'aorte transmis à la*

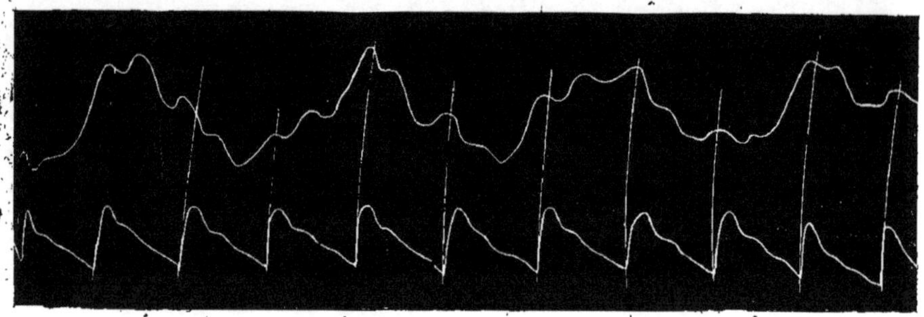

Fig. 64. — Pouls veineux hépatique faux.

*main* à travers le foie, et avec les mouvements d'expansion d'un *anévrysme de l'aorte abdominale.*

1° Dans les *battements normaux de l'aorte* transmis par le foie, le soulèvement est plus bref, il a moins « de tenue », si l'on peut dire ainsi, que celui du pouls veineux vrai; de plus celui-ci se perçoit sur une plus large surface, donnant sous la main la sensation d'une sorte d'ondulation en nappe, alors que le battement aortique se localise sur une étendue plus restreinte et a son maximum sur la ligne médiane au-devant du rachis. Ajoutons encore que dans le cas de simples battements transmis, le foie reste normal, alors qu'il est augmenté de volume quand il est le siège du pouls veineux. Enfin dans ce dernier cas, chez certains individus émaciés, on peut à travers la paroi abdominale saisir avec la main le bord antérieur et tranchant du foie, et sentir ce dernier se dilater et battre d'une façon autochtone.

Chez certains névropathes sujets à des palpitations, on perçoit des *battements épigastriques* violents, dus parfois à une simple impulsion des battements cardiaques, transmise au foie à travers le diaphragme; chez d'autres on relève de véritables *battements nerveux de l'aorte.* L'absence d'hypertrophie du foie, et la localisation assez restreinte de ces battements, les feront distinguer, en général assez facilement, du pouls veineux hépatique dont l'expansion est plus large, plus étendue, et coïncide avec une augmentation de volume du foie.

2° Les *battements de l'anévrysme de l'aorte abdominale* ne sauraient non plus être confondus avec le pouls veineux hépatique vrai, car dans ce dernier cas, l'auscultation de la région hépatique ne fait percevoir aucun bruit de souffle, et de plus, si dans quelque cas de pouls veineux hépatique vrai avec gonflement considérable du foie, on constate, un peu de gêne douloureuse, surtout à la pression, dans la région hépatique, on ne relève pas de douleur vraie, aiguë, térébrante, pas plus qu'on ne note de retard entre le pouls radial et le pouls fémoral, ce qui ne manque pas de se produire dans les ectasies aortiques.

3° Le pouls veineux, surtout s'il occupe les membres, ne sera point confondu avec certains *pseudo-pouls veineux* qui se produisent parfois *dans le cas de pouls capillaire artériel* de l'insuffisance aortique où il s'agit d'une simple transmission par les capillaires aux fins ramuscules veineux qui leur font suite.

4° De même on ne confondra point le pouls veineux avec ces soulèvements qu'on rencontre parfois dans les veines atteintes de *phlébo-sclérose* qui s'oppose à la circulation régulière du sang.

*d. Ordre d'apparition des pouls jugulaire et hépatique.* — En général, ainsi que l'a montré Mahot, après que le souffle cardiaque est apparu, *le pouls veineux hépatique se montre le premier* à cause de la béance des veines sus-hépatiques et de l'absence de valvules dans le domaine de la veine cave inférieure ; ce n'est que plus tard que survient le pouls de la jugulaire externe alors très dilatée, et dont les valvules ne peuvent plus s'opposer au reflux sanguin durant la systole du ventricule.

**Marche.** — Contrairement à toutes les autres affections organiques du cœur, chez lesquelles l'évolution fatale se déroule progressivement, après une période plus ou moins longue de tolérance, l'insuffisance tricuspidienne présente une marche *très irrégulière.*

Lorsqu'elle survient à la suite de quelque *trouble gastro-hépatique*, son apparition est brusque et sa durée courte, surtout si le malade est soumis de suite au régime approprié.

Si l'affection se montre à la suite de certaines *affections chroniques des voies respiratoires* (bronchite chronique, emphysème, dilatation des bronches, etc.) ou le plus souvent encore dans les périodes tardives des *maladies organiques du cœur* (*lésions mitrales, myocardites chroniques*, etc.), l'insuffisance tricuspidienne apparaît dès que le muscle cardiaque commence à faiblir : le ventricule droit incapable de réagir longuement contre l'excès de tension qui existe dans le domaine de la petite circulation, se laisse distendre, et bientôt l'orifice tricuspidien incomplètement fermé permet, à chaque systole, la régurgitation sanguine dans l'oreillette droite et jusque dans les veines caves qui s'y déversent.

Mais si, sous l'influence du repos et du traitement, le ventricule droit récupère momentanément son énergie contractile, il lutte alors victorieusement contre l'engorgement sanguin et reprend peu à peu ses dimensions normales ; l'insuffisance tricuspidienne disparaît, alors pour réapparaître plus tard dès que l'énergie cardiaque faiblit de nouveau. C'est ainsi que le cours des affections organiques du cœur gauche se trouve traversé par une succession plus ou moins rapprochée de *crises d'asystolie passagères* se rattachant, en partie, à une insuffisance tricuspidienne secondaire et relativement fréquente. Mais peu à peu, après une série de rémissions plus ou moins nombreuses, le myocarde incessamment surmené cesse de répondre aux stimulants cardiaques, et bientôt la dilatation du cœur devient permanente et l'insuffisance valvulaire est définitive. Celle-ci, en résumé, est la *terminaison fréquente* des *maladies du cœur gauche* parvenues *au stade asystolique*.

L'insuffisance tricuspidienne *d'origine endocardique*, beaucoup plus rare que celle d'origine fonctionnelle, a toujours une évolution fatale ; elle est caractérisée surtout par la *congestion du foie* et par l'*ascite* précoces.

**Diagnostic.** — L'insuffisance tricuspidienne est affirmée par les trois phénomènes principaux suivants :

1° *Souffle systolique au niveau du bord gauche du sternum* et de l'*appendice xiphoïde, vers l'insertion du quatrième ou du cinquième cartilage costal gauche ;* quelquefois rude et râpeux, le plus souvent doux et filé ;

2° Présence du *pouls veineux vrai des jugulaires ;*

3° *Présence du pouls veineux vrai hépatique.*

Lorsque ces signes physiques sont bien établis, le diagnostic est certain ; cependant il existe dans quelques cas des difficultés réelles.

1° *Diagnostic différentiel.* — *a.* Le souffle de l'*insuffisance mitrale*, généralement perçu au niveau même de la pointe du cœur, peut, dans certaines circonstances (déformations thoraciques, emphysème, etc.), se percevoir de préférence vers l'épigastre et être confondu avec un *souffle tricuspidien ;* cependant on se rappellera que le souffle mitral se propage vers l'aisselle gauche et se perçoit encore très souvent dans le dos, au niveau de la région dorsale, caractère qui ne se rencontre pas avec le souffle de l'insuffisance tricuspidienne.

*b.* Lorsque cette dernière *complique une lésion mitrale en asystolie*, on perçoit *deux foyers distincts de souffle :* l'un à l'épigastre, l'autre vers la pointe ; de plus, le *timbre* des souffles est généralement *différent :* rude, ronflant, râpeux ou quelquefois sibilant pour l'insuffisance mitrale, doux, filé pour l'insuffisance de la tricuspide. En outre, sous l'influence du repos et de la digitale, il arrive fréquemment que le souffle tricuspidien disparaisse, alors que celui de la lésion mitrale n'est pas modifié. Enfin, il est habituel que le bruit tricuspidien s'accompagne d'abord de pouls veineux vrai hépatique et plus tard de battements systoliques des jugulaires ; ces deux phénomènes disparaîtront toutes les fois que cessera le souffle du cœur droit. Il n'y a donc pas, en général, de difficultés réelles à distinguer le souffle systolique tricuspidien du souffle systolique de l'insuffisance mitrale.

*c.* Par son siège, son moment et les nombreux troubles fonctionnels qui l'accompagnent toujours (*symptômes de l'asystolie*), le souffle de l'insuffisance tricuspidienne ne saurait être confondu avec un *souffle* systolique endapexien d'origine *cardio-pulmonaire ;* nous n'y insisterons pas.

Il en est de même avec le *souffle cardio-pulmonaire* de la *région xiphoïdienne;* il paraît extrêmement rare : Potain ne l'a rencontré qu'une seule fois.

*d.* Un peu plus délicat est le diagnostic différentiel des *pouls veineux* vrais des jugulaires et du foie symptomatiques de l'insuffisance tricuspidienne avec certains battements rythmés des mêmes régions qui peuvent en imposer au premier abord. Les détails dans lesquels nous sommes entrés précédemment nous permettent de résumer brièvement les principaux points du diagnostic différentiel :

Les pouls veineux *vrais* des jugulaires et du foie sont *systoliques;* le soulèvement de la veine coïncide avec le choc de la pointe du cœur et se montre un peu avant le soulèvement du pouls radial.

Les pouls veineux *faux* de ces deux régions, dus à l'hypertrophie et à l'accroissement d'énergie contractile de l'oreillette droite, sont *présystoliques*, et le soulèvement du vaisseau alterne avec le choc de la pointe du cœur.

Le *pouls veineux vrai des jugulaires* peut être confondu avec certains soulèvements par expension des veines du cou, liés aux *mouvements respiratoires;* nous avons dit déjà que la *veine se gonfle durant l'expiration* et s'affaisse pendant l'inspiration. Mais ces deux états n'ont pas de rapport avec les mouvements de la révolution cardiaque, ce qui suffit à les distinguer du pouls veineux vrai, si étroitement lié à la systole ventriculaire.

*e.* On peut, dans certains cas, confondre le pouls jugulaire avec certaines *oscillations* pulsatiles *des veines du cou*, simplement *soulevées* par les *battements exagérés des carotides*. Mais dans ce cas, il y a plutôt une sorte d'ondulation générale du cou que soulèvement localisé sur les veines elles-mêmes, cependant il est des cas douteux et le mieux alors est d'attendre quelques jours, car sous l'influence du repos, la circulation générale reprend son calme, et le diagnostic ne présente plus de difficultés réelles.

*f.* Dans certains cas de syndrome de Stokes-Adams, on relève sur les parties latérales du cou, des oscillations très accusées et plus ou moins fréquentes des jugulaires alors qu'en même temps on note un pouls lent permanent. Elles sont l'indice de la dissociation qui existe entre les contractions des oreillettes et celles des ventricules caractérisant le *blocage du cœur* (*Herzblock*); ces oscillations veineuses ne sauraient être confondues avec celles du pouls veineux vrai des jugulaires.

*g.* Le *pouls veineux vrai hépatique* peut être pris quelquefois pour un soulèvement rythmique dû à la propagation des *battements de l'aorte abdominale*, tantôt ectasiée, tantôt simplement le siège de battements d'origine nerveuse ; nous avons indiqué plus haut les signes de ce diagnostic différentiel.

2° *Diagnostic étiologique.* — Lorsque, toutes les causes d'erreur écartées, le *diagnostic* d'insuffisance tricuspidienne est solidement établi, il devient nécessaire de rechercher la *cause* de l'affection, ce qui peut conduire à certaines indications spéciales au point de vue thérapeutique.

*a.* L'*apparition brusque* de la maladie et son évolution rapide, *chez des sujets non cardiaques antérieurement* ou indemnes de toute affection broncho-pulmonaire, devront faire penser à l'*origine gastro-hépatique* de la maladie, et par l'examen complet du malade, on relèvera chez lui les signes d'une dyspepsie manifeste, ou dans d'autres cas, ceux d'une lithiase biliaire avec accès plus ou moins répétés de colique hépatique. De plus, l'auscultation attentive pourra déceler les signes cardiaques de l'élévation de la tension dans la petite circulation et ceux de la dilatation du cœur droit : ce seront, par exemple, l'accentuation très manifeste du second bruit au niveau du foyer de l'artère pulmonaire, dans quelques cas, un bruit de galop diastolique du cœur droit, au niveau de l'épigastre et de la région ventriculaire droite. On notera également par l'inspection et la palpation le rejet de la pointe du cœur très en dehors de la verticale passant par le mamelon.

*b.* Si au contraire, il s'agit d'un malade porteur depuis longtemps déjà d'une *lésion cardiaque* jusqu'alors assez bien tolérée, mais entrée depuis quelque temps dans la période troublée, on pensera à une *insuffisance tricuspidienne fonctionnelle*, par dilatation consécutive du cœur droit et affaiblissement momentané de la contractilité du myocarde. Dans ce cas, le souffle est généralement doux, à tonalité assez basse, et la dilatation des cavités droites très accentuée. Dès lors, le repos, les laxatifs, le régime lacté et la digitale suffiront le plus souvent à enrayer d'abord, puis à faire disparaître ensuite cette courte attaque d'asystolie et l'insuffisance valvulaire momentanée qui l'accompagne.

Ces mêmes remarques s'appliquent à l'insuffisance qui survient à la longue chez les malades atteints de bronchite chronique, d'asthme, d'emphysème ou de dilatation bronchique.

*c.* Dans d'autres cas enfin, les *plus rares de tous*, on pourra conclure à une insuffisance *d'origine organique*, lorsque chez un malade ayant présenté une ou plusieurs attaques de rhumatisme articulaire aigu, on trouvera un souffle rude, parfois râpeux, et en tous cas permanent, au niveau de l'extrémité inférieure et du bord gauche du sternum, sans propagation vers l'aisselle gauche ou la région dorsale, et par contre, accompagné de signes évidents de dilatation des cavités droites. *Cette insuffisance*, tout en restant d'un pronostic très sérieux, *permet en général une survie plus longue que celle d'origine fonctionnelle qui se montre principalement lorsque* le *muscle cardiaque épuisé commence à fléchir*, ce qui constitue un acheminement plus ou moins éloigné vers l'asystolie finale.

**Pronostic.** — Le pronostic, toujours *sévère d'une façon générale*, est cependant *variable* suivant les deux cas suivants :

Lorsqu'il s'agit d'un cardiaque, ayant continué, sans ménagement aucun, à se livrer à des travaux manuels fatigants, exigeant des efforts soutenus et une grande dépense de force physique, le cœur surmené a fléchi : il s'est dilaté pour la première fois, entraînant à sa suite une insuffisance tricuspidienne; dès lors le repos complet, absolu et un traitement approprié triompheront assez aisément de cette crise passagère, et au bout de quelques jours, le malade pourra quitter l'hôpital ou la chambre dans un état de guérison apparente.

Au contraire, le *pronostic* sera *très grave*, lorsque chez un malade ayant traversé déjà plusieurs crises semblables le cœur cessera de répondre aux stimulants du myocarde ; dès lors l'insuffisance tricuspidienne est persistante, et les nombreux accidents de l'asystolie vont se dérouler jusqu'à la terminaison fatale.

Lorsque l'insuffisance valvulaire est la conséquence de *troubles gastro-hépatiques*, le *pronostic n'a point* ce caractère *de gravité :* un régime alimentaire approprié et l'hygiène ont rapidement raison des accidents cardiaques.

Dans certaines circonstances, l'*insuffisance tricuspidienne* doit être considérée comme une *lésion de protection pour le poumon*, elle joue véritablement le *rôle d'une soupape de sûreté;* elle s'oppose en effet à ce que le sang s'accumule vers le poumon dans le cas où il existe une résistance considérable du côté des cavités cardiaques gauches. *Il peut donc être quelquefois utile de conserver une insuffisance tricuspidienne* et de *se borner* à en *surveiller les effets*. Supposons, en effet, le cas si fréquent d'une insuffisance mitrale en asystolie compliquée d'insuffisance tricuspidienne. Par suite de la première, il existe une stase relative et conséquemment une tension élevée dans les veines pulmonaires ; d'autre part, si l'on supprime brusquement l'insuffisance tricuspidienne, la tension sanguine va être considérablement augmentée dans l'artère pulmonaire et dans ses branches. Dès lors le poumon va se trouver interposé entre deux courants sanguins de sens opposé et en tension élevée, et cet état va favoriser la production d'accidents plus ou moins graves : *congestion pulmonaire*, *hémoptysies*, *infarctus hémoptoïques*, etc.

**Traitement.** — Il comprend à la fois certains moyens généraux propres à tous les états asystoliques et d'autres plus spéciaux répondant à chacune des formes de la maladie.

1° *Indications thérapeutiques générales.* — Elles ont pour but de rétablir l'équilibre entre la grande et la petite circulation, rompu par le fait même de l'insuffisance valvulaire.

L'arythmie cardiaque, la faiblesse du pouls, les congestions des différents viscères, l'infiltration œdémateuse des extrémités, la diminution dans la quantité des urines, seront traitées par les *purgatifs*, les *diurétiques*, le *régime lacté* et surtout par la *digitale :* « la rétraction cardiaque que ce médicament détermine, diminuant les dimensions exagérées de la cavité du ventricule droit, permet aux lames valvulaires de se rapprocher et de se joindre de façon à faire disparaître l'insuffisance ». On donnera la digitale en macération, en infusion (30 à 50 centigrammes dans 150 grammes d'eau) ou mieux encore la *digitaline cristal-*

*lisée*, principalement sous forme de solution alcoolique au millième.

Cependant cette médication devra être *prescrite avec* une certaine *prudence*, car nous avons montré précédemment les *dangers qui peuvent résulter de la suppression brusque d'une insuffisance tricuspidienne*. En effet par suite de l'insuffisance, la pression intra-pulmonaire s'abaisse, et si cette insuffisance a persisté pendant quelque temps « la valvule ayant rempli son rôle de soupape de sûreté et laissé refluer vers l'oreillette, à chaque systole, une partie du sang contenu dans le ventricule, la pression étant demeurée pendant tout ce temps fort abaissée dans les vaisseaux pulmonaires, ceux-ci se sont adaptés à ce régime circulatoire nouveau, et leur résistance s'est détendue. Que si, sous l'influence de la digitale, l'insuffisance vient à disparaître, le ventricule droit devenu plus énergique et trouvant de nouveau en arrière de lui un point d'appui assez résistant, projette l'ondée sanguine avec une force si grande, que les vaisseaux pulmonaires, surpris et incapables de se réadapter aussitôt, se laissent distendre jusqu'à la rupture, d'où résulte une apoplexie pulmonaire » (Potain). *Le mieux sera de donner*, suivant le conseil de Potain, *dix gouttes* de cette solution de digitaline, pendant *cinq jours consécutifs*, et d'en surveiller l'effet. S'il y a une ascite abondante, la règle est de l'évacuer avant toute intervention médicamenteuse; on voit alors le malade, débarrassé de cette cause mécanique de dyspnée, retrouver le sommeil et un certain bien-être relatif; en même temps la diurèse peut se manifester assez rapidement ; en ce cas donc, on pourrait dire que la paracentèse abdominale est un excellent diurétique. Pour la même raison, un épanchement pleural, même peu abondant, devrait être évacué par la thoracentèse. Enfin, dans des cas graves de cyanose périphérique avec pouls petit, orthopnée, menace de suffocation, avec signes stéthoscopiques de congestion œdémateuse intense du poumon, une *large saignée* dégagera celui-ci, l'hématose se rétablira, c'est alors, à ce moment seulement, que la digitaline sera prescrite et donnera tous ses effets, et le malade retrouvera momentanément une période de calme.

A ce stade de la maladie, l'alcool et le café, si contraires aux cardiaques pendant la période d'état, sont d'un puissant soutien pour le cœur, on pourra y recourir avec avantage, surtout dans les cas d'asthénie cardio-vasculaire très caractérisée.

2° *Indications thérapeutiques spéciales.* — Elles sont très variables : contre les affections pulmonaires ou bronchitiques, causes d'insuffisance tricuspidienne (emphysème, catarrhe chronique des bronches, sclérose pulmonaire, etc.), dès que les accidents asystoliques auront été enrayés, et que le catarrhe sera moindre, on prescrira l'usage des iodures, puis plus tard les balsamiques et certaines préparations arsenicales. L'insuffisance valvulaire est-elle liée à un trouble de l'estomac, on prescrira le régime lacté absolu durant quelques jours, puis un régime sévère; est-elle la conséquence de la lithiase biliaire, c'est au traitement spécial de celle-ci (purgatifs, alcalins, régime, etc.) qu'il faudra s'adresser.

# RÉSUMÉ

## INSUFFISANCE TRICUSPIDIENNE

**Historique.** — GENDRIN (1841), PARROT (1865), FRIEDREICH (1865), GOURAUD, MAHOT (1869), POTAIN (1879), E. BARIÉ (1883), CHAUFFARD (1897), MERKLEN (1899).

**Définition.** — Il y a insuffisance tricuspidienne lorsque le sang, au lieu de passer entièrement pendant la systole, du ventricule droit dans l'artère pulmonaire, reflue en partie dans l'oreillette droite.

**Division.** — Deux groupes.

1° INSUFFISANCE TRICUSPIDIENNE D'ORIGINE ORGANIQUE.

Elle est rare.

Se rencontre surtout dans *l'enfance* (SANSOM) ; fréquemment congénitale, avec coincidence d'autres malformations cardiaques.

Origine : *endocardite fœtale.*

Chez *l'adulte* quelques cas (A. CHAUFFARD, BEZANÇON).

Causes : *rhumatisme et états infectieux*, infection biliaire (RONDOT).

*Rupture de l'appareil valvulaire* (BERTIN, TODD).

2° INSUFFISANCE TRICUSPIDIENNE FONCTIONNELLE.

De beaucoup la plus fréquente, consécutive à :

*a. Affections organiques du cœur gauche*, surtout *lésions mitrales.*

Celles-ci entraînent peu à peu une stase permanente et une élévation de la tension dans la petite circulation, suivies de *dilatation du ventricule droit.* Par suite, les muscles papillaires sont déviés et rejetés en dehors, et les cordages tendineux, devenus trop courts, attirent en bas et en dehors les bords valvulaires ; de là les valvules ne peuvent plus s'adosser intimement durant la systole, d'où insuffisance.

*Distension de l'anneau fibreux* de l'orifice tricuspidien joue aussi un certain *rôle*, mais beaucoup *plus effacé*, dans le mécanisme de l'insuffisance.

*b.* Le *rétrécissement de l'artère pulmonaire* peut être suivi, à la longue, de dilatation du ventricule droit, allant jusqu'à l'insuffisance tricuspidienne. — Rare (FRIEDREICH, GOURAUD).

*c. Affections chroniques des bronches et des poumons.*

*Asthme, emphysème, sclérose pulmonaire, dilatation bronchique.*

Par entrave à la petite circulation, d'où élévation de la tension et dilatation du ventricule droit.

*Tuberculose fibreuse* y prédispose aussi, mais elle est fréquemment associée à l'emphysème.

*d. Affections gastro-hépatiques* (POTAIN, E. BARIÉ), *dyspepsie gastrique, lithiase biliaire :* une incitation, partie de la muqueuse gastrique ou hépatique, va produire, par l'intermédiaire du grand sympathique (FR.-FRANCK), une constriction spasmodique des capillaires pulmonaires, d'où élévation considérable de la tension dans l'artère pulmonaire, suivie de dilatation du ventricule droit et d'insuffisance tricuspidienne.

*e. Certaines myocardites chroniques* (consécutives à la péricardite chronique, ou à la symphyse cardiaque) peuvent engendrer l'ectasie ventriculaire, puis l'insuffisance valvulaire.

*f. Néphrite interstitielle.* L'insuffisance tricuspidienne est une complication assez rare ; elle survient dans les périodes avancées, et alors que la dilatation du cœur gauche existe depuis longtemps.

**Lésions.** — *Dans l'insuffisance avec lésion organique :*

Lésions endocardiques analogues à celles de l'insuffisance mitrale.

*Siège :* surtout sur la valvule antérieure.

*Valvule :* épaississement, induration du bord libre.

Quelquefois nodosités, végétations dures, crétacées.

*Cordages tendineux :* indurés, épaissis, rétractés.

Ruptures valvulaires : presque toujours brisure intéresse les cordages tendineux (BERTIN, TODD) :

Rupture peut intéresser le voile valvulaire lui-même (WILLIAMS, 1829), ce qui ne se rencontre guère dans les ruptures de la mitrale.

*Dans l'insuffisance fonctionnelle :* Pas d'altérations de la valvule, mais *dilatation du ventricule droit* et de *l'orifice tricuspidien.*

Le ventricule est dilaté, globuleux, la pointe un peu abaissée, mais surtout rejetée vers l'aisselle gauche.

*Oreillette droite* dilatée ; parois amincies avec épaississements partiels.

*Distension des gros troncs veineux (veines caves;* tronc brachio-céphalique, golfe de la jugulaire) par reflux sanguin incessant.

*Epreuve de l'eau :* Verser de l'eau dans l'oreillette droite ; elle descend dans le ventricule droit, puis comprimer celui-ci à pleine main, on voit alors un hiatus se produire entre les valves tricuspidiennes et le sang refluer dans l'oreillette. On fait disparaître l'insuffisance en soulevant la pointe, car on rapproche ainsi les tendons de leur insertion valvulaire, et la tricuspide cesse d'être attirée en bas et en dehors.

**Symptômes.** — Découlent de l'entrave apportée à la déplétion du système veineux.

*Facies :* Pâleur livide des pommettes, teinte cyanique de la face et des lèvres. Teinte subictérique légère;

Soulèvement et grandes oscillations des veines de la région latérale du cou.

I. *Troubles fonctionnels.*

*Dyspnée :* très vive; crises paroxystiques à la suite des mouvements.

*Ascite :* tardive dans lésions mitrales, est ici *précoce.*

*Foie : volumineux* à la palpation; est le siège de *battements synchrones* à la *systole* cardiaque (*pouls veineux vrai*).

*Troubles digestifs, anorexie*, dyspepsie douloureuse.

*Subictère.* Urines couleur vieil acajou, pas trace de pigment biliaire.

II. *Signes physiques. Voussure* précordiale rare.

*Cœur droit dilaté :* pointe rejetée dans l'aisselle gauche.

Frémissement cataire systolique de la région épigastrique très léger; manque parfois.

AUSCULTATION : *Souffle systolique* (HOPE, PARROT) ;

*Rude, râpeux* et *permanent* dans *insuffisance organique ;*

*Doux, filé, transitoire* dans *insuffisance fonctionnelle.*

*Siège : partie inférieure du bord gauche du sternum, vers l'appendice xiphoïde,* au *niveau des 4e ou 5e cartilage costal gauche.*

*Pas de propagation* vers l'aisselle gauche ou le dos.

*Pouls radial :* dans l'insuffisance pure, pouls en général petit et régulier ;

Insuffisance tricuspidienne avec asystolie d'origine mitrale, arythmie.

POULS VEINEUX. Très importants, causés par régurgitation systolique du ventricule droit dans l'oreillette droite et dans les veines qui s'y déversent.

1° *Pouls veineux vrai de la jugulaire : il est systolique,* c'est-à-dire qu'en prenant le pouls radial du malade en même temps qu'on observe le soulèvement de la veine, on voit qu'il y a synchronisme entre les deux phénomènes.

*Cause.* Reflux sanguin à chaque systole *dans la veine cave supérieure* et dans les jugulaires.

*Plus marqué à droite qu'à gauche* (MAURICE RAYNAUD), parce que tronc brachio-céphalique veineux droit continue en droite ligne le trajet de la veine cave supérieure, d'où l'ondée rétrograde plus manifeste à droite qu'à gauche où le tronc brachio-céphalique forme un coude avec la veine cave.

*Augmente notablement au-dessous du point comprimé* si l'on *presse* avec le doigt la veine *en son milieu.*

2° *Pouls veineux hépatique* (SÉNAC, FRIEDREICH, MAHOT).

En appliquant la main à plat sur la région hépatique, on perçoit des battements rythmiques, dont le *soulèvement systolique,* se produit immédiatement après le choc de la pointe du cœur, un peu avant le soulèvement du pouls radial.

*Cause :* reflux sanguin à chaque systole dans *la veine cave inférieure, s'étendant aux veines sus-hépatiques* dépourvues de valvules et largement béantes.

*En général, le pouls veineux vrai hépatique se montre avant le pouls veineux vrai de la jugulaire.*

**Marche.** — Très irrégulière.

Si l'insuffisance a débuté après certaines *affections gastro-hépatiques :* apparition brusque, mais durée courte, si le malade suit régime approprié.

Quand elle est causée par affections chroniques des voies respiratoires, ou survient à la suite de lésions mitrales, apparition lente dès que le cœur faiblit. Disparition *par repos* et par thérapeutique appropriée, mais, après série de rémissions, on note le retour des accidents et asystolie finale.

L'insuffisance d'origine endocardique a des signes permanents et son évolution est plus longue.

**Diagnostic.** — Trois signes :

1° *Souffle systolique* bord *gauche du sternum* et de *l'appendice xiphoïde,* vers l'insertion du 4e ou du 5e cartilage costal gauche.

2° *Pouls veineux vrai des jugulaires.*

3° *Pouls veineux vrai hépatique.*

A. Le *souffle systolique tricuspidien* se distingue du souffle systolique mitral en ce que ce dernier siège à la pointe même du cœur, et se propage dans l'aisselle gauche et même dans la région dorsale.

S'il y a *coexistence* des deux souffles, on perçoit deux foyers, l'un à la pointe du cœur, l'autre à l'épigastre : le premier, mitral, rude, râpeux, le second, dû à l'insuffisance tricuspidienne fonctionnelle, doux, filé et non permanent, car peut disparaître après repos et digitale.

Il n'y a pas de confusion à faire avec un souffle *cardio-pulmonaire* xiphoïdien, car il est extrêmement rare, et Potain n'en a vu qu'un seul cas.

B. Le *pouls veineux vrai des jugulaires* peut être confondu avec :

*a. Soulèvement* des jugulaires, *lié aux mouvements respiratoires.*

Dans ce cas la veine se gonfle dans l'expiration, et s'affaisse dans l'inspiration.

*b. Mouvements d'oscillation des jugulaires, provoqués par les battements exagérés des carotides ;* c'est plutôt une ondulation générale du cou qu'un soulèvement localisé ; quelquefois cas difficiles, alors attendre quelques jours ; le repos calme l'éréthisme circulatoire, et les oscillations des jugulaires disparaissent.

*c. Pouls veineux faux.*

Il est causé par l'ondée rétrograde de l'oreillette droite dans la veine cave supérieure et les jugulaires, *sous l'influence de la systole de l'oreillette hypertrophiée,* par exemple dans certains cas de rétrécissement mitral.

*Il est présystolique* et non systolique comme le pouls *veineux vrai*, c'est-à-dire qu'il s'affaisse dans le même temps qu'on perçoit le pouls radial, alors qu'il y a synchronisme du pouls radial avec le pouls veineux vrai.

C. Le *pouls veineux vrai hépatique* peut être confondu avec :

a. *Faux pouls veineux hépatique*, produit dans certains cas par la contraction exagérée de l'oreillette droite ; il est *présystolique*.

b. *Battements normaux de l'aorte transmis par le foie.*

Dans ce cas, le foie est normal et non gros comme dans l'insuffisance tricuspidienne, et les battements qu'il transmet sont localisés sur la ligne médiane, alors que le pouls veineux hépatique donne la sensation d'une ondulation plus en nappe.

c. *Battements de l'anévrysme de l'aorte abdominale.*

Souffles à l'auscultation, alors que pas de souffle dans les battements veineux. De plus, dans l'anévrysme, il y a *retard du pouls fémoral sur le pouls radial.*

d. *Battements épigastriques des névropathes.*

Sont des battements nerveux de l'aorte ; sont plus localisés.

Pas d'hypertrophie du foie.

Pas de symptômes de cardiopathie.

*Diagnostic de la cause de l'insuffisance.*

Début brusque chez des sujets non cardiaques indique souvent origine gastrique, ou gastro-hépatique.

S'il existe une lésion cardiaque gauche ancienne, on pensera à une insuffisance fonctionnelle de la tricuspide survenue consécutivement.

De même chez les bronchitiques, emphysémateux, asthmatiques.

Cas les plus rares : origine organique de l'insuffisance; dans ce cas, rudesse du souffle.

*L'insuffisance organique permet une survie plus longue* que *l'insuffisance fonctionnelle parce que celle-ci ne se montre que lorsque le muscle cardiaque épuisé commence à fléchir.*

Traitement. — L'insuffisance tricuspidienne est une lésion de protection pour le poumon, c'est une sorte de soupape de sûreté, s'opposant à l'accumulation sanguine dans le poumon ; *il ne faut pas la supprimer brusquement*, car on produirait une hypertension pulmonaire soudaine : d'où possibilité de congestion pulmonaire, d'hémoptysies, infarctus, etc.

Repos absolu, purgatifs, drastiques, digitale ou mieux digitaline à *petites doses* (10 gouttes de solution alcoolique de digitaline cristallisée au millième) *pendant cinq jours;* régime lacté, diurétiques, révulsifs cutanés.

Agir contre la cause :

Régime lacté absolu dans les affections gastro-hépatiques ; les iodures, l'arsenic chez les emphysémateux, asthmatiques, quand la crise d'asystolie est passée.

---

# LÉSIONS D'ORIFICES MULTIPLES[1]

Il est rare que dans des lésions valvulaires de date un peu ancienne, les altérations restent rigoureusement localisées à un seul orifice ; bien souvent en effet les lésions sont complexes. Le fait ressort avec la

1. E. Barié, « Les cardivalvulites associées », *Bulletin médical*, 23 novembre 1907.

plus grande netteté d'une statistique due à Chambers (1844), partout citée, portant sur 355 cas de maladies du cœur : 121 fois il y avait des lésions simultanées de l'orifice aortique et de l'orifice mitral, contre 109 cas d'altérations mitrales seules ; 10 fois les altérations étaient cantonnées à l'orifice tricuspidien ; 2 fois seulement elles occupaient à la fois l'orifice aortique et l'orifice tricuspidien.

Dans une statistique, Huchard signale, sur 719 cas, 357 cas de lésions simultanées de l'orifice aortique et mitral. De mon côté, sur un ensemble de 343 observations de cardiopathies valvulaires, je note 184 cas avec lésions isolées : 136 à la valvule mitrale, 41 aux sigmoïdes aortiques, 3 à la valvule tricuspide, contre 159 observations avec lésions associées qui forment plus du tiers des faits observés. Parmi ces derniers, je relève 130 cas de lésions simultanées de l'orifice aortique et mitral, 15 cas d'insuffisance mitrale compliquée d'insuffisance tricuspidienne, un cas de rétrécissement mitral associé à une insuffisance des valvules de l'artère pulmonaire, un cas de double lésion mitrale associée à une double lésion aortique et à un rétrécissement tricuspidien (1910).

Comme on le voit, ce sont les lésions associées du cœur gauche qui dominent, mais la pathogénie des affections ainsi créées présente des variations importantes.

1° Dans un premier groupe, l'endocardite reste limitée à un orifice unique, mais les déformations qu'elle y produit donnent naissance à la fois à une insuffisance valvulaire et à un rétrécissement ; tels sont les cas si fréquents de coexistence de rétrécissement et d'insuffisance de l'orifice mitral, de rétrécissement avec insuffisance aortique.

2° Dans un second groupe, l'endocardite produit des lésions complexes, par simple propagation de voisinage. On sait que la valvule mitrale est unie par la moitié droite de son bord adhérent à la valvule sigmoïde correspondante ; il y a donc continuité absolue de tissu, l'endocarde tapissant les deux lames valvulaires sans interposition de tissu étranger (Potain et Rendu). On comprend alors l'extrême facilité de propagation des lésions inflammatoires d'une valvule à l'autre, d'où la fréquence relative du rétrécissement mitral et de l'insuffisance aortique (Duroziez). Dans certains cas, on peut suivre à la trace pour ainsi dire, la marche envahissante de l'endocardite de la valvule mitrale aux sigmoïdes, car la sigmoïde moyenne, c'est-à-dire celle qui est contiguë immédiatement à la mitrale, est généralement plus altérée que les deux autres valvules aortiques.

3° D'autre part, la mitrale affecte encore des rapports étroits avec « l'orifice ventriculaire » de l'aorte, ce qui explique la fréquence du rétrécissement sous-aortique qui se produit consécutivement au rétrécissement ou à l'insuffisance mitrale (Norman Chevers, 1842 ; Vulpian, 1868).

4° Un autre processus est le suivant : à la suite d'une première attaque de rhumatisme articulaire aigu, l'orifice mitral peut être lésé et la situation persister ainsi durant un temps plus ou moins long. Plus tard survient une nouvelle attaque de rhumatisme suivi d'endocardite qui peut respecter l'orifice mitral, et aller se localiser au niveau de l'orifice aortique ; ainsi se trouve constituée une cardiopathie avec lésions valvulaires multiples.

5° Dans un autre ordre de faits, une insuffisance valvulaire peut encore se produire secondairement à une autre altération valvulaire préexistante, mais par un processus tout différent dans lequel l'endocardite ne joue aucun rôle. Telle est par exemple *l'insuffisance mitrale fonctionnelle*, bien mise en lumière par Gendrin (1841) ; on peut la rencontrer, par exemple, à la suite de l'insuffisance aortique, amenant une dilatation du ventricule gauche, suivie d'élongation des muscles papillaires qui attirent la mitrale en bas et en dehors et l'empêchent ainsi d'obturer complètement l'orifice à chaque systole.

6° C'est encore d'une insuffisance purement fonctionnelle, sans lésion de l'endocarde, qu'il s'agit dans les cas si fréquents d'insuffisance tricuspidienne consécutive aux altérations de l'orifice mitral. Celles-ci sont suivies bientôt de dilatation de l'oreillette gauche qui s'oppose au dégorgement des veines pulmonaires, d'où encombrement et stase des vaisseaux de la petite circulation, suivis bientôt d'élévation considérable de la tension sanguine. Pour lutter contre celle-ci le ventricule droit s'hypertrophie, mais il ne tarde pas à se laisser distendre passivement et la tricuspide devient insuffisante.

**Symptomatologie.** — On a prétendu que parmi toutes les associations possibles des lésions valvulaires, quelques-unes diminuaient la gravité du pronostic attaché à chacune des lésions isolées qui les composent ; il paraît plus juste de considérer en général ces associations comme des complications dont la gravité est d'ailleurs variable suivant les cas.

*a.* Le *rétrécissement aortique compliqué de lésions mitrales* est une *combinaison fâcheuse*, car la quantité de sang lancée dans l'aorte est diminuée considérablement, d'une part à cause de la sténose aortique, et d'autre part à cause de l'insuffisance mitrale qui permet à chaque systole le reflux d'une quantité notable de sang dans l'oreillette ; en outre, ce reflux se trouve considérablement exagéré par le fait de l'hypertrophie du ventricule gauche qu'entraîne à sa suite le rétrécissement de l'orifice aortique ; il en résulte un encombrement permanent des poumons avec ses graves conséquences.

*b.* Une *insuffisance aortique associée à une insuffisance mitrale* constitue un *état mauvais* pour le cœur, car, par suite du reflux diastolique du sang dans le ventricule, celui-ci ne tarde pas à se dilater, cette distension est non seulement une cause de surcroît de travail pour le muscle cardiaque, mais elle tend encore à exagérer l'insuffisance mitrale par l'élongation des muscles papillaires produite par l'ampliation du ventricule gauche.

Cette cardiopathie complexe, dont le diagnostic ne présente pas en général de réelle difficulté, est rapidement suivie de la dilatation hypertrophique de l'oreillette et du ventricule, c'est-à-dire du cœur gauche tout entier entraînant une gêne considérable dans la grande et dans la petite circulation suivie de phénomènes d'asystolie rapidement progressifs.

*c.* Le *rétrécissement* et l'*insuffisance aortiques associés* sont regardés comme un *état dans lequel les effets nuisibles peuvent se compenser.* Le rétrécissement aortique, en diminuant la quantité de sang lancée dans l'aorte, amoindrit d'autant la régurgitation qui se fait dans le ventricule, durant la diastole, ce qui a pour résultat de rendre plus faibles les différences de pression qui se produisent alternativement dans la systole et dans la diastole artérielles, et par suite atténue de beaucoup les troubles d'ischémie cérébrale, conséquence habituelle de l'insuffisance aortique.

*d.* L'association d'un *rétrécissement mitral avec l'insuffisance aortique* à une action complexe :

α. Elle produit des *effets fâcheux* sur l'insuffisance parce que le rétrécissement favorise la stase et la congestion des poumons et, comme conséquence la dilatation précoce des cavités droites du cœur, accidents habituellement tardifs ou peu accusés dans l'insuffisance aortique.

β. Par contre cette association peut *compenser* partiellement *les effets fâcheux des deux lésions*, car si l'insuffisance aortique a pour effet de distendre le ventricule gauche à chaque diastole, cette cavité, d'autre part, a de la tendance à diminuer de capacité par le fait du rétrécissement mitral. Entre ces deux influences contraires, le ventricule gauche arrive à conserver des dimensions qui se rapprochent de l'état normal, c'est du moins ce qu'il est rationnel de supposer.

D'un autre côté le rétrécissement mitral diminue la quantité de sang que reçoit le ventricule gauche, et conséquemment une masse relativement faible de liquide sanguin est lancée dans l'aorte par le ventricule. Il en résulte que l'ondée rétrograde qui reflue vers sa cavité pendant la diastole est peu abondante et que les conséquences fâcheuses de l'insuffisance aortique en sont, par cela même amoindries.

Le diagnostic de cette association demande de la part du clinicien une attention soutenue, car nous avons indiqué précédemment que l'insuffisance aortique pouvait, dans certaines conditions, être accompagnée d'un souffle présystolique purement fonctionnel dû à un rétrécissement mitral sans lésion valvulaire.

Lorsqu'il y a rétrécissement mitral associé à l'insuffisance aortique, les signes du premier sont généralement incomplets : l'éclat du premier bruit, le dédoublement du second font souvent défaut. En outre, certains des signes artériels de l'insuffisance aortique : pouls de Corrigan, double souffle de Duroziez, etc., manquent fréquemment.

*e.* L'*insuffisance tricuspidienne* complique le plus souvent en tant qu'insuffisance fonctionnelle une *lésion de l'orifice auriculo-ventriculaire gauche.* Cette association est d'un pronostic grave, car l'apparition de l'insuffisance tricuspidienne en pareil cas est l'indice que le muscle cardiaque commence à fléchir : ce peut être l'acheminement vers l'asystolie ultime, surtout si le cœur est malade depuis longtemps, et que plusieurs attaques asystoliques aient été déjà observées antérieurement.

Bien que d'un pronostic sévère en général, l'*insuffisance tricuspidienne* a pu, dans certains cas, être considérée comme une *lésion de protection* s'opposant à l'accumulation sanguine dans le poumon lorsqu'il existe une résistance considérable dans les cavités gauches, il est donc indispensable, suivant la remarque de Potain, de ne point supprimer brusquement une insuffisance tricuspidienne, sous peine de provoquer de la congestion pulmonaire, des hémoptysies, des infarctus hémoptoïques.

*f.* Je ne ferai que signaler l'association exceptionnelle du *rétrécissement mitral* avec l'*insuffisance fonctionnelle de l'artère pulmonaire* (Pawinski, Gouget). Cette dernière, d'ailleurs temporaire, naîtrait sous l'influence de la tension excessive qui s'établit par suite de la sténose mitrale dans la circulation intra-pulmonaire et plus tard dans l'artère elle-même.

*g.* Nous avons eu l'occasion d'observer un cas rare d'association d'un *rétrécissement mitral* avec une *insuffisance* organique des *sigmoïdes de l'artère pulmonaire ;* l'affection évolua d'une façon assez rapide et le malade mourut en asystolie, avec des troubles respiratoires très intenses. Le diagnostic d'insuffisance des valvules de l'artère pulmonaire fut soulevé [1], mais on n'osa s'y arrêter, vu la rareté de l'affection ; seul le rétrécissement mitral put être formellement diagnostiqué.

*h.* Le *rétrécissement tricuspidien*, affection rare à l'état isolé, a pu quelquefois s'associer avec d'autres cardivalvulites, et notamment avec le *rétrécissement mitral* (Duroziez, Greenfield, Leudet, Charteris, Leclerc) ; avec le *rétrécissement de l'artère pulmonaire* (Duguet, Havage). Dans la majorité des cas le diagnostic ne fut porté qu'à l'autopsie ; la plupart des sujets moururent à un âge peu avancé.

*i.* Il existe environ une vingtaine de cas publiés de *rétrécissement* occupant les trois orifices *mitral*, *aortique* et *tricuspidien* (Forget, Pearce Gould, Luton, Broadbent, H. Barth [2]). Dans un cas que nous avons observé, un rétrécissement tricuspidien était associé à une *double lésion mitrale* et à une *double lésion aortique* (E. Barié et M. Cléret [3]).

*En résumé*, si les considérations qui précèdent sont exactes au point de vue purement théorique, on se rappellera cependant que le *pronostic* de ces affections valvulaires complexes, ne dépend que secondairement de la multiplicité et de l'étendue des lésions, mais découle surtout de l'*etat* d'intégrité plus ou moins complet *du muscle cardiaque*, de son innervation, de la conservation de la contractilité artérielle, de la tonicité des vaisseaux périphériques et de l'adaptation de l'organisme tout entier à la lésion. Stokes avait déjà entrevu une partie de la vérité lorsqu'il disait : « Le pronostic et le traitement des affections valvulaires sont fondés sur l'état dans lequel se trouve le tissu musculaire du cœur. »

1. E. Barié, *Arch. gén. de méd.*, 1891, t. XXVII, 7e série, p. 650, et t. XXVIII, p. 30 et 183.
2. H. Barth, *Soc. méd. hôpit.* Paris, 20 juin 1893.
3. E. Barié et M. Cléret, *Arch. des maladies du cœur*, avril 1910.

# AFFECTIONS CONGÉNITALES DU CŒUR

Les affections congénitales du cœur constituent la partie la plus obscure de la pathologie cardiaque ; le diagnostic de ces maladies est toujours difficile, et il est rare que l'autopsie ne réserve pas quelque surprise au clinicien.

Sans nous appesantir sur ce sujet, nous devons cependant présenter un résumé aussi bref et aussi complet que possible de l'histoire anatomique et clinique des principales malformations cardiaques. Elle résulte surtout des travaux de Cruveilhier, Bouillaud, Gintrac (1814), Peacock (1866), François-Franck (1878), Henri Roger (1879), C. de Gassicourt, Rauchfuss (1864), Rokitansky (1875), Reiss (1893).

Parmi les travaux les plus récents sur la question, il convient de citer d'une façon particulière, les monographies très importantes de Moussous[1] et de Thérémin[2], et les travaux de Carpenter[3].

**Généralités et divisions.** — Le cœur chez l'embryon est d'abord représenté par *deux cylindres pleins* qui s'accolent et fusionnent pour constituer un *tube unique* placé sur la ligne médiane et creusé d'une *cavité centrale* qui se subdivise elle-même en *portion auriculaire*, *ventriculaire*, *bulbaire* ou artérielle.

Ces *trois segments* subissent bientôt chacun un cloisonnement antéro-postérieur qui les dédouble ; ainsi se trouvent constitués les deux oreillettes et les deux ventricules ; le dédoublement du bulbe forme, en avant et à gauche, l'artère pulmonaire, en arrière et à droite l'aorte. Ce cloisonnement s'opère d'abord sur le bulbe artériel, puis sur le ventricule et enfin sur l'oreillette.

*a.* Or, par suite d'arrêt de développement, ou d'un travail morbide fœtal, ce cloisonnement peut s'opérer d'une façon anormale, de là des *cœurs à deux cavités* (un ventricule et une oreillette), à *trois cavités* (deux ventricules, une oreillette), à *quatre cavités cloisonnées incomplètement* (communication interventriculaire, communication interauriculaire par persistance du trou de Botal). Ces différentes malformations sont dues en résumé à des *anomalies de cloisonnement*.

*b.* D'autre part, au moment de la formation des deux troncs artériels, il peut se produire une *transposition de l'aorte et de l'artère pulmonaire*, la première étant placée en avant et émergeant du ventricule gauche. Dans d'autres circonstances, les deux troncs artériels, tout en

1. Moussous, « Maladies congénitales du cœur ». *Encycloped. Léauté*, Paris, 1895.
2. Thérémin, « Etude sur les affections congénitales du cœur », 1895.
3. Carpenter, *Proc. Roy. Soc. of. medicine*, juillet 1909, et *British Journ. of children's diseas.* août-septembre 1909. Voir également Wenner *Arch. f. path. Anat. und. Physiol.*, 1909.

occupant leur place normale, présentent, par suite d'arrêt de développement ou d'un travail morbide de la vie intra-utérine, des malformations consistant surtout dans un *rétrécissement* soit *de l'orifice*, soit *du tronc* de l'artère (artère pulmonaire, aorte) ou dans une *insuffisance* de ses valvules.

*c*. Enfin le cœur, au lieu d'occuper sa place normale dans la partie gauche du thorax, peut subir divers déplacements (*ectopies*), soit dans le thorax, soit en dehors même du thorax, faire hernie à travers la paroi et battre en dehors de la poitrine, ou aller occuper des places anormales, par exemple l'abdomen.

**Étiologie générale.** — *Fréquence.* — Elle est difficile à préciser à cause de la rareté des statistiques à ce sujet; Weill (1895) a trouvé 5 cas de ces affections congénitales sur 281 observations de cardiopathies infantiles, soit une proportion de 2 0/0 environ.

*Sexe.* — Tous les auteurs signalent la plus grande fréquence des lésions congénitales du cœur dans le *sexe masculin :* 55 0/0 (PEACOCK).

*Causes.* — L'*hérédité* joue un rôle incontestable : les enfants atteints de cyanose[1] sont, assez souvent, fils ou filles de cardiaques : dans une famille dont les membres présentaient des affections du cœur pendant quatre générations successives, on trouva deux cas de maladie bleue (REZCK). Frieberg a noté des malformations chez trois enfants du même père et Orth chez deux enfants du même père, mais de deux mères différentes.

Eger a signalé des *cyanoses familiales :* dans deux familles, le frère et la sœur en étaient atteints; le même auteur note encore dans trois cas l'influence pathogénique de la *consanguinité* du père et de la mère.

Strehler a vu une femme *rachitique* donner le jour à cinq enfants, tous atteints de maladie bleue.

De plus, si l'on admet que les micro-organismes capables de produire l'endocardite chez la mère peuvent traverser le placenta et atteindre le cœur du fœtus, on expliquerait ainsi certains cas d'affection cardiaque congénitale survenus à la suite d'une pneumonie (HAYEM), du rhumatisme articulaire aigu (KUHN, 1893) ayant atteint la mère pendant la grossesse. Le *froid* intense aurait le même rôle (FERBER).

L'influence de *l'hérédo-syphilis* a été établie dans un grand nombre de cas (VIRCHOW, RAUCHFUSS, CROCKER, LANDOUZY et LOEDERICH). Eger l'a notée 3 fois sur 12 cas de syphilis paternelle. Ed. Fournier[2] a réuni et étudié avec soin 4 observations de persistance du trou de Botal, 5 de communication interventriculaire, 9 de maladie bleue et quelques cas de rétrécissement mitral congénital chez des enfants hérédo-syphilitiques.

1. Quoique le terme de *cyanose* n'exprime qu'un syndrome, nous le considérerons ici, suivant la tradition classique, comme la *signification clinique* habituelle des *affections congénitales du cœur*, encore que ce syndrome fasse assez souvent défaut.

2. EDMOND FOURNIER, « Stigmates dystrophiques de l'hérédo-syphilis », *Th.*, Paris, 1898.

Lancereaux a relevé des anomalies multiples : communication interventriculaire et interauriculaire, atrésie de l'orifice pulmonaire. Coupland note l'hérédo-syphilis dans un cas de communication interventriculaire, Warnier, Hutchinson d'hérédo-syphilis avec maladie bleue; soit avec persistance du trou de Botal (BARTHÉLEMY), soit avec double lésion mitrale, rétrécissements tricuspidien et de l'orifice pulmonaire (MONCORVO). Labadie-Lagrave et Deguy, Papillon, Combemale (1900), Bouveret (1901), ont relevé également des cas de rétrécissement mitral congénital imputable à l'hérédo-syphilis.

L'influence de l'*hérédo-tuberculose* est également bien établie. Elle s'accuse notamment dans certains cas de rétrécissement de l'artère pulmonaire (HANOT[1], MOSNY), de rétrécissement généralisé des artères appelé encore aplasie artérielle généralisée (MOUTARD-MARTIN et BACALOGLU), de rétrécissement mitral (POTAIN, P. TEISSIER, TRIPIER).

*Coïncidences pathologiques.* — Chez les sujets atteints d'affections congénitales du cœur, on trouve assez fréquemment associées avec elles d'autres *anomalies de développement*, on a noté le bec-de-lièvre et la division du voile du palais (ROKITANSKY), la surdi-mutité (EICHHORST), l'idiotie (MARFAN), le spina bifida (BRESCHET, KANE), l'imperforation de l'anus et l'hypospadias (ORTH), des malformations des maxillaires et du pied (MONNIER), des malformations du pavillon de l'oreille avec atrophie de l'apophyse mastoïde (BARBILLON), l'inversion des viscères (FALLOT, E. BARIÉ), l'encéphalocèle, l'icthyose (CHURCH, VARIOT), le mongolisme, front étroit, bombé, yeux obliques et bridés (ARMAND DELILLE), l'hémihypertrophie (HEITZ et SÉZARY), la syndactylie (DUMOLARD), etc.

**Pathogénie.** — Les lésions ou malformations du cœur ont été expliquées très diversement par les auteurs; les hypothèses émises peuvent se résumer dans les deux théories suivantes :

1° *Théorie de l'endocardite fœtale ;*

2° *Théorie des arrêts de développement* (*Malformations cardiaques*).

1° **Endocardite fœtale.** — Elle a été soutenue par Cruveilhier, Cadet de Gassicourt (1883), Grancher, et surtout par Lancereaux[2] qui déclare formellement que « la tératologie du cœur n'est autre que la pathologie de cet organe pendant le cours de la vie intra-utérine ».

Si l'on prend pour exemple le rétrécissement pulmonaire, la plus fréquente des lésions congénitales du cœur, voici comment les phénomènes se succéderaient la plupart du temps. On sait que le travail de cloisonnement entre les deux ventricules n'est terminé que vers la septième semaine, si donc sous une influence morbide quelconque, un rétrécissement pulmonaire vient à se produire avant cette période, il aura pour effet de dériver le sang du ventricule droit vers le ventricule gauche, et s'opposera ainsi à l'achèvement du septum interventriculaire; si même l'organisation du rétrécissement pulmonaire a été très précoce, la cloison pourra faire entièrement défaut.

1. HANOT, *Soc. méd. hôp.* Paris, mai 1896.
2. LANCEREAUX, *Gaz des hôpit.*, 1890.

Si la sténose pulmonaire est plus tardive, et ne se produit que lorsque a cloison interventriculaire est complète et organisée, elle n'aura aucune action sur elle, mais elle produira une rétro-dilatation du ventricule droit et bientôt de l'oreillette, et s'opposera à l'organisation de la cloison interauriculaire (normalement postérieure à celle de la cloison ventriculaire), et au moment de la naissance maintiendra béant le trou de Botal.

L'existence d'altérations de nature inflammatoire ne saurait être niée et s'affirme par la présence de lésions endocardiques banales : épaississements, froncements, cicatrices, adhérences valvulaires, etc., mais pour quelques auteurs, ces lésions seraient postérieures à un arrêt de développement, la malformation étant un appel à l'endocardite[1].

2° *Arrêt de développement.* — Cette théorie est soutenue principalement par Rokitansky (1875) et reprise par Moussous. Pour eux le rétrécissement pulmonaire est dû à un cloisonnement anormal du bulbe artériel ; quant à la communication interventriculaire, elle s'établirait plus tard, de la façon que nous allons indiquer, mais qui nécessite d'abord le rappel bref du mécanisme physiologique du cloisonnement ventriculaire.

On sait que le *septum interventriculaire comprend trois segments :*

1° Le *segment postérieur* affecte un trajet rectiligne et sépare les orifices mitral et tricuspide ; il constitue toute la cloison dans sa portion inférieure; il est *musculeux.*

2° Le *segment moyen* (*espace membraneux* de Pelvet ; *undefended space* de Peacock), long de 1 à 2 centimètres et haut de 4 à 5 millimètres, est constitué par une couche de *tissu conjonctif* revêtue de *chaque côté par le feuillet endocardique propre à chaque ventricule.* Il comprend deux portions : *a.* la portion ou *espace sous-aortique*, située entre les sigmoïdes aortiques droite et gauche postérieures ; *b.* la *portion mitrale* (*espace mitral*), entre la valvule sigmoïde postérieure gauche et l'insertion postérieure de la grande valve de la mitrale. Cette portion du septum, dépourvue de tissu musculaire et purement membraneuse, n'est jamais intéressée dans le cas de communication congénitale interventriculaire (Rokitansky), mais elle est le siège des perforations acquises du septum qu'on rencontre parfois dans l'endocardite infectante ulcéreuse par exemple.

3° Le *segment antérieur du septum* qui, d'après Rokitansky, est le *plus fréquemment intéressé principalement à sa partie supérieure* (zone postérieure du septum antérieur), *dans les lésions congénitales* du cœur, est *formé de tissu musculaire* emprunté aux deux ventricules, mais surtout à celui du côté gauche. C'est la *portion artérielle* du septum qu'on pourrait opposer à la portion postérieure ou *auriculo-ventriculaire ;* elle affecte à peu près la forme d'un *S* italique, dont la boucle postérieure

1. Dans une observation de Cadet de Gassicourt (*Rev. des malad. de l'enf.*, 1883), outre un rétrécissement pulmonaire congénital, on trouva des végétations endocardiques sur les valvules, sur les parois du tronc de l'artère et de ses ramifications.

embrasse l'aorte pour l'aboucher dans le ventricule gauche, et la boucle antérieure l'artère pulmonaire[1].

Si donc, par suite d'un cloisonnement anormal du bulbe il se produit, ainsi que le veut Rokitansky, un rétrécissement pulmonaire, il peut arriver encore que le septum artériel, en se rapprochant de la paroi antérieure, se porte de telle façon que l'aorte soit déviée latéralement vers la droite et en arrière, alors que l'artère pulmonaire rétrécie est à gauche. Par suite, la portion du segment antérieur qui normalement s'étend vers l'aorte pour l'embrasser et l'aboucher dans le ventricule gauche, ne peut atteindre cette artère trop déviée, et il reste à la place que devrait occuper cette expansion péri-aortique du septum, une *perforation* ou plus *justement une solution de continuité*, occupant la *partie antérieure et supérieure du septum interventriculaire*.

Telle est, en quelques lignes, la théorie de Rokitansky. Nous ne voulons pas insister davantage, ni prendre parti sur ce sujet qui constitue un problème fort discuté ; il est possible cependant que si les malformations cardiaques n'ont pas une origine univoque, celles qui se rattachent à l'endocardite fœtale forment la majorité des cas.

L'endocardite fœtale doit être acceptée notamment lorsqu'on rencontre un rétrécissement pulmonaire accompagné de persistance du trou de Botal ; mais pour qu'elle puisse empêcher le cloisonnement des ventricules, il est de toute nécessité qu'elle s'exerce avant la septième semaine de la vie intra-utérine. Or, ainsi que l'ont fait remarquer Moussous et E. Weill, à cette époque le cloisonnement du bulbe artériel n'est point achevé encore, et l'on ne voit point comment un rétrécissement inflammatoire endocardique atteindrait exclusivement l'un des segments du bulbe aortique avant que sa division soit complète.

**Symptômes.** — La *symptomatologie* des affections congénitales du cœur est *variable*, mais, il faut bien le reconnaître, trop souvent *obscure* et *incertaine*.

Elle se résume dans un ensemble de troubles morbides décrits en pathologie cardiaque sous le nom *de cyanose* ou encore de *maladie bleue*, caractérisée surtout par une *teinte bleuâtre* des téguments et des muqueuses, des *troubles de calorification*, de la *dyspnée paroxystique* et des *palpitations*, enfin par des *perturbations* profondes *dans la nutrition générale*.

Il existe d'ailleurs chez certains sujets une tolérance très grande et une adaptation remarquable de l'organisme à la lésion congénitale : tel est le cas d'une maladie de Roger, que j'observe depuis près de quinze ans chez une jeune femme de trente ans qui supporte sa cardiopathie sans trouble sérieux malgré des occupations très actives ; tel également le

1. Quelques auteurs considèrent deux zones dans le segment antérieur du septum : une *zone postérieure*, la plus fréquemment lésée dans la communication congénitale qui, continuant le trajet du segment moyen (espace membraneux de PELVET), contourne la circonférence droite de l'aorte sur une étendue correspondant à la valvule droite et à la partie antérieure de la valvule gauche, et une *zone antérieure* qui s'insinue entre l'aorte et l'artère pulmonaire pour aller finir dans la paroi antérieure des ventricules.

cas d'un jeune soldat[1] atteint de la même maladie qui a pu se livrer sans gêne appréciable aux exercices militaires et à la bicyclette.

La cyanose sera décrite ultérieurement avec tous les détails nécessaires (voir *Cyanose*), nous n'y insisterons pas ici.

Il s'en faut d'ailleurs que la cyanose soit un symptôme permanent; certaines altérations congénitales, comme la *perméabilité du canal artériel* par exemple, ne la produisent jamais; de plus elle peut manquer parfois dans certaines autres lésions où l'on est habitué à la rencontrer. On ne devra donc point, rien que par le fait de son absence, rejeter le diagnostic de cardiopathie congénitale, si d'autres symptômes militent en sa faveur.

## PARTICULARITÉS SUR QUELQUES AFFECTIONS CARDIAQUES CONGÉNITALES

### *A.* — Dualité du cœur

Étudiée chez les animaux par Meckel, Panum, Dareste, elle a été rencontrée dans l'espèce humaine par Collomb (de Lyon) (1798) ; les deux cœurs étaient enveloppés chacun dans un péricarde propre, leurs pointes étaient dirigées, l'une à droite, l'autre à gauche, les vaisseaux qui en partaient étaient doubles, mais se réunissaient à neuf lignes environ de distance du cœur, pour ne fournir que les troncs ordinaires; le monstre porteur de ce double cœur vécut deux heures.

### *B.* — Anomalies de cloisonnement

1° Nous n'insisterons pas sur les cœurs à *deux cavités:* un ventricule et une oreillette (Farre, 1827; Thore, 1842; Foster, 1846); à *trois cavités:* une oreillette et deux ventricules (Méry, 1790) et plus fréquemment, deux oreillettes et un seul ventricule (Chemineau, 1699 ; Breschet, 1826 ; Hale, 1852).

Ces vices de conformation apparaissent avant que ne se montrent les cloisons intercavitaires, et quelquefois avant la division du bulbe artériel. Ils donnent lieu à des troubles variables : pâleur livide ou cyanose, refroidissement, quelquefois convulsions terminales.

La survie est courte: quelques jours, quelques semaines, un ou deux mois au plus.

2° *Communication interventriculaire. — A. Maladie de H. Roger*[2]. — Elle est *constituée*, suivant la définition bien précise de Henri Roger, par

1. Rouget, *Arch. de méd. et de pharm. milit.*, janvier 1901, n° 67.

2. Le type clinique décrit par H. Roger répond à l'*inocclusion simple du septum interventriculaire sans autre malformation*, et doit être distingué des cas beaucoup moins rares où la perforation coïncide avec un rétrécissement de l'artère pulmonaire, accompagné ou non de la persistance du trou de Botal.

l'*inocclusion pure et simple du septum interventriculaire*, sans rétrécissement de l'artère pulmonaire et sans cyanose.

Cette curieuse affection, remarquée déjà de Rokitansky, a été étudiée tout particulièrement par Henri Roger (1879[1]), puis, plus tard, par Coupland[2], Dupré[3] et plus récemment par Reiss[4], et dans les thèses de Le Houx (1902), de Noël (1904).

ANATOMIE PATHOLOGIQUE. — La cloison interventriculaire peut *faire complètement défaut* (BOUILLAUD), ou bien n'être représentée que par une crête rudimentaire à la partie inférieure du ventricule unique; les valvules des orifices auriculoventriculaires contigus se soudent entre elles, et les orifices fusionnent par leur circonférence interne (BUHL).

*Siège.* — Il est variable; dans le cas de communication partielle, la lésion est presque toujours constituée par l'*absence de la zone postérieure du septum antérieur.*

La cloison, d'après Féréol[5], peut être perforée dans sa partie inférieure ou médiane. Dans le cas de Comby[6] l'orifice siégeait à la base de la cloison interventriculaire ; dans celui de Dupré la perforation siégeait à la partie supérieure et médiane de la cloison interventriculaire au-dessous de l'insertion de la valvule sigmoïde droite. Rokitansky a prétendu que jamais le *septum membraneux* (portion moyenne) n'était perforé ; Moussous, au contraire, admet qu'il doit être intéressé isolément, et Reiss en a réuni plusieurs observations. Dans des cas rares le septum est interrompu sur ses trois segments : les deux ventricules communiquent alors à leur partie supérieure par une large ouverture (WEILL).

L'*ouverture* est *circulaire*, ou *semi-lunaire*, exceptionnellement triangulaire, de 5 à 8, 10 millimètres environ de diamètre, permettant l'introduction de l'extrémité du petit doigt, tapissée d'un endocarde lisse et blanchâtre ; le *rebord* concave, qui la limite inférieurement, est *lisse, mousse*, arrondi, quelquefois un peu tranchant, mais *jamais déchiqueté*. Si la perforation occupe le segment postérieur interventriculaire, elle fait communiquer la partie supérieure des deux ventricules et leurs orifices : les bords de ceux-ci se touchent, la grande valve mitrale se sépare en deux tronçons, antérieur et postérieur, qui se soudent aux valves internes de la tricuspide, et dans quelques cas très accusés, il n'existe plus qu'un seul orifice auriculo-ventriculaire fermé par trois valvules.

SYMPTÔMES. — Les *signes cliniques* de la communication interventriculaire ont été bien mis en lumière pour la première fois par Henri Roger (1879) ; d'où le nom de *maladie de H. Roger* donné à cette affection.

1. HENRI ROGER, *Acad. de méd.*, octobre 1879.
2. COUPLAND, *Transact. Path. Soc.*, 1879.
3. E. DUPRÉ, *Soc. anat.* Paris, juillet 1891.
4. REISS, « Contribution à l'étude des malformations congénitales du cœur », 1893.
5. FÉRÉOL, *Soc. méd. des hôpit.*, Paris, 1884.
6. COMBY, *Arch. de méd. des enfants*, n° 12, 1903, p. 743. Voir encore sur la maladie de Roger : CESTAN et TRÉMOLIÈRES *Toulouse méd.* 1e octobre 1900 ; HOUGARDY, *Ann. Soc. med. chirurg.*, Liège, octobre 1909. COWAN et STOREY, *Glasgow med. journ.*, décembre 1909.

Le cas de Dupré, celui de Comby, et quelques autres rapportés par Reiss et suivis d'autopsie confirmative, ont complété l'étude clinique de la maladie.

De ces recherches, il résulte que la communication interventriculaire se manifeste par un *souffle systolique* constant, *invariable*, *très intense*, rude, *râpeux*, à tonalité haute, occupant toute la partie moyenne de la région précordiale, avec *siège maximum* à la *partie interne du troisième espace intercostal gauche et de l'articulation du quatrième cartilage costal gauche avec le sternum*, sans propagation dans les vaisseaux. Dans quelques cas, il est si intense qu'il se propage transversalement et rayonne vers la base et vers la pointe, et peut encore être perçu dans la région dorsale. Enfin l'intensité du souffle est telle parfois qu'il peut être *entendu* à une *distance* de plusieurs centimètres de la région précordiale (15 centimètres, environ, dans le cas que je continue à observer).

Ce souffle est accompagné d'un *frémissement cataire systolique très intense*, siégeant dans la même région que lui.

La maladie ainsi constituée physiquement n'est accompagnée *le plus souvent d'aucun trouble fonctionnel* et la *survie* peut être longue. H. Roger a signalé un cas chez une femme qui vécut jusqu'à un âge avancé et eut plusieurs enfants ; la malade observée par Potain [1] avait cinquante-cinq ans, eut trois enfants, les nourrit et n'éprouva jamais aucun trouble du côté du cœur.

La *cyanose*, même dans les cas comme celui de Bouillaud où la cloison interventriculaire faisait complètement défaut, n'*existe pas ou* bien elle est *très exceptionnelle et ne se montre que tardivement chez l'adulte* ; elle *se produit* par le fait de *complications pulmonaires : tuberculose, emphysème*, etc. Celles-ci agissent sans doute comme le rétrécissement pulmonaire en élevant la pression sanguine dans le cœur droit, et provoquent ainsi le passage du sang noir dans les cavités gauches. Chez une femme de cinquante-neuf ans dont les deux ventricules communiquaient largement par une ouverture de 1 centimètre de diamètre, la cyanose était accusée (Oulmont, 1877).

Chez les *enfants*, la *cyanose* est *particulièrement rare* et même *manque tout à fait*, quand les poumons sont normaux ainsi qu'il résulte du travail de Reiss (1893) appuyé sur quatorze observations. La cyanose ne se produit pas, parce que dans la communication interventriculaire simple, c'est le sang rouge qui passe dans le cœur droit, — et non le sang noir dans le cœur gauche, — à cause de la tension plus forte dans le ventricule gauche que dans le ventricule droit.

Diagnostic. — *a.* — La maladie de Roger ne sera pas confondue avec le *rétrécissement de l'artère pulmonaire* dont le frémissement cataire et le souffle systolique ont leur siège dans le deuxième espace intercostal gauche et ne se propagent point dans tous les sens comme le fait le souffle de la maladie de Roger. En outre, dans le rétrécissement pulmo-

1. Potain, *Soc, méd. des hôpit.*, Paris, 17 avril 1896. — D'après Duflocq (*Soc. méd. hôpit.*, octobre 1899) un malade de Revillod vécut 36 ans.

naire on relève toujours une augmentation de volume du ventricule droit, et d'autre part, la tuberculose pulmonaire y est une complication fréquente.

*b.* Les *souffles cardio-pulmonaires* de la base, par leur moment mésosystolique, par leur instabilité, leur modification sous l'influence du décubitus dorsal ou de la station assise, et enfin par le manque de frémissement cataire, ne pourront être confondus avec la maladie de Roger.

*c.* Le *rétrécissement aortique*, de même que l'*insuffisance mitrale*, par la localisation précise et le sens de la propagation de leur souffle ne prêteront pas davantage à la confusion.

B. A côté de la maladie de Roger, véritable entité morbide, il y a lieu de signaler des *communications interventriculaires congénitales associées à d'autres malformations cardiaques* : rétrécissement pulmonaire, persistance du trou de Botal, etc. Dans deux cas de Variot[1], une énorme communication interventriculaire était associée à un rétrécissement pulmonaire : il y avait de la cyanose, mais aucun signe stéthoscopique.

C. Les *communications interventriculaires congénitales* doivent être distinguées des *perforations acquises de la cloison*, qui surviennent chez l'adulte, et sont dues le plus souvent à une *endocardite ulcéreuse* aiguë ou à un *anévrysme de la paroi*.

Ces communications, étudiées par Ogle, Jaccoud, Pelvet, Fournier[2], occupent la *région membraneuse* de Pelvet (ou *undefended space* de Peacock). On trouve alors le plus souvent des traces de l'anévrysme rompu, ou des reliquats d'endocardite, généralement ulcéro-végétante. Les *bords de la perforation* sont *rugueux*, *déchiquetés*, et non pas lisses et unis comme dans les communications congénitales, et la perforation est quelquefois cachée ou obstruée en partie par des masses végétantes. Au point de vue clinique, elles donnent lieu à un frémissement cataire râpeux, vers la pointe, et à un souffle systolique intense à localisation délicate; le diagnostic de l'affection est difficile, et sur les huit cas rapportés par Fournier, il ne fut pas posé une seule fois.

3° **Communication interauriculaire.** — *a.* La cloison interauriculaire peut faire complètement défaut (Méry, 1700).

*b.* Dans d'autres circonstances, elle reste inachevée et est représentée seulement par un repli falciforme ou par une petite crête tellement rudimentaire (Rokitansky) que les deux oreillettes ne forment vraiment qu'une seule cavité.

*c.* Enfin, et le plus souvent, la communication a pour cause la *permanence* du *trou de Botal*. Celui-ci, qui chez le fœtus fait communiquer largement les deux oreillettes, présente vers la fin du deuxième mois de la vie intra-utérine, une valvule en forme de croissant, née sur la zone inférieure et postérieure de ce trou; elle augmente peu à peu d'étendue, en sorte qu'à la naissance elle est soudée de toute part à l'anneau musculeux de Vieussens qui limite le pourtour du trou de Botal. Celui-ci est donc fermé complètement et n'est plus représenté, à la naissance, que

1. Variot et Gampert, *Soc. méd. des hôpit.*, Paris, mars 1890.
2. H. Ch. Fournier, *Th.* Paris, 1884.

par une dépression légère sur la face interauriculaire de l'oreillette droite désignée sous le nom de *fosse ovale*.

Assez fréquemment, à la partie antéro-supérieure de celle-ci, il est possible de glisser le manche d'un mince scalpel entre la saillie de l'anneau Vieussens et la lame qui constitue la fosse ovale, et de le faire passer de l'oreillette droite dans celle du côté gauche ; cependant cette communication ne permet pas au sang de s'y engager, car les deux lames de la fissure s'aplatissent l'une sur l'autre sous l'influence de la pression sanguine.

Dans certains cas d'*affections du cœur droit* ou même quelquefois du cœur gauche, qui élèvent considérablement la tension dans l'oreillette droite, de même que dans certaines *affections chroniques des poumons* et spécialement l'emphysème qui ont la même influence sur le cœur droit, il arrive que la pression s'élevant de beaucoup dans l'oreillette droite, le voile membraneux qui ferme l'orifice de Botal est refoulé vers la gauche. Dès lors, l'orifice reste béant ou entr'ouvert, une communication s'établit entre les deux oreillettes, et le mélange des deux sangs se produit causé par cette insuffisance interauriculaire. Elle a pour conséquence de produire ces *cyanoses congénitales à manifestations tardives*, étudiées par Martin Solon, Morel, Desnos et Callias, par Bard et Curtillet [1] et plus récemment par Roger [2]. Cette cyanose peut d'ailleurs faire défaut même dans des cas de persistance d'un trou de Botal de dimension exagérée (Dufour et Huber) [3].

Dans d'autres circonstances, la valvule peut subir un arrêt de développement et fermer incomplètement le trou de Botal : c'est la vraie communication pathologique ; il reste alors, par suite de cette insuffisance valvulaire, un orifice de communication interauriculaire à la partie supérieure et de diamètre variable (5 à 10 millimètres).

Le plus souvent, d'après Duroziez [4] et Potain, *la persistance du trou de Botal*, en tant que lésion isolée, *ne donne lieu à aucun bruit de souffle*, sans doute « parce que le volume de l'ondée sanguine est trop minime et la force de projection trop petite ». Cependant on connaît quelques exceptions : dans un cas de Bucquoy (1881), on trouva un souffle systolique et rude qui fit porter le diagnostic erroné de rétrécissement pulmonaire. Sansom (1879) pense que l'affection pourrait se diagnostiquer, tantôt par l'existence d'une cyanose sans souffle, tantôt par la présence de *souffles variables, changeants ;* en fait, on a trouvé quelquefois un bruit diastolique fort et prolongé (Schiffers), dans d'autres cas un souffle présystolique (Johnson, 1878 ; Jules Simon, 1888) ; dans le cas dû à ce clinicien, l'enfant était d'une pâleur livide (*cyanose blanche*).

1. Bard et Curtillet, *Rev. de méd.*, décembre 1889, p. 993.
2. Roger, « L'insuffis. interauriculaire », *Presse méd.*, 6 février 1907.
3. Dufour et Huber, *Soc. méd. hopit.* Paris, 28 avril 1911.
4. Duroziez, *Union médicale*, 1898. Voir encore : Lesieur, Froment et Crémieu. Soc. méd. hôp, *Lyon médical*, janvier 1910. Théodat, *Th.* Paris 1909-1910. Lyon Caen « Communicat. interauricul. au point de vue anatomopath. physiolog. et clin. » *Revue de méd.*, juillet 1909.

Gerhardt a encore donné, comme signe de la persistance du trou de Botal, la présence d'un souffle systolique au niveau de l'artère pulmonaire d'ailleurs dilatée, quelquefois avec frémissement et propagation dans les deux carotides principalement celle du côté gauche.

*En résumé*, l'*inocclusion du trou de Botal*, très souvent latente, peut se concilier avec un *fonctionnement* à peu près *régulier de l'organe central de la circulation*, et chez certains sujets morts avancés en âge on ne constata jamais aucun trouble circulatoire (Jaccoud).

Dans un cas de Merklen [1], il se produisit une *embolie paradoxale*, c'est à-dire un transport de caillots de l'oreillette droite, dans l'oreillette gauche à travers le trou de Botal, et de là dans la circulation générale, pour s'arrêter dans la rate, le rein droit et le cerveau. Stork [2] a vu un fait semblable plus curieux encore, chez une jeune femme opérée pour une hernie ombilicale, il se produisit une thrombose du plexus veineux périvésical ; une partie des caillots fut entraînée à travers le trou de Botal, et alla s'emboliser dans l'aorte, les carotides, les sous-clavières, l'artère rénale, et l'artère splénique. L'artère pulmonaire et ses branches renfermaient également des caillots.

Sans insister davantage sur le rapport qui pourrait exister entre les deux affections, nous rappellerons que sur 9 cas de persistance du trou de Botal, Duroziez a noté 7 fois la *tuberculose*.

L'*oblitération prématurée* du trou de Botal a été observée dans des cas exceptionnels (Vieussens).

## *C.* — Ectopies du cœur

Les *déplacements congénitaux* du cœur (ectopies) sont intra-thoraciques ou extra-thoraciques.

1° *Ectopies intra-thoraciques.* — Le cœur peut occuper la partie *moyenne* du thorax *ou* être *devié latéralement*.

*a.* L'*ectopie centrale* ou *mésocardie* (Peacock, Kussmaul) est peu fréquente ; elle se caractérise par ce fait, que le cœur siège dans la région moyenne du thorax, c'est-à-dire là où il était dans les premiers stades de la vie intra-utérine.

*b.* Dans l'*ectopie latérale*, le cœur est dévié à droite ou à gauche.

L'ectopie latérale droite, ou *dexiocardie* ou encore *dextrocardie*, est la plus fréquente, et consiste dans une déviation du cœur à droite : la *pointe* est oblique et dirigée en bas, en avant et à droite, la *base* est en haut et en arrière (Meckel, 1802 ; Bouillaud ; Allen Thompson, 1854, et plus récemment André Petit [3]). Flatau [4] a signalé le cas curieux d'un tabétique atteint de dextrocardie ; les autres viscères étaient en position normale.

1. Merklen, *Soc. méd. des hôpit.*, Paris, octobre 1899.
2. Stork, *Soc. des méd.* Vienne, 30 novembre 1907.
3. André Petit, *Soc. méd. des hôpit.*, Paris, mars 1898.
4. Flatau, *Soc. de psychiatr.* Berlin, 8 juin 1903.

Par ces caractères, la *dextrocardie congénitale* se distingue très nettement de la *dextrocardie acquise* (refoulement du cœur vers la droite par un épanchement pleural abondant ou par la traction d'adhérences anciennes de sclérose pulmonaire) [Fernet (1896), Moutard-Martin [1], L.-H. Petit, Nagel [2]]. Dans la première en effet, le cœur est incliné de gauche à droite et la pointe bat nettement dans le voisinage du mamelon droit ; dans la seconde, au contraire, l'*organe se déplace en masse* vers la droite, l'abondance de l'épanchement fait que *l'axe du cœur devient presque vertical*. Dans ces conditions, c'est la base (facilement mobilisable dans le médiastin) qui est rejetée le plus loin vers la droite et donne lieu à un soulèvement à la droite du sternum, pris faussement pour celui de la pointe, et qui est causé par le ventricule droit (Skoda). Quant à la pointe (enfermée dans le péricarde adhérent au centre phrénique et beaucoup moins mobile), elle ne dépasse guère la ligne médiane et bat derrière le sternum ou encore vers le bord droit de l'appendice xiphoïde (Pitres, Bard [3], Leclerc).

Ces battements perçus à droite du sternum qui ne sont point ceux de la pointe, mais ceux de la région méso-cardiaque ou de la base du cœur, sont perçus généralement entre le deuxième et le quatrième espace intercostal droit.

La dextrocardie congénitale est assez fréquemment accompagnée de *transposition des viscères*.

L'*ectopie* latérale *gauche* est beaucoup moins fréquente que la précédente.

2° *Ectopies extra-thoraciques* [4]. — Dans ces cas, le cœur bat à découvert en dehors de la cavité thoracique. On en a distingué trois variétés :

a. *Ectopie cervicale*. — Étudiée par Breschet (1826) ; elle est caractérisée par la présence du cœur adhérent, dans un cas à la langue, une autre fois à la voûte palatine, à la région cervicale ; les nouveau-nés vécurent à peine quelques heures.

b. *Ectopie pectorale*. — Quelquefois le cœur, dépourvu de péricarde, est appendu au cou à la façon d'une médaille (Vaubonnais, 1712) ; le plus souvent il bat en dehors de la poitrine qu'il a quittée, à travers une perforation du sternum ; ce vice de conformation est très grave et la survie ne dépasse pas quelques jours (Cruveilhier, 1841, Alvarenga; 1866).

c. *Ectopie abdominale*. — Dans cette malformation le cœur, après avoir traversé le diaphragme, pénètre et bat dans la cavité abdominale ; dans d'autres cas, après avoir traversé d'abord le diaphragme, il fait saillie à travers la paroi abdominale éventrée et vient battre au dehors (François-Franck, 1877).

**Traitement.** — Les indications du traitement des affections con-

1. Moutard-Martin, *Soc. méd. des hôpit.*, Paris, avril 1897.
2. Nagel, Statistiq. sur des cas de dextrocard, pure, congénit. *Deutsch. Arch. f. Klin. Med.* n°s 5-6, 1909.
3. Bard, *Lyon médical*, 1893, et *Médecine moderne*, mars 1897.
4. Montanari, *Gaz degli Ospedali*, 8 juillet 1909.

génitales du cœur ont été indiquées nettement par Weill[1]. Dans celles-ci, bien que les lésions orificielles soient très serrées, la gêne circulatoire est moindre que dans les lésions acquises, parce que durant la vie intra-utérine il s'est établi de nombreuses voies de dérivation pour le courant sanguin permettant une compensation relative.

L'hyperglobulie, habituelle chez ces malades, lutte contre les difficultés de l'hématose : on favorisera cette hyperglobulie par les ferrugineux, l'arsenic, l'hémoglobine, les lavements, les injections de sang défibriné. On stimulera encore les organes hématopoïétiques par l'ingestion d'extrait de moelle osseuse ou de rate.

Les palpitations, les crises de cyanose et de dyspnée qui surviennent parfois, réclameront le repos absolu, l'absence de tout effort ; le bromure, les valérianiques, la digitale et le strophantus trouveront leur emploi. La toux sera calmée par des inhalations sédatives d'iodure d'éthyle, par les opiacés à petites doses, la belladone, le bromoforme.

L'asystolie sera traitée par les moyens habituels.

## *D.* — Anomalies et affections congénitales de l'aorte et des vaisseaux

Les *affections congénitales* de *l'aorte*, ainsi que celles des *vaisseaux* seront étudiées ultérieurement.

## *E.* — Autres lésions congénitales

1° Certains faits de *rétrécissement mitral*, présentés comme étant d'*origine congénitale* (Ayrolles, Benezerd-Smith, etc.), sont discutés. Il semble nécessaire, pour affirmer l'origine congénitale de la lésion, qu'elle coïncide avec des anomalies ou avec des arrêts de développement, comme dans les cas de Dumolard[2], de Heitz et Sézary[3] : syndactilie, hémihypertrophie du côté gauche, etc.

2° Le *rétrécissement tricuspidien congénital* avec ou sans insuffisance a été signalé par plusieurs auteurs (Peacock, Forster, Schipmann, 1869).

L'oblitération congénitale de l'orifice tricuspidien avec atrophie du ventricule droit et de l'artère pulmonaire a été rencontrée par Apert[4] qui en a réuni une vingtaine de cas. On note une cyanose intense, une augmentation de volume du cœur gauche, un souffle cardiaque étendu à la fois à la base du cœur et dans toute la région précordiale. Le développement du corps se fait mal et le malade reste infantile ; la vie ne dépasse guère quelques mois ; exceptionnellement quelques sujets ont survécu au delà de vingt ans.

1. E. Weill, *Arch. des malad. des enfants*, février 1900.
2. Dumolard, « Contribut. à l'étude de l'origine congénit. du rétréciss. mitral », *Th.* Lyon, 1902.
3. Heitz et Sézary, « Rétréciss. mitral et malform. congénit. », *Arch. des malad. du cœur*, décembre 1908.
4. Apert, *Soc. méd. des hôpit.*, Paris, janvier 1905.

3° Chez certains sujets on trouve réunies de nombreuses lésions congénitales du cœur ayant permis cependant une survie relativement longue : Gandy et Brulé[1] ont trouvé à l'autopsie d'un jeune homme de dix-sept ans, un rétrécissement infundibulaire de l'artère pulmonaire, inocclusion du trou de Botal, sténose de l'orifice aortique avec dilatation hypertrophique du ventricule gauche.

4° Enfin Variot[2] a décrit un syndrome composé de microsphygmie permanente, ichthyose et débilité mentale dont 16 cas analogues ont été trouvés par Bourneville chez les enfants idiots de l'hospice de Bicêtre.

1. GANDY et BRULÉ, *Soc. méd. hôpit.*, Paris, 15 janvier 1909.
2. VARIOT, *ibid.*, 8 mai 1908.

# QUATRIÈME PARTIE

# MALADIES DU MYOCARDE

## HYPERTROPHIE DU CŒUR

**Définition.** — L'hypertrophie du cœur est constituée par l'augmentation de volume de cet organe, due à l'augmentation d'épaisseur de ses parois par accroissement du tissu musculaire. Nous n'aurons donc ici en vue que l'*hypertrophie pure* et nous laisserons de côté certaines dégénérescences du myocarde, comme la myocardite scléreuse par exemple, dans lesquelles l'augmentation de volume du cœur n'est qu'un symptôme accessoire, et qui rentrent dans le groupe des *fausses hypertrophies* (G. Sée, 1889).

**Historique.** — Déjà au XVIII^e^ siècle, Morgagni, Sénac[1] et d'autres connaissaient l'augmentation de volume du cœur, mais ils ne séparaient point l'hypertrophie de la dilatation, et la confusion persista jusqu'à ce que Corvisart eût distingué deux variétés dans les gros cœurs : considérant l'hypertrophie comme une sorte d'anévrysme, il lui donna le nom d'*anévrysme actif du cœur*, par opposition à l'*anévrysme passif* qui représente la dilatation du cœur sans épaississement des parois. Plus tard, Bertin[2], s'attachant à étudier les aspects macroscopiques de la lésion, en distingua trois variétés, suivant que la capacité des cavités est normale, augmentée ou diminuée, et décrivit l'hypertrophie *simple*, *excentrique*, *concentrique*. Cette division, appuyée par Louis et par Skoda, fut attaquée, puis rejetée par Cruveilhier[3] (1833) et ses conclusions furent adop-

1. Sénac, « Traité de la struct. du cœur, de son action et de ses maladies », 1^re^ édit., Paris, 1749, VIII^e^ partie.
2. Bertin, « Traité des malad. du cœur et des gros vaisseaux », Paris, 1824.
3. Cruveilhier, « Anat. patholog. du corps humain », Paris, 1833 ; et article *Hypertrophie*, « Dict. de méd. et de chirurg. pratiq. », 1833.

tées par la majorité des auteurs (BUDD, FRIEDREICH, MAURICE RAYNAUD, etc.). Ces discussions n'ont plus aujourd'hui qu'un intérêt purement historique, et il reste établi que dans la majorité des cas, on rencontre à la fois l'accroissement d'épaisseur des parois des cavités avec l'augmentation de leur capacité, c'est-à-dire l'hypertrophie excentrique de Bertin (PARROT).

L'étiologie de l'hypertrophie du cœur n'a pas subi moins de modifications. Sénac, Corvisart, Forget admettaient une *hypertrophie primitive ou essentielle du cœur* et lui attribuaient une importance considérable en pathologie, car, pour eux, elle exposait le malade aux tendances congestives du côté de l'encéphale et à la prédisposition apoplectique. Mais la découverte de l'auscultation, et les travaux de Bouillaud, en établissant les caractères cliniques des lésions valvulaires, montrèrent en même temps qu'elles sont une des causes les plus fréquentes de l'hypertrophie du cœur.

Peu à peu, le champ de l'*hypertrophie secondaire* s'agrandit singulièrement : on la nota à la suite de certaines affections chroniques des voies respiratoires (PARROT, GOURAUD), consécutivement à la grossesse (LARCHER, BLOT, VAQUEZ) et pendant la croissance (G. SÉE), à la suite de certaines affections gastro-hépatiques (POTAIN, E. BARIÉ), etc. Mais, dans ce dernier cas tout au moins, la dilatation du cœur l'emporte sur l'hypertrophie proprement dite, en conséquence son histoire doit être faite avec celle de la dilatation du cœur. Enfin, la fréquence habituelle de l'hypertrophie cardiaque dans le cours de la *néphrite interstitielle* a été établie d'une façon indiscutable par les travaux de Bright, de Traube, de Potain, de Gull et Sutton.

En *résumé*, l'hypertrophie du cœur, qui pendant si longtemps a occupé une place prépondérante dans la pathologie cardiaque comme entité morbide, a perdu aujourd'hui une grande partie de son importance depuis qu'on a montré qu'un grand nombre de symptômes qui lui étaient attribués doivent être rapportés plutôt à la dilatation, et d'un autre côté que l'augmentation de volume du cœur, observée dans certaines dégénérescences du myocarde, relevait d'un travail de sclérose conjonctive interstitielle et non d'une hyperplasie musculaire.

**Anatomie pathologique.** — Pour se bien rendre compte de l'augmentation de volume du cœur, il faut avoir recours à la *mensuration* et à la *pesée totale*, et les comparer aux résultats fournis par les mêmes moyens sur un cœur normal.

Nous savons que *chez l'adulte*, le *poids du cœur*, à *l'état physiologique* et vide de sang, varie de 250 à 300 grammes en moyenne[1], et qu'il *mesure* environ 28 centimètres de tour à la base, 11 centimètres de large et 10 centimètres de hauteur, l'épaisseur moyenne des parois du ventricule

1. Le poids du cœur varie de 219 à 250 grammes (CRUVEILHIER), 281 à 312 grammes (LOBSTEIN), 250 à 281 grammes (BOUILLAUD); il pèse en moyenne 300 grammes (PETER).

gauche est de 10 à 12 millimètres, et de 4 à 5 millimètres pour celle du ventricule droit.

Or, dans les cas d'hypertrophie du cœur, le poids de l'organe a pu atteindre 1.000 grammes, et peut-être même, suivant certains auteurs, au delà de 1.500 grammes (?); enfin l'épaisseur des parois du ventricule gauche a pu mesurer 4 centimètres, et celle des parois du ventricule droit 2 centimètres environ.

En outre, *l'aspect* général du cœur se modifie sensiblement suivant que l'hypertrophie est totale ou partielle.

1° Lorsque l'*hypertrophie* est *totale*, c'est-à-dire qu'elle porte sur les ventricules et les oreillettes, le cœur n'est point déformé, mais prend un volume énorme : suivant la comparaison classique, c'est le cœur de bœuf : *cor bovinum*, il refoule peu à peu les poumons et le diaphragme, et sa partie découverte, en rapport immédiat avec la paroi thoracique antérieure, présente une surface plus que doublée.

2° Quand l'*hypertrophie* est *partielle* et intéresse le *ventricule gauche*, le cœur prend une *forme* allongée, *ovalaire* et sa pointe est formée presque exclusivement par le sommet de ce ventricule. De plus, par suite de l'allongement du diamètre longitudinal, *la pointe*, à peine ou très légèrement déviée vers la gauche, un peu en dehors de la verticale mamelonnaire, *s'abaisse considérablement* et vient battre dans le sixième ou le septième espace intercostal. A la coupe transversale, la cloison interventriculaire s'incurve vers le ventricule droit qu'elle refoule par sa convexité, et représente « une demi-lune enveloppant une partie du ventricule gauche ».

3° Si l'*hypertrophie* est localisée au *ventricule droit*, le cœur prend une forme globuleuse, et la pointe, qui semble élargie, est formée presque entièrement par le ventricule droit qui entoure le ventricule gauche, refoulé en haut et en arrière. En outre, par suite de la prédominance du diamètre transversal, la *pointe du cœur est peu abaissée*, mais *dirigée vers la gauche, en dehors de la verticale qui passe par le mamelon.*

Les *oreillettes* participent beaucoup moins à l'hypertrophie que les ventricules; dans quelques cas cependant de dilatation avec hypertrophie de l'oreillette gauche, celle-ci peut prédominer considérablement sur l'ensemble du muscle cardiaque et ses parois qui, normalement n'ont pas plus de 2 à 3 millimètres d'épaisseur en moyenne, atteignent jusqu'à 5 et 6 millimètres environ.

A l'intérieur du cœur, les *colonnes charnues* et les *muscles papillaires* sont également le siège d'une augmentation de volume plus ou moins marquée.

Le *tissu musculaire* est ferme, élastique, d'une coloration rouge foncé; mais l'hypertrophie du muscle est souvent accompagnée d'*altérations secondaires* plus ou moins marquées, qui peuvent modifier cet aspect. Telles sont par exemple : la *sclérose interstitielle*, l'*adipose* périphérique et interfasciculaire, la *dégénérescence graisseuse* et la *pigmentation* des fibrilles. Sous cette influence, le myocarde peut prendre une coloration gris jaunâtre et sa consistance est diminuée sensiblement.

*Histologie.* — On a longtemps discuté sur la nature des modifications du tissu musculaire dans l'hypertrophie du cœur, et surtout sur le point de savoir si elle est causée par l'accroissement en diamètre des fibres préexistantes ou par une augmentation numérique de ces fibres.

La première opinion a été défendue par Rokitansky, Virchow, Friedreich, Cornil et Ranvier; la seconde a été mise en avant par Vogel, Henle, Rindfleisch, Ch. Robin. Or il résulte des recherches de Hepp, et surtout des mensurations de Letulle[1], que *l'hypertrophie du cœur est due* exclusivement, au début tout au moins, à une *hypernutrition* progressive *des faisceaux musculaires préexistants;* d'ailleurs cette augmentation n'est point régulière, mais inégalement répartie dans différents faisceaux. Les *noyaux musculaires* participent à l'hypernutrition, ils sont déformés, boursouflés, renflés en massue, mais le travail ne va jamais jusqu'à leur multiplication. Quant à l'*augmentation dans le nombre des faisceaux musculaires primitifs*, *il est possible qu'elle existe dans une certaine mesure*, mais elle ne se révèle par aucune lésion histologique apparente. Cette *opinion mixte* est soutenue encore par Potain, Peter, Jaccoud, Cornil et Ranvier.

Dans certains cas où l'hypertrophie du cœur accompagne l'artériosclérose, on note une *prolifération cellulaire interstitielle* plus ou moins accusée du myocarde; les lésions histologiques se présentent sous un aspect un peu différent qui sera examiné ultérieurement à propos des myocardites scléreuses.

Lésions concomitantes. — Indépendamment des altérations du myocarde, on rencontre presque toujours avec l'hypertrophie du cœur des lésions associées, causées par des *malformations congénitales*, ou portant sur le *péricarde*, l'*endocarde* (lésions d'orifices et de l'appareil valvulaire) et sur l'*aorte*. Elles ont avec l'hypertrophie du cœur un lien pathogénique étroit que nous relèverons plus loin.

Enfin, nous ajouterons que l'hypertrophie du cœur s'accompagne presque toujours d'un certain degré de *dilatation*, et cet état correspond à l'hypertrophie excentrique de Bertin, la plus fréquente de toutes, comme nous l'avons déjà dit.

**Étiologie.** — Il est de règle, suivant l'exemple des auteurs classiques, de considérer dans l'hypertrophie du cœur deux groupes distincts au point de vue étiologique : les *hypertrophies* dites *primitives*, *essentielles* ou encore *idiopathiques*, et les *hypertrophies secondaires* ou *symptomatiques*. L'existence du premier groupe a été mise en doute par un grand nombre de cliniciens contemporains; nous allons voir en effet que certains faits qu'on lui rapporte doivent recevoir une autre interprétation.

A. *Hypertrophie primitive.* — Nous entendons, par là, celle qui ne se rattache à aucune autre lésion cardiaque que l'hypertrophie elle-même,

1. Letulle, « Anatom. pathologique », Paris, 1897, p. 37.

*a.* L'HYPERTROPHIE CONGÉNITALE, signalée par Mayer, Henoch, Benclke, est rare.

Sa pathogénie est obscure, et les enfants qui en furent atteints n'ont point dépassé l'âge d'un an, Weill signale à la naissance une hypertrophie temporaire du ventricule droit qui serait un vestige du cœur fœtal; enfin d'après Gerhardt, on rencontrerait, de trois à huit ans, une légère hypertrophie du ventricule gauche en rapport avec la persistance de l'isthme de l'aorte.

*b.* HYPERTROPHIE DU COEUR SÉNILE. — Le *cœur des vieillards paraît plus volumineux que celui des adultes*, ainsi qu'il résulte des recherches de Bizot, et du travail plus récent de Du Castel[1]; c'est surtout le ventricule gauche qui est hypertrophié en même temps que dilaté. Peut-être la longue durée du travail auquel le cœur a été soumis est-elle la seule raison de cette hypertrophie, mais on peut se demander, comme l'a fait Peter, si les altérations du système artériel ainsi que quelques lésions pulmonaires, comme l'emphysème, si fréquent chez le vieillard, n'ont pas, de leur côté. exigé du cœur un surcroît de travail qui a augmenté encore l'hypertrophie; celle-ci serait en définitive plutôt secondaire que primitive.

*c.* LES PALPITATIONS NERVEUSES (névropathes, hystériques, hypocondriaques, palpitations d'origine émotive, ou par action excitante du café, du thé; palpitations toxiques sous l'influence du tabac, etc.), par l'excès de travail qu'elles imposent au cœur, engendreraient à la longue son hypertrophie. Cette opinion, soutenue encore par certains auteurs, a été déjà mise en doute par Laënnec : « Je ne nie point que cela puisse être, mais je dois dire que je n'ai rien vu qui prouve que cette opinion soit fondée. Je connais des personnes qui éprouvent depuis plus de dix ans des palpitations habituelles sans qu'il existe chez elles aucun signe réel d'hypertrophie. » Parrot, G. Sée et Peter, pas plus que Laënnec, n'admettent l'hypertrophie par le fait des palpitations, et pour ce dernier auteur, la raison est qu'elles ne sont pas continues, incessantes, et que dans l'intervalle, il y a des temps de repos du cœur.

Potain (1894) n'admet pas non plus que les palpitations idiopathiques produisent à la longue l'hypertrophie du cœur; et cela ne doit pas surprendre, car ainsi que François-Franck l'a montré, les palpitations sont une cause d'abaissement de la tension artérielle.

*d.* LES EFFORTS MUSCULAIRES EXAGÉRÉS ET LONGUEMEMT CONTINUÉS sont capables à la longue de produire l'hypertrophie du muscle cardiaque. Admise théoriquement par Corvisart, elle a été signalée chez les surmenés par Seitz, de Zurich (1875) ; on la rencontre chez les sujets exposés par leur profession à des efforts longuement soutenus : les portefaix (ALBUTT), les forgerons, les joueurs d'instruments à vent, et surtout les soldats soumis à des marches forcées (DACOSTA, MYERS : guerre de Sécession; BEAU, FRAENTZEL[2] : guerref ranco-allemande 1870-1871; COUSTAN).

1. DU CASTEL, *Arch. gén. de méd.*, janvier 1880.
2. FRAENTZEL, *Arch. f. pathol. Anat.*, t. LVII, fasc. 2, 1873.

Plus récemment, sur une série de recherches entreprises sur des moniteurs de gymnastique et sur leurs élèves à l'école de la Faisanderie, Potain et Vaquez ont montré que le volume du cœur est d'autant plus exagéré que les hommes sont soumis depuis plus longtemps à un exercice plus considérable et plus répété. Mais cette augmentation de volume disparaît progressivement après la cessation des efforts musculaires, ce qui indique qu'*il s'agit plutôt*, dans ces cas, *de dilatation que d'hypertrophie* véritable du cœur.

D'ailleurs, cette hypertrophie du cœur, précédée généralement de dilatation, ne peut pas être considérée comme primitive, car elle résulte peut-être simplement du travail exagéré, imposé au cœur (*cœur forcé*) pour triompher de la stase circulatoire produite par les efforts musculaires longuement soutenus, c'est donc plutôt une hypertrophie secondaire.

Enfin, dans certains cas de *surmenage extrême*, il s'agit certainement de dilatation aiguë du cœur plutôt que d'hypertrophie, tel est le fait classique du soldat de Marathon tombant mort en apportant la nouvelle de la victoire aux Athéniens. Chauffard et Ramond ont signalé le cas d'un coureur qui succomba avec des signes d'asystolie suraiguë après une course de 30 kilomètres fournie en quatre heures.

Au contraire, l'hypertrophie est *durable* et entraîne après elle des troubles graves, lorsqu'elle est entretenue par des efforts musculaires constants, chez des individus placés dans des conditions d'hygiène mauvaise : telle l'hypertrophie cardiaque des bûcherons de Tubingue (MUNZINGER, 1877), et celle des mineurs de Cornouailles (PEACOCK, 1865).

*e*. HYPERTROPHIE CARDIAQUE DE CROISSANCE. — Richard Pfaff (1860) émit cette proposition que la croissance peut déterminer une augmentation de volume du cœur, mais qu'elle résulte plutôt d'une dilatation des cavités que d'une véritable hypertrophie de l'organe. Plus tard G. Sée[1] insista longuement et à plusieurs reprises sur cette hypertrophie qu'il attribuait à un défaut de parallélisme entre le développement du cœur et celui du thorax.

A la puberté, en effet, l'accroissement du volume du cœur est rapide[2] et si l'amplitude du thorax ne suit pas en proportion, le cœur est trop gros par rapport au thorax. Les conséquences cliniques de cette *hypertrophie dite de croissance* par développement insuffisant du thorax et par contre exagéré du cœur, se manifestent pour G. Sée, par des palpitations, de la céphalée et de l'oppression (formes *tachycardique*, *céphalalgique*, *dyspnéique* de l'affection).

Quant à la cause de l'étroitesse relative du thorax de ces adolescents

1. G. SÉE, « De l'hypertrophie cardiaq. de croissance ». Paris, 1885.

2. Il résulte des recherches de Potain et Vaquez (1885) que la matité précordiale qui, à douze ans, occupe une aire de 52 centimètres carrés, s'accroît à dix-sept ans de 26 centimètres carrés, c'est-à-dire qu'elle mesure alors 78 centimètres carrés, ce qui représente presque le double de ce qu'elle accuse à l'âge de six ans, où elle n'est que de 40 centimètres carrés.

on peut la rapporter pour quelques-uns aux *lésions rhino-pharyngées*, à la présence de *tumeurs adénoïdes* entravant l'inspiration et par suite l'ampliation du thorax (Gallois et Fatout, 1897).

Cette théorie, admise par Beneke et soutenue également depuis par S. Laache[1] (de Christiania), a été mal accueillie chez nous, et la grande majorité des auteurs refuse d'admettre l'existence de cette augmentation de volume du cœur de la croissance. Peter[2] la considère comme le résultat d'une interprétation inexacte des phénomènes observés. A. Ollivier (1889) montra qu'il s'agit d'une fausse hypertrophie, qu'en réalité le cœur est normal et simplement à l'étroit dans un thorax insuffisamment développé, mais que, à moins que celui-ci reste anormalement étroit, ce désaccord disparaît progressivement avec l'âge. C. Paul était opposé à l'hypothèse de l'hypertrophie de croissance et admettait seulement à la rigueur un peu de dilatation passagère. Comby[3] partage cette opinion, et reconnaît que les palpitations fréquentes, en effet, de dix-sept à vingt ans, doivent être rapportées surtout au nervosisme héréditaire ou acquis, au surmenage, à l'anémie, si fréquents à cette période de la vie.

Avant lui, Bloch (1890) admettait l'existence des symptômes décrits par G. Sée, mais les rapportait à d'autres causes. D'après lui, les sujets observés seraient presque tous des *dégénérés*, fils de *tuberculeux*, d'*alcooliques* ou de *névropathes*. C'est également au nervosisme héréditaire que Bard et Sylvestre[4] attribuent la genèse des accidents cardiaques.

En 1894, Huchard[5] a montré que les palpitations des adolescents ne sont pas dues à l'hypertrophie de croissance qu'il rejette, avec les auteurs précédents, mais peuvent se rattacher à des causes multiples : tuberculose, dyspepsie, troubles de la menstruation, etc. ; il pense cependant que chez quelques-uns, le développement défectueux du thorax prédispose aux troubles cardiaques. Dans une série de recherches sur de jeunes sujets, Potain et Vaquez[6] ont montré que le cœur, dans son développement, suit en général une marche parallèle à celle de l'augmentation de la taille, du poids et du périmètre thoracique du sujet. Dans quelques cas cependant, le cœur semble relativement volumineux avec périmètre thoracique étroit, mais il s'agirait alors assez souvent de cas de rachitis.

En résumé, *ces troubles fonctionnels* de la *pseudo-hypertrophie de croissance* se produisent non pas parce que le cœur se développe trop, mais parce que le thorax ne se développe pas assez. Il en résulte qu'un des meilleurs signes de cette affection consiste dans ce double état, un peu paradoxal au premier abord : d'une part, allongement de la cage

1. Laache, *Congr. internat. scienc. méd.*, Rome, 1894.
2. Peter, « Trait. clin. et pratiq. des malad. du cœur et de la crosse de l'aorte », 1893.
3. Comby, *Bullet. médical*, 1892.
4. R. Sylvestre, *Th.* Lyon, 1899-1900.
5. Huchard, *Congr. méd. int.* Lyon, 1894.
6. Potain et Vaquez, « Du cœur chez les jeunes sujets et de la prétendue hypertroph. de croissance », *Sem. méd.*, 25 septembre 1895.

thoracique; d'autre part, étroitesse de sa cavité. Le périmètre thoracique est inférieur à la normale, aussi bien dans le sens transversal que dans le sens antéro-postérieur; au contraire, le buste de ces adolescents est trop élevé et le cœur semble descendu dans ce thorax accru anormalement dans le sens vertical. Les troubles fonctionnels cardiaques, dus à cette déformation thoracique, consistent simplement, en *tachycardie*, *palpitations* plus ou moins violentes, avec des signes *d'éréthisme du cœur : impulsion vigoureuse de l'apex, claquements valvulaires intenses, bruits à timbre métallique*, etc. La guérison est la règle, et la pseudo-hypertrophie du cœur disparaît au fur et à mesure que le thorax reprend son développement normal; toutefois si l'accroissement thoracique est définitivement arrêté au moment de la puberté, il pourrait peut-être se produire une hypertrophie cardiaque véritable avec toutes ses conséquences cliniques.

Ajoutons encore que les troubles cardiaques qu'on peut observer chez les jeunes sujets ne sont point sous la dépendance d'une *hypertrophie du cœur* réelle et persistante *de croissance* puisque celle-ci *n'existe pas*. Ces perturbations légères doivent être mises sur le compte de causes diverses, fréquentes à cette période de la vie : neurasthénie, surmenage, troubles digestifs, etc., capables, il est vrai, de produire temporairement des *dilatations passagères* du cœur, mais non l'hypertrophie véritable.

Springer [1], dans une étude documentée sur les croissances et les cardiopathies, est arrivé à des conclusions analogues.

*f.* L'HYPERTROPHIE DU CŒUR a été signalée au cours DE LA GROSSESSE par Larcher dès 1828 et de nouveau en 1859[2]. « Le cœur dans l'espèce humaine, dit-il, est normalement hypertrophié pendant le cours de la gestation » et il appuie cette déclaration sur le résultat de 130 autopsies pratiquées chez des femmes en état puerpéral. Plus tard Dreysel (1890), sur 67 autopsies de femmes enceintes, ou récemment accouchées, a constaté que le poids du cœur augmente de 8,8 0/0; il y aurait donc dans ces cas hypertrophie portant sur deux ventricules. Cette théorie a été soutenue également par Ménière, H. Blot et par Duroziez[3]. Elle serait due d'abord à l'augmentation de la masse sanguine produite par l'état de grossesse, et à l'augmentation de la tension artérielle qui en résulte (LORAIN). Le cœur, ayant ainsi une grande masse de sang à mouvoir, et d'un autre côté rencontrant un obstacle plus considérable par suite de l'hypertension artérielle, s'hypertrophie pour suffire à ce surcroît de travail. En outre, la compression exercée sur l'aorte par l'utérus gravide augmentant encore le travail du cœur, ce surcroît d'effort incombe aux cavités gauches, c'est donc l'hypertrophie du cœur gauche qu'on observerait. Or, d'une part, à moins de complications d'albuminurie (VAQUEZ), *il n'y a pas d'hypertension artérielle dans la grossesse* (VINAY), sauf au moment des contractions uté-

1. SPRINGER, *Sem. médicale*, 16 novembre 1895.
2. LARCHER, *Arch. gén. de méd.*, t. XVI, 1828, p. 521 et *eod. loc.*, t. XIII, 1859.
3. DUROZIEZ, *Arch. de Tocologie*, p. 322, 1875.

rines du travail, et, d'autre part, il résulte des recherches de Löhlein (1876), de Fritsch (1876), de Rendu, de Letulle (in *Th.* Porak, 1888) et de C. Paul (1883) qu'*il n'existe pas d'hypertrophie réelle* et persistante du cœur due à la grossesse, *mais* qu'au contraire *la dilatation des cavités est fréquente.* Celle-ci est d'ailleurs *passagère, transitoire :* née pendant la grossesse, elle ne lui survit pas; dans de nombreux examens, Vinay, et plus récemment Vaquez, et Millet[1] n'ont pas constaté d'augmentation permanente de volume du cœur chez des femmes multipares, en dehors de leur état de grossesse ; ils admettent une dilatation passagère consécutive à l'effort et à la fatigue, mais ne survenant pas à l'état de gravidité.

*g.* HYPERTROPHIE DU COEUR AVEC ARTÉRIOSCLÉROSE. — Chez les individus qui font bonne chère et abus de l'alcool, et chez ceux dont une dystrophie ancienne (goutte, saturnisme) a produit l'artériosclérose, on peut rencontrer l'hypertrophie du cœur. Sans discuter si la seconde est consécutive à la première, ou si elles sont indépendantes l'une de l'autre, mais nées sous la même influence pathologique, ou enfin s'il y a antériorité pour l'hypertrophie du cœur, le fait clinique se rencontre assez fréquemment.

*h.* HYPERTROPHIE DU COEUR PAR SURCHARGE ALIMENTAIRE ET DE BOISSONS. — L'hypertrophie du cœur s'observe encore quelquefois chez les grands buveurs, non seulement après l'abus du vin et de l'alcool, mais aussi après l'*ingestion de grandes quantités de bière*, ainsi que l'ont montré Bollinger et Bauer[2]. Celle-ci, absorbée quelquefois à la dose courante de 8 à 10 litres chez les grands buveurs, produit la dilatation hypertrophique du cœur en provoquant une pléthore permanente de l'appareil circulatoire et un état d'hypertension artérielle due à la quantité de liquide absorbée chaque jour. Cette hypertrophie est encore favorisée par l'action nuisible de la bière (par l'alcool surtout) sur le myocarde (*cœur de bière*) et sur les vaisseaux. Du côté du myocarde, l'action se traduit par une perte d'élasticité du muscle suivie de dilatation, compensée par l'hypertrophie, augmentant peu à peu jusqu'à l'altération profonde et la dégénérescence finale du myocarde.

RÉSUMÉ. — Ainsi qu'on vient de le voir, *les cas d'hypertrophie primitive du cœur sont, pour la plupart, discutables :* les uns se rattachent en grande partie à la dilatation des cavités, et l'hypertrophie qui peut l'accompagner est toujours postérieure à l'ectasie. Dans les autres cas, l'hypertrophie semble le plus souvent consécutive : soit à une perturbation d'une certaine durée de l'appareil circulatoire, soit à un surcroît de travail — quelle qu'en soit la cause — imposé au cœur ; ce serait donc une hypertrophie secondaire.

B. *Hypertrophies secondaires ou deutéropathiques.* — 1° Les LÉSIONS ORGANIQUES DU COEUR ET DES VAISSEAUX en sont les causes les plus habituelles.

1. VAQUEZ et MILLET, *Presse médicale*, 2 février 1898.
2. BOLLINGER et BAUER, *Ueb. idiopath. Herzvergross.* Munich, 1893.

*a.* Parmi *les lesions cardiaques*, il faut citer surtout *les malformations congénitales*, les *rétrécissements orificiels*, les *insuffisances valvulaires*, la *péricardite chronique*, la *symphyse cardiaque*, les *myocardites chroniques*, etc.

*b.* Du côté du *système artériel*, il faut signaler les *rétrécissements congénitaux* de l'aorte, l'*athérome*, l'*artériosclérose*, les *anévrysmes de l'aorte*, et peut-être quelques cas d'*aortite aiguë* (DUJARDIN-BEAUMETZ, LÉGER, 1877).

Au sujet des *anévrysmes de l'aorte*, l'accord n'est point fait : Bamberger pense que dans ce cas, il y a toujours hypertrophie cardiaque consécutive, Sénac, et après lui Stokes, la regardent comme exceptionnelle sinon absente tout à fait, dans les cas où il n'y a pas de lésions valvulaires concomitantes : l'anévrysme isolé n'entraîne pas d'excès de travail pour le cœur et par suite, il ne peut y avoir hypertrophie cardiaque (ŒTTINGER, 1893). PITRES (1878) groupant un ensemble de cinquante-huit observations d'anévrysme de l'aorte, a trouvé cinquante-trois fois le cœur augmenté de volume, mais d'une façon très variable. Il en est de même dans quelques cas rares d'anévrysmes des carotides, du tronc brachio-céphalique, ou des iliaques. On peut conclure, en conséquence, que l'anévrysme de l'aorte seul détermine assez souvent l'hypertrophie du cœur (PETER, C. PAUL), mais il est exceptionnel qu'elle soit considérable.

Les *lésions de l'artère pulmonaire* sont également des causes d'hypertrophie secondaire du cœur, elle porte presque exclusivement sur le cœur droit.

2° AFFECTIONS CHRONIQUES DES VOIES RESPIRATOIRES. — L'*emphysème*, la *bronchite chronique*, la *dilatation des bronches* (X. GOURAUD [1]), l'*asthme*, la *sclérose pulmonaire*, la *tuberculose pulmonaire à forme fibreuse* (JACCOUD, E. BARIÉ [2]) sont des entraves puissantes à la petite circulation, et exigent un surcroît de travail permanent, surtout pour le cœur droit, qui entraîne à la longue son hypertrophie.

3° DÉFORMATIONS RACHIDIENNES. — Certains individus, atteints de déformations rachidiennes de nature rachitique ou autre (scoliose, lordose, cyphose, etc.), sont assez souvent courts d'haleine et ont de la dyspnée au moindre effort. Chez eux la capacité thoracique est rétrécie parce que les flexions de la colonne vertébrale ou encore les déviations latérales abaissent le thorax, en même temps que la région sus-ombilicale est diminuée. Par suite, le foie remonte le diaphragme, et le cœur se trouve repoussé vers le haut. En outre, les poumons, également refoulés et gênés dans leurs fonctions, subissent des altérations chroniques : emphysème, congestion chronique, condensation et atélectasie, etc. *Le cœur*, non seulement *est remonté*, mais il *augmente de volume*, et par suite de l'obstacle permanent situé dans la petite circu-

1. X. GOURAUD, « De l'influence pathog. des malad. pulmon., sur le cœur droit », *Th.* Paris, 1865.
2. E. BARIÉ, *Revue de médecine*, janvier 1883.

lation, les cavités droites, sises en amont, se dilatent et donnent au cœur la forme dite en besace (*cœur des bossus*, C. PAUL). Il résulte de cet état des troubles cardiaques et pulmonaires complexes qui ont été surtout étudiés par Sauvages (1768), Cullen, Delpech (de Montpellier)[1], plus récemment par Sottas[2], et dont nous avons repris l'étude dans un mémoire appuyé de faits inédits[3].

4° MALADIE DE BASEDOW. — Elle est quelquefois accompagnée d'un certain degré d'augmentation de volume du cœur, dont la pathogénie reste encore obscure. Attribuée par les uns à l'excitation permanente du cœur (tachycardie) habituelle à la maladie, elle doit tenir, d'après Peter, à la gêne de la circulation périphérique, résultant du trouble de l'innervation vaso-motrice.

5° HYPERTROPHIE D'ORIGINE RÉFLEXE. — *a.* Potain (1878-1879) a montré, et nous avons autrefois longuement étudié après lui, la *dilatation hypertrophique des cavités droites* du cœur, qui survient dans le *cours de certaines affections gastro-hépatiques*.

A vrai dire, les phénomènes de dilatation cardiaque occupent la première place, c'est pourquoi nous étudierons plus loin, au chapitre *Dilatation*, le mécanisme de ces accidents cardiaques. Il nous suffira, pour l'instant, de dire qu'il s'agit d'un acte réflexe parti des voies digestives, allant retentir sur la circulation capillaire du poumon dont il produit la contraction spasmodique; par suite, la tension artérielle s'élève dans la circulation pulmonaire, et les cavités droites, pour lutter contre cette entrave, se dilatent et s'hypertrophient.

*b. Hypertrophie du cœur consécutive à des lésions du plexus brachial.* — Potain (1882) a montré que certaines lésions de ce plexus (névralgies, névrites, névromes, etc.) déterminent, par voie réflexe, une perturbation fonctionnelle du cœur qui se laisse distendre anormalement durant la diastole et se vide incomplètement durant la systole, d'où un certain degré de dilatation du cœur, suivie d'hypertrophie, pour réagir contre cette ectasie. Un fait semblable a été vu par Verneuil. Ici encore le phénomène primordial est la dilatation; nous aurons l'occasion de revenir bientôt sur ce sujet.

*c. Hypertrophie consécutive à certaines tumeurs abdominales.* — Cette augmentation de volume, qui survient dans le cours de certains fibromes, polypes utérins, kystes ovariques (SÉBILEAU, 1887, etc.), a aussi une origine réflexe partie du sympathique abdominal et aboutissant au centre bulbaire du cœur; d'autres ont invoqué une théorie purement mécanique, l'hypertrophie serait due à la compression des gros vaisseaux de l'abdomen par la tumeur; cette pathogénie présente encore beaucoup d'obscurité.

6° HYPERTROPHIE CONSÉCUTIVE AUX NÉPHRITES CHRONIQUES. CŒUR RÉNAL.

1. DELPECH, « De l'orthomorph. par rapport à l'espèce humaine », Paris, 1828, t. I, p. 348.
2. SOTTAS, « De l'infl. des déviat. vertébr. sur les fonct. de la respirat. et de la circulat. ». *Th.* Paris, 1865.
3. E. BARIÉ, « Le cœur dans les déviat. du rachis et dans les déformat. du thorax », *Semaine Méd.*, 2 mars 1904. — Voir également POISSONNIER· *Th.* Paris, 1906.

— C'est une des plus fréquemment observées : Richard Bright (1827), le premier, puis Rayer (1839-1842), signalèrent la coïncidence de ces deux lésions, mais ce dernier auteur pensait faussement que l'altération rénale est consécutive à celle du cœur. Cette hypothèse, contraire à l'observation des faits, n'est plus soutenue aujourd'hui, et il est admis, au contraire, que l'hypertrophie du cœur est sous la dépendance de la néphrite. Depuis les recherches de Traube[1] qui, sur soixante-dix-sept cas d'atrophie rénale, releva l'hypertrophie du cœur dans une proportion de 93 0/0, et après celles de Dickinson qui la trouve 31 fois sur 68 cas de néphrite chronique, on admet que *c'est surtout* la néphrite scléreuse, néphrite atrophique, communément appelée *néphrite interstitielle*, qui *s'accompagne* d'une façon pour ainsi dire constante *d'hypertrophie cardiaque, portant sur le ventricule gauche ;* c'est là le *cœur rénal* proprement dit, ou *cœur de Traube*, comme on l'appelle encore quelquefois[2].

Mais, si le fait clinique et anatomique est indiscutable[2], l'enchaînement pathogénique des deux altérations n'est pas complètement élucidé ; résumons les principales opinions émises à ce sujet :

*a.* Traube pense que l'atrophie du rein produit nécessairement un rétrécissement considérable du champ circulatoire qui entrave la circulation locale, et diminue d'autant la quantité de sang qui doit passer des artères dans les veines, pendant un temps déterminé. Il en résulte que la pression s'élève dans le système artériel comme « dans un réservoir dont l'écoulement aurait diminué tandis que l'apport du liquide demeurerait le même ».

En résumé, la néphrite interstitielle produit de l'hypertension artérielle entraînant à sa suite l'hypertrophie du cœur.

*b.* Gilewski (1869) pense que la néphrite chronique entraîne avec elle des névroses excito-motrices du cœur et à leur suite des palpitations dont la fréquence et la répétition engendrent à la longue l'hypertrophie du cœur. Nous avons vu précédemment que cette hypertrophie a été rejetée par la plupart des auteurs, et d'ailleurs la rareté des palpitations dans le mal de Bright suffirait à faire écarter cette théorie.

*c.* Weitling (1879) déclare qu'il existe dans le rein des cellules qui règlent la nutrition du cœur : c'est ainsi que le ventricule gauche ne se développe qu'à partir du moment où le rein commence à fonctionner, c'est-à-dire à la naissance. Si donc le rein s'atrophie, une grande partie

1. Traube, « Ueb. den Zusammenhang von Hertz and Nierenkrankheit. » 1856.

2. La subordination du cœur au rein est encore démontrée par une série de faits nombreux : A. Ollivier (*Comptes rendus Soc. biologie*, Paris, 1865, p. 122), dans un cas de néphrite saturnine, a vu l'hypertrophie du cœur se développer longtemps après le début de l'albuminurie. Straus, (1881) pratiquant la ligature des uretères chez un cobaye, produisit l'atrophie du rein correspondant, et plus tard l'hypertrophie du ventricule gauche. — D'autre part, on a signalé quelques exceptions à cette règle : Forster (1864) a relevé 25 observations d'atrophie du cœur consécutive à des affections rénales ; plus récemment, de Dominicis (1895) d'après des recherches expérimentales a cru pouvoir avancer que l'hypertrophie cardiaque et les lésions rénales étaient indépendantes les unes des autres. Ces faits ne sauraient infirmer les rapports étroits du rein avec le cœur, établis par des observations en nombre considérable.

des cellules secrétantes disparaît, mais celles qui restent redoublent d'activité et entraînent le cœur vers l'hypertrophie. Cette hypothèse ne mérite pas de fixer autrement l'attention.

*d.* Bright a proposé une autre théorie, d'ordre purement chimique. Le rein malade, dit-il, élimine peu et mal les substances excrémentitielles rejetées habituellement par les urines. Ces matières s'accumulent dans le sang et celui-ci ainsi vicié éprouve dans son passage à travers les capillaires une résistance anormale qui oblige le cœur à développer un effort plus grand, et par cela même à s'hypertrophier.

*e.* G. Johnson, reprenant à la fois la théorie chimique de Bright et celle de Traube, considère que le sang chargé de matériaux d'excrétion provoque la contractilité exagérée des artérioles et des capillaires généraux, d'où élévation de la tension artérielle qui engendre consécutivement l'hypertrophie du cœur. De plus, les vaisseaux eux-mêmes participent à l'hypertrophie par suite de l'épaississement de leur tunique moyenne, créé par leur état de contractilité permanente.

*f.* Ewald a proposé une théorie analogue : il y aurait une exagération de tension dans les capillaires des glomérules, et consécutivement hypertrophie du cœur.

*g.* Gull et Sutton (1872[1]) plus tard se sont efforcés d'établir que la résistance à la circulation n'était point seulement localisée dans le rein seul, comme le voulait Traube, mais qu'elle se trouvait dans le réseau des capillaires de la périphérie. Ceux-ci présenteraient une altération spéciale : « la transformation fibreuse artério-capillaire (*arterio-capillary fibrosis*) », caractérisée par une substance granuleuse infiltrant surtout la tunique externe et diminuant ainsi la lumière de ces vaisseaux. Cette théorie avait déjà été soutenue dès 1869 par Peter qui faisait dépendre l'hypertrophie du cœur, non de la lésion isolée du rein, mais d'une artérite généralisée étendue à tout le système artériel.

*h* et *i.* Nous signalerons ensuite la théorie de Buhl qui décrit une myocardite scléreuse concomitante de l'affection rénale entraînant à sa suite l'hypertrophie du cœur; celle de Debove et Letulle (1880), en vertu de laquelle il y aurait des altérations connexes du rein et du cœur, celui-ci étant hypertrophié. Ces altérations dépendraient non point les unes des autres, mais d'une cause générale frappant en même temps dans le cœur et dans le rein, le système artériel et le tissu conjonctif[2].

*j.* D'après Potain, la résistance à la circulation dépendrait d'une action réflexe, dont le point de départ serait le rein malade, et qui irait produire un *spasme* des petits vaisseaux.

*k.* Dans quelques cas, on a rencontré chez des brightiques, avec hypertension artérielle notable, une hyperplasie des capsules surrénales ; dès lors, on pourrait concevoir chez ces sujets une *hypertension d'origine surrénale*, expliquant le syndrome : *hyperplasie surrénale*, *hypertension*, *hypertrophie du cœur* (VAQUEZ et AUBERTIN).

1. GULL et SUTTON, *Med. Times and Gazet.*, 1872 ; et *Med. chirurg. Tran.* 1872 p 273

2. DEBOVE ET LETULLE, *Arch. gén. de méd.*, 1880, t. I, p. 275

*En résumé* [1], la théorie de Traube, qui subordonne l'hypertrophie du cœur à la néphrite interstitielle, est démontrée et acceptée par la majorité des auteurs (Potain, Charcot, Lécorché et Talamon, Brault): l'hypertrophie du cœur reconnaît pour cause l'obstacle apporté à la circulation par *la sclérose rénale* et l'atrophie qui lui fait suite. En effet, l'*atrophie progressive du rein* entrave considérablement la circulation artérielle dans l'intérieur de cet organe; le ventricule gauche, devant cette *gêne mécanique*, se dilate d'abord puis s'hypertrophie ensuite pour lutter contre l'obstruction intra-rénale.

Quelques auteurs pensent après Potain que la gêne mécanique est encore accrue par *un spasme des vaisseaux périphériques* résultant d'un acte réflexe parti du rein malade. Il semble cependant, malgré leur coïncidence si fréquente, que le cœur rénal puisse rester indépendant de l'artériosclérose, ainsi que le démontrent certaines expériences portant les unes sur les voies urinaires inférieures, les autres produisent de l'atrophie rénale, et suivies, les unes et les autres, d'hypertrophie du cœur alors que le système artériel a conservé toute son intégrité. Telles sont les expériences de Straus produisant l'atrophie du rein par la ligature des uretères, d'Enriquez et Hallion qui, en injectant chez l'animal de la toxine diphtérique, provoquent à la fois l'hypertrophie du rein et l'hypertrophie du cœur.

Cette théorie de l'hypertrophie du cœur par entrave mécanique dans la grande circulation, explique pourquoi l'hypertrophie porte sur les cavités gauches, pour les mêmes raisons qu'elle occupe les cavités droites lorsqu'il y a gêne dans la petite circulation, dans les cas d'affections pulmonaires chroniques: emphysème, sclérose pulmonaire, dilatation des bronches, etc.

L'hypertrophie du cœur consécutive à la maladie de Bright occupe en effet le *ventricule gauche*, du moins dans les premiers temps de la maladie: c'est le *cœur rénal* proprement dit, constitué presque toujours par une *hypertrophie pure*, sans lésions interstitielles; si elles existent, elles sont accidentelles. On remarquera qu'il n'y a pas de rapport proportionnel entre le degré de l'atrophie du rein et celui de l'hypertrophie du cœur. Le muscle est ferme, rouge, la paroi du ventricule gauche peut avoir de 2 à 3 centimètres d'épaisseur; l'extrémité des piliers ne marque aucune induration, ou si elle est un peu blanchâtre, elle ne présente jamais cette transformation fibroïde si accusée dans les endocardites chroniques. Ainsi transformé, le *cœur* est *allongé*, *ovalaire*; les cavités droites paraissent simplement accolées au ventricule gauche; celui-ci est tantôt *globuleux* avec diminution de sa cavité (hypertrophie dite concentrique), tantôt à la fois hypertrophié et dilaté; d'après Brault, c'est une *hypertrophie simple* sans trace de myocardite chronique, soit dans la paroi, soit dans les piliers.

On remarquera cependant la fréquence relative de lésions multiples,

1. Pour de plus longs détails sur la discussion de ces théories, voir : E. Barié, *Bruits de souffle et bruits de galop*. Paris, 1894, p. 122.

cardiaques ou autres, consécutives à cette hypertrophie cardiaque d'origine rénale : *péricardite*, *hémorragie cérébrale*, etc.

Plus tard, *le cœur droit* participe à l'hypertrophie totale, mais sans présenter, isolément, rien de comparable avec l'hypertrophie du ventricule gauche ; le cœur prend alors un *poids* inaccoutumé : 400, 550 grammes et même au delà de 600 grammes ; dans un cas récent, j'ai relevé le poids de 680 grammes.

7° Hypertrophie dans les néphrites associées a divers états morbides. — A côté de ce cœur rénal vrai, il faut citer les cas nombreux où le cœur présente une *dilatation hypertrophique totale ;* cet aspect se rapporte à des faits complexes, si fréquents en clinique, où la néphrite chronique est compliquée d'emphysème, de lésions valvulaires, d'aortite.

8° Hypertrophie dans les néphrites subaigues. — Dans quelques *néphrites aiguës* ou *subaiguës*, on a vu quelquefois le cœur réagir d'une façon précoce : dans un cas de scarlatine au quatrième jour, compliquée de néphrite, j'ai vu apparaître un rythme de galop avec des signes physiques d'une dilatation du ventricule gauche ; Lépine, Silbermann, Friedlander ont vu de ces cas précoces analogues, et au bout de quelques mois, constatèrent que l'hypertrophie vraie s'était substituée à la dilatation initiale.

9° Néphrites ascendantes. — Certaines *néphrites*, dites *ascendantes*, consécutives à l'hydronéphrose, à l'oblitération des uretères et peut-être même à la tuberculose rénale double, sont suivies quelquefois d'hypertrophie du cœur gauche, mais celle-ci ne saurait être comparée à celle de l'atrophie rénale.

10° Hypertrophie du coeur dans l'acromégalie. — Cette complication rare a été signalée par C. Fournier, Dallemagne (1885), Norman Dalton, Huchard et plus récemment par Labadie-Lagrave et Deguy (1889) ; elle coïncide parfois avec d'autres troubles cardio-vasculaires (tachycardie, palpitations, etc.), avec l'artériosclérose et quelquefois aussi avec des lésions rénales. Cette hypertrophie porte sur le ventricule gauche ; elle peut être considérable, et dans un cas de Dallemagne, le cœur pesait 830 grammes. La pathogénie de l'affection reste encore très obscure, et on doit se demander si elle se rattache à la lésion de l'hypophyse qui accompagne l'acromégalie. D'après C. Fournier le processus serait le suivant : l'insuffisance de la sécrétion de l'hypophyse laisse s'accumuler dans le système circulatoire des principes toxiques qu'elle ne peut plus transformer et ceux-ci agissant sur le centre trophique ou sur le myocarde lui-même, produisent, par un travail irritatif, une hypertrophie de la fibre musculaire.

**Pathogénie.** — Lorsqu'il existe un obstacle à la circulation, *le cœur se laisse distendre* dans une ou plusieurs de ses cavités situées en deçà, *en amont de l'obstacle ;* mais si celui-ci est permanent et réclame du cœur des efforts incessants, le muscle cardiaque bien irrigué, non encore altéré par des lésions dégénératives, et possèdant encore toute sa vigueur contractile, s'*hypertrophie* pour réagir contre l'obstacle qu'il a devant lui.

En un mot, *le processus primitif, c'est la dilatation des cavités* situées immédiatement *en amont de l'obstacle, suivie* plus ou moins rapidement *par l'hypertrophie des parois de ces cavités*. Comme on l'a fait justement remarquer, cette *rétro-hypertrophie* (FORGET) est une loi de pathologie générale dont on trouve la preuve dans la dilatation hypertrophique qu'on rencontre toujours, dans les conduits membraneux, en amont de leurs points rétrécis (œsophage, intestins, urèthre, etc.).

C'est en vertu de cette loi physiologique que dans les affections de l'aorte, ainsi que dans celles de son appareil valvulaire, c'est le ventricule gauche qui présente l'augmentation de volume, alors que l'hypertrophie porte de préférence sur l'oreillette gauche à la suite du rétrécissement mitral; de même elle occupe le cœur droit lorsque l'entrave circulatoire se trouve sur le champ de la petite circulation : lésions de l'artère pulmonaire, bronchite chronique, emphysème, etc.

A la longue cependant l'hypertrophie, d'abord localisée de préférence à un des segments du cœur gauche ou du cœur droit, s'étend peu à peu, et gagne le cœur tout entier.

Ainsi donc, toutes les fois qu'il existe un obstacle permanent ou de longue durée à la circulation, soit intra-cardiaque, soit dans la grande soit dans la petite circulation, le cœur après s'être laissé d'abord distendre plus ou moins, réagit et lutte pour surmonter l'obstacle. et pour cela est obligé d'augmenter la puissance de ses contractions en s'hypertrophiant. Cette *hypertrophie*, que Beau qualifiait de *providentielle*, est donc sinon *compensatrice*, tout au moins *auxiliatrice* des efforts que le myocarde doit soutenir désormais.

**Symptomatologie.** — Ce n'est que lorsqu'elle est déjà assez accentuée que l'hypertrophie du cœur donne lieu à un certain nombre de symptômes appréciables.

***Inspection.*** — On constate la présence d'une *voussure précordiale* très manifeste surtout lorsque l'augmentation de volume du cœur est grande, et particulièrement appréciable chez les sujets dont le thorax est flexible. On distingue alors nettement la *pointe* du cœur battant *plus bas* que son siège habituel : on la voit soulever avec force le sixième, et même le septième espace intercostal *gauche, légèrement en dehors de la verticale mamelonnaire* lorsque l'hypertrophie porte sur le *cœur gauche*. Dans le cas d'augmentation de volume du *cœur droit, la pointe beaucoup moins abaissée* que dans le cas précédent, *peut battre* au contraire *très en dehors de la verticale mamelonnaire gauche jusque dans l'aisselle*.

***Palpation.*** — Elle permet de préciser, mieux encore que l'inspection du thorax, le siège exact du soulèvement *de la pointe dans le sixième, le septième espace intercostal* ou dans la *région axillaire gauche* si le cœur droit est intéressé. De plus, à la palpation la main perçoit un *choc brusque*, énergique, dont la violence peut être telle que la *paroi précordiale* est tout entière *ébranlée* par cette sorte de bondissement du cœur. Enfin, en auscultant le malade, la tête du médecin est soulevée fortement à chaque systole.

*Percussion.* — Pratiquée méthodiquement, la percussion montre que la *zone de matité précordiale* est accrue considérablement. D'une façon générale, elle est *augmentée dans le sens longitudinal dans l'hypertrophie du cœur gauche, et transversal dans celle du cœur droit.* Plus exactement, si on dessine avec un crayon dermographique les bords de cette matité, on voit qu'elle affecte la forme ovalaire, à grand axe dirigé de haut en bas et de droite à gauche. A la mensuration, on note que la *grande matité* (matité relative) peut atteindre le double, le triple de l'état normal et délimiter une zone de 200 centimètres carrés et même au delà. Quant à la *petite matité* (matité absolue), de 4 à 5 centimètres carrés qu'elle mesure normalement, elle peut accuser une aire deux ou trois fois plus étendue. Il va sans dire que dans les cas d'emphysème, le cœur, recouvert plus ou moins par des lames pulmonaires, ne donnera à la percussion que des signes incertains.

Les signes particuliers fournis par la percussion, dans le cas où l'*hypertrophie* est partiellement *localisée* à une ou à deux cavités seulement ont été indiqués précédemment.

*Auscultation.* — Si l'on écarte les souffles pathologiques propres aux cardiopathies organiques, qui sont si fréquemment la cause de l'hypertrophie du cœur, on relève encore un certain nombre de signes variables et de valeur diverse. Dans quelques cas, on perçoit les *bruits* cardiaques qui *claquent*, vibrent avec une *intensité extrême*, ou bien au contraire, *si l'hypertrophie est considérable, les bruits sont plus sourds*, moins nets, comme si leur transmission à l'oreille se faisait plus difficilement. Dans quelques cas, les bruits prennent un retentissement considérable rappelant un *cliquetis métallique* (Laennec), que Filhos désignait sous l'appellation de *tintement auriculo-métallique.* On n'est point fixé encore sur le mécanisme de ces bruits; peut-être sont-ce des bruits cardio-pulmonaires (Potain) dont le timbre est dû à une résonnance gastro-intestinale, ou bien naissent-ils dans la conque de l'oreille du clinicien sous l'influence du choc violent de la pointe du cœur.

Dans les cas d'hypertrophie du cœur d'origine brightique (*cœur de Traube*), il est de règle de rencontrer à l'auscultation une altération dans le rythme des bruits du cœur: *le bruit ou rythme de galop.* Il se perçoit dans la région méso-cardiaque, et de préférence dans une zone comprise entre la pointe du cœur et le tiers inférieur du sternum. Ce bruit-choc donne à l'oreille un *rythme à trois temps* rappelant l'*anapeste* de la prosodie grecque : il est dû à l'adjonction aux deux bruits normaux d'un troisième bruit plus faible, précédant le bruit systolique normal d'un temps variable. Ce *bruit surajouté* est donc *diastolique*, mais sous de certaines influences, il peut être plutôt présystolique que diastolique vrai. Le rythme de galop a une *valeur séméiologique considérable*, malgré l'affirmation contraire de Fraentzel, mais non pathognomonique, puisqu'on le rencontre dans quelques affections autres que les néphrites.

Le mécanisme de ce bruit-choc et ses caractères cliniques ont été étudiés précédemment (voir *Séméiologie*).

Les auteurs anciens (Bouillaud, Chomel, Andral) admettaient l'existence de *bruits de souffle* propres à l'hypertrophie du cœur; il n'en est rien. En effet, et lorsque chez ces malades on perçoit à l'auscultation des souffles évidents, ou bien ils sont de nature *cardio-pulmonaire*, et alors on peut y retrouver les caractères que nous leur avons assignés ou bien ils se rattachent à la *lésion valvulaire*, cause première de l'hypertrophie du cœur, ou bien encore ils sont l'indice d'une *insuffisance fonctionnelle* et passagère de la *valvule mitrale*. Celle-ci résulte directement de la dilatation hypertrophique du cœur gauche: par suite de la distension de ses cavités, les muscles papillaires sont entraînés en dehors et éloignés ainsi de leurs insertions à la valvule; les cordages tendineux, qui ne peuvent subir une pareille élongation, deviennent trop courts, ils attirent en bas et en dehors les bords de la valvule mitrale et l'empêchent de se relever pour clore l'orifice auriculo-ventriculaire, au moment de la systole; dès lors l'insuffisance est créée et donne naissance à un *souffle systolique* à la pointe du cœur.

Pouls. — Il est régulier; le plus souvent *plein*, *fort* et *vibrant* et dans le cœur rénal, il est *dur*, *tendu*; la *pression artérielle* s'élève souvent aux environs de 20 centimètres (sphygmomanomètre de Potain) et même au-dessus.

Ces caractères se modifient lorsqu'il existe une cardiopathie concomitante: S'il y a *insuffisance aortique*, les artères battent violemment et l'ondée radiale présente les caractères du pouls dit de Corrigan; s'il y a *rétrécissement de l'orifice de l'aorte*, le pouls, tout en restant régulier, est petit et dur.

Les signes que nous venons de signaler se rapportent plus spécialement à l'augmentation de volume du cœur gauche; dans l'hypertrophie localisée au ventricule droit, la pointe du cœur — nous l'avons dit déjà — est peu abaissée, mais déviée à gauche vers l'aisselle; de plus, on constate parfois une accentuation nette du bruit diastolique, à gauche du sternum, dans le deuxième espace, au niveau du foyer d'auscultation de l'artère pulmonaire.

*L'hypertrophie des oreillettes* ne se manifeste par aucun signe net; cependant dans le rétrécissement mitral, qui est suivi d'une dilatation hypertrophique parfois très notable de l'oreillette *gauche*, le volume de celle-ci peut être déterminé par la *percussion de la région dorsale gauche*, dans une zone comprise entre les sixième et septième vertèbres dorsales, suivant la technique décrite précédemment.

On peut aussi quelquefois, par la palpation de cette région, provoquer une douleur (*douleur auriculaire*) d'intensité variable.

Enfin la dilatation hypertrophique de l'oreillette *droite* se manifeste quelquefois par des oscillations présystoliques de la jugulaire (*pouls veineux faux*).

**Marche.** — Lorsque le cœur, par l'hypertrophie de sa musculature, a lutté incessamment contre l'obstacle circulatoire, il commence peu à peu à se fatiguer, son énergie contractile diminue progressivement en même temps qu'apparaissent les premiers indices de dégénérescence de sa fibre musculaire, et bientôt il se laisse *dilater* passivement sans pouvoir réagir contre le barrage circulatoire placé en avant de lui. Dès lors les battements du cœur deviennent insensiblement moins intenses, les bruits sont faibles, mous, mal frappés, le choc de la pointe devient diffus, et son siège exact difficile à délimiter avec précision ; dans ces conditions le malade marche insensiblement vers l'*asystolie*, au dénouement fatal.

**Pronostic.** — Lorsqu'il s'agit d'une augmentation de volume du cœur secondaire à une *cardiopathie organique* ou à une lésion de l'aorte, on peut considérer l'hypertrophie du cœur comme éminemment *favorable*, puisqu'elle permet au muscle cardiaque de « compenser », par l'énergie de ses contractions, l'obstacle qui entrave la circulation sanguine. Mais nous venons de voir que ce rôle bienfaisant est essentiellement *précaire*, et que dans une période de temps variable, suivant l'ancienneté de la cardiopathie, et suivant la façon dont le malade fatigue son cœur par sa vie habituelle, calme et reposée, ou au contraire surmenée par le travail ou les excès, la terminaison éloignée ou rapide aboutira toujours à l'asystolie ultime.

Quant à l'hypertrophie du cœur consécutive à l'*atrophie rénale*, son pronostic n'est pas moins grave, car elle n'est que la manifestation vers le cœur d'une affection chronique des reins de la plus haute gravité. Comme les précédentes, cette hypertrophie aboutit à l'*asystolie* qui, plus tard, emportera le malade à moins qu'il n'ait succombé déjà à la suite d'*accidents urémiques*.

L'hypertrophie du cœur associée à l'*artériosclérose* présente également une valeur pronostique très grave.

La dilatation hypertrophique du cœur liée à *la grossesse*, de même que celle qui se rattache à des *troubles gastro-hépatiques*, rentre dans le cadre de la dilatation, plutôt que dans celui de l'hypertrophie ; elles seront étudiées plus loin.

Nous dirons seulement ici que leur pronostic est bénin : la première disparaît généralement après la grossesse, la seconde après un traitement et un régime alimentaire appropriés.

**Diagnostic.** — a. *Peu marquée*, l'hypertrophie du cœur est d'un diagnostic difficile, car ses signes sont à peine indiqués. C'est ainsi que l'impulsion de la pointe pourrait parfois « en imposer » pour des *palpitations nerveuses*. Mais ces dernières ne s'accompagnent ni d'augmentation de la matité, ni de voussure précordiale, et de plus, dans l'intervalle des palpitations, les bruits du cœur restent normaux.

b. Lorsque l'*hypertrophie* du cœur est *très caractérisée*, on la reconnaît à la voussure précordiale, à l'augmentation de la matité cardiaque, à l'abaissement de la pointe du cœur, et à l'énergie de son impulsion. Cependant cet ensemble n'est point caractéristique et la confusion est possible avec d'autres affections.

*Diagnostic différentiel.* — *a.* Dans la *péricardite avec épanchement*, il y a voussure précordiale et augmentation de la matité cardiaque. Mais cette dernière présente une forme spéciale bien caractéristique (*matité en brioche*) due à l'*encoche de Sibson* (voir *Péricardite*).

Dans l'hypertrophie cardiaque, la zone de matité rappelle, d'une façon générale, la forme d'un ovale dirigé de haut en bas et de droite à gauche. De plus, la matité de la péricardite est sujette à des modifications assez rapides, en rapport avec la quantité de liquide épanché qui est essentiellement variable : ces variations quasi journalières ne se rencontrent pas dans l'hypertrophie du cœur.

En outre, dans cette dernière affection, la pointe bat avec une vigueur extrême et *au niveau même de la limite inférieure de la matité*, alors que dans la péricardite avec épanchement, la pointe du cœur est assez difficilement perçue, son choc est mou, affaibli et se produit *au-dessus* de cette limite inférieure.

Ajoutons encore que dans l'épanchement péricardique les bruits du cœur sont sourds, éloignés, quelquefois presque éteints, qu'on observe souvent de la fièvre, de la gêne précordiale, de la dyspnée, et qu'on relève presque toujours des manifestations rhumatismales antérieures aux accidents cardiaques.

*b.* Dans les *anévrysmes de l'aorte*, la matité est limitée à la base du cœur, dans la région aortique, limitant une tumeur pulsatile de cette région avec bruit de souffle, simple le plus souvent. On note encore fréquemment des signes de compression sur les organes du médiastin, de l'inégalité des deux pouls, etc.

*c.* Nous n'insisterons pas davantage sur la voussure thoracique produite par l'*emphysème* ou encore par la *pleurésie avec épanchement*, dont la confusion avec celle de l'hypertrophie cardiaque n'est pas possible avec un peu d'attention.

*d.* La *dilatation du cœur*, qui accompagne si fréquemment l'hypertrophie, peut cependant en être différenciée par plusieurs signes importants qui seront indiqués plus loin.

*Diagnostic étiologique.* — Dès que le diagnostic d'hypertrophie du cœur est établi, il reste à en rechercher les causes. Or, nous savons que ses causes principales sont les *cardiopathies chroniques*, les *affections de l'aorte*, et la *néphrite interstitielle*.

L'auscultation méthodique et la constatation des souffles pathologiques avec leurs caractères habituels démontreront l'existence d'une *lésion du cœur* ou de *l'aorte*; quant à celle de la *néphrite chronique atrophique*, elle s'établira par la présence du rythme de galop, avec hypertension artérielle, de l'albuminurie, et des petits signes du brightisme : pollakiurie, polyurie, sensation de doigt mort, crampes dans les mollets, démangeaisons généralisées, etc., et enfin par les antécédents du malade (saturnisme, artériosclérose, etc.).

**Traitement.** — L'hypertrophie du cœur étant, en définitive un élément favorable, puisqu'elle assure le fonctionnement régulier de la circulation, il n'y a pas lieu de la combattre par des saignées répétées et par un régime alimentaire très sévère et surtout débilitant, suivant la pratique de nos devanciers. Ce qu'il faut faire, c'est la respecter, la favoriser même, sans pour cela lui faire dépasser le but.

Le premier point à assurer est de diminuer le travail du cœur par un régime réparateur, mais non excitant : on en écartera par conséquent l'alcool, le café, le thé ; le tabac sera compris dans cette proscription. De même on écartera du malade toutes les causes de fatigue physique ou morale ; les efforts soutenus, les exercices violents sont interdits, mais il faudra aussi éviter l'exercice insuffisant qui prédispose à l'obésité, complication fâcheuse pour toutes les cardiopathies. Le malade devra donc faire des marches quotidiennes, sans surmenage et sans avoir besoin de se soumettre à la *cure de terrain* dite méthode d'Œrtel, car si un exercice musculaire régulier améliore la nutrition du muscle cardiaque, au contraire tout effort longuement prolongé augmente le travail du cœur, ce que le myocarde sain est seul capable de supporter sans fléchir. Toute fatigue morale doit être écartée pour les mêmes raisons car elle excite le cœur ; *en résumé*, le malade devra autant que possible mener une vie calme, régulière, veillant à la régularité des garde-robes pour éviter la constipation.

Malgré ce traitement bien réglé, et aussi malgré une hygiène bien comprise, il arrivera que le cœur, excité, présentera des signes d'éréthisme très pénible avec crises de palpitations. Contre celles-ci, on ordonnera le repos absolu pendant quelques jours, une alimentation fort légère, puis l'usage des valérianiques et des bromures alcalins. La digitale, conseillée par quelques auteurs, ne pourra être prescrite qu'avec restriction, et à très petites doses ; plus tard elle trouvera son emploi justifié au moment de la dilatation et des premières menaces *d'hyposystolie*. C'est à cette période que le repos absolu, le régime lacté et la digitale, précédés d'une purgation ou d'un drastique, donneront des résultats excellents.

L'*hypertrophie brightique*, associée fréquemment à des lésions artérielles généralisées, réclamera, dès que les crises d'éréthisme seront calmées, l'usage prolongé des iodures alcalins, de la théobromine associés au traitement et au régime alimentaire des néphrites chroniques et de l'urémie.

La fausse *hypertrophie* de *croissance* demande des exercices de gymnastique respiratoire, des mouvements combinés, et tout ce qui est susceptible de développer le thorax.

# DILATATION DU CŒUR

**Préambule.** — Nous avons dit précédemment, à propos de l'hypertrophie du cœur, que toutes les fois qu'il existe un obstacle dans le champ circulatoire, les cavités du cœur situées en amont se dilatent sous l'influence de l'accumulation du sang et de la pression excentrique qu'il exerce sur les parois de ces cavités. Mais bientôt, si l'obstacle persiste, le cœur, pour maintenir la régularité de la circulation, réagit et lutte contre l'obstacle en déployant une énergie contractile plus considérable, et pour cela il s'hypertrophie. Mais celle-ci ne s'opère que si le myocarde a conservé toute son intégrité, et n'a subi aucune atteinte de dégénérescence.

Ainsi donc, *la dilatation est le phénomène premier en date*, et *l'hypertrophie ne survient qu'après elle.*

Quand l'obstacle persiste ou s'accroît, les deux phénomènes fusionnent pour ainsi dire, et on observe la *dilatation hypertrophique* du cœur, qui correspond à l'*hypertrophie excentrique* telle que la concevait Bertin, c'est-à-dire augmentation de capacité des cavités avec hypertrophie de de leurs parois.

Cependant l'hypertrophie n'est point un phénomène nécessaire, et si l'entrave apportée à la circulation n'est que temporaire, ou si les parois musculaires sont minces et peu résistantes, comme celle des cavités droites du cœur par exemple, l'hypertrophie sera nulle ou peu accusée, et le travail morbide sera tout de *dilatation.*

**Historique.** — On doit rapporter à Guillaume Baillou, doyen de la Faculté de Paris, au commencement du dix-septième siècle et à Lancisi les premières indications détaillées concernant la dilatation du cœur, désignée sous le nom d'*anévrysme du cœur*, appellation qui, pour nous, a maintenant une tout autre signification. Les auteurs qui suivirent complétèrent la description première, mais englobèrent dans les mêmes faits la dilatation des cavités avec l'hypertrophie de leurs parois jusqu'à ce que Corvisart, faisant la distinction, eut attribué à la première le nom d'*anévrysme passif du cœur*, par opposition à celui d'*anévrysme actif*, réservé à l'hypertrophie du cœur accompagnée de rétrécissement de la cavité (*hypertrophie concentrique* de Bertin ; 1824).

Nous avons vu précédemment que l'hypertrophie du cœur, qui occupait un rôle si prépondérant dans la pathologie de nos devanciers, a perdu une grande partie de son importance, depuis que les travaux contemporains ont montré qu'un grand nombre de faits, qu'on lui attribuait, doivent rentrer dans le cadre des dilatations cardiaques.

L'histoire de la dilatation du cœur s'est, en effet, considérablement agrandie dans ces dernières années, depuis qu'elle a été rencontrée et décrite dans les *affections gastro-hépatiques* (Potain, E. Barié, des Tureaux), à la suite de certaines *névralgies* ou *névrites* du *plexus brachial* (Potain, Verneuil), dans le cours de la *grossesse* (Vinay, Vaquez), dans la *néphrite scarlatineuse* des *enfants* (Steffen). Elle a été étudiée par Martins [1] chez les enfants faibles, anémiés, scrofulo-tuberculeux, *surmenés* par le travail exagéré des écoles.

Signalons aussi les recherches expérimentales de Schott (1898), de Lichtenstern (1898) et le travail de Feilchenfeld sur les causes et les signes de l'asthénie cardiaque due à la fatigue [2].

**Anatomie pathologique.** — La dilatation du cœur peut être *totale* et porter sur les quatre cavités ; c'est là un fait assez peu fréquent, mais alors, c'est le cœur droit qui est le plus dilaté et qui empiète sur le cœur gauche.

Au contraire la dilatation est *partielle* et dans ce cas n'occupe qu'une seule ou plusieurs cavités. Lorsqu'elle est limitée à un seul cœur, c'est presque toujours du *cœur droit* dont il s'agit, et surtout du *ventricule* ; si au contraire elle est localisée au *cœur gauche*, c'est *l'oreillette* qui est généralement en cause (à la suite du rétrécissement mitral), mais la dilatation s'étend très vite aux cavités du cœur droit, lesquelles secondairement, se laissent facilement distendre.

La dilatation fait subir au cœur des modifications importantes de *position*, de *forme*, de *volume*, de *poids* et de *capacité*.

*a. Position.* — Le cœur dilaté, élargi presque toujours transversalement, est étalé, couché pour ainsi dire, par ses cavités droites, sur le diaphragme qui fléchit et s'abaisse manifestement ; le cœur descend alors jusque vers la partie supérieure de l'épigastre, où ses battements sont perçus avec une grande netteté. La *pointe du cœur* est un peu abaissée : mais surtout déviée en dehors, et dans les grandes dilatations, rejetée jusque dans l'aisselle du côté gauche. Les deux poumons, surtout le gauche, sont déprimés et refoulés en dehors par la masse volumineuse du cœur. Il résulte de ces déplacements divers que le cœur, largement appliqué derrière le sternum et les cartilages costaux, est en contact plus direct avec le thorax qu'à l'état normal.

*b. Forme.* — La dilatation totale des quatre cavités du cœur lui donne une forme globuleuse, parfois *en besace ;* les dilatations partielles lui impriment un aspect variable. Ainsi, dans *l'insuffisance aortique*, le ventricule gauche est distendu et allongé, la pointe du cœur est abaissée mais reste toujours sur la verticale mamelonnaire.

Au contraire, l'*insuffisance mitrale* projette vers l'aisselle le bord gauche du cœur ; l'*insuffisance tricuspidienne* repousse transversalement à droite du sternum, les cavités droites du cœur, et dans ce cas l'oreillette droite ectasiée peut prendre parfois des dimensions considérables. Dans les cas de *rétrécissement de l'artère pulmonaire*, l'infundibulum

1. Martins, *Congr. méd. int.*, Carlsbad, mai 1899.
2. Feilchenfeld, *Berl. Klin. Wochens.*, février 1898.

dilaté et hypertrophié tout à la fois, peut faire saillie sur l'ensemble de la cavité ventriculaire (Letulle).

*c. Volume.* — A l'état normal, le volume du cœur d'un adulte varie entre 250 et 260 centimètres cubes; lorsqu'il est dilaté, le volume peut être beaucoup plus considérable, sans qu'il soit possible de lui assigner une moyenne; on a noté cependant des cas où le cœur était trois à quatre fois plus gros qu'à l'état normal.

Le cœur très dilaté, est gorgé de sang et de caillots qui le distendent outre mesure et qu'on aura soin d'évacuer par le lavage si l'on désire prendre le poids de l'organe.

*d. Structure.* — Dans les cas où le cœur très dilaté prend un volume considérable, la *dilatation* s'accompagne d'amincissement des parois musculaires, elle est alors dite *atrophique*. On la rencontre en général, lorsque le cœur lutte depuis longtemps, et est envahi peu à peu par des altérations dégénératives dont les principales sont la dégénérescence granulo-graisseuse de ses fibres, et l'infiltration pigmentaire. Dans ces circonstances, le myocarde a perdu toute résistance et les cavités se laissent distendre à l'excès. Par un processus contraire, lorsque le cœur, non encore atteint dans sa texture, et ayant conservé toute son énergie contractile s'hypertrophie pour lutter contre l'obstacle placé sur le champ circulatoire, c'est alors la *dilatation hypertrophique* qui prend naissance.

Dans la dilatation avec atrophie, la seule dont il est ici question la minceur des parois est très variable suivant les cas; on a vu l'épaisseur du ventricule gauche descendre de 12 ou 15 millimètres, à 5 millimètres, et même d'après Laënnec à 1 millimètre; dans ces conditions, l'endocarde et le péricarde arrivent à ne plus être séparés que par une très mince couche de fibres musculaires.

Le *cœur* ainsi *aminci* est *mou*, *flasque*, et s'aplatit sur la table d'autopsie; si l'on tient le cœur la pointe dirigée vers le haut, celle-ci s'affaisse et rentre sensiblement dans l'intérieur des ventricules. A la coupe, les piliers charnus sont amincis et à peine saillants. Le *myocarde* offre une coloration *rouge violacé*, ou *rouge brun pâle* ou un peu *jaunâtre* lorsqu'il présente de la dégénérescence graisseuse. A vrai dire, celle-ci, contrairement à ce qu'on prétend encore souvent, est extrêmement rare dans les cardiopathies chroniques, et si dans certains cas de dilatation du cœur, on trouve des traînées de cellules graisseuses parallèles aux fibres musculaires (Letulle), elles existent dans le tissu interstitiel et non dans les cellules musculaires qui restent indemnes: *en résumé*, c'est une lésion de *surcharge* et non de dégénérescence *graisseuse*.

La dilatation du cœur n'a *pas de lésion pathognomonique*, et *toutes les altérations aiguës ou chroniques du muscle peuvent conduire à la dilatation*. Il va sans dire que dans les cas de dilatation passagère, telle que celle qui succède aux troubles gastro-hépatiques, les lésions sont nulles et on ne rencontre que de l'ectasie simple du cœur.

*e. Lésions causales.* — Outre les altérations propres du cœur, on rencontre encore à l'autopsie des lésions variables qui ont été la cause de la dilatation de l'organe ; les principales sont les *cardiopathies organiques :* lésions valvulaires ou des orifices, dégénérescence du myocarde, surcharge graisseuse, symphyse cardiaque, etc., puis les *affections chroniques de l'appareil respiratoire :* bronchite chronique, emphysème, asthme, dilatation des bronches, pneumonie chronique, et peut-être certains cas de phtisie fibreuse.

*f. Lésions consécutives.* — Lorsque la dilatation est considérable, elle donne lieu consécutivement à des altérations secondaires intéressantes. Ce sont des *insuffisances fonctionnelles de la valvule mitrale* (JACCOUD [1]), *et de la tricuspide*, dues beaucoup moins, contrairement à ce qu'on a dit, à l'élargissement progressif des orifices auriculo-ventriculaires, qu'à l'écartement excentrique des cordages tendineux : par le fait de l'élargissement ventriculaire, ils attirent en bas et en dehors les bords de la mitrale ou de la tricuspide et les empêchent de se relever pour clore complétement l'orifice auriculo-ventriculaire au moment de la systole, d'où insuffisance notable. Cette lésion est surtout plus fréquente pour la valvule tricuspide, par suite de la facilité que présente le ventricule droit à se dilater à cause de la minceur normale de ses parois. Quant à l'insuffisance fonctionnelle des *sigmoïdes aortiques* ou *pulmonaires*, elle est beaucoup plus rare, d'une part à cause de la difficulté qu'éprouvent les anneaux artériels à se dilater, et d'un autre côté parce que les valvules subissent alors une ectasie proportionnelle. La dilatation extrême des *oreillettes* entraîne parfois celle de l'embouchure des veines caves, qui sont considérablement agrandies ; de plus il est possible que la fosse ovale élargie permette le retour de la communication interauriculaire par la fissure du trou de Botal ; cette complication exceptionnelle peut expliquer certains cas de *cyanose* chez l'*adulte*.

Enfin, on rencontre encore les *altérations* habituelles *de l'asystolie*, vers laquelle tend la dilatation du cœur, ce sont des congestions viscérales : poumons, foie, reins, des infarctus, des hydropisies des séreuses.

**Etiologie.** — Nous avons vu précédemment que tout obstacle important à la circulation sanguine entraîne la rétro-dilatation des cavités cardiaques ; elle peut être *passagère* ou *permanente*.

A. *Dilatation aiguë passagère.* — *a.* Elle peut être *physiologique*, par exemple à la suite d'une *ascension* de montagne, d'une *course rapide*, d'un exercice de gymnastique, de l'abus de la bicyclette, des bains froids prolongés, d'un repas copieux, enfin des émotions morales vives et des excès vénériens. Dans tous ces cas la dilatation cède au repos, à moins que le muscle cardiaque ne soit profondément altéré.

Th. Scott [2], examinant des individus sains soumis à des exercices vio-

1. JACCOUD, *Gaz. hebdomad. de méd. et de chirurg.*, 1861.
2. Th. SCHOTT, *Deutsch. Med. Zeitung*, n° 73, 1898.

lents, ou des *cyclistes surmenés*, a vu chez eux le cœur se dilater de 1 à 5 centimètres et la pointe être rejetée en dehors. Il a noté de plus, une diminution de la tension artérielle au pouls radial, et l'existence d'une arythmie légère.

*b.* La dilatation passagère du cœur peut survenir pathologiquement à la suite de certaines *affections aiguës* ou *subaiguës :* par exemple au cours des *endo-péricardites* et de certaines *myocardites infectieuses* liées à la *fièvre typhoïde*, aux *fièvres éruptives* (scarlatine), à la *grippe*, au *typhus*, à *l'erysipèle* (P. Teissier 1910), au *paludisme* (Fornario 1900, Rummo), à la *diphtérie*(Hans Dietlen [1]), à *l'infection pyocyannique* (Charrin), au *rhumatisme articulaire aigu* (Henschen, 1899, P. Teissier [2], E. Barié [3], Merklen [4] Ferrier [5]). Dans ces cas, la dilatation peut être la conséquence d'une endo-myocardite infectante rhumatismale, ou bien survenir d'une façon aiguë d'emblée, sans myocardite préalable, par simple parésie d'insuffisance cardiaque, provoquées par les toxines et suivies bientôt par la *dilatation aiguë* du cœur. Dans les cas de Bret [6] et d'Herringham [7], les malades moururent subitement au cours d'une crise de rhumatisme aigu ; à l'autopsie on trouva une grande dilatation cardiaque. Gouget [8] analysant ces faits pense qu'elle peut s'expliquer par une myocardite avec ou sans endo-péricardite, et peut-être aussi par une simple influence nerveuse. Dans tous ces cas, l'entrave à la circulation n'est point à la périphérie, mais se trouve dans le myocarde lui-même qui a perdu sa tonicité et son énergie contractile et se laisse distendre. On a noté encore la dilatation passagère du cœur dans la *bronchite capillaire* et dans la *pneumonie* (Graves, Grisolle), mais dans ces cas l'obstacle est dans la petite circulation, et c'est le cœur droit qui se dilate principalement.

*c.* Le *surmenage aigu du cœur* peut provoquer la dilatation aiguë du cœur; il est la conséquence des efforts musculaires violents, de la fatigue extrême qui succède aux exercices des *lutteurs*, aux *marches forcées* surtout chez les *jeunes soldats non encore entraînés* (Fraentzel [9], guerre franco-allemande; guerre de Sécession : Myers ; Coustan, 1885), aux *records* de bicyclette, etc. On observe encore la dilatation cardiaque dans le surmenage chez certains *coureurs* : tel le cas classique du soldat de Marathon, tombant mort en apportant la nouvelle de la victoire, et celui de cet homme (Chauffard et Ramond [10]) qui succomba en asystolie suraiguë après avoir fourni en 4 heures une course de 30 kilomètres. Chez

1. Hans Dietlen, *Munch. med. Wochenschr.*, 11 avril 1905.
2. P. Teissier, *Soc. méd. des hôpit.*, Paris, 29 mars 1901, p. 323.
3. E. Barié, *Soc. méd. hôpit.*, Paris, 29 mars 1901, p. 327.
4. Merklen, *Ibid.*, 19 avril 1901.
5. Ferrier, *ibid.*, 3 mai, 1901.
6. Bret, *Province médicale*, 1894.
7. Herringham, *Transact. of the clin. Soc. of London*, 1898.
8. Gouget, *Presse méd.*, 17 mai 1905.
9. Fraentzel, *Arch. f. path. Anat.*, t. LVII, fasc. 2, 1873.
10. Ramond, *Soc. méd hôpit.* Paris, décembre 1895.

des athlètes, Colliers[1] a observé la dilatation du cœur droit. Martins (1899) a rencontré la dilatation aiguë du cœur chez de jeunes *domestiques* à constitution faible et anémique, surmenées par une besogne au-dessus de leurs forces. Cette dilatation aiguë a été bien étudiée par Wilh. Friedrich[2]. Elle survient d'autant plus facilement que le cœur était déjà malade antérieurement (DE LA CAMP[3]), mais elle peut éclater aussi chez des sujets indemnes de cardiopathie, dont le cœur et la nutrition étaient défectueux, par suite de privations, d'alimentation insuffisante, et aussi d'émotions déprimantes (guerre, places assiégées, etc.). Cette dilatation aiguë du cœur est parfois d'un pronostic très grave.

*d.* Certaines *affections gastro-hépatiques* (POTAIN[4], E. BARIÉ[5], DES TUREAUX[6], VIALARD[7]) ou *intestinales* (J. TEISSIER) peuvent donner naissance à la *dilatation*, généralement passagère *du cœur droit*. Il s'agit toujours en pareil cas d'affections légères des voies digestives (embarras gastrique infectieux lithiase biliaire, catarrhe des voies biliaires dans les poussées qui se produisent dans le cours de la cirrhose hypertrophique, etc.), on ne la rencontre pas dans les affections qui détruisent la muqueuse ou désorganisent profondément les tissus : inflammations chroniques diffuses, dégénérescences organiques, etc. Cette dilatation ne saurait être attribuée, ainsi que quelques-uns l'ont pensé, à une distension exagérée de l'estomac par des aliments trop abondants, suivie de refoulement du diaphragme et de gêne circulatoire, car elle peut se produire instantanément chez des sujets qui n'ont pris qu'une cuillerée de potage, ou quelques parcelles de biscuit, ainsi que j'en ai vu deux exemples. En quelques mots, le mécanisme de cette dilatation cardiaque est le suivant : de la muqueuse gastrique ou des voies biliaires, se produit une incitation réflexe qui va retentir sur les capillaires du poumon dont elle provoque le resserrement spasmodique ; par suite, la tension s'élève rapidement dans l'artère pulmonaire, et le ventricule droit, pour lutter contre cet obstacle en avant de lui, se dilate d'une façon manifeste. Cet acte réflexe ainsi que l'ont démontré expérimentalement Arloing, Morel[8] et François-Franck[9], se produit par l'intermédiaire du grand sympathique, mais il est probable que le pneumogastrique joue également un rôle dans cette action nerveuse.

1. COLLIERS, *Clinical journ.*, mars 1909.
2. WILHEM-FRIEDRICH, *Klin. Therap. Woch.*, janvier 1898.
3. DE LA CAMP, *Zeitschr. f. klin. Med.*, 1903.
4. POTAIN, *Associat. franç. pour l'avancem. des sciences*, Paris, 1878 ; et *Congrès de Montpellier*, 1879 ; *Clin. méd. de la Charité*, 1894, p. 205.
5. E. BARIÉ, « Recherches clin. sur les accid. cardio-pulmon. consécutifs aux troubles gastro-hépatiques », *Revue de médecine*, janvier 1883, p. 1 et 117.
6. DES TUREAUX, « Dilat. du cœur droit d'origine gastriq. », *Th.* Paris, 1879.
7. VIALARD, « Troubl. nerv. cardio-pulm. consécut. aux affect. stomacales », *Th.* Paris, 1899.
8. MOREL, « Rech. expériment. sur la pathog. des lésions du cœur droit, etc. » *Th.* Lyon, 1880.
9. FRANÇOIS-FRANCK, « Sur les sign. et la pathog. des cardiopath. d'origine gastro-hépat. », *Gaz. hebdomadaire*, 28 mai 1880.

Ce mécanisme s'accompagne, avons-nous dit, d'une élévation de la tension dans le système de l'artère pulmonaire. La clinique en donne la preuve en montrant l'*accentuation* très nette que présente le *bruit diastolique au niveau* du foyer d'auscultation de l'*artère pulmonaire*. Les expérimentateurs précités ont pu constater et enregistrer cette élévation de la tension dans la petite circulation chez des chiens, dont ils excitaient l'estomac ou le foie par des courants d'induction.

La dilatation du cœur droit consécutive aux troubles gastro-hépatiques est *généralement transitoire*, car les causes qui la produisent ne persistent guère, mais elle *peut se prolonger*, si ces causes sont durables; c'est ce qu'on observe par exemple dans les cas où des calculs biliaires restent enchatonnés dans le canal cholédoque et donnent naissance à un ictère persistant ou chronique. C'est alors que les phénomènes de dilatation s'exagérant de plus en plus, il peut se produire une *insuffisance tricuspidienne fonctionnelle*, résultant de l'ectasie extrême du ventricule droit. Dans ces conditions on voit se dérouler peu à peu tous les accidents de l'asystolie à la suite desquels les malades peuvent succomber (POTAIN [1]).

Plus récemment, Monnier [2] a rapporté l'observation d'un malade chez lequel une cirrhose biliaire calculeuse avait déterminé des crises d'asystolie à répétition qui finirent par entraîner la mort; à l'autopsie, il n'y avait pas de lésions valvulaires, mais une grande dilatation du cœur qui pesait 470 grammes.

La fréquence des *troubles gastro-hépatiques* et la rareté relative de la dilatation du cœur droit en pareilles circonstances indiquent que ces troubles, pour se produire, exigent certaines *conditions* individuelles *prédisposantes* : ce sont surtout l'état névropathique du sujet, l'hystéricisme, la chlorose, etc., qui expliquent la plus grande fréquence de ces accidents chez la femme.

L'importance extrême d'une influence nerveuse dans ce complexus a été bien indiquée par François-Franck [3] : le phénomène pour se produire nécessite la mise en jeu simultanée d'influences nerveuses cardio-inhibitrices ; celles-ci atténuent la résistance du myocarde ventriculaire, et empêchent le cœur de résister à l'excès de pression intérieure. Cela est si vrai, qu'un obstacle considérable à la déplétion du ventricule droit, comme la compression de l'artère pulmonaire par exemple, ne peut produire de dilatation ventriculaire avec insuffisance tricuspidienne, que si l'action dépressive des nerfs modérateurs est mise en jeu simultanément. Enfin, ce même auteur a montré que ce spasme réflexe des vaisseaux pulmonaires avec dilatation aiguë du cœur droit, pouvait se rencontrer dans la plupart des affections douloureuses de l'abdomen : intestins (J. TEISSIER, 1879), péritoine, organes du petit-bassin.

1. POTAIN, *Journ. de méd. et chirurg. pratiq.*, septembre 1900, p. 652.
2. MONNIER, *Gaz. méd.*, de Nantes, 15 mai 1909.
3. FRANÇOIS-FRANCK, *Acad. de méd.*, février 1896, et *Arch. de physiologie*, 1896.

*e.* Certaines *intoxications*, l'alcool[1], la bière (BAUER), le tabac, en agissant sur le myocarde qu'ils affaiblissent, prédisposent à la dilatation cardiaque. Bollinger et Bauer (1893) ont donné une description intéressante du *cœur des buveurs de bière* de Munich (le *bierherz*) : c'est un cœur énormément augmenté de volume, à cavités dilatées et à parois très épaissies; il s'agit d'un processus complexe dans lequel interviennent des conditions à la fois mécaniques et toxiques : d'une part, le surmenage du cœur luttant contre l'accumulation excessive de liquide dans la circulation; d'autre part, la mauvaise élimination de ce liquide à cause des altérations du rein et des artères causées par l'alcool et sans doute aussi des autres substances entrant dans la composition de la bière[2].

Dans tous ces cas, la dilatation précède l'hypertrophie.

*f.* La *grossesse* est souvent accompagnée d'augmentation de volume du cœur, due à la pléthore sanguine qui accompagne cet état.

Larcher (1859), Ménière et Blot pensaient qu'il s'agit dans ce cas d'une hypertrophie vraie; mais nous avons vu précédemment qu'il n'en est rien, et que l'augmentation de volume est due à la *dilatation du cœur* (PETER, RENDU, VAQUEZ). *Elle porte d'une façon presque exclusive sur le cœur gauche;* mais, même dans les cas où elle s'accompagne d'hypertrophie légère, cette *lésion* est *temporaire* et disparaît habituellement après l'accouchement, parallèlement à l'involution utérine.

*g.* La *chlorose* (BEAU, 1845; PARROT, 1866; HAYEM; E. BARIÉ[3]) est quelquefois accompagnée de dilatation du cœur. Peter l'attribue à un défaut de tonicité du myocarde; d'après Moriez (1880) elle serait due à la nutrition languissante générale qui caractérise la maladie première. Cette dilatation porte principalement sur le cœur droit et peut disparaître avec l'altération du sang qui l'a causée; cette question de l'état du cœur chez les chlorotiques sera étudiée ultérieurement.

*h.* Enfin certaines *névroses cardiaques* favorisent la dilatation temporaire du cœur : telle est la *maladie de Basedow*, par exemple.

D'après Krauss (1906), certains *goîtres simples* comprimant très fortement les grosses veines de la base du cou ainsi que la trachée engendreraient ainsi une entrave dans la circulation pulmonaire suivie parfois de dilatation des cavités droites du cœur.

*i.* Chez quelques nerveux, on peut observer la dilatation du cœur consécutive à *l'angiospasme*, signalée par Jacob (1895) et Vermehren (1902). Chez ces malades, par suite d'une *vaso-constriction périphérique*, on observe de la pâleur de la face et des extrémités avec refroidissement et parfois des marbrures passagères, de la polyurie, des vertiges, des palpitations et des sensations d'angoisse dues à la dilatation du cœur. Celle-ci est sous la dépendance d'un *état paroxystique d'hypertension artérielle.*

1. TRÉSILIAN, *Edinb. Med. Journ.*, juin 1898.
2. KEFERSTEIN, *Zeitschr. f. diæt. und physik. Therap.*, juillet 1904.
3. E. BARIÉ, « Le cœur dans la chlorose », *Sem. méd.*, 19 décembre 1900; et *Acad. de médecine*, 21 avril 1908.

B. *Dilatation permanente.* — Elle est la conséquence des *altérations chroniques du myocarde*, des *péricardites chroniques*, de la *symphyse cardiaque*, de la *dégénérescence graisseuse*, etc. Le myocarde ainsi affaibli devient incapable de résister à la pression sanguine, et dans de pareilles conditions, *s'il survient* une *affection intercurrente* augmentant encore la tension sanguine, comme une pneumonie par exemple, le malade sera en danger et pourra succomber à la suite d'asystolie rapide par insuffisance cardiaque.

*a. La dilatation du ventricule gauche* est exceptionnelle, elle *est généralement associée à l'hypertrophie* qu'elle a d'ailleurs toujours précédée; c'est pourquoi les lésions aortiques sont suivies de dilatation hypertrophique du ventricule gauche. Par contre, l'*oreillette gauche peut se dilater isolément* et d'une façon considérable à la suite du *rétrécissement mitral.*

*b.* Le *ventricule droit* peut, au contraire, présenter de la *dilatation permanente* avec une grande facilité. A la suite des *lésions du cœur gauche*, et surtout après certaines *affections chroniques des voies respiratoires : bronchite chronique*, *emphysème*, *asthme*, *dilatation des bronches*, *sclérose pulmonaire*, et dans quelques cas de *phtisie fibreuse*, on observe parfois une dilatation du cœur droit consécutive aux altérations chroniques des poumons.

Il en est de même chez les sujets atteints de *déformations rachidiennes* (*scoliose*, *cyphose*, *lordose*) principalement dans la première. Ici la gène de la respiration est permanente (*Asthma a gibbo*, de Sauvages[1]), et accrue par la moindre bronchite; la dilatation cardiaque droite est la conséquence de la gène qu'éprouvent les poumons dans leur fonctionnement, par suite de l'étroitesse de la cage thoracique ; c'est le *cœur des bossus* (Sottas). La survie peut être relativement longue, mais la plupart de ces gibbeux avec retentissement morbide sur le cœur succombent, soit à la suite de complications vers l'appareil respiratoire, soit par insuffisance cardiaque ou encore à la suite d'une crise d'asystolie à marche rapide. Lorsque le cœur se trouvait déjà atteint par une lésion valvulaire ou myocardique préexistantes, l'évolution fatale se précipite rapidement.

**Symptômes.** — Ils varient suivant la cause qui a déterminé la dilatation, et aussi suivant que l'ectasie porte sur le cœur gauche ou sur le cœur droit, mais il existe pour tous les cas, un certain nombre de phénomènes communs que nous allons d'abord étudier ; ce sont ceux qui caractérisent l'état désigné sous le nom d'*asystolie incomplète* ou encore d'*hyposystolie*.

*Inspection.* — A l'inspection du thorax, on ne trouve pas de voussure précordiale, le *choc de la pointe* est *faible*, diffus, parfois assez difficilement perceptible : la *pointe* est un peu abaissée mais surtout *rejetée*

1. Boissier de Sauvages, « Nosolog. method. sistens. morbor. classes, etc. ». Amsterdam, 1768, t. I, p. 661.

plus ou moins loin en dehors du rebord sternal, *vers l'aisselle* du côté *gauche*, parce que la dilatation porte presque exclusivement sur le cœur droit, alors que celle du cœur gauche, ainsi que nous l'avons fait remarquer, est exceptionnelle.

*Percussion.* — Elle dénote une *augmentation* plus ou moins étendue *de la matité* normale du cœur, surtout *dans le sens transversal;* cependant la matité absolue (petite matité) n'est relativement que peu accrue, parce que les bords antérieurs des poumons ne se laissent que peu refouler. Lichtenstern[1] pense, au contraire, que cette dilatation amène une compression notable de ces bords antérieurs, ce qui expliquerait la dyspnée et les états asthmatiques (asthme cardiaque) très fréquents dans l'ectasie du cœur.

*Auscultation.* — L'auscultation révèle des signes variables ; le plus souvent on remarque la *faiblesse* des bruits normaux du cœur, dans d'autres cas, ainsi que nous l'avons relevé dans les faits de dilatation du cœur droit d'origine gastro-hépatique, et aussi, quoique plus rarement, dans *l'emphysème*, on perçoit une *accentuation* manifeste du *bruit diastolique à gauche du sternum* au foyer habituel d'auscultation de l'artère pulmonaire : il est l'indice de l'augmentation de la tension sanguine dans ce vaisseau.

Dans d'autres circonstances, on perçoit une altération dans le rythme des bruits du cœur, sous forme de *bruit-choc de galop*, et parfois encore la présence d'un *souffle systolique* dans la région apexienne.

Le *bruit de galop*, dont il s'agit ici, appartient presque toujours au *cœur droit*, il est constitué par un bruit-choc souvent diastolique, mais qui peut occuper également la présystole, ce qu'on observera de préférence lorsque la diastole est courte et les battements du cœur fréquents. Ce galop du cœur droit se rencontre dans la dilatation cardiaque liée aux *troubles gastro-hépatiques*, parfois dans *l'emphysème* très accusé (Roch) et exceptionnellement dans la *péricardite* (Potain), l'*érysipèle* (P. Teissier[2]). Il a son siège maximum au niveau de la partie inférieure du sternum, à l'épigastre.

Dans les cas de *galop du cœur gauche*, qu'on peut rencontrer surtout dans la dilatation cardiaque des pyrexies et des états infectieux (exanthèmes, fièvre typhoïde, pneumonie, etc.), le bruit se perçoit de préférence entre la pointe, le tiers inférieur du sternum, et le deuxième espace intercostal. Le mécanisme du bruit-choc de galop nous est connu, nous n'y reviendrons pas.

Enfin, dans les cas où l'ectasie du cœur est considérable, elle peut donner lieu à des *insuffisances valvulaires fonctionnelles*, intéressant la *mitrale* (Jaccoud, Friedreich) ou plus souvent la *tricuspide* (Parrot, Potain). Elles donnent lieu à un souffle systolique au niveau même de la pointe dans le premier cas, à la partie inférieure du sternum, vers le bord gauche de l'appendice xiphoïde, dans le second. *Ces insuffisances* sans

1. Ern. Lichtenstern, *Prag. Med. Wochens.*, mai-juin 1898.
2. P. Teissier, *Sem. médicale*, 12 janvier 1910.

lésions de valvules *sont passagères*, et disparaissent parallèlement à la dilatation qui les a créées ; attribuées à la dilatation exagérée des anneaux auriculo-ventriculaires et au relâchement paralytique des muscles papillaires, elles sont produites surtout, ainsi que nous l'avons dit déjà, par la dilatation extrême des ventricules.

Le *pouls radial* est généralement *petit*, *mou*, précipité, quelquefois irrégulier, et *dicrote* (MENITONI[1]) ; dans les cas de complication temporaire d'insuffisance tricuspidienne, on trouve un pouls veineux vrai hépatique et des jugulaires.

*Troubles fonctionnels.* — D'une façon générale, ce sont ceux qu'on rencontre dans tous les cas de défaillance, ou si l'on aime mieux, d'*insuffisance cardiaque* et dans l'asystolie incomplète.

On observe de l'œdème des extrémités, des stases veineuses, de la cyanose légère, des congestions viscérales (poumon, foie, reins), de la dyspnée, de la toux avec expectoration quelquefois rosée et même des hémoptysies, de l'état subictérique de la peau, de l'albuminurie plus ou moins marquée, des tendances aux lipothymies, etc. Ces divers accidents sont d'ailleurs sujets à des variations nombreuses.

Dans la *dilatation d'origine gastrique ou hépatique*, on peut rencontrer encore quelques accidents d'une nature particulière. La dyspnée dont nous avons décrit antérieurement les caractères, commence immédiatement après l'ingestion de quelques aliments, ou même de quelques cuillerées de potage ; chez quelques-uns, c'est simplement un peu de gêne respiratoire, une sorte d'anhélation plutôt que de la dyspnée véritable ; mais chez d'autres, c'est une orthopnée considérable, avec angoisse extrême, menace d'asphyxie, cyanose et refroidissement périphérique. Il semble au malade que quelque chose s'oppose à l'entrée de l'air dans les voies respiratoires, et cependant il n'en est rien car l'auscultation montre que l'air pénètre sans difficulté dans le poumon.

Néanmoins, le malade a une véritable *soif d'air* que ne calment pas les larges inspirations. C'est que cette *dyspnée comparable*, non comme on l'a dit par erreur, à un accès d'asthme, mais à la dyspnée de l'*embolie pulmonaire*, est produite non parce que l'air ne s'introduit pas dans le poumon, mais parce que dans les alvéoles, le sang n'arrive plus au contact de l'air par suite de la contraction spasmodique des capillaires sanguins. Dans quelques cas (POTAIN, RIBIERRE et E. MERLE)[2] on observe des hémoptysies, indice de l'hypertension pulmonaire parfois fort élevée qui s'accuse d'autre part, par une accentuation très marquée du bruit diastolique au niveau du foyer de l'artère pulmonaire.

Quoi qu'il en soit, cette dyspnée si vive procède par accès, les respirations se ralentissent et se régularisent progressivement et l'orage se calme peu à peu, ne laissant après lui que de l'anhélation légère qui peut durer jusqu'au prochain accès, provoqué, comme les précédents, par une alimentation même la plus frugale.

1. MENITONI, *Sett. med.*, mars 1898.
2. RIBIERRE et E. MERLE, *Soc. méd. hôpit.*, Paris, 11 novembre 1910.

Dans quelques circonstances plus rares, nous avons observé avec Potain, des crises de *pseudo-angine de poitrine.*

**Marche.** — Les symptômes que nous venons de décrire ont une évolution très différente suivant les cas : s'il s'agit d'une dilatation temporaire, ils disparaissent avec la cause qui les a fait naître, mais peuvent se présenter de nouveau avec le retour de la cause initiale (grossesse, troubles digestifs, etc.). Quand les conditions pathologiques qui ont déterminé la dilatation du cœur sont permanentes : cardiopathies valvulaires, lésions chroniques du poumon ou des bronches, etc., elle ne rétrocède pas et s'accompagne, au bout d'un temps variable, de troubles fonctionnels graves, liés à la déchéance du myocarde.

**Diagnostic.** — La dilatation du cœur peut être confondue surtout avec la *péricardite avec épanchement ;* dans cette dernière affection, on observe une voussure précordiale qui manque généralement dans la première ; de plus, la matité présente la forme dite « en brioche », si caractéristique, et la pointe du cœur bat au-dessus du niveau inférieur de la matité. D'ailleurs le choc de celle-ci est très affaibli, mais on peut quelquefois le voir réapparaître, en faisant passer le malade du décubitus dorsal dans la position assise.

*Dans la dilatation cardiaque*, la pointe du cœur est déviée et généralement rejetée vers l'aisselle gauche ; le choc qu'elle produit, quoique affaibli, ne semble pas l'être autant que dans la *péricardite.*

Dans cette dernière, les bruits du cœur sont sourds, presque éteints ; dans la dilatation, ils sont affaiblis, surtout le premier et souvent, au contraire, le second présente une accentuation manifeste s'il s'agit d'une dilatation du cœur droit, ce qui est la règle, car la dilatation simple du cœur gauche est une rareté.

De plus, la dilatation du cœur étant le plus souvent consécutive à une cardiopathie préétablie (endocardite, myocardite) ou à une affection chronique des voies respiratoires, on relèvera dans le premier cas la présence de souffles pathognomoniques, et dans le second, des signes stéthoscopiques propres à chacune des affections en cause : bronchite chronique, emphysème, etc.

La *dilatation* spéciale du *cœur droit* sera reconnue par la forme de la matité précordiale, la pointe déviée vers l'aisselle gauche, l'accentuation diastolique au niveau de l'artère pulmonaire, par des accidents de stase veineuse généralement très marqués. Enfin dans quelques cas (dilatation d'origine gastro-hépatique) on a rencontré un rythme de galop à l'épigastre au niveau de l'extrémité inférieure du sternum.

Le *diagnostic différentiel de la dilatation avec* l'*hypertrophie du cœur* est assez délicat à cause de la simultanéité des deux lésions ; toutefois cette dernière se fera remarquer par l'intensité du choc de la pointe, par l'énergie des battements cardiaques, par le timbre de cliquetis métallique du second bruit, alors que les signes physiques propres à la dilatation peuvent se résumer par ces mots : faiblesse du choc de la pointe et des bruits normaux.

La recherche du *réflexe cardiaque d'Abrams* sera utile dans les cas douteux : s'il s'agit de dilatation du cœur, les frictions de la région précordiale diminuent le volume du cœur, et par conséquent son aire de matité à la percussion, alors que dans la péricardite avec épanchement, ou encore dans la symphyse du péricarde, le volume du cœur ne change pas et la matité reste irréductible. On sait que pour cet auteur ces résultats ne sont nettement appréciables qu'à la radioscopie.

**Pronostic.** — *a*. Il est *sans gravité immédiate* dans la *dilatation transitoire*, quoiqu'elle indique la tendance fâcheuse que présente le myocarde à céder au moindre obstacle. Elle *guérit* lorsqu'elle est sous la dépendance de *troubles digestifs* ou d'un *surmenage passager*, mais encore faut-il que le sujet ne soit pas un vieillard car les accidents ont alors plus de gravité.

C'est ce qu'on observe par exemple lorsque chez des *gens âgés* atteints de pneumonie aiguë, de broncho-pneumonie suite de grippe, le cœur vient à se dilater ; on voit alors fréquemment se produire un état très grave d'asthénie cardiaque qui emporte rapidement le malade.

Néanmoins chez l'adulte, on a vu la *mort* survenir par syncope dans quelques cas de *dilatation aiguë*, à la suite d'efforts violents et prolongés (marches forcées), mais dans la plupart des cas le cœur était déjà malade antérieurement et n'avait pu résister à l'excès de travail qu'on exigeait de lui.

*b*. Lorsqu'elle est *permanente* et causée par des affections chroniques du cœur ou des voies respiratoires, le *pronostic* est *grave*, car l'affaiblissement progressif du myocarde est un acheminement certain vers l'asystolie finale.

**Traitement.** — Lorsque la dilatation cardiaque se rattache à un *obstacle* transitoire s'opposant à la déplétion du cœur, comme les *troubles gastro-hépatiques* par exemple, le *repos*, les *laxatifs légers* et surtout le *régime lacté absolu* constituent un traitement extrêmement actif. Potain a vu plusieurs malades menacés d'asystolie née dans de semblables conditions, revenir à la vie et guérir complètement par ces simples moyens. Il faut savoir cependant que le régime lacté, qui réussit merveilleusement s'il s'agit de troubles gastriques, donne des succès moindres quand les troubles sont d'origine hépatique. L'élément nerveux, qui préside à l'enchaînement des accidents, ne doit pas être combattu par les bromures qui troublent la digestion, mais, s'il y a lieu, par l'éther et surtout par les valérianiques (teinture de valériane, valérianate d'ammoniaque, etc.), mais ce dont il faudra s'abstenir, c'est de donner la digitale qui ne ferait qu'aggraver le mal, par les troubles gastriques qu'elle engendre si souvent et peuvent se surajouter aux troubles digestifs préétablis.

Si l'ectasie cardiaque est liée à une *cardiopathie chronique*, le malade doit d'abord garder le *repos absolu au lit*, puis, s'il y a déjà des accidents d'hyposystolie : œdème, cyanose, dyspnée intense, rareté des urines, etc., une *saignée* renouvelée quelques jours après, s'il y a lieu, marquera heureusement le début du traitement. Les purgatifs et mieux les *drastiques* pourront ensuite être conseillés, mais l'indication capitale et pressante est de réveiller et de stimuler l'énergie du muscle cardiaque : pour cela on s'adressera à la *digitale* ou *à la digitaline*, à la *caféine et* aux *stimulants* comme *l'acétate d'ammoniaque*, *l'éther*. *L'alcool*, si préjudiciable aux cardiopathies non troublées, sera ici d'un utile secours ; enfin on prescrira encore le *café*.

Cette médication stimulante, qui trouve également son application dans la *dilatation aiguë des fièvres*, sera complétée par l'emploi des révulsifs, du *sac de glace* sur la région précordiale, des injections sous-cutanées d'*huile camphrée*, de *sulfate de spartéine* et de *sulfate de strychnine*.

Dans le cas de dilatation aiguë d'origine rhumatismale, le salicylate de soude s'étant montré impuissant à prévenir les accidents cardiaques, on pourrait faire appel à la quinine dont on connaît l'action cardiotonique. Contre les phénomènes douloureux, le *chlorhydrate de morphine* à très petite dose peut être conseillé utilement.

Nous rappellerons qu'il est bon d'agir avec prudence et de *ne point supprimer brusquement* la dilatation des cavités droites et l'*insuffisance tricuspidienne*, car cette dernière est une véritable *soupape de sûreté*, *pour les lésions du cœur gauche* et surtout le rétrécissement mitral. En agissant avec trop d'énergie on élèverait la tension sanguine intra-pulmonaire, et on s'exposerait à faire naître dans le poumon des poussées congestives, des *infarctus hémoptoïques* avec les accidents habituels de l'apoplexie pulmonaire.

---

# ATROPHIE DU CŒUR

L'atrophie du cœur est caractérisée par la diminution de son volume et de son poids ainsi que de la capacité de ses cavités.

Elle a été observée par Morgagni et par Corrigan (1832) et étudiée plus complètement par Bouillaud (1835), Albers (1836), Chomel, Church (1868), Parrot, et au point de vue des altérations anatomiques par Förster, et par Cornil et Ranvier.

**Anatomie pathologique.** — Certains auteurs reconnaissent trois formes distinctes suivant que la capacité des cavités est normale, augmentée ou diminuée ; mais les deux premières ne peuvent être distinguées des dégénérescences cardiaques (Lancereaux), la dernière seule constitue l'atrophie vraie.

1° Nous ne ferons que signaler les *atrophies partielles*, localisées à une seule cavité du cœur, qui sont la conséquence prochaine de certaines affections valvulaires par exemple l'atrophie du ventricule gauche dans le rétrécissement mitral, ou encore celles qui relèvent de lésions congénitales. Nous n'insisterons pas davantage sur les cas rares où l'atrophie est localisée seulement aux muscles papillaires et aux tendons (PARROT), ainsi que sur certaines portions des valvules : on sait en effet que l'état criblé que l'on trouve quelquefois sur les valvules aortiques serait dû à l'atrophie.

2° Nous aurons en vue seulement ici l'*atrophie généralisée* aux quatre segments du cœur.

Le *poids* du cœur peut être considérablement réduit : de 250 à 300 grammes, il descend à 180, 150 grammes, et Bouillaud a signalé un cas où le cœur ne pesait pas plus de 135 grammes; à l'autopsie d'un homme adulte, observé par Chomel, le cœur ne dépassait pas le volume d'un œuf de poule; mais quoique diminué de volume, l'organe conserve sa forme.

L'*aspect* du *cœur* est très variable : dans quelques cas, on note la disparition presque totale des tractus graisseux sous-péricardiques et leur remplacement par une sorte d'*infiltration louche*, œdémateuse, surtout à la base des gros vaisseaux et sur le trajet des coronaires. Dans d'autres cas au contraire, le cœur réduit de volume est comme perdu, *étouffé*, par une *masse de graisse* sous-péricardique qui l'environne et envoie des prolongements jusque dans l'interstice des faisceaux du myocarde.

Le *péricarde* peut être plissé, ridé pour ainsi dire, ou bien présenter un épaississement considérable, scléreux et même cartilagineux ainsi que des adhérences étendues, englobant le cœur dans une symphyse plus ou moins complète. L'*endocarde* reste à peu près normal ou perd son état lisse et transparent.

La *coloration* du *myocarde* est variable : tantôt *rougeâtre* avec aspect *cireux* et brillant, il peut dans d'autres circonstances prendre une coloration rouge jaunâtre, et quelquefois même *brun foncé* par accumulation au pourtour des noyaux des fibres du myocarde de granulations pigmentaires : c'est l'*atrophie pigmentée* de Friedreich opposée à l'*atrophie scléreuse*.

Au *point de vue histologique*, on constate dans les cas d'atrophie extrême une *diminution du diamètre des fibres musculaires* (FORSTER, LANCEREAUX); pour Cornil et Ranvier le fait serait difficile à établir.

**Etiologie.** — L'atrophie *congénitale*, décrite par Chomel, a été repoussée par Parrot [1]; l'*atrophie acquise* serait le propre de la *vieillesse* (FRIEDREICH), mais d'après Bizot, Cruveilhier, et Brousse [2], le cœur paraît présenter plutôt une augmentation de poids, en proportion avec l'âge du sujet; c'est également l'opinion de du Castel (1880) qui a obtenu la moyenne la plus élevée du poids du cœur entre soixante et quatre-vingts ans.

1. PARROT, *Dict. encyclop. sciences méd.*, t. XVIII, 1876, p. 468.
2. BROUSSE, « De l'involution sénile ». *Th.* agrégat. Paris, 1886.

L'atrophie du cœur a été notée à la suite des *péricardites chroniques*, des *symphyses du péricarde* (Barlow, Walshe), de la *dégénérescence calcaire* et dans l'ossification de cette séreuse (Smith). On l'a rencontrée chez les *cachectiques*, les *tuberculeux* (Laennec, Bizot, Bouillaud, Cruveilhier) (Voir *Le cœur dans la tuberculose*). D'après du Castel[1] l'altération consisterait surtout chez ces divers cachectiques, dans la disparition de la graisse, dans la diminution du volume total par la réduction du myocarde, enfin par la rétraction des cavités et spécialement du ventricule gauche. On trouve encore l'atrophie chez les *cancéreux* surtout de l'*œsophage* et de l'*estomac*, c'est-à-dire quand il y a inanition prolongée. Enfin, d'après Lancereaux l'atrophie du cœur existerait dans certains cas de *rétrécissement des artères coronaires;* plus récemment, Léri l'a notée, principalement sur les oreillettes, dans un cas de *myopathie*.

**Symptômes et diagnostic.** — La *symptomatologie* de l'atrophie du cœur est des moins connues. La percussion, en dénotant la diminution de l'aire de matité cardiaque, pourra fournir quelques probabilités de diagnostic, surtout si l'on note cette atrophie chez un tuberculeux ou un cachectique. La faiblesse du choc précordial, des bruits du cœur et du pouls a été signalée ainsi que l'état effacé des veines superficielles et la décoloration des téguments. En réalité, ces signes n'ont pas de valeur réelle et semblent se rattacher principalement à la diminution de la masse sanguine chez les cachectiques (André Petit), de même qu'à l'émaciation et à la diminution du volume des fibres du myocarde si habituelles chez eux.

Il est inutile d'insister sur la gravité du *pronostic* qui dépend moins de l'atrophie du cœur que de la cause qui l'a engendrée. Le *traitement* est celui des états cachectiques.

---

# MYOCARDITES

**Définition.** — La *myocardite*, ou *cardite* des auteurs anciens, est l'inflammation du myocarde; pour quelques auteurs, elle embrasse non seulement les lésions phlegmasiques vraies du muscle cardiaque, mais encore diverses altérations dégénératives qui en sont l'accompagnement fréquent.

**Division.** — L'évolution clinique habituelle des myocardites les a fait diviser en deux groupes distincts : *les myocardites aiguës et les myocardites chroniques.*

1. Du Castel, *Arch. gén. de méd.*, Paris, 1880.

## A. — MYOCARDITES AIGUES

Il existe une divergence profonde entre les auteurs au sujet de la conception des myocardites aiguës : autrefois Rokitansky et Virchow en décrivaient deux variétés : *parenchymateuse* et *interstitielle.*

Plus tard, grâce aux travaux d'Hayem (1870), de Leyden (1882) et de Romberg,on releva les lésions du tissu conjonctif interstitiel :la *myocardite interstitielle aiguë* fut créée et on attribua aux lésions du tissu conjonctif la part prépondérante dans le processus de l'affection. Cette théorie a été soutenue encore plus récemment par Rabot et Philippe [1].

D'autre part, la *myocardite aiguë parenchymateuse*, niée par Cornil et Ranvier qui la considèrent comme de nature dégénérative et non inflammatoire, existe nettement et d'après les recherches de Weber et Blind [2], de J. Renaut [3], de Mollard et Regaud [4], ses lésions seraient les seules constantes, et paraîtraient toujours les premières, alors que les lésions interstitielles, diapédétiques, ne se montreraient que plus tard.

Nous n'insisterons pas davantage, pour l'instant, sur ce point qui divise encore les auteurs, et nous considérerons dans les myocardites aiguës deux variétés distinctes :

1° La *myocardite aiguë simple, diffuse*,

2° La *myocardite aiguë suppurée.*

### 1° Myocardite aiguë diffuse

**Historique.** — Cette première variété, *de beaucoup la plus fréquente*, *s'observe dans* le cours de la *plupart des maladies infectieuses* et avait été déjà remarquée par les anciens auteurs. Cornelius Gemma avait trouvé le cœur enflammé dans les fièvres pestilentielles : Duret, cité par Sénac, avait vu aussi que les « fièvres ardentes portaient l'inflammation dans le cœur ». Plus tard Laënnec décrivait le « ramollissement de la substance musculaire du cœur » dans les fièvres graves, mais leur refusait tout caractère inflammatoire, qu'admettaient au contraire Andral et Bouillaud. Ce dernier auteur, en effet, considérait la cardite comme une phlegmasie portant à la fois sur le tissu musculaire du cœur et sur le tissu conjonctif interstitiel ; il en décrivait les trois stades sous le nom de ramollissement rouge (forme aiguë), gris (forme suppurée), jaune (forme chronique).

Cependant, les lésions anatomiques de la myocardite aiguë diffuse n'ont été bien établies que par les travaux de Louis, de Stokes, complé-

1. RABOT et PHILIPPE, *Arch. de méd. expér. et d'anat. pathol.*, 1891.
2. WEBER et BLIND, « Pathog. des myocard. », *Revue de médecine*, 1896.
3. J. RENAUT, *Congr. méd. int.* Lille, juillet-août 1899.
4. MOLLARD et REGAUD, *Ann. de l'Inst. Pasteur*, 1897.

tés plus tard par les recherches histologiques de Zenker [1], de Waldeyer [2] et de Hayem [3].

Outre les travaux sur les myocardites que nous venons de signaler, un grand nombre d'autres ont été publiés ; nous indiquerons ultérieurement les principaux d'entre eux.

**Etiologie.** — La myocardite aiguë diffuse a été rencontrée dans le cours de la plupart des *maladies infectieuses*.

Stokes l'a observée dans le *typhus exanthématique* d'Irlande ; Brouardel et Thoinot l'ont notée dans les épidémies de *suette miliaire*, Jurgensen dans la *pneumonie*, Hérard et Cornil dans la *tuberculose aiguë*.

Mais c'est surtout dans la *fièvre typhoïde* et après elle, dans le cours des *fièvres éruptives*, que la myocardite aiguë diffuse a été rencontrée le plus habituellement.

La *myocardite typhique* est de connaissance ancienne : Louis, Stokes et Murchison en ont donné les caractères extérieurs avec une grande netteté, et depuis elle a servi de type général pour la description anatomique et clinique des myocardites infectieuses. Elle survient généralement *dans les formes graves de la dothiénentérie*, surtout dans les formes hyperthermiques et ataxo-adynamiques, *vers la fin du second ou au commencement du troisième septénaire*. Elle est *surtout* fréquente *chez l'adulte*, mais on la rencontre aussi *chez l'enfant* (cas de Cadet de Gassicourt et de Grancher). Parmi les travaux les plus importants concernant la myocardite typhique, il faut, après ceux de Zenker, de Waldeyer et de Hayem déjà cités, signaler ceux de Bernheim [4], de Landouzy et Siredey [5], de Willaume [6], de Potain [7], Peter [8], Chauffard [9], Bacaloglu [10] et quelques mémoires sur la mort subite dans la fièvre typhoïde, etc.

La myocardite aiguë a été signalée également dans la *variole* (Desnos et Huchard [11], Brouardel [12], Reimer). D'après ces premiers auteurs, la myocardite, qui manque dans la varioloïde, serait la règle dans la variole confluente, et apparaîtrait surtout au début de la fièvre secondaire, rarement au stade de dessiccation. Cette affirmation a été combattue par P. Teissier et Tanon [13] qui ont conclu que dans la forme la plus

1. Zenker, *Ueb. die Verand. der willkühr. Muskel in Typh. abdom.*, Leipzig, 1864.
2. Waldeyer, *Virchow's Arch.*, t. XXIV, 1865.
3. Hayem, *Arch. de physiolog.*, 1869 et 1870 ; *Gaz. hebdomad.*, p. 696, 1874, et *Progr. Méd.*, 1874, p. 414.
4. Bernheim, *Congrès de la Rochelle*, 1882.
5. Landouzy et Siredey, *Revue de médecine*, 1885 et 1887.
6. Willaume, *Th.*, Nancy 1887.
7. Potain, « Complicat. de la fièvre typh. », *Mercredi médical*, 1890.
8. Peter, « Myocard. dothiénent. », *Sem. médicale*, mars 1891.
9. Chauffard, *Sem. méd.*, septembre 1891.
10. Bacaloglu, « Le cœur dans la fièvr. typh. », *Th.* Paris, 1900.
11. Desnos et Huchard, *Union médicale*, 1870-1871.
12. P. Brouardel, « Etudes sur la variole ; lésions vascul. (cœur et aorte) », *Arch. gén. de Méd.*, t. II, p. 641, 1874.
13. P. Teissier et Tanon, *Associat. franç. avancem. des scienc.*, Reims, août 1907.

grave de la variole (*variole hémorragique*), les lésions du myocarde étaient le plus souvent absentes ou minimes. On a observé encore la myocardite dans la *scarlatine* (GOODHART, ROMBERG qui en a réuni 10 cas), l'*érysipèle* (JACCOUD [1], SEVESTRE [2]) ; puis dans d'autres maladies infectieuses, telles que la *diphtérie* (LABADIE-LAGRAVE [3], LEYDEN [4], MOLLARD et REGAUD). P. Huguenin [5] admet qu'elle survient dans un cinquième des cas, des formes malignes. Rabot et A. Philippe dans un mémoire important accusent une fréquence de 4,4 0/0; ils l'ont notée 22 fois avec 10 guérisons et 12 morts. La myocardite est survenue dans la *grippe* (SANSOM), dans le *paludisme* à forme pernicieuse (VALLIN [6], RAUZIER [7]).

His, Councilman [8] ont signalé la *myocardite blennorragique*, mais celle-ci n'est jamais isolée, et dans les observations de ces auteurs, était accompagnée d'*endocardite* ou de *péricardite*.

Les *lésions tuberculeuses du myocarde* sont extrêmement rares, même dans les cas de granulie ou d'endo-péricardite tuberculeuse ; Sotti [9] a publié deux cas de *myocardite tuberculeuse* dont l'un surtout était remarquable : il y avait dans le myocarde des cellules géantes et épithélioïdes; de plus, on trouvait de petites *hémorragies interstitielles* par rupture des capillaires fortement congestionnés.

La myocardite aiguë a été observée quelquefois dans le cours du *rhumatisme articulaire aigu* (PETER [10], WEILL et BARJON [11], J. BRET [12], HERRINGHAM [13], P. TEISSIER [14], E. BARIÉ [15], MERKLEN et RABÉ [16]). Janot [17] en a fait une étude d'ensemble et recueilli 24 observations dont 10 chez l'enfant; enfin Gallavardin [18] a consacré à cette question une importante monographie. On a rencontré, plus rarement, la myocardite dans certaines infections aiguës, comme la *méningite cérébro-spinale*, les *ictères malins*, et aussi dans le cours de diverses *septicémies* comme la *pyohémie chirurgicale*, l'*infection puerpérale*, *morvo-farcineuse*, etc. Elle peut succéder encore à l'*intoxication alcoolique* (AUFRECHT) ou à celle par l'*oxyde de carbone* (J. RENAUT) ou encore s'observer dans la *toxémie urémique* (MERKLEN et RABÉ, 1901).

1. JACCOUD, *Gaz. hebdomad. méd. et chirurg.*, 1873, p. 398.
2. SEVESTRE, « Des manifest. cardiaq. dans l'érysip. », *Th.* Paris, 1874.
3. LABADIE-LAGRAVE, *Th.* Paris, 1873.
4. LEYDEN, *Soc. méd. int.* de Berlin, 1882.
5. P. HUGUENIN, *Th.*, Paris, 1890.
6. VALLIN, *Union médicale*, 1874.
7. RAUZIER, *Revue de médecine*, 1890.
8. COUNCILMAN, *Améric. journ. of med. scienc.*, 1893.
9. SOTTI, *Acad. de Turin*, 4 mars 1904.
10. PETER, « Myocard. aigüe rhumat. » *Sem. médic.*, 1891, p. 93.
11. WEILL et F. BARJON, *Arch. de méd. expér. et d'anat. path.*, mars 1895.
12. J. BRET, *Province médicale*, 15 septembre 1897.
13. P. HERRINGHAM, *Soc. clin.*, Londres, janvier 1898.
14. P. TEISSIER, *Soc. méd. des hôpit.*, Paris, 29 mars 1901.
15. E. BARIÉ, *ibid.*, 29 mars 1901.
16. MERKLEN, *ibid.*, 19 avril 1901 ; MERKLEN et RABÉ, *Presse méd.*, 23 février 1901.
17. JANOT, « Myocard. aiguë rhumatism. » *Th.* Paris, 1902.
18. GALLAVARDIN, « Contribut à l'étude de la myocard. rhumatism. », *Lyon médical*, 5 avril 1908.

Enfin, la myocardite a pu survenir dans le cours d'*états infectieux* jusqu'ici encore *mal déterminés* et chez des individus affaiblis, surmenés ou déjà porteurs de *lésions endo-péricardiques* qui constituent pour le myocarde une sorte de point d'appel pour de nouvelles altérations.

On sait que dans le cours de certaines myocardites toxi-infectieuses, on rencontre quelquefois un ensemble de signes constituant le *syndrome d'insuffisance hypophysaire* (c'est-à-dire l'abaissement de la tension artérielle, l'accélération du pouls et la diminution dans la quantité des urines), rencontré dans la tuberculose, la pneumonie, la grippe, la fièvre typhoïde. On sait aussi que ces troubles se sont amendés notablement ou même ont disparu par l'opothérapie hypophysaire (J. Parisot, Azam). On peut donc se demander (Rénon et A. Delille [1]) si certains cas cliniques interprétés comme des myocardites au cours de quelques toxi-infections, ne relèvent pas simplement d'une insuffisance hypophysaire par lésion ou simple déviation de fonctionnement de l'hypophyse ; et ce qui le prouverait volontiers c'est que Trerotoli [2] a obtenu un renforcement du pouls avec diminution de sa fréquence par des injections d'extrait aqueux de lobe postérieur d'hypophyse.

L'*âge* n'a point d'influence appréciable, et si la myocardite aiguë se rencontre surtout dans l'*adolescence* et chez les *adultes*, c'est que la fièvre typhoïde et les exanthèmes s'observent de préférence à ce moment de la vie.

La myocardite aiguë a été notée quelquefois chez les *enfants :* Bouchot a étudié chez eux la myocardite parenchymateuse, Reimer l'a trouvée 8 fois sur 18 enfants morts de variole, Weill a trouvé sur 50 cas de fièvre typhoïde infantile, 6 malades chez lesquels on trouva des signes de myocardite : les enfants d'ailleurs guérirent complètement ; enfin le même auteur a publié un fait de myocardite infantile d'origine rhumatismale (1895).

**Anatomie pathologique.** — *Siège.* — Les altérations du myocarde s'observent principalement dans les *parois du ventricule gauche*, à la *pointe du cœur*, et dans *l'épaisseur des piliers charnus de la valvule mitrale.*

***Macroscopie.*** — Les lésions macroscopiques de la myocardite aiguë diffuse ont été bien décrites par Louis, Stokes, Bouillaud et Laënnec.

Le *cœur* est généralement *volumineux et dilaté*, il s'étale sur la table d'amphithéâtre comme une masse flasque, sans consistance, comparée à celle du linge mouillé (Louis). Son tissu est mou, friable, facile à déchirer ; il y a « *décoloration* marquée de sa substance qui prend une teinte jaunâtre *assez analogue à celle des feuilles mortes* les plus pâles » (Laennec) et qui serait due, pour Vaillard, à l'altération de l'hémoglobine musculaire ; dans d'autres cas la coloration rappelle celle de la « pelure

1. Rénon et A. Delille, *Congr. franç. de méd.*, octobre 1907.
2. Trerotoli, *Riv. crit. di clin. med.*, 17 août 1907.

d'oignon » (Louis). Les lésions forment parfois des foyers multiples, donnant à la coupe un *aspect moucheté* (Brault [1]).

Parfois enfin, le cœur est plutôt pâle, un peu violacé avec quelques stries jaunâtres disséminées par place.

Les *cavités* sont *dilatées* et remplies de caillots cruoriques noirâtres, et les *parois* cavitaires présentent un *amincissement notable*.

On note quelquefois à la surface même, principalement à la face antérieure et au niveau de la pointe de petites *ecchymoses sous-péricardiques*, en forme de taches, de traînées ou simplement de pointillé hémorragique.

Dans quelques cas, le cœur loin d'être augmenté de volume, a paru au contraire avoir subi une *atrophie* sensible.

On relève enfin à l'autopsie des *lésions concomitantes* plus ou moins profondes de l'*endocarde*, du *péricarde* et aussi de l'*aorte*.

*Histologie.* — Les altérations révélées par le microscope ont une importance autrement grande que celles appréciables à l'œil nu qui sont parfois peu manifestes ; ces altérations portent sur les fibres musculaires et leurs noyaux, sur les interstices interfasciculaires et sur les vaisseaux du myocarde ; ces lésions ont été précisées avec netteté par Renaut, par Mollard et Regaud.

a. *Altérations des fibres musculaires.* — Les *fibres du myocarde* sont pâlies, irrégulières, gonflées en certains points, ainsi que le protoplasma intercontractile, atrophiées en d'autres et leur striation transversale est moins nette (état moiré, de Renaut).

D'autres fois on relève une légère dissociation segmentaire (c'est l'*état grillagé* du même auteur) et en plus la présence des vacuoles de dimensions diverses, sur lesquelles nous reviendrons.

A un stade plus avancé, la fibre musculaire prend un aspect trouble, se désagrège, s'atrophie ou bien s'infiltre de fines granulations graisseuses, disséminées irrégulièrement aux pôles du noyau, ou disposées en séries linéaires suivant l'axe longitudinal de la fibre à la façon d'une rangée de perles (Virchow).

Enfin, certaines fibres envahies dans leur totalité ainsi que leur noyau, par la *dégénérescence graisseuse*, peuvent être complètement détruites, et remplacées par une simple traînée de granulations et de gouttelettes graisseuses, colorées en noir par l'acide osmique, intercalées entre des fibres musculaires à peine altérées, ou même complètement saines.

On remarquera cependant que Renaut ainsi que Letulle considèrent la dégénérescence graisseuse comme exceptionnelle dans la myocardite aiguë.

Dans quelques cas, assez rares d'ailleurs, on a signalé dans la fibre musculaire d'autres altérations : la *dégénérescence vitreuse* ou *cireuse* (Zenker) et même, quoique plus rarement encore, la *dégénérescence amyloïde* (Brault). Dans le premier cas, on aperçoit au milieu de parties restées saines, de petits blocs vitreux, allongés ou arrondis, infiltrés au

1. Brault, *Soc. anatom.* Paris, octobre 1894.

milieu des fibres striées qu'ils dissocient et refoulent à la périphérie. Nous avons déjà signalé la *dégénérescence vacuolaire ;* elle donne lieu à de petites solutions de continuité entre les fibrilles primitives (Romberg, 1891), d'où des apparences de bulles, de chapelet, de gouttelettes, etc. Enfin, on a noté quelquefois aussi la disparition du ciment intercellulaire et par suite la dissociation des fibres cellules qui sont comme disjointes et fragmentées. Cette *dissociation segmentaire*, bien signalée par Renaut et par Landouzy, n'a rien de spécial à la myocardite aiguë ; on l'a vue dans les myocardites chroniques et dans le cœur asystolique. Pour certains auteurs, ce serait un processus banal propre à un grand nombre d'états morbides du cœur. Elle serait due simplement à la présence d'acide sarcolactique produit de la désassimilation musculaire. Enfin Œstreich, P. Guttmann (1893) et Letulle la considèrent comme une altération agonique ou même cadavérique : ce serait une sorte de décollement ou même de rupture du myocarde s'opérant suivant le sens des raies scalariformes d'Eberth sous l'influence de l'acide sarcolactique imbibant les faisceaux musculaires. Pour Renaut, au contraire, c'est une lésion ultime, et son opinion a été appuyée par les recherches de Karcher, de Bâle (1898) portant sur près de 150 observations.

*Les noyaux* de la fibre musculaire sont augmentés de volume, quelquefois énormes (*gigantisme*), tuméfiés, globuleux (Leyden) renfermant un ou plusieurs nucléoles ; pour quelques auteurs ces noyaux se multiplieraient (Hayem) notamment chez l'enfant ; pour d'autres cette multiplication ne serait pas démontrée.

b. *Lésions interstitielles.* — Elles sont de divers ordres.

On a noté quelquefois une sorte d'élargissement des espaces qui séparent les fibres musculaires, formant comme des sortes de lacunes injectées par de l'œdème aigu (Landouzy et Siredey).

D'autre part, Hayem a décrit dans ces mêmes espaces la présence de corps fusiformes allongés avec noyau central, protoplasma clair et enveloppe légèrement striée ; ces *corps myoplastiques* nés de la fibre musculaire seraient eux-mêmes des fibres musculaires embryonnaires pouvant dégénérer à l'instar des autres fibres, ou contribuant au contraire à leur restauration, dans les cas favorables. D'après Bard, ces masses seraient de simples débris de fibres musculaires. Cependant, depuis les recherches de Metchnikoff [1], il semble que ces corps fusiformes, de même que la prétendue multiplication des noyaux musculaires, soient dus à la pénétration dans les fibres musculaires de phagocytes chargés d'absorber les fibres dégénérées.

Enfin, ces espaces intermusculaires élargis renferment des *amas nombreux de cellules embryonnaires en voie de multiplication ;* ce tissu cellulaire interstitiel ainsi proliféré, comprime les faisceaux musculaires et contribue à les atrophier.

Cette véritable *myocardite interstitielle aiguë* serait constante dans la diphtérie (Rabot et A. Philippe) et se rencontrerait dans plus de la moi-

1. Metchnikoff, *Ann. de l'Institut Pasteur*, 1892.

tié des cas de fièvre typhoïde (ROMBERG [1]) ; les lésions débuteraient au niveau du tissu conjonctif et des vaisseaux, et pendant longtemps les fibres musculaires resteraient normales.

On trouve quelquefois encore dans ces espaces interstitiels de petits *points ecchymotiques* ou même de petits *foyers hémorragiques*, venant de la rupture des petits vaisseaux des fibres musculaires dissociées.

c. *Lésions vasculaires.* — Les *vaisseaux du myocarde*, et surtout *les artérioles*, sont le siège d'altérations importantes, portant à la fois sur les tuniques interne et externe ; elles consistent en une *endartérite végétante*, caractérisée par une accumulation considérable de cellules embryonnaires à la face interne de l'endartère, et aussi dans une *périartérite* plus ou moins accentuée.

Dans les grosses artères : *coronaires* et artères de calibre, les lésions se rencontrent également à un degré variable et leurs *vasa vasorum* participent à l'altération commune.

Dans les dernières ramifications des artérioles, même entre les faisceaux musculaires, l'artérite persiste et on retrouve l'infiltration embryonnaire suivant l'artère dans sa distribution, et se poursuivant au pourtour des capillaires (L. BEAUMÉ [2]).

Ces lésions d'*endartérite oblitérante*, avec les troubles d'irrigation qu'elles entraînent du côté du myocarde, sont constantes dans la fièvre typhoïde mortelle (HIPP. MARTIN).

Elles peuvent sans doute persister après la disparition de l'état aigu, et prédisposer à la formation ultérieure d'une myocardite scléreuse ; quoi qu'il en soit, elles seraient, pour Hayem et Hipp. Martin, le point de départ de l'inflammation interstitielle ; pour d'autres auteurs comme Rabot, A. Philippe et Romberg qui n'ont point rencontré d'endartérite, ils seraient au contraire la conséquence d'une réaction partie du tissu conjonctif lui-même.

d. *Autres lésions.* — Les *ganglions cardiaques* (ROMBERG) ont été, dans des cas rares, le siège d'altérations plus ou moins profondes ; le même auteur a noté également la *névrite* des nerfs du péricarde.

Déjà, nous avons signalé la participation plus ou moins profonde de l'*endocarde* et du *péricarde* au processus infectieux ; nous n'y reviendrons pas ; signalons seulement des *altérations banales* de congestion passive, telle qu'on la rencontre dans les viscères (poumons, foie, reins), à la suite de tout affaiblissement du muscle cardiaque, quelle qu'en soit la cause.

**Pathogénie.** — I. Nous avons vu que les auteurs sont encore profondément divisés sur la question de la *nature* même de la myocardite aiguë :

Virchow, Renaut, Hanot [3], considèrent que les altérations de la fibre

1. ROMBERG, *Deutsch. Arch. f. Klin. Med.*, 1891.
2. L. BEAUMÉ, « Contribut. à l'étude des myocardites », *Th.* Paris, 1892.
3. HANOT, *Arch. gén. de médecine*, janvier 1890.

musculaire sont d'ordre inflammatoire, et admettent, par conséquent, la *myocardite parenchymateuse aiguë*. Hayem dit également que les altérations parenchymateuses sont la manifestation primordiale et la plus importante du travail infectieux, alors que les altérations interstitielles n'occupent que la seconde place et ne présentent jamais une intensité aussi grande que celles des altérations parenchymateuses.

Cohnheim, Rindfleisch, Cornil et Ranvier, Rabot et A. Philippe, et plus récemment Bard, se refusent au contraire, à admettre une phlegmasie en dehors de tout travail de néoformation; pour eux les lésions interstitielles sont seules de nature inflammatoire et les altérations de la fibre musculaire sont purement dégénératives. En réalité, l'*observation rigoureuse montre que dans la myocardite infectieuse aiguë, il y a souvent association de deux ordres de lésions : parenchymateuses et interstitielles* (Romberg, Hanot).

Dans la *fièvre typhoïde*, les *lésions parenchymateuses précèdent la prolifération interstitielle* (J. Renaut), qui ne survient guère qu'au commencement du troisième septenaire. La *myocardite diphtéritique* marche plus rapidement et se généralise davantage; son action porte à la fois sur les vaisseaux et sur le tissu conjonctif (Huguenin).

Mollard et Regaud[1] injectant sous la peau du cobaye et du chien la toxine diphtéritique ont reproduit expérimentalement les lésions de myocardite diffuse analogue à celle qu'on trouve à l'autopsie des sujets morts de diphtérie avec manifestation cardiaque ; ils virent que c'est toujours la fibre cardiaque, et souvent elle seule, qui est lésée au début, bien qu'il y ait ordinairement un certain degré de leucocytose interstitielle. Nous avons dit cependant que dans la diphtérie, pour Rabot et Philippe, les lésions interstitielles prennent le dessus sur les altérations parenchymateuses.

Dans quelques cas, Romberge a vu la myocardite à la fois parenchymateuse et interstitielle survenir dès le sixième jour, et même dès le quatrième, dans la *scarlatine*.

II. L'étiologie nous a montré précédemment que la myocardite aiguë s'observe dans le cours ou à la suite des maladies infectieuses, mais la *pathogénie* du phénomène est complexe. Le myocarde, étant complètement à l'abri de toute contamination extérieure, il est logique de penser que les éléments infectieux ou toxiques qui vont agir sur lui, sont apportés par la *voie sanguine*, ce qui expliquerait d'ailleurs l'extrême *fréquence des lésions vasculaires*. On pourrait donc, dans quelques circonstances, invoquer l'action pathogène et directe des *bactéries* charriées par le liquide sanguin; on sait notamment que le *bacille typhique d'Eberth* a été rencontré directement dans les vaisseaux, par Rattone[2] dans la proportion de sept fois sur huit cas d'artérite typhoïde : les microorganismes siégeaient surtout au niveau de la paroi artérielle et dans l'intérieur des vasa vasorum. De même, Chantemesse et Widal ont

1. Voir : J. Renaut, *Congrès méd. int.*, Lille, juillet-août 1899.
2. Rattone, *Il Morgagni*, 1887.

trouvé ce bacille dans la myocardite typhoïde, et notèrent que dans les régions où les microbes pullulaient, les lésions d'artérite étaient très caractérisées. Hobbs a trouvé des *pneumocoques* infiltrant les fibres du myocarde.

Mais, disait-on, si les bactéries peuvent avoir une *action directe*, celle-ci ne peut plus être invoquée dans les infections où le microbe ne pénètre pas dans le sang, et reste localisé exclusivement dans un point limité, comme par exemple le bacille de Lœfler, qui reste cantonné étroitement sur la fausse membrane. Or, on sait aujourd'hui que cette opinion a vécu et que le bacille diphtérique pénètre dans la circulation (Barbier, Lemoine, Richardière); dès lors on doit admettre que l'infection cardiaque se produit, non plus par le microbe, mais par les *toxines* solubles qu'il sécrète. Par analogie, ces considérations peuvent s'appliquer à la *variole*, à la *scarlatine* et aux autres maladies infectieuses dont l'agent pathogène est encore inconnu. Charrin a pu d'ailleurs reproduire expérimentalement[1] des altérations myocardiques analogues à celles des myocardites aiguës, en injectant à des lapins des cultures filtrées du *bacille pyocyanique*, et il a montré encore ce fait important, qu'en variant la quantité et le degré de virulence des toxines injectées, de même que la répétition plus ou moins fréquente des inoculations, on pouvait produire des lésions dégénératives tantôt aiguës, tantôt subaiguës ou chroniques.

*En résumé, la pathogénie* des myocardites infectieuses aiguës s'explique par l'action d'un *micro-organisme infectieux agissant sur les vaisseaux du myocarde, soit directement par sa présence, soit par les toxines solubles qu'il secrète et qui charriées par le sang, viennent imprégner les endotheliums vasculaires*, et par suite les divers éléments constitutifs du myocarde. Lorsqu'il s'agit de myocardite par toxémie, comme dans l'urémie par exemple, il y aurait un œdème toxique et inflammatoire du myocarde sous l'influence des poisons urinaires en excès dans le sang.

Cette conception permet de rapprocher les myocardites infectieuses de certaines dégénérescences du myocarde à la suite de différentes intoxications venues du dehors : poisons, plomb, alcool, etc., où à la suite d'altérations du sang par des principes nuisibles nés d'une auto-intoxication, comme la goutte et le diabète, ou encore de certaines *myocardites expérimentales* produites par l'injection intra-veineuse d'adrénaline et de sulfate de spartéine[2].

A côté de ces conditions pathogéniques principales, on a supposé encore que la myocardite aiguë pouvait se développer également à la suite d'une *action microbienne* infectante agissant simplement *par voie embolique* sur la cellule musculaire; Bouchard et Charrin ont invoqué également des *troubles vaso-moteurs* suivis de modifications dans la tension vasculaire, favorables au développement du processus morbide myocarditique.

1. Charrin, *Congrès de Berlin*, 1890.
2. Fleisher et Loeb, *Arch. of internat. med.*, III, 1, 1909.

**Symptomatologie:** — Le *début* de la myocardite aiguë simple est très variable et *en général insidieux :* c'est dans le cours ou vers la fin de la période d'état des maladies infectieuses, qu'elle éclate presque toujours : à la fin du second septénaire vers le quinzième jour environ dans la *fièvre typhoïde;* du sixième au huitième jour dans la *pneumonie;* le huitième ou le dixième jour dans la *scarlatine;* du troisième au neuvième jour dans le *rhumatisme articulaire aigu* (Janot). Dans un cas de Weill et Barjon, la localisation sur le myocarde aurait précédé les lésions articulaires.

Si nous prenons comme *exemple clinique* la *myocardite aiguë* de la *fièvre typhoïde*, la plus communément observée, nous voyons que très fréquemment, les *phénomènes du début* sont *nuls* ou si peu accentués qu'ils passent le plus souvent inaperçus ; que d'autres fois sans qu'aucun trouble apparent ait donné l'éveil, ils se manifestent d'emblée par des *accidents rapides* de la plus haute gravité ; c'est ainsi notamment que s'expliquent la plupart des cas encore trop nombreux et si saisissants de *mort subite* pendant la fièvre typhoïde.

Mais à côté de ces formes extrêmes, il existe un groupe nombreux de *faits d'intensité moyenne*, dans lesquels la maladie évolue quelquefois suivant *deux phases* différentes.

1° *La phase d'excitation*, première en date, assez rare d'ailleurs dans la fièvre typhoïde, et au contraire relativement fréquente dans la variole se manifeste par quelques signes d'éréthisme cardiaque. Le malade accuse un peu de *gêne précordiale* accompagnée de dyspnée légère ; le cœur bat avec une certaine violence et plus de vitesse et provoque des *palpitations douloureuses*, enfin le *pouls* est plus *fréquent* et la *pulsation* est perçue avec une *brusquerie* inaccoutumée.

2° Mais tous ces phénomènes ne tardent guère à s'apaiser, et à ces signes d'excitation succède une *phase de dépression* qui *marque* quelquefois *d'emblée* le début de la maladie, sans avoir été précédée de signes d'éréthisme appréciables.

Les signes qui caractérisent cette phase de dépression sont ceux d'une profonde *asthénie cardio-vasculaire.*

Peter (1891) a relevé chez quelques malades atteints de myocardite aiguë rhumatismale l'existence d'un « cœur douloureux » caractérisé par une sensation de gène précordiale, éclatant au moindre effort, ou empêchant le sujet de se coucher du côté gauche ; dans quelques cas, cette *douleur* ne se montre pas spontanément, mais est mise en évidence par « la pression du doigt au niveau du troisième, quatrième et cinquième espace intercostal » et cette douleur ne saurait être confondue avec une névralgie intercostale, car elle reste limitée « à la seule région cardiaque ». *Ces phénomènes douloureux*, qui d'ailleurs ne *sont point constants*, ont été rencontrés également par Romberg : ils pourraient quelquefois simuler d'assez près l'angine de poitrine ; par contre Potain déclare n'avoir jamais observé ces accidents sérieux.

*Le cœur*, altéré dans sa musculature, se laisse distendre plus ou moins,

Le caractère *intermittent* du pouls est considéré comme un fâcheux pronostic, cependant Galliard l'a vu se produire nettement dans deux cas sans gravité. Avant lui, Cadet de Gassicourt avait observé plusieurs cas bénins avec pouls lent et irrégulier.

La *tachycardie* persistante est d'une *signification grave* (LIEBERMEISTER), et son pronostic est particulièrement sérieux lorsqu'elle se rencontre encore après la chute de l'état fébrile ou pendant la convalescence ; elle est l'indice d'une grave altération du muscle cardiaque qui peut expliquer certains faits de mort subite dans la convalescence de la fièvre typhoïde.

De même, le *ralentissement brusque et persistant du pouls* est un signe dont la *gravité* n'est pas moindre, aussi bien dans la scarlatine (ROMBERG) que dans la fièvre typhoïde. D'ailleurs, par un état contraire, lorsqu'il y a à la fois *tachycardie* et *arythmie* le pronostic est également de la plus haute gravité, et en général la mort est proche.

Ces *manifestations morbides* de l'*appareil circulatoire* occupent le premier plan dans le tableau clinique de la myocardite aiguë, nous ajouterons encore que la plupart des malades présentent quelques *troubles* du côté *de la respiration :* de l'oppression, de la dyspnée véritable, surtout à l'occasion des mouvements brusques qu'ils font dans leur lit.

Comme dans la plupart des maladies infectieuses, les urines renferment presque toujours une certaine quantité d'*albumine*.

**Marche. Terminaisons.** — L'affaiblissement progressif du muscle cardiaque imprime à la maladie une *évolution assez rapide*, dans laquelle se manifestent bientôt la plupart des signes de *collapsus cardiaque*. On note de la cyanose, légère d'abord, puis plus accusée de la face et des extrémités, avec sensation de refroidissement manifeste, accompagnée ou non d'abaissement de la température centrale. Le facies est grippé, les yeux excavés, et le malade reste plongé dans un état d'engourdissement et de somnolence, entrecoupés de subdélire.

Dans les formes graves très caractérisées, les *bruits du cœur* présentent un *affaiblissement extrême*, et le *pouls radial* est *à peine perceptible*. C'est alors que surviennent fréquemment des *lipothymies* et un *état syncopal* des plus graves ; dès lors, la maladie marche rapidement, comme une véritable *asystolie aiguë*, avec ses œdèmes périphériques, ses congestions passives viscérales et la *mort* survient au milieu de cet état profond d'*asthénie cardiaque*. Dans d'autres circonstances, le malade, après avoir présenté plusieurs attaques syncopales, est emporté finalement à la suite d'une de ces attaques : d'autres fois enfin, *la mort survient subitement* à la suite d'une *syncope unique* alors que rien ne la faisait prévoir, et provoquée quelquefois par un simple mouvement du malade, dans son lit.

**Variétés cliniques.** — *a.* Lorsque la maladie évolue avec cette prédominance d'accidents d'ordre cardiaque, elle constitue une forme clinique nettement caractérisée, qu'on a décrite, notamment dans la dothiénentérie, sous l'appellation de *forme cardiaque de la fièvre typhoïde;* c'est-elle qui a servi de type à notre description. Dans cette forme cardiaque, le malade, ainsi que nous venons de le voir peut succomber aux suites du collapsus ou de l'asystolie progressive ou enfin dans le cours d'une syncope (*forme syncopale*).

D'ailleurs, quoique très grave en général, cette forme ne se termine point forcément par la mort : Stokes a vu des malades en état de *collapsus* et d'*algidité* se ranimer peu à peu et *guérir;* il en fut de même dans un cas de Galliard. De même l'*état syncopal* n'est point toujours suivi de terminaison fatale. Peter en a signalé un fait ; chez les enfants notamment, le pronostic est moins sévère : Cadet de Gassicourt a noté un cas où, dans le cours d'une rechute de fièvre typhoïde, un enfant présenta trois attaques syncopales, et néanmoins se rétablit complètement.

On sait que dans les cas de fièvre typhoïde où la mort subite par syncope a été notée, celle-ci a été expliquée de façons fort différentes : irritation réflexe partant des ulcérations intestinales (Dieulafoy) ; névrite du nerf vague (de Wère, 1887), paralysie et anémie bulbaire (Laveran), etc. ; il est probable cependant que la cause la plus fréquente de cette redoutable terminaison doit être cherchée dans une myocardite aiguë restée latente jusque-là. D'ailleurs, d'après Landouzy et Siredey, lorsque la myocardite à tendance syncopale n'entraîne point la mort, elle constitue souvent une menace pour l'avenir par les « séquelles » qu'elle laisse après elle : il se produit un envahissement scléreux lent et silencieux, et par suite, un développement à longue échéance d'une myocardite chronique dont les manifestations éclateront bien longtemps après le début de la cardiopathie, à la suite d'une cause occasionnelle parfois fort légère.

*b.* La *myocardite rhumatismale* s'associe à l'endopéricardite, mais elle peut se rencontrer aussi à l'état isolé ou prédominant ; ce qui la caractérise, c'est la rapidité de la dilatation asthénique du cœur : elle peut alors se terminer par la mort subite comme dans le cas cité par Herringham. Chez l'*enfant* (Weill et Barjon), la myocardite parenchymateuse rhumatismale survient à l'occasion de poussées répétées, quelquefois même légères, chez des sujets présentant déjà des lésions valvulaires préexistantes.

*c. Myocardite de la diphtérie.* — Dans la *période d'état*, elle se confond souvent avec les phénomènes généraux graves de la maladie. Mais elle survient encore à la *convalescence :* restée à peu près latente jusque-là, elle peut se manifester à l'occasion d'une émotion vive, d'un effort pour sortir du lit par exemple, et s'accuse par des douleurs rétrosternales intenses, de la dyspnée fort vive, un pouls fréquent et très petit qui bientôt devient arythmique ; la bradycardie succède parfois à la tachycardie et de 120 pulsations peut tomber au-dessous de 40. Le cœur se dilate rapidement et l'on perçoit à l'auscultation un *bruit de galop* par asthénie ventriculaire. La *mort* survient souvent par *asystolie aiguë*, ou subitement par *syncope*.

La *guérison* cependant n'est point exceptionnelle, et Romberg a même déclaré qu'elle était la règle, mais dans ce cas, il est possible que les lésions éteintes de l'état aigu demeurent le point de départ d'une myocardite chronique interstitielle qui évoluera lentement dans l'avenir (RABOT et PHILIPPE).

*d. Myocardite scarlatineuse.* — Généralement elle coexiste avec l'endocardite, apparaît à la fin de la première semaine ou au commencement de la seconde.

*e.* A côté de ces myocardites infectieuses aiguës terminées, le plus souvent, par syncope ou par collapsus cardiaque, on peut décrire une *forme latente*, ou mieux peut-être une *forme atténuée*, peu bruyante et pouvant même passer inaperçue si l'on n'a pas le soin d'en rechercher, avec grand soin, l'existence possible, dans le cours de toute maladie infectieuse aiguë. Cette forme atténuée se manifeste seulement par des désordres passagers du rythme cardiaque et du pouls, et par quelques troubles fonctionnels de peu d'importance : gêne précordiale, palpitations légères, etc., qui peuvent manquer totalement. Cette *atténuation des symptômes* s'explique, sans doute, parce que la virulence des toxines, cause de la maladie première, a troublé le cœur dans ses fonctions, mais est restée trop faible pour en désorganiser le muscle.

Quoique *ces myocardites à forme atténuée guérissent le plus souvent*, on se souviendra qu'elles ont pu *quelquefois* entraîner la *mort subite*, sans que rien ait pu mettre en garde contre un dénouement si brusque.

**Pronostic.** — Malgré les cas heureux dans lesquels la maladie a évolué vers la *guérison*, le *pronostic* de la *myocardite aiguë infectieuse* est *grave*, et la terminaison par collapsus cardiaque ou par syncope ne doit jamais être perdue de vue. Dans la *variole* confluente, c'est vers le second septénaire que survient la mort par myocardite ; dans la *diphtérie* le pronostic n'est pas moins sévère et la mort est survenue 12 fois sur 22 cas.

Dans le cas, observé par Herringham chez une jeune fille de seize ans, et vérifié à l'autopsie, une myocardite aiguë se développa dans le cours d'un *rhumatisme articulaire aigu*, et se termina par la mort subite.

Nous avons montré cependant que la guérison, même dans les formes non atténuées de la maladie, peut se rencontrer dans certaines circonstances. Par contre, la myocardite, même guérie, reste souvent un danger pour l'avenir, et Weill a vu chez les enfants l'augmentation de volume du cœur persister encore trois mois après la convalescence ; Rabot et Sommer ont signalé des cas de myocardite scléreuse dont le point de départ remontait à une diphtérie ou à une scarlatine antérieures.

D'une façon générale, *les signes qui constituent* les éléments d'un *pronostic fâcheux* sont l'*affaiblissement extrême persistant* et *surtout la disparition des bruits du cœur*, le *rythme fœtal*, qui parfois a été précédé d'un *bruit de galop*, la *fréquence* extrême *du pouls*, *ou* au contraire, *son ralentissement brusque* de même que sa *petitesse*, enfin les *irrégularités* du rythme cardiaque et les *tendances syncopales* du sujet.

*Chez les enfants*, le rythme fœtal n'a point la gravité qu'on lui prête chez l'adulte, et on peut le rencontrer, simplement, quand le pouls atteint une certaine fréquence.

**Diagnostic.** — Il ne présente pas de trop grandes difficultés pour le clinicien qui, — instruit de la fréquence relative de la myocardite aiguë dans toutes les maladies infectieuses, — surveillera chaque jour, avec grand soin, l'état du cœur de son malade. C'est ainsi qu'il dépistera, pour ainsi dire, l'existence de la myocardite.

Le diagnostic s'appuiera sur la petitesse, l'arythmie, ou encore la fréquence très marquée du pouls, avec atténuation extrême ou même disparition du premier bruit du cœur, accompagnées de troubles variés dans le rythme cardiaque (rythme fœtal, allorythmies, bruit de galop), enfin, par la tendance marquée au collapsus, aux défaillances et à la syncope.

Cependant, *la maladie* peut ne se manifester que par des signes isolés ou très atténués, et dans ce cas, elle *peut être confondue* avec quelques autres affections.

*a.* L'*endocardite aiguë* peut survenir dans le cours de certaines maladies infectieuses aiguës au même titre que la myocardite : dans la scarlatine par exemple; par contre, elle est certainement plus rare que la myocardite, à la suite de la fièvre typhoïde. Comme la myocardite, l'endocardite aiguë est caractérisée, au début, par des altérations dans le timbre des bruits du cœur : ils sont, non point atténués mais assourdis, amortis pour ainsi dire; de plus, ce caractère ne va jamais jusqu'à la disparition totale du bruit, comme dans les myocardites. Enfin, à moins qu'il ne s'agisse d'endocardite infectante, jamais la maladie ne retentit sur l'état général, et les *troubles fonctionnels du cœur* sont *nuls* ou à peine indiqués.

*b.* Pendant le cours de la fièvre typhoïde, la myocardite aiguë avec *collapsus* peut être confondue avec l'état grave résultant d'une *perforation intestinale* suivie de phénomènes de dépression extrême avce algidité. Le diagnostic différentiel, parfois délicat, s'appuiera dans le cas de perforation intestinale, sur le tympanisme abdominal, la douleur localisée (quelquefois d'ailleurs à peine sensible dans les cas de collapsus extrême), la fréquence des vomissements et l'arrêt des évacuations. De plus, les malades présentent un facies grippé, terreux, les yeux cerclés de noir et enfoncés dans l'orbite : c'est le facies bien spécial dit *facies abdominal*. Sans doute, dans la perforation comme dans la myocardite, le pouls est petit, misérable, mais les signes cardiaques, si importants dans la myocardite, font presque totalement défaut ; au contraire, les accidents abdominaux prennent le pas dans l'ensemble clinique, et, par contre, restent nuls dans la cardiopathie.

*c.* Chez les malades nerveux, impressionnables, atteints de fièvre typhoïde et traités par les bains froids, on observe quelquefois dans le bain même des lipothymies, des tendances syncopales, accompagnées de signes de collapsus : refroidissement profond, aspect livide, violacé de la face et des extrémités, pouls petit, misérable. Ces accidents, dus en partie au manque de réaction de la part du malade, disparaîtront, si on le soumet, non plus au bain froid de 20°, mais aux bains frais de 30°, qu'on pourra, dans la suite, refroidir jusqu'à 25°, suivant l'état de tolérance. Cet état de *collapsus par la balnéation froide*, ne sera pas confondu avec celui de la myocardite, qui est généralement précédé de troubles cardio-vasculaires nombreux que nous avons signalés antérieurement.

**Traitement.** — Quelques auteurs s'appuyant sur ce fait, parfaitement établi, que les bains froids favorisent la diurèse chez les typhiques, ont prétendu que ce mode de traitement était un excellent *moyen prophylactique* contre la myocardite, en stimulant l'évacuation, par les urines, des produits toxiques dus à l'infection par le bacille d'Eberth; le fait n'est nullement prouvé.

A un autre point de vue, il faut savoir que les bains frais ne sont pas absolument contre-indiqués chez un typhique dont le cœur faiblit et présente les signes avant-coureurs de la myocardite. On les donnera cependant avec prudence : d'abord des bains tièdes avec affusions froides pendant le bain. Si le malade supporte bien ce traitement, on le continuera en arrivant peu à peu à donner le bain froid avec la technique habituelle; de nombreux cas de guérison ont été observés en suivant cette pratique avec méthode.

Dans le cours de la fièvre typhoïde, dès que, — par la petitesse et l'arythmie du pouls, de même que la faiblesse extrême des bruits du cœur, et par l'hypotention artérielle, on est conduit à soupçonner l'apparition de la myocardite, il faudra sans perdre de temps, ranimer le myocarde par les stimulants diffusibles et les toniques cardio-vasculaires. L'alcool, les vins généreux, l'éther, la liqueur d'Hoffmann, l'acétate d'ammoniaque, seront mis en œuvre.

De plus, pour ranimer l'énergie contractile du cœur, et prévenir la tendance au collapsus ou à la syncope, on fera agir la *digitale*, ou mieux encore, la *caféine* à dose élevée : 50 centigrammes à 1 gramme, sous forme d'injections sous-cutanées, dont l'action est parfois si rapide et si puissante. On a proposé encore dans les cas graves avec abaissement énorme de la tension artérielle et collapsus cardiaque menaçant, de recourir aux injections sous-cutanées répétées et par séries méthodiques de *spartéine*, ou encore *d'ergotine* qui ont sauvé parfois le malade d'une mort imminente par asthénie cardio-vasculaire (Masini, Demange, 1885). On donnera par jour en injection hypodermique la valeur de 2 à 4 grammes d'ergotine.

Dans le but de stimuler le myocarde, on aura recours encore aux injections sous-cutanées de *sulfate de spartéine* (0gr, 05) associé au *sulfate de strychnine* (0gr,001) pour un centimètre cube. Dans le cas où se montre une tachycardie rebelle à la digitale, la *compresse froide*, ou mieux le *sac de glace* sur la région précordiale rendrait de grands services. Si la fièvre s'élève le *collargol* en friction, en pilules, en potion de (0gr,01 à 0gr,05) ou encore l'*électrargol* en injections sous-cutanées seraient encore indiqués (de cinq à dix, quinze centimètres cubes en moyenne, et même davantage).

A un degré moindre on pourrait encore s'adresser aux injections hypodermiques d'*huile camphrée* répétées plusieurs fois dans la journée. Localement, on devra recourir sans tarder à la révulsion énergique : pointes de feu, ventouses, petits vésicatoires répétés, sur la région précordiale ; de plus, l'algidité parfois très grande sera combattue par les frictions sèches, au gant de laine, sur les membres supérieurs et les membres inférieurs qui seront ensuite entourés d'ouate, de flanelle et de cruchons d'eau chaude. Pour éviter les menaces de syncope, on recommandera *le repos et l'immobilité absolus* dans le décubitus dorsal ; plus tard, dans les premiers temps de la convalescence, le malade devra éviter la station verticale prolongée.

Enfin, le traitement sera complété par le régime lacté exclusif s'il y a de l'albumine dans les urines, ou par une alimentation substantielle et d'une digestion facile, si les urines sont restées normales.

La *convalescence* demande également beaucoup de surveillance : le malade devra faire un long séjour à la campagne, et surtout jouir d'un grand repos physique et moral, en évitant les efforts, les longues marches, et tout ce qui peut exciter le cœur : alcool, thé, café, tabac.

### 2° Myocardite aiguë suppurée

**Etiologie.** — Cette seconde variété de la myocardite aiguë, signalée par Morgagni, Laënnec, et plus tard par Andral, Virchow, est beaucoup plus rare que la précédente. Elle est caractérisée par de véritables *abcès du cœur* de volume variable survenant secondairement à la suite de la plupart des *affections de nature septique* à microbes pyogènes : on l'a rencontrée dans *l'érysipèle*, *l'infection puerpérale*, *l'infection purulente chirurgicale*, *la morve*, *la diphtérie* (Savigné). Dans d'autres cas, elle se développe par propagation au myocarde, de petits abcès septiques développés d'abord dans le *péricarde*, dans l'*endocarde* à la suite de l'*endocardite infectante à forme pyémique* [Baumgarten, Richardière (1888)], la *scarlatine* (Goodhart). On l'a notée encore dans un cas de *paludisme* compliqué d'*aortite* (Féréol, 1878).

**Anatomie pathologique.** — *Siège.* — Les foyers purulents siègent de préférence dans le *ventricule gauche* dans l'épaisseur du myocarde, vers la pointe.

*Volume.* — Il varie depuis celui de la tête d'une épingle à celui d'un gros pois.

*Nombre.* — Les abcès sont le plus souvent *multiples*, mais leur nombre est très variable.

Le pus est parfois infiltré d'une façon plus ou moins régulière entre les fibres du myocarde, tantôt, au contraire, il forme des foyers bien circonscrits, enclavés dans le tissu musculaire. Dans ce dernier cas le pus est entouré d'une zone de tissu embryonnaire qui l'enkyste complètement ; de plus, on trouve encore autour de ces foyers une couronne d'épaisseur variable, de coloration ardoisée, formée de fibres du myocarde dégénérées et infiltrées de granulations graisseuses et d'amas pigmentaires.

Le *contenu* de ces foyers, outre des leucocytes et des débris de fibres musculaires, renferme des micro-organismes variables; et lorsque ces collections sont dues à la propagation d'un foyer infectieux de voisinage, on retrouve dans leur contenu des microbes de même nature que ceux du foyer initial ; celui-ci peut être dû, comme nous l'avons indiqué, à une endocardite végétante ou ulcéreuse maligne ; on a relevé aussi, quoique plus rarement la coïncidence d'une péricardite.

L'*évolution* de ces abcès est variable ; dans des cas rares, ils *perforent* le myocarde et s'ouvrent dans le péricarde ; d'autres fois, ils vont se vider dans la cavité du ventricule par un trajet plus ou moins direct; dans d'autres cas, ils perforent la cloison interventriculaire, ou bien encore vont former un anévrysme du cœur (KUNDRAT ; 1892). Dans tous ces cas, le contenu du foyer purulent se trouve versé dans le sang, et peut devenir le point de départ de nombreux infarctus viscéraux ou d'embolies septiques.

Dans d'autres circonstances, l'abcès peut *se résorber* ou subir la *transformation caséeuse;* d'après Förster il pourrait encore se terminer par dégénérescence calcaire ou crétacée.

**Symptômes.** — La symptomatologie de l'affection est fort obscure, et se confond le plus souvent avec celle de l'infection générale qui lui a donné naissance : les accidents passent alors inaperçus au milieu de ceux qu'occasionnent l'endocardite infectante ou la septicémie initiales.

On a noté quelquefois des signes plus nets, mais ils se rapprochent de très près de ceux que nous avons signalés dans la myocardite diffuse : angoisse précordiale, défaillances, sueurs froides, fréquence avec faiblesse grande des battements du cœur et du pouls, arythmie, faux pas du cœur, etc. Cependant, la fièvre, rémittente, les frissons répétés, l'adynamie extrême, la pâleur blafarde, la diarrhée semblent appartenir plus particulièrement à la myocardite suppurée.

Il faut noter encore la présence d'accidents multiples indiquant la nature septique de la myocardite : *pseudo-rhumatismes*, *phlébites*, etc.

La *mort* est la terminaison de la maladie ; elle survient en général vers le quatrième ou le cinquième jour, par *asystolie aiguë*, par *rupture du cœur*, ou encore à la suite de symptômes cérébraux graves : délire, accidents convulsifs, etc.

**Diagnostic.** — Nous avons montré précédemment que le diagnostic de la myocardite aiguë présentait de réelles difficultés ; quant au diagnostic spécial de la *forme suppurée*, il ne pourra qu'être soupçonné en s'appuyant sur certaines données étiologiques : septicémie puerpérale, infection purulente et toutes les causes de pyémie en général.

**Traitement.** — Il est le même que celui de la myocardite aiguë diffuse.

## B. — MYOCARDITE CHRONIQUE

### (SCLÉROSE DU MYOCARDE, CARDIO-SCLÉROSE)

**Historique.** — L'histoire de la myocardite chronique ou myocardite scléreuse, entrevue déjà par les anciens, notamment par Morgagni et Boerhaave, puis reprise par Andral et par Cruveilhier, n'a commencé à se dégager nettement que par les travaux modernes, parmi lesquels il faut citer ceux de Lancereaux (1879), de Weigert, de Debove et Letulle (1880). Plus tard, vinrent ceux de Hip. Martin (1881)[1], sur les lésions de l'endartère qui accompagnent la sclérose et sur le rôle qu'il leur fait jouer dans la production du travail morbide, auquel il donne l'appellation de *sclérose dystrophique*. Cette influence pathogénique des lésions artérielles dans la genèse de la myocardite chronique a été appuyée par les recherches de Huber (1882), de Fraënkel (1882), de Leyden (1884).

L'étude des lésions anatomiques de l'affection a été complétée, dans la suite, par les travaux de Letulle (1887) et d'Odriozola (1888), ceux de Brault (1888), de Nicolle (1890) et de du Pasquier (1897).

Il nous faut citer à part, comme ayant contribué le plus particulièrement à édifier l'étude de la myocardite chronique, les travaux de Rigal et de Juhel-Rénoy (1881-1882), ceux de Weber (1887) et les recherches de H. Huchard (1887-1892) qui s'est efforcé d'établir les caractères propres de la sclérose du myocarde par ischémie artérielle qu'il appelle *cardiosclérose*, et de la différencier des autres altérations du muscle cardiaque, surtout de celles d'origine inflammatoire, qui seules mériteraient le nom de myocardite.

D'autres travaux doivent encore être relevés : signalons ceux de Duplaix (1883), de Demange, de Haushalter (1886), de Riegel (1888), de J. Renaut (1890), de Bard et de Philippe (1891), de Weber et Blind (1896), de Schamschin (1897), de Guido Berghinz (1898) et de Schott (1898), ainsi que les discussions intéressantes sur la pathogénie de l'affection qui ont eu lieu au Congrès de Médecine interne (Lille, août 1899).

Plusieurs autres importants travaux seront indiqués dans le courant de cette étude.

**Anatomie pathologique.** — S'il est vrai que le plus souvent, l'existence de la sclérose du myocarde ne peut être démontrée que par l'examen microscopique, à l'œil nu cependant elle peut se déceler par quelques signes importants.

1° *Lésions macroscopiques.* — I. LÉSIONS CARDIAQUES. — Le *cœur* présente une *augmentation de volume*, due à l'*hypertrophie de ses parois* et à

1. HIPP. MARTIN, « Rech. sur la nat. et la pathog. des lésions visc. consécut. à l'endart oblitér. » *Revue de Médecine*, 1881, p. 369 ; voir également *Rev. de méd.*, 1883, p. 81.

la *dilatation* parfois très accusée *de ses cavités;* en sorte que le *poids* du cœur est *accru :* dans les cas moyens il varie de 400 à 700 grammes, mais peut atteindre de 900 à 1.000 grammes. Sa *forme* peut rester normale, mais elle est assez souvent *globuleuse* par l'extrême fréquence de l'hypertrophie du ventricule gauche qui s'avance sur le cœur droit et le masque en partie.

La *consistance* du myocarde est ferme et élastique dans les parties restées saines ; elle est *dure* et *résistante dans les zones altérées.*

La *coloration* est rouge brun pour les régions non atteintes, elle est au contraire d'un *blanc nacré*, ou d'un *gris pâle* ou encore *legèrement jaunâtre* au niveau des îlots de sclérose. Ceux-ci, quelquefois visibles à simple inspection, sont plus manifestes à la coupe ainsi que nous le verrons bientôt.

*Siège.* — Les *oreillettes* sont *peu envahies*, en général, par la sclérose : Lépine cependant a signalé sa présence dans la paroi postérieure de l'oreillette gauche. Les *lésions* siègent *de préférence* sur les *parois* des ventricules, et sont incomparablement plus fréquentes *sur le ventricule gauche* que sur celui du côté droit ; dans quelques cas cependant elles ont pu, par exception, prédominer dans le ventricule droit (Bard et Philippe). Les oyers scléreux se rencontrent également avec une fréquence relative, au niveau du *septum inter-auriculaire* ou *inter-auriculo-ventriculaire*, et dans une partie très localisée de celui-ci désigné sous le nom de *faisceau de His* (1893), sur les *piliers charnus de la mitrale* et dans la moitié inférieure du ventricule gauche au niveau de la *pointe* (Huchard).

Dehio et Radasevsky, et plus tard Merklen [1] ont insisté sur une variété de *myocardite chronique* spécialement *localisée aux oreillettes ;* elle aurait pour résultat d'entraver la libre évacuation de ces cavités, d'où stases pulmonaire et hépatique consécutives; de plus, elle déterminerait une *arythmie persistante et rebelle*, peut-être parce que les cellules nerveuses ganglionnaires, nombreuses dans les parois de l'oreillette au niveau du sillon auriculo-ventriculaire, sont troublées par ces lésions myocardiques, Huchard a fait remarquer, que ce trouble cardiaque n'est point propre à la myocardite des oreillettes, mais se rencontre encore lorsqu'elle est localisée à la base des ventricules.

*A la coupe*, on note d'abord une hypertrophie notable des parois dans les régions restées saines ; au contraire, il y a *amincissement des zones envahies par la sclérose.* Or, à ce point de vue, la sclérose se présente sous forme de foyers circonscrits ou d'îlots, c'est la *sclérose régionale ou circonscrite ;* tantôt sous forme de *sclérose diffuse.*

A. *Sclérose régionale.* — Les îlots de sclérose se présentent sous forme de *stries*, de *bandes*, de *plaques*, de petites *taches* grisâtres ou d'un blanc nacré de la grosseur d'une tête d'épingle, d'un grain de riz et même plus gros encore, circonscrivant des espaces dans lesquels le myocarde resté sain forme une sorte de relief; ces foyers peuvent être isolés ou bien se réunissent en groupes et en îlots ; *ils siègent sous le feuillet viscéral du*

1. Merklen, 5e *Congrès méd. int.* Lille, juillet-août 1899.

*péricarde ou plus souvent dans l'épaisseur du myocarde;* lorsqu'ils sont plus profonds, ils ne semblent point en contact direct avec l'endocarde, mais en sont généralement séparés, d'après Nicolle, par une bande mince de tissu resté sain. Quel que soit leur siège, ces tractus scléreux tranchent par leur coloration grisâtre sur la teinte rouge brun du myocarde non altéré; en coupe, on peut voir encore qu'ils présentent une *disposition ramifiée*, en étoile, avec anastomoses de ses branches, circonscrivant ainsi des espaces sains. Dans quelques cas anciens, ou dans lesquels la sclérose forme des bandes confluentes, le tissu scléreux occupe toute l'épaisseur de la paroi ventriculaire, du péricarde à l'endocarde. Dans d'autres cas enfin, on trouve simultanément avec les lésions de la myocardite scléreuse, des épaississements fibreux du péricarde et de l'endocarde, comme si le travail de sclérose s'était étendu à tous les éléments constitutifs du cœur (muscles et séreuses).

A côté de ces *lésions* constituées *histologiquement* par du *tissu fibreux*, qui forment ce que l'on désigne sous le nom de *sclérose dure* ou ancienne, on rencontre parfois encore une autre altération étudiée par Ziegler puis par Letulle, sous le nom de *sclérose molle* ou sclérose jeune : elle serait la conséquence du rétrécissement des artères coronaires. Cette altération que Ziegler regarde comme un stade du processus scléreux moins avancé que le précédent, se présente sous forme de stries ou de faisceaux grisâtres, de consistance molle et comme infiltrée; on a rencontré parfois dans leur intérieur de petits infarctus hémorragiques dus à des thromboses, qui leur donnent une coloration rouillée ou ecchymotique. De plus, d'après Du Pasquier [1] on trouve les capillaires veineux du myocarde distendus, gorgés de sang, et il se produit, dans le tissu cellulaire et entre les cellules musculaires, une infiltration de lymphe et d'hématies sorties par diapédèse.

II. — Lésions vasculaires. — Les *artères coronaires* et leurs branches sont le siège de lésions d'*endopériartérite* dont l'importance pathogénique est considérable; pour Huchard, ces lésions sont constantes et nécessaires : elles expliquent la genèse et la topographie des altérations du myocarde.

L'*aorte* et le *système artériel* présentent des lésions plus ou moins étendues d'*endartérite* (*artériosclérose*) ou de *dégénérescence athéromateuse.*

III. Lésions concomitantes. — On a noté la concomitance de *lésions scléreuses* du côté de *certains viscères* et notamment du *rein ;* le foie est assez souvent intéressé et rappelle par ses lésions l'apparence du foie muscade; enfin on rencontre également des noyaux d'*apoplexie pulmonaire*, des *infarctus hémoptoïques*, des *épanchements dans les séreuses.*

2° *Histologie.* — Les lésions qui constituent la sclérose régionale du myocarde que nous prenons comme type sont de trois sortes : *lésions de la fibre musculaire, lésions vasculaires, lésions du tissu conjonctif interstitiel;* nous étudierons d'abord ces dernières.

1. Du Pasquier, « Pathog. des Myocard. chroniq. », *Revue de méd.*, novembre 1897.

I. Tissu conjonctif. — Quel que soit le point de départ du processus, le tissu interstitiel du myocarde pour se transformer en îlots isolés, ou

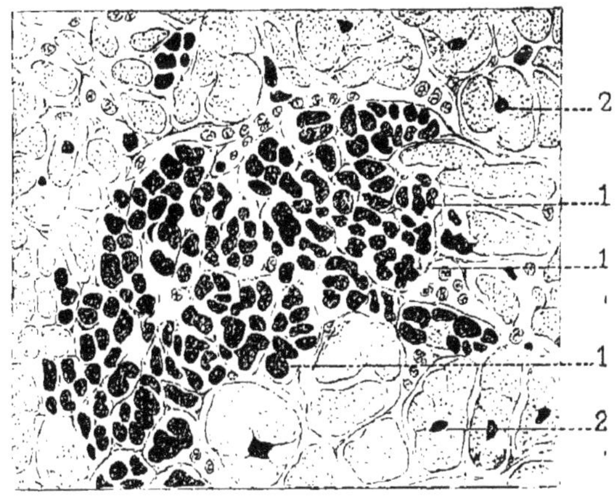


Fig. 65. — État réticulaire (d'après Nicolle).
1. Fibres atteintes de dégénération granulo-fragmentaire.
2. Myocarde sain.

en foyers étendus de sclérose, doit passer, pour arriver à son développement complet, par trois stades d'évolution successifs, que Nicolle[1] a

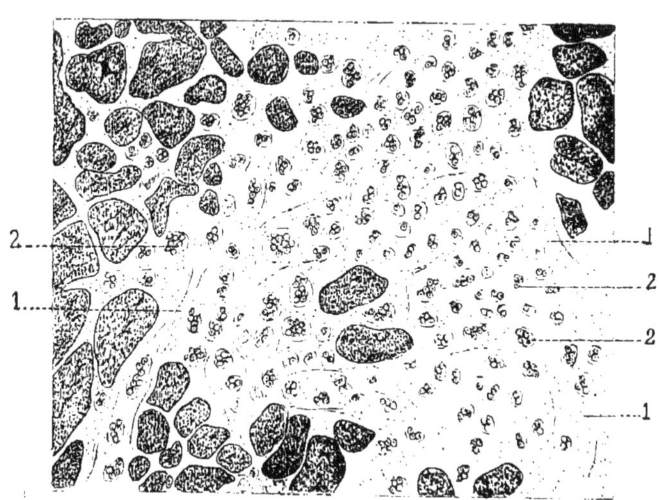


Fig. 66. — Sclérose molle (d'après Nicolle).
1. Tractus scléreux.
2. Capillaires persistant dans le tissu scléreux.

décrits sous les appellations d'*état réticulaire*, de *sclérose molle* et de *sclérose dure*.

1° Dans l'*état réticulaire* (*fig.* 65) ou encore *état alvéolaire* (R. Marie[2]), il

1. Nicolle, « Des grandes scléroses cardiaques », *Th.* Paris, 1890.
2. René Marie, « L'infarctus du myocarde », *Th.* Paris, 1897.

se produit au début une dégénération granulo-fragmentaire des fibres du myocarde ; par suite, les petites loges qui renferment ces fibres sont presque à l'état de vacuité et forment une sorte de réseau à mailles vides ; dans les parties restées saines, les cloisons alvéolaires sont simplement un peu aplaties et comme tassées.

2° Dans la *sclérose molle* (*fig.* 66), les parois des alvéoles périfasciculaires sont déjà épaissies sensiblement, en sorte que les logettes ainsi circonscrites sont aplaties, allongées et ne forment plus que de simples fissures.

D'autre part, les *capillaires* adhèrent fortement aux travées alvéolaires, mais leur perméabilité est conservée intacte.

3° Enfin, *dans la sclérose dure* (*fig.* 67), le *tissu fibreux interstitiel est complètement organisé*, il forme des blocs ou des bandes réfringentes, facilement colorés par le carmin dans l'épaisseur desquels *les capillaires*, *rétrécis* ou *comblés*, *ont disparu peu à peu;* il en est de même des fissures allongées qui représentaient les alvéoles, et qui maintenant ne sont plus visibles. Enfin, dans ce tissu, on dénote une hypergenèse manifeste des fibres élastiques (Byrom-Bramwell, Letulle et Nicolle, 1888).

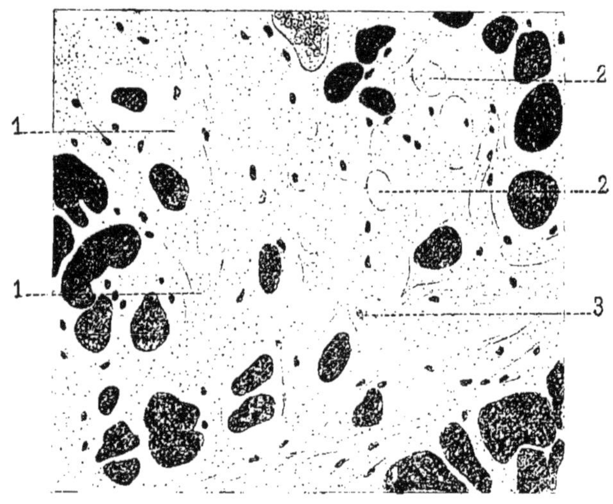


Fig. 67. — Sclérose dure (d'après Nicolle).
1. Nattes scléreuses vues en long.
2. Nattes scléreuses vues en travers.
3. Noyaux clairsemés.

II. Altérations de la fibre musculaire. — Elles sont de différentes sortes. Peter croyait qu'il se produisait une *dégénérescence graisseuse* des cellules du myocarde, mais Rigal et Juhel-Renoy pensent que cette altération ne se rencontre pas. Pour ces auteurs, il y aurait souvent *atrophie simple;* Nicolle admet encore comme lésion du début la *dégénération granulo-fragmentaire*, caractérisée d'abord par une tuméfaction trouble avec infiltration granuleuse de la cellule, en second lieu, par fragmentation de celle-ci, qui par un véritable éclatement, met bientôt son contenu en liberté lequel, dans la suite, est résorbé progressivement. A une période plus avancée, on trouve une *augmentation manifeste de la striation longitudinale* des fibres musculaires, qui présentent alors un *aspect fendillé* caractéristique, très voisin de ce que Cornil et Brault ont décrit sous le nom d'exagération de la striation longitudinale dans certains cœurs d'athéromateux. A un stade plus avancé encore, on note une sorte d'*œdème des cellules musculaires*, avec présence de lacunes dans le protoplasma : c'est l'*état vacuolaire.*

Comme on le voit, les *altérations de la cellule musculaire* sont *complexes* et ne répondent point à un type unique. A celles que nous venons de décrire, il faut ajouter encore quelques autres altérations rencontrées plus rarement ; ce sont la *transformation vitreuse* (Weber), les *dégénérescences granulo-pigmentaire* et *amyloïde* (Letulle, Brault), etc. ; quant à la *segmentation* particulière de *la fibre musculaire*, décrite par Renaut dans certains cas de myocardite, et caractérisée par une sorte de morcellement, elle existe en effet, mais pour plusieurs auteurs ce serait une lésion d'ordre général, rencontrée dans la plupart des cas de souffrance du myocarde, et se rattacherait aux troubles de l'agonie.

Enfin, on a prétendu encore que l'augmentation de volume du cœur était due à une *hypertrophie* véritable des *cellules musculaires* restées saines ; rien n'est démontré à ce sujet, et l'augmentation de la masse totale du cœur paraît due plutôt à l'*hypertrophie du tissu conjonctif.*

III. Altérations vasculaires. — a. *Lésions artérielles.* — Elles ont une *importance considérable*, et portent *surtout sur les petites artérioles.*

1° La lésion la plus fréquente est l'*endartérite oblitérante :* la lésion siège en dedans de la lame élastique interne et est limitée vers la lumière du vaisseau par de grosses cellules endothéliales ; le calibre du vaisseau est diminué, et l'*artériole* est ainsi *plus ou moins oblitérée.* En dehors, l'artériole est assez souvent séparée du foyer scléreux par une sorte d'anneau mince de fibres musculaires restées intactes.

2° La *périartérite*, plus rare, peut exister seule et siège alors, non plus sur les artérioles, mais sur des vaisseaux plus volumineux. Dans les cas peu fréquents où elle coïncide avec l'endartérite, la tunique externe du vaisseau, épaissie, indurée, adhère intimement au tissu de sclérose et se confond avec lui.

b. *Lésions veineuses.* — Les petites veines participent assez fréquemment au travail scléreux et sont atteintes de périphlébite ; les gros troncs sont moins souvent atteints, mais, en tous cas, ne présentent jamais d'endophlébite capable de produire l'oblitération des vaisseaux.

c. *Capillaires.* — On a décrit dans les parties sclérosées des dilatations assez considérables des capillaires « qui peuvent donner parfois par leur réunion une apparence aréolaire » (Huchard).

d. *Lymphatiques.* — Letulle a rencontré un certain degré de stase lymphatique (1887) qui pourrait être aussi une cause d'altération du muscle cardiaque, par l'accumulation de déchets toxiques retenus par cet arrêt circulatoire.

e. *Lésions de l'endocarde.* — On peut trouver des lésions scléreuses de l'*endocarde valvulaire*, dont l'étendue est variable suivant les cas ;

au début on observe la tuméfaction trouble avec infiltration granuleuse, plus tard se produit une néoformation vasculaire avec diapédèse de leucocytes, plus tard enfin, l'organisation fibreuse de l'endocarde valvulaire (NICOLLE).

On rencontre aussi parfois des îlots et même des plaques scléreuses sur l'endocarde, en des points éloignés de l'appareil valvulaire : cette *endocardite pariétale* se trouve en rapport direct avec les foyers sous-jacents de sclérose du myocarde (LETULLE, 1897; E. BARIÉ, 1899).

B. — A côté de la *myocardite circonscrite* ou encore *régionale*, il faut citer maintenant une autre forme anatomique : la *myocardite scléreuse diffuse* ou plus simplement la *sclérose diffuse du myocarde*. Elle est constituée par des bandes fibreuses, issues de la charpente conjonctive épaissie du myocarde, allant rayonner de tout côté autour des fibres musculaires et des artérioles atteintes de périartérite. Ces bandes sont dures, résistantes, et mélangées d'éléments élastiques.

Cette sclérose diffuse peut être isolée ou accompagner les îlots de sclérose en foyers régionaux. Elle constitue une *myocardite interstitielle primitive*, dans la genèse de laquelle les lésions vasculaires n'entrent pour rien ; ici, le *tissu conjonctif est frappé d'emblée*. Cette myocardite diffuse répond au type étudié par Bard et Philippe et par Krehl.

D'après Letulle et Huchard, elle peut reconnaître encore pour cause la *stase veineuse* et l'*œdème* du tissu *conjonctif périvasculaire:* au microscope, on note : en plus de cet œdème, la congestion des veinules et l'ectasie des capillaires. Cet état, propre surtout au *cœur asystolique*, a été bien étudié par Weber et Blind (voir *le cœur cardiaque*). Le cœur est dilaté, globuleux, les fibres musculaires sont dégénérées autour des vaisseaux. Si l'altération persiste pendant longtemps, l'œdème passe à l'état chronique et devient le point de départ de la sclérose (J. RENAUT).

NATURE DE LA MALADIE. — La sclérose du myocarde, d'après Huchard, n'est point une inflammation, mais une dégénérescence musculaire consécutive aux lésions coronariennes, et « derrière le myocarde malade, il faut toujours voir l'atteinte portée à tout le système artériel ». Il admet volontiers cependant qu'il n'y a point parallélisme étroit entre les lésions vasculaires intra-myocardiques et les lésions générales du système artériel; les unes et les autres ne se développent pas forcément dans un rapport proportionnel.

On a été plus loin encore, et on a dit que dans des cas encore nombreux il y a sclérose du myocarde sans lésions artérielles et qu'inversement à la théorie de Huchard, la sclérose artérielle n'amène pas toujours celle du cœur (WURTZ). Plus récemment, Brault (1897) a beaucoup diminué les rapports de l'artérite avec la cardio-sclérose, et déclaré que a doctrine de l'artériosclérose généralisée reposait sur une hypothèse sans fondement.

Cette question, comme on le voit, divise encore profondément les auteurs. Il reste établi cependant que *la sclérose du cœur ne constitue point une maladie isolée, purement locale*, mais se rencontre presque toujours associée à des lésions diverses: aortites, coronarites, et aussi à des scléroses viscérales multiples ; c'est donc la détermination, sur le cœur, d'un travail de sclérose qui a envahi l'organisme sous l'influence d'une maladie générale infectieuse ou de nature toxique.

Pour les partisans de cette théorie, il y aurait lieu de supprimer le terme de *myocardite*, comme impropre à caractériser la lésion ; mais on pourrait peut-être l'appliquer aux altérations du muscle de *nature inflammatoire*, par exemple dans le type décrit par Rigal et Juhel-Renoy sous le nom de myocardite scléreuse hypertrophique. Quant à la lésion scléreuse du cœur, qui se rattache au processus général de l'artériosclérose et n'est point inflammatoire, on devrait la désigner sous le nom de *cirrhose cardiaque* (BRISTOWE), d'*artériosclérose du cœur* ou encore de *cardiosclérose* (HUCHARD).

**Pathogénie.** — Nous venons déjà d'insister quelque peu sur ce sujet si intéressant et encore si débattu de pathologie cardiaque, mais il faut y revenir maintenant avec tous les développements qu'il comporte.

Si la pathogénie de la sclérose du cœur constitue un des points sur lequel l'opinion des auteurs présente le plus de divergence, un fait cependant se dégage : c'est l'*importance extrême des altérations vasculaires*, que le plus grand nombre des pathologistes regarde comme le point de départ du processus de sclérose ; mais lorsqu'il s'agit d'établir le travail intime des lésions qui succèdent aux altérations des vaisseaux, le désaccord s'établit aussitôt. Cependant les théories proposées peuvent se ramener aux deux suivantes :

1° *Théorie de la sclérose dystrophique.* — Elle a été créée par Hipp. Martin[1] ; pour lui le point de départ de la lésion réside dans l'*endartérite oblitérante progressive des petites artères*, qui entraîne l'*ischémie* de tout le territoire qu'elles vont irriguer ; par suite, les fibres musculaires situées à la périphérie, c'est-à-dire les plus éloignées des vaisseaux nourriciers, souffrent dans leur nutrition, dégénèrent peu à peu et disparaissent, alors que le tissu interstitiel, au contraire, se développe avec exagération, se transforme en tissu fibreux, et peu à peu prend la place de l'élément noble, c'est-à-dire de la fibre musculaire disparue. Ainsi, la production de la *sclérose se ferait* ici *par action indirecte* ou *à distance*, et l'*évolution* des lésions s'établirait *de la périphérie vers le centre :* c'est la *sclérose dystrophique para-artérielle*.

Cette théorie de l'endartérite oblitérante a été admise par beaucoup d'auteurs, et notamment par Landouzy et Siredey ; en Allemagne, elle a été adoptée aussi par Weigert, par Ziegler, Hüber, et par Leyden, mais ils en comprennent l'influence un peu différemment. La sclérose du myocarde serait la *cicatrice d'un infarctus*, succédant, pour Ziegler[2], à la nécrobiose d'un bloc de fibres (*nécrose insulaire*), ou suivant Hüber[3], à la destruction cellule à cellule (*nécrose moléculaire*). Cette théorie de la

1. Hipp. MARTIN, *Revue de médecine*, 1881-1883.
2. ZIEGLER, *Anat. path. gén. et spec.*, Iéna, 1883.
3. HÜBER, *Virchow's Arch.*, 1882.

sclérose par *infarctus* du myocarde a été reprise et étudiée dans l'important travail de René Marie (1897). Leyden[1] enfin admet un double processus : si l'oblitération vasculaire s'opère rapidement, il se produit un ramollissement ; si le rétrécissement des artérioles est lent et progressif, il engendre la sclérose.

2° *Théorie inflammatoire.* — D'après elle, la *sclérose résulterait, non plus de l'ischémie par sténose artérielle, mais d'une inflammation vasculaire se propageant au tissu conjonctif interstitiel.* Les *lésions* débuteraient *autour des vaisseaux*, et cette *sclérose inflammatoire, périartérielle* par action directe et consécutive à la périartérite, s'étendrait peu à peu, *en allant du centre vers la périphérie*, c'est-à-dire à l'opposé de la sclérose dystrophique qui marche de la périphérie vers le centre. Cette théorie a été adoptée autrefois par Debove et Letulle[2] qui regardent la sclérose du myocarde comme une extension périvasculaire de la diathèse fibreuse généralisée. Elle a été soutenue également par Rigal et Juhel-Renoy[3], dans la description de cette variété spéciale de myocardite chronique, qu'ils ont décrite sous le nom de myocardite scléreuse hypertrophique : il s'agirait dans celle-ci, d'une sclérose inflammatoire périvasculaire, succédant à une endopéricardite née, tantôt primitivement dans l'alcoolisme, le diabète, la goutte, tantôt consécutive au brightisme et aux cardiopathies vasculaires.

Lancereaux (1879) considère également la myocardite scléreuse comme d'origine inflammatoire, tantôt primitive et en rapport surtout avec l'alcoolisme, tantôt consécutive à une inflammation de l'endocarde ou du péricarde.

3° Cette théorie de la sclérose du myocarde, par *action directe*, a été soutenue également par Letulle dans la thèse d'Odriozola[4] et par Brault, mais avec une conception un peu différente de celle de la théorie par inflammation vasculaire qu'ils regardent comme trop étroite ; aussi bien qu'il s'agisse d'endoartérite et de sclérose para-artérielle que de périartérite et de sclérose péri-artérielle. Pour le premier de ces auteurs, tout le travail pathologique ne se trouve pas résumé exclusivement dans une fibrose périartérielle consécutive à une périartérite ; le processus est plus vaste, et il s'agit en définitive d'une *sclérose portant* d'une part *sur tous les éléments à* la fois *du système artériel :* endartérite, périartérite, etc., *et* d'autre part *sur les capillaires.* Cette *sclérose des capillaires* jouerait ainsi un rôle considérable et engendrerait la fibrose périfasciculaire. Brault[5] a soutenu également cette idée, et regarde la *sclérose* cardiaque comme la conséquence d'une lésion, *frappant en même temps* les *artères*, les *capillaires* et le *tissu conjonctif* du myocarde ; quant à l'oblitération artérielle, il lui refuse toute influence dystrophique, et son rôle se borne à produire un infarctus dont les altérations ne présentent aucune corré-

1. Leyden, *Zeitsch. f. Klin. Med.*, 1884.
2. Debove et Letulle, *Arch. gén. de méd.*, mars 1880.
3. Rigal et Juhel-Renoy, *Arch. gén. de méd.*, août et septembre 1881.
4. Odriozola, *Th.* inaug. Paris, 1888.
5. Brault, *Arch. gén. de méd.*, 1888.

lation avec celles de la sclérose cardiaque ; en conséquence *il n'y aurait pas de rapport entre l'artérite et la sclérose.* Cette conclusion est également celle de Nicolle. Il reconnaît que l'action directe de l'agent pathogène sur l'endartère est établie, mais qu'elle ne peut expliquer la rapidité de la dégénérescence qui frappe la fibre musculaire du cœur; on peut tout au plus supposer que l'ischémie produite par l'endartérite exagère peut-être la vulnérabilité de la fibre myocardique. Mais elle n'est point la cause du travail scléreux, et il y aurait là en somme, une série de phénomènes morbides à évolution rapide et successive.

4° A ces théories pathogéniques si différentes, on peut en ajouter une quatrième admise par Huchard[1] et Weber qui, tout en reconnaissant l'existence de la sclérose dystrophique dans le plus grand nombre des cas, et celle de la sclérose inflammatoire périartérielle dans des faits plus rares, admettent une *sclérose mixte* constituée par un travail morbide à la fois péri et para-vasculaire.

5° Signalons encore une quatrième variété de sclérose, admise par Bard et Philippe[2] et par Krehl (1893), dans laquelle les lésions vasculaires n'auraient aucune influence pathogénique : ici *la lésion frapperait d'emblée le tissu conjonctif;* ainsi seraient constituées certaines *myocardites interstitielles chroniques primitives.*

6° Weber et Blind, et plus tard Du Pasquier (1897), étudiant à nouveau la pathogénie des myocardites chroniques se sont élevés contre la théorie de la sclérose dystrophique. Pour eux la diminution de perméabilité des artères ne serait point suivie d'ischémie dans le territoire en aval de la lésion, mais elle engendrerait la *stase et l'infiltration chronique* de cette région. A la théorie de l'ischémie il faudrait substituer celle de la congestion. Le cœur, de même que le foie et les autres viscères, est susceptible de présenter dans le cours des cardiopathies des lésions d'hypérémie passive, il y a un *cœur cardiaque* et les gros cœurs des artérioscléreux ne sont pas des cœurs ischémiques, mais des cœurs stasiques. Plus tard surviendrait une production de tissu conjonctif jeune, qui s'organiserait peu à peu en charpente fibreuse dure, et le cœur scléreux serait édifié. En résumé, d'après cette théorie, *la sclérose ne découlerait pas de l'ischémie, mais de la congestion.*

Résumé. — Comme on le voit, la pathogénie de la sclérose du myocarde prête encore à bien des discussions, et les théories en présence se résument en ceci :

1° Sclérose du myocarde *d'origine dystrophique*, ou encore para-artérielle, dont le point de départ est une *endartérite oblitérante* des petites artères; l'évolution de la lésion se ferait de la périphérie vers le centre;

2° Sclérose *d'origine inflammatoire*, périartérielle, avec propagation de l'inflammation du vaisseau au tissu conjonctif voisin, autrement dit sclérose par *périartérite ;* ici la lésion s'étendrait du centre à la périphérie ;

1. Huchard, *Revue de médecine*, 1892.

2. Bard et Philippe, « De la myocard. interstit. chronique », *Revue de médecine*, 1891.

3° Sclérose du myocarde par action directe, portant *à la fois* sur tous les éléments du système artériel : *endartérite*, *périartérite*, sur les *capillaires* et le *tissu conjonctif* du myocarde ;

4° Sclérose à *forme mixte* constituée par un travail morbide à la fois péri et paravasculaire ;

5° Sclérose *conjonctive primitive*.

6° Sclérose par stase et congestion *chronique du myocarde*.

**Etiologie.** — Les causes des myocardites scléreuses présentent encore beaucoup d'obscurité ; on peut cependant les résumer en trois groupes : les *intoxications*, les *dystrophies* et les *maladies infectieuses*.

1° Parmi les *agents toxiques* incriminés dont l'influence semble le mieux établie, il faut citer l'*alcoolisme*, le *saturnisme* et la plupart des conditions morbides qui engendent l'*artériosclérose;* on a cité encore l'abus du tabac (Duplaix, Huchard) et peut-être aussi le *paludisme*.

2° Dans d'autres circonstances, le poison toxique est élaboré par l'organisme lui-même, dans ces affections causées, d'après Bouchard, par ralentissement de la nutrition; telles sont par exemple : les myocardites de la *goutte*, du *diabète*, du *mal de Bright* et du *rhumatisme chronique*.

3° La plupart des *maladies infectieuses*, que nous avons vues engendrer les myocardites aiguës, peuvent encore être invoquées ici, et il est probable que dans ces cas, la myocardite chronique n'est que le reliquat d'une myocardite aiguë ayant évolué à une période antérieure de la vie du malade, en laissant après elle des lésions qui se sont développées très lentement, survivant à la maladie première ; c'est ainsi sans doute que s'expliquent les myocardites de certains individus chez lesquels on retrouve un *passé pathologique : fièvre typhoïde* (Landouzy et Siredey), *scarlatine*, *rhumatisme*, *grippe*, etc. (Brouardel) ; Charrin et Brault (1890) ont montré sa production chez le lapin dans quelques cas d'infection expérimentale du *bacille pyocyanique*.

La *syphilis*, cette infection à marche lente, agit d'une façon certaine sur le système artériel (Virchow, Lancereaux) et devient ainsi une cause établie de myocardite chronique. Elle présente toutefois des caractères particuliers qui nécessitent une étude à part qui sera faite ultérieurement ; rappelons seulement, pour l'instant, que Guido Berghinz (1898) a observé un cas curieux d'artériosclérose du cœur d'origine syphilitique, chez un enfant de 18 mois (voir *Syphilis du cœur*).

La *tuberculose* peut être aussi incriminée comme facteur de myocardite chronique.

Le *traumatisme*, capable d'engendrer la myocardite diffuse aiguë mortelle, pourrait peut-être, d'après les observations de Mendelssohn [1], de Hochhaus, de Rose, déterminer après le traumatisme une myocardite évoluant vers la cardiosclérose.

Dans un grand nombre de circonstances, on rencontre la myocardite chronique, *surtout chez les hommes*, au moment de l'*âge mûr* ou de la

1. Mendelssohn, *Soc. de méd. int.* Berlin, janvier 1898.

*vieillesse*, chez les individus *surmenés* par le *travail* ou par les *excès;* elle se présente alors comme manifestation spéciale, vers le cœur, de cette altération généralisée du système artériel qui est l'*artériosclérose*, l'*artério capillary fibrosis* de Gull et Sutton (1872). Dans ce cas, elle mérite plutôt le nom de sclérose du myocarde, que celui de myocardite qui éveille toujours l'idée d'une inflammation, laquelle semble peu de mise en cette circonstance.

La sclérose du myocarde est aussi l'apanage du *cœur sénile;* car dans ce cas c'est une altération de sénilité pure (Demange, Haushalter, Boy-Teissier) caractérisée par l'atrophie en masse de la fibre du myocarde, remplacée par l'épaississement scléreux du tissu conjonctif normal; elle est diffuse et englobe les vaisseaux. Enfin elle est presque toujours associée à l'athérome artériel, surtout des artères coronaires et aussi à des lésions de même nature de l'appareil valvulaire.

Enfin la myocardite chronique se rencontre encore dans un grand nombre de cas, à la suite de la *péricardite* chronique et surtout des *cardiopathies valvulaires anciennes*.

A côté de la myocardite généralisée, il faut signaler certains cas d'altérations plus restreintes :

La myocardite *localisée* se montre surtout dans les *affections congénitales :* au niveau de l'*infundibulum*, à la *base du ventricule gauche* où elle contribue à former le *rétrécissement sous-aortique* (Norman, Chevers, Vulpian).

Elle peut encore, dans d'autres cas, donner lieu à des *anévrysmes partiels*.

**Symptomatologie.** — Si la pathogénie et l'étude des lésions anatomiques de la myocardite chronique présentent encore beaucoup de points discutés, les symptômes de l'affection restent également assez mal définis pour beaucoup d'auteurs.

Pour les anciens, la notion de la myocardite chronique reste à peine entrevue : Bertin (1824) déclare que « l'inflammation générale de la substance du cœur est une des maladies sur lesquelles règne la plus affligeante obscurité », c'est aussi l'opinion de Laënnec; il disait : « Il n'est pas probable que l'auscultation en fournira des signes certains ». Des auteurs plus récents : Grisolle, Parrot, Friedreich (1861), Fraenkel, Eichhorst, etc., en déclarent la symptomatologie fort mal connue, et Niemeyer ajoutait que la myocardite ne peut pour ainsi dire jamais être diagnostiquée pendant la vie.

Cependant, quoiqu'il existe encore beaucoup d'incertitude et de points controversés, la symptomatologie de la myocardite chronique est aujourd'hui précisée, du moins dans ses grandes lignes, grâce aux travaux dont nous avons cité les principaux.

L'*association* si fréquente de la *myocardite chronique* avec les diverses manifestations de l'*artériosclérose* imprime à la cardiopathie une allure clinique essentiellement variable suivant la prédominance de certains symptômes ; de là plusieurs *formes cliniques* sur lesquelles nous reviendrons plus loin ; pour l'instant nous devons fixer les caractères de la maladie dans son type clinique le plus habituel.

*Forme commune.* — 1° Début. — Il se fait toujours d'une *façon insidieuse :* on observerait d'abord des phénomènes d'*éréthisme cardiaque*, accompagné d'*hypertension artérielle* sur laquelle Huchard insiste tout particulièrement, et qui se montrerait bien avant l'apparition des lésions scléreuses du myocarde et de celles de l'artériosclérose. Cet éréthisme se manifeste par une impulsion cardiaque énergique, avec choc un peu douloureux de la pointe, des *palpitations* pénibles et des *battements violents* des artères avec pouls plein et vibrant. Ces phénomènes sont accompagnés d'*oppression* passagère avec un peu de gêne ou d'angoisse rétro-sternale. Il est assez fréquent d'observer encore à cette période initiale des *troubles oculaires* (obnubilation, asthénopie accommodative) (de Lapersonne), avant-coureurs de l'artériosclérose ; ils cèdent au régime lacté et aux iodures.

L'*auscultation* du cœur, à cette période, ne dénote en général que des *bruits fortement claqués*.

Dans d'autres circonstances, la maladie se développe *sourdement* à l'occasion d'un effort physique inaccoutumé, de troubles digestifs, ou bien encore c'est au commencement de la nuit, au début du sommeil, lorsque le malade est dans le décubitus dorsal (*dyspnée du décubitus*), ou encore au moment du *réveil*, ou enfin c'est à l'occasion d'une maladie intercurrente telle qu'une grippe par exemple, même légère en apparence que vont se montrer les premiers signes de la maladie et en particulier la *dyspnée symptomatique* de l'*insuffisance du myocarde*. Cette dypsnée va bientôt être suivie de dilatation cardiaque qui favorisera la stase et l'œdème pulmonaires.

Cette *insuffisance du myocarde*, qui constitue un état pathologique encore discuté serait surtout le propre des *myocardites infectieuses* (Schroetter, Martins, 1899) et se montrerait à l'occasion d'une influence nerveuse, d'une émotion vive, de fatigues exagérées, etc.

2° Période d'état. — A. *Troubles cardio-vasculaires.* — Bientôt les signes physiques vont devenir plus nets et les troubles fonctionnels plus accusés.

*a.* Le phénomène dominant est l'*augmentation de volume du cœur*, surtout dans le sens transversal ; la ligne de matité du bord inférieur mesure parfois de 18 à 20 centimètres. On remarque encore l'abaissement notable de la pointe avec rejet vers l'aisselle gauche, très en dehors de la ligne mamelonnaire ; enfin le choc précordial est affaibli.

*b.* A l'*auscultation*, on note d'abord :

1. Un certain degré d'*affaiblissement des contractions cardiaques*, avec *atténuation* manifeste du *bruit systolique* dont le timbre est assourdi.

2. Quelquefois le *bruit diastolique* présente au contraire un *timbre éclatant* très accentué, qui prend même parfois le caractère *clangoreux* (Guéneau de Mussy, Bucquoy). Dans le premier cas, il est l'indice de l'hypertension artérielle dans le système aortique ; dans le second il dénote l'induration des sigmoïdes et un certain degré de dilatation concomitante de l'aorte (Guéneau de Mussy) ; *cette accentuation dias-*

*tolique n'appartient donc pas en propre à la myocardite chronique.*

3. Chez beaucoup de malades, l'auscultation du cœur ne fournit pas d'autres signes physiques, mais chez d'autres, moins nombreux, on perçoit l'existence d'un rythme de galop diastolique du cœur gauche, ou encore la présence de bruits de souffle. Le *rythme de galop* s'explique ici par la dilatation cardiaque et l'exagération du choc diastolique ventriculaire.

4. Quant aux *bruits de souffle*, on *n'en rencontre pas par le fait seul de la myocardite chronique;* si l'on en trouve, les uns sont *permanents* et on doit les rapporter alors à la coïncidence de lésions valvulaires; d'autres sont *transitoires* et causés par une *insuffisance mitrale fonctionnelle* par dilatation ventriculaire gauche, conséquence de la cardiectasie. Dans quelques cas, le caractère passager de ces souffles, leur siège sus-apexien plutôt qu'au niveau même de la pointe, ainsi que les modifications importantes qu'ils subissent dans les différentes attitudes du malade, font présumer qu'il s'agit souvent dans ces circonstances de souffles cardio-pulmonaires sans rapport direct avec la myocardite.

*c.* Le *pouls* présente des caractères importants : le plus fréquemment il est *affaibli*, ce qui contraste singulièrement avec les signes d'éréthisme cardiaque que nous avons notés déjà; ce fait n'est point en désaccord avec la physiologie, car Marey a bien montré que la force du pouls n'est point en rapport avec l'énergie de la contraction ventriculaire, mais qu'elle est réglée par l'état de la circulation périphérique; les lésions d'artériosclérose générale expliqueraient donc cet affaiblissement du pouls radial, qui d'ailleurs coïncide avec une *élévation de la tension* appréciable au sphygmomanomètre. Outre qu'il est affaibli, le pouls est encore *accéléré*, et se trouve en rapport avec la *tachycardie* assez fréquente que nous avons notée déjà.

Pour quelques auteurs, le pouls reste *régulier* jusque vers les dernières périodes de la maladie; au contraire Bard et Philippe considèrent l'*arythmie* comme un signe habituel et prépondérant de la myocardite chronique. Tantôt il s'agit d'arythmie simple se bornant à quelques faux pas du cœur; tantôt comme le veulent ces auteurs, on observerait des salves de battements (*arythmie en salves*) alternant avec des pulsations régulières en plus ou moins grand nombre dans d'autres circonstances on rencontre des *extrasystoles*. L'*arythmie* semble d'ailleurs s'observer surtout, sinon exclusivement, dans les cas où la myocardite est localisée à l'*oreillette* particulièrement (Dehio, Merklen).

Lorsque la lésion intéresse cette région très localisée des cloisons interauriculaire ou interauriculo-ventriculaire, désignée sous le nom de faisceau de His (1893), l'affection peut présenter des signes de *blocage* du cœur, le *syndrome de Stokes-Adams* : pouls lent, attaques syncopales, crises épileptiformes, etc.

B. *Troubles respiratoires.* — Du côté des *voies respiratoires*, on relève des phénomènes importants, et en particulier la dyspnée, phénomène capital. Chez quelques sujets, tout se borne à de la *dyspnée d'effort*, elle est dans ce cas assez précoce; chez d'autres, c'est une *dyspnée* peu intense, mais *continue*, accompagnée de *sensations douloureuses précordiales*. Enfin la dyspnée peut se manifester encore sous forme d'*accès paroxystiques* de *pseudo-asthme* nocturne; dans d'autres circonstances, la dyspnée est encore aggravée ou produite par le spasme réflexe des capillaires pulmonaires sous l'influence de troubles gastro-hépatiques (POTAIN, E. BARIÉ).

Elle cède au repos, et au régime lacté, mais l'alimentation carnée en ramène les accès; c'est là une *dyspnée toxi-alimentaire* (HUCHARD). Les *toxines alimentaires agissent comme des poisons vaso-constricteurs et augmentent ainsi l'hypertension artérielle* déjà trop élevée chez les artério-scléreux. Quelquefois, lorsque la dyspnée prend le caractère rythmique dit de *Cheyne-Stokes*, elle rappelle de très près la *dyspnée urémique* et l'on trouve souvent alors des altérations rénales associées ou concomitantes. Enfin, ces troubles respiratoires pourraient être parfois aussi, d'après François-Franck[1], d'origine réflexe, se rattacher à des poussées d'aortite et donner lieu à un spasme artériel périphérique suivi d'hypertension, d'insuffisance cardiaque et de dyspnée.

Les troubles respiratoires peuvent revêtir enfin l'apparence d'accès brusques de *congestion œdémateuse aiguë du poumon* (RIGAL et JUHEL-RENOY), quelquefois localisée à la région antéro-supérieure d'un seul poumon; elle est très mobile et d'un pronostic sévère. Dans des cas moins graves il se produit simplement des poussées de bronchite à répétition.

C. *Phénomènes douloureux.* — On rencontre enfin chez certains malades des *sensations douloureuses* au niveau de la *région précordiale* : c'est le *cœur douloureux* de Peter; elles varient depuis quelques palpitations pénibles à des sensations de *constriction* vive, et sont provoquées ou exagérées par les mouvements brusques et les efforts; quelquefois on a noté des accès très nets d'*angine de poitrine*.

D. La *polyurie est habituelle*. Elle peut être liée à une néphrite chronique interstitielle concomitante, accompagnée alors d'albuminurie, avec insuffisance de perméabilité rénale constatée avec l'épreuve classique du bleu de méthylène. Elle peut n'être aussi qu'une polyurie simple. D'une façon générale, la polyurie semble se rattacher surtout à l'*hypertension artérielle* qui atteint jusqu'à 20 ou 25 centimètres de mercure, constatés au sphygmomanomètre.

**Marche.** — L'évolution des myocardites chroniques est variable; c'est pourquoi Huchard, distingue trois *périodes* dans la maladie. Cette distinction est sans doute quelque peu hypothétique, mais semble devoir être conservée pour la commodité de la description.

1° La *période artérielle*, caractérisée *uniquement* par l'*hypertension artérielle* qui précéderait toujours la lésion des vaisseaux;

2° La *période cardio-artérielle*, marquée par l'endartérite des vaisseaux de la périphérie d'abord, puis de ceux des viscères et ensuite du myocarde; l'hypertension restant toujours très accusée. Dans quelques

1 FRANÇOIS-FRANCK, *Arch. de physiolog.*, 1890.

cas la marche est renversée, et la *sclérose, d'emblée viscérale, commencerait par le cœur;*

3° La *troisième période* enfin, ou *mitro-artérielle*, est caractérisée par l'*hypotension vasculaire*, avec dilatation cardiaque, asthénie cardiovasculaire progressive, suivie d'asystolie finale. C'est qu'en effet, la caractéristique de la myocardite chronique, c'est la tendance à l'asystolie : tantôt celle-ci affecte la forme aiguë, tantôt, et c'est le cas le plus fréquent, il s'agit d'*asystolie lente, prolongée* et surtout *à répétition.*

Un autre caractère bien marqué de la myocardite chronique, c'est son *évolution longtemps silencieuse*, sans que le malade s'en doute pour ainsi dire, à peine marquée par des signes vagues de cardiopathie sans lésions valvulaires: puis, *rapidement* sous l'influence d'une cause souvent légère, une simple bronchite ou une attaque de grippe, elle aboutit au stade d'*asthénie cardio-vasculaire ultime*, qu'on ne voit habituellement survenir, dans les cardiopathies valvulaires, qu'à la suite d'une *longue série d'attaques asystoliques.* Ainsi, l'*asystolie* survenant brusquement *chez un vieillard* est *presque toujours* la *caractéristique* d'une *myocardite chronique;* le diagnostic de l'affection sera encore plus net si l'on note la persistance de l'asthénie cardio-vasculaire malgré le repos, la digitale et le régime lacté qui triomphent habituellement, d'une façon si remarquable dans l'asystolie des cardiopathies valvulaires lorsque le muscle cardiaque est peu altéré.

Variétés cliniques. — On a fait remarquer avec juste raison que les différences si grandes qui existent dans le tableau clinique des myocardites tracé par les différents auteurs, tiennent à ce fait déjà relevé antérieurement : que l'*affection n'est*, pour ainsi dire, *jamais observée seule, mais presque toujours associée* aux diverses manifestations de l'*artériosclérose*, et surtout à la *sclérose rénale;* de là une complexité de symptômes, au milieu de laquelle il est malaisé de distinguer ce qui appartient en propre à la myocardite chronique.

La prédominance de certains symptômes a porté Huchard à distinguer quatre variétés cliniques de la sclérose du cœur : nous les énumérerons rapidement : 1° la *forme douloureuse ou sténocardique*, caractérisée surtout par des sensations douloureuses de la région précordiale: précordialgies, phénomènes d'angor pectoris; 2° la *forme arythmique et tachycardique*, dont la dominante est l'irrégularité du rythme cardiaque associée fréquemment, mais non d'une façon absolue, à la tachycardie; ces troubles sont permanents, ou surviennent par crises; cette forme serait plus particulièrement liée à la sclérose de la pointe du cœur; 3° la forme *asystolique* ou *cardiectasique*, avec dilatation aiguë du cœur et asystolie par crises rapides; 4° enfin la *forme myo-valvulaire*, avec sclérose concomitante des appareils valvulaires, se traduisant par des souffles organiques dus à la rétraction des piliers ou à une insuffisance des valvules sclérosées; ces souffles existent le plus souvent à la pointe, mais peuvent être multiples et se rencontrer à la fois à la base et à la pointe. Enfin, il existerait des formes associées cardio-rénale, hépatique, pulmonaire, bulbaire; la forme pulmonaire étant caractérisée par des poussées de bronchite, congestions broncho-pulmonaires, crises d'œdème aigu du poumon, etc.

Cette diversité de formes cliniques prouve l'*impossibilité de faire rentrer dans un type unique la symptomatologie de la myocardite chronique*. Cependant, en prenant la question à un point de vue plus général appuyé surtout sur l'évolution de la maladie, on pourrait plus simplement comme le propose André Petit, distinguer dans les myocardites scléreuses des *formes graves* avec lésions étendues, symptômes très accusés et marche rapidement fatale, et des *formes légères*, souvent latentes durant un temps fort long, et ne se révélant qu'à l'occasion d'une affection accidentelle portant surtout sur les voies respiratoires. Cette dernière variété se rattacherait sans doute à des altérations plus limitées, mais capables de se développer sous l'influence persistante des causes pathogènes.

**Terminaisons.** — C'est en s'appuyant surtout sur l'évolution lente de formes légères qu'on attribue, en général, à la myocardite chronique une *durée* qui peut s'étendre pendant un *temps fort long;* surtout chez les malades qui ne surmènent point leur cœur par des fatigues, ou des excès; en outre, Rigal[1] a montré que le pronostic de la myocardite des vieillards est moins grave que celui de la myocardite de l'âge moyen qui évolue plus rapidement. Toutefois, lorsque l'affection a commencé à donner lieu à des accidents nets et suivis, la terminaison fatale ne tardera guère au delà de un an et demi au plus (Nicolle).

*a.* La *mort* peut survenir d'une façon assez *rapide*, par des accidents subaigus de *dilatation cardiaque*, ou encore par *asthénie progressive de l'appareil cardio-vasculaire* et *asystolie rapide*.

*b.* D'autres fois la terminaison est plus brusque encore, et la mort subite succède à une crise d'*angine de poitrine*, à *une syncope*, à *une embolie pulmonaire*, à la *congestion œdémateuse aiguë du poumon*, à une *rupture du myocarde* succédant à un infarctus cardiaque par thrombo-artérite des coronaires. La mort subite par syncope ou par rupture du cœur se rencontrerait lorsque le foyer de sclérose intéresse l'union du tiers supérieur et du tiers moyen du ventricule près du septum, qui serait le centre de coordination des ventricules (Kronecker et Schmey).

*c.* La *mort lente* est la plus fréquente, par *asystolie progressive*, compliquée le plus souvent d'insuffisance hépatique et rénale; on peut voir éclater également des signes d'*urémie chronique* avec agitation, délire, crises d'oppression, rythme de Cheyne-Stokes, accidents gastro-intestinaux, etc. Ils se rattachent surtout à la néphrite interstitielle qui accompagne si fréquemment la myocardite chronique.

Ce qu'il faut retenir surtout au point de vue pratique, c'est le grave *danger* qui peut résulter, pour un adulte et surtout pour un *vieillard atteint* de *sclérose cardiaque*, même d'apparence légère, de l'*apparition d'une affection des voies respiratoires*, comme une simple *bronchite* ou une

1. Rigal, « Evolut. et pronost. des myocard. chroniques », *Sem. méd.*, décembre 1893.

attaque de *grippe ;* elles peuvent devenir le point de départ d'accidents graves et à marche rapide d'asystolie aiguë avec ses conséquences fatales.

**Diagnostic.** — A. *Diagnostic de la maladie.* — Malgré tant de travaux intéressants sur la myocardite chronique, dont nous avons signalé les principaux, il faut reconnaître que le diagnostic de cette affection présente souvent de très grandes difficultés, et notamment qu'on peut trouver à l'autopsie des lésions scléreuses du cœur étendues, sans qu'elles se soient manifestées cliniquement par des symptômes de grande netteté.

On se rappellera cependant que *la myocardite chronique scléreuse peut être considérée,* dans le plus grand nombre des cas, *comme une des manifestations de l'artériosclérose.* De l'étude des faits qui constituent la forme clinique la plus habituelle de la myocardite chronique, on voit que les symptômes de la maladie se résument en *palpitations douloureuses*, puis *affaiblissement des contractions cardiaques*, *choc mou de la pointe*, *bruit systolique atténué*, *assourdi*, et par opposition, *éclat vibrant*, *quelquefois clangoreux du bruit diastolique* dans les cas où il y a coïncidence de lésions des sigmoïdes aortiques, avec ou sans dilatation de l'aorte. On note encore des signes évidents d'*augmentation de volume* du cœur, et *l'absence de bruits de souffles;* s'ils existent, ces bruits pathologiques paraissent *liés à des affections valvulaires* concomitantes. Les autres signes importants sont : un *pouls* affaibli, fréquent, souvent régulier, mais encore très fréquemment *arythmique* avec ou sans *tachycardie* (*tachy-arythmie*) d'une importance extrême et surtout la dyspnée d'effort, des *troubles respiratoires :* bronchite, congestions broncho-pulmonaires, des *accidents fréquents de nature urémique*, enfin l'*asystolie* à *répétition* ou encore l'asystolie *rapide* et *finale.*

Ajoutons que la maladie s'observe presque toujours à l'*âge mûr*, ou chez les *vieillards* et que tous ou presque tous ces malades se plaignent uniformément, depuis quelques mois, d'éprouver sans cause apparente de l'oppression, de la dyspnée à l'occasion d'un effort, d'une marche précipitée, etc. Dans les antécédents de ces malades on trouvera généralement : l'*alcoolisme*, le *saturnisme*, la *syphilis*, l'*intoxication paludéenne*, ou quelques-unes des *maladies infectieuses* que nous avons rencontrées déjà dans l'étiologie des myocardites aiguës : fièvre *typhoïde*, *scarlatine*, etc. On peut encore trouver très souvent chez le malade la *goutte*, le *diabète*, le *rhumatisme chronique*, etc.

B. *Diagnostic différentiel.* — Les symptômes de la myocardite scléreuse sont parfois si peu caractérisés que l'affection a pu être confondue avec quelques autres cardiopathies.

*a.* On devra éliminer les *arythmies simples*, si fréquentes chez le vieillard : de même que certaines *tachy-arythmies* réflexes liées à des troubles digestifs ou encore d'origine purement névropathique, de même quelques *tachycardies symptomatiques : tabac*, *tuberculose* au début, *basedowisme fruste*, etc.

*b.* La *péricardite subaiguë ou chronique*, avec complication myocardique ou avec symphyse, présente quelquefois des signes d'insuffisance cardiaque un peu analogues, au premier abord, à ceux de la sclérose du myocarde. Mais les antécédents, le début des accidents et les signes particuliers de chacune de ces affections permettront d'éviter la confusion.

*c.* L'*endocardite chronique valvulaire* constitue toute une série de cardiopathies qui ne sauraient être confondues avec la myocardique chronique scléreuse. Leur origine est presque toujours rhumatismale et leurs signes physiques, caractérisés avant tout par des bruits de souffles symptomatiques, sont des plus nets; de plus, l'évolution de ces cardiopathies valvulaires est lente, prévue d'avance pour ainsi dire, et on sait, qu'avant d'arriver à la période asystolique finale, elles passent par une série plus ou moins longue d'attaques d'asystolie passagère, avec œdème et stases périphériques, hydropisie des séreuses, congestions passives des viscères : poumons, foie, reins, etc., rareté des urines, dont le traitement rationnel de l'asystolie triomphe pendant longtemps.

*d.* La distinction avec le *cœur polysarcique*, dans lequel on rencontre la dyspnée d'effort, des bruits du cœur faibles, un pouls lent, quelquefois arythmique, reposera surtout sur l'état de débilité du sujet. D'ailleurs l'adipose et la sclérose du cœur coïncident assez fréquemment et le diagnostic propre à chacune d'elles est difficile à établir.

*e.* La *néphrite interstitielle avec cœur rénal* (Bright, Traube) offre des analogies étroites en bien des points avec la sclérose du myocarde et leur association est d'ailleurs si fréquente que le diagnostic différentiel est alors presque impossible. Mais lorsque la néphrite scléreuse domine, et à plus forte raison, si elle existe isolément, on la distinguera par l'absence de dyspnée d'effort, par l'hypertrophie considérable du cœur gauche, la régularité des contractions du myocarde qui ne deviennent arythmiques que dans les périodes avancées de la maladie, par le rythme de galop constant et très caractérisé, par l'hypertension habituelle, par la présence de l'albumine et enfin celle des petits signes habituels du brightisme : polyurie, pollakiurie, sensation de doigt mort, etc.

*f.* Il y aurait lieu de distinguer la sclérose du myocarde de certains *syndromes pseudo-myocardiques* (Huchard) : dilatation cardiaque, faiblesse des bruits, tachycardie, etc., qu'on rencontre par exemple dans la dilatation du cœur, sans lésion musculaire, chez les buveurs de bière (*cœur de bière* de Bauer), ou encore à la suite de certaines *névrites du plexus cardiaque d'origine alcoolique*, suivies d'asthénie du myocarde.

Lorsque le diagnostic de myocardite chronique scléreuse paraît probable, peut-on distinguer entre elles les *formes anatomiques* particulières des altérations chroniques du myocarde. La difficulté est extrême, comme on va le voir, car elles présentent entre elles une grande analogie au point de vue clinique; d'ailleurs quelques-uns des types proposés ne paraissent point ressortir encore nettement en tant qu'entités bien définies.

1. La *myocardite segmentaire essentielle chronique* (Renaut, 1890) étu-

diée depuis, par Recklinghausen, Œstrich, et plus récemment par Karcher, de Bâle (1897), est caractérisée par la disparition du ciment qui unit les cellules musculaires cardiaques d'où résulte la dissociation segmentaire du tissu musculaire du cœur. Renaut l'a trouvée chez des individus séniles ou d'âge moyen entachés d'alcoolisme ou ayant eu autrefois la fièvre typhoïde ; la symptomatologie propre à cette altération ne se dégage point encore avec netteté : on a signalé l'absence d'oppression et de palpitations, l'irrégularité du pouls, la tachycardie, l'affaiblissement du choc précordial, l'augmentation de la matité cardiaque, l'atténuation des bruits du cœur, la pâleur des malades, l'absence de congestion du foie et des reins, etc.

2. La *myocardite scléreuse hypertrophique*, décrite avec une grande précision par Rigal et Juhel-Renoy (1881-1882), est une cardiopathie à allure primitive, mais cependant consécutive à des intoxications lentes et continues, alcool, plomb, tabac, ou à des manifestations diathésiques comme la goutte, le rhumatisme, le diabète, l'albuminurie : elle est caractérisée par l'*hyperplasie* de la *gangue conjonctivo-vasculaire, consécutive à l'endo-périartérite ;* elle est de *nature inflammatoire, et doit être* pour Rigal, *séparée nettement de la cardiosclérose* ou artériosclérose du cœur, qui est « une lésion de dégénérescence » consécutive à l'endartérite oblitérante, si l'on admet la théorie de Hipp. Martin.

Les symptômes de cette myocardite scléreuse hypertrophique seraient les suivants : affaiblissement des systoles et du pouls coïncidant avec leur régularité et leur augmentation de fréquence, hypertrophie croissante du cœur, faiblesse du choc de la pointe, absence de souffles, troubles de la sensibilité cardiaque et douleur précordiale au niveau du cinquième espace intercostal, tendance aux congestions pulmonaires actives et attaques d'asystolie.

3. La *myocardite interstitielle chronique* de Bard et Philippe est caractérisée par l'*inflammation chronique et primitive* du tissu conjonctif interstitiel du myocarde, *sans participation de lésions vasculaires.*

Après une période latente, durant laquelle on observe quelques douleurs sourdes précordiales, quelques troubles respiratoires, et un peu de gêne des contractions du cœur déjà augmenté de volume, le malade entrerait dans une période d'état, caractérisée par un gros cœur, developpé dans tous les sens, par de l'arythmie cardiaque avec « salves de battements précipités, séparés les uns des autres par un nombre plus ou moins grand de pulsations rythmiques », quelques douleurs sourdes précordiales, absence habituelle de souffles, tendance aux bronchites et aux congestions pulmonaires, enfin asystolie croissante, etc.

4. Le diagnostic différentiel avec le *cœur sénile*, décrit par Haushalter (1886), ne nous arrêtera pas, car le cœur sénile correspond le plus souvent à des altérations complexes. D'après cet auteur, la myocardite chronique scléreuse est presque toujours chez le vieillard, associée à l'athérome de tout le système artériel et des artères coronaires, ainsi que de l'endocarde valvulaire. On a noté également de l'atrophie simple par déchéance sénile et aussi de l'altération *granulo-graisseuse ;* cette altéra-

tion est une lésion banale, secondaire à un certain nombre d'états morbides du muscle cardiaque, mais elle n'existe point en tant que myocardite.

**Traitement.** — *a.* Il comprend d'abord les *mesures de prophylaxie* tendant à éloigner du malade toutes les causes toxiques ou infectieuses qui favorisent le développement de la myocardite : l'usage du tabac, celui de l'alcool sous toutes ses formes : vin, liqueur, bière, cidre, seront interdits, les professions qui exposent au saturnisme seront abandonnées ; les goutteux, les diabétiques, les albuminuriques se soumettront au *régime sévère* et *spécial*, pour atténuer l'influence fâcheuse de leur dystrophie sur l'évolution de la sclérose cardiaque.

Cette dernière est fréquemment liée à l'artériosclérose où l'imperméabilité du rein expose aux accidents d'intoxication par les poisons urinaires, par ceux qui résultent des déchets toxiques alimentaires. En conséquence, l'alimentation carnée, riche en toxines (charcuterie, gibiers faisandés, conserves, poisson de mer, salaisons) les graisses, les acides, qui entraînent ou favorisent les fermentations stomacales, seront rigoureusement proscrits. Il faut, au contraire, recourir au *régime lacté*, par périodes successives puis au *régime déchloruré* à la moindre tendance aux œdèmes, interrompus à certains moments et remplacés par une alimentation douce qui favorise aussi peu que possible la formation des résidus toxiques : on conseillera donc les laitages, les légumes verts, les œufs, les pâtes alimentaires, les fruits ; dans ce même but, on favorisera l'antisepsie et la digestion gastro-intestinale par les agents habituels ; on y joindra les eupeptiques, carbonate de bismuth, bicarbonate de soude, magnésie hydratée, craie lavée, et, s'il y a lieu, quelques amers.

Les malades devront se soumettre à un genre de vie calme, avec repos relatif, éloignant les émotions et les efforts musculaires violents ou soutenus; le froid humide, et en général toutes les causes de refroidissement devront être écartés avec grand soin, car nous avons montré l'influence fâcheuse des bronchites, des inflammations bronchopulmonaires, ou même d'une simple grippe sur l'évolution de la myocardite scléreuse. Lorsque cette dernière se rattache à certaines dystrophies : arthritisme, goutte, diabète, elle réclame le traitement propre à chacune d'elles.

*b.* Quant *aux agents médicamenteux*, ils consisteront avant tout dans l'usage régulier et longuement prolongé des *iodures alcalins ;* à la dose quotidienne de 0,25 à 0,50 centigrammes agissant à la fois comme résolutifs et comme hypotenseurs. On pourra par exemple les prescrire pendant *deux* à *trois semaines chaque mois*, durant la durée *d'un semestre ;* puis, à moins d'intolérance manifeste, *reprendre cette médication et la continuer, avec des périodes de rémission, durant plusieurs années.* Dans l'intervalle, certains médicaments : nitrite de sodium (0gr,05 à 0gr,20), trinitrine (II à V gouttes) seront conseillés avec raison.

On devra encore veiller avec grand soin sur la diurèse, l'entretenir et même la provoquer par la *théobromine :* 0gr,50 à 1 gramme par jour, le lactose, parfois de petites doses de calomel, la *caféine*, ou encore l'*iodure de caféine* qu'on prescrira par périodes successives plus ou moins longues et plus ou moins répétées.

Lorsque des signes d'éréthisme cardiaque se manifesteront, les *bromures* et les *valérianiques* seront indiqués.

L'*exercice* régulier et la *marche* modérée sur terrain plat seront recommandés ; il en sera de même du *massage* général qui dilate les vaisseaux, et, par suite, diminue la tension artérielle. Le massage abdominal sera très précieux surtout si la quantité des urines diminue, car il favorise la déplétion des veines mésaraïques, et, comme conséquence, diminue la pléthore abdominale, et enfin stimule la diurèse (CAUTRU, PIATOT, 1898). On recommandera encore l'usage des eaux d'Evian, de Thonon, de Vittel, de Contrexéville, en boisson. Enfin on permettra les cures thermales de Néris, Bourbon-Lancy, et à cause de leur action hypotensive, l'usage des bains carbo-gazeux, de Royat.

A une *période avancée* de la maladie, au moment des accidents de dilatation du cœur et d'asthénie des vaisseaux, c'est aux *toniques cardio-vasculaires* qu'il faut recourir : *la digitale ou la digitaline* suivies quelquefois du *strophantus* rendront de grands services dans les crises d'asystolie passagère. Mais alors qu'elles agissent avec une régularité parfaite dans les états asystoliques lorsque le muscle cardiaque est peu altéré, au contraire leur action s'épuise rapidement et ne tarde guère à échouer complètement lorsque le myocarde est profondément touché, et que la sclérose interstitielle a pris un grand développement. Il faut alors recourir à l'action de la *spartéine*, et mieux encore de la *caféine* qui peut rendre des services, mais pour un temps qui ne saurait durer.

---

# RÉSUMÉ

## MYOCARDITES

**Division.** — Doivent être divisées en deux groupes :
*Myocardites aiguës; myocardites chroniques.*

### A. — Myocardites aiguës.

Divergence entre les auteurs :

*Autrefois*, Virchow et Rokitansky distinguaient les myocardites *parenchymateuses* et les *myocardites interstitielles*.

*Aujourd'hui*, la *myocardite aiguë interstitielle* (HAYEM, LEYDEN, ROMBERG, RABOT et PHILIPPE) serait la prépondérante.

La *myocardite aiguë parenchymateuse* (J. RENAUT, MOLLARD et REGAUD) serait, au contraire, la seule constante, et ses lésions apparaîtraient toujours en premier.

Nous considérerons deux variétés :

1° *Myocardite aiguë, diffuse.*

2° *Myocardite aiguë suppurée.*

### 1° MYOCARDITE AIGUE DIFFUSE

De beaucoup la plus fréquente.

**Etiologie.**

Dans le cours de la plupart des *maladies infectieuses :*

*Fièvre typhoïde :* chez l'adulte et même chez l'enfant.

Surtout dans formes graves : ataxo-adynamiques, hyperthermiques ; elle apparaît vers fin du second ou le commencement du troisième septénaire. Bien étudiée (ZENKER, WALDEYER, HAYEM, LANDOUZY, SIREDEY).

*Fièvres éruptives : variole* (DESNOS et HUCHARD, BROUARDEL, REIMER).

Surtout dans variole confluente, et au début de la fièvre secondaire. *Scarlatine* (GOODHARD) ; *érysipèle* (JACCOUD, SEVESTRE) ; *diphthérie* (LEYDEN, MOLLARD et REGAUD) ; *suette miliaire* (BROUARDEL et THOINOT) ; *rhumatisme articulaire*, (PETER, WEILL et BARJON, P. TEISSIER, E. BARIÉ, MERKLEN) ; *grippe* (SANSOM) ; *typhus exanthématique* (STOKES) ; *méningite cérébro-spinale, paludisme pernicieux* (VALLIN et RAUZIER) ; *tuberculose aiguë* (HÉRARD, et CORNIL) ; *pneumonie* (JURGENSEN) ; *septicémie puerpérale* ou *chirurgicale ; infection morvo-farcineuse.*

L'intoxication par l'*oxyde de carbone* (J. RENAUT) ; l'*alcoolisme.*

Enfin elle peut survenir encore chez les individus surmenés, déjà porteurs de *lésions endo-péricardiques.*

**Anatomie pathologique.** — *Sièges* principaux : *parois* du *ventricule gauche, pointe du cœur*, et dans les *piliers charnus de la mitrale.*

*Macroscopie :* Cœur mou, flasque, friable, dilaté, décoloré : *teinte feuille morte pâle* (LAENNEC), quelquefois léger pointillé ecchymotique.

*Histologie.*

a. *Fibres musculaires :* au début, pâles, irrégulières, atrophiées ou gonflées par place, striation moins nette.

*Plus tard :* troubles, *infiltrées de granulations graisseuses* en série aux pôles du noyau, ou longitudinales en rangées de perles (VIRCHOW).

*Autres lésions :* dégénérescence *vitreuse* ou *cireuse* (ZENKER).

Dégénérescence *amyloïde* (BRAULT) ; plus rare.

Dégénérescence *graisseuse*, exceptionnelle (RENAUT, LETULLE).

Dégénérescence *vacuolaire*, apparence de gouttelettes, chapelet (ROMBERG).

Dissociation *segmentaire* (RENAUT). Pour Guttmann n'aurait rien de spécial et se trouverait dans l'asystolie et à l'agonie, mais Karcher (1898) appuie l'opinion de J. Renaut.

*Noyaux :* augmentés de volume, gigantisme de quelques-uns, tuméfiés, globuleux (LEYDEN), multinucléaires souvent.

b. *Lésions interstitielles.*

Espaces entre les fibres musculaires *élargis :*

1° Renferment des *corps fusiformes* « myoplastiques » nés de la fibre musculaire, pouvant dégénérer ou au contraire restaurer la fibre dans les cas favorables (HAYEM).

Ces corps fusiformes seraient dus probablement à la pénétration de *phagocytes* chargés d'absorber les fibres dégénérées (METCHNIKOFF).

2° Renferment encore *amas nombreux de cellules embryonnaires en voie de multiplication* qui compriment et atrophient la fibre musculaire.

3° Renferment également quelques *points* ou même petits foyers *hémorragiques*.

c. *Lésions vasculaires.*

1° Artérioles du myocarde :

*Périartérite.*

*Endartérite* végétante, *oblitérante*, par accumulation considérable de cellules embryonnaires à la face interne de l'endartère.

2° Artères de calibre et branches coronaires.

Mêmes lésions à degré variable.

Cette *endartérite oblitérante, avec les troubles d'irrigation qu'elle entraîne avec elle, est le point de départ de l'inflammation interstitielle* (HAYEM, HIPP. MARTIN).

Pour Romberg, Rabot et Philippe, ces lésions seraient la simple conséquence d'une réaction partie du tissu conjonctif.

d. *Lésions concomitantes d'endocardite et de péricardite.*

e. *Lésions banales* : congestions viscérales : foie, poumons, reins, etc. ; lésions rares : ganglions cardiaques (ROMBERG).

**Pathogénie.**

*Nature* : Discutée encore.

1° Les *lésions interstitielles* sont *seules* de *nature inflammatoire*, et les *altérations musculaires* sont simplement *dégénératives* (RINDFLEISCH, CORNIL et RANVIER, RABOT et PHILIPPE).

2° Les *lésions* de la *fibre musculaire* sont *d'ordre inflammatoire* : il existe une *myocardite parenchymateuse aiguë* (VIRCHOW, J. RENAUT, HANOT, MOLLARD et REGAUD).

En fait, *souvent association des deux lésions.*

Dans la *fièvre typhoïde*, les lésions parenchymateuses précèdent les altérations interstitielles qui n'apparaissent que vers le troisième septénaire.

Dans la *diphtérie*, marche plus rapide ; les lésions portent à la fois sur la fibre musculaire, les vaisseaux et le tissu conjonctif (HUGUENIN).

Dans la *scarlatine*, lésions à la fois parenchymateuses et interstitielles, et développées parfois rapidement (ROMBERG).

*Développement*. La myocardite aigue consécutive aux maladies infectieuses est due à un *micro-organisme agissant sur les vaisseaux* du myocarde, *soit* directement *par sa présence même* (on a trouvé dans les vaisseaux du myocarde, le pneumocoque (HOBBS), la bacille d'Eberth (RATTONE, CHANTEMESSE et WIDAL) *soit par les toxines qu'il secrète*, qui vont imprégner les endothéliums vasculaires et plus tard les divers éléments constitutifs du myocarde.

Dans quelques cas plus rares, peut-être *pénétration par voie embolique* ?

**Symptomatologie.** — *Début* insidieux, dans le cours de la maladie infectieuse ;

Vers fin du second septénaire, le quinzième jour dans la *fièvre typhoïde* ;

Vers le huitième jour ou le dixième jour dans la *scarlatine* ; le sixième ou le huitième dans la *pneumonie*, etc.

1° *Formes graves*. D'emblée par accidents rapides : ainsi s'expliquent certaines morts subites dans la fièvre typhoïde ;

2° *Forme moyenne*. Prendre pour *type*, la *myocardite aiguë de la fièvre typhoïde* :

*a. Première phase* ou *d'excitation* : variable ;

Peu marquée souvent ;

Gêne précordiale, dyspnée légère ;

Battements du cœur : brusquerie et énergie inaccoutumées ; palpitations ;

S'apaise rapidement et est suivie d'une seconde phase.

*b. Deuxième phase* ou *de dépression*, *signes d'asthénie cardio-vasculaire.*

Quelquefois (PETER; ROMBERG) pression au niveau des 3e, 4e, 5e espaces intercostaux provoquerait douleur (*cœur douloureux*); Potain ne l'a jamais observé.

*Signes plus nets :*

*Cœur dilaté :* matité plus étendue; *abaissement de la pointe* et quelquefois rejet vers l'aisselle gauche;

*Impulsion du choc de la pointe*, molle, mal frappée;

Surtout *altération des bruits du cœur* dans leur *rythme* et dans leur *timbre;* quelquefois présence de *souffles*.

1° *Timbre :* bruits sourds, mal frappés.

*Premier bruit : atténué, assourdi*, peut *disparaître* entièrement (HAYEM, GALLIARD, PICOT).

Le phénomène s'observe d'abord à la base puis à la pointe.

Souvent pronostic fatal, mais pas toujours (GALLIARD, SIREDEY, E. BARIÉ).

N'a de valeur que s'il est accompagné des autres signes de myocardite.

*Deuxième bruit* peut disparaître aussi (STOKES); c'est un signe d'hypotension artérielle et de pronostic grave.

2° *Rythme : bruit de galop diastolique* (POTAIN) par dilatation ventriculaire.

Quelquefois *allorythmie* (*rythmes couplés*,), *extra-systoles*.

*Rythme fœtal* (STOKES) ou *embryocardie* (HUCHARD, GILLET).

3° *Bruits de souffles :* souffles doux, le plus souvent pendant la systole et dans la région de la pointe;

*a*. Par *insuffisance mitrale fonctionnelle* (dilatation du ventricule gauche, parésie des muscles papillaires).

*b*. Peut être *simplement souffle cardio-pulmonaire*.

*Pouls* en rapport avec l'état du cœur.

Faible, inégal, caractère *couplé*.

Quelquefois intermittent.

Tachycardie persistante quelquefois; signification grave (LIEBERMEISTER) : Grave altération du muscle cardiaque.

Ralentissement considérable parfois : signe d'une gravité grande (ROMBERG).

Quelques *troubles respiratoires :* oppression, dyspnée légère.

*Albuminurie*, presque toujours due à l'origine infectieuse de la maladie.

**Marche. Terminaisons.** Affaiblissement progressif. *Mort*.

*Asthénie cardio-vasculaire progressive :* refroidissement, cyanose, collapsus.

Bruits du cœur très affaiblis, presque disparus.

*Lipothymie; état syncopal.*

*Asystolie lente*, quelquefois *syncope unique, mortelle;* pendant un mouvement du malade : s'asseoir sur le lit, se retourner, etc.

*Mort n'est pas toujours fatale; maladie peut guérir* (STOKES); surtout les enfants (CADET DE GASSICOURT).

Mais *laisse* souvent des *reliquats pour l'avenir*, d'où myocardite, qui plus tard pourra éclater à l'occasion d'une grippe, d'une pneumonie, etc.

VARIÉTÉS.

a. *Myocardite rhumatismale* associée à l'*endopéricardite*.

b. *Myocardite de la dipthérie*, au début confondue avec les phénomènes généraux de la maladie.

Plus tard, douleurs précordiales, dyspnée.

Cœur dilaté, galop.

Asystolie aiguë, syncope et mort.

Peut guérir (ROMBERG).

c. *Myocardite de la scarlatine*. Coexiste presque toujours avec l'endocardite; apparaît vers la fin de la 1re semaine.

d. *Formes atténuées, latentes des myocardites aiguës infectieuses :*

Seulement un peu de gène précordiale; oppression.

Palpitations légères.

Pouls petit.

**Pronostic.** Malgré quelques cas heureux, pronostic *généralement grave.*

Collapsus, syncope toujours à redouter.

*Eléments de gravité :* Affaiblissement extrême et persistant des bruits du cœur.

Rythme fœtal.

Tachycardie ou bradycardie.

Irrégularités du pouls.

Tendances syncopales.

**Diagnostic.** Surveiller attentivement le cœur dans les maladies infectieuses, car la myocardite est toujours à redouter.

On portera le diagnostic quand *affaiblissement, disparition* des bruits du cœur, *surtout du 1er bruit;* quand on rencontrera encore :

*Rythme fœtal.*

Irrégularités, petitesse du pouls.

*Galop :* bruits couplés, *extra-systoles.*

Tendance au collapsus ou à la syncope.

Quand on trouve seulement certains signes isolés, alors confusion possible de la myocardite avec :

1° *Endocardite aiguë ;* ici également *bruits du cœur* sont *amoindris*, mais simplement *atténués, assourdis* et *non supprimés* comme dans la myocardite.

De plus dans l'endocardite, il y a absence de troubles fonctionnels, et peu ou pas de retentissement sur la santé générale.

2° *Collapsus par perforation intestinale dans la fièvre typhoïde.* On observe alors :

Dépression extrême avec algidité.

Mais on note en même temps : tympanisme, douleur abdominale localisée ;

Pas de selles ni de gaz ; vomissements fréquents ;

Facies grippé, yeux cerclés de noir, facies abdominal.

Dans la myocardite, les symptômes abdominaux sont nuls.

3° *Collapsus de la balnéation froide des états adynamiques.*

N'est pas précédé de troubles cardio-respiratoires.

Ne se renouvelle pas si le malade prend son bain de 28° à 30°.

**Traitement.** — Les *bains froids ne sont pas contre-indiqués* dans le cas où le cœur faiblit chez les typhiques, mais prudence indispensable, et technique particulière.

*Collargol ; Electrargol.*

*Toniques, stimulants* diffusibles, alcool, *café, vins généreux, champagne.*

Pour ranimer le myocarde et prévenir la tendance au collapsus : *digitale, spartéine, strychnine caféine* en injections sous-cutanées.

Dans l'asthénie cardio-vasculaire extrême : quelquefois *ergotine* en injections sous-cutanées.

Régime tonique.

*Localement :* révulsion, ventouses, pointes de feu.

*Convalescence à surveiller :* long séjour à la campagne, repos absolu physique et moral. Eviter l'alcool et le tabac.

### 2° MYOCARDITE AIGUË SUPPURÉE

MORGAGNI, LAENNEC, ANDRAL, VIRCHOW.

*Beaucoup plus rare* que la forme précédente.

**Etiologie.** — Caractérisée par de *petits abcès du cœur*, secondaires à des septicémies, à des affections pyogènes.

*Erysipèle, infection puerpérale, infection purulente chirurgicale, morve, endocardite infectante forme pyohémique.*

**Lésions.** — Petits abcès.

*Siège.* — Ventricule gauche et cloison interventriculaire.

*Volume.* — Tête d'une épingle, gros pois.

*Nombre.* — **Multiples.**

*Aspect.* — *Petits abcès* développés dans l'*interstice des fibres musculaires*, ou dans l'*intérieur même* du tissu musculaire.

Dans ce dernier cas, abcès *entourés* d'une *zone embryonnaire* qui l'enkyste et d'une *couronne de fibres musculaires dégénérées* et de coloration ardoisée, infiltrées de granulations graisseuses pigmentaires.

*Contenu :* pus et micro-organismes variables.

*Evolution :* s'ouvrent dans le péricarde ;

Perforent la cloison interventriculaire ;

Forment un anévrysme du cœur (KUNDRAT).

Versés dans le sang, deviennent le point de départ d'embolies septiques.

Résorption et transformation caséeuse.

**Symptômes.** — Obscurs et passent inaperçus au milieu de l'affection générale qui leur a donné naissance.

Quelquefois les signes se rapprochent plus ou moins de ceux décrits dans la myocardite diffuse ; on observe alors :

Angoisse précordiale, défaillances, sueurs froides.

Arythmie.

On note encore en plus :

Fièvre rémittente, frissons répétés, adynamie, pâleur blafarde.

*Accidents septiques* divers : *pseudo-rhumatismes*, *phlébites*, etc.

**Terminaison.** — *Mort* est *terminaison habituelle :* rupture du cœur ; asystolie aiguë; accidents cérébraux.

## *B.* — Myocardite chronique

Entrevue par les anciens ; Morgagni, puis Cruveilhier et Andral.

Commence à se dégager par travaux de Lancereaux, Weigert, Debove et Letulle et surtout par les importantes recherches de Hipp. Martin (1881) sur les lésions de l'endartère et le rôle qu'il leur fait jouer dans la pathogénie de la myocardite (*sclérose dystrophique*).

Etude spéciale des lésions anatomiques : H. MARTIN, LETULLE, NICOLLE, BRAULT, DU PASQUIER.

La pathogénie et les formes cliniques sont étudiées par divers auteurs (RIGAL et JUHEL-RENOY, 1881-1882).

Autres travaux (J. RENAUT, BARD et PHILIPPE, WEBER et BLIND, GUIDO BERGHINZ).

Travaux du Congrès de Lille 1899 (MOLLARD et REGAUD).

**Anatomie pathologique.**

*a. Lésions macroscopiques.*

*Cœur.* — Augmenté de volume, dilatation hypertrophique de ses cavités.
*Poids :* 400, 700, 900 et 1.000 grammes.
*Aspect* globuleux.
*Consistance* ferme, élastique dans parties saines;
dure et résistante dans zones altérées.
*Coloration* blanc nacré, gris pâle au niveau des parties altérées (îlots de sclérose).
Rouge brun dans les parties saines.
*Siège : Surtout dans les parois des ventricules et le septum interauriculaire* ou *interauriculo-ventriculaire :* faisceau de His; de *préférence sur le ventricule gauche : piliers charnus de la mitrale :*
A *la pointe* même du cœur (HUCHARD).
Dans *les oreillettes* (DEHIO, MERKLEN).
*b. A la coupe.* — Hypertrophie des parties restées saines.
Amincissement des régions sclérosées.
La sclérose se présente sous deux aspects différents :
1° Ilots circonscrits, ou *sclérose régionale ou encore circonscrite;*
2° Foyers de sclérose *ou myocardite scléreuse diffuse.*

A. SCLÉROSE RÉGIONALE.

Selon son degré d'évolution et son ancienneté, la sclérose qui constitue les îlots a été divisée en *sclérose dure* et en *sclérose molle.*
a. *Sclérose dure* ou *ancienne,* se présente sous forme de :
*Bandes, plaques,* petites *taches* (tête d'épingle, grain de riz) ;
*Foyers isolés* ou *en groupes,* ramifiés en étoile.
*Aspect : grisâtre* tranchant sur la teinte rouge brun du myocarde.
*Siège :* sous le feuillet viscéral du péricarde ou dans l'épaisseur du myocarde.
Constituée histologiquement par du tissu *fibreux résistant.*
b. *Sclérose molle* (ZIÉGLER, LETULLE, NICOLLE) ou *jeune,* est la conséquence du rétrécissement des artères coronaires.
*Aspect : Stries, faisceaux grisâtres de consistance molle, comme infiltrée,* quelquefois coloration rouillée par petit infarctus.
Capillaires veineux du myocarde gorgés de sang; entre les cellules musculaires et dans le tissu cellulaire même, il se produit une infiltration d'hématies et de lymphe sorties par diapédèse (DU PASQUIER).
*Lésions vasculaires de la sclérose du myocarde.*
*Artères coronaires* et *branches : atteintes d'endopériartérite.*
Importance pathogénique extrême, explique la genèse et la topographie des lésions.
*Aorte et système artériel :* lésions d'endartérite ou d'athérome plus ou moins étendues (*artériosclérose*).
*Lésions concomitantes.* — Lésions scléreuses de certains viscères : rein, foie, etc.
c. *Histologie.* En s'appuyant sur les lésions microscopiques, on peut résumer les théories pathogéniques de la myocardite scléreuse, en trois principales :
1° *Sclérose péri-artérielle,* inflammation propagée du vaisseau au tissu conjonctif voisin, c'est-à-dire allant du centre à la périphérie ;
2° *Sclérose para-artérielle* ou *dystrophique,* dont le point de départ est dans une *endartérite oblitérante;*
3° Sclérose mixte, à la fois *péri* et *paravasculaire.*
*Détails :*
1. *Tissu conjonctif.* — Le tissu interstitiel pour arriver à son complet développement et former des îlots de sclérose, passe par trois phases successives

étudiées par Nicolle : 1° *état réticulaire ;* 2° *sclérose molle;* 3° *sclérose dure.*

1° *Etat réticulaire.* — Au *stade initial*, il s'établit une dégénération granulo-fragmentaire des fibres du myocarde : *par suite*, les logettes qui les renferment forment un réseau à mailles vides, dont les parties restées saines sont aplaties, tassées.

2° *Sclérose molle.* — On relève déjà l'*épaississement* des parois des alvéoles périfasciculaires : en sorte que les logettes ainsi circonscrites sont aplaties, allongées, fissurales. Les capillaires adhèrent aux travées alvéolaires, et sont encore perméables.

3° *Sclérose dure.* — *Elle est constituée par du tissu fibreux complètement organisé;* forme des *blocs*, des *bandes* réfringentes.

Dans leur épaisseur ; *capillaires rétrécis, comblés* ou *disparus.*

Hypergénèse du tissu élastique.

II. *Altérations de la fibre musculaire.* — Complexes; on a rencontré :

*a. Dégén. graisseuse des cellules* (Peter).

*b. Atrophie simple* (Rigal et Juhel-Renoy).

*c. Dégénérescence granulo-pigmentaire* (Nicolle) en plusieurs stades :

D'abord tuméfaction trouble et infiltration granuleuse.

Fragmentation, éclatement, puis résorption de son contenu.

Plus tard augmentation de la striation longitudinale.

Œdème des cellules musculaires.

*Altérations* beaucoup *plus rares :*

1° *Transformation vitreuse ;*

2° *Dégénéresc. granulo-pigmentaire, amyloïde.*

L'*hypertrophie du cœur* dans la myocardite serait due :

Pour quelques-uns : *hypertrophie des cellules musculaires restées saines.*

Beaucoup plus probable : *hypertrophie du tissu conjonctif.*

III. *Lésions de l'endocarde.* — Concomitance fréquente de *lésions valvulaires chroniques, et d'endocardite pariétale.*

IV. *Altérations vasculaires.*

*a. Lésions artérielles.*

Importance considérable ; elles portent surtout sur les *petites artérioles.*

1° *Endartérite oblitérante* la plus fréquente.

Lésion siège en dedans de la lame élastique interne.

*Calibre du vaisseau diminué; artériole* plus ou moins *oblitérée.*

Artériole, séparée en dehors, du foyer scléreux, par anneau mince de fibres musculaires intactes.

2° *Périartérite* plus rare, mais peut exister seule.

Siège sur les vaisseaux plus volumineux et non sur les artérioles.

Tunique externe du vaisseau épaissie, indurée, adhère au tissu de sclérose.

*b. Lésions veineuses.*

*Petites veines* participent au *travail de sclérose* et sont fréquemment atteintes de *périphlébite.*

Gros troncs moins souvent atteints; jamais d'endophlébite au point de produire l'oblitération du vaisseau.

*c. Capillaires.*

Parfois *apparence aréolaire.*

*d. Lymphatiques.*

*Stase lymphatique* (Letulle) ; peut être la cause d'altération du muscle, par accumulation de déchets toxiques.

*B.* Sclérose diffuse du myocarde.

Constituée par bandes fibreuses, dures, résistantes, mélangées de fibres élastiques, entourant les fibres musculaires et les artérioles frappées de périartérite.

Isolée, ou accompagne les îlots de sclérose en foyers régionaux décrits précédemment.

Les lésions vasculaires ne jouent aucun rôle dans sa genèse : le *tissu conjonctif est frappé d'emblée ;* c'est une *myocardite interstitielle primitive.*

Elle peut encore reconnaître comme cause probable :

*Stase veineuse* et *œdème* du *tissu conjonctif* périvasculaire (Letulle, Huchard) qui, par leur persistance (œdème chronique), peuvent devenir le point de départ de la sclérose (J. Renaut).

**Nature de la maladie.**

Encore très discutée.

D'après Huchard, il faut distinguer, dans le groupe pathologique très vaste décrit sous le nom de myocardite chronique, des cas dont les lésions relèvent d'un *travail inflammatoire*, et d'autres dont les altérations, nullement phlegmasiques, se rattachent à un *travail de dégénérescence du myocarde consécutif aux lésions coronariennes.*

Aux premiers seuls (qui comprennent le type clinique décrit par Rigal et Juhel-Renoy sous le nom de *myocardite scléreuse hypertrophique*, et celui étudié par Lancereaux, *consécutif* à l'*endo-péricardite chronique*) s'applique le terme de *myocardite.*

Quant au second groupe, nullement inflammatoire, et consécutif aux lésions coronariennes, il devrait être désigné par les termes de *sclérose du myocarde d'artériosclérose du cœur* ou mieux de *cardiosclérose.*

Le terme d'*artériosclérose* laisse entendre que la sclérose du cœur n'est point une lésion purement locale, mais se rattache à des scléroses viscérales multiples, à des lésions vasculaires chroniques : *coronarites, aortites*, etc.

Cette théorie a trouvé des opposants [Nicolle, Brault (1897)]. Ce dernier a déclaré qu'elle constituait une hypothèse sans fondement.

**Pathogénie.** — Malgré ce désaccord, un fait important se dégage, c'est *l'importance des altérations vasculaires* regardées comme point de départ des altérations scléreuses.

Mais par quel mécanisme ?

Cinq théories principales ont été proposées.

1° *Théorie de la sclérose dystrophique* (Hipp. Martin, 1881-1883).

*Point de départ :* endartérite oblitérante des petites artères.

*Conséquence : ischémie, dystrophie, dégénérescence* puis *disparition* des fibres musculaires les plus éloignées des vaisseaux nourriciers ; *remplacement du tissu musculaire* par du *tissu fibreux.*

*Résumé :* production de la *sclérose à distance* par *action indirecte.*

*Evolution* des lésions : de la *périphérie vers le centre.*

*Admise* par Weigert, Ziegler, Leyden ; mais ils l'interprètent autrement.

L'endartérite produirait infarctus, puis nécrobiose suivie de cicatrice fibreuse qui serait la sclérose (Ziegler) ;

L'oblitération *rapide* produirait le *ramollissement* du cœur, l'oblitération *lente* la *sclérose* (Leyden).

2° *Théorie inflammatoire.*

La sclérose est due (non à l'ischémie par sténose artérielle), mais à une *inflammation vasculaire*, débutant autour des vaisseaux (*périartérite*) et gagnant le tissu conjonctif interstitiel de proche en proche par *action directe*, évoluant du *centre vers la périphérie.*

Admise par Debove et Letulle, Rigal et Juhel-Renoy.

D'après ces derniers auteurs l'inflammation vasculaire serait tantôt *primitive* (alcoolisme, diabète, goutte), tantôt *consécutive* à l'endopéricardite, aux cardiopathies valvulaires.

*Admise* par Letulle et Odriozola, mais conception un peu différente :

Pour eux, le *travail de sclérose* n'est *pas seulement consécutif à la* périartérite, mais occupe *tous les éléments du système artériel : endartère, périartère*, ainsi que les *capillaires*.

Brault admet que la *sclérose frappe en même temps : artères, capillaires* et *tissu conjonctif; l'oblitération artérielle* se bornerait à produire un infarctus ; *il n'y aurait donc pas de rapport entre l'artérite et la sclérose.*

Nicolle admet que l'*endartérite* augmente la vulnérabilité du myocarde, mais *n'est point cause de la sclérose.*

3° Tout en admettant comme élément principal l'existence de la sclérose dystrophique, Weber pense que dans certains cas il peut se produire une *sclérose mixte*, participant des deux formes précédentes.

4° Il existe une variété spéciale de sclérose, sur laquelle l'appareil vasculaire n'a aucune influence pathogénique : c'est une *sclérose primitive frappant d'emblée le tissu conjonctif* (Bard et Philippe).

5° La *sclérose ne découle pas de l'ischémie, mais de la congestion passive du myocarde* (du Pasquier). La diminution de la perméabilité des artérioles produirait non l'ischémie, mais la stase et l'infiltration chronique du myocarde.

Il y aurait un *cœur cardiaque par stase*, comme un *foie* et un *rein cardiaques. Le gros cœur des artérioscléreux serait un cœur stasique et non un cœur ischémié.* Le tissu conjonctif jeune s'organiserait peu à peu à la suite de cette stase chronique.

**Etiologie.** — Encore beaucoup d'obscurité sur ce point.

Les causes principales sont les *maladies infectieuses* et les *intoxications*, puis les *cardiopathies organiques;* enfin quelques autres facteurs.

1° *Agents toxiques :*

*Saturnisme, paludisme, alcoolisme*, pour quelques-uns *le tabac* (?)

*Auto-intoxications : goutte, diabète, rhumatisme chronique, mal de Bright.*

2° *Maladies infectieuses.*

*Quelquefois* la cause doit être recherchée dans un passé pathologique qui a porté sur le cœur : *fièvre typhoïde, scarlatine, grippe*, etc., la myocardite chronique est alors le reliquat d'une myocardite aiguë antérieure.

3° *Maladies organiques du cœur.*

*Localisée* à la base du ventricule gauche, la myocardite forme le rétrécissement sous-aortique.

La myocardite dans les *affections congénitales du cœur*, est localisée surtout au niveau de l'infundibulum.

4° *Autres causes : surmenage, vieillesse* (*cœur sénile*), *artériosclérose.*

Surtout les hommes.

La *syphilis* agit fréquemment sur le système artériel, et par cela même prédispose aux myocardites chroniques, avec quelques caractères spéciaux qui seront indiqués à propos de la *syphilis du cœur.*

*La tuberculose;* dans certains cas le *traumatisme* (Mendelssohn).

**Symptomatologie.** — Encore beaucoup d'incertitude et de controverses, sur ce sujet, car, par suite de l'association fréquente de la sclérose du cœur avec les diverses manifestations de l'artériosclérose, il est difficile de dégager ce qui lui appartient en propre.

*Forme commune.*

1° *Début. — Hypertension artérielle*, toujours prémonitoire (Huchard).

Troubles oculaires passagers (asthénopie accommodative).

Puis, signes d'*éréthisme* cardiaque : impulsion cardiaque violente ; oppression passagère, gêne rétro-sternale.

A l'*auscultation* : bruits du cœur fortement claqués.

Dans d'autres cas, la maladie se développe sourdement, et à l'occasion d'un effort physique inaccoutumé, apparaissent les signes de l'*insuffisance du myocarde : dyspnée du décubitus, dyspnée du réveil*, plus tard suivie de signe de dilatation cardiaque avec ses conséquences.

2° *Période d'état : Augmentation de volume* du cœur.

*Pointe* abaissée et rejetée plus ou moins en dehors de la ligne mamelonnaire gauche.

*Auscultation : Affaiblissement* des contractions cardiaques.

a. *Bruit systolique*, atténué, assourdi.

b. *Bruit diastolique :* Claquement très accentué. Timbre éclatant. Signe *d'hypertension* artérielle.

*Clangoreux quelquefois;* ce signe indique, non pas la myocardite, mais l'*induration des sigmoïdes* et quelquefois la *dilatation* de l'*aorte* concomitantes (Guéneau de Mussy, Bucquoy, Marfan).

*Galop diastolique du cœur gauche :* il est l'indice de la dilatation ventriculaire;

*Les souffles manquent* dans la myocardite seule ; s'ils existent :

1° Les uns sont *cardio-pulmonaires ;*

2° Les autres, produits par *insuffisance mitrale fonctionnelle* résultant de la cardiectasie ;

3° Les autres encore, par concomitance de *lésions valvulaires chroniques.*

*Pouls : Affaibli*, contraste avec éréthisme du cœur;

Quelquefois accéléré (tachycardie) et arythmique, mais non toujours.

*Hypertension artérielle*, malgré l'affaiblissement du pouls.

Au point de vue du rythme le pouls est :

*Régulier* jusque dans les périodes avancées pour certains auteurs ;

*Arythmie précoce*, au contraire, d'après Bard et Philippe; arythmie tenace dans certains cas de *myocardite des oreillettes*, parce que dans ce cas les cellules ganglionnaires sont intéressées.

*Arythmie simple, extrasystoles; arythmie en salves.*

*Localisée* dans *faisceau de His*, donne lieu au *syndrome* de *Stokes-Adams*, blocage du cœur (pouls lent permanent, syncopes, crises épileptiformes, etc.).

*Troubles respiratoires.*

*a. Dyspnée d'effort :*

*b.* Accès de pseudo-asthme par *dyspnée toxi-alimentaire* (Huchard) : les toxines agissent à la façon des *poisons vaso-constricteurs*, augmentent l'hypertension artérielle. Calmée par le lait et le repos.

*c.* Quelquefois, véritable *dyspnée urémique* avec rythme de Cheyne-Stokes; coïncidence fréquente de lésions rénales.

*d.* Quelques cas de *dyspnée réflexe* avec point de départ au niveau de la lésion du myocarde et de l'aorte (François-Franck).

*e.* Enfin, crises de *congestion œdémateuse aiguë du poumon* (Rigal et Juhel-Renoy), pronostic très grave.

*Phénomènes douloureux : Douleurs* ou *gêne douloureuse* rétro-sternale, quelques cas *d'angine de poitrine vraie par coronarite.*

*Troubles urinaires.*

*Polyurie simple* rattachée à l'hypertension artérielle.

*Polyurie* avec *albuminurie* liée à néphrite interstitielle ; signes d'insuffisance de perméabilité rénale avec bleu de méthylène.

**Marche.** — Très variable. Le fait caractéristique de la forme commune, c'est que la maladie évolue silencieusement pour aboutir, sous une influence fort légère (bronchite, grippe), à l'*asthénie cardio-vasculaire* rapide ou après une longue *série d'attaques asystoliques* peu ou non calmées par le repos, la digitale et le lait, alors que ceux-ci ont raison de l'asystolie consécutive aux cardiopathies valvulaires.

*Autres formes cliniques.* Quatre formes d'après Huchard.

Forme douloureuse ou *sténo-cardique*, avec précordialgies et *angine de poitrine ;* forme *arythmique* et *tachycardique* liée surtout à la cardiosclérose de la pointe; forme *asystolique* avec dilatation aiguë du cœur; asystolie par crises; forme *myo-valvulaire* avec sclérose de l'appareil valvulaire et souffles organiques.

Cette diversité prouve l'impossibilité de rattacher la myocardite à un type unique.

**Pronostic.** — Dans les formes moyennes, la terminaison fatale ne dépasserait guère un an et demi (NICOLLE).

*Redouter* pour le malade l'apparition d'une *affection aiguë des voies respiratoires* (grippe, bronchite, pneumonie, etc.).

Moins grave pour la myocardite des vieillards que pour la myocardite de l'âge moyen qui évolue plus rapidement (RIGAL).

*Mort* est la terminaison habituelle.

1° *Lente : Par asthénie cardio-vasculaire progressive consécutive à des crises asystoliques plus ou moins répétées; par urémie.*

2° *Rapide ou subite :*

*Angine de poitrine;*

*Syncope;*

*Rupture du cœur;*

*Embolie pulmonaire;*

*Congestion œdémateuse aiguë* du poumon.

**Diagnostic.** — Souvent grandes difficultés; parfois à l'autopsie lésions avancées sans que, durant la vie, aucun symptôme net se soit montré.

1° *Eléments du diagnostic :*

*Age :* Age mûr, vieillards, artérioscléreux.

*Antécédents :* Alcoolisme, syphilis, saturnisme, maladies infectieuses antérieures; dyscrasies : goutte, diabète; rhumatisme chronique.

*Symptômes : Affaiblissement des contractions cardiaques, choc mou de la pointe, pouls fréquent, mais affaibli* et très souvent *arythmique.*

*Cœur dilaté transversalement.*

*Premier bruit éteint; deuxième bruit,* très accentué par hypertension artérielle, dans quelques cas il est clangoreux, mais seulement dans les cas d'altérations des sigmoïdes concomitantes avec ectasie de l'aorte.

*Pas de souffles,* ou *s'ils existent* se rattachent à cardiopathies valvulaires organiques concomitantes, à des insuffisances valvulaires fonctionnelles; quelquefois sont *cardio-pulmonaires.*

*Troubles respiratoires* fréquents : dyspnée habituelle, bronchite, congestion pulmonaire, broncho-pneumonie.

Fréquence des *accidents urémiques.*

*Asystolie finale ou terminaison rapide :* angine de poitrine, syncope, congestion œdémateuse aiguë.

2° *Diagnostic différentiel :*

a. *Arythmies* simples : *tachyarythmies* réflexes (tabac, tuberculose).

b. *La néphrite interstitielle* avec le *gros cœur rénal* présente une analogie étroite, d'autant que l'association avec la cardiosclérose est fréquente; alors diagnostic différentiel est presque impossible.

Cependant si la néphrite est isolée, elle se manifeste par : *absence de dypsnée d'effort*, en outre le *cœur gauche* est *considérablement hypertrophié* avec pointe très abaissée, mais non déviée.

*Galop* très net et persistant.

*Albuminurie* et *petits signes du brightisme.*

c. *Péricardite chronique avec complications myocardiques.*

*Antécédents :*

Début des accidents;

Signes physiques propres à la péricardite.

d. *Endocardite valvulaire chronique.* Les lésions valvulaires ne seront pas confondues avec la myocardite chronique; elles sont presque toujours *d'origine rhumatismale*, leurs *souffles* sont *caractéristiques*, leur *évolution* chronique et lente avant d'arriver à l'asystolie finale.

e. Le *cœur polysarcique ;* on y relève dyspnée d'effort, bruits du cœur faibles, pouls lent souvent arythmique; la distinction est difficile car l'adipose et la sclérose coïncident assez fréquemment. On s'appuiera surtout sur l'obésité du sujet pour le diagnostic de la polysarcie du cœur.

f. *Etats pseudo-myocardiques* avec asthénie du cœur dans certains états complexes, ex. : la dilatation du cœur sans lésion, chez les buveurs de bière (*cœur de bière*, Bauer) ; la névrite du plexus cardiaque avec tachycardie d'origine *alcoolique*. Diagnostic difficile.

*Diagnostic de certaines formes anatomiques;* difficulté très grande, car analogie clinique très étroite :

1° *Myocardite scléreuse hypertrophique* est de nature inflammatoire et doit être séparée de la cardiosclérose (Rigal) qui est une dégénérescence.

C'est une cardiopathie à allure primitive, produite par une intoxication lente (alcool, plomb, tabac, ou par la goutte, le diabète, etc.).

Caractérisée par sclérose conjonctivo-vasculaire, consécutive à l'endopéricardite.

*Symptômes :* Affaiblissement des systoles, hypertrophie du cœur, faiblesse du choc de la pointe, absence de souffle, douleurs précordiales sourdes, tendance aux congestions pulmonaires ; asystolie finale.

2° *Myocardite interstitielle chronique primitive*, de Bard et Philippe.

C'est une *inflammation* chronique *primitive* du tissu conjonctif du myocarde, *sans participation de lésions vasculaires.*

D'abord période latente : quelques douleurs précordiales, troubles respiratoires légers.

Puis période d'état : cœur gros, arythmie avec salves de battements précipités, absence de souffle, tendance aux bronchites et aux congestions pulmonaires.

3° Le *cœur sénile* correspond à des *altérations complexes.* La sclérose du myocarde se rencontre presque toujours associée à l'athérome artériel et à celui des coronaires, ainsi qu'avec des lésions d'endocardite chronique. On trouve aussi de l'atrophie simple du muscle, par *déchéance sénile progressive.*

Traitement.

a. *Prophylaxie :* Eloigner d'abord toutes les causes toxiques ou infectieuses qui favorisent le développement de la sclérose du myocarde.

*Défendus :* tabac, alcool, repas copieux.

Alimentation carnée riche en toxines (charcuterie, gibiers, conserves, poissons de mer), etc.

*Recommandés :* régime lacté absolu par périodes successives ; ensuite, laitages légumes secs, légumes verts, œufs, pâtes alimentaires, fruits, régime déchloruré, eaux d'Evian, de Thonon, de Vittel, en boisson.

*Antisepsie gastro-intestinale :* bicarbonate de soude, magnésie, craie préparée, carbonate de bismuth, etc.

*Vie calme*, régulière, *éviter* les *efforts musculaires*, fatigues, *émotions*.

*Eviter* le *froid humide* à cause de la *gravité des complications broncho-pulmonaires*.

b. *Agents médicamenteux :*

Surtout la *médication iodurée :*

Durant de longues années et par périodes successives, suivies de rémissions.

*Diurétiques : théobromine, lactose.*

L'*éréthisme cardiaque* passager sera *combattu* par les *valérianiques* et les *bromures*.

*Exercice* régulier et modéré, massage général.

*Cures thermales :* Néris, Bourbon-Lancy, et à cause de leur action hypotensive, bains carbo-gazeux : Royat.

A la *période avancée* de la maladie, les signes de dilatation et d'asthénie cardiaques seront combattus par les *toniques cardio-vasculaires ;* mais si la *digitale* agit avec une puissance et une régularité parfaites dans les états asystoliques lorsque le muscle cardiaque est peu altéré, elle *échoue souvent dans les scléroses du myocarde ;* on pourra recourir alors, pour un temps, à la *spartéine*, à l'*iodure de caféine*, à la *caféine ;* mais bientôt, toute médication deviendra impuissante.

La *nature* de la maladie (goutte, diabète, arthritisme) réclamera une médication variable en rapport avec chacune de ces dyscrasies.

---

# DÉGÉNÉRESCENCE GRAISSEUSE

**Historique.** — La transformation graisseuse du cœur est un fait très anciennement connu : Kercking, Bonet (1700), Morgagni [1], Boerhaave et Lancisi l'avaient observée, et remarquèrent en même temps qu'elle exposait à la mort subite. Sénac [2] a donné une bonne description du *cœur gras* chez lequel la graisse « s'entasse sur les ventricules et les oreillettes... et remplit quelquefois toute la cavité du péricarde... » ; sa description est suivie de la relation d'un cas de mort subite chez une femme, atteinte depuis longtemps d'étouffements, et chez laquelle « la graisse amoncelée... sur le cœur y étouffa le principe du mouvement ». Parmi les modernes, quatre auteurs ont contribué à éclairer l'histoire de l'altération graisseuse du cœur ; se sont surtout Corvisart (1811) [3] et

1. Morgagni, *loc. cit.*, lettre III, art. 20.
2. Sénac, « Trait. de la struct. du cœur, de son act. et de ses malad.», t. II, 1783.
3. Corvisart, *loc. cit.*, p. 182.

Laënnec[1] (1826) en France, Ormerod[2] et Richard Quain[3] en Angleterre. Après eux, il faudrait citer la plupart de nos classiques : Andral, Grisolle, Jaccoud, G. Sée et Lancereaux, et à l'étranger les noms de Stokes, Friedreich, Leyden[4], Kopf, Balfour, Kisch, etc. ; des travaux plus récents sont dus à Renaut et Mollard, à E. Barié[5] (1894), à Bureau[6], Gallavardin[7], Marcel Labbé[8].

**Division.** — Depuis les recherches de Corvisart et de Laënnec, on distingue deux formes d'altération graisseuse du cœur :

1° La *surcharge graisseuse* (cœur obèse, adipose, lipomatose, *polysarcie du cœur*, etc.), « dans laquelle le cœur, chez des gens très gras et même chez des personnes à embonpoint modéré, se trouve opprimé et comme étouffé par l'énorme quantité de graisse dont il est enveloppé de toutes parts et particulièrement vers la base ».

2° La *dégénérescence graisseuse*, caractérisée par l'infiltration graisseuse de la fibre musculaire elle-même. Ces deux formes doivent être étudiées séparément ; à côté d'elles existent des *formes mixtes* où les deux altérations s'observent concurremment à des degrés divers ; Stokes pensait même que la dégénérescence graisseuse peut être le point de départ de l'adipose du cœur. Enfin Leyden a décrit une variété mixte, associée à l'artériosclérose.

## *A.* — SURCHARGE GRAISSEUSE DU CŒUR

### (LE CŒUR POLYSARCIQUE)

**Anatomie pathologique.** — *A l'état normal*, la plus grande partie de la face externe du ventricule gauche est dépourvue de graisse, et on n'en trouve nettement la présence que sur la zone verticale qui correspond aux sillons interventriculaires ; il en est de même pour la surface des oreillettes, sauf au niveau des sillons auriculo-ventriculaires. Par contre, et même chez des individus sans embonpoint, on trouve une *couche adipeuse* accumulée *en des lieux d'élection* qui sont, outre les *sillons cardiaques* : le *trajet des vaisseaux coronaires*, l'*origine des gros vaisseaux*, puis le *bord droit du cœur*, sur lequel existe un gros bourrelet graisseux qui s'étend jusqu'à la *pointe*. Cette couche graisseuse forme ainsi sous l'épicarde une sorte de coussinet très souple, favorable aux mouvements du cœur ; de plus elle accompagne et protège sans doute les vaisseaux sanguins, les vaisseaux lymphatiques et les nerfs.

*A l'état pathologique*, *l'accumulation graisseuse* occupe encore les

1. Laennec, *loc. cit.*, t. II, p. 562.
2. Ormerod, *London Med. Gaz.*, t. IX, 1849.
3. R. Quain, « On featty dis. of the heart », *Med. chirur. Transact.*, Londres, 1850, t. XII
4. Leyden, *Zeitsch. f. Klin. Med.*, 1889.
5. E. Barié, « Le cœur polysarcique », *Sem. médicale*, 14 novembre 1894.
6. Bureau, « La mort subite dans le cœur gras », *Th.* Paris, 1898.
7. Gallavardin, « De la dégénéresc. graiss. du myocarde », *Th.* Lyon, 1900.
8. Marcel Labbé, « Les troubles cardiaq. chez les obèses », *Bullet. méd.*, 11 juillet 1908.

régions où elle est normalement le plus développée ; elle se fait *surtout au niveau du sillon auriculo-ventriculaire et le long des artères coronaires* et de leurs branches, c'est-à-dire dans le septum inter-ventriculaire, et de là accompagne la distribution des petites branches latérales. Or, celles-ci sont plus superficielles au niveau du ventricule droit que sur le ventricule gauche, ce qui explique pourquoi le *ventricule droit* est le premier et *le plus abondamment couvert de graisse ;* il peut même être complètement enveloppé de tissu graisseux, alors que le ventricule gauche présente encore des régions découvertes. La *pointe*, *la base* au niveau de l'émergence des gros vaisseaux et *le bord des auricules* sont encore le siège de l'infiltration.

Ce *tissu adipeux se développe au-dessous du péricarde* et le soulève en certains points, sous forme de plaques ou de mamelons plus ou moins saillants ; il peut être ainsi complètement étranger au tissu musculaire du cœur, dont il est possible dans certains cas, comme le remarque Laënnec, de le séparer par la dissection. Cependant, en général, *on trouve également une accumulation de graisse sous l'endocarde*, tantôt sous la forme d'une plaque plus ou moins épaisse et d'étendue variable, tantôt sous celle de *petites masses* ou de *petits pelotons* de la grosseur d'une tête d'épingle à celle d'un pois, faisant saillie dans la cavité ventriculaire ; ces blocs ont été décrits avec soin par Lancisi, Bizot et Peacock.

Du *tissu cellulaire sous-péricardique*, l'infiltration s'étend souvent en profondeur et *gagne les espaces inter-fasciculaires du myocarde* sous forme de traînées ou de raies étroites, de couleur jaunâtre, visibles à la coupe.

L'adipose du cœur est quelquefois peu intense, mais dans certains cas elle semble véritablement excessive. C'est alors que *le cœur est complètement entouré d'une masse graisseuse*, épaisse, jaunâtre, *le cachant entièrement* et altérant la forme de l'organe qui s'élargit et s'arrondit.

Le tissu graisseux ainsi infiltré se présente, au point de vue microscopique, sous forme de larges cellules, ovales, polygonales ou sphériques, contenant de grosses gouttelettes de matière huileuse.

*Lésions associées.* — Des lésions multiples peuvent accompagner et compliquer plus ou moins la polysarcie cardiaque, c'est d'abord la *dégénérescence graisseuse du myocarde.* Outre la teinte pâle, grisâtre, feuille-morte (Laënnec) du muscle cardiaque, on relève l'infiltration graisseuse des faisceaux musculaires, sous forme de simples granulations, de chapelets, de boudins adipeux, avec altération dans la striation du muscle ; mais le plus souvent dans les formes pures, les fibres du myocarde ne perdent pas leur striation, mais, peu à peu étouffées par les pelotons adipeux interstitiels, elles finissent par disparaître par *atrophie simple.* On a noté encore tantôt l'atrophie, tantôt la *dilatation générale du cœur*, la *sclérose interstitielle* du myocarde, enfin des plaques atrophiques, des *foyers de ramollissement* par infarctus, suivis ou non de rupture du myocarde.

On trouve encore des *reliquats* plus ou moins intenses d'anciennes *en-*

*docardites*, *péricardites*, *symphyse cardiaque*, de la *dégénérescence calcaire*, *de la sclérose du myocarde*, etc.

A l'ouverture du cœur, on rencontre fréquemment des *lésions valvulaires chroniques*, des plaques ou des foyers *d'athérome* au niveau *de l'aorte*, de l'artérite des coronaires (*coronarite*) et des lésions *d'artério-sclérose*. Cette association constitue la forme grave du cœur adipeux, décrite par Leyden.

Sous l'influence de cette atrophie progressive des fibres du muscle cardiaque et de là dilatation chronique des cavités, la maladie s'achemine vers l'asystolie avec ses conséquences habituelles. Toutefois la mort peut survenir encore par *rupture du cœur*, dont les lésions accompagnent alors celles de la polysarcie cardiaque. Celle-ci enfin, lorsqu'elle se montre chez les gens âgés, coïncide avec certaines *altérations secondaires*, telles que l'*emphysème* atrophique et la *sclérose pulmonaire* qui, pour leur part, retentissant fâcheusement sur un cœur déjà malade, peuvent accélérer la terminaison fatale. Lorsque la surcharge graisseuse se rencontre chez des individus chargés d'embonpoint, on trouve quelquefois une quantité considérable de *graisse* accumulée dans la partie inférieure du *médiastin*, au-devant du péricarde ou entre cette séreuse et les plèvres (Laënnec). Dans deux cas signalés par P. Brouardel, le cœur était chargé de graisse à un point tel qu'il était impossible de voir la fibre cardiaque.

*Marche du processus*. — *L'envahissement du cœur par la graisse* s'opère d'abord par le cœur droit, gagne les sillons cardiaques, l'origine de l'artère pulmonaire et de l'aorte, le bord du ventricule droit et son sommet; de là elle atteint la face postérieure des deux ventricules, les deux oreillettes et la pointe du ventricule gauche ; le cœur se trouve ainsi enveloppé de toutes parts par un manchon graisseux plus ou moins épais.

Quant à la *nature* intime du phénomène, elle semble ressortir d'une *stase leucocytique* dans les espaces conjonctifs, ou encore d'une *stase lymphatique interstitielle et sous-péricardique péri-artérielle* (Ziegler); la localisation toute spéciale de l'adipose montre, en effet, qu'elle est en rapport étroit avec les régions du cœur où la stase lymphatique se produit tout particulièrement, c'est-à-dire dans les régions déclives.

**Etiologie.** — *Age*. — La notion que la surcharge graisseuse du cœur coïncide souvent avec l'état d'obésité nous rend compte de la *rareté* de cette affection dans l'*enfance*. L'observation de Kerckring peut être considérée, à ce sujet, comme exceptionnelle : il rapporte que dans le cadavre d'un enfant extrêmement gras, le cœur paraissait manquer tout à fait, tant était grande la quantité de graisse dont il était enveloppé. Quoi qu'il en soit, dans l'enfance la surcharge adipeuse du cœur engendre de l'oppression, des palpitations et pourrait provoquer la mort subite (P. Brouardel). Chez les *adultes* de vingt à trente ans, cette coïncidence est un peu plus marquée; mais, loin de coexister toujours avec l'embonpoint excessif, c'est parfois chez des sujets atteints de maladies chroniques (la tuberculose par exemple) qu'on observe l'adipose cardiaque.

C'est dans la seconde moitié de la vie qu'on trouve le maximum de fréquence. Sur 15 cas réunis par Quain, 13 furent rencontrés chez des sujets *au-dessus de cinquante ans*, un seul au-dessous de cet âge.

*Sexe.* — Son influence n'est point suffisamment établie : Quain prétend que les hommes y sont plus prédisposés que les femmes; pour Bizot ce serait le contraire.

L'*influence* pathogénique *de la polysarcie* est *incontestable*, *mais non fatale*, et la statistique de Bizot est fort curieuse à ce sujet : sur 14 femmes atteintes d'embonpoint, 9 fois le cœur fut trouvé surchargé de graisse, soit 64,28 0/0; et sur un ensemble de 29 femmes maigres, on rencontra 14 fois un cœur gras, soit 48,27 0/0. De mon côté, à l'autopsie d'un saturnin très obèse, j'ai trouvé un cœur à peine recouvert de graisse. Quoi qu'il en soit, la polysarcie générale et toutes les causes qui la provoquent sont les facteurs principaux de la lipomatose du cœur; aussi la rencontre-t-on chez les *alcooliques*, chez les *gros mangeurs* qui font excès de substances amylacées, de matières grasses et de sucre, sans se soumettre d'autre part à un exercice musculaire ou à un travail manuel suffisants, chez certains *diabétiques gras* (*diabète arthritique*), chez les individus prédisposés par hérédité ou par aptitude individuelle; en un mot, chez la plupart des *obèses immobilisés* longuement par des *occupations sédentaires*.

La surcharge graisseuse du cœur se rencontre encore dans d'autres cas plus rares, par exemple chez certaines *chlorotiques*, profondément anémiées et dysménorrhéiques, à face bouffie, à teint blanc jaunâtre et à embonpoint précoce. Dans ces faits, la polysarcie généralisée relève de troubles profonds de la nutrition, et se rattache presque toujours à des cas de chlorose grave.

Dans des conditions tout opposées, on a pu noter le cœur gras à la suite de *maladies chroniques ou cachectisantes*, ayant entraîné une émaciation considérable de l'individu : cancer, tuberculose pulmonaire : 3 cas sur 25 (Ormerod).

Enfin la surcharge graisseuse a été rencontrée chez certains malades présentant le *syndrome de Stokes-Adams* (Adams, 1827; Stokes, 1846; Ch. Regnard, 1890; Follet, 1898). Bergé et Pélissier[1] ont signalé un cas où la surcharge graisseuse s'accompagnait d'infiltration adipeuse du faisceau musculaire de His, expliquant ainsi la bradycardie.

**Symptômes.** — Ils *sont peu précis;* Corvisart n'a observé aucun symptôme caractéristique, mais il ne doute pas que l'accumulation considérable de graisse sur le cœur « ne doive être considérée comme la cause de la mort et quelquefois de la mort subite ». Laënnec et Stokes insistent sur la difficulté extrême qu'on a pour différencier, au point de vue clinique, la polysarcie du cœur avec la dégénérescence graisseuse de ses

1. Bergé et Pélissier, *Soc. méd. hôpit.*, Paris, 5 novembre 1909.

fibres. Au contraire, Richard Quain décrit avec détail les symptômes du cœur gras par surcharge adipeuse, et plus tard Peter s'est appesanti sur l'énumération de certains symptômes qu'il regarde comme très importants dans la maladie; cependant sa description reste un peu indécise.

En réalité, l'histoire symptomatologique de la polysarcie du cœur reste très obscure, et *quelques-uns* de ceux qui en sont atteints *ne présentent souvent aucun trouble sérieux dans leur santé durant la période d'état ; plus tard* seulement, lorsque l'affection a évolué progressivement vers l'*asthénie cardiaque*, des *troubles fonctionnels graves*, accompagnés de signes physiques, se montrent peu à peu, mais ils ont une analogie si étroite avec ceux qu'on rencontre dans la stéatose du myocarde, et d'une façon générale, dans les dégénérescences cardiaques, que le diagnostic différentiel présente de grandes difficultés. De plus, ce qui augmente encore celles-ci, c'est que l'adipose cardiaque est généralement associée à des altérations diverses de l'appareil cardio-vasculaire, et qu'il est presque impossible d'assigner à la polysarcie du cœur sa quote-part dans l'ensemble des symptômes. Malgré tout, quelques auteurs autorisés ont cru pouvoir rapporter à la surcharge graisseuse du cœur un ensemble symptomatique que nous allons résumer brièvement :

Aran [1] attribuait une grande importance au *facies* du malade : *pâleur mate* ou coloration d'un *jaune paille* léger; mais c'est là l'habitus presque constant des cardiopathies chroniques d'origine artérielle, et des vieux aortiques.

Canton, Williams, Paget, Walshe, etc., insistent sur la valeur de l'*arc sénile* très prononcé; celui-ci, qui est une infiltration graisseuse des lames de la cornée n'a pas de valeur séméiologique et se rattache à l'état sénile.

Des signes meilleurs paraissent être de deux ordres : des *troubles respiratoires* et certaines *perturbations* du *rythme cardiaque* et du *pouls*.

1° Parmi les *troubles respiratoires* on relève une respiration habituelle courte et pénible, devenant de la dyspnée vraie, à l'occasion des mouvements et des efforts, et compliquée parfois d'accès nocturnes d'orthopnée, de pseudo-asthme, à début d'abord léger, mais qui augmentent graduellement. A la fin de ces crises, le malade reste anhélant. La gêne respiratoire prend parfois un caractère rythmique, rappelant la respiration de Cheyne-Stokes. A vrai dire, celle-ci paraît se rencontrer de préférence lorsque l'adipose cardiaque est compliquée de dégénérescence cardiaque ou de stéatose du myocarde.

2° Le caractère dominant des *troubles circulatoires* c'est, d'une part, l'*affaiblissement*, l'état d'*atonie du cœur* étouffé par la graisse et « devenu comme boiteux » (PETER); d'autre part, l'*asthénie vasculaire*. La première se manifeste par un *faible choc de la pointe*, *l'augmentation de la matité transversale*, *des bruits cardiaques faibles*, *mal frappés*, des *palpitations* dans les efforts. Stokes a vu survenir encore chez quelques malades ce qu'il désigne sous le nom d'*attaques pseudo-apoplectiques*, caractérisées par des parésies passagères, tendance au sommeil, incer-

1. ARAN, « De l'atroph. graiss. du cœur », *Rev. Méd. chirurg.*, 1855.

titude de la marche ; ces accidents disparaissent en partie sous l'influence des toniques et des stimulants du cœur, mais peuvent récidiver plusieurs fois. Quelques malades accusent une sensation de poids, de *gêne douloureuse* au niveau de la *région précordiale* ou derrière le sternum, accrue sous l'influence des mouvements ou des efforts. On a voulu voir là des crises d'angine de poitrine (FOTHERGILL; RICHARD QUAIN); il nous paraît probable que ces accidents sont causés, non par la surcharge adipeuse du cœur, mais par la coronarite qui l'accompagne dans bon nombre de cas. Chez d'autres sujets on observe un léger œdème périmalléolaire à la fin de la journée, qui a disparu le matin après le repos au lit : c'est un bon signe de l'insuffisance du cœur.

Comme conséquence de cet état de langueur de la circulation, on doit signaler la *sensation de froid généralisé* dont se plaignent les malades, mais plus marquée aux extrémités : les doigts, les orteils, sont refroidis et présentent une pâleur livide qui s'étend parfois au lobule du nez et aux oreilles.

Le *pouls* présente des caractères variables : il est généralement *faible, mou, souvent ralenti :* il a pu tomber à 12 pulsations à la minute (WATTS) ; ce fait, noté encore par Struebing[1] (1893) et par Walshe, a été regardé par ce dernier auteur comme la conséquence d'une anémie bulbaire. Kisch[2], portant ses recherches sur 400 cas d'obésité, a noté le dicrotisme dans la proportion de 32 0/0, et des palpitations dans celle de 8 0/0 ; enfin dans 24 0/0 des cas, on relevait des *signes nets d'artériosclérose* avec tension artérielle élevée et deuxième bruit aortique très accentué.

3° Stokes et d'autres auteurs ont signalé enfin des *troubles cérébraux :* vertiges, obscurcissement de la vue, lipothymies, et même la syncope ; aucun de ces accidents n'est pathognomonique.

**Marche.** — Au point de vue de l'allure clinique de la maladie, on peut distinguer une *forme bénigne*, caractérisée simplement par de l'augmentation de la matité cardiaque, des bruits sourds mais réguliers, quelquefois cependant un peu arythmiques (KISCH), par de l'oppression constante, mais augmentée par les mouvements et les efforts (dyspnée d'effort).

Cette forme bénigne, d'une durée variable, est d'un pronostic relativement bénin, et tout à fait différent du tableau *grave* de l'*adipose cardiaque associée à la coronarite, à l'artériosclérose et aux dégénérescences du muscle cardiaque* (LEYDEN) dans le cours de laquelle des accidents graves d'*angine de poitrine* et parfois *d'œdème aigu* du *poumon* rendent la situation du malade si critique.

Quoi qu'il en soit, l'*évolution* de la maladie est essentiellement *chronique* et d'une *durée longue*, avec des *rémissions* variables suivant l'hygiène suivie par le patient, et traversées par des *crises d'hyposystolie.* A la longue cependant, elle aboutit à la déchéance complète du myocarde

1. STRUEBING, *Deutsch. Med. Wochenschr.*, janvier, février 1893.
2. KISCH, *Deutsch. Med. Wochenschr.*, décembre 1890.

avec dilatation chronique du cœur qui conduisent le malade à l'asystolie avec ses accidents habituels : c'est la *terminaison lente.*

Dans d'autres cas, cette *terminaison est rapide*, et on observe la *mort subite* (54 fois sur 83 cas, Quain), soit par *syncope* inhibitoire, à la suite d'une très vive émotion, d'un traumatisme, d'un bain froid (observé sur deux élèves de l'école de Sainte-Barbe qui moururent subitement au bain froid et dont le cœur était surchargé de graisse au point qu'il était impossible de distinguer la fibre musculaire (P. Brouardel[1]), soit par *angine de poitrine*, soit enfin par *rupture du cœur*. Celle-ci, pressentie par Laënnec, a été bien étudiée par Stokes, Friedreich, Jaccoud, Bureau (1898), et plus récemment par E. Barié et Portocalis[2]. Richard Quain donne la proportion de 26 cas de mort subite par syncope et de 28 autres par rupture du cœur; elle se rattache à la fois à l'*altération* profonde *du myocarde* et à des *foyers de ramollissement par infarctus* sur le territoire d'une branche des coronaires. Cette rupture peut être la première manifestation de la lipomatose du cœur, restée jusqu'alors complètement silencieuse. Enfin, les malades peuvent succomber encore à la suite d'attaques apoplectiques, de *broncho-pneumonie* due en partie à l'hypostase ou enfin par *congestion œdémateuse aiguë des poumons*, surtout en cas de coïncidence avec des lésions aortiques. Toutes ces complications, dit Leyden, se rattachent à la faiblesse du cœur dilaté surtout dans ses cavités gauches, et d'un autre côté au développement progressif de l'artériosclérose concomitante et de l'artérite des coronaires.

Il faut noter que, chez les sujets morts subitement, dans l'adipose cardiaque, la plupart étaient déjà atteints profondément dans leur santé par un état pathologique très sérieux : érysipèle (Marcel Labbé), péricardite et insuffisance mitrale; cancer de l'estomac (Bureau). Enfin dans les formes graves de l'adipose du cœur, il faut encore tenir compte de l'*état des reins* qui est presque toujours en cause (Marcel Labbé), car la néphrite scléreuse est très commune dans l'obésité des goutteux, des saturnins et des gros mangeurs faisant abus de l'alimentation carnée.

**Diagnostic.** — Nous avons dit déjà combien il est difficile de distinguer cliniquement la polysarcie du cœur de la *dégénérescence graisseuse* ; Stokes a même déclaré la chose impossible durant la vie du malade.

Cependant, on pourra soupçonner la surcharge graisseuse du cœur lorsque chez les obèses on trouvera quelques troubles cardiaques, un peu d'œdème des membres inférieurs, le matin, et de la dyspnée dont l'origine ne sera point nettement déterminée.

Mais les difficultés ne sont pas moins grandes lorsqu'il s'agit de différencier la lipomatose du cœur d'autres affections dont elle paraît cependant assez éloignée au premier abord.

*a*. En effet, la dyspnée du cœur obèse et les accès paroxystiques qu'elle présente parfois peuvent être confondus avec l'*asthme*. Mais celui-ci se

1. P. Brouardel, « La mort et la mort subite », Paris, 1895, p. 117.
2. Portocalis, *Soc. anatom.*, Paris, 24 mars 1911.

manifeste par des crises nocturnes à répétition, provoquées par des causes très nombreuses (changement de résidence, de pays, inspiration de certaines odeurs, etc.), donnant lieu à une pluie de râles sibilants, devenant muqueux vers la fin de l'accès, lequel se termine par une expectoration critique de mucosités filantes très caractéristiques. Or, ces caractères font défaut dans les crises dyspnéiques du cœur gras.

*b.* La maladie présente certains symptômes (crises dyspnéiques, phénomènes douloureux de la région précordiale, etc.), qui pourraient la faire confondre avec la *myocardite chronique scléreuse*, et cela d'autant plus aisément que cette dernière peut succéder à certaines auto-intoxications telles que le diabète ou la goutte, qui accompagnent le cœur adipeux. Il résulte de cette association un complexus morbide très étendu, dans lequel il est difficile de rapporter chaque symptôme à son facteur particulier. Ici, une longue observation du malade est nécessaire, et encore le diagnostic conserve-t-il presque toujours une certaine élasticité car on ne saurait se prévaloir de l'obésité évidente du sujet pour affirmer la polysarcie du cœur, celle-ci n'étant point la conséquence évidente de celle-là.

*c.* Selon Leyden, le diagnostic différentiel de l'*artériosclérose* et du cœur gras simple, avec affaiblissement du muscle, n'est pas toujours possible. Il repose la plupart du temps sur l'âge du patient, sur l'état des artères, celui de la tension artérielle et aussi des signes révélés par l'auscultation du cœur.

*d.* Les *cardiopathies valvulaires* seront facilement différenciées de la lipomatose cardiaque : outre l'existence de souffles pathognomoniques qui manquent dans l'adipose, l'évolution des cardiopathies valvulaires est plus régulière et ne présente point ce caractère latent, insidieux du cœur gras. Les phases de la maladie sont pour ainsi dire prévues; les congestions viscérales, les stases veineuses, les œdèmes des séreuses et les infiltrations périphériques, ainsi que toute la série habituelle des accidents asystoliques, suivent une marche régulière et déterminée à l'avance. Sous l'action des agents cardio-vasculaires, ces troubles disparaissent pour un temps variable, laissant le malade dans un état de santé relatif, pour réapparaître ensuite, un certain nombre de fois, sous forme d'attaques nouvelles d'asystolie, presque toujours identiques aux précédentes, et cela pendant plusieurs années. Enfin, l'origine endocarditique de ces cardiopathies (rhumatisme articulaire aigu, fièvres éruptives, etc.) est établie nettement dans la très grande majorité des faits; rien de tout cela ne se retrouve dans l'histoire clinique de l'adipose du cœur.

**Pronostic.** — Nous avons dit que la surcharge graisseuse du cœur pouvait pendant longtemps ne provoquer aucun trouble important dans la santé, néanmoins on n'oubliera pas que ces malades doivent *éviter* les *efforts brusques*, les *émotions vives*, les bains froids, qui peuvent exciter vivement le cœur et l'exposer aux syncopes, aux ruptures, etc.

De même, il faut *redouter* pour les malades l'apparition de *maladies* intercurrentes, surtout du côté *des voies respiratoires* (grippe, bronchite, pneumonie), qui augmentent le travail du cœur, le prédisposent aux graves accidents de dilatation, d'asthénie, et le conduisent vers l'asystolie.

**Traitement.** — Le traitement de la lipomatose cardiaque comprend deux sortes d'indications : 1° diminuer par tous les moyens possibles la polysarcie dont souffre le malade ; 2° traiter les accidents multiples qui relèvent de la surcharge adipeuse du cœur.

La première indication est remplie tout entière par le *traitement général de l'obésité* (ALBERT ROBIN[1]) ; celui-ci comprend : *a.* un régime alimentaire spécial basé sur le choix et la quantité des aliments permis et sur la réduction des boissons ; *b.* un *modus vivendi* tout particulier, comprenant une série d'exercices physiques méthodiques et variés, ainsi que des pratiques hygiéniques réglées avec soin.

1° Je n'insisterai pas ici sur le régime alimentaire à suivre en pareil cas, il sera indiqué, dans ses grandes lignes, à propos de l'*hygiène des cardiaques*. Nous dirons en deux mots qu'il consiste dans la suppression des féculents, des sucres et graisses, ainsi que des boissons fermentées ; ce régime des polysarciques du cœur pourra être complété par l'usage de certaines eaux minérales modificatrices, telles que celles de Brides, de Châtel-Guyon, de Marienbad.

2° Les malades atteints d'adipose cardiaque doivent *éviter tout effort violent*, mais le *repos prolongé* ne leur est pas moins *préjudiciable*, car il mène à l'obésité ; ils devront donc s'astreindre à la marche réglée méthodiquement et à certains exercices qui ne demandent pas d'efforts soutenus, comme ceux de la gymnastique suédoise. Par contre, la gymnastique de force (haltères, anneaux, trapèze), l'escrime, le canotage, etc., devront être proscrits. Sansom et W. Richardson autorisent l'exercice de la bicyclette, à condition que l'usage en soit très modéré. La *cure de terrain*, suivant la méthode d'Œrtel, trouve ici son indication[2]. Sans insister davantage sur ce traitement dont nous donnerons les détails ultérieurement (voir le *Résumé de thérapeutique*), nous rappellerons que cette méthode consiste à faire chaque jour des marches en plein air, sur des terrains en pentes graduées, et cela par des étapes successives minutieusement réglées. Ces ascensions produisent une transpiration abondante qu'Œrtel s'applique à augmenter encore par des bains d'étuve et de vapeur, ainsi que par du massage.

Ce traitement, dont le but final est le « dégraissement général du corps et en particulier du cœur », débarrasserait la fibre musculaire des masses adipeuses qui l'étouffent et lui permettrait de reprendre ainsi sa vigueur ; de plus il tonifierait l'appareil circulatoire tout entier. La *cure de terrain* a donné de réels succès, mais elle doit être *appliquée avec prudence*, d'une façon graduelle, et en tenant compte des résultats obtenus. Par

1. ALBERT ROBIN, *Acad. de Médecine*, avril 1911.
2. ŒRTEL, *Ueber Terrain-Kurorte*. Leipzig (1886).

contre, elle est formellement *contre-indiquée* lorsque la surcharge graisseuse se complique de lésions endocardiques récentes, d'artériosclérose, d'angine de poitrine vraie, de néphrite chronique. La *marche* méthodiquement réglée, les exercices sans fatigue, en plein air, la *gymnastique suédoise* (Henrik Ling), avec ses mouvements combinés ou alternatifs d'opposition, de résistance (Bum), le *sport cyclique* modéré (Richardson), le *massage* des membres et de l'abdomen sont encore de puissants auxiliaires dans le traitement de la surcharge graisseuse du cœur.

L'usage des *carbonates alcalins*, qui favorisent la combustion de la graisse (Bouchard, 1882), pourra être prescrit avec avantage. La *médication iodurée* est également indiquée formellement, et cela pendant un temps fort long, avec des rémissions passagères. La dose sera de 25 à 50 centigrammes d'*iodure de sodium* ou de *potassium*, par jour. Au contraire, *on proscrira* absolument l'*opothérapie thyroïdienne* dont l'usage mal réglé peut se compliquer d'accidents cardiaques : palpitations, lipothymies, etc.

A une période avancée de la maladie, lorsque dominent les manifestations de l'insuffisance du myocarde, on s'adressera à la *caféine*, à *l'iodure de caféine* ou encore à la *spartéine*, car à cette période la digitale reste presque toujours impuissante ; enfin, à l'apparition des troubles asystoliques, c'est au traitement général de l'asystolie qu'il faut recourir.

## *B.* — DÉGÉNÉRESCENCE GRAISSEUSE DU CŒUR

(STÉATOSE DU MYOCARDE)

C'est la transformation graisseuse des fibres du muscle cardiaque.

**Historique.** — Nous avons dit précédemment que c'est à Corvisart et à Laënnec que cette affection doit d'avoir été séparée de la polysarcie ou surcharge graisseuse du cœur. Sans doute, et principalement chez les obèses, ces deux formes peuvent coexister et par leur combinaison donner lieu à quelques variétés mixtes, bien étudiées par Leyden (1882) ; néanmoins on peut les rencontrer isolément.

Rokitansky et Peacock ont décrit avec soin l'infiltration graisseuse du myocarde. Lancereaux (1879-1881) a consacré à son étude une description détaillée, Zenker (1864) et Hayem (1866) se sont attachés surtout à l'étude de la dégénérescence qu'on observe dans les maladies infectieuses ; Ranvier (1863), Leyden (1864), Salkowsky (1865), Nothnagel (1866) et d'autres se sont occupés principalement de la stéatose produite par certaines substances toxiques : phosphore, arsenic, antimoine.

L'étude de la dégénérescence graisseuse du cœur a été reprise depuis dans l'intéressant mémoire de Gallavardin [1].

1. Gallavardin, « De la dégénéresc. graiss. du myocarde, etc. », *Th.* Lyon, 1900.

**Anatomie pathologique.** — A l'œil nu, le cœur atteint de dégénérescence graisseuse présente une *coloration pâle, jaunâtre*, quelquefois *feuille morte* (LAËNNEC), inégalement répartie, et formant parfois des taches d'étendue variable pénétrant plus ou moins profondément dans la substance musculaire : dans quelques cas on y trouve quelques petites ecchymoses.

A la coupe, la surface d'incision est lisse, un peu luisante et graisse le couteau : l'aspect fibrillaire du muscle a disparu plus ou moins complètement, et le cœur forme une masse opaque traversée par des stries gris-jaunâtre entrecroisées.

Le tissu est mou, onctueux au toucher, très friable et se laisse écraser entre les doigts ; enfin les parois sont flasques et les cavités le plus souvent élargies.

L'altération graisseuse *s'observe de préférence* d'abord sur le *ventricule gauche, puis* sur le *ventricule droit* et la *cloison interventriculaire ;* elle est partielle ou plus ou moins généralisée.

*Partielle :* elle se localise en des points limités sous-péricardiques du ventricule, ou bien sur les muscles papillaires et les colonnes charnues.

*Générale :* elle dépend presque toujours d'états infectieux ou toxiques et accompagne la dégénérescence graisseuse du système artériel et de plusieurs viscères, le foie, les reins, et même des fibres musculaires du diaphragme. Dans certains cas, la dégénérescence graisseuse forme de petits îlots blanchâtres sous l'endocarde. Ce *tacheté sous-endocardique* (GALLAVARDIN) est absolument caractéristique : il se présente sous l'aspect d'une fine ponctuation, ou sous forme de fines bandelettes transversales et dentelées, ou encore d'un quadrillé plus ou moins régulier, ou enfin rappelle la disposition des mailles d'un fin réticulum. Les petites taches, de la dimension de 1 à 2 millimètres environ, peuvent pénétrer dans le myocarde qui, à la coupe, semble sillonné de nombreuses stries jaunâtres qui s'entrecroisent. Ces îlots paraissent se rencontrer surtout dans les régions du myocarde où l'irrigation sanguine se fait le plus difficilement; la distribution vasculaire aurait donc une importance très grande sur la localisation de ces îlots.

*Histologie.* — On voit, dans un premier degré, que le faisceau musculaire primitif présente, surtout à son centre, une infiltration de *fines granulations graisseuses*, disposées en chapelet au pourtour des noyaux qu'elles peuvent cacher par leur confluence. A un stade plus avancé, la *fibre musculaire*, qui *a perdu sa striation*, est farcie de granulations et le *sarcolemme disparaît*, en sorte que les faisceaux musculaires ressemblent à des cylindres remplis de graisse, ce qu'on observe par exemple dans l'intoxication aiguë par le phosphore.

La striation transversale, conservée dans le premier stade, disparaît peu à peu à une période plus avancée ; quant aux *noyaux*, on n'observe point leur multiplication.

Dans les formes pures, le *tissu conjonctif interstitiel* n'est point altéré, mais dans quelques cas où il y a coexistence avec la lipomatose du cœur, l'infiltration graisseuse s'observe également dans les espaces interfasciculaires (*fig.* 68).

*Lésions concomitantes.* — La dégénérescence graisseuse se rencontre fréquemment avec les altérations complexes qui constituent la myocardite diffuse, dont elle est d'ailleurs un des éléments constitutifs ; les lésions qu'on relève sont surtout l'*artérite des coronaires* ou de leurs branches, la *sclérose interstitielle*, la *dilatation des cavités cardiaques ;* dans d'autres circonstances, on trouve des lésions préétablies de l'endocarde valvulaire ou du péricarde.

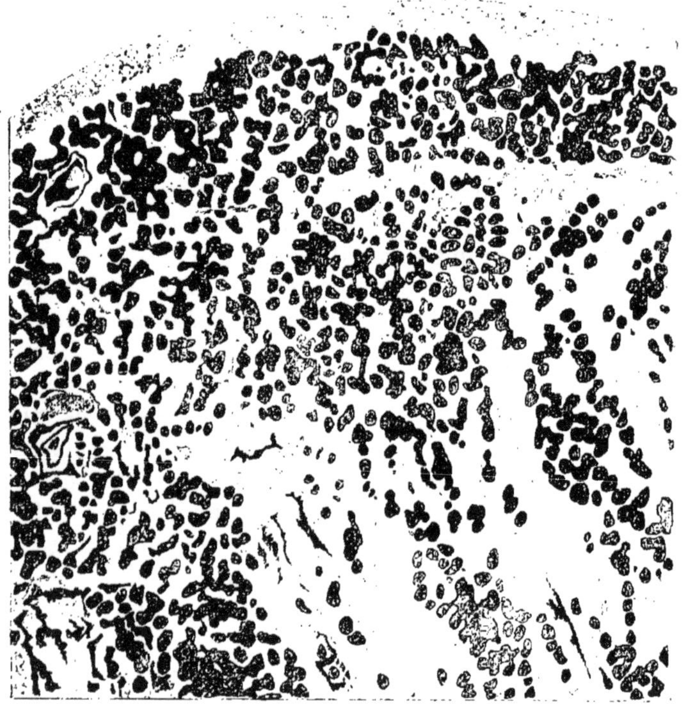

Fig. 68. — Adipose sous-péricardique et interstitielle dans le cœur gras (J. Hallé).

**Pathogénie.** — La stéatose du myocarde, d'après Gallavardin et Tripier, n'est ni le résultat d'un processus inflammatoire ni l'effet d'une dégénérescence ou d'une nécrose de la fibre musculaire du myocarde, ainsi que le soutiennent quelques auteurs. Elle serait une surcharge graisseuse de la fibre cardiaque relevant d'un trouble général de la nutrition ou de l'hématose pouvant, au point de vue de la signification générale, être assimilé au foie gras.

**Etiologie.** — *Age.* — La dégénérescence graisseuse a été rencontrée chez les enfants morts par *athrepsie* (Parrot) ; on la rencontre également chez les vieillards, sans doute en rapport avec les lésions athéromateuses des artérioles du myocarde fréquentes à cet âge.

Le *sexe masculin* semble plus particulièrement prédisposé (Ormerod).

*Causes*. — On peut les diviser en deux groupes : causes *locales*, causes *générales*.

1° Causes locales. — *a*. Il faut citer en première ligne les *myocardites aiguës*, dont la caractéristique anatomique consiste dans une dégénérescence granulo-graisseuse de la fibre musculaire.

*b*. Les *cardiopathies chroniques* (*affections valvulaires*, *endo-péricardite*, *symphyse cardiaque*) engendrent la stéatose du muscle cardiaque, le plus souvent par suite des altérations des artérioles coronaires et de l'irrigation insuffisante qui en résulte pour le myocarde.

On la rencontre principalement dans les cardiopathies chroniques telle que la dilatation hypertrophique des cavités droites consécutive aux affections pulmonaires, qui s'accompagnent tout particulièrement durant la vie, de troubles anoxhémiques prolongés (Gallavardin).

*c*. Les *rétrécissements et les oblitérations lentes des artères coronaires* diminuent considérablement l'apport sanguin au myocarde, d'où des troubles profonds dans la nutrition des muscles, suivis de lésions dégénératives. De nombreuses observations (Quain, Leyden, Lancereaux, Budor) ont établi nettement cette influence des lésions artérielles sur la genèse de l'altération graisseuse des fibres musculaires du cœur. Cependant, quelques auteurs n'admettent point cette relation (Wilde, 1891), et d'ailleurs d'autres lésions ont été notées en cette circonstance : on a signalé entre autres l'*altération amyloïde* (Moutard-Martin, Letulle, Brault).

2° Causes générales. — Elles constituent plusieurs groupes distincts :

*a*. *Maladies toxiques*. — Plusieurs poisons engendrent la stéatose du cœur : citons en premier l'*alcool* et le *phosphore* (Lancereaux, Ranvier), l'*arsenic*, l'*antimoine*, le *chloroforme*, l'*éther* (Nothnagel), l'*acide sulfurique*, etc.

Chez *les buveurs*, on observe le plus souvent à la fois la polysarcie du cœur et la dégénérescence graisseuse de ses fibres. Quoi qu'il en soit, la stéatose des buveurs évolue lentement : le cœur dilaté, flasque et mou, est surchargé d'une couche lipomateuse considérable, mais les fibres musculaires ne présentent qu'un petit nombre de granulations graisseuses (Lancereaux).

Au contraire, la dégénérescence graisseuse phosphorée (Fritz, Ranvier, 1863) évolue avec une grande rapidité, et en quelques jours le cœur est d'une coloration jaunâtre très accusée, sillonnée de points ecchymotiques ; au microscope les fibres du myocarde sont transformées en cylindres graisseux.

Dans ces diverses intoxications, *la stéatose n'est point localisée seulement au cœur*, mais elle *intéresse* également le *foie*, les *reins*, etc.

*b*. *Maladies infectieuses*. — Parmi celles-ci il faut relever la *fièvre typhoïde*, le *typhus pétéchial*, le *puerpérisme infectieux*, les *fièvres éruptives*, agissant directement ou par l'intermédiaire d'une artérite infectieuse.

*c*. *Cachexies*. — La *tuberculose*, le *cancer* (Ormerod, Quain, Stokes), le *paludisme chronique*, le *diabète*, la *goutte* (CHARCOT) et peut-être aussi la *syphilis*, sont accompagnés d'altération graisseuse du muscle cardiaque.

*d.* On la rencontre encore dans les maladies avec altération profonde du sang : *leucocythémie*, *anémie pernicieuse progressive* (QUAIN, PONFICK, KREHL).

**Symptômes.** — Lorsque la dégénérescence graisseuse du cœur évolue d'une façon *aiguë*, par exemple dans le cours des maladies infectieuses, elle ressortit à la myocardite aiguë, dont elle n'est en somme qu'une des manifestations anatomiques; dès lors les symptômes se résument dans un état d'asthénie cardio-vasculaire, avec tendance à la syncope et au collapsus.

Au contraire, si la stéatose du myocarde est *survenue lentement*, frappant un cœur déjà malade, scléreux ou atteint de lésions organiques anciennes, on note un certain nombre de *symptômes dont la valeur*, à vrai dire, *n'a rien d'absolu*, car la description que Stokes en a donnée ne répond point exclusivement à la dégénérescence graisseuse du myocarde, mais aussi à plusieurs autres affections différentes les unes des autres (sclérose du myocarde, angine de poitrine) dont il a englobé les signes dans une même description. Toutefois, on note assez fréquemment des signes de défaillance et, plus tard, d'ectasie cardiaque.

La dilatation du cœur, en effet, est un signe précoce, elle s'accuse par l'augmentation de la matité précordiale et par la déviation en dehors de la pointe légèrement abaissée; de plus, les battements du cœur sont sourds, les bruits mal frappés, en particulier le premier; quelquefois enfin on perçoit un *bruit-choc de galop* diastolique.

Dans d'autres circonstances, les bruits du cœur présentent un rythme spécial décrit antérieurement : c'est le *rythme fœtal* de Stokes, dont la signification pronostique est généralement grave. On a noté *quelquefois* encore la présence d'un *souffle systolique dans la région de la pointe*. Quelques auteurs pensent qu'on pourrait l'attribuer à la parésie des muscles papillaires, profondément dégénérés, et à l'insuffisance fonctionnelle des valvules auriculo-ventriculaires qui en serait la conséquence. La question n'est pas résolue, et il semble d'ailleurs que, dans certains cas, on ait été en présence de *souffles cardio-pulmonaires*.

*Le pouls*, faible, *mou*, *dépressible*, présente également des altérations de rythme variables : Stokes et Leyden l'ont vu précipité; au contraire Friedreich et Struebing (1893) ont noté son ralentissement extrême; Kisch[1] a relevé l'arythmie.

Des *troubles respiratoires* importants s'observent dans tous les cas; tantôt c'est de la *dyspnée d'effort*, provoquée par les mouvements ou les efforts soutenus, tantôt ce sont des crises d'oppression nocturne en forme de pseudo-asthme; enfin on rencontre encore le rythme respiratoire particulier, dit *de Cheyne-Stokes*. Attribué le plus souvent à l'in-

1. KISCH, *Wien. Med. Wochenschr.*, 25 mai 1901.

toxication urémique avec troubles d'origine bulbaire, il semble toutefois qu'il puisse éclater, sans participation aucune de lésions rénales, à titre de manifestation encéphalopathique d'origine cardiaque par insuffisance du myocarde et ischémie cérébrale (Rabé).

Les malades accusent quelquefois une sensation de *gêne douloureuse* au niveau de la région précordiale rappelant plus ou moins les crises *d'angine de poitrine;* elles se rapportent moins sans doute à la stéatose du cœur qu'aux altérations concomitantes des artères o ronaires.

D'autres éprouvent des *vertiges*, des *défaillances* ou présentent des *attaques pseudo-apoplectiques* avec *état comateux* (Stokes), mais sans paralysie consécutive et avec retour à la santé ; elles peuvent récidiver plusieurs fois, et entraîner la mort du malade.

**Terminaison.** — Elle est *toujours fatale*, que la dégénérescence se soit montrée rapidement ou d'une façon lente. Dans le premier cas, la mort survient subitement par rupture du myocarde, par syncope, à la suite d'une attaque apoplectiforme, ou d'une crise d'œdème aigu des poumons, principalement chez les artérioscléreux.

Quand elle accompagne, chez les obèses, la polysarcie du cœur, ou qu'elle se développe lentement sur un cœur déjà malade (lésions valvulaires, myocardite scléreuse), l'affection, après avoir passé par une série d'attaques d'hyposystolie suivies de rémissions de plus ou moins de durée, évolue progressivement vers l'asystolie finale.

**Diagnostic.** — Aucun signe particulier ne permet de poser avec certitude le diagnostic de stéatose du myocarde ; il s'appuie avant tout sur les commémoratifs et sur les antécédents du malade, infections ou intoxications antérieures : fièvres éruptives, dothiénentérie, septicémie, infection puerpérale, alcoolisme, empoisonnement par le phosphore ou l'arsenic, etc.

Lors donc que chez des sujets présentant une des tares pathologiques que nous venons de rapporter, l'examen dénote des signes de faiblesse du cœur, des bruits sourds, éteints, du rythme fœtal ou des bruits de galop, de la dilatation du cœur avec un état subasystolique, etc., le diagnostic de dégénérescence graisseuse du cœur s'impose peu à peu.

**Traitement.** — En face d'une affection aussi grave, la thérapeutique se trouve désarmée ; on essaiera néanmoins de stimuler le muscle cardiaque par la digitale — presque toujours impuissante — par la caféine, la spartéine, les cordiaux, les stimulants diffusibles, l'huile camphrée.

Les diverses manifestations de l'asystolie (stase veineuse, œdème des extrémités, congestions viscérales, hydropisies, etc.) relèvent du traitement général de l'asystolie.

# DÉGÉNÉRESCENCE AMYLOÏDE DU CŒUR

Dans la dégénérescence amyloïde généralisée, les parois du cœur sont presque toujours uniformément lésées ; cependant dans trois cas on put trouver une dégénérescence toute locale. Chez quelques sujets, on note que le muscle cardiaque renferme un grand nombre de nodules vitreux dont les plus gros ne dépassent pas le volume d'un grain de millet. Dans le cas de Benecke et Bonning[1] ils étaient fort nets, surtout dans l'endocarde de l'oreillette gauche, dans les deux veines caves, dans quelques points de l'aorte thoracique, enfin dans l'artère pulmonaire et dans les poumons.

L'*étiologie* est difficile à préciser et dans le cas de ces auteurs on ne relevait que de la bronchite chronique et de l'atrophie sénile.

Benecke et Bonning pensent que la pathogénie de la *calcification du cœur* et celle de la dégénérescence amyloïde présentent la plus grande analogie.

# ANÉVRYSMES DU CŒUR

Au temps de Corvisart, on considérait les cœurs volumineux comme atteints d'anévrysme, et on divisait ces derniers en *actifs* et en *passifs*, les premiers représentant l'hypertrophie des parois cardiaques avec un certain degré de rétrécissement des cavités (hypertrophie concentrique de Bertin), les seconds répondant à la dilatation des cavités sans épaississement des parois.

Aujourd'hui, le terme anévrysme du cœur n'a plus cette signification, et représente pour nous une dilatation en forme de poche localisée à une région très limitée du cœur, et communiquant avec les cavités cardiaques.

Les anévrysmes peuvent siéger sur les valvules elles-mêmes, ou sur les parois du myocarde ; les premiers constituent les *anévrysmes valvulaires*, les autres les *anévrysmes pariétaux*.

## *A.* — ANÉVRYSMES VALVULAIRES

Les anévrysmes valvulaires, signalés déjà comme complication possible des endocardites infectantes à forme ulcéreuse, ont été signalés

1. Benecke et Bonning, *Beitrage z. path. Anat. U. allg. Phal.*, 9081, XLIV, 2.

anciennement par Morand (1729), Laënnec (1826), Cruveilhier (1829), mais ont été étudiés par Thurnam (1838), Rokitansky et surtout par Pelvet[1]; puis par Biach qui a analysé les 44 cas publiés de 1729 à 1878 ; des observations plus récentes sont dues à Lancereaux, Homolle (chez un enfant, 1873), Wickham Legg (1875), Laurand, Sergent[2], Weiss, et enfin à Drasche[3] qui en a signalé trois cas.

Les anévrysmes valvulaires *n'ont été rencontrés que dans le cœur gauche, et plus souvent sur la mitrale* que sur les sigmoïdes aortiques : leur lieu d'élection serait la valve antérieure ou aortique de la mitrale (Drasche). Leur *volume*, généralement petit, peut être celui d'une *lentille*, d'une *noisette* et même d'un *petit œuf;* quelquefois, ils sont constitués par la distension de la valvule tout entière (Cornil et Ranvier). Ils sont de *forme* globuleuse ou cylindrique, et s'ouvrent dans le cœur par un *orifice* en forme de goulot dont l'entrée est parfois plus étroite que le fond. *Cette ouverture est située sur la face valvulaire qui supporte la plus forte pression* au moment de l'occlusion de la valvule : pour les sigmoïdes, ce sera sur la face qui regarde l'aorte, et pour la mitrale, sur la face ventriculaire; il en résulte que le sac anévrysmal fera, dans le premier cas, saillie dans le ventricule, et au contraire dans l'oreillette pour le second cas.

Les parois de la poche, constituées dans les faits récents par des amas de cellules embryonnaires dans une couche amorphe ou à peine fibrillaire, sont épaissies, et même calcifiées dans les cas anciens.

La poche, qui renferme des coagulations fibrineuses en couches plus ou moins stratifiées, peut s'ulcérer, se perforer sous l'impulsion de la masse sanguine et laisse à sa place une ouverture de dimension variable : dans quelques cas, le sang décolle les feuillets de la paroi et va former un petit anévrysme disséquant.

On a vu un anévrysme, développé dans le sinus de Valsalva, s'étendre jusque dans l'infundibulum du ventricule droit (Durand[4]). Dans d'autres cas l'anévrysme du sinus de Valsalva s'était développé dans le nid de pigeon de la valvule sigmoïde de la cloison interventriculaire (Mousset et Chalier[5]).

Les *anévrysmes valvulaires* sont la *conséquence* d'*altérations dues à l'endocardite aiguë;* les valvules, par suite de leur infiltration et de la disparition de leurs fibres élastiques, se distendent peu à peu sans se rompre sous l'effort du sang, et l'anévrysme se forme ainsi d'une façon lente et progressive, aux dépens de toutes les couches de la valvule.

Dans d'autres circonstances, le travail morbide est plus rapide, et c'est *au niveau d'une ulcération* (Drasche), n'intéressant que la couche superficielle, que la valvule se laisse distendre partiellement.

1. Pelvet « Les anévrysmes du cœur », *Th.* Paris, 1867.
2. Sergent, *Arch. gén. de méd.*, novembre 1894.
3. Drasche, *Wiener Klin. Wochensch.*, novembre 1898.
4. Durand, « Des anévrysm. des sinus de Valsalva, etc. ». *Th.* Lyon, 1882-1883.
5. Mouisset et Chalier, *Arch. des maladies du cœur*, février 1911.

## B. — ANÉVRYSMES PARIÉTAUX

**Historique.** — Signalés par Boerhaave, les anévrysmes pariétaux ont été décrits pour la première fois par Galeati (1757), puis observés de nouveau et décrits avec plus de précision par un grand nombre d'auteurs : Leyden, Odriozola, C. Paul (1885), Rendu (1887), Ormerod (1890), Lop[1], Kundrat (1892), Laurent[2], Brault, René Marie[3], etc. ; des faits nouveaux relativement nombreux ont été publiés plus récemment : je citerai entre autres ceux de Macaigne (1892), de Trenel (1894), de Marie et Rabé (1895), de Gouget (1895), de Bernard (1898), présentés à la *Société anatomique* de Paris ; le travail de Remlinger[4], celui de Bacaloglu (1898), la communication, au *Congrès de Nancy* (1896), de Hobbs (de Bordeaux), les mémoires d'Angelvin[5], de Bret et Roubier[6] et la revue générale de Paillard bien documentée[7].

**Anatomie pathologique.** — *Siège.* — Dans l'immense majorité des cas, l'anévrysme pariétal *se développe dans le ventricule gauche* (49 fois sur 50 cas, Odriozola) *surtout* sur sa *face antérieure*, et tout particulièrement dans le *segment inférieur* qui représente la *pointe;* Ormerod l'a vu à la partie supérieure et externe de ce ventricule, Lautier[8] sur la face postéro-supérieure de celui-ci ; dans le fait de Bret et Roubier, il occupait la *base* du ventricule, immédiatement au-dessous du sillon auriculo-ventriculaire.

L'oreillette gauche est beaucoup plus rarement le siège de l'anévrysme ; dans un cas de Lafforgue[9], cependant il occupait la paroi externe de cette cavité. La cloison interventriculaire peut être aussi le lieu d'élection de la poche anévrysmale, mais le plus souvent c'est par envahissement. Dans un cas très curieux, Quain trouva un anévrysme développé à la partie postérieure du ventricule gauche ; il traversait la cloison et allait communiquer avec une seconde poche située au-dessous de l'orifice tricuspidien.

*Nombre.* — L'anévrysme pariétal est le plus souvent *unique*, cependant Little et Quain en ont vu deux et Kundrat trois.

*Volume.* — En général d'un volume peu considérable, la tumeur anévrysmale a pu dans quelques cas être comparée à une *noix* (Bernard), à un *œuf de poule* (R. Marie), à une *orange* (Ormerod) ; on a prétendu

1. Lop, « Contribut. à l'étud. des anévrysm. du cœur », *Rev. de méd.*, juillet 1892.
2. Laurent, « Evolut. anat. et clin. des anévrysm. de la pointe du cœur », *Th.* Paris, 1894.
3. René Marie, « L'infarctus du myocarde », *Th.* Paris, 1896.
4. Remlinger, « Sclér. de l'art. coron. ant.; dégénéresc. consécut. du ventr. gauche, etc. » *Bulletin méd.*, mai 1896.
5. Angelvin, « Anévrysm. du ventr. gauche », *Th.* Montpellier 1905-1906.
6. J. Bret et Ch. Roubier, *Arch. des malad. du cœur*, septembre 1910.
7. Paillard, *Gaz. des hôpit.*, 12 et 19 mars 1910.
8. Lautier, *Soc d'anat. et de physiolog.*, Bordeaux, novembre 1906.
9. Lafforgue, *Méd. moderne*, 27 décembre 1899.

même qu'elle pouvait atteindre un volume égal à celui du cœur lui-même.

*Aspect.* — La tumeur est le plus souvent *arrondie*, *globuleuse*, quelquefois sacciforme : lorsqu'elle siège dans la cloison, elle peut s'allonger et devenir cylindrique. L'*orifice* qui la fait communiquer avec le ventricule a la forme d'une *fente*, d'un canal rétréci en collet ou d'un *anneau incomplet;* ses bords sont un peu durs, lisses, nacrés, et, plus rarement, un peu irréguliers.

*Contenu.* — La poche anévrysmale contient des caillots sanguins, quelquefois ramollis, ou le plus souvent denses, adhérents à la paroi et stratifiés si l'orifice est étroit, ce qui permet à la fibrine de se déposer lentement ; ceci n'a pas lieu quand l'ouverture est large, car la rapidité du cours du sang s'oppose à la stratification.

Ces caillots peuvent s'enkyster et se transformer en masses calcaires, analogues à des calculs (C. Paul).

*Structure.* — *L'endocarde* qui tapisse la cavité anévrysmale est altéré, épaissi, sclérosé, et figure quelquefois un bourrelet plus ou moins complet à l'orifice de l'anévrysme. Dans le cas de Bret et Roubier, le ventricule gauche présentait dans son tiers supérieur une large bande, blanche nacrée comme de la porcelaine, *d'endocardite pariétale*.

*Le myocarde* sous-jacent qui forme la paroi de l'anévrysme est notablement *aminci* et *scléreux*, et cette atrophie scléreuse peut être extrême, et réduire l'épaisseur de la couche musculaire à quelques millimètres au plus ; dans les cas anciens il peut s'épaissir, et la paroi anévrysmale prend l'aspect fibroïde ou subit même une véritable calcification (Kundrat).

Dans les cas habituels, la lésion de la *paroi* est très analogue à celle de la *myocardite scléreuse*, et consiste surtout dans une hyperplasie conjonctive adulte, riche en fibres élastiques, refoulant les faisceaux musculaires atrophiés ou dégénérés (Pelvet).

Ces altérations sont purement localisées à la région de l'anévrysme ; dans les autres régions, le myocarde, d'une coloration jaune pâle, est simplement diminué d'épaisseur, mais ne présente pas d'altération appréciable.

Le *péricarde* est *épaissi* au niveau de la tumeur anévrysmale ; mais on note encore assez fréquemment des adhérences épaisses entre la tumeur et le péricarde (Vulpian, Peacock, Rendu), et cette sorte de symphyse, par la rétraction mécanique ultérieure de ses brides, jouerait, pour certains auteurs, le rôle principal dans le mécanisme de l'ectasie partielle du myocarde qui constitue les anévrysmes pariétaux du cœur ; nous reviendrons sur ce sujet.

Les altérations profondes des *artères coronaires* (coronarite) sont relatées dans un grand nombre d'observations : les artères sont *athéromateuses*, parfois *calcifiées ;* d'autres fois, elles sont *rétrécies* (Claude, Griffon), dès leur origine par une plaque d'athérome ; ou bien encore, nettement perméables à leur origine, elles se rétrécissent peu à peu, et sont bientôt oblitérées par un bloc d'athérome, ou par une plaque calcaire. Enfin, dans un grand nombre de cas, cette *coronarite chronique* coïncide avec l'*artériosclérose généralisée.* A côté de ces cas nombreux, il faut en citer quelques autres : Bossu (1891), Gombault, Gouget (1895), etc., dans lesquels on trouva l'*intégrité parfaite* des artères coronaires.

On rencontre enfin des lésions variables qui se rattachent à l'évolution ultérieure des anévrysmes; par exemple une ouverture au sommet de la poche, produite par la *rupture de l'anévrysme* dans le péricarde (Meade, Bagshawe) qui renferme alors une certaine quantité de sang ; la rupture dans la plèvre a été observée plus rarement.

**Pathogénie.** — Quelques anévrysmes pariétaux semblent se développer comme les anévrysmes valvulaires, c'est-à-dire par l'intermédiaire d'une *endocardite aiguë ;* tels sont, par exemple, certains anévrysmes de la cloison interventriculaire, lesquels d'ailleurs ne sont fréquemment que l'extension d'un anévrysme valvulaire.

Mais en dehors de ces faits particuliers, on peut dire que les anévrysmes partiels du cœur sont *produits* chroniquement *par la pression sanguine intra-cardiaque*, agissant sur une zone limitée où le myocarde affaibli, s'est laissé peu à peu distendre. Quant au mécanisme intime du travail morbide, il relève des *trois interprétations* suivantes :

1° Pour Forget, Ollivier (d'Angers), Raynaud, Pelvet, Cornil et Ranvier, l'origine de l'affection remonterait à une *endocardite pariétale*, susceptible de s'étendre ensuite au myocarde sous-jacent.

2° La *sclérose du myocarde* est considérée par d'autres comme la cause directe de l'affection ; cette théorie défendue, déjà par Cruveilhier, a été reprise et acceptée par Quain, Bristowe, Hayem, Lancereaux. Sous l'influence de la transformation scléreuse, le myocarde, qui a perdu sa résistance, cède peu à peu sous la pression sanguine et se laisse distendre dans une zone très limitée. On pourrait même généraliser la question et admettre, ainsi que Pelvet l'avait indiqué, que dans toute dégénérescence du myocarde circonscrite ou diffuse, qu'il s'agisse d'infarctus, d'abcès, de sclérose, l'anévrysme du cœur peut être rencontré. Ce ne serait donc qu'une complication des lésions du myocarde (Gouget) et l'on pourrait dire que l'anévrysme du cœur n'est en somme que « la poche anévrysmatique de la myocardite ».

Pour beaucoup, cette sclérose myocardique serait *sous la dépendance des lésions des artères coronaires ou de leurs branches : coronarite*, rétrécissement, *oblitération* (Wickham Legg, 1883 ; Kundrat), *thrombo-artérite* (Brault, René Marie), et ce qui le prouve nettement, c'est la localisation étroite des anévrysmes au ventricule gauche, à la face antérieure de celui-ci et à la pointe du cœur, c'est-à-dire dans les régions irriguées par l'artère la plus souvent altérée (*coronaire gauche*). Cette théorie est encore appuyée par la coïncidence habituelle de l'artériosclérose, et aussi par la fréquence des anévrysmes partiels à l'âge moyen de la vie, c'est-à-dire, au moment où le système artériel général est si souvent lésé.

Tout en acceptant cette *origine artérielle*, Brault pense que l'oblitération artérielle entraîne plutôt la formation d'un *infarctus* dans tout le territoire du myocarde *ischémié*, suivi ultérieurement de *transformation fibreuse* de cette région, puis de *distension* par la pression intraventriculaire, d'où formation de l'anévrysme. R. Marie, complétant cette théorie adoptée aujourd'hui par le plus grand nombre, regarde l'anévrysme partiel comme la conséquence d'un *infarctus nécrosique du myocarde*, produit par l'artérite ou la thrombose d'un réseau des coronaires.

3° On a prétendu enfin (Thurnam, Rendu) que les anévrysmes pariétaux étaient *dus* à une altération du péricarde, à une *symphyse cardiaque incomplète*. D'après cette théorie, les adhérences détermineraient un tiraillement incessant de la paroi cardiaque et entraîneraient, à la longue, la dilatation circonscrite de la paroi myocardique à laquelle s'attachent les brides péricardiques.

Quoi qu'il en soit, la théorie qui veut que les *altérations du myocarde* soient la *condition nécessaire pour la production des anévrysmes* est acceptée par le plus grand nombre des auteurs; toutefois les deux autres modes pathogéniques peuvent être reconnus pour certains *cas mixtes*, comme celui rapporté par Trenel, dans lequel on trouvait réunies chez le même sujet toutes les lésions anatomiques capables, isolément, de produire les anévrysmes : endocardite, lésions du myocarde, symphyse du péricarde et athérome des coronaires.

**Étiologie.** — *Age.* L'affection ne s'observe guère avant cinquante ans, et de préférence *chez les hommes* : 64 fois sur 80 cas (Wickham Legg).

*Causes.* — La *sclérose artérielle du myocarde* étant la *cause* des anévrysmes *la plus généralement acceptée*, nous retrouvons ici la plupart des affections qui entraînent avec elles les dégénérescences artérielles : la *syphilis* (Corvisart, Virchow), le *paludisme* (Lancereaux), la *goutte* et toutes *les causes d'artériosclérose*.

**Symptômes.** — La symptomatologie des anévrysmes pariétaux du cœur est encore obscure, et cette affection, en somme peu commune, est presque toujours *confondue* avec la plupart des cardiopathies chroniques et en particulier avec la *sclérose du myocarde* dont elle emprunte un grand nombre de signes.

On a noté des palpitations, de la douleur précordiale, de la dyspnée, des syncopes, de la faiblesse du pouls et du choc cardiaque, et à d'autres moments, au contraire, une impulsion exagérée.

La matité normale du cœur est augmentée dans le sens transversal (Aran [1]); les bruits sont faibles, assourdis; d'autres fois ils présentent un éclat anormal.

Potain [2] a noté le *dédoublement du second bruit*, dans deux cas, sans qu'il y eût de lésions valvulaires.

1. Aran, *Union médicale*, 1857.
2. Potain, *Soc. anat.*, Paris, 1862.

C. Paul[1] a trouvé dans un cas un *souffle diastolique* à la pointe, qu'on ne pouvait rattacher, ni à l'insuffisance aortique, ni au rétrécissement mitral. Ce bruit, pour cet auteur, résultait du reflux dans le ventricule, pendant la diastole, de la colonne sanguine qui avait pénétré dans la poche anévrysmale durant la systole. Bret et Roubier ont perçu un *souffle systolique à la pointe* qu'ils attribuent à une insuffisance mitrale fonctionnelle.

Rendu[2] a signalé chez un malade la présence d'un *bruit-choc diastolique*, causé par la tension brusque de la poche durant la diastole, à la façon du *bruit de galop* ventriculaire qui se produit dans l'atrophie scléreuse du rein. Toutefois ce bruit se distinguait du galop de la néphrite par son siège au-dessus de la pointe, sa propagation intense vers l'appendice xiphoïde et le sternum, par son timbre clair, éclatant, parcheminé, par son rythme, suivant immédiatement le claquement des sigmoïdes, enfin par sa permanence, alors que le galop d'origine rénale se modifie de jour en jour. Ce galop a été signalé depuis, dans d'autres cas (R. Marie) ; mais dans celui de cet observateur, et contrairement au fait de Rendu, le bruit de galop était passager.

Bucquoy[3] a remarqué encore que certains malades, atteints d'anévrysme du cœur, prenaient de préférence une *attitude* toute particulière : ils « s'inclinaient en avant jusqu'à toucher presque du front leurs genoux, comme s'ils voulaient par là faciliter l'afflux du sang au cerveau ».

**Marche.** — Les anévrysmes suivent une marche impossible à préciser; d'après Rindfleisch, la guérison serait possible par la stratification et l'organisation conjonctive des caillots de la poche. Cependant, la *terminaison* la plus *habituelle* de l'affection a lieu, soit par le fait d'une *asystolie* lente et progressive, soit plus rapidement par *rupture de la poche dans le péricarde* ou plus rarement dans la plèvre. Des *embolies viscérales* multiples, une poussée *d'œdème congestif aigu du poumon* (Parisot et Spillmann[4]) peuvent encore compliquer l'affection et en activer la terminaison fatale. La *mort subite* a été notée chez un jeune homme de vingt ans (Lafforgue) ; un autre cas, survenu pendant la conversation a été relevé par Leyden[5], chez un jeune homme de vingt-huit ans ; le malade, était atteint en même temps d'obésité.

**Diagnostic.** — L'obscurité de la symptomatologie rend le diagnostic fort difficile, et le plus souvent, il faut le reconnaître, il n'est établi qu'à l'amphithéâtre. Dans un cas rapporté par Remlinger, on porta le diagnostic, au lit du malade, vérifié plus tard à l'autopsie, en s'appuyant sur la présence au cœur d'un *double bruit musical* qu'on attribua au passage du sang à travers l'orifice rétréci, et qui plus tard s'atténua

1. C. Paul, *Soc. méd. hôpit.*, Paris, 1885.
2. Rendu, *ibid.*, 1887.
3. Bucquoy, *Soc. méd. hôp.*, Paris, février 1885.
4. Parisot et Spillmann, *Rev. méd. de l'Est*, 1897.
5. Leyden, *Thérap. Monatshefte*, septembre 1900.

graduellement pour disparaître entièrement au fur et à mesure que la poche se remplissait de caillots; elle finit par être entièrement comblée par eux.

**Traitement.** — Il est purement *palliatif* et repose sur les prescriptions d'hygiène générale propres à toutes les maladies organiques du cœur.

---

## INFARCTUS DU MYOCARDE

**Définition.** — L'infarctus du myocarde est la conséquence de l'oblitération d'un rameau plus ou moins important des artères coronaires par thrombose ou par embolie; cette dernière d'ailleurs étant extrêmement rare. Il a été étudié par Weigert, Ziegler, Huber; en France, par Letulle, Brault, et spécialement par René Marie dans un travail important[1].

**Anatomie pathologique.** — Presque toujours l'infarctus *siège* sur le *ventricule gauche* et s'étend jusque vers la cloison interventriculaire si l'oblitération s'est produite sur la *coronaire antérieure* au-dessus de la naissance de l'artère de la cloison. L'infarctus peut être encore localisé à la *pointe* (René Gaultier[2]). Lorsque, ce qui est plus rare, l'oblitération occupe la *coronaire postérieure*, l'infarctus occupe le *ventricule droit;* et la région voisine de la partie postérieure du ventricule gauche.

L'infarctus varie de la *grandeur* d'un centimètre carré, d'une pièce de 2 francs, à celle de la paume de la main; les foyers sont *multiples*, confluents ou disséminés. Suivant qu'il est ou non infiltré par le sang, l'infarctus est de *coloration rousse* ou *blanc jaunâtre;* ces deux formes correspondent à deux stades différents de l'altération nécrosique du myocarde.

*a.* L'*infarctus roux* ou hémorragique de René Marie, forme des foyers qui entourent plus ou moins complètement les foyers jaunâtres. Ils sont de coloration brun roux ou même chocolat ou café au lait, due à la pénétration secondaire du sang du ventricule. A la coupe, il rappelle suivant la comparaison de Cruveilhier, l'aspect et la coloration du bois de palissandre. Leur *consistance* est *molle* et laisse sourdre un liquide brunâtre chargé de débris granuleux et pigmentaires. Ces foyers confluents occupent la partie centrale du territoire anémié par l'oblitération artérielle.

A l'*examen microscopique*, on note la disparition des fibres musculaires

1. René Marie, « L'infarctus du myocarde », *Th.* Paris, 1896.
2. René Gaultier, *Soc. anat.* Paris, octobre 1904.

qui perdent leur striation et la disposition de l'infarctus rappelle l'aspect aréolaire formé de cavités ou mieux d'alvéoles limités par du tissu conjonctif et infiltrés de granulations graisseuses et pigmentaires. *Ultérieurement*, ces foyers prennent une *coloration grisâtre* et à la coupe présentent l'aspect d'étoiles avec des rayons un peu déprimés; le tissu conjonctif mou, encore peu résistant, est formé de faisceaux de fibres homogènes entre lesquelles des espaces sont occupés par des débris pigmentaires : c'est alors la *sclérose molle*.

L'infarctus du cœur *se ramollit* ou *se cicatrise*. Le ramollissement ou *myomalacie* de Ziegler, peut donner lieu à une *rupture* du cœur ; quand il *se cicatrise*, c'est par sclérose dure et *par production de plaques fibreuses*, véritable tissu de cicatrice; elles présentent les mêmes localisations que l'infarctus et occupent particulièrement, les deux tiers inférieurs de la paroi antérieure du ventricule gauche. Elles sont constituées par un tissu blanchâtre, nacré, rétractile, ressemblant à une aponévrose et composé histologiquement par des réseaux fibreux ondulés et parallèles; dans certains cas ces plaques fibreuses par leur distension deviennent l'origine d'un *anévrysme du cœur*.

Au niveau et au voisinage des infarctus, le *péricarde* est épaissi; l'endocarde est souvent le siège d'altérations végétantes ou hyperplasiques; on trouve également quelques petits foyers de myocardite interstitielle.

*b*. Les *infarctus* d'aspect *blanc jaunâtre* sont disposé en foyers ressemblant aux infarctus du rein ou de la rate; leur volume est tantôt celui d'un grain de millet, tantôt mesure plusieurs centimètres de largeur. Ils sont généralement ovalaires, à grand axe dans le sens des faisceaux musculaires et toujours situés au milieu des foyers roux. Ils constituent de véritables séquestres ou mieux des foyers de nécrose musculaire consécutifs à l'anémie locale du myocarde due à la thrombose coronarienne. Au *point de vue histologique*, on retrouve encore trace des fibres musculaires, mais celles-ci ne présentent plus ni éléments cellulaires ni vaisseaux.

Nous avons dit que l'infarctus était quelquefois le résultat d'une *embolie des artères coronaires;* le fait est extrêmement rare : R. Marie en cite deux cas seulement; Leclerc (1905) en a observé un cas où l'embolie était constituée par un débris de végétation provenant d'une endocardite infectante des valvules sigmoïdes de l'aorte.

**Symptomatologie.** — La *thrombose coronarienne*, origine de l'infarctus du myocarde, peut être suivie d'une *syncope brusquement mortelle ou consécutive à un accès angineux*. Dans un cas de Ménétrier et Touraine [1], le malade mourut subitement en voulant se recoucher; l'infarctus était dû à une thrombose de la coronaire antérieure.

Dans d'autres cas, la formation de l'infarctus se manifeste par une série d'accès angineux auxquels succèdent rapidement des signes d'insuffisance du myocarde, des crises subasystoliques avec arythmie,

1. MENÉTRIER et TOURAINE, *Tribune médicale*, 1907, p. 198.

tachycardie, œdème pulmonaire et mort par asystolie aiguë ou par syncope.

En résumé, la *symptomatologie* de l'infarctus *se confond* avec celle de la *rupture* et de l'*anévrysme du cœur;* toutefois la mort peut survenir avant la rupture; enfin la *guérison* est possible sans que l'affection ait donné lieu à aucun trouble cardiaque manifeste.

---

# RUPTURES DU CŒUR

**Division.** — Le cœur peut se rompre dans toutes ses parties, mais il y a peu d'analogie, tant au point de vue anatomique qu'au point de vue clinique, entre les *ruptures* qui se produisent sur les *parois* du cœur et celles qui intéressent seulement son *appareil valvulaire.*

Nous décrirons donc séparément les *ruptures pariétales*, et les *ruptures valvulaires du cœur* (valvules, cordages tendineux, muscles papillaires).

## *A.* — RUPTURES PARIÉTALES DU CŒUR

Elles sont *traumatiques* ou *spontanées.*

### *a.* — Ruptures traumatiques

Les ruptures traumatiques du cœur nous occuperont peu. Étudiées par Mummsen[1] (1764), Sénac (1783), Dupuytren[2] (1824), Ollivier[3] (1834), Thurnam (1839), Gamgee[4] (1856), Morel-Lavallée (1864), etc., ces ruptures intéressent un *cœur sain* le plus souvent, et résultent toujours d'une violence extérieure énergique agissant sur la face antérieure du thorax. Le plus habituellement, elles sont accompagnées d'une fracture du sternum, des côtes, ou de la clavicule, mais elles se rencontrent également sans aucune lésion extérieure visible.

Les traumatismes signalés particulièrement ont été une chute d'un lieu élevé, un coup de pied de cheval au niveau de la région du cœur (Mummsen), le passage d'une roue de voiture sur le thorax (Chaussier, Thurnam), etc.

Contrairement aux ruptures spontanées qui intéressent surtout le ventricule gauche, *les ruptures traumatiques atteignent principalement le cœur droit*, dont les parois sont plus minces, et dont les rapports avec

1. Mummsen, « Dissertat. de corde rupto », Leipzig, 1764.
2. Dupuytren, « Leç. de clin. chirurg. », t. II, p. 215, Paris, 1832.
3. Ollivier, Diction. de méd. en 30 vol., t. VIII, Paris, 1834.
4. J. Gamgee, *Ruptures of the heart by external violence*. London, 1856.

la paroi thoracique sont plus immédiats; de plus, quand la rupture s'est opérée sur le *cœur gauche*, l'*oreillette* est *plus souvent intéressée* que le ventricule; d'après Gamgee, sur 22 cas de rupture traumatique, le ventricule droit fut atteint 8 fois, et le gauche 3 fois seulement; l'oreillette gauche le fut 7 fois, et celle du côté droit 4 fois.

La statistique montre encore que les hommes, à cause de leur genre de vie (travail manuel, vie non sédentaire, etc.), sont plus exposés que les femmes; celles-ci, sur un ensemble de 18 cas cités par Elleaume, ne figurent que pour 2 cas seulement.

Dans la plupart des ruptures traumatiques du cœur, il y eut *mort rapide* et quelquefois *subite;* parfois, les ruptures simultanées d'autres organes internes ont eu une action sur la rapidité de la terminaison (FRIEDREICH). Dans quelques faits exceptionnels, la mort fut *plus tardive :* un malade de Gamgee vécut encore quatorze heures; un autre put gravir quelques marches d'escalier; un troisième, frappé d'un coup de pied de cheval, put encore se diriger vers l'écurie et ne tomba qu'à ce moment (MUMMSEN).

Nous n'insisterons pas davantage sur ce sujet [1].

### *b.* — Ruptures spontanées du cœur

Les *ruptures spontanées*, contrairement aux précédentes qui peuvent se produire sur un cœur sain, *nécessitent toujours une altération préalable du muscle cardiaque.*

**Historique.** — Connues depuis longtemps de Harvey, de Portal (1770), de Rostan (1820), d'Aran (1847), elles ont étudiées depuis dans un grand nombre de mémoires : en France, par Elleaume [2] qui en a rapporté 47 cas, par Le Piez, dans sa thèse inaugurale [3], qui renferme des documents intéressants, par Albert Robin et Nicolle (1885) qui en ont réuni 173 observations, Peter [4] (1889), Merklen (1892), Brault (1896), R. Marie, Milian (1897), etc.; à l'étranger, par Fischer, Malmsten [5] Coupland [6], Hertz (1884), Leyden (1884), Beadles (1893), Schwalbe (1895), Dudley W. Colling (1895), etc. On peut citer encore le travail de Budor [7], celui d'Odriozola [8], les faits de Griffon de Burat [9], de E. Barié et Portocalis [10].

1. Voir pour détails complémentaires : Ch. NÉLATON, « Rapp. du traumat. sur les affect. cardiaq. », *Th.* Agrégat. chirurg. Paris, 1886.
2. ELLEAUME, « Essai sur les rupt. du cœur », *Th.* Paris, 1857-1858.
3. LE PIEZ, « Etude sur quelques cas de rupt. dites spont. du cœur », *Th.* Paris, 1873
4. PETER, *Sem. méd.*, septembre 1889.
5. MALMSTEN, « Obs. de rupt. du cœur suite probable d'oblit. de l'art. coron.», *Dublin med. Presse*, 8 mai 1861.
6. COUPLAND, *Lancet*, décembre 1882.
7. BUDOR, « Oblitérat. des art. cardiaq. et lés. du myocarde», *Th.* Paris 1888.
8. ODRIOZOLA, *Th.* Paris, 1888.
9. *Société anat.* Paris : GRIFFON, 1884; BURAT, 1900.
10. PORTOCALIS, *Soc. anat.*, Paris, 24 mars 1911.

**Anatomie pathologique.** — *Siège.* — Dans le plus grand nombre des cas, la *rupture spontanée siège sur le ventricule gauche*, de préférence à la *partie moyenne*, ou mieux au niveau des deux tiers inférieurs *de la face antérieure* du cœur, *au voisinage de la cloison*, mais rarement à la pointe même. En outre, la rupture occupe très rarement la face postérieure. Sur 110 cas de rupture, 83 fois le ventricule gauche était atteint (139 fois sur 173, statistique de A. Robin et Nicolle[1]) pour les autres parties du cœur, elles seraient, d'après Gowers, intéressées dans la proportion de 12 0/0 (ventricule droit); 6 0/0 (oreillette droite); 3 0/0 (oreillette gauche); 3 0/0 (septum).

*Nombre.* — La rupture est *le plus souvent unique*, mais non d'une façon constante, et Andral a cité un cas où le cœur en présentait sept.

Les ruptures peuvent être *complètes* ou *partielles*, intéressant seulement une faible épaisseur des parois, et comparées justement à des sortes de fistules bornes externes. Ces ruptures partielles ne sont jamais isolées, mais accompagnent toujours, en nombre variable, une rupture complète.

*Forme.* — Elle est variable; tantôt la rupture consiste en un petit *orifice irrégulier* à peine visible, ou bien c'est une simple *fissure* linéaire, une *fente* plus ou moins profonde, à *trajet irrégulier*, sinueux, en forme de V ou d'Y. Quelquefois la perte de substance est plus considérable et laisse un écartement de plusieurs millimètres entre les deux lèvres de la rupture, et peut avoir en outre de 1 à 3 centimètres de longueur et même davantage. Les *bords* de la rupture, généralement irréguliers, déchiquetés, sont de coloration brun rougeâtre, ramollis, friables, et infiltrés de sang noirâtre.

Lorsqu'elle est complète, la rupture a *deux orifices:* l'un externe, sous-péricardique, assez souvent caché en partie par un caillot détaché facilement par le lavage, et un orifice interne plus petit, souvent dissimulé entre les colonnes charnues, et recouvert aussi par des caillots. D'après Blaud (1820), lorsque ce dernier est plus grand que l'orifice externe, la rupture du cœur se serait opérée de dedans en dehors.

Ces deux orifices ne sont pas toujours sur le même plan, et le *trajet* qui les réunit à travers le myocarde est souvent *sinueux, ou oblique.*

Le *péricarde* est distendu par une quantité de sang variable, qui peut s'élever de 200 à 500 grammes et même au delà; dans un cas signalé par Merklen cet épanchement faisait défaut; il en était de même dans un autre publié anciennement par Cruveilhier (1850), mais dans ce cas la rupture était incomplète.

Le *myocarde n'est jamais sain*, et on n'admet plus l'opinion ancienne de Portal, de Fischer et de Rostan, que le cœur puisse se rompre sans altération apparente de la fibre.

Parfois le cœur rompu est surchargé de graisse, et nous avons vu en effet que la *polysarcie du cœur* était une condition favorable à la rupture (voir *Surcharge graisseuse du cœur*).

1. Albert Robin et Nicolle « De la rupture du cœur » (*Biblioth. Charcot, Debove*, Paris, 1895).

Le plus souvent, on rencontre la *dégénérescence granulo-pigmentaire* et la *dégénérescence granulo-graisseuse* des cellules du myocarde (TROISIER, BRAULT) accompagnées par un amincissement notable des couches musculaires du cœur et cette dégénérescence a été quelquefois la lésion prédominante (KUGEL [1]). Le *tissu conjonctif périfasciculaire* et les *vaisseaux lymphatiques* qu'il renferme sont gorgés de leucocytes, dont la plupart renferment de fines granulations graisseuses. Les *artères coronaires* sont habituellement altérées (*coronarite*), tantôt par artérite chronique, tantôt par athérome et même occupées par une *dilatation anévrysmale* (ENGELHARDT, 1909); la *thrombose de l'artère coronaire gauche* et du rameau qui suit le sillon interventriculaire de ce côté est extrêmement fréquente (FÉRÉOL, LEYDEN, PETER, MILIAN).

*Lésions concomitantes.* — On rencontre souvent dans les cœurs rupturés des *lésions endocardiques* anciennes portant de préférence sur les orifices et les valvules du cœur gauche; ce sont principalement des *lésions scléreuses* ou encore de l'*infiltration calcaire.*

**Pathogénie.** — Les lésions précitées expliquent nettement le mécanisme des ruptures pariétales du cœur; elles sont la *conséquence* d'un *infarctus du myocarde.* Sous l'influence de l'*athérome de l'artère coronaire gauche* et de la *thrombose consécutive*, il se produit, sur le territoire de ce vaisseau oblitéré, un *infarctus* jaunâtre qui *se nécrose* et *se ramollit* (*myomalacie* de ZIEGLER). Dans ces conditions on conçoit que si le malade fait des *efforts :* défécation (BARTH), action de se mettre au lit (MILIAN), ou bien provoque des contractions violentes de son cœur (repas copieux), émotions vives, accès de colère, immersion dans un bain froid (WALSHE), la pression sanguine exagérée qui en résulte, agissant sur ce myocarde ramolli ou dégénéré, en provoque la rupture. Toutefois *l'effort* est une *cause occasionnelle* fréquente, mais *n'est point* indispensable, car on a noté des ruptures du cœur survenues durant le sommeil.

L'influence pathogénique de la thrombose artérielle est démontrée péremptoirement par ce fait de la *subordination topographique* étroite *du siège de la rupture au territoire irrigué* par l'artère oblitérée. Ainsi la thrombose de la *coronaire gauche* (31 cas, LE PIEZ) est suivie de rupture de la *partie moyenne antérieure* du *ventricule gauche ;* si elle existe sur la branche auriculo-ventriculaire ou sur ses rameaux, la lésion occupe la paroi postérieure de ce ventricule, enfin si l'*oblitération* intéresse l'artère *coronaire postérieure*, c'est le *ventricule droit* qui sera *lésé.*

*En résumé*, la rupture du cœur est la conséquence d'un *infarctus du myocarde* provoqué brusquement *par artérite-thrombose* d'un des rameaux *des artères coronaires* (ZIEGLER, BRAULT, RENÉ MARIE).

On conçoit à la rigueur que des lésions semblables, au lieu de dépendre d'une thrombose, puissent se produire encore à la suite d'une embolie des artères coronaires, mais celle-ci est extrêmement rare.

La grande majorité des cas a été observée à l'*âge sénile*, parce qu'on

1. KUGEL, *Prager Mediz. Wochenschr.*, n° 21, 1909.

y rencontre plus fréquemment la dégénérescence graisseuse et les lésions artérielles ; et la cause occasionnelle peut être : un *effort violent :* défécation (SUTCLIFFE, 1900) ; avaler de travers et toux violente (BELLE, 1899).

**Symptômes.** — 1° Dans quelques circonstances, à la suite d'un *violent effort* ou d'une excitation quelconque du cœur, le malade, chez lequel vient de se produire une rupture du cœur, ressent brusquement une *douleur extrême* à la région précordiale, il tombe en poussant un cri (J.-B. BARTH, 1871), devient très pâle, et meurt sans avoir repris connaissance ; c'est alors la *forme foudroyante* (PETER).

2° Dans une autre série de faits à *marche rapide* mais non foudroyante, le malade, après la rupture, est pris d'angoisse précordiale vive, avec irradiation dans le dos, le cou et les membres supérieurs. La face pâlit, les extrémités se refroidissent, les battements du cœur sont irréguliers et tumultueux, le pouls est petit, à peine perceptible, des vomissements peuvent apparaître ; cet état peut persister ainsi durant plusieurs heures, et le malade succombe dans une *syncope* ou dans le *collapsus* avec *algidité*. La *mort* est due le plus souvent à un *épanchement de sang dans le péricarde* et à la compression qu'il exerce sur le cœur ; cependant dans quelques cas cet *hémopéricarde* a fait complètement défaut (MERKLEN).

Dans quelques cas moins fréquents, on a observé, faisant suite aux vomissements, et à la vive douleur de l'hypochondre gauche, des *crises épileptiformes* et du *ralentissement du pouls* (OULMONT et LIAN [1]) ; ce dernier signe, déjà observé autrefois par Le Piez, s'explique par des altérations rencontrées dans le faisceau myocardique auriculo-ventriculaire de His.

3° Enfin dans un troisième groupe de faits, la *rupture* paraît se faire *en plusieurs temps ;* les phénomènes sont les mêmes que ceux de la forme précédente. Puis, après une période d'accalmie plus ou moins longue, durant laquelle on note de l'*angoisse précordiale*, des nausées, des vomissements, les troubles réapparaissent en partie, et après une survie de deux à cinq ou six jours la mort survient. Peter a signalé un cas exceptionnel de survie de onze jours, et pense que la rupture non complète d'emblée s'est faite en plusieurs temps. Pour René Marie, ces phénomènes, avant-coureurs de la terminaison ultime, ne sont pas causés par une rupture en plusieurs temps, mais se rattachent à l'évolution de l'oblitération artérielle, cause de la rupture. Quant aux faits dans lesquels les malades auraient pu vivre encore plus de cinq mois après l'accident (BEADLES), et d'autres analogues, leur interprétation soulève des difficultés, et pour quelques-uns d'entre eux, on peut se demander si le diagnostic était bien établi.

**Diagnostic.** — Il est *toujours difficile* à porter : cependant on pourra y penser, lorsque la mort surviendra subitement chez un malade observé depuis longtemps déjà, et atteint de myocardite chronique ou de lipomatose du cœur ; mais le plus souvent la cause de la mort sera attribuée

1. OULMONT et LIAN, *Bull. méd.*, 1907, n° 5, p. 15.

d'abord à une *angine de poitrine* surtout à cause des douleurs précordiales et de ses irradiations, à *une syncope*, à la *rupture d'un anévrysme méconnu*, etc., et le diagnostic ne sera posé qu'à l'amphithéâtre.

**Traitement.** — La rapidité des accidents mortels rend le plus souvent inutile toute intervention médicale ; si la vie se prolonge et que par cela même la rupture semble partielle, on s'appliquera à en empêcher le développement et à arrêter l'hémorragie : par le repos absolu au lit, l'application permanente de la glace sur la région précordiale, les révulsifs (FRIEDREICH). En cas d'éréthisme du cœur, Peter pense qu'on pourrait retirer quelques effets utiles de l'administration de la digitale.

## *B.* — RUPTURES VALVULAIRES DU CŒUR

**Historique.** — Les ruptures du cœur exclusivement localisées à l'appareil valvulaire (cordages tendineux, muscles papillaires), signalées déjà par Sénac (1778), et dans quelques faits peu précis dus à Benivenius, Lazare Rivière, Morgagni, Bonet, etc., n'ont été étudiées avec soin qu'à partir de Corvisart (1811), qui en rapporte trois observations intéressantes, suivies peu après d'un autre fait dû à Laënnec (1819) : il s'agissait, dans ces quatre cas, de rupture des cordages tendineux de la *mitrale*. Quelques années après, Bertin rapportait une curieuse observation de rupture d'une colonne charnue donnant naissance aux cordages de la valvule *tricuspide*. Plus tard encore W. Henderson (1835) signalait un des premiers cas de rupture des *sigmoïdes aortiques*, suivi, quelques années après, des observations nouvelles d'Aran (1842), de Peacock (1852) qui réunit dans un travail d'ensemble quelques cas rapportés par ses devanciers.

A côté de ces faits, d'autres observations méritent encore d'être signalées, ce sont celles de Stokes, de Föster (1873), de Hanot (1873), de Burney Yeo (1878), de Duroziez (1880), de Hermann Biggs (1890), de Hektoën (1892), de Litten (1897), de Huchard et Deguy (1897), etc., relevons encore les recherches plus récentes de Launois (1896) de Claisse, Socquet et Joltrain[1] (1898) ; de Rist, 1908, etc. Plusieurs *thèses* ont été consacrées à ce sujet : je citerai celles de Gilbin (1893), de Dufour (1896), de J. Dreyfus (1896), de Dupuis (1900), de Delhommeau (1902), de Bellot (1904), et l'important mémoire de Castiaux et Laugier[2].

J'ai essayé de retracer l'histoire des ruptures valvulaires du cœur, appuyée de recherches expérimentales dans un mémoire datant de l'année 1881[3].

**Division.** — Les ruptures de l'appareil valvulaire du cœur inté-

1. CLAISSE, SOCQUET et JOLTRAIN, *Soc. méd. hôpit.*, Paris, 10 janvier et 29 mai 1908.
2. CASTIAUX et LAUGIER, « Lésions valvul. consécut. aux contusions des parois thoraciques », XIIe *Congrès internat. de méd.*, Paris, 1900.
3. E. BARIÉ, « Rech. clin. et expériment. sur les ruptures valvulaires du cœur », *Revue de médecine*, février, avril, juin 1881, pp. 132, 309, 482. — Ce mémoire, auquel on

ressent, tantôt la *mitrale* (CORVISART, LAENNEC, WILLIAMS, STOKES, LE PIEZ, etc.), tantôt les *sigmoïdes aortiques* (HENDERSON, ARAN, PEACOCK, LATHAM, FOSTER, BURNEY YEO, etc.); beaucoup plus rarement la *valvule tricuspide* (BERTIN, WILLIAMS, TODD).

Les ruptures des *valvules sigmoïdes de l'artère pulmonaire* paraissent exceptionnelles : on cite les observations de Martin Bernhardt[1] et de Wahl, et celle recueillie à Vienne, à la clinique de Bamberger, par Nathan Weiss[2].

Les ruptures valvulaires du cœur sont *spontanées* ou *traumatiques*.

### *a.* — Ruptures valvulaires spontanées

**Étiologie.** — *Sexe et âge.* — On les rencontre de préférence *chez les hommes* et en moyenne de trente à quarante-cinq ans, c'est-à-dire à la période la plus active de la vie.

*Causes.* — Elles se produisent à la suite d'un *effort violent et brusque* tel que celui qu'on fait pour soulever un marteau de forgeron, une pièce de bois (QUAIN), des morceaux de houille (FOSTER), pour enfoncer une porte (QUAIN), pousser une lourde charrette sur une route montueuse (HENDERSON), pour grimper dans les haubans (PEACOCK), pour rouler une pièce de vin (CORVISART), monter rapidement un escalier (WILLIAMS), pour retenir un tonneau contenant 600 litres d'esprit de vin (DE QUERVAIN, 1902), une statue de bronze, prête à tomber dans un déménagement (E. BARIÉ, 1903), etc. Signalons également les efforts causés par de violentes quintes de toux (BERTIN), par le coït (ALLIX, TREVISANELLO, 1904), par la marche forcée de braconniers en fuite, poursuivis pendant plusieurs heures par les douaniers (ARAN, RAWSON), par l'exercice de l'escrime (DEBOVE, 1898)[3].

Cependant, il est des cas où la rupture s'est produite sans qu'on puisse invoquer le mécanisme de l'effort (obs. de HANOT, LE PIEZ, MESCHEDE, etc.); la rupture se fit alors sans doute par suite d'une fragilité particulière de l'appareil valvulaire, rendue plus grande encore par la présence de lésions endocardiques antérieures.

C'est qu'en effet, dans la grande majorité des faits de ruptures spontanées, si ce n'est dans tous, les *cordages tendineux* ou les *muscles papillaires* brisés, étaient *porteurs antérieurement de lésions* plus ou moins profondes (sclérose, athérome, calcification) et l'effort n'a été que la cause occasionnelle de la rupture.

### *b.* — Ruptures valvulaires traumatiques

Elles sont *plus rares* que les précédentes, et produites par des causes

pourra se reporter pour l'étude plus complète du sujet, est appuyé de 35 observations, dont plusieurs inédites, et de recherches expérimentales. Voir encore *Soc. méd. hôpit.* Paris, 10 janvier 1908.

1. MARTIN BERNHARDT, *Deutsch. Arch. f. Klin med.*, t. XXIII, p. 113, 1876.
2. NATH. WEISS, *Wien. medicin. Wochenschr.*, 1880, p. 137.
3. GRANDAUER, *Rupt. spont. des valv. du cœur*, *Th.*, Munich, 1908, n° 11.

très variables : une fracture de côtes (LEGENDRE), une pression considérable sur le thorax pendant une lutte (POTAIN), compression du thorax entre une voiture et la balustrade d'un omnibus (P. BROUARDEL), une chute violente dans un escalier (E. BARIÉ), un coup de tête reçu dans la région précordiale (E. BARIÉ), un jockey tombant la face contre terre, la poitrine frappant brusquement le sol (POTAIN, E. BARIÉ), une chute dans le fond d'une carrière (POTAIN, E. BARIÉ), un tamponnement entre deux banquettes de wagon (DUROZIEZ), une chute dans le fossé des fortifications (VIBERT), etc.

*Fréquence.* — L'analyse des faits observés montre que, par ordre de fréquence, les *ruptures des sigmoïdes aortiques* occupent la *première place*, *puis* celles de la *mitrale*, puis enfin celles de la *tricuspide* ; les ruptures des *valvules* de l'*artère pulmonaire* sont exceptionnelles. Sur 38 cas de ruptures spontanées, il y en a 24 intéressant les sigmoïdes aortiques, 12 la mitrale et 2 la tricuspide ; sur 34 cas d'origine traumatique, on compte 22 cas pour l'aorte, 12 pour la mitrale, 2 pour la tricuspide.

Depuis le mémoire précité (1881), j'ai recueilli personnellement plusieurs cas nouveaux de ruptures valvulaires traumatiques : choc très violent dans la région précordiale par le timon d'une voiture, chute, sur la région du cœur, d'un lustre pendant qu'on essayait de le fixer au plafond d'un salon ; dans un autre cas, il s'agit d'un débardeur violemment frappé sur la paroi thoracique gauche par la manette d'un treuil, etc. Ces accidents et d'autres semblables observés par différents auteurs (CLAISSE, LETULLE, RIST, etc.) offrent encore un grand intérêt au point de vue des responsabilités et de l'appréciation du dommage causé par les *accidents du travail*. Cette question a été étudiée avec soin par P. Brouardel[1] et plus tard par de Quernain[2].

**Anatomie pathologique.** — *a.* Sur les *valvules sigmoïdes*[3], la rupture peut porter tantôt sur deux valves à la fois, tantôt sur une seule, et c'est alors de préférence celle qui est voisine de la cloison. La lésion consiste tantôt dans une *simple échancrure*, tantôt au contraire dans une *rupture presque totale* et les valvules peuvent être arrachées sur une longueur de 6 à 7 millimètres (BURNEY YEO) ; dans le fait de Hektoën, la valve aortique postérieure était *déchirée en lambeaux* et pendait dans l'orifice aortique. Dans un des cas de Föster, l'arrachement de la valvule était tel qu'elle avait été retournée et regardait la cavité du ventricule, par son bord libre.

Les sigmoïdes ainsi rompues sont tantôt *indurées*, *épaissies* sur leurs bords et recouvertes de *végétations fibrineuses* ou de *nodosités crétacées;* ces lésions se retrouvent généralement sur les valvules voisines qui ont échappé à la rupture.

1. P. BROUARDEL, « Les blessures et les accidents du travail », Paris, 1896.
2. DE QUERNAIN, « Les lésions valvul. du cœur par effort au point de vue des accid. du travail », *Sem. méd.*, 21 mai 1902.
3. SEYMOUR-TAYLOR, *Roy. soc. of med.*, 14 février 1908.

Au-dessus des valvules, l'*aorte* est tantôt saine, tantôt athéromateuse.

Le muscle cardiaque est sain dans bon nombre de cas, d'autres fois il est scléreux, ou atteint de dégénérescence granulo-graisseuse.

*b*. Lorsqu'il s'agit de la *valvule mitrale*, la *déchirure ne porte presque jamais sur la valve elle-même*, mais sur les *cordages tendineux* ou sur les *muscles papillaires*. Nous citerons cependant, à titre exceptionnel, le cas de Swiney (1873) dans lequel la valvule elle-même était déchiquetée.

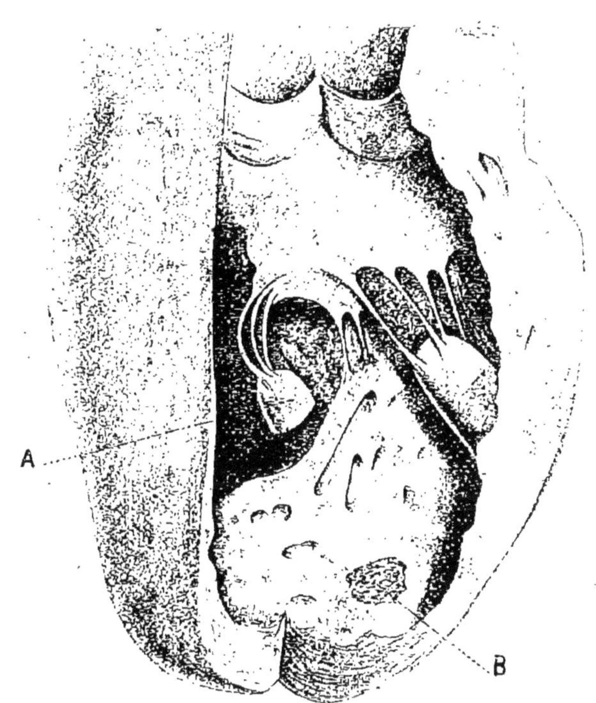


Fig. 69. — Rupture d'un pilier charnu de la valvule mitrale (Claisse).

La rupture des cordages s'opère tantôt au milieu, tantôt à leurs extrémités; dans certains cas, il y a comme un véritable arrachement des cordages; ceux-ci, adhérents par une seule de leurs extrémités, flottent librement de l'autre côté dans la cavité ventriculaire, et jouent ainsi le rôle d'un corps étranger battu par le sang à chaque systole ; ils donnent au *souffle* d'insuffisance ainsi produit, un *timbre grave*, sonore, quelquefois *piaulant ou musical*, d'une intensité extrême. Ce sont tantôt les *cordages tendineux* de la *grande valve* (E. Barié, Huchard et Deguy), tantôt ceux de la *petite valve* (Rendu et Hallé, 1898) qui sont rompus; de toute façon, la lame valvulaire, qui n'est plus maintenue, est refoulée et luxée vers l'oreillette gauche.

Quand la rupture a pour siège les *piliers charnus*[1] (*fig.* 69), l'extré-

1. Dévé, *Soc. de méd.* de Rouen, 13 janvier 1908. Dennig, *Deutsch. Arch. f. klin. Mediz.*, nos 1 et 2, 1909.

mité lésée peut être inégale, déchiquetée; quelquefois le pilier est enroulé sur lui-même en passant entre un certain nombre de cordages tendineux restés sains. Si ces derniers sont brisés, les extrémités sont arrondies et terminées par un petit renflement en massue; enfin, dans quelques cas rares, les cordages peuvent être garnis à leur surface de végétations verruqueuses.

*c.* La rupture de la *tricuspide* offre ceci de particulier qu'elle *peut occuper le repli valvulaire lui-même*, ainsi que l'a montré le fait de Williams; dans un second cas, la rupture siégeait sur une colonne charnue, dans un autre sur les cordages tendineux.

*d.* Dans un fait rare de *rupture des sigmoïdes* de l'*artère pulmonaire*, la valvule postérieure présentait une déchirure transversale d'une largeur capable de loger un haricot.

Nous avons vu précédemment que les valvules, qui se rompent spontanément sous l'influence de l'effort, sont atteintes généralement de lésions préétablies; or, les *ruptures traumatiques*, qui intéressent souvent des valvules restées saines jusque-là, *peuvent* devenir à leur tour une porte d'entrée pour les agents microbiens, et *donner lieu à des endocardites infectantes secondaires*, ainsi que cela résulte de l'observation de Hermann Biggs. L'expérimentation a démontré le fait nettement : Rosenbach (1878), produisant artificiellement des insuffisances aortiques chez des chiens dont le cœur était sain, constata quelques semaines après des lésions endocardiques sur les sigmoïdes ; plus tard François-Franck (1882) produisit des *ruptures valvulaires expérimentales*, puis, injectant ensuite des agents microbiens (pneumocoques, staphylocoques, streptocoques, etc.), provoqua des endocardites végétantes microbiennes.

**Physiologie expérimentale.** — Chauveau, Marey ont réalisé expérimentalement des ruptures valvulaires, de même François-Franck[1]. Il produit une *insuffisance tricuspidienne* par la section directe de la valvule ou de ses cordages tendineux au moyen d'un valvulotome introduit par la jugulaire externe du côté droit; de même par la section des sigmoïdes de l'aorte, il provoque une *insuffisance aortique ;* enfin, il a produit encore une *insuffisance* expérimentale des *valvules sigmoïdes de l'artère pulmonaire*, par section, perforation, décollement, déplacement excentrique d'une valvule au moyen d'un fin crochet introduit au travers de la paroi artérielle. Outre la présence immédiate du souffle pathognomonique, le traumatisme expérimental s'accuse par de la tachycardie considérable (dans le cas de lésion tricuspidienne), une intermittence brusque, prolongée, suivie de grande arythmie qui s'atténue rapidement, par une distension du cœur, chute de la pression, qui s'élève ensuite souvent au-dessus de la moyenne s'il y a survie, ou au contraire s'abaisse de plus en plus, si la mort doit survenir.

1. François-Franck, *Société de biologie*, février, mai, juin 1882; et *Acad. de méd.*, 2 février 1886.

Plus tard, Scarna[1], faisant une boutonnière dans la carotide d'un chien, y introduit ensuite un fil métallique jusqu'à ce qu'il sente une résistance qui indique qu'il est en contact avec la valvule. Il la traumatise ou la perfore par des mouvements de va-et-vient. Immédiatement après cette opération, le chien présentait un souffle diastolique énorme au niveau du deuxième espace intercostal avec propagation le long du sternum.

Nous avons produit *expérimentalement sur le cadavre*, des *ruptures valvulaires*, par la seule action du choc résultant d'un coup violent porté directement sur la région précordiale avec un dispositif dont on trouvera le détail dans le mémoire précité.

**Symptômes.** — Les ruptures valvulaires du cœur, *spontanées ou traumatiques*, ont pour conséquence de produire *immédiatement* une *insuffisance aiguë* des valvules atteintes, c'est pourquoi la *brusquerie du début des accidents est* le *caractère obligé de l'affection.* La *douleur subite* est le symptôme initial le plus fréquent; elle est pongitive, angoissante, partant de la région précordiale ou préaortique pour s'irradier vers le cou, l'épaule et le membre supérieur gauche. Quelques malades accusent une sensation de *déchirure interne*, disant « qu'ils ont senti quelque chose craquer ou se déchirer dans la poitrine ».

En même temps se montre une *dyspnée extrême* allant jusqu'à la suffocation : la face est livide, couverte de sueur visqueuse, les extrémités sont refroidies; en même temps quelques malades ont de la *toux* et même des *crachements de sang.*

Le plus souvent aussi, on relève des *battements tumultueux du cœur*, des palpitations violentes accompagnées quelquefois de *lipothymies* et même de *syncope.* Le *pouls* est petit, irrégulier. La *palpation* de la région précordiale est très souvent muette, cependant dans quelques cas, on perçoit un *frémissement cataire* (Peter) dû aux vibrations d'un cordage tendineux ou d'un lambeau valvulaire flottant dans la cavité ventriculaire.

L'*auscultation* montre, dans les cas de *rupture mitrale*, la présence d'un *souffle systolique* au niveau de la pointe du cœur; en général il est d'une *grande intensité*, *grave*, *sonore*, quelquefois *musical ;* ce dernier caractère s'observe surtout lorsqu'un pilier charnu ou un cordage tendineux rompu, et resté adhérent par une de ses extrémités, flotte par son extrémité libre (*tendon aberrant*) au milieu du liquide sanguin par lequel il est battu incessamment, déterminant ainsi des vibrations sonores intenses qui prennent volontiers le caractère musical : bruit de *rouet*, *corde de harpe* en vibration, etc.

Dans le cas de *rupture sigmoïdienne* aortique, le *souffle* est *diastolique*, et siège surtout au bord droit du sternum dans le deuxième espace intercostal ; il peut s'accompagner de pouls bondissant et dépressible.

Ces souffles se produisent d'une *façon très rapide ;* dans plusieurs de

1. Scarna, Casteltermini, 1906.

ces cas, j'ai pu percevoir, un souffle diastolique extrêmement intense quelques heures à peine après la production de l'accident.

Ces bruits ont été parfois d'une *intensité telle qu'on* les *percevait à distance*, loin du malade. Dans un cas, le bruit simulait un ronflement intense (PEACOCK), dans un autre on l'avait comparé au ronron du chat (TRETZEL, PEPPER) ; chez un malade de Hektoën, c'était un bruit de claquement intra-thoracique si fort, qu'on l'entendait dans toute la chambre ; dans un dernier fait, le souffle était si intense qu'il empêchait le malade de dormir (BURNEY YEO).

**Pathogénie.** — I. Les *ruptures spontanées* naissent, — nous l'avons vu, — sous l'influence de *l'effort*. — *a*. Or, celui-ci qui est un mouvement d'expiration énergique entravé par l'occlusion de la glotte, fait obstacle à la circulation intra-pulmonaire, puisque l'air contenu dans les poumons, comprimé de toutes parts, s'oppose à l'arrivée du sang dans les capillaires et les refoule vers les *cavités cardiaques droites*. Le sang s'accumule progressivement dans le ventricule, dans l'oreillette, gagne les veines du cou, de la tête, et y produit une turgescence extrême. En somme, il y a élévation brusque de la tension sanguine dans les cavités droites ; dans ces conditions, si une série d'efforts nouveaux, comme une succession de quintes de toux par exemple, vient à se produire, la valvule *tricuspide*, soumise à des variations brusques de tension *au moment de la systole* ventriculaire, pourra se rompre dans certaines circonstances comme dans le cas de Bertin par exemple.

Bien que dans un assez grand nombre de cas on puisse difficilement en faire la preuve, il est bien *probable* que *les ruptures spontanées* ne *se produisent que sur des appareils valvulaires déjà lésés antérieurement*.

*b*. Du côté des *cavités gauches*, l'entrave apportée par l'effort à la circulation veineuse gêne les capillaires artériels, d'où élévation obligée de la pression dans la grande circulation : le ventricule gauche, soumis à une tension exagérée, développe à chaque *systole* une action très accusée, et la *mitrale* qui doit faire face à cette tension considérable, pourra céder si des lésions antérieures ont affaibli sa puissance de résistance.

*c*. Pour les ruptures spontanées des *sigmoïdes aortiques*, c'est encore dans le mécanisme de l'effort qu'il faut en trouver l'explication. En effet dans celui-ci, la poitrine est remplie d'air, le thorax immobilisé et la tension intra-thoracique considérable ; il en résulte que pendant chaque *diastole*, les valves aortiques supportent une pression extrême qui aura raison de leur résistance, pour peu qu'elles soient déjà altérées.

II. Pour les *ruptures traumatiques de l'aorte*, c'est encore *pendant la diastole* qu'elles se produisent. Dans ce cas, le choc violent porté sur le thorax élève brusquement la pression que supportent les sigmoïdes pendant le retour du sang vers la cavité ventriculaire, et si par suite de quelque lésion antérieure, elles ont perdu leur force de résistance, elles peuvent céder et se rompre.

**Diagnostic.** — « Ces diverses espèces de rupture, disait Laënnec, peuvent tout au plus être soupçonnées dans quelques cas, mais il est impossible de les reconnaître à des signes certains. » Cette affirmation est un peu trop absolue, car on peut invoquer en faveur du diagnostic, l'*instantanéité* de la douleur, de la dyspnée et des troubles circulatoires.

L'*intensité extrême du souffle*, son *timbre rude*, *piaulant*, et parfois *musical* sont encore des éléments importants du diagnostic; enfin les *commémoratifs*, sont d'un puissant secours pour invoquer l'origine traumatique de la rupture.

**Pronostic.** — Il est beaucoup *plus grave* encore *que celui des insuffisances valvulaires* engendrées *par les maladies organiques* du cœur, et ce caractère tient peut-être à la brusque rupture d'équilibre dans la tension cardio-vasculaire ainsi produite. Quoi qu'il en soit, la vie des malades est considérablement abrégée, et la mort est survenue subitement (Le Piez), une heure après le traumatisme (Allix), ou au bout de plusieurs heures (Hanot). En général, la survie est moins longue dans les cas de rupture de la mitrale que dans celle des sigmoïdes; dans ce dernier cas, la vie s'est prolongée de vingt-deux jours à vingt mois ; dans le fait de Burney Yeo, le malade survécut deux ans environ après le traumatisme. Cependant, la *guérison* est possible ainsi que le montre le cas rapporté par Leyden (1892), dans lequel on trouva plus tard une *cicatrisation* de l'appareil valvulaire, mais c'est là un fait peu commun.

**Traitement.** — Le malade devra garder le *repos absolu*, durant lequel on s'attachera à calmer l'éréthisme cardiaque, la douleur précordiale, et à prévenir les états syncopaux ; le traitement sera donc purement palliatif.

---

## SYPHILIS DU MYOCARDE

**Historique.** — Ricord, Belhomme, Lebert et Virchow [1] signalèrent les altérations syphilitiques du muscle cardiaque, et depuis ces premières recherches, d'autres travaux ont agrandi nos connaissances à ce sujet. Parmi ces travaux il faut citer particulièrement ceux de Lancereaux [2], de Pearce Gould [3], d'Henderson (1882), de Jullien (1886), de Mauriac (1889), et les mémoires plus récents de Schwalbe (1890), de Semmola (1892), de Mracek (1892) et de Lang qui a résumé et analysé

1. Virchow, « Ueb. die natur der constitution syphil. affect. » *Arch. f. path. anat.*, Bd. XV, novembre 1858.
2. Lancereaux, « Traité de la syphilis », Paris, 1866.
3. Pearce Gould, *Brit. med. journ.*, 1875.

43 observations de syphilis du cœur. Il faut relever encore quelques observations présentées à la *Société anatomique* de Paris : Lorrain (1895), de Massary (1895), de même la communication de Rendu [1], l'observation de Barlow [2], la revue d'ensemble de Jacquinet [3], et le travail de Fournier et Gastou [4].

**Étiologie.** — Les *lésions* syphilitiques du myocarde sont *rares :* Mauriac n'en signale que 25 à 30 cas ; elles appartiennent à la *période tertiaire* de l'infection et se montrent en moyenne dix ans après l'accident primitif (JULLIEN).

La *syphilis héréditaire* [5] est une cause d'altérations spécifiques du myocarde pour les *nouveau-nés*, chez lesquels Rosen, Coupland, Parrot les ont étudiées ; Woronichin, Reimer, Wendt en ont signalé quelques faits chez *les enfants*.

Les deux tiers des observations ont été recueillies chez le *sexe masculin*.

**Anatomie pathologique.** — *Siège.* — Les *ventricules*, et surtout *celui du côté gauche*, sont le lieu d'élection des altérations syphilitiques du myocarde ; elles se cantonnent surtout au niveau de la *paroi antérieure* et du *septum interventriculaire.* Les *oreillettes* ont été quelquefois intéressées ; enfin les lésions peuvent être disséminées sur plusieurs zones du myocarde.

Les altérations de la syphilis du myocarde sont de *deux ordres :* la *gomme* et la *sclérose interstitielle ;* elles sont fréquemment associées en ce sens que l'altération scléreuse entoure généralement les nodosités gommeuses. Quant à l'existence isolée de la sclérose du myocarde, elle a été mise en doute par Lancereaux (1880). Ajoutons cependant que Virchow et Hutchinson en ont publié des cas.

A. *Gommes syphilitiques.* — Lancereaux et Orth ont observé des gommes du *péricarde : celles du myocarde* sont *plus fréquentes.* Elles se présentent sous forme de *nodosités*, peu élastiques, arrondies ou ovalaires, disposées sans ordre apparent au voisinage les unes des autres, tantôt dans l'épaisseur même du myocarde, tantôt faisant saillie sur l'une ou l'autre des deux faces du ventricule, ou même sur les deux à la fois, et dans ce cas le cœur peut être déformé.

L'endocarde et le péricarde sous-jacents sont généralement épaissis ; le premier est quelquefois d'une dureté cartilagineuse, et le dernier peut présenter à leur niveau des adhérences plus ou moins épaisses. On les rencontre de préférence dans les *parois* du *ventricule gauche* et quelquefois au niveau de la *cloison interventriculaire* [6] et spécialement dans le

1. RENDU, « Note sur un cas de syphil. du cœur », *Soc. méd. des hôpit.*, Paris, mai 1895.
2. LAZARUS BARLOW, *Brit. Med. Journ.*, novembre 1899.
3. JACQUINET, *Gaz. des hôpit.*, 1895.
4. FOURNIER et GASTOU, *Soc. de dermatolog.*, mai 1899.
5. RIBADEAU-DUMAS, *Soc. anat.*, Paris, avril 1910.
6. LORRAIN, *Soc. anat.*, Paris, novembre 1895.

ruban musculaire inter-auriculo-ventriculaire désigné sous le nom de *faisceau de His* (Handfort, 1904 ; Grunbaum, 1906 ; Chapman, 1906, etc.). Elle occupait également cette région dans le cas de Rendu[1] et produisait en outre un rétrécissement sous-aortique très net. Ces nodosités gommeuses, parfois très petites, mais dont le *volume* varie le plus souvent de celui d'un pois, d'une amande, d'un œuf de pigeon, d'un œuf de poule et exceptionnellement d'une boule de billard (Wilks) sont d'une *coloration* blanc grisâtre ; leur *coupe* est sèche, un peu inégale, et rappelle celle d'une pomme de terre cuite ou d'un jaune d'œuf durci (Lancereaux).

*Evolution.* — Les gommes, enchassées dans une zone de myocardite scléreuse d'épaisseur variable, peuvent *se résorber* ou subir, faute d'une vascularisation suffisante et par une tendance évolutive spéciale à son tissu, une *régression granulo-graisseuse.* Dès lors, leur centre devient gris-jaunâtre, prend un aspect caséeux et *se ramollit;* bientôt la masse tout entière va se vider dans la cavité ventriculaire et peut produire, soit des *embolies* multiples, soit de *faux anévrysmes partiels* du cœur (Oppolzer, Jullien, Lhonneur, Newton Pitt, 1891).

Au niveau des foyers gommeux, l'endocarde présente des plaques dures, blanchâtres, qui, lorsqu'elles siègent au niveau des orifices et de l'appareil valvulaire, produisent par la rétraction de celui-ci des rétrécissements et des insuffisances valvulaires (Rendu, 1895).

*Histologie.* — Les *gommes syphilitiques* ont la plus *grande analogie avec les gommes tuberculeuses* et sont dues à un amas de cellules embryonnaires unies par une substance intermédiaire ; on peut y rencontrer des cellules épithélioïdes et des cellules géantes ; elles sont accompagnées de *lésions d'endopériartérite* circonscrite, avec tendance à l'oblitération.

B. *Myocardite scléreuse syphilitique.* — *a.* Elle se montre *autour des vaisseaux* préalablement *atteints d'artérite*, et celle-ci étant circonscrite, la sclérose syphilitique du myocarde ne se diffuse pas aussi complètement que la myocardite non spécifique. Elle est constituée par des *tractus scléreux*, blanc grisâtre, disséminés irrégulièrement dans le muscle cardiaque, et *parsemés* plus ou moins *de nodules gommeux qu'ils enchâssent complètement.* Ces îlots, ces plaques de tissu scléreux compriment les fibres du myocarde qui s'atrophient peu à peu : c'est la *myocardite scléro-gommeuse* (Dittrich, Deguy), dont Asthon, Norris et Lavenson[2] ont publié un cas remarquable localisé dans le faisceau de His ; Vaquez et Esmein [3] en ont rapporté un autre exemple.

*b.* On rencontre également une forme de myocardite scléreuse diffuse dont la nature spécifique ne peut être soupçonnée que par les antécédents du malade et l'association de lésions spécifiques diverses : gommes viscérales ou cutanées, lésions osseuses, lésions destructives de la voûte palatine, des os du nez, cicatrices spécifiques, etc.

1. Rendu, *loc. cit.*, Paris, mai 1895.
2. Ashton, Norris et Lavenson, *Amer. Journ. of the med. scienc.*, janvier 1907.
3. Vaquez et Esmein, *Soc. méd. hôpit.* Paris, 25 janvier 1907.

*c*. On a noté encore, dans quelques circonstances, une véritable *dégénérescence amyloïde* du myocarde.

Les *dilatations anévrysmales partielles du cœur* ne sont point la conséquence directe de la syphilis sur le cœur, mais produites par l'évolution de la myocardite d'origine spécifique, ce sont donc des *lésions parasyphilitiques*, au sens classique (ALFRED FOURNIER).

Mais la syphilis retentit directement sur le cœur, non seulement sous forme de *gomme* et de *myocardite*, mais encore en déterminant de l'*artérite*. Celle-ci, lorsqu'elle occupe les *coronaires* (MAURIAC, BALZER) est la conséquence de l'aortite, ou bien encore peut procéder directement de la syphilis, sous forme d'artérite gommeuse ; enfin, elle peut aussi ne présenter que des lésions générales d'athérome rentrant dans le cadre des manifestations parasyphilitiques.

**Symptômes.** — La symptomatologie de l'affection *manque de precision*, et on a vu de grosses lésions présenter un grand caractère de latence et n'être reconnues qu'à l'autopsie, tel est le cas de Loomis [1], dans lequel une gomme de la paroi ventriculaire gauche n'avait donné lieu à aucun signe particulier.

Dans quelques circonstances, la cardiopathie, après être restée *silencieuse* pendant *fort longtemps*, se manifeste par quelques *signes* non pathognomoniques, qui rappellent ceux *de la myocardite scléreuse et de la dilatation du cœur* suivies de ceux de l'insuffisance cardiaque et de l'hyposystolie ; ce sont de la dyspnée, de la gêne précordiale, de l'affaiblissement des bruits du cœur, un pouls petit et arythmique. Dans le cas de Rendu, on constata un *pouls lent permanent*, mais cet auteur le rattache aux lésions rénales qui accompagnaient les altérations cardiaques. Il s'explique beaucoup mieux par les altérations profondes du faisceau de His contenu dans le septum interventriculaire (qui était le siège des gommes) dont on connaît l'influence sur la production du pouls lent permanent.

Plus tard, surviennent les signes habituels de l'asystolie (œdème des extrémités, congestions viscérales, rareté des urines, etc.) à la suite desquels les malades succombent.

D'autres fois la terminaison est rapide, et la *mort subite* survient dans la *moitié des cas* environ, soit par embolie, soit par syncope, ou encore par rupture du cœur.

Jullien a signalé encore quelques cas de *mort rapide* à la suite d'accidents respiratoires suraigus. Breitmann (de Saint-Pétersbourg) a essayé de distinguer des formes cliniques de la syphilis gommeuse suivant le siège qu'elle occupe ; mais ces vues sont bien théoriques. Une seule de ces localisations cependant présente une particularité clinique importante. Lorsque la gomme occupe le faisceau musculaire qui pénètre dans le septum auriculo-ventriculaire (*faisceau de His*), on observe le *blocage*

1. LOOMIS, *Journ. of the med. scienc.*, octobre 1895.

*du cœur*. Le nombre des systoles auriculaires reste normal, alors que certaines systoles ventriculaires font complètement défaut : il y a donc pouls lent artériel, alors que le pouls veineux reste normal aux jugulaires. Les gommes du faisceau de His donnent donc lieu à des pouls lents (bradycardie) confirmant ainsi les recherches d'Engelmann, de Tawara, d'Erlanger, etc., qui ont montré qu'une lésion intéressant le faisceau de His détermine le blocage complet ou incomplet du cœur *herzblock* (Voir *Pouls lent permanent*).

**Terminaisons.** — La *mort*, comme on l'a vu, paraît la terminaison la plus habituelle de la syphilis du myocarde; cependant la *guérison* a été notée quelquefois (LANCEREAUX, CANTANI, FOURNIER et GASTOU); de même Woronichin et Reimer en ont signalé deux cas chez des enfants de douze et de quatorze ans.

**Diagnostic.** — On comprend, par ce qui vient d'être dit, qu'il présente les plus grandes difficultés. Cependant, si chez un malade présentant des signes de myocardite chronique, on ne trouve point les causes habituelles de cette affection et si, d'autre part, les renseignements donnés par le malade lui-même, ou fournis par l'examen clinique (cicatrices du chancre initial, ou de gommes cutanées, etc.), révèlent l'existence d'une syphilis remontant déjà à huit ou dix ans environ, on pourra penser à *la possibilité* d'une syphilis du muscle cardiaque et dès lors diriger le traitement dans ce sens. D'ailleurs dans tous les cas plus ou moins suspects, il sera nécessaire de rechercher la *réaction de Wassermann* qui permettra d'établir le diagnostic avec précision.

**Traitement.** — Ici la syphilis passe au premier plan, c'est pourquoi le traitement consistera d'abord à combattre la nature de la maladie, et sera, en conséquence, celui qu'on emploie contre la syphilis tertiaire : les frictions avec l'*onguent hydrargyrique*, les *injections intramusculaires profondes* de sels mercuriques solubles, ou encore d'huile grise, et l'*iodure de potassium* à hautes doses.

A ce traitement s'ajoutera aux périodes hyposystoliques de la cardiopathie proprement dite : la digitaline et le régime lacté.

---

## TUBERCULOSE DU MYOCARDE

**Historique.** — Laënnec mentionne le cœur comme pouvant être atteint de tuberculose, mais il n'en cite aucun exemple. Bouillaud déclare de son côté qu'il n'a pas eu l'occasion d'en rencontrer un seul cas net.

Townsend est le premier auteur qui ait signalé nettement la tuberculose du myocarde : dans son observation [1], il note la présence d'une masse tuberculeuse de plus d'un pouce (28 millimètres) d'épaisseur développée dans les parois de l'oreillette gauche. Un an après, Sauzier, rapportant l'histoire d'un tuberculeux âgé de trente-quatre ans, note qu'à l'autopsie, outre les tubercules dans les poumons et dans les plèvres « deux tubercules à l'état de crudité existaient dans la substance des oreillettes du cœur ». Dix ans plus tard, un troisième fait de tuberculose du cœur fut présenté à la Société anatomique (1844) par Frémy, mais ce cas est discutable. En 1859, Recklinghausen [2] constate la présence de tubercules dans le myocarde et, en 1869, Potain [3] signale un fait analogue. Mais le premier travail un peu important sur la question est, celui de Haberling [4]; la même année (1865), Waldeyer [5] publie une observation curieuse de tuberculose cérébrale compliquée de tuberculose du cœur, et Murchison en signale un autre cas.

Plus tard, et à plus de dix années de distance chacun, paraissent les trois mémoires importants de Demme (1849), de Sanger et de Pollak. En 1893, Bret fait connaître une observation nouvelle de tuberculose du myocarde, et l'année suivante Zuber en communique un cas à la Société anatomique. Dans l'année 1894, paraissent successivement l'intéressante thèse de G. Valentin faite sous l'inspiration de Potain, réunissant 36 observations connues, puis le travail de Mendez. Enfin, plus récemment, Labbé [6] en a publié deux cas observés chez des petits malades de quatre et de six ans. Il nous faudrait citer encore quelques faits épars de Fauvel, de Steffen, d'Albert, de Knopf, de Noël, etc. J'en ai rapporté également un fait inédit, qui a servi de point de départ à une étude d'ensemble de la question [7]. Depuis cette époque quelques cas nouveaux ont été présentés à la *Société anatomique de Paris* (Fontoynont, 1897 ; Nattan-Larrier, 1897; Péron, 1897; Gandy, 1901, etc.) ; il faut citer encore un fait étudié avec soin par Thiry [8], une revue de la question due à Fuchs [9] (1898), le mémoire de Cabannes [10], et le travail de Eisenmenger [11].

**Etiologie.** — L'affection est rare; Eisenmenger, en 1902, n'en avait relevé que 36 cas publiés.

1. Townsend, *Dublin, Journ. of med. sciences*, janvier 1832.
2. Recklinghusen « Tuberkel des myocard. » *Virchow's Arch.*, 1859, XVI, p. 172.
3. Potain, *Bullet. Soc. anat.* Paris, juillet 1862.
4. Haberling, « De tubercul. myocard. » *Thèse*, Breslau, 1865.
5. Waldeyer, *Arch. f. patholog.*, 1865.
6. Labbé, *Rev. des malad. de l'enfance*, juin 1896.
7. E. Barié, « La tuberculose du cœur », *Sem. méd.*, 2 décembre 1896, p. 485.
8. C. Thiry (de Nancy), *Presse méd.*, décembre 1899.
9. Fuchs, *Th.* Paris, 1898.
10. Cabannes, *Revue de méd.*, octobre 1899.
11. Eisenmenger, *Zeitschr. f. Heilkunde*, 1902.

*Age.* — L'affection se rencontre principalement dans la jeunesse, et chez l'adulte.

Valentin a relevé les âges suivants, portant sur un total de 28 cas : 15 cas chez des sujets de 10 à 15 ans ; 9 cas de 19 à 40 ans ; 1 cas de 50 à 60 ans ; 2 cas de 62 à 65 ans ; 1 cas à 71 ans.

Dans l'enfance proprement dite, on l'observe rarement, puisque sur 126 enfants morts de tuberculose aiguë, Simmonds déclare n'avoir vu qu'une seule fois la tuberculose du cœur.

En définitive, l'affection reste rare, et l'on ne compte guère que 40 à 50 cas très nets publiés jusqu'ici ; pour Lancereaux cependant elle serait au moins aussi fréquente que la syphilis du myocarde.

Dans la grande majorité des cas, *la tuberculose du myocarde est secondaire* et succède à la tuberculose des organes thoraciques ; il faut citer cependant les deux faits de Demme et de Knopf, que leurs auteurs regardent comme des cas de tuberculose primitive.

**Anatomie pathologique.** — *Siège.* — La tuberculose du myocarde peut se rencontrer dans toute l'étendue de celui-ci ; les deux cœurs peuvent être également intéressés ; mais le *lieu d'élection* par excellence de la lésion *est la paroi des ventricules ;* quand elle intéresse les oreillettes, elle est plus fréquente à droite qu'à gauche.

*a. Aspect.* — 1° Le plus souvent c'est sous la forme d'un *gros tubercule* du volume d'une lentille, d'une cerise, d'un œuf de poule (Pollak), que se montre la tuberculose du myocarde. Ce tubercule forme une masse ordinairement saillante à l'intérieur ou à l'extérieur du cœur ; d'un aspect blanc grisâtre, elle est dure, sèche à la périphérie avec un centre jaunâtre, ramolli, caséeux. Ainsi constituée, cette masse quelquefois unique, mais le plus *souvent multiple*, présente la plus grande *analogie avec la gomme syphilitique ;* elle *s'en distingue* cependant par la présence de cellules géantes et de bacilles de Koch plus ou moins confluents, et aussi par son contact immédiat avec les fibres musculaires du cœur, alors que les gommes en sont isolées par une sorte de coque ou d'enveloppe de tissu fibreux.

2° Une seconde forme est la *tuberculose miliaire*, dans laquelle le tissu du cœur est parsemé de granulations grises plus ou moins confluentes ; quand elles sont superficielles, on peut les voir faire saillie sous l'endocarde. Cette forme paraît plus rare que la précédente.

3° Une troisième variété enfin, non moins rare, est constituée par une véritable *myocardite tuberculeuse*, avec hypertrophie scléreuse du cœur et décoloration du muscle cardiaque ; dans l'interstice ou au milieu même des bandes fibreuses qui sillonnent le myocarde, on trouve des amas embryonnaires et des cellules géantes (Brehmer).

Quelle que soit d'ailleurs la forme anatomique observée, la tuberculose du myocarde *peut être rencontrée à tous les degrés d'évolution, sauf* cependant *au degré ultime* de ramollissement et de cavernes. D'après Lancereaux, l'*ulcération tuberculeuse du cœur est extrêmement rare* et la presque totalité des faits recueillis a confirmé cette assertion, au point qu'elle permet de mettre en doute la valeur clinique de certains cas exceptionnels, comme celui de Murchison par exemple, dans lequel on trouva, à l'autopsie, une masse tuberculeuse ramollie et ulcérée.

*b. Propagation. — Le point de départ* de la tuberculose du myocarde n'est point établi nettement ; d'après Sänger, il faudrait souvent le chercher dans la *tuberculose des ganglions lymphatiques du médiastin.* De ce point de départ, la tuberculose se propagerait au myocarde par la voie lymphatique, puis pourrait gagner la profondeur et se développer dans l'interstice des fibres musculaires. Dans un cas rapporté autrefois par Cruveilhier, et dans celui plus récent de Fontoynont, le cœur avait été envahi par la base, au niveau des gros vaisseaux; ce fait serait encore en faveur de la thèse qui admet la propagation du tubercule par la *chaîne ganglionnaire du médiastin.*

Mais ce *mode de propagation*, extrêmement probable pour un certain nombre de cas, *ne saurait* cependant *être généralisé*, et l'on peut supposer avec juste raison que la tuberculose du myocarde *se propage encore par la voie veineuse :* par les veines pulmonaires par exemple ; c'est ce qui se produit sans doute dans la tuberculose miliaire. Dans ce cas en effet, les veines pulmonaires peuvent charrier avec le sang des produits tuberculeux et les transporter dans les cavités gauches du cœur ; ainsi s'expliquerait sans doute, une certaine fréquence de la tuberculose myocardique dans le ventricule gauche.

Enfin, dans une autre série de faits, *la présence des tubercules* dans le muscle cardiaque est *consécutive à la péricardite tuberculeuse*, encore assez fréquente ; c'est ce qu'on observerait notamment dans la *pommelière* des bovidés.

Dans le fait de Nattan-Larrier, la propagation s'était faite à la suite d'une adénopathie trachéo-bronchique, et par l'intermédiaire d'une symphyse péricardique tuberculeuse et caséeuse.

Dès qu'ils ont pénétré dans le myocarde, *les tubercules vont se grouper* autour des vaisseaux, dans les fentes de Henle, s'insinuent dans les espaces conjonctifs et entre les faisceaux musculaires ; ceux-ci peuvent rester intacts, mais dans quelques cas, comme dans celui de Potain, par exemple, les fibres étaient à la fois atrophiées et décolorées.

*c.* L'*examen histologique* des tubercules du myocarde y décèle la présence de follicules embryonnaires, de follicules typiques avec cellules géantes entourées d'une double couronne de cellules épithélioïdes et de cellules embryonnaires, de follicules anciens dont le centre est devenu caséeux, enfin de tubercules fibreux (Brehmer).

*d.* L'*examen bactérioscopique* peut y montrer la présence de bacilles de Koch ; d'après Valentin, ils seraient généralement peu nombreux.

En plus des lésions propres à la tuberculose du myocarde, il nous reste à signaler des *altérations secondaires* importantes, qu'on a rencontrées dans la plupart des cas. Une des plus intéressantes est la *sclérose du myocarde*, accompagnée d'un degré plus ou moins marqué d'hypertrophie du cœur (Chambers). Cette sclérose peut se montrer sous forme de foyers isolés siégeant de préférence au voisinage des masses tuberculeuses, ou s'étendre sur une portion plus ou moins grande du myocarde. Cette dernière variété paraît plus rare que la précédente. C'est habituellement dans l'épaisseur des parois ou encore dans la cloison interventriculaire qu'on trouve les lésions scléreuses des ventricules, caractérisées surtout par une induration avec amincissement et coloration grisâtre du tissu.

Dans quelques cas, le myocarde est seul altéré, alors que l'endocarde et le péricarde restent sains ; mais souvent il est vrai, ces deux séreuses participent à la tuberculose et sont même parfois le point de départ de la lésion ; quoi qu'il en soit, lorsqu'il existe des *lésions tuberculeuses concomitantes du péricarde et de l'endocarde*, ces lésions se présentent avec l'aspect que nous avons décrit précédemment.

**Étude clinique.** — La symptomatologie de *la tuberculose du myocarde* constitue la partie la moins connue de l'histoire de cette affection qui, ne se manifestant par aucun signe clinique appréciable, *passe le plus souvent inaperçue*. Dans les cas où elle a donné lieu à des accidents morbides, ceux-ci rappelaient les troubles généraux de toutes les cardiopathies chroniques.

Dans l'observation rapportée par Townsend, le *tubercule, localisé dans l'oreillette gauche*, était assez volumineux pour comprimer les veines pulmonaires ; c'est pourquoi le malade présentait une cyanose très manifeste ; on notait encore chez lui des accès paroxystiques de dyspnée et des palpitations. Le malade de Demme, qui souffrait également d'une dyspnée fort vive, présenta une série de syncopes. Dans le cas de Hirschsprung, on constata de la faiblesse du pouls, de l'arythmie et de la tachycardie. Dans ceux de Labbé, c'est encore de la dyspnée et de la cyanose qu'on releva tout d'abord ; plus tard survint de l'œdème, le cœur était gros : à l'auscultation, tantôt les bruits étaient réguliers, tantôt ils offraient le rythme fœtal ; dans la suite, on put entendre un bruit de galop ; enfin à la période ultime, les bruits s'affaiblirent et devinrent arythmiques. Ce sont là, en somme, les signes habituels d'une myocardite banale et rien n'indique la nature tuberculeuse de l'affection (voir : *Le cœur des tuberculeux*).

## TUMEURS DU CŒUR

### CANCER DU CŒUR

Le cancer *primitif* du cœur est extrêmement rare, on n'en connaît guère que huit ou dix cas publiés (Andral, 1829 ; Byrom-Bramwel, 1875 ; Fraenkel, 1889).

Le cancer *secondaire*, moins exceptionnel que la variété primitive, n'en est pas moins une affection fort peu fréquente ; la première observation, décrite par Carcassonne (1776), a été suivie beaucoup plus tard d'autres faits dus principalement à Laënnec qui rapporta deux cas de cancer encéphaloïde, à Bayle (1824), à Velpeau (1825), à Andral qui en décrivit deux cas (1829), à Billiard qui en rencontra un cas chez un *enfant* de trois jours (1837), à Bertin, à Bouillaud (1841), qui en rapportent trois observations, etc. Plus tard encore, le cancer du cœur a été vu et décrit plus complètement par Bucquoy (1867)[1], Ely (1874)[2], Brinon (1883), Girode (1883), puis dans le mémoire de Pic et Bret[3], la note de Maillard et Audry[4], le travail de Laisney[5], enfin les travaux plus récents de Cornil (1902) et de Saimont (1904).

**Étiologie.** — On le rencontre *à tous les âges*, et même chez les nouveau-nés, ainsi que le cas de Billiard en fait foi.

Il est généralement le résultat de la *propagation de voisinage* d'un cancer des poumons (cas le plus fréquent), de l'œsophage, des ganglions médiastinaux, d'une tumeur cancéreuse du médiastin antérieur (BOUILLAUD) ; il peut survenir par *généralisation* d'un cancer périphérique : verge (FRANCIS[6] ; DICKINSON, 1864) ; ovaires, chez une jeune fille de vingt-quatre ans (BUCQUOY) ; clitoris (H. ARNOTT, 1871) ; testicules, reins et vessie (LOBER, 1877) ; foie (LAISNEY) ; estomac (RABÉ, 1897).

Dans un cas de Widal et Abrami[7], le cancer primitivement gastrique, s'était étendu au mésentère, au foie, à la vésicule biliaire, aux reins, aux poumons, à l'encéphale et à l'orifice aortique.

**Anatomie pathologique.** — D'après Pic et Bret, le cancer du cœur est presque toujours un *épithélioma* avec variétés épidermique, cylindrique ou glandulaire ; l'encéphaloïde (MOXON, BRINON), le cancer mélanique, ont été rencontrés également.

D'après les premiers auteurs, la *propagation* du foyer cancéreux primitif au foyer développé secondairement dans le cœur se ferait, non par les lymphatiques, mais *par la voie veineuse*. Cette pathogénie ne saurait cependant être généralisée, car dans un cas un cancer primitif de l'estomac s'était propagé au cœur *par les lymphatiques* du sillon interventriculaire postérieur ; la paroi postérieure du ventricule droit était en rapport avec le centre phrénique bourrelé de traînées cancéreuses sur la face péritonéale.

*Siège.* — Le cancer peut siéger dans toutes les parties du cœur ; le *cœur droit* est *plus souvent atteint* que le cœur gauche, surtout quand la

1. BUCQUOY, *Soc. méd. hôp.*, Paris, 1867.
2. ELY, « Contribut. à l'ét. des tum. néoplas. développées dans le cœur », *Th.* Paris, 1874.
3. PIC et BRET, *Revue de médecine*, décembre 1890.
4. MAILLARD et AUDRY, *Soc. scienc. méd.*, Lyon, novembre 1897.
5. LAISNEY, « Etude sur le cancer du cœur », *Th.* Paris, 1895.
6. FRANCIS, *London Med. gaz.*, janvier 1847.
7. WIDAL et ABRAMI, *Soc. méd. hôpit.* Paris, 28 février 1908.

lésion initiale a son siège dans l'abdomen et affecte les veines (LANCEREAUX, LAISNEY). Le ventricule gauche (PIC et BRET) et la cloison interventriculaire peuvent être aussi le siège de la néoplasie, mais il reste bien établi que le cœur droit présente un lieu d'élection certain, ainsi que V. Laisney l'a établi dans son travail qui montre l'envahissement du ventricule droit 19 fois contre 11 fois pour le ventricule gauche, et 13 fois pour l'oreillette droite contre 4 fois pour l'oreillette gauche.

Cependant Bodenheimer (1865) rassemblant 45 cas de cancer du cœur, en trouva 7 localisés dans le ventricule gauche et 3 seulement pour le ventricule droit.

*Aspect.* — Le cancer du cœur se présente sous forme de *masses diffuses*, mais beaucoup plus souvent de *nodosités*, de *noyaux multiples* de *coloration blanc grisâtre* un peu rosé, de consistance assez ferme. Disséminés en des points divers, ces noyaux peuvent être cachés dans l'épaisseur du muscle, ou bien faire saillie soit dans la profondeur, soit à la surface du cœur.

Quelquefois, ils peuvent, par leur *volume* qui varie de celui d'un pois, d'une amande et même d'un petit œuf, obstruer plus ou moins les orifices, gêner le jeu des valvules; c'est ainsi que Prudhomme [1] a publié une observation d'*insuffisance aortique* causée par une végétation cancéreuse mélanique, émergeant de deux valvules sigmoïdes.

*Histologie.* — L'épithélioma pavimenteux rencontré par Paget et Klob (1863) se présente sous forme de nodules blanchâtres, résistants et grenus; l'épithélioma mélanique est caractérisé par la présence dans les parois myocardiques de petites masses profondes ou superficielles et saillantes sur les faces du cœur, de petits blocs nodulaires de coloration brune ou noirâtre.

*Lésions consécutives.* — Le *myocarde*, dont les fibres sont écartées et étouffées pour ainsi dire par les tumeurs interstitielles, est altéré, soit par *atrophie simple*, soit par un certain degré de *dégénérescence graisseuse*. Par suite des altérations de sa fibre et de l'amincissement de ses parois, le *cœur* est généralement *dilaté;* enfin le péricarde peut être altéré et distendu par un *épanchement* d'abondance variable, et généralement *séro-sanguinolent.*

**Symptômes.** — La symptomatologie de l'affection ne saurait être précisée. En général, celle-ci demeure latente pendant une durée fort longue, plus tard surviennent les troubles habituels des cardiopathies organiques. La *mort* est la *terminaison habituelle* de la maladie, quelquefois *subite* par syncope ou par embolie pulmonaire (LOBER), plus fréquemment *lente* et progressive par asystolie, ou cachexie cancéreuse.

## FIBROME

Les tumeurs fibreuses du cœur, signalées à la *Société anatomique de Paris* par Melot, en 1832, ont été rencontrées depuis par un assez grand

1. PRUDHOMME, *Gaz. des hôpit.*, Paris, 1867.

nombre d'auteurs parmi lesquels il faut citer Luschka (1855), Wilks (1857), Dickinson (1862), J. Payne (1870), Wagstaffe (1871), Garel (1880), etc.

Elles constituent les *tumeurs primitives du cœur* de beaucoup *les plus fréquentes.*

**Étiologie.** — Le fibrome cardiaque s'observe à *tous les âges* : enfant de trois mois (Wagstaffe), de six ans (Forster), et chez les vieillards, soixante-douze ans (Letulle), etc. Les causes en sont inconnues ; Lancereaux pense que le néoplasme se rattache au développement et à la nutrition du tissu du cœur.

**Anatomie pathologique.** — Le fibrome du cœur se présente sous la forme d'une *tumeur unique*, *résistante*, *gris blanchâtre*, du volume d'un *pois* ou d'une *noisette*, siégeant le plus souvent *dans les parois ventriculaires*, et surtout du *côté gauche* (Payne). D'autres fois, il se développe dans le septum interventriculaire, sur la paroi d'une oreillette dans l'intérieur de laquelle il pend à la façon d'un polype, c'est le *fibrome pédiculé*. Dans un cas de Letulle [1], la tumeur, de la grosseur d'une petite noix, était appendue à la cloison interauriculaire dans l'oreillette gauche, par un pédicule très court, de la grosseur d'une plume d'oie.

La *structure* ne diffère en rien des tumeurs fibreuses en général.

**Symptômes.** — Le fibrome cardiaque peut ne se manifester par aucun symptôme appréciable ; c'est alors une simple trouvaille d'autopsie. Dans d'autres circonstances, il peut devenir, par son volume ou son siège, le point de départ de troubles profonds : dyspnée, arythmie, etc., par exemple dans le cas de Dickinson, où une tumeur fibreuse existait dans les parois du cœur, et obstruait complètement une des branches de l'artère pulmonaire ; la gêne cardiaque peut être si intense qu'on a vu l'affection se terminer par la mort subite (Wilks).

## MYOME

Ces *tumeurs*, d'une grande rareté, *dues à l'hyperplasie circonscrite du tissu musculaire*, sont sans doute d'origine congénitale et liées probablement à la nutrition exagérée du muscle cardiaque pendant la période d'accroissement du cœur. On ne les a observées que chez le *nouveau-né* (Recklinghausen, 1862 ; Virchow [2]).

Le myome du cœur *siège* dans les *parois* de l'organe, dans le *septum*, et même dans les *muscles papillaires ;* leur grosseur varie du volume d'un pois à celui d'une grosse bille ; leur coloration est celle du muscle cardiaque, d'où la difficulté qu'on a de l'en distinguer à moins qu'il ne fasse saillie dans les parois et déforme le cœur.

1. Letulle, *Soc. anat.* Paris, 1895.
2. Virchow, *Virchow's Arch.*, Bd. XXXV, 1866.

## MYXOMES

Nous venons d'indiquer l'origine congénitale des myomes cardiaques : elle n'est jamais applicable aux tumeurs myxomateuses. Celles-ci sont rares d'ailleurs et n'ont été signalées que dans quelques observations (Lorne [1], Curtis [2], Debove [3], Foa, 1878 ; Berthenson, A. Robin [4]), et plus récemment dans la thèse de V. Petit [5].

Ces tumeurs semblent un peu plus fréquentes chez la femme, elles se localisent *surtout dans le cœur gauche*, de préférence *dans l'oreillette.* Askanazy [6] explique cette localisation par un trouble survenu lors de la fermeture du trou de Botal ou par une greffe embryonnaire du tissu muqueux.

Les tumeurs sont fréquemment *pédiculées :* dans le cas de Lorne, le myxome, appendu à la face interne de l'oreillette, s'engageait dans l'orifice mitral et s'étendait jusque dans la cavité ventriculaire.

Dans celui de Debove, un myxome du volume d'une grosse cerise, développé sur la tricuspide, se rattachait à la valvule par un pédicule très court.

La tumeur, ferme, blanchâtre, présente quelquefois une coloration gelée de groseille (Curtis) ou jaunâtre (Berthenson). La surface, le plus souvent villeuse, est quelquefois lisse et luisante ; la consistance de la tumeur est molle, tremblottante, gélatineuse ; elle est constituée par une substance fondamentale, homogène, transparente, avec cellules étoilées, parcourue de vaisseaux sanguins, et dont le point de départ est dans l'endocarde.

La *symptomatologie* de l'affection *est des plus obscures.*

Lorsque la tumeur n'atteint point l'orifice mitral, les symptômes sont nuls (Foa), ou ne se décèlent par aucun caractère particulier ; lorsque le myxome obstrue plus ou moins l'orifice auriculo ventriculaire, l'affection se manifeste quelquefois par les signes du rétrécissement et de l'insuffisance mitrale avec leur souffle symptomatique. Cependant, il n'en est pas toujours ainsi, car dans les cas de Curtis et de Debove, malgré la gêne profonde apportée à la circulation cardiaque, on ne perçut aucun bruit de souffle, ce qui s'explique sans doute, parce que le myxome, tumeur molle et tomenteuse, rend les vibrations de la colonne sanguine imperceptibles à l'oreille.

Une fois constituée, l'affection diffère peu par sa marche, de celle des cardiopathies précitées et la mort survient lentement par asystolie ou plus rapidement par syncope, ou encore succède à une embolie.

Le diagnostic est presque toujours impossible, cependant on pourrait

1. Lorne, *Soc. anat.* Paris, 1869.
2. Curtis, *Arch. de physiolog.*, 1872.
3. Debove, *Soc. anat.* Paris, 1874.
4. Albert Robin, *Arch. de méd. expériment. et d'anat. patholog.*, novembre 1893.
5. V. Petit, « Etude sur les tum. primitives du cœur. » *Th.* Paris, 1896.
6. Askanazy, *Soc. de méd.* de Genève, 27 mai 1909.

peut-être le pressentir, lorsqu'on observe l'intermittence des symptômes; mais tout au plus, dans ce cas, serait-il permis de songer à l'existence d'une tumeur intra-cardiaque, sans que rien indiquât particulièrement qu'il s'agisse d'un myxome.

## LYMPHOMES

Les lymphomes du cœur, d'origine leucémique, sont rares, encore ne se rencontrent-ils qu'avec des tumeurs de même nature dans les autres organes. Ils s'observent rarement dans l'intérieur même du myocarde mais, le plus souvent sous le feuillet viscéral même du péricarde.

Ces tumeurs ont été rencontrées par Peacock, Alling [1], Letulle [2], Waren Tay (1872); j'en ai présenté autrefois un cas à la *Société anatomique de Paris* [3] (1875).

## LIPOME

C'est une tumeur relativement rare; elle constitue le cinquième environ des *tumeurs primitives* du cœur. Le lipome peut être sous-endocardique ou myocardique, mais *sans préférence pour la région où existe* normalement de la *graisse;* d'ailleurs, il ne coïncide presque jamais avec la surcharge graisseuse du cœur.

La tumeur est assez souvent sessile; dans un cas observé chez un enfant de sept mois, elle était pédiculée, localisée dans le ventricule droit et avait été cause de la mort par obstruction de l'orifice tricuspidien (Adam Brewis, 1905).

Le lipome, dont le volume varie de celui d'un noyau de cerise à un œuf de pigeon, a toujours été une trouvaille d'autopsie et jamais diagnostiqué; son histoire clinique est celle de toutes les tumeurs du cœur. Les principales observations sont celles d'Albers [4] une des premières en date; puis celles de Banti (1886), de Handfort (1887), de Caryophyllis [5], de Strup-pler (1907), celle de Verliac et Morel [6], etc.

## TUMEURS DIVERSES

Nous ne ferons que signaler parmi les autres tumeurs du cœur l'*angiome* (Schrzecka, 1857) absolument exceptionnel; le *sarcome* (Leroux et Meslay [7], Martin [8], Bjorksten [9]) et le *fibro-sarcome*, dont Raw [10] a

1. Alling, *Soc anat.* Paris, 1869.
2. Letulle, *Soc. anat.* Paris, mai 1895.
3. E. Barié, *Soc. anat.* Paris, 1875.
4. Albers, *Virchow's. Arch.* Bd. X, 1856, p. 215.
5. Caryophyllis, *Soc. anat.* Paris, mars 1889.
6. Verliac et Morel, *Arch. malad. du cœur*, mars 1909.
7. Leroux et Meslay, *Soc. anat.* Paris, 1896.
8. Martin, *Montreal med. journ.*, mars 1908.
9. Bjorksten, *Finsk lök Handlingar.* Helsingfors, juillet 1904.
10. Raw, *Brit. med. Journ.*, octobre 1893.

signalé un exemple curieux : la tumeur distendait l'oreillette droite et s'étendait dans la veine cave inférieure.

Le *sarcome mélanique* a été rencontré secondairement chez une femme présentant, d'autre part, un nodule dans l'ovaire, un autre dans le cuir chevelu, et un troisième dans le foie ; le point de départ semblait être au niveau de la peau (Laignel-Lavastine et Delherm [1]).

Ménétrier [2] a signalé un cas de *sarcome fusiforme* associé au myxome typique formant dans l'oreillette gauche une tumeur de 6 centimètres de diamètre.

L'histoire de ces tumeurs se confond avec celle de toutes les tumeurs malignes.

---

# TUMEURS PARASITAIRES

## HYDATIDES DU CŒUR

Il existe un nombre relativement assez considérable de cas de kystes hydatiques du cœur ; ceux-ci sont produits par l'*échinocoque*, et coexistent presque toujours avec des tumeurs de même nature dans d'autres organes.

Les faits les plus intéressants sont dus à Evans (1832), à Griesinger (1846), à Davaine (1860), Œsterlen (1868), à Moxon (1870), à Bourceret [3], puis viennent ceux de Mosler (1883) [4], Mayet, de Welling [5] et de Knaggs (1896) qui a rencontré un kyste multiloculaire [6]. Signalons le fait plus récent de Seddon [7].

Les kystes hydatiques du cœur *siègent habituellement*, mais non d'une façon exclusive, *dans le cœur droit*, dans les *cloisons interauriculaires* et dans le *septum* (Lehne [8]). Demantké (1895) et Knaggs les ont rencontrés dans le cœur gauche ; ils sont plus souvent uniques et leur volume varie de celui d'une lentille à une petite orange. Quand il est d'un pareil volume, le kyste fait saillie dans la cavité cardiaque, et cause une entrave profonde à la circulation. Lorsqu'il est superficiel, il engendre une irritation suivie bientôt d'adhérences péricardiques.

Le kyste hydatique du cœur a la structure habituelle de tous les kystes à échinocoques, il renferme un liquide transparent dans lequel nagent

1. Laignel-Lavastine et Delherm, *Soc. anat.* Paris, 6 février 1903.
2. Ménétrier, *Acad. de médecine*, 7 mars 1911.
3. Bourceret. *Soc. anat.* Paris, 1873.
4. Welling, *Th.* Paris, 1872.
5. Mosler, *Zeitschr. f. klin. Med.*, Bd. IV ; 1883.
6. Knaggs, « Hydatids of the heart », *Lancet*, janvier 1896.
7. Seddon, *Brit. med. Journ.*, 30 mai 1908.
8. Lehne, *Arch. f. klin. Chirurg.*, 1896, III, 3.

les hydatides fertiles, ou stériles; lorsqu'elles sont mortes, on trouve dans la poche un magma grisâtre et épais comme du mastic.

Lorsqu'il fait saillie dans une cavité cardiaque, le kyste peut être détaché, entraîné par le courant sanguin et aller former des embolies graves.

Dans d'autres circonstances, le kyste hydatique se rompt et le liquide qu'il renferme, ainsi que les hydatides intactes ou déchirées qui l'accompagnent, vont déterminer l'obturation plus ou moins complète d'un des orifices cardiaques, ou former des embolies de la plus haute gravité, suivies le plus habituellement de mort subite. Il en est ainsi surtout lorsqu'il s'agit d'hydatides parties du cœur droit et de l'artère pulmonaire. Dans un cas de Smith (1832), un malade, jusque-là en pleine santé, présenta subitement une dyspnée extrême avec cyanose, suivies de mort trois heures après: une vésicule d'échinocoque détachée du cœur droit obstruait l'artère pulmonaire; il en fut de même dans un fait de Budd [1], où l'on rencontra des embolies multiples dans les branches de l'artère pulmonaire.

Dans la grande circulation, Œsterlin (1868) a noté l'oblitération de l'artère fémorale suivie de gangrène, et celle de l'artère rénale suivie de désorganisation du rein.

Chez certains malades, on trouve associées à celles qui occupent le cœur des tumeurs à échinocoques dans plusieurs autres organes, dans le cas de Wunderlich [2] ces tumeurs étaient « innombrables ».

**Symptômes.** — Pendant fort longtemps les kystes hydatiques du cœur ne donnent lieu à *aucun trouble* morbide important ; mais, dans d'autres cas, soit par leur volume ou leur siège, ils déterminent des *accidents variables :* palpitations, arythmie cardiaque, dyspnée, douleurs précordiales, suivies plus tard d'accidents asystoliques plus ou moins complets à la suite desquels le malade succombe. Nous avons vu que la *mort subite* pouvait survenir également par embolie ou encore par obstruction d'un orifice cardiaque.

Dans certains cas, le kyste hydatique *suppure*, et s'il vient à s'ouvrir, des embolies septiques se produisent avec pyohémie et mort du malade.

Le kyste hydatique du cœur, comme celui des autres régions, peut *guérir* par transformation caséeuse ou calcaire (Bourceret).

**Diagnostic.** — Il est fort délicat; cependant il serait permis de songer à un kyste hydatique du cœur, lorsque chez un sujet présentant des tumeurs à échinocoques dans d'autres régions (foie surtout), on voit se développer des accidents cardiaques qu'on ne peut rapporter aux causes habituelles des maladies du cœur (Friedreich).

1. Budd, *Med. Times*, 17 juillet 1858.
2. Wunderlich, *Arch. f. physiolog. Heilk.*, 1858, t. II, p. 283.

## CYSTICERQUES LADRIQUES DU CŒUR

Ils ont été peu observés dans le cœur [Morgagni, Ferrall (1839) (Davaine (1877)]. En général, ils sont au nombre de 3 à 10, siégeant *dans les parois des ventricules ou dans le septum*. Leur volume, généralement petit, explique pourquoi ils ne donnent lieu à aucun symptôme appréciable ; on en a un exemple curieux dans un cas de Friedreich [1], chez lequel on rencontra dans les muscles papillaires de la grande lame de la mitrale, un cysticerque gros comme une cerise ; on n'avait observé durant la vie que de l'arythmie cardiaque.

Nous n'insisterons guère sur la présence dans le cœur d'autres parasites : *trichine*, *actinomycose*, *sporotrichose* dont la symptomatologie et le diagnostic sont entourés d'une très grande obscurité.

**Actinomycose** [2]. — Dans le cas de Schrötter [3], le malade était atteint d'actinomycose du thorax, de la plèvre avec péricardite ; il succomba par asthénie progressive du cœur.

A l'*autopsie*, le cœur était entièrement dégénéré par l'actinomycose, mais seul le tissu interstitiel était touché ; le myocarde n'était point intéressé.

**Sporotrichose.** — De Beurmann, Gougerot et Vaucher [4] ont provoqué expérimentalement la *sporotrichose* dans le myocarde, le péricarde et l'endocarde chez le rat et chez le chien.

Résumé général. — L'histoire particulière de chacune des néoplasies cardiaques met nettement en évidence que les *tumeurs du cœur*, quelle que soit leur nature, ne se manifestent au point de vue symptomatologique par *aucun signe caractéristique*.

Dans un *grand nombre de cas*, ces tumeurs n'ayant donné lieu pendant la vie à aucun trouble sérieux ne furent *diagnostiquées qu'à l'amphithéâtre* à titre de simples trouvailles d'autopsie.

Dans *d'autres circonstances*, lorsque par leur volume ou leur siège, elles entravent la circulation cardiaque, elles ont donné lieu aux *signes habituels des affections orificielles* avec lesquelles on les a presque toujours confondues. C'est ainsi qu'on a mentionné outre des bruits de souffle au niveau des orifices, des palpitations, de la dyspnée, de l'angoisse précordiale, et à une période plus avancée : de la cyanose, de l'œdème des extrémités, des congestions viscérales, bref tout ce qui constitue les accidents habituels des cardiopathies organiques parvenues à la période troublée. Le diagnostic est ici d'autant plus difficile, que ces

1. Friedreich, *Trait. des malad. du cœur*, traduct. Lorber et Doyon, 1873, p. 340.
2. Thévenot, *Bull. méd.*, 30 mai 1903.
3. Schrötter, XX$^{e}$ *Cong. méd. int.* Wiesbaden. 1902.
4. De Beurmann, Gougerot et Vaucher, *Soc. méd. hôpit.* Paris, 5 juin et 3 juillet 1908.

symptômes se rattachent, en réalité, plutôt aux complications (dilatation du cœur, dégénérescences du myocarde, etc.) survenues pendant l'évolution des tumeurs, qu'à ces tumeurs elles-mêmes. Le seul fait qui permet peut-être de faire le diagnostic en pareille circonstance, c'est de constater que les *symptômes ne se manifestent que par intermittence* laissant dans l'intervalle une période de rémission de tous les accidents, lesquels d'ailleurs ne tardent pas à réapparaître dans la suite.

Enfin, dans d'autres cas, la mort survient brusquement, au milieu d'une santé en apparence parfaite, soit par syncope : l'action du cœur se trouvant entravée brusquement par une tumeur qui vient obstruer un orifice, soit par embolie pulmonaire, lorsque le néoplasme siégeant dans les cavités droites, ce qui est assez fréquent, s'est détaché de celles-ci, et a été entraîné par le courant sanguin.

---

# LE CŒUR DANS LA GROSSESSE

*A*. On sait qu'un des premiers effets de la grossesse est de produire une *pléthore sanguine manifeste :* Heidenhain, chez des lapines pleines, Spiegelberg et Goschleiden chez des chiennes, l'ont démontré de la façon la plus nette ; de même Heissler a établi que chez le mouton, la masse du sang représentée normalement par 8,01 0/0 du poids du corps, s'élève à la fin de la gestation à 9,93 0/0. Cette pléthore, au dire de Lorain, a pour conséquence d'élever la tension artérielle.

Le cœur ayant ainsi une plus grande masse de sang à mouvoir et, d'un autre côté, rencontrant un obstacle considérable à surmonter par suite de l'hypertension gravidique, est obligé de s'hypertrophier pour suffire à ce surcroît de travail. Telle était la théorie sur laquelle s'appuyaient Ménière, H. Blot, Duroziez et Peter, lorsqu'ils signalèrent l'*hypertrophie du cœur* de la grossesse ; ils ne faisaient d'ailleurs que confirmer les recherches de Larcher qui, le premier (1859), signala le fait appuyé sur 130 autopsies dans lesquelles il releva une augmentation de 1/4 et même de 1/3 dans l'épaisseur des parois du *ventricule gauche*. Cette hypertrophie fut relevée encore par Dreysel, de Munich, qui a constaté, à l'autopsie de femmes enceintes ou accouchées récemment, un accroissement dans le poids du cœur qui augmente en moyenne de 8,8 0/0.

Cependant l'hypertrophie vraie et persistante du cœur, consécutive à la grossesse acceptée sans conteste durant longtemps, a été vivement combattue par Friedreich, par Fraëntzel, par Löhlein (1876), Fritsch (1876), et en France par Rendu, C. Paul, Letulle (1880), etc.; de plus, il faut remarquer que l'*hypertension artérielle* que Lorain et Mahomed croyaient devoir rapporter à la grossesse *n'existe pas* en réalité, ainsi que Vinay l'a établi, par la mensuration avec le sphygmomanomètre.

Mais, d'après Pouliot, si l'hypertension n'existe pas dans la grosssesse, elle apparaît durant la période de travail avec son maximum au moment de l'expulsion fœtale, puis elle cesse d'une façon rapide, se montre de nouveau au moment de la délivrance pour disparaître enfin d'une façon complète une huitaine de jours après l'accouchement. Du côté du cœur, ce qu'on observe dans l'état de grossesse, ainsi que Vaquez et Millet [1] par la *percussion*, et Balthazard par l'*examen radioscopique*, l'ont indiqué de nouveau, c'est une *dilatation du cœur*, d'ailleurs *passagère, née pendant la grossesse, et ne lui survivant pas*, et produite le plus souvent sous l'influence de la fatigue ou des efforts musculaires. C'est qu'en effet le cœur droit se trouve sans cesse en menace de dilatation par suite de l'exagération de la tension dans la petite circulation d'où l'oppression et parfois les palpitations rencontrées pendant la grossesse. S'il survient *parfois un certain degré d'hypertrophie, elle est toujours précédée d'une dilatation* des cavités cardiaques, et ne constitue par elle-même qu'un épiphénomène de peu d'importance, essentiellement temporaire.

*B.* L'influence de *la grossesse*, ou plus exactement de l'*état puerpéral*, sur le cœur peut encore se manifester par la production d'une endocardite, d'une péricardite, d'une myocardite.

*a.* L'*endocardite* peut survenir durant tout le temps de la puerpéralité : pendant la grossesse même (obs. de Grisolle), pendant les suites de couches et pendant l'allaitement.

Elle a été signalée par Bouillaud et bien étudiée par Simpson (1854), Virchow (1858), Martineau (1866), Peter (1867), Décornière (1869), Osler, etc.

L'origine infectieuse de l'*endocardite puerpérale* n'est plus discutée aujourd'hui ; au point de vue clinique on peut rencontrer *deux variétés* distinctes : l'une qui, pendant la période d'état, ne donne lieu qu'aux phénomènes des endocardites infectieuses atténuées ou bénignes, laissant après elle des lésions valvulaires chroniques ; l'autre affectant de suite les caractères de la plus haute gravité des endocardites infectantes. malignes à évolution rapide et plus souvent fatale.

*b.* La *péricardite* d'origine puerpérale a été rencontrée 5 fois par Willigks sur un ensemble de 91 autopsies de puerpérisme infectieux ; le plus souvent elle est associée à d'autres manifestations de l'infection, telles que la pleurésie, la péritonite et même la méningite.

*c.* La *myocardite aiguë* enfin, se rencontre dans l'infection puerpérale au même titre sans doute que dans d'autres infections streptococciques.

*C.* A côté des lésions cardiaques nées sous l'influence directe de l'état puerpéral, il faut étudier maintenant *l'influence que des lésions cardiaques préétablies peuvent exercer sur la grossesse elle-même.*

*a.* Dans les cas les plus simples, on observe quelques *troubles nerveux*, des *palpitations* et de la *dyspnée légère* à la suite de tout effort musculaire.

*b.* Dans d'autres circonstances, les phénomènes observés prennent un

1. Vaquez et Millet, *Presse médicale*, février 1898.

caractère de haute gravité. Nous avons dit précédemment que dans l'état de gravidité il y a *pléthore générale* et nécessairement *pléthore locale* des poumons, il en résulte que chez la femme enceinte atteinte de maladie du cœur, les poumons sont doublement exposés à être encombrés par le sang : 1° en raison de la pléthore pulmonaire propre à la grossesse; 2° par la congestion passive résultant des maladies organiques du cœur (PETER). On peut conclure de cette remarque que *les affections mitrales, qui prédisposent aux congestions pulmonaires* plus que les maladies aortiques, *doivent être particulièrement redoutées.*

Quelle que soit sa forme clinique, l'endocardite d'origine puerpérale peut s'exercer de deux façons distinctes : tantôt elle frappe l'endocarde valvulaire resté sain jusqu'alors, tantôt, au contraire, elle se greffe en tant que poussée aiguë sur une endocardite préexistante, jusqu'alors bien tolérée, et dont elle va tout d'un coup aggraver rapidement la marche.

Dans l'*insuffisance mitrale*, en effet, le ventricule gauche, à chaque systole, fait rétrograder le sang dans l'oreillette gauche où, peu à peu, va se produire une stase sanguine, allant s'étendre progressivement dans les veines pulmonaires et dans les capillaires du poumon, par excès de pression rétroactive et surabondance de liquide.

Le *rétrécissement mitral* est *plus fâcheux* encore, car il forme une barrière infranchissable à la déplétion des veines pulmonaires et favorise ainsi. au plus haut point, la congestion des poumons.

Il en résulte que *c'est par le poumon que meurt la grande majorité des femmes cardiaques enceintes ;* mais d'autres troubles graves intéressant le cœur et le poumon peuvent encore être observés ; ils ont été groupés et décrits magistralement par Peter, sous le nom *d'accidents gravido-cardiaques* (1873 [1]).

## Accidents gravido-cardiaques

Ils peuvent menacer *la mère* et *le fœtus.*

I. *Pour la mère*, ces accidents surviennent avec *maximum de fréquence* du *quatrième au cinquième mois*, parce que à cette époque, le volume du fœtus est devenu assez considérable et que la masse de sang qui lui est nécessaire est notablement accrue, d'où il suit que le travail du cœur commence à être plus actif vers cette époque.

*Cliniquement*, on distinguera deux groupes d'accidents (POULIOT), les uns ressortissant à l'*insuffisance cardiaque*, avec l'asystolie comme terme ultime, les autres se rattachant à des crises aiguës d'œdème congestif du poumon.

*a.* — Dans l'insuffisance cardiaque vers *le quatrième ou le cinquième mois*, à la suite d'une *fatigue*, d'un surmenage, ou *brusquement* au milieu de *la nuit*, chez d'autres malades seulement *pendant le travail*, ou

1. MICHEL PETER, « Leçons de clinique médicale », 3e éd., 1880, p. 180.

chez d'autres enfin *après l'accouchement vers le quatrième ou le cinquième jour* alors que la femme paraissait en parfaite santé, on voit apparaître des crises de dyspnée plus ou moins intense, avec toux, crachats hémoptoïques, hémoptysies vraies, avec râles congestifs des deux poumons. Cette crise d'asystolie pulmonaire est le prélude des signes et des accidents graves de l'*asystolie* vulgaire et *rapidement menaçante*, avec congestion hépato-rénale, œdème des extrémités, dilatation des cavités droites et même insuffisance tricuspidienne. Le pronostic est alors de la plus haute gravité, et la *mort rapide* est la terminaison habituelle. C'est en pareil cas, qu'on rencontre à l'autopsie, par suite de la gêne profonde intra-cardiaque, de la *cyanose du cœur* avec des *foyers* multiples *d'apoplexie myocardique* sous l'endocarde, décrits par Vaquez.

*b*. Une seconde forme, plus grave encore, consiste, du *côté du poumon*, en une crise d'*œdème congestif aigu* à début soudain, à généralisation rapide, pouvant survenir brusquement, même d'une façon foudroyante, quelquefois en pleine santé, ou au cours de maladies de peu d'importance.

Elle est caractérisée par une *dyspnée* extrême, *effrayante* même, ressemblant à un violent accès d'asthme. Puis survient une *toux* quinteuse avec *expectoration* abondante, aérée, *mousseuse* comme de l'écume, souvent *sanguinolente* et même accompagnée d'hémorragie bronchique (*hémoptysie gravidique*). L'auscultation dénote une pluie de râles crépitants fins, avec parfois submatité légère à la percussion.

Cet accès si violent, par encombrement bronchique, peut se terminer souvent et rapidement par *la mort* (51 cas de mort contre 24 guérisons, Pouliot) ou *se calmer progressivement*. — Dans d'autres circonstances, on note d'autres complications dont le pronostic n'est pas moins sérieux : *pneumonie congestive*, *pleurésie*.

*c*. Du côté du *cœur*, d'autres accidents sont à craindre : crises de *tachycardie* avec *hypotension* très accusée, des *palpitations*, et aussi l'*aggravation des cardiopathies préexistantes*. On a observé *encore des syncopes*, des *embolies*, des *hémiplégies*, des *ruptures du cœur*, et même la mort subite, quelques heures ou quelques jours après l'accouchement (Duroziez [1]). Dans un cas de A. Siredey [2] les graves *accidents disparurent* à la *mort du fœtus*, bien que celui-ci ne fût expulsé que 64 jours après sa mort ; la malade guérit complètement.

Enfin, on peut rapporter encore aux perturbations cardiaques les *métrorragies* qui surviennent chez les cardiaques, *pendant* le cours même de *la grossesse*, parfois aussi *après l'accouchement* au moment même ou un peu après la *délivrance*.

L'observation clinique montre, ce qu'il était facile de prévoir, que le

1. Duroziez, « Infl. des malad. du cœur sur la menstruat. et la grossesse », 1874-1876. — Consulter encore : Putegnat (de Lunéville), « Quelques faits d'obstétrique », Paris, 1871 ; Porak, *Th.* agrégat. Paris, 1880 ; Vinay, *Sem. médicale*, 1893 ; Pouliot, *Th.* Paris, 1904 ; Rudeaux, *la Clinique*, 6 mars 1908 ; etc.

2. Siredey, *Soc. méd. hôpit.* Paris, 28 octobre 1898.

*pronostic* de ces accidents divers est d'autant plus sévère que la femme est plus âgée, qu'elle a été plus souvent grosse, c'est-à-dire que son cœur a été surmené davantage. A ce point de vue encore, si les affections de l'orifice mitral et surtout le rétrécissement sont les plus redoutables, les *lésions aortiques*, quoique exposant moins que les précédentes aux complications pulmonaires, doivent être, pour d'autres raisons, considérées aussi comme une complication sérieuse pour la grossesse (Spiegelberg, 1871; Jaccoud, 1887), car elles *prédisposent aux accidents cérébraux*.

La *pathogénie* de ces accidents ne dépend pas seulement de la *pléthore gravidique*, c'est-à-dire des modifications physiologiques de la circulation consécutives à l'état de grossesse, il faut faire intervenir encore comme facteurs l'*auto-intoxication gravidique*, l'*insuffisance hépato-rénale* consécutives à des toxémies antérieures, peut-être même encore des *troubles* de fonctionnement du *corps thyroïde*, des *capsules surrénales* (Rudeaux). Enfin l'insuffisance rénale, les néphrites gravidiques peuvent déterminer la *rétention des chlorures* dont l'influence est sans doute considérable sur la production de l'œdème congestif aigu des poumons. Dans d'autres cas, les accidents gravido-cardiaques semblent pouvoir être attribués au surmenage du cœur ; dans d'autres circonstances, à une thrombose de l'oreillette droite, et plus souvent peut-être aux altérations du muscle cardiaque, surtout l'apoplexie du myocarde née sous l'influence de la toxicité plus grande du sang de la femme gravidique (Bar, Bonnaire).

II. Du côté du *fœtus* des complications sont également à redouter. Les métrorragies peuvent être, en effet, suivies d'avortement ou d'accouchement prématuré. Porak (1880), *chez 214 cardiaques*, a trouvé 112 accouchements à terme, et 98 *accouchements avant terme*, soit 41,12 0/0. Le *fœtus* est en danger, car sa mort arrive chez un dixième des cardiaques. Cette statistique se rapproche de celle citée plus tard par Blacker[1] qui relève 35 cas d'avortement sur 80 cas de grossesse compliquée de maladie du cœur, soit 44 0/0. Quand l'enfant vient à terme, vivant, il meurt souvent dans les premières années ; c'est ainsi que, sur quarante cardiaques, trente-sept perdirent leur enfant avant l'âge de six ans.

Il *semblerait* donc que les *conclusions* qu'on peut tirer de ces considérations sont que *les maladies chroniques du cœur*, et surtout les *affections mitrales*, doivent être considérées comme un *sérieux obstacle au mariage des jeunes filles*, et cela d'autant plus que l'affection cardiaque est plus ancienne et s'est manifestée déjà par des troubles fonctionnels (palpitations, dyspnée, œdème).

Si cependant le mariage a lieu et qu'une grossesse survienne, il faut redoubler de précautions, et éviter tout surcroît de travail et d'effort musculaire qui retentirait sur le cœur, notamment dans les premiers mois.

C'est pourquoi après l'accouchement il faut défendre à la mère

1. Blacker, *Brit. med. Journ.*, n° 24, 1907.

d'allaiter son enfant, car l'allaitement paraît augmenter la dilatation hypertrophique du cœur, à cause du travail que lui impose la circulation « adventice » de la sécrétion lactée; enfin il faut déconseiller une seconde maternité. Peter (1875) a résumé ces *conclusions en quatre propositions:* au cas d'une maladie du cœur, dit-il :

1° Il serait préférable que la femme ne se mariât pas;

2° Que, si elle se marie, elle ne devînt pas mère;

3° Que, si elle l'a été impunément une fois ou deux, elle ne le devînt pas davantage;

4° Que, en cas d'accouchement heureux, elle se gardât de nourrir son enfant.

Leyden[1] a appuyé vivement les déclarations de Peter. Les modifications du fonctionnement du cœur pendant la grossesse sont redoutables, dit-il, quand il existe une cardiopathie chronique, surtout au moment du travail. Ainsi s'explique la mortalité des complications cardiaques chez les femmes gravides, évaluée à 60 0/0 par Macdonald, à 71 0/0 par Lublinski, 40 0/0 par Schlayer, 55 0/0 par Leyden. D'où ces conclusions : proscrire le mariage aux femmes atteintes de cardiopathies chroniques, défendre à celles qui sont mariées les grossesses multiples.

A notre sens, *ces conclusions sont trop sévères*, car dans la pratique, des faits nombreux montrent que la grossesse a pu évoluer sans accident notable. C'est ainsi que les statistiques récentes de Vinay, de Démelin, de Fellner, de Champetier de Ribes ont établi que 7 à 8 0/0 seulement des femmes cardiaques enceintes présentaient des accidents, néanmoins *le danger de la grossesse est réel*, car lorsque les accidents apparaissent, ils sont d'ordinaire fort graves, et donnent en moyenne 30 à 40 0/0 de mortalité (Pouliot). *Le danger de la grossesse est réel, mais n'entraîne point fatalement des conséquences graves pour la femme atteinte de maladie du cœur.* Nous nous rangeons à ce sujet à l'opinion soutenue nettement par Jaccoud (août 1887). Pour résoudre sagement ce point si important de pratique médicale, il faut poser la question suivante :

*La malade a-t-elle déjà, oui ou non, souffert du fait des lésions cardiaques ?* La conduite à tenir dépendra de la réponse.

1° *La malade n'a jamais souffert :* dans ce cas, il n'y a *pas de raison pour interdire le mariage.*

Toutefois, il faut *tenir compte des conditions sociales* de la jeune fille. Il s'agit de savoir si, lorsque cette femme deviendra enceinte, elle sera dans l'obligation de travailler, ou si elle pourra passer la dernière moitié de sa grossesse dans un repos presque absolu. Dans le premier cas, il y a beaucoup à craindre. Mais néanmoins il vaudra mieux incliner vers la permission.

2° *La malade a déjà eu des accidents hyposystoliques avant le mariage.* Il y a toutes les probabilités possibles pour que, une grossesse survenant, les accidents se reproduisent vers le quatrième ou le cinquième mois. Peut-être, un peu d'œdème passager, quelques palpitations n'auraient-

1. Leyden, *Zeitschr. für Klin. Med.*, 1893.

ils pas grande gravité, mais il n'en est pas de même de la *dyspnée* et des *hémoptysies*, surtout s'il s'y joint de l'*albuminurie*, celle-ci constituant un *élément de pronostic particulièrement grave* pour la femme enceinte et cardiopathe. Ces accidents se reproduiront presque fatalement sous forme de crises vers le quatrième mois de la grossesse, et comme ils dureront autant qu'elle, il faut, sans hésitation, se prononcer pour l'*interdiction du mariage*.

On s'est préoccupé surtout des *lésions mitrales*, à cause des accidents congestifs auxquels elles exposent la malade; les *lésions aortiques* ne sont pas moins graves, car elles exposent aux accidents cérébraux et à la syncope.

*Statistique*. — Sur un nombre total de 1.700 femmes de la Maternité de Lyon, Vinay [2] (1893) a constaté 29 cas de cardiopathies diverses, soit 1,70 0/0 des cas. Le rétrécissement mitral, qui existait onze fois à l'état isolé, était accompagné sept fois d'une insuffisance mitrale et une fois d'insuffisance aortique. Sur l'ensemble de ces 29 *observations*, la grossesse a été très bonne dix-huit fois ; trois fois on a noté des maladies accidentelles, quatre fois sont survenus des œdèmes des membres inférieurs, mais il s'agissait de femmes variqueuses ; chez *quatre malades seulement* on constata un retentissement fâcheux de la grossesse sur la lésion cardiaque : chez l'une il y eut des hémoptysies et des accès d'oppression : une autre présenta de l'essoufflement, enfin deux femmes avec grossesse gémellaire eurent de la dyspnée vive et de l'œdème des membres. L'accouchement se fit à terme dans vingt-quatre cas, cinq fois il eut lieu prématurément.

Dans une statistique plus étendue, le même auteur, sur un ensemble de 5.000 accouchées, relève 80 cardiaques parmi lesquelles on note seulement 8 cas, dont 3 mortels, d'accidents gravido-cardiaques.

Champetier de Ribes, sur 5.998 accouchées, note 68 cardiaques : 5 fois des accidents se manifestèrent et deux fois seulement se terminèrent par la mort.

Porak a vu des grossesses se terminer heureusement, malgré la coexistence d'un rétrécissement mitral ; et Middleton, sur 17 cas de grossesse chez des femmes atteintes de sténose auriculo-ventriculaire gauche, les a tous vus se terminer sans incident.

Ainsi donc, des faits aujourd'hui très nombreux montrent qu'il est commun de voir la grossesse n'amener *aucune perturbation* dans le cours d'une *cardiopathie* à condition que celle-ci soit *bien compensée*.

Résumé. — La *conclusion pratique* à tirer de ces faits est que, chez les jeunes filles, *le mariage* et chez les femmes cardiaques, *la maternité peuvent, suivant les conditions de chaque cas particulier, être tantôt permis* et *tantôt déconseillés*.

1° Ils pourront être *permis*, mais non sans restriction, quand on se trouvera *en présence d'affections cardiaques bien compensées* (qu'il s'agisse d'un rétrécissement mitral aussi bien que d'une insuffisance aortique),

1. Vinay, *Sem. Méd.*, décembre 1893.

dans lesquelles il n'existe *pas d'albuminurie* et alors qu'*à aucune époque* ne sont survenus d'accidents graves *d'asystolie*.

On prendra aussi en considération la question de la situation sociale de la malade, si elle peut mener une vie calme, non fatigante et suivre une bonne hygiène durant sa grossesse, ou au contraire si elle doit exercer un métier pénible, une profession entraînant de la fatigue musculaire. Enfin, suivant le sage précepte de Jaccoud, on fera bien de recommander, à titre préventif, l'usage du régime lacté mixte (2 litres) à partir du deuxième ou du troisième mois de la grossesse, car le lait constitue pour la circulation un adjuvant puissant à cause de son action diurétique.

2° *Si la cardiaque* a déjà eu des accidents, si, par exemple, elle *a présenté des signes bien nets d'insuffisance cardiaque*, tels que *congestion pulmonaire, hémoptysies* et surtout *albuminurie*, on peut être certain que sa grossesse et l'avenir de son enfant seront gravement compromis, et *on fera bien de lui interdire le mariage et la maternité.*

Si cependant le *mariage accompli*, et malgré toutes les précautions prises, on voit survenir, pendant la grossesse, les accidents gravido-cardiaques, il faut les attaquer de suite avec énergie par les moyens que nous allons indiquer.

**Traitement.** — Le traitement des accidents gravido-cardiaques a été indiqué avec grand soin par Peter, et repris plus tard par Vinay (1897).

1° *Hygiène générale.* — *Prophylaxie.* — Bien compensées, les cardiopathies, dans le cours de la grossesse, n'exigent que certaines prescriptions hygiéniques : pas de fatigues physiques, exercice régulier, éviter les refroidissements dans la crainte des affections bronchopulmonaires, alimentation d'une digestion facile et dans laquelle seront exclus les aliments riches en toxines ; et surveiller attentivement les urines ; dès l'apparition de l'albumine, la malade sera soumise au *régime lacté absolu*. Enfin, l'auscultation du cœur doit être pratiquée aussi souvent que possible.

2° *Traitement médical.* — *a. Accidents bénins.* — Il peut survenir quelques accidents légers : dyspnée, tendance aux bronchites, aux poussées passagères de congestion pulmonaire, aux palpitations, etc.

Dans ce cas : *repos au lit*, des *laxatifs*, des *révulsifs* répétés ; enfin le *régime lacté absolu*.

*b. Accidents graves.* — Mais les accidents gravido-cardiaques peuvent prendre un caractère de la plus haute gravité : dyspnée extrême, troubles de l'hématose, crises de congestion œdémateuse suraiguë du poumon ou de catarrhe suffocant, hémoptysies, anasarque, albuminurie abondante, phénomènes de collapsus et menace de mort pour la mère et pour l'enfant. Que faire en pareil cas ?

1° Si les accidents surviennent pendant le cours même de la grossesse, et qu'il n'y ait *aucun travail commencé*, il faut *pratiquer d'abord une saignée* copieuse : 400 à 500 grammes (Peter) complétée par des *révulsifs* énergiques sur le thorax, etc. ; et *quelquefois* prescrire après la saignée, un *vomitif*, sans trop se préoccuper de provoquer des secousses et des efforts musculaires.

Toutefois, ce dernier moyen ne devra être conseillé qu'*avec prudence* et en tous cas, on ne devra point faire usage de tartre stibié.

Quelques auteurs conseillent encore de joindre à ce traitement *les toniques du cœur* et surtout la digitale ou la digitaline, la caféine, le lait et les diurétiques. La digitale ne devra être prescrite que lorsque les accidents d'encombrement pulmonaire auront diminué ; elle sera surtout, indiquée dans les cas d'*arythmie*, de signes d'*insuffisance cardiaque et d'oligurie*.

Contre le *collapsus* menaçant, les *révulsifs* et surtout les *injections sous-cutanées* d'*éther*, de *caféine* ou d'*huile camphrée* répétées à intervalles rapprochés.

Si on ne parvient pas à enrayer ces redoutables accidents, il peut se produire alors un avortement spontané, véritable « délivrance cardiaque » qui sauve souvent la femme. Dès lors, il y aurait lieu, souvent, de ne pas attendre trop longtemps et d'imiter la nature ; quand les accidents deviennent périlleux, il faut *songer à l'accouchement artificiel, le discuter, le proposer et le pratiquer* (PETER).

Dans une leçon importante, Tarnier (1894) a confirmé cette manière de voir ; à cette question : Doit-on provoquer l'accouchement dans les cas d'asystolie menaçante et rebelle à tout traitement ? il répond affirmativement. Sans doute, l'accouchement prématuré présente de redoutables éventualités, mais à tout prendre, il offre en cette circonstance moins de dangers de mort que l'accouchement à terme.

On aura recours au ballon de Champetier de Ribes pour activer la dilatation, au forceps, à la version, suivant les circonstances, pour supprimer la période d'expulsion la plus dangereuse à franchir pour les cardiopathes et terminer l'accouchement au plus vite.

Dans un travail postérieur J. Philipps (1895) a prétendu, au contraire, que l'avortement provoqué ne prolongeait pas la vie de la malade et que dans la plupart des cas la terminaison fatale survenait à bref délai ; nous enregistrons simplement cette manière de voir, sans insister davantage.

2° *Si le travail est déjà commencé*, la seule indication est de terminer l'accouchement le plus rapidement possible.

*Pour abréger l'opération*, on fera bien de *recourir à l'anesthésie*. l'éther, qui chez les cardiopathes peut provoquer des congestions bronchiques et pulmonaires pourrait peut être céder la place au chloroforme ; avant de prendre parti, on se souviendra cependant que cet agent n'est pas recommandable chez les cardiaques ayant eu déjà des crises d'asystolie, et que de plus, il a été accusé de favoriser les hémorragies de la délivrance.

3° *La délivrance terminée*, il peut se produire de graves accidents de dyspnée et de collapsus. Contre les premiers, on prescrira une *injection sous-cutanée* de 1/2 centigramme de *chlorhydrate de morphine*, deux fois par jour s'il y a lieu, et des *révulsifs*. Malgré les hémorragies de la délivrance, une *saignée* de 200 à 300 grammes serait encore indiquée.

Contre la défaillance du cœur, on conseillera les *injections* sous-cutanées d'*éther*, de *caféine*, d'*huile camphrée*, de *sulfate de spartéine* seul ou associé à une très petite dose de *sulfate de strychnine*, s'il y a menace de collapsus.

4° *Pendant les suites de couches*, les malades, soumises au repos et au régime lacté absolus, ainsi qu'aux diurétiques, pourront présenter des accidents spéciaux réclamant la digitale ou la caféine; de toute façon ce n'est *qu'au bout de quatre à cinq semaines*, au plus tôt, qu'elles pourront *quitter leur lit*[1].

---

# LE CŒUR DANS LES DÉVIATIONS RACHIDIENNES

(LE COEUR DES BOSSUS)

---

**Historique.** — Les déviations du rachis entraînent souvent des troubles profonds dans les fonctions des poumons et du cœur; les anciens auteurs: Sauvages [2], Cullen, [3] avaient remarqué et décrit la dyspnée et les crises d'asthme des rachitiques et des individus dont le thorax est difforme. Mais l'étude de ces accidents est due à Sottas[4], complétée plus tard par les remarques de C. Paul (1883).

L'observation clinique de huit malades, appuyée de cinq autopsies justificatives, m'a permis ultérieurement de reprendre cette étude[5].

**Anatomie pathologique.** — Sous l'influence des flexions du rachis avec convexité postérieure (ciphose), et surtout dans les déviations latérales (scoliose), le thorax s'abaisse en avant en formant un pli profond au-dessous des fausses côtes, suivi de rétraction de la région sus-ombilicale, entraînant à sa suite le refoulement du foie, puis du diaphragme et par suite du cœur qui se trouve repoussé vers le haut.

La cage thoracique est rétrécie, et s'il s'agit d'une scoliose, le poumon situé *du côté de la convexité* de la courbure latérale est repoussé en dehors et ne forme plus qu'une lame mince de parenchyme. Ce poumon ainsi aplati est généralement le siège d'altérations chroniques : emphysème, condensation et atélectasie, congestion chronique, sclérose pulmonaire, etc., qui engendrent une gène circulatoire notable et permanente

1. E. Barié, « Thérapeutique des maladies du cœur et de l'aorte », 2e édit. Paris, 1898.
2. Boissier de Sauvages, *Nosolog. methodica sistens. morbor. classes*, etc. Amsterdam, 1768, t. I, p. 661.
3. Cullen, « Éléments de médecine pratique », *traduction*, Bocquillon, Paris, 1787, t. II, p. 373.
4. Sottas, « De l'influence des déviat. vertébr. sur les fonct. de la respirat. et de la circulat. », *Th.* Paris, 1865.
5. E. Barié, « Le cœur dans les déviat. du rachis et dans les déformat. thoraciq. », *Sem. méd.*, 2 mars 1904. — Voir également : Poissonnier, *Th.*, Paris, 1906.

dans le domaine de la petite circulation. Par suite, le *cœur droit* se dilate, la pointe est refoulée vers la gauche d'une façon sensible et le bord inférieur du cœur augmenté d'étendue, enfin l'oreillette droite peut être dilatée également. C'est alors que le *cœur* prend la *forme* dite en *besace.*

L'aorte est généralement courte, et les deux branches de l'artère pulmonaire sont inégales, en rapport « avec le développement inégal des deux poumons ».

**Étude clinique.** — Les scoliotiques, en général, ont un *habitus* et un *facies* tout *particuliers* rappelant d'assez près ceux des grands emphysémateux : anhélants, courts d'haleine (*asthma a gibbo*), atteints de dyspnée à la suite du moindre effort, ils présentent un *état permanent de cyanose* légère de la *face*, des *mains*, surtout des *phalanges unguéales*, des *pieds*, des *genoux*, indice de l'entrave apportée à la circulation de retour, et qui s'augmente encore par la toux et les efforts musculaires ; les régions cyanosées sont, en outre, généralement refroidies d'une manière sensible. Chez ces malades, des bronchites même légères peuvent devenir des causes d'orthopnée véritable. Quelques-uns se plaignent de crises douloureuses de la région précordiale rappelant les accès subaigus des pseudo-angines de poitrine (C. Paul). Chez d'autres, tout se borne à quelques précordialgies non angoissantes, à des palpitations ; chez d'autres enfin, ces phénomènes font entièrement défaut.

L'examen du *cœur* montre que la *pointe* peut être *abaissée* dans le cinquième et même le sixième espace intercostal ; le plus souvent, il est vrai, l'abaissement est peu marqué, et ce qui domine, c'est une *déviation* très manifeste de la pointe, *vers l'aisselle gauche :* elle vient battre parfois très en dehors de la verticale qui passe par le mamelon gauche. Cet état est dû à l'*allongement démesuré du bord droit du cœur*, par suite de la dilatation des cavités droites. Il en résulte que dans certains cas les *battements cardiaques* se propagent, ou plus exactement s'étendent à une surface plus grande que de coutume, principalement *au niveau* de la région de l'*épigastre* qui présente une sorte de soulèvement systolique en nappe. Lorsque l'emphysème n'est point trop marqué, on voit encore par la percussion que le bord externe de l'oreillette droite dépasse plus ou moins le rebord sternal du même côté, indice évident de la dilatation de cette cavité.

La plupart des gibbeux avec retentissement morbide sur le cœur *succombent*, soit à des *complications* survenues dans l'*appareil respiratoire*, soit par insuffisance cardiaque, ou encore à la suite d'une *crise d'asystolie*. La première terminaison semble la plus fréquente, ce qui s'explique par la présence habituelle de la bronchite et de l'emphysème chez les scoliotiques. Déjà Stoll avait noté que ceux-ci meurent à la suite de pneumonie, de crises d'asthme, de pleurésie et aussi de tuberculose pulmonaire. Kirmisson (1902) prétend, au contraire, que « la tuberculose pulmonaire est rare dans l'évolution de la scoliose ».

Ces complications cardio-pulmonaires chez les gibbeux sont loin d'exister dans tous les cas, et l'observation montre qu'un grand nombre de *scoliotiques*, de *bossus*, etc., sont susceptibles d'un travail musculaire considérable, sans éprouver aucune gêne du côté du poumon et du cœur durant de longues années.

---

# LE CŒUR DES GOUTTEUX

**Historique.** — Le retentissement de la dyscrasie goutteuse sur l'appareil circulatoire relevé par les anciens observateurs, a été bien mis en relief par Stokes, par Garrod dans son important traité de *la Goutte* (1859), et par Trousseau, dans ses *Cliniques* de l'Hôtel-Dieu. Plus tard sont venus les travaux de S. Edwards[1], de Gairdner[2], de Barclay[3], de Lancereaux[4], de Coupland[5], et plus récemment de Mitchell Bruce, etc.

**Division.** — La goutte agit sur le cœur, tantôt par *action directe*, tantôt *secondairement* par l'intermédiaire des lésions rénales qu'elle détermine.

1° *Action directe*. — Alors que l'action du rhumatisme polyarticulaire aigu sur le cœur se porte, dans l'immense majorité des cas, sur l'endocarde et le péricarde suivant les lois précisées par Bouillaud, *la goutte* au contraire *s'adresse presque toujours au myocarde* sur lequel elle détermine des altérations diverses, dont les principales sont la *myocardite chronique* et la *dégénérescence graisseuse*.

Exceptionnellement on a observé la *péricardite* avec épanchement *chronique* (TROUSSEAU), et dans quelques cas l'*endocardite valvulaire* ; c'est ainsi que Lobstein cite un fait dans lequel des plaques ostéoformes cantonnées dans l'épaisseur des valves de la *mitrale*, étaient composées de phosphate et d'urate de chaux et de soude ; Samuel Edwards nota un fait analogue ; Lancereaux, puis Coupland observèrent également des cas d'*endocardite goutteuse* ; dans trois cas rapportés par le premier, deux fois la lésion occupait la valvule mitrale, une fois les *sigmoïdes aortiques*. Quant à l'*hypertrophie du cœur* rencontrée 80 fois sur 380 cas par Mayer, elle se rattache moins à la goutte qu'aux *lésions rénales*, si fréquentes dans le cours de cette dyscrasie.

Sur *l'aorte* également, *la goutte porte son action* nocive *avec* une *fré-*

1. S. EDWARDS, *Lancet*, p. 673, 1850.
2. GAIRDNER, *Gout*, p. 81, London, 1860.
3. A.-W. BARCLAY, *Gout and rheumatism in relat. to diseases of the heart*, p. 126, London, 1866.
4. LANCEREAUX, *Gaz. méd. de Paris*, 1868.
5. COUPLAND, *Transact. of the Path. soc. of London*, t. XXIV, 1873.

Voir également sur le *cœur goutteux* les travaux de QUAIN (*Fatty diseases of the heart*, London, 1850) ; de CHEYNE, *Dublin hospit. rep.*, 1818 ; de LATHAM, *Clin. med.*, 1846 ; d'HERVEZ DE CHÉGOIN, *Union médicale*, n° 30, 1860 ; de KIDD, *Practitioner*, juillet 1909 ; de LAUSSEDAT, *Soc. d'hydrolog.*, mars 1910.

*quence* que quelques auteurs regardent comme plus manifeste que celle qu'on note pour les cardiopathies ; l'*aortite chronique* d'origine goutteuse est, en effet, admise par tous les auteurs, avec sa conséquence clinique habituelle : l'*angine de poitrine vraie*, par extension du travail morbide aux artères coronaires.

A côté de ces faits qui se rattachent à des lésions anatomiques très caractérisées, il faut signaler des cas, nombreux encore, où *l'action de la goutte sur le cœur* se manifeste par des *troubles* purement *fonctionnels* sans lésion anatomique appréciable. Toutefois, il nous paraît probable que dans ce cas l'intégrité du cœur est plutôt apparente que réelle, et que presque toujours, si l'on cherchait mieux, on trouverait au microscope des altérations du myocarde, peu marquées sans doute, mais qui n'en sont pas moins évidentes.

Parmi ces troubles fonctionnels, il faut citer en premier lieu les *palpitations*, si fréquentes chez certains goutteux, et les *accès de pseudo-angor pectoris*.

2° *Action indirecte.* — La goutte agit encore fréquemment sur le cœur d'une façon indirecte par l'intermédiaire des lésions rénales (*rein goutteux*) ; on sait que dans ce cas on note une *hypertrophie considérable du cœur*, portant principalement sur le *cœur gauche* (TRAUBE), avec rythme de galop, élévation de la pression artérielle, signes de néphrite interstitielle, etc. ; l'histoire de ce *cœur rénal* a été faite antérieurement (voir *Hypertrophie du cœur*).

**Symptomatologie.** — La goutte cardiaque s'observe d'ordinaire chez des malades d'environ quarante ans, presque toujours des *hommes*, quelquefois d'hérédité goutteuse ou atteints de goutte acquise. On retrouve presque toujours dans leurs antécédents des poussées douloureuses vers les petites jointures, de la sciatique, du lumbago, des dermatoses variées, des troubles nerveux et très fréquemment des manifestations rebelles de dyspepsie gastrique ou intestinale (diarrhée).

C'est dans de semblables conditions que se produisent sourdement les altérations cardio-aortiques signalées plus haut, qui se manifesteront peu à peu par les symptômes propres à chacune d'elles : *myocardite chronique*, *aortite*, *lésions valvulaires*, etc.

Si les accidents consistent surtout en des troubles fonctionnels, on note avant tout des *palpitations*, soit consécutives à l'état dyspeptique (GARROD), ou nées spontanément sous l'influence dyscrasique. Elles s'accompagnent parfois d'un peu de *gêne douloureuse* de la région précordiale et d'un sentiment d'*oppression* assez vive ; chez plusieurs malades, Garrod a vu les palpitations *cesser* tout à coup *au moment où se déclarait un accès de goutte* articulaire. Bien plus, d'après Stokes[1], elles pourraient dans certains cas constituer l'accident initial et *précéder le premier accès* de goutte. On observe, dit-il, chez les jeunes sujets du sexe masculin, des

1. STOKES, *loc. cit.*, p. 534.

palpitations peu graves avant le premier ou le deuxième accès de goutte. Ces palpitations surviennent souvent pendant la nuit; ... elles sont peu douloureuses, et le cœur continue à fonctionner avec une activité presque normale. Puis, le lendemain matin, le malade en se levant note le gonflement à une articulation du pied, les symptômes cardiaques disparaissent et l'attaque de goutte est peu intense et peu prolongée.

Chez d'autres goutteux, les accidents consistent en des accès d'*angine de poitrine;* tantôt il s'agit d'*angine vraie* par aortite et coronarite, tantôt il s'agit simplement de *pseudo-angine* en dehors de toute altération artérielle, et affectant la forme de l'angine à forme névralgique (Lartigue, Potain, Lécorché, Brodier et Durand-Viel[1]).

L'*examen physique du cœur* est très variable : la percussion dénote assez souvent une augmentation de volume de l'organe, le choc précordial est faible, les bruits sont peu nets, mal frappés, le premier particulièrement est très affaibli. Lorsqu'il y a des lésions valvulaires, elles se manifestent par leurs signes d'auscultation habituels.

Le *pouls* est en général peu fréquent, parfois *irrégulier* ou *intermittent*, en rapport avec les mêmes caractères constatés du côté du cœur; le plus souvent la tension artérielle est faible; elle reste élevée au contraire dans les cas fréquents de *goutte cardio-rénale*.

Dans ce dernier cas où la goutte a touché le cœur par l'intermédiaire d'une néphrite (*hypertrophie cardiaque du rein goutteux*), les signes cliniques prennent une allure particulière, qui se confond avec celle que nous décrirons plus loin avec le *cœur des brightiques*.

**Diagnostic.** — Il est très délicat quand les symptômes cardiaques sont les premiers en date parmi les signes de la goutte, comme dans les cas cités par Stokes.

En général, on soupçonnera la nature goutteuse d'un trouble cardiaque en s'appuyant, sur les éléments suivants : antécédents goutteux ou attaque actuelle de goutte, accompagnés de symptômes de *goutte viscérale;* habitudes de bonne chère, dyspepsie, diarrhée, céphalée, dermatoses; antécédents familiaux de goutte, migraine, gravelle urinaire, asthme, glycosurie; enfin amélioration des troubles morbides par le traitement antigoutteux.

**Pronostic.** — D'après Mitchell Bruce, il serait bénin en ce qui concerne la vie, mais la durée des accidents est extrêmement longue. Il va sans dire que dans le cas de lésion valvulaire ou de myocardite chronique, le pronostic dépend avant tout de ces affections.

Dans les *cas rapidement mortels* (*goutte remontée au cœur*) la terminaison fatale, d'après Stokes et Garrod, ne peut être attribuée à l'influence directe de la goutte, mais aux *altérations cardio-aortiques* qu'elle a engendrées.

Dans les cas observés par Cheyne (1818), Kennedy (1849), Gairdner et

1. Brodier et Durand-Viel, *Presse méd.*, 6 octobre 1900.

d'autres, la *mort rapide* fut la conséquence de la *dégénerescence graisseuse du myocarde*, sans qu'il y eut *rupture du cœur ;* au contraire, il y avait rupture de la paroi interventriculaire dans un fait étudié par Latham (1846) et cité par Charcot.

**Traitement.** — Il se confond avec celui de la goutte en général : exercice au grand air, régime alimentaire sévère et rationné, suppression de l'alcool, de la bière, des vins mousseux et du tabac ; usage des alcalins (bicarbonate de soude, lithine), colchique, avec précaution, dans les accès douloureux régime lacté, purgatifs, préparations iodurées, etc.

Les accidents d'*angor pectoris* seront calmés par les moyens habituels.

---

# LE CŒUR DES BRIGHTIQUES

On sait combien est étroit le lien qui rattache certaines cardiopathies aux néphrites chroniques. Dans la néphrite interstitielle chronique, notamment, le cœur est toujours altéré secondairement, tantôt sur l'une ou l'autre de ses séreuses, tantôt, et c'est le cas le plus fréquent, dans son muscle lui-même.

1° La *péricardite des brightiques* a été signalée par Bright et se rencontre assez fréquemment : Frerichs l'a notée 13 fois sur 292 cas d'atrophie rénale. Elle coincide assez souvent avec l'inflammation d'une autre séreuse et notamment avec la pleurésie : il résulte des faits observés par Roberts, et de ceux étudiés par Merklen[1], par Rabé (1897) et par Bosc (1898), que cette affection, dont le pronostic est grave, se présente sous des formes variables : tantôt *sèche*, tantôt avec *épanchement séro-fibrineux*, et dans d'autres cas *hémorragique*.

Suivant les cas, on peut la rattacher directement à l'influence toxique du Mal de Bright, mais sans préciser les éléments du poison tantôt elle paraît provenir directement d'une *infection secondaire*, survenue accidentellement (Talamon et Lécorché) dans le cours de l'affection rénale. Ménétrier et Bosc y ont *relevé la présence du pneumocoque ;* dans les cas de Banti et de Merklen, l'examen bactérioscopique et les cultures furent négatifs (voir *Péricardite*).

2° L'*endocardite brightique* est beaucoup *plus rare* que la péricardite : Ormerod[2] l'a observée ainsi que Rosenstein[3] ; celui-ci, en effet, en a décrit trois observations, dont deux à forme végétante. Jaccoud en a vu un cas survenu rapidement au troisième jour d'un Mal de Bright. De même que la péricardite, elle peut coïncider avec d'autres manifestations

1. Merklen, *Sem. médicale*, avril 1892.
2. Ormerod, *Diseas. of the heart*, 1862.
3. Rosenstein, *Path. und. Ther. Nierenkrank.*, p. 69, 1863.

vers les séreuses : Hanot (1874) a rapporté à la *Société anatomique* le fait d'une femme de trente-trois ans, atteinte de Mal de Bright, présentant à la fois une endocardite, une pleurésie et de la péritonite localisée autour du foie.

3° Mais de toutes les manifestations cardiaques reliées à l'atrophie granuleuse du rein, la plus habituelle est sans contredit celle qui intéresse le muscle cardiaque lui-même et se traduit par l'*hypertrophie* considérable du cœur, portant de préférence sur le *ventricule gauche :* c'est le *cœur rénal,* dit encore quelquefois *cœur de Traube.* Son histoire, qui occupe une place si importante en pathologie, a été décrite précédemment (voir *Hypertrophie du cœur*).

---

# LE CŒUR DES DIABÉTIQUES

Chez les diabétiques, le cœur est souvent altéré : Saundby ne l'a trouvé normal que dans une proportion de 40 0/0. Plus récemment, le cœur dans le diabète a été étudié par L. Brunton[1].

**Anatomie pathologique.** — Les altérations peuvent intéresser le péricarde, l'endocarde, mais c'est le *myocarde* qui est le *siège habituel des lésions.*

*a.* D'après Le Gendre, on a signalé quelques cas de *péricardite.*

*b.* L'*endocardite* a été étudiée avec soin par Lécorché[2]. Il a réuni 14 cas d'endocardite diabétique dont 10 chez la femme et 4 seulement chez l'homme; les lésions sont presque toujours localisées à *l'orifice mitral.* L'affection surviendrait principalement dans les formes aiguës ou subaiguës du diabète, elle paraît hâter la fin des diabétiques par la généralisation de l'œdème, par l'ascite et l'hépatite qu'elle provoque souvent. Maguire a depuis rapporté un cas d'endocardite compliquant le diabète.

*c.* Les altérations du myocarde ont été rencontrées plus souvent que les altérations précédentes : la *myocardite chronique*, la *dégénérescence graisseuse* du myocarde, la *polysarcie* du cœur (*cœur gras*), surtout chez les diabétiques obèses, sont relativement communes : le cœur est pâle, mou, dilaté le plus souvent ; on a signalé encore dans quelques cas la présence de petites masses granuleuses de substance glycogène entre les faisceaux du muscle cardiaque.

**Symptomatologie.** — Elle n'offre rien de particulier et se confond avec celle que nous avons décrite à propos des myocardites chroniques, de la dégénérescence graisseuse du cœur, etc.

1. L. BRUNTON, *Practitioner*, juillet 1907.
2. LÉCORCHÉ, *Arch. gén. de méd.*, 1882.

Chez d'autres malades on rencontre des crises d'*angine de poitrine* : les unes à type *vrai* se rattachent à l'*aortite chronique* avec *coronarite* lorsque les diabétiques sont en même temps atteints de sclérose cardio-vasculaire, les autres, peut-être plus fréquentes, rappellent par leur début, leur évolution et leur pronostic les *pseudo-angines* (VERGELY).

On a décrit encore chez les diabétiques le *collapsus cardiaque* (SCHMITZ) accompagné de signes d'asthénie et même de parésie du cœur : faiblesse des battements et du pouls ; chez d'autres malades : palpitations, vertiges, somnolence, nausées, tendance aux lipothymies, et parfois *mort subite* ou rapide, *par syncope* ou à la suite d'une des manifestations graves de l'acétonémie, du *coma diabétique*. Ces accidents pourraient dans des cas heureux disparaître par le repos et un régime approprié (bicarbonate de soude à doses massives, etc.).

La *pathogénie* des cardiopathies dans le diabète est difficile à préciser : dans certains faits, il semble bien qu'il y ait *action directe du diabète sur le cœur*, et Lécorché n'hésite pas à rattacher les lésions mitrales qu'il a rencontrées à l'irritation produite sur la membrane interne du cœur par le sang chargé de principes sucrés.

Dans d'autres circonstances, il est permis de se demander s'il ne faut pas rapporter simplement ces troubles cardiaques à la *diathèse arthritique*, dont le diabète dépend lui-même si souvent.

---

# LE CŒUR DES OBÈSES

---

Son histoire a été décrite antérieurement, à propos de la *surcharge graisseuse du cœur* (voir *Le cœur polysarcique*).

---

# LE CŒUR DES TUBERCULEUX

---

Les *lésions* du cœur chez les tuberculeux sont de *deux sortes :* les unes d'ordre général, les autres de nature bacillaire.

A. *Lésions d'ordre général.* — *a.* Chez les *tuberculeux cachectiques*, on note fréquemment l'*atrophie du cœur* (LAËNNEC, BIZOT, BOUILLAUD, CRUVEILHIER, DU CASTEL) ; l'organe conserve sa forme, mais son volume et son poids ont diminué considérablement. Cette atrophie s'explique pour plusieurs motifs : d'abord parce que chez les cachectiques *le cœur maigrit comme les autres muscles ;* de plus, chez ces malades profondément débilités, l'anémie est considérable, il y a *diminution de la masse du sang* et par conséquent amoindrissement de l'action physiologique du cœur qui, travaillant moins, diminue de volume. Enfin l'anémie est encore entretenue par l'*abaissement de la tension artérielle*, phénomène habituel dans la tuberculose et souvent si précoce qu'il peut être révélateur de l'affection. D'après Sciallero, de Gênes[1], ce serait surtout chez les jeunes tuberculeux ou chez les individus à lésions récentes mais malignes et rapidement mortelles, que le cœur est petit et logé symétriquement derrière le sternum. Bouchard et Balthazard[2] ont examiné 87 sujets et sont arrivés à la conclusion suivante : chez les tuberculeux à la première période, devenus malades, parce qu'ils ont été exposés à la contagion, le cœur est normal. Chez ceux qui étaient prédisposés à la tuberculose, la petitesse du cœur a constitué une des causes prédisposantes. La petitesse du cœur est spéciale aux tuberculeux, car les divers états pathologiques s'accompagnent souvent d'une augmentation de la surface du cœur, jamais d'une diminution.

*b.* Cependant chez d'autres tuberculeux, le cœur est *augmenté de volume*, soit par *coïncidence de lésions valvulaires*, ou encore d'un *rétrécissement de l'artère pulmonaire* généralement suivi d'augmentation de volume des cavités droites, soit par suite d'une *sclérose du myocarde*, soit enfin à la suite de *troubles dyspeptiques*.

Mais c'est dans le cours de la *phtisie fibreuse*, ou encore dans la *tuberculose* accompagnée d'*emphysème* généralisé que se rencontre généralement la *dilatation du cœur droit*. Dans quelques cas l'ectasie cardiaque est telle qu'elle se complique d'insuffisance tricuspidienne (Jaccoud, Marucheau[3], E. Barié[4], Regnault[5]).

Quelques auteurs ont pensé que le même fait pouvait encore s'observer dans les cas de tuberculose avec extension des lésions caséeuses ou cavitaires. Cela paraît peu fréquent et s'explique sans doute parce que le poumon tuberculeux peut être en même temps atteint d'*emphysème*, ou encore de *sclérose* qui entraînent la dilatation du cœur.

B. *Lésions tuberculeuses proprement dites.* — Contrairement à l'opinion de Rokitansky, de Fraenkel (1895) et de Kryger, *il n'y a point antagonisme entre les cardiopathies et la tuberculose :* les observations de Martineau (1866) celles plus récentes de Frommolt[7], de Kidd[8], de Leyden, ainsi que les remarques de Laënnec et de Traube (1864) sur ce sujet, ont établi d'une façon indiscutable l'*association de la tuberculose et des maladies du cœur*.

Bien plus, les travaux modernes ont montré que *la tuberculose peut envahir le cœur lui-même;* et dans un travail qui remonte déjà à quelques

1. Sciallero, *Congr. med. int. Soc. Ital.*, Rome, octobre 1902.
2. Bouchard et Balthazard, *Acad. des Sciences*, 2 fevrier 1903.
3. Marucheau, « De l'état du cœur droit dans la tub. pulm. », *Th.* Paris, 1881.
4. E. Barié, « L'état et le volume du cœur dans la tub. pulm. chroniq. », *Soc. méd. des hôpit.* Paris, 14 décembre 1906, et *Congr. méd.* Paris, octobre 1907.
5. Regnault, *Th.* Paris, 1899-1900.
6. Martineau, *Th.* Agrégat., Paris, 1866.
7. Frommolt, *Arch. für Heilkund*, 1875.
8. P. Kidd, *S. Bartholom's Hospit. Rep.*, 1887.

années, nous avons étudié l'histoire de la *tuberculose du cœur*[1].

Le cœur peut être frappé par la bacillose sur son *péricarde*, sur son *endocarde*, et dans son *muscle* lui-même.

*a.* La *péricardite tuberculeuse* (LAËNNEC, LEUDET, 1862; MATHIEU, 1886; HAYEM et TISSIER, 1889; MOUISSET et BOUCHUT, 1909), qu'il ne faut pas confondre avec la péricardite chez les tuberculeux, a été décrite antérieurement à propos des péricardites.

*b.* De même l'*endocardite tuberculeuse* (CORVISART, WAGNER, PERROUD, 1875; TRIPIER, 1890; OSLER, 1890; G. LION, 1890; P. TEISSIER, 1894; BERNHEIN, 1886; ETIENNE[2], etc.) a été étudiée précédemment nous n'y reviendrons pas ici (voir *Endocardite*).

*c.* La *tuberculose du myocarde* a fait le sujet d'un chapitre spécial dans lequel sont exposés les points importants de son histoire anatomique et clinique (Voir *Tuberculose du Myocarde*).

*d.* Enfin, le cœur chez les tuberculeux peut être le siège de simples *troubles fonctionnels* parmi lesquels il faut citer les *palpitations* et surtout la *tachycardie* (E. BARIÉ, 1894; F. BEZANÇON, 1894; FAISANS, 1898) elles seront étudiées dans le chapitre consacré à l'étude de chacune de ces perturbations.

---

# LE CŒUR SÉNILE

On admet encore volontiers, suivant la déclaration de Engel[3] et les recherches de Peacock (1865), que l'atrophie est le propre du cœur des sujets avancés en âge; d'après le premier de ces auteurs, l'atrophie porterait sur les deux ventricules, et en particulier sur le ventricule droit.

Au contraire, d'après Clendinning[4] et Friedreich, le poids du cœur croît à mesure qu'on avance en âge, et sur un groupe de quatre cents sujets Clendinning a remarqué que le poids absolu du cœur croît encore après soixante ans, âge auquel tous les autres organes diminueraient. Plus récemment, du Castel[5] a rencontré la moyenne la plus élevée en poids dans le *cœur sénile* de cinquante à quatre-vingts ans; en outre, l'augmentation de capacité porterait sur le ventricule gauche.

**Anatomie pathologique.** — Les altérations anatomiques du *cœur sénile* sont encore discutées :

1. E. BARIÉ, « La tuberculose du cœur ». *Sem. médicale*, 2 décembre 1896, p. 485.
2. ETIENNE, « Des endocard. dans la tub. », *Arch. de méd. expériment.*, janvier 1898. Consulter encore : POTAIN, *Clin. de la Charité*, 1894; BERNHEIM, *Congrès de Lille*, 1899; le travail de Challe (*Th.* Paris, 1888), BABONNEIX et R. VOISIN, *Soc. anat.*, Paris, décembre 1908; etc.
3. ENGEL, *Wien. med. Wochenschr.*, n° 45, 1863.
4. CLENDOINNING, *Med. chirurg. Transact.*, 2° série, t. III, 1838.
5. DU CASTEL, *Arch. gén. de Médecine*, janvier 1880.

D'après Demange et Haushalter (1886), la myocardite chronique interstitielle, ou plus exactement la sclérose du cœur, constituerait la lésion anatomique du cœur des vieillards et se rattacherait à l'athérome dû à la sénilité.

Pour Nicolle (1890) le cœur sénile ne correspond point à des lésions toujours identiques : tantôt c'est l'hypertrophie plus ou moins accentuée qui domine, tantôt l'adipose avec ou sans atrophie. On y trouve encore de petites traînées fibroïdes de sclérose clairsemées dans les parois et dans les piliers du ventricule gauche. Dans les cas d'atrophie, il est probable, qu'elle se rattache non à la sénilité simple, mais aux altérations rénales ou artérielles si fréquemment associées chez les vieillards.

Dans une communication importante, Boy-Tessier[1] s'est efforcé d'établir que le processus de la veillesse est caractérisé par une production continue de tissu conjonctif, purement évolutionnelle, et non liée à une influence pathologique.

Cette production conjonctive dans le cœur sénile aurait pour caractéristique d'être *générale*, c'est-à-dire d'intéresser tous les points du cœur qui présentent normalement du tissu conjonctif, d'être *répartie également* en toutes les régions, enfin de n'*exercer aucune action fâcheuse* sur les éléments musculaires qu'elle sépare sans les étouffer.

Le poids du cœur sénile se trouve ainsi augmenté de 30 à 40 grammes sur le poids du cœur de l'adulte, ainsi qu'il résulte d'une statistique portant sur des vieillards de soixante-dix à quatre-vingt-quatorze ans.

*Histologiquement*, on constaterait, dans cette *prolifération conjonctive* cardiaque *d'origine sénile*, un épaississement du fin réseau qui entoure chaque fibre musculaire, épaississement qui rend visible ce réseau, difficile à déceler chez l'adulte à l'état normal. Les travées conjonctives qui séparent normalement les faisceaux musculaires sont également augmentées de volume, ainsi que le tissu conjonctif péri et intravasculaire. Il en résulte que le cœur est ainsi divisé en départements distincts constituant l'état anatomique que cet auteur désigne sous le non de *xérose* (de ξηρος, dur).

Ce caractère de prolifération conjonctive *générale* et *régulière* qui constitue la *xérose* suffit à la distinguer de la *cardio-sclérose*, qui est *irrégulière* et formée d'îlots ou de nappes conjonctives, d'où naissent des travées intrafasciculaires qui étouffent et dissocient d'une façon irrégulière les fibres marginales des faisceaux musculaires avec lesquelles elles sont en contact.

On trouvera encore dans le cœur des vieillards, des *altérations multiples : atrophie simple, dégénérescences chroniques* du *myocarde*, *cardiopathies d'origine artérielle*, lésions d'*athérome* « cette rouille de la vie », la *dégénérescence calcaire* du péricarde, la *surcharge graisseuse* ou *pigmentaire* ; ces lésions ne résultent pas de la sénilité elle-même, mais des

1. BOY-TESSIER, *Associat. franç. avanc. scienc.*, Bordeaux, 1895.

Consulter encore sur le *cœur sénile* : G. BALFOUR, *The senile heart*, etc. London, 1895; NICOLLE, *Th.* Paris, 1890 ; BOY-TESSIER et SESQUÈS, *Revue de méd.*, janvier 1899; LÉTIENNE, « Cœur sénile », *Presse méd.*, 18 avril 1906.

*infections* et des *intoxications* qui se sont *accumulées* peu à peu durant la longue vie des vieillards.

---

## LE CŒUR DANS LA CHLOROSE

---

**Historique.** — L'état du cœur chez les chlorotiques a donné lieu à des recherches assez nombreuses, parmi lesquelles il faut citer surtout celles de Starck (1863), de Parrot (1866[1]), de Virchow (1872[2]), Moriez (1880[3]), F. Muller[4], Grunmach[5], E. Gautier[6], Wybauw, von Noorden, Henschen[7], E. Barié[8].

**Étude clinique.** — Dès l'année 1857, Bamberger[9] avait reconnu la petitesse du cœur dans la chlorose, et Rokitansky, qui l'avait constatée également, l'année précédente, l'attribuait à une atrophie d'origine congénitale.

Plus tard, Virchow émit une hypothèse bien souvent citée, par laquelle il déclare que la chlorose est due à une hypoplasie de l'aorte par arrêt de développement et que le cœur participe à cette atrophie. Des recherches personnelles m'ont montré que *le cœur est en général, de volume réduit*, mais ce caractère ne s'applique pas à tous les cas, car dans certaines conditions, le cœur dans la chlorose peut, tout au contraire, présenter une *augmentation* appréciable *de volume*. Meckel et Halle (1756) ont signalé le fait mais c'est Beau (1845) qui le mit surtout en lumière et déclara en outre que la dilatation porte sur le ventricule gauche. Plus tard, Wunderlich et Vogel, Parrot surtout, Pearson Irvine[10], ont relevé aussi cette dilatation cardiaque ; elle occupe le ventricule gauche (Beau, Lewinski), le ventricule droit (Parrot), *aussi souvent* le *ventricule droit* que le *ventricule gauche* (Moriez).

Quant à la cause de cette dilatation, elle est encore discutée : atonie du myocarde qui entraîne les altérations sanguines, si fréquentes chez

1. Parrot, « Etude sur le siège et le mécan. des murmur. cardiaq. dits anémiques », *Arch. gén. de méd.* août 1866.
2. Virchow, « Ue. die chlorose und die dam zusammenhang. Anomel, etc. » *Beitrage, z. geb. u. gynak*, 1872, I-2, p. 323.
3. Moriez, « La chlorose », *Th. Agrégat.*, Paris, 1880.
4. F. Muller, *Berlin. Klin. Wochenschr.*, 1er avril, 2, 9, 23 septembre 1895.
5. Grunmach, *Thérap. monatsch.*, janvier 1897.
6. E. Gautier, *Deutsch. arch. f. Klin. med.*, 1898, p. 120.
7. Henschen, *Ueb. herzdilatat. bei chlorose und anoemie.* Iena, 1898.
8. E. Barié, «Le cœur dans la chlorose», *Sem. méd.*, 19 décembre 1900 et *Acad. de méd.* 21 avril 1908.
9. Bamberger, *Lehrbuch der Krankheit des Herzens*, 1857, t. II, p. 262.
10. Pearson Irvine « The clin. condit. of the heart and vessel in chlorosis », *Med. Times and Gaz*, 23 juin 1877.

les chlorotiques (FRIEDREICH), l'hydrémie (BEAU), la diminution de l'hémoglobine (LEWINSKI[1]), l'infiltration du myocarde par le sérum sanguin diffusé (GLAX, WYBAUW[2]), l'étroitesse extrême de l'aorte entraînant une augmentation de travail pour le cœur qui se dilate et s'hypertrophie ensuite (VIRCHOW). Mais pour d'autres auteurs, la *dilatation* du cœur chez les chlorotiques n'est qu'*apparente* et non réelle (MULLER, TALMA, VON NOORDEN, HENSCHEN, 1898). Pour ces auteurs, il y aurait chez les chlorotiques, un déplacement, une élévation du diaphragme, refoulant le cœur vers le haut, par suite son bord droit, deviendrait plus horizontal qu'à l'état normal; la pointe portée en dehors. Les limites de la matité du cœur seraient sensiblement modifiées, surtout dans le sens du grand axe du cœur et donneraient ainsi l'apparence d'une dilatation cardiaque.

Sans insister sur cette pathogénie, il est certain qu'il y a chez certaines chlorotiques, une *dilatation cardiaque, temporaire, passagère* et que même parfois elle a été poussée assez loin pour donner naissance à une *insuffisance mitrale passagère* et *fonctionnelle* (GERHARDT, BALFOUR, PICOT, 1899). Dans d'autres circonstances, cette *dilatation* porte sur le *ventricule droit*, et a été causée par un état de dyspepsie gastrique, si fréquente chez les chlorotiques. Dans ces conditions, et suivant un mécanisme indiqué déjà un réflexe parti de l'estomac, aboutit au poumon dont il produit la vaso-constriction des vaisseaux suivie nécessairement d'une dilatation des cavités droites.

Au point de vue purement clinique, la chlorose retentit sur le cœur en donnant naissance à des troubles fonctionnels variables; des *palpitations* entre autres. « Les chlorotiques, dit Bouillaud, éprouvent des palpitations, de la *dyspnée* et de l'étouffement au moindre exercice ». Ces palpitations se rattachent à des causes multiples si fréquentes dans la chlorose et en première ligne : le *nervosisme* et les *troubles gastriques;* leur histoire se confond avec celle des palpitations dyspeptiques bien étudiées autrefois par Chomel (1837), Beau (1866), et surtout par Lasègue (1872).

Chez d'autres chloro-anémiques, en même temps névropathes, hystériques, *neurasthéniques* ou encore *neuro-arthritiques*, on relève des sensations douloureuses plus ou moins vives de la région précordiale : *précordialgies*, ou encore des sensations de constriction angoissante « en plein cœur » rappelant les caractères du *faux angor pectoris*. Chez d'autres malades enfin on a observé la grave complication de la *thrombose cardiaque* (HAYEM, 1896).

Chez les chlorotiques on rencontre couramment des *souffles cardiaques et vasculaires* nombreux et variés, dont la pathogénie a été étudiée antérieurement (voir *Séméiologie*).

1. LEWINSKI, *Arch. f. patholog. anat. u. Physiolog.*, 1879, p. 292.
2. WYBAUW, *Journ. méd.* de Bruxelles, 15 mars 1900.

# LE CŒUR DES TABÉTIQUES

**Historique.** — L'association du tabes dorsal et de certaines cardiopathies n'est point un fait rare [1]; elle a été signalée pour la première fois en France par Fabre [2] et par Vulpian [3], à l'étranger par le travail de Berger et Rosenbach [4].

Depuis cette époque un assez grand nombre de mémoires ont été consacrés à l'étude de cette association morbide : nous signalerons surtout ceux de Grasset [5], de Letulle [6], de Thibierge [7], de Truc (1883), de Duplaix [8], de Dieulafoy [9] et les leçons de Raymond; à l'étranger, les travaux de Leyden [10] et de Schultze. Plusieurs thèses intéressantes ont été écrites sur ce sujet, nous citerons seulement celles de Balacakis (1883), de Schnell (1887) et de B. Nordmann (1896), ainsi que le travail documenté de J. Heitz [11].

**Symptomatologie.** — Les troubles cardiaques observés chez les tabétiques sont très variables :

*a.* Chez quelques malades (ce sont les cas les plus rares) les accidents se résument en de simples troubles fonctionnels : des *palpitations*, par exemple (Fabre, Teissier, de Lyon, 1884), ou de la *tachycardie* (23 fois sur 89 malades, J. Heitz).

*b.* Dans d'autres cas non moins rares, on note des *accès d'angine de poitrine vraie*, signalés par Leyden et par Grœdel. Mais, ainsi que le remarque Huchard, les douleurs signalées par ces auteurs siégeaient à la base du thorax et non en arrière du sternum comme les douleurs angineuses, elles ne s'irradiaient que peu ou pas vers les membres supérieurs et n'étaient point provoquées par la marche ou les mouvements; en somme l'angine de poitrine vraie est assez exceptionnelle chez les tabétiques, à moins qu'on ne rencontre en même temps chez eux des *lésions de l'aorte*, ce qui est fréquent.

*c.* Tout autrement se présente la *pseudo-angine* (Friedreich, Debove, Leyden), que l'on observe avec une plus grande fréquence dans le

1. E. Barié, « Le cœur chez les tabétiques », *Journ. des praticiens*, novembre 1896.
2. Fabre, « Phénom. viscér. dans l'ataxie locomotrice» *Marseille médical*, 20 septembre 1878.
3. Vulpian, « Malad. syst. nerveux », 1879, et *Clin. méd. de la Charité*, 1879.
4. Berger et Rosenbach « Ueb die coïncidenz vontabes dorsal, *Berlin Klin. Wochenschr.*, 1879, p. 191.
5. Grasset, *Montpellier médical*, juin 1880.
6. Letulle, *Gaz. médicale*, 1880.
7. Thibierge, « L'Encéphale », 1882.
8. Duplaix, « Atax. locomotr. et insuffis. aort. », *Annales de dermatologie*, 1884.
9. Dieulafoy, *Clin. méd. Hôtel-Dieu*, 1897.
10. Leyden, *Centralbl. f. klin. Medicin*, 1893.
11. J. Heitz, « Les nerfs du cœur chez les tabétiques », *Th.* Paris, 1903.

tabes. D'après Dieulafoy, ces crises constitueraient un accident analogue aux crises viscéralgiques et Heitz les attribue également à des crises du plexus cardiaque identiques aux crises gastriques. Dans un cas de Vulpian la simultanéité de crises d'angine et de crises gastriques établit bien le rapport étroit qu'il y a, entre ces deux troubles nerveux du tabes.

*d.* Mais le plus habituellement ce sont des *affections cardio-aortiques* qu'on rencontre associées au tabes : sur un ensemble de 130 faits publiés par différents auteurs, on trouve 58 cas de *lésions aortiques* (dont 38 faits d'*insuffisance*), contre 33 lésions mitrales.

*Il y a donc chez les tabétiques cardiaques prédominance des lésions aortiques et surtout de l'insuffisance, sur les lésions mitrales.*

Sur un groupe de 98 tabétiques. Heitz relève 6 fois l'insuffisance aortique, 2 fois un anévrysme de l'aorte, 16 fois des signes d'aortite.

Le plus souvent c'est à la *période d'état* du tabes et même quelquefois à *une période avancée* de la maladie que se rencontrent les lésions cardiaques (Vulpian, Charcot, Marie); dans quelques cas plus rares cependant, l'affection aortique *précéda de plusieurs années* les premiers signes du tabes (C. Paul, E. Barié, Mesnet), ou tout au moins se montra alors que le tabes était encore fruste (Babinski, Vaquez).

Pendant longtemps la *lésion aortique* est remarquable par la *latence* et la bénignité de ses troubles fonctionnels et surtout lorsqu'elle survient à une période avancée du tabes. Cela tient sans doute à ce que, à cette période, les tabétiques presque impotents ou même alités ménagent leur cœur par cette quasi-immobilité forcée ; peut-être aussi à cause des altérations, profondes à cette période, des filets nerveux du plexus cardiaque qui mettent le cœur dans un état d'analgésie relative et d'insensibilité aux actes réflexes si fréquents à la suite des lésions aortiques (Heitz). Quoi qu'il en soit, lorsque les lésions cardiaques sont précoces et surviennent au début du tabes, les troubles fonctionnels présentent sensiblement moins ce caractère de latence.

**Pathogénie.** — Le rapport qui lie le tabes aux cardiopathies organiques a été très discuté ; quelques auteurs, comme Leyden, semblent n'y voir qu'une coïncidence, mais cette opinion n'a pas prévalu.

En ce qui concerne les *cardiopathies mitrales*, l'analyse des faits a montré qu'il n'y a *pas de lien évident entre elles et le tabes*, car lorsqu'elles existent chez le tabétique on retrouve presque toujours dans ses antécédents le rhumatisme articulaire, facteur habituel de l'endocardite.

Au contraire, les *rapports du tabes avec les lésions aortiques sont établis d'une façon étroite.*

*a.* S'appuyant sur quelques coïncidences de tabes avec insuffisance aortique par perforation valvulaire, on a dit que l'insuffisance était un *mal perforant valvulaire* par trouble dystrophique, analogue au travail de raréfaction du tissu osseux habituel dans le tabes. Cette opinion n'est pas admissible, car l'état fenêtré des sigmoïdes de l'aorte (Corrigan, Bizot) n'est point rare en dehors du tabes.

*b.* Grasset a remarqué que les cardiopathies étaient surtout le propre de certains tabétiques chez lesquels on avait noté l'intensité des accidents douloureux; or les excitations douloureuses intenses provoquent des réflexes qui accélèrent, ralentissent ou arrêtent les battements du cœur d'où possibilité de cardiopathies ultérieures. Cette théorie ingénieuse a contre elle ce fait que, beaucoup de tabétiques, qui durant de longues années ont souffert d'atroces douleurs, ne présentent aucune complication cardiaque, et, que d'un autre côté certaines affections très douloureuses comme les sciatiques rebelles par exemple ne sont point suivies de cardiopathies.

*c.* On a pensé ensuite que le tabes et les lésions aortiques se rattachaient à une même cause : l'*artériosclérose généralisée* (Hipp. Martin, J. Renaut, Truc). Ces derniers auteurs, ayant trouvé chez plusieurs malades l'association de l'insuffisance aortique, du tabes et de la néphrite interstitielle, en firent un type clinique particulier sous le nom d'ataxie douloureuse néphro-aortique.

Cependant, comme l'association du tabes et de l'insuffisance aortique est indiscutable, il faut chercher une cause productrice s'appliquant à la fois à ces deux états morbides. Or, cette cause, on peut la trouver dans la *syphilis*, dont l'influence pathogénique sur le développement du tabes n'est plus à démontrer (Erb, Alfred Fournier). On sait en même temps que la syphilis n'épargne pas les artères, même celles d'un gros calibre, et qu'elle joue un rôle important dans la production des altérations de l'*aorte : aortite, anévrysmes.* Ainsi donc, la syphilis serait la cause commune du tabes et des lésions aortiques, et l'insuffisance valvulaire est causée, sans doute, par la propagation à l'appareil sigmoïdien des lésions d'aortite chronique.

Celles-ci ne sont point influencées par le mercure et l'iodure de potassium, parce qu'elles ne sont pas de *nature* mais d'*origine* syphilitique ; en d'autres termes, ce sont des *lésions parasyphilitiques.*

L'origine syphilitique de la lésion aortique avec insuffisance sigmoïdienne est encore démontrée par les *troubles pupillaires* (myosis), perte du réflexe lumineux avec conservation de l'accommodation à la distance (signe d'Argyll Robertson), si fréquemment rencontrés chez ces malades. D'après Babinski [1], ces troubles pupillaires indiquent à la fois l'origine syphilitique du tabes, — quelquefois incipiens, — et de l'aortite coexistante ; chez ces malades, d'ailleurs porteurs de cette double affection, on a trouvé très souvent la réaction de Wassermann positive [2].

Dans quelques cas, on a cru, à la place de la syphilis, trouver un facteur capable d'expliquer la lésion aortique ; ce serait par exemple, le rhumatisme, la fièvre typhoïde, la variole, l'intoxication saturnine.

Ces derniers faits, d'ailleurs rares, sont peut-être pour la plupart sujets à revision. En tous cas, et comme *conclusion*, nous dirons que lorsque chez un malade atteint de tabes et de lésion aortique, on trouve le signe d'Argyll Robertson, la lymphocytose du liquide céphalo-rachi-

1. Babinski, *Soc. méd. hôpit.* Paris, 8 novembre 1901.
2. Schultze, *Deutsch. Zeitsch. f. Chirurg.*, 1908.

dien (Widal et Lemierre) et que la réaction de Wassermann est positive, on peut affirmer l'origine syphilitique des deux affections médullaire et aortique.

Le *pronostic* des cardiopathies associées au tabes est sérieux, mais pas aussi sévère qu'on pourrait le supposer tout d'abord, surtout à cause du repos relatif auquel le tabes condamne le malade; on n'oubliera pas cependant que les lésions aortiques peuvent expliquer certains cas de *mort subite* survenue dans l'ataxie locomotrice.

---

# LE CŒUR DANS LES AFFECTIONS DU CORPS THYROÏDE

Elie de Cyon [1] a montré le rôle considérable que joue la sécrétion thyroïdienne sur l'excitabilité et la régulation de l'appareil nerveux du cœur ; on comprend alors facilement combien les affections du corps thyroïde vont retentir profondément sur le cœur.

*a. Maladie de Basedow.* — La *tachycardie* et les *palpitations* sont les phénomènes les plus importants de cette maladie; on peut y rencontrer encore la *dilatation du cœur* avec ses graves conséquences. On a regardé longtemps cette dernière comme pouvant expliquer l'asystolie mortelle qui survient quelquefois dans le cours du goître exophtalmique (Trousseau, Rendu, Debove, etc.), mais nous ferons remarquer que l'asystolie peut, pour quelques cas du moins, s'expliquer par des altérations du myocarde, d'origine rhumatismale, car les recherches de Vincent (1906), de Sergent (1907) et d'autres ont établi les rapports étroits *de la maladie de Basedow avec le rhumatisme articulaire aigu.* Dans d'autres cas, on a relevé l'*association du goitre exophtalmique* avec certaines cardi-valvulites (Froment [2]) et notamment avec les *affections mitrales*, mais celles-ci, comme le goitre, se rattachent sans doute à l'origine rhumatismale. Quoi qu'il en soit, ces cardiopathies paraissent aggraver le basedowisme en faisant apparaître plus tôt et en aggravant la phase asystolique.

Nous avons indiqué précédemment (voir *Séméiologie*) la *fréquence* extrême des *souffles cardio-pulmonaires* chez les malades atteintes de maladie de Basedow.

*b. Goitre simple.* — Le *cœur des goitreux* simples a été étudié par Hofmeister [3], qui a relevé 30 fois des troubles cardio-vasculaires sur un ensemble de 80 goitres qu'on avait dû opérer, puis par Krauss [4] qui

1. E. de Cyon, *Acad. des sciences*, 28 juin et 13 septembre 1897, et *Arch. de physiolog.*, n° 3, 1898.

2. Froment, « Cardiopath. valvul. compliquées de Basedow », *Th.* Lyon, 1906.

3. Hofmeister, *Congrès med. int.* Munich, 1906.

4. Krauss, *Wien. med. Woch.*, 1899 et *Soc. med. int.* Berlin, 15 octobre 1906. — Consulter encore : Potain, *Soc. anat.* Paris, 1863; Rose, *Arch. f. klin. chirurg.*, 1878; Léon Bernard et Cawadias, *Presse méd.*, 13 novembre 1907.

regarde le goitre comme agissant sur le cœur d'une *façon mécanique* et d'une *façon toxique* par l'action des sécrétions thyroïdiennes qui semblent être en état d'activité. La *compression* exercée par le goître sur les vaisseaux du cou, la trachée, etc., peut produire de la gêne dans la circulation pulmonaire, et consécutivement de la dilatation du cœur droit. L'*action toxique* due à l'*hyperthyroïdie* et aussi à une idiosyncrasie spéciale et préexistante se manifeste par de la tachycardie modérée, de l'hypertrophie du ventricule gauche, la possibilité de petites crises d'hyposystolie, puis des phénomènes secondaires : hyperhydrose, tremblement (Noggerath, 1906), œil brillant, dermographisme, mais jamais d'exophthalmie ni de signes oculaires ; enfin, on note très souvent encore chez ces malades la présence de *souffles cardio-pulmonaires*, doux, méso-systoliques (Minnich, 1904). Cette pathogénie établit le lien entre le syndrome du cœur goîtreux et le syndrome de Basedow.

Les *préparations iodées* et surtout la *thyroïdectomie* partielle sont les moyens à employer contre ces accidents d'hyperthyroïdie.

---

# LE CŒUR MOBILE ET LA CARDIOPTOSE[1]

## *A.* — LE CŒUR MOBILE

**Généralités.** — Sous les appellations variées de « Wanderherz, Bewegliches Herz, Cardioptosi, Kardioptose, *Cœur mobile* », on a étudié en ces derniers temps, principalement en Allemagne, en Italie et en Amérique, une disposition anormale du cœur, qui mérite d'attirer l'attention.

Le cœur n'est point fixe dans le thorax, il y est comme suspendu et maintenu dans sa position par des éléments nombreux : on sait en effet que le *péricarde* se prolonge sur les gros vaisseaux qui émergent de la base du cœur ou qui s'y rendent, lesquels constituent un puissant moyen de suspension pour le cœur. Celui-ci est encore maintenu par l'*aponévrose cervico-péricardique*, par les *plèvres* qui se réfléchissent de chaque côté pour former les parois du médiastin, et aussi par les *poumons* qui constituent une sorte de coussin élastique double et symétrique qui le maintient latéralement. Enfin, le cœur par son bord droit ou inférieur repose sur le *diaphragme* et plus profondément sur la face supérieure du lobe droit du foie. Ainsi suspendu, *le cœur jouit normalement* d'une *grande mobilité* relative, facilement appréciable dans les cas simples au lit même du malade par les procédés habituels de la clinique, et dans les cas com plexes par la radioscopie.

1. E. Barié, « Cœur mobile et Cardioptose ». *Presse médicale*, 27 janvier 1904.

Le cœur se déplace suivant les attitudes différentes que prend le sujet : *En arrière*, dans le décubitus dorsal ; *à gauche*, lorsqu'on s'étend dans le décubitus latéral gauche ; *à droite*, lorsqu'on se couche sur le côté droit ; enfin, dans certaines conditions, pendant la *station debout*, le cœur peut se déplacer en bas.

*a.* Le *déplacement du cœur en arrière*, qui accompagne le décubitus dorsal se traduirait à la percussion, d'après Cherchevsky, qui l'a constaté 18 fois sur 40 cas observés, par une diminution des diamètres de la matité normale du cœur.

De tous les déplacements que peut subir le cœur, celui qui s'opère à gauche est le plus considérable ; c'est ainsi que dans le décubitus latéral gauche, la pointe est rejetée de ce côté en dehors du mamelon et « la limite de la matité peut s'étendre ainsi en dehors dans une étendue variant de 1 à 3 centimètres ou 3 centimètres et demi environ ». Ce phénomène est physiologique, et l'on sait que la fixité, ou plus exactement, que le manque de déplacement de la pointe, suivant les différentes attitudes prises par le malade, est un des meilleurs signes physiques de la *symphyse du péricarde* (POTAIN).

Cette mobilité normale du cœur est d'ailleurs très variable suivant les individus : sur une statistique très étendue portant sur un millier de sujets, Pick [1] a trouvé seulement dans 60 0/0 des cas un déplacement du cœur vers la gauche dans le décubitus latéral du même côté, variant tout au plus de 1 centimètre 1/2 à 2 centimètres environ. Par contre, chez cinq malades observés par Rumpf [2], le cœur était si mobile que la pointe se déplaçait de 4 centimètres vers la gauche ou vers la droite, suivant les attitudes des sujets.

Comme exemple de grande mobilité cardiaque, j'ai observé un malade de vingt-trois ans, chez lequel la pointe du cœur s'éloignait de plus de 5 centimètres et demi de la verticale passant par le mamelon, lorsque le sujet se couchait sur le côté gauche.

On peut citer encore comme exemples véritablement extraordinaires de mobilité du cœur, les trois cas suivants :

Un brasseur âgé de trente ans, signalé par Rumpf, pesant 203 livres, buvant 8 litres de bière par jour, est atteint consécutivement de catarrhe chronique de l'estomac. Cet homme éprouvait une sensation de pesanteur profonde quand il était couché sur le dos. La matité précordiale se présentait sous forme d'un carré irrégulier, et la pointe du cœur battait dans le sixième espace intercostal, à 65 millimètres du rebord gauche du sternum. Le foyer des bruits aortiques se trouvait au-dessus de la quatrième côte, celui de l'artère pulmonaire dans le troisième espace intercostal.

Lorsque le malade se couchait alternativement sur le côté droit, puis sur le côté gauche, la mobilité du cœur était telle que la pointe se

1. A. PICK, « Ueber das bewegliche Herz ». *Wien. klin. Woch.*, 1889, p. 747 et 770.
2. RUMPF, « Ueber Wanderherz ». *Verhandlungen des siebenten Kongress f. innere Med.*, 1888, p. 221.

déplaçait dans le sixième espace intercostal dans une étendue de 13 à 14 centimètres.

Abrams [1] a signalé sous le nom de « cardioptose volontaire », le cas d'un homme qui, par une contraction violente du diaphragme, pouvait, à sa volonté, déplacer le cœur, l'estomac et le rein. L'estomac descendait jusque vers la crête iliaque, ou au contraire, suivant le caprice du sujet, était refoulé vers le haut, au point d'être introuvable à l'exploration. La pointe du cœur, qui battait dans le cinquième espace intercostal, pouvait descendre dans le septième et y rester pendant tout le temps qu'il plaisait à cet individu de contracter son diaphragme.

Enfin le troisième exemple est un jeune homme qui a le pouvoir de contracter volontairement, et avec toutes les combinaisons possibles, tous les muscles et groupes musculaires. Il modifie à son gré la position de son cœur, et le place, s'il le veut, la pointe tournée à droite ou en l'air; il peut également comprimer son artère sous-clavière et arrêter le pouls radial par ses contractions musculaires[2].

**Étude clinique.** — La mobilité du cœur a été reconnue *cliniquement* et signalée depuis longtemps déjà par Bamberger, par Gerhardt, par Potain et surtout par Cherchevsky [3], de Saint-Pétersbourg. En étudiant chez 40 sujets l'influence des différentes attitudes du corps sur le déplacement du cœur, il remarqua qu'il était nul chez 15 d'entre eux, faible chez 3, et considérable chez 19 autres. Dans ce dernier groupe, c'est-à-dire dans 50 0/0 des cas environ, le déplacement était considérable et variait de 4 à 7 centimètres et demi. Au point de vue du sexe, ces 40 cas se répartissaient en 36 hommes et seulement en 4 femmes, dont deux adultes et 2 fillettes de onze à douze ans. *Il y a donc prédominance* du phénomène *chez le sexe masculin*. En comparant l'*âge* des malades, on remarque encore que les déplacements les plus considérables se montrent *surtout jusque vers l'âge de quarante ans* pour *diminuer ensuite avec les progrès de l'âge*.

Ces déplacements, comme nous l'avons dit, peuvent être attribués à l'élasticité des gros vaisseaux auxquels le cœur est appendu; or, cette élasticité diminuant avec les années, on comprend que la mobilité du cœur devienne de plus en plus rare avec le progrès des ans.

*a.* Les *déplacements du cœur* peuvent résulter de certaines *causes intrinsèques* [4], et tout ce qui produit une dilatation aiguë et passagère du cœur (influence des *repas*, des *exercices physiques*, des *marches forcées*, des *émotions vives*, des *excès vénériens*, etc.) déplace la pointe du cœur.

*b. Causes extrinsèques.* — Bianchi (1877), usant à la fois de la radioscopie et de la phonendoscopie a constaté que toutes les causes qui sou-

1. Albert Abrams, « Cardioptosis », *The Medical News*, 1903, p. 337.
2. Borchardt, *Soc. méd. int.* Berlin, 2 janvier 1905.
3. Cherchevsky, « La mobilité du cœur et sa valeur diagnostique », *Wratch*, 1886, n° 37, et *Gaz. méd. de Paris*, 1887, n° 53, p. 629.
4. E. Barié, « La pointe du cœur et la région apexienne ». *Presse médicale*, 19 avril 1902.

lèvent ou qui abaissent le plan diaphragmatique, déplacent en haut ou refoulent vers le bas le cœur qui repose sur lui. En outre, l'*inspiration forcée déplace* le cœur *en bas ;* au contraire, l'*expiration* l'attire vers le *haut ;* enfin, dans le décubitus dorsal, le cœur se déplace en haut et en arrière.

Nous ajouterons encore que dans l'*expiration*, le cœur repose sur le diaphragme son grand axe restant incliné presque horizontalement, et que par contre, celui-ci devient moins oblique et se rapproche plus près de la verticale pendant l'*inspiration.* Il est à noter de plus que dans l'inspiration profonde, on voit à la radioscopie un espace clair ou nettement délimité entre le cœur et le diaphragme, car, dans ce temps de la respiration, le cœur ne repose pas sur ce muscle et reste suspendu aux gros vaisseaux de la base qui lui servent de support.

*c.* Cette grande facilité de déplacement rend compte de certaines *ectopies* cardiaques que la *radioscopie* permet de diagnostiquer nettement (Bouchard, Béclère, 1898). Dans un cas, le cœur, déplacé par un énorme *épanchement purulent de la plèvre du côté gauche*, battait dans le côté droit du thorax dans le sixième espace intercostal, éloigné de 15 centimètres de la ligne médiane.

L'image radioscopique montre encore que dans ces ectopies considérables, le cœur se déplace en masse vers la droite, son axe devenant presque vertical. En outre, la base facilement mobilisable dans le médiastin est rejetée en dehors et donne lieu à un soulèvement pulsatile siégeant à la droite du sternum, qu'on prend faussement pour celui de la pointe, et qui est causé réellement par le ventricule droit. Quant à la pointe, elle ne dépasse guère la ligne médiane, et vient battre derrière le sternum ou bien encore vers le bord droit de l'appendice xiphoïde (Pitres, Bard, 1897).

*Les grands épanchements péricardiques, la sclérose pulmonaire*, sont encore des causes importantes de déplacement du cœur.

## *B.* — CARDIOPTOSE

Il ne faut pas confondre le cœur mobile avec la *cardioptose* qui constitue un état morbide particulier et bien défini, caractérisé par une *ptose vraie, protopathique du cœur.*

**Historique. Généralités.** — Rummo, de Palerme [1], qui a bien étudié cet état, l'a défini une « chute du cœur, due à une altération de ses moyens de contention ». L'histoire de cet abaissement du cœur doit être placée à côté de celle des prolapsus viscéraux de l'abdomen, décrite sous le nom de *splanchnoptose* (Glénard [2]), sans qu'il y ait entre ces deux états

1. Rummo, « La cardioptosi », *La Riforma medica*, 28 décembre 1900 ; et *XII*e *Congrès international de médecine*. Paris, 7 août 1900.
2. Glénard, *Lyon médical*, 1885, t. XLVIII, p. 582.

de rapport obligé et la coexistence de la cardioptose et des autres ptoses viscérales serait plutôt rare (RUMMO). Au contraire, d'après Einhorn, il y aurait entéroptose généralisée dans la moitié des cas de ptose cardiaque et dans 15 cas de cette dernière, il y avait 6 fois association avec le rein flottant. Leusser [1] a publié six observations curieuses de cardioptose ; dans ces cas, le foie occupait sa position normale. Au contraire, dans tous les faits qu'il a rencontrés, Einhorn [2] a trouvé de l'hépatoptose, et ajoute que ce fait a jusqu'ici échappé à beaucoup d'auteurs. Elle s'expliquerait par l'abaissement du diaphragme produit par la cardioptose entraînant secondairement le foie avec lui.

**Étiologie.** — La cardioptose est *plus fréquente chez l'homme* que chez la femme : sur 22 sujets observés, on a trouvé 18 hommes et seulement 4 femmes. Celles-ci, — si fréquemment exposées à l'entéroptose, et à la néphroptose, — semblent préservées de l'abaissement du cœur par l'usage habituel du corset, qui refoule de bas en haut la cage thoracique et les organes qu'elle renferme, et maintient ainsi le cœur dans sa position physiologique.

La cardioptose se rencontre de préférence chez *les sujets jeunes, maigres*, à squelette faible, à *thorax allongé*, à *muscles flasques*. Chez le plus grand nombre d'entre eux, on trouve des *manifestations névropathiques* accusées, de la neurasthénie, de l'excitation fonctionnelle du cœur. Rummo pense que ces malades sont fréquemment exposés aux hémoptysies et aux dilatations veineuses périphériques. Il semble encore que l'habitude de se tenir penché en avant favorise la cardioptose, ce qui explique en partie sa plus grande fréquence chez les hommes, plus exposés que les femmes à cette attitude permanente par la nature de leurs occupations : travaux manuels de toute sorte, etc. Schmidt par contre a incriminé la vie sédentaire comme cause prédisposante.

La ptose du cœur présente *deux variétés :* tantôt elle est partielle, c'est-à-dire *incomplète*, tantôt elle est totale ou *complète*.

*a*. Dans la première variété, le cœur est seulement un peu abaissé, et glisse vers le côté gauche ; dans la seconde, le cœur est considérablement descendu et refoule en bas le diaphragme ; par suite, il y a élongation de la crosse de l'aorte et de la portion thoracique de ce vaisseau, en sorte que le foyer des bruits aortiques s'abaisse sensiblement dans le troisième et même dans le quatrième espace intercostal.

*b*. Quand la ptose est complète, l'espace semi-lunaire de Traube est manifestement réduit, et le lobe gauche du foie descendu ; enfin, de même que dans l'emphysème, il peut y avoir abaissement du poumon.

1. LEUSSER, « Ueber Wanderherz », *Münch. med. Woch.*, 1er juillet 1902, p. 1095. Consulter encore : SERIO BASILE, *Réform. méd.*, 22 mars 1909 ; CASSAET, « De l'allongement du pédicule cardiaque dans les sténoses laryngées et de la simulation de la ptose du cœur ». *Gaz. des scienc. méd.* Bordeaux, 9 février 1909.

2. MAX EINHORN, « Cardioptosis and its association with floating liver », *Medical Record*. New-York, 25 avril 1903, p. 647 ; et « Ueber Cardioptose und ihren Zusam. mit Hepatoptose », *Berl. klin. Woch.*, octobre 1903.

Dans quelques cas, le cœur peut augmenter de volume sous l'influence de la ptose, mais cette dilatation, quand elle se produit, ne se manifeste qu'à un très faible degré (Rummo). Le plus souvent, en effet, le cœur conserve son *volume normal*, mais ses rapports avec la paroi thoracique sont modifiés totalement; non seulement cet organe est abaissé, mais la mobilité dont il jouit à l'état physiologique, et qui fait que le siège de la pointe varie suivant l'attitude, est considérablement accrue. C'est ainsi que, dans le décubitus latéral gauche, la pointe du cœur peut venir battre à près de 5 centimètres en dehors de la région qu'elle occupe lorsque le sujet est couché sur le dos.

Dans quelques circonstances, on a noté la *coïncidence du rétrécissement mitral*, mais il est difficile de savoir s'il s'agit d'une affection associée ou d'une complication véritable. Ferrannini [1] a publié quatre cas de cardioptose associée au rétrécissement mitral : ses malades présentaient un développement imparfait des grands vaisseaux et du squelette osseux, en sorte qu'il considère que cette cardioptose était due à une dystrophie du système vasculaire et du cœur.

**Symptomatologie.** — La cardioptose, qui constitue un état assez complexe, se manifeste par des *phénomènes douloureux*, *des troubles cardiaques*, et surtout par des *troubles nerveux*.

1° *Phénomènes douloureux*. — En premier lieu, il faut signaler la *gêne* — ou la très grande difficulté — dont beaucoup de malades se plaignent, lorsqu'ils veulent *se coucher sur le côté gauche*, alors que le décubitus dorsal ne s'accompagne d'aucune sensation pénible; ce phénomène était très accusé chez trois des malades observés par Leusser. La *position inclinée en avant* est extrêmement *pénible* pour beaucoup de malades; Abrams rapporte qu'un de ses confrères atteint de cardioptose était pris de *dyspnée* si vive quand il se penchait en avant pour examiner ses clients, qu'il était obligé immédiatement de cesser son examen.

Deux autres phénomènes douloureux ont été signalés (Cherchevsky). En premier lieu, une *douleur costale gauche, non spontanée, mais provoquée par la pression*, et marquée surtout sur la *septième côte*, où elle occupe près de la ligne axillaire antérieure un espace de 1 à 2 centimètres ; jamais on ne rencontre de points douloureux sur les vertèbres, ni à l'extrémité antérieure de la côte : cette douleur ne semble point être une névralgie intercostale, mais se rattache à l'irritabilité du cœur déplacé.

Le deuxième symptôme, plus rare, consiste dans une douleur aiguë provoquée — lorsque le malade est debout — par la percussion du lobe gauche du foie, sur la ligne médiane du corps en allant un peu vers la gauche; elle s'irradie vers le cœur et disparaît dans le décubitus dorsal. Cependant, les dimensions du foie peuvent, dans ce cas, rester absolument normales.

2° *Troubles cardiaques*. — Ils sont très *variables;* parfois à peu près nuls,

1. Ferrannini, *Centr. f. innere Med.*, janvier 1900.

ils s'accusent dans d'autres cas par des *palpitations*, des *précordialgies* avec phénomènes d'angoisse rappelant ceux de la pseudo-angine de poitrine, de la *tachycardie* ou de la *bradycardie*, des retards du pouls et même des irrégularités; chez un homme de quarante et un ans, le *pouls* qui battait 72 fois dans le décubitus dorsal, s'élevait à 92 dans la station debout. On note encore des tendances syncopales, ou tout au moins des *lipothymies* : un malade éprouvait fréquemment des défaillances et était tourmenté par la crainte de s'évanouir. Chez d'autres, on observe une respiration courte, ou même de la dyspnée véritable, sans que l'auscultation dénote aucun signe morbide du côté des poumons; quelquefois encore, le pouls est un peu tendu, et la *tension artérielle* au-dessus de la normale.

3° *Troubles nerveux.* — Le plus souvent, ils ouvrent la scène ; ce sont des manifestations neurasthéniques : de la *céphalée*, *des vertiges*, *difficulté de travailler*, *fatigue*, *asthénie profonde*.

On note encore des *battements douloureux de l'aorte* au niveau de l'épigastre.

Un malade, chanteur de profession, éprouvait des douleurs laryngées, des *phobies* respiratoires, notamment la crainte de ne pouvoir reprendre haleine, etc.

**Signes physiques.** — La *percussion* montre dans les cas nets, que les deux matités cardiaques, relative et absolue, présentent des modifications importantes : la grande matité se montre plus bas qu'à l'état physiologique, et commence en moyenne au niveau de la quatrième côte, la petite matité vers la cinquième. Dans les cas de ptose totale, et lorsque le malade occupe le décubitus latéral droit, la matité absolue se déplace et se prolonge à droite du sternum.

Dans la très grande majorité des cas, le cœur était normal; c'est pourquoi, à l'*auscultation*, les bruits ne présentent aucun caractère pathologique : ils sont nets, clairs, fortement frappés, car le cœur présente généralement un état marqué d'*éréthisme*.

**Diagnostic.** — Il ne présente pas de difficultés réelles; tout au plus faudrait-il distinguer la cardioptose de cette affection d'un état morbide très voisin, décrit sous le nom de *bathycardie* (cœur trop bas, abaissement du cœur) par Mendelsohn[1] qui l'aurait rencontré chez onze sujets.

Les caractères qu'il lui assigne ressemblent de très près à ceux décrits comme appartenant à la cardioptose; la distinction entre ces deux affections semble très délicate; toutefois la bathycardie ne s'accompagnerait pas de mobilité anormale du cœur, et se rencontrerait surtout chez les individus d'âge mûr, alors que la cardioptose est le propre des jeunes sujets. La bathycardie résulterait, d'après Mendelsohn, du relâchement des gros vaisseaux.

D'après Cassaët, certaines *sténoses laryngées* peuvent allonger le pédicule cardiaque et simuler la cardioptose.

1. MENDELSOHN, *Leyden Fetschr.*, 1902, t. II, p. 153.

**Pronostic.** — Il ne comporte aucun élément qui puisse mettre la vie du malade en danger, mais cette affection, par la *multiplicité des désordres nerveux* auxquels elle donne naissance, devient l'origine de troubles et de malaises incessants. Bien plus, Rummo pense qu'*à la longue*, on peut voir, dans quelques cas, survenir une véritable *asthénie cardiaque*, et Cherchevsky, de son côté, déclare que les manifestations nerveuses qu'on rencontre du côté du cœur, peuvent, par leur répétition et leur longue durée, devenir le point de départ d'une *dilatation cardiaque*. Il ne faut rien exagérer cependant, car si la plupart des malades se plaignent d'éprouver les troubles fonctionnels qui viennent d'être signalés, il en est d'autres, encore *assez nombreux*, chez lesquels *la cardioptose ne donne lieu à aucun désordre sérieux* dans leur état de santé.

D'après Einhorn, dans les cas de splanchnoptose multiple, le cœur, en cas de guérison, serait le premier à revenir à la normale.

**Physiologie pathologique.** — Nous avons dit que d'après Cherchevsky, le mécanisme des déplacements du cœur serait dû à l'*élasticité des gros vaisseaux* auxquels cet organe est appendu ; cette élasticité, diminuant progressivement avec les années, explique pourquoi l'aptitude du cœur à se déplacer est, en général, en raison inverse de l'âge du sujet. Rummo a repris et développé cette théorie, et pense que le *facteur principal de la cardioptose* consiste dans une *organisation défectueuse des moyens de soutien et de contention du cœur*, portant principalement sur le tissu élastique des gros vaisseaux; cette sorte de dystrophie congénitale peut être encore, dans certains cas, une manifestation hérédo-familiale.

Dans un travail sur la question, Determann[1] attribue le déplacement latéral excessif du cœur au *relâchement des gros troncs veineux de la base du cœur, et la ptose au relâchement de l'aorte*. Ce relâchement serait dû à une faiblesse du tissu conjonctif et du tissu élastique de la paroi des vaisseaux ; il en donne comme preuve la fréquence de la mobilité du cœur dans la chlorose grave, affection dans laquelle les parois vasculaires seraient amincies et privées d'élasticité.

Enfin, pour Keith[2] et pour Glénard, la cardioptose serait la conséquence d'une *phrénoptose*.

Un autre facteur important de la cardioptose serait la *dénutrition prolongée*, avec amaigrissement progressif. Rumpf, Rénon[3] ont vu la maladie se produire après une *cure* sévère d'*amaigrissement*, Einhorn (1906) a vu également la ptose cardiaque céder à l'alimentation abondante, ayant produit une augmentation de poids du corps et l'engraissement du sujet.

**Traitement.** — Deux indications thérapeutiques sont surtout pressantes : en premier lieu, *calmer les manifestations névropathiques* du

1. Determann, *Zeitschr. f. klin med.*, t. X, fasc. 1-2, p. 24.
2. Keith, *Lancet*, février-mars 1903.
3. Rénon, *Journ. des praticiens*, 10 juillet 1909.

malade; en second lieu, agir contre les *troubles* purement *mécaniques* résultant de la ptose elle-même.

*a.* Contre les premières, on aura recours à l'hydrothérapie, aux affusions, aux lotions froides ou fraîches ; Leusser (de Kissingen) conseille encore les bains frais et les bains carbo-gazeux, le séjour en plein air, les promenades courtes, de brèves séances de gymnastique, entrecoupées de périodes assez longues de repos complet. On joindra à ce traitement l'usage modéré des préparations bromurées, ou mieux celui des valérianiques qui troublent moins la digestion. On laissera de côté tous les excitants du système nerveux, le thé, le café, le vin pur, les boissons spiritueuses, le tabac, etc. Le malade devra, autant que possible, éviter les émotions vives, et tout ce qui pourrait exacerber son état névropathique; il y a là, toute une série de mesures à prendre concernant la profession, les habitudes et la vie journalière de chaque malade, que l'on ne peut indiquer d'un trait, et que le clinicien devra rechercher et varier, suivant les individualités.

On devra également faire appel à la *suggestion*, et s'efforcer de calmer les malades, en leur faisant comprendre le peu de gravité de leur état.

*b.* Contre la ptose proprement dite, le malade devra éviter les longs efforts dans l'attitude inclinée en avant qu'il devra renoncer à occuper longuement. On lui conseillera encore de se coucher, dans la position horizontale, la tête très peu élevée.

Il pourra être utile encore de recourir à certains *moyens artificiels de contention* et de soutien pour le cœur déplacé. Dans ce but, Einhorn pense que l'on pourrait introduire un petit coussin dans le gousset du corsage. du côté gauche, remontant jusque vers le troisième espace intercostal, de façon à relever le cœur ptosé en le refoulant légèrement de bas en haut. On pourra recourir à la *pelote cardiaque* de Abée (de Manheim), à l'appareil imaginé par Graupner, composé d'une *plaque métallique* exactement moulée sur la région du cœur; la face interne porte une poche de caoutchouc que le malade gonfle lui-même avec de l'air ou avec de l'eau, jusqu'à ce que la pression exercée par l'appareil apporte du soulagement. L'appareil est fixé avec une série de bandes autour du thorax en évitant qu'elles ne produisent de la gêne dans les mouvements.

Il me semble préférable de conseiller le port d'une de ces *ceintures cardiaques* fort simples, que je recommande volontiers dans les cas d'hypertrophie du cœur avec éréthisme habituel du myocarde (1900). Ces ceintures se composent d'une plaque métallique rectangulaire à angles mousses, — doublée d'un mince plastron en peau — légèrement concave, de façon à s'appliquer exactement sur la convexité du thorax au niveau de la région précordiale qu'elle recouvre presque dans sa totalité. La plaque est fixée par une ceinture de cuir faisant le tour du thorax et maintenue elle-même solidement en place par une bretelle passant sur l'épaule gauche.

On peut faire usage également de la *ceinture* de Deschamps. Elle consiste en une petite pelote avec armature en carton ou en cuir, et capitonnée d'ouate fortement tassée; le tout est recouvert d'une peau de chamois. Cette pelote est trapézoïdale chez l'homme, de forme rectangulaire à grand axe vertical avec échancrure pour le sein chez la femme. Une courroie élastique attachée à la partie inférieure de la pelote entoure le thorax au-dessous des seins et est maintenue à cette hauteur par une bretelle passant sur l'épaule gauche.

On pourrait recourir encore à un *corselet* ou à un *maillot* en tissu élastique, embrassant sans les comprimer les régions inférieure et moyenne de la cage thoracique.

---

# ASYSTOLIE

Le terme *asystolie* a été créé par Beau (1856) pour désigner un ensemble de troubles graves résultant, non pas de la suppression de la systole cardiaque, comme pourrait le faire supposer l'origine étymologique du mot *a* (privatif), *systolie*, mais de l'affaiblissement et de l'insuffisance de la contraction du muscle cardiaque.

Selon la conception primitive de Beau, l'asystolie était le stade ultime auquel viennent aboutir les maladies du cœur, et en particulier les affections valvulaires. Mais les travaux modernes ont agrandi singulièrement le cadre de l'*asystolie* et montré qu'elle *peut apparaître, non seulement dans les cardiopathies valvulaires ou artérielles à leur stade avancé, mais toutes les fois qu'une altération profonde du muscle cardiaque affaiblit sa puissance contractile d'une façon durable.*

L'asystolie peut encore se manifester toutes les fois que le cœur rencontre devant lui un obstacle de siège variable (poumon, rein, etc.) dont il est incapable de triompher et qui le réduit peu à peu à l'impuissance.

L'*affaiblissement du système vasculaire périphérique* joue encore un *role important* dans la production des accidents asystoliques.

Ainsi donc, l'asystolie n'est point créée seulement par les maladies du cœur, mais par un assez grand nombre d'affections que nous étudierons en détail.

**Symptomatologie.** — *A. Tableau clinique.* — D'une *façon générale*, l'asystolie est caractérisée par un affaiblissement considérable de la contractilité du muscle cardiaque, manifestée cliniquement par la faiblesse et l'arythmie des bruits du cœur, par l'abaissement de la pression artérielle et l'augmentation de la tension veineuse, avec les accidents qui en découlent : stase veineuse et œdèmes périphériques, hydropisie des séreuses, congestions viscérales multiples, rareté des urines, etc.

Le malade atteint d'asystolie présente une *attitude caractéristique :*

il est assis sur son lit, soutenu par des oreillers, immobile, évitant le moindre effort et malgré tout en proie à une vive dyspnée ; d'autres, incapables de rester alités, sont assis sur le rebord de leur lit, les pieds reposant sur une chaise ; d'autres enfin, passent la plus grande partie du jour et souvent de la nuit, assis dans un fauteuil, la tête et le tronc courbés en avant. Chez la plupart, la *face* est plus ou moins *cyanosée*, d'une teinte lie de vin, principalement au niveau des *pommettes*, des paupières, des *ailes du nez* qui présentent des plaques violacées et très souvent aussi de nombreuses varicosités et de petites veinules de coloration vineuse. Les *lèvres sont violacées*, les grosses veines du cou turgescentes, flexueuses et soulevées par des *ondulations* rythmées ; les *conjonctives* sont injectées et les sclérotiques présentent souvent une légère teinte subictérique.

Les *membres inférieurs* sont le siège d'un *œdème considérable*, occupant la région péri-malléolaire, la face dorsale du pied, la région prétibiale dans toute sa hauteur ; l'œdème peut occuper encore la plus grande partie de la cuisse, le scrotum, le fourreau de la verge, les grandes lèvres, la paroi abdominale et même lombaire ; l'ascite est en général plus tardive, mais habituelle. De plus, les pieds, les genoux, la face dorsale des mains sont refroidies, et présentent des marbrures livides, violacées, de véritables plaques de cyanose. Les membres infiltrés sont souvent le siège de gerçures, de crevasses, d'excoriations, d'*érythèmes* plus ou moins étendus ; quelquefois, enfin, on relève des taches de *purpura* surtout dans les parties déclives. Enfin, l'hydropisie peut prendre le caractère d'une véritable *anasarque*, gagner les séreuses péritonéale et pleurale, et donner lieu non seulement à de l'*ascite*, mais encore à de l'*hydrothorax*.

Chez quelques malades atteints d'*asystolie à repétition*, on note parfois une sorte de *masque pigmentaire* prédominant au front et aux tempes comparable au masque gravidique. Ce masque asystolique serait en rapport (Gilbert et Lereboullet[1]), avec la cholémie, conséquence de la congestion hépatique passive. Chez d'autres malades on remarque un masque brunâtre, *pseudo-addisonien*.

Les nuits sont extrêmement pénibles : les malades sont en proie à l'insomnie, tourmentés par des cauchemars, de la toux et surtout par une dyspnée extrême.

B. *Signes physiques*. — *a*. L'*examen direct du cœur* dénote à la *percussion* une *augmentation de la matité précordiale* ; la pointe est sensiblement abaissée, mais surtout déviée en dehors du mamelon vers la région axillaire gauche, indice d'une dilatation cardiaque portant de préférence sur les cavités droites.

A la *palpation*, le choc apexien est très affaibli.

A l'*auscultation* on perçoit des signes variables : les *bruits* du cœur sont le plus souvent *faiblement frappés* et plus ou moins *arythmiques*. Ces *extra-systoles* sont sous la dépendance des altérations du myocarde qui

1. Gilbert et Lereboullet, *Soc. de biologie*, 6 juin 1906.

accompagnent pour ainsi dire constamment les affections valvulaires anciennes. En outre il arrive *fréquemment* que les *souffles pathologiques*, perçus antérieurement par le clinicien durant la période d'état de la maladie, *disparaissent momentanément*, pour réapparaître plus tard, lorsque le repos et un traitement approprié et, en premier lieu, l'action de la digitale aura régularisé le cœur et renforcé l'énergie contractile du myocarde. Dans d'autres circonstances, on perçoit nettement à la partie inférieure du sternum, au niveau de la région xiphoïdienne, la présence d'un *souffle systolique à timbre grave*, *indice* caractéristique d'une *insuffisance tricuspidienne fonctionnelle*, si fréquemment liée à l'asystolie, et accompagnée de ses deux phénomènes symptomatiques si importants : le *pouls veineux vrai* des jugulaires, et le *pouls veineux vrai hépatique* (voir *Insuffisance tricuspidienne*).

Dans certains cas, et sans qu'il y ait insuffisance tricuspidienne, on peut encore observer un gonflement marqué des veines jugulaires, avec soulèvement plus ou moins rythmique, non plus en rapport étroit avec la systole, comme le pouls veineux vrai, mais précédant celle-ci : c'est le *faux pouls veineux* présystolique, dû à la contraction auriculaire, et qui n'a rien à voir avec l'insuffisance tricuspidienne. Ces différents signes sont fréquemment accompagnés de troubles fonctionnels, et les malades se plaignent parfois de *palpitations*, de gêne douloureuse dans la région précordiale, etc.

Le *pouls* est *petit*, *arythmique* comme le cœur, les pulsations sont *inégales* et *parfois* absolument *désordonnées ;* leur fréquence est variable, et quelquefois excessive par exemple lorsqu'on trouve en même temps à l'auscultation de la tachycardie et de l'arythmie (tachy-arythmie).

La *tension artérielle* est généralement *abaissée* très sensiblement.

*b*. L'examen des *organes respiratoires* décèle la présence de râles sous-crépitants fins dans les poumons, principalement aux deux bases et dans les parties déclives, particulièrement à gauche ; ils sont l'indice de la *congestion œdémateuse* des poumons, qui est plus ou moins accentuée, mais ne manque jamais dans l'asystolie.

Elle se manifeste par un état dyspnéique permanent, par de la toux et de l'*expectoration mousseuse*, *aérée*, analogue *à du blanc d'œuf* battu, quelquefois striée de filets de sang. On peut noter encore des *hémoptysies* à répétition, ou encore de petits crachats pelotonnés, noir de jais, indices de foyers d'*apoplexie pulmonaire*.

Il n'est pas rare également de constater la présence d'un *hydrothorax* plus ou moins abondant dans les plèvres; on peut trouver encore de la *pleurésie* véritable unilatérale et siégeant principalement *à droite* voir *La dyspnée chez les cardiaques*).

Chez quelques cardiaques asystoliques, de préférence des *vieillards* ou des *artérioscléreux*, on note de la *respiration de Cheyne-Stokes*, même en l'absence d'urémie. Elle est due à la fois à la faiblesse du myocarde (Stokes, Fraentzel), et à l'artériosclérose du cerveau suivie d'ischémie de l'encéphale (Merklen, Rabé, 1898). Ces accidents respiratoires graves cèdent en partie sous l'influence de petites doses de morphine (Rendu), qui exerce une action vaso-dilatatrice favorable sur les artérioles cérébrales. Ces accidents ne s'observent pas chez les asystoliques jeunes.

Enfin chez certains *cardiaques aortiques* ou artérioscléreux, on rencontre des crises subites de dyspnée en forme d'accès d'asthme de la plus haute gravité, dues à un *œdème congestif aigu du poumon*, étudié antérieurement.

c. Du côté des *organes abdominaux*, on constate que le *foie* est *volumineux* et dépasse le rebord costal, parfois dans une étendue de 10, de 15, de 20 centimètres et même davantage. Il est *douloureux à la palpation*, et même spontanément s'accuse souvent par une sensation de gêne, de pesanteur dans la région de l'hypochondre droit. Ce gonflement du foie, lié à la congestion de l'organe, donne lieu souvent à une teinte subictérique de la peau et des conjonctives, l'urine est alors fréquemment colorée, mais il est assez rare d'y trouver la présence des pigments biliaires, comme dans l'ictère vrai.

Enfin, le foie volumineux peut être encore le siège de *battements veineux rythmés*, *systoliques* liés à l'insuffisance tricuspidienne signalée plus haut. Cliniquement, la congestion hépatique d'origine asystolique se traduit par des troubles digestifs variés, à la production desquels *l'estomac*, qui participe également à la stase sanguine, prend une part importante. Des *troubles intestinaux* peuvent être observés également : ce sont parfois des *hémorragies intestinales*, de la diarrhée, des *hémorroïdes*.

*d.* Le *rein*, *congestionné* comme les autres viscères, donne des urines rares, d'une coloration foncée, riches en urates colorés et se troublant par le refroidissement : elles *renferment presque toujours de l'albumine* en quantité variable.

L'*oligurie* est de règle, pour ainsi dire, dans l'asystolie ; un autre signe assez important, plus propre aux états hyposystoliques que l'asystolie vraie est la *nycturie* (PÉHU[1]), c'est-à-dire que les malades, contrairement à ce qui arrive à l'état normal, urinent environ les deux tiers durant la nuit, et le dernier tiers durant le jour, peut-être parce que la pression artérielle, basse dans l'hyposystolie, s'élève pendant le décubitus nocturne. L'*urine des asystoliques* est *pauvre* en *urée* et en *chlorures*. Le foie est-il profondément altéré, les *urines* qui ont peu d'urée, contiennent de l'*urobiline* et quelquefois des *pigments biliaires*, et même du sucre après l'épreuve de la glycosurie alimentaire (voir *Séméiologie : urines des cardiaques*).

*e.* La *rate*, en général, peu ou pas augmentée de volume est cependant quelquefois très développée (*asystolie hépato-splénique*).

*f.* Enfin, le *système nerveux* n'échappe point aux perturbations générales causées par l'asystolie : les phénomènes de stase sanguine et de suffusion séreuse vers l'encéphale se manifestent par un état de *somno-*

1. PÉHU, « De la nycturie dans les affect. cardio-vascul. » *Rev. de méd.*, 1903. Voir également : FAUGERON, *Th.* Paris, 1907.

2. ACHARD et L. LÉVI, « Paralys. transitoires d'origine cardiaq. » *Soc. méd. hôpit.* Paris, 8 octobre 1897.

*lence*, de *torpeur* plus ou moins accusé, par des étourdissements, des bourdonnements d'oreille, des vertiges, des troubles visuels, et dans d'autres cas par du *délire*, des *hallucinations* et de l'excitation maniaque, véritable *folie cardiaque* plus marquée chez les malades prédisposés personnellement ou par hérédité névropathique.

On a noté, quoique plus rarement, des *paralysies incomplètes et passagères* (membres et face, Achard et Lévi[2]), par anémie cérébrale locale, ou, sous l'influence de petites embolies ou simplement d'auto-intoxication, la toxicité du sang chez les cardiaques étant sans doute augmentée par le retentissement de la cardiopathie sur le poumon, sur le foie, sur le rein, etc. A. Siredey[1] a noté également deux attaques d'hémiplégie temporaire ayant duré de un à trois jours chez une femme asystolique par rétrécissement mitral. D'ailleurs la pathogénie de ces *paralysies transitoires* n'est point unique. Hirtz et Beaufumé[2] ont relevé un cas de disparition brusque d'une hémiplégie chez une asystolique avec anasarque après la ponction d'une ascite, faisant disparaître un œdème cérébral comprimant les zones motrices; d'autre part, et par un mécanisme tout inverse, Merklen et Heitz[3], E. Barié[4], Hirtz et Lemaire[5], ont signalé dans les cardiopathies des accidents cérébraux : paralysies, convulsions, coma, délire, respiration de Cheyne-Stokes, etc., survenus à la suite d'une disparition trop rapide des hydropisies, sous l'influence de purgatifs, diurétiques, etc.

**Marche.** — Le tableau général que nous venons de tracer répond surtout à l'état d'*asystolie confirmée*, tel qu'on le rencontre dans le stade avancé des cardiopathies anciennes, mais avant d'arriver à cet état, le malade passe par toute une série d'attaques d'*asystolie incomplète* et à répétition (subasystolie, dyssystolie, *hyposystolie*, des auteurs), dont il a triomphé pendant un temps variable, sous l'influence d'un traitement méthodique et d'une hygiène sévère. Mais peu à peu, la lésion cardiaque restant indélébile, les accès d'asystolie reviennent plus fréquemment, et chaque fois avec une intensité plus grande, jusqu'à ce que le muscle cardiaque, épuisé par le surcroît d'effort qu'il déploie sans aucune trêve pour lutter contre l'entrave circulatoire, reste définitivement impuissant ; dès lors éclatent tous les accidents d'une grave attaque asystolique qui peut être la dernière et causer la *mort* du malade. Celle-ci peut survenir *brusquement*, par *syncope*, à la suite d'un effort, d'un mouvement du malade pour se lever ou simplement se dresser ou se retourner dans son lit, ou quelquefois d'une façon plus ou moins rapide par *embolie*, avec ses paralysies consécutives, ou enfin d'une *façon lente*, par *asphyxie progressive* : le malade, somnolent, oligurique, atteint d'œdème,

1. A. Siredey, *Soc. méd. hôpit.* Paris, 14 octobre 1904.
2. Hirtz et Beaufumé, *ibid.*, 3 juin 1910.
3. Merklen et Heitz, *ibid.*, 15 janvier 1904.
4. E. Barié, *ibid.*, 3 juin 1904.
5. Hirtz et Lemaire, *ibid.*, 3 juin 1904.

de cyanose et de refroidissement extrêmes de la face et des extrémités, s'éteint peu à peu dans le marasme, dans un état de cachexie véritable (*cachexie cardiaque*, ANDRAL).

L'*état des urines* a une *valeur pronostique considérable* : *rares et albumineuses, pauvres en chlorures*, riches en urates ; elles sont un signe de *gravité* ; au contraire, si elles sont *abondantes*, avec *décharge de chlorures* elles coïncident avec la diminution de l'œdème des membres et sont de *bon augure* pour la disparition de l'attaque asystolique.

Cependant, après avoir triomphé relativement de crises antérieures, le malade finit peu à peu par arriver à la *crise ultime* qui se fera par cachexie cardiaque, et très souvent par complications pulmonaires, et spécialement par *bronchopneumonie*.

*Formes cliniques.* — La description de l'asystolie, telle qu'elle vient d'être esquissée, correspond seulement au type général de l'affection, car les troubles complexes qu'elle engendre échappent à toute description régulière. C'est qu'en effet chaque malade fait son asystolie à sa manière, s'il est permis de dire ainsi. Chaque organe lutte isolément, suivant que son état antérieur d'intégrité ou de maladie maintient ou diminue sa résistance. De là, ces différences si grandes au point de vue clinique entre les divers malades ; car les manifestations viscérales, indépendantes les unes des autres, éclatent de préférence dans les lieux de moindre résistance propres à chaque cardiaque en particulier, constituant toute une série d'*asystolies locales*, suivant l'expression consacrée sur les territoires où la débilitation des capillaires est le plus accentuée (POTAIN). C'est ainsi que chez les alcooliques, par exemple, les accidents de congestion et de stase veineuse commenceront de préférence par le foie, ce qui engendrera une ascite précoce, avant que l'œdème des membres inférieurs et que les complications vers le poumon et le rein se soient encore manifestées. Au contraire, chez les bronchitiques et les emphysémateux, les accidents asystoliques se montreront dès l'abord sur les poumons.

Ainsi s'explique la raison qui a porté les auteurs à considérer dans l'asystolie plusieurs formes cliniques créées un peu artificiellement, mais qui facilitent singulièrement la compréhension de la maladie.

Dès l'abord il y a lieu, au point de vue clinique, d'établir deux grandes divisions :

1° *L'asystolie aiguë* ou transitoire, et 2° l'*asystolie chronique*.

I. ASYSTOLIE AIGUE. — Elle répond à cet état que Beau avait désigné sous le nom de *cœur forcé*, et dont Maurice Raynaud (1868) a rapporté un curieux exemple. Il s'agit d'une prostituée qui, en temps de carnaval, s'était livrée pendant toute une nuit à une danse effrénée et à de nombreuses orgies. Cette fille qui n'avait jamais présenté le moindre accident du côté du cœur fut prise d'accidents asystoliques aigus : congestion pulmonaire, hémoptysies, anasarque, etc. Cette asystolie est produite par un *surmenage physique excessif*, par des efforts musculaires considérables et soutenus, par des marches forcées, ainsi que cela s'observe par exemple chez les jeunes soldats non encore entraînés à la fatigue ;

nous avons déjà étudié la plupart de ces faits, à propos de la *dilatation du cœur*.

II. Asystolie chronique. — *C'est l'asystolie à marche lente*, celle que l'on rencontre dans la très grande majorité des cas; elle comprend plusieurs formes cliniques :

1° *Forme pulmonaire*. — C'est la *forme commune*, celle qui répond au type complet de l'*asystolie classique*; elle est causée le plus fréquemment par des *lésions de l'orifice mitral*.

Sous l'influence de la dilatation lente et progressive de l'oreillette gauche qui est la conséquence des lésions mitrales et de la stase pulmonaire qui en résulte, il se produit des phénomènes de congestion aux deux bases, avec râles sous-crépitants fins à l'auscultation, puis peu à peu, se montrent les phénomènes consécutifs de dilatation du cœur droit, amenant de la stase et de l'œdème d'abord aux extrémités : œdème périmalléolaire, puis prétibial, pour s'étendre ensuite à la totalité des membres inférieurs pour gagner plus tard la cavité abdominale; puis se montrent de la cyanose et du refroidissement périphériques, des congestions viscérales très accentuées, des complications pulmonaires habituelles : infarctus hémoptoïques, pleurésie, hydrothorax, etc. A ce point de vue, une mention toute particulière doit être faite de l'asystolie consécutive à la maladie mitrale, dans laquelle, plus que dans l'asystolie par lésion aortique, les *hémoptysies* présentent parfois une abondance et une répétition d'un pronostic sérieux.

2° *Forme cardio-artérielle*. — On la rencontre de préférence chez les gens âgés, les athéromateux et ceux qui présentent des manifestations de l'*artériosclérose*. Elle est le propre des *lésions aortiques*, des *cardiopathies artérielles*, et se manifeste surtout par une augmentation très accusée du volume du cœur, par de la pâleur de la peau, le peu d'abondance de l'œdème, et enfin par de la dyspnée d'effort, parfois avec crises paroxystiques, simulant les accès d'asthme nocturne.

Dans d'autres cas, la dyspnée peut prendre le rythme dit de Cheyne-Stokes, sans participation aucune de lésions rénales, et simplement par l'exagération de l'ischémie cérébrale, déjà considérable du fait de l'artériosclérose cérébrale préexistante causée par l'insuffisance cardiaque.

3° *Forme cardio-pulmonaire*. — Dans cette forme d'asystolie, *le cœur* ne présente point d'altérations organiques propres; il *est touché secondairement*. On la rencontre à la suite des affections broncho-pulmonaires chroniques (emphysème, bronchite, sclérose pulmonaire, etc.) (Gouraud), de même que chez les scoliotiques, avec déformation importante du thorax, enfin plus rarement à la suite de certaines affections hépatiques comme la lithiase biliaire (Potain, E. Barié).

Cette *asystolie d'origine pulmonaire* est caractérisée par des signes de dilatation des cavités droites du cœur avec ses conséquences habituelles : œdème et cyanose considérables des extrémités : toux et très vive dyspnée, se rattachant à la fois au cœur et aux altérations des bronches ou des poumons dans les cas d'emphysème et de bronchite chronique préétablis.

4° *Forme rénale.* — Cette variété clinique de l'asystolie, liée aux altérations spéciales du *rein cardiaque*, imprime à l'affection une ressemblance très étroite avec les néphrites chroniques. Elle survient principalement dans les périodes avancées des cardiopathies artérielles chez certains artérioscléreux, alors que les malades primitivement des artériels puis des cardiaques sont devenus peu à peu des rénaux (*cardio-rénaux*).

On note de la pâleur des téguments, un œdème considérable et presque généralisé avec bouffissure fréquente de la face. Les urines sont rares et renferment une notable quantité d'albumine, le cœur est volumineux et fait entendre parfois à l'auscultation un bruit de galop plus ou moins net. La dyspnée est vive et peut prendre le rythme de Cheyne-Stokes; enfin, le malade, de même que dans les néphrites, peut être enlevé à la suite d'une attaque d'urémie (voir *Le rein cardiaque*).

5° L'*asystolie à forme hépatique* est très importante à connaître, car elle donne à l'affection cardiaque une allure clinique toute particulière ; elle a été étudiée avec grand soin par Hanot [1] et par ses élèves : Dumont [2], Parmentier [3] ; nous avons indiqué antérieurement les altérations anatomiques auxquelles elle se rattache (voir *Le foie cardiaque*).

Il est de règle de relever chez les cardiaques qui présentent les signes de l'asystolie à forme hépatique, des affections antérieures ayant intéressé le foie, qui constituent autant de causes prédisposantes pour cette asystolie à forme particulière : c'est avant tout l'*alcoolisme* (Mathieu), puis la *lithiase biliaire* (Rendu), le *paludisme* (Parmentier), enfin, certaines *infections* ou *auto-intoxications* d'*origine intestinale* ou *consécutives* à la fièvre typhoïde, la grossesse et la lactation, l'infection puerpérale, la goutte, le saturnisme, etc. Enfin, à ces causes, Hanot (1895) ajoute encore une *certaine disposition particulière et congénitale des veines sus-hépatiques* qui, par leur développement, formeraient un canal veineux, supérieur en diamètre à la veine cave inférieure dans laquelle elles se jetteraient par un trajet presque parallèle ; ces conditions favoriseraient singulièrement la pénétration du sang dans les veines sus-hépatiques à chaque régurgitation de l'oreillette droite.

La *symphyse péricardique* à un stade avancé se termine souvent par asystolie à forme hépatique (Venot [4]).

Cliniquement, l'asystolie hépatique, à son premier degré, se manifeste d'abord par quelques symptômes légers d'ordre hépatique qui disparaissent par un traitement approprié et une hygiène sévère; ce sont: une légère teinte subictérique des troubles digestifs, un peu d'augmentation de volume du foie, avec gêne douloureuse à la pression, de l'urobilinurie, etc. Durant cette première période, souvent longue, la congestion hépatique est sujette à de grandes variations, et le foie souvent très vo-

1. Hanot, *Sem. médicale*, juin 1894, et *Soc. méd. des hôpit.*, Paris, mai 1895.
2. Dumont, « De l'asystol. à forme hépat. », *Th.* Paris, 1887.
3. Parmentier, « Le foie cardiaque », *Th.* Paris, 1890.
4. Venot, « Du foie cardiaque dans la symph. du péricarde », *Th.* 1896.

lumineux peut se « détuméfier » (CORVISART) ensuite rapidement : il fait l'*accordéon*, suivant l'expression de Hanot.

Mais plus tard, lorsqu'elle est définitivement constituée, l'asystolie hépatique se caractérise par un *gros foie*, douloureux à la pression, *dur*, *lisse* avec sensation de tension, de pesanteur dans l'hypochondre, surtout pendant le travail de la digestion, par des *troubles dyspeptiques*, des nausées, des vomissements, des alternatives de constipation et de diarrhée, de l'amaigrissement, un teint terreux ou subictérique, des urines rares, sédimenteuses, rougeâtres, riches en urobiline et en pigments modifiés, et enfin par une *ascite précoce* et bientôt abondante, précédant d'un temps assez long les premières traces d'œdème aux extrémités et se reproduisant rapidement après la ponction.

On observe parfois encore des *épistaxis*, des hémorragies intestinales et la présence d'*hémorroïdes ;* fréquemment encore, on rencontre comme lésion de voisinage de la pleurésie de la base droite, soit sèche, soit avec épanchement. Même en l'absence de ces complications, les malades se plaignent d'une dyspnée parfois fort vive, sous forme de crises nocturnes présentant les caractères d'une dyspnée toxique due souvent d'ailleurs à une *participation rénale* consécutive ou associée.

Les malades atteints d'asystolie hépatique présentent un *facies spécial* différent de celui de l'asystolie vulgaire ; la bouffissure et la teinte violacée de la face sont remplacées par de l'amaigrissement, de la sécheresse et l'apparence terreuse de la peau ; en outre, la tuméfaction des veines ne s'observe pas, c'est à peine même si elles sont apparentes, comme si tout le sang avait reflué vers le foie (HANOT).

Chez ces malades, la quantité d'*urine* émise en vingt-quatre heures est inférieure à la normale, l'urine est riche en acide urique, les phosphates se maintiennent à un taux élevé ; enfin la glycosurie alimentaire y est fréquente.

Après plusieurs stades d'amélioration sous l'influence du traitement et du régime approprié, l'asystolie hépatique finit par s'installer définitivement. Dès lors, les troubles fonctionnels engendrés par la cardiopathie primitive s'accentuent de plus en plus et *les malades meurent par le cœur*.

*D'autres* au contraire *meurent par le foie*, suivant les deux modes qui enlèvent tous les hépatiques : par étouffement de la cellule résultant de la cirrhose, ou par infection (HANOT, OPPENOT[1]). Les malades succombent ainsi après avoir présenté la plupart des accidents qui caractérisent les *ictères graves :* prostration, état typhoïde, langue sèche fuligineuse, troubles cérébraux, délire, coma final et mort deux ou trois semaines après le début des accidents.

La température n'est pas très élevée et dépasse rarement 39° ; dans quelques cas même on a noté de l'*hypothermie*.

Entre temps, d'autres accidents peuvent encore être observés, car le foie troublé dans son fonctionnement, peut à son tour réagir sur le cœur

1. OPPENOT, *Th.* Paris, 1896.

lui-même et augmenter par cela même la stase dans le cœur droit, suivant le mécanisme (POTAIN, E. BARIÉ) étudié antérieurement, en sorte que l'asystolie hépatique se trouve enfermée dans un véritable cercle vicieux dans lequel le cœur et le foie réagissent alternativement l'un sur l'autre.

Une grave complication de l'asystolie quelle que soit sa forme clinique est la *thrombose veineuse*. On l'observe de préférence chez la femme, et dans le cas de lésion mitrale; le plus souvent, elle siège du *côté gauche* (GALLAVARDIN[1]), parce que le tronc brachio-céphalique gauche est plus long et plus oblique que celui du côté droit. Il en résulte que le sang veineux du membre supérieur gauche arrive avec moins de rapidité dans le cœur droit que le sang du membre droit, d'où tendance plus marquée à la thrombose. Elle occupe fréquemment la veine jugulaire interne et la veine sous-clavière gauche, d'où un œdème possible de la face. Dans un cas de Lacombe[2], le caillot occupait exceptionnellement la sous-clavière droite et se terminait à l'abouchement de la veine jugulaire, dans le tronc veineux brachio-céphalique. Dans le cas de Cade et Pallasse[3], la thrombose était également du côté droit, elle occupait les deux veines jugulaires, l'origine du tronc brachio-céphalique, la sous-clavière et les veines superficielles du bras.

**Évolution.** — Au point de vue de l'évolution, on peut distinguer une *asystolie à marche aiguë* survenant presque toujours à la suite de maladies infectantes, telles que les myocardites aiguës, par exemple, dans laquelle les accidents peuvent se terminer rapidement par la mort; une *asystolie à marche progressive* évoluant lentement, mais progressivement vers la terminaison fatale ; enfin l'*asystolie à répétition* dans laquelle le malade présente une série de petites crises asystoliques avec retour à la santé apparente, mais bientôt suivies de nouvelles attaques jusqu'à la crise définitive.

**Asystolie chez les enfants.** — On sait que *chez les enfants un rhumatisme*, même léger, *se complique très souvent d'affections organiques du cœur*, et que la péricardite notamment n'est point rare. Mais si l'enfant compense mieux que l'adulte les lésions endocardiques, et si l'insuffisance mitrale, notamment, est généralement assez bien tolérée, il n'en est plus de même dans le cas de symphyse du péricarde qui n'est pas rare dans l'enfance, Cadet de Gassicourt a même déclaré que les accidents asystoliques des enfants se développent presque toujours à la suite de la symphyse du péricarde. Cette déclaration est un peu exagérée, et asystolie et symphyse du péricarde chez les enfants ne sont pas deux termes synonymes (LEURET).

L'asystolie chez les enfants ne ressemble point rigoureusement à celle

1. GALLAVARDIN, *Gaz. des hôpit.*, 1900.
2. LACOMBE, *Journ. des prat.*, 4 juin 1904.
3. CADE et PALLASSE, *Soc. Méd. hôpit.* Lyon, juin 1907. — Consulter encore : DEVÉ, *Soc. de méd.* Rouen, 1907; DESGUIENS, *Th.* Paris, 1906.

de l'adulte : chez eux, l'*œdème des extrémités* n'existe que *peu ou pas;* on trouve tout au plus un peu de gonflement du dos du pied, et quelquefois du scrotum, et *plus tard*, on note la *prédominance de l'ascite* sur l'œdème des membres inférieurs. De même, les *congestions du poumon et des reins sont rares*, il en est *de même de l'arythmie excessive* et de l'affaiblissement des battements du cœur.

Au contraire, on y rencontre *souvent de la tachycardie;* mais ce qui *caractérise surtout* l'asystolie infantile, c'est la *stase hépatique*, aussi on a pu dire que l'asystolie chez les enfants prend surtout l'aspect de l'asystolie hépatique, avec gros foie, subictère. Le *foie* est *considérablement dilaté*, *énorme*, quelquefois *douloureux*, mais revenant facilement sur lui-même pour constituer le *foie accordéon*, mais il peut s'altérer d'une façon permanente. Toutefois, la cirrhose purement cardiaque est exceptionnelle; pour qu'elle se produise, il faut une infection surajoutée qui est presque toujours la tuberculose ; ainsi se trouve constituée la *cirrhose cardio-tuberculeuse.*

Dans certains cas, l'abondance de l'ascite, et l'état de débilité de l'enfant, ont pu faire penser à la possibilité d'une *péritonite tuberculeuse à forme ascitique.* Alors que l'adulte se remet complètement d'une crise d'asystolie, l'enfant, au contraire, sort difficilement d'une pareille crise, et reste touché gravement; une nouvelle crise est toujours menaçante, et la mort survient le plus souvent, deux ou trois ans après la première atteinte (HUTINEL).

**Étiologie.** — Les causes de l'asystolie résultent d'altérations diverses, siégeant dans le cœur lui-même ou en dehors de lui.

*A. Asystolie d'origine cardiaque.* — 1° Les *péricardites* peuvent être suivies d'asystolie, moins par la compression du cœur sous l'abondance de l'épanchement que par les altérations consécutives du myocarde, c'est-à-dire que l'asystolie, rare dans la péricardite aiguë, succède au contraire assez fréquemment à la péricardite chronique, et de préférence à la *symphyse cardiaque.*

2° Les altérations du *myocarde* sont une cause très importante d'asystolie. Telles sont, par exemple les *myocardites infectieuses aiguës* (fièvre typhoïde, fièvres éruptives, etc.), telles sont encore, et surtout les *dégénérescences* et les *altérations chroniques du muscle cardiaque :* dégénérescence graisseuse, polysarcie, les scléroses du myocarde des saturnins, des goutteux, des alcooliques, des artérioscléreux, etc. A vrai dire, dans ces derniers cas, la pathogénie est le plus souvent complexe, car en même temps que le myocarde est altéré, le système vasculaire et particulièrement les capillaires participent aux lésions scléreuses, en sorte que l'asystolie périphérique se trouve avoir une origine à la fois cardiaque et vasculaire : c'est l'asystolie par *asthénie cardio-vasculaire* sur laquelle Rigal [1] a insisté avec beaucoup de raison.

On peut encore faire rentrer dans ce groupe les cas d'asystolie aiguë

1. RIGAL, « De l'affaibl. du cœur et des vaiss. dans les mal. cardiaq.», *Th.* Paris, 1866.

du cœur forcé de Beau, mais ici on ne peut invoquer des altérations persistantes du myocarde; car il ne s'agit que d'une simple dilatation temporaire des cavités cardiaques.

3° Les *lésions valvulaires chroniques* sont la cause la plus habituelle de l'asystolie ; celle-ci est pour ainsi dire le terme fatal obligé auquel viennent aboutir toutes les cardiopathies intéressant l'appareil valvulaire. Cependant, il faut remarquer que les *lésions mitrales* conduisent en général plus rapidement à l'asystolie que les *lésions aortiques* tolérées plus longtemps par le malade ; nous avons insisté déjà sur ce fait à propos de l'étude de chacune des affections orificielles du cœur, nous n'y reviendrons pas.

4° Les *maladies du cœur droit* sont encore une cause d'asystolie; sans insister sur les lésions de l'orifice et des valvules de l'artère pulmonaire rarement observées en tant que cause unique d'asystolie, nous ferons remarquer, au contraire, que l'*insuffisance tricuspidienne* est une cause fréquente d'asystolie. Il s'agit le plus souvent, non pas de lésions valvulaires d'origine endocardique, mais d'une *insuffisance* purement *fonctionnelle*, consécutive à la dilatation du cœur droit. Cette dernière, à son tour, est presque toujours secondaire à une maladie du cœur gauche, ou à une affection chronique des bronches ou des poumons.

*B. Asystolie d'origine extra-cardiaque.* — L'asystolie par causes siégeant en dehors du cœur se rencontre dans des circonstances encore assez nombreuses.

1° *Affections vasculaires.* — Nous avons vu que l'*athérome*, l'*artériosclérose généralisée* étaient des causes d'asystolie ; dans ces cas, cependant, il faut encore faire intervenir comme facteur, l'action du cœur, dont la musculature est toujours plus ou moins altérée.

L'asystolie a encore été observée dans quelques cas de *lésions de l'aorte : aortites, anévrysmes.*

2° Les *affections des voies respiratoires* occupent une place importante dans l'étiologie de l'asystolie.

a. *Aiguës.* On a vu l'asystolie survenir dans le cours de la *pneumonie aiguë* (GRISOLLE, JACCOUD), à la suite de quelques *bronchopneumonies*, du *catarrhe suffocant* et de quelques *affections spasmodiques*, comme la coqueluche et la laryngite striduleuse ; ces derniers cas sont d'ailleurs exceptionnels.

b. *Chroniques.* L'asystolie survient beaucoup plus souvent à la suite des *affections chroniques des bronches : bronchite chronique, dilatation des bronches, l'asthme ;* elle se montre encore après certaines maladies chroniques *du poumon* (GOURAUD, 1865), telles que l'*emphysème*, la *sclérose pulmonaire* et la *phtisie chronique à forme fibreuse* (JACCOUD, MARUCHEAU, BARD).

On rapprochera de ces causes la *pleurésie chronique* et les *déformations thoraciques* qui s'opposent au fonctionnement normal du cœur et des poumons par la compression qu'elles exercent sur ces organes : c'est l'asystolie des scoliotiques, des bossus (C. PAUL, SOTTAS, E. BARIÉ).

3° *Certaines affections rénales* doivent être comptées parmi les causes de l'asystolie ; les néphrites aiguës ne peuvent être incriminées qu'assez rarement, et il s'agit généralement de néphrite à forme chronique, et spécialement de la *néphrite interstitielle ;* nous verrons plus loin par quel mécanisme elle peut produire l'asystolie.

4° *Asystolie d'origine réflexe.*

*a.* Nous avons montré précédemment que certaines *affections gastro-hépatiques* (Potain, Fabre, E. Barié, Des Tureaux, Hayem [1]), sans dégénérescence organique, telles que les *dyspepsies*, la *lithiase biliaire* (*colique hépatique*) pouvaient provoquer par action réflexe la dilatation des cavités droites du cœur, et que celle-là, par la répétition des accidents, pouvait aboutir à un *état asystolique* plus ou moins persistant.

Quelques *affections intestinales très douloureuses*, sont considérées par quelques cliniciens comme pouvant donner lieu à des accidents identiques.

*b.* Le point de départ réflexe peut se faire dans d'autres organes : on a cité des cas d'asystolie survenant à la suite de crise de *colique néphrétique*, *d'étranglement herniaire* (Trélat, Berger).

*c.* Il peut se faire encore dans le petit bassin, du côté de l'*appareil utéro-ovarien* (Morel, Roussel). Certains cas d'asystolie liés à la *ménopause* (Kisch, Clément) rentrent sans doute dans ce groupe de faits.

5° *Asystolie d'origine nerveuse.* — L'asystolie a été rencontrée à la suite de la *tachycardie essentielle paroxystique* (Bouveret, Œttinger), au cours de la *maladie de Basedow* (Trousseau [2], Rendu [3], Debove [4]).

Dans un travail intéressant, Mouriquand et Bouchut [5] ont montré que, en pareil cas, l'asystolie ne semble pas la conséquence de la tachycardie, mais que, chez certains sujets, on trouve soit des *cardiopathies antérieures* à l'apparition du basedowisme, soit du *mal de Bright*, soit des *compressions intra-médiastinales*. Souvent aussi, on trouve, du côté du cœur, des indices d'*infection rhumatismale* se manifestant sous forme d'endocardite ou de myocardites, primitives, ou évoluant sur d'anciennes lésions. Il y aurait donc dans ces cas d'asystolie mortelle avec le goitre exophtalmique, une myocardite rhumatismale associée à une maladie de Basedow de même origine, montrant ainsi de nouveau les rapports étroits du rhumatisme et de certains goitres exophtalmiques (Vincent, Sergent, Guinon [6], 1907, etc.).

Enfin, parmi les asystolies d'origine nerveuse, il faut citer également celle qui survient dans les *adénopathies trachéo-bronchiques* (tuberculose, etc.) avec *compression* et souvent *altérations consécutives des nerfs pneumo-gastriques* [7].

1. Hayem, « Sur un cas d'asystolie aiguë d'origine gastrique », *Médecine moderne*, 13 juillet 1895.
2. Trousseau, « Clin. méd. de l'Hôtel-Dieu », 1868, 7e édit., t. III, p. 555.
3. Rendu, « Dict. encyclop. scienc. méd. », 1883, t. XLV, p. 601.
4. Debove, *Soc. méd. hôpit.* Paris, 26 mars 1880.
5. Mouriquand et Bouchut, *Sem. médicale*, 8 juillet 1908.
6. *Soc. méd. hôpit.* Paris, 8 juin 1906, 29 novembre 1907 ; *Soc. de biologie*, 2 novembre 1907.
7. Merklen, *Soc. méd. des hôpit.* Paris, 28 juillet 1893.

Signalons encore l'asystolie *post-épileptique* (Féré, 1897), celle qui survient à la suite de *lésions des nerfs périphériques* et de *quelques névralgies* violentes (Potain), l'*asystolie nerveuse post-opératoire*.

**Physiologie pathologique.** — En dépit de la multiplicité des causes de l'asystolie et de leur essence si différente, le mécanisme intime de l'asystolie se ramène à *deux facteurs :* l'un *cardiaque*, l'autre *vasculaire*.

Du *côté du cœur* on note l'impuissance du muscle cardiaque à triompher de l'obstacle apporté à la circulation, entraînant la dilatation consécutive des cavités cardiaques en amont, puis celle du cœur droit, laquelle produit à son tour une gêne à la circulation de retour, d'où élévation de la tension veineuse, stase et œdème périphériques, etc.

*Du côté des vaisseaux*, on relève un état de faiblesse, d'asthénie très marquée, la diminution de leur élasticité, de leur puissance contractile et de leur tonicité (Peter). Il en résulte une perte de l'action régulatrice que ces vaisseaux exercent sur la circulation, d'où pour le cœur un surcroît de travail qui ne tarde point à l'épuiser, et cela d'autant plus rapidement que son énergie contractile était déjà singulièrement réduite par le fait de ses lésions propres.

Cependant, il reste à examiner comment chaque groupe de cavités arrive à provoquer l'état asystolique.

*A.* Dans l'*asystolie aiguë*, le *cœur forcé* de Beau, les accidents surviennent brusquement, sans lésion appréciable du côté du cœur ou des vaisseaux, par suite de surmenage excessif, de fatigues exagérées : marche forcée en temps de guerre (Da Costa, Fraentzel), une course à pied à perdre haleine, une orgie nocturne avec danses effrénées (Maurice Raynaud) ; dans ces cas, il se produit un abaissement considérable de la tension artérielle, comme dans tous les exercices musculaires exagérés (Claude Bernard). Par suite, les capillaires des téguments se dilatent et le cœur, éprouvant une difficulté moindre, précipite ses battements, mais par contre, la tension veineuse augmente. Le myocarde, à la suite de ces efforts violents, ne tarde pas à céder, et il se produit une *dilatation aiguë du cœur*. Si l'individu est jeune, et si son cœur est indemne de toute tare pathologique antérieure, le *repos* seul fait disparaître l'ectasie cardiaque et tout rentre dans l'ordre. Mais si le sujet est fatigué depuis longtemps (misère, privations, guerre, sièges), ou si son myocarde est affaibli par l'*alcool*, la *surcharge graisseuse*, l'*artériosclérose*, la *goutte*, les *grossesses répétées*, ou encore par suite de *lésions organiques préétablies*, la moindre suractivité imposée au cœur entraînera sa défaillance, suivie rapidement d'accidents asystoliques. Ainsi s'expliquent ces asystolies rapides survenant chez les malades surmenés ou chez les *vieillards à la suite* de certaines *affections des voies respiratoires :* grippe, pneumonie, etc., ou encore après des émotions vives, des chagrins de longue durée (Corvisart) qui sont la cause d'épuisement nerveux des centres cardiaques ; « le cœur physique est doublé d'un cœur moral », disait Peter. Ces *causes morales*, dont il ne faut pas d'ailleurs exagérer l'importance, agissent d'autant mieux sur le myocarde, que celui-ci a déjà été influencé par quelques-unes des causes nocives indiquées plus haut.

*B. Lorsqu'il s'agit d'une affection valvulaire*, le mécanisme est assez simple. Prenons par exemple l'*insuffisance mitrale*. Dans ce cas, à chaque systole du ventricule gauche une colonne sanguine reflue dans l'oreillette, et s'ajoute à celle qui vient se déverser par les veines pulmonaires. Il en résulte pour l'oreillette, incessamment distendue par cette masse considérable de sang qu'elle doit mouvoir, un surcroît de travail qui aboutit graduellement à sa dilatation et à son hypertrophie. Mais cette compensation ne saurait être de longue durée, car l'oreillette est formée de fibres musculaires peu épaisses, dont l'énergie contractile est relativement faible. Bientôt, la distension auriculaire gagne les veines pulmonaires, entraînant avec elle la stase sanguine dans les vaisseaux du poumon. Ceux-ci, soumis à un excès de tension permanente, font obstacle à la libre déplétion du ventricule droit et produisent un surcroît d'activité de ce dernier, entraînant à sa suite la dilatation hypertrophique de sa cavité. Tant que la contraction régulière du ventricule droit se poursuit, les troubles circulatoires sont à peu près nuls ou peu accusés, mais dès qu'elle fléchit, la distension augmente de plus en plus et la dilatation du ventricule droit, devenue considérable, est suivie d'insuffisance fonctionnelle de la valvule tricuspide : dès lors, l'asystolie est créée, avec « la diminution de la pression du sang dans les artères, son augmentation dans les veines et toutes les conséquences qui découlent de cette rupture d'équilibre ».

Cette pathogénie est applicable également à l'asystolie qui fait suite aux diverses altérations du muscle cardiaque, aux *myocardites chroniques*, à la *sclérose du cœur ;* ici encore, l'asystolie est la conséquence d'une cardiectasie par insuffisance progressive du muscle cardiaque. Lorsque les accidents asystoliques surviennent au cours des *myocardites aiguës*, l'action des toxines infectieuses joue un rôle capital dans la pathogénie de l'asystolie, soit que cette action frappe directement le myocarde, comme dans certains cas de *myocardite rhumatismale avec dilatation aiguë du cœur* (P. Teissier, E. Barié, Merklen) soit qu'elle s'exerce sur les ganglions intra-cardiaques, ou encore sur le système nerveux central.

*C.* Dans l'*asystolie de cause broncho-pulmonaire*, le cœur n'est frappé que secondairement.

Par suite des lésions pulmonaires (emphysème, pneumonie chronique) un grand nombre de capillaires du poumon sont détruits ou supprimés pour la fonction de l'hématose; or, la diminution considérable du champ de celle-ci, et d'un autre côté la gêne apportée à l'appel du sang dans le ventricule droit par suite des lésions du poumon et de l'encombrement des voies bronchiques, forment un obstacle circulatoire considérable placé en avant du ventricule droit, entraînant sa dilatation hypertrophique ; celle-ci, pour un temps variable, *compense* l'exagération de la tension sanguine dans la petite circulation. Mais le ventricule droit, dont la paroi musculaire est mince et peu vigoureuse, ne tarde guère à fléchir; dès lors, comme dans le cas précédent, la distension étendue au cœur droit tout entier est suivie de gêne considérable pour la déplétion du réseau veineux de la grande circulation (veines caves), d'où rupture d'équilibre et asystolie avec ses œdèmes, ses stases périphériques, ses hydropisies des séreuses, ses congestions viscérales passives.

On remarquera encore que cette ectasie du cœur droit, source de l'asystolie, n'est point seulement le résultat d'une simple action mécanique, mais que la résistance du myocarde est encore amoindrie par des altérations préexistantes du muscle lui-même (état scléreux, adipose, etc.), qui accompagnent si souvent l'emphysème, l'asthme, la sclérose du poumon, surtout chez les gens âgés.

*D.* L'*asystolie d'origine réflexe* a un tout autre mécanisme ; de plus, contrairement aux variétés précédentes dans lesquelles le processus de l'affection revêt l'allure chronique, il s'agit toujours ici d'une *asystolie aiguë* et généralement à début rapide.

1° Dans les *affections gastro-hépatiques*, nous avons indiqué précédemment la physiologie pathologique de l'asystolie; nous ne ferons ici que la résumer brièvement.

L'acte réflexe parti de la muqueuse gastrique ou de celle des voies biliaires se réfléchit sur les capillaires des poumons dont il produit la contraction spasmodique. Celle-ci a pour conséquence obligée l'augmentation de la tension dans le système de l'artère pulmonaire, suivie de dilatation du cœur droit, pouvant aller jusqu'à l'insuffisance tricuspidienne et l'asystolie. La voie nerveuse mise en jeu, aussi bien dans le sens centripète que dans le sens centrifuge, est le grand sympathique ; cependant, le pneumo-gastrique semble jouer aussi un rôle certain dans le phénomène pathologique, mais son action paraît moindre.

2° L'asystolie réflexe, qui succède à certaines *affections utéro-ovariennes ou à quelques névralgies*, reconnaît sans doute un mécanisme très voisin de celui que nous venons de résumer.

*E.* Quant à l'asystolie dans la *maladie de Basedow*, nous avons indiqué son origine complexe (cardiopathies préétablies, mal de Bright, endo-myocardites rhumatismales).

*F.* Dans l'asystolie par *compression intra-médiastine*, il y a lieu de faire intervenir sans doute l'action des pneumogastriques.

*Causes générales occasionnelles.* — S'il est bien évident que les lésions identiques produisent des effets morbides identiques, il n'en est pas moins vrai que des causes nombreuses peuvent retarder souvent d'un temps fort long ou, au contraire, précipiter rapidement les premières manifestations de l'asystolie. Il existe à ce sujet des variétés individuelles considérables : c'est qu'en effet, les causes qui peuvent retarder ou hâter le début de l'asystolie sont personnelles à chaque sujet. A lésion égale, tel malade par son genre de vie, ses habitudes hygiéniques et son régime alimentaire soigneusement réglés, éloignera ces graves accidents; tel autre, au contraire, — qui surmènera incessamment son cœur par des veilles prolongées, par des travaux manuels fatigants réclamant des efforts soutenus et une grande dépense de force musculaire, ou encore dont le cœur sera sans cesse ébranlé par des émotions vives, des préoccupations, des soucis moraux de toute sorte — précipitera l'apparition des accès d'asystolie. Il en sera de même pour ceux qui suivront une hygiène défectueuse ou seront soumis à une alimentation trop excitante (abus de l'alcool, du café, du thé, du tabac, etc.).

De même, chez certains malades, des écarts de régime et la *rétention chlorurée alimentaire* peuvent provoquer l'apparition ou le retour d'une crise d'asystolie. Vaquez et Digne [1], en effet, ont montré que chez certains cardiaques, relevant d'une attaque d'asystolie, l'ingestion expérimentale d'une alimentation très riche en sel peut provoquer, même si le malade est au repos complet, l'apparition ou le retour d'une attaque d'asystolie avec signes caractéristiques d'insuffisance du myocarde : oppression, insomnie, constriction thoracique, phénomènes d'œdème congestif aux bases pulmonaires.

Enfin Bard [2] reconnaît encore comme causes de certaines asystolies, l'action directe sur le myocarde de processus endocardiques inflammatoires, sans qu'on ait à invoquer pour ces cas la défaillance du cœur par fatigue mécanique incessante ou surmenage du myocarde, tels qu'on les trouve dans l'asystolie vulgaire.

**Anatomie pathologique.** — Outre les lésions spéciales du cœur, causes directes ou indirectes de l'asystolie, nous aurons encore à décrire ici les altérations nombreuses qui sont la conséquence de l'état asystolique lui-même. Ces lésions se résument en des congestions viscérales, des inflammations bâtardes, des hémorragies, de l'infiltration œdémateuse du tissu cellulaire, des hydropisies des séreuses, etc.

1° Lésions cardiaques. — Les lésions cardiaques causes de l'asystolie sont très variables : on trouve des *endocardites valvulaires* avec nsuffisance des valvules et rétrécissements orificiels; des *péricardites chroniques*, de la *symphyse cardiaque*, des *altérations* aiguës ou chroniques du *myocarde*, de la dégénérescence graisseuse, de la surcharge adipeuse du cœur, etc.

En outre, on relève constamment de la *dilatation extrême des cavités cardiaques droites et fréquemment aussi de l'insuffisance fonctionnelle de la valvule tricuspide;* les cavités sont remplies de caillots noirâtres cruoriques (surtout l'oreillette et l'auricule); ces coagulations se prolongent dans l'artère pulmonaire et dans les veines caves.

Contrairement à ce qu'on pourrait croire, le cœur droit, malgré la dilatation extrême de ses cavités, ne présente aucune altération importante du myocarde, et l'examen microscopique montre presque toujours une intégrité notable des cellules musculaires (Letulle). Les auteurs ont signalé une surcharge pigmentaire périnucléaire, mais c'est là une lésion banale; d'autres ont insisté sur l'atrophie, l'état fibrillaire des

1. Vaquez et Digne, *Soc. méd. hôpit.* Paris, 23 juin 1905.
2. Bard, *Gaz. hebdomad.*, août 1892.

cellules musculaires et leur désintégration au niveau des raies scalariformes d'Eberth, mais ces altérations sont peu communes et sont d'ailleurs regardées par plusieurs anatomo-pathologistes comme des lésions agoniques.

2° CONGESTIONS VISCÉRALES. — a. *Cœur.* — D'autres *lésions d'ordre général* se produisent dans le cœur lui-même à une époque plus tardive que les altérations que nous venons de décrire. Elles ne sont point comme celles-ci la cause de l'asystolie, mais en sont plutôt l'effet. C'est qu'en somme, dans le cœur comme dans tous les autres viscères, il s'établit une stase sanguine, une gêne circulatoire passive qui se traduit par des lésions cyanotiques importantes; on peut donc, par analogie étroite avec le foie, le poumon et le rein cardiaques, décrire à côté d'eux un *cœur cardiaque* ou *cyanotique*. C'est ainsi qu'on rencontre parfois dans les parois cardiaques dilatées des séries parallèles de *capillaires sanguins interfasciculaires* considérablement *dilatés et gorgés de globules rouges* en stase passive. De plus, dans quelques cas, on a noté un *œdème interstitiel du cœur*, caractérisé par une infiltration de sérosité œdémateuse dans les espaces interfasciculaires du myocarde, et parfois encore des *foyers hémorragiques du myocarde*. On rencontre également de la surcharge pigmentaire périnucléaire des cellules musculaires.

Le plus habituellement, les lésions du cœur cardiaque ne déterminent pas la sclérose interstitielle, qui est au contraire si commune dans le foie et le rein cardiaques (LETULLE).

b. *Poumon.* — En général, c'est sur lui que retentissent d'abord les accidents de congestion passive et d'œdème dès les premières phases de l'asystolie. C'est qu'en effet, dans les lésions mitrales, les plus communes des cardiopathies organiques, un reflux sanguin s'établit incessamment des cavités du cœur gauche dans les veines pulmonaires qui se distendent et refoulent le sang vers la périphérie du lobule pulmonaire. D'un autre côté, le ventricule droit, dont la déplétion se trouve gênée par ce véritable *barrage* pulmonaire, s'hypertrophie et projette vigoureusement une colonne sanguine jusque dans le centre du lobule. Le parenchyme pulmonaire, pris entre ces deux courants sanguins, subit une *congestion œdémateuse* intense alvéolaire. Le poumon prend alors une coloration rouge sombre intense, il est spumeux à la coupe, et surnage encore à la surface du vase rempli d'eau. Plus tard, les parois de l'alvéole soumises à un travail irritatif incessant s'hypertrophient, s'épaississent; de là une altération du parenchyme pulmonaire, se traduisant par la *sclérose* et l'*induration brune* du poumon. Entre temps, les rameaux de l'artère pulmonaire, oblitérés ou embolisés dans d'autres zones, sont le point de départ *d'infarctus hémoptoïques* (apoplexie pulmonaire). Ces dernières lésions deviennent encore l'origine d'altérations inflammatoires répétées des bronches, en préparant les voies à des infections secondaires qui se manifestent sous forme de *splénisation*, de *pneumonies bâtardes*, de *broncho-pneumonies*, dont le pronostic est généralement grave (voir *Le poumon cardiaque*).

Il est fréquent de rencontrer dans *la plèvre*, presque toujours du *côté droit un épanchement* de quantité moyenne, ce dernier se rattache soit à une *pleurésie vraie*, soit, ce qui semble plus rare, à un *hydrothorax* unilatéral).

c. *Foie.* — La stase sanguine produite dans les cavités droites du cœur par l'asystolie s'étend peu à peu au système de la veine cave inférieure, gagne les veines sus-hépatiques qui s'y déversent, et s'étend aux capillaires centraux du lobule qui sont l'origine réelle de ces veines.

Ces capillaires ainsi gorgés de sang se dilatent, refoulent peu à peu et finissent par étouffer par compression les travées intermédiaires de cellules hépatiques, dont le protoplasma ne tarde pas à subir une désintégration profonde. Ce foie, ainsi gorgé de sang, augmente considérablement de volume ; à la coupe, il est lisse et laisse sourdre sous le couteau une grande quantité de sang noirâtre, qui s'écoule en nappe. Son aspect est marbré, c'est-à-dire qu'on trouve un grand nombre de petits points de coloration brun foncé (correspondant à la veine centrale du lobule ectasiée), placés au centre même d'une zone pâle grisâtre, qui en fait ressortir davantage la coloration brun sombre. Cet aspect tout particulier a valu au foie cardiaque le nom de *foie muscade* (*nutmeg liver*).

Le foie cardiaque peut ne pas dépasser le stade congestif, mais le plus souvent, après une série de crises successives d'asystolie ou après une crise intense et prolongée, le foie cardiaque entre dans un *second stade* plus avancé que le premier ; à la congestion a succédé la sclérose conjonctive : c'est alors la *cirrhose cardiaque hypertrophique* (Hanot), caractérisée par l'augmentation de volume permanente du foie, dont la surface n'est plus lisse, mais granuleuse ; l'ascite est précoce, bientôt abondante et la cachexie déjà marquée. Cette forme coïncide habituellement avec les signes classiques de l'asystolie ; elle peut prédominer au point de lui imprimer des caractères cliniques tout particuliers réunis sous le nom d'*asystolie hépatique*.

Enfin, le foie cardiaque peut se présenter encore sous un autre aspect anatomique beaucoup plus rare que le type précédent : c'est la *cirrhose cardiaque atrophique*, dans laquelle le foie est dur, scléreux et atrophié.

Quant à la filiation qui rattache cette forme rare aux deux précédentes, elle n'est point établie nettement, et Hanot a déclaré pour son compte n'avoir « jamais pu suivre le passage d'une cirrhose cardiaque hypertrophique à une cirrhose cardiaque atrophique ». La description détaillée des altérations du foie dans les cardiopathies, ainsi que celle de l'asystolie hépatique ont été faites précédemment (voir *Le foie cardiaque*).

d. *Rein.* — Le rein est fortement congestionné, il est rouge brun foncé, ou même violacé, d'aspect lisse, d'où le nom de *rein cyanotique* qu'on lui a donné. Cette coloration vineuse existe aussi bien dans la zone corticale que le long des pyramides de Malpighi ; elle est due à une distension sanguine énorme des capillaires et des veinules qui sont comme farcies de globules rouges.

Plus tard, surviennent des altérations qui modifient complètement l'aspect du rein qui se sclérose, tout en restant cyanotique. Dès lors, à part la topographie des lésions qui est distincte (voir *Le rein cardiaque*), la ressemblance est grande avec la néphrite interstitielle. L'analogie est plus étroite encore au point de vue clinique, car le rein cardiaque scléreux se signale par des troubles analogues à ceux de l'atrophie rénale : albuminurie, dyspnée de Cheyne-Stokes, signes d'urémie, etc.

Mais ces altérations ne sont pas les seules qu'on rencontre dans le rein des cardiopathies, et dans les cas un peu anciens notamment, on relève la fréquence relative des *infarctus*, quel que soit d'ailleurs le mécanisme de ceux-ci.

e. *La rate* peut présenter également des infarctus ; le plus souvent elle est très congestionnée, d'une coloration violacée et dure à la coupe.

f. *L'estomac* et le *tube intestinal* montrent des arborisations nombreuses ; la muqueuse prend quelquefois une teinte ardoisée, on y rencontre également des suffusions hémorragiques (MAURICE RAYNAUD) et de petites érosions superficielles sur la muqueuse gastrique. Les glandes comprimées par la distension extrême des capillaires sont altérées dans leur sécrétion, et cette congestion de la muqueuse gastro-intestinale se traduit cliniquement par un état de catarrhe chronique.

g. *Centres nerveux.* — On trouve du côté de l'encéphale des lésions banales de congestion et d'œdème de la pie-mère, de la sérosité dans les ventricules latéraux; mais, ainsi nous l'avons déjà fait remarquer, les troubles morbides paraissent justiciables aussi bien de l'anémie que de la congestion et dans l'insuffisance aortique notamment, l'ischémie des centres explique les phénomènes observés (voir *Cerveau cardiaque*).

2° ŒDÈMES. — HYDROPISIES DES SÉREUSES. — La gêne considérable à la circulation de retour se manifeste par un œdème des membres inférieurs qui peut se généraliser plus ou moins (*anasarque*).

Ils constituent un des phénomènes les plus importants de l'asystolie.

*L'œdème sous-cutané*, accusé d'abord aux membres inférieurs, peut se généraliser plus ou moins, sous forme d'anasarque.

Mais l'hydropisie peut gagner encore les séreuses, d'où l'*hydrothorax*, l'*ascite*, l'*hydropéricarde*, etc.

Cet œdème des membres inférieurs et cette hydropisie des séreuses chez les cardiaques reconnaît une double cause:

1° *Cause mécanique.* — Elle résulte de la diminution de la pression artérielle, et surtout de l'*augmentation* de la *tension veineuse*, qui a pour conséquence une gêne considérable à la circulation de retour qui favorise la stase, et par suite l'œdème.

2° La seconde cause est due à des *perturbations* dans les *échanges osmotiques*, dans l'équilibre des humeurs et surtout à la *rétention chlorurée.* En effet, par suite de l'insuffisance du myocarde, il s'établit peu à peu dans l'intimité des tissus une rétention considérable des produits de désassimilation, et en particulier du chlorure de sodium. Il en résulte que le liquide, qui normalement baigne les lacunes conjonctives, présente une concentration moléculaire exagérée ; la tension osmotique augmente et favorise la sortie du système circulatoire d'une certaine quantité de liquide et son transfert dans le tissu conjonctif, et cela, penuant tout le temps que l'équilibre osmotique normal n'est pas atteint. Cette rétention chlorurée dans les tissus y appelle la rétention d'eau, d'où production de l'œdème et des hydropisies, et comme conséquence, encore l'oligurie (ACHARD, LOEPER, WIDAL, LEMIERRE, MERKLEN, VAQUEZ et DIGNE). La preuve de cette action de la rétention chlorurée dans la production des œdèmes est donnée par ce fait bien démonstratif que lorsque la digitale provoque une débâcle urinaire, on voit en même temps disparaître les œdèmes et se produire une décharge de chlorures dans les urines redevenues abondantes.

L'œdème sous-cutané facilement reconnaissable par l'enfoncement en godet qu'y produit la pression digitale, occupe d'abord la *région périmalléolaire*, gagne ensuite le bas et le devant de la jambe (*œdème prétibial*). D'abord peu accusé et localisé dans ces régions, il disparaît par le repos au lit, et le décubitus dorsal pour réapparaître à la fin de la journée si le malade est resté longtemps debout ou a marché quelque peu; puis s'installe à demeure, devient plus marqué, s'étend à toute la hauteur des jambes, gagne les cuisses, les organes génitaux externes, la paroi abdominale antérieure, la région lombaire. Le thorax est généralement respecté, mais l'œdème qui occupe surtout les extrémités : la face dorsale des pieds, le dos de la main, peut encore envahir les avant-bras, puis s'étendre à la face et surtout aux paupières qui deviennent le siège d'une bouffissure très accusée. Ainsi généralisé, l'œdème constitue l'anasarque. On remarquera que chez les asystoliques, les parties œdématiées ne présentent jamais cette pâleur blafarde qu'on rencontre dans les œdèmes brightiques, mais le plus souvent, et surtout dans les affections mitrales, la peau présente des marbrures ou des plaques violacées, surtout aux extrémités, sur la face dorsale des pieds, des orteils, des doigts, du dos de la main, au niveau du genou.

L'œdème n'est point seulement sous-cutané, mais la *plupart des viscères* peuvent être également le siège de l'*infiltration séreuse*.

L'*œdème viscéral* précède généralement l'œdème des extrémités; aussi pour le dépister est-il nécessaire de pratiquer la *pesée journalière* du malade. Cet œdème peut sans doute occuper la plupart des viscères, mais c'est surtout dans le *poumon* qu'il se manifeste ; il se localise dans les alvéoles pulmonaires et à la coupe du parenchyme, il s'écoule une grande quantité de sérosité spumeuse, ruisselant sous la pression de la main. Le larynx est rarement envahi, et l'*œdème laryngé d'origine cardiaque* est certainement très rare. Sestier (1852) en a relevé cinq cas, mais Bourgeois et L. Egger [1], dans leur travail documenté, font remarquer qu'ils sont loin d'être probants.

Nous ne reviendrons pas sur l'*hydrothorax* dont nous avons déjà rappelé les caractères ; quant à l'*ascite*, elle peut être abondante, mais ne se montre que postérieurement à l'œdème des membres inférieurs. Dans certains cas cependant, lorsqu'il existe un obstacle important à la circu-

1. BOURGEOIS et L. EGGER, « Les œdèmes du larynx », *Annal. malad. de l'oreille, du larynx*, etc., juillet 1909, n° 7.

lation de la veine porte, l'ascite des cardiaques peut être précoce : c'est ce qu'on observe dans les cas d'asystolie hépatique (Hanot). Le liquide ascitique des cardiaques est généralement séreux, citrin; on a cité quelques cas rares d'*ascite chyleuse* (Letulle, E. Barié, Portocalis 1911).

3° Dermopathies. — Les extrémités infiltrées sont assez souvent le siège d'*érythèmes*, de *fissures*, d'*excoriations* par irritation profonde surtout par le frottement des draps, par le grattage, ou encore par l'éclatement de la peau, distendue à l'extrême, qui se fendille et laisse sourdre un peu de sérosité roussâtre; on y rencontre encore des pustules d'ecthyma par infection secondaire au niveau des fissures cutanées. On y a vu encore des *traînées de lymphangite*, des rougeurs érysipélateuses, etc.

4° Hémorragies. — Des *hémorragies* sont fréquemment rencontrées : hémoptysies, épistaxis, métrorragies; plus rarement des hématémèses et des hématuries. Nous avons montré que quelques-unes d'entres elles se rattachaient plus ou moins directement à des *infarctus vischraux* dont les plus fréquents siègent dans les poumons. Enfin, la peau participe également à ce processus hémorragique sous forme de plaques de *purpura*.

5° Gangrène. — Aux membres inférieurs distendus par la sérosité œdémateuse, la moindre écorchure, ou quelquefois des mouchetures pratiquées dans un but thérapeutique, peuvent entraîner le sphacèle (*gangrène humide*).

D'un autre côté, un fragment de végétation endocardique ou de caillot sanguin peut se détacher et être entraîné par le torrent circulatoire, aller s'arrêter dans un rameau artériel important d'un des membres où il va provoquer une mortification plus ou moins complète au-dessous de la région ainsi embolisée : c'est la *gangrène sèche*.

**Diagnostic.** — I. *Diagnostic de la maladie.* — En général, il y a peu de difficultés à poser le diagnostic d'asystolie tant les symptômes cardio-vasculaires sont caractéristiques. Cependant, deux affections surtout peuvent être confondues avec elle : l'accès d'asthme et la maladie de Bright à un stade avancé.

*a.* L'*asthme* se distingue de l'asystolie, non seulement par l'absence de signes stéthoscopiques du côté du cœur et d'œdème des extrémités, mais encore par le caractère de ses troubles dyspnéiques : dyspnée en forme de crises, le plus souvent nocturnes, et à caractère périodique, avec expectoration de petites masses pelotonnées, grisâtres, terminant l'accès après lequel on note le retour à la santé ; les asthmatiques de longue date conservent cependant un peu d'oppression de façon permanente. De plus, chez ces mêmes malades, on peut voir survenir, dans la suite, des signes de dilatation du cœur droit avec insuffisance tricuspidienne et asystolie consécutive. Dans ce dernier cas, les commémoratifs auront une importance diagnostique considérable.

*b.* L'asystolie des artérioscléreux pourrait être facilement confondue avec les crises dyspnéiques de la *maladie de Bright*. Cependant, dans ce dernier cas, le point de départ et la marche de l'œdème, la fréquence de la respiration de Cheyne-Stokes, le rythme de galop et les signes habituels du brightisme (troubles oculaires, polyurie, doigt mort, etc.) mettront sur la voie du diagnostic que n'éclairera que peu la présence de l'albumine fréquente dans les deux cas.

c. L'asystolie consécutive aux affections aortiques peut être confondue avec une crise d'*œdème congestif aigu du poumon* si fréquent dans ces affections ainsi que chez les artérioscléreux. Mais cette grave complication se reconnaîtra par la soudaineté de son début par la présence des râles crépitants fins occupant la plus grande partie des poumons, et aussi par les caractères de l'expectoration, mousseuse, aérée, analogue à du blanc d'œuf battu ou quelquefois légèrement teintée de sang.

d. Dans les cas d'infiltration considérable avec ascite, l'asystolie pourrait être prise pour une *cirrhose hépatique*, mais dans ce dernier cas, outre l'état atrophique du foie (rare dans l'asystolie même à forme hépatique), l'état des urines, rares, rougeâtres, sédimenteuses, l'hypertrophie habituelle de la rate, ainsi que la marche de l'infiltration débutant par le péritoine avant d'occuper les membres inférieurs, les antécédents alcooliques du malade seront des éléments presque toujours suffisants de diagnostic différentiel.

II. *Diagnostic de la cause.* — Dès que le diagnostic d'asystolie sera établi sans conteste, l'auscultation du cœur montrera à quelle affection valvulaire on doit la rapporter. Mais la constatation d'un souffle ne suffit pas cependant pour établir qu'il s'agit réellement d'une affection organique, car il peut se rattacher à une insuffisance valvulaire fonctionnelle par dilatation du cœur; dans ce cas, le souffle disparaît dès que, sous l'influence du traitement, la dilatation cardiaque s'atténue.

Ce sera tout l'opposé pour un souffle se rattachant à une lésion organique; *il arrive* en effet assez fréquemment dans l'asystolie que les *souffles organiques disparaissent momentanément*, à cause de la faiblesse des contractions et de l'impuissance du myocarde, *pour réapparaître* dès que celui-ci aura repris son énergie contractile.

Le diagnostic de l'*asystolie de cause pulmonaire* se fera par l'examen détaillé des voies respiratoires, la constatation des signes d'emphysème, d'inflammation chronique ou de dilatation des bronches, etc. Il s'appuiera encore sur l'absence de souffles organiques et sur les signes de dilatation extrême du cœur droit.

III. *Diagnostic de la forme clinique.* — *a.* Nous n'insisterons pas sur la forme habituelle, classique pour ainsi dire de l'asystolie (*asystolie à forme pulmonaire*), elle répond au tableau que nous avons dressé au début de ce chapitre.

*b.* L'*asystolie hépatique* se reconnaîtra par la présence d'un gros foie, douloureux à la pression et susceptible de modifications rapides et fréquentes dans son volume, à la teinte subictérique, à l'aspect terreux de la face, à l'amaigrissement du malade, et bientôt à l'apparition d'une *ascite* abondante et *précoce*, précédant d'un temps assez long les premières traces d'œdème des membres inférieurs.

c. L'*asystolie à forme rénale* se manifeste par la présence d'un bruit de galop, par un œdème considérable et à marche envahissante, par la présence de l'albumine en quantité notable entre les crises d'asystolie, etc.

**Traitement.** — Le traitement de l'asystolie est fort complexe, et doit faire face à chacune des manifestations cliniques de la maladie (traitement des troubles cardio-vasculaires, des congestions viscérales, des hydropisies, des accidents dyspnéiques, des troubles nerveux, etc.). Ce traitement a déjà été indiqué en grande partie, à propos de l'histoire de chacune des cardiopathies. Nous dirons simplement ici que le *traitement de l'asystolie se résume* dans l'emploi méthodique et réglé des *purgatifs drastiques*, de la *digitale*, du *régime lacté absolu*, des *diurétiques*, des *révulsifs locaux*, joints au *repos absolu au lit.*

Avant toute chose, il est indispensable de débarrasser l'organisme des *barrages périphériques* (Peter) qui augmentent considérablement le travail du cœur. Ces barrages peuvent se trouver dans les viscères (*barrages viscéraux*) ou dans la circulation générale.

Dans les viscères, le *foie*, gorgé de sang, très volumineux, douloureux à la pression, va réclamer une large application locale de ventouses scarifiées, ou à leur défaut, de sangsues ; le *poumon*, envahi par l'œdème et la congestion, réclame une révulsion énergique sur les deux côtés du thorax ; la *plèvre*, le *péritoine*, peuvent être le siège d'un épanchement, lequel, quoique de médiocre abondance, nécessitera une évacuation par le trocart, car, malgré la faible quantité de liquide épanché, celle-ci n'en est pas moins une cause importante de gêne respiratoire, surajoutée à la dyspnée cardiaque. On sait de plus que parfois, chez les asystoliques, une thoracentèse, même peu abondante, suffit, même sans l'intervention de la digitale, pour provoquer une diurèse notable avec décharge de chlorure[1].

Le barrage peut être encore constitué par une énorme *infiltration des extrémités*, il faudra en faciliter de suite l'évacuation par des mouchetures pratiquées avec précaution et aseptiquement avec une aiguille flambée, ou mieux, avec la pointe du thermocautère appliquée très superficiellement. Enfin, dans les cas de dyspnée extrême, accompagnée d'œdème considérable, et surtout de *cyanose* de la face, des extrémités et de *gêne profonde à l'hématose*, une large *saignée* (300 à 400 grammes) s'impose *avant toute autre médication.*

Ces indications urgentes une fois remplies, le malade, gardant le *repos absolu*, prendra un purgatif ou beaucoup mieux, un drastique (scammonée, jalap, eau-de-vie allemande), et sera ensuite soumis à l'action de la *digitale* (macération ou infusion à la dose de 0,30 à 0,40 centigrammes par jour), et cela pendant quatre à six jours en moyenne ; au bout de vingt-quatre à trente-six heures, l'action diurétique avec décharge chlorurée se manifestera, pour se continuer encore quelques

1. Delaigue, *Th.* Paris, 1906.

jours après que le médicament aura été supprimé. Pour agir plus rapidement, et éviter les mécomptes causés par l'emploi de la digitale de qualité médiocre on fera mieux de la remplacer d'emblée par la *digitaline*, surtout sous forme de *solution alcoolique de digitaline cristallisée au millième* (Nativelle) dont on donnera le jour même, ou le lendemain de la purgation, au matin, à jeun, dans une tasse d'infusion *aromatique : cinquante gouttes*, qui représentent un milligramme de digitaline cristallisée, et qu'on fait prendre en deux fois. Cette dose unique est suffisante, mais il est quelquefois nécessaire, le surlendemain ou mieux peut-être trois ou quatre jours après, de faire prendre *douze* à *vingt-cinq gouttes* de cette même solution et l'on s'en tient là. Dans d'autres circonstances s'il y a indication à agir plus doucement, à la place des cinquante gouttes données, le premier jour d'une façon massive en une seule journée, on prescrira seulement *vingt-cinq gouttes* par jour durant deux jours de suite. Si l'on veut continuer l'action diurétique de la digitale quand elle est supprimée, on pourra avoir recours au vin diurétique amer de la Charité pendant quelques jours (2 cuillerées à soupe par jour), ou mieux encore à la *théobromine* à la dose de 0,50 centigrammes à 1 gramme, ou plus s'il est nécessaire, durant huit à dix, douze jours consécutifs.

Dans les cas d'*hyposystolie*, la médication digitalique sera tout autre; on donnera par exemple *douze gouttes* de la solution de digitaline ou un *granule* d'*un quart de milligramme* de digitaline cristallisée, chaque jour durant deux à quatre jours de suite, puis, dans un but prophylactique, et comme médication cardio-tonique, on pourra recommencer ce même traitement tous les vingt jours, par exemple, à dose plus faible suivant les cas, et y revenir encore par séries plus ou moins répétées.

Un autre moyen efficace, de prophylaxie, sera encore de prescrire un granule d'*un dixième de milligramme* de digitaline cristallisée, à prendre chaque jour pendant cinq jours consécutifs, interrompre ensuite, suivant les cas, quinze à vingt jours, puis reprendre le même traitement durant une nouvelle période de cinq jours, et continuer ainsi pendant un temps fort long.

Mayor[1] a insisté sur l'heureux résultat que donne le *traitement préventif de l'asystolie* à doses minimes de digitale; ce traitement peut être *discontinu* ou *continu*. Dans le premier cas, la *dose mensuelle* est en général de un gramme de poudre de feuilles de digitale ou un milligramme de digitaline cristallisée, à répartir pendant les trois premiers jours de chaque décade. Cette méthode avait déja été conseillée par Grœdel (1899).

Le traitement continu consiste dans une dose moyenne de cinq à dix centigrammes de feuille de digitale, à prendre chaque jour. Cette dernière méthode qui a donné parfois de bons résultats (Kussmaul) doit être cependant surveillée de très près.

1 Mayor, *Rev. méd. de la Suisse romande*, 20 décembre 1910.

Si l'asystolie se complique d'*insuffisance tricuspidienne*, on évitera, pour les raisons que nous avons indiquées précédemment (voir *Insuffisance tricuspidienne*), de donner la digitaline à dose massive; on prescrira, par exemple : prendre *durant cinq jours* chaque matin, *dix gouttes* (c'est-à-dire un cinquième de milligramme) de la solution de digitaline cristallisée au millième, de Nativelle.

La *diurèse* est un point des plus importants à assurer dans le traitement de l'asystolie, on y pourvoit, outre le régime lacté exclusif auquel le malade doit se soumettre, par l'usage du *strophantus* qui ne produit point de débâcle urinaire, comme la digitaline mais donne une émission régulière et constante, et encore par la *théobromine* dont la puissance diurétique est considérable. Le plus souvent, nous conseillons après que le malade a cessé son traitement digitalique, de le soumettre durant dix à douze jours à l'action (extrait ou teinture) de strophantus qui complète très heureusement l'action diurétique, et en même temps tonique, de la digitale, et nous y joignons la théobromine.

On y ajoute le *régime lacté*, mais il est très important, pour faciliter ou entretenir la diurèse, de soumettre le malade à la *réduction des liquides*[1] qui soulage le cœur en diminuant la masse de sang qu'il a à faire mouvoir. Le patient prendra par exemple un litre et demi environ de liquide en boisson par vingt-quatre heures, soit un demi-litre de lait et un litre d'eau d'Evian, ou de Vittel ou d'une infusion diurétique (stigmates de maïs, chiendent, queues de cerises, uva ursi, etc.), additionnée ou non de lactose. On continuera ce régime durant deux à trois jours seulement, et l'on devra ensuite, pour éviter le retour de l'œdème, aborder le *régime déchloruré*.

Contre l'albuminurie, qui relève d'ailleurs du traitement général de l'asystolie, on pourra recourir, outre le régime lacté, aux préparations iodo-tanniques, les sels de strontium (bromure ou lactate).

Les *congestions viscérales* réclament des soins particuliers : contre celle du poumon, la révulsion s'impose sous forme de ventouses sèches renouvelées pendant plusieurs jours ; la sécrétion bronchique sera modifiée par les préparations anticatarrhales et expectorantes : kermès, oxyde blanc d'antimoine, terpine, benzoate de soude et les balsamiques. La toux, qui manque rarement, sera calmée par le laurier-cerise, la codéine, l'aconit, mais on évitera de donner l'opium à dose élevée, surtout dans les affections mitrales. Dans les cas graves de congestion passive avec cyanose et menaces de suffocation, nous avons dit qu'une saignée s'impose d'emblée avant tout autre traitement.

La congestion hépatique réclame des révulsifs locaux, ventouses scarifiées, pointes de feu, et quelquefois le calomel à petites doses.

Les *hydropisies* demanderont l'usage des purgatifs répétés et des diurétiques : théobromine, scille, lactose, etc.; lorsque les membres seront distendus par une infiltration considérable, on pourra ainsi que nous

1. Voir : NOORDEN, *Brit. med. Associat.*, juillet 1903. — PÉHU, *Rev. de Méd.*, mai, juin, juillet 1903. — MERKLEN, *Soc. méd. hôpit.* Paris, novembre 1903.

l'avons dit déjà, avec beaucoup de précaution, pratiquer quelques mouchetures avec une aiguille flambée, ou mieux, la pointe du thermocautère ; on aura grand soin de la peau, principalement dans les parties déclives; et on tâchera d'éviter les érythèmes, les excoriations qui pourraient si facilement devenir le point de départ de lymphangites, d'érysipèle ou même de gangrène, par des applications réitérées de vaseline aseptique, de poudres isolantes, surtout le *talc* passé à l'autoclave par exemple, et en veillant à ce que le malade soit toujours couché sur du linge sec; le matelas d'eau ou d'air s'imposerait en cas de plaie ou d'eschare.

La *dyspnée* sera calmée par l'éther, les inhalations d'oxygène, les antispasmodiques, et la révulsion; chez les aortiques, une petite dose de chlorhydrate d'héroïne, ou de morphine, rendra de grands services.

Pour calmer l'*insomnie*, si pénible chez les asystoliques, on aura recours chez les aortiques à l'opium et à la morphine à petites doses, dans les affections mitrales, aux bromures, seuls ou associés au chloral.

Chez les cardiaques anciens dont le cœur ne répond plus à la digitale, on s'adressera à la caféine, aux injections d'huile camphrée (1/10), d'huile éthéro-camphrée, au sulfate de spartéine (5 centigrammes), seul, ou associé au sulfate de strychnine (1 milligramme), aux stimulants diffusibles, malheureusement sans grand espoir d'enrayer les progrès de l'asystolie ultime.

---

# CINQUIÈME PARTIE

# TROUBLES FONCTIONNELS

## PALPITATIONS

**Définition.** — Les *palpitations* ne doivent pas être confondues, ainsi qu'on le fait trop souvent, avec la *tachycardie* qui signifie simplement accélération des battements du cœur. Ce qui caractérise les *palpitations*, c'est la *sensation* pénible ou même *douloureuse éveillée* chez le malade *par les battements du cœur : le malade sent son cœur*, ainsi qu'on l'a dit avec justesse.

Très fréquemment, les palpitations sont accompagnées d'augmentation dans la fréquence des battements (*tachycardie*) et dans l'intensité des bruits ; dans d'autres circonstances encore, le rythme des battements peut être irrégulier (*arythmie*) ; mais ces associations sont essentiellement contingentes.

**Description.** — Les palpitations ou battements douloureux du cœur, lorsqu'elles sont très accusées, s'accompagnent d'une sensation d'oppression, de constriction de la gorge, d'angoisse indéfinissable, la parole est brève et entrecoupée, et il semble parfois au malade, suivant l'expression consacrée, que le « cœur bat à rompre la poitrine ». En même temps la face pâlit, se couvre de sueur, les extrémités se refroidissent, et il peut survenir des lipothymies et même une syncope.

Lorsque ces palpitations sont suivies d'éréthisme du cœur (palpitations par excitation (Peter), la face est rouge, animée, il y a des éblouissements, des bourdonnements d'oreilles, des vertiges, de la céphalalgie gravative ou avec sensation de coup de bélier dans la tête. De plus, non seulement *le malade sent battre violemment et douloureusement* le cœur dans la poitrine (*forme hyperesthésienne*, de POTAIN, fréquente surtout chez les neuro-arthritiques), mais il l'*entend aussi*, et peut-être mieux encore dans le décubitus dorsal, ou encore couché sur le côté gauche, l'oreille appuyée sur l'oreiller (LAENNEC).

Lorsque ces palpitations violentes surviennent durant la nuit, le sommeil est troublé de cauchemars, et le patient se réveille en sursaut en proie à une angoisse des plus pénibles.

Avec la paume de la main largement appliquée sur la région précordiale, on peut percevoir dans ces conditions un *choc violent de la région précordiale* (*forme hyperkinésienne* de POTAIN), mais il arrive également que, malgré les sensations douloureuses accusées par les malades, on ne perçoive qu'un *choc normal*, et parfois *même affaibli*. La palpation permet encore d'apprécier la régularité ou l'arythmie parfois extrême des battements cardiaques (*forme arythmienne*, de POTAIN).

La *percussion* ne fournit *aucun renseignement* imputable aux palpitations ; parfois, le cœur est augmenté de volume, mais il l'est du fait de la coexistence d'altérations organiques valvulaires ou autres.

En pratiquant l'*auscultation* au moment de la crise de palpitations, la tête du médecin est parfois soulevée par la *violence des contractions* du cœur ; dans d'autres circonstances, ces contractions sont très affaiblies. Les bruits du cœur peuvent présenter des modifications importantes dans leur rythme et dans leur timbre. *Tantôt* la *régularité des bruits* a conservé son caractère normal, tantôt au contraire, on perçoit une *arythmie profonde* : les mouvements du cœur sont irréguliers, intermittents, entièrement désordonnés, et rappelant ce qu'on a désigné sous le nom de *folie du cœur*.

En même temps, on constate parfois un *assourdissement* dans le timbre des bruits ; *au contraire*, ils peuvent être vibrants, fortement frappés, et prendre aussi le *caractère métallique*. Enfin, il n'est pas rare de constater des *souffles* d'intensité et de siège variables : les uns sont liés à des *lésions valvulaires* préexistantes, d'autres, transitoires, sont d'*origine cardio-pulmonaire*.

Le *pouls* présente des caractères en rapport avec la régularité ou les désordres du cœur ; on note des extra-systoles, des intermittences vraies ou fausses, des plus variables.

**Marche.** — Les palpitations *procèdent par accès* dont la durée varie de quelques minutes à une heure et plus. Ils peuvent se renouveler à des intervalles très fréquents, et même plusieurs fois dans la même journée ; au contraire, plusieurs semaines, des mois entiers peuvent s'écouler entre chaque crise. Quand elle reparaît, c'est parfois sans cause appréciable, ou ramenée par un effort violent, un écart de régime, une vive émotion.

**Étiologie.** — Les causes des palpitations sont extrêmement nombreuses ; à l'exemple des auteurs classiques, on peut les diviser en *palpitations symptomatiques*, c'est-à-dire liées à des altérations du cœur ou des gros vaisseaux, et en *palpitations sympathiques*, les unes d'*origine* purement *nerveuse*, les autres d'*origine toxique*.

## A. — Palpitations symptomatiques

Elles sont liées aux *affections organiques du cœur* et de l'*aorte ;* on les observe à la suite de la *péricardite*, surtout au début de la symphyse cardiaque, dans les *endocardites aiguës* et *dans le cours des affections valvulaires chroniques*, dans les *myocardites aiguës* infectieuses, dans les *myocardites* et dans les *dégénérescences chroniques* (goutteux, diabétiques), dans la *thrombose cardiaque*, les *néoplasmes du cœur*, enfin dans certaines *malformations congénitales*.

On les rencontre également dans l'*anévrysme de l'aorte* et parfois dans l'*aortite chronique*.

A côté de ces palpitations par lésions intrinsèques du cœur et de l'aorte, il faut signaler celles qui surviennent à la suite de certaines conditions pathologiques, agissant mécaniquement sur le cœur. Ce sont, par exemple, les palpitations observées dans les déplacements en masse du cœur par des *épanchements* liquides ou gazeux *de la plèvre* du côté *gauche*, et beaucoup plus rarement par certaines *tumeurs* volumineuses *de la cavité abdominale* (kystes de l'ovaire, kystes hydatiques du foie) qui refoulent le diaphragme, et par suite, le cœur.

## B. — Palpitations sympathiques

I. *D'origine nerveuse*. — *a*. Chez *les enfants*, elles peuvent être produites par la présence de *vers intestinaux*.

*b*. Chez l'*adolescent*, on les a notées dans le cours des troubles cardiaques complexes, désignés faussement sous le nom d'*hypertrophie de croissance*, ou encore à la suite de certaines habitudes d'*onanisme* ou de cette *dyspepsie* tenace, particulière à certains *collégiens nostalgiques;* de même chez la plupart d'entre eux, au moment des *examens* ou des *concours*.

Chez les jeunes filles et les femmes, on les a mentionnées dans la *chlorose*, à l'instauration des règles, aux *époques mensuelles*, et plus tard, à la *ménopause*. De même encore à la suite de métrorragies et d'*affections chroniques de l'utérus* ou des *annexes :* fibro-myômes, etc.

*c*. Chez l'*adulte*, on connaît les palpitations passagères qui surviennent à l'occasion d'une vive *émotion*, par exemple chez certains malades, à la simple approche du médecin, de la *frayeur*, de la *colère*, des *excès génésiques*, de *troubles auriculaires* [1], ou encore d'*origine nasale* [2].

Il faut citer avant tout, parmi les causes de ces palpitations, le *nervosisme*, si souvent héréditaire.

1. MASSIER, « Troubl. cardiaq. auriculaires », *Annal. mal. de l'oreille et du larynx*, octobre 1902.
2. FRANKENBERGER (de Prague), *Rev. v. neurolog. psychiatr.*, novembre 1906.

Ces palpitations purement nerveuses se rencontrent parfois dans certaines familles, chez lesquelles on relève une hérédité nerveuse et cardiaque tout à la fois, expliquant en même temps la névropathie du sujet et la localisation particulière de son nervosisme sur le cœur. Il faut citer encore l'*hystérie* vraie, dans laquelle les palpitations peuvent parfois acquérir une grande violence et devenir aussi un des éléments constitutifs de l'*angine de poitrine hystérique*, la *neurasthénie*, le *surmenage cérébral*, les veilles prolongées et cette affection complexe, désignée sous le nom de *névropathie cérébro-cardiaque* par Krishaber, dans laquelle on note des palpitations et des troubles vaso-moteurs nombreux, causés par l'épuisement nerveux temporaire (fatigue et surmenage); notons également comme causes de palpitations, l'*hypochondrie* et la *lypémanie*, la *maladie de Basedow* et *certaines lésions bulbaires* intéressant les nerfs pneumogastriques. On a cité encore les palpitations survenant à la suite de *traumatismes du plexus brachial gauche* : coup d'épée, moignon du bras amputé, celles qui surviennent parfois à la suite de l'application des *rayons de Rœntgen* [1].

Outre les palpitations qui se montrent dans le cours de la dyspepsie gastro-intestinale, dont nous avons parlé déjà, il faut signaler celles que l'on rencontre parfois à la suite d'une crise de *colique hépatique* ou de la présence d'un *tœnia* dans l'intestin, qui ressortissent plus manifestement à une irritation purement nerveuse partie du tube digestif.

Il faut mentionner encore les palpitations de la *tuberculose pulmonaire, surtout au début*, elles sont assez fréquemment accompagnées de tachycardie ; nous aurons l'occasion de revenir sur ce sujet.

II. *D'origine toxique.* — Chez l'adulte, elles sont le plus souvent causées par une hygiène ou une alimentation défectueuses, et *les plus fréquentes de toutes sont les palpitations des dyspeptiques et des fumeurs.*

1° Les *palpitations des dyspeptiques*, connues de Chomel et bien étudiées depuis longtemps par Lasègue (1872), G. Sée (1879), sont *parfois très violentes*. Elles surviennent principalement après les repas, accompagnées de troubles dyspeptiques variés : flatulence, pesanteur à l'estomac, bouffées de chaleur à la face, céphalalgie, etc. Ces palpitations, très fréquemment rencontrées dans la pratique, sont la cause de vives préoccupations pour le *patient* (généralement un sujet nerveux, impressionnable, et même assez souvent neurasthénique), *qui se croit atteint d'une maladie de cœur* et vient consulter son médecin qui, après examen, conclut à l'absence d'affection cardiaque et à l'existence de palpitations liées au mauvais état des voies digestives.

*C'est donc*, chez eux, *l'estomac, et non le cœur qu'il faut soigner*. Chez ces *malades, faux cardiaques et vrais dyspeptiques*, il existe, d'après Bucquoy (1890), un signe important qui permet de faire le diagnostic instantanément. Si l'on appuie fortement avec un doigt au niveau de la région précordiale, on rencontre, dans le quatrième espace intercostal

1. Séguy et Quenisser, « Action des rayons de Rœntg. sur le cœur », *Acad. des scienc.*, 5 avril 1897.

gauche, un point dont la pression arrache un cri au malade : c'est le « point précordial des dyspeptiques ».

2. Les *fumeurs* sont sujets également à des palpitations très fréquentes. D'ailleurs, les priseurs et les chiqueurs de tabac sont exposés aux mêmes accidents que les fumeurs ; il en est de même, mais à un degré moindre, chez les personnes qui vivent avec eux dans des espaces confinés : cafés, cercles, estaminets, ou qui manipulent la plante elle-même dans les manufactures.

3. Signalons encore les palpitations qui surviennent à la suite d'*excès de thé* (Stokes), *de café*, étudiées par Guelliot (de Reims, 1885).

**Physiologie pathologique.** — Le mécanisme intime des palpitations constitue un des problèmes les plus obscurs de la pathologie cardiaque.

En fait, il semble d'abord que les palpitations puissent se produire dès qu'une cause quelconque vient à exagérer l'action du grand sympathique (nerf excito-moteur du cœur) : soit qu'il y ait suractivité réelle de ce nerf non contre-balancée par l'action modératrice du nerf vague restée normale, soit que, au contraire, l'action du pneumo-gastrique (nerf modérateur, nerf d'arrêt du cœur) étant affaiblie ou supprimée, le sympathique, quoique resté normal, exerce une action prépondérante sur le myocarde. Mais cette explication est plutôt applicable à la *tachycardie* qu'aux palpitations proprement dites avec laquelle elles ne sauraient être confondues. En outre, cette hypothèse ne peut suffire à tous les cas, car il est bien évident que les centres nerveux propres du cœur, représentés par les ganglions intra-cardiaques, de même que le plexus cardiaque jouent également un rôle important dans le mécanisme des palpitations; c'est ainsi peut-être que s'expliquent celles qui résultent des lésions intra-cardiaques. D'un autre côté, certaines conditions en dehors du cœur, telles que les modifications qui surviennent dans la tension artérielle, peuvent être suivies de palpitations ; Marey, en effet, a démontré que l'abaissement de la pression artérielle, diminuant la résistance que le cœur doit surmonter à chaque systole, accélère les battements cardiaques : c'est ainsi qu'on explique les palpitations avec tachycardie qui succèdent aux hémorragies et aux états anémiques. Mais dans ces états, rien ne s'oppose non plus à ce que le sang, plus ou moins altéré (chlorose), n'exerce une action sur l'innervation du cœur, se manifestant par une superactivité de celui-ci avec palpitations. Ainsi se justifie l'opinion de Potain qui considère les palpitations comme liées à des états complexes, « mélange de nervosisme et d'anémie ».

*Les palpitations réflexes* qui surviennent dans la *dyspepsie gastro-intestinale*, dans la *colique hépatique*, paraissent résulter d'une action nerveuse du sympathique, ainsi qu'il a été dit précédemment, mais il est permis de croire que le nerf vague joue un certain rôle dans le phénomène, quoique sans doute plus effacé.

*Les palpitations des tuberculeux*, de beaucoup *plus rares que la tachycardie*, sont justiciables de *plusieurs explications :* assez souvent, elles relèvent d'un état dyspeptique tenace, fréquent dans la tuberculose même à son début; dans d'autres circonstances plus rares, elles sont dues à des complications cardiaques : péricardite, endocardite de nature tuberculeuse ou non ; dans d'autres cas enfin, la tuberculose pulmonaire s'accompagne d'adénopathies similaires trachéo-bronchiques qui peuvent comprimer et exciter le pneumo-gastrique ; j'ai eu l'occasion d'en étudier quelques cas [1]. Lorsque les palpitations surviennent, ce qui est fréquent, au début même de la tuberculose, accompagnées le plus souvent de tachycardie, la compression du nerf vague ne peut guère être incriminée, car les adénopathies sont alors nulles ou insuffisamment développées, dès lors, l'excitation est peut-être d'origine centrale.

Dans *les palpitations consécutives aux maladies organiques du cœur, aux lésions aortiques*, les palpitations semblent se rattacher tout particulièrement à une action réflexe partie directement de l'endocarde ou de l'aorte altérés (François-Franck).

En résumé, on ne saurait mettre en avant une pathogénie univoque pour toutes les causes de palpitations ; s'il est certain que les troubles de l'innervation cardiaque (sympathique, pneumo-gastrique, ganglions propres) sont les facteurs principaux du phénomène, il faut encore attribuer un rôle au cerveau, au bulbe, à la moelle, et à la tension vasculaire ; déterminer la part de chacun est encore impossible, et d'ailleurs, il est probable que, dans un grand nombre de cas, quelques-uns de ces éléments, confondant leur réaction, agissent de concert dans la genèse des palpitations.

**Diagnostic.** — Au premier abord, il semble impossible de confondre les palpitations avec d'autres symptômes morbides; cependant, la confusion est possible, et quoiqu'il s'agisse d'une sensation purement subjective, le médecin fera bien de ne pas s'en rapporter seulement à l'affirmation des malades car, dans deux circonstances notamment, ceux-ci peuvent se plaindre de vives douleurs ressenties dans la région précordiale qu'ils rapportent à des palpitations, lesquelles cependant n'ont rien à voir dans le cas particulier.

1° Chez certains malades hystériques ou névropathes, le thorax présente un état d'hyperesthésie tel, qu'à chaque contraction du cœur, le choc de la pointe éveille une sensation douloureuse (*précordialgie*), même lorsque les battements ne sont ni plus précipités ni plus violents qu'à l'état normal : ce sont là de *fausses palpitations* (Potain).

2° De même, on ne confondra pas les palpitations vraies avec ces sortes de secousses ou de tremblements à petites oscillations qu'on rencontre parfois sur les parois thoraciques chez les sujets nerveux et chez les hystériques (G. Sée).

Mais, si le diagnostic différentiel des palpitations ne présente pas de réelles difficultés, il n'en est plus de même du *diagnostic étiologique* de l'affection. A ce sujet, il faut d'abord réfuter comme inexacte l'assertion

1. E. Barié, « Les palpitations chez les tuberculeux », *Rev. de clin. et de thérapeut.*, mai 1894.

de Gendrin qui prétendait que les « palpitations surviennent comme symptôme de la plupart des maladies du cœur », or, c'est là une erreur grande, et tout au contraire, « les palpitations surviennent principalement dans les maladies où il n'y a aucun vice du cœur », a dit Sénac (1749).

Ainsi que l'a fait remarquer Potain, *lorsqu'un malade se présente à son médecin en se plaignant de palpitations, et rien que de palpitations sans aucun autre trouble morbide, il s'agit très rarement d'un cardiaque vrai.* « Tout malade qui consulte, dit-il, pour des palpitations, doit être présumé exempt de maladie du cœur. » Il ajoutait encore : « Quand un malade se plaint du cœur, recherchez l'état de son estomac et de son intestin, car les palpitations qui prennent leur origine dans quelque trouble de ces deux organes sont des plus fréquentes. »

Ainsi donc, dans ces circonstances, alors que l'auscultation a établi péremptoirement que le malade ne présente aucune trace de cardiopathie organique, on se trouve presque toujours en face — *chez l'adulte* — en premier lieu d'un *dyspeptique*, d'un *fumeur*, d'un *névropathe*, ou enfin d'un *tuberculeux au début*.

Tous ces sujets forment la plus grande partie de ces *faux cardiaques* (voir *Les faux cardiaques*), si nombreux dans la clientèle de ville, et qu'il importe au plus haut point de rassurer, en leur affirmant, après examen long et minutieux, que l'état d'intégrité de leur cœur est parfait[1].

Chez les *dyspeptiques*, outre l'exploration locale de la région stomacale qui dénotera tantôt une distension gazeuse extrême, tantôt une dilatation de l'estomac avec bruit de clapotement, on relèvera des troubles digestifs divers : de la gastralgie, du pyrosis, de l'inappétence, etc. ; ces palpitations d'origine digestive reconnaissent pour cause première, soit une *hygiène alimentaire mauvaise* (sujets mangeant *trop vite*, gloutonnement, avec *mastication insuffisante ; aliments indigestes*, sauces pimentées, etc.) soit l'abus particulier de certains excitants du cœur : *café, thé, boissons spiritueuses*, etc.

2° S'il s'agit d'un *fumeur*, les réponses précises du malade mettront immédiatement le médecin sur la voie du diagnostic.

3° L'apparition brusque des palpitations, leur évolution irrégulière, leur retour provoqué par certaines causes morales, l'état d'impressionnabilité extrême des malades, la bizarrerie du caractère, certains troubles de la sensibilité générale et spéciale, et dans quelques cas, l'existence de zones hystérogènes, dénoteront l'origine purement nerveuse des palpitations : sujets *neuro-arthritiques, neurasthéniques, hypocondriaques, hystériques*, etc.

4° Les palpitations, au *début de la tuberculose*, ont été indiquées et étudiées avec beaucoup de soin par Peter, qui les considère presque comme « les plus fréquentes de toutes... et les plus fécondes en erreurs de diagnostic ». C'est qu'en effet, à cette période de la tuberculose, les troubles fonctionnels sont parfois si peu accusés que le malade ne signale

1. E. Barié, « Les faux cardiaques », *Sem. méd.*, 11 février 1903.

rien au médecin qui pourrait le mettre sur la voie. Ce n'est donc qu'après avoir constaté par l'auscultation qu'il n'y a pas d'affection cardiaque, et que d'un autre côté les palpitations ne peuvent être rapportées aux causes énumérées plus haut, que le médecin ne devra jamais oublier de pratiquer l'examen des voies respiratoires, sans tenir compte des déclarations du malade n'accusant aucun trouble de ce côté; c'est alors que l'auscultation des sommets dénotera souvent quelques signes légers, mais d'une importance diagnostique capitale : expiration prolongée, quelques craquements secs, avec une diminution appréciable de la sonorité et de l'élasticité pulmonaires, etc., coïncidant avec une toux légère, mais persistante, un peu d'amaigrissement; de plus, chez ces malades suspects, la *mensuration de la tension artérielle* s'impose, et *si elle est inférieure à la normale*, sans qu'il y ait de raison nettement déterminée de cet abaissement, *le diagnostic de tuberculose devient extrêmement probable.*

Lorsque ces causes (de beaucoup les plus fréquentes) de palpitations sympathiques ne peuvent être relevées, on songera alors, surtout chez la femme, à la *chlorose*, parfois si difficile d'ailleurs à distinguer d'une tuberculose au début, ou encore à une *maladie de Basedow*. Mais, dans cette dernière, les palpitations n'ont de valeur diagnostique, que si elles sont accompagnées de tachycardie. On relèvera encore en faveur de ce diagnostic, sans compter l'exophtalmie et l'hypertrophie thyroïdienne qui manquent souvent au début, le tremblement, la diarrhée nerveuse, etc.

Chez l'*enfant*, lorsque les *malformations cardiaques* ne sont point la cause des palpitations, on pourra chercher si elles ne sont pas provoquées par la présence d'un *tænia*.

Chez l'*adolescent*, on doit rechercher si elle ne se rattache point à l'état chlorotique, à l'instauration des règles, à la dyspepsie des collégiens parfois aussi à des habitudes d'onanisme; enfin, on a voulu encore rapporter certaines palpitations à l'hypertrophie dite de croissance; or, nous savons que celle-ci ne constitue point une entité morbide, et que les troubles cardiaques notés à cette époque de la vie relèvent de causes multiples : troubles digestifs, troubles nerveux, surmenage cérébral.

**Pronostic.** — Le pronostic des palpitations *dépend* exclusivement *de la cause* qui les produit; celles qui résultent des troubles digestifs, de l'abus du tabac ou du café, de la présence d'un tænia, sont sans gravité et disparaissent avec la cause productrice; on comprend, sans qu'il soit besoin d'insister, que la valeur pronostique est autrement grave lorsqu'elles sont l'indice d'une cardiopathie organique ou d'une maladie de Basedow.

Quelques auteurs ont prétendu que les palpitations nerveuses, par leur retour fréquent, exigeaient du cœur un surcroît de travail incessant auquel il ne pouvait répondre qu'en s'hypertrophiant peu à peu; cette opinion, déjà combattue par Laënnec, n'est rien moins que démontrée.

**Traitement.** — La multiplicité des causes de palpitations entraîne nécessairement la multiplicité des moyens thérapeutiques.

En supprimant l'usage du tabac, du thé, du café, on aura raison des palpitations d'ordre toxique; de même l'hydrothérapie tiède, les préparations ferrugineuses, les toniques, calmeront l'excitation cardiaque des chlorotiques. Quant aux palpitations d'origine génitale, on y remédiera en facilitant l'évolution des règles au moment de leur apparition à la puberté, et en surveillant les troubles complexes de la ménopause. De même, la guérison d'une affection utérine, la modération dans les rapports sexuels, la cessation des habitudes d'onanisme, ramèneront le calme dans les contractions du cœur.

La *tuberculose au début*, la lithiase biliaire, causes de palpitations, nécessitent des soins particuliers qu'il ne convient pas de développer ici.

Les *palpitations nerveuses* réclament une médication complexe : elle comprend les nervins, les *antispasmodiques*, les *bromures*, la *valériane* et surtout le *valérianate d'ammoniaque*, l'*éther* à l'intérieur, et à l'extérieur sous forme de pulvérisations sur la région précordiale. L'action modératrice de la quinine sur le cœur est admise depuis longtemps : on pourra utiliser cette propriété en prescrivant le *bromhydrate de quinine* soit pur, soit associé à une faible dose de poudre de feuilles de digitale.

Certaines pratiques externes compléteront le traitement; en premier lieu, l'emploi méthodique de l'hydrothérapie : douche froide, douche écossaise, usage du tub anglais, enveloppement dans le drap mouillé et souvent beaucoup mieux, l'hydrothérapie tiède, sous forme de douches en jet; enfin les toniques, les névropathes étant souvent des anémiques. Le séjour à la campagne, le repos physique et moral seront des adjuvants précieux.

Dans les cas rebelles et lorsque les voies digestives ne sont pas troublées, on pourrait, pendant quelques jours seulement, recourir à la *digitale* ou à la *digitaline cristallisée* à très petites doses, par exemple six à huit gouttes de la solution alcoolique au millième, ou encore un granule d'un dixième de milligramme, répétés suivant les indications et avec des jours d'intervalle. Dans ce cas, la digitale agit, non comme tonique cardio-vasculaire, mais comme sédatif du cœur.

Cependant, cette médication est toute d'exception et doit être surveillée de près, car l'indication de la digitale réside surtout dans les palpitations liées à une cardiopathie organique avec accidents d'hyposystolie ou d'asthénie cardio-vasculaire.

Dans certains cas de *palpitations avec douleurs précordiales persistantes*, le *strophantus* donne souvent d'heureux résultats, ainsi que j'ai eu l'occasion de le signaler[1], et Potain a appuyé cette déclaration de son autorité incontestée.

1. E. Barié, *Congrès de méd.* Paris, 1900. — *Sem. méd.*, 1900, p. 309.

# TACHYCARDIES

**Définition.** — La tachycardie est un trouble du rythme cardiaque caractérisé par l'*accélération*, l'*augmentation de fréquence des battements du cœur.*

Déjà précédemment, nous avons dit que la *tachycardie* ne saurait être confondue avec les *palpitations ;* ces dernières sont caractérisées par des battements violents et souvent douloureux du cœur perçus directement par le malade : c'est un phénomène subjectif. Au contraire, la tachycardie, symptôme purement objectif perçu par le médecin, peut être complètement méconnue du malade.

La *tachycardie* et les *palpitations* sont donc *deux phénomènes distincts* qu'on peut *rencontrer isolément*, mais leur *coexistence* s'observe fréquemment en clinique.

**Historique général.** — Les auteurs anciens avaient remarqué la fréquence des battements du cœur dans tout *état fébrile* ainsi que dans certains troubles du système nerveux, mais leurs connaissances restaient forcément très incomplètes. En 1882, Gerhardt et Prœbsting, étudiant le phénomène avec plus de soin, lui donnèrent le nom de *tachycardie* (de ταχυς, vite, καρδια, cœur) qu'il a gardé depuis, bien préférable à celui de sychnosphyxie que Spring (1866) lui avait assigné tout d'abord.

**Division.** — L'étude des conditions pathogéniques de la tachycardie montre que celle-ci survient dans deux conditions entièrement distinctes.

Elle peut d'abord être *physiologique ;* mais en tant que phénomène *pathologique*, elle apparaît, tantôt à titre de symptôme secondaire dans le cours d'un assez grand nombre d'affections cardiaques et de troubles morbides variés, appartenant, pour la plupart, au système nerveux : c'est la *tachycardie symptomatique ;* tantôt, l'accélération des battements du cœur paraît constituer à elle seule toute la maladie : c'est alors la *tachycardie essentielle paroxystique.*

## A. — Tachycardies physiologiques

On sait que normalement, le pouls est plus fréquent chez le *nouveau-né* (120 à 140 pulsations) et chez les *jeunes enfants* que chez l'adulte ; de même, chez la *femme*, le *pouls* est *plus accéléré* que chez l'homme ; de même chez les sujets *nerveux*, *impressionnables.* Mais dans tous les cas, il s'agit plutôt d'une simple accélération que d'une tachycardie véritable. On sait également que Graves a montré que, *normalement*, *lors-*

*qu'on passe du décubitus dorsal à la station verticale, le pouls s'accélère de 6 à 8 pulsations*, et Thomayer (1903) a observé une véritable tachycardie orthostatique dans laquelle le pouls, battant de 76 à 90 pulsations, s'élevait tout à coup jusqu'à 168 dans la position debout. D'après quelques auteurs, certaines modifications dans ce phénomène seraient des indices précieux pour reconnaître l'état de la pression artérielle chez l'adulte : s'il y a le même nombre de pulsations dans la station verticale et dans le décubitus dorsal, ou encore si le nombre des pulsations est plus élevé dans la position couchée, le sujet serait en état d'hypertension (Huchard).

A l'état normal, la fréquence des battements du cœur peut être considérablement augmentée, c'est ce qu'on observe, par exemple, sous la moindre *influence émotive*, attente, crainte, colère, dans *l'inspiration forcée*, après la *marche précipitée*, *un exercice physique*, l'*ascension d'un escalier*, le *travail de la digestion*, et encore sous l'influence des *climats chauds*, de la *diminution de la pression atmosphérique* (P. Bert), de la *grossesse* et de l'*accouchement*.

On a signalé encore des cas de *tachycardie héréditaire* (Kirkland [1]).

## B. — Tachycardies symptomatiques

**Étiologie.** — Ces tachycardies reconnaissent des causes nombreuses que nous allons étudier en nous arrêtant sur les principales.

*a.* État fébrile. — La tachycardie qu'on observe en pareil cas est d'observation journalière, mais sa pathogénie reste fort obscure. Peut-être est-elle due en partie à l'élévation de la température car, d'après Liebermeister, une élévation de 1° entraînerait avec elle 8 pulsations de plus à la minute. Cependant, cette relation n'est pas constante, car le cœur peut battre lentement avec élévation de la température, comme dans la méningite, par exemple. On a pensé alors à établir un rapport entre la tachycardie et l'état de la tension artérielle ; mais il est extrêmement difficile d'être fixé sur celle-ci dans l'état fébrile, car, si Marey a noté la diminution de la tension artérielle chez des chevaux fébricitants, il est possible qu'au début de l'état de fièvre, il y ait hypertension, et que plus tard, sous l'influence de l'épuisement cardiaque par l'hyperthermie on observe de l'abaissement de la tension, ainsi que le dicrotisme du pouls le montre en pareil cas. La question reste donc encore à l'étude.

*b.* Affections cardio-vasculaires. — Les *altérations du myocarde* sont une des causes les plus fréquentes de la tachycardie ; citons : les *myocardites aiguës infectieuses* (fièvre typhoïde, exanthèmes, etc.), les *myocardites chroniques* et la *sclérose du myocarde* [2], la *dégénérescence graisseuse du cœur* (Peter, Leyden), l'*atrophie cardiaque* des états cachectiques : *tuberculose*, *cancer* (Larcena [3], Klippel [4]), enfin la tachy-

1. Kirkland, *Lancet*, 26 juin 1909.
2. Vincent, *Th*. Paris, 1891.
3. Larcena, « Des tachycardies », *Th.*, Paris, 1891.
4 Klippel, « Des amyotroph. dans les mal. gén. chron. », *Th.*, Paris, 1889

cardie qui survient dans l'asystolie aiguë, causée par la marche forcée ou le surmenage musculaire violent (*cœur forcé*) (DA COSTA, THURN, LEYDEN, FRAENTZEL, DUROZIEZ, SANSOM, etc.), et celle qu'on rencontre assez fréquemment dans les accidents cardiaques complexes de la croissance, englobés encore sous le nom de pseudo-hypertrophie de croissance.

Dans l'*insuffisance du myocarde* et dans l'*asystolie*, les *battements du cœur s'accélèrent* quand le malade s'étend *dans le décubitus dorsal*. Potain a donné l'explication du phénomène : en passant de la position debout au décubitus dorsal, il se produit une dilatation des cavités du cœur et une augmentation de la pression intra-cardiaque dues à un afflux plus grand du liquide sanguin dans les cavités cardiaques; or, à l'état normal, cette tendance à la dilatation réclame des contractions cardiaques une énergie et une fréquence plus considérables.

L'*endocardite* et la *péricardite aiguës ou subaiguës*, la *symphyse du péricarde* surtout d'origine *tuberculeuse*, peuvent être accompagnées de tachycardie; elle est plutôt rare dans la première de ces maladies.

Les *affections valvulaires chroniques*, et en première ligne, l'*insuffisance aortique*, puis l'*insuffisance mitrale* (STOKES, PETER, GROEDEL, ZUNKER, 1887), donnent lieu quelquefois à la tachycardie.

Dans les *lésions mitrales* en *hyposystolie*, elle est fréquemment associée à l'arythmie (*tachyarythmie*).

Enfin, dans l'*aortite aiguë ou chronique*, dans l'*artériosclérose* et dans l'*angine de poitrine*, la tachycardie a été signalée par tous les auteurs : dans cette dernière affection, l'accélération des battements du cœur vient souvent terminer la crise.

*c*. AFFECTIONS NERVEUSES. — 1° *Troubles du pneumogastrique*. — Toutes les causes de *compression* du nerf vague à la périphérie, au centre ou sur son trajet même, peuvent accélérer considérablement les battements du cœur; cette *compression* s'exerce le plus habituellement *dans le médiastin* par l'intermédiaire de *tumeurs*, de *néoplasmes*, d'*anévrysmes de la crosse de l'aorte*, et surtout par des *adénopathies trachéo-bronchiques* (PETER et E. BARIÉ [1], MERKLEN [2]), liées presque toujours à la *tuberculose* (GUENEAU DE MUSSY, BARÉTY), ou beaucoup plus rarement à la *coqueluche*, etc.

Le *nerf vague* peut être *comprimé* encore au niveau de ses origines dans le bulbe : *tumeurs*, *hémorragies bulbaires*, *ramollissement* par thrombose, etc., ou encore par certaines *néoplasies cérébelleuses* qui exercent sur lui une compression à distance.

Signalons aussi comme cause de tachycardie la *parésie du pneumogastrique*, quelles qu'en soient les causes : intoxication, fièvre typhoïde (FERNET).

Enfin, on observe de la tachycardie rattachée à des lésions plus profondes du *pneumogastrique*, des *névrites* survenues dans le *tabes* (KUSSNER,

1. PETER et E. BARIÉ, in Peter, « Leçon de clin. méd. », t. II, 1882, p. 336.
2. MERKLEN, *Soc. méd. hôpit.*, Paris, 1887.

DJEICOFF, HEITZ), ou dans les *paralysies alcooliques* (DEJÉRINE, 1887).

2° *Lésions centrales.* — Les *affections des méninges* (*méningites* aiguës, subaiguës), et celles du *bulbe*, les *tumeurs cérébrales* peuvent accélérer très notablement les battements du cœur.

De même, les *affections de la moelle* peuvent s'accompagner de tachycardie lorsqu'elles suivent une *marche ascendante* : la *paralysie ascendante aiguë*, l'*atrophie musculaire progressive*, la *sclérose en plaques*, la *sclérose latérale amyotrophique*, et enfin le *tabes dorsal* (CHARCOT). Duchenne, de Boulogne [1], a indiqué l'existence de la tachycardie dans la *paralysie glosso-labio-laryngée*, dans laquelle, dit-il, on observe, outre un sentiment de défaillance et d'oppression cardiaque extrêmes, « une grande vitesse (140 pulsations) avec irrégularité, intermittences et petitesse du pouls ». Dans ces affections, les noyaux d'origine des pneumogastriques peuvent être atteints, et l'action modératrice de ces nerfs est amoindrie, sinon supprimée.

3° *Névroses.* — La tachycardie est le symptôme capital de la *maladie*

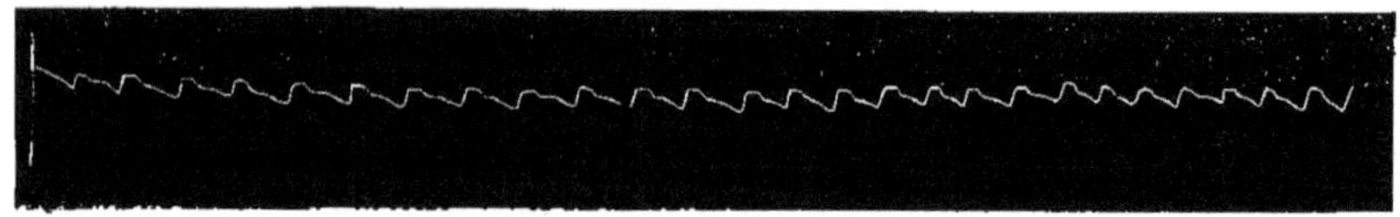

FIG. 70. — Tachycardie dans un cas de maladie de Basedow.

*de Basedow ;* sa valeur diagnostique est autrement importante que celle de l'exophtalmie et de l'hypertrophie thyroïdienne, car *on la rencontre même dans les formes frustes* de la maladie.

Pour Ballet et Delherm [2], le tremblement qu'on rencontre dans la maladie de Basedow ne serait pas sous la dépendance de celle-ci, mais se rattacherait à la tachycardie : quoi qu'il en soit, cette *tachycardie d'origine thyroïdienne* s'explique par un *excès de fonctionnement* de la glande, soit à l'état paroxystique, soit à l'état continu ; elle est susceptible de s'amender sous l'influence de l'opothérapie par le sérum d'animaux éthyroïdés.

La figure ci-dessus (*fig.* 70) reproduit le tracé d'une tachycardie avec 120 pulsations dans le cours d'une maladie de Basedow.

La tachycardie a été notée encore dans la *neurasthénie*, l'*hystérie*, et dans le cours de l'attaque d'*épilepsie*.

4° *Actions réflexes.* — La tachycardie d'origine réflexe se rencontre dans le cours des *dyspepsies gastriques* (POTAIN, E. BARIÉ, OTT), dans la *colique hépatique*, le *rein mobile* (EALES), la *gastro-entéroptose* [3], et chez les individus porteurs d'un *tænia*.

On l'a notée encore à la suite de *troubles utéro-ovariens*, *troubles de la*

1. DUCHENNE, de Boulogne, « de l'Electrisat. localisée », 3ᵉ édition, 1872.
2. BALLET et DELHERM, *Soc. de Neurolog.*, novembre 1902.
3. REYNAUD, *Rev. de méd.*, 10 février 1908.

*menstruation :* on connaît l'observation de Draper (1886) concernant une jeune fille de treize ans, atteinte de palpitations et de tachycardie extrême qui disparurent après apparition des premières règles. Chez d'autres malades, la tachycardie relève de certaines *tumeurs utérines; fibro-myomes* (KISCH), de *maladies inflammatoires chroniques* de l'utérus, l'ovaire ou des annexes; de *déplacements utérins :* versions et flexions; enfin de la *ménopause* (CLÉMENT[1], BAILLEAU[2]).

Les causes de la tachycardie de la ménopause sont multiples, elles peuvent être rapportées tantôt à des *lésions organiques* jusqu'alors bien compensées puis aggravées par l'hypertension habituelle de la ménopause, tantôt à des *réflexes* sous la dépendance de troubles utérins, à des *troubles purement nerveux* (hystérie, neurasthénie) qui ne sont pas rares à cette période de la vie, à l'obésité généralisée assez habituelle au moment de la cessation des règles et étendue au cœur (*cœur polysarcique*), enfin à la *suppression de la fonction ovarienne.*

C'est à ce même groupe qu'il faut rattacher la *tachycardie post-opératoire* signalée par Just-Lucas Championnière à la suite des ovariotomies des laparotomies. Elle dure quelques jours avec pouls filiforme et disparaît avec le premier gaz rendu par l'anus.

C'est encore sans doute à cet acte réflexe qu'il faut rattacher aussi quelques cas de tachycardie dans l'*appendicite*[3], de même que dans d'autres cas, le phénomène observé est la bradycardie. Dans les *processus péritonéaux* de l'appendicite, la *dissociation* du *pouls* et de *l'état thermique* fournit au chirurgien des données précieuses au point de vue des interventions opératoires. Elle est sans doute plutôt d'origine infectieuse que sous l'action d'un simple acte réflexe.

Spencer Watson[4] a signalé un cas de tachycardie (120 pulsations) se rattachant à la présence de *polypes du nez*, qui disparut après l'ablation de ceux-ci et le retour de la respiration nasale. Cette tachycardie d'*origine nasale* n'est peut-être point extrêmement rare.

*d.* MALADIES INFECTIEUSES. — Nous avons mentionné précédemment la tachycardie des endocardites liées à certaines maladies infectieuses; celles-ci peuvent encore être accompagnées de tachycardie sans que l'endocarde paraisse en jeu; citons en particulier la *fièvre typhoïde*, dans laquelle, associée avec une hypotension artérielle extrême, elle constitue le « *rythme fœtal* des bruits du cœur » (STOKES), ou encore l'*embryocardie* (HUCHARD, GILLET[5]). Mais il faut citer encore, parmi ces maladies infectieuses, la *pneumonie*, la *grippe*, et tout particulièrement, la *tuberculose* et la *scarlatine* dans sa période prodromique. Il n'est pas de maladies, disait Graves, dans laquelle j'ai observé aussi souvent cette fréquence excessive du pouls ; dans la forme fruste, Guéneau de Mussy en faisait un signe de présomption d'une très grande importance.

1. CLÉMENT, *Revue. de méd.*, 1885.
2. BAILLEAU, *La Gynécologie*, 1902.
3. A. BROCA, *Presse médicale*, 1er janvier 1908.
4. GILLET, « De l'embryocard., etc. » *Th.* Paris, 1888.
5. SPENCER WATSON, *British. med. journ.*, 1896.

La tachycardie a été signalée dans trois cas de *pneumonie* (MERKLEN, 1892), chez des artérioscléreux.

La *tachycardie grippale*, bien étudiée par Sansom [1], a été rencontrée par lui 37 fois sur 100 cas de troubles cardiaques liés à la grippe, ou plusieurs mois après, et pourrait même se prolonger jusqu'à un an, dix-huit mois après la disparition de cette maladie; le cœur peut rester très irritable, ses battements se précipitant sous l'influence la plus légère.

La *tuberculose pulmonaire* est une cause fréquente de tachycardie, sa pathogénie est variable :

Dans quelques cas, la tachycardie apparaît *dès le début de la tuberculose*, huit, dix mois, un an même avant qu'un trouble fonctionnel ait attiré l'attention du côté du poumon; dans ce cas, chez l'adulte tout au moins, il ne saurait être question d'adénopathies bronchiques, mais l'accélération des battements du cœur pourrait s'expliquer par une excitation du nerf vague d'origine centrale, et par action toxique directe du poison tuberculeux sur ce nerf, avant toute localisation sur les poumons.

A cette période, la tachycardie est accompagnée d'*abaissement notable de la tension artérielle*, si fréquente au début même de la tuberculose (POTAIN, MARFAN); cette hypotension exagère sans doute encore la tachycardie, car Marey a montré que le cœur se contracte d'autant plus vite que la résistance périphérique est moindre.

A la période d'état de la tuberculose confirmée par l'auscultation, ou encore aux *stades avancés*, la tachycardie peut s'expliquer par la présence d'*adénopathies trachéo-bronchiques* comprimant et excitant le pneumogastrique, et pouvant même exceptionnellement produire une véritable *névrite* de ce nerf comme dans les cas rapportés par Bertier (1910); enfin dans quelques cas *la tachycardie* est sous la dépendance d'une *péricardite* tuberculeuse.

Pour Sirot, Durand et Mongour, la tachycardie dans la tuberculose se rattacherait encore à l'action nocive directe des toxines tuberculeuses sur l'endocarde et le myocarde; quelquefois, elle a coïncidé avec une tuberculisation miliaire du myocarde (SIROT).

La *valeur séméiologique* de la tachycardie dans la tuberculose pulmonaire, sur laquelle on a beaucoup insisté dans plusieurs travaux récents, est considérable [2] : coexistant avec un état apyrétique, elle indique une évolution rapide de la maladie, et peut se rattacher aussi à des accidents asystoliques prochains; coïncidant avec l'état fébrile, le pronostic est plus mauvais encore, car le cœur et le poumon marchent parallèlement, pour ainsi dire, vers l'issue fatale.

1. SANSOM, *Soc. méd. et chirurg.* Londres, 1894.

2. E. BARIÉ, *Rev. de clin. et de thérapeut.*, *Journ. des Praticiens*, mai 1894. — F. BEZANÇON, *Rev. de méd.*, 1894. — O. SIROT, *Journ. de méd. et de chirurg. prat.*, 1898. — DURAND et MONGOUR, *Congrès de la Tubercul.*, 1898. — PAPILLON, *id.*, 1898. — FAISANS, *Sem. méd.*, 1898. — GRANDIN, *Th.* Paris, 1899. Voir encore sur ce sujet : PLATEY, *Th.*, 1901. — GROSSET, *Th.* Paris, 1904. — LÉCUYER, *Gaz. méd.* de Nantes, 1908. — BERTIER, *Lyon médical*, 20 février 1910, etc.

Dans la *méningite tuberculeuse*, la tachycardie peut se montrer avec ou sans élévation de la température.

*e*. Intoxications. — La tachycardie peut survenir à la suite d'abus des substances stimulantes de l'appareil circulatoire, telles que le *thé*, le *café*, l'*alcool*[1] ; nous avons dit déjà que dans l'intoxication alcoolique, la tachycardie a pu être attribuée à une névrite du nerf vague.

L'abus du *tabac* est une cause d'accélération des battements du cœur notée depuis longtemps ; elle s'accompagne le plus souvent de palpitations.

On sait que parmi les *substances médicamenteuses*, la *digitale* à doses modérées ralentit les battements du cœur ; son action est tout opposée, et *précipite ces battements*, lorsqu'elle est donnée à *doses fortes* ou pendant un laps de temps trop prolongé. L'*atropine*, au contraire, *à dose faible*, *accélère les battements du cœur* et les ralentit à dose élevée. L'*opothérapie thyroïdienne* appliquée immodérément, a pu produire des désordres cardiaques passagers parmi lesquels la tachycardie occupe la première place.

C'est encore sans doute, à une influence toxique qu'on doit rattacher la tachycardie observée par Bouveret dans les périodes de début de la *néphrite interstitielle*.

*f*. Hémorragies. — L'accélération des battements du cœur et du pouls est relevée encore assez fréquemment après les *hémorragies graves* ; c'est que celles-ci abaissent notablement la pression sanguine, et que le cœur bat d'autant plus vite, qu'il a moins de peine à se vider.

*g*. Convalescence. — La tachycardie s'observe pendant la convalescence des maladies graves (Hayem); elle peut être la conséquence des « séquelles myocardiques » (Landouzy), ou des troubles toxiques encore persistants des centres bulbaires.

**Symptomatologie.** — Ce qui caractérise avant tout la tachycardie, c'est l'*accélération parfois extrême des battements du cœur*, qui de 60 à 72 par minute qui marquent l'état physiologique, peuvent se compter jusqu'à 120, 150, 180 fois et même davantage, pendant le même laps de temps.

Cette *accélération* est *passagère* ou *permanente*, mais peut présenter des *exacerbations* sous certaines influences.

Le plus souvent, les battements sont *faibles*, mais *réguliers*; l'*arythmie* n'est point fréquente et s'observe surtout dans les périodes avancées des cardiopathies qui ont donné naissance à la tachycardie (*tachyarythmie*) ; dans certains cas cependant où celle-ci se rattache à une myocardite grave avec hypotension artérielle, on note à l'auscultation un *rythme fœtal* des bruits : par suite, le petit et le grand silence s'égalisant, on perçoit à l'oreille une impression analogue à celle que donnent les battements du cœur du fœtus, ou encore celle du tic tac d'une montre.

1. Thiroloix, *Soc. méd. hôpit.* Paris, 3 avril 1903.

La tachycardie peut *parfois* être *considérable sans provoquer de gêne appréciable* pour le sujet, mais quelquefois cependant, on relève la *coexistence de palpitations* perçues douloureusement par les malades, accompagnées plus ou moins de dyspnée, d'angoisse précordiale et même d'accès de suffocation.

Le *pouls* est naturellement accéléré comme les battements du cœur; tantôt plein et fortement frappé, il peut être au contraire petit, mou, à peine sensible au doigt; nous avons dit que souvent, la *tension artérielle* est *très notablement diminuée*.

**Pronostic.** — Il dépend de la cause de la tachycardie et non de cette dernière.

Déjà, à propos de la tuberculose pulmonaire, nous avons indiqué la gravité du pronostic à l'apparition de la tachycardie; de même sa persistance est un signe fâcheux dans le cours de la maladie de Basedow, alors que sa disparition pendant plusieurs semaines permet d'espérer une amélioration et aussi, dans quelques cas, beaucoup trop rares il est vrai, la guérison de la maladie.

D'une façon générale, l'apparition du rythme fœtal entraîne avec elle un pronostic fâcheux.

**Diagnostic.** — En face d'un malade *non fébricitant* et présentant de la tachycardie persistante qu'on ne peut rattacher à une *cardiopathie organique*, on devra songer d'abord à une tachycardie d'*origine nerveuse*, et *avant tout à une maladie de Basedow*, surtout s'il s'agit d'une femme, ou enfin à une *tuberculose pulmonaire* au début. Le clinicien devra alors rechercher les signes habituels propres à ces deux affections, lesquels d'ailleurs sont le plus souvent à peine indiqués, ce qui rend le diagnostic toujours si difficile à cette période des deux maladies. Pour la première, on attachera une grande importance au facies du malade, avec ce regard étrange si particulier, de même on recherchera avec soin l'existence du tremblement dont la valeur diagnostique est si considérable. Pour la tuberculose au début, les signes physiques peuvent être nuls ou à peine perceptibles, dès lors on pourra rechercher la *cuti-réaction*, pratiquer un *examen radioscopique*, enfin mesurer au sphygmomanomètre la tension artérielle, qu'on trouvera généralement abaissée.

A défaut des signes confirmatifs de ces maladies, on devra chercher la cause des troubles cardiaques dans le domaine des *tachycardies réflexes*, et surtout celles liées à des *troubles des voies digestives*.

**Pathogénie.** — Elle reste encore extrêmement obscure, et on n'a rien dit quand on déclare que la tachycardie semble due à un trouble dans l'innervation du cœur.

On a prétendu que l'accélération des battements cardiaques se rattachait exclusivement au cœur et à ses centres nerveux ganglionnaires propres, mais les propriétés physiologiques de ces ganglions sont, encore si peu établies, que l'hypothèse ne s'appuie sur aucun point précis. Il est bien probable qu'un grand nombre de tachycardies sont, ou des troubles bulbaires par infection, ou l'effet de certaines toxémies agissant directement sur le myocarde. Cette théorie s'appuie sur l'influence bien connue des sels biliaires sur le rythme cardiaque.

Quand la *tachycardie* se rattache à une *compression du pneumogastrique* par une tumeur de voisinage (anévrysmes, néoplasies du médiastin, adénopathies péribronchiques, etc.), il semble bien que l'excitation ainsi produite sur le nerf puisse agir en partie comme sa section expérimentale, laquelle, annihilant l'action modératrice du nerf, est suivie d'accélération des battements du cœur.

Si la *tachycardie est liée à des lésions du myocarde*, Hampeln (1892) pense qu'elle pourrait être considérée comme un acte de *vitesse compensatrice* de la part du cœur cherchant à obvier à la faiblesse de sa contraction musculaire par une suractivité fonctionnelle. Cette explication ne pourrait s'appliquer en tous cas qu'aux myocardites aiguës ou subaiguës car, pour les myocardites chroniques, il est peu aisé de comprendre comment un muscle altéré profondément puisse accélérer ses contractions d'une façon permanente et pendant un temps long.

Enfin, lorsqu'il s'agit d'une *tachycardie* sous la dépendance de *lésions valvulaires* ou de certaines *altérations de l'aorte*, on peut supposer qu'elle se rattache à un phénomène *réflexe* dont le point de départ se ferait au niveau même des altérations valvulaires de l'orifice aortique ou mitral, empruntant la voie de filets nerveux, probablement du domaine du sympathique (François-Franck).

### C. — Tachycardie essentielle paroxystique

**Historique.** — Cette affection complexe, entrevue déjà par plusieurs auteurs (Payne Cotton, 1867; Proebsting, 1882; Nothnagel, 1887; Bristowe[1], 1888, etc.), a été nettement dégagée du groupe des tachycardies, et étudiée avec soin par Bouveret[2] sous le nom qu'elle porte aujourd'hui. Depuis son travail, des recherches nombreuses ont été consacrées à ce sujet; nous rappellerons spécialement celles de Fraentzel (1889), de Huchard (1890), de Debove et Boulay[3], de Janicot[4], de Courtois-Suffit[5] (1891), celles de Leflaive[6], d'Œttinger[7], de Chauffard (1895) et de Silva[8]. Citons encore ceux plus récents de Hoffmann[9], de Baccelli[10], de Vaquez et Esmein[11].

1. Bristowe, *The Brain*, 1887, p. 164.
2. Bouveret, «de la Tachycard. essent. paroxyst.», *Rev. de médecine*, 1889, p. 753 et 837.
3. Debove et Boulay, *Soc. méd. des hôpit.*, Paris, décembre 1890.
4. Janicot, *Th.* Paris, 1891.
5. Courtois-Suffit, *Gaz. hôpit.*, Paris, 1891, n° 57.
6. Leflaive, *Bull. méd.*, septembre 1892.
7. Œttinger, *Sem. médicale*, 1894.
8. Silva, *Gaz. med. Lomb.*, mai 1898.
9. Hoffmann, XVIIIe *Congrès allem. méd. int. Wiesbaden*, avril 1900.
10. Baccelli, *Policlinico Sez. Pratica*, 1907, n° 21.
11. Vaquez et Esmein, *Soc. méd. hôpit.* Paris, décembre 1909. — Voir encore Lewis,

**Symptômes.** — La maladie procède par *accès* paroxystiques, débutant d'une *façon brusque* ou *précédés* de *phénomènes variables*, en tous cas, inconstants, tels que des vertiges, de la constriction à l'épigastre ou à la région cervicale. Quoi qu'il en soit, les phénomènes cardiaques ne tardent pas à se montrer et occupent la place principale dans la symptomatologie.

1° Troubles cardiaques. — Ils sont constitués, avant tout, par une *accélération considérable des battements* du cœur, et on a compté 160, 212 (Dieulafoy), 250 pulsations (Rosenstein) à la minute.

On a prétendu avoir noté des battements plus fréquents encore (280, 300); cela est possible, mais on remarquera combien il est difficile de les compter, lorsque leur nombre dépasse 180 à 200.

*A la palpation* de la région précordiale, la main perçoit, au lieu du choc normal, une sorte d'*ondulation vibratoire* très rapide; les battements sont parfois si énergiques, qu'à *simple vue*, on perçoit nettement l'ébranlement ondulatoire de la région qui peut même se propager à plusieurs espaces intercostaux. La *percussion* dénote quelquefois une augmentation sensible de la matité cardiaque[1]. D'après Silva, l'accès commencerait toujours, même au repos, par une augmentation du volume du cœur.

*A l'auscultation*, les bruits du cœur sont *précipités*, *nettement frappés*, mais *très brefs*.

Ils sont *absolument réguliers*, mais la durée du grand silence étant notablement plus courte, l'intervalle qui sépare les deux bruits du cœur est uniforme; il en résulte que les battements cardiaques donnent à l'oreille l'impression du tic tac régulier d'une montre.

Quelquefois on perçoit à la pointe du cœur un souffle systolique léger, doux et fugace, tantôt pendant l'accès même, tantôt au contraire, dans l'intervalle de deux attaques paroxystiques. Ce souffle, extrêmement mobile, que tous les auteurs décrivent, et que rien ne rattache à une lésion valvulaire, pourrait bien n'être, en somme, qu'un bruit cardio-pulmonaire. Dans quelques cas, il est suivi d'un dédoublement du second bruit, mais comme ce signe est particulièrement transitoire, variant d'un jour à l'autre, il ne saurait être rattaché à un rétrécissement mitral.

2° Pouls. — *L'énergie extrême de la contraction cardiaque contraste singulièrement avec la faiblesse extrême du pouls :* celui-ci, outre sa *fréquence extrême* au point qu'il peut être incomptable, est *petit*, *mou*, *dépressible*, et les pulsations sont parfois si faibles que le choc pulsatile est remplacé par une sorte d'*ondulation à peine perceptible*, fuyant sous le doigt. Le retour du pouls à ses caractères normaux est le signe le plus certain de la fin de la crise de tachycardie.

3° Pulsations des jugulaires. — En même temps qu'on relève cette grande faiblesse du pouls, on remarque, par contre, que les *jugulaires* présentent des *pulsations* dont la fréquence et la violence égalent celles du cœur.

*Heart*, London, 1910, n° 3, p. 262. — Barjon et Florence, *Lyon médical*, 12 décembre 1909. — Kendrick, *Glasgow med. Journ.*, décembre 1909.

1. Groedel, *Zeitschr. f. exper. Path.*, Bd. 6, 1909.

4° Tension artérielle. — La faiblesse du pouls est l'indice d'un *abaissement considérable* de la *tension artérielle*, phénomène capital de la maladie (Debove et Boulay).

Cependant, ainsi que l'ont fait remarquer ces auteurs, les phénomènes cardiaques et les phénomènes vasculaires sont indépendants les uns des autres, car la pression artérielle peut se relever et le pouls redevenir facilement perceptible tout en restant incomptable à cause de son accélération extrême, alors que le cœur n'accuse aucune modification dans l'énergie et dans la fréquence de ses contractions.

5° Troubles urinaires. — Les crises paroxystiques s'accompagnent de troubles urinaires très importants: *pendant l'accès* même, la *diminution de la sécrétion urinaire est la règle* et s'explique par l'abaissement de la pression artérielle ; au contraire, la fin de la crise peut se marquer par une *polyurie critique* abondante, et celle-ci pourrait même se prolonger quelques mois après la disparition de la tachycardie.

L'*albuminurie* a été encore observée, ainsi que l'*azoturie* (Debove), et celle-ci survient généralement après la diminution de la sécrétion urinaire. Au moment des crises, on a constaté parfois de l'*hématurie*, ou encore de la *glycosurie* (Huchard) à titre temporaire.

6° Phénomènes secondaires. — Au début de l'accès, on voit presque toujours *la face pâlir* rapidement, et cette décoloration peut s'étendre aux muqueuses, mais, si l'accès a une certaine durée, à la pâleur succède un état de *cyanose* due sans doute à la dilatation aiguë du cœur qui survient en ces circonstances : la face, les lèvres, le lobule du nez, et la région malaire prennent une teinte violacée, en même temps que sous l'influence de cette stase veineuse se montrent des signes de congestion passive de l'encéphale, se manifestant par de l'insomnie, des cauchemars, du délire (Larcena); cependant, certains malades peuvent prendre un sommeil relatif même pendant leur accès de tachycardie.

Il n'est pas rare d'observer chez le malade quelques *sensations douloureuses* vagues, un sentiment de constriction épigastrique, de gêne ou d'endolorissement dans les membres supérieurs, au cou, dans le thorax, au niveau de l'abdomen.

On a noté parfois des *douleurs pseudo-angineuses* avec irradiations brachiales (Courtois-Suffit, Janicot), et même vers le *pharynx* et la *langue* (Sansom[1]). Dans un cas curieux de Bristowe, durant le cours d'un accès qui se prolongeait depuis plusieurs semaines avec une fréquence de 200 à 240 pulsations à la minute, le malade eut une crise angoissante précordiale des plus vives, suivie par l'apparition de râles crépitants dans la poitrine; les phénomènes disparurent, mais revinrent de nouveau, et emportèrent le malade au bout d'une dizaine de jours. Heitz, qui a observé également ces crises angoissantes, les rattache à une *dilatation cardiaque* précédant la douleur; on les observerait de préférence chez les neuro-arthritiques.

1. Sansom, *Lancet*, mai 1890.

Ces phénomènes sont d'ailleurs inconstants et très variables, suivant chaque sujet.

Dans un cas d'Hayem[1], il survint de la *gangrène* unilatérale de la main et de l'avant-bras, que l'auteur attribue à une thrombose favorisée par la gêne circulatoire due à la tachycardie.

Quelques auteurs (Brieger, Debove, Oliver, 1891), ont signalé des *modifications pupillaires*, indice d'un trouble profond du sympathique ; on a noté la *mydriase* au début même de l'accès (Tunker); les auteurs précédents ont observé le *myosis*.

Parfois, comme complication intercurrente, on a noté l'*œdème congestif aigu des poumons*.

Dans les *cas moyens*, l'*affection* reste *apyrétique*, mais si l'accès est violent et prolongé, on note une *élévation considérable de la température* qui peut atteindre jusqu'à 40° ; cet état fébrile, qui ne se rattache d'ailleurs à aucune complication phlegmasique, est d'*ordre névropathique*, et à rapprocher de la fièvre passagère qu'on a notée dans la maladie de Basedow et dans l'hystérie.

Enfin, dans les accès de longue durée, outre les phénomènes que nous venons de rapporter, on ne tarde pas à *voir le cœur faiblir et se dilater* peu à peu. Cette *dilatation*, qui d'ailleurs peut manquer (Hoffmann), se manifeste par une augmentation de la matité précordiale, surtout à la base, dans la région des oreillettes (Bouveret) dont la résistance à l'ectasie est moindre que celle des ventricules, ou encore, portant sur le cœur droit (Œttinger). C'est alors que peu à peu se déroulent les accidents habituels de l'*état asthénique du cœur* ou encore d'*hyposystolie*. On constate de la dyspnée, de la toux pénible avec expectoration visqueuse striée de sang, ou même de petites hémoptysies liées à la congestion œdémateuse des poumons, du gonflement du foie, de l'œdème des extrémités.

**Marche.** — La crise paroxystique de tachycardie a une *durée* qui varie de *quelques minutes* à *plusieurs heures;* on l'a vue persister pendant *plusieurs jours* et même *quelques semaines*, d'où la division en *accès courts* et en *accès longs* (Bouveret). C'est ainsi qu'un malade, médecin lui-même, enregistra de 600 à 700 accès en trois mois environ. L'*accès* se *termine* habituellement d'une *façon brusque*, ainsi qu'il avait commencé : le pouls tombe du chiffre élevé de 250, de 150 au chiffre physiologique, et ce changement soudain est quelquefois annoncé, d'après Bouveret, pas deux ou trois battements plus forts et plus lents qui marquent la transition entre le pouls tachycardique et le pouls physiologique. Cette cessation se manifeste quelquefois pour les patients, par une *sensation particulière* variable pour chacun d'eux. C'est ainsi qu'un malade éprouvait tout à coup, au moment même où la crise allait prendre fin, un ressaut dans tout le corps, auquel faisait place une sensation de bien-être (Œttinger). Une malade de Dubois (de Berne) déclarait éprouver dans

1. Hayem, *Presse méd.*, juillet 1898.

la gorge une sensation particulière de craquement qui, chez elle, indiquait toujours la cessation du paroxysme tachycardique. Chez d'autres, on a relevé comme phénomène précurseur de la fin de la crise une *polyurie abondante* (Rosenfeld, 1893), et chez d'autres une *diaphorèse exagérée*.

Quand il est survenu des accidents asystoliques, l'œdème des extrémités, ainsi que les congestions viscérales disparaissent plus tardivement que la tachycardie; en outre, le cœur conserve une impressionnabilité excessive, et une crise nouvelle peut se rallumer sous l'influence d'une vive émotion ou d'un effort brusque.

Quelques malades peuvent *arrêter volontairement leur accès par des pratiques, toujours les mêmes pour chacun d'eux :* décubitus dorsal (Devic); serviettes chaudes sur la région du cœur (Lache); ou, au contraire, applications glacées, inspiration prolongée, en courbant le tronc en avant, la tête baissée (Reinhold), et surtout en provoquant *un vomissement*. Stokes, Pal [1], Merklen, ont rapporté des faits semblables; Weill signale le cas d'un malade qui jugulait les crises de tachycardie paroxystique en prenant un peu d'ipéca. Devic et Savy [2] ont observé de leur côté certains cas dans lesquels la *médication vomitive faisait constamment et immédiatement cesser l'accès*. Ces auteurs, considérant que l'action des vomitifs est certainement bulbaire, inclinent à conclure que les accès de la tachycardie paroxystique sont également d'origine bulbaire.

*En résumé*, on peut considérer dans l'évolution de la tachycardie paroxystique *une première période de tachycardie simple*, sans asystolie, et une *seconde période dans laquelle, en plus de la tachycardie avec accès paroxystiques, on note des signes d'asystolie* par faiblesse progressive du cœur. La maladie peut alors se terminer par la *mort* aux suites de l'*asystolie*, ou encore par *attaque syncopale*. Dans quelques cas légers, on peut, au contraire, assister à une troisième période, caractérisée par l'*amélioration* de tous les symptômes.

**Terminaisons et pronostic.** — En dehors des cas légers, à accès courts et passagers, dont l'évolution est relativement bénigne, on peut dire que dans la majorité des cas, les accès se rapprochent et deviennent de plus en plus longs et pénibles, à mesure que l'affection devient plus ancienne. C'est pourquoi la tachycardie paroxystique est, *en général*, une *affection grave ;* Bouveret, Sollier, Fraenkel, ont signalé des cas de *mort* au cours même de l'accès; sur onze cas recueillis par le premier de ces observateurs, un seul peut être considéré comme guéri définitivement. Dans d'autres cas il peut se produire des rémissions de très longue durée puisque cette période de guérison apparente a pu durer plus de sept ans (Fritz).

Schott a prétendu, sans démonstration évidente d'ailleurs, que des

1. Pal, « Ueb paroxysm. tachycard », *Wien. med. Wochenschr.*, 1908, n° 14.
2. Devic et Savy, « De la médicat. vomit. dans la tachycard. paroxyst. », *Presse méd.*, 18 juin 1910.

altérations du myocarde pouvaient être la conséquence de la tachycardie paroxystique, et qu'elles seraient la cause de la *mort.* Quoi qu'il en soit, celle-ci survient, soit par *dilatation aiguë du cœur* suivie d'*asystolie*, soit brusquement à la suite d'une *syncope.*

Cependant, à côté de ces cas graves qui forment la grande majorité, on rencontre des *formes atténuées*, avec accès courts et espacés, et susceptibles de *guérison.* On se rappellera néanmoins avant de conclure à la guérison définitive, que les *malades atteints d'une première crise restent menacés*, pendant un temps indéterminé, de retour de *nouveaux accès*, alors que pendant l'intervalle de ceux-ci, on ne relève dans la santé aucun trouble se rattachant à une affection du cœur.

La *grossesse*, au dire de Sollier, aurait une influence heureuse sur le cours de l'affection.

Dans un cas de Turner (1909), la tachycardie disparut après l'apparition d'un *zona.*

La maladie peut *persister* durant *plusieurs années*, caractérisée d'abord par des accès courts et espacés ; mais bientôt se produisent des accès longs et fréquents qui finissent par emporter le malade par syncope ou par asystolie lente.

Dans un cas, la tachycardie paroxystique se transforma en tachycardie continue (Huchard).

**Étiologie.** — Les conditions étiologiques prédisposantes de l'affection sont mal déterminées ; les mieux établies sont les *émotions violentes* et le *surmenage physique ou intellectuel.* Fréquemment, on rencontre chez les malades de l'*hérédité névropathique* (Buckland), et même, quoique plus rarement, de l'*hérédité directe :* Falconer[1] a signalé un cas de tachycardie paroxystique chez la mère et chez la fille.

La maladie s'observe à l'*âge adulte*, et les *deux sexes* paraissent *également prédisposés.* Elle a été rencontrée exceptionnellement chez l'enfant (onze ans, Herringham[2] ; treize ans, Merklen[3]).

Quant aux causes prochaines de l'accès, elles sont mal connues. L'accès débute quelquefois après une *émotion* très vive, un *choc nerveux ;* dans d'autres circonstances, il apparaît inopinément sous l'influence d'*états infectieux* divers : la *grippe*, la *pneumonie* (Grisolle), l'*érysipèle* (Merklen et Heitz). Dans la *tuberculose*, la tachycardie simple, qui est si fréquente, pourrait, dans quelques cas, revêtir la forme paroxystique (Moncorgé). Les *traumatismes* et les contusions de la *région précordiale*, les *troubles gastro-intestinaux* survenus brusquement après un écart de régime (Chomel, Potain, E. Barié), les opérations sur l'abdomen, l'*ectopie rénale*, la *cardioptose*, les *troubles utéro-ovariens*, les tumeurs de l'ovaire ou des annexes ont été relevés dans les antécédents des malades.

1. Falconer, *Practitioner*, février 1909.
2. Herringham, *Edinb. méd. journ.*, 10 avril 1896.
3. Merklen, *Soc. med. hôpit.* Paris, 10 mai 1901.

L'influence des *lésions cardiaques* sur le développement de la tachycardie paroxystique est diversement appréciée. Merklen pense que cette affection est plutôt rare dans les cardivalvulites; Gallavardin (1907), au contraire, pense qu'elles sont une des causes les plus communes de la tachycardie paroxystique, et Bouveret a relevé son association avec les *altérations de l'aorte;* dans le cas de Barjon et Florence le malade présentait un double *anévrysme* de l'aorte thoracique. Rappelons encore que Hoffmann (1900) relève 24 cas de tachycardie paroxystique sur un ensemble de 136 cas de lésions valvulaires. Devic et Savy (1906) montrent par des recherches appuyées d'autopsie que la tachycardie paroxystique associée avec une cardiopathie se rencontre dans le tiers des cas. Enfin, nous ajouterons que Romberg a relevé sa présence dans le cours de l'artériosclérose.

**Anatomie pathologique.** — Elle n'apporte que peu de lumière pour élucider la pathogénie de l'affection, car les *lésions* trouvées dans les rares autopsies que l'on connaisse, quand le malade a succombé par asthénie progressive du cœur, sont celles qu'on rencontre dans tous les *états asystoliques*. Nous venons de voir cependant que des lésions valvulaires existeraient dans le tiers des cas environ. Dans un fait observé par Bouveret, le cœur présentait un peu de dilatation hypertrophique due sans doute à la longue durée de l'affection, mais le myocarde était sain, et les centres nerveux, le pneumogastrique et les filets sympathiques du plexus cardiaque ne présentaient aucune altération appréciable. Dans d'autres cas, on releva des *lésions de l'aorte* et des *pneumogastriques : compression par des ganglions* (Chauffard [1], Apert [2]), *névrite parenchymateuse* (Schlesinger [3]). Dans d'autres observations, on trouva une *méningite bulbo-protubérantielle*, une *gomme du cerveau* (Reinhold [4]).

**Diagnostic.** — Le *caractère paroxystique* de l'affection et *parfois* son *indépendance de toute altération organique du cœur*, ses symptômes particuliers, permettent en général de la différencier aisément des tachycardies symptomatiques d'une cardiopathie, d'une maladie de Basedow, *d'une adénopathie péribronchique* d'une *tuberculose pulmonaire* commençante, etc.

Il est quelquefois plus difficile de la distinguer des tachycardies purement réflexes que nous avons étudiées précédemment : états dyspeptiques, lésions utéro-ovariennes, ménopause, etc., qui devront toujours être recherchés avec soin, par des examens réitérés. D'ailleurs, dans ces cas, on rencontre également dans l'intervalle des accès, des manifestations variées d'une affection viscérale, et plus tard, la disparition de la

1. Chauffard, *Bull. méd.*, 21 avril 1896.
2. Apert, *Bull. méd.*, 24 mai 1902.
3. Schlesinger, *Soc. med. int. Vienne*, 1903.
4. Reinhold, *Zeitschr. f. klin. Med.*, t. LIX, 1906. — Voir encore Deleuze, «Autops. d'un cas de tachycard. paroxyst. », *Soc. de Méd. milit. franç.*, 22 juillet 1909.

tachycardie en rapport étroit avec la guérison de l'organe affecté : enfin, dans les tachycardies réflexes, il y a en général accélération moindre des battements du cœur et absence presque totale de troubles secondaires habituels dans la tachycardie paroxystique.

**Pathogénie.** — La *nature intime* et la *pathogénie* d'un grand nombre de cas de tachycardie paroxystique ne sont *point connues*, et on ne peut jusqu'ici que formuler certaines *hypothèses*.

*a.* Il faut d'abord écarter celles qui voient dans l'affection une variété fruste de la maladie de Basedow, ou une manifestation de l'épilepsie (Talamon).

Contre la première hypothèse, on remarquera que jamais la maladie de Basedow ne donne lieu à une accélération des battements du cœur comparable à celle de la tachycardie paroxystique, pas plus qu'à un abaissement aussi considérable de la tension artérielle ; quant à l'épilepsie, les malades ne présentent aucun symptôme qui puisse se rattacher à cette névrose, même d'une façon éloignée.

*b.* Il faut donc en venir à cette conception que pour certains cas, la *tachycardie se relie à* une lésion, ou mieux à *une perturbation profonde portant sur le système nerveux.*

On ne saurait penser, quant à présent, dans l'état actuel de la science, que les *ganglions propres du cœur* puissent être le siège de cette perturbation ; c'est *dans le domaine du pneumogastrique* ou du *sympathique* qu'il faudrait en chercher l'origine.

Bouveret croit pouvoir trouver la cause première de l'affection dans la parésie, dans un état d'inhibition du pneumogastrique, nerf modérateur du cœur, et sa théorie a été reprise par Freyhan (1892), Rosenfeld et d'autres ; au contraire, Tunker l'attribue à une excitation du grand sympathique, opinion difficilement admissible, car l'excitation expérimentale des nerfs cardiaques sympathiques ne produit qu'une faible accélération des battements du cœur, qu'on ne saurait comparer en rien à celle de la tachycardie paroxystique.

D'autres auteurs (Nothnagel, Oliver[1], Fraenkel) sont partisans d'une opinion mixte, et admettent, suivant les cas, des troubles portant ou sur le sympathique ou sur le nerf vague. Ce dernier auteur en a même déduit cette conclusion thérapeutique que, dans les cas où la tachycardie se rapporte à une parésie du pneumogastrique (diagnostiquée par ce fait qu'elle donne lieu vers la fin de l'accès à un dicrotisme très accusé), la digitale devra être mise en œuvre, alors qu'on devra recourir à la morphine, si l'affection est causée par une excitation du sympathique.

*c.* D'après des recherches plus récentes (Vaquez, Esmein, Laubry et Foy[2]), le *faisceau primitif du cœur*, connu sous des noms variables (fibres de Purkinje, *faisceau de His*), peut — sous l'influence d'une *irritation*

1. Th. Oliver, *Brit. med journ.*, février 1891.
2. Vaquez et Esmein, *Soc. méd. hôpit.*, Paris, 17 décembre 1909, — Laubry, Esmein et Foy, *ibid.*, p. 821.

anormale — provoquer de la *tachycardie paroxystique*, alors que, au contraire, certaines *lésions paralysantes* du même faisceau produisent la *bradycardie*. Chez le même malade, ces auteurs ont vu ces deux phénomènes se faire suite comme deux réactions successives à un même processus morbide. Précédemment, James avait vu une crise de tachycardie suivie de ralentissement apparent du pouls avec rythme couplé. Dans un cas analogue[1], le pouls passa de 238 à 44.

Ces faits établissent ainsi une *parenté* étroite entre le *syndrome de Stokes-Adams* (pouls lent permanent à crises paroxystiques) et la *tachycardie paroxystique*.

*En résumé, la tachycardie paroxystique* ne ressortit exclusivement à aucune théorie pathogénique ; la maladie ne peut plus être considérée comme une entité morbide, elle *constitue* un *syndrome clinique*, indice d'une excitation du myocarde ou d'une perturbation profonde de l'innervation du cœur. Dans certains cas, la tachycardie paroxystique est *symptomatique* d'affections nettement caractérisées : cardiopathies organiques ; lésions du pneumogastrique, lésions cérébrales ou bulbo-protubérantielles.

Dans d'autres observations, les causes premières et les lésions anatomiques de l'affection restent encore inconnues, et c'est seulement à cette variété qu'il convient d'attribuer *provisoirement* l'appellation de *tachycardie* paroxystique *essentielle*. Celle-ci, que l'avenir démembrera sans doute, peut être considérée jusqu'ici comme une *nécrose bulbaire* ou *bulbo-spinale* suivant l'expression de Debove. En fait cette théorie spinale fournit explication à l'ensemble complexe des symptômes qui caractérisent l'affection : la tachycardie, l'abaissement de la tension artérielle, l'élévation de la température, l'oligurie, puis la polyurie critique, l'albuminurie et la glycosurie, les sueurs abondantes, les phénomènes pupillaires et enfin la syncope finale.

Quant au *mécanisme intime de l'accès*, on le rattache aujourd'hui à une excitabilité extrême du cœur, exercée soit sur le myocarde dans une région très spécialisée de celui-ci (J. Mackenzie[2]) constituant le faisceau primitif du cœur, soit sur l'appareil nerveux cardiaque, et donnant naissance à des *extrasystoles ventriculaires sans pause compensatrice*.

Cependant pour le même auteur, quelques cas de tachycardie paroxystique seraient d'*origine auriculaire*.

La tachycardie paroxystique a pu être produite *expérimentalement* par la ligature des artères coronaires (Lewis[3]).

**Traitement.** — A. *Tachycardies symptomatiques.* — Le traitement qui leur convient est variable comme les causes qui les ont fait naître.

Liée aux *affections utéro-ovariennes*, la tachycardie demande un trai-

1. Balint et Engel, *Zeitschr. f. klin. Med.* 1908, p. 283.
2. J. Mackenzie, « Study of pulse », 1902, p. 124 et 251 ; et « Les Maladies du cœur », traduct. Françon. 1911, p. 230 et 448.
3. Lewis, *Heart*, 1609, n° 1, p. 43-98.

tement local particulier et disparaît avec la guérison définitive de ces affections; si elle se rattache à la *ménopause*, elle réclame surtout les antispasmodiques.

Si les *troubles digestifs* sont la cause des accidents, outre un régime sévère approprié, le traitement s'appliquera à faire face aux différentes manifestations de la dyspepsie : flatulence, dilatation stomacale, gastralgie, hyperchlorhydrie, etc.

Lorsque la tachycardie dépend d'une *cardiopathie organique*, le traitement est celui de la maladie du cœur qui l'a produite.

Contre la *tachycardie de l'adolescence*, la vie active avec exercices musculaires sagement réglés conviendra pour les garçons; chez les jeunes filles, des exercices modérés et l'absence de toute fatigue physique et morale seront recommandés particulièrement; enfin des toniques, les phosphates et les préparations arsenicales conviendront dans les deux cas.

Si l'affection est due à l'état de *nervosisme*, l'hydrothérapie, les bromures, l'éther, les valérianiques, sont les moyens à mettre en œuvre.

Contre la tachycardie de la *maladie de Basedow*, on a proposé le *bromure de potassium* qui produit presque toujours une sédation assez marquée; à l'étranger, quelques médecins ont donné le bromure de zinc (Hammond). On a conseillé l'opothérapie, par le sérum d'animaux éthyroïdés (*hémato-éthyroïdine*). La *digitale* a été recommandée par Trousseau mais son action paraît plutôt nuisible qu'utile, du moins au début, et pendant la période d'état de la maladie; plus tard, dans les accès d'asystolie passagère qui surviennent dans le cours de l'affection (Debove, 1880) ainsi que dans l'asystolie finale, la digitale rend de réels services. Dans la période d'état quelques cliniciens ont conseillé la *vératrine*, employée par Aran.

La teinture alcoolique (à 1/5) à la dose de 10 à 15 gouttes (Liégeois, 1889) ralentirait les battements cardiaques et le pouls, comme la digitale, mais n'augmenterait pas comme celle-ci la tension vasculaire, qu'au contraire elle abaisse. G. Sée puis Guyot auraient eu avec cet agent un succès réel. Cependant, il y a lieu d'être très prudent avec cette médication d'ailleurs à peine employée, à cause de son action dépressive sur la tension artérielle; nous la mentionnons ici simplement pour mémoire.

B. *Tachycardie essentielle paroxystique.* — a. *Pendant l'accès* de tachycardie, le malade doit être soumis au repos, il sera couché sur le côté droit et la tête basse pour éviter une syncope possible. La *médication interne est infidèle;* la digitale, proscrite au moment des accès (Bouveret), rendra de réels services dans les accidents asystoliques au moment où le cœur commence à fléchir. On a conseillé encore la *valériane*, le *veratrum viride* et l'*antipyrine;* ils n'ont donné que des succès très douteux.

Contre les phénomènes douloureux et angoissants, les agents qui paraissent avoir procuré une sédation réelle sont : *la belladone*, *la morphine*, *le nitrite d'amyle*, *l'éther amylvalérianique*.

Le traitement comprend encore des révulsifs [ventouses scarifiées, pointes de feu, stypage et réfrigération : *sac de glace* sur la région précordiale et encore sur la nuque, ou simplement l'application locale de la *compresse* trempée dans l'eau *froide* et essorée, puis renouvelée au bout d'une demi-minute (FERNET [1])].

Les badigeonnages iodés, les pulvérisations d'éther sur la région précordiale, sur la colonne vertébrale, enfin les lavements froids, complètent le traitement.

On a recommandé encore l'électrisation faradique des pneumogastriques (BENSEN et OLIVER) ou encore la compression du nerf vague gauche à la région cervicale qui a donné un succès à Dubois (de Berne) : au bout de dix secondes de compression digitale modérée, le nombre des pulsations était descendu de 140 à 96 par minute. On pourra encore recourir au sirop d'ipéca jusqu'à vomissement ; le malade devra s'allonger et faire des inspirations lentes (VAQUEZ).

Dans un cas de tachycardie extrême, Chauffard (1895) fit faire une *injection* d'un litre et quart de *sérum artificiel* dans le but de relever la tension artérielle; le lendemain, tout était rentré dans l'ordre.

Dans un cas de Reynaud, où la tachycardie se rattachait à une gastro-entéroptose, le port d'une *ceinture abdominale* et les lavements froids agirent avec une grande efficacité, alors que toute médication avait échoué.

E. de Cyon [2] a montré que l'hypophyse contient un agent énergique agissant sur le cœur : l'*hypophysine* qui produit un ralentissement appréciable des battements du cœur (rarement précédé d'une accélération passagère), avec élévation de la pression artérielle; il y aurait lieu, peut-être, d'essayer cet agent nouveau. Vaquez propose la poudre d'hypophyse à la dose de quinze centigrammes, répétée deux ou trois fois environ.

b. *Dans l'intervalle des accès*, il faut proscrire tout ce qui peut exciter le cœur : café, thé, tabac, alcool.

Au contraire, l'usage prolongé de l'arsenic est utile au malade ; enfin, pour combattre l'hypotension, on pourrait recourir, suivant Huchard, à l'association de l'ergotine, de la noix vomique et de la quinine. Ce dernier médicament, prescrit à la dose de 1 gramme, aurait, dans plusieurs cas produit un heureux effet (G. SÉE [3]).

1. FERNET, « De la compresse hydrothérap. appliquée sur la poitrine ». *Sem. méd.*, 23 décembre 1903.

2. E. DE CYON, « Les nerfs du cœur ». Paris, 1905, p. 167. — *Acad. des scienc.*, 22 avril 1907. — *Arch. de Physiol. norm. et path.*, 1898, n° 3, et *Die Gefässdr. als. regulat Schutz organe des Zentral nervensyst.*, 1910, p. 130. — V. DE BONIS, *Arch. ital. de Biologie*, 1909. — FALTA, *Soc. des méd.*, Vienne, 17 décembre 1909.

3. G. SÉE « Thérap. physiolog. du cœur », 1893, p. 337.

# BRADYCARDIES

La bradycardie est caractérisée par le *ralentissement des battements du cœur.*

On doit considérer des *bradycardies vraies*, c'est-à-dire causées par des ralentissements des révolutions cardiaques, et des *bradycardies fausses* ressortissant au *rythme couplé extra-systolique* du cœur.

Il est indispensable, en effet, pour porter le diagnostic de bradycardie, de ne pas se contenter seulement de l'examen du pouls, il faut, avant tout, ausculter le cœur, car il n'existe pas de corrélation obligée entre le cœur et le pouls. Ce dernier peut être lent sans que les battements du cœur soient sensiblement ralentis; c'est ce qui arrive précisément dans le rythme couplé du cœur. Les deux pulsations cardiaques qui composent chaque couple sont d'inégale intensité : la première, qui est la plus forte, est toujours transmise au pouls, la seconde, tout en étant perçue à l'auscultation du cœur, peut cependant être si faible qu'elle est incapable de se propager à l'artère radiale. On note alors un pouls lent, bien qu'il ne se soit produit dans les battements du cœur aucun ralentissement. En conséquence, il s'agit ici d'une *bradycardie fausse par extra-systole*, causée par un rythme couplé extra-systolique du cœur dont la pulsation faible — ou *extra-systole* — n'a pu être transmise à l'artère radiale. Dans quelques cas à la place d'une extra-systole unique suivant une contraction cardiaque normale, on en compte deux, trois et même quatre, il s'agit alors d'une *pseudo-bradycardie* par *rythme tricouplé, quadricouplé*. Dans quelques circonstances cette extra-systole se traduit par une sensation de choc, de douleur brusque, au niveau de la région précordiale.

La bradycardie se rencontre parfois à l'état de santé, mais le plus souvent elle se rattache à des causes pathologiques.

## *A.* — Bradycardies physiologiques

La bradycardie peut se rencontrer à l'*état de santé;* on cite partout l'exemple de Napoléon Ier qui, au dire de Corvisart, n'avait que 40 pulsations radiales à la minute; Potain a vu chez un sujet très vigoureux, alpiniste éprouvé, le pouls présenter seulement 32 pulsations par minute; il signale encore un cultivateur qui n'avait que 34 pulsations. Vigouroux[1] a cité le cas plus extraordinaire encore où le pouls ne battait que 20 fois par minute. On l'a notée aussi bien dans la jeunesse que chez les *vieillards :* chez une jeune fille de 25 ans le pouls battait de 40 à 50 fois seulement par minute (Tripier); chez un vieillard de 78 ans observé par Jacquier, les battements étaient de 26 à 32.

1. Vigouroux, *Gaz. hôpit.*, 1876, p. 788.

Les *hommes* de *haute taille* ont volontiers un pouls lent.

Chez la femme, *le pouls*, qui normalement bat 72 ou 75 fois par minute, *s'accélère pendant la grossesse, et se ralentit après l'accouchement* ; Blot[1] l'a vu tomber à 56, 44, 35; cette bradycardie, qui dure un à deux jours, serait due à une augmentation de la tension résultant de la suppression brusque de la circulation qui se faisait dans les parois utérines durant la grossesse (Marey).

Il existe une *bradycardie respiratoire* caractérisée par le *ralentissement du pouls pendant l'expiration* (Frédéricq, Wertheimer, Vaquez) ; elle est surtout manifeste dans l'enfance.

Signalons encore la bradycardie *nodale*, ainsi dénommée par Mackenzie, c'est une forme de ralentissement du pouls, confondue avec la maladie de Stokes-Adams et qui s'en différencie par ce que le tracé jugulaire présente un seul soulèvement synchrone à celui du pouls radial. Mackenzie suppose que, dans ce cas, le stimulus part du nœud de Tawara et atteint simultanément les oreillettes et les ventricules.

A côté de ces faits, la bradycardie se rencontre à l'état pathologique dans un assez grand nombre de circonstances ; tantôt elle survient secondairement à des états morbides fort variés, c'est alors la *bradycardie symptomatique*, tantôt elle constitue l'élément capital de cet état pathologique désigné sous le nom de *pouls lent permanent*, ou encore de maladie de Stokes-Adams, auxquels il faut substituer plus justement celui de *syndrome de Stokes-Adams*.

## *B.* — Bradycardies symptomatiques

**Étiologie.** — Les bradycardies sont *passagères* ou *persistantes;* les causes qui leur donnent naissance sont assez nombreuses.

On a noté la bradycardie dans la *convalescence* des maladies longues, dans l'*inanition* prolongée, chez les *cachectiques,* certaines *chlorotiques* et chez les *hypothyroïdiens* à extrémités refroidies et cyanosées (Vincent[2]). Mais de toutes les causes productrices du ralentissement du pouls, les plus fréquentes doivent être cherchées dans le domaine du système nerveux

*a. Lésions bulbaires et médullaires.* — Elles doivent être citées *en première ligne*, ainsi que Charcot l'avait montré déjà, et parmi elles, il faut signaler principalement : *les traumatismes*, le *mal de Pott cervical*, les fractures de la colonne vertébrale à la partie supérieure (Hutchinson, Rosenthal), la diminution de diamètre du trou occipital (Boffart), affections qui peuvent retentir sur la moelle ; la compression du bulbe par des exostoses du trou occipital, saillie de l'apophyse odontoïde, ankylose articulaire, épaississement des méninges et retrécissement du trou occipital consécutifs à une chute sur la tête (Halberton) ou par traumatismes, etc. Les *hémorragies bulbaires*, l'*artérite chronique* (syphilis),

1. Blot, « Du ralentiss. du pouls dans l'état. puerp. », *Arch. gén. méd.*, 1864.
2. Vincent, *Soc. méd. hôpit.*, Paris, 11 juin 1909.

*les méningites*, la *tuberculose* de la région du bulbe (Brissaud), la *sclérose en plaques* et la *sclérose latérale amyotrophique* ont été notées plusieurs fois. Dans le fait très intéressant dû à ce dernier auteur[1], la participation du bulbe dans le mécanisme de l'affection était démontrée de la façon la plus nette, car chez le malade, on observait à la fois de la paralysie faciale, de la névralgie du trijumeau, de l'hypoacousie, de la bradycardie, des vertiges, des convulsions épileptiformes, s'expliquant par une lésion commune intéressant, au niveau de leur émergence, les nerfs de la cinquième, de la septième, de la huitième et de la dixième paire.

Dans les cas où la partie supérieure de la moelle est atteinte, on observe parfois conjointement avec la bradycardie, de la *dilatation pupillaire*, car on intéresse ainsi le *centre cilio-spinal et cardio-spinal* démontré par Chauveau, et dont l'observation curieuse de Rosenthal établit nettement l'existence ; dans ce cas, un coup de couteau donné au niveau de la sixième vertèbre cervicale produisit de la bradycardie et de la dilatation des pupilles.

En plus de ces affections, il faut citer encore, comme cause de ralentissement du pouls, les crises douloureuses du *tabes dorsal* (Rosenthal).

*b. Affections cérébrales.* — La bradycardie s'observe encore à la suite des *traumatismes du crâne*, de certaines *affections cérébrales* ou *méningées*, telles que les *hémorragies*, les *embolies*, les *tumeurs*, les *gommes syphilitiques*, etc.

Dans la *méningite tuberculeuse*, vers le quatrième ou le cinquième jour, et après une période d'accélération des battements du cœur, on observe quelquefois la *bradycardie :* le pouls descend à 50, 40 et même au-dessous, devient *irrégulier et inégal.* Quelques jours avant la mort, il peut s'accélérer de nouveau, c'est le *pouls cérébral.*

*c. Lésions du pneumo-gastrique.* — La bradycardie a été rencontrée encore dans des cas de lésions du nerf vague : *compression* par un *anévrysme de l'aorte* (Stackler et Launois), par *adénopathies cancéreuses.* Masoin[2] a vu un cas où ces masses ganglionnaires comprimaient et englobaient de toutes parts le nerf pneumogastrique droit, ainsi que l'origine de ses divisions en rameaux bronchiques, œsophagiens et cardiaques.

*d. Névroses et névralgies.* — La bradycardie a été rencontrée à la suite de certaines *névroses*, *hystérie* et aussi d'*affections mentales*, *lypémanie*, *mélancolie avec stupeur*, *paralysie générale*, etc.

On l'a observée encore dans le cours de quelques névralgies, surtout la *sciatique*, et pendant des accès très douloureux de *colique hépatique* ou *néphrétique*.

*e.* Les *affections cardiaques* peuvent aussi produire de la bradycardie, on l'a notée dans les *myocardites chroniques*, les *grandes dilatations cardiaques ;* Stokes, le premier, l'a notée dans la *dégénérescence*, et Kisch,

1. Brissaud, *Presse médicale*, 1896, et Leç. malad. syst. nerv., 2ᵉ série, 1899.
2. Masoin, *Bullet. Acad. roy. de Belgique*, XV, p. 389.

dans la *surcharge graisseuse du cœur ;* Potain l'a vue exceptionnellement dans le *rétrécissement mitral*, et Traube dans le *rétrécissement aortique.* Dans un autre cas, où le nombre des pulsations était tombé à 15, Potain trouva à l'autopsie un ramollissement du cœur dans toute son étendue.

*f.* Quelques *affections laryngées* (POTAIN) ou encore la présence de corps étrangers dans le larynx peuvent être suivies de bradycardie.

*g.* On a cité encore comme causes occasionnelles la *contusion violente de l'épigastre* (VAQUEZ).

*h.* Certaines bradycardies temporaires sont *d'origine infectieuse ou toxique :* certains troubles gastro-intestinaux (TAYLOR) : *le catarrhe intestinal aigu*, les *intoxications alimentaires ;* c'est ainsi que Sommerville [1] a cité un cas d'indigestion par le poisson salé, à la suite duquel le pouls resta à 25 pulsations pendant une semaine environ, enfin certains cas d'*appendicite* (BROCA [2], KAHN [3]).

Citons encore la *scarlatine* (APERT, 1896, chez un enfant de onze ans), la diphtérie (LITCHFIELD [4], BARBIER, ANTONY [5]), la *grippe* (SANSOM, 1894), l'*urémie* (SIREDEY [6]), l'*acétonurie*, le *diabète pancréatique*, les *ictères*, par présence des acides biliaires dans le sang, la *blennorragie* (ARNOZAN), le *rhumatisme articulaire aigu* (RIEGEL), même en dehors de toute complication cardiaque.

Dans quelques cas, de *rythme de Cheyne-Stokes*, on remarque que le pouls s'accélère durant la période d'apnée, et que dans la phase *d'hyperpnée*, il se ralentit notablement (RENDU, EICHHORST).

Les ictères s'accompagnent habituellement de ralentissement du pouls par l'action de la bile [acides biliaires, bilirubine, glycocholate de soude (ROHRIG)] sur le myocarde. La bradycardie se rencontre surtout dans les *ictères infectieux* aigus, elle est rare dans les ictères chroniques, dans les ictères par rétention; on ne l'observe pas dans les ictères hémolytiques. Cette bradycardie ictérique est surtout très nette dans le décubitus dorsal; l'épreuve de l'atropine y est presque toujours négative (CROUZON et LE PLAY [7]). Quelquefois il s'agit là d'une bradycardie fausse se rattachant plutôt à un rythme couplé du cœur (DUFOUR [8], BARD [9]) qu'à un ralentissement vrai des révolutions cardiaques. Enriquez et Amblard [10] ont pu, par le régime déchloruré, ramener à la normale le pouls très ralenti d'un brightique, et attribuent cette bradycardie à la *rétention chlorurée* encombrant l'organisme ; ce serait donc là un cas de bradycardie *d'origine toxique*.

*i.* Certaines bradycardies sont *d'origine médicamenteuse* (*digitale*,

1. SOMMERVILLE, *The Practitioner*, 1876.
2. A. BROCA, *Presse méd.*, 1er janvier 1908.
3. KAHN, *Journ. of. Amer. med. associat.*, 15 décembre 1906
4. LITCHFIELD, *Austral. Med. Gaz.*, février 1898.
5. BARBIER, ANTONY, *Soc. méd. hôpit.*, Paris, 29 novembre 1901.
6. SIREDEY, *Soc. méd. hôpit.*, Paris, 1902.
7. CROUZON et LE PLAY, *Soc. méd. des hôpit.*, Paris, 27 décembre 1907.
8. DUFOUR, *Soc. méd. hôp.* Paris, 18 octobre 1901.
9. BARD, *Sem. méd.*, 15 avril 1903.
10. ENRIQUEZ et AMBLARD, *Sem. méd.*, 25 janvier 1907.

*strophantus*, *aconit*, *vératrine*, *adrénaline*), auxquels il faut ajouter l'*hypophysine* (E. de Cyon).

La *bradycardie digitalique* se manifeste de trois façons différentes : tantôt par extra-systole sous forme de rythme couplé (Lorain, Traube) avec pseudo-bradycardie, tantôt par bradycardie ventriculaire, arythmique ou régulière, les ventricules pouvant battre une fois seulement alors que les oreillettes battaient trois fois (Rihl); enfin elle peut s'accuser encore par ralentissement parallèle des oreillettes et des ventricules (Hewlet, 1907).

*j*. La bradycardie a été produite *expérimentalement* par Roger (1893) sur la grenouille par l'action de culture du bacillus septicus putridus, et par Chantemesse et Lamy [1] sur le cœur isolé de la tortue sous l'influence des toxines typhique et diphtéritique.

### *C.* — Pouls lent permanent

**Maladie de Stokes-Adams.** — Cette maladie ou, plus justement ce *syndrome*, se caractérise par *trois symptômes principaux :* le *ralentissement du pouls*, des *attaques épileptiformes* et des *syncopes*. Cette affection ne présente de commun avec les affections précitées que le signe ralentissement du pouls. Mais elle en diffère totalement au point de vue nosologique et aussi du pronostic ; elle constitue un syndrome morbide bien défini.

**Historique.** — L'histoire de la maladie, ou mieux, du syndrome de Stokes-Adams, a été refaite dans ces dernières années, tout au moins en ce qui concerne la pathogénie de l'affection. Parmi les auteurs qui s'en sont occupés tout spécialement, citons les noms de : His junior[2], Hering[3] Aschoff[4], Tawara[5], de Cyon[6], Engelmann[7], Erlanger[8], Vaquez et Esmein[9]. Les recherches de ces auteurs ont été reprises dans les importantes monographies de Esmein[10] et de Ant. Dumas[11]. D'autres travaux extrême-

1. Chantemesse et Lamy, XIII<sup></sup>e *Congr. méd. int.*, Paris, 1900.
2. His *junior*, *Arbeiten aus der med. Klin. zu Leipzig*, 1893. — « Ein fall von Adams-Stokesser Krankheit... », *Deutsch. Arch. f. ktin. Med.* 1889.
3. Hering, *passim : Arch. f. die gesammt., Physiolog.*, 1905, CVII, p. 97. — « Die Unregelmassigkeiten des Herzens ». *Kongress. f. inn. med.*, Munich, 1906.
4. Aschoff, *Brit. Med. Journ.*, 27 octobre 1906.
5. Tawara, *Arch. f. die gesammt. Physiolog.*, t. CXI, 1906.
6. E. de Cyon, « Les nerfs du cœur », Paris, 1905, p. 201 à 224.
7. Engelmann, *Arch. f. Anat. u. Physiolog.*, 1900, 1902, 1903.
8. Erlanger, *Journ. of. exper. med.*, t. VII et VIII. — *Centralblatt für Physiol.*, t. XIX, p. 9.
9. Vaquez et Esmein, *Soc. méd. hôpit.*, Paris, 25 janvier 1907. — *Press. Méd.*, 26 janvier 1907.
10. C. Esmein, « Du ralentiss. perman. ou tempor. du pouls par lésion intra-cardiaque », *Th.* Paris, 1908.
11. Ant. Dumas, « Bradycard. et faisc. de His », *Th.* Lyon, 1908.

ment nombreux ont été publiés sur la question ; nous ne pouvons citer ici que les principaux[1].

**Symptômes.** — Il est impossible de préciser le début de la maladie; généralement, c'est à l'occasion d'une affection intercurrente, à la suite d'une *syncope* ou d'une *attaque épileptiforme* survenues inopinément que le clinicien relève, comme par hasard, le *symptôme capital* de l'affection : *la bradycardie permanente* ou *paroxystique.*

*a. Le ralentissement du pouls* est très variable, suivant les cas : on l'a vu battre au-dessous de vingt fois par minute. On cite même des cas où il n'y avait que cinq pulsations au moment des attaques syncopales. Le plus souvent, on relève les chiffres de 28, 30, 32 pulsations.

Ce pouls lent est généralement régulier et assez fort; mais ce qui le caractérise véritablement, c'est que son extrême *lenteur* ne semble *modifiée, ni par les mouvements brusques, ni par l'état fébrile,* et on a vu quelquefois, à la suite d'affections intercurrentes, le thermomètre s'élever au-dessus de 39°, sans que le pouls soit devenu plus fréquent.

Cependant, par exception, chez une malade dont le pouls était seulement de 35 à 38 pulsations, on vit celles-ci monter à 80-84 pendant le cours d'une broncho-pneumonie intercurrente avec 38°,2 à 39°,4, 40°,8 de température, pour redescendre à son état antérieur de 35 pulsations, à la période de guérison (TRIBOULET, GOUGEROT, CLARET[2]).

Il est important de savoir que, *dans quelques cas*, la *bradycardie* n'est point permanente, mais *paroxystique*, c'est-à-dire qu'elle se montre *seulement au moment des attaques syncopales, pseudo-apoplectiques* ou *épileptiformes*. D'ailleurs, même lorsqu'il est permanent, le ralentissement du pouls s'exagère encore à l'approche de ces attaques. Dans d'autres cas, la maladie de Stokes-Adams passe par *deux phases* différentes (VAQUEZ et ESMEIN[3]), l'une de *ralentissement du pouls avec attaques syncopales*, l'autre de *ralentissement permanent* durant laquelle les *attaques* s'espacent progressivement et *disparaissent* complètement.

1. VAQUEZ et ESMEIN ; GALLAVARDIN, « Les Bradycardies ». Rapport au *XI° Congr. franç. de méd.*, octobre 1910, p. 1 et 29. — MENDELSSOHN *ibid.* — BROUARDEL et VILLARET, *Soc. méd. des hôpit.*, Paris 2 mars 1906. — ROBINSON *Méd. record*, 5 juin 1909. — G.-A. GIBSON et RITCHIE, *Lancet*, 20 février 1909. — HUISMANS, *Munch. méd. Wochenschr.*, 23 mars 1909. — NAGAYO, *Zeitschr. f. klin. Mediz.*, t. LXVII, 5-6. — RAMOND et LÉVY-BRUHL, *Soc. méd. hôpit.*, Paris, 4 juin 1909. — VAQUEZ, CLERC, ESMEIN, *Soc. méd. hôpit.* Paris, 1909. — PIBRAM et HAHN, *Praeger méd. Wochens*, 1910 ; VAQUEZ, « Les arythmies », Paris, 1911. — LECONTE, « L'extra-systole », *Th.* Paris, 1911, etc.

Parmi les travaux plus anciens dans lesquels l'affection avait été déjà étudiée avec soin il faut citer surtout ceux de STOKES « Observat. one some cases of permanently slow pulse », *Dublin quart. Journ. med. Scienc.*, 1846 ; ceux de ADAMS, *Dublin Hospit. Rep.*, 1827, t. IV, p. 390 ; de CHARCOT, *Leç. sur les maladies du syst. nerveux*, 1873; de BLONDEAU, « Et.clin. sur le pouls lent permanent » *Th.* Paris, 1879 : de DEBOVE, *Soc. méd. hôpit.* Paris, 1888 ; de GINOEOT, de COMBY, 1888, de FOLLET, *Bullet. Soc. scient. et méd. de l'ouest*, 1898, etc.

2. TRIBOULET, GOUGEROT, CLARET, *Soc. méd. hôpit.* Paris, 17 mars 1905.

3. VAQUEZ et ESMEIN, *Soc. méd. hôpit.* Paris, 27 novembre 1908.

Dans la première phase, le pronostic semble beaucoup plus grave ; il est moins sombre dans la seconde, et on a relevé (WENCKEBACH, 1908), un certain nombre de sujets ayant pu vivre à un âge avancé, après avoir traversé la première phase de la maladie. Enfin, ainsi que nous l'avons

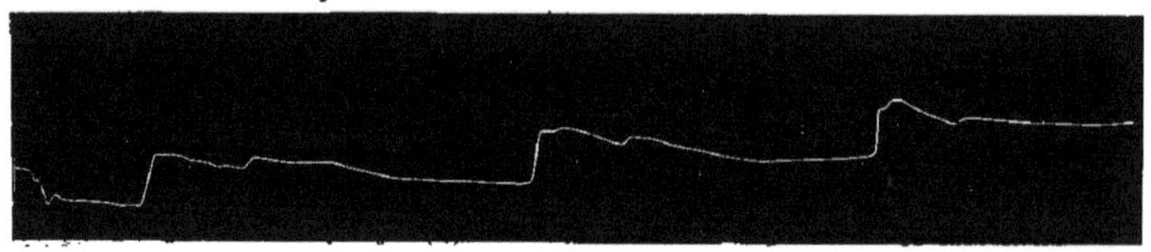

FIG. 71 — Syndrome de Stokes-Adams (28 pulsat. radiales par minute).

vu précédemment, il résulte de certains faits étudiés par Vaquez, Esmein, Laubry et Foy [1], qu'on peut voir survenir chez le même malade, de la *bradycardie alternant avec la tachycardie paroxystique ;* ces deux syn-

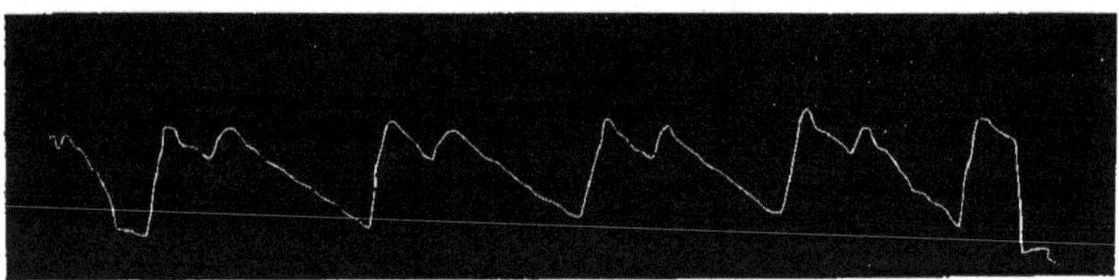

FIG. 72. — Crise de bradycardie paroxystique avec rythme bigéminé.

dromes, en apparence dissemblables, s'expliquent cependant, suivant que le faisceau de His se trouve sous l'influence d'une lésion tour à tour irritative ou inhibitrice, produisant ainsi chez le même sujet, tour à tour, une bradycardie et une tachycardie.

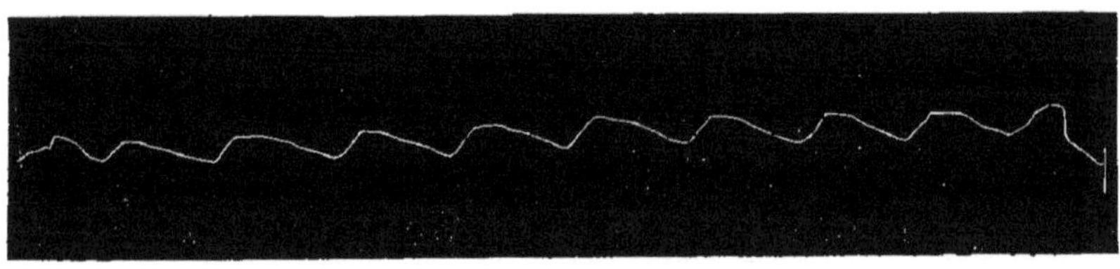

FIG. 73. — Pouls de la même malade en dehors des crises de bradycardie paroxystique.

*b.* La mensuration au sphygmomanomètre indique parfois une *élévation notable de la tension artérielle.* Ce fait ne saurait être généralisé cependant, et chez une malade que nous avons observée durant de longs mois, chacune des crises de bradycardie s'accompagnait d'un abaissement notable de la presssion.

1. VAQUEZ, LAUBRY et FOY, *ibid.*, 17 décembre 1909.

Au sphygmographe, on relève, outre le ralentissement extrême, une ligne d'ascension un peu brusque, quelquefois presque verticale, alors que la ligne de descente est traînante; ces caractères existent nettement sur la figure 71 qui représente le tracé d'un malade atteint de pouls lent permanent, avec 28 pulsations seulement par minute.

*c.* *L'examen du cœur* relève des phénomènes importants. Assez souvent, la pointe est abaissée, et il y a des *signes de dilatation*, principalement des cavités gauches, révélée également par l'augmentation de la matité cardiaque.

*d.* A l'*auscultation*, on ne relève aucun *souffle* pathologique, à moins de *coïncidence d'une lésion valvulaire* (HALIPRÉ, HEITZ et POULIOT, 1907, E. BARIÉ et M. CLÉRET, 1909-1910), mais on perçoit quelquefois une *accentuation* très accusée du *bruit diastolique* au niveau du foyer *aor-*

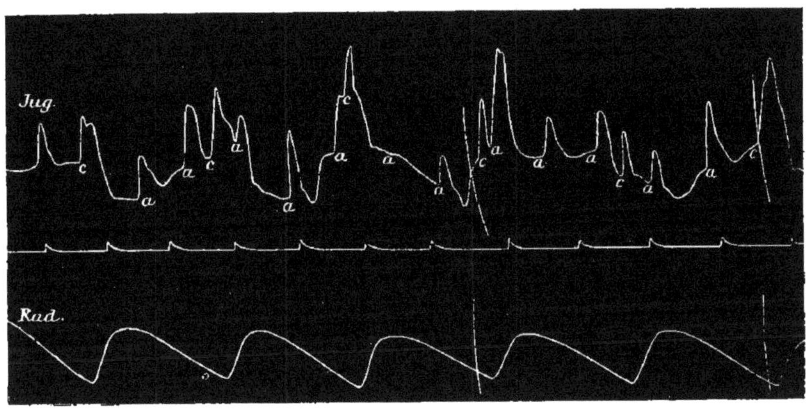


FIG. 74. — Pouls lent permanent à 30, par dissociation complète, chez un vieillard de 68 ans. Le tracé jugulaire porte des ondulations *c*, correspondant à chaque pulsation radiale, et un nombre trois fois plus fort d'ondulations *a* qui se suivent à intervalles réguliers et sans relation aucune avec les ondulations *c*, soit 96 systoles auriculaires par minute (HEITZ).

*tique*, en rapport avec la *coexistence assez fréquente de l'artério-sclérose*.

Mais ce qui frappe encore nettement le clinicien, c'est, d'une part, la *longueur des silences*, et de plus, *pendant la durée du grand silence*, la perception de *bruits sourds*, *éteints*, *lointains*, comme étouffés pour ainsi dire, ce sont des « tentatives de contractions qui avortent » (STOKES) ou se produisent comme une sorte d'écho après le bruit normal (*systoles en écho*) (HUCHARD).

*La nature de ces bruits* a été diversement interprétée : Huchard les considère comme l'indice de *systoles avortées*, les battements du cœur pourraient être ainsi en nombre double de celui des pulsations radiales, c'est-à-dire qu'une systole cardiaque énergique et transmise au pouls, serait suivie d'une systole affaiblie, incapable de provoquer une pulsation radiale.

En général, une ou deux, et quelquefois même trois *contractions faibles* font suite à des *contractions fortes*, formant ainsi le *rythme couplé ou bigéminé*. Celui-ci peut, dans d'autres cas, alterner avec de l'arythmie, et l'affection, par cela même, mériterait le nom de *pouls lent arythmique* que lui a proposé R. Tripier, préférable à l'épithète de permanent, car en réalité ce pouls lent n'a point toujours ce dernier caractère.

Les recherches modernes ont établi (Chauveau, Leyden, Vaquez et Esmein) qu'il y a dissociation entre les rythmes auriculaire et ventriculaire, l'oreillette continuant à se contracter isolément, alors que le ventricule reste flasque, et les battements ébauchés que l'on perçoit à l'auscultation sont dus à la systole auriculaire seule ; on pourrait, dans quelques cas, la déceler par un léger choc perceptible à l'oreille à la base du cœur dans la région des oreillettes. Nous reviendrons sur ce sujet un peu plus loin.

c. *Examen de la jugulaire.* — Cet examen très important montre que les soulèvements de la jugulaire, indice des contractions auriculaires, n'ont aucun rapport précis avec la pulsation radiale, c'est-à-dire que les battements de l'oreillette s'effectuent avec leur fréquence habituelle et leur rythme normal sans donner lieu à « aucune réponse du ventricule » et par conséquent de l'artère radiale. Il y a donc *dissociation auriculo-ventriculaire*, et celle-ci est, suivant les cas, *complète* on *incomplète*. Lorsqu'elle est complète, on peut voir le nombre des oscillations de la jugulaire être double et quelquefois triple de celui des pulsations radiales qui restent ralenties. Dans un cas (*fig.* 74), le pouls radial était de 30 pulsations seulement par minute, alors qu'on comptait 96 systoles auriculaires pendant le même temps.

d. *Troubles nerveux.* — Ils sont de forme et d'intensité variables, et constituent généralement le premier indice de la maladie. Ils sont constitués par des *vertiges* et des *attaques apoplectiformes*, chez d'autres malades, par des *syncopes*, chez d'autres enfin, le vertige est suivi d'*attaques épileptiformes*.

1. Le *vertige* est fréquent et consiste en un sentiment de malaise accompagné d'étourdissements, le malade sent les jambes fléchir sous lui, et éprouve une certaine difficulté à garder l'équilibre.

2. La *syncope* peut survenir *brusquement* et isolément ; dès lors, le malade perd connaissance et fait une chute, la face est pâle, les membres dans la résolution complète et les bruits du cœur sont à peine sensibles. Dans d'autres cas, elle est précédée d'une sorte d'*aura* : sentiment de vacuité cérébrale, barre à l'épigastre, palpitations suivies de très près par une chute à terre, les yeux fixes et la tête renversée en arrière, avec perte de connaissance et suspension des mouvements respiratoires et de ceux du cœur. Dans certains cas, le malade meurt dans le coma, sans reprendre connaissance.

Au contraire, s'il survit à la crise, la fin de celle-ci est annoncée par le retour régulier des mouvements respiratoires ; la face reprend son aspect normal, et le patient sort peu à peu de son état de torpeur.

3. Chez d'autres sujets, on note des accidents plus soudains rappelant ceux de l'ictus apoplectique ; mais, ainsi qu'on l'a fait remarquer jus-

tement, ces *attaques apoplectiformes* se distinguent de l'apoplexie vraie par leur *répétition fréquente* et *l'absence de paralysie consécutive.*

4. Enfin, dans d'autres circonstances, on observe de véritables *crises épileptiformes;* elles éclatent isolément, ou viennent terminer la scène pathologique qui a commencé par le vertige et l'état syncopal. Ces attaques ne sont point annoncées par le cri initial qu'on trouve dans l'épilepsie vraie; et la chute à terre ne s'observe guère. Par contre, on relève les autres symptômes habituels de l'épilepsie : aura, perte de connaissance, morsure de la langue, convulsions toniques puis cliniques de la face et des membres, etc.

Tous ces accidents nerveux sont nécessairement variables pour chaque malade; on les voit quelquefois se renouveler plusieurs fois dans la même journée, ou constituer même de véritables accès subintrants. Chez d'autres, au contraire, ceux-ci peuvent être séparés par des périodes d'accalmie de plusieurs mois; nous avons dit précédemment que la bradycardie s'accentuait principalement au moment des crises nerveuses.

*f. Symptômes accessoires.* — Ils sont inconstants et variables d'un malade à l'autre. On a noté une *sensation de froid intense*, surtout aux extrémités et la température centrale est souvent un peu abaissée et inférieure à 37°.

Chez certains malades, bien qu'on ne trouve rien d'anormal dans le poumon, on observe de la *dyspnée*, même en dehors de tout effort musculaire; chez quelques-uns, elle affecte le *type respiratoire dit de Cheyne-Stokes*, sans doute d'origine bulbaire, ou dans certains cas, se rattachant à l'*urémie*, ainsi que le veulent quelques auteurs. C'est encore à celle-ci qu'il faut rapporter les *vomissements* et l'*inégalité pupillaire* relatés dans plusieurs cas. Enfin, on a signalé encore la *céphalée*, la *tendance au sommeil*, les *bourdonnements d'oreille* et l'*hypoacousie* (Brissaud), l'*albuminurie*, etc.

A côté du type classique de la maladie, on a décrit (Huchard, Quelmé[1]) certaines *formes frustes :* quelquefois les attaques sont constituées seulement par des crises syncopales très légères, en sorte que le pouls lent qui persiste dans l'intervalle est considéré comme normal, ainsi que cela arrive chez certains individus; dans d'autres circonstances, la crise est constituée par un léger ralentissement du pouls, avec pâleur de la face et simple menace de lipothymie.

**Marche et terminaisons.** — La marche de l'affection est *chronique;* les crises syncopales et épileptiformes, d'abord très éloignées au début de l'affection, ne tardent pas à se rapprocher de plus en plus, et la *mort* vient généralement terminer la scène, *soit lentement* à la suite d'accidents progressifs d'*asystolie*, soit *brusquement* dans une *attaque syncopale* ou *épileptiforme.*

Quelques auteurs ont rapporté des *cas rares de guérison*, par exemple lorsque le faisceau de His a été lésé au cours d'une infection aiguë, et

1. Huchard, *Arch. gén. de méd.*, 1895. — Quelmé, *Th.* Paris, 1895.

que l'altération peut rétrocéder et guérir, et le pouls lent reste transitoire : tel est le cas rapporté par Schuster[1], tels encore les faits d'Erlanger, de Ramond et Lévy-Bruhl chez lesquels un traitement spécifique conjura la terminaison fatale.

La *durée*, généralement longue, est très difficile à préciser, car le plus souvent, le début de l'affection passe inaperçu ; dans un cas rapporté par Blondeau, la durée a été de treize ans ; d'autres cas analogues ont été cités (HERING, WENCKEBACH), avec conservation presque parfaite de la santé ; par contre, sur 29 observations (REGNARD[2]), la durée moyenne fut de trois ans et demi environ seulement.

Certaines *associations morbides* relativement assez fréquentes dans la maladie de Stokes-Adams, telles que les *néphrites chroniques*, les *affections valvulaires* aggravent encore le pronostic. Enfin, la cause de la maladie a une grande importance encore à ce sujet, et si la *syphilis*, par exemple, est susceptible, avec un traitement approprié, d'atténuer relativement la gravité du pronostic, le *cancer*, au contraire, constitue une forme rapidement progressive.

**Diagnostic.** — Il est facile de trouver le pouls lent chez les sujets[3], mais cette constatation n'a que la valeur d'un syndrome, et il est difficile d'en déduire la valeur symptomatologique.

En général, le pouls lent permanent s'observe chez les *gens âgés*, et son évolution est traversée par des attaques convulsives, épileptiformes, des vertiges et des syncopes.

Cependant, le clinicien, avant d'établir son diagnostic, devra d'abord chercher à exclure de la maladie les causes nombreuses de *bradycardie symptomatique : traumatismes crâniens* ou de la *partie supérieure de la moelle*, *contusions violentes de la région épigastrique*, *affections cérébro-méningées*, *affections cardiaques*, *ictère*, *digitalisme*, *pouls de la convalescence*. Il n'oubliera pas non plus qu'à l'état de santé, certaines personnes présentent un ralentissement permanent du pouls.

Lorsque ces causes si fréquentes de bradycardie seront écartées, on sera en droit de porter le diagnostic de maladie de Stokes-Adams, surtout lorsqu'il sera bien établi que le pouls reste invariablement lent permanent pendant plusieurs semaines, et que les attaques pseudo-apoplectiques ou épileptiformes éclatent dans le cours de l'affection, que le malade est un adulte déjà parvenu à l'âge mûr, c'est-à-dire un sujet atteint de dégénérescence artérielle, et plus encore, d'*altérations* diverses et de *dégénérescence du myocarde* dont l'influence pathogénique est si grande, ainsi que nous le verrons plus loin. Les troubles urinaires, l'albuminurie, les attaques apoplectiformes ou épileptiformes de l'affec-

1. SCHUSTER, *Deutsch. med. Wochenschr.*, 1896.
2. CH. REGNARD, *Th.* Paris, 1890.
3. Voir encore sur le sujet : GALLAVARDIN, *Lyon méd.*, octobre 1910. — ROSTAIGNE, *Med. Press and circul.*, juillet 1910 ; — HOFFMANN, « Le syndr. de Stokes-Adams étudié par l'électrocardiogr. » *Deutsch. Arch. f. klin. Med.*, nos 1-2.

tion l'ont fait confondre avec l'*urémie;* cependant, dans cette dernière, on rencontre habituellement les petits signes du brightisme (doigt mort, pollakiurie, etc.), l'hypertrophie du cœur gauche avec bruit de galop, le myosis, etc., manifestations qu'on ne rencontre pas dans la maladie de Stokes-Adams.

Un élément très important du diagnostic différentiel sera fourni par l'*épreuve de l'atropine*. On sait que cette substance administrée chez les sujets normaux, à la dose de 1 milligramme, a la propriété de paralyser les terminaisons des rameaux intra-cardiaques du pneumogastrique, nerf modérateur et véritable frein permanent du cœur, et, en conséquence, de produire l'accélération des battements cardiaques (G. Sée). Or, dans la maladie de Stokes-Adams, la *lésion du faisceau musculaire de His* ayant produit le *blocage du cœur*, *l'atropine ne produit aucune accélération des contractions ventriculaires*, et le pouls reste lent, alors que, au contraire, les *contractions des oreillettes subissent une accélération considérable*, qui se manifeste par un pouls jugulaire d'une fréquence extrême qui contraste singulièrement avec le pouls radial, resté avec son rythme ralenti. Au contraire, l'*épreuve* de l'atropine *sera positive* dans les cas où la *bradycardie* ne se rattache pas à une altération du faisceau musculaire de His, mais à une *cause nerveuse*. Müller et Dehio[1], qui ont eu l'idée d'appliquer ce procédé au diagnostic différentiel des bradycardies, conseillent, dans ce but, de faire au malade une injection sous-cutanée de 1 *milligramme* de sulfate d'atropine (pour 1 centimètre cube d'eau distillée et bouillie); Esmein pense que le résultat est encore plus net, quand l'injection est de 2 *milligrammes*, mais cette dose, qui ne doit être donnée qu'avec très grande précaution, ne semble pas nécessaire. Quoi qu'il en soit, le malade doit rester immobile dans le décubitus dorsal ; si l'accélération se produit, elle se montre vers la dixième ou la quinzième minute où elle semble arriver à son maximum, puis cesse au bout de deux à trois heures en moyenne. Cette accélération est surtout accusée chez les sujets jeunes et l'on peut alors voir le pouls s'élever à 88, 100, 120 pulsations.

Il existe encore d'*autres éléments de diagnostic différentiel* entre le *syndrome de Stokes-Adams* d'origine musculaire par *lésion du faisceau de His*, et le *pouls lent permanent d'origine purement nerveuse* (Vaquez, Esmein).

En effet, si les deux affections se ressemblent par la présence, dans les deux cas, du *ralentissement du pouls* et des *attaques syncopales*, la distinction ne tarde pas à s'établir.

*a.* Dans le premier cas, la *bradycardie* est *permanente*, *irréductible*, et ne cède point à l'action de l'effort, d'une course rapide, de l'atropine, pas plus qu'elle n'est modifiée par une maladie fébrile intercurrente.

*b.* Au contraire, dans le pouls lent, d'origine nerveuse, et en particulier, celui causé par un trouble fonctionnel du *pneumogastrique*, la bradycardie n'est *ni permanente*, *ni irréductible*, mais elle *disparait* à la

1. Dehio, *Saint-Petersb. med. Wochenschr.*, 1892, p. 1.

suite d'un *effort*, d'une *course* rapide, ou sous l'action de la *fièvre*, de même que par l'*épreuve de l'atropine* qui fait quelquefois doubler la fréquence du pouls. Enfin, sur des tracés comparés du pouls radial et de la veine jugulaire, on ne trouve jamais de dissociation auriculo-ventriculaire complète, et la *bradycardie est totale*, les *mouvements de l'oreillette et du ventricule sont ralentis simultanément* et d'une façon égale, ainsi que le montre la figure 75.

**Étiologie.** — *Age.* — L'affection se rencontre presque toujours chez les gens d'*âge mûr*, plus *rarement chez les adultes*; on a cité des cas très exceptionnels chez les adolescents.

On a cité des cas de *pouls lent congénital*. Nous avons dit que Napoléon, au dire de Corvisart, avait en permanence un pouls extrêmement lent

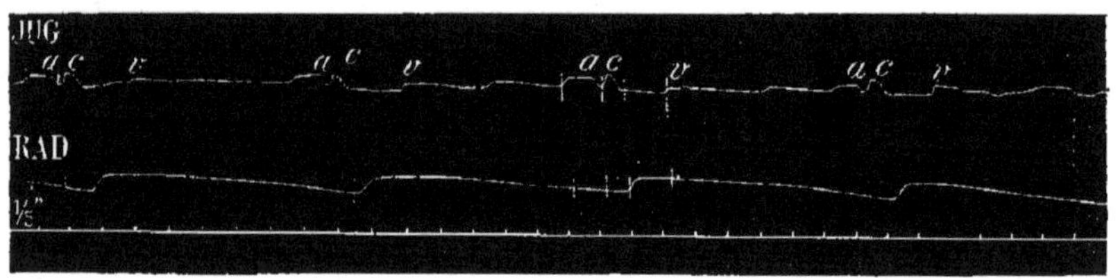


FIG. 75. — Bradycardie totale. Les mouvements des oreillettes et des ventricules, en rapport chronologique normal, sont ralentis à un égal degré (Esmein).

(40 pulsations). Or, nous savons par les mémoires du temps, et notamment par les observations de O'Méara, que Napoléon avait présenté à différentes reprises des crises syncopales ou épileptiformes, ce qui permettrait de supposer que l'empereur était peut-être atteint d'une maladie de Stokes-Adams. On a dit que le pouls lent congénital était en général sans gravité ; on ne devra pas cependant généraliser le fait : Morquio [1] a rapporté à ce sujet l'observation suivante : sur huit enfants nés de parents normaux en apparence, cinq sont atteints de maladie de Stokes-Adams avec arythmie, et deux sont morts de crises épileptiformes entre huit et dix ans; ce fait démontre encore que la maladie pourrait, dans certains cas, présenter un caractère *familial*. Osler [2] a signalé une famille dont tous les membres avaient le pouls battant vers 60 pulsations; l'un d'eux mourut avec le syndrome de Stokes-Adams; Fulton, Judson et G. Norri [3] ont publié le cas très intéressant de blocage du cœur congénital chez un père et deux de ses enfants.

De toutes façons, on voit que dans la plupart des cas de pouls lent congénital, on trouve, noté en même temps que la bradycardie, des signes habituels à la maladie de Stokes-Adams (crises syncopales, épileptiformes, etc.). On peut donc penser que dans ces différents cas, il y

1. MORQUIO, *Arch. de Méd. des enfants*, août 1901.
2. OSLER, *Lancet*, 22 août 1903.
3. FULTON, JUDSON et NORRI, *The Amer. Journ. of the med. scienc.*, 1910, p. 339.

avait peut-être une altération ou une *malformation* congénitale du faisceau de His, ainsi que Keith, Faber ont pu le constater.

Le *sexe* exerce une certaine influence ; sur 17 cas, Blondeau a compté onze hommes et six femmes seulement.

La *syphilis*, les *maladies infectieuses* suivies de *dégénérescence du myocarde* (sclérose, dégénérescence graisseuse), le *rhumatisme articulaire*, le *cancer*, l'*artériosclérose*, etc., ont été notés comme les causes les plus fréquentes de l'affection.

**Anatomie pathologique.** — On a trouvé dans le pouls lent permanent des lésions diverses qu'on peut provisoirement diviser en deux groupes : 1° *lésions* intéressant le *système nerveux*, et principalement le *nerf pneumogastrique* ; 2° des *lésions intra-cardiaques*.

A. Lésions nerveuses. — *a*. On a signalé le rétrécissement du trou occipital (Halberton[1], Lépine, Boffard[2]), des lésions bulbo-protubérantielles (Brissaud, Deguy), du cervelet (Brissaud), des altérations des artères du bulbe à leur origine (Widal, Lemierre[3]).

*b*. Une compression du pneumogastrique par l'aorte très dilatée (Stackler[4]) ou par des adénopathies trachéo-bronchiques tuberculeuses (Heine[5]), des lésions du cervelet et du noyau du pneumogastrique (Neuburger et Edinger[6]), une thrombose des petits vaisseaux intrabulbaires du noyau du pneumogastrique (Halipré[7]), etc.

L'étude détaillée de la plupart des faits du premier groupe montre qu'ils doivent rentrer plutôt dans la classe des bradycardies symptomatiques que dans celle des cas très précis de syndrome de Stokes-Adams.

B. Lésions cardiaques. — Elles sont nombreuses ; nous relevons :

a. *Altérations diverses des artères coronaires* : *athérome* (Hanot et Luzet[8]), *endartérite* (Hartog), *thrombose ou embolie* (Hammer, etc.).

b. *Altérations du myocarde*. — Elles sont des plus importantes et siègent dans une région très localisée du septum interauriculaire ou interauriculo-ventriculaire, bien étudié dans ces dernières années, et désigné généralement sous le nom de *faisceau de His*, décrit presque simultanément par His *junior*[9] et par Stanley Kent[10], dont les recherches furent complétées par celles de Aschoff (1906) et celles de Tawara. Il est bien établi chez la tortue (Gaskell), chez les oiseaux, les mammifères, et facile à isoler chez le mouton et chez le veau, par la dissection ;

1. Halberton, *Med. chirurg. Transact.*, 1841.
2. Boffard, *Dauphiné médical*, 1889.
3. Widal et Lemierre, *Soc. méd. hôpit.* Paris, juillet 1902.
4. Stackler, *Rev. de méd.*, 1882.
5. Heine, *Muller's Arch.* 1841.
6. Neuburger et Edinger, *Berlin. Klin. Wochenschr.*, 1898, n^os 4 et 5.
7. Halipré, *Soc. de Neurologie*, 5 juin 1902.
8. Hanot et Luzet, *Soc. méd. hôpit.* Paris, 1894.
9. His *junior*, *Arbeiten aus der med. klin. zu Leipzig*, 1893 ; et *Wien. med. Blatter*, 1849.
10. Stanley Kent, *Journ. of physiolog.*, t. XIV, p. 43, 1893.

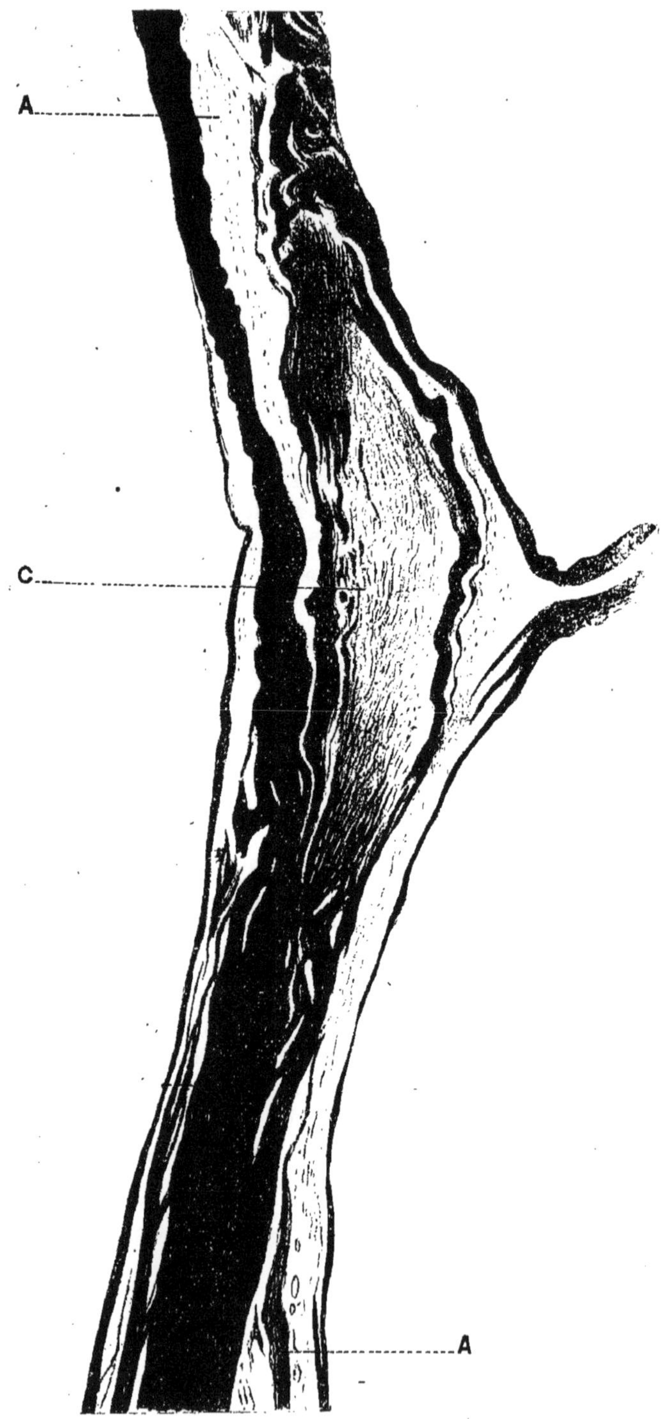


Fig. 76. — Lésions du faisceau de His dans un cas de syndrome de Stokes-Adams. AA, myocarde. C, faisceau de His envahi par la sclérose.

chez l'homme il n'y a guère que le tronc d'origine qui soit visible à l'œil nu.

Pour le préparer très complètement on plongera le cœur dans la liqueur de Mac Callum (eau glycérinée et acide nitrique concentré) ou dans celle de Kayserling qui conserve aux pièces anatomiques leur coloration normale, et on suivra ensuite pour l'examen et pour les coupes en série la technique très détaillée indiquée par Lepoutre [1]. Ce faisceau, véritable « pont myocardique contigu aux valvules du cœur », forme un ruban musculaire perdu dans l'épaisseur du myocarde, naissant dans l'oreillette droite près de la cloison interauriculaire, en avant de l'embouchure de la grande veine coronaire. Il pénètre en avant dans le septum interauriculaire, sous le foramen ovale jusqu'au-dessus de l'insertion de la valvule tricuspide médiane. A ce niveau, il présente un épaississement, une sorte de *nœud*, puis pénètre dans le septum interventriculaire en se divisant en deux branches qui vont se répandre sur chacune des faces de la cloison, sous l'endocarde même. Puis, ces deux branches s'anastomosent vers le tiers inférieur du ventricule, et vont se perdre dans les muscles papillaires. Les fibres musculaires de ce faisceau de His sont moins larges que celles des autres parties du myocarde, et leur striation est moins fine. Ce ruban musculaire est le *faisceau de passage* des oreillettes aux ventricules par lequel la contraction cardiaque qui commence par l'oreillette se propage au ventricule. Si ce faisceau est altéré, la transmission ne se fait plus qu'incomplètement ou même cesse entièrement de se produire : le *cœur est bloqué* dans l'oreillette, suivant l'expression consacrée (*Herzblock* de His); il y a dissociation entre la contraction de l'oreillette et celle du ventricule qui battent isolément, d'une manière tout à fait indépendante, et c'est ainsi qu'à deux ou trois contractions de l'oreillette correspond parfois une seule contraction du ventricule.

Les lésions qu'on a rencontrées dans le faisceau de His dans les diverses observations de syndrome de Stokes-Adams sont très variables. On a signalé des *gommes syphilitiques* (Rendu [2], Handfort [3], Keith et Miller [4], Grunbaum [5], Chapman [6], etc.) ; une *masse scléro-gommeuse* (Ashton, Norris et Levenson [7] ; Vaquez et Esmein [8]) ; une *tumeur cartilagineuse* (Sendler, 1892) ; une *tumeur cancéreuse* (Luce [9]; Fahr) ; de la *sclérose* (Schmoll [10] ; Aschoff [11] ; E. Barié et M. Cléret [12]) ; *dégénérescence*

1. Lepoutre, *Soc. anatom. cliniq.* Lille, juin 1910.
2. Rendu, *Soc. méd. des hôpit.* Paris, 4 mai 1895.
3. Handfort, *Brit. Med. Journ.*, 1904.
4. Keith et Miller, *Lancet*, 24 novembre 1906.
5. Grunbaum, *Progress. medic.*, septembre 1906.
6. Chapman, *Lancet*, 28 juillet 1906.
7. Ashton, Norris et Levenson, *Amer. Journ. of. the med. scienc.*, janvier 1907.
8. Vaquez et Esmein, *Soc. méd. hôpit.* Paris, 25 janvier 1907.
9. Luce, *Deutsch Arch. f. klin. Med.*, t. LXXIV, p. 370, 1902.
10. Schmoll, *Deutsch Arch. f. klin. Med.*, 1906.
11. Aschoff, *Brit. med. Journ.*, octobre 1906.
12. E. Barié et M. Cléret, *Arch. des malad. du cœur*, avril 1910.

*calcaire* (DUFOUR [1]); la dégénérescence *graisseuse* (GIBSON [2]; STENGEL [3]; BERGÉ et PÉLISSIER [4], ASCHOFF); *nécrose par embolie* dans une septicémie gonococcique (JELLICK, COOPER et OPHÜLS [5]); *hémorragie et déchirure du faisceau de His* (OULMONT et LIAN [6]); *dégénérescence fibro-calcaire* (SOUQUES et CHÉNÉ [7]; COURTOIS-SUFFIT et CHÉNÉ [8]), etc.

Sur la figure 76, qui provient de l'examen histologique du cœur dans un cas de syndrome de Stokes-Adams, que nous avons observé en 1910, on voit nettement de larges tractus de tissu scléreux dans le faisceau de His C, isolant celui-ci du reste du myocarde AA.

Ces différentes lésions peuvent être *associées à des lésions valvulaires* : lésions mitrales (HEITZ et POULIOT [9]); lésions mitrale et aortique (SCHMOLL); aortite chronique avec double lésion valvulaire (LANCEREAUX et BOTÉANO [10]); dans le cas de E. Barié et M. Cléret, il y avait double lésion aortique, double lésion mitrale et rétrécissement tricuspidien; la lésion, d'abord localisée au niveau de l'endocarde valvulaire, avait gagné peu à peu le myocarde, et le faisceau de His.

**Physiologie pathologique.** — Plusieurs théories ont été mises en avant pour expliquer les diverses manifestations cliniques du syndrome de Stokes-Adams.

1° *Origine toxique.* — Debove, Gingeot et Comby attribuent la bradycardie permanente de Stokes-Adams à une *élimination urinaire insuffisante*; de plus, la dépuration serait elle-même insuffisante, car l'urée et les phosphates diminuent; il se produirait donc une sorte d'*urémie*, laquelle jouerait sinon un rôle pathogénique vrai, du moins aggraverait sensiblement les troubles nerveux. Enfin, l'apparition des accidents serait annoncée par la diminution notable des urines.

2° *Origine nerveuse.* — Charcot (1877), tout en ne niant pas « que le phénomène du pouls lent » puisse reconnaître pour cause une « altération organique du cœur », admettait surtout une *origine bulbaire*, relevant de l'athéromasie des vaisseaux du bulbe, pathogénie appuyée dans certains cas par l'âge avancé des malades.

Huchard propose une explication très voisine de la précédente; pour lui la *maladie de Stokes-Adams serait l'artériosclérose du bulbe.* Si les lésions artérielles restent surtout cantonnées en cette région, la symptomatologie se bornera à la bradycardie compliquée de syncopes, d'attaques pseudo-apoplectiques et épileptiformes correspondant au type classique

1. DUFOUR, *Soc. méd. hôpit.* Paris, 10 juin 1904.
2. GIBSON, *Brit. med. journ.*, octobre 1906.
3. STENGEL, *Amer. journ. of the med. scienc.*, décembre 1905.
4. BERGÉ et PÉLISSIER, *Soc. méd. hôpit.* Paris, 5 novembre 1909.
5. JELLICK, COOPER et OPHÜLS, *Journ. of. Amer. associat.*, 1906.
6. OULMONT et LIAN, *Bullet. méd.*, janvier 1907.
7. SOUQUES et CHÉNÉ, *Soc. méd. des hôpit.* Paris, 29 janvier 1909.
8. COURTOIS-SUFFIT et CHÉNÉ, *ibid.* 5 février 1909.
9. HEITZ et POULIOT, *Tribune méd.*, 29 décembre 1907.
10. LANCEREAUX et BOTEANO, *Journ. de méd. int.* 10 février 1908.

de la maladie ; mais, si l'artériosclérose envahit à la fois les vaisseaux du bulbe, du cœur ou du rein, il se produit de véritables *formes associées* de la maladie, les caractères cliniques sont complexes, et les sujets devenus des cardiaques, des rénaux, succombent surtout par asystolie progressive, à la suite d'un accès d'angine de poitrine, ou encore par urémie. En résumé, la *maladie de Stokes-Adams* se rattacherait au *processus général de l'artériosclérose*, auquel elle est intimement liée, et dont elle n'est qu'un « fragment » clinique.

Les lésions artérielles de la région bulbaire ont pour conséquence d'entraîner l'ischémie du bulbe : le nerf pneumogastrique, modérateur du cœur, émergeant du bulbe ainsi anémié, agit de la même façon que si ses noyaux bulbaires étaient excités, et la physiologie expérimentale nous a appris que cette excitation produit le ralentissement du pouls. On pourrait donc conclure, d'après cela, que la bradycardie est due à l'excitation des noyaux bulbaires du *pneumogastrique*. Quant aux crises syncopales et aux *accidents épileptiformes*, ils seraient, chez les artérioscléreux, la *conséquence de l'anémie des centres*. Cette théorie, qui s'appuie exclusivement sur des troubles d'irrigation du système nerveux central, et particulièrement du bulbe, semble appuyée par certains faits, comme celui d'Edg. Hirtz [1] où les accidents syncopaux cessaient immédiatement quand le malade était mis dans le décubitus horizontal.

3° *Origine musculaire*. — Depuis la découverte du faisceau de His, et les recherches expérimentales d'Engelmann, de Gaskell, inaugurant la *théorie* dite *myogène*, le système nerveux semblait avoir perdu quelque peu sa prépondérance dans le mécanisme de la contraction cardiaque; elles ont montré que celle-ci commence au niveau des oreillettes, et se transmet au ventricule, suivant une voie exclusivement musculaire, par l'intermédiaire du faisceau de passage auriculo-ventriculaire dit *faisceau de His*. A l'état normal, il s'écoule entre la systole de l'oreillette et celle du ventricule un cinquième de seconde (Erlanger). Or, chez l'animal, si l'on exerce une légère compression sur le faisceau de His, on note que tous les 8 ou 10 révolutions, une contraction du ventricule fait défaut, et ne fait point suite à celle de l'oreillette. Si l'on augmente la compression, la contraction ventriculaire manque toutes les 2 ou 3 contractions de l'oreillette ; enfin, si la compression est considérable, le ventricule bat d'une façon tout à fait indépendante de l'oreillette, environ 30 à 32 fois par minute, alors que la contraction de l'oreillette continue à battre son chiffre normal. Chez le chien, Hering et Tawara, après avoir sectionné le faisceau de His, provoquèrent de la bradycardie par ralentissement ventriculaire. Cette dissociation entre les deux contractions est donc la conséquence des altérations produites dans le faisceau de passage auriculo-ventriculaire, et le *cœur* reste *bloqué* dans l'oreillette : c'est le *herzblock* de His. Il est complet ou incomplet, suivant le degré d'altération du faisceau.

Dans le cas de Heitz (*fig*. 74), la dissociation auriculo-ventriculaire est

1. Edg. Hirtz, *Soc. méd. hôpit.* Paris, 24 juin 1910.

nette et le blocage du cœur complet : alors que le pouls radial est de 30 seulement par minute, les systoles auriculaires pendant le même temps atteignent le nombre de 96.

Cette dissociation des rythmes auriculo-ventriculaires, déjà établie par Chauveau (1885)[1], a été précisée d'une façon démonstrative sur une série de tracés de Vaquez (1894), et de J. Mackenzie (1902), pris sur des sujets atteints de maladie de Stokes-Adams. Chez eux, en même temps qu'on note un pouls lent, à la radiale, on remarque que la jugulaire est soulevée par des battements dus au reflux des contractions de l'oreillette, et qui sont doubles ou triples de ceux du pouls radial. Il se produit donc chez eux une série de battements auriculaires fréquents et tout à fait indépendants des contractions ventriculaires qui restent lentes ; c'est ce qu'on voit nettement sur la figure suivante, due à

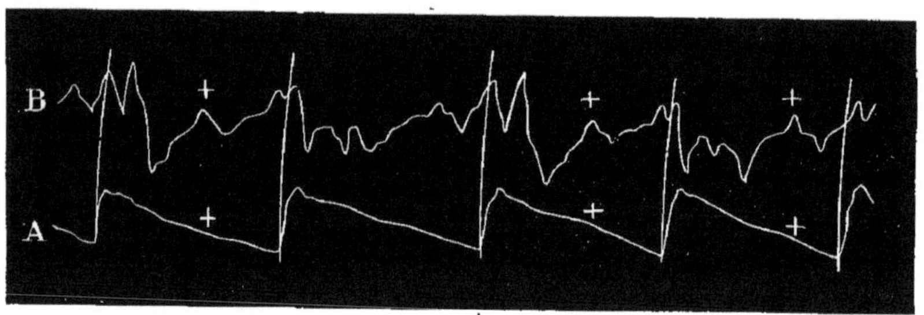


Fig. 77. — Tracés de la radiale A et de la jugulaire B dans un cas de syndrome de Stokes-Adams. Le pouls radial est de 24 pulsations seulement (Vaquez).

Vaquez (*fig.* 77) dans laquelle les croix indiquées sur le tracé de la jugulaire B indiquent des systoles auriculaires isolées.

Ces données physiologiques nous rendent compte du mécanisme du syndrome de Stokes-Adams, car, ainsi que nous l'avons vu, dans bon nombre de cas on trouve des lésions plus ou moins profondes du faisceau de His (gommes, sclérose, cancer, dégénérescence fibro-calcaire, etc.) ; le *syndrome de Stokes-Adams* serait donc un type d'*arythmie par altération de la conductibilité du myocarde*, et d'après la théorie myogène, le faisceau de His se contracterait spontanément, et transmettrait par ses fibrilles ses contractions aux fibres musculaires des ventricules.

Cette théorie myogène a été vivement attaquée par E. de Cyon[2] ; l'on sait d'ailleurs que Tawara a trouvé dans le faisceau de His des filets nerveux abondants ainsi que des cellules ganglionnaires, et que plus récemment Mollard[3], dans ses recherches sur les nerfs du cœur a bien montré encore la prééminence du système nerveux dans les actes physiologiques de cet organe ; c'est à cette *théorie neurogène* que vont toutes nos préférences.

1. Chauveau, *Rev. de méd.* 1885, p. 161.
2. E. de Cyon, « Les nerfs du cœur », Paris, 1905, p. 201 à 224, et « La fin de la théorie myogène », *Presse méd.* 15 mai 1907, p. 305.
3. Mollard, *Rev. gén. d'histologie*, 1908, t. III, fig. 9, p. 1-306.

Faut-il d'ailleurs en conclure que tous les cas de syndrome de Stokes-Adams se rattachent à une lésion du faisceau de His? Il ne le semble pas. Krumbhaar[1] a publié un fait très complet de maladie de Stokes-Adams, chez lequel le faisceau de His était absolument normal. D'autre part, dans un fait de Heineke, Muller et Hosslin[2], une destruction totale du faisceau de His ne donna lieu qu'à un blocage incomplet. Dans un autre cas, cité par Gallavardin, et dû à Mollard, Dumas et Rebattu, il s'agissait d'un syndrome de Stokes-Adams sans lésion du faisceau de His et sans blocage complet dans un cas de périaortite avec médiastinite fibreuse dans la région du plexus cardiaque. Dans un cas de Debove[3], le myocarde ne semble pas devoir être incriminé davantage, car le pouls lent permanent s'était produit à la suite d'hystéro-traumatisme de la cuisse par un coup de pied de cheval.

D'ailleurs, l'*origine nerveuse* semble devoir être invoquée pour les observations démonstratives de Laslett[4] et de Esmein[5], dans lesquelles la bradycardie avec accidents syncopaux se rattachait à des troubles exclusifs du pneumogastrique.

On peut donc, *tout au moins provisoirement*, rattacher la *pathogénie* du syndrome de Stokes-Adams :

1° Tantôt à une *influence nerveuse* par lésion ou par simple trouble fonctionnel du bulbe ou du nerf pneumogastrique ;

2° Tantôt à des *lésions* variables du *myocarde* localisées dans le faisceau de His ou dans le faisceau musculaire décrit par Kreith, qui complète le faisceau de His par le haut, et relie le *nodule* de Tawara à la veine cave supérieure.

L'affection constitue donc non une entité morbide, mais un *syndrome* pouvant être rattaché à des lésions variables; et peut-être ne faudra-t-il rattacher à une lésion du faisceau de His que les seuls cas où la *bradycardie permanente* aura été précédée d'abord d'une phase initiale de ralentissement paroxystique, à l'exclusion de ceux où le pouls lent permanent se sera installé d'emblée, pour ainsi dire.

D'autre part si les *altérations* du faisceau de passage produisent la bradycardie, au contraire l'*irritation* expérimentale de ce faisceau est suivie de tachycardie paroxystique et nous avons vu, dans le chapitre précédent, que dans certaines observations cliniques la bradycardie pouvait être précédée de tachycardie (Vaquez et Esmein); il en résulte que les deux arythmies semblent être comme deux réactions successives à un même processus morbide.

Quant aux *phénomènes bulbaires :* attaques syncopales, convulsions épileptiformes, ils sont la conséquence d'une irritation bulbaire réflexe dont le point de départ serait au niveau des filets cardiaques terminaux du nerf vague, ou peut-être mieux encore, causés par l'*anémie bulbaire*

1. Krumbhaar, *The Arch. of inter. Med.*, 15 juin 1910.
2. Heineke, Muller et Hosslin, *Deutsch. Arch. klin. med.*, 1908.
3. Debove, *Presse médicale*, 13 juillet 1904, et *Gaz. des hôpit.* 83e année, p. 693.
4. Laslett, *Quarterly Journ. of med.*, juillet 1909.
5. Esmein, *Soc. méd. hôpit.*, Paris, 24 juin 1910.

par défaut d'action des ventricules ; à ce sujet, Erlanger a fait remarquer que les crises épileptiformes de la maladie de Stokes-Adams sont identiques à ceux produits par l'anémie consécutive à une hémorragie expérimentale chez les animaux à sang chaud.

En *définitive*, ainsi que le remarque Gallavardin, ce qui semble constituer l'individualité du syndrome de Stokes-Adams, ce n'est ni la lésion du faisceau de His, ni la présence de la dissociation auriculo-ventriculaire qui s'appliquent à la forme cardiaque du syndrome, mais c'est une bradycardie primitive — permanente, paroxystique, totale ou dissociée suivant les cas — donnant naissance, par son exagération et par le mécanisme des troubles cérébraux, à des accidents nerveux graves. Par ces caractères, cette affection se distingue de suite de certains états pathologiques (lésions, tumeurs cérébrales, etc.) qui ont pu produire le ralentissement du pouls, mais non le syndrome de Stokes-Adams.

**Traitement.** — *a.* Le *traitement des bradycardies symptomatiques* ne saurait être uniforme.

Le ralentissement du pouls consécutif à certaines *névralgies* réclame le traitement propre à celles-ci, et principalement tout ce qui peut calmer la douleur.

La bradycardie liée aux *affections organiques du cœur*, plus rare qu'on ne pourrait croire tout d'abord, sera justiciable du traitement général des cardiopathies ; enfin, il est inutile d'insister outre mesure sur le ralentissement du pouls d'origine médicamenteuse : digitale, etc., puisqu'il suffira de supprimer ces agents pour voir disparaître la bradycardie.

*b. Contre la maladie de Stokes-Adams*, la thérapeutique est absolument désarmée, et l'intervention du médecin est toute palliative. Mais si l'on est conduit à soupçonner que les lésions du myocarde (faisceau de His) ou dans d'autres circonstances, que les lésions bulbaires (artérite chronique) ont une origine syphilitique démontrée encore par la réaction de Wassermann, dans ce cas on aura recours au traitement intensif (injections intra-musculaires de sels mercuriques solubles, frictions d'onguent hydrargyrique, iodure de potassium, huiles iodées, etc. ; Schuster, Erlanger, Ramond et Lévy-Bruhl ont rapporté des cas de guérison par le traitement antisyphilitique.

Pour atténuer les *attaques syncopales*, on pourra s'adresser aux inhalations de *nitrite d'amyle* qui a pu quelquefois suspendre une crise à son début, aux injections sous-cutanées d'éther, aux excitations diverses de la peau et des muqueuses (flagellation, irritation de la pituitaire), etc. au décubitus dorsal complet, la tête plus basse que les pieds, etc.). Les *crises épileptiformes* et les *accès de dyspnée* avec rythme de Cheyne-Stokes ont été attribués, comme nous l'avons dit, à l'*urémie ;* quelle que soit la valeur de l'hypothèse, il est certain que dans plusieurs cas, ces accidents se sont considérablement amendés sous l'influence du traitement habituel de l'urémie, et surtout du *régime lacté absolu*.

Le *ralentissement permanent du pouls* persiste, quoi qu'on fasse : l'*élec-*

*tricité*, la *cafeine*, conseillées par plusieurs auteurs, n'ont point donné de résultats nets ou durables.

On sait que l'action modératrice du nerf pneumogastrique sur le cœur est supprimée par l'*atropine* qui paralyse les terminaisons intra-cardiaques du nerf vague ; on pourra donc recourir à cet agent susceptible, en effet, d'accélérer les battements du cœur, mais on le donnera toujours avec une grande prudence : un milligramme en injection sous-cutanée.

On a encore conseillé l'*ingestion de corps thyroïde*, ou de *thyroïdine*, conseillée par quelques auteurs (GRUNBAUM, P. KIDD[1]) ; cette médication, si elle est capable d'accélérer les battements cardiaques, peut, d'autre part, provoquer quelques troubles sérieux ; c'est un traitement à ne donner qu'avec grande circonspection.

Pour combattre l'anémie bulbaire, Huchard a proposé la *trinitrine*. Les *iodures alcalins* seront indiqués contre l'artériosclérose, si elle semble la cause de cette anémie.

A la période de dyssystolie, la *digitale*, la *caféine* et les autres toniques du cœur, inefficaces sinon nuisibles durant la période d'état, rendront momentanément quelques services.

---

# LES FAUX CARDIAQUES

---

A côté des *cardiaques vrais*, porteurs de lésions organiques cardio-aortiques, il faut signaler un autre groupe, très important, de malades ne présentant du côté du cœur que des troubles purement fonctionnels, sans lésion aucune, ce sont les *faux cardiaques*[2].

**Etiologie.** — Les *faux cardiaques sont extrêmement nombreux* et répondent à un assez grand nombre de *types* cliniques ; on peut surtout en distinguer six principaux :

*A*. Le *premier type* répond par exemple à un jeune garçon, en pleine évolution de croissance, à thorax étroit ou insuffisamment développé ; ce jeune homme, presque toujours fils de névropathes, est entré au lycée depuis quelques mois, et, dès les premières semaines, fatigué par ses études et atteint de nostalgie, il a perdu l'appétit, a maigri et s'est plaint de violents battements de cœur. On a prononcé devant la famille les mots d'*hypertrophie cardiaque de croissance*, et de suite les parents alarmés sont venus demander un avis sur cette soi-disant hypertrophie, laquelle, ainsi que nous l'avons dit précédemment (voir *Hypertrophie du*

1. P. KIDD, *The Lancet*, 1904.
2. E. BARIÉ, « Les faux cardiaques. », *Semaine médicale*, 11 février 1903.

*cœur*) n'existe pas et n'a pu être admise que par suite d'une fausse interprétation des faits cliniques.

*B*. Le *second type*, plus fréquent que le premier, montre une jeune femme ou mieux encore, une jeune fille, amaigrie, pâle, anémiée, *d'aspect chlorotique*, mal réglée, nerveuse ou tout au moins impressionnable à l'excès, souffrant de battements de cœur violents, de gène douloureuse ou même de douleurs véritables au niveau du cœur. La famille s'inquiète, on craint une affection cardiaque, on voudrait avoir l'opinion du médecin, et on le presse d'autant plus que de sa réponse dépendra l'avenir de cette jeune fille pour laquelle se pose la question d'un mariage, quelquefois même déjà décidé.

*C*. Un *autre type* de malade est celui d'un jeune homme de seize à dix-huit ans, ou encore aux environs de la vingtième année, de descendance arthritique ou bien avec une hérédité névropathique fort chargée, et *neuro-arthritique* lui-même. Lui aussi accuse des palpitations violentes : au moment de la contraction du cœur, le choc de la pointe éveille une sensation douloureuse dans le thorax, et le patient, ainsi qu'il le dit lui-même, « sent son cœur ». A de certains moments même, il éprouve dans la région du mamelon l'impression d'une pointe, d'un instrument aigu pénétrant très brusquement à ce niveau. Le plus souvent, ce jeune homme est un *surmené du cerveau*, par suite d'un long travail de préparation à un examen, à un concours. C'est un candidat à l'Ecole polytechnique, à l'Ecole centrale, fréquemment aussi à notre concours de l'internat des hôpitaux ; en outre, il a fait souvent *abus de tabac* et surtout de *café* pour s'entraîner au travail et vaincre le sommeil. Dans ces conditions, la santé générale n'a point tardé à s'altérer sensiblement, et la famille justement inquiète a réclamé un avis médical autorisé. De plus, comme ce jeune malade est presque toujours un nerveux à cœur petit, on a pu constater chez lui la présence d'un souffle au niveau du cœur, souffle attribué tour à tour à une lésion organique, à l'anémie, à un bruit pulmonaire rythmé par les mouvements cardiaques. De ces diagnostics opposés découlent, cela va sans dire, des pronostics très variables. On comprend aisément combien sera grande la responsabilité du clinicien amené à trancher la question et à décider, devant la famille alarmée, de l'avenir de ce jeune candidat.

*D*. Le *quatrième type* de malade à classer parmi les faux cardiaques est un peu différent des premiers, mais non moins intéressant. Il ne s'agit plus ici d'un adolescent, mais d'un homme *adulte* à proprement parler. C'est assez fréquemment un *artiste*, un *journaliste*, ou bien un homme absorbé par de grandes affaires industrielles, commerciales, ou particulièrement occupé *d'affaires de bourse*, *de finances*, ou bien encore une *personnalité du monde politique*, *tous gens impressionnables à l'excès*, chez lesquels les occupations journalières provoquent une sorte d'excitation fébrile permanente, entretenue souvent encore, pour quelques-uns, par ce qu'on appelle la « grande vie ». Ces malades assez volontiers *dyspeptiques*, mangeant vite, mastiquant mal, se plaignent de sensations d'angoisse et de plénitude précordiales, accompagnées de *palpitations* douloureuses, d'anhélation et parfois d'essoufflement véritable. Ils se croient atteints d'une « maladie de cœur » et viennent demander un diagnostic qui calme leurs inquiétudes. Ils réclament aussi, en gens pressés, un traitement qui les débarrasse rapidement de leurs troubles cardiaques, et leur permette de continuer leur existence fiévreuse et de se livrer aux sports: les armes, l'automobilisme, l'équitation, etc., dont beaucoup sont généralement très friands.

*E.* Un *autre groupe* de faux cardiaques, non moins nombreux que les précédents, est tourmenté par un trouble fonctionnel, grave en apparence, sans danger en réalité, constitué par un accès de *fausse angine de poitrine*.

*F.* Enfin rappelons les fausses cardiopathies de la *ménopause*, celles qui se rattachent à des *troubles* ou à certaines *lésions de l'appareil* utéro-ovarien, les *tachycardies* de la *maladie de Basedow*, ou imputables à la *tuberculose*, ou au contraire, certaines *bradycardies* liées à la *respiration*, à la *convalescence*, à certaines *névroses*, ou rencontrées chez quelques vieillards, etc.

**Symptomatologie.** — A quelque classe qu'appartiennent ces malades, on rencontre, chez le plus grand nombre d'entre eux, toute une série de phénomènes morbides qui leur sont communs: ce sont d'abord des *sensations douloureuses* de piqûre, de pincement, parfois de brûlure, etc., au niveau *de la région apexienne*, aiguës ou subaiguës suivant le degré d'impressionnabilité du sujet, des *précordialgies* gravatives ou constrictives avec irradiations plus ou moins nettes vers la région cervicale et le membre supérieur du côté gauche, rappelant les crises douloureuses de l'*angor pectoris*. Mais le phénomène le plus fréquent de tous, celui qui ne manque pour ainsi dire jamais, et dont se plaignent les patients avec le plus d'insistance, ce sont les *palpitations*. Or, à ce propos, il faut réfuter l'assertion de Gendrin qui disait que « les palpitations surviennent comme symptôme de la plupart des maladies du cœur »; c'est là une erreur, et il faut substituer à cette proposition erronée une loi clinique qui ne souffre guère d'exception et qu'avait formulée Potain en déclarant que « tout malade qui consulte pour des palpitations — et rien que des palpitations, sans aucun autre trouble morbide — doit être présumé exempt de maladie du cœur ».

Si chez ces malades, on poursuit son investigation, on verra que le *cœur est absolument normal* et que ces sujets sont en réalité des *dyspeptiques*, des *fumeurs*, des *névropathes* (neuro-arthritiques) ou encore des *tuberculeux au début*.

Les commémoratifs complétés par un examen minutieux mettront sur la voie du diagnostic des états précités, causes de tout le mal.

Chez les malades atteints de crises, rappelant d'assez près l'*angor pectoris*, on découvrira par l'étude attentive de l'accès (voir *Angine de poitrine*) qu'il s'agit non pas d'une vraie, mais d'une *fausse angine de poitrine*, et que les malades qui en sont atteints sont des neuro-arthritiques, des fumeurs, des dyspeptiques, des goutteux, parfois des diabétiques.

**Pronostic.** — Il ne présente aucune gravité; il est indispensable que le clinicien s'applique à convaincre ces *faux cardiaques, tous impressionnables à l'excès*, de la bénignité du pronostic, et cette conviction de leur part aidera considérablement au traitement qui est purement symptomatique.

**Traitement.** — Quand les troubles cardiaques ont une *origine toxique :* abus ou simplement usage habituel du tabac, du café, du thé, de l'alcool, la suppression pure et simple de ces substances suffira pour faire disparaître tous les accidents. Dans l'éventualité si fréquente où ceux-ci se rattachent à des troubles gastriques ou hépatiques, la régularité des repas, un régime alimentaire approprié (lait, laitages, mets non épicés et d'une digestion facile, réduction des boissons) feront presque tous les frais de la cure, qui sera complétée suivant les indications, par l'usage modéré des amers, des analeptiques, des alcalins, de quelques analgésiques de l'estomac, du massage local.

Si les *troubles de pseudo-cardiopathie* sont d'*origine génitale*, on s'attachera, chez les jeunes filles chlorotiques et mal réglées, à *faciliter* l'évolution régulière du *flux menstruel;* plus tard, à la fin de la vie génitale, à calmer les troubles légers, mais complexes, de la *ménopause;* enfin, s'il existe quelque affection utérine ou des annexes, il faudra s'efforcer d'en obtenir la guérison.

S'agit-il de troubles cardiaques causés par une *tuberculose au début*, c'est en soignant celle-ci qu'on arrivera à faire disparaître ou au moins à atténuer la tachycardie et les palpitations. Le séjour au grand air, le repos prolongé, l'alimentation abondante et rationnelle seront les éléments principaux du traitement à mettre en œuvre.

Contre les troubles fonctionnels cardiaques des *hystériques*, des *neurasthéniques* et de tous les sujets entachés de *névropathie*, la thérapeutique est plus compliquée et demande toujours une longue persévérance de la part du malade ; elle comprend des moyens internes et des pratiques externes.

Parmi les premiers, on aura recours aux *anti-spasmodiques* et aux nervins: les *bromures*, l'*éther*, les diverses préparations de valériane, surtout les *valérianiques* et en particulier le valérianate d'ammoniaque, sont tout indiqués. A moins de raisons spéciales, on préférera les valérianiques aux *préparations bromurées*, car ils ne troublent pas les fonctions digestives alors que les bromures, par leur long usage, sont souvent mal supportés et déterminent une dyspepsie passagère, toujours préjudiciable dans le traitement des cardiopathies fonctionnelles. On connaît l'action modératrice des sels de *quinine* sur le cœur; on pourra parfois pour amener la sédation des troubles cardiaques, recourir au valérianate ou au bromhydrate de quinine. Les palpitations produisent fréquemment, chez les neuro-arthritiques, des phénomènes douloureux dans la région précordiale et surtout dans la zone apexienne ; contre ces palpitations douloureuses, on conseillera l'usage de l'*extrait de strophantus*, pendant un temps assez long et à doses fractionnées (E. Barié[1]).

Il sera très utile encore de diminuer *les phénomènes douloureux* locaux par des *révulsifs variés :* ventouses sèches, pointes de feu, stypage, cataplasmes sinapisés, suivis ou non de l'application de *liniments calmants* à base de laudanum, d'huile de jusquiame, de chloroforme par exemple; on prescrira encore des applications de teinture d'iode ou de coton iodé, d'ouate ou de gaze recouverte de salicylate de méthyle. A l'intérieur on pourra donner également, en en surveillant l'action, l'*aspirine*, le *salicylate de soude*, l'*antipyrine* à doses modérées.

Les *moyens externes* sont indispensables pour compléter le traitement et parmi eux ce sont les *pratiques hydrothérapiques* qui occupent le premier rang, surtout chez les névropathes. On prescrira des *douches* quotidiennes *en jet brisé*, de très courte durée, *tièdes* pour commencer, principalement chez les arthritiques qui redoutent l'impression du froid. Les alternatives brusques de la douche tiède suivie d'un jet froid très bref, qui constituent la douche écossaise, donnent de moins bons résultats. Chez d'autres malades, la pratique du *tub* anglais, suivi de frictions aromatiques stimulantes sur le rachis et les membres, ou encore de *massage* gradué, produit d'excellents effets.

Enfin, quand les *névropathes* sont en même temps des *anémiques*, ce qui n'est point rare, on prescrira à l'intérieur les *amers*, l'*arsenic*, les *préparations phosphatées*, les *ferrugineux*, le carbonate de *manganèse*, joints aux *bains salés* et *gélatineux*, aux bains dits de *Barèges*, ou encore aux *bains alcalins*, aux *bains carbo-gazeux*. Si les troubles cardiaques sont liés à l'*évolution de croissance*, on s'attachera à développer la cage thoracique par les *exercices physiques*, en particulier ceux qui s'adressent aux membres supérieurs, par la *gymnastique respiratoire*, etc.

Chez tous ces malades, le *séjour à la campagne* ou *à la montagne* sera vivement conseillé; quelques-uns d'entre eux retireront aussi un grand avantage du *traitement hydro-minéral*, la station étant choisie d'après les indications fournies par chaque cas particulier.

1. E. Barié, *Congrès de méd.* Paris, 1900 ; et *Sem. médicale*, 1900, p. 309.

# SIXIÈME PARTIE

# COMPLICATIONS DES MALADIES DU CŒUR

## THROMBOSE CARDIAQUE

**Préambule.** — Parmi les complications des maladies du cœur, les unes — ce sont les plus nombreuses — pour ainsi dire fatales résultent de l'évolution habituelle des cardiopathies : ce sont les congestions viscérales, les inflammations bâtardes du poumon, les hydropisies des séreuses, etc. ; elles ont été décrites déjà à propos de l'histoire des *lésions valvulaires en général* ainsi qu'au chapitre *Asystolie* dont elles forment les éléments principaux.

Les autres complications, essentiellement contingentes, surviennent comme par surprise, et la soudaineté de leur apparition est une menace grave et souvent un péril réel pour la vie du malade. Parmi ces dernières complications, les seules dont il s'agisse ici, nous étudierons la thrombose cardiaque et la syncope.

**Définition.** — La thrombose cardiaque est caractérisée par la présence de caillots sanguins dans les cavités cardiaques.

Les anciens médecins avaient été frappés de la fréquence de masses cruoriques dans l'intérieur du cœur, et les considérèrent à cause de leur aspect et de leur forme, comme des sortes de polypes, d'où le nom de *polypes du cœur* qu'ils leur assignèrent d'abord.

Laënnec, insistant particulièrement sur les concrétions de petit volume, les désigna sous le nom de *végétations globuleuses ;* enfin l'aspect fibrineux, opaque, de quelques-unes de ces concrétions un peu analogues à la couenne d'une saignée, les a fait désigner encore autrefois sous l'appellation de *kystes fibrineux à contenu puriforme*.

**Historique.** — Les caillots sanguins intra-cardiaques connus déjà de Morgagni (1762) ont été surtout bien étudiés depuis par Legroux[1], Laënnec (1819)[2], Bouillaud[3] et Cruveilhier, Hache (1832), Charcot[4], Vulpian[5], Lancereaux, (1873) etc., et dans les travaux plus récents de Pitres[6], Huchard, Weber et Deguy[7], A. Siredey (1898), etc.

**Anatomie pathologique.** — On peut trouver, à l'autopsie des cardiaques, deux variétés de caillots : des *caillots récents* et des *caillots anciens.*

1° *Caillots récents.* — Dans le plus grand nombre des autopsies, on rencontre dans le cœur deux variétés de caillots récents : caillots *cadavériques* et caillots *agoniques.*

*A.* Les premiers plus ou moins volumineux, qu'on détache aisément des cavités qui les renferment, occupent les cavités droites, alors que le ventricule gauche est le plus souvent vide et un peu rétracté, sauf les cas où il s'est arrêté en diastole (syncope).

Ces caillots forment une masse molle, humide, homogène, d'une coloration rappelant celle de la gelée de groseille foncée, ou de la lie de vin. Dans d'autres cas, ils sont formés de deux parties : une postéro-inférieure rougeâtre, cruorique, l'autre antéro-supérieure, décolorée, translucide analogue à la couenne d'une saignée, disposition qui s'explique par le décubitus dorsal du cadavre.

*B.* Les caillots *agoniques* (*thromboses terminales*), produits à l'extrême limite de la vie, *se rencontrent* de préférence *dans l'oreillette droite.* Ils sont tantôt à la fois cruoriques et fibrineux, tantôt au contraire exclusivement fibrineux ; dans ce dernier cas ils forment une masse élastique, peu humide, d'une coloration rosée, ou jaune pâle.

Ils n'ont pas l'aspect globuleux sphérique des précédents, mais forment des *masses allongées, en forme de rubans* qui les avaient fait comparer à des vers par les anciens auteurs. Ils se prolongent dans les vaisseaux, et d'un autre côté adhèrent intimement aux parois cardiaques, enchevêtrés dans les interstices des colonnes charnues.

2° *Caillots anciens.* — Mais à côté de ces deux variétés de concrétions sanguines, qui n'ont d'intérêt qu'au point de vue du diagnostic différentiel, viennent se placer les *caillots anciens, les seuls qui représentent vraiment la thrombose cardiaque* proprement dite.

Ces concrétions ont un *siège* variable, mais se rencontrent de préférence dans les régions qui favorisent la stase sanguine et dans celles où l'endocarde et le muscle cardiaque présentent quelque altération. On les rencontre dans les *auricules* et les *oreillettes* dilatées, dans les *ventricules*

1. Legroux, « Rech. sur les concrét. sanguines dites polyp. », 1827.
2. Laennec, « Auscultation médiate », 2e édit., 1826, t. II, p. 630.
3. Bouillaud, « Nouv. rech. sur les concrét. sang.», *Arch. gén. de méd.*, 1839.
4. Charcot, *Soc. de biolog.*, 1851.
5. Vulpian, *Union méd.*, 1865.
6. Pitres, *Arch. de physiolog. norm.*, etc., 1876.
7. Weber et Deguy, *Journ. des praticiens*, mars 1898.

élargis (stase) et particulièrement à *la pointe;* au niveau *des valvules* lésées par un travail endocardique, sur les *cordages tendineux* enflammés, ou encore au niveau des *poches anévrysmales* formées sur le myocarde.

Les caillots anciens sont presque toujours masqués par des caillots agoniques et cadavériques qui les entourent; lorsqu'ils en ont été détachés, ils se présentent sous forme de couches fibrineuses aplaties, stratifiées, ou au contraire de *végétations globuleuses*, de masses pédiculées (*polypes du cœur* des anciens) ou encore de grosses concrétions sessiles et adhérentes par une large base.

La variété dite « *végétations globuleuses* », selon l'appellation donnée par Laënnec, correspond à des concrétions sous forme « de petites boules ou kystes sphéroïdes ou ovoïdes, dont la grosseur varie depuis celle d'un pois jusqu'à celle d'un œuf de pigeon ». Dans un cas de Souques[1] on trouva une concrétion de la grosseur d'une noix sur la paroi postérieure de l'oreillette droite.

Elles siègent généralement dans les auricules où à la pointe du cœur et sont presque toujours nombreuses : on en a compté vingt, trente et même au delà.

Elles adhèrent solidement à la face interne du cœur, et cela d'autant plus qu'elles sont plus anciennes, car elles développent alors un travail d'irritation endocardique qui les fixe solidement aux parois cardiaques; lorsqu'elles sont de petit volume elles peuvent être cachées en partie par les colonnes charnues.

Dans d'autres circonstances encore, les concrétions sanguines consistent en de petits amas fibrineux, arrêtés au niveau des orifices auriculo-ventriculaires ou artériels, dans d'autres cas ils sont fixés sur les nodosités végétantes endocardiques, ou encore vienenent obstruer plus ou moins des ulcérations valvulaires. Elles se prolongent parfois aussi sur les piliers, les cordages tendineux, et jusque dans les replis des valvules.

Lorsque ces concrétions sont très anciennes, leur aspect se modifie sensiblement : les plus petites ont une consistance uniforme, un peu élastique à la manière du blanc d'œuf cuit, d'autres assez résistantes à la périphérie sont molles à leur centre. Enfin les plus volumineuses sont constituées par deux zones distinctes : l'une, zone périphérique, sorte de coque solide, homogène, d'une coloration gris jaunâtre; l'autre, centrale, fluctuante et remplie d'une masse liquide crémeuse, de coloration lie de vin ou chocolat ; dans d'autres cas elle est de couleur grisâtre et semblable à une bouillie claire ou à du pus épais (LAENNEC). A cause de leur aspect, ces concrétions ont été désignées sous le nom de *kystes fibrineux à contenu puriforme*.

STRUCTURE. — Pendant longtemps on a considéré ces thromboses comme formées presque exclusivement de *fibrine* et de *leucocytes*, or, d'après Zahn (1874) et Pitres, les coagulations massives seraient cons-

1. SOUQUES, *Soc. anat.*, Paris, décembre 1889.

tituées surtout par des amas de *leucocytes agglutinés* et par des îlots de *globules rouges*. Quant aux concrétions kystiques, le liquide central est composé de *leucocytes granuleux*, de quelques *globules rouges* altérés, d'un détritus *granulo-graisseux* et enfin de *cristaux d'hématoïdine*.

Evolution. — Sous l'influence du courant sanguin, les thromboses cardiaques peuvent se rompre, se détacher par fragments ou en totalité et aller former des *embolies* artérielles : dans l'aorte, les artères périphériques, la sylvienne, quand elles sont parties du cœur gauche et dans l'artère pulmonaire si elles ont leur point de départ dans le cœur droit. Dans d'autres cas, les caillots ramollis peuvent *se rompre*, leur contenu se déverser dans le torrent circulatoire et donner lieu à des accidents graves de *pyohémie*. Quant à l'organisation véritable de ces coagulations elle est encore mise en doute par beaucoup d'auteurs.

Lorsqu'elles sont *adhérentes* loin des orifices cardiaques, elles ne gênent que peu ou pas le jeu régulier de l'appareil circulatoire, à moins qu'elles ne présentent un assez gros volume, auquel cas elles vont obturer plus ou moins les orifices cardiaques et gêner la pénétration du sang dans les cavités ou dans les gros troncs artériels. Au contraire, les concrétions *pédiculées* sont une cause de gêne considérable. Stokes a montré que celles de l'oreillette gauche pouvaient pénétrer dans l'orifice mitral et déterminer de très graves accidents et même la mort ; dans un cas de Vaquez (1888), un caillot pédiculé de l'auricule gauche pénétrait par son extrémité libre dans l'orifice mitral et la mort survint par asphyxie.

Variétés suivant le siège. — *a*. Les coagulations fibrineuses des *oreillettes* ont souvent une forme sphérique et un volume variant de la grosseur d'un noyau de cerise jusqu'à celle d'une pomme d'api (Lancereaux) ; elles sont le plus souvent uniques.

Dans quelques cas de rétrécissement mitral, elles siègent de préférence sur la face postérieure de *l'oreillette et de l'auricule gauches* (Lépine, 1869) sous forme de dépôt ou de masse étalée en couches *concentriques, stratifiées*, preuve de leur formation successive pendant la vie. Au-dessous de ces caillots, l'endocarde est quelquefois blanchâtre, un peu épaissi, même fibreux. Ces caillots sont fréquemment l'origine d'embolies secondaires graves.

Dans l'*oreillette droite*, on rencontre des concrétions anciennes produites par les attaques répétées d'asystolie des cardiopathies chroniques à leur stade avancé.

*b*. Les *concrétions ventriculaires* occupent habituellement *la pointe du cœur;* elles sont uniques ou multiples, assez souvent cachées entre les colonnes charnues ; on les trouve également dans la cavité des *anévrysmes du cœur*, très adhérentes à la paroi ventriculaire sclérosée.

**Étiologie.** — Les concrétions sanguines intra-cardiaques reconnaissent pour origine : 1° toutes les causes mécaniques qui favorisent la stase sanguine ; 2° les altérations du liquide sanguin qu'on rencontre particulièrement dans les maladies infectieuses et dans les cachexies.

1° Les *causes mécaniques* sont de deux ordres :

*a.* La stase sanguine résulte d'un obstacle situé *en avant* de la cavité cardiaque intéressée ; c'est ainsi que les concrétions occupent tout spécialement *l'oreillette et l'auricule gauches* dans le *rétrécissement de l'orifice mitral* et se localisent dans le *ventricule* et dans *l'oreillette du côté droit* dans les cas de *sténose* ou de *compression* de l'*artère pulmonaire*, ainsi que dans certaines affections chroniques ou subaiguës des poumons (*tuberculose*[1], *emphysème*, *congestion œdémateuse* des *états asystoliques*).

*b.* La stase sanguine est produite également par les altérations de l'endocarde et du myocarde, ou encore, quoique plus rarement, du péricarde propagées de dehors en dedans vers le muscle cardiaque.

*L'endocardite valvulaire*, par le dépoli de l'endocarde tout au début, et dans la suite par ses nodosités végétantes, fournit toute une série de points d'appel pour la formation des thromboses intra-cardiaques.

Dans certains cas *d'endocardite* extra-valvulaire et exclusivement *pariétale* localisée sur l'oreillette gauche, on a trouvé des thromboses de date ancienne en voie d'organisation (Bergé[2], Veillon[3], 1892). Dans le premier de ces cas, il existait un caillot fibrineux du volume d'une petite pomme adhérent à la région postérieure de la cloison interauriculaire.

Les thombroses se rencontrent encore dans la *myocardite scléreuse de la pointe* du cœur et dans les *dilatations anévrysmales* de cette région.

2° Les *altérations du sang* sont une condition qui s'ajoute fréquemment aux causes précitées ; leur importance est considérable, car les coagulations cardiaques ne se rencontrent pas forcément dans toutes les maladies où il y a entrave à la circulation. C'est ainsi que la formation des thromboses est favorisée par les *endocardites infectantes*, par la *pneumonie* (Grisolle[4]), par la *chlorose* (Hayem, 1896), par la *diphtérie maligne* (Pitres, Marfan[5]), le *rhumatisme articulaire aigu* (Gouget[6]), le *lymphadénome* (Aubertin, 1905).

*Age.* — D'après une statistique portant sur quarante cas, réunis par Bristowe[7], les concrétions sanguines du cœur se rencontreraient dans les deux sexes, dans la proportion de dix entre trente et quarante ans, de neuf entre quarante et cinquante ans, de neuf entre cinquante et soixante ans ; elles sont plus rares au-dessous et au-dessus de trente et soixante ans.

**Symptômes.** — La symptomatologie des *caillots agoniques* est fort obscure ; elle paraît se manifester surtout par des désordres cardiaques

1. E. Barié, « La thromb. cardiaque dans la tub. pulm. », *Journ. des praticiens*, 1904.
2. Bergé, *Soc. anat.* Paris, avril 1892.
3. Veillon, *Soc. anat.* Paris, mai 1892.
4. Grisolle, « Traité de la pneumonie », 2e édit., 1864.
5. Marfan, *Soc. méd. des hôpit.* Paris, 11 juillet 1902.
6. Gouget, *Presse médicale*, 17 mai 1905.
7. Bristowe, *Transact. of the path. Soc. of London*, 1856.

profonds: contractions irrégulières et précipitées. exagération ou affaiblissement du choc précordial; pouls arythmique, etc., accompagnés de troubles fonctionnels graves : angoisse, dyspnée intense, suffocation. Ces différents accidents peuvent entraîner la mort rapidement, ou bien s'amender pour apparaître de nouveau, au bout d'un temps plus ou moins court, et emporter le malade.

Les *concrétions anciennes*, les seules qui constituent véritablement l'histoire clinique de la thrombose cardiaque, produisent des accidents complexes d'un diagnostic toujours délicat.

Le plus souvent, les signes se montrent dans le cours d'une cardiopathie valvulaire, surtout dans le *rétrécissement mitral*, ou encore chez un *tuberculeux* ou un *brightique*.

Lorsqu'elles sont *de petit volume* et situées dans les auricules, les *désordres* qu'elles produisent sont *à peu près nuls*.

Au contraire, si elles sont *volumineuses* et surtout localisées dans le *ventricule* du *côté gauche*, elles se manifestent brusquement par une très vive dypsnée, par accès paroxystiques, avec pâleur extrême, signe d'anémie artérielle (*asphyxie blanche*), par des *battements cardiaques tumultueux*, inégaux, avec impulsion vigoureuse de la pointe, ou au contraire *diminués* et arythmiques ; le *pouls* est généralement petit, quelquefois filiforme et contraste alors avec l'intensité parfois extrême de l'impulsion cardiaque.

Si les caillots occupent l'*oreillette gauche*, les veines pulmonaires peuvent être obstruées entraînant la congestion passive et les hémorragies pulmonaires. Lorsque les caillots sont restés fixés, on note un peu de gêne douloureuse et des palpitations; lorsqu'ils sont mobiles, on relève des signes d'anémie généralisée. Dans l'oreillette gauche, les thromboses, par leur volume, peuvent encore entraîner la cyanose.

Les *signes physiques* sont inconstants et variables : lorsque des caillots un peu volumineux occupent l'oreillette gauche, celle-ci est augmentée de volume, ainsi que le montre la percussion. On peut percevoir des souffles variés par la présence d'un de ces caillots dans un orifice qu'il rétrécit momentanément, ou rend insuffisant. Ces souffles, d'après Peter, peuvent prendre parfois le caractère du *piaulement*.

Peu à peu, par suite de l'aggravation progressive des accidents, on voit apparaître une vive dyspnée, de l'angoisse précordiale, de la faiblesse du pouls, de l'œdème, de la cyanose et la *mort survient lentement* avec tous les signes de l'état subasystolique, ou causée par une complication : apoplexie pulmonaire, albuminurie, etc.

Mais l'affection prend souvent une *allure* beaucoup plus *rapide :* en effet, ces coagulations entraînées par le torrent circulatoire peuvent produire une *syncope* brusque et *mortelle* dans le rétrécissement mitral, par exemple, lorsqu'elles viennent à obstruer brusquement cet orifice, à la façon d'un grelot, comme dans un cas observé par Lancereaux (1873) et dans un autre de Toupet et Cavasse (1897).

Dans d'autres cas, plus fréquents, elles deviennent le point de départ d'*embolies* avec leurs conséquences graves. Ces coagulations, détachées du cœur gauche, peuvent être entraînées brusquement dans l'*aorte* abdominale et produire une *paraplégie* rapide avec sphacèle des extrémités, ainsi que nous en avons observé trois cas des plus nets, l'un avec Desnos à la Pitié, publié dans les *Bulletins de la Société anatomique*[1], un second avec Potain[2], le troisième enfin, à l'hôpital Laënnec, avec P. Halbron[3]. Charrier et Apert en ont rapporté également un cas[4]. Le plus habituellement, l'embolus ainsi formé s'arrête dans une *artère d'un membre*, d'où refroidissement et *sphacèle* de celui-ci, ou bien, il donne lieu à un *ramollissement aigu du cerveau*, par embolie cérébrale; enfin, il peut aussi par son siège variable donner naissance à des infarctus viscéraux (reins et rate).

Si le caillot est parti des cavités droites, il pourra engendrer des embolies de l'artère pulmonaire. Dans quelques cas curieux d'inocclusion du trou de Botal, des thromboses de l'oreillette droite ont pu pénétrer dans l'oreillette gauche, et de là passer dans la grande circulation. Ce sont les *embolies croisées*, de Rostan, ou encore *paradoxales* de Zahn et de Firket[5].

Mais les embolies peuvent encore produire des *accidents*, non plus d'ordre mécanique, mais *de caractère infectieux* par le passage dans le sang du produit septique d'un caillot kystique ramolli et rompu. On voit alors survenir des accidents graves de *septicémie*, comme dans un cas curieux, rapporté par Vulpian, où des phénomènes *typhoïdes* éclatèrent (adynamie, diarrhée, etc.) suivis de la mort du malade.

**Diagnostic.** — Il n'y a pas lieu d'insister sur le diagnostic des thromboses *agoniques* dont les caractères cliniques se perdent au milieu des accidents généraux de l'agonie.

Le diagnostic des *coagulations cardiaques de petit volume* formées pendant la vie est également très délicat, sinon impossible puisqu'elles ne se manifestent par aucun trouble appréciable.

Celui des thromboses de *volume moyen ou gros* est difficile toujours, mais possible. Dans les cas où surviennent brusquement des accidents emboliques chez un *cardiaque mitral* (rétrécissement de préférence) l'existence d'une thrombose cardiaque comme point de départ des accidents ne soulève aucune difficulté. Si chez ce même malade on relève non plus une embolie subite, mais des perturbations cardiaques survenues rapidement : battements tumultueux, irréguliers du cœur, pouls petit, inégal, dyspnée vive avec accès paroxystiques que n'explique pas une complication pleuro-pulmonaire, on pourra songer à la possibilité d'une thrombose cardiaque, que l'on sait fréquente d'ailleurs dans la sténose mitrale.

Lorsque des caillots mobiles occupent l'oreillette gauche, les carac-

1. E. Barié, *Soc.anat.*, Paris, janvier 1876, p. 22.
2. E. Barié, *Bull. Soc. cliniq.* Paris, mai 1879, p. 117.
3. E. Barié et P. Halbron, *Soc. méd. des hôpit.* Paris, 3 juillet 1903.
4. Charrier et Apert, *Soc. anat.*, Paris, 1896.
5. Firket, *Bull. Acad. roy. de Méd.* de Belgique, 1891.

tères principaux qui permettent de porter le diagnostic sont : la dilatation de l'oreillette gauche, l'augmentation du diamètre transversal de la matité cardiaque, des palpitations, des douleurs précordiales, de l'asphyxie blanche et l'inefficacité des toniques cardiaques (Adams, Lancereaux, Rendu).

Dans le cas de thrombose cardiaque de la *pointe*, on pourrait, d'après Huchard, invoquer en faveur du diagnostic l'apparition de la bradydiastolie et le rythme couplé du cœur,

**Pronostic.** — On comprend par ce qui précède combien le pronostic de l'affection est *grave*, car chez les cardiaques notamment, même lorsque la thrombose se développe d'une façon insidieuse, une embolie brusque est toujours menaçante. Dans le cas de Gouget, un thrombus formé au niveau d'une endocardite mitrale était venu oblitérer l'orifice auriculo-ventriculaire gauche, amenant la mort en une heure. La *guérison* de l'affection est très douteuse pour la majorité des auteurs; cependant dans un cas, A. Siredey[1] observa, chez une femme enceinte atteinte de rétrécissement mitral, des accidents graves de thrombose cardiaque à répétition qui finirent par disparaître définitivement après l'accouchement d'un fœtus mort.

**Traitement.** — Nous ne pouvons opposer à la thrombose cardiaque qu'un traitement préventif, car on ne saurait faire disparaître les caillots fixés dans les cavités du cœur.

Avant toute chose, on doit recommander au malade le *repos le plus absolu*, de façon à éviter qu'un mouvement brusque, un effort quelconque vienne favoriser le déplacement du thrombus et produise ainsi une embolie. Les troubles fonctionnels, la dyspnée, l'angoisse précordiale seront justiciables des révulsifs : ventouses sèches, pointes de feu, sinapisation, de l'éther à l'intérieur ou sous forme de pulvérisation au niveau de la région précordiale, des inhalations d'oxygène, etc.

Il faudra ensuite *rechercher la cause probable* de la thrombose : si elle résulte d'un obstacle circulatoire siégeant dans les voies respiratoires, c'est au traitement propre à chacune d'elles qu'il faudra recourir pour lever ou diminuer l'entrave circulatoire.

La thrombose est-elle survenue dans le cours d'une cardiopathie avec troubles de la compensation et dilatation cardiaque, l'emploi des toniques et des stimulants du myocarde s'impose de suite, et l'on songera à donner la *digitale*, mais celle-ci, quoique indiquée, ne peut être donnée qu'avec une *extrême prudence*, car, en relevant brusquement l'énergie contractile du cœur, elle favoriserait certainement la production d'une embolie.

Il va sans dire que tout ce qui peut exciter le cœur dans l'alimentation et les boissons doit être rigoureusement proscrit.

1. A. Siredey, *Soc. méd. des hôpit.*, Paris, octobre 1898.

# CYANOSE OU MALADIE BLEUE

**Définition.** — La *cyanose*, c'est-à-dire la coloration bleuâtre de la peau et des muqueuses, est un *symptôme d'ordre général* qu'on rencontre en clinique toutes les fois qu'il existe une gêne notable pour le fonctionnement régulier de l'hématose : c'est dire qu'elle existe surtout dans les affections des voies respiratoires, et dans celles des organes de la circulation à titre de complication.

D'un autre côté, il est d'usage dans le langage médical de désigner sous ce même nom de *cyanose* une maladie congénitale caractérisée par une teinte bleuâtre, violacée de la peau et des muqueuses, accompagnée de palpitations, de troubles cardiaques divers et de dyspnée permanente avec accès paroxystiques.

Cette affection est encore désignée sous le nom de *Maladie bleue*, appellation qu'il serait désirable de lui conserver exclusivement pour éviter la confusion que peut faire naître dans l'esprit le nom de cyanose qui ne représente qu'un symptôme clinique.

**Historique.** — La cyanose ou maladie bleue, désignée sous le nom d'ictère violet par Chamseru, par Morgagni et Vieussens, était connue également de Meckel, de Sénac (1749) et de Corvisart (1811), mais les premiers travaux importants sur la question doivent être rapportés d'abord à Gintrac [1] dont la thèse renferme 40 observations dont 32 avec autopsies, et à G. Ferrus [2]. Les recherches de Bouillaud (1811), de Peacock [3], d'Almagro (1862), ont ensuite agrandi le champ de nos connaissances qui se sont accrues encore des recherches plus récentes de François Franck [4], de Grancher (1880), de Bard et Curtillet [5], qui ont insisté sur certains cas intéressants de *cyanose à forme tardive*, de Fallot [6], de Krehl [7], de Duroziez (1891), de Vaquez [8], de Eger [9], de Moussous (1875), d'Alberico Testi [10], de H. Roger [11], etc.

Chez quelques enfants atteints de cardiopathie congénitale, Variot et Sébileau [12] ont noté de véritables crises de cyanose paroxystique extrê-

1. Gintrac, « Dissert. sur la cyanose ou maladie bleue », *Th.* Paris, 1814, et *Observ. et rech. sur la cyanose.* Paris, 1824.
2. G. Ferrus, « Dict. de Méd. », t. IX, 1823.
3. Peacock, *On malform. of the human heart*, etc., 1858.
4. François-Franck, *Associat. franç. Avanc. des Scienc.*, Paris, 1878.
5. Bard et Curtillet, *Rev. de méd.*, décembre 1889.
6. Fallot, *Marseille. méd.*, février-juillet 1888.
7. Krehl, *Deutsch. Arch. f. klin. Med.*, 1889.
8. Vaquez, *Soc. de biolog.*, mai 1892.
9. Eger, *Deutsch. med. Wochens.*, 1893.
10. Alberico Testi, *Gazetta degli Ospedali et delle Clin.*, novembre 1895.
11. H. Roger, *Presse médicale*, 6 février 1907.
12. Variot et Sébileau, *Soc. de pédiatrie*, 1903.

moment intense avec troubles nerveux, dans l'intervalle desquelles les enfants paraissent être absolument normaux. Les lésions trouvées en pareil cas sont : le rétrécissement infundibulaire de l'artère pulmonaire, la communication interventriculaire, la naissance de l'aorte dans le ventricule droit et hypertrophie de celui-ci.

**Anatomie pathologique.** — *La cyanose* constitue *un des symptômes* les plus importants *d'un grand nombre de malformations congénitales* du cœur qu'on peut ramener à deux types généraux : 1° *anomalies portant sur le cloisonnement du cœur* (communication interventriculaire et inter-auriculaire) ; 2° *malformations des orifices et des gros vaisseaux* (rétrécissement, interversion). D'après Fallot, les lésions qu'on rencontre le plus communément dans la cyanose sont : le rétrécissement de l'artère pulmonaire, la perforation de la cloison interventriculaire, l'hypertrophie du ventricule droit, la déviation à droite de l'origine de l'aorte. Cet ensemble de lésions a été relevé par Fallot 41 fois sur 55 cas.

Ces lésions ont été décrites avec détail dans le chapitre consacré à l'étude des *affections congénitales du cœur.*

Remarque. — Au point de vue clinique pur, il y a lieu de conserver l'usage traditionnel qui établit une parité étroite entre les termes : cyanose-maladie bleue et les affections congénitales du cœur. Nous décrirons donc dans un chapitre unique le *syndrome « cyanose »*, non permanent, mais extrêmement fréquent dans les cardiopathies congénitales, tout en laissant à chacune d'elles son individualité propre, sur laquelle nous avons insisté déjà à propos de l'histoire particulière de chacune de ces cardiopathies.

**Symptomatologie.** — La *cyanose* est *précoce* ou *tardive.*

*a.* Elle existe souvent *dès la naissance* [74 fois sur 101 cas (Peacock) ; 32 fois sur 57 cas (Stoelker)] et l'enfant éprouve de suite une grande gêne pour la respiration.

*b.* Dans d'autres circonstances, elle apparaît *dès les premiers mois* ou *les premières années*, d'une façon brusque, à la suite d'une affection intercurrente et spécialement des voies respiratoires: bronchite, coqueluche; à la suite d'un violent effort ou d'une chute, comme dans un cas de Rauchfuss, cité par Weill.

*c.* Elle peut survenir chez des *individus âgés :* vingt-cinq ans (Duroziez, Stoelker), trente-neuf ans (Bouillaud); Bard et Curtillet pensent qu'il s'agit dans ces cas de *cyanose tardive*, d'inocclusion du trou de Botal, latente jusqu'alors en tant que trouble fonctionnel, jusqu'au moment où une affection pulmonaire ou cardiaque, survenant inopinément, produit une inversion de pression, entre les deux oreillettes. Sous l'influence de cette affection pulmonaire aiguë, la pression de l'oreillette droite prédomine sur celle du côté gauche : la valvule de Vieussens non soudée à la paroi, flotte à la façon d'un voile membraneux et le trou de Botal reste béant. Le sang veineux est alors poussé vers le côté où la pression est la plus faible, c'est-à-dire vers l'oreillette gauche d'où production de cyanose. Cette inocclusion du trou de Botal explique la production des *embolies paradoxales* dans lesquelles un embolus détaché du sang veineux ou des cavités droites (oreillette, auricule) passe à travers le trou de Botal resté ouvert et pénètre dans le cœur gauche, d'où il peut être lancé dans la grande circulation (ROSTAN, ZAHN, FIRKET, MERKLEN). D'après Bard[1] la cyanose tardive peut présenter une *forme périphérique* dans laquelle le mélange des deux sangs ne se produirait pas dans le cœur, mais au niveau des vaisseaux, par communication directe dans le poumon entre les divisions de l'artère pulmonaire et les veines pulmonaires au pourtour de dilatations bronchiques, d'où hématose incomplète et cyanose; Thomas[2] a rapporté un de ces cas,

Soit qu'elle ait débuté dès la première enfance, ce qui est la règle, ou beaucoup plus tard, ainsi qu'il résulte des faits observés par Bouillaud et par Duroziez, la *cyanose* est caractérisée par une coloration bleuâtre, violacée, de la peau et des muqueuses. Cette coloration est *due à la présence, dans les réseaux vasculaires superficiels, de sang pauvre en oxygène et surchargé d'acide carbonique.*

Son *intensité* est très variable : quelquefois à peine marquée au réveil du malade ou après un long repos, elle augmente considérablement après tout effort, comme la marche, la toux, les émotions, la colère, etc., et chez les petits enfants pendant les cris et la succion; c'est ainsi que le nouveau-né s'arrête à chaque instant de téter pour respirer plus à l'aise. Le froid et la grande chaleur produisent également l'exagération de la cyanose; dans ces circonstances, la peau prend une coloration lie de vin, ardoisée, bleu noirâtre extrêmement accentuée.

*Siège.* — Elle est rarement généralisée et peut se rencontrer sous forme de plaques irrégulières disséminées sur le tronc et la longueur des membres, on l'a vue dans l'hémiplégie prédominer sur le côté paralysé, ou se rencontrer seulement sur ce côté. Cependant, le *siège habituel* de la cyanose réside spécialement *sur la face* et aux *extrémités : à la face,* on la trouve sur le lobule du nez, les pommettes, les oreilles et les lèvres; aux *extrémités*, elle occupe la région unguéale des doigts et des orteils et la face dorsale de la main. Elle est encore très accusée sur la muqueuse des lèvres, de la langue et du pharynx; on la rencontre également sur le gland et à la vulve.

Lorsque la cyanose persiste depuis longtemps déjà, elle laisse sur le tégument une pigmentation permanente et très marquée.

Outre l'état bleuâtre de la peau et des muqueuses, la maladie bleue se manifeste encore par quelques autres symptômes importants.

La pauvreté du sang en oxygène et sa surcharge en acide carbonique entraînent un *refroidissement* très pénible pour les malades qui s'en plaignent sans cesse. En fait, il y a réellement *abaissement de la température*, qui s'accentue encore au moment des crises dyspnéiques et quand la température extérieure est abaissée ; dans un fait très net, Tupper et

1. BARD, *Lyon médical*, 5 novembre 1899.
2. THOMAS, *Zeitsch. f. klin. Med.*, 1901, Bd. 42, p. 60.

Alvarenga ont noté 35° dans l'aisselle, 31° aux mains et aux pieds, et 34°,8 sous la langue.

La *dyspnée* est pour ainsi dire permanente chez le malade. Très peu accusée ou réduite à une oppression légère au repos complet, elle devient extrême à l'occasion d'une émotion, de la marche, d'un effort, du refroidissement extérieur, et quelquefois même sans cause déterminante appréciable. La dyspnée se change parfois en une véritable *crise de suffocation*, accompagnée de *palpitations*, d'angoisse extrême : le pouls est petit, irrégulier, la cyanose redouble d'intensité, les extrémités sont livides et froides et la face ainsi que le tronc se couvrent d'une sueur visqueuse. Ces accès ont pris quelquefois le caractère périodique, se reproduisant plusieurs fois dans les vingt-quatre heures.

En général, la terminaison de ces crises se fait progressivement et au bout de quelques minutes, d'un quart d'heure, d'une demi-heure environ, l'oppression s'est calmée, et le malade reste avec une respiration courte, un peu haletante.

L'accès d'oppression, accompagné dans quelques circonstances de quintes de toux suivies d'expectoration albumineuse (Eger), peut se compliquer, surtout chez les tout jeunes enfants, de *convulsions épileptiformes* et d'*attaques syncopales* parfois suivies de mort.

Plusieurs *symptômes nerveux* importants accompagnent habituellement la maladie bleue : en général, les enfants ou les jeunes adolescents qui en sont atteints sont *tristes*, *apathiques*, *lents à se mouvoir*, par crainte instinctive de réveiller la dypsnée par le moindre mouvement ; plusieurs se plaignent de céphalalgie pénible, de bourdonnements, de sifflement d'oreille, avec crises de *vertige*, rappelant le vertige de Ménière, d'autres sont *comme engourdis*, sans cesse *somnolents*. Chez le plus grand nombre de ces jeunes malades dont la nutrition générale est considérablement amoindrie, on note encore une *lenteur* extrême dans le *développement de l'intelligence*, une paresse cérébrale très caractéristique.

On observe quelquefois encore des *troubles digestifs*, de la dyspepsie, des crises de gastralgie et parfois également des vomissements ; les fonctions intestinales sont irrégulières et la diarrhée ou la constipation ont été notées tour à tour.

Les *fonctions génitales* des malades adultes sont généralement diminuées.

État du sang. — Des *hémorragies*, causées par les altérations du liquide sanguin et la réplétion du système veineux, surviennent fréquemment dans le cours de l'affection : on observe des épistaxis, des hémoptysies non tuberculeuses, plus rarement des métrorragies et des hémorragies cérébrales. La *mort* peut être la conséquence de ces pertes de sang : Bouillaud, Louis en ont cité chacun un cas à la suite d'une hémorragie gingivale ; sans aller jusque-là, une autre malade perdit une quantité de sang considérable à la suite de l'avulsion d'une dent.

Ces hémorragies s'expliquent en partie par les modifications notables que présente le sang dans la maladie bleue ; la plus importante de toutes est l'*hyperglobulie* avec *richesse* exagérée du sang en *hémoglobine*. Elle a été étudiée par Malassez, Krehl[1], Penzoldt, par Potain (1891), et par Vaquez[2]. Ces recherches ont été confirmées depuis par des observations dues à P. Marie[3], Hayem, Rendu, Widal, Variot[4], etc.

L'*hyperglobulie* est variable : dans un cas où elle était portée à un degré extrême, le nombre des hématies variait de 8.200.000 à 8.900.000 ; la proportion des globules blancs était de 1 pour 300; dans un autre fait, l'hyperglobulie était progressive, et s'éleva, dans l'espace de quatre ans, de 5.800.000 hématies à 6.500.000. Potain a vu un cas dans lequel la concentration du sang était de beaucoup supérieure à celle qu'on trouve dans le choléra; cette hyperglobulie s'accompagne souvent d'*augmentation* de *volume* du *foie* et de la *rate*.

Outre cette altération importante, on a rencontré dans tous les cas l'*augmentation* de la *densité* et de l'*alcalinité* du sang et sa *richesse exagérée* en *hémoglobine* et en *fer*.

D'après Marcel Labbé[5] le sang des capillaires qui ne renferme à l'état normal qu'une faible proportion d'hémoglobine réduite (environ 0,50 à 1 0/0), en contient, dans certaines affections congénitales du cœur avec cyanose où l'hématose se fait mal, 3 à 4 0/0, et la proportion d'hémoglobine totale est bien au-dessus de la normale : 16 à 17 0/0 ; cet état coïncide avec l'hyperglobulie.

*Le rôle de l'hyperglobulie* dans la cyanose a été diversement interprété, nous dirons seulement que Marie et Hayem la regardent comme un *phénomène* de *compensation* pour suppléer à l'insuffisance de l'hématose.

En effet, si nous prenons le cas d'un malade atteint de cyanose, chez lequel la lésion dominante est le rétrécissement pulmonaire, associé à une communication interventriculaire, nous voyons que la quantité de sang qui arrive au poumon est insuffisante et son irrigation n'est plus assurée. En second lieu, par suite du mélange du sang du ventricule gauche avec celui du ventricule droit, une grande partie du liquide sanguin échappe à l'oxygénation dans le poumon ; il est donc nécessaire que l'organisme multiplie le nombre des globules rouges pour fixer un apport suffisant d'oxygène.

On sait que dans les cardiopathies valvulaires à la période troublée et surtout dans l'asystolie, il y a également hyperglobulie et même quelquefois considérable, puisque Malassez a trouvé près de 9 millions de globules rouges. Or, on a prétendu que cette hyperglobulie est la conséquence de la transsudation du sérum, laquelle amènerait forcément la concentration du sang. Mais dans la maladie bleue par cardiopathie congénitale, l'hyperglobulie est fréquente, sinon habituelle et cependant les œdèmes périphériques et l'ascite sont rares. Il est donc plus logique de penser que cette *hyperglobulie* est *due* à une *suractivité* fonctionnelle du

1. KREHL, *Deutsch. Arch. f. klin. Med.*, 1889.
2. VAQUEZ, *Bull. méd.*, 8 mai 1892.
3. P. MARIE, *Soc. méd. des hôpit.*, Paris, 1895.
4. VARIOT, *Soc. méd. des hôpit. et Soc. de biolog.*, 1895.
5. MARCEL LABBÉ, *Soc. de biologie*, 24 janvier 1903.

*foie* et des *organes hématopoiétiques* qui aboutit à une surproduction de globules rouges.

Les œdèmes périphériques, les hydropisies des séreuses, ne se rencontrent pas à la période d'état de la maladie.

La maladie bleue entraîne avec elle des *troubles trophiques* constants. Le développement du malade est lent, incomplet, et la croissance s'opère imparfaitement, la dentition est retardée, les muscles sont grêles, et le poids du corps reste inférieur à la normale. Le thorax, aplati transversalement, s'allonge dans son diamètre antéro-postérieur; on observe quelquefois également des déviations rachidiennes (Olivier, Duroziez, Eger). Les *doigts* présentent des déformations caractéristiques dites en *baguettes de tambour;* ils sont allongés avec renflement ovoïde de la partie moyenne de la phalangette, ce qui rend leur extrémité plus effilée que celle des doigts hippocratiques de la phtisie pulmonaire (André Petit); les *ongles* sont larges, épais, très incurvés, dégagés des rebords cutanés qui les sertissent comme un verre de montre (P. Marie); chez quelques enfants on relève la coexistence de malformations congénitales autres que celles du cœur : pied bot, bec-de-lièvre. Pour quelques auteurs, ces troubles trophiques ne seraient point sous la dépendance d'une insuffisance d'oxygénation mais causés par rétention toxique[1].

Au moment de la puberté, les malades conservent longtemps l'apparence de l'*infantilisme* : chez les jeunes filles, la glande mammaire se développe à peine, et la menstruation est très retardée : chez une malade de Deguise (1849), elle ne s'était pas encore montrée à vingt ans et chez une autre à vingt-deux ans (Gatti).

*Signes physiques.* — Ils présentent de grandes variations suivant la nature de la lésion congénitale du cœur à laquelle se rattache la cyanose; ces signes, que nous ne ferons ici que résumer brièvement, ont déjà été étudiés avec détail.

L'*inspection* de la région précordiale montre généralement que la pointe du cœur est abaissée et déviée en dehors vers l'aisselle gauche, ce qui est une présomption en faveur de la *dilatation hypertrophique des cavités droites du cœur*, lesquelles, dans l'immense majorité des cas, sont le siège des malformations congénitales. Cette dilatation du cœur droit est d'ailleurs démontrée encore par la percussion.

A la *palpation*, on perçoit assez souvent des battements violents, et fréquemment encore un frémissement cataire qu'on pourra rattacher souvent à un rétrécissement congénital de l'artère pulmonaire.

A l'*auscultation*, les *souffles* peuvent manquer : Variot (1890) a signalé deux cas de cyanose congénitale avec perforation interventriculaire et rétrécissement de l'artère pulmonaire n'ayant donné lieu à aucun signe stéthoscopique. On ne trouvait pas de souffle, parce qu'il avait égalité d'épaisseur des deux ventricules et équilibre de pression; il n'y avait pas davantage de souffle pulmonaire parce que le rétrécissement portait sur

1. Baur, *Revue de médecine*, 10 décembre 1910.

l'orifice et sur le tronc de l'artère pulmonaire. Plus tard, Besson[1] reprit l'étude de ces faits de cyanose congénitale sans souffle, et d'Astros et Audibert[2] publièrent un nouveau cas de maladie bleue sans signe à l'auscultation.

Cependant quand ces bruits pathologiques existent, leur siège et leur moment indiqueront la nature de la malformation. Il est important de remarquer cependant que les souffles et la *cyanose* ne sont pas liés d'une façon étroite, que cette dernière peut exister *sans souffle*, et d'un autre côté qu'une lésion congénitale du cœur, marquée par un bruit de souffle, peut n'être point accompagnée de cyanose.

Quoi qu'il en soit, les *signes stéthoscopiques le plus fréquemment rencontrés* sont ceux de la sténose de l'artère pulmonaire, caractérisés par un frémissement cataire systolique très intense, avec un souffle systolique, rude, râpeux, prolongé, ayant tous deux leur maximum dans le deuxième espace intercostal gauche le long du bord du sternum.

Ce souffle se propage vers la clavicule gauche, puis disparaît rapidement ; dans quelques cas cependant, contrairement à ce que les auteurs classiques prétendent, ce souffle est perçu encore le long du rachis, sur une étendue parfois assez considérable ; cette extension est due, dans quelques cas du moins, à un certain degré d'induration du tissu pulmonaire, dépendant de causes diverses.

*a.* Si l'on devait s'en rapporter au travail de Stölker[3] qui, sur cinquante-sept cas de *rétrécissement de l'artère pulmonaire*, n'a trouvé que quatre cas dans lesquels la cyanose faisait défaut, on croirait que le phénomène ne manque pour ainsi dire jamais dans cette affection ; à vrai dire, dans la sténose pulmonaire congénitale, il y a plutôt tendance à la cyanose que cyanose permanente, quelques auteurs nient même qu'elle puisse exister lorsque l'affection n'est point compliquée de communications intercavitaires.

Que trouve-t-on, en effet, à l'*autopsie des enfants cyanotiques*? *Presque invariablement une sténose de l'artère pulmonaire avec communication interventriculaire, ou avec persistance du trou de Botal* (Moussous). Il faudrait donc conclure, de ce fait, que le rétrécissement pulmonaire congénital pur isolé est sous ce rapport très voisin du rétrécissement acquis dans lequel, au dire de C. Paul et de Solmon, la cyanose n'existe point.

*b.* Dans des *circonstances exceptionnelles*, on trouve à l'auscultation des signes rattachés, depuis Henri Roger qui les a bien étudiés (1879), à une *communication interventriculaire isolée*. C'est un bruissement rude, intense, râpeux, commençant avec la systole et couvrant tous les bruits ; il siège au tiers supérieur et médian de la région précordiale et son maximum répond au troisième espace intercostal gauche le long du sternum ; il est constant et accompagné d'un frémissement cataire systolique, intense généralement. Dans cette affection (*maladie de Roger*) la *cyanose* semble

1. BESSON, « Les cyanoses congénit. sans souffles », *Th.* 1901.
2. D'ASTROS et AUDIBERT, *Arch. gén. de méd.*, 1906.
3. STÖLKER, *Dissert.* Bern., 1864.

*très rare* et *manque même tout à fait chez les enfants* dont les poumons sont normaux, ainsi qu'il résulte du travail de Reiss (1893) appuyé sur quatorze observations. La cyanose ne se produit pas, parce que dans la *communication interventriculaire simple*, c'est le sang rouge qui passe dans le cœur droit et non le sang noir dans le cœur gauche, à cause de la tension plus forte dans le ventricule gauche que dans le ventricule droit. — Au contraire, la cyanose *peut exister chez l'adulte*, en cas de complications pulmonaires : *tuberculose*, *emphysème*, etc. Celles-ci agissent sans doute comme le rétrécissement pulmonaire, en élevant la pression sanguine dans le cœur droit, et provoquent ainsi le passage du sang noir dans les cavités gauches. Chez une femme de cinquante-neuf ans dont les deux ventricules communiquaient largement par une ouverture de 1 centimètre de diamètre, la cyanose était accusée (Oulmont, 1877).

*c*. La *cyanose*, dans la *communication interauriculaire* par persistance du trou de Botal, est un *phénomène inconstant*. Elle peut parfois exister sans souffle aucun, d'après Sansom[1] ; dans le cas de Johnson (1878), de Bard et Curtillet (1889), elle était accompagnée de souffle ; mais lorsqu'il s'agit de préciser son moment, l'embarras devient extrême, car on l'a trouvé tantôt systolique (Bucquoy; et dans ce cas il n'y avait point de cyanose) tantôt présystolique (J. Simon), tantôt diastolique (Schiffers), ou encore changeant et intermittent (Sansom).

*d*. Certains cas de *cyanose congénitale* à forme *tardive*, signalés par Martin Solon, Mayo, Morel, Desnos et Callias et plus tard par Bard et Curtillet, par H. Roger, etc., s'expliquent par l'augmentation extrême de pression dans l'oreillette droite consécutive à certaines affections chroniques du poumon, ou encore à certaines cardiopathies du cœur gauche ou du cœur droit qui repoussent la valvule de Vieussens ; celle-ci, au lieu de se souder à la cloison interauriculaire, reste libre, ouvre l'orifice de Botal et fait communiquer les deux oreillettes ; un courant sanguin s'établit alors de droite à gauche produisant le mélange des deux sangs et par suite la cyanose.

*e*. D'après François Franck (1898), la *cyanose ne s'observe pas dans la persistance du canal artériel*, à moins qu'elle ne se complique d'autres lésions congénitales. Au contraire elle pourrait, d'après Almagro, provoquer une cyanose précoce ; pour Duroziez également la cyanose serait fréquente et même quelquefois généralisée. Gerhardt a noté que les enfants atteints de cette malformation étaient légèrement cyanosés ou bien d'une pâleur de cire ; enfin Reiss a relevé la cyanose 5 fois sur 14 cas.

Comme on le voit, la *cyanose* est *inconstante*, mais le signe physique caractéristique de l'affection serait, d'après François-Franck, un souffle systolique siégeant dans le dos, à gauche de la colonne vertébrale, entre le bord spinal du scapulum et les apophyses épineuses, à la hauteur des troisième et quatrième vertèbres dorsales ; ce souffle se renforcerait pendant l'inspiration pour diminuer durant l'expiration.

1. Sansom, *Brit. med. journ.*, 1878.

Tels sont les signes physiques principaux qui accompagnent le plus souvent la cyanose et peuvent aider au diagnostic de la malformation du cœur à laquelle ils se rattachent. On a rencontré d'autres signes liés à des cardiopathies congénitales rares : l'insuffisance des sigmoïdes de l'artère pulmonaire, le rétrécissement tricuspidien, etc. Enfin on peut observer encore des souffles multiples caractéristiques de plusieurs *anomalies associées* et accompagnées plus ou moins de cyanose; celle-ci est peu marquée ou intermittente lorsqu'il y a à la fois rétrécissement pulmonaire et communication interauriculaire ; elle est au contraire habituellement prononcée et d'apparition précoce dans les cas de rétrécissement pulmonaire avec communication interventriculaire.

La cyanose est encore très intense, et cela dès la naissance, dans les cas d'interversion des troncs artériels avec communication interventriculaire (Moussous).

Conclusions. — Si nous cherchons maintenant à résumer les *conditions générales qui favorisent la production de la cyanose* dans les altérations congénitales du cœur, nous voyons qu'elle se montre le plus souvent *lorsqu'il y a à la fois :*

1° *Communication des deux cœurs*, par la cloison interventriculaire perforée ou par la persistance du trou de Botal;

2° Un *rétrécissement de l'artère pulmonaire*, soit de l'orifice, soit du tronc.

*La première de ces causes ne peut à elle seule produire la cyanose* parce que, la tension sanguine étant normalement plus élevée dans le ventricule gauche que dans le ventricule droit, c'est le sang rouge qui passe dans les cavités droites ; or, pour que la cyanose se produise, il faut que, au contraire, le mélange des deux sangs s'opère dans le cœur gauche, autrement dit que le sang noir passe dans les cavités gauches.

Que si maintenant il existe en plus de la communication des deux cœurs un rétrécissement de l'artère pulmonaire, la tension s'élève dans le cœur droit et devient bientôt supérieure à celle du cœur gauche, c'est le sang noir qui va forcément se mélanger au sang rouge, d'où cyanose (Marfan).

*En résumé*, ainsi que l'a montré Fallot, la *maladie bleue résulte* généralement de l'*association* de la *communication interventriculaire*, du *rétrécissement* de l'*artère pulmonaire* et de l'*hypertrophie* du *ventricule droit*.

**Marche et terminaisons.** — La marche de la maladie bleue est en général lente, mais progressive ; et après des périodes de rémission, — parfois de longue durée surtout si le malade ne surmène point son cœur et se soumet à une hygiène sévère, — la terminaison est *toujours fatale*.

Les *jeunes enfants* atteints de cyanose intense sont menacés à chaque instant et paraissent sur le point d'asphyxier durant les crises paroxystiques de dyspnée. Ils tètent fort mal, car ils sont gênés pour la succion ; c'est pourquoi s'ils ne sont pas enlevés dès les premiers jours, ils dépassent rarement les deux premières années tout au plus (Moussous).

Chez les *adultes*, le pronostic n'est pas moins grave, car même si la survie est un peu longue, ils traînent une existence misérable, en proie à de perpétuels malaises. La grossesse et l'accouchement aggravent le pronostic. Enfin, les malformations peuvent devenir le point de départ d'endocardites consécutives qui augmentent singulièrement la gravité de l'affection première. L'évolution de la maladie se trouve d'ailleurs sensiblement aggravée par la complication intercurrente d'une pyrexie et surtout d'une affection respiratoire : bronchite, coqueluche, la broncho-pneumonie, la rougeole qui exagèrent de beaucoup le travail du cœur. D'un autre côté, les affections congénitales du cœur exposent le sujet à la tuberculose pulmonaire.

Quelques malades sont fâcheusement *prédisposés aux hémorragies :* stomatorragie gingivale, épistaxis à répétition, hémorragies bronchiques non tuberculeuses, purpura, accidents hémophiliques à la suite de la moindre plaie.

La *mort* peut être le résultat de l' *asthénie cardio-vasculaire* et survient alors lentement par *asystolie progressive ;* la *tuberculose pulmonaire* est encore une cause de mort lente. Dans d'autres cas, la terminaison est plus rapide et le malade est emporté par une hémorragie, une syncope, une thrombose de l'artère pulmonaire (Homolle), ou dans le cours d'un accès de suffocation.

La *durée* de la maladie bleue varie suivant la nature et le degré d'intensité des lésions cardiaques : en général, la survie est en proportion inverse du degré de l'obstacle apporté à la circulation (Cadet de Gassicourt).

Quand l'hyperglobulie est progressivement croissante à la suite de différents examens, le pronostic est sérieux (Vaquez).

Le *rétrécissement pulmonaire simple*, sans communications intercavitaires, permet une vie assez longue en général ; sur 64 cas de sténose rassemblés par Kussmaul, 23 0/0 moururent de dix à vingt ans ; et 12 0/0, de vingt à trente ans. Le pronostic est plus sévère en cas d'inocclusion coexistante des cloisons auriculaire ou ventriculaire, quoique exceptionnellement, on ait vu des malades mourir au delà de quarante ans.

L'*inocclusion du septum interventriculaire*, et principalement la *persistance du trou de Botal*, lorsqu'elle est isolée, paraît compromettre relativement peu l'existence ; on en a trouvé assez souvent à l'autopsie de vieillards (Natalis Guillot).

La *transposition des artères* aorte et pulmonaire est très grave, et la mort est survenue souvent dès la première ou dans les quelques semaines qui suivent la naissance (Gintrac) ; exceptionnellement un enfant mourut âgé de près de trois ans.

**Pathogénie.** — La cyanose a été expliquée tour à tour : 1° par le *mé-*

*lange des deux sangs;* 2° par *l'insuffisance de l'hématose;* 3° par la *stase veineuse généralisée.*

1° Les malformations cardiaques étant de beaucoup plus fréquentes dans le cœur droit, il s'en suit que le sang veineux pénètre dans les cavités gauches et vient se mélanger au sang artériel ; pour les premiers observateurs de la maladie : Sénac, Morgagni, Corvisart, ce *mélange des deux sangs* était la cause de la cyanose. Cette théorie a été développée avec grand soin par Gintrac père, dans son important travail. Cependant elle a été battue en brèche par ce fait que, dans de nombreuses observations [Zehetmayer, Maurice (1853); Valleix, Bouillaud, Miquel, Guillon, etc.], les cloisons interventriculaire ou interauriculaire manquant, le mélange du sang pouvait s'opérer largement, et cependant on n'observa point de cyanose.

2° Oppolzer et Louis (1823) montrèrent la fréquence du rétrécissement pulmonaire dans les cas de cyanose et attribuèrent celle-ci à l'irrigation insuffisante, à l'*anémie du poumon* qui en est la conséquence : cette irrigation insuffisante serait incapable d'assurer le phénomène régulier de l'hématose, d'où cyanose. Le rétrécissement pulmonaire agirait donc à la façon d'un rétrécissement du larynx, qui ne laisse pénétrer dans le poumon qu'une quantité d'air insuffisante ; l'hématose est alors incomplète et entraîne la cyanose. Dans la sténose pulmonaire, c'est le sang qui arrive au poumon d'une façon insuffisante et le résultat est le même au point de vue de l'*hématose* qui se trouve *entravée*, d'où cyanose.

3° Ferrus (1832), Bouillaud, Jaccoud, Grancher l'attribuent à une *stase sanguine veineuse* générale, produite et entretenue par l'affaiblissement de l'activité circulatoire ; cette stase se manifeste dans le réseau vasculaire superficiel par la dilatation et la flexuosité des anses capillaires du derme.

Potain, puis Vaquez après Krehl (1889), déclarent que la cyanose chronique ne résulte pas toujours de causes purement mécaniques, mais pourrait se rapporter à certaines altérations des organes hématopoiétiques. Vaquez a rapporté deux cas de cyanose tout à fait comparable à celle qui accompagne les vices de développement cardiaque, dans lesquels cependant il n'existait *aucune lésion du cœur;* les seules altérations consistaient dans une *hyperglobulie* permanente et *augmentation* de l'*hémoglobine* avec *splénomégalie.* Plus tard Rendu et Widal observèrent un cas analogue qui a fait considérer qu'en dehors de toute affection cardiaque, il pourrait y avoir une *maladie bleue d'origine splénique.*

On a une certaine tendance à l'heure présente à ne plus considérer la cyanose comme résultant d'un mécanisme unique, mais de plusieurs facteurs à la fois (Moussous, Weill) ; c'est ainsi que l'*insuffisance de l'hématose*, telle qu'on la rencontre dans le rétrécissement de l'artère pulmonaire, et aussi le *mélange des deux sangs* expliquent à la fois les troubles trophiques, la tendance à la tuberculose, les troubles de calorification et le refroidissement périphérique.

Quant à la *stase veineuse* généralisée, elle *nous rend bien compte des cas de cyanose tardive ou intermittente.* Tant que le ventricule droit par sa dilatation hypertrophique compense les lésions congénitales, la cyanose est nulle ou à peine appréciable, mais, si cet équilibre vient à se rompre sous l'influence d'efforts violents et soutenus, de la fatigue, d'une affection intercurrente (bronchite, emphysème, coqueluche, bronchopneumonie, etc.), ou encore par affaiblissement progressif du muscle cardiaque fatigué par le surcroît de travail, c'est alors que la cyanose va apparaître et s'exagérer à la suite du moindre effort ou d'une cause émotionnelle.

*En résumé*, c'est à l'insuffisance de l'hématose et à l'oxygénation insuffisante du sang qu'il faut attribuer l'hyperglobulie. Le sang chargé d'acide carbonique excite les organes hématopoiétiques qui élaborent une plus grande quantité d'hématies, véritable complication suscitée par l'organisme lui-même pour contre-balancer une hématose insuffisante. Une manifestation toute semblable s'opère, de la même façon, dans l'hyperglobulie compensatrice des altitudes par raréfaction de l'air et gêne de l'hématose (VIAULT, 1890).

**Étiologie.** — Nous avons montré précédemment que beaucoup d'obscurité règne encore au sujet de l'étiologie des affections congénitales du cœur, rapportées tour à tour à une malformation cardiaque, ou à une endocardite fœtale. Quant aux causes premières, on a invoqué l'*hérédo-syphilis* (LANCEREAUX, EDM. FOURNIER, LANDOUZY), la *consanguinité* des père et mère, le rachitis, les *affections maternelles*, l'hérédité [enfants atteints de cyanose, nés de parents cardiaques; deux frères, dont le père était mort cardiaque, atteints tous deux de maladie bleue (EWALD)].

Quelle que soit d'ailleurs son origine, la maladie bleue fournit les 2 0/0 environ des cardiopathies infantiles (WEILL).

**Diagnostic.** — Chez le *nouveau-né*, la maladie bleue permet de porter rapidement le diagnostic de cyanose congénitale par malformation cardiaque.

Chez l'*adulte*, lorsque l'affection se présente avec les caractères que nous lui avons assignés : coloration cyanique de la peau et des muqueuses, dyspnée avec accès paroxystiques, palpitations, déformations particulières des doigts, troubles de nutrition, infantilisme, refroidissement notable, etc., le diagnostic ne présente aucune difficulté.

On ne saurait la confondre avec la *cyanose symptomatique* de l'*asphyxie*, de la période algide du *choléra*, de l'attaque d'*épilepsie*, ni de celle qu'on rencontre *à l'état passager* dans le cours de la *granulie*, de l'*emphysème*, de la *tuberculose chronique* et de certaines autres affections également chroniques des voies respiratoires.

Elle ne sera pas confondue davantage avec la cyanose des états subasystoliques des *affections valvulaires* : car outre la signification très nette des souffles perçus à l'auscultation, on pourra recourir encore aux commémoratifs qui montreront l'existence antérieure d'affections (rhumatisme, scarlatine, fièvre typhoïde, etc.) qui ont été la cause de l'endocardite. Nous signalerons aussi certaines *cyanoses* rares *entérogènes* par auto-intoxication intestinale, signalées par Stokvis (1902), par Hijmans [1], dont la pathogénie est encore fort obscure.

Si ces affections manquent, et si la cyanose persiste depuis un temps déjà long *sans* être accompagnée nettement des *signes habituels de l'asystolie :* œdème périphérique, hydropisies des séreuses, congestions viscérales passives, etc., on pourra songer à la possibilité d'une *affection cardiaque congénitale.* Pour la détermination de celle-ci, on se souviendra d'abord de la *fréquence relative* de l'*association* d'un *rétrécissement* de l'*artère pulmonaire* avec une *communication interventriculaire* ou *interauriculaire.* Mais il peut s'agir d'autres affections congénitales ; pour les dépister on s'appuiera sur le siège des souffles perçus et les autres signes physiques décrits antérieurement ; cependant malgré toute l'attention du clinicien, il arrivera encore bien *souvent* que le *diagnostic sera démenti à l'autopsie* et que l'on trouvera des altérations cardio-vasculaires non soupçonnées pendant la vie. C'est qu'en effet, ainsi que l'a dit Longhurst, la cyanose peut manquer durant toute la vie, alors même qu'il existe des lésions qui d'ordinaire la font apparaître.

**Traitement.** — Il est *purement symptomatique.*

Les malades devront se soumettre à une hygiène sévère et éviter toutes les causes d'excitation cardiaque : les fatigues, les efforts prolongés, les émotions vives, les repas copieux, le thé, le café, le tabac, l'alcool, etc. La dyspnée permanente qu'on observe dans le cours de l'affection sera calmée par les inhalations d'iodure d'éthyle, par l'éther, les bromures et les valérianiques ; la toux demandera les calmants : laurier-cerise, codéine, et quelquefois les révulsifs sur le thorax. Contre les accès paroxystiques intercurrents, on prescrira le repos complet, les inhalations d'oxygène, l'éther et quelquefois la morphine ; enfin, les palpitations seront apaisées par les valérianiques, les bromures, le bromhydrate de quinine, etc. La sensibilité extrême de la peau chez ces malades devra faire surveiller de très près l'emploi de ces révulsifs.

On joindra à ces moyens tous les agents qui pourraient relever la nutrition chancelante du malade, et on a proposé dans ce but de favoriser l'hyperglobulie, sorte de compensation véritable à la maladie, par l'emploi des toniques et des préparations arsenicales.

Lorsque la malformation est liée à un rétrécissement pulmonaire, on surveillera avec attention les moindres complications pulmonaires, à cause de la tuberculose toujours menaçante.

Enfin, lorsque la maladie bleue présente des manifestations asystoliques, c'est aux moyens généraux employés dans le traitement de l'asystolie qu'on recourra sans plus tarder : la digitale, la caféine, les purgatifs et le régime lacté trouveront leur emploi. A la période de parésie cardiaque, on s'adressera aux injections d'éther, de caféine, de sérum artificiel, d'huile camphrée et aux stimulants diffusibles.

1. Hijmans, V. d. Bergh, *Deutsch. Arch. f. klin. Med.*, 1905.

# SYNCOPE

**Définition.** — Depuis les auteurs anciens (GALIEN), la *syncope* désigne un état morbide, caractérisé par la perte plus ou moins subite et complète de l'intelligence, du mouvement volontaire et de la sensibilité, avec suspension ou affaiblissement extrême des battements du cœur et des mouvements respiratoires (GRISOLLE). Les auteurs classiques insistaient beaucoup sur cette définition qu'ils opposaient à celle de la *lipothymie*, dans laquelle la respiration et la circulation continuent, alors que la sensibilité et le mouvement sont seulement diminués mais non abolis. Cette distinction a perdu beaucoup de son importance, car bien que le fait ne soit pas établi sans réplique, on s'accorde généralement à reconnaître aujourd'hui que dans la syncope les mouvements du cœur sont extrêmement affaiblis et ralentis, mais persistent encore ; par suite la *lipothymie* ou *défaillance* ne serait qu'une *syncope atténuée*.

**Historique.** — La physiologie pathologique de la syncope, à peine entrevue par Winter [1], est surtout redevable aux travaux de Bichat [2], de Piorry [3], de Cl. Bernard [4], de Bouchut [5] et de Parrot [6] ; son histoire clinique a été exposée très complètement dans la description de Grisolle, restée classique [7], et plus tard dans l'article de Straus (1883). La thérapeutique de ce redoutable accident s'est enrichie d'un procédé nouveau proposé et bien décrit par Laborde [8] (1893).

La *syncope chloroformique*, souvent étudiée par les chirurgiens, a été l'objet de travaux nombreux dus principalement à L. Le Fort, Alph. Guérin, Laborde, etc.

**Symptômes.** — La syncope peut survenir *brusquement*, sans aucun phénomène précurseur : le malade s'affaisse d'un seul coup avec perte complète de connaissance.

Le plus habituellement elle est *précédée de troubles variables :* sensation de vide cérébral, vertige, bourdonnement d'oreilles, troubles de la vue suivis rapidement de pâleur extrême de la face, de sueur froide, de nausées suivies ou non de vomissements, puis le malade s'évanouit, reste étendu, insensible, inerte comme un cadavre, la face décomposée, les yeux éteints, en un mot dans un *état de mort apparente*.

1. WINTER, *De syncope ejusq. origine*, etc., 1716.
2. BICHAT, « Rech. sur la vie et la mort », 1801.
3. PIORRY, « Collect. de mém. sur la physiol., la patholog. », 1831.
4. CL. BERNARD, « Leçons sur les propriétés des tissus vivants », 1866, et « Conférences de la Sorbonne », mars 1865.
5. BOUCHUT, « *Trait. des signes de la mort* », 1849, et 2e édition, 1874.
6. PARROT, « De la mort apparente », *Th.* Agrégat. Paris, 1860.
7. GRISOLLE, « Trait de pathologie. int. », 9e édit., 2e tirage, 1869, t. II, p. 895.
8. LABORDE, *Acad. de Médecine*, 1893.

Dans quelques cas exceptionnels, on aurait noté des convulsions, et l'émission involontaire de l'urine et des matières fécales. Cette mort apparente ne diffère en somme de la mort réelle que par la persistance, avec activité moindre il est vrai, de certaines fonctions intérieures, comme l'absorption, les sécrétions et la nutrition (GRISOLLE).

Chez le malade ainsi en état de syncope, on observe encore la *suspension complète* des *mouvements respiratoires*. Quant à l'état *des battements du cœur* et du pouls radial, la *question n'est point jugée définitivement ;* cependant malgré les faits intéressants rapportés par Parrot, dans lesquels la vie fut compatible avec une absence complète des bruits du cœur pendant un temps même assez long, la majorité des auteurs admet avec Bouchut et Copland, que les battements cardiaques sont extraordinairement *affaiblis et ralentis mais non entièrement supprimés*.

Au bout de *quelques secondes*, une à deux minutes tout au plus, les battements du cœur se réveillent et reprennent progressivement leur énergie première, la respiration se rétablit, l'activité cérébrale reparaît ainsi que les mouvements volontaires et le malade renaît à la vie, conservant une sensation de courbature, de fatigue, quelquefois de poids sur la poitrine, chez d'autres on note un certain degré de stupeur.

Dans un très petit nombre de cas, les malades accusent un « bien-être inexprimable », tel fut Montaigne après une syncope qui suivit une chute de cheval, après laquelle il éprouva une « infinie douceur » (*Essais*, 1588), tel fut encore le cas de J.-J. Rousseau. Ces faits sont cités dans tous les traités classiques.

La *durée* de la syncope véritable est *fort courte*, au contraire l'état de lipothymie peut persister durant une ou plusieurs heures.

La *terminaison* de la syncope est loin de se manifester toujours par le *retour à la santé* ; quelquefois, dès le premier accès ou par la répétition des attaques syncopales, la *mort* peut survenir, soit par *épuisement du cœur* si le myocarde est profondément altéré, soit par *embolie* consécutive à la formation de coagulations intra-cardiaques durant la stase sanguine de l'état syncopal.

**Etiologie.** — Les causes de la syncope sont extrêmement nombreuses et peuvent être réunies en plusieurs groupes.

1° CARDIOPATHIES ET MALADIES DE L'AORTE. — Les *plaies*, les *ruptures du cœur*, celles de l'*aorte*, spontanées ou d'origine traumatique, peuvent être suivies de syncope, résultant surtout de la compression du myocarde par l'épanchement sanguin intra-péricardique qui suit la rupture.

La *péricardite* à grand épanchement occasionne la syncope par le même mécanisme ; cependant pareil accident peut se rencontrer encore même avec épanchement modéré dans la *forme* clinique de la maladie dite *syncopale*, sans doute par le fait de la myocardite aiguë sous-jacente ; on l'a notée assez souvent dans la péricardite hémorragique, dans la *symphyse du péricarde*, cause assez fréquente de mort subite sur la voie publique (P. BROUARDEL). Dans ces cas, la mort n'est pas toujours subite, mais précédée de quelques troubles graves prémonitoires : douleur précordiale angoissante avec sensation de déchirement, quelquefois nausées, vomissements, dyspnée, refroidissement périphérique.

Les *myocardites aiguës* avec *dilatation du cœur* des maladies infectieuses, telle que la *fièvre typhoïde*, par exemple, sont une cause de syncope suivie de mort subite pendant la période d'état de la maladie ou durant la convalescence.

La *sclérose du cœur* et surtout la *dégénérescence graisseuse du myocarde* et la *polysarcie du cœur* prédisposent à la syncope : ainsi s'explique la mort subite ou rapide de certains *obèses*, polysarciques ou *goutteux*, ou encore de certains *diabétiques gras*.

La syncope, *rare* dans les *affections valvulaires mitrales* ou tricuspidiennes, est *au contraire* une des complications les plus redoutables de l'*insuffisance aortique* d'origine *artérielle*, surtout si elle est compliquée de *coronarite*, soit à l'occasion d'un mouvement brusque, d'un effort du malade, par exemple, pour se redresser et s'asseoir sur son lit, soit à la suite d'une vive émotion.

La syncope peut également succéder à une *insuffisance aortique* aiguë par suite d'une *rupture des valvules sigmoïdes*, spontanée ou d'origine traumatique (E. Barié).

L'*angine de poitrine vraie*, ou coronarienne, occupe une place des plus importantes parmi les causes de la syncope.

Parmi les affections cardiaques susceptibles de causer une syncope, il faut citer encore la *thrombose cardiaque*, celle-ci a été la cause de la mort subite ou rapide dans le cours du *rhumatisme articulaire aigu* (Mesnet, 1868 ; Gubler, 1874). Gouget[1] en a rapporté un autre cas : le thrombus formé au niveau d'une endocardite mitrale était venu oblitérer complètement l'orifice auriculo-ventriculaire gauche. Plus fréquente est la syncope qui survient dans la *tachycardie essentielle paroxystique* et dans le *syndrome de Stokes-Adams* ; enfin il faut signaler avant tout l'*angine de poitrine*, cause si fréquente de syncope de la plus haute gravité.

2° Les anémies. — La syncope par anémie reconnaît des causes nombreuses parmi lesquelles il faut citer d'abord les *hémorragies abondantes* : blessures de guerre, métrorragies de l'accouchement et des affections utérines (cancer, fibro-myômes, etc.), hémoptysies, hématémèses, hémorroïdes, hémorragies intestinales, épistaxis, etc.

La *saignée*, lorsqu'elle est pratiquée le malade étant debout ou même assis, est quelquefois suivie de syncope, moins peut-être par l'abondance du sang soustrait et l'anémie consécutive que par l'état d'impressionnabilité du sujet.

Certaines *chlorotiques* sont sujettes aux syncopes ; on les rencontre également chez les sujets anémiés par l'inanition, lorsque, épuisés par une maladie de longue durée, ils se lèvent pour la première fois.

La syncope se produit encore lorsqu'une cause quelconque produit un *déplacement rapide de la masse du sang vers les régions éloignées de l'encéphale* dont il produit ainsi l'anémie. C'est ce qu'on observe notamment

1. Gouget, *Presse médicale*, 17 mai 1905.

chez les *convalescents de maladie longue*, quand ils quittent le décubitus dorsal pour la position assise ou pour se mettre debout : dans ce cas il se produit un afflux soudain du sang vers les extrémités, suivi de vacuité non moins rapide des vaisseaux de l'encéphale amenant la syncope. Celle-ci a été observée encore dans l'*évacuation trop rapide* d'un *épanchement pleural*, d'une *ascite*, d'un kyste de l'ovaire ; dans le premier cas la mort est précédée d'*œdème aigu du poumon avec ou sans expectoration albumineuse* après la thoracentèse. La mort par syncope viendra d'autant mieux que la ponction aura été trop rapidement faite. La syncope à la suite de la thoracentèse peut encore reconnaître pour cause la formation de *coagulations intracardiaques* suivie d'embolie, et également dans d'autres circonstances une simple *action réflexe*, née sous l'influence de la douleur même légère, au moment de la piqûre du trocart, chez des malades très impressionnables.

La *pleurésie avec épanchement*, principalement celle du *côté gauche*, est assez fréquemment la cause de mort subite par syncope ; la pathogénie en est complexe. P. Brouardel, qui a pu en rencontrer une trentaine de cas dans les autopsies médico-légales de la Morgue, les attribue pour certains cas, à la congestion pulmonaire avec infarctus du côté opposé à la pleurésie. Blachez a signalé la fréquence relative d'une thrombose de l'artère pulmonaire.

On a invoqué encore, avec moins de raison, la compression de l'oreillette droite par un épanchement, l'expulsion trop rapide du fœtus ; il en serait de même à la suite de la ventouse Junod qui attire le sang vers les membres inférieurs au détriment des régions supérieures du corps et de l'encéphale ; de même encore après un bain trop chaud qui produit une congestion cutanée extrême.

3° Les TROUBLES NERVEUX sont une cause très fréquente de syncope.

Les *lésions des centres* : les *traumatismes*, les *fractures du crâne*, les *tumeurs* et surtout les *altérations* du *bulbe* : hémorragies, tumeurs, etc., peuvent être suivis de syncope. Nous avons dit déjà que dans la *maladie de Stokes-Adams*, les attaques syncopales rentrent dans la symptomatologie habituelle de l'affection et en constituent en même temps un des dangers. Enfin dans le *mal de Pott sous-occipital* et lorsque les lésions de la *paralysie glosso-labio-laryngée* gagnent les noyaux bulbaires du nerf pneumogastrique, la syncope peut survenir et entraîner la mort. Ces faits trouvent leur explication, si l'on se rappelle l'arrêt du cœur que Brown-Séquard, Flourens, Cl. Bernard produisaient en écrasant le ganglion semi-lunaire droit, de même que celui déterminé par une série de chocs faits sur l'abdomen de la grenouille par Goltz. Dans ces cas, l'irritation ainsi produite sur le sympathique abdominal est transmise au *bulbe* et de là réfléchie par les nerfs vagues sur le cœur dont ils produisent l'arrêt.

« Toutes les impressions sensitives énergiques et subites, quelle qu'en soit la nature, peuvent amener la syncope » (Cl. BERNARD), c'est ainsi qu'on verra la syncope dans certaines *impressions sensorielles vives* : la *vue* du sang, d'objets, d'animaux produisant une impression d'horreur soudaine, tels que les reptiles par exemple, le *toucher* de certains objets répulsifs (peau froide des cadavres), ou encore certaines *odeurs.*

Il faut signaler ensuite chez les individus nerveux, certaines *syncopes émotives :* le coït, la peur, la colère, la joie excessive, etc.

4° Les vives douleurs périphériques : *brûlures*, *traumatisme des testicules*, *contusion* même légère de la *région épigastrique* (coup de poing, chocs, etc.) les muscles abdominaux étant dans le relâchement; certaines *viscéralgies* sont suivies également de syncopes : coliques hépatique, néphrétique, et même intestinale, certaines gastralgies, et quelques cas de péritonite suraiguë par perforation. Ces syncopes sont dues certainement à un réflexe dont le point de départ est le sympathique abdominal. Une simple *incision cutanée* a pu suffire pour provoquer la syncope. Dans la plupart de ces cas, outre la prédisposition individuelle, il faut intervenir encore comme cause prédisposante à la syncope l'*hérédité névropathique* qu'on trouve dans près de la moitié des cas (Cullerre).

Certaines *opérations pratiquées sur l'anus*, telles que l'opération de la fissure, ou le traitement des hémorroïdes par la dilatation forcée, sans anesthésie chloroformique ; le simple *toucher vaginal* (Brouardel), les irritations (*coups légers*, *cautérisations*) du larynx, des narines ont pu être suivies de syncope par le mécanisme de *l'inhibition* (Brown-Sequard) ; nous avons cité déjà comme cause possible de syncope, la piqure de la peau et l'introduction du trocart dans l'opération de la *thoracentèse*, et plus rarement, dans la *ponction abdominale*.

L'inhibition est peut-être encore la cause de la mort par *syncope* au *début* même de la *chloroformisation*, par action directe excitante sur la muqueuse nasale (Alph. Guérin, Laborde). A la période d'anesthésie, la *syncope chloroformique* paraît être *d'origine toxique*. La personnne chargée de donner le chloroforme ne doit jamais perdre de vue l'état du pouls et des mouvements respiratoires du malade. Dans les cas de syncope chloroformique, l'excitation nerveuse, partie de la région irritée, se répercute sur le bulbe, lequel à son tour, par l'intermédiaire des pneumogastriques, exerce sur le cœur une action d'arrêt ou d'inhibition. Cette action n'est d'ailleurs pas toujours suivie de mort. Lorsqu'elle survient, c'est sans agonie, sans convulsions, le sang veineux reste rouge pendant fort longtemps au lieu de devenir noir, enfin la température baisse rapidement.

5° La syncope peut survenir encore dans le cours des maladies infectieuses et à la suite de certaines intoxications

*a*. Parmi les premières, nous avons signalé déjà la *fièvre typhoïde*, dans laquelle la mort subite par syncope peut survenir pendant le décours ou plus souvent encore durant la convalescence de l'affection; à un degré moindre, la *scarlatine*, la *diphtérie*, la *grippe*, peuvent se compliquer de syncope. Enfin, on sait que parmi les manifestations les plus redoutables du *paludisme*, il faut citer en première ligne la *fièvre pernicieuse à forme syncopale* (Torti, Trousseau).

*b*. Certaines *intoxications* peuvent donner lieu à la syncope.

Nous avons déjà cité celle qui survient, *dès le debut même de l'anes-*

*thésie* par le *chloroforme*, ajoutons celle que produisent le *sulfo-cyanure de potassium*, puis certaines substances vénéneuses : la *muscarine* (empoisonnement par les champignons), la *vératrine*, l'*aconit*, la *nicotine*, la *digitale*, et celles qu'engendrent les *morsures* de certains *animaux venimeux*, etc.

6° Pendant le cours de la *grossesse*, et pendant l'*accouchement* on a signalé parfois la syncope soit dans ce dernier cas, à la suite de très *vives douleurs*, soit par *hémorragies abondantes*, soit enfin par *rupture de l'utérus*.

**Pathogénie.** — Cette question a pendant de longues années divisé les cliniciens en deux groupes. Les uns acceptaient l'opinion de Bichat en disant que « le siège primitif du mal, dans la syncope, est toujours au cœur », les autres se rattachant à celle de Piorry qui avait déclaré que « la syncope, quelle qu'en soit la cause, consiste dans une diminution ou une suspension de l'action cérébrale. » Il a montré en effet que chez un chien qui a perdu une grande quantité de sang, la syncope se produit si on tient sa tête relevée, et qu'elle cesse ou fait défaut, si on élève le train postérieur et si on met la tête en bas.

En somme, la pathogénie de la syncope semble pouvoir se résumer dans cette phrase si explicite de Claude Bernard : « La syncope est due à la cessation momentanée des fonctions cérébrales, par suite de l'interruption de l'arrivée du sang dans le cerveau. »

Mais ces troubles subits d'irrigation des centres nerveux, nécessaires à la production de la syncope, relèvent suivant les cas, tantôt d'une action cardio-vasculaire initiale, tantôt d'une perturbation directe des centres nerveux.

Au premier groupe se rattache la syncope consécutive aux diverses cardiopathies : dans les ruptures et les plaies du cœur, dans les péricardites, l'épanchement auquel elles donnent lieu comprime le cœur et en diminue le débit, d'où ischémie du centre bulbaire. Les myocardites, en affaiblissant la contraction cardiaque, produisent le même résultat fâcheux.

Ajoutons encore tous les obstacles qui s'opposent au bon fonctionnement de la circulation, pouvant siéger dans l'appareil circulatoire lui-même : affections valvulaires, thromboses intra-cavitaires.

A ce groupe se relie également l'*anémie bulbaire* brusque consécutive à l'issue hors des vaisseaux d'une grande quantité de sang : saignée, hémorragies traumatiques, puerpérales, etc.

Dans les causes du deuxième groupe, l'anémie bulbaire se produit à la suite de lésions organiques ou de troubles fonctionnels portant d'emblée sur le système nerveux central : altérations anatomiques et tumeurs du bulbe, névroses bulbaires, action réflexe vaso-motrice engendrée par une vive excitation des nerfs périphériques : névralgies, viscéralgies, coliques intenses : hépatique, néphrétique, intestinale, traumatismes abdominaux, etc., et dans un autre ordre d'idées mais par un mécanisme identique, toutes les impressions morales vives, etc.

Enfin dans d'autres circonstances, c'est moins à l'anémie qu'à des infections microbiennes (*grippe*, *diphtérie*, *paludisme*), à des intoxications directes (chloroforme, muscarine, etc.) des centres nerveux qu'on devra faire remonter l'origine de la syncope.

Le mécanisme de la *syncope chloroformique* n'est point élucidé encore ; on l'a attribué tantôt à la qualité impure du produit, tantôt à l'action des vapeurs chloroformiques produisant un réflexe sur les nerfs nasaux (Alph. Guérin), sur les cordes vocales (syncope laryngo-réflexe) ; dans ces cas elle pourrait être évitée en respirant par la bouche ; on a encore rattaché la syncope à l'action directe du poison sur le bulbe par excitation des nerfs d'arrêt du cœur (François-Franck), à son influence sur les ganglions propres du cœur et sur le myocarde lui-même (Straus).

**Diagnostic.** — La syncope, caractérisée par la perte de la connaissance, du mouvement et de la sensibilité, avec arrêt plus ou moins complet de la respiration et des battements du cœur, ne saurait être confondue avec les *états comateux* des *maladies infectieuses*, de l'*épilepsie*, de l'*urémie*, des *empoisonnements*, dans lesquels la respiration et la circulation sont conservées à l'état normal.

Elle se distinguerait plus difficilement de certains cas d'*asphyxie*, si généralement dans celle-ci la peau ne prenait une teinte bleuâtre, toute différente de l'aspect blafard des morts par syncope.

Le *diagnostic avec la mort réelle* est parfois très délicat ; on se rappellera cependant que les signes les plus caractérisés de la mort, en plus de l'absence totale des battements du cœur, sont : la rigidité cadavérique, l'absence de contractilité musculaire sous l'influence de l'électrisation, la flaccidité du globe oculaire, l'aspect opaque, dépoli de la cornée, la déformation des pupilles, l'immobilité de l'iris, etc., phénomènes que l'on ne rencontrera jamais dans l'état de syncope.

Cependant, et surtout lorsqu'il s'agira de *nouveau-nés* ou d'*asphyxiés*, on devra, même avec les signes de mort apparente, ne conclure à la mort réelle que si tous les soins propres au rappel à la vie sont restés infructueux, et cela seulement après plusieurs heures de persévérance.

**Pronostic.** — Lorsqu'elle survient chez un *enfant malade*, chez *un nerveux* à la suite d'une *vive émotion* ou quelquefois encore d'une *douleur violente*, la *syncope* n'est *pas grave*, et souvent même avant aucune médication, la personne atteinte reprend sentiment et motilité en même temps que le cœur et la respiration reviennent à leur fonction nomale.

Quelquefois même la *syncope* peut être considérée comme *favorable*, par exemple *dans les hémorragies abondantes* (puerpérisme, affections utérines, plaies de guerre) où elle favorise la formation de caillots obturateurs des vaisseaux béants, par la suspension des battements du cœur. De même chez les *noyés*, la syncope est plutôt une circonstance heureuse, et s'oppose entre autres, à la pénétration de l'eau dans les voies bronchiques : elle retarde l'asphyxie et permet ainsi le rappel à la vie. Au contraire, la *syncope* prend un caractère de *gravité extrême*, lorsqu'elle survient dans le cours de *cardiopathies organiques* (myocardites aiguës, *insuffisance aortique*, *angine de poitrine*), pendant le cours des *maladies à caractère infectieux* (fièvre typhoïde), et dans le cours des *affections bulbo-spinales*. La syncope qui survient au début même de l'anesthésie par le *chloroforme* rentre dans ce groupe des syncopes graves.

**Traitement.** — 1° Le *traitement prophylactique* consistera à éviter toute douleur pour les opérations, chez les malades pusillanimes : on pourra anesthésier la peau avec des pulvérisations d'éther, de chlorure d'éthyle, les injections de cocaïne, etc. On pourra faire de même avant de pratiquer la thoracentèse chez les cardiaques, qu'on laissera couchés sur le côté, de préférence à la station assise. On veillera avec grand soin à ce que les convalescents ne quittent leur lit que progressivement et fassent leurs premiers pas avec le soutien d'un aide.

2° *Lorsque la syncope s'est produite*, il importe avant tout de favoriser l'afflux du liquide sanguin vers l'encéphale, puisque nous savons qu'elle est due à l'interruption de l'arrivée du sang dans le cerveau. Pour cela, suivant le précepte formulé par Piorry, *on placera rapidement le malade dans le décubitus dorsal, la tête plus basse que le corps, et les membres inférieurs un peu relevés.* Dans les cas graves, on pourrait même placer le malade, verticalement, la tête en bas. La poitrine et le cou seront débarrassés de toutes les entraves : corsets, ceintures, cols, cravates, et le patient sera soumis aux *frictions excitantes*, irritantes même : vinaigre, eau de Cologne, alcool camphré, ammoniaque, ou encore aux lavements salés ou vinaigrés. On y joindra la flagellation et des *aspersions d'eau froide* sur la face, les tempes, la région épigastrique. On pourra encore frotter vigoureusement la paume des mains, la plante des pieds, et *on excitera la muqueuse nasale* et le fond *de la gorge* avec une barbe de plume. Enfin, on pourrait recourir encore à la *faradisation* du *diaphragme* et à *celle de la région cardiaque*.

Ajoutons encore que dans la syncope de la *maladie de Stokes-Adams*, on a donné quelquefois avec succès des inhalations de *nitrite d'amyle* (Giraudeau).

Si la syncope résulte d'une hémorragie abondante, la compression de l'aorte, la ligature des membres, la bande d'Esmarch, les injections sous-cutanées d'ergotine et même la *transfusion du sang* seront employées avec succès. Le traitement se complétera par la *respiration artificielle*, par la méthode de Sylvester, l'insufflation de bouche à bouche, et aussi par les *tractions rythmées de la langue* suivant la technique de Laborde. Elle consiste à saisir la langue avec une pince ou avec les doigts recouverts d'un linge et à exercer sur elle des tractions rythmées quinze à vingt fois par minute environ. Cette pratique a donné de bons résultats dans *la syncope chloroformique*. On serait peut-être autorisé dans les *cas désespérés* d'appliquer à l'homme le *massage du cœur* qui ramène à la vie un animal en état de syncope chloroformique. Pour cela, on ouvre le thorax à la région précordiale, puis après avoir fait une petite ouverture au péricarde, on exerce des compressions lentes et cadencées sur les ventricules, et au bout d'une minute environ les mouvements du cœur se rétablissent. On suture alors la paroi, on fixe les côtes sectionnées et l'animal survit (HALLION)[1].

Il faut signaler comme moyens adjuvants du traitement de la syncope *les injections sous-cutanées d'éther*, *d'huile camphrée*, de *caféine*, de *spartéine* (associée ou non au *sulfate de strychnine*), de *sérum artificiel*. A l'intérieur, on donnera le cognac, le vin de Champagne, le café, l'acétate d'ammoniaque et la liqueur d'Hoffmann.

*Dès que le malade est revenu à lui, ce n'est que progressivement qu'on lui permettra de prendre la position assise et de faire quelques mouvements* (GRISOLLE) ; si l'on ne prenait cette précaution, le malade pourrait être exposé à une nouvelle syncope peut-être mortelle.

1. HALLION, *Soc. de biologie*, 1898.

# SEPTIÈME PARTIE

# LES ANGINES DE POITRINE

**Historique.** — L'angine de poitrine (sternalgie, BAUMÈS); névralgie du cœur; syncope angineuse (PARRY), dont la 26e lettre de Morgagni paraît signaler un exemple, a été décrite pour la première fois par Rougnon dans sa lettre à Lorry, datée du 23 février 1768, sur « la mort inopinée de Monsieur Charles, capitaine de cavalerie ». Le 21 juillet de la même année, Heberden faisait une importante communication au Collège royal des médecins de Londres sur cette maladie nouvelle et lui donna le nom d'*angine de poitrine*. Depuis lors, l'intensité extrême des symptômes douloureux de l'affection et la gravité de son pronostic attirèrent tout particulièrement l'attention des cliniciens; de là, sont nés, tant à l'étranger qu'en France, un nombre considérable de travaux sur l'angine de poitrine que nous ne pouvons mentionner ici. Cependant, il est indispensable de relever les plus importants d'entre eux dus, à l'étranger, à Fothergill, Hamilton, Parry, Macbride, Romberg, Stokes, Gairdner, etc. ; en France, à Desportes, Jurine, Lartigue[1], Trousseau, dans sa *Clinique médicale de l'Hôtel-Dieu*, Lancereaux[2], Peter[3], G. Sée, Potain (1886).

Il convient ensuite de relever le mémoire de Huchard[4], et la monographie de Gélineau[5], la discussion à la Société médico-chirurgicale de Londres (LAUDER-BRUNTON, MITCHELL BRUCE, DOUGLAS POWELL, 1891) et le rapport lu au Congrès de médecine interne de Wiesbaden (1891) par Frænkel et Vierordt, le travail d'ensemble de Leflaive 1890[6]; les recherches de J. Mackenzie (1908), de Lauder Brunton (1909[7]), d'Os-

1. LARTIGUE, « De l'angine de poitrine », 1838.
2. LANCEREAUX, *Soc. de biologie*, 1864.
3. PETER, « Leç. de clin. médicale », 1873.
4. HUCHARD, « Des angines de poitrine », *Rev. de méd.* 1883.
5. GÉLINEAU, « Traité de l'angine de poitrine », 1887.
6. LEFLAIVE, *Gaz. des hôpitaux*, n° 5, 1890.
7. LAUDER BRUNTON, *Brit. med. journ.*, octobre 1909.

ler [1], etc. Les bulletins de la *Société anatomique* de Paris sont riches en observations remarquables d'angine de poitrine, contrôlées par des autopsies très complètes.

Le *tableau clinique* de l'angine de poitrine, fixé jusque dans ses moindres détails, est admis aujourd'hui par tous les cliniciens ; mais il s'en faut de beaucoup que l'accord soit fait au sujet de la *pathogénie* de l'affection pour laquelle plus de trente théories ont été mises en avant ; nous laisserons celles-ci de côté en ce moment, pour aborder de suite l'étude symptomatologique de l'*affection*, qui *constitue* plutôt une sorte de *syndrome* applicable aux divers *types cliniques* de l'angine de poitrine.

**Symptomatologie.** — Les auteurs s'accordent à considérer dans l'angine de poitrine *deux groupes* distincts : l'*angine de poitrine vraie*, et les *pseudo-angines de poitrine*.

A. *Angine de poitrine vraie ou coronarienne.* — Elle constitue la maladie de Rougnon-Heberden ; sa cause habituelle est le *rétrécissement des artères coronaires* (coronarite). Elle servira de type à la description qui va suivre.

L'angine de poitrine est une affection qui *procède par accès*, survenant le plus habituellement au milieu d'un état de santé normal en apparence, caractérisés par une *douleur angoissante* extrêmement vive, siégeant *dans la région rétro-sternale* et accompagnée d'*irradiations douloureuses* vers l'épaule et le bras gauches. L'accès dure de *quelques secondes* à une à deux minutes au maximum, et quand il est terminé l'état de santé redevient bon, ou tout au moins n'est troublé que par le fait des maladies ou des états morbides préexistants qui ont déterminé l'accès d'*angor pectoris*.

Causes occasionnelles de l'accès. — L'accès d'angine de poitrine débute *quelquefois sans cause apparente*, même au milieu de la nuit : à la suite, ou non d'un rêve, d'un cauchemar, ou simplement par hypertension artérielle produite par la position couchée ; c'est pourquoi les angineux préfèrent « instinctivement » la position verticale. Dans quelques cas rares également, l'accès est annoncé par quelques *prodromes* qu'on a comparés à l'*aura epileptica* : bâillements, flatuosités stomacales, météorisme, sensations douloureuses dans les membres, etc.

Mais *le plus souvent*, l'*accès débute brusquement* en pleine santé, à l'occasion de quelque *effort*, par exemple à la suite d'un *mouvement brusque* des bras, de la *marche précipitée* contre le vent ou sur un *terrain montueux*, de l'*ascension d'un escalier*, ou encore par le fait de *soulever un lourd fardeau*, de celui de *se mettre au lit* ou *d'en descendre*.

Dans d'autres cas, l'accès d'angine de poitrine survient à la suite d'une *vive émotion* : colère, joie, crainte ; pendant le travail de la digestion ; à la suite d'une *excitation douloureuse à la périphérie* : trauma-

1. Osler, *Lancet*, 26 mars 1910.

tisme du thorax, coups, contusion, application de pointes de feu, etc.; ou encore de l'exposition de la région antérieure de la poitrine à un froid intense et prolongé.

La *douleur* est le *phénomène capital* de l'accès d'angine de poitrine; elle *éclate brusquement ;* c'est une *douleur poignante*, parfois *atroce*, enserrant la poitrine comme dans un *étau* ou dans des *griffes* de fer. Elle s'accompagne d'un *sentiment d'angoisse indéfinissable* de la part du malade qui éprouve l'*impression* que *la vie va lui échapper*; c'est une sorte de « pause de la vie » a-t-on dit. Il s'arrête, les yeux fixes, hagards et porte la main à la poitrine comme pour en arracher le mal qui l'étreint. La face pâlit, les extrémités se refroidissent et le corps se couvre de sueur; le malade, en proie à l'anxiété la plus vive, attend dans l'immobilité absolue la fin de cette *atroce étreinte* qui peut se terminer par une syncope mortelle. La douleur cesse enfin brusquement et l'accès est terminé; quelquefois la fin de la crise est marquée par quelques phénomènes secondaires sur lesquels nous reviendrons.

Le *siège* de cette douleur angoissante n'est pas toujours le même: le plus souvent, *celle-ci est rétro-sternale* et présente son maximum vers la région moyenne et le bord gauche du sternum (sternalgie); ou bien elle paraît traverser le thorax d'arrière en avant (Gelineau), au point que la paroi thoracique antérieure semble s'accoler au rachis, ou bien encore elle s'étend transversalement d'un mamelon à l'autre.

La douleur reste très rarement limitée à son foyer initial; dans la très grande majorité des cas, elle présente des *irradiations centrifuges* ordinairement du *côté gauche*, sur le domaine du *plexus brachial;* elles se font sentir sous forme d'élancements douloureux, de fourmillements vers *l'épaule*, le *bras gauche* et *l'avant-bras*, surtout le *bord cubital* du membre pour se terminer à l'*extrémité* des *deux derniers doigts*.

Les *irradiations* dans le domaine du *plexus cervical* sont assez fréquentes: on les observe vers le cou, le lobule de l'oreille (Pauli et Kaufmann), le menton, la mâchoire inférieure. Plus rarement, la douleur s'irradie en même temps vers les deux épaules et les deux bras; plus exceptionnellement on l'a notée isolée au bras droit (Lépine, 1893), signalons encore les irradiations possibles dans les membres inférieurs, vers l'épigastre, le canal déférent, le testicule (Laennec, Gintrac) dont le volume augmente, les nerfs intercostaux (Laennec) et même le long du nerf phrénique (Peter). De même, et principalement chez les névropathes, on a relevé l'hyperesthésie de la région antérieure du thorax (Potain, Rendu, Liégeois), ou encore de la région mammaire. Il faut signaler enfin certains phénomènes d'irradiation vers les branches extracardiaques du nerf vague, caractérisés par une sensation de constriction à la gorge, par de l'œsophagisme, de l'aphonie, de la gastralgie, des vomissements, etc.

En étudiant de près la marche, la direction des phénomènes irradiés, Nothnagel a déclaré que ces phénomènes douloureux suivent, non pas le trajet des plexus nerveux (cervical, brachial, etc.) mais celui des vaisseaux sanguins, et produisent là une sorte de *douleur vasculaire*.

Cependant la *localisation nerveuse* s'explique mieux, si l'on se rappelle avec Gibson[1] que le nerf cardiaque inférieur gauche et le ganglion cervical inférieur du même côté d'où il émane, ont des connexions étroites avec les deux dernières paires cervicales et la première dorsale ; en outre, on sait que le plexus brachial est formé par la conjonction des quatre dernières paires cervicales et de la première dorsale. Dès lors, les irradiations cervico-brachiales s'expliquent ainsi aisément. Chez un malade, l'irradiation douloureuse qui s'était produite dans le bras laissa après elle une anesthésie totale et permanente dans le membre, avec sensation douloureuse. C'est pourquoi Klippel (1901), s'autorisant de ce fait, pense que l'irradiation ne répond pas à une zone de distribution de troncs nerveux mais à une topographie d'innervation radiculaire.

J. Mackenzie[2] insistant également sur ces localisations montre que les excitations venues du myocarde épuisé se transmettent à un segment déterminé de la moelle et de là produisent sur tout le territoire nerveux dépendant de ce segment (région présternale et du bras), une hyperesthésie considérable ; il pense également que les cornes postérieures transmettent leur irritation aux cornes antérieures et de là naîtrait une véritable *contracture des muscles intercostaux* causant les sensations aiguës de constriction, de griffes, d'étau, accusées par les malades.

Contrairement à *la douleur rétro-sternale* de l'angine de poitrine qui n'est *point accrue par la pression*, les douleurs irradiées, d'après Friedreich, s'exagéreraient sensiblement par elle.

Lorsqu'il s'agit de cette variété d'angine de poitrine, dite à forme névralgique (*angina minor* ou pseudo-angine de poitrine), les phénomènes douloureux au lieu de présenter des irradiations centrifuges habituelles, prennent parfois une *marche centripète* et peuvent débuter à la façon d'une *aura*, par des fourmillements, des élancements douloureux, commençant à l'extrémité des membres supérieurs, au niveau des régions inter-scapulaire, épigastrique ou encore de la paroi abdominale, pour remonter en s'exagérant peu à peu vers la région précordiale. Ce début des phénomènes douloureux par la périphérie, surtout dans le domaine de la sphère du nerf cubital, s'observe *surtout dans les pseudo-angor d'origine réflexe* (Potain). D'autres fois, ce sont des sensations de chaleur ou de froid avec pâleur ou cyanose limitées à la face, refroidissement et cyanose de la périphérie ou limitée à un ou plusieurs doigts (Trousseau) avec parésie passagère ; des sueurs froides et profuses, de la dilatation des pupilles, etc. Ces phénomènes semblent indiquer la participation du sympathique au processus morbide, annonçant l'accès et le précédant d'un temps plus ou moins long (Eulenburg).

Etat général. — Il est important de remarquer au milieu de cette crise redoutable combien peu sont troublés le cœur et le pouls, ainsi que l'appareil respiratoire.

Le *cœur* peut rester absolument normal ; dans d'autres cas les batte-

1. Gibson, *Diseases of the heart and aorta*. Edinburg, 1898, p. 24.
2. J. Mackenzie, « Les maladies du cœur » traduct., Françon, Paris, 1911, p. 54-60.

ments sont accélérés pendant le summum de la crise, parfois au contraire, ils sont un peu ralentis et les bruits sont plus faiblement frappés. Lorsqu'il existe des lésions valvulaires ou des *altérations aortiques concomitantes, ce qui est extrêmement fréquent* (insuffisance aortique, aortite, dilatation de l'aorte), on relève la présence de souffles organiques.

Le *pouls* présente des variations importantes dans ses caractères : souvent normal, il peut être au contraire irrégulier (Parry), intermittent (Schmidt) ; lorsque les battements du cœur sont accélérés, on note la petitesse du pouls et une diminution sensible et passagère de la tension artérielle. Il va sans dire que ces caractères se modifient profondément lorsqu'on relève la coexistence de l'angine de poitrine et de lésions valvulaires ou d'altérations du myocarde.

La *respiration ne présente pas de troubles appréciables* malgré la sensation d'oppression accusée par quelques malades, et qui est purement subjective : ce n'est *pas de la dyspnée vraie*, c'est de l'angoisse respiratoire. Dans quelques cas cependant, au dire de Wall et de Schmidt on aurait noté des troubles respiratoires intenses ; Rendu a vu l'hémoptysie accompagner l'accès ; Guéneau de Mussy et Huchard ont noté la complication, exceptionnelle du reste, de congestion pulmonaire.

Quelques *troubles gastriques*, d'ailleurs de peu d'importance, accompagnent parfois l'accès d'*angor pectoris ;* on a noté des *nausées*, des *vomissements*, du *hoquet*, surtout quand les irradiations s'étendent au phrénique.

Bernheim, et plus tard Brissaud [1] auraient relevé des cas d'angor vrai dans lesquels la douleur aurait été très atténuée et même absente ; ce dernier auteur pense que la mort a pu être la conséquence d'une syncope d'ordre respiratoire avec angoisse laryngée plutôt que d'une syncope d'origine circulatoire : ce sont là sans doute des faits particuliers.

Enfin Kernig [2] a prétendu que, après la crise angineuse, on trouve une *augmentation des diamètres transversaux du cœur* accompagnée d'une fièvre légère (37°,8) indice d'un travail inflammatoire passager du myocarde.

Fin de l'accès. — L'accès d'angine de poitrine se termine presque toujours d'une façon brusque : la douleur cesse subitement, mais pour peu que l'accès ait présenté une certaine violence, le malade conserve de la fatigue, une sensation de courbature généralisée, ou bien de l'engourdissement dans le bras gauche. Dans d'autres cas, mais surtout dans les angines de poitrine d'*origine nerveuse*, la fin de l'accès est annoncée par un vif besoin d'uriner avec *miction abondante d'urine* très claire (Trousseau), de l'*aérophagie* et des *éructations* abondantes, des vomissements critiques, le gonflement d'un testicule, une évacuation abondante de gaz, l'écoulement involontaire des urines et des matières fécales (Friedreich).

La *durée* de l'accès est très variable et s'étend de *quelques secondes*

1. Brissaud, « Angor pector. et angoisse laryngée », *Tribune méd.*, 1890.
2. Kernig, *Rouss. Vratch.*, 1904, n° 44.

*à une ou deux minutes au plus, lorsqu'il s'agit d'angine de poitrine vraie : angina major;* dans les *fausses angines* au contraire, l'*accès peut durer* davantage, *une demi-heure, une heure*, et même plus encore.

Dans les premiers temps, l'*intervalle* des accès est généralement long : des mois, des années; mais leur *retour* reste sous la dépendance des facteurs habituels de la crise : mouvements brusques, marche rapide, etc.; cependant à mesure que l'affection devient plus ancienne, les accès peuvent revenir sans cause apparente, et quelquefois même pendant le repos nocturne au lit.

Dans quelques cas les accès se rapprochent au point de constituer un *état de mal angineux*. C'est à cette variété qu'on rapportera quelques faits véritablement anormaux (Rigal). Masson rapporte un cas d'angine coronarienne vérifiée à l'autopsie, dont le dernier accès dura dix heures. Haberdeen a vu un malade dont les accès diurnes d'abord et survenant sous l'influence de la marche, devinrent nocturnes par la suite et duraient chaque fois une ou deux heures. Duchenne (de Boulogne) cite un cas où la crise d'angor persista durant dix-huit heures.

Sauf dans le fait de Masson, il apparaît bien que tous ces cas étaient des *crises* de *pseudo-angines* probablement d'origine névropathique.

Dans *l'intervalle des crises*, à part le tourment que leur cause la crainte d'un nouvel accès, les malades *conservent une santé excellente* du moins *en apparence*.

La terminaison par la *mort* est *extrêmement fréquente* pour ne point dire la règle : 49 fois sur 64 cas (Forbes); elle peut survenir *brusquement au début* même de l'accès, et le malade meurt comme foudroyé par *syncope*, par *insuffisance cardiaque*; dans d'autres cas la mort paraît s'annoncer *pendant le cours même* de l'accès par une recrudescence extrême des phénomènes douloureux. Elle peut également survenir *par le fait de l'affection cardio-aortique*, cause première des accidents d'angine de poitrine.

Formes atténuées. — A côté des accès violents tels que nous venons de les décrire qui caractérisent le plus souvent l'angine de poitrine, on rencontre des *accès* simplement *ébauchés* ou *plutôt atténués* qui, malgré leur simplicité, ne se rattachent pas moins que les premiers à la maladie.

Tantôt, on observe seulement une simple sensation de constriction rétro-sternale, *sans irradiation* aucune, c'est la *sternalgie* proprement dite ; tantôt l'accès est constitué seulement par des *sensations douloureuses* plus ou moins vives siégeant à *la périphérie* : resserrement en bracelet ou une véritable *constriction* au niveau du poignet ou du coude, etc.

Dans d'autres cas encore (angine de poitrine larvée, au dire de Huchard), la douleur angoissante se localiserait exclusivement au niveau de l'*épigastre* (forme pseudo-gastralgique), accompagnée de troubles gastriques, nausées, vomissements, etc.

Formes mixtes. — Elles sont d'un diagnostic toujours très délicat, et dans la pratique, il faut se montrer fort réservé avant de le formuler.

Potain a montré qu'elles consistent dans le mélange, l'association d'accès de sténocardie suivant le type angineux vrai avec coronarite, et de crises pseudo-angineuses causées presque toujours par le tabagisme, ou par des troubles gastriques intercurrents.

ÉTIOLOGIE. — C'est en général une affection de l'*âge mûr* : elle se rencontre de préférence après quarante-cinq ou cinquante ans ; exceptionnellement on l'a notée chez des adolescents de douze et de quatorze ans (LAUDER-BRUNTON). Elle atteint de préférence les *hommes*, parce que ceux-ci, plus que les femmes, sont particulièrement prédisposés à l'athérome de l'aorte et à l'artériosclérose (alcoolisme, goutte, syphilis, saturnisme).

L'angine de poitrine vraie étant, ainsi que nous le verrons, sous l'influence étiologique du rétrécissement de l'artère coronaire et de l'aortite, il suffit de rappeler brièvement les causes de ces affections pour signaler en même temps celles de l'angine de poitrine. Sans revenir sur la *goutte*, le *saturnisme*, l'*alcoolisme*, l'*artériosclérose*, il faut relever à part l'influence de la *syphilis* notée par tous les auteurs (RUMPF, DIEULAFOY, 1897); Huchard, sur 150 cas d'*angor pectoris*, l'a relevée 35 fois.

La *fièvre typhoïde* et plus rarement la *variole* prédisposent à l'aortite et par cela même, peuvent produire la coronarite ; il en serait de même de la *diphtérie* (MOORE).

La *grippe*, en aggravant la coronarite préexistante (FOSTER, FRAENKEL, HUCHARD), joue un rôle étiologique important dans l'angine de poitrine.

D'après Lancereaux[1] et Miron Segalea[2], *le paludisme* pourrait provoquer la coronarite et par suite l'angine de poitrine.

Enfin, Grisolle, Hamilton et d'autres ont signalé l'influence de l'*hérédité arthritique*.

La plupart des auteurs ont remarqué que l'affection, *assez rare* chez les *ouvriers* et les *paysans*, s'observe de préférence chez les individus qui font bonne chère et prennent peu d'exercice, ce qui s'explique sans doute par l'influence de l'arthritis ou de la goutte que favorise ce genre de vie. Elle est *fréquente* encore *chez ceux* qui exercent des *professions libérales* : prêtres, médecins, avocats, écrivains, hommes politiques, boursiers, grands industriels, etc., exposés au surmenage cérébral, aux émotions vives, aux préoccupations constantes, etc. Celles-ci détermineraient de l'hypertension artérielle répétée, acheminement vers l'artériosclérose et l'angine de poitrine.

L'accès est le plus souvent *diurne*, parce que les efforts se font à l'état de veille, néanmoins on rencontre parfois des *accès nocturnes* ; Huchard pense qu'il faut les rapporter à l'hypertension produite par le décubitus dorsal. Orlandi[3] est arrivé à des conclusions contraires et déclare, après une série de recherches sur 24 malades, que dans le sommeil physiologique, il y a hypotensien artérielle, ce qui n'est point conforme d'ailleurs

1. LANCEREAUX, « Ang. de poitrine paludique », *Acad. de méd.*, 18 juillet 1894.
2. MIRON SEGALEA, *Soc. de thérapeut.*, avril 1895.
3. ORLANDI, *Gazz. med. di Torino*, août-septembre 1898.

à l'opinion généralement admise; quant aux accès nocturnes d'angine de poitrine, ils seraient dus à l'hypertension produite non par le décubitus, mais par les impressions émotives engendrées par les rêves.

B. *Les pseudo-angines de poitrine.* — Dans celles-ci se retrouve le *syndrome cardialgie* plus ou moins semblable dans ses grandes lignes à celui de l'angine vraie; toutefois elles ne semblent pas se rattacher à des lésions anatomiques véritables, et leur *pronostic* est *beaucoup plus bénin*, car elles *peuvent guérir*.

Causes occasionnelles. — 1° *Angine de poitrine d'origine nerveuse.* — On la rencontre à la fois dans de simples états névropathiques, et dans certaines affections des centres nerveux.

*a*. Elle est fréquemment observée dans l'*hystérie* (Millot, Charcot, Potain, Marie, Byrom-Bramwell, 1886; Leclerc, 1887). On la rencontre surtout durant la *jeunesse*, chez les *neuro-arthritiques* ou encore au moment de la *ménopause* qui réveille ou qui exacerbe les accidents névropathiques. Elle peut survenir quelquefois par *auto-suggestion* : la vue ou même le simple récit d'une crise douloureuse survenue chez autrui. Elle peut débuter la nuit, spontanément sans cause apparente, précédée parfois d'une sorte d'*aura* assez courte : précordialgies, palpitations, éréthisme cardiaque ou au contraire ralentissement notable, ou bien encore aura névralgique partant des flancs, de la région ovarienne ou encore des extrémités avec des irradiations nombreuses : cou, bras, hypocondres, etc. Assez souvent la crise est accompagnée de troubles respiratoires : anhélation, dyspnée intense, et aussi de refroidissement et de fourmillement des extrémités, menace de suffocation, lipothymies, etc., etc. La *crise* est quelquefois fort *longue* : une demi-heure, une heure et même davantage.

En opposition avec ce qu'on observe dans l'angor vrai, la crise est quelquefois calmée par le mouvement : le malade saute de son lit, fait quelques pas dans la chambre; cette particularité est observée assez fréquemment dans l'*angor tabagique*, et encore chez les *nerveux*.

Ce pseudo-angor des *névropathes*, des *hystériques* peut s'expliquer par un rétrécissement purement spasmodique des artères coronaires, constituant un *angiospasme* (Edg. Hirtz [1]) qu'on peut opposer au rétrécissement de ces vaisseaux, par lésion coronarienne de l'angine de poitrine vraie mortelle. C'est encore à un spasme des artères coronaires que Lœper [2] rattache les crises angineuses qui surviennent parfois chez les femmes atteintes d'*entéro-colite muco-membraneuse*; on sait que sont fréquents, chez ces femmes, les phénomènes angio-spasmodiques de toutes sortes : claudication par spasme des fémorales, amaurose passagère par spasme de l'artère ophtalmique, etc.

Le faux angor se rencontre encore dans la *neurasthénie*, dans l'*hypocondrie*, la *maladie de Basedow* (Trousseau, Liégeois, Marie, 1883), dans

1. Edg. Hirtz, *Soc. méd. hôpit.* Paris 1887. — *Bullet. méd.*, 25 décembre 1901.
2. Lœper, *Bullet. méd.* 1908, p. 75.

le cours de laquelle l'angor pectoris résulte de facteurs multiples : tantôt de la névropathie, tantôt de troubles digestifs fréquents pendant sa période d'état. Trousseau considérait certaines angines de poitrine comme une *manifestation larvée de l'épilepsie*, cette opinion ne compte guère de partisans aujourd'hui.

Dans le *tabes dorsal*, l'angine de poitrine a été notée quelquefois : mais elle semble devoir rentrer plutôt dans l'angine vraie, car on la rencontre surtout chez les tabétiques porteurs de lésions cardio-aortiques : aortite chronique, insuffisance sigmoïdienne dont la fréquence a été établie nettement par Berger et Rosenbach (1879), Vulpian (1879), Grasset (1880).

*b. L'aortite*, qui est si fréquemment la cause de l'*angine* de poitrine *vraie* par coronarite, provoque également des *accès de pseudo-angine*, soit isolés, soit combinés ou encore alternant avec l'angor vrai, d'où des *formes mixtes*. Ces pseudo-angines de l'aortite sont d'origine nerveuse rattachées à une névralgie ou à une névrite du plexus cardiaque. D'après Potain et Bureau, ces accès peuvent survenir spontanément, au repos pendant la nuit, avec une durée longue (une demi-heure à plusieurs heures). La *douleur est précordiale* avec irradiation vers l'épaule, le bras et la main gauches. De plus, ces régions sont le siège d'une *hyperesthésie extrême* : le moindre frôlement provoque l'accès, et l'hyperesthésie persiste après la crise. Celle-ci ne se termine jamais par la mort subite, et dans l'intervalle des accès on note fréquemment des névralgies cervicales, brachiales ou intercostales.

*c.* La *péricardite* s'accompagne parfois de douleurs pseudo-angineuses, signalées par Andral, et plus tard par Sibson qui a pu en noter 4 cas sur 63 observations. Auscher [1] en a signalé un cas curieux dans lequel il est indiqué expressément que les coronaires et l'aorte étaient intactes. On a rencontré ces crises de faux angor dans la *péricardite sèche*, et dans la *symphyse péricardique*.

Dans ce dernier cas, Potain a montré qu'elles se manifestaient par de l'hyperesthésie de la région précordiale, permanente en dehors des accès et que ceux-ci pouvaient être provoqués par les mouvements brusques du bras, mettant en activité le plexus brachial souvent atteint de névralgie, ou de névrite.

La *pseudo-angine* de poitrine de la péricardite est due à une *névrite propagée* au *plexus cardiaque*.

2° *Angines de poitrine d'origine réflexe*. — Elles sont assez nombreuses car le point de départ du réflexe est variable :

*a.* La *dyspepsie gastro-intestinale* (Parry, Beau, Peter) et certains *troubles gastro-hépatiques* (Potain, E. Barié, 1883) sont le point de départ d'accès angineux d'origine nerveuse s'exerçant par l'intermédiaire du sympathique et du nerf vague pour aboutir à une distension du myocarde cause probable des crises, suivant le mécanisme indiqué précédemment.

1. Auscher, « Ang. de poitr. ; péricard. sèche ; art. coron. et aort. normales », *Soc. anat.* Paris, 2 octobre 1891.

*b. Certaines viscéralgies abdominales* (ULLESPERGER) peuvent également provoquer quelques accidents cardiaques à caractère angineux.

*c.* Il en est de même à la suite de quelques *affections utérines*, et après l'*accouchement* (deux faits d'ARMAINGAUD, 1877).

*d.* L'*angine de poitrine prépleurétique* signalée par Rauzier [1] constituerait quelquefois la première manifestation d'une pleurésie, dont les signes physiques ne deviendraient apparents que plusieurs heures ou plusieurs jours après le début de l'angor.

*e.* Les *traumatismes* et les *affections douloureuses des bras*, surtout du côté gauche (amputation, névralgies, névromes, etc.), *et du thorax* [CAIZERGUES, JURINE, POTAIN (1882); HUCHARD)], ont été suivis parfois d'accès d'*angor pectoris*, à point de départ périphérique.

*f.* On fera rentrer encore dans ce groupe l'*angine de poitrine des écrivains* (C. D. MUSGROVE, 1899), causée à la fois par la position du corps au cours du travail, et par la surexcitation nerveuse due à l'action d'écrire à la hâte et comme fiévreusement avec l'inquiétude de ne pouvoir finir en un temps donné. Il y a là une sorte de contraction spasmodique des doigts qui se propage aux muscles de l'avant-bras, du bras et du thorax. Bien avant cet auteur, Trousseau avait rapporté le cas curieux d'un intendant qui était pris d'accès violent toutes les fois qu'il devait donner un grand nombre de signatures.

3° *Angines de poitrine diathésiques.* — Les diathèses mises en jeu sont l'*arthritis*, la *goutte* (LÉCORCHÉ, BRODIER et DURAND-VIEL [2]), le *rhumatisme* et le *diabète* (VERGELY [3], BRUNAT, 1900). Mais les angines observées dans le cours de ces diathèses sont en réalité de deux sortes : les unes sont des angines vraies, liées à des altérations coronariennes compliquant la goutte ou le rhumatisme, les autres sont des pseudo-angines de poitrine, nées en dehors de toute altération artérielle et effectuant le caractère clinique de l'*angina pectoris* à forme névralgique : c'est ce qui résulte des faits observés dans la *goutte* par Lartigue, Potain, Lecorché, Mabboux [4].

Le *rhumatisme* peut donner lieu d'emblée à de l'*angor pectoris* (PETER, LETULLE, 1880; MARTINET), par l'impression subite du froid sur la partie antérieure de la poitrine, ainsi que cela a été observé chez des femmes portant des corsages décolletés (GAIRDNER, POTAIN).

4° *Angines de poitrine d'origine toxique.* — Il s'agit ici de l'*angina pectoris* causée par l'influence du *tabac* dont l'action nocive, signalée par Graves, et par Beau, a été étudiée d'une façon particulière par Gélineau (1858) à bord du vaisseau l'*Embuscade*. Obligés par le mauvais temps persistant à rester enfermés dans l'entre-pont, les matelots n'avaient cessé, les uns de fumer, les autres de chiquer et d'avaler le jus du tabac; un des plus éprouvés fut un jeune mousse qui n'avait cessé de fumer la

1. RAUZIER, « De l'angor prépleurétique », *II*e *Congr. franç. de méd. int.* Montpellier, 1898.

2. BRODIER et DURAND-VIEL, *Presse méd.*, 6 octobre 1900.

3. VERGELY, *Congr. de méd. intern.* Lyon, 1894.

4. MABBOUX, *Rev. de méd.*, 10 août 1894.

cigarette. Cette sorte d'épidémie d'angine de poitrine cessa, dès que les marins eurent renoncé à cette « fureur du tabac ».

L'accès d'angor tabagique survient le jour ou la nuit, s'accompagne plus ou moins d'accidents cardiaques complexes (tachycardie, arythmie, intermittences, etc.) et de troubles vaso-moteurs complexes : vertiges, bourdonnement d'oreille, pâleur de la face, refroidissement des extrémités.

Quant à l'action de la nicotine sur le cœur (Cl. BERNARD, VULPIAN), il semble qu'on puisse admettre à la fois une action excitante sur le plexus cardiaque, et peut-être une action vaso-constrictive avec spasme des artères coronaires; Huchard est d'avis qu'elle pourrait même produire de véritables altérations artérielles (angor scléro-tabagique). Gibson est d'avis que la nicotine agit à la fois sur les nerfs cardiaques et aussi sur le myocarde, elle pourrait ainsi produire une véritable dilatation du cœur capable d'expliquer certains cas de mort, rares d'ailleurs dans l'angine tabagique.

D'autre part, il est probable que dans certains cas, l'action nocive du tabac ne s'exerce sur le cœur que d'une façon indirecte, et par l'intermédiaire des troubles gastriques si fréquemment observés chez les fumeurs.

On a voulu décrire encore des angines de poitrine, nées sous l'influence toxique du café (MAX COHN), du thé (STOKES), de l'oxyde de carbone (RENAUT), du mercure, du plomb, etc.; leur existence n'est pas absolument démontrée. Le *paludisme* que Lancereaux croit capable de produire l'aortite et la coronarite, peut donner lieu aussi à des crises pseudo-angineuses, à retour périodique et curables par la quinine (MIRON SEGALEA, 1895).

CARACTÈRES CLINIQUES DES PSEUDO-ANGINES DE POITRINE. — Contrairement à l'*angine vraie* qui ne s'observe guère avant quarante ou cinquante ans, les pseudo-angines surviennent à *tout âge*. Cardarelli (1882) cite, d'après Tommasi, un cas de fausse angine de poitrine chez un enfant de six ans; leur origine souvent névropathique explique pourquoi on les rencontre plus habituellement chez la femme que chez l'homme. Leur *fréquence* est relativement grande, alors que l'angine vraie est certainement assez rare.

*Les accès* proprement dits présentent certains caractères qui distinguent les pseudo-angines de l'angor véritable.

Ils présentent parfois une *certaine périodicité* et peuvent notamment se renouveler plusieurs jours de suite, et leur *répétition* est *fréquente* : dans un cas de Rigal, cité partout et observé chez une hystérique, les accès revinrent deux cents fois dans une période de deux ans.

Les accès *surviennent en dehors de tout effort*, brusquement ou précédés quelquefois de troubles légers : bâillements, nausées, etc., ils sont *souvent nocturnes*, surtout chez les arthritiques et se produisent volontiers vers l'heure habituelle (minuit, une heure du matin) propre aux paroxysmes des affections arthritiques : crises d'asthme, laryngite striduleuse, goutte, etc. Lorsque l'angor est *lié à des troubles digestifs*, l'accès survient *immédiatement après le repas* ou même *dès l'ingestion des premières parcelles alimentaires.*

En général, les *accès* sont *moins violents* que ceux de l'angine vraie; chez certaines hystériques cependant, ils peuvent prendre une intensité très marquée.

La *douleur* est moins fixe, plus diffuse; elle *siège plutôt à la partie moyenne de la* région *précordiale que dans la région rétro-sternale;* l'impression accusée par le malade est celle de la *plénitude*, de la *tension*, d'un *poids* dans la poitrine; il semble que le *cœur* soit *trop gros;* la sensation d'étreinte dans un étau, dans des griffes, habituelle dans l'angor vrai, est ici tout à fait exceptionnelle.

Les *irradiations douloureuses* qui accompagnent l'accès sont plus variées et *plus mobiles* que dans l'angor vrai et se manifestent surtout vers les régions thoracique, cervicale, épigastrique, etc.

De plus, alors que dans l'angine vraie, les troubles respiratoires pendant l'accès sont nuls ou à peine accusés, dans les fausses angines au contraire, on observe fréquemment de l'*anhélation* marquée et même de la *dyspnée légère.*

Enfin, lorsque le pseudo-angor est *d'origine gastro-hépatique*, on note parfois quelques phénomènes secondaires importants : des palpitations, un pouls petit, et des signes de dilatation du cœur droit avec tension exagérée dans l'artère pulmonaire : c'est-à-dire le rejet de la pointe vers l'aisselle gauche, l'accentuation du second bruit dans le deuxième espace intercostal gauche, un bruit de galop diastolique au niveau du bord droit du cœur, enfin quelquefois même des signes d'insuffisance tricuspidienne temporaire, avec cyanose légère et refroidissement des extrémités et de la face, etc.

La *durée* des accès, si courte dans l'angine de poitrine vraie, peut être dans les angines fausses d'une *demi-heure*, d'*une heure*, de *deux heures* et peut-être plus encore; ils peuvent, chez les nerveux, se terminer par une sorte de *crise hystériforme :* crises de larmes, polyurie, etc.

La *guérison est la règle.*

Dans l'*intervalle* des accès, la santé reste excellente; mais on peut observer quelquefois une sorte d'*alternance* entre les accès et certaines *manifestations nerveuses* ou *arthritiques :* migraines, accès de goutte, etc.

**Anatomie pathologique.** — Les lésions anatomiques rencontrées dans l'*angine de poitrine vraie* — *les pseudo-angines ne se rattachent à aucune lésion matérielle appréciable* — se résument en deux groupes différents : des *altérations cardio-vasculaires* et des *lésions nerveuses* intéressant le *plexus cardiaque ;* nous verrons plus loin qu'elles ont servi de point de départ aux deux théories invoquées tour à tour dans la pathogénie de l'affection.

*a.* Lésions vasculaires. — Elles consistent avant tout dans le *rétrécissement des artères coronaires*, né à la suite de l'*aortite subaiguë* et surtout de l'*aortite chronique*, engendrées elles-mêmes par la syphilis, la goutte, le saturnisme, l'alcoolisme, etc. La sténose résulte encore fréquemment de l'artérite, de l'*artériosclérose des coronaires*.

1. La *coronarite* peut être exclusivement localisée *à l'embouchure* des artères coronaires, comme dans un cas très intéressant observé par Potain, dans lequel on ne trouva que deux petites plaques d'aortite situées au pourtour même de l'orifice des coronaires qui se trouvait ainsi considérablement rétréci. Chez les athéromateux, on peut noter *quelquefois* de la *dilatation de l'orifice* des coronaires, à laquelle peut succéder un *rétrécissement très serré*. Cependant, la *lésion* peut se rencontrer *sur le tronc même de l'artère*, alors que l'orifice est peu ou pas intéressé, d'où la *nécessité absolue, avant de déclarer saines les artères coronaires, de les examiner sur toute l'étendue de leur trajet par une série de coupes rapprochées, perpendiculaires au tronc artériel.*

Les lésions les plus fréquentes consistent dans un *épaississement athéromateux*, ou encore dans un *état calcaire* des parois artérielles.

Le rétrécissement de l'artère peut être parfois si serré, qu'il permet difficilement l'introduction d'une soie de porc dans la lumière du vaisseau ; on peut même noter une oblitération partielle plus ou moins étendue du vaisseau et la présence de caillots obstruant la lumière.

*En résumé, les coronaires peuvent être* tantôt *oblitérées complètement*, tantôt *simplement rétrécies.*

2. A côté de la coronarite, il faut signaler encore certaines *lésions* contingentes de l'*aorte :* la *dilatation simple*, les *anévrysmes*, l'*insuffisance des valvules sigmoïdes*, etc.

*b.* Lésions cardiaques. — Le *cœur* présente parfois des altérations assez importantes : on a noté la *dégénérescence graisseuse*, la *sclérose du myocarde* ainsi que certaines *dilatations cardiaques*, l'épaississement du *tissu cellulaire périaortique*.

La *pericardite*, la *symphyse cardiaque* ont été relevées dans plusieurs cas et expliqueraient pour quelques auteurs, la propagation du travail morbide aux filets voisins du plexus cardiaque : l'altération de ceux-ci deviendrait ensuite la cause principale de l'angor pectoris.

*c.* Lésions du plexus cardiaque. — Elles ont été étudiées avec soin par Lancereaux, et aussi par Peter : signalons encore le travail de Loupias[1] inspiré par le premier de ces auteurs.

D'après Lancereaux, l'inflammation des tuniques de l'aorte se propage à certains filets nerveux du plexus cardiaque appliqués sur la face externe de l'artère : dans deux cas il démontra l'existence de la *névrite du plexus cardiaque*, née ainsi par propagation phlegmasique partie de l'aorte.

L'altération consiste dans la production de nombreuses cellules embryonnaires interposées entre les tubes nerveux; ceux-ci, comprimés, étranglés pour ainsi dire dans cette sorte de gangue, présentent de place en place un état de vacuité de leur gaine par altération de la myéline devenue grisâtre et granuleuse.

1. Loupias, « De quelques observations d'anat. patholog. pour servir à l'hist. de l'ang. de poitr. », *Th.* Paris, 1865.

La *névrite cardiaque, quoique rare, est donc bien établie;* mais peut-elle être considérée comme la cause de l'angine de poitrine? C'est ce que nous examinerons plus loin.

**Pathogénie.** — Il est peu d'affections dont la pathogénie ait été plus vivement discutée ; la multiplicité des hypothèses mises en avant établit nettement la *pluralité des angines de poitrine*, au point qu'il y a lieu aujourd'hui de *considérer l'angor pectoris*, non comme une entité morbide, mais *comme un syndrome* dont les caractères cliniques et surtout le pronostic dépendent exclusivement de la cause : extrêmement grave pour l'angine de poitrine liée à des altérations anatomiques, le pronostic est relativement bénin pour les fausses angines et principalement pour celle qui est d'origine névropathique.

A. *Angine de poitrine vraie.* — Un grand nombre de relations d'autopsie établit d'une façon indiscutable le rapport de l'angine de poitrine avec l'*aortite chronique*, mais celle-ci provoquerait l'angine de poitrine par des mécanismes différents suivant les auteurs :

1° Par *lésions consécutives des artères coronaires : c'est la théorie vasculaire* ou encore : *coronarienne ;*

2° Par *névrite* ou par simple *névralgie du plexus cardiaque;* c'est la *théorie* dite *nerveuse* de l'angine de poitrine.

I. *Lésions des artères coronaires.* — Elles consistent comme nous l'avons dit dans le *rétrécissement* ou l'*oblitération* plus ou moins complète de ces artères par artérite chronique, athérome, etc., *amenant* dans la suite l'*ischémie du myocarde.* Cette sténose est fréquente : Potain l'a notée 20 fois sur 43 observations ; Huchard sur un ensemble de 70 autopsies l'a relevée 38 fois, et 17 fois l'altération de l'aorte ; Douglas Powell, sur 46 cas, rencontre 34 fois l'athérome des coronaires et 26 fois des lésions de l'aorte. Bard, plus récemment, a montré de nouveau *qu'il s'agit* rarement d'une coronarite véritable, mais *presque toujours d'aortite propagée* à *l'orifice des artères coronaires.*

Cette *coronarite consécutive à l'aortite chronique* avait déjà été relevée de longue date par Jenner, Parry, Burns, Dance, Waston, Fuller ; mais l'*insuffisance d'irrigation du myocarde*, qui en est la conséquence, n'a été mise en lumière que par Balfour et par Reeder (1821). En 1866, Potain compare les crises d'angine de poitrine, due à l'ischémie du myocarde par sténose des artères coronaires, à la *claudication intermittente* observée chez les chevaux à la suite du rétrécissement des artères iliaques (Charcot) et développe cette théorie, plus tard, dans une série de leçons cliniques à l'hôpital Necker[1]. L'*explication pathogénique* des accès *est la suivante :* lorsque le malade est au repos, le cœur, quoique incomplètement irrigué, reçoit encore une quantité suffisante de sang pour assurer son fonctionnement, mais lorsque — sous l'influence d'un effort musculaire, d'une marche précipitée, d'une montée sur un terrain en pente, de l'ascension d'un escalier ou encore d'une émotion vive — les mouvements

1. Potain, *Gaz. des hôpit.*, 19 août 1880. — *Sem. méd.*, mars 1889. — *Union méd.*, 1894

du cœur viennent à se précipiter, la quantité de sang que lui distribuent les coronaires retrécies est notablement insuffisante; il en résulte que le myocarde ischémié, et en même temps intoxiqué par les « déchets non éliminés », traduit son trouble par une *sorte de crampe douloureuse* et l'accès éclate. On le voit, l'angine de poitrine ne serait, par analogie, qu'une sorte de *claudication intermittente du cœur*. C'est là encore un nouvel exemple des « aptitudes fonctionnelles restreintes » désignées par Potain sous le nom de *méiopragies*.

Cette théorie a été reprise depuis par Huchard (1883) qui a insisté sur l'importance de la coronarite dans la pathogénie de l'angine de poitrine vraie.

D'après G. Sée (1876), la douleur transmise aux centres nerveux par la voie du pneumogastrique déterminerait, par l'intermédiaire du nerf spinal, une action d'arrêt ou mieux de ralentissement des contractions du cœur, qu'on a noté dans quelques cas.

*L'issue de l'accès* d'angine de poitrine *dépend* principalement *de l'état* d'intégrité plus ou moins grand *du muscle cardiaque;* offre-t-il encore une résistance grande, la crise passe et le malade reprend son état apparent de santé; est-il profondément altéré, il s'épuise rapidement pendant la crise et le malade succombe comme foudroyé. C'est ainsi que s'explique la *gravité* toute particulière de l'angine de poitrine survenant chez les sujets atteints de *dégénérescence graisseuse* du myocarde ou de *myocardite scléreuse chronique*. Huchard pense même que, dans certains cas, ces deux altérations seraient capables à elles seules de produire des accès d'angine de poitrine vraie, en dehors de l'aortite chronique.

Telle est la *théorie vasculaire* ou *coronarienne* de l'angine de poitrine vraie qui s'appuie sur une série d'autopsies très démonstratives. Pour beaucoup d'auteurs, il n'y a point d'angine de poitrine sans sténose des coronaires et ischémie du myocarde. Pour G. Sée notamment, le nom d'angine de poitrine doit être absolument réservé à cet angor particulier; quant aux autres variétés cliniques, il leur refuse cette appellation et les englobe sous le nom général de *cardiacalgies*.

*L'origine coronarienne* de certaines angines de poitrine est encore établie par les expériences de Potain et François-Franck, de Bochefontaine et Roussy[1] de Fenoglio et Drogoul, qui provoquent l'arrêt brusque du cœur par le pincement ou par la ligature de la coronaire.

Malgré la solidité de cette théorie, on lui a cependant présenté un certain nombre d'objections :

*Objections*. — 1° Il existe un certain nombre de faits dans lesquels des *lésions manifestes des artères coronaires* n'ont donné lieu à *aucun accident d'angine de poitrine;* tels sont les faits signalés par Auscher et Pilliet[2] observés chez des vieillards de l'hospice d'Ivry chez lesquels on trouva de l'athérome oblitérant des artères coronaires sans accès d'*angor pectoris*. Mais, dans ces cas, les lésions artérielles signalées sont l'ossification

1. Bochefontaine et Roussy, *Acad. des Scienc.*, 1881.
. Auscher, Pilliet, *Soc. anat.*, Paris, 2 octobre 1891.

ou l'état crétacé; or ces altérations, comme Potain l'a fait remarquer (1886), n'entraînent point forcément la sténose des coronaires, et dans quelques cas même, elles coïncidaient avec la dilatation de ces artères; de plus, dans d'autres faits, on nota que le calibre du vaisseau était, sinon normal, du moins très suffisant pour assurer l'irrigation du muscle cardiaque : il n'y a donc rien d'étonnant que dans ces conditions on n'ait point rencontré d'accès angineux.

Cette absence d'accidents s'explique encore parce qu'un rétrécissement très serré peut exister sur l'une seulement des coronaires, alors que l'autre est très dilatée, ou bien encore par la présence de coronaires supplémentaires (Budor).

2° Contrairement aux faits précédents, on a publié un certain nombre de cas d'*angine de poitrine vraie* terminés par la mort, dans lesquels l'*aorte et les artères coronaires* étaient absolument *normales :* Dans le cas rapporté par Auscher il est noté expressément que les coronaires, suivies sur toute leur longueur, étaient souples et perméables. Dans ce ce cas, il semble peut-être qu'il s'agisse plutôt d'une crise angineuse liée à la péricardite (il y avait de la péricardite sèche) que d'un accès d'angine vraie. Cependant des faits analogues ne sont d'ailleurs pas absolument rares : nous rappellerons seulement ceux de Déjerine et Huet[1], de Grenet[2], de Bullard et Osler[3]. Bien plus, on a cité même des cas où les artères coronaires étaient dilatées, tel le fait intéressant publié autrefois par Ball[4].

Pour expliquer ces faits sans coronarite, quelques auteurs, comme Huchard, admettent que l'angine de poitrine pourrait se rattacher en pareils cas, non plus à un rétrécissement organique des coronaires, mais à une *contraction spasmodique transitoire* de celles-ci, suivie d'ischémie fonctionnelle du myocarde; ce spasme s'observerait notamment chez certains névropathes, ou encore chez les fumeurs par l'action toxique de la nicotine.

3° Rist et Krantz[5] ont publié un cas d'angor vrai survenant plusieurs fois par jour chez une malade aortique et syphilitique et qui mourut d'œdème pulmonaire aigu. A l'autopsie les coronaires étaient absolument saines, mais l'aorte très altérée. Les accès d'angor étaient constamment précédés d'élévation paroxystique de la tension artérielle; cette corrélation démontrerait le rôle considérable de *l'hypertension* dans la production de l'*angor pectoris*, indiqué par Lauder Brunton[6].

4° Vaquez (1906) admet également cette théorie et pense que les conséquences de cette hypertension sont non seulement la dilatation du cœur indiquée par Nothnagel et dont nous verrons plus loin toute l'importance, mais aussi la *dilatation de l'origine de l'aorte* agissant ensuite immédiate-

1. Dejerine et Huet, *Soc. anat.*, Paris, décembre 1887.
2. Grenet, *ibid.* novembre 1895.
3. Bullard et Osler, *Medical News*, décembre 1900.
4. Ball, *Soc. méd. hôpit.* Paris, 27 mai 1887.
5. Rist et Krantz, *Soc. méd. hôpit.* Paris, 22 juin 1906.
6. Lauder Brunton, *Practitioner*, Londres, 1891, t. XLVIII, p. 241.

ment, sur les plexus cardiaques, car on sait que la région sus-valvulaire est très riche en filets nerveux se rendant au plexus cardiaque. Ce serait là un exemple nouveau d'angine vraie non coronarienne, du type de l'angine vaso-motrice de Nothnagel, survenant à la suite de crises vaso-constrictives. Dans le même ordre d'idées on a signalé des angines graves par contraction spasmodique des coronaires ; récemment Giovanni Galli[1] a rappelé un cas d'angor grave suivi de mort sans lésions des coronaires : la mort était due à un spasme vasculaire. Il semblerait donc, ainsi que Pal[2] l'a montré, que l'accès angineux évolue parallèlement à la résistance périphérique.

5° D'ailleurs, dans d'autres cas, les lésions coronariennes ne seraient que la cause première et l'*angor procéderait* plutôt de la *dilatation cardiaque* conséquence de cette coronarite : Beau[3], Hood[4], Potain[5], Nothnagel[6] ont insisté beaucoup sur l'influence de la dilatation cardiaque dans la production de l'angor ; Merklen puis J.-P. Tessier[7] sont revenus sur ce fait. D'après cette théorie, comme conséquence de l'ischémie du myocarde consécutive à la coronarite, il se produirait, sous l'influence d'un effort fait par le malade, une *distension brusque du cœur*, d'où résulterait une irritation des extrémités nerveuses du plexus cardiaque, cause de la crise.

J. Mackenzie[8] considère l'*angor pectoris* comme l'expression de *l'épuisement de la fonction de contractilité du myocarde*, celle-ci en première ligne peut être la conséquence d'une coronarite qui diminue l'apport sanguin destiné au myocarde, mais elle peut résulter aussi d'un tout autre état, et l'angor pourrait s'observer chez des anémiés, des surmenés.

Toutes ces objections ont une valeur sérieuse, mais elles ne sauraient faire mettre en doute *les relations de la coronarite avec* un *grand nombre de cas d'angine de poitrine*.

II. *Névrite du plexus cardiaque*. — D'après cette seconde théorie, ou *théorie nerveuse* de l'angine de poitrine, l'*inflammation de l'aorte* (aortite aiguë ou chronique), celle du *péricarde* et même quelquefois celle que provoquent quelques *altérations* des *ganglions* du *médiastin* (Heine, 1873 ; Barety, 1874 ; Bazy, 1878) s'étendraient aux nerfs cardiaques de voisinage et même, dans quelques cas, au phrénique : ainsi serait constituée une *névrite du plexus cardiaque*, point de départ des accès douloureux d'*angor pectoris*.

Cette névrite a été indiquée déjà par Baumès, par Gintrac (1835), et les lésions ont été décrites par Lancereaux (1864)[9], partisan convaincu de

1. G. Galli, *Gaz. degli Ospedali*, 2 février 1908.
2. Pal, *Wien. med. Wochenschr.*, 1904, n[os] 14-15.
3. Beau, *Arch. gén. de méd.*, janvier 1853.
4. Hood, *Lancet*, 2 février 1884.
5. Potain, *Gaz. des hôpit.*, 19 août 1880.
6. Nothnagel, *Internat. Klin. Rundsch.*, Wien, 1891.
7. J. P. Tessier, « Rôle de la distens. card. dans la product. de l'ang. de poitr. », *Th.* Paris, 1905.
8. J. Mackenzie, *loc. cit.*, p. 57.
9. Lancereaux, *Acad. de méd.*, 18 juillet 1894.

cette théorie : il rattache cette névrite à une aortite provoquée par des dyscrasies ou des intoxications diverses; il insiste notamment sur l'influence du *paludisme ;* Laveran, Colin, Kelsch, et Leroy de Méricourt, au contraire, lui refusent toute influence pathogénique.

La *théorie de la névrite cardiaque* a été soutenue à maintes reprises par Peter (1873). Il rapporta deux cas d'angine de poitrine, produite par la *propagation* d'*une aortite* avec péricardite *au plexus cardiaque* et *même* au *phrénique*, expliquant la dyspnée et les douleurs à la base du sternum pendant la crise, ainsi que les irradiations douloureuses vers le membre supérieur, par la mise en jeu des branches cervico-brachiales du phrénique.

Ces irradiations peuvent encore s'expliquer par la seule action du plexus cardiaque dont l'irritation gagne la moelle cervicale, de laquelle partent le plexus cervical et le plexus brachial qui propagent les phénomènes douloureux vers le bras, l'épaule, le cou, les mâchoires, etc. Six observations de *névrite cardiaque* ont été publiées, établissant nettement l'existence de cette lésion ; cette névrite par propagation au plexus cardiaque de l'inflammation aortique et périaortique avait été admise déjà par Gintrac et par Lartigue.

Mais en même temps qu'elles signalent les lésions de névrite, ou bien elles mentionnent en même temps des altérations des artères coronaires, ou bien elles ne font aucune mention de l'état de celles-ci : elles ne sauraient donc être démonstratives d'emblée. La névrite cardiaque existe réellement; elle ajoute quelque chose à la symptomatologie de l'affection et rend compte en partie des phénomènes douloureux de l'angine de poitrine, mais elle ne peut la constituer (HUCHARD).

III. Dans d'autres circonstances, l'angor pourrait se rattacher encore à des perturbations nerveuses, mais il ne s'agit plus d'une névrite véritable, mais d'une simple *névralgie du plexus cardiaque* ou du pneumogastrique [DESPORTES, JURINE, LAENNEC, LARTIGUE (1868), PARROT], reconnaissables par *l'existence de points douloureux surtout à la région thoracique*, à la base du tronc, au cou, aux insertions des sterno-mastoïdiens, etc. C'est à cette variété d'angine de poitrine névralgique qu'il faut rattacher les cas d'angor nés sous une influence rhumatismale non douteuse (coup de froid brusque sur la poitrine) (POTAIN, PETER, MARTINET); ces douleurs sont exagérées par la pression de la paroi et même quelquefois provoquées par elle. Nous l'avons dit précédemment, ces cas appartiennent, sans doute, plutôt au groupe des pseudo-angines qu'à celui de l'*angor pectoris* véritable.

B. *Pseudo-angines de poitrine.* — Leur pathogénie est complexe et sujette à controverse.

*a. D'origine nerveuse.* — Celles qu'on rencontre dans l'*hystérie* et dans la maladie de Basedow en sont les types principaux.

Dans l'hystérie, il faudrait peut-être lui attribuer une origine centrale (ROMBERG)? Quant à celle qui survient dans le *goitre exophthalmique*, Huchard lui reconnaît des causes multiples agissant ensemble ou séparément : par exemple des *dilatations passagères du cœur*, des *accidents névralgiques*, ou encore des *troubles gastro-intestinaux* si fréquents dans le cours de la maladie de Basedow.

*b. D'origine réflexe.* — Nous avons indiqué déjà le mécanisme de ces angines de poitrine qu'on rencontre dans le cours des accidents gastro-hépatiques (POTAIN, E. BARIÉ). En pareilles circonstances, une action réflexe partie des voies digestives retentit sur les vaisseaux pulmonaires dont elle cause le rétrécissement spasmodique. Celui-ci produit secondairement une exagération de tension dans l'artère pulmonaire, suivie nécessairement de dilatation des cavités cardiaques droites. Si la cause d'irritation première persiste, le processus s'étend au cœur gauche lui-même, et cette distension du myocarde, dont la tonicité et l'énergie contractile sont amoindries, est la cause des accès angineux.

*c. D'origine diathésique.* — Chez les *goutteux* on rencontre deux sortes d'angine de poitrine : l'angine vraie, par ischémie du myocarde, conséquence de l'artériosclérose ou encore de la dégénérescence graisseuse, fréquentes dans la goutte, la pseudo-angine liée, soit à la dyspepsie goutteuse, soit aux névropathies fréquentes en pareil cas. Il en est de même pour le *diabète*, dans le cours duquel l'*angor pectoris* prend souvent l'allure des angines à forme névralgique (LARTIGUE) et peut se rattacher souvent à l'arthritis.

*d.* L'*angor pectoris* d'*origine toxique* a pour type celle produite par le *tabac* (BEAU, GÉLINEAU, VALLIN) ; en pareil cas la nicotine semble produire les accès, soit directement en déterminant une sténose spasmodique des vaisseaux coronaires, soit même en déterminant des lésions d'aortite et de coronarite, ou simplement une excitation des plexus nerveux (POTAIN), soit enfin, en produisant d'abord des troubles de dyspepsie gastrique avec retentissement secondaire sur le cœur. Dans l'intervalle des crises, on rencontre souvent des perturbations cardiaques multiples (tachycardie, palpitations, intermittences, etc.).

La *toxémie* est invoquée par Gilbert et Garnier [1] pour quelques cas d'angor qu'ils rattachent à une névralgie ou à une névrite toxique des plexus cardiaques *d'origine urémique*. De même Pawinski (1903) attribue à une action toxique sur les nerfs sensitifs du cœur quelques cas d'angor à la suite de certaines *amygdalites graves*. Enfin une cause toxi-infectieuse est encore invoquée par Gilbert et Lereboullet [2]. Dans des cas d'angor observés dans quelques *affections des voies biliaires* : lithiase, et surtout angiocholite fébrile, signe d'infection biliaire accusée ; celle-ci produirait un trouble fonctionnel du plexus cardiaque engendrant l'*angor pectoris*.

**Autres théories.** — Nous ne pouvons quitter ce chapitre sans rappeler brièvement les autres théories pathogéniques de l'angine de poitrine

1. GILBERT et GARNIER, « Sur l'origine urémiq. de l'ang. de poitrine », *Presse méd.*, 13 octobre 1900.

2. GILBERT et LEREBOULLET, « L'angine de poitrine biliaire », *Soc. de biolog.*, 7 novembre 1903.

abandonnées aujourd'hui pour la plupart, mais qu'il est intéressant de connaître au point de vue de l'*historique de la question.*

On peut artificiellement les ramener à *trois groupes* distincts :

*A*. Angines de poitrine se rattachant à des *lésions organiques ;*

*B*. Angines de poitrines *nerveuses ;*

*C*. Angines de poitrine *diathésiques.*

*A*. Dans le premier groupe rentraient les angines par :

*a*. Ossification des artères (FOTHERGILL, PARRY, LARTIGUE, etc.);

*b*. Ossification des cartilages costaux (ROUGNON, BAUMÈS);

*c*. Ossification ou encore dégénérescence graisseuse du cœur (WALL, STOKES, BLACK);

*d*. Aortite et lésions valvulaires aortiques (GINTRAC, CORRIGAN, STOKES);

*e*. Embolie des artères coronaires (VIRCHOW, COHNHEIM, QUAIN);

*f*. Infiltration graisseuse ou purulente du médiastin (HAYGARTH, FOTHERGILL);

*g*. Compression par le foie hypertrophié (BRERA, RICOTTI).

*B*. Parmi les angines de poitrine se rapportant à des troubles nerveux, il faut citer celles produites par :

*a*. Le spasme du cœur (HEBERDEN, HAMILTON);

*b*. Paralysie incomplète du cœur (PARRY);

*c*. Spasme des vaso-moteurs périphériques, *angine vaso-motrice* (suivi de *dilatation du cœur* (NOTHNAGEL);

*d*. Asystolie intermittente (BEAU);

*e*. Manifestation de l'épilepsie (TROUSSEAU);

*f*. Névralgie brachio-thoracique (PIORRY).

*C*. Les angines de poitrine diathésiques ont été rapportées, tantôt à des manifestations du *rhumatisme* sur le cœur (SCHMIDT, VIGUIER), ou de la *goutte* sur le cœur (ELSNER, BARTHEZ) ou sur le diaphragme (STEPHEN-BUTTER).

*D*. *Réflexe cardiaque par contraction du myocarde.* — Cette théorie a été proposée par A. Abrams [1]. Un *réflexe cardiaque* par contraction du myocarde se produit sous l'influence d'une excitation extérieure, exercée non seulement sur la peau de la région précordiale (percussion) mais aussi sur la muqueuse nasale (inhalation d'éther, de chloroforme, etc.), sur la muqueuse rectale (toucher, efforts de défécation), sur les muscles, (tapotage des muscles des extrémités), sur la colonne vertébrale (percussion sur l'apophyse épineuse de la septième vertèbre cervicale); enfin par certains actes psychiques (peur). En outre, toutes les causes capables de provoquer le réflexe cardiaque peuvent également causer une crise d'angine de poitrine. Celle-ci serait due à une ischémie du cœur causée par une vaso-constriction, non pas des coronaires, mais produite par une augmentation passagère de la tonicité du muscle cardiaque comprimant les artères coronaires, et déterminant un arrêt dans l'apport sanguin au myocarde. L'*angine de poitrine* serait donc *un réflexe cardiaque douloureux.* Le thé, le café, la digitale, qui augmentent la puis-

1. A. ABRAMS (de San Francisco), *Medical Record*, 14 décembre 1907, p. 969.

sance de la contraction cardiaque peuvent provoquer, par ce mécanisme, l'angine de poitrine. Celle-ci en conséquence réclame comme traitement, outre les moyens classiques, la percussion des quatre dernières vertèbres dorsales qui déterminent un réflexe, non plus constricteur, mais dilatateur.

**Physiologie pathologique.** — Les *phénomènes douloureux cardiaques* qui ont une importance si grande dans l'*angor pectoris* sont la conséquence de l'irritation des nerfs cardiaques, soit par *névrite véritable* due à la propagation au plexus cardiaque de l'inflammation préétablie de l'aorte (Gintrac, Lartigue), soit par l'*ischémie du myocarde*, et dans ce cas il se produirait, ainsi que l'a dit Potain, une « crampe douloureuse du cœur ». Quant au caractère intermittent des crises d'angor, Potain l'a également expliqué ; poursuivant sa comparaison avec la claudication intermittente des chevaux atteints de rétrécissement des artères iliaques, il remarque que si le sujet ne demande point à son cœur un travail exagéré, l'irrigation du myocarde demeure encore suffisante malgré les altérations des coronaires, et le myocarde n'accuse aucune souffrance et suffit au travail restreint qu'on exige de lui. Mais si l'on demande à ce myocarde un travail excessif, l'insuffisance de l'irrigation devient manifeste et la crise d'angor se manifeste. Le caractère intermittent des crises s'explique encore peut-être par des poussées subaiguës d'aortite étendues aux plexus nerveux, peut-être aussi par des crises passagères et brusques de dilatation, soit du cœur (Beau, Potain, Nothnagel), soit de l'aorte à l'origine même du vaisseau (Merklen, J.-P. Tessier, Vaquez).

Elles sont suivies par l'irritation des ramuscules des plexus cardiaques, car la dilatation brusque du cœur peut être douloureuse comme la distension des autres organes creux : vessie, estomac.

Les *irradiations douloureuses* dans le cou, l'épaule, le bras gauche s'expliquent parce que le nerf cardiaque inférieur et le ganglion cervical inférieur gauches ont des connexions très étroites avec les deux dernières paires cervicales et la première dorsale, et l'on sait que le plexus brachial est formé de la conjonction des quatre dernières paires cervicales et de la première dorsale.

L'*angoisse*, enfin, serait d'origine centrale et s'expliquerait pour Anstie[1] et pour Brissaud (1890) par une altération ou un ébranlement des noyaux bulbaires du nerf vague.

Quant au *faux angor*, il peut s'expliquer sans doute par des troubles portant sur les diverses branches périphériques de distribution du nerf vague englobées sous les noms de synergies morbides du pneumo-gastrique (névralgie, hyperesthésie périphérique, excitation réflexe, etc.) (Huchard).

Cette étude de l'angine de poitrine nous conduit à cette *conclusion* que l'*angor pectoris n'est point une entité morbide mais un syndrome se rattachant à des conditions pathogéniques complexes.* C'est ce

1. Anstie, *Brit. med. journ.*, 1872.

qu'a bien fait remarquer Landouzy[1] : « On ne peut considérer, dit-il, un accès épileptique comme une entité autonome, toujours semblable à elle-même ; or ce qui est vrai des accès convulsifs est vrai des accès d'*angor pectoris* dans lesquels il faut savoir ne chercher qu'un pur syndrome ».

**Diagnostic.** — Le diagnostic de l'angine de poitrine comporte deux problèmes à résoudre :

1° *Reconnaître le syndrome angineux ;*

2° *Déterminer* s'il s'agit d'*angor pectoris vrai*, ou d'une *pseudo-angine de poitrine*, et en rechercher la cause.

A. *Diagnostic de la maladie.* — Il est assez facile : l'angine de poitrine procède par *accès brusques*, et se caractérise par une *douleur angoissante* extrêmement vive, siégeant *dans la région rétro-sternale*, accompagnée d'*irradiations* vers l'épaule, le cou, le bras, l'avant-bras du côté gauche de préférence, avec intégrité des fonctions respiratoires et du rythme cardiaque ; enfin par la terminaison brusque de l'accès, avec retour à la santé du moins en apparence dans l'intervalle des crises.

Cependant, certains accès incomplets ou frustes d'angine de poitrine pourront quelquefois faire confondre celle-ci, d'une part, avec certaines *affections douloureuses* de la région thoracique, et d'un autre côté, avec *certaines crises dyspnéiques* de nature diverse. En réalité, on a moins à établir cette dernière distinction, car on ne saurait trop dire que *l'angine de poitrine* est une *affection douloureuse, mais non dyspnéisante.*

1° *Affections douloureuses du thorax.* — *a.* Les *névralgies brachio-thoraciques*, la *névralgie intercostale* se distingueront de l'accès d'angor pectoris, par l'absence de caractère angoissant de la douleur, par le siège superficiel de celle-ci, sa permanence avec exacerbations paroxystiques spontanées, et dans d'autres cas provoquées par la pression au niveau de certains points déterminés. Certaines de ces névralgies thoraciques sont symptomatiques de *tumeurs du médiastin*, *d'anévrysmes de l'aorte* dont les signes physiques restent parfois frustes pendant fort longtemps, mais auxquels on devra songer, surtout chez les adultes, particulièrement lorsqu'on rencontrera des troubles respiratoires ou circulatoires d'une interprétation difficile.

*b.* Chez certains *neuro-arthritiques*, on observe des douleurs fixes, spontanées, ou augmentées par la pression digitale, siégeant dans les espaces intercostaux, dans la région préaortique ou précordiale : ce sont de véritables *topoalgies*[2] (τοπος, endroit; αλγος, douleur), confondues quelquefois avec l'accès d'angor et qui disparaissent par les révulsifs ou par le pinceau électrique.

*c.* La *névralgie diaphragmatique* donne lieu à une douleur au niveau de la dixième côte gauche, au niveau des insertions diaphragmatiques, avec propagation le long du bord gauche du sternum remontant jusqu'au

1. Landouzy, *Progrès médical*, 1883, pp. 689-710.
2. Blocq, *Gaz. hebd. de méd. et chirurg.*, 1891.

cou et même vers l'épaule du même côté, qui pourront la faire confondre avec l'angine de poitrine. Mais, la douleur ne présente jamais ni le caractère angoissant si particulier à l'*angor pectoris*, ni le siège dans la région rétro-sternale, qui lui est propre.

*d.* La *pleurésie diaphragmatique gauche* présente, comme la névralgie précédente, une zone douloureuse sur le domaine du nerf phrénique, et de plus s'accompagne de phénomènes fébriles et d'une dyspnée permanente qui manquent dans l'angine.

*e.* La *péricardite aiguë* s'accompagne parfois de douleur dans la région précordiale, avec irradiation plus ou moins nette sur le trajet du phrénique, vers l'épaule et même la région dorsale; mais, outre qu'il s'agit plutôt en général d'une gêne douloureuse que d'une douleur angoissante, la maladie se manifeste encore par de la fièvre et des signes physiques d'une importance capitale (frottements péricardiques) qui manquent totalement dans l'angor.

*f.* *L'aortite aiguë* donne lieu souvent à une sensation fort douloureuse de gêne, de constriction rétro-sternale sous forme d'accès qui ressemblent d'assez près à la crise d'angine de poitrine; mais, *dans l'aortite* une fois *la crise terminée*, *le malade conserve* une *sensation permanente de poids*, *de lourdeur rétro-sternale*, *avec* gêne respiratoire très pénible et même *dyspnée véritable*, alors que dans l'angor pectoris, le retour à la santé s'opère dès la terminaison brusque de l'accès.

2° *Crises dyspnéiques.* — *a.* Les accès *d'asthme* ne donnent lieu à aucune sensation de constriction angoissante de la région rétro-sternale, mais ce qui domine c'est la dyspnée intense accompagnée de sifflement respiratoire, survenant par accès d'une durée bien autrement longue que celle des accès angineux, et qui se terminent par une expectoration bronchique abondante et caractéristique, qu'on ne rencontre jamais dans les crises angineuses.

*b.* La *dyspnée* des *cardiopathies organiques* est *permanente*, mais s'accuse surtout à l'occasion des *efforts*, elle s'accompagne à la période troublée de cyanose et d'œdème périphériques; en pareil cas, la difficulté du diagnostic n'existe guère, car les signes d'auscultation établissent l'origine des accidents.

*c. Dyspnée urémique.* — Elle est surtout nocturne, et prend assez souvent le rythme de Cheyne-Stokes; elle s'accompagne d'albuminurie, d'hypertrophie du cœur gauche avec rythme de galop. Enfin, c'est un phénomène de dyspnée et non de douleur.

B. *Diagnostic de la nature de l'angine de poitrine.* — I. L'*angine de poitrine vraie, liée à la coronarite*, est caractérisée surtout par le *début brusque* des accès douloureux *sous l'influence d'un effort musculaire*, d'une marche rapide, de la montée d'un escalier, d'une émotion vive, d'un accès de colère, bref de tout ce qui peut être une cause d'accélération des contractions du cœur. La *douleur* est atroce, *angoissante* avec *sentiment de mort imminente*, comparée à la sensation d'un étau, de griffes enserrant la poitrine, *siégeant derrière le sternum* avec irradiation vers le cou et le bras gauche; elle a une *durée fort courte : quelques secondes* à une ou deux minutes tout au plus. Dans les premiers temps, ces accès sont rares et espacés par des intervalles éloignés mais qui tendent à se rapprocher à mesure que l'affection se prolonge. Ces crises surviennent le plus souvent au delà de quarante-cinq à cinquante ans, surtout chez les hommes, presque toujours des athéromateux, des artérioscléreux et particulièrement chez ceux qui sont atteints de lésions aortiques (aortite chronique, dilatation, insuffisance sigmoïdienne, anévrysmes, avec leurs signes physiques habituels, mais qui sont parfois peu manifestes ou même nuls).

On se souviendra que si l'angine de poitrine est rare avec des lésions mitrales (Broadbent), elle peut exister toutefois chez les *mitraux artérioscléreux*, principalement chez ceux atteints de *sténose*. On retrouvera donc dans les antécédents de presque tous les malades, les affections habituelles qui prédisposent à l'aortite : fièvre typhoïde, syphilis, saturnisme, etc. La terminaison de l'accès est brusque, son *pronostic* est *de la plus haute gravité* et peut se terminer par la *mort subite*.

II. Contrairement à l'angor vrai, *les pseudo-angines de poitrine ne reconnaissent pas comme cause occasionnelle des efforts musculaires* ou des mouvements brusques; elles surviennent sous des influences multiples : froid, névropathies, troubles dyspeptiques, arthritis, action toxique (tabac), etc., elles éclatent fréquemment la nuit et parfois avec des retours plus ou moins périodiques. L'*intensité* de l'accès est *moindre*, la *douleur siège* plutôt *dans la région moyenne du cœur* que dans la zone rétro-sternale ; c'est rarement la sensation d'étau ou de griffes dont les malades se plaignent, mais plutôt d'une sensation de poids de compression dans la poitrine, quelquefois de *cœur trop gros*. Dans l'angine vraie, il n'y a pas de dyspnée, ici au contraire, l'accès s'accompagne d'un peu d'*oppression* ou d'anhélation.

Les crises ont une *durée* beaucoup *plus longue* que celle de l'angor vrai : elles peuvent persister pendant une *demi-heure*, *deux*, *trois heures* et plus et leur répétition est fréquente.

Contrairement à l'angine vraie qui se montre presque toujours à l'âge mûr chez les hommes, ces pseudo-angines surviennent à tout âge et peuvent se rencontrer chez la *femme* (hystérie, neurasthénie, rhumatisme). De plus, alors que dans l'angine vraie, l'auscultation révèle presque toujours l'existence d'une lésion aortique, dans l'angine fausse on ne trouve aucun signe stéthoscopique à l'examen de la région cardio-aortique ; enfin — point capital — dans le faux angor, le *pronostic* est relativement *bénin* et la *guérison est la règle*, alors que la mort vient le plus souvent terminer un accès d'angine de poitrine vraie, et cela à une période plus ou moins rapprochée de la crise première.

Quelques caractères spéciaux indiqueront la nature particulière de chacune des angines fausses, en général *bruyantes, mais non dangereuses*.

L'angor pectoris d'*origine névropathique*, de même que celle de nature *névralgique* sont surtout le propre du sexe féminin (80 fois sur 88 cas d'après Forbes); elles éclatent, soit spontanément, soit sous l'influence d'un refroidissement brusque, pendant la nuit de préférence, et s'accompagnent souvent d'agitation désordonnée des malades et de symptômes accessoires, tels que palpitations, accès d'oppression, hoquet, boule hystérique, crises de larmes, polyurie à la fin de la crise, leur durée est longue parfois d'une à trois heures. L'auscultation ne dénote aucun bruit morbide au niveau du cœur ou de l'aorte; enfin la crise passée, les malades ne ressentent aucun trouble dans leur santé et ne conservent que leur état névropathique antérieur.

L'angine de poitrine, liée aux *troubles gastriques*, est provoquée chez les prédisposés, par l'ingestion d'une quantité d'aliments même très minime; elle est précédée d'un sentiment d'oppression, ou plus justement d'anhélation profonde, accompagnée le plus souvent de palpitations, et même d'arythmie cardiaque. La douleur paraît occuper plus nettement la région précordiale que la zone rétro-sternale; enfin c'est moins une sensation de constriction ou d'angoisse dont se plaint le malade, qu'un sentiment de plénitude et de cœur trop gros. A l'auscultation, on note les signes de la dilatation des cavités droites du cœur, avec rejet de la pointe vers l'aisselle gauche, accentuation du second bruit dans le deuxième espace intercostal gauche, et quelquefois bruit de galop diastolique au niveau de la région xiphoïdienne. Dans quelques cas très accusés, on note des signes d'insuffisance tricuspidienne fonctionnelle avec accidents d'asystolie.

L'usage, et plus encore l'abus journalier du *tabac*, ainsi que la disparition des accidents d'angor pectoris après la suppression de cette habitude, indiqueront la nature toxique des accidents cardiaques.

Enfin, le diagnostic devra parfois conclure dans le sens d'*angine de poitrine mixte*, lorsque le malade présentera à la fois des causes multiples capables de produire la crise angineuse (Potain, Rendu).

Au dire de Huchard les *caractères de l'angine* de poitrine *coronarienne ou vraie* pourraient être résumés ainsi :

1° Toute angine de poitrine causée par un effort est une angine coronarienne; par contre, les douleurs angineuses qui naissent spontanément sont dues à une névralgie ou à une névrite cardiaque ;

2° Les douleurs précordiales produites par la pression ne sont pas liées à l'angine coronarienne.

Enfin lorsqu'un malade ayant des crises provoquées par l'effort, en éprouve d'autres, nées spontanément et pendant la nuit, il s'agit également d'angine coronarienne.

Si nous voulons maintenant élargir la question, nous dirons que l'*angine de poitrine n'est*, en définitive, *qu'un syndrome* et que *la maladie, c'est la coronarite*. Celle-ci, en clinique, se manifeste de deux façons distinctes :

*a.* Si la lésion occupe le tronc principal de la coronaire, elle donne naissance à l'*angine de poitrine dite vraie ;*

*b.* Si le rétrécissement coronarien, suivi de thrombose, occupe un rameau de moindre importance, il se produit un *infarctus du myocarde*, suivi de *rupture du cœur*, ou d'une cicatrice fibreuse, point de départ pour un *anévrysme du cœur*.

**Pronostic.** — Nous avons suffisamment insisté, chemin faisant, sur la gravité extrême de l'angine de poitrine coronarienne et sur la bénignité relative, en général, des accès de fausses angines ; nous n'y reviendrons pas.

Toutefois, malgré la précision de ces caractères différentiels, il faut cependant reconnaître que, dans *certains cas*, le *clinicien* reste fort *embarrassé* en face d'un accès d'angine de poitrine, lorsqu'il s'agit de décider si l'*angor* est *vrai* ou *faux*. Dans quelques-uns de ces faits, la cause occasionnelle de la crise ainsi que ses caractères cliniques restent indécis, mal déterminés. En outre, il arrive que certains malades, artérioscléreux par exemple, ayant présenté déjà des atteintes d'angor vrai coronarien, peuvent à certains moments être atteints d'une crise de faux angor imputable au tabagisme, à la goutte, au diabète, etc. On comprend, en pareille circonstance, combien le clinicien devra être prudent et réservé avant de préciser son diagnostic et surtout son pronostic. J. Mackenzie est d'avis qu'il faut supprimer le terme de pseudo-angor, et s'en tenir simplement à celui d'angor qui n'a qu'une simple valeur symptomatique. Gilbert et Garnier considèrent qu'aucun caractère différentiel absolu ne sépare les deux variétés d'angine ; on ne fait pas en réalité, disent-ils, le diagnostic d'angine vraie ou fausse, mais celui d'angine de poitrine grave ou bénigne ; la maladie est un syndrome composant ces deux variétés, l'une grave et souvent mortelle, l'autre bénigne et guérissant facilement, mais le syndrome est toujours le même et il n'y a pas lieu, au nom de la clinique, de le démembrer. Avant eux, Potain avait signalé deux cas d'angine hystérique terminés par la mort, puis Rendu [1] avait rapporté une curieuse observation d'angor pectoris vrai mortel ayant évolué cliniquement comme une fausse angine, ressemblant au pseudo-angor d'origine nerveuse par la fréquence, la durée des crises, leur apparition nocturne, etc. Il conclut en ces termes, qui me paraissent d'une très grande justesse, que les descriptions schématiques sont parfois démenties par la clinique, que l'évolution des accès angineux réserve souvent des surprises qui viennent infirmer le diagnostic le plus rationnel et qu'il est « par conséquent fort *prudent* en pareille matière de *ne porter jamais qu'un pronostic très réservé* ».

**Traitement.** — Il comprend le *traitement de l'accès* proprement dit et le *traitement préventif* à suivre dans l'intervalle des crises.

A. *Traitement de l'accès d'angine de poitrine.* — En face de la gravité de la crise, il importe d'agir sans perdre de temps ; or les agents calmants par excellence sont ici l'*opium* — ou mieux, un de ses principes actifs les plus puissants : la *morphine* — et le *nitrite d'amyle*.

L'opium a une action calmante trop lente à se produire, aussi a-t-on recours presque toujours d'emblée à la *morphine ;* on donne le médicament en injection sous-cutanée à la dose d'*un quart* ou d'un *demi-centigramme* d'abord, qu'on pourra renouveler une ou deux fois au plus, si

1. Rendu, *Sem. médicale*, février 1899.

cela est nécessaire. La morphine est quelquefois mal supportée et peut provoquer des vomissements; dans ce cas, on peut l'associer à l'atropine (Guéneau de Mussy) suivant la formule suivante: eau distillée bouillie, 10 grammes; chlorhydrate de morphine, 0gr,10; sulfate neutre d'atropine, 0gr,01. La seringue de Pravaz tout entière renferme 1 centigramme de chlorhydrate de morphine et 1 milligramme de sulfate d'atropine; on commencera par un quart ou une demi-seringue d'abord.

*La morphine ne fait pas que soulager la crise angoissante*, elle exerce encore une *action vaso-dilatatrice* puissante sur les capillaires sanguins; elle favorise par cela même la puissance contractile du cœur en abaissant la *tension artérielle habituellement élevée dans l'angor des artérioscléreux* et en diminuant la résistance périphérique; par cette double action thérapeutique elle convient donc, au premier chef, dans le traitement de l'angor pectoris.

A côté de la morphine, il faut citer, à cause de son *action vaso-dilatatrice* manifeste, le *nitrite d'amyle* qu'on emploie sous forme d'*inhalation* à la dose de 3 à 6 *gouttes* versées sur un mouchoir; mais son action peu durable exige qu'on renouvelle parfois cette inhalation deux ou trois fois lorsque l'accès est intense et de durée longue. Ce médicament doit être toujours fraîchement préparé, aussi a-t-on l'habitude de recommander aux malades de porter sur eux de petites ampoules de verre contenant la dose de nitrite d'amyle nécessaire pour une inhalation, et qu'ils recueillent sur leur mouchoir après avoir brisé une des extrémités de l'ampoule, au moment même de l'accès. Ce procédé très simple est extrêmement pratique. L'action du médicament est rapide: en quelques secondes, la face rougit, les yeux s'injectent, les oreilles perçoivent des bourdonnements et en même temps les battements du cœur augmentent de force et de fréquence, enfin la crise se calme. Mais, comme nous l'avons dit, *la faible durée de l'action calmante* du nitrite d'amyle (30 secondes au plus) nécessite la répétition des inhalations.

Comme succédané de la médication précédente, on recommande encore la *nitro-glycérine* ou *trinitrine*, qui possède également une action vaso-dilatatrice évidente: elle donne lieu à de la congestion vive de la face et du cou, avec accélération des battements cardiaques suivie d'*abaissement de la tension artérielle*. Cette dilatation vasculaire, marquée surtout sur les vaisseaux de la face, s'atténue de plus en plus à mesure qu'on se rapproche de ceux de la périphérie; les vaisseaux du poumon et ceux de la rétine sont les seuls qui ne participent point à cette action.

La *trinitrine* s'administre sous deux formes: par la *voie gastrique* à la dose de 3 à 6 *gouttes* par jour, dans un peu d'eau, sucrée ou non, ou à celle de deux à trois cuillerées à soupe, chaque jour, d'un mélange composé de 30 *gouttes* d'une solution alcoolique au centième de trinitrine et de 300 grammes d'eau distillée; en *injection sous-cutanée* à la dose d'*un quart* de seringue de Pravaz, renouvelée deux fois dans les 24 heures si cela est nécessaire, d'une solution de 10 grammes d'eau distillée et de 40 gouttes de la solution alcoolique de trinitrine au centième.

Il faut savoir cependant que la trinitrine cause parfois une céphalalgie sus-orbitaire gravative qui oblige à diminuer les doses précédentes.

A côté de ces médicaments de premier plan, on a proposé encore l'usage de la *cocaïne* (LUTAUD), de la *cicutine* (DUJARDIN-BEAUMETZ), de l'*exalgine* (DESNOS), de l'*antipyrine* (POTAIN), du *nitrite de sodium* (MATTHEW-HAY), de la *pyridine* (G. SÉE). Mais ces différentes médications n'ont donné que des résultats contestables. Le *chloral* peut être utile, mais il est inférieur à la morphine. Les inhalations d'*éther* ou les pulvérisations sur la région précordiale soulagent certainement, mais l'action n'est pas durable.

L'*aimantation* employée par Laënnec dans quelques cas, la *faradisation* mise en œuvre pour la première fois par Duchenne, de Boulogne[1], ne sont recommandables que dans les cas de pseudo-angor d'origine neuro-arthritique.

Les *courants continus* ont donné parfois de bons résultats (DUJARDIN-BEAUMETZ, PETER, ARMAINGAUD, MAURICE RAYNAUD), mais eux aussi s'appliquent aux cas de pseudo-angines de poitrine à forme névralgique.

B. *Traitement préventif de l'accès.* — Le malade devra s'astreindre à une *vie calme, régulière*, exempte d'émotions vives. Les promenades régulières sans fatigue sont permises, mais à aucun prix le malade ne devra marcher vite ni faire d'ascensions. *Tout exercice violent* (escrime, bicyclette, chasse, etc.), tout *effort brusque* (surtout du bras gauche, POTAIN) sont *interdits*. L'*alimentation* sera simple : laitages, œufs, légumes, pâtes, peu de viande, etc. ; il faudra en plus proscrire les mets excitants, les sauces, le gibier, les conserves, les salaisons ; il en sera de même pour le thé, le café, les boissons alcooliques, le vin de Champagne ; l'eau pure seule ou additionnée d'un peu de vin blanc très léger, sera la boisson préférée. Le *tabac*, sous toutes ses formes, doit être *proscrit pour toujours*.

C. *Traitement médicamenteux.* — *a*. Dans l'*angine de poitrine vraie*, le malade devra *durant plusieurs années* se soumettre (15 à 20 jours par mois environ) à l'usage des *préparations iodurées* (0^gr^,50 à 1 gramme d'iodure de sodium en moyenne chaque jour) et les 6 à 8 jours restants, prendre chaque jour dans un peu d'eau 3 à 6 gouttes de la solution de *trinitrine* à 1/100, ou pendant un temps plus long, et par périodes, le *nitrite de sodium* à la dose de 0^gr^,05 à 0^gr^,25 *pro die*. Le *tétranitrol* à petites doses, et pour quelques jours seulement, a été conseillé encore.

Si l'affection se rattache à une *aortite syphilitique*, une dose d'iodure de potassium de 2, 3, 4 grammes par jour sera prescrite ; en outre il sera nécessaire d'y adjoindre les injections intra-musculaires de sels mercuriques solubles : le biiodure, le benzoate, etc.

De plus, lorsque l'affection se complique de *poussées d'aortite*, les *révulsifs* locaux sont indiqués sous forme de badigeonnages de teinture

1. DUCHENNE, de Boulogne, « Influenc. thérap. de l'excitat. électr. cutan dans l'ang. de poitr. », *Bull. gén. de thérap.*, 30 septembre 1853.

d'iode, de pointes de feu, de vésicatoires volants, pansés de façon aseptique, de petits cautères appliqués au niveau de l'aorte. Chez quelques malades, ayant habituellement de l'hypertension (ce qui est fréquent dans les cas d'angor vrai), laquelle s'exagère encore au moment de la crise, on pourrait prescrire l'usage des *bains carbo-gazeux* (Heitz, 1906) qui abaissent la pression chez les hypertendus et renforcent les bruits du cœur. Hasselbach et Jacobœus (1907), dans l'espoir de produire une dilatation des vaisseaux périphériques pouvant agir favorablement sur la circulation des coronaires, ont conseillé le *bain de lumière*.

Dans les *périodes avancées* de la maladie, lorsque le myocarde commence à faiblir et qu'il se produit de petites attaques de *subasystolie*, les toniques du cœur, *la digitale*, *la caféine*, *la spartéine*, *l'huile camphrée* trouveront leur emploi.

*b*. Les *pseudo-angines* de poitrine de *nature rhumatismale* ou *goutteuse* réclament l'usage du *salicylate de soude*, et des *sels de lithine*, des applications révulsives sur la région précordiale. De plus, les malades devront éviter les refroidissements brusques sur la région thoracique antérieure, et dans ce but, porteront de la flanelle sur la poitrine, et des vêtements de laine.

*c*. L'*angor névrosique* réclame les *préparations bromurées* et les *valérianiques*, soit isolés, soit associés. Au moment des crises, l'éther, les préparations polybromurées (sodium, potassium, ammonium), le valérianate d'ammoniaque, le valérianate d'amyle ou éther amylvalérianique proposé par Lemoine, de Lille, sont recommandables.

On conseillera le séjour à la campagne, la vie calme, et les *pratiques hydrothérapiques*. La *douche* sera donnée *tiède* pour éviter le froid brusque qui peut quelquefois réveiller un accès; plus tard on la donnera à une température plus basse, si elle est bien supportée.

Le traitement hydro-minéral peut, dans ces cas, rendre de grands services; les stations choisies seront de préférence : Néris, Plombières, Bourbon-Lancy, Royat, Luxeuil, Divonne.

Les *neurasthéniques* seront isolés, soumis au repos, à la suggestion, à un régime sévère; aux *anémiques*, on conseillera les amers, l'arsenic, l'hémoglobine, les phosphates, les préparations ferrugineuses ou encore celles de manganèse souvent mieux tolérées par l'estomac.

*d*. Si l'angine de poitrine se rattache à une *névralgie périphérique* (bras, thorax), la révulsion locale, les courants continus, et à l'intérieur, l'antipyrine, l'exalgine, et les préparations de quinine rendront des services assurés.

*e*. Le régime lacté absolu d'abord, puis un régime surveillé, l'usage des alcalins et des *eupeptiques* s'adresseront avant tout à l'angine de poitrine *d'origine gastro-hépatique*.

*f*. Enfin, il va de soi que la suppression définitive du tabac est le seul traitement qui convienne à l'angor pectoris d'origine *tabagique*.

Remarque. — L'*histoire des coronarites* devrait se compléter ici par celle des *ruptures du cœur* qui reconnaît souvent pour cause une coronarite des petits rameaux avec infarctus consécutif du myocarde. Mais l'histoire des ruptures du cœur comprenant aussi celles qui sont d'origine traumatique et celles qui occupent l'appareil valvulaire lesquelles n'ont rien à voir avec la coronarite, nous avons dû grouper les ruptures du cœur dans un chapitre unique et les décrire avec les maladies du myocarde.

---

# RÉSUMÉ

## LES ANGINES DE POITRINE

---

**Historique.** — L'affection a été décrite pour la première fois par Rougnon (Lettre à Lorry, février 1768).

Heberden lui donne le nom d'*angine de poitrine* (juillet 1768).

Très nombreux travaux en France et à l'étranger :

Fothergill, Hamilton, Parry, Romberg, Stokes, Gairdner, Lauder-Brunton, Desportes, Jurine, Lartigue, Peter, G. Sée, Potain, Huchard (1883), Gélineau (1887), Leflaive (1890).

**Symptômes.** — Bien connus et *admis par tous les cliniciens*, seule la *pathogénie* est encore *discutée*.

Maladie *procède par accès* dans l'intervalle desquels la santé reste bonne en apparence.

L'*accès* est *constitué par douleur angoissante extrêmement vive*, dans la région *rétro-sternale*, avec *irradiations* vers *l'épaule* et le *bras gauches*.

*Causes de l'accès :*

*Quelquefois*, la nuit, sans cause apparente ; peut-être l'émotion du rêve ou *le décubitus dorsal qui élève la tension artérielle.*

Prodromes : baillements, météorisme, sensations douloureuses dans les membres.

*Le plus souvent : début brusque et soudain* à l'occasion :

D'un effort, mouvement brusque, marche précipitée, montée d'un escalier ;

D'une vive émotion, joie, colère ;

Du travail de la digestion ;

Douleurs à la périphérie, traumatisme sur le thorax.

*Douleur : éclate brusquement*, pendant la marche ou l'effort.

*Caractère :* poignante, *atroce*, étau, griffes de fer, *angoisse inexprimable.*

Sensation de mort prochaine.

Malade, pâle, immobile, main portée à la région du cœur, extrémités refroidies, corps couvert de sueur.

*Cessation brusque de la crise.*

*Siège.* Le plus habituellement *rétro-sternal*, région moyenne et bord gauche du sternum ;

Ou bien la douleur traverse le thorax d'avant en arrière, comme si les deux parois s'accolaient ; ou bien s'étend d'un mamelon à l'autre.

*Irradiations habituelles :* Vers le *côté gauche*, sur domaine du *plexus brachial : épaule, bras, avant-bras* et se terminent à l'extrémité *des deux derniers* doigts.

Parfois irradiations vers le *plexus cervical : cou, menton, mâchoire inférieure.*
*Plus rares* du côté droit.
*Irradiations moins fréquentes :*
Membres inférieurs, épigastre, testicule, nerfs intercostaux, phrénique.
Vers la gorge : œsophagisme, aphonie; gastralgie, vomissements.
Quelques *cas exceptionnels :* douleur a une *marche centripète,* commence à la périphérie et remonte vers le cœur; fourmillements, sensation de froid commençant aux doigts, main, épigastre, paroi abdominale, etc.
Début des *phénomènes* douloureux par la *périphérie* surtout dans le domaine du nerf cubital, serait surtout *le propre des pseudo-angors* d'origine réflexe (POTAIN).

*La douleur rétro-sternale de l'angine de poitrine n'est pas accrue par la pression.*

*Phénomènes associés :* pâleur de la face.
Refroidissement et cyanose périphériques (TROUSSEAU).
Sueurs profuses, dilatation des pupilles.
Indiquent participation du sympathique.

*Etat général.* Peu troublé.
*Cœur* reste normal ou un peu précipité.
Quelquefois un peu ralenti.
*Pouls* normal, quelquefois petit, avec certaines irrégularités ou intermittences.
*Respiration. Pas de troubles appréciables.*
Malgré la sensation d'oppression accusée par les malades, *pas de dyspnée vraie.*
*Troubles digestifs. Nausées, vomissements, hoquet* parfois.
*Fin de l'accès. Cesse brusquement,* laisse à sa place *fatigue* et un peu d'*engourdissement* dans le bras gauche.
Dans *angine* de poitrine *nerveuse,* fin de l'accès annoncée par *polyurie, éructations,* évacuation de gaz.

*Durée de l'accès. Quelques secondes* à quelques minutes au plus (angine vraie).
Une *demi-heure,* une *heure et plus* (fausses angines).
*Intervalle des accès.* — Bonne santé apparente ; retour irrégulier des accès : semaines, mois, années; réglé par fatigues, émotions, efforts du malade, du moins dans les premiers temps.
*Accès fréquents* et rapprochés qui constituent véritable *état de mal angineux.*

*Terminaisons :*
*a. Retour à la santé,* pour durée variable jusqu'à un nouvel accès.
*b. Mort subite,* malade comme foudroyé.
Fréquence, grande, 49 fois sur 64 cas (FORBES).
*c. Guérison,* extrêmement rare dans l'angine vraie, cas douteux.
*Formes atténuées :*
Simple constriction rétro-sternale sans irradiations (*sternalgie*).
Sensations douloureuses périphériques : coude, poignet serrés.
Gastralgie avec nausées, vomissements (*forme larvée,* HUCHARD).

**Division.** — Les auteurs considèrent *deux groupes* d'angine de poitrine.
A. *Angine de poitrine vraie.*
B. *Les pseudo-angines de poitrine.*

### *A.* Angine de poitrine vraie

C'est la forme grave, classique pour ainsi dire, qui sert de type à la description.

**Etiologie.** — Age mûr, 40 à 50 ans; rare chez l'adolescent, quelques cas (LAUDER-BRUNTON).

*Hommes* plus que les femmes, parce qu'ils sont prédisposés à l'artério-sclérose (alcoolisme, goutte, etc.).

La maladie étant sous l'influence étiologique de la sténose coronaire et de l'aortite, a pour *causes* toutes celles de l'*aortite* et de la *coronarite :*

*Goutte, arthritis, saturnisme, alcoolisme, artériosclérose, paludisme* (LANCEREAUX), *fièvre typhoïde, variole, plus rare.*

Influence particulière de la *syphilis* (DIEULAFOY, HUCHARD).

Rare chez *paysans* et *ouvriers*, plus *fréquente* chez *ceux* qui font *bonne chère.*

*Fréquente* dans *professions libérales* (prêtres, médecins, avocats, littérateurs), par surmenage cérébral, émotions, qui sont causes d'hypertension artérielle, acheminement vers l'artériosclérose.

### *B.* Pseudo-angines de poitrine

Analogues à la précédente par le *syndrome cardialgie*, mais avec variantes; *pronostic* beaucoup plus *bénin.*

Nombreuses ; elles comprennent un grand nombre de variétés cliniques :

1. *Angine de poitrine d'origine nerveuse.*

Elle survient dans l'*hystérie* (CHARCOT, MARIE) par *angiospasme* des artères coronaires ; la *neurasthénie*, la *maladie de Basedow* (TROUSSEAU, MARIE, LIÉGEOIS); l'*entéro-colite membraneuse* (LŒPER).

Dans le *tabes dorsal*, mais c'est *plutôt de l'angine vraie*, car elle se rencontre surtout chez les tabétiques avec lésions cardio-aortiques.

L'*aortite*, cause fréquente d'*angine vraie*, peut engendrer encore des *angines fausses* par *névralgie* ou par *névrite du plexus cardiaque* consécutive à l'aortite (POTAIN, BUREAU).

Dans quelques cas, *formes mixtes.*

*La péricardite* est le point de départ de certaines fausses angines de poitrine par *névrite* propagée au plexus cardiaque (SIBSON, 4 cas sur 63 observations). Laisse dans l'intervalle des accès de l'hyperesthésie de la paroi thoracique.

2. *Angines de poitrine d'origine réflexe.*

Le point de départ du réflexe est variable : *estomac, foie, abdomen, utérus, plèvre*, etc.

*a. Dyspepsie gastro-intestinale* (BEAU, PETER) et certains *troubles gastro-hépatiques* (POTAIN, E. BARIÉ, 1883).

Par l'intermédiaire du sympathique ; elles aboutissent à la dilatation du myocarde.

*b. Névralgies abdominales* (ULLESPERGER).

*c. Affections utérines :* après l'*accouchement* (ARMAINGAUD).

*d.* Angine de poitrine *prépleurétique* (RAUZIER), précédant de quelques jours les signes physiques de la pleurésie (1898).

*e. Traumatisme, affections douloureuses des bras et du thorax.*

Amputation, névralgies, névroses (JURINE, POTAIN).

*f.* Angine de poitrine des *écrivains* (MUSGRAVE, 1899).

Par surexcitation nerveuse et contraction spasmodique des doigts.

3. *Angine de poitrine diathésique.*

*Arthritis diabète* (VERGELY), *goutte, rhumatisme.*

*Rhumatisme*, par impression subite du froid, sur la région antérieure de la poitrine (corsages décolletés) (PETER, MARTINET, POTAIN, GAIRDNER).

4. *Angine de poitrine d'origine toxique.*

*Tabac* (GRAVES, GÉLINEAU sur le vaisseau l'*Embuscade* 1858).

*Paludisme :* qui d'après Lancereaux est capable de produire des accès d'angine vraie, peut produire aussi de *fausses angines* curables par la quinine (MIRON, SEGALEA, 1895).

## *Caractères différentiels des variétés d'angine de poitrine*

| | *Angine de poitrine vraie.* | *Pseudo-angines de poitrine* |
|---|---|---|
| *Age* | surtout *âge mûr* | *A tout âge.* |
| *Sexe* | surtout les *hommes* plus exposés à l'artériosclérose | Fréquence chez les *femmes* à cause de leur origine névropathique fréquente. |
| *Accès* | pas de périodicité. | Certaine périodicité. |
| *Répétition des accès* | éloignée, dans les premiers temps du moins | Fréquente : 200 fois en deux ans (RIGAL). |
| *Moment des accès.* | presque toujours *diurne*, après mouvements brusques, efforts, émotions.. | Souvent *nocturne* (à l'heure des crises paroxystiques d'origine arthritique : asthme, goutte, laryngite striduleuse) minuit, une heure du matin, ou après le *repas*, quand est d'origine gastrique. |
| *Douleur.* | très violente (étau, griffes), angoisse inexprimable | Moins violente, plutôt sensation de poids de lourdeur, de « cœur trop gros ». |
| *Siège* | *rétro-sternal* | *Partie moyenne de la région précordiale.* |
| *Dyspnée* | *nulle* | *Anhélation*, dyspnée légère. |
| *Durée des accès.* | *quelques secondes...* | *Une demi-heure, une heure, et plus.* |
| *Fin de l'accès* | se termine brusquement sans autres phénomènes | Pleurs, polyurie, éructations. |
| *Terminaisons* | *mort fréquente* | *Pronostic bénin en général, guérison possible.* |
| *Intervalles des accès.* | bonne santé apparente, avec ou sans troubles d'artériosclérose | Santé excellente ; quelquefois alternance entre les accès avec certaines manifestations arthritiques ou nerveuses. |

**Anatomie pathologique.** — *Théorie vasculaire : origine coronarienne ; théorie nerveuse : névralgie* ou *névrite* du plexus cardiaque.

Dans l'*angine de poitrine vraie.*

1° *Lésions vasculaires : Rétrécissement des artères coronaires consécutif à l'aortite subaiguë* ou *mieux chronique.*

*a. Coronarite.*

Localisée seulement à l'embouchure, au pourtour de l'orifice avec trajet sain (POTAIN).

Possibilité de dilatation à l'orifice avec sténose du trajet.

*Rétrécissement* peu accusé ou très serré, véritable *oblitération* du tronc.

*Lésions : plaques d'athérome, calcification* des parois.

Toujours examiner l'artère par série de *coupes perpendiculaires à l'axe* du vaisseau.

Caillots obstruant la lumière.

Artère rétrécie au point de ne pas permettre introduction d'une soie de porc.

b. *Lésions concomitantes.*

*Lésions d'aortite, dilatation, anévrysme parfois.*

*Insuffisance aortique.*

*Cas d'angor vrai* avec *intégrité des coronaires* : faits de Auscher, de Grenet, de Bullard et Osler, de Ristz et Krantz, etc.

2° *Cœur.* Sclérose du myocarde.

Dégénérescence graisseuse.

Dilatation.

Péricardite chronique ; symphyse cardiaque.

3° *Lésions du plexus cardiaque* (LANCEREAUX, PETER).

Inflammation des tuniques de l'aorte propagée aux filets nerveux du plexus cardiaque appliqués sur la face externe de l'artère : *névrite du plexus cardiaque.*

Cellules embryonnaires entre les tubes nerveux ; ceux-ci, comprimés et étouffés, présentent des vacuoles par altération de la myéline devenue graisseuse.

Névrite assez rare, mais bien établie.

*Pathogénie.* — Peu d'affections ont été aussi discutées au point de vue de la pathogénie.

CONCLUSIONS. — En dépit des hypothèses nombreuses, il reste établi que l'*angine de poitrine est, non pas une entité morbide mais un syndrome* propre à plusieurs variétés cliniques dont le *pronostic dépend de la cause et de la nature du mal : extrêmement grave* pour l'*angine vraie* liée à des lésions anatomiques, *relativement bénin* pour les *fausses angines*, et principalement celles d'origine névropathique.

**Pathogénie.** — A. *Angine de poitrine vraie.*

Relations entre l'*aortite chronique* et l'angine de *poitrine vraie*, démontrées anatomiquement, mais *mécanisme* différent suivant les auteurs.

I. *Par lésions coronariennes.* Théorie vasculaire. La sténose et même l'oblitération des coronaires est un fait extrêmement fréquent :

20 fois sur 43 cas (POTAIN) ;

34 fois sur 46 cas (DOUGLAS-POWELL).

Démontrée également par Parry, Burns, Dance, Fuller.

*Conséquence : c'est l'ischémie du myocarde* (BALFOUR, POTAIN).

*Pour Potain* (1879) : analogie avec la claudication intermittente des chevaux à la suite du rétrécissement des artères iliaques.

Au repos, le cœur, quoique mal irrigué, suffit à sa besogne, mais s'il y a efforts, mouvements, la quantité de sang qu'il reçoit par coronaires rétrécis est insuffisante, le myocarde ischémié traduit alors son trouble par une sorte de crampe : dès lors l'accès d'angor éclate.

*Par analogie,* l'*angine de poitrine vraie* serait la *claudication intermittente du cœur.*

Cette théorie a été reprise depuis par Huchard (1883). Il reconnaît néanmoins que dans certains cas, la *myocardite chronique* et la *dégénérescence graisseuse du myocarde* peuvent produire de l'angine de poitrine vraie.

*Objections* qu'on a présentées :

*a.* Il y a des faits dans lesquels des lésions des artères coronaires étaient nettes et cependant il n'y eut aucun accident d'angine de poitrine. Mais l'examen attentif de ces cas a montré que les artères quoique rétrécies, étaient encore suffisantes ; dans un autre cas, une coronaire était rétrécie et l'autre dilatée, assurant ainsi la circulations du myocarde.

*b.* Quelques cas où artères coronaires supplémentaires existaient nettement.

*c.* *Faits d'angine de poitrine terminés par la mort sans lésions coronariennes* (faits de AUSCHER, GRENET, RIST et KRANTZ, etc.).

Autres théories.

Rôle de l'*hypertension* dans la production de l'angor (LAUDER BRUNTON).

*Hypertension* avec *dilatation de l'origine de l'aorte* (VAQUEZ) ;

*Angine vaso-motrice* de Nothnagel ;

*Lésion coronarienne* serait la cause première et produirait secondairement *dilatation cardiaque* suivie d'irritation des extrémités nerveuses du plexus cardiaque, cause de la crise angineuse (MERKLEN, J.-P. TESSIER) ;

*Réflexe cardiaque* par contraction du myocarde (Alb. ABRAMS).

L'ischémie du myocarde *peut se produire peut-être* encore en dehors de la coronarite, par *dilatation cardiaque*, par *dégénérescence graisseuse*, ou par un *spasme transitoire* des coronaires (tabac, névropathes).

II. *Par névrite du plexus cardiaque* (théorie nerveuse).

L'inflammation de l'aorte (aortite chronique) et quelquefois celle du péricarde s'étend aux nerfs cardiaques voisins, d'où névrite du plexus cardiaque, point de départ des crises angineuses.

Démontrée par les recherches de Gintrac, Lancereaux, Peter.

Rend compte des phénomènes douloureux mais incapable peut-être de constituer, à elle seule, l'angine de poitrine. D'ailleurs dans les observations rapportées, ou bien les coronaires étaient malades, ou bien on ne fait pas mention de leur examen.

III. Dans d'autres cas, il s'agirait d'une *simple névralgie du plexus cardiaque* (LARTIGUE, PARROT, DESPORTES, JURINE, LAENNEC).

Névralgie reconnaissable par points douloureux à la base du tronc, au cou, aux insertions sterno-mastoïdiennes.

Explique cas d'origine rhumatismale.

B. *Pseudo-angine de poitrine.* Pathogénie complexe.

1. *D'origine nerveuse.*

Dans hystérie, elle est peut-être d'origine centrale (ROMBERG).

Dans maladie de Basedow, la pathogénie est complexe :

Par accidents névralgiques ;

Par dilatation passagère du cœur ;

Par troubles gastro-intestinaux.

2. *D'origine réflexe ; gastro-hépatique* (POTAIN, E. BARIÉ).

Action réflexe par l'intermédiaire du grand sympathique pouvant à la fin produire la dilatation du cœur dont la tonicité et l'énergie contractile amoindries sont les causes des accès angineux.

3. *D'origine diathésique.*

Chez les *goutteux*, il y a *angine vraie* par artériosclérose ou dégénérescence graisseuse du myocarde, et aussi *angine fausse* liée à la dyspepsie goutteuse et aux névropathies.

Chez les *diabétiques*, allure de l'angine névralgique (LARTIGUE).

4. *D'origine toxique.*

*Tabac* agit *directement* en produisant sténose spasmodique des vaisseaux coronaires, et *indirectement* par troubles dyspeptiques.

5. *Causes toxi-infectieuses.*

*Urémie* (GILBERT et GARNIER).

*Affections voies biliaires* (GILBERT et LEREBOULLET).

Il existe encore d'autres théories très nombreuses; on en a vu déjà la longue énumération.

**Physiologie pathologique.**

a. *Phénomènes de l'angor douloureux* dus à irritation des nerfs cardiaques, soit par ischémie du myocarde, soit par névrite ou névralgie, crampe du cœur (POTAIN).

b. *Irradiations douloureuses* s'expliquent par les connexions nerveuses du nerf cardiaque inférieur, ganglion cervical inférieur, etc., etc.

c. *Angoisse*, serait d'origine centrale (ANSTIE, BRISSAUD).

**Diagnostic.** — 1° *Reconnaître l'angine de poitrine;* 2° Diagnostiquer sa nature et sa cause.

A. RECONNAÎTRE L'ANGINE DE POITRINE.

Accès brusques.

Douleur angoissante rétro-sternale avec irradiations vers l'épaule, le cou, le bras, l'avant-bras du côté gauche de préférence.

Intégrité des rythmes respiratoire et circulatoire.

Terminaison brusque de l'accès avec retour à la santé apparente, dans l'intervalle des accès.

Mais certains accès incomplets ou frustes pourront être confondus avec :

1° *Affections douloureuses du thorax.*

a. *Névralgies brachio-thoraciques ou intercostales.*

Douleur non angoissante et superficielle.

Exacerbations paroxystiques spontanées et provoquées par la pression.

b. *Névralgie diaphragmatique.*

Siège au niveau de la dixième côte gauche au niveau des insertions diaphragmatiques avec irradiations le long du bord gauche du sternum, le cou et l'épaule du côté gauche. Mais la douleur n'est ni angoissante ni rétro-sternale.

c. La *péricardite aiguë* présente des douleurs précordiales avec irradiations sur le trajet du phrénique, l'épaule, le dos.

Mais douleur non angoissante.

Maladie fébrile.

Signes physiques importants (frottements).

d. L'*aortite aiguë* donne lieu à sensations douloureuses de gêne constrictive rétro-sternale qui ressemblent assez à l'accès d'angor.

Mais *dans l'angine de poitrine* retour à la santé après la crise ; au contraire, *dans l'aortite*, un sentiment de poids, de lourdeur rétro-sternale, est accusé par les malades, de plus, il y a de la gêne respiratoire, même de la dyspnée véritable, persistant après l'acès.

2. *Crises de dyspnée :*

a. *Accès d'asthme.*

Pas de constriction angoissante rétro-sternale, ce qui domine c'est la *dyspnée*, intense par accès.

*Durée* bien plus longue que celle de l'accès d'angine de poitrine.

Terminaison par expectoration bronchique abondante qu'on ne rencontre jamais dans l'angor pectoris.

b. *Dyspnée des cardiopathies*, permanente, mais surtout *dyspnée d'effort.*

Aspect cardiaque.

Signes d'auscultation.

*c. Dyspnée urémique.*

Albuminurie, cœur gauche hypertrophié, rythme de galop.

B. Diagnostic de la cause de l'angine de poitrine.

1° *Angine de poitrine vraie liée à la coronarite.*

Accès brusque extrêmement douloureux à la suite de tout ce qui accélère le cœur : efforts, mouvements, marche précipitée, escalier, émotions vives.

Accès diurnes.

Douleur angoissante, horrible (étau, griffes); *rétro-sternale.*

Irradiations : cou, épaule, bras gauche.

*Pas de dyspnée.*

Durée quelques secondes, retour éloigné.

Surtout les hommes de 45 à 50 ans; principalement les aortiques (*dilatation, insuffisance sigmoïdienne, anévrysme, etc.*

Souvent signes physiques à l'auscultation (lésions aortiques).

Terminaison brusque.

Pronostic, de la plus haute gravité, *mort subite.*

2° *Pseudo-angines de poitrine.*

En général *bruyantes, mais non dangereuses.*

Accès non provoqués par l'effort, mais par : froid, névropathies, troubles dyspeptiques, le tabac.

Accès nocturnes souvent.

Douleur moins vive : sensation de poids, cœur trop gros : siège à la partie moyenne région précordiale ; *quelquefois phénomènes douloureux à départ périphérique.*

Dyspnée fréquente alors qu'elle manque dans l'angine vraie.

Durée : une demi-heure, une heure et même davantage.

Peut s'observer chez la femme, à tout âge, retours fréquents.

Pas de signes physiques de cardiopathie.

Pronostic relativement bénin.

*Caractères spéciaux.*

*a.* Pseudo-angine névropathique : surtout femmes : 80 sur 88 cas (Forbes) : hystérie, névropathie.

*Symptômes* accessoires fréquents : *agitation désordonnée, boule hystérique, crise de larmes, polyurie* à la fin de la crise.

*b. Rhumatismale :* refroidissement brusque.

*c. Pseudo-angine liée aux troubles gastriques.*

Prédisposés.

Signe de dilatation du cœur droit.

Parfois galop diastolique droit.

*d. Pseudo-angine tabagique :* Commémoratifs.

Résumé : l'angine de poitrine coronarienne ou vraie est causée par l'effort.

Les douleurs angineuses nées spontanément sont dues à la névralgie ou à la névrite cardiaque.

Les douleurs produites par la pression ne sont pas d'origine coronarienne.

*L'angine de poitrine est un syndrome, la maladie c'est la coronarite.*

Cliniquement la *coronarite* se manifeste de deux façons :

1. Elle *occupe le tronc principal* du vaisseau et produit alors l'*angine de poitrine vraie;*

2. Elle *occupe un rameau de moindre importance*, elle produit alors:

*a.* Ou bien un *infarctus du myocarde* suivi de *rupture du cœur;*

*b.* Ou bien une *cicatrice fibreuse*, point de départ d'un *anévrysme du cœur.*

Conclusion pratique. Malgré leur exactitude, les descriptions schématiques sont parfois démenties par la clinique, donc en matière de *pronostic* il importe d'être toujours *très réservé*.

**Traitement.**

A. *De l'accès : Opium, chlorhydrate de morphine, nitrite d'amyle;* succédané : *trinitrine.*

*Médicaments de second plan : cocaïne, exalgine, nitrite de sodium*, etc.

*Chloral; inhalations d'éther.*

B. *Préventif de l'accès :*

Vie calme, sans mouvements brusques, ni efforts, ni exercices violents.

Alimentation : lait, œufs, légumes, pâtes ; peu de viande, *abstention de thé, café, alcool, tabac*, mets excitants, gibiers.

C. *Traitement médicamenteux.* 1° *Angine vraie :*

*Médication iodurée* pendant plusieurs années (0gr, 50 à 1 gramme) avec des intervalles de repos chaque mois, durant lesquels on prendra *trinitrine* 3 à 6 gouttes de la solution alcoolique à 1/100 ; *tétranitrol*, etc.

*Révulsifs cutanés.*

*Digitale et caféine, à la période subasystolique seulement.*

*Traitement* spécifique si *aortite syphilitique* causale : *iodure de potassium* à haute dose, *injections* intra-musculaires au lieu d'élection : *biiodure, benzoate d'hydrargyre.*

2° *Pseudo-angine de poitrine.*

*a. Rhumatismale et goutteuse :*

*Salicylate de soude;* lithine.

Eviter les refroidissements.

*b. Névrosique :*

Valérianiques : *Valérianate d'ammoniaque, valérianate d'amyle* (LEMOINE); les *bromures.*

*Traitement hydro-minéral :* Néris, Plombières, Luxeuil, Divonne, etc.; chez les hypertendus : *bains carbo-gazeux :* Royat.

*c. Par névralgie* (bras, épaule) :

Exalgine, *antipyrine, quinine.*

*d. D'origine gastrique :*

Régime lacté d'abord, puis régime surveillé ; les *eupeptiques.*

*e. Tabagique :* Suppression définitive du tabac.

## HUITIÈME PARTIE

# MALADIES DE L'AORTE

## LES AORTITES

Les *aortites* doivent être divisées en *aiguës* et en *chroniques;* celles-ci précèdent souvent les premières dont elles favorisent la production *par poussées*, en créant sur la surface de l'endartère un *locus minoris resistentiæ* propice à la pénétration des agents microbiens ou de leurs toxines, dont le rôle est considérable dans la genèse des aortites.

### *A.* — AORTITES AIGUES

**Historique.** — Signalée par Morgagni et J. Franck et plus tard par Broussais, étudiée par Trousseau qui montra que la rougeur de l'endartère observée après la mort n'est qu'un simple phénomène d'imbibition cadavérique et non pas une lésion inflammatoire, l'aortite aiguë n'a été vraiment étudiée avec toute la rigueur désirable que depuis une vingtaine d'années. Les lésions anatomiques ont été bien mises en lumière par les recherches de Ranvier [1], de Letulle et de Thérèse, la symptomatologie générale et la pathogénie par Leudet [2], P. Brouardel [3], Dujardin-Beaumetz [4], Bucquoy [5], Potain (1890), Rendu (1893), Dieulafoy, etc. Il faut signaler également les importantes monographies de Léger [6], de

1. Ranvier, *Arch. de physiolog. norm. et patholog.*, 1868.
2. Leudet, *Arch. gén. de méd.*, 1861.
3. P. Brouardel, « Étud. sur la variole, etc. », *Arch. gén. de méd.*, 1874, t. II, p. 641
4. Dujardin-Beaumetz, *Soc. méd. hôpit.* Paris, février 1877.
5. Bucquoy, *Gaz. des hôpit.*, avril 1876.
6. Léger, « Etude sur l'aort. aiguë », *Th.* Paris, 1877.

Bornèque (1883), de Bureau[1], les travaux de Gilbert et Lion[2] et les importantes recherches expérimentales de E. Boinet et Romary[3]. L'*étude bactériologique* des foyers d'aortite a été faite surtout par Rattone, Cuzzaniti (1891), Oliver, Flexner, par Hanot (1895), par Wright 1909.

**Anatomie pathologique.** — Dans les cas un peu intenses, l'aorte est généralement *augmentée* de *volume*, elle est *dilatée* et ses parois présentent une résistance diminuée. A la coupe, l'aspect des lésions permet, d'emblée, de considérer trois variétés d'aortite : 1° l'aortite aiguë ou subaiguë avec *plaques gélatiniformes*; 2° l'*aortite ulcéro-végétante*; 3° l'*aortite suppurée*; la première variété est de beaucoup la plus fréquente.

1° *Aortite avec plaques gélatiniformes.* — A la coupe, on note que la *membrane interne* a perdu son aspect lisse et régulier, elle présente une série de *plaques saillantes* à contour arrondi plus ou moins régulier, dont les unes, *isolées*, petites comme une tête d'épingle, sont *arrondies*, *acuminées*, tandis que d'autres forment des *îlots* irréguliers d'une étendue *de un* à *plusieurs centimètres* pouvant aller jusqu'à celui d'une pièce de deux francs. Elles sont désignées sous le nom de *plaques gélatiniformes*, et de fait leur consistance est molle et élastique. Elles sont presque transparentes, et leur coloration est généralement rosée ; dans quelques cas, par le fait de l'imbibition, elles ont une teinte rouge foncé presque noirâtre ; quand elles sont un peu anciennes, elles sont plus dures; leur coloration est grise, un peu jaunâtre.

Ces plaques gélatiniformes se rencontrent de *préférence au niveau de l'aorte ascendante*, au-dessus des sigmoïdes, au niveau de la crosse, elles peuvent s'étendre même jusqu'à l'émergence des gros troncs artériels. Dans l'aorte thoracique ou abdominale elles sont beaucoup plus rares, mais on les trouve encore assez fréquemment au niveau de la division en artères iliaques. La *surface* des plaques est *gaufrée*, *exulcérée*, le plus souvent elle est *recouverte de petits amas fibrineux* semi-transparents qui peuvent, dans la suite, devenir le point de départ d'embolies. Quel que soit d'ailleurs leur aspect, les *lésions débutent* par la surface de *l'endartère* et s'étendent peu à peu vers les parties profondes.

Outre ces plaques, on trouve quelquefois encore sur la tunique interne de petites *ecchymoses* provenant de la rupture de petits vaisseaux de nouvelle formation des tuniques moyenne et externe.

L'*histologie* des plaques gélatiniformes a été bien décrite par Cornil et Ranvier : ces plaques, *localisées à la partie* la plus *superficielle de la membrane interne*, sont constituées par la multiplication des éléments normaux de cette membrane ; on y rencontre en effet des *amas* très nombreux de *cellules embryonnaires* à noyau et avec peu de protoplasma, et des couches de *cellules plates*, *allongées*, disposées en séries parallèles à la surface de l'artère.

La *tunique moyenne* de l'aorte est épaissie, mais généralement elle

1 Bureau, *Th.* Paris, 1893.
2 Gilbert et Lion, *Soc. de biolog.*, 1889.
3 Boinet et Romary, *Arch. de méd. expériment. et d'anat. patholog.*, septembre 1879.

est beaucoup *moins altérée* que l'endartère. Les lames élastiques qui la constituent sont refoulées plus ou moins par les éléments embryonnaires proliférés, on y trouve encore des vaisseaux nouvellement formés.

La *tunique externe* est épaissie par la prolifération cellulaire qui s'établit entre les fibres conjonctives qui la constituent; elle présente quelquefois une teinte ecchymotique, par l'*abondance de sa vascularisation* et la rupture de quelques vaisseaux embryonnaires. D'une façon générale, ces altérations sont plus manifestes au niveau du cul-de-sac péricardique, et la contiguïté de l'aorte avec celui-ci explique aisément certaines altérations qu'on rencontre au niveau du péricarde : vascularisation marquée, adhérences, etc.

La *périartérite* est habituelle et très accusée; elle consiste dans l'épaississement notable du tissu conjonctif : d'après Lancereaux, c'est par elle que commencerait l'altération de l'aortite syphilitique; pour Letulle, au contraire, les lésions marcheraient dans les trois tuniques artérielles.

Ces lésions d'aortite aiguë coïncident souvent avec des *altérations athéromateuses* du vaisseau (Léger); celles-ci, qui primitivement ont pu succéder à des plaques gélatiniformes, peuvent dans la suite devenir à leur tour un point d'appel pour de nouvelles poussées aiguës d'aortite.

2° L'*aortite végétante* (Corvisart, Lauenstein, Dyce Duckworth), beaucoup plus rare que la forme précédente, se rencontre quelquefois quoique rarement à l'état isolé (Boulay, 1890), ou simultanément avec l'*endocardite végétante*.

Dans d'autres circonstances l'aortite est *ulcéro-végétante* ou encore *ulcéreuse* (Lécorché, 1869; Charcot et Vulpian, Turner, 1886; Olivier, 1891) : des fragments de végétations, entraînés par le courant sanguin, peuvent donner naissance à des embolies ou à des infarctus microbiens secondaires. Ces ulcérations de l'aorte se terminent quelquefois par perforation; elles siègent généralement dans les premières portions de l'aorte, leurs bords sont inégaux, anfractueux, leur fond grisâtre et rempli de magma granuleux, point de départ d'embolies septiques.

3° L'*aortite suppurée* signalée par Andral, Virchow, etc., a été étudiée surtout par Leudet[1]. Le *pus* reste, tantôt infiltré d'une façon diffuse dans la tunique externe ou entre cette dernière et la tunique moyenne, tantôt il est collecté en abcès qui plus tard s'évacuent dans l'aorte ou encore entre l'endartère et la tunique moyenne; dans le cas d'Andral, il y était collecté en une demi-douzaine de petits abcès; dans le fait de Leudet, le pus formait un abcès de la grosseur d'une noisette et se rompit dans la cavité du vaisseau. Exceptionnellement, le pus peut *se résorber* en partie. Nous avons vu précédemment que l'aortite suppurée était presque toujours *consécutive* à l'*endocardite ulcéreuse*, elle se développe aussi cependant sur une aorte saine ou quelquefois encore sur un vaisseau déjà malade antérieurement comme dans les cas de Lécorché et de Turner (1886).

1. Leudet, *Arch. gén. de méd.*, 1861.

Bactériologie. — Les recherches modernes ont montré la présence de microbes pathogènes dans les lésions de l'aorte. Turner (1886) en rapporte quatre cas, Maguire (1890), dans un fait d'endocardite et d'aortite végétante, a trouvé des *streptocoques* sur les végétations de l'aorte. De même, Boinet a rencontré les streptocoques dans l'aortite consécutive à l'érysipèle; Cuzzaniti (1891) a décelé la présence du *pneumocoque* dans une aortite aiguë dite *a frigore*. Oliver a rencontré le *bacillus anthracis* dans une aortite ulcéreuse avec perforation; Rattone a vu le *bacille d'Eberth* dans les tuniques artérielles. Le *bacille de Koch* a été rencontré par Flexner dans une aortite ulcéreuse, et par Hanot et Lévy (1895) dans un tubercule du volume d'une tête d'épingle, siégeant sur la tunique interne de l'aorte et faisant une légère saillie dans la lumière du vaisseau; ces lésions, d'après Cadéac, ne seraient point rares chez les bovidés. Enfin, Boinet a trouvé dans trois cas la présence de micro-organismes dans l'épaisseur de végétations ou de plaques gélatiniformes de l'aorte, chez des malades morts d'érysipèle, de rhumatisme infectieux, de bronchopneumonie grippale.

Au *point de vue expérimental*, Gilbert et Lion (1889), Thérèse (1893), Bernard et Salomon et plus tard Crocq [1], après traumatisme de l'aorte, ont inoculé des cultures de différents microbes et reproduit des aortites infectantes de même nature.

Nature. — L'aortite aiguë ou subaiguë est d'*origine infectieuse*, déterminée d'emblée, soit par le microbe pathogène qui a donné naissance à la maladie principale, soit par les micro-organismes des infections secondaires. De plus, les toxines sécrétées par ces agents ont la même influence pathogène que les microbes eux-mêmes. Mais les *recherches expérimentales* précitées ainsi que celles de Boinet et Romary (1897) ont montré encore que les agents infectieux pénètrent d'autant mieux sur les parois aortiques que celles-ci sont altérées déjà par des *lésions athéromateuses anciennes*, ou encore par des *traumatismes*, lesquels rigoureusement aseptiques ne déterminent pas d'aortite, mais créent un *locus minoris resistentiæ* en dépouillant l'endartère de sa couche endothéliale.

Avec les expérimentateurs précédents, ces mêmes auteurs ont montré que les injections sous-cutanées ou intra-veineuses de microbes ou de toxines provenant de cultures de bacilles de Lœffler (Mollard et Régaud), d'Eberth, de Nicolaïer, de Koch, de *bacterium coli* [2], de streptocoques, de staphylocoques, etc., peuvent produire des lésions aiguës sur une aorte préalablement traumatisée. Ils ont montré encore que suivant l'intensité d'action, suivant la répétition et la durée des expériences, on peut produire des lésions franchement aiguës ou qui marquent la transition progressive entre l'aortite aiguë et l'aortite chronique, expliquant ainsi l'évolution lentement progressive des aortites infectieuses de la fièvre typhoïde, des fièvres éruptives, de la syphilis, etc., pour aboutir à des lésions chroniques de l'aorte.

1. Crocq, *Arch. de méd. expériment.*, etc., 1894.
2. E. Boinet, *Soc. de biolog.*, 29 juin 1906.

Lésions concomitantes. — On rencontre assez fréquemment avec le altérations de l'aortite aiguë des lésions portant de préférence sur les divers éléments du *cœur* et produites le plus souvent par la même cause infectieuse qui a engendré l'aortite, ou peut-être encore par propagation. La *myocardite* n'est pas rare surtout lorsque l'aortite est la conséquence de la goutte, du rhumatisme, de la syphilis. On a signalé la *péricardite* et plus rarement la *pleurésie* et la *méningite*; mais on ne les observe que dans les formes infectantes graves. L'*endocardite* est plus fréquente, et spécialement l'endocardite infectante des *valvules sigmoïdes de l'aorte* (Leudet, 1861; Netter, 1886). Dans des circonstances plus rares, on a trouvé des lésions de *périaortite propagée* de l'aorte à l'*artère pulmonaire* (Bornèque, 1883), qu'il est assez difficile d'isoler l'une de l'autre, par suite de l'épaississement du tissu conjonctif péri-vasculaire. L'inflammation s'étend encore aux filets du *plexus cardiaque* et la névrite de celui-ci explique certains *phénomènes pseudo-angineux* qui s'associent assez fréquemment à ceux de l'aortite. Nous avons signalé déjà la fréquence relative des *embolies* secondaires et des *infarctus* qui peuvent succéder à l'aortite aiguë ulcéro-végétante.

**Etiologie.** — Nous avons vu que les lésions anciennement préétablies de l'aorte exposaient à des *poussées aiguës* qui peuvent éclater sous des influences diverses, dont les mieux déterminées sont le *traumatisme*, la *grossesse* (Hinterberger) et peut-être aussi la fatigue et le *surmenage* (Leudet). Mais à côté de cette aortite, rare d'ailleurs, désignée parfois encore sous le nom de *primitive*, il faut déclarer que l'*aortite aiguë* est presque toujours *secondaire*, soit à une *lésion inflammatoire* ou *irritative de voisinage* : tumeurs, abcès du médiastin, ulcérations de la trachée, des bronches, de l'œsophage, etc., soit beaucoup plus fréquemment à un *processus infectieux* qui peut frapper en même temps les divers éléments du cœur ou encore l'appareil pleuro-pulmonaire (endo-péricardites, *pleuro-pneumonies*). C'est ainsi qu'on a rencontré l'*aortite aiguë* dans la *variole* (Brouardel : 27 fois sur 210 [1], Thérèse), la *scarlatine* (Landouzy et Siredey, Gomot), la *rougeole* (Huchard, Boinet), dans la *fièvre typhoïde* (Potain [2], Thérèse, Bureau, Landouzy et Siredey); elle surviendrait généralement vers le troisième septénaire, au début de la convalescence; la *grippe* (Graves, Leyden, Fiessinger, Boinet), l'*érysipèle* (Selter, Thoinot), le *rhumatisme articulaire aigu* (Guéneau de Mussy, Rendu, Bureau, Potain, Léger; E. Barié, Gouguenheim), la *pneumonie* (Potain, Collard, Luzzato [3]), la *diphtérie* (H. Martin), le *paludisme* (Lancereaux, Potain), le *puerpérisme infectieux* (Hervieux, Simpson, E. Barié, Duncan), l'*infection purulente* (Charlewood Turner), la *blennorragie* (Marty, Talamon, His, Balzer, Souplet, 1890), et dans les formes où elle se complique de rhumatisme

1. P. Brouardel, *Arch. gén. de méd.*, 1874.
2. Potain, « Aortite typhique », *Sem. méd.* 1894.
3. Luzzato « Sur l'aortite pneumococcique », *Acc. sc. med.*, Ferrara, 8 septembre 1909

(POTAIN, 1899). Signalons encore la *salpingite purulente* (GUILLAIN et H. RENDU [1]), la *méningite cérébro-spinale* épidémique (E. BOINET), enfin la *tuberculose pulmonaire à marche rapide* (ORTH, FLEXNER, HANOT [2], LÉVY); plus rarement la *tuberculose ganglionnaire* (WITTE [3]).

La syphilis peut également donner naissance à des aortites diffuses aiguës ou subaiguës, mais elle est plus habituellement suivie d'aortite à forme chronique. Letulle en a rencontré un cas pendant la période des accidents secondaires.

**Symptômes.** — Les symptômes de l'aortite aiguë sont souvent si vagues, si peu accusés que *certains auteurs*, comme Grisolle, Jaccoud (1886), prétendent que l'*affection reste presque toujours absolument muette durant la vie*, et que la symptomatologie qu'on a décrite appartient, non à l'aortite, mais aux autres affections qui coexistent fréquemment avec elle, telles que l'endocardite, la péricardite, certaines maladies pleuro-pulmonaires, etc.; seule, l'aortite suppurée présenterait des symptômes appréciables. Il est incontestable que certaines aortites restent complètement latentes: ce fait est important au point de vue de la médecine légale (THOINOT, HILY [4]); sans méconnaître la valeur de cette remarque, nous continuerons cependant, avec la plupart des auteurs, à décrire *les symptômes* relevés chez la plupart des malades, tout en faisant remarquer combien ils *sont peu caractéristiques*.

1° *Troubles fonctionnels.* — *a*. Un des premiers en date est la *dyspnée*. Elle consiste quelquefois en une simple gêne respiratoire, mais dans le plus grand nombre des cas, elle survient sous forme d'*accès paroxystiques* en dehors des efforts. La dyspnée est alors excessive et angoissante : le nombre des respirations n'est point augmenté et l'expiration n'est pas allongée comme celle des asthmatiques, mais l'inspiration est longue, pénible, difficile et l'expiration est courte et libre ; il semble au premier abord qu'il y ait obstacle à la pénétration de l'air dans les voies respiratoires, et cependant, à moins de complications, on ne perçoit à l'auscultation aucun signe physique important. C'est pourquoi Rendu pense qu'il pourrait s'agir en pareil cas d'une sorte de *spasme des bronches par irritation du nerf vague*. Cette opposition entre l'intensité de la dyspnée et la nullité des signes d'auscultation est un caractère important de la maladie. Enfin, on observe encore, par suite d'un réflexe aortique sur les plexus cardio-pulmonaires, des crises suraiguës d'*œdème congestif du poumon* qui peuvent emporter le malade. Dans quelques cas, on note de la *toux* : elle est sèche, quinteuse, un peu stridente (POTAIN), quelquefois rauque et grave. Elle s'accompagne parfois *d'expectoration* peu abondante, blanchâtre et spumeuse, striée de petits filets de sang lorsqu'il s'est développé secondairement de petits infarctus.

1. GUILLAIN et H. RENDU, *Soc. méd. hôpit.* Paris, 31 mai 1907.
2. HANOT, *Arch. de méd. expériment. et d'anat. patholog.*, 1896.
3. WITTE, *Beitrage of path. anat.*, 1904, p. 192.
4. HILY, *Th.* Paris, 1904.

*b*. Un autre phénomène de la plus haute importance est la *douleur*. Tantôt, il s'agit simplement d'une sensation de *constriction* douloureuse *rétro-sternale* plus ou moins continue ou paroxystique, d'autres fois les malades accusent une sensation de *brûlure*, de *déchirure*, de *poids*, de *barre*, au niveau de l'*épigastre*, ou encore *à la partie supérieure du thorax*, à la base du cou, avec irradiations dans la région cervicale et dans les deux épaules. Enfin, chez d'autres malades, on relève des sensations de torsion profonde, se propageant dans le dos et tout le *long du rachis*.

Ces crises douloureuses prennent parfois par leur intensité les caractères de l'angine de poitrine vraie, avec son caractère angoissant et ses irradiations. Toutefois, les *crises douloureuses de l'aortite aiguë peuvent se distinguer des accès d'angine de poitrine* en ce que dans ces derniers le calme se rétablit entièrement dès que l'accès est terminé, alors que dans l'aortite la gêne douloureuse persiste fort longtemps, et même se continue après la crise proprement dite. De plus, les accès d'angor pectoris sont provoqués presque toujours par un effort, alors que celles de l'aortite peuvent naître même dans le repos complet; en outre dans cette dernière affection, la région précordiale présente souvent des zones douloureuses provoquées ou réveillées par la pression digitale, elles sont rares ou nulles dans l'angor pectoris. En réalité, cette distinction clinique est souvent difficile ou même impossible, car il arrive fréquemment que les lésions aortiques s'étendent plus ou moins jusqu'aux artères coronaires : dès lors les *crises angineuses* produites par cette coronarite *se confondent* intimement *avec les accidents douloureux de l'aortite*.

En plus de ces douleurs qui se produisent spontanément, Peter a décrit encore, dans la maladie, des *sensations douloureuses* dont nous venons de parler et *que l'on peut provoquer par la pression du doigt* dans les trois premiers espaces intercostaux gauches, principalement dans le deuxième à quelques millimètres du bord du sternum. Ces zones douloureuses seraient dues à des névralgies ou encore à des névrites du plexus cardiaque et des filets nerveux accolés à l'aorte malade.

*c*. Chez certains malades, on a rencontré de la *dysphagie* ou mieux des spasmes pharyngo-laryngés, de la gêne rétro-sternale au moment de la descente du bol alimentaire, et quelques manifestations d'œsophagisme.

*d*. La plupart des aortiques se plaignent encore de *troubles gastriques*, de barre épigastrique (épigastralgie), de flatulence, de lenteur de la digestion, et quelquefois même de nausées, *vomissements* glaireux ou jaunâtres. Ces troubles gastriques des aortites (Leared, Broadbent, Bucquoy et Léger) se manifestent quelquefois durant la nuit; ils paraissent causés par une excitation du pneumogastrique. Chez certains malades, cette épigastralgie est sous la dépendance d'une *aortite abdominale* (J. Teissier, 1902). Celle-ci, dans d'autres cas, se manifeste d'après le même auteur, par des phénomènes douloureux, siégeant sur le *trajet de l'aorte abdominale* avec *irradiations* le long des *vaisseaux iliaques* ou *fémoraux*. De plus, dans certaines circonstances, il se produirait de véritables crises de paroxysmes douloureux, une sorte d'*angor abdominal* suivi parfois d'une diarrhée incoercible, *véritable enterorrhée* que J. Teissier[1] compare aux crises d'œdème aigu du poumon qui compliquent parfois l'aortite thoracique.

Léger insiste sur l'*absence* habituelle de *fièvre* dans l'aortite aiguë; quelques faits cependant semblent montrer que la température peut quelquefois s'élever au-dessus de 38°.

Bouillaud, Bamberger ont décrit l'existence de *pulsations aortiques*, battant énergiquement et douloureusement derrière le sternum, accompagnées parfois de palpitations douloureuses.

Chez d'autres malades enfin, on note une *toux spasmodique, striduleuse* et des *accidents vertigineux*. Ces phénomènes, plus fréquents dans l'aortite chronique, seront décrits ultérieurement.

Les *symptômes subjectifs* que nous venons d'énumérer n'ont, en somme, qu'une *valeur médiocre*; au contraire les *signes physiques* qu'il nous reste à examiner ont une *importance diagnostique considérable* quand ils ont été nettement constatés.

2° *Signes physiques*. — *a*. Le *facies* des malades est en général *pâle*, leur teint est terreux, plombé, comme la plupart des individus atteints d'affections aortiques.

*b*. Le *pouls* est brusque, dur, bondissant et s'affaisse rapidement à la façon du pouls de Corrigan; de plus, on trouve habituellement un *dicrotisme*, dû à l'excitation cardiaque qui accompagne presque toujours l'aortite aiguë (Potain). On a signalé quelquefois une inégalité d'intensité entre les deux pouls, due à ce qu'une des artères sous-clavières est peut-être un peu rétrécie à son émergence par une plaque d'aortite.

*c*. Lorsque l'affection a déjà quelque durée, on note que les battements aortiques se font sentir plus violents au *niveau du grand sinus* de l'aorte derrière le manche du sternum. A la *percussion*, on trouve des *signes* nets *de dilatation de l'aorte*, caractérisés par une *augmentation de la matité préaortique* qui, à l'état normal, ne dépasse pas le bord droit du sternum et peut, dans les cas d'aortite, s'étendre de 1, 2, 3 centimètres et même plus au delà de cette limite. Cette *distension* de l'aorte s'opère beaucoup plus *dans le sens longitudinal* que dans le sens transversal (Potain), mais comme le vaisseau est fixé, d'une part, à l'orifice aortique et d'autre part à la colonne vertébrale, il en résulte que l'aorte dont l'élongation est gênée à ses extrémités devient sinueuse, surtout dans sa partie moyenne : son arc s'agrandit, se porte en dehors et soulève les vaisseaux qui émergent de sa crosse. Les carotides ne sont que peu touchées, elles sont simplement un peu flexueuses, mais la sous-clavière — qui normalement se trouve cachée derrière la clavicule au niveau des faisceaux du muscle scalène — se trouve surélevée et le doigt en perçoit nettement la présence. Ce signe est mieux perçu à droite qu'à gauche parce que la dilatation de l'aorte est surtout accentuée à la naissance de sa courbure et ne s'étend point avec la même netteté jusqu'à la naissance de la carotide et de la sous-clavière gauche.

1. J. Teissier, *Bullet. méd.*, 23 novembre 1910.

Cette *surélévation de la sous-clavière droite*, signalée par A. Faure[1], est un signe diagnostique d'une grande valeur. Cherchewsky[2] (1898) a insisté sur le *réflexe aortique de percussion* (voir *Séméiologie*). Quand on percute à petits coups et une vingtaine de fois dans le deuxième espace intercostal droit, près du bord sternal du même côté, on note, si l'aorte est saine, que la *limite* normale de *matité s'élargit* au delà du bord droit du sternum de 2 centimètres en moyenne, et la tension artérielle s'élève de 2 ou 3 centimètres ; en outre, l'ampliation aortique disparaît en quelques minutes et le *retrait* en dedans de la limite normale est de un demi-centimètre environ et s'accompagne d'hypotension de 1 centimètre.

Dans les aortites aiguës ou chroniques, le réflexe aortique n'existe plus, et la *limite de matité* du vaisseau *reste fixe*.

*d.* L'*auscultation* du cœur fournit des renseignements fort variables suivant qu'il présente ou non des lésions antérieures à l'aortite. En général le *premier bruit* est *dur*, quelquefois *dédoublé* suivant le mécanisme exposé par Potain. Le premier bruit normal du cœur est composé de deux éléments qui fusionnent et se fondent en un seul : un bruit aortique produit par la mise en tension de l'aorte qui se tend brusquement au moment où l'ondée sanguine y pénètre, un bruit auriculo-ventriculaire dû à la fermeture et au claquement de la mitrale. Or, par suite de ces lésions, l'aorte est devenue rigide et se laisse distendre plus difficilement, dès lors *le bruit* qui résulte de sa *mise en tension* va se trouver *en retard sur le* premier *bruit* dû au claquement *mitral* d'environ un dixième de seconde ; par suite le synchronisme des deux bruits sera détruit, et l'on entendra un dédoublement du premier bruit : un bruit mitral d'abord, un bruit aortique ensuite.

Quant au *second bruit*, il peut être *sourd*, *éteint*, *amorti*, par suite de l'infiltration molle qu'on trouve parfois dans les sigmoïdes aortiques ; lorsque la lésion est déjà un peu ancienne, ces voiles sont au contraire durs et sclérosés, le second bruit devient alors *dur*, *retentissant*, *clangoreux* (Guéneau de Mussy). Nous reviendrons sur ce fait, à propos de l'aortite chronique dans le cours de laquelle ces caractères présentent la plus grande netteté.

*D'autres phénomènes d'auscultation*, essentiellement *variables*, peuvent encore être rencontrés. On a perçu quelquefois un *souffle systolique à la base* du cœur, causé par un rétrécissement préexistant de l'orifice aortique, ou dû encore à ce que la dilatation de l'aorte siégeant près de l'orifice, celui-ci, sans être lésé, se trouve rétréci relativement.

De même, on perçoit quelquefois encore *à la base* du cœur, au foyer aortique, un *souffle diastolique* dû à une *insuffisance vraie* par lésion des sigmoïdes, ou à une *insuffisance fonctionnelle* par dilatation de l'orifice sans lésion des valvules aortiques ; elle est d'ailleurs beaucoup plus rare qu'on ne l'a prétendu.

Quelques auteurs signalent encore la présence relative de frottements dus à une *péricardite* concomitante ou préétablie.

1. A. Faure, *Arch. gén. de méd.*, janvier 1874, t. XXIII, p. 22.
2. Cherchewsky, *Sem. méd.*, 1898, p. 409.

**Marche et terminaisons.** — L'aortite aiguë évolue par poussées successives (LÉGER), c'est-à-dire que le malade, après avoir présenté au plus haut point de la dyspnée et des douleurs angoissantes de la région précordiale, entre dans une période de calme relatif qui peut durer un temps variable, pour être suivie de nouveau, d'une nouvelle crise aiguë. D'après le même observateur, si les urines deviennent abondantes la crise ne va pas tarder à disparaître, au contraire, si elles diminuent, on pourrait prévoir l'imminence d'un accès prochain. Cependant, bien que les douleurs aiguës se calment, le malade conserve assez souvent de la dyspnée et de la gêne précordiale, et au bout de 2 à 6 mois au plus, en moyenne, l'aortite aiguë peut se terminer par la *mort*.

Celle-ci, terminaison la plus fréquente de la maladie, *survient de différentes façons : brusquement*, sans que le malade fasse entendre la moindre plainte, ou au contraire au milieu d'une *syncope*, d'un accès d'*angine de poitrine*, d'une *embolie*, ou encore d'une crise de *congestion œdémateuse aiguë du poumon;* la *mort lente* survient par *affaiblissement progressif*, avec des signes de défaillance cardiaque et des *accidents asystoliques*.

La terminaison par la *mort* n'est cependant *point fatale*, et l'affection peut quelquefois se terminer par *guérison* (BUCQUOY).

Potain a vu la guérison survenir dans plusieurs cas d'aortite consécutive à la fièvre typhoïde, et dans un autre fait, à la suite de paludisme.

Enfin elle peut passer à l'état *chronique ;* dès lors l'aortite chronique est constituée avec ses conséquences habituelles; nous les étudierons ultérieurement.

**Formes cliniques.** — *a*. Il est nécessaire de se rappeler que l'*aortite aiguë consécutive* aux fièvres éruptives et aux diverses *maladies infectieuses* présente le plus souvent des *caractères atténués* souvent confondus avec les signes d'une affection cardiaque concomitante : endocardite, etc. Le début de la maladie est alors très difficile sinon impossible à déterminer avec précision, et tout se borne à quelques phénomènes douloureux de la région précordiale et à des signes variables dans l'auscultation de la région aortique. Dans ces cas, qui sont nombreux, le diagnostic présente des difficultés considérables.

*b*. Quant à l'*aortite aiguë suppurée*, elle se manifeste par des signes tout autres que ceux que nous venons de décrire : sa symptomatologie est celle de l'*infection purulente*, avec ses manifestations viscérales habituelles, son état adynamique, ses frissons, sa fièvre et ses signes de pyémie.

*c*. L'*aortite ulcéro-végétante* se confond par ses symptômes avec les *endocardites infectantes* auxquelles on pense tout d'abord, et ce n'est le plus souvent qu'à l'amphithéâtre que le diagnostic est établi.

**Formes suivant le siège.** — 1° L'*aortite sus-sigmoïdienne* se complique souvent de rétrécissement de l'orifice des artères coronaires qui se manifeste par les symptômes douloureux habituels de l'angor coronarien.

2° Si la *lésion* siège à l'*origine de l'aorte*, le travail inflammatoire périaortique s'étend au plexus cardiaque y déterminant, suivant les cas, de simples névralgies ou des névrites véritables.

3° Les *aortites* au *niveau de la crosse* peuvent retrécir l'orifice des troncs artériels qui en émergent; elles se manifestent encore par des signes de surélévation de l'artère sous-clavière droite ainsi que ceux de la surélévation du grand sinus aortique.

4° Les *aortites* de la *région thoracique descendante* se manifestent d'après E. Boinet par un souffle variable siégeant à gauche du rachis à partir de la quatrième vertèbre dorsale.

5° Les *aortites abdominales* donnent lieu à des signes de rétrécissement du tronc cœliaque, des artères mésentériques, à des pseudo-gastralgies, du météorisme intestinal, à des douleurs rachidiennes accompagnées quelquefois d'hématurie, d'hémorragies intestinales avec douleurs lombo-rénales.

L'*aortite abdominale*, bien établie par Potain et par J. Teissier, qui coexiste avec l'*entéro-colite* avec une fréquence de 25 à 30 0/0 environ, se manifeste encore par des *crises douloureuses* siégeant sur le *trajet* de *l'aorte abdominale* avec *irradiations* sur le trajet des artères sous-diaphragmatiques et celui des *vaisseaux iliaques et fémoraux* qui battent plus violemment que les artères de la moitié supérieure du tronc. Sur ces artères il existe une *hypertension* sensible qu'on trouve manifestement sur l'*artère pédieuse* (J. Teissier). Enfin, outre la douleur à la pression au niveau de l'aorte sous-diaphragmatique avec ses irradiations, on noterait encore l'élargissement des parois de l'aorte appréciable à l'exploration digitale, et, en plus la déviation du vaisseau, à gauche le plus souvent, ainsi que son incurvation entraînant à sa suite une concavité tournée vers le rachis.

**Complications.** — Nous avons déjà signalé la *congestion œdémateuse aiguë du poumon;* dans quelques cas on a noté des *pleuro-pneumonies*, des *méningites*, de la *congestion rénale*, des *néphrites* même, mais ce sont plus souvent des manifestations morbides, nées sous la même influence infectieuse qui a produit l'aortite, que des complications de cette dernière.

**Diagnostic.** — Les symptômes de l'aortite aiguë sont généralement si peu accusés que le diagnostic de la maladie présente les plus *grandes difficultés*. Lorsqu'elle se développe dans le *cours d'une maladie infectieuse*, elle *passe souvent inaperçue*, perdue pour ainsi dire au milieu des symptômes de la maladie primitive. L'*aortite aiguë demande à être cherchée;* le diagnostic s'appuiera surtout sur la constatation des signes physiques : augmentation de la matité aortique, surélévation de la sous-clavière droite, pouls bondissant et souvent dicrote, etc. Lorsque ces signes sont accompagnés de *douleur rétro-sternale*, en *barre transversale*, *angoissante*, accompagnées de crises dyspnéiques d'allure spasmodique, avec inspiration longue, le diagnostic devient plus aisé.

Il en est de même lorsque ces divers symptômes éclatent chez des malades porteurs d'une affection aortique ancienne, déjà connue du médecin; dans ce cas l'hypothèse qu'une *poussée aiguë est venue se greffer sur une lésion préétablie* de l'aorte se présentera plus facilement à l'esprit.

*Diagnostic différentiel.* — C'est surtout avec l'*endocardite* et avec la *péricardite* que l'aortite aiguë peut être facilement confondue; cependant dans la première on ne note ni douleur angoissante rétro-sternale ni soulèvement de la sous-clavière, ni augmentation de la matité aortique; d'ailleurs ce sont moins les troubles fonctionnels qui dominent dans la phase aiguë de l'endocardite, que des signes physiques importants et surtout le timbre assourdi, éteint, des bruits du cœur, suivi plus tard de l'apparition d'un souffle valvulaire. La *péricardite* se distinguera surtout de l'aortite aiguë par l'augmentation de la matité précordiale, et la présence de frottements; plus tard, à la période d'épanchement, par la disparition presque totale des bruits normaux, l'absence du choc de la pointe, la forme en brioche de la matité précordiale (voir *Péricardite*) le son tympanique de la base de la poitrine en arrière et à gauche, etc.

L'intensité des troubles respiratoires a fait confondre l'aortite aiguë avec l'*asthme*, l'*urémie* et même la *tuberculose pulmonaire*. Dans l'*asthme*, la santé des malades se conserve bonne en dehors des accès, tout au plus reste-t-il un peu de respiration courte lorsque, à la longue, l'asthme se complique d'emphysème; de plus, on ne rencontre pas chez les malades la pâleur du visage, le bondissement du pouls et la surélévation des sous-clavières. L'*aortite abdominale* sera distinguée des battements épigastriques des névropathes (*aorte pulsatile*, Laennec, Stokes), surtout chez les femmes, par l'absence, en ce dernier cas, de douleurs irradiées dans les artères iliaques et de signes de dilatation du vaisseau, et au contraire, par la présence de signes habituels des états névropathiques: boule hystérique, anesthésie cornéenne et pharyngée, troubles de la sensibilité générale et spéciale.

Dans l'*anévrysme de l'aorte abdominale*, on note le retard et la faiblesse du pouls de la fémorale par rapport avec celui de la radiale; enfin d'après François Franck, alors que dans l'aortite, la compression de l'aorte diminue l'amplitude des battements, dans l'anévrysme au contraire, la compression l'augmente d'une façon sensible.

La *dyspnée urémique* procède par accès; elle présente assez souvent le rythme de Cheyne-Stokes, et s'accompagne d'autres manifestations de l'urémie : céphalée, troubles de la vue, doigt mort, et surtout d'albuminurie, d'hypertrophie du cœur gauche avec rythme de galop, d'hypertension artérielle le plus souvent.

Les signes pulmonaires locaux et l'examen bactérioscopique de l'expectoration font faire la distinction avec la *tuberculose pulmonaire*.

**Traitement.** — Les crises d'aortite aiguë réclament en premier lieu l'action des antiphlogistiques (Rendu) : ventouses scarifiées, sangsues sur la région précordiale. Les cas subaigus peuvent se contenter à la rigeur d'applications plus ou moins répétées de teinture d'iode, de pointes de feu ou de petits vésicatoires sur la région préaortique.

La *douleur angoissante* sera calmée par l'extrait thébaïque, la belladone, et surtout les injections sous-cutanées de chlorhydrate de morphine à petite dose.

*Contre la dyspnée*, et si l'état du rein ne s'y oppose pas, c'est encore à la morphine ou au chlorhydrate d'héroïne à faible dose qu'on s'adressera de préférence. Si l'on doit renoncer à cette médication, on la remplacera par des inhalations d'éther, de nitrite d'amyle ou encore d'oxygène. Le traitement sera complété par des applications répétées de ventouses sèches, de larges cataplasmes sinapisés sur la poitrine et la région dorsale.

*La faiblesse cardiaque*, si fréquente surtout dans les périodes avancées de la maladie, sera combattue par les injections d'éther, de caféine, de spartéine ou encore d'huile camphrée. Dans d'autres circonstances, ce qui domine c'est l'excitation, l'éréthisme du cœur, contre lesquels le valérianate d'ammoniaque et les préparations bromurées s'imposent absolument.

*Dès que la période aiguë est calmée*, il convient de soumettre le malade pendant une durée indéterminée à l'iodure de potassium ou mieux de sodium, dont l'action longtemps prolongée produit une amélioration considérable, sinon même une guérison presque totale dans certains cas heureux (POTAIN).

Ces différentes médications doivent être complétées par des prescriptions hygiéniques de la plus haute importance : un régime doux, non excitant, s'impose, comprenant avant tout l'exclusion de l'alcool et du tabac ; au contraire le régime lacté sera l'aliment de choix : il favorisera à la fois la régularité et l'abondance de la diurèse. Enfin le malade devra, de même que les cardiaques, éviter les efforts longuement prolongés, le surmenage physique, et renoncer, s'il le peut, aux professions manuelles qui exigent un grand déploiement de travail musculaire.

Les *complications* de congestion ou d'œdème aigu du poumon exigeront parfois l'emploi de la saignée et une large révulsion thoracique.

## *B.* — AORTITES CHRONIQUES

**Historique.** — L'histoire de l'aortite chronique se trouve comprise en partie dans celle des *artérites* chroniques en général. Cependant plusieurs travaux importants ont étendu nos connaissances anatomiques et cliniques en ce qui concerne particulièrement l'aorte; outre les recherches déjà anciennes de Bizot, de Lobstein, de Rokitansky, il faut signaler celles de Lancereaux [1], de Peter [2], de Charcot, de Cornil et Ranvier (1869), de Guéneau de Mussy (1876 et 1885) ; les travaux plus

1. LANCEREAUX, « Dict. encyclop. scienc. méd. », 1879, et « Trait. d'anat. pathol. », t. 11, 1879.
2. PETER, « Trait. clin. et prat. des malad. du cœur », etc., 1883.

récents de H. Martin [1], de Potain [2], de Bucquoy et Marfan [3], de Brault [4], de Bureau (1893), de Thibierge [5], d'Œttinger [6], de E. Boinet [7]; etc.

**Anatomie pathologique.** — A l'exemple de Lancereaux, il y a lieu de considérer dans l'aortite chronique :

1° Les faits où les lésions de ce vaisseau accompagnent des lésions de même nature dans le reste du système artériel et, dans ce cas, lorsque ce sont les gros vaisseaux ou ceux de calibre moyen qui sont envahis, la lésion est décrite sous le nom d'*athérome ;* si, au contraire, ce sont surtout les petits vaisseaux et en particulier les vaisseaux viscéraux, qui sont intéressés, on s'accorde à décrire le processus sous le nom d'*artériosclérose*, quoiqu'il n'y ait point parité rigoureuse entre les deux processus.

2° Un second groupe comprend les cas dans lesquels l'aorte est seule lésée, le reste du système artériel restant intact : ces lésions ainsi localisées ont été décrites par cet auteur sous le nom d'*aortite en plaques*, et seraient distinctes de l'athérome.

1° *Aortite athéromateuse.* — Siège. Les lésions occupent *de préférence la crosse aortique;* viennent ensuite par ordre de fréquence : la terminaison de l'aorte, l'aorte thoracique, puis l'aorte abdominale [8]. Peter, complétant les recherches de Lobstein, montre que l'athérome siège surtout dans l'aorte au niveau des troncs qui s'en détachent (coronaires, tronc brachio-céphalique artériel, sous-clavière et carotide primitive gauches), c'est-à-dire *au niveau des courbures*, des *flexions*, des *éperons*, *de la division en collatérales*, conditions favorables au choc du sang contre les parois qui deviennent ainsi un *locus minoris resistentiæ*.

Aspect. — L'aorte ainsi lésée apparaît comme une sorte de tube rigide, plus ou moins déformé et dilaté, dur et résistant à la coupe : aorte de *parchemin*, de *carton*, de *tôle* (Peter). La membrane interne a perdu son apparence lisse et régulière; elle est inégale, mamelonnée et présente des *plaques* jaunâtres, dures, cassantes, de consistance cartilagineuse ou calcaire; suivant le plus ou moins d'ancienneté de la lésion, on trouve, dans d'autres points, des *ulcérations* irrégulières plus ou moins étendues. Ces altérations débutent par les couches les plus profondes de la tunique interne.

Dans la partie profonde de ces plaques jaunâtres, on trouve une zone opaque qui constitue un *foyer athéromateux*, infiltré pour ainsi dire dans l'épaisseur de la tunique interne. D'après Cornil et Ranvier, le pourtour

1. Hipp. Martin, *Rev. de méd.*, 1881.
2. Potain, *Sem. méd.*, 1894.
3. Bucquoy et Marfan, *Rev. de méd.*, 1888.
4. Brault, « Les artérites, leur rôle en patholog. », *Encyclop. Léauté*, 1897.
5. Thibierge, *Gaz. des hôpit.*, janvier 1889.
6. Œttinger, « Traité de méd. de Bouchard, Brissaud, 1893.
7. E. Boinet, « Nouveau Traité de méd. et de thérap. », 1907.
8. Potain, « L'aortite abdominale », *Méd. moderne*, septembre 1899. — Voir également J. Teissier, *Sem. méd.*, 26 novembre 1902.

de ce foyer présente un relief ou même une sorte de bourrelet dû à l'épaississement de la tunique interne, alors que le centre est déprimé, ce qui l'a fait comparer à une pustule ombiliquée de variole.

Evolution. — Ce foyer, par suite de l'amincissement progressif de la couche mince qui le recouvre, ou par le frottement et le choc du sang contre la paroi vasculaire, *peut s'ouvrir* par une fissure étoilée ou une crevasse dans la lumière du vaisseau et y verser son contenu ; il reste alors à sa place une sorte d'ulcère à bords festonnés rouge jaunâtre.

Le *contenu* de ces foyers athéromateux consiste en une sorte de *bouillie épaisse, grisâtre*, comparable à du mastic ; elle est composée de granulations et de gouttelettes graisseuses, de débris des tuniques artérielles, de cristaux d'acides gras, et de petits amas rhomboïdaux de cholestérine (Virchow). La pénétration brusque dans le torrent sanguin de cette bouillie athéromateuse peut déterminer des embolies secondaires et des infarctus viscéraux : cerveau, rate, reins, etc.

Après l'évacuation de son contenu, le sang s'introduit peu à peu dans le foyer qui se colore en jaûne brun un peu noirâtre par transformation de l'hémoglobine.

Outre l'ulcération, les plaques d'athérome peuvent subir la *transformation calcaire :* ce sont alors des lames imbriquées, dures, rigides, parfois si confluentes qu'elles forment comme une sorte de mosaïque qui revêt la face interne de l'aorte, et que celle-ci est comme *pavée* d'athérome ; dans d'autres cas elles sont d'une grande minceur, friables et cassantes, soulevées en partie par le choc du sang qui, par son infiltration lente, les colore de taches pigmentaires.

D'autres fois, la dégénération semble plus profonde encore, et les plaques subissent une véritable transformation *ossiforme* d'une dureté excessive : elles présentent alors, d'après Charcot, Rokitansky, un réseau capillaire appréciable et de petites cavités analogues aux corpuscules osseux vrais ; d'après Peter, cette structure ne se rencontrerait pas.

Quelquefois, les plaques athéromateuses peuvent, par leur volume, *rétrécir* ou *oblitérer* plus ou moins complètement l'aorte ; c'est alors l'*aortite oblitérante*, déjà connue de Bouillaud, et étudiée depuis par Hayem, Friedlander, Léger. Assez souvent les lésions s'étendent aux artères et y déterminent des altérations fort importantes : oblitération des artères de voisinage et des coronaires (coronarite et ses conséquences), de la sous-clavière, du tronc brachio-céphalique, etc.

*En résumé*, l'*athérome aortique* est *caractérisé par* la *dilatation de l'aorte*, l'*inégalité de son calibre* et l'*irrégularité de sa tunique interne*. Ces altérations sont plus prononcées à l'origine du vaisseau que sur le reste de son trajet et la dilatation proprement dite est généralement plus accentuée au niveau de la crosse aortique. Les lésions rencontrées sont variables : on observe généralement à la fois des foyers athéromateux, ouverts ou non, à côté de plaques cartilagineuses, calcaires ou ossiformes.

Histologie. — Les *altérations* qui constituent les plaques d'athérome *débutent par la partie profonde* de la *tunique interne* dont les cellules plates, ramifiées, sont infiltrées dans leur totalité presque entière de fines granulations graisseuses disposées en amas ; outre cette dégénérescence graisseuse, l'endartère présente une prolifération inflammatoire sous forme de cellules sphériques, à caractère embryonnaire, extrêmement nombreuses, et de grandes cellules aplaties, binucléaires, avec prolongements multiples. Nous avons indiqué précédemment la structure et la composition chimique des foyers athéromateux. La *transformation calcaire* ultérieure s'opère par l'infiltration lente de corpuscules calcaires dans la substance fondamentale dégénérée.

Plus tard, la *tunique moyenne* présente à son tour de la dégénérescence granulo-graisseuse de ses fibres musculaires et une destruction moléculaire des fibres élastiques, elle peut ainsi disparaître en certains points. Dès lors, en ces régions, la tunique interne tend à se confondre avec la *tunique externe* qui à son tour s'est épaissie, et présente de nombreuses cellules interposées entre les faisceaux conjonctifs (*périartérite*). L'altération peut encore s'étendre et gagner de proche en proche le tissu conjonctif périvasculaire et les organes voisins, d'où production de fausses membranes reliant le péricarde dans sa portion aortique au péricarde pariétal, celui-ci à la plèvre, et l'aorte à l'artère pulmonaire. On pourrait voir aussi englobés dans cette gangue conjonctive les filets du plexus cardiaque et les nerfs phréniques (PETER).

CONSÉQUENCES. — L'aortite chronique entraîne avec elle de nombreuses conséquences qu'il nous faut examiner.

*a.* Une des plus habituelles est la *dilatation simple de l'aorte* par suite de la diminution progressive de résistance de ses parois au choc de la colonne sanguine. Signalée déjà par Sénac et distinguée de l'anévrysme proprement dit par Scarpa, elle a été étudiée avec soin par Hodgson (1815-1819); cette dilatation de l'aorte peut être considérable, entraîner avec elle un élargissement de son anneau d'insertion, suivi d'écartement excentrique des valvules sigmoïdes, restées saines d'ailleurs ; il y a alors *insuffisance aortique dite relative* ou *mieux fonctionnelle*. D'autres fois les lésions athéromateuses s'étendent aux valvules elles-mêmes, et il se produit alors *insuffisance aortique vraie*, *organique*, d'*origine arterielle* [1]. Cette association, dans les aortites chroniques, de la *dilatation simple*, cylindrique de l'aorte avec l'insuffisance aortique constitue l'affection désignée sous le nom de *Maladie de Hodgson.* Mais ici l'insuffisance n'est qu'un élément contingent, simple manifestation de la maladie générale, du système artériel. Cette *dilatation simple de l'aorte* confondue avec les anévrysmes (SÉNAC, LIEUTAUD) a été décrite comme une maladie distincte par Pelletan, Burns et surtout Hodgson qui distingue très bien « l'élargissement permanent et contre nature de la cavité de l'artère » du véritable sac anévrysmal.

Nous avons dit que sous l'influence de l'athérome l'aorte *s'élargit*, mais ce n'est pas tout : elle *s'allonge* également, et comme elle est fixée à ses deux extrémités, elle devient *sinueuse ; il y a donc à la fois distension en*

1. HODGSON, « Trait. des malad. des artères et des veines », traduct. Breschet, Paris, 1819.

*longueur* et *distension en largeur*. De plus, en s'allongeant et en exagérant sa courbure, l'aorte se reporte vers la droite et monte vers la clavicule : elle *élève* ainsi le tronc brachio-céphalique et l'*artère sous-clavière droite ;* celle-ci vient battre alors au-dessus de la clavicule (A. Faure, 1874).

Cette *surélévation de l'artère sous-clavière droite est un des meilleurs signes de la dilatation de l'aorte.*

Quoiqu'il en soit, la dilatation de l'aorte est *surtout localisée sur la région ascendante et sur la crosse*, mais peut s'étendre à tout le trajet du vaisseau. Elle occupe toute la circonférence de l'aorte et se présente alors avec un aspect ovoïde (Peter) ou fusiforme, allongé dans le sens de l'artère, ou bien elle se porte de préférence sur l'un des côtés : l'artère présente alors une sorte de renflement ou même de poche latérale, un peu analogue à celle de l'anévrysme véritable, mais qui n'atteint jamais le volume de celui-ci. Enfin, l'artère peut présenter des dilatations multiples disséminées à sa surface (*aortite noueuse*).

Parfois les troncs artériels qui naissent des régions dilatées de l'aorte présentent également une dilatation au niveau de leur émergence, d'autres fois, au contraire, leur orifice est rétréci, soit par le froncement des tuniques de l'aorte, soit par la présence d'une plaque d'athérome qui obture en partie l'orifice ou infiltre les parois de l'artère. C'est ainsi que *les coronaires participent* si *souvent au processus* athéromatique de l'aorte : il se produit alors des *accès d'angine de poitrine* qui sont une des complications les plus redoutables de l'affection.

*b. L'hypertrophie du cœur*, et spécialement du ventricule gauche, est une conséquence de l'aortite chronique par suite de l'obstacle qu'opposent à sa déplétion l'inextensibilité de l'aorte et quelquefois encore les lésions concomitantes des sigmoïdes.

*c.* L'aorte dilatée renferme assez souvent des dépôts fibrineux qui, entraînés par le torrent circulatoire, deviennent la source d'*embolies secondaires* d'un pronostic sévère. Elles peuvent être encore produites plus simplement par le détachement de la paroi d'une plaque athéromateuse ; nous reviendrons sur ce sujet important à propos de la symptomatologie.

*d.* On a noté encore l'*oblitération de l'aorte*, soit par thrombose (Barth, Keating, Psillander), provoquée par la profonde altération des parois athéromateuses parfois calcifiées, soit par embolie, ce qui est beaucoup plus rare.

Presque toujours le siège de l'oblitération occupe l'aorte abdominale, au niveau des artères rénales et des mésentériques ou encore au niveau de l'éperon iliaque. Dans une observation curieuse [1] elle siégeait dans l'aorte thoracique.

*e.* Dans quelques cas on a signalé l'*oblitération de l'artère sous-clavière gauche* (Léger, Beadles, Iselin, 1897), celle du *tronc brachio-céphalique* (Germont), de la *carotide gauche* (Stoupy, E. Boinet). Ces plaques athéromateuses se développent également au niveau de l'embouchure

1. Jaurand, *Soc. anat.* Paris, 1881.

et dans la lumière des *coronaires*, et cette coronarite oblitérante, ou avec simple sténose, est la cause d'accès d'angine de poitrine vraie qui peuvent être suivis de mort (Parry, Cruveilhier, Potain, G. Sée, Huchard, Roussy, etc.)

*f*. La *rupture spontanée de l'aorte* est une complication grave et relativement peu fréquente. Elle *siège* le plus souvent *sur l'aorte ascendante*, dans son trajet intra-péricardique, *immédiatement au-dessus des valvules sigmoïdes;* on a relaté quelques faits plus rares sur l'aorte thoracique; dans un fait de Chauvel, la rupture de l'aorte existait à son point d'entrecroisement avec l'artère pulmonaire. D'après Pilliet (1897) et Martin Durr [1] qui en a réuni 29 cas, la rupture est *presque toujours longitudinale*, quelquefois transversale; c'est parfois une *simple fissure* de quelques millimètres de longueur, mais ce peut être aussi une *vaste déchirure* avec écartement des bords et d'une étendue de plusieurs centimètres. La *rupture* se produit habituellement *en deux temps :* le sang fuse d'abord dans l'interstice de deux plaques athéromateuses et va décoller la tunique externe en formant ainsi une sorte d'anévrysme disséquant, puis cette tunique se rompt à son tour et l'ouverture se fait dans le péricarde, dans le tissu cellulaire du médiastin, dans la plèvre, l'œsophage, les bronches.

*Associations.* — L'aortite chronique est fréquemment associée à d'autres altérations, dont les principales sont la *néphrite interstitielle*, la *myocardite scléreuse*, les *cardiopathies valvulaires*, qui modifient considérablement les caractères cliniques de l'aortite chronique et en rendent le diagnostic fort délicat.

2° ***Aortites en plaques.*** — Dans cette variété d'aortite chronique, bien distincte de l'athérome, étudiée par Lancereaux, l'*aorte seule est atteinte*, alors que le *reste du système artériel reste indemne de toute lésion.* Les altérations siègent de préférence sur la *portion ascendante* ou sur la *crosse aortique*, plus rarement sur la portion thoracique. Comme dans la variété précédente, elles consistent en plaques de coloration jaune grisâtre, faisant saillie sur la tunique interne de l'aorte, de forme circulaire ou elliptique à contours sinueux, et à surface inégale et bosselée.

Elles forment des groupes plus ou moins confluents, et chacune de ces plaques peut avoir de 1 à 10 centimètres. De même que dans l'athérome vrai, ces plaques localisées, d'abord fermes et élastiques, se ramollissent en une sorte de bouillie grisâtre qui est évacuée en laissant après elle des ulcérations.

D'après Lancereaux, les *lésions débutent* d'abord *dans la tunique externe*, alors que dans l'athérome vrai, c'est dans la partie la plus profonde de la tunique interne qu'elles se montrent d'abord. Quoi qu'il en soit, l'altération qui consiste dans un développement de cellules embryonnaires serrées abondantes et de vaisseaux de nouvelle formation, se développent aussi dans les deux autres tuniques; mais dans l'endartère, l'organisation de ces éléments embryonnaires ne se produit que

1. Martin-Durr, *Arch. gén. de méd.*, février-mars 1891.

peu ou pas : ils se résorbent ou subissent la dégénérescence graisseuse.

Cette aortite en plaque, lésion localisée qui déforme et détruit ainsi toutes les tuniques aortiques, serait « l'effet d'une irritation locale » contrairement à l'athérome « qui paraît être sous la dépendance d'un désordre trophique ». Cette distinction dans la nature intime des deux groupes d'aortite chronique que veut établir Lancereaux et que Bureau a reprise, se poursuivrait dans l'évolution ultérieure de la maladie car, tandis que l'*athérome* prédispose volontiers à la dilatation simple de l'aorte, l'anévrysme proprement dit serait la conséquence habituelle de l'*aortite en plaques* ou circonscrite.

Dans quelques cas (Dieulafoy [1]) la lésion très localisée constitue l'*aortite sus-sigmoïdienne*, dans laquelle l'altération se cantonne à la première partie de l'aorte ascendante, c'est une aortite segmentaire dont le pronostic est grave, car elle confine aux artères coronaires ; d'où la possibilité d'accidents redoutables d'*angor pectoris*. Dans un cas, Letulle a observé la *syphilis atrophique de l'aorte* [2].

Bactériologie. — Dans six autopsies d'aortite d'origine syphilitique, H. Wright [3] trouva dans la moitié des cas la dans la paroi aortique, au dessous de l'endartère, la présence du *tréponème pâle*.

**Etiologie.** — *Age.* — Contrairement à l'artériosclérose, maladie par intoxication qui se montre surtout de trente à soixante ans, la vieillesse est une condition des plus favorables au développement de l'athérome, et Bichat, au dire de Peter, déclare que sur dix sujets, sept au moins présentent des incrustations calcaires au delà de soixante ans.

Cette influence s'expliquerait, suivant ce dernier auteur, parce que dans l'état sénile, la nutrition générale est languissante, d'où retentissement immédiat sur les tissus dont la vitalité est peu active comme l'épithélium de l'endartère. On peut penser mieux que par suite de l'état de déchéance de la sénilité, les déchets des organes usés sont incomplètement éliminés et traversent le torrent circulatoire où ils sont une cause d'irritation vasculaire (Œttinger). Cependant Guéneau de Mussy a montré que la lésion pouvait se rencontrer avant quarante-cinq ans, et Marfan (1898) a publié un cas d'aortite chronique chez un garçon de douze ans. Andral, Parrot et d'autres auteurs ont constaté l'athérome de l'aorte chez de très jeunes enfants. Huchard a observé quelques cas d'*aortite héréditaire* de nature arthritique, elle pourrait même atteindre plusieurs générations.

*Sexe.* — Les *hommes* sont, de beaucoup, plus atteints que les femmes; ce qui tient aux conditions plus actives de leur vie, et qu'ils se livrent davantage aux excès (travail, surmenage intellectuel, excès alimentaires, abus des plaisirs ou de la bonne chère).

1. Dieulafoy, *Presse méd.*, 21 avril 1906.
2. Letulle, *Presse méd.* 12 mars 1910.
3. H. Wright, « Présence du treponema pallidum dans l'aort. syphil. », *Journ. of the Americ. med. associat.*, 1er mai 1909.

Les *causes morbides* qui favorisent le développement de l'aortite chronique sont nombreuses, et lorsque celle-ci *succède*, en tant que reliquat, à l'*aortite aiguë*, elle reconnaît nécessairement les mêmes causes que cette dernière.

D'autre part, l'aortite chronique procède encore de conditions multiples qui altèrent chroniquement l'organisme ou sont la cause d'un *ralentissement* profond *de la nutrition*. Signalons l'influence indiscutable de l'*arthritis*, de la *goutte* (Stokes), du *diabète*, du *rhumatisme chronique* (Guéneau de Mussy) : 67 fois sur 208 cas d'aortite chronique (Hanot, E. Barié). La plupart des auteurs (Magnus Huss, Lécorché, Potain) admettent comme cause fréquente d'aortite chronique, l'*alcoolisme ;* pour Peter son action pathogénique est évidente. Lancereaux au contraire la nie absolument et n'admet son action que si l'alcoolisme est associé à l'arthritis ou au rhumatisme chronique ; il reconnaît cependant que l'alcoolisme peut produire une dégénérescence graisseuse de l'aorte, limitée à son origine. Potain admet que l'influence de l'alcool se limite à des lésions de la tunique interne, la tunique moyenne étant le plus souvent indemne. L'action du *saturnisme* est admise généralement (Leudet, Duroziez, Lancereaux, E. Boinet).

L'influence pathogénique de la *syphilis* est établie d'une façon *incontestable* (A. Fournier, Jaccoud, Potain, Wendeler, Dieulafoy, Thibierge, Boinet, Deguy [1], etc.). Sur 117 cas d' « aortite fibroïde » Welch a trouvé la syphilis dans 47 0/0 des cas ; de plus sur 56 cas de syphilis mortelle, il rencontre 34 fois des lésions aortiques profondes, c'est-à-dire une proportion de 60,7 0/0 environ. Davidson, sur un ensemble de 114 autopsies, trouve 22 cas avec lésions athéromateuses profondes dont 17 imputables à des lésions syphilitiques ; enfin Richardson[2] en a publié plus récemment 5 cas nouveaux.

L'origine syphilitique des aortites est encore établie nettement par le *syndrome* indiqué par Babinski (1901) : troubles pupillaires : myosis, inégalité, signe d'Argyll Robertson, et aussi par la présence de lymphocytes dans le liquide céphalo-rachidien et par la réaction positive de Wassermann (Schutze). L'origine syphilitique est si fréquente que sur 11 cas d'aortite chronique (Letulle), 7 fois cette réaction fut nettement positive.

En général la syphilis est relevée plutôt dans les cas où la lésion artérielle reste localisée à l'aorte seule, que dans ceux où l'aortite est accompagnée de lésions portant sur l'ensemble du système artériel. Elle survient en moyenne *à la période tertiaire*, dix, douze ans après l'accident initial (Mauriac) ; cependant Letulle l'a constatée pendant la période secondaire ; par contre, Landouzy, puis Mathieu l'ont notée au bout de vingt et un et de vingt-cinq ans. Au point de vue anatomo-pathologique il s'agirait, dans la syphilis, d'aortite segmentaire en plaques dont la lé-

1. Deguy, « Le cœur et l'aort. des syphilitiq. », *Th.* Paris. 1901.
2. Wright et Richardson, *Boston med. and surg. journ.*, 29 avril 1909.

sion élémentaire serait une périartérite des vasa-vasorum (Doehle). Ces aortites sont *souvent le prélude des anévrysmes* (Boinet).

Lancereaux [1] prétend que le *paludisme* (11 fois sur 20 cas d'artérite) est la cause la plus fréquente de l'aortite localisée en plaques : elle siégerait surtout sur la portion ascendante et sur la crosse de l'aorte. Cette pathogénie a été très vivement contestée par Laveran, Kelsch, Colin, mais Lancereaux est revenu de nouveau sur ce fait (1899) et a produit une série de 26 cas d'aortite avec paludisme bien démontré. D'autre part, Potain [2] durant le cours de l'accès de fièvre intermittente a constaté la dilatation de l'aorte démontrée pleinement à la radioscopie. Enfin, il convient de signaler encore dans l'étiologie de l'aortite chronique la *maladie de Basedow* (Potain, Rendu) dont les relations avec l'affection aortique sont encore mal déterminées. D'autres rapports étiologiques ont été relevés entre l'aortite chronique et le *tabes dorsal*, la *sclérose en plaques*, la *paralysie générale* (Bordes, Pagès [3]), la *maladie de Parkinson*, et peut-être aussi la *tuberculose* (Flexner, Jaccoud). L'influence *du tabac* est encore discutée : Potain et Peter ne croient pas son action réelle ; Erb, Klemperer, Huchard lui attribuent au contraire une influence considérable.

*Athérome expérimental.* — L'*athérome* proprement dit, dans lequel les lésions occupent à la fois l'aorte et les gros vaisseaux, peut reconnaître des causes toxiques et être reproduit expérimentalement. Josué [4], par la voie veineuse, injecte des gouttes d'*adrénaline* en solution au millième, et reproduit expérimentalement des plaques athéromateuses sur l'aorte avec des zones de calcification plus ou moins étendues. Le fait a été vérifié depuis par Lœper [5], Pic et Bonnamour, Ball [6], etc. Il faut remarquer cependant que Loeb et Fleischer [7], injectant des préparations iodées en même temps que la solution d'adrénaline, remarquent que les lésions artérielles étaient plus intenses que dans les cas où l'on injecte l'adrénaline seule. On a reproduit encore l'athérome, soit par pénétration directe d'*infusion de tabac* dans l'estomac, soit par injection de cette infusion (Boveri [8], Baylac [9]) ou encore par la simple action de sa fumée (Gebrovsky [10]). Dans des recherches nouvelles, Gouget [11], Guillain et Gy [12] ont bien étudié l'athérome et les lésions aortiques déterminées par l'intoxication tabagique. Toutefois quand le *tabac* est *dénicotinisé*, l'athérome *ne se produit pas*. Au contraire, Adler et Hensel [13]

1. Lancereaux, *Acad. de méd.*, 18 juillet 1894.
2. Potain, *Congrès internat. de méd.* Paris, 7 août 1900.
3. Bordes Pagès, *Th.* Paris, 1885.
4. Josué, *Soc. de biolog*, novembre 1903. — *Soc. méd. hôpit.* Paris, 3 février 1905.
5. Lœper, *Cong. franç. de méd.* Paris, 1907.
6. Ball, *Th.* Lyon, 1907.
7. Lœb et Fleischer, *Deutsch. med. Wochenschr.*, mars 1907.
8. Boveri, *Clin. med. italiana*, juin 1905.
9. Baylac, *Soc. biolog.*, 2 juin 19 6.
10. Gebrovsky, *Roussk. Vratch.*, mars 1908.
11. Gouget, *Soc. méd. hôpit.*, Paris, 26 juin, 1908.
12. Guillain et Gy, *ibid.*, 19 juin 1908.
13. Adler et Hensel, *Deutsch. mediz. Wochenschr.*, 8 novembre 1906.

obtinrent avec des injections intra-veineuses de *nicotine*, les mêmes lésions que celles causées avec l'adrénaline. Il en a été de même avec les injections d'*ergotine* (LŒPER), d'*adonidine* [1].

On a produit encore artificiellement l'athérome, par des intoxications expérimentales de sels de plomb carbonate et acétate (GOUGET), et même d'*iodure de potassium* (BALL, HEDINGER). Ce fait est loin d'être constant d'ailleurs, et Lœper, contrairement aux affirmations de Loeb et Fleischer, est d'avis que l'iode injecté avant l'adrénaline peut prévenir l'action nuisible de celle-ci.

On sait que 100 parties de cacao renferment 0gr,75 à 2 grammes de *théobromine*, excellent diurétique rénal : cependant ainsi que Lœper et d'Espine l'ont montré, les injections de théobromine, sous forme d'acétate de théobromine, pratiquées chez des lapins, ont déterminé de graves lésions d'athérome ; enfin il résulte encore des recherches de Boveri et d'autres que l'alimentation calcaire excessive exagère notablement les lésions d'athérome expérimental.

Celui-ci, en définitive, aurait une identité complète avec l'athérome qu'on rencontre spontanément chez certains animaux (JOSUÉ, LUCIEN et PARISOT [2]). Enfin cet *athérome spontané*, si fréquent notamment chez le *lapin* (GOUGET, KAISERLING [3], THÉVENOT) [3 fois sur 30 lapins (KALAMKAROV)] est peut-être lié à un fonctionnement exagéré des capsules surrénales (*hyperépinéphrie*), et cette suractivité fonctionnelle jetterait dans la circulation des quantités trop élevées d'adrénaline.

**Symptômes.** — 1° *Troubles fonctionnels.* — Ils sont souvent peu accusés, et en tous cas n'ont rien d'absolument caractéristique.

*a.* La *dyspnée* est un des symptômes dont se plaignent le plus les malades. Quelquefois c'est une simple gêne, appréciable surtout s'ils veulent marcher vite, monter un escalier, gravir un plan incliné ; c'est en somme la *dyspnée d'effort*, se calmant au repos. D'autres fois, la dyspnée procède par accès, à la façon d'une crise d'asthme, et comme celle-ci, éclate de préférence durant la nuit ; elle s'en distingue parfois difficilement : cependant, dans l'accès d'aortite, l'inspiration est longue et pénible, l'expiration courte, et on ne note point l'expectoration qui survient habituellement à la fin de la crise d'asthme. Cette dyspnée, comme nous l'avons vu déjà à propos de l'aortite aiguë, pourrait peut-être s'expliquer par un spasme portant à la fois sur les bronches et sur les vaisseaux pulmonaires.

D'ailleurs, la fréquence relative de lésions cardiaques diverses et de néphrite interstitielle associées à l'aortite, ou la compliquant, fait que la dyspnée est très souvent d'origine complexe, relevant à la fois de l'aortite, des cardiopathies et de l'urémie.

*b.* La *toux*, assez fréquente, est sèche, quinteuse, un peu sifflante, stri-

1. KONIKI NAKA, *Roussk. Vratch.*, 1907.
2. LUCIEN et PARISOT, *Presse méd.*, 6 janvier 1909.
3. KAISERLING, *Berl. Klin. Wochenschr*, n° 2, 1907.

duleuse, rauque et grave, et revient par accès à la suite des efforts, des mouvements ou de la fatigue. Elle s'accompagne d'expectoration et quelquefois d'un peu de mucosités sanglantes, lorsqu'il y a de la bronchite, ou un peu de congestion pulmonaire.

*c.* La *douleur* est un des symptômes des plus importants et des plus pénibles. Au début, c'est une douleur sourde, une sensation de *pesanteur* ou de *constriction*, siégeant profondément derrière le sternum au niveau de la partie moyenne du thorax; il semble aux malades qu'ils ont un poids qui comprime le cœur et les étouffe. Chez d'autres, la sensation perçue est une sorte de spasme douloureux, remontant vers le cou où elle produit une sensation de constriction comme la boule hystérique (BUCQUOY, POTAIN).

Dans quelques cas, rares d'ailleurs, d'aortite syphilitique l'affection s'est manifestée par des crises viscérales d'une grande violence simulant les coliques hépatique ou néphrétique, et précédant l'apparition des signes physiques d'un temps plus ou moins long (RÉNON[1]).

Quoi qu'il en soit, le plus souvent cette *douleur* de la *période de début* n'est *point continue* et se manifeste surtout à l'occasion d'un effort ou d'une émotion. Mais, avec les progrès de l'affection, la douleur se modifie : c'est une *sensation de barre transversale au niveau de la région préaortique ou* encore *de l'épigastre*, une sorte de constriction en étau; chez d'autres malades ce sont des élancements douloureux, traversant la poitrine d'avant en arrière, s'irradiant vers le cou, les épaules, les membres supérieurs; d'autres fois, elles s'étendent du côté de l'hypochondre droit et simulent la colique hépatique (POTAIN). Ces douleurs, véritablement angoissantes, présentent des exacerbations aiguës; elles siègent, d'après Peter, dans une zone limitée, à droite par le bord du sternum, à gauche par une ligne parallèle passant à deux travers de doigt du bord gauche du sternum, en bas par la troisième côte. Il s'agit, en somme, de véritables *crises*, dues à l'*irritation* de voisinage du *plexus cardiaque* (PETER, LANCEREAUX), ou *périaortique ;* dans d'autres faits, il y a envahissement athéromateux des artères coronaires, dont la lumière se trouve ainsi rétrécie ; dans ce dernier cas, les *crises* prennent alors le caractère de l'*angor pectoris* vrai.

*d.* C'est également à l'*irritation* (névralgie simple ou névrite, suivant les cas) du *sympathique* et du *pneumogastrique*, que plusieurs auteurs attribuent certains symptômes contingents observés dans l'aortite chronique, tels que l'*épigastralgie*, les *troubles gastriques* (LEARED, BROADBENT), les *nausées*, les *vomissements*, le *tympanisme* et les *douleurs abdominales*, l'*irrégularité du pouls*, l'*inégalité pupillaire* (TROUSSEAU). Nous avons vu que celle-ci était l'indice d'une *infection syphilitique* préexistante et causale de l'aortite. Quant aux phénomènes douloureux, abdominaux ou épigastriques, il faut les rapporter souvent à l'*aortite abdominale.* Chez une femme atteinte d'aortite chronique avec hypertrophie du cœur, qui durant de longues années s'était plaint de douleurs abdominales inex-

1. RÉNON, *Soc. méd. hôpit.* Paris, 10 janvier 1902.

plicables, Rossbach[1] trouva l'aorte abdominale transformée en tube rigide; les tuniques moyenne et interne étaient calcifiées, et la calcification se prolongeait dans les artères mésentériques.

Enfin, les douleurs provoquées par la pression digitale à la base du cou, sur les côtés du sternum et aux insertions diaphragmatiques, indiquent sans doute la *participation du nerf phrénique* au complexus pathologique.

*e.* Un autre phénomène occasionné par l'aortite chronique, quelquefois même dès le début, est le *vertige*, tantôt léger, tantôt accompagné de *bourdonnement d'oreille*, allant jusqu'à produire des lipothymies. Le malade, quand il se lève ou marche un peu rapidement, a la sensation que tout tourne autour de lui, il sent qu'il va perdre l'équilibre et porte ses mains en avant pour se retenir aux murs, aux objets environnants. Il a été attribué souvent à l'ischémie cérébrale due à l'insuffisance aortique qui accompagne fréquemment l'aortite. Dans ce cas le vertige peut être attribué en partie aux changements brusques de pression qui s'opèrent à chaque instant dans la circulation encéphalique, car à l'afflux sanguin considérable qui s'y produit durant la systole, succède immédiatement un retrait considérable opéré par l'ondée qui regagne le cœur pendant la diastole. Cependant le vertige a encore d'autres causes, car l'insuffisance aortique manque encore dans bien des cas. Quelques auteurs pensent que ces accidents pourraient alors s'expliquer comme le *vertige* si fréquent des *artérioscléreux*, que Grasset (1890) rapporte à un spasme passager des artérioles bulbaires. François-Franck a montré que l'ischémie cérébrale, cause de ces accidents, est due à un *spasme des capillaires encéphaliques*, produit par un *réflexe* parti des lésions aortiques et sigmoïdiennes, et il a pu reproduire ces troubles nerveux en irritant la membrane interne de l'aorte. En outre, d'après le même auteur, ce *réflexe, à point de départ aortique*, produit également un spasme des bronches et des vaisseaux pulmonaires, d'où les *crises de dyspnée*, les *spasmes laryngés* et la *toux striduleuse* rencontrés si souvent. Enfin, les accès de pâleur, d'ischémie locale, les tendances à la syncope, fréquents chez les aortiques, pourraient encore s'expliquer par l'effet de ce réflexe vasoconstricteur. Quelle que soit l'explication du phénomène, cliniquement il se montre surtout lorsque le malade passe du décubitus dorsal à la station debout.

2° *Signes physiques.* — Le *facies* des malades atteints d'aortite chronique rappelle celui des aortiques : le teint est pâle, blafard, terreux, plombé.

On relève quelquefois des *troubles vaso-moteurs :* des rougeurs, des sueurs localisées à la moitié supérieure gauche du thorax, du cou, de la face et du membre supérieur du même côté, dus à des phénomènes de compression du sympathique. Quant aux *phénomènes pupillaires :* myosis unilatéral ou double, mydriase surtout du côté gauche (Trousseau, Rendu), il faut les considérer comme la marque de la *syphilis causale* de

1. Rossbach, *Munch. med. Wochenschr.* 11 mai 1909.

la lésion aortique, ou encore comme l'indice de la co-existence d'un *tabes dorsal* (Babinski [1]).

On observe encore dans l'aortite un *battement tumultueux des artères du cou* qui, à chaque systole, se soulèvent brusquement sous la peau. De plus, si on applique le doigt dans la région sus-claviculaire, on perçoit nettement surtout du côté droit une *surélévation de l'artère sous-clavière* qui, à l'état normal, reste cachée derrière la clavicule. Ce signe a une valeur considérable sur laquelle nous avons insisté déjà (voir *Aortite aiguë*) : il indique que l'aorte est dilatée, que sa crosse est agrandie, portée en dehors, et par suite, soulève les vaisseaux qui en émergent.

Dans certains cas, mais non toujours, où la dilatation de l'aorte est très accentuée, on constate au niveau du grand sinus de celle-ci, la présence des *battements* de la convexité de la *crosse aortique ;* on les trouve très facilement, surtout chez les sujets maigres, *au-dessus du manche du sternum* entre les deux faisceaux des sterno-mastoïdiens, où il serait facile de les enregistrer; dans d'autres circonstances, les battements peu appréciables à simple vue sont nettement perceptibles au doigt explorateur. Ce signe a surtout de la valeur pour les adultes, chez lesquels la limite supérieure de la convexité de la crosse de l'aorte se trouve, en moyenne, à deux centimètres ou deux centimètres et demi au-dessous du bord supérieur du sternum ; il a une valeur moindre chez le vieillard, car chez lui la convexité de la crosse aortique s'élève environ d'un centimètre par l'ampliation progressive du grand sinus aortique.

Lorsque l'aortite est accompagnée d'un travail athéromateux étendu au système artériel, on trouve souvent les *artères périphériques* (radiales, temporales superficielles), *dures*, *flexueuses*, *serpentines*.

Le *pouls*, dans l'aortite chronique, est *brusque et dur* et s'affaisse assez facilement.

Mais, c'est la percussion et l'auscultation de la région cardio-aortique qui ont une importance diagnostique de premier ordre.

Percussion. — La *percussion de l'aorte* se pratiquera méthodiquement en allant horizontalement de la périphérie vers l'aorte, et si la zone mate ainsi perçue dépasse la matité normale (voir *Séméiologie*), on en conclura que l'aorte est dilatée. Mais cette percussion n'est point toujours aisée, et cliniquement il suffira, comme l'enseigne Potain, de constater si la matité dépasse ou non le bord droit du sternum ; si elle s'arrête au niveau de ce bord, la matité a son étendue normale et l'aorte n'est point dilatée.

La *délimitation de la matité cardiaque* montrera que le cœur est presque toujours augmenté de volume.

Radioscopie. — A l'état normal, l'ombre formée par la crosse de l'aorte se confond complètement avec celle que produisent le sternum et la colonne vertébrale. Quand l'aorte est dilatée, on trouve par la radioscopie du thorax, en avant et en arrière, à gauche de l'ombre médiane,

1. Babinski, « Des troubles pupill. dans les affect. aortiq. », *Soc. méd. hôpit.* Paris, 7, 14 et 21 novembre 1901.

une saillie à contour cerclé, animée de battements dus à la crosse aortique allongée (Béclère[1]).

Auscultation. — L'*auscultation* donne des signes très importants, mais il faut ici distinguer les cas où l'aortite est simple de ceux où elle s'accompagne de lésions orificielles.

1° Lorsque l'aortite est simple, on perçoit souvent un *premier bruit dur* et parfois *dédoublé* suivant le mécanisme indiqué précédemment.

Le *second bruit* prend un timbre retentissant, *clangoreux*, à éclat métallique, bruit de tôle (Peter), bruit *tympanique* (Guéneau de Mussy[2]) qui comparait son éclat « à la résonance bourdonnante d'un coup de tambour » et que Potain rapproche plus volontiers du timbre du petit tambour arabe appelé *tabourka*. Ce retentissement tympanique du bruit diastolique, bien étudié depuis par Bucquoy et Marfan[3], était connu déjà de Skoda et de Bouillaud : il est à la fois l'indice de l'athérome aortique et de l'épaississement scléreux des valvules sigmoïdes, mais il n'indique pas d'une façon absolue, ainsi que le croyait Guéneau de Mussy, que l'aorte est dilatée ; pour qu'il ait cette signification, il faut que le bruit clangoreux diastolique ne reste pas exclusivement localisé dans le deuxième espace intercostal droit le long du bord sternal, c'est-à-dire au foyer aortique, mais se propage nettement dans la direction du vaisseau, vers la clavicule du côté droit. En outre, le diagnostic a besoin encore d'être appuyé par la surélévation de la sous-clavière droite.

On devra éviter avec soin de confondre le timbre clangoreux, tympanique du bruit diastolique avec la simple accentuation ou mieux le retentissement de ce même bruit. L'*éclat tympanique signifie* qu'il y a lésion laquelle est l'*athérome*, alors que le *retentissement simple* ne signifie pas autre chose qu'une *augmentation de la tension artérielle* sans préjuger d'ailleurs la cause de celle-ci.

D'après Huchard, on note parfois que la systole semble se faire en deux temps, donnant à l'oreille le rythme du *bruit de trot* décrit par d'Espine (1882).

2° Si l'aortite est compliquée de lésions orificielles, le timbre particulier des bruits du cœur que nous venons de décrire, sera remplacé par des souffles d'ailleurs variables. Parfois on constate au foyer aortique un *souffle systolique rude*, râpeux, qu'on a attribué à la présence de rugosités à la surface interne de l'aorte, mais qui nécessite plutôt pour sa production, ou bien un *rétrécissement vrai* de l'orifice, c'est-à-dire avec lésions ou bien qui signifie que cet orifice est *rétréci relativement*, sans être lésé, lorsque la dilatation de l'aorte est immédiatement voisine de lui.

On peut entendre aussi au foyer aortique un *souffle diastolique*, indice d'une *insuffisance aortique fonctionnelle* (Hodgson), mais le plus sou-

1. Béclère, *Soc. méd. hôpit.* Paris, juin 1897.

2. Guéneau de Mussy, « Rech. sur la dilatat. cylindr. de l'aorte ascend. et sur le caractère tympaniq. », etc., 1876.

3. Bucquoy et Marfan, « Etude séméiolog. du second bruit du cœur », *Revue de méd.*, 1888.

vent organique *liée à des altérations* profondes des valvules sigmoïdes. Dans quelques circonstances, ce souffle peut être *de nature cardio-pulmonaire* (POTAIN) avec son timbre doux habituel, son instabilité et son manque de propagation.

Cependant, ces différents signes d'auscultation, fort nets parfois, ne sont point toujours nettement caractérisés et peuvent même passer inaperçus, c'est pourquoi Boy-Tessier a proposé l'auscultation rétro-sternale de l'aorte qui permettrait, selon lui, d'atteindre plus directement le vaisseau et de dépister des signes d'auscultation restés muets à l'auscultation ordinaire. On se servira pour cela d'un stéthoscope long à pavillon étroit, qu'on enfonce derrière le manche du sternum entre les deux faisceaux des sterno-mastoïdiens et en maintenant la direction générale de l'instrument parallèle autant que possible à la carotide interne et au tronc brachio-céphalique artériel. Cantu (1898), dans un fait vérifié à l'autopsie, nota que les signes d'auscultation, indécis dans le décubitus dorsal, prenaient une netteté remarquable dans la station debout ou pendant la marche, il insiste sur l'importance de la position du malade pour l'examen des cas d'aortite.

FORMES CLINIQUES. — La description qui vient d'être faite correspond aux *formes* habituelles ou *complètes* de la maladie. Mais, à côté de celles-ci, il existe un grand nombre de *formes atténuées* ou mieux *ébauchées*, dans lesquelles les signes se manifestent seulement par de la dyspnée d'effort, des douleurs préaortiques fugaces et de légers vertiges.

Chez d'autres malades on relève surtout des tendances syncopales, avec des palpitations et de la dyspnée par accès.

Dans d'autres cas enfin, ce sont les accidents pulmonaires qui attirent surtout l'attention : de l'oppression permanente, des crises congestives; ces formes sont généralement d'un diagnostic fort délicat au moins dans les périodes de début.

**Marche. Terminaisons.** — L'aortite chronique est une affection de la plus haute gravité qui *ne guérit point*, mais dont l'évolution fatale peut être retardée pendant de longues années par une hygiène sévère ; toutefois durant cette marche lente, elle peut, à la suite de causes multiples, présenter des poussées aiguës ou subaiguës qui aggravent le pronostic et abrègent la durée de la maladie.

La *mort* est la *terminaison habituelle* de la maladie, mais elle survient de façons fort différentes suivant les cas. Elle peut être subite ou rapide et dans ce cas, elle survient presque toujours à la suite d'un *accès d'angine de poitrine*, d'une crise d'*œdème aigu du poumon* (ANDRAL, FOURNET, HUCHARD); d'une *oblitération* de *l'aorte* ou des grosses artères, d'une *rupture de l'aorte*, d'*accidents emboliques divers*.

*a*. L'*angine de poitrine* par *coronarite* consécutive est une complication fréquente, peut-être surtout dans l'aortite syphilitique (BALZER, DIEULAFOY, POTAIN), son pronostic est fort grave.

*b*. Parfois à la suite de l'*aortite aiguë oblitérante*, les lésions gagnent les grosses artères voisines : l'*oblitération* de la *carotide* est suivie de signes d'anémie cérébrale : *vertiges, convulsions épileptiformes* (Malécot) ou d'hémiplégie par ramollissement cérébral (E. Boinet), celle de la *sous-clavière* s'accompagne de parésie avec refroidissement du membre supérieur (Gingeot).

La *thrombose* peut occuper les iliaques et être suivie du phénomène de la claudication intermittente (Charcot). Elle peut aussi se manifester sur l'aorte abdominale, généralement entre la mésentérique inférieure et la bifurcation en iliaques (Barth[1], Meynard[2], Jean[3]).

*c.* L'*œdème aigu du poumon* peut éclater sans cause appréciable ou succéder à un léger refroidissement. De suite les accidents prennent un caractère alarmant : la dyspnée est extrême, le malade, pâle ou légèrement cyanosé et les extrémités refroidies, se plaint d'étouffer et la mort peut survenir en quelques instants. D'autres fois, l'évolution est moins rapide : la dyspnée est suivie de toux et d'expectoration blanchâtre, aérée, visqueuse, semblable à du blanc d'œuf battu, et parfois un peu rosée. A l'auscultation, on entend une véritable pluie de râles sous-crépitants fins emplissant toute la poitrine. Sous l'influence d'un traitement approprié et rapidement appliqué, ces redoutables accidents peuvent s'amender et le malade sort de sa crise, mais reste exposé à de nouvelles poussées suraiguës qui finiront par l'emporter. La pathogénie de cette très grave complication a été exposée antérieurement avec tous les détails qu'elle comporte ; nous n'y reviendrons pas (voir *Dyspnée cardiaque*).

*d.* La *rupture de l'aorte* (P. Broca, Peacock, Pilliet, Martin-Dürr, Mollière, E. Barié, Parmentier, Muselier, Brouardel, etc., etc.) succède à un effort ou à une émotion violente et s'opère généralement en deux temps : le malade éprouve une vive douleur dans la poitrine, suivie de lipothymie, puis reprend ses sens et peut vivre encore un ou plusieurs jours jusqu'à ce que, repris d'une nouvelle attaque, il ne tarde pas à succomber. Un malade de Peacock survécut dix-sept jours. Cette *terminaison en deux temps* a été relevée par tous les auteurs qui ont étudié cette complication redoutable (P. Broca[4]).

Les ruptures se font surtout dans la portion intrapéricardique *au niveau de la paroi antérieure de l'aorte, au-dessus des valvules sigmoïdes*, beaucoup *plus rarement* dans l'*aorte abdominale*. Le sang se répand dans la *trachée* (Mansdley), la *bronche gauche* (Cantilena), les *plèvres* (Murro, Brouardel), le *poumon* (Brodeur), le *médiastin*, l'*œsophage* (Cruveilhier, Mosny), l'*estomac* (Gouraud et Muret[5]).

*e.* Les *embolies* peuvent se faire dans l'*aorte abdominale* (Potain, E. Barié[6], Desnos) ; elles donnent lieu à de la paraplégie subite avec anesthésie, cyanose, refroidissement et quelquefois gangrène sèche des membres

1. A. Barth, *Arch. gén. de méd.*, 1835. — 2e série, t. VIII, p. 26.
2. Meynard, *Th.* Paris, 1883.
3. Jean, *Soc. anat.*, Paris, 1875.
4. P. Broca, *Soc. anat.* Paris, novembre 1902.
5. Gouraud et Muret, *Soc. anat.* Paris, novembre 1902.
6. E. Barié et Du Castel, « Des embolies de l'aorte », *Arch. gén. de méd.*, janvier 1881.

inférieurs ; elles peuvent se faire dans la *sylvienne* (hémiplégie, aphasie), dans la *cérébrale postérieure* (RENDU) ; dans les *artères rénales*, l'*artère mésentérique* (BOULAY), l'*artère poplitée*, les *artères rétiniennes* (BUREAU).

On a observé encore des *embolies viscérales :* reins, rate.

Les *embolies* sont des complications redoutables : l'embolie cérébrale est suivie de mort, ou laisse après elle des paralysies, de l'aphasie, etc. ; nous avons signalé déjà les *oblitérations artérielles* (aorte sous-clavière, etc.) avec leur gravité.

*f.* On trouve encore des noyaux d'*apoplexie pulmonaire* qui peut se compliquer dans la suite de *pleurésie* chez les vieillards.

*g.* La mort peut survenir plus lentement à la suite de nombreuses complications : *myocardite scléreuse*, *insuffisance cardiaque avec asystolie lente*, *néphrite interstitielle avec accidents urémiques*, *congestion pulmonaire*, *broncho-pneumonies ultimes*, etc.

**Diagnostic.** — L'aortite chronique, bien que relativement assez facile à diagnostiquer, passe cependant inaperçue dans bon nombre de cas, lorsque le diagnostic n'a pour base que les troubles fonctionnels de la maladie, qui isolément n'ont rien de caractéristique. Cependant, la *dyspnée angoissante* et les *douleurs de la région préaortique* qui sont les symptômes cardinaux de l'affection, ne tardent guère à faire soupçonner au clinicien l'existence probable d'une aortite, et le conduisent à rechercher la présence de ses signes physiques. Dès lors, l'augmentation de la matité aortique, la surélévation des sous-clavières, les modifications dans le timbre des bruits normaux du cœur et surtout le retentissement clangoreux, le caractère tympanique du bruit diastolique au foyer aortique, sont des signes diagnostiques d'une grande valeur. Lorsque l'aortite est accompagnée de lésions athéromateuses, portant sur d'autres régions du système artériel, on note alors l'induration, les flexuosités de certaines artères de la périphérie : la radiale, la temporale ; ces signes peuvent diriger encore dans la voie du diagnostic. Quant aux souffles, outre qu'ils sont inconstants, ils indiquent seulement la présence de lésions concomitantes, d'ailleurs presque habituelles comme l'insuffisance aortique par exemple.

Une crise d'*angor pectoris* se distinguera de l'aortite en ce qu'elle ne donne lieu qu'à des phénomènes douloureux, mais non dyspnéiques et que, une fois la crise terminée, le malade reprend les apparences de la santé, alors que dans l'aortite, il reste souffrant avec anhélation et endolorissement vague de la région rétro-sternale. Cependant lorsque les phénomènes douloureux, localisés d'abord à la région préaortique, s'irradient vers la région cervicale et les membres supérieurs en s'accompagnant de crises angoissantes paroxystiques, ils sont dus à l'angine de poitrine concomitante à l'aortite chronique ; dès lors le diagnostic doit considérer que celle-ci est à la fois la maladie première et le point de départ du syndrome grave qui constitue l'angine de poitrine, soit par extension du travail morbide aux artères coronaires, soit par irritation de voisinage transmise au plexus cardiaque.

L'*aortite chronique* avec dilatation *ne saurait être confondue* avec l'*anévrysme de la crosse de l'aorte*. Dans celui-ci, en effet, on observe une tumeur pulsatile qui constitue, en dehors du cœur, un centre de battements et de souffles pathologiques, et donne lieu à des phénomènes de compression intense sur les organes du voisinage : œsophage, veine cave supérieure, pneumogastrique, grand sympathique, plexus brachial, etc. ; cette compression est nulle ou à peine ébauchée dans les cas de dilatation simple.

La *sclérose du myocarde* est souvent difficile à distinguer de l'aortite chronique; cependant elle se montre surtout vers l'âge moyen; elle donne lieu à de l'oppression, à de l'arythmie, à des signes de dilatation cardiaque, à de l'affaiblissement des contractions cardiaques, un choc mou de la pointe, un premier bruit assourdi, éteint.

L'intensité de la dyspnée, avec ses accès nocturnes, peut quelquefois faire confondre l'aortite chronique avec l'*asthme*, les accidents dyspnéiques de l'*urémie* et la *tuberculose pulmonaire;* nous avons insisté déjà à propos de l'aortite aiguë sur le diagnostic différentiel de ces diverses affections.

*Nature des aortites.* — *A*. Alors que pour la majorité des cas, l'*aortite aiguë* doit être considérée comme de *nature infectieuse*, on discute encore sur celle de l'aortite chronique et sur son mécanisme.

*B*. Nous avons dit précédemment que l'*aortite chronique* est souvent le résultat d'une aortite aiguë qui a pu débuter très longtemps auparavant et laisser après elle un *reliquat* anatomique qui s'est développé lentement et d'une façon insidieuse. D'un autre côté, l'altération chronique une fois constituée peut devenir le point de départ de *poussées d'aortite aiguë*, qui constituent un des éléments les plus graves au point de vue du pronostic de l'affection. Cette variété d'aortite chronique, consécutive ou mieux reliquat d'une lésion antérieure aiguë ou subaiguë, se trouve réalisée dans l'aortite localisée ou *aortite en plaques*, et reconnaît pour cause une « irritation locale » (Lancereaux).

Mais l'aortite peut revêtir d'emblée et primitivement le caractère chronique, et ce type correspond à l'*athérome de l'aorte étendu* plus ou moins à *l'arbre artériel* tout entier : ses causes nombreuses ont été indiquées précédemment. Elles relèvent presque toutes d'un trouble profond de la nutrition : goutte, rhumatisme chronique ou d'une intoxication : alcool, plomb, etc., c'est-à-dire de la plupart des causes de l'artériosclérose. Nous avons insisté déjà sur le *rôle considérable* que joue la *syphilis* dans la pathogénie de l'aortite chronique.

Quant à la *nature intime* des lésions, elle est encore discutée.

*a*. Rayer, Bouillaud, Charcot, Lancereaux, Brault, leur attribuent une *origine* primitivement *inflammatoire :* la lésion porte sur la tunique interne et consiste en une prolifération d'éléments et de cellules embryonnaires qui, privés sans doute de matériaux propres ou suffisants à leur nutrition, subissent la dégénérescence graisseuse et forment ainsi la bouillie athéromateuse. Plus tard, survient l'infiltration calcaire et bientôt, la tunique externe puis la tunique moyenne sont lésées à leur tour, elles perdent leur résistance et leur élasticité, et peu à peu le vaisseau se laisse dilater suivant tous ses diamètres.

*b.* Laënnec, Virchow, puis Cornil et Ranvier pensent que *la lésion initiale est dégénérative d'emblée*, autrement dit que la dégénérescence graisseuse est primitive, pouvant dans la suite produire une *réaction inflammatoire secondaire* à marche chronique. Cette dégénérescence se retrouve chez la plupart des malades adultes, mais surtout d'un certain âge, sous forme de points, de plaques jaunâtres disposés sur l'aorte et pouvant devenir le point de départ de transformations ultérieures : cartilagineuse, calcaire, ossiforme, etc.

*c.* Pour Hipp. Martin [1], le point de départ du travail morbide serait une *endartérite des vasa-vasorum des artères*. Ces petits vaisseaux nourriciers, épaissis dans leurs parois, et rétrécis encore par la prolifération de la tunique interne, entravent l'irrigation des vaisseaux auxquels ils se distribuent, et produisent ainsi des troubles nutritifs de l'endartère d'origine dystrophique.

*d.* Bureau rejette cette théorie, en déclarant que si l'endartérite de l'aorte est consécutive à celle de ses vasa-vasorum, il reste à démontrer la nature de cette dernière. C'est pourquoi il conclut comme Lancereaux qui a déclaré que « rien ne s'oppose à ce que l'artérite se trouve sous la dépendance d'un *désordre vaso-moteur* ou simplement *trophique* ». En résumé, aucune théorie n'est établie définitivement.

**Traitement.** — Les *prescriptions* purement *hygiéniques* occupent la première place dans le traitement de l'aortite chronique. Le malade devra éviter les exercices violents, les efforts répétés, les marches prolongées, en un mot la fatigue musculaire. L'absence d'émotions, de soucis, de préoccupations n'est pas moins nécessaire.

Le *régime alimentaire* doit être sévère et surveillé de très près. Le malade évitera absolument les repas copieux, l'usage des boissons alcooliques, des mets excitants, du thé, du café ; l'alimentation se composera de lait, de laitages, de viandes très cuites, de poissons bouillis, de légumes, de fruits, et de boissons légères. L'usage du tabac est rigoureusement interdit pour toujours. On a proposé un peu théoriquement, dans le but de décalcifier les vaisseaux, de réduire la quantité des sels calcaires que contiennent les aliments et d'en faciliter l'élimination par les urines au moyen du bicarbonate de soude et de l'acide lactique qui exerce une large diurèse (Rumpf).

Quant au *traitement proprement dit* il consistera dans l'emploi presque exclusif des préparations iodurées : l'iodure de potassium ou mieux de sodium, associé ou alternant parfois avec quelques préparations arsenicales. Cette double médication devra être suivie pendant un temps fort long, avec des périodes de cessation.

*Contre les douleurs* préaortiques parfois si violentes, ainsi que contre les poussées subaiguës qui peuvent survenir, la révulsion locale s'im-

1. Hipp. Martin, *loc. cit.*

pose sous forme de ventouses scarifiées au niveau de la région malade, ou dans des cas moins urgents, par des applications répétées de pointes de feu, ou de petits vésicatoires volants et aseptiques. Dans d'autres circonstances, il est préférable d'entretenir une révulsion permanente, par l'application d'un cautère dans le deuxième ou le troisième espace intercostal droit près du sternum, qu'on laissera s'éteindre peu à peu, ou qu'on entretiendra pendant de longs mois s'il est nécessaire. On pourra recourir à l'usage de l'opium, de la belladone, de l'aspirine, de l'antipyrine, de l'exalgine à dose moyenne, du bromure de sodium, et particulièrement du *bromure d'ammonium* en lavement que Potain considère comme un excellent sédatif. L'éréthisme cardio-vasculaire sera calmé par les bromures, les valérianiques, la belladone qui abaisse la tension vasculaire, par les pulvérisations locales d'éther sulfurique.

Lorsque l'*origine syphilitique* de l'affection est nettement établie par les commémoratifs, la présence de cicatrices anciennes nettement spécifique, par le signe d'Argyll Robertson, la leucoplasie linguale, enfin par la réaction de Wassermann positive, il faudra recourir à l'usage des injections intra-musculaires de biiodure, de benzoate d'hydrargyre, associés à l'iodure de potassium à *doses moyennes*, selon la tolérance du malade, complétés enfin par l'alimentation tonique, les préparations arsenicales, etc.

Les crises intercurrentes d'*angine de poitrine* seront traitées par les moyens ordinaires : injection de chlorhydrate de morphine à dose restreinte, et inhalation de nitrite d'amyle; et dans l'intervalle des crises, à la trinitrine, au nitrite de sodium, etc. Les autres complications : *œdème aigu du poumon, accidents urémiques*, etc., seront enrayées par leur thérapeutique habituelle : disons seulement que, contre le premier, on pratiquera de suite une *saignée* copieuse de 300 à 500 grammes accompagnée de révulsifs thoraciques et de toniques du cœur : *caféine, et de stimulants généraux* : injections d'éther, d'huile camphrée à 1/10.

Les *accidents urémiques* réclament également une large saignée comme traitement de début, suivie de drastiques, de la médication iodo-bromurée, de révulsifs, et du régime lacté absolu.

---

# LES ANÉVRYSMES DE L'AORTE

---

**Définition.** — Les anévrysmes de l'aorte sont des tumeurs sanguines communiquant avec ce vaisseau et produites par la rupture de ses tuniques.

**Historique.** — Inconnus des anciens, les anévrysmes de l'aorte entrevus par Fernel n'ont été vraiment portés à la connaissance du public médical, qu'à partir de la première autopsie d'anévrysme aortique diagnostiqué durant la vie, et pratiquée, d'après Laënnec, par André Vésale (1557). Plus de cent ans après, Riolan (1658), puis Elsner (1670) en rapportaient d'autres exemples, suivis, plus tard, des observations de Malpighi (1680), de Haller (1749), de Hunter (1758), de Valsalva et surtout de Morgagni[1].

Après eux, il faut citer tout spécialement Scarpa (1780), Corvisart (1811), Laënnec (1819), Bouillaud (1826) et Stokes (1855) qui s'attachèrent principalement à l'étude du diagnostic clinique de l'affection, en même temps que Hodgson (1815), Cruveilhier (1835-1842), P. Broca (1856), Lebert, Rokitansky, en décrivaient les lésions.

En Angleterre, les anévrysmes ont été étudiés par beaucoup d'auteurs, ce qui s'explique par la fréquence de l'affection ; il faut citer particulièrement les travaux de Hope (1839), de Bellingham (1848), de Stokes (1855), de Moore (1868).

En France l'histoire des anévrysmes de l'aorte a été retracée par le travail de Huchard les études plus récentes d'Œttinger (1902), et surtout par les recherches très documentées de E. Boinet[2].

Le traitement de cette redoutable affection a suscité de nombreuses recherches dues principalement à Ciniselli (1848), à Polain, à C. Paul (1878), Dujardin-Beaumetz (1880), Douglas Powell (1889) et plus récemment encore à Lancereaux (1898).

**Etiologie.** — 1. Causes prédisposantes. — *Age.* — Il résulte d'une statistique de Crisp (1847) portant sur plus de 500 cas d'anévrysmes, que l'affection se rencontre surtout entre trente et quarante ans, et à un degré un peu moindre entre quarante et cinquante ans ; Lebert assigne comme la plus exposée à la maladie la période comprise entre cinquante et soixante ans.

A titre tout à fait exceptionnel, l'anévrysme de l'aorte a été rencontré aux deux périodes extrêmes de la vie : à quatre-vingts ans (Corvisart), et dans l'*enfance* : enfant de deux ans (Moutard-Martin); fillette de dix ans (Breschet); de six ans (anévrysme de l'aorte abdominale, Alexeff, 1898); de quatre ans (Willet); de quatre ans et demi (Mac Keen); treize ans et demi (Sanné[3]). Avant ces auteurs : Broca, Roger, Hervieux en avaient observé quelques faits ; Jacobi en a recueilli 30 observations. D'après Marfan le rhumatisme articulaire aigu pourrait en être la cause ; E. Boinet pense que la syphilis congénitale intervient presque toujours dans la genèse de ces anévrysmes. Ceux-ci se rencontrent même chez le *fœtus :* Fenomenow, puis Durante[4] en ont montré chacun

1. Morgagni, « De sedibus et causis morborum per anat. indagat. 1760, *Epistol.* XVII et XVIII°.
2. E. Boinet, «Nouveau traité de méd.», 1907, et *Arch. provinc. de méd.*, mai 1899.
3. Sanné, *Rev. mens. des malad. de l'enfance*, février 1887.
4. Durante, *Soc. anat.* Paris, janvier 1899.

un cas; dans celui de ce dernier auteur, l'anévrysme occupait l'aorte abdominale et avait été une cause de dystocie.

*Sexe.* — La fréquence est plus grande *chez l'homme*, dans la proportion de 10 à 3 environ (LEBERT); sur 240 cas d'anévrysme, Etienne n'en relève que 27 cas chez la femme.

*Hérédité.* — Son influence a été notée quelquefois, notamment par Trousseau.

*Race.* — Tous les auteurs signalent la fréquence beaucoup plus grande de l'anévrysme de l'aorte en Angleterre qu'en France ; mais la cause de cette prédisposition pour la *race anglo-saxonne* est encore discutée. Quelques auteurs anglais, Welch (1875), notamment, l'attribuent à la syphilis, dont la fréquence serait grande chez les soldats et les marins de l'armée anglaise. Cette assertion a été combattue par Douglas-Powell, et chez nous par Lancereaux qui attribue ce degré extrême de morbidité à l'intoxication palustre, laquelle, suivant ce dernier, serait encore plus répandue que la syphilis dans l'armée britannique. Peter pense, peut-être plus justement, que la fréquence s'explique par le régime diététique des Anglais qui abusent des liqueurs alcooliques, et par suite restent particulièrement exposés à la goutte, à l'alcoolisme, facteurs habituels de l'athérome et par suite des anévrysmes. D'ailleurs la diminution des anévrysmes y est proportionnelle à la prospérité des sociétés de tempérance (E. BOINET).

Les conditions pathogéniques habituelles de l'anévrysme sont les inflammations ou les dégénérescences chroniques de ce vaisseau (aortites, athérome, dégénérescence calcaire, etc.) dont les causes sont nombreuses.

L'action de la *syphilis* acceptée par un très grand nombre de cliniciens (FOURNIER, DUJARDIN-BEAUMETZ, PETER, 1883 ; JACCOUD[1], 1887 ; DIEULAFOY) a été niée par Broca, Lewin, Douglas-Powel et surtout par Lancereaux qui n'accepte cette pathogénie que pour les anévrysmes d'artères circonscrites comme les artères cérébrales par exemple, et la refuse au tronc aortique. Les bulletins de la *Société anatomique* montrent cependant que la syphilis est notée dans la *moitié des cas* et dans une statistique de Malmsten portant sur 20 cas, la proportion de syphilitiques est de 20 0/0. Sur 2008 anévrysmes dont 133 occupaient l'aorte, Etienne a relevé la syphilis 60 fois sur 102[2].

De son côté, Thibierge donne une moyenne de 50 0/0, Gerhardt de 53 0/0, Fraenkel de 47 0/0. Fréquemment, ces anévrysmes rentrent dans le cadre des *lésions parasyphilitiques* et les altérations anatomiques ne sont vraiment spécifiques que lorsqu'elles sont constituées par de petites tumeurs gommeuses (LETULLE, BRAULT); ajoutons enfin que dans la syphilis, on observe assez fréquemment la multiplicité des anévrysmes (DIEULAFOY). Nous verrons plus loin que la recherche de la réaction de

1. JACCOUD, « Aort. et anévrysm. de l'aort. d'origine syphil. », *Sem. méd.*, 1887. — Voir également VERDIÉ, *Th.* Paris, 1884.

2. ÉTIENNE, *Annal. de Dermatolog. et de Syphil.*, 1897.

Wassermann est une nécessité qui s'impose pour rechercher la nature syphilitique de l'anévrysme (LAUBRY et PARVU, 1900; COLLINS et SACHS, 1909).

Cette influence de la syphilis sur la pathogénie des anévrysmes est d'ailleurs acceptée aujourd'hui par tous les cliniciens et beaucoup vont même jusqu'à déclarer que c'est vraisemblablement à la syphilis que sont dus tous les anévrysmes de l'aorte [1].

L'*alcoolisme* est relevé comme cause occasionnelle par un certain nombre d'auteurs; Lancereaux a insisté vivement sur l'influence de l'*intoxication paludéenne*, cette étiologie a trouvé des contradicteurs (LAVERAN, KELSCH, CORNIL), mais pour d'autres médecins cette étiologie est rigoureusement établie (FÉRÉOL): Etienne a relevé seulement 8 fois le paludisme dans les antécédents, sur 240 cas d'anévrysme. Cette question est d'ailleurs assez difficile à résoudre, car ainsi que le remarque très justement Boinet, on rencontre fréquemment chez les coloniaux l'alcoolisme et la syphilis associés au paludisme, et il devient difficile dans cet ensemble de faire la part de la malaria.

Enfin, on pourrait encore incriminer la plupart des affections de nature infectieuse ou toxique, qui ont pu autrefois intéresser l'aorte et laisser après elle des reliquats d'altération chronique des parois artérielles : certains *exanthèmes*, la *goutte* (RENDU), le *saturnisme*, le *rhumatisme* surtout chez les enfants (MARFAN, RÉNON, 1906; RUPPET [2]), le *rhumatisme chronique* (GUÉNEAU DE MUSSY).

2. CAUSES OCCASIONNELLES. — D'une façon générale, toutes les causes d'élévation, fréquemment répétées, de la tension artérielle sont des conditions très favorables à la dilatation anévrysmale de l'aorte déjà préparée par l'altération antérieure des parois du vaisseau; c'est ainsi qu'on relève dans beaucoup d'observations les mouvements violents, les *efforts prolongés* et sur les 28 malades observés par E. Boinet, la plupart étaient des manouvriers. Signalons également parmi les causes occasionnelles : les efforts de l'accouchement, les excès vénériens, l'abus de la bonne chère, le *traumatisme* thoracique [3] (anévrysmes traumatiques), les coups violents sur le thorax : blessure par balles de revolver, chute de cheval (GILS), de bicyclette (EAMES), dans la cale d'un navire (JAFFÉ), les contusions violentes, la compression contre les parois d'un wagon (LITTEN) etc. Mais dans ces cas, il existait quelquefois des lésions aortiques antérieures au traumatisme (VIBERT [4]).

Il faut signaler enfin la plupart des maladies infectieuses : la *fièvre typhoïde* (5 cas relevés par ÉTIENNE), la *variole*, la *scarlatine*, l'*érysipèle*, la *pneumonie* et la *grippe*, etc.

**Anatomie pathologique.** — PRÉDISPOSITION SPÉCIALE DE L'AORTE. — La

1. OIGAARD, *Arch. des malad. du cœur*, août 1910.
2. RUPPET, *Med. Klin*, 1910, n° 29.
3. ETLING, « Contribut. à l'étiolog. des anévrysm. de l'aort. (traumat.) », *Th.* Paris, 1904.
4. VIBERT, « Affect. cardio-aort. et accidents du travail », *Annal. d'hygiène publ. et de méd. légale*, 4e série 1906.

prédisposition toute particulière de l'aorte pour devenir le siège d'anévrysme a été expliquée nettement par les recherches de Béclard, les expériences de Grehant et Quinquaud et celles plus récentes de E. Boinet. D'après le premier de ces auteurs, l'aorte abdominale saine d'un adulte se romprait sous une pression de trois atmosphères, tandis que l'artère iliaque externe du même sujet ne cède que sous l'action de sept atmosphères; la résistance de l'aorte est donc moindre que celle des grosses artères plus éloignées qu'elle du cœur. En outre, Boinet a remarqué que l'aorte distendue par des liquides ou des gaz sous forte pression, présente son maximum de dilatation au niveau du grand sinus de l'aorte ascendante, de la partie supérieure et terminale de la crosse au voisinage de l'émergence des gros troncs artériels et que ces régions sont celles qui, assez souvent, offrent l'épaisseur la moins considérable. Enfin ces régions de l'aorte sont celles qui reçoivent plus directement le choc violent de la colonne sanguine; ainsi s'expliquerait la fréquence des anévrysmes au niveau du grand sinus, de la partie droite de l'aorte ascendante, de la convexité de l'aorte près de l'origine du tronc innominé, enfin de la partie supérieure convexe et terminale de l'aorte. Certaines conditions secondaires favorisent encore le siège de ces lésions : le tiraillement exercé au niveau des insertions du péricarde, de la partie supérieure et terminale de l'arc aortique, etc.

Généralités. — Jusque dans ces dernières années, on divisait les tumeurs anévrysmales, en *anévrysmes vrais*, formés par les trois tuniques artérielles, en anévrysmes *mixtes*, *externes* ou *internes* constitués seulement par la tunique externe ou la tunique interne, les deux autres ayant été rompues. Cette distinction n'est plus admise aujourd'hui, et l'on reconnaît, contrairement à l'opinion ancienne de Scarpa, que *l'anévrysme est constitué par la dilatation de toutes ses tuniques.*

Siège. — L'anévrysme occupe tout particulièrement certaines régions de l'aorte : sur 551 cas réunis par Crisp, 175 fois l'aorte thoracique était le siège de la tumeur, et 50 fois seulement l'aorte abdominale; Lebert précisant davantage a montré que sur 83 observations, l'anévrysme siégeait : 27 fois sur la crosse aortique, 24 fois sur la portion ascendante de l'aorte; 9 fois sur la portion descendante, 9 fois sur l'aorte abdominale; *la crosse de l'aorte et la portion ascendante* de ce vaisseau sont donc les *sièges habituels* de l'anévrysme de l'aorte thoracique.

Nombre. — Presque toujours la tumeur anévrysmale est *unique;* la coexistence d'anévrysmes de la région thoracique et de la région abdominale a été observée quelquefois; la multiplicité des anévrysmes se rencontrerait surtout dans la syphilis (Dieulafoy).

Volume. — Il varie des dimensions d'une *noix*, d'un *œuf de poule*, d'une *mandarine;* dans des cas extrêmes il a pu acquérir le volume d'une tête de fœtus, et même d'une tête d'adulte (E. Boinet).

Forme. — Lorsque le renflement anévrysmal porte sur toute la circonférence de l'aorte, il constitue simplement l'exagération de la dilatation cylindroïde du vaisseau, laquelle associée presque toujours à l'insuffisance aortique constitue cette affection complexe désignée assez souvent sous le nom de maladie de Hodgson. Mais ce n'est là, en somme, qu'une *dilatation simple* de l'aorte et *non un anévrysme.*

L'anévrysme de l'aorte présente plusieurs variétés :

*a.* L'*anévrysme fusiforme* ou renflement en forme de fuseau dont les deux extrémités, plus étroites que la partie centrale dilatée, se continuent sans interruption avec l'aorte en deçà et au delà de l'anévrysme.

*b.* Dans d'autres cas, l'anévrysme développé seulement sur un segment de la circonférence de l'aorte, se présente sous forme d'un sac, d'une poche appendue à l'artère ou plus rarement, rattachée à elle par une sorte de pédicule, et communiquant avec le vaisseau par une large ouverture (*anévrysme cratériforme*).

*c.* Quand l'orifice de communication est constitué par un orifice étroit lisse ou rugueux (poche à collet, de Cruveilhier) désigné sous le nom de *collet du sac ;* l'*anévrysme* est dit alors *sacciforme ;* il constitue les deux tiers environ des anévrysmes observés.

Structure. — La *surface du sac* anévrysmal est tantôt lisse et unie, tantôt aplatie, lobulée, bridée par des aponévroses, ou des nerfs qui la compriment et jusqu'à un certain point, s'opposent à son développement.

L'anévrysme, surtout la variété sacciforme, contient généralement des *caillots sanguins* de deux ordres : les uns mous, d'un rouge noir foncé, formés de globules sanguins emprisonnés dans des mailles de fibrine, ont été désignés par Broca sous le nom de *caillots passifs* à cause de leur ressemblance avec les caillots *post mortem* ; ils sont de constitution récente et occupent le *centre* de la poche anévrysmale. Les autres, ou *caillots actifs*, fermes, blanc jaunâtre, occupant la *périphérie* de la poche, sont formés de couches stratifiées de consistance fibrineuse, déposées à des époques variables, les plus anciennes étant le plus rapprochées de la paroi.

Ces couches stratifiées peuvent dans quelques cas heureux combler progressivement la poche anévrysmale et produire ainsi la *guérison spontanée*, et nous verrons ultérieurement que tous les procédés thérapeutiques se sont donné justement pour but de provoquer cette coagulation sanguine; elle se fera d'autant mieux que la poche communique avec l'aorte par un orifice plus petit, c'est-à-dire de préférence dans les *anévrysmes sacciformes.*

En cas de guérison, la poche est remplacée par une sorte de nodosité calleuse, résultant d'un travail de rétraction consécutive.

Mais le plus souvent, les couches fibrineuses subissent une *transformation granuleuse*, se ramollissent et se laissent infiltrer par le sang qui forme, par dépôt, de petites couches irrégulières de coloration ocreuse. On y trouve encore des amas de granulations pigmentaires et quelques leucocytes emprisonnés dans des mailles fibrineuses.

*Histologie.* — Nous avons dit, précédemment, que nul n'admet plus aujourd'hui les divisions surannées d'anévrysmes vrais, et d'anévrysmes mixtes, externes ou internes; on reconnaît que *tous les anévrysmes sont formés par les trois tuniques de l'artère*, mais chacune d'elles peut être plus ou moins altérée, ou même détruite en partie.

En fait, la *paroi du sac* est constituée par un seul tissu dans lequel il est difficile de reconnaître la structure artérielle : il est formé d'une couche de cellules plates superposées et séparées par une substance fibrillaire (CORNIL et RANVIER) rappelant, en somme, l'altération habituelle de l'aortite. Dans certains cas cette paroi subit la *dégénérescence graisseuse*, dans d'autres circonstances on observe la *dégénérescence calcaire* et la poche paraît formée par une sorte de *coque pierreuse.*

Mais, si l'on examine sur des coupes portant de préférence au niveau du collet du sac, on trouve des éléments plus nets permettant de caractériser mieux la nature des altérations. On voit que la *tunique moyenne musculo-élastique* de l'aorte a *disparu* en totalité ou partiellement, et que la *paroi* de l'anévrysme est *formée* en définitive par la *tunique interne* et la *tunique externe* plus ou moins *modifiées* par l'inflammation, qui fusionnent, perdent leur résistance et se dilatent peu à peu sous l'action de la pression intra-aortique. C'est que la *tunique moyenne musculo-élastique est celle qui*, à l'état normal, *permet à l'aorte de résister* à la *pression sanguine.* Tant qu'elle est intacte l'aorte ne cède point, même si les tuniques externe et interne sont déjà altérées, mais la dilatation ne tarde guère à se produire dès qu'elle a disparu. Quant au mécanisme qui préside aux altérations des fibres élastiques de la tunique moyenne il est diversement interprété. D'après H. Martin, la lésion initiale consiste dans une oblitération des *vasa-vasorum* et les fibres élastiques insuffisamment irriguées par ces vaisseaux nourriciers oblitérés deviennent granulo-graisseuses et disparaissent peu à peu. Cette opinion a été combattue par Brault et par Hanot ; ce dernier pense que, pour certains cas, tout au moins, l'altération des fibres élastiques pourrait être primitive et non consécutive aux lésions des *vasa-vasorum.*

Les *artères collatérales* qui naissent de l'ectasie anévrysmale de l'aorte *peuvent* rester *normales* ou *se dilater* notablement. Au contraire, elles peuvent être retrécies par des plaques athéromateuses ou obturées par des caillots intra-anévrysmatiques prolongés jusqu'à elles. Dans quelques cas, elles peuvent être *oblitérées* par embolie ou par compression et transformées en une sorte de cordon dur et fibreux (STOKES). Cette oblitération s'observe surtout sur la *sous-clavière*, la *carotide* et le *tronc brachio-céphalique.*

**Pathogénie.** — Les détails susmentionnés permettent de se rendre compte du mode de formation de l'anévrysme de l'aorte et nous avons dit que lorsque, sous l'influence de l'aortite, la tunique moyenne — seule capable de résister à la pression de l'ondée sanguine, très élevée dans cette région voisine du cœur — vient à être profondément altérée, les deux autres tuniques, en partie confondues par l'inflammation se laissent distendre peu à peu, et forment bientôt une sorte de *poche* ou de *sac* qui constitue l'anévrysme.

Des *caillots fibrineux* se déposent le long de la paroi interne du sac anévrysmal, ils en diminuent la cavité et il se fait une certaine tendance, à la stagnation du sang. Mais les caillots se tassent et se rétractent peu à peu, dès lors la cavité, de nouveau redevenue spacieuse, se laisse distendre de plus en plus sous l'effort de l'ondée sanguine ; le sang y devient de nouveau stagnant, de nouvelles coagulations se déposent sur les anciennes et forment ainsi ces couches stratifiées dont nous avons parlé déjà, qui ont une influence si grande sur la circulation intra-anévrysmale et sur le pronostic de l'anévrysme lui-même.

Rapports avec les organes de voisinage. — L'anévrysme de l'aorte subit une *marche envahissante* et dans cette tendance à s'accroître sans cesse, il comprime peu à peu les organes qui l'environnent, lesquels, par une sorte de travail de résorption (Hunter, Scarpa), finissent par fusionner avec les parois du sac anévrysmal dont il est souvent presque impossible de les séparer complètement.

La *compression* peut s'exercer sur les différentes cavités du cœur, l'*oreillette droite* (Raymond), l'*oreillette gauche* (Reid), le *ventricule droit*, (Peacok), l'*artère pulmonaire* (Hutchinson, Ogle), la *veine cave supérieure* (Hayem, Tripier, Dujardin-Beaumetz, Oulmont, Eppinger), les *veines azygos*, les *veines pulmonaires*.

On a noté également des signes de compression sur le *larynx* : E. Boinet[1] a signalé un ensemble de manifestations laryngées consistant en abaissement, inférotraction, immobilisation du *larynx* en bas, déviation et torsion à gauche de cet organe.

La compression s'exerce encore sur la *trachée* et les *bronches* qui peuvent être perforées par la tumeur, sur l'*œsophage*, les *pneumogastriques*, le *nerf récurrent gauche*, les *nerfs phréniques*, et aussi les filets du *sympathique* (Gairdner, 1855). Ces plexus nerveux peuvent être non seulement comprimés mais encore dissociés et détruits en partie. Le *canal thoracique* semble plus rarement intéressé, cependant, Turner a relevé dix cas dans lesquels le canal était oblitéré.

Les *os* eux-mêmes ne résistent pas à l'action destructive de l'anévrysme : le *sternum* est profondément altéré, les *côtes* peuvent être détruites par ostéite raréfiante, sur une étendue de 3 à 7 d'entre elles (Bouillaud ; Brault), les *clavicules* luxées à leur extrémité interne ; enfin les *vertèbres* elles-mêmes, érodées, ulcérées et même perforées, permettent à la tumeur de comprimer la *moelle épinière* (Laennec) ou même de s'ouvrir dans le canal rachidien ; dans d'autres circonstances, il s'établit une incurvation du rachis ou même une véritable gibbosité (Comby) ; enfin les *muscles intercostaux*, *pectoraux* peuvent être amincis, déchiquetés ; dans quelques cas (Lancereaux), le *psoas* avait presque entièrement disparu.

Lorsque l'anévrysme est en rapport direct avec une cavité : bronches, trachée, plèvres, œsophage, etc., il peut soit par un travail d'usure lente ou après avoir produit d'abord une eschare, se rompre et *s'ouvrir* dans ces cavités ; il peut aussi, après usure des côtes, venir faire saillie en dehors du thorax, *de préférence du côté droit*, ou encore au niveau de

1. E. Boinet, *Acad. de Méd.*, 15 octobre 1907.

la fourchette sternale, et s'ouvrir à l'extérieur. Dans un relevé fait par Charcot et souvent cité, portant sur 118 cas d'anévrysme, la *rupture* de la poche suivie de mort se montra 64 fois, et c'est *surtout dans les voies aériennes* qu'elle s'opéra : plèvres, trachée, bronches, poumons; la rupture dans le *péricarde* fut également fréquente, au contraire elle ne survint que 4 fois à l'extérieur. On a noté également la rupture dans l'artère pulmonaire, dans l'œsophage.

La rupture s'opère dans le tissu cellulaire voisin, et si des adhérences fibreuses épaisses s'opposent à l'irruption au loin de l'épanchement, il peut se former une poche assez volumineuse, c'est l'*anévrysme faux consécutif* ou encore *diffus*.

Enfin, la rupture peut encore se produire dans l'épaisseur même de l'aorte, et le sang fuse alors entre la tunique moyenne et la tunique externe, ou le plus souvent entre les lames de la tunique moyenne; c'est *l'anévrysme disséquant*, suivant l'appellation donnée par Laënnec lui-même, et étudié par Peacock. La déchirure du vaisseau est généralement transversale et occupe presque toujours l'aorte ascendante; le sang peut fuser tout le long de l'aorte thoracique et même jusqu'au niveau de la division en artères iliaques, mais, au dire de Peacock (1849), cet anévrysme se rompt très fréquemment (22 cas sur 24), soit dans le péricarde, soit dans l'oreillette droite.

L'*anévrysme disséquant*, affection rare, se produit à la suite de l'aortite chronique; quand il occupe la région ascendante[1] ou la crosse de l'aorte, la mort survient par rupture 15 fois sur 20 (ROKITANSKY). Dans un cas de Letulle[2], un anévrysme disséquant, d'origine syphilitique, était étendu à la totalité de l'aorte et avait donné lieu à des signes d'insuffisance aortique avec intégrité des valvules sigmoïdes.

En dehors de l'anévrysme vrai de l'aorte, ressortissant à l'aortite, on rencontre quelquefois une autre variété d'ectasie (*anévrysmes kystogéniques*) qui se rattache à la dégénérescence athéromateuse. Elle est caractérisée par de petites poches hémisphériques, siégeant principalement à l'origine de l'aorte, et dues à la présence d'une plaque d'athérome ayant détruit la tunique interne et envahi la tunique musculoélastique.

ALTÉRATIONS CONCOMITANTES. — Contrairement à ce qu'on pourrait croire le *cœur conserve son volume normal*, même dans le cas d'anévrysme de gros volume (SÉNAC, STOKES, HANOT, CHAUFFARD, BOINET). La dilatation hypertrophique signalée dans quelques cas tenait presque toujours à des lésions coïncidentes : insuffisance sigmoïdienne, artériosclérose, néphrite interstitielle.

Lorsque l'anévrysme occupe l'origine de l'aorte on peut rencontrer, dans le quart des cas environ, l'*insuffisance des valvules sigmoïdes* née sous la même cause que l'aortite, et très souvent c'est la *syphilis*.

La coexistence de la *gangrène* et surtout de la *tuberculose pulmonaire* (STOKES, JACCOUD, 1867 ; HANOT, 1876), par compression de l'artère pul-

1. ARNOZAN et LAUTIER, *Soc. de méd. et chirurg.*, Bordeaux, décembre 1909.
2. LETULLE, *Soc. méd. hôpit.* Paris, 29 décembre 1905.

monaire ou du nerf pneumogastrique, a été signalée dans un certain nombre de cas ; peut-être certaines pneumonies à tendance nécrosante reconnaissaient-elles la même origine ?

**Symptomatologie.** — Nous décrirons dans ce chapitre : 1° les symptômes généraux propres à tous les anévrysmes; 2° les variétés cliniques qu'ils présentent suivant leur siège.

## *A*. — Symptomes généraux

Les anévrysmes de l'aorte, lorsqu'ils sont de petit volume ou qu'ils affectent certains sièges, peuvent rester *latents* pendant fort longtemps, et même durant toute la vie ; ils ne sont diagnostiqués qu'au moment de leur terminaison brusque par rupture : des faits relativement nombreux ont été observés par Bouillaud (1823), Chomel (1842), Fauvel (1858), Osler (1877), Sloan (1882), Ewald, Rendu (1890), etc. D'après Boinet, l'anévrysme de l'aorte resterait latent dans le huitième des cas environ.

Le plus souvent, cependant, les anévrysmes se manifestent à la fois par des signes fonctionnels importants et par des signes physiques.

Les *signes fonctionnels* sont simplement *présomptifs*, comme dit Peter, et n'indiquent rien autre que la présence d'une tumeur intra-thoracique, exerçant des phénomènes de compression et d'irritation variables sur les organes de voisinage. Les *signes physiques*, au contraire, ont une valeur diagnostique *de première importance*.

**Signes fonctionnels.** — Lorsque la tumeur anévrysmale est située profondément, ces signes précèdent souvent d'un temps fort long la première apparition des signes physiques.

*a*. Troubles circulatoires. — Le *cœur* est assez fréquemment déplacé ; si la tumeur est volumineuse, il est rejeté vers la gauche et la pointe abaissée peut battre dans le sixième espace intercostal, et peut-être même plus bas lorsque le cœur est en outre hypertrophié par la présence de lésions valvulaires associées, ou de néphrite interstitielle concomitante. Hors ces derniers cas, le *cœur* dans l'anévrysme de l'aorte *ne présente aucun signe d'hypertrophie*, même *si les anévrysmes sont très volumineux* (Stokes, Hanot, Litten). Quand l'anévrysme est placé derrière le cœur, celui-ci est refoulé en avant et le soulèvement pulsatile de l'anévrysme se propageant sur le cœur, il se produit au niveau de la région précordiale une double impulsion saccadée : *double jogging impulse*, suivant l'expression de Hope.

L'anévrysme peut provoquer encore des *palpitations* plus ou moins violentes.

*b*. Phénomènes de compression de voisinage. — Ils s'exercent sur la plupart des organes contenus dans le médiastin.

1° *Sur la trachée et sur les bronches*. — La compression sur ces tuyaux respiratoires produit de la *dyspnée* aux deux temps de la respiration ; si la compression est considérable, elle se manifeste par un *bruit de cor-*

*nage* : à l'état de repos, le malade présente seulement une inspiration rude et prolongée, mais s'il fait le moindre effort, ou essaie de parler durant quelques instants, de suite l'inspiration devient rauque, sonore, perceptible à distance, accompagnée d'un aplatissement rythmé sus-sternal (*tirage sus-sternal*). L'auscultation dénote des signes importants : dans le cas de compression de la trachée, on constate une *diminution considérable du murmure respiratoire* dans les deux poumons (Stokes) alors que la percussion n'indique aucune affection pulmonaire. Ce signe se rencontrera seulement d'un seul côté, si la *compression* ne porte que sur une *bronche*, le plus souvent celle du *côté gauche*. De plus, avec l'affaiblissement du murmure vésiculaire, on constatera dans un point assez limité et correspondant à la région comprimée, un *souffle tubaire interscapulo-vertébral* plus ou moins intense.

La *toux* est *aboyante*, elle prend un timbre sonore, *rauque* comme la toux du chien; cette *toux par compression* est tellement caractéristique qu'elle implique immédiatement le diagnostic d'une compression intra-médiastine (Garel [1]).

Quelques auteurs signalent encore un phénomène plus rare, c'est un contraste très accusé entre les deux segments de la poitrine, l'un restant presque immobile ou se dilatant fort peu durant l'inspiration, alors que l'autre peut subir, durant le même temps une expansion exagérée.

2° *Sur le plexus vasculaire artériel.* — La compression sur l'*artère pulmonaire* entraînera une dilatation du cœur droit, suivie de gène et de stase du système veineux, amenant un œdème très étendu, parfois généralisé, et souvent la *tuberculose pulmonaire* (Hanot).

D'après Greene, la *compression exercée sur* les *artères nourricières du poumon* pourrait être suivie de *gangrène du parenchyme pulmonaire.*

Quoique, en général, la compression sur les gros troncs artériels ne soit pas fréquente, elle peut se produire parfois sur les *carotides* et les *artères des membres thoraciques*. La première a pour conséquence des troubles dans la circulation encéphalique, d'où *bourdonnements d'oreille*, *vertige*, *scotome*, *céphalée*, etc. ; la seconde se caractérise par un *affaiblissement notable de la pulsation radiale du côté intéressé*, et cette *inégalité des pouls droit et gauche* est un signe physique important.

3° *Sur le plexus veineux.* — *a.* La compression sur les *veines pulmonaires*, ou plus bas, sur l'oreillette gauche, entraînera des phénomènes de congestion caractérisés parfois par des *hémoptysies* ou des signes de congestion œdémateuse.

*b.* Si la *veine cave supérieure* est comprimée, il se produira une *dilatation* extrême des *jugulaires* et celle des *veines sous-cutanées de la région thoracique antérieure* qui feront saillie sous la peau sous forme de cordons sinueux et bleuâtres. En outre cette compression peut donner lieu encore à de l'*œdème* des mêmes régions.

Stokes signale un autre phénomène beaucoup plus rare : c'est, non plus la dilatation veineuse, mais une sorte de tuméfaction résistante de

1. Garel, *Annal. des malad. de l'oreille, du larynx, du nez*, etc., février 1907.

la région cervicale dont la cause devrait être attribuée aussi à la compression des veines cervico-brachiales (*tuméfaction en pèlerine*).

*c.* Lorsque la *veine cave inférieure* participe à la compression, ce qui est rare, on peut observer des accidents de stase et d'œdème de la périphérie : de la face, du cou et des membres supérieurs, avec *cyanose* de la face, lèvres, oreilles, mains, doigts[1] contrastant avec l'intégrité parfaite de l'abdomen et des membres inférieurs.

*d.* La *compression des veines azygos* peut produire un hydrothorax simple ou double.

4° On a relevé dans quelques cas une déviation plus ou moins marquée du *cœur*, qui peut être refoulé et comprimé en avant ; de même, le *poumon gauche* peut être dévié et comprimé.

5° La dilatation des *vaisseaux lymphatiques* peut suivre la compression plus exceptionnelle du *canal thoracique* par la tumeur anévrysmale (Morgagni).

6° La *compression sur l'œsophage*, observée principalement dans les anévrysmes de l'aorte descendante, donnera lieu à des accidents de pseudo-rétrécissement de ce conduit, caractérisés par de la *dysphagie*, localisée par le malade généralement vers la partie moyenne du sternum, avec rejet, vomissements plus ou moins répétés, principalement d'aliments solides.

Chez d'autres malades tout se borne à quelques accidents spasmodiques (œsophagisme) sur lesquels nous reviendrons ; ils sont imputables à la compression, non de l'œsophage, mais à l'irritation de voisinage des filets nerveux œsophagiens. En fait, la dysphagie vraie peut manquer tout à fait, et dans une intéressante observation de Millard, la compression de l'œsophage ainsi que l'anévrysme qui la provoquait, furent soupçonnés au moment où une hématémèse se produisit ; moins de vingt-quatre heures après, le malade mourut, et on trouva une perforation de l'aorte s'ouvrant dans l'œsophage, permettant l'introduction de quatre doigts.

7° *Compression des plexus nerveux.* — Les accidents qu'elle produit ont une importance grande, car les *phénomènes douloureux* qu'elle engendre précèdent parfois pendant fort longtemps les signes physiques de la tumeur anévrysmale.

Lorsqu'elle s'exerce sur le plexus cervical et surtout sur le plexus brachial, on observe des *névralgies intercostales*, des *névralgies cervico-brachiales*, des fourmillements dans le membre supérieur. Trousseau, qui les a signalées avec soin, a remarqué encore que, contrairement aux névralgies rhumatismales, ces élancements douloureux sont calmés momentanément par la pression.

La permanence de ces douleurs, que la médication antinévralgique habituelle ne calme que peu ou pas, pourra faire songer, même en l'absence de tout autre symptôme, à l'existence d'une ectasie aortique, démontrée définitivement par la *radioscopie*.

1. Barjon et Gazier, *Soc. méd. hôpit.* Lyon, 14 janvier 1908.

Lorsqu'il s'agit d'*anévrysme* de l'*aorte abdominale*, on observe de la *névralgie iléo-lombaire*, ou encore une *douleur lancinante, térébrante* au niveau de la colonne vertébrale, sur laquelle Stokes a insisté avec raison et qui s'irradie parfois suivant le trajet des uretères, du canal déférent, et descend même jusque vers le testicule.

C'est encore à la compression ou à l'irritation nerveuse qu'il faut rattacher ces *crises douloureuses* de la région précordiale, réveillées par les mouvements, les efforts, les causes émotionnelles, l'*accélération* ou au contraire le *ralentissement* parfois assez marqués des battements du cœur, les accès d'*angor pectoris* avec irradiation vers le cou et le membre supérieur gauche, à moins qu'ils ne relèvent d'une *coronarite* fréquemment associée aux altérations chroniques de l'aorte. Enfin on note encore très souvent des accès de *toux* spasmodique, *coqueluchoïde ;* ces derniers sont causés par l' *irritation du nerf récurrent.*

L'excitation de ce nerf peut produire encore des *troubles de la voix*, imputables à un *spasme* d'une des cordes vocales qu'on trouve contracturée au laryngoscope, alors que la corde restée saine présente une tension normale. Cette altération se traduit par une dysphonie curieuse, et la *voix*, par l'inégalité des vibrations des deux cordes, est *bitonale* (Jaccoud) c'est-à-dire passant d'un instant à l'autre du fausset aigu à un son grave, ou de tonalité normale. En outre, le *spasme glottique*, par irritation du récurrent, peut donner lieu à des crises de *dyspnée paroxystique* par la contraction du muscle ary-aryténoïdien qui rétrécit la glotte respiratoire (Krishaber). Ajoutons encore que les phénomènes d'irritation, soit sur le nerf récurrent, soit directement sur le pneumogastrique, peuvent être suivis de spasme de l'*œsophage et de dysphagie douloureuse.* D'après Dieulafoy[1], outre l'œsophagisme, l'irritation du nerf récurrent pourrait donner lieu aussi à des accès de dyspnée subite avec angoisse, perte subite de connaissance, rappelant un véritable *ictus laryngé.*

Dans d'autres cas, l'altération de la voix est due à une *paralysie* du *récurrent*, gauche presque toujours; l'une des cordes vocales (la gauche) (Traube, Potain, Mackenzie, Mac Donnell) cessant de prendre part à la dilatation inspiratoire de la glotte, la voix est éteinte, basse et rauque ; si la paralysie est double (Mayxner), la voix est complètement aphone. Dans un cas, la voix passa du registre de ténor à celui de baryton (Galvani, 1868). Dans une observation de Potain, où le récurrent gauche dégénéré ne contenait plus de tubes nerveux, on constata une dégénérescence graisseuse des muscles laryngés correspondants. La paralysie glottique produit encore des troubles respiratoires, mais, d'après Peter, l'inspiration est seule entravée. D'après, Garel, le début de la paralysie se fait généralement d'une façon brusque à la suite d'une quinte de toux ou d'un effort. A l'examen laryngoscopique on voit que la corde gauche reste immobile en prononçant la lettre E.

Pour Peter, c'est à une compression ou à une irritation du *pneumogas-*

1. Dieulafoy, *Gaz. hebdomad. méd. et chirurg.*, 1885.

*trique* ou de ses branches qu'il faudrait rapporter certains *troubles dyspeptiques* d'origine gastrique : vomissements, etc. (PACKARDT, MAC READY). Si les *rameaux pulmonaires* sont irrités, les troubles se manifestent par des crises paroxystiques de *dyspnée*; on note encore la *toux quinteuse, coqueluchoïde.*

L'excitation du *nerf phrénique* peut provoquer du *hoquet* et de la *parésie du diaphragme* suivie de quelques troubles respiratoires.

La compression exercée sur le *grand sympathique* est suivie de *troubles oculo-pupillaires* observés dans un grand nombre de cas, mais sur lesquels il règne une certaine divergence suivant les auteurs. D'après Gairdner (1854) et Williamson (1857), ce qu'on rencontre le plus souvent c'est une *contraction permanente de la pupille gauche*, due à une paralysie des filets sympathiques destinés aux fibres radiées de l'iris, quelquefois précédée d'une période initiale de dilatation passagère due à l'irritation de ces mêmes filets nerveux.

Dans d'autres cas cependant, on note de préférence un *rétrécissement des deux pupilles* (myosis), ou peut-être plus souvent encore une *inégalité des deux pupilles*, la gauche étant la plus dilatée. Ogle, qui a insisté sur le fait, pense qu'il est causé par une excitation du sympathique gauche, car la face et l'oreille du même côté sont fréquemment d'une *pâleur* marquée. Cependant, pour Babinski [1], lorsque chez un malade porteur d'un anévrysme, on trouve en même temps inégalité pupillaire, abolition du réflexe lumineux avec conservation du pouvoir accommodateur à la distance, il ne s'agirait ni d'une paralysie ni d'une compression du sympathique, mais (si toutefois il n'existe ni lésion du fond de l'œil, ni paralysie de la troisième paire) ce signe se rattache à une *lésion du système nerveux central* de *nature syphilitique* confirmant ainsi ce que nous savons de la fréquence extrême de la nature syphilitique des anévrysmes de l'aorte.

Dans un cas de Jaccoud, la pression du doigt sur la *peau* du côté droit du corps était suivie d'une *coloration* rouge vif, qu'il attribue à une parésie du sympathique.

On a noté aussi, comme se rattachant à la même cause, des *crises sudorales* (THIROLOIX), de la *polyurie* et même de la *glycosurie temporaire*.

8° *Action sur les corps vertébraux et compression de la moelle épinière.* — Les *corps vertébraux* peuvent être érodés d'abord par suite d'un travail inflammatoire (CORNIL et RANVIER), puis détruits sur une étendue variable ; il y a alors compression de la dure-mère rachidienne, suivie de paraplégie avec compression (LAËNNEC) et sclérose de la moelle. Andral (1854) a vu un anévrysme se prolonger dans le canal vertébral entre la 6ᵉ et la 7ᵉ vertèbre dorsale : il y eut paraplégie avec élancements douloureux. D'autres cas ont été observés par Frarier, Berdinel, Malibran ; malgré l'usure du rachis et la compression médullaire, la paraplégie a été quelquefois à peine marquée.

1. BABINSKI, « Des troubl. pupill. dans les affect. aortiq. » *Soc. méd. hôpit.* Paris, 7, 14, 21 novembre 1901. — Voir également W. OSLER. « Les sympt. pupill. de l'anévrysme thorac. » *Practition*, avril 1910.

**Signes physiques.** — I. Inspection. — Lorsque la *tumeur* a déjà acquis un certain volume, on peut, bien longtemps avant qu'elle ne fasse saillie à l'extérieur, constater une *légère voussure ;* appréciable surtout en regardant obliquement (Greene), soit au *côté droit* du sternum vers le deuxième ou troisième espace intercostal (*anévrysme de l'aorte ascendante*), soit dans la région de la *fourchette* sternale (*anévrysme de la crosse*), soit enfin *à gauche* du sternum (*anévrysme de l'aorte descendante*).

Cette voussure est le centre de *battements*, de *soulèvements pulsatiles*, quelquefois un peu diffus, mais fréquemment perceptibles à simple vue et à la *palpation* ; il semble que le malade ait *deux cœurs* dans la poitrine (Stokes). Ces battements seront rendus plus nets encore, en fixant sur la paroi thoracique, suivant le procédé classique, un petit index de papier de plusieurs centimètres de long qu'on maintient verticalement par un peu de papier gommé appliqué à sa base ; son extrémité libre accuse alors des oscillations très caractéristiques.

La main appliquée au niveau de la voussure montre que celle-ci n'est pas seulement le siège de battements, mais encore d'un *mouvement d'ampliation* ou mieux *d'expansion* centrifuge ; elle perçoit encore à la même région un frémissement vibratoire plus ou moins rude ou *thrill*, coïncidant avec les battements (surtout le premier) de la tumeur ; il est dû aux vibrations produites par la pénétration du sang dans le sac anévrysmal. La *tumeur* est généralement le siège de *deux battements*. Le *premier*, plus fort et plus prolongé que le second, est *constant* : il est *systolique* ou plus exactement, il survient un peu après la systole cardiaque et précède de très près le pouls radial ; il est causé par la distension brusque de la poche anévrysmale sous l'effort de l'ondée sanguine. Le *second*, qui *manque dans certains cas*, notamment lorsqu'il y a insuffisance concomitante des sigmoïdes aortiques, a été interprété de différentes façons :

*a*. S'il se produit durant la diastole du cœur (battement diastolique) il peut être produit par l'occlusion brusque des sigmoïdes, refoulant dans l'anévrysme la colonne sanguine qui en redescendait au début même de la diastole (Peter). Cette explication semble appuyée par ce fait que le second battement n'existe pas lorsqu'il y a insuffisance aortique et, au contraire, qu'il est perçu seulement dans les anévrysmes très voisins du cœur (aorte ascendante et crosse), les seuls où l'occlusion sigmoïdienne puisse se faire sentir.

*b*. Lyons[1] pensait que l'aorte d'abord distendue par l'ondée sanguine, puis revenant sur elle-même, chassait dans le sac anévrysmal une nouvelle colonne sanguine qui la distendait en produisant ainsi le second choc.

*c*. Bellingham, plus tard (1888), puis Jaccoud l'attribuaient à l'ondée sanguine des grosses artères nées de la crosse aortique, refluant dans

1. Lyons, *Dublin quarterl. Journ. of med. scienc.*, 1850.

la poche anévrysmale immédiatement après l'impulsion systolique du cœur.

*d.* Plus récemment dans une série de graphiques (*fig.* 78) pris suivant les procédés de Marey, au niveau du cœur et de la tumeur anévrysmale, François-Franck[1] a montré que les battements observés au niveau de la tumeur anévrysmale sont fréquemment au nombre de trois : le *premier systolique*, sur lequel tout le monde est d'accord, dû à la pénétration du sang dans le sac; le *second*, également *systolique*, suivant le premier de très près, ce qui ferait admettre que la distension du sac anévrysmal s'opère en deux temps, ou plutôt avec renforcement du phénomène. Ces deux battements seraient les seuls perceptibles à la palpation; quant au *troisième* peu sensible, il serait *post-systolique*, correspondant à l'occlusion des valvules sigmoïdes, et causé par le refoulement de l'ondée sanguine dans le sac, par suite du choc sanguin sur ces valvules.

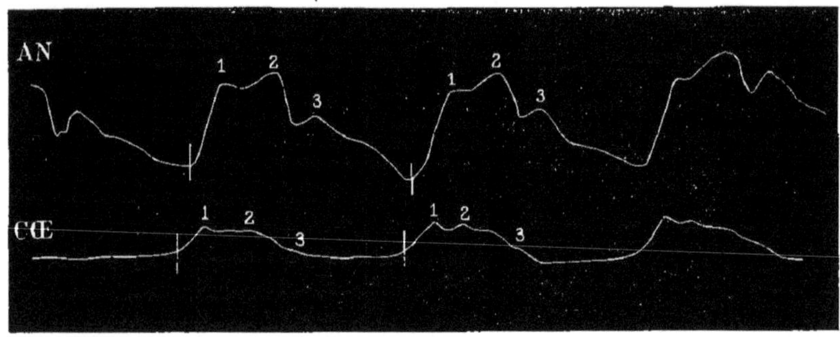


Fig. 78. — Tracé des expansions d'un anévrysme brachio-céphalique AN avec ses trois battements 1, 2, 3, correspondant les deux premiers à deux phases successives de la systole cardiaque (1, 2, ligne cœ), le troisième répond à la période post-systolique, et correspond au moment de la clôture des sigmoïdes de l'aorte (François-Franck).

Quelle que soit d'ailleurs l'explication admise, le second battement, outre son absence, quand il y a insuffisance aortique, peut encore faire défaut lorsque l'anévrysme est ancien et que ses parois sont rigides et inextensibles par la stratification successive des caillots.

A l'inspection, on voit encore quelquefois l'immobilité relative d'un des côtés de la poitrine pendant l'inspiration avec expansion exagérée du côté opposé, due à la compression d'une des bronches (Stokes).

On pourra encore trouver le *signe* de *Mayne* consistant dans la rétraction de la moitié inférieure gauche du thorax, due à la même cause.

II. La percussion fournit parfois un signe important : c'est la *matité* au niveau du centre de battements, mais elle se confond souvent avec la matité normale du cœur dont elle augmente l'étendue. On pourra la percevoir à droite ou à gauche du sternum, ou encore à la partie supérieure de cet os, suivant le siège de la tumeur; dans le cas d'anévrysme

1. François-Franck, *Soc. de biolog.*, 1879, janvier 1885, 1886, 1892. — *Gaz. hebd. de méd. et chirurg.*, 1886. — Voir également Bermont *Th.* Paris, 1885.

de l'aorte descendante, une zone mate importante pourra être décelée dans le dos, à côté du rachis.

III. L'AUSCULTATION décèle, au niveau de la tumeur anévrysmale, des bruits *normaux* (STOKES) et des *souffles*.

*a*. Les *bruits*, qu'on devrait nommer plus justement des bruits de claquement, rappellent absolument comme timbre les bruits normaux du cœur par claquement valvulaire ; ils sont simples ou doubles.

Le *premier bruit*, sourd et grave, est dû à la diastole du sac anévrysmal et au claquement de ses parois distendues par la pénétration de l'ondée sanguine durant la *systole cardiaque*.

Le *second bruit* (STOKES), à timbre clair et sec, *diastolique*, est considéré généralement comme un bruit de transmission dû au claquement des valvules sigmoïdes de l'aorte ; on ne le perçoit que si l'anévrysme est voisin du cœur (anévrysmes de la portion ascendante ou de la crosse aortique) ; il manque par conséquent dans les tumeurs anévrysmales de l'aorte abdominale ; enfin il est remplacé par un souffle diastolique lorsqu'il y a insuffisance des sigmoïdes de l'aorte.

*b*. Des *souffles* simples ou doubles remplacent les bruits de claquement *toutes les fois que des altérations anatomiques se sont produites* dans *les parois anévrysmales ou du côté du cœur* (JACCOUD).

En effet les souffles semblent se rattacher plutôt à certaines conditions physiques présentées par les anévrysmes qu'à ces anévrysmes eux-mêmes, car certaines tumeurs, même volumineuses, ne les produisaient pas (STOKES, BELLINGHAM, JACCOUD, E. BOINET).

Le *premier souffle* qu'on perçoit localement au niveau de la tumeur un peu après la systole cardiaque, est dû à la pénétration du sang de l'aorte dans la poche anévrysmale ; doux, si l'orifice de celle-ci est lisse et uni, il est râpeux et rude si les parois sont indurées ou recouvertes de rugosités.

Le *second souffle* ne reconnaît pas toujours la même cause : il est plus inconstant que le premier (PETER).

α. Il peut être dû à la coïncidence fréquente d'une insuffisance aortique : c'est alors un simple bruit de *propagation*, dont le *maximum siège au niveau du cœur* et non de l'anévrysme et diminue progressivement au fur et à mesure qu'on s'éloigne du premier.

β. Il peut résulter du reflux dans l'aorte du sang qui a pénétré dans la poche anévrysmale ; il correspond à la systole de celle-ci (LYONS, JACCOUD). Ce souffle, contrairement au premier, *naît sur place*, il se forme localement et s'exagère, au dire de François Franck, en augmentant la poussée artérielle par la compression des fémorales.

λ. Il reconnaît encore pour cause, d'après le même auteur, un *renforcement* dans la pénétration du sang aortique dans l'anévrysme : cette pénétration se produirait en quelque sorte en deux temps ou, plus justement, dans un seul temps avec renforcemnet à la fin de celui-ci.

δ. Enfin, il peut être d'origine *cardio-pulmonaire* par le retrait rythmique de la poche et la décompression qui en résulte sur la portion du poumon sous-jacente.

Dans l'*anévrysme de l'aorte abdominale*, on n'observe qu'un *souffle unique*, correspondant à la diastole dû à un reflux du sang du sac anévrysmal dans l'aorte à chaque diastole. Ce souffle peut disparaître dans l'auscultation pratiquée, le malade étant debout (STOKES).

IV. CARACTÈRES DU POULS. — Ils se résument en deux mots : *retard* et *affaiblissement* de la pulsation.

1° *Retard.* — La poche anévrysmale allongeant le trajet de l'ondée

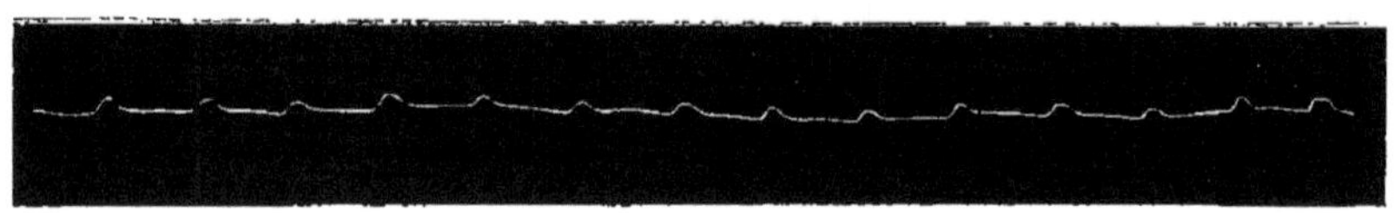

FIG. 79. — Anévrysme de l'aorte siégeant entre le tronc brachio-céphalique et la carotide gauche. Pouls gauche.

sanguine, on peut dire que dans tous les cas d'anévrysme de l'aorte le *pouls* est *retardé*. Mais cette modification présente des variations importantes, selon le siège de l'anévrysme.

*a.* Lorsque la poche *siège en amont du tronc brachio-céphalique*, le *pouls* est *retardé uniformément* dans tout le système artériel.

*b.* Si la tumeur *siège au niveau du tronc brachio-céphalique*, le *pouls* sera *retardé du côté droit*.

*c.* Lorsqu'elle *siège entre le tronc brachio-céphalique et les artères carotide primitive et sous-clavière gauches*, le *retard et l'affaiblissement du pouls* ne s'observeront que du *côté gauche*.

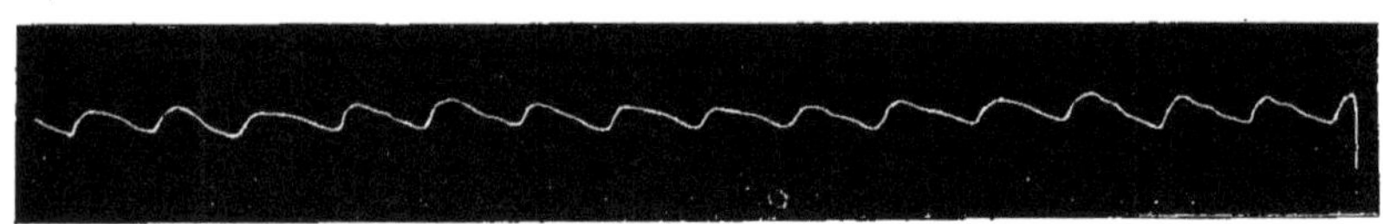

FIG. 80. — Anévrysme de l'aorte siégeant entre le tronc brachio-céphalique et la carotide gauche. Pouls droit.

C'est ce qu'on trouvait nettement chez un malade dont voici les tracés sphygmographiques des deux pouls radiaux.

Dans la figure 79 qui représente le pouls *radial gauche*, on voit que le *pouls* est *très sensiblement plus faible* que celui du pouls radial du côté *droit*, représenté par la figure 80.

*d.* Si la *tumeur* anévrysmale *occupe l'aorte abdominale*, on note un *retard du pouls des fémorales* sur *celui des artères radiales*.

Quelques circonstances font *disparaître ce retard* du pouls dans l'anévrysme de l'aorte : en premier lieu la présence de caillots dans le sac anévrysmal; et si, dans le cours de la maladie, après avoir constaté nettement le retard de la pulsation radiale, on note sa disparition, on pourra en conclure que l'anévrysme s'est rempli de caillots fibrineux et semble marcher vers la guérison.

Il en serait de même de l'insuffisance aortique coexistante qui, faisant disparaître le soulèvement des sigmoïdes, facteur important de retard pour le pouls, pourrait *rendre moindre le retard* de la pulsation radiale créé par l'anévrysme.

Par contre, l'insuffisance mitrale et le rétrécissement aortique *exagéreraient* sensiblement *le retard* du pouls.

2° *Affaiblissement*. — L'ondée sanguine non seulement retarde, mais encore *s'affaiblit*, s'épuise dans la poche anévrysmale ; elle suit les modifications indiquées plus haut, au sujet du retard de la pulsation suivant le siège de la tumeur. D'après Marey et François Franck, le pouls présenterait durant l'inspiration un affaiblissement plus marqué qu'à l'état normal : en effet, par suite de la diminution de la pression intra-thoracique, le sang se précipite dans la tumeur anévrysmale, et la tension artérielle s'abaisse d'une façon considérable. D'autre part, si l'anévrysme comprime une branche artérielle à son origine ou en obstrue l'entrée par la production d'une thrombose, le pouls devient petit, faible, dans cette artère, et le dicrotisme normal diminue.

V. Radioscopie. — L'examen radioscopique est de *première importance*, car il arrive fréquemment qu'un grand nombre de signes physiques font défaut ou sont à peine accusés ; dans ces cas, la radioscopie permet seule d'affirmer le diagnostic.

L'examen doit être fait dans les différentes positions : examen antérieur, postérieur, oblique, latéral gauche et droit. *L'examen oblique latéral droit* est particulièrement démonstratif : le malade ayant le bras gauche relevé sur la tête est placé obliquement devant l'ampoule et l'écran est posé sur le mamelon droit. Dès lors l'aorte se projette sous forme d'une ombre sur l'espace clair du poumon gauche, et le sac anévrysmal se relève, ressemblant à une dilatation sphérique appendue à l'aorte, animée de battements rythmiques, et faisant un angle avec l'ombre du cœur ; ou bien encore se montre sous forme d'une masse sombre faisant saillie ou même comblant tout à fait l'espace clair que l'on aperçoit en arrière entre la crosse et la colonne vertébrale (Béclère [1]) (voir *Séméiologie*).

## B. — Variétés cliniques suivant le siège

I. Anévrysmes de l'origine même de l'aorte. — On peut rencontrer au niveau du sinus de Valsalva de petits *anévrysmes sus-sigmoïdiens* à marche lente, insidieuse, exerçant quelquefois une compression de voisinage, soit sur l'artère pulmonaire (d'où le diagnostic de rétrécissement

1. Voir Béclère, *Soc. méd. hôpit.* Paris, 5 février, 14 mai 1897. — « Traité de radiol. » de Bouchard, 1904, et *Soc. de radiolog. méd.*, Paris, 12 mai 1910. — Wassermann, *Wien. med. Wochenschr.*, 1897. — Aron. *Deutsch. med. Wochens.*, mai 1897. — Jordan, *Brit. med. Journ.*, 19 novembre 1910. — Lange, « Etud. radioscop. de 25 cas d'anévr. de l'aort. *Lancet clin.*, « Cincinnati, 19 février 1910. — Clunet et Raulot-Lapointe, *Tribune méd.* 23 avril 1910.

pulmonaire porté presque toujours en pareille circonstance) soit sur la veine cave supérieure (œdème de la partie supérieure du thorax). Ces petits anévrysmes qui ont pu quelquefois se développer dans la *cloison interventriculaire* (Boussi, 1878), Durand [1]) se terminent tous par rupture dans le péricarde (Peacock, 1888); beaucoup plus rarement dans les cavités droites du cœur. Ils ont été suivis de mort subite ou rapide; quelquefois cependant des adhérences avec le péricarde ont empêché cette rupture. Les symptômes de ces anévrysmes sus-sigmoïdiens sont obscurs et constitués principalement par des frottements péricardiques de la base du cœur et par de l'angine de poitrine qui pourra entraîner la mort (Hutchinson).

L'étiologie n'offre rien de particulier; le jeune âge ne met pas à l'abri de ces anévrysmes : une malade de Thibierge avait dix-sept ans.

II. Anévrysmes de l'aorte ascendante. — Ils sont généralement *situés un peu au-dessus des valvules sigmoïdes*. Leur situation superficielle rend compte du *peu de phénomènes de compression* observé en pareil cas, car la tumeur, gênée dans son accroissement, a une tendance naturelle à faire saillie en avant. Située d'abord dans la cage thoracique, vers le deuxième ou le troisième espace intercostal *droit* le long du *bord du sternum*, la tumeur peut quelquefois à cette période exercer une certaine compression de voisinage, qui se produira surtout sur la veine cave supérieure et l'oreillette droite, suivie dans le premier cas de cyanose, de dilatation veineuse et d'œdème des régions supérieures du corps, et dans le second, de ces mêmes phénomènes plus ou moins généralisés. Cependant, le plus habituellement, l'anévrysme, après usure lente du sternum, des côtes, et luxation de l'extrémité interne de la clavicule, fait saillie en dehors du thorax et prend assez souvent un volume énorme; dans un cas, cité par Morgagni, la tumeur égalait le volume de la tête du malade.

L'anévrysme se présente sous forme d'une tumeur circonscrite, sphérique, molle, pulsatile, réductible en partie, ou au contraire dure et résistante; elle est en plus le siège d'un mouvement *d'expansion centrifuge* en tous sens, suivant de très près la systole cardiaque.

Dans cette variété, on constate en général très nettement les battements doubles ou triples du sac anévrysmal, ainsi que les bruits et les souffles simples ou doubles que nous avons étudiés précédemment. La *peau* qui recouvre la tumeur, d'abord saine, rougit peu à peu, s'*amincit*, s'ulcère et *peut se rompre* brusquement, entraînant la mort du malade à la suite d'une hémorragie foudroyante. Dans quelques cas elle devient le siège de petits *furoncles* ou de plaques de *sphacèle*, ou bien encore un *abcès* se forme entre la tumeur et la peau et hâte encore la *rupture* de l'anévrysme. Celle-ci peut se faire, non seulement à *l'extérieur*, mais plus fréquemment encore dans le *péricarde*, dans *le médiastin*, la *veine cave supérieure*, *l'artère pulmonaire*, les *cavités droites du cœur*, *l'œsophage*, *les bronches, le poumom et les plèvres;* ces différentes terminaisons

1. Durand, « Des anévrysm. des sinus de Valsalva ». *Th.* Lyon, 1882.

donnent lieu à des symptômes importants qui seront étudiés plus loin.

Les anévrysmes qui s'ouvrent dans le *péricarde* sont généralement d'un petit volume, et la communication se fait par une fente ou par une petite ouverture irrégulièrement circulaire; la mort est habituellement très rapide, mais dans quelques faits, elle survient plus lentement, au bout de quelques jours même, par suite d'adhérences anciennes et épaisses du péricarde, mettant obstacle à l'irruption rapide du sang.

La communication avec l'*artère pulmonaire* (Peacock, 1868), qui n'est point très rare, s'opère également par l'intermédiaire d'une petite fente linéaire ou ovalaire, à bords amincis et mousses. Malgré le mélange des deux sangs, on n'observe pas de cyanose, mais à l'auscultation on note un double bruit de souffle avec frémissement cataire intense, perçu depuis la crosse de l'aorte jusqu'à la base du cœur.

D'après Lancereaux, la communication avec la *veine cave supérieure* est presque toujours intra-péricardique. La veine cave, rétrécie dans sa partie inférieure par la compression anévrysmale, est au contraire dilatée à sa partie supérieure, ainsi que les veines qui s'y déversent; dès lors la turgescence de ces vaisseaux, ainsi que l'œdème et la bouffissure de la face qui en sont la conséquence, pourront éclairer le diagnostic. De plus, on trouvera encore dans ce cas un frémissement vibratoire intense vers le bord droit du sternum, au-dessous de l'extrémité interne de la clavicule.

Dans les *anévrysmes de l'aorte ascendante, on ne note pas d'inégalité entre les deux pouls*, mais la pulsation radiale est retardée dans tout le système artériel. Dans les cas cependant où la *poche anévrysmale* occuperait l'origine du *tronc brachio-céphalique*, le *pouls droit* peut être *plus faible* que celui du côté gauche, et *retarder* sur ce dernier.

D'Espine[1] a observé un fait rare d'anévrysme de *l'aorte ascendante avec prolongement en diverticule antéro-latéral gauche*. Dans ce fait, l'anévrysme qui siégeait à 2 centimètres au dessus des valvules sigmoïdes se terminait par un cul-de-sac allant comprimer la moitié droite de la face antérieure de l'artère pulmonaire et l'auricule gauche. L'étude de ce fait et de sept à huit autres que cet auteur a recueillis montre que ces anévrysmes sont situés à la *partie gauche du thorax*, dans le deuxième et le troisième espace intercostal près du sternum et se manifestent en cette région par un soulèvement pulsatile qui a pu faire penser quelquefois à un anévrysme de l'artère pulmonaire. Cette dernière est comprimée par la tumeur, d'où la présence d'un souffle systolique qu'on attribue faussement à une sténose pulmonaire; dans d'autres cas les sigmoïdes de l'artère pulmonaire sont quelquefois refoulées ou adhérentes au vaisseau; il en résulte une insuffisance de ces valvules qui se manifeste par un souffle diastolique, au foyer de l'artère pulmonaire et qu'on rapporte nécessairement à elle.

II. Anévrysmes de la crosse de l'aorte. — Ici les *symptômes de compression sont très accusés*. Pendant longtemps la tumeur proprement

1. D'Espine, *Rev. de méd.*, juillet 1902.

dite est difficilement perceptible, mais peu à peu elle *se développe* là où elle trouve le moins de résistance, c'est-à-dire *vers le haut* du thorax, entre la trachée en arrière et le sternum en avant. Dans ces conditions, elle exerce une *compression* notable sur la *trachée*, les *bronches*, le *pneumogastrique* et ses branches et particulièrement sur le *nerf récurrent gauche* qui passe sous la crosse de l'aorte au niveau de sa partie descendante, et se trouve ainsi plus souvent paralysé que le nerf du côté droit qui passe sous l'artère sous-clavière droite ; de là, des troubles respiratoires considérables, de la dysphonie, ou même de l'aphonie totale, et des troubles de la circulation ; de plus, on constate couramment un *retard du pouls gauche sur le pouls droit*, à moins que la poche n'intéresse l'origine du tronc brachio-céphalique.

En 1876, un médecin du Canada, W. Oliver, a signalé les *secousses laryngo-trachéales* comme signe indiquant la présence d'un anévrysme de la crosse de l'aorte, et après lui, Osler et R. Mac Donnell (de Montréal[1]) ont attiré de nouveau l'attention sur ce signe qui a fait le sujet de travaux de la part de Taylor, de Ross, de Cardarelli (1879) et de Martin-Dürr[2].

Pour constater ce signe, dit *signe d'Oliver* ou de *Mac Donnell*, on fait pencher la tête du malade en arrière de façon à étendre le cou au maximum, puis on saisit le cartilage cricoïde entre le pouce et l'index, et on l'élève légèrement, produisant ainsi une tension sur la trachée. Or la *tumeur anévrysmale* de la *crosse de l'aorte*, étant à cheval sur la bronche gauche, exerce sur celle-ci, *au moment de chaque systole*, une petite *secousse de haut en bas* qui *fait descendre* légèrement *la trachée et le larynx à chaque pulsation radiale.*

Cardarelli a proposé, pour éviter les erreurs que pourrait produire le battement des artères du cou, d'appliquer simplement la pulpe du doigt sur les côtés du cylindre trachéo-laryngé, tantôt d'un côté, tantôt de l'autre.

Quoiqu'il en soit, ce signe curieux d'Oliver-Mac Donnell a été observé par Frænkel, Potain, de Renzi, E. Barié (1894) Ponsini (1898) ; il est *propre* aux *anévrysmes occupant seulement la région de la crosse, localisés à la partie postéro-inférieure de la portion transversale* de celle-ci. Ce signe peut être précoce, c'est-à-dire exister nettement déjà avant l'apparition de tout autre phénomène.

Feletti[3] (de Catane) rapporte à cette traction en bas de la bronche gauche et de la trachée une secousse rythmique de la tête, synchrone à la systole (*pulsation céphalique rythmique*) qu'il a observée dans deux cas d'anévrysme de la crosse aortique. Chez un malade d'Edg. Hirtz[4], la trachée et le larynx, au lieu d'être attirés de haut en bas comme dans le signe d'Oliver-Mac-Donnell, l'étaient en sens inverse, c'est-à-dire

1. Mac Donnell, *Lancet*, 7 et 14 mars 1891.
2. Martin-Dürr, *Th.* Paris, 1893.
3. Feletti, *Cong. Soc. ital. méd. int.* Rome, 1895.
4. Edg. Hirtz, *Soc. méd. hôpit.* Paris, 29 octobre 1909.

refoulés de bas en haut au moment de l'impulsion du pouls radial ; ce signe indiquerait que l'anévrysme occupe la *convexité de l'aorte.*

D'après Hall (de Denver, 1900), en plus de la secousse trachéale systolique d'Oliver, on observerait parfois un *choc trachéal diastolique*, suivant immédiatement le premier, et dû à la transmission à la trachée du choc résultant de l'occlusion des sigmoïdes aortiques. Pour le mettre en évidence, on procéderait comme pour le signe de Mac Donnell : on percevrait alors en premier lieu la secousse signalée par celui-ci, puis un second choc très distinct du premier, au moment de la diastole.

Dans d'autres cas, on a rencontré certaines *modifications* curieuses des *bruits trachéaux* qui sont propagés, grâce à la compression du sac anévrysmal, sur la trachée (PACKARDT). On a signalé aussi des intermittences dans le bruit expiratoire.

Enfin, d'après Grocco[1], lorsque l'anévrysme a contracté des adhérences profondes avec la partie inférieure de la trachée, la transmission des bruits qui se passent dans l'anévrysme est si considérable qu'en auscultant la trachée ou le larynx, il semble que le stéthoscope soit appliqué sur la carotide primitive.

Dans la suite, par usure lente de la partie supérieure du sternum et des premières côtes, l'*anévrysme peut faire saillie hors du thorax* au *niveau de la fourchette sternale ou le plus souvent à sa droite.*

Plus tard encore, la tumeur peut *s'ouvrir dans le médiastin*, ou en dehors (PEACOCK, 1878), et très souvent aussi dans la *trachée* (BARKER, 1870) ou dans les *bronches* (VALLIN, 1869), produisant des hémoptysies foudroyantes, ou tout au moins rapidement mortelles. On a noté encore l'*oblitération* plus ou moins complète *des gros troncs artériels nés de la crosse aortique* (FRAENKÆL, 1880), soit à la suite d'un travail phlegmasique profond, soit par embolie de caillots détachés de la poche anévrysmale.

*a.* Quand l'anévrysme occupe la *première courbure de la crosse*, il fait saillie à droite du sternum dans les premier et deuxième espaces intercostaux, et il a une tendance à gagner le creux sus-sternal et même le creux sus-claviculaire. Il occasionne une douleur locale assez vive qui s'atténue si le malade se penche en avant. Le pouls radial droit peut être plus faible que celui du côté gauche par la compression de la sous-clavière. Le tronc veineux brachio-céphalique est comprimé, d'où cyanose et œdème de la moitié de la face et du membre supérieur correspondant.

*b. L'anévrysme de la convexité* fait saillie à la partie supérieure du sternum et du creux sus-sternal ; il comprime le tronc veineux brachio-céphalique gauche, ainsi que la trachée dans laquelle cependant il s'ouvre très rarement. Le pouls est retardé et plus faible à gauche qu'à droite (E. BOINET).

*c. L'anévrysme de la concavité* présente une gravité exceptionnelle et même avec un petit volume produit des phénomènes de compression

1. GROCCO, XII^e *Congr. Soc. ital. med. int.*, Rome, octobre 1902.

précoce sur le récurrent gauche, la trachée, la bronche gauche, l'œsophage. Les symptômes récurrentiels sont très importants (dyspnée, voix bitonale, immobilité de la corde vocale, laryngisme et pharyngisme). On ne relève ni retard ni inégalité dans les deux pouls ; en outre, les signes physiques sont rares. Par contre, les hémoptysies ne le sont pas, car la rupture dans la trachée ou dans les bronches est la terminaison habituelle.

*d. L'anévrysme de la partie postérieure de la crosse* siège habituellement entre le tronc brachio-céphalique artériel et la carotide primitive gauche ; il en résulte que le pouls radial gauche est plus faible que celui du côté opposé et retarde sur lui. La trachée est rapidement comprimée et la tumeur vient s'y ouvrir fréquemment.

*e.* Souques[1] a rapporté un fait exceptionnel *d'anévrysme* siégeant *dans la région transversale de la crosse de l'aorte*, et faisant saillie dans la région thoracique gauche. Le malade avait des *crises laryngées* analogues aux ictus des tabétiques; Rendu pense qu'elles pourraient peut-être s'expliquer par un reflexe sur le nerf laryngé supérieur, nerf sensitif du larynx.

III. Anévrysmes de l'aorte descendante. — Ils peuvent être souvent méconnus[2] car, *situés dans le médiastin postérieur*, ils ont surtout de la tendance à s'étendre en arrière vers la colonne vertébrale, et par conséquent *exercent peu de compression* sur les conduits aériens ou les gros troncs vasculaires situés plus en avant. D'autre part, l'usure du rachis ne se produit que lentement, et c'est en général très tardivement que l'anévrysme, s'insinuant dans un espace intercostal, arrive à faire *saillie dans le dos, à gauche* de la colonne vertébrale, entre la septième et la dixième côte, par destruction des corps vertébraux. On l'a vu encore dans ce cas s'ouvrir dans le *canal rachidien*, comprimant la moelle épinière, les racines des nerfs rachidiens et produire, outre des douleurs fort vives, de la paralysie des membres inférieurs (Ed. Muller[3]). Cependant, cette terminaison est assez rarement observée, et le plus souvent l'anévrysme de la portion descendante de l'aorte va *s'ouvrir dans l'œsophage* (Millard, 1861 ; Leudet[4], Pallasse et Thévenot[5]). Dans deux cas, Turner (1859) constata une obstruction du *canal thoracique* produite par un anévrysme de l'aorte thoracique.

Cependant, l'anévrysme se porte quelquefois en avant, et dès lors peut comprimer les bronches, les veines caves et le cœur. La *compression bronchique* principalement *du côté gauche* donnera lieu à du *cornage* très accentué à l'occasion du moindre effort ; son *importance diagnostique est considérable ;* de plus, on percevra dans le côté gauche du dos un *souffle tubaire* intense ou même à timbre pseudo-caverneux.

1. A. Souques, *Soc. méd. des hôpit.* Paris, octobre 1899.
2. Essex Wynter, « Le diagn. de l'anévrysm. de l'aorte descend. », *Roy. Soc. of med. clin.*, mars 1910.
3. Muller, « Des paralys. dues à la compress. médull. par des anévrysm. aort. latents », *Neurol. Centralb.*, février 1910.
4. Leudet, *Soc. de biolog.*, 1863.
5. Pallasse et Thévenot, *Lyon méd.*, 27 mars 1910.

Si la tumeur occupe la première partie de l'aorte descendante, elle pourra donner lieu encore à du gonflement, à de la turgescence de la veine jugulaire du côté gauche.

On a rencontré enfin dans quelques cas d'anévrysme de l'aorte descendante, de la *péricardite*[1], une *rétraction de la paroi thoracique gauche* que Stokes, et après lui Rendu ont rapporté à l'état atélectasique du poumon lequel, à la suite de la compression bronchique, cesse d'être distendu par la pénétration régulière de l'air atmosphérique.

IV. ANÉVRYSMES DE L'AORTE ABDOMINALE. — Plus rares que les précédents, les anévrysmes de l'aorte abdominale très bien étudiés par Stokes, par Beatty, Eames, Lyons surviennent presque toujours chez les hommes, principalement de vingt à quarante ans, parfois à la suite d'un violent effort (SERVIER), d'un violent traumatisme (EAMES). Ils sont constitués par une tumeur arrondie, formée aux dépens de la face postérieure de l'aorte et communiquant avec elle par un collet d'une dimension d'une pièce de un franc. Ces anévrysmes qui siègent vers la partie supérieure de l'aorte abdominale, généralement au *niveau du tronc cœliaque* et s'annoncent, avant l'apparition nettement constatée de la tumeur, par une *douleur intense, térébrante* et localisée, ou affectant la forme de névralgie lombo-abdominale par compression des plexus nerveux, et aussi quelquefois par un peu de faiblesse dans les membres inférieurs. Plus tard, la tumeur, que rien d'ailleurs ne gêne dans son développement, atteint parfois un volume considérable, et s'accroît tantôt en avant, sur la ligne médiane, dans la région sus-ombilicale, tantôt sur le côté gauche vers la région splénique; elle se manifeste par la présence d'une poche pulsatile, mais on n'y rencontre jamais qu'*un seul battement* et *un seul bruit de souffle* qui est systolique, ce dernier, ainsi que Beatty et Stokes l'ont remarqué, peut disparaître parfois lorsque le malade est ausculté debout.

Enfin, phénomène important qui a une valeur diagnostique considérable, le *pouls fémoral retarde* sensiblement *sur les pulsations radiales.*

L'anévrysme de l'aorte abdominale peut aller faire saillie dans la région dorsale après avoir usé les corps vertébraux, ou bien va déplacer et comprimer, plus ou moins, les divers organes abdominaux : le foie, l'estomac, le pancréas, la rate, etc.

La terminaison par rupture est fréquente; elle se fait tantôt dans le *tissu cellulaire sous-péritonéal* (LANCEREAUX, 1871), transformant l'anévrysme vrai en *anévrysme diffus*, ou encore *faux consécutif*, suivant l'appellation classique; la poche peut s'ouvrir encore dans la cavité même du *péritoine* (OGLE, 1866), dans la plèvre (LYONS), dans la *veine cave inférieure* (SMITT, 1880). Dans ce dernier cas, il constitue un *anévrysme artério-veineux*, variété ou plutôt complication un peu particulière des anévrysmes de l'aorte qui sera décrite ultérieurement.

**Marche et terminaisons.** — Les anévrysmes de l'aorte se déve-

1. CHARLIER et VINCENT; PIC et GARDÈRE, *Lyon méd.*, mars 1909.

loppent habituellement d'une *façon latente*, *insidieuse*, et dans un assez grand nombre de cas (1/8 d'après Lebert), la maladie ne se révèle que par la mort subite, foudroyante, pour ainsi dire, du sujet frappé en pleine santé, et succombant « à la rupture d'un anévrysme » ouvert à l'intérieur.

Le *début* de l'affection est donc absolument impossible à préciser, et durant un temps fort long, celle-ci ne se manifeste par aucun trouble grave dans la santé. La *douleur* est généralement le premier symptôme observé, mais reste assez fréquemment diffuse, mal limitée, jusqu'au jour où les *phénomènes de compression* finissent par attirer l'attention, et permettent le plus souvent au clinicien de soupçonner l'existence d'un anévrysme de l'aorte thoracique, bien avant qu'il ne se manifeste sous forme de tumeur pulsatile plus ou moins saillante.

L'*évolution* de l'anévrysme est *lente*, *mais ininterrompue* ; la tumeur augmente peu à peu de volume, écartant, comprimant tous les organes situés autour d'elle, et détruisant, par une sorte de travail ulcératif auquel rien ne résiste, les organes même qui sembleraient par leur épaisseur ou leur dureté (côtes, sternum, rachis, etc.) devoir limiter sa *marche sans cesse envahissante, avec tendance à se porter en dehors* (marche centrifuge). En fait, son évolution progressive n'est arrêtée que par *sa rupture* ou par une *complication intercurrente*.

La *guérison* de l'anévrysme par *oblitération du sac par* des *caillots* et par rétraction consécutive de la paroi, quoique exceptionnelle, *est* cependant *possible*, ainsi qu'il résulte des faits signalés par Hodgson, Cruveilhier, Rokitansky, Goupil, Thorens (1873), Natier[1] (1886), Lancereaux et Paulesco (1898); E. Boinet a pu en réunir 60 cas (1897).

Cependant, il faut reconnaître que la *mort* est la *terminaison habituelle* des anévrysmes de l'aorte. Elle résulte quelquefois des phénomènes de compression grave exercée sur les *bronches* et *la trachée* : c'est alors l'*asphyxie lente* et progressive; ou bien l'on observe au contraire la *suffocation rapide* par compression du pneumogastrique ou du récurrent ; dans d'autres circonstances, la mort est le résultat d'un *œdème de la glotte*, ou d'*accidents cérébraux* graves par stase encéphalique, résultant d'une compression sur la veine cave supérieure.

Mais, la *terminaison* de beaucoup *la plus fréquente*, et en même temps la plus grave, est la *rupture de la poche anévrysmale*. D'après les *Bulletins de la Société anatomique* compulsés de 1826 au mois d'août 1898 par E. Boinet, il résulte que sur 272 cas d'anévrysmes, 142 se sont terminés par rupture : plèvre gauche, 31 cas ; péricarde, 20 cas ; poumon gauche, 12 cas ; bronche gauche, 11 cas ; trachée, 10 cas ; plèvre droite, 9 cas ; à l'extérieur, 9 cas ; œsophage, 4 cas ; estomac et duodenum, chacun 1 cas ; péritoine, 3 cas ; tissu cellulaire rétro-péritonéal, 12 cas ; tissu cellulaire de la région thoracique antérieure, 4 cas ; psoas, 3 cas ; canal rachidien, 1 cas.

*a*. La *rupture à l'extérieur* ne semble pas fréquente : Dubar, Castex (1879), Rauzier (1890), Sergent (1895), etc. ; sur 118 cas suivis de mort,

1. Natier, *Journ. de méd.* Bordeaux, 25 avril 1886.

Charcot et Ball l'ont relevée 4 fois seulement; sur 267 cas, E. Boinet trouve 135 morts par rupture, dont 9 cas à l'extérieur et 7 fois sous la peau et la région thoracique.

Lorsqu'elle se fait *à l'extérieur*, la peau qui recouvre l'anévrysme s'amincit et devient rouge violacé, une plaque de *sphacèle* ou un *petit abcès sous-cutané* se produisent au point le plus saillant de la tumeur, et, sous l'influence du moindre effort du malade, ou même au repos, lorsque l'abcès s'ouvre ou que l'eschare vient à se détacher, il se produit une *hémorragie* souvent *foudroyante* qui emporte subitement le malade. Cependant, cette *rupture* peut encore se produire avec *moins de brusquerie*, lorsqu'il s'est formé dans l'intérieur du sac des couches de caillots, ou encore que la paroi anévrysmale est maintenue par une compression douce mais permanente : compresses, mouchoirs pliés, etc. ; chez un malade de Walshe dont la paroi thoracique était détruite en deux régions obturées et comprimées par une plaque de charpie, la mort n'arriva qu'au bout de 51 jours.

Dans d'autres cas, il ne se produit ni eschare, ni abcès, mais la peau tendue, rouge, luisante, s'amincit progressivement, puis une rupture s'opère sur la peau éraillée, un flot de sang surgit, et le malade meurt brusquement.

Stokes [1] raconte le fait suivant observé par Osborne ; chez une femme atteinte d'anévrysme de l'aorte, il se produisit au niveau de la tumeur saillante une plaque de gangrène cutanée et des parties sous-jacentes, qui bientôt se détacha. On vit alors par l'ouverture un gros caillot tapissant l'anévrysme ; à chaque systole ce caillot avançait et fermait l'orifice cutané puis rétrogradait au moment de la diastole. Quelques jours après ce caillot céda et il s'échappa alors une très grande quantité de sang. La mort eût été instantanée sans la présence d'esprit d'une infirmière qui saisissant un tablier de coton en enfonça une partie dans la plaie et en oblitéra l'ouverture. La malade se rétablit et cela pendant un temps assez long, son existence dépendant de l'appui précaire d'un chiffon qui semblait à chaque battement du cœur sur le point d'être expulsé. Il va sans dire que la malade finit par succomber.

*b.* Dans les cas où la rupture se produit *à l'intérieur*, elle peut s'opérer dans le tissu cellulaire du médiastin. Froment et Rome [2] ont rapporté un cas dans lequel un anévrysme de la dernière portion de la crosse de l'aorte descendante s'était ouvert, cinq jours avant la mort, dans le médiastin, produisant une pleurésie hémorragique par filtration, puis avait amené la mort par rupture dans le médiastin postérieur et secondairement dans l'œsophage et dans la plèvre gauche.

La rupture se fait encore dans un autre organe voisin : *œsophage*, *trachée*, *bronches*, etc. ; elle s'annonce par une *douleur brusque*, *déchirante*, suivie de la plupart des *signes d'hémorragie interne* : pâleur extrême, syncope et *mort rapide*, précédée d'une hématémèse ou d'une hémoptysie foudroyante.

1. Stokes, *loc. cit.*, p. 592.
2. Froment et Rome, *Lyon médical*, 12 avril 1908.

Les *hématémèses*, par ouverture de l'anévrysme dans l'œsophage, peuvent survenir par périodes répétées, d'abord peu abondantes, et suivies quelquefois de rémissions longues (deux mois, S. COOPER), mais le malade ne tarde guère à être emporté par un nouveau vomissement de sang abondant par suite de l'élargissement de la perforation. Dans quelques cas, il ne se produit qu'une seule hématémèse très abondante avec terminaison fatale, moins de vingt-quatre heures après (MILLARD, ou suivie de mort immédiate. Dans les cas moins rapides, on note aussi du melœna à la suite du sang dégluti.

Ainsi que Leudet l'a montré la rupture dans l'œsophage succède quelquefois à la chute d'une eschare consécutive à une plaque de gangrène coexistante.

Les *hémoptysies* par rupture dans les voies aériennes sont généralement peu abondantes d'abord, mais à répétition ; elles indiquent plus spécialement que l'anévrysme siège à la partie postérieure et sur la concavité de la crosse de l'aorte, en rapport intime avec la trachée et la bronche gauche. Ces *crachements de sang prémonitoires*, dus d'abord à une simple fissure, deviennent le point de départ d'une hémoptysie abondante et mortelle, lorsque la *fissure* s'est élargie. A côté de cette cause principale, il faut citer encore comme causes moins importantes de l'hémoptysie : la *compression du pneumogastrique*, une *embolie pulmonaire* (HUBERT), une poussée d'*œdème congestif aigu* (E. BARIÉ), une simple *action vaso-constrictive* (François FRANCK), sans parler de la *tuberculose pulmonaire*. Nous avons vu précédemment que le malade pouvait quelquefois ne pas succomber aussi rapidement, mais seulement après une seconde ou même une troisième hémorragie, espacées de la première parfois d'un temps relativement long. Dans d'autres cas encore, l'anévrysme ne donne pas lieu à une hémorragie très abondante et unique, mais à une *suite de petites hémorragies* qui finissent à la longue par emporter le malade.

La rupture dans les voies aériennes se fait de la façon suivante, selon le degré de fréquence : 32 0/0 dans la *bronche gauche*, 8 0/0 dans le poumon gauche ; dans celui du côté droit, 5 0/0 ; dans la bronche droite, 3 0/0.

La rupture dans le *poumon* se fait surtout à *gauche*, produisant parfois de la gangrène du parenchyme par irruption brusque du sang.

La rupture dans les *bronches* s'opère surtout *à gauche*, à cause des rapports étroits de l'aorte et de la bronche gauche ; les perforations sont généralement petites et étroites.

La rupture dans la *plèvre* se fait de préférence à *gauche*, même lorsqu'il s'agit d'anévrysme de l'aorte abdominale. Le sang épanché se coagule rapidement, et cependant, l'hémothorax peut être très abondant (1.350 grammes, LANDOUZY ; 1.800 grammes, MAUNOURY ; 2 litres et demi, LEBRET ; 3 litres, LAVERAN).

Dans un cas d'André Petit et Lafosse[1], la rupture s'opéra dans le médiastin postérieur, puis dans la *plèvre droite*.

1. ANDRÉ PETIT et LAFOSSE, *Soc. méd. hôpit.* Paris, 2 décembre 1904.

La rupture dans la *trachée*[1] est relevée 21 fois par E. Boinet; dans un cas, un anévrysme volumineux comprenant la trachée avait nécessité la trachéotomie, la mort survint par rupture dans l'intérieur de la trachée par quatre ulcérations.

La rupture de l'anévrysme peut se produire dans d'autres organes encore: dans le *cœur*, le *péricarde*, l'*artère pulmonaire*, la *veine cave supérieure* (produisant alors un anévrysme artério-veineux), le *canal rachidien*; nous avons indiqué, chemin faisant, quelques-uns des signes auxquels donnent lieu ces ruptures; nous n'ajouterons que quelques mots. Gordon signale un cas où l'anévrysme s'était ouvert dans le *ventricule gauche* donnant lieu à un souffle systolique à la pointe, Wade a relevé un fait où un anévrysme de l'aorte ascendante avait perforé l'*oreillette gauche*, provoquant des hémoptysies et des signes d'apoplexie pulmonaire.

La rupture dans le *péricarde* s'est produite 28 fois sur 900 anévrysmes (Sibson) et 30 fois sur 98 anévrysmes de l'aorte ascendante.

Elle se produit généralement un peu au-dessus des valvules sigmoïdes; les bords de la perforation sont sinueux et irréguliers; la quantité de sang épanchée a été très variable : 600 à 1.200 grammes; mais la quantité moyenne paraît être de 250 grammes.

La rupture peut se faire en deux temps, mais habituellement elle est brusque et suivie de mort dans un temps assez rapide. La rupture dans la *veine cave supérieure* (Henschen, Westberg, 1899), donne lieu à de l'œdème, de la cyanose de la face, d'abord à droite, puis des deux côtés, puis à la partie supérieure du thorax, enfin aux deux bras.

Il faut signaler encore, en terminant, la possibilité d'ouverture de l'anévrysme dans les *vaisseaux veineux* (veines caves, troncs veineux brachio-céphaliques); il se produit alors un *anévrysme artérioso-veineux*.

L'ouverture d'un anévrysme de l'aorte thoracique dans l'*estomac* est rare. Ball en a signalé un cas au niveau de la petite courbure.

Dans le cas d'anévrysme de *l'aorte abdominale*, la rupture peut s'opérer dans le *péritoine*, le tissu cellulaire sous-péritonéal ou encore dans l'*intestin*; la mort survient dans le collapsus avec les signes habituels des hémorragies internes.

En dehors de ces causes de mort qui tiennent à l'évolution de l'anévrysme lui-même, *le malade peut succomber encore à la suite de complications* qui surviennent assez fréquemment.

Parmi celles-ci, signalons la *pleurésie*, surtout du côté *gauche*, et il peut arriver que l'épanchement masque complètement l'anévrysme, mais « de tous les états morbides généraux qui accompagnent l'anévrysme de l'aorte, la *phtisie pulmonaire* est le plus commun », a dit Stockes. Cette opinion a été acceptée par tous les cliniciens (Habershon, 1864; Hérard et Cornil, 1867; Jaccoud, 1867, etc.). Quant au degré de fréquence de la tuberculose dans l'anévrysme de l'aorte, il a été diversement évalué : 5 0/0 (Rokitansky); 7 0/0 pour Fuller, 23 0/0 (Hanot, 1876); 25 0/0 (Kortz[2]).

1. Ordonneau, *Th.* Paris, 1875. Voir encore Honoré, *Le Scapel*, décembre 1909.
2. Kortz, « Des malad. de l'aorte et du syst. art. dans leurs rapp. avec la tub pulm. » *Th.* Paris, 1893.

La *cause* de la tuberculose, en pareille circonstance, a été attribuée tantôt à la *compression* exercée par la tumeur sur le *pneumogastrique*, d'où des troubles de nutrition et de circulation intra-pulmonaire (HABERSHON, HÉRARD et CORNIL, BUCQUOY, VULPIAN), tantôt à la compression et par suite au rétrécissement de l'*artère pulmonaire* (HANOT). Cette dernière opinion s'appuie sur ce fait que la compression s'exerçant surtout sur la branche gauche de l'artère pulmonaire il se trouve que la tuberculose siège surtout dans le poumon gauche; elle s'appuie encore sur cet autre point que la tuberculose est fréquente dans les cas de rétrécissement de l'artère pulmonaire.

Enfin la mort peut survenir encore par *gangrène pulmonaire* (CARSWELL), ce qui semble rare tout au moins; par *compression de la moelle* avec *paraplégie* (LAENNEC) : dans ce cas, elle survint brusquement et le malade mourut au bout de six heures. D'autres faits ont été vus par Ogle, Frarier, Kast (1890).

La *mort rapide* survient encore par *embolie* ou, plus rarement, par *ictus laryngé*; la mort *lente* par *asystolie* ou encore par *cachexie* résultant à la fois de l'inanition, causée par la compression sur l'œsophage et par l'épuisement progressif du malade. Cette cachexie s'accompagne parfois de *troubles mentaux;* dans quelques cas enfin, la cachexie est *peut-être d'origine cardio-rénale* (RÉNON).

*Anévrysmes artério-veineux de l'aorte.* — Ils sont formés par la *communication de l'aorte avec une veine* voisine, *ou encore* avec une des cavités du cœur droit (*cavités à sang noir*). Sauf le cas de Syme (1831), ils sont toujours spontanés, et résultent de la rupture dans une veine d'un anévrysme de l'aorte préétabli.

La communication avec l'*artère pulmonaire*, connue déjà de Laënnec, a été signalée surtout par Magnus Huss (1843), Peacock (1868), Murchison (1868), etc. L'anévrysme peut encore mettre en rapport l'aorte et le tronc brachio-céphalique veineux (ŒTTINGER et POULAIN, 1899).

La communication de l'aorte avec les *veines caves* a été rencontrée un certain nombre de fois : avec la *veine cave supérieure* (MAYNE, STOKES, E. GOUPIL[1], TRIPIER. BONNAREL, PEPPER et GRIFFITH[2], RENDU, 1900); les cas n'en sont pas extrêmement rares, car on a pu en réunir 29 observations; moins fréquents sont les faits de rupture dans la *veine cave inférieure* (PIE SMITT, 1880); Sibson en a recueilli 7 observations.

Aran a signalé 5 cas de rupture dans l'*oreillette droite*. Dans un cas de Garcin l'aorte perforée s'était ouverte dans l'*oreillette droite* par une anfractuosité de la largeur d'une pièce de 50 centimes. Lichtenberg (1865) et Peacock (1868) ont noté chacun un cas d'ouverture dans le *ventricule droit*.

HISTOIRE CLINIQUE. — *a*. Le plus grand nombre des faits de *communication* d'un anévrysme de l'aorte *avec les cavités cardiaques droites* n'a été

1. Thèses de GOUPIL, 1855; TRIPIER, 1863; BONNAREL, 1875, etc.
2. PEPPER et GRIFFITH, *Amer. Journ. of the med. scienc.*, octobre 1910.

diagnostiqué qu'à l'amphithéâtre; leur symptomatologie n'est point élucidée encore.

*b.* Dans les cas de communication avec *les gros troncs veineux* on a noté un *début soudain* des accidents, provoqués presque toujours par des efforts ou des mouvements brusques. Si la communication s'établit avec la *veine cave supérieure*, le malade est pris d'une dyspnée intense et subite, puis d'œdème, de cyanose de la face, du cou, et bientôt de toute la région supérieure du tronc et des membres thoraciques; on note encore des étourdissements, des bourdonnements d'oreille et des signes de congestion encéphalique, et même du coma. A l'*auscultation*, on relève un bruit de *souffle continu* à timbre grave, analogue à un *bourdonnement* (Mayne), avec renforcement notable au moment de la systole cardiaque, et accompagné à la palpation d'un frémissement cataire également systolique; ils sont perçus tous deux à la partie supérieure et droite du sternum, au voisinage de l'extrémité interne de la clavicule avec propagation vers les vaisseaux cervicaux du même côté.

La mort peut survenir en quelques heures; d'après Tripier, la survie serait de trois semaines en moyenne.

On notera, en général, que la rupture des anévrysmes aortiques dans la veine cave se fait presque toujours au niveau de l'*aorte descendante*.

*c.* Les anévrysmes *artério-veineux de l'aorte abdominale*, dus à la communication de cette dernière avec la *veine cave inférieure*, donnent lieu à de l'œdème, et à de la dilatation des veines des membres inférieurs : à l'auscultation, on trouvera, de même que dans le cas précédent, un souffle intense, avec renforcement systolique au niveau de la tumeur.

*d.* L'anévrysme de l'aorte peut encore s'ouvrir et communiquer avec le *tronc brachio-céphalique veineux ;* des cas curieux ont été rapportés par Chabaud (1873), et par Poulain, 1899.

*e.* La communication avec l'*artère pulmonaire* donne lieu à une vive dyspnée, à de l'œdème et à de la cyanose pour ainsi dire généralisés à tout le tégument; cependant, dans un cas curieux de Magnus Huss, il est noté que cette dernière faisait entièrement défaut.

*Terminaisons.* — Le *pronostic* des anévrysmes artério-veineux de l'aorte est *de la plus haute gravité*, et la *mort* survient le plus souvent au bout de quelques heures; dans quelques cas exceptionnels, le malade a cependant pu survivre encore quelques mois.

**Diagnostic.** — Il comprend le diagnostic de l'affection elle-même et celui de son siège.

A. *Diagnostic de l'anévrysme de l'aorte.* — 1° La tumeur anévrysmale ne fait point encore de saillie en dehors du thorax. — Dans ce cas, le diagnostic est fort difficile. Pendant longtemps, chez certains malades, la santé reste à peu près normale, et tout se borne à quelques *sensations douloureuses intra-thoraciques*, à des *névralgies cervico-brachiales rebelles* aux agents médicamenteux. Chez d'autres, on note un peu de *dyspnée*, *de toux* avec respiration bruyante, quelquefois du cornage, et plus souvent encore, des *troubles de la voix*, enrouement persistant, dysphonie, timbre bitonal. Les malades se présentent alors aux laryngologistes qui constatent une paralysie de la corde vocale avec *syndrome récurrentiel*. Dans un troisième groupe de patients, on relève surtout des *signes de compression intra-thoracique* accompagnée souvent par l'apparition de dilatation des veines du bras, du cou, de la région sous-claviculaire et de la partie supérieure du thorax ; elles font saillie sous forme de gros cordons bleuâtres, très apparents sous la peau de ces régions. Dès lors, le diagnostic de compression intra-médiastine est posé ; on se rappellera qu'en dehors de l'anévrysme de l'aorte, d'autres affections peuvent aussi donner lieu à ces signes de compression, il faut relever principalement les adénopathies trachéo-bronchiques, le cancer pleuro-pulmonaire, les diverses tumeurs du médiastin.

*a*. Dans l'*adénopathie trachéo-bronchique*, on note assez souvent la fréquence relativement grande de la toux, son caractère quinteux, coqueluchoïde, accompagnée parfois de vomissements répétés ; parfois aussi, on pourra déceler à la percussion la présence d'une *matité interscapulaire supérieure ;* le cornage est exceptionnel alors qu'il est le signe capital de l'anévrysme de l'aorte thoracique comprimant les bronches et la trachée (Rendu).

*b*. Le *cancer pleuro-pulmonaire*, d'un diagnostic toujours délicat, se manifeste par une matité notable avec perte d'élasticité pulmonaire, et même diminution ou suppression du murmure vésiculaire dans la région moyenne, soit parfois au sommet des deux poumons, car le cancer du poumon est *généralement bilatéral* lorsqu'il est d'origine secondaire, ce qui est le cas le plus habituel. En outre, la dyspnée et la toux prennent peu à peu une importance qu'elles ne présentent pas dans l'anévrysme de l'aorte. On note quelquefois encore des crachats rougeâtres, gelée de groseille (Walshe), et plus souvent, la présence d'adénopathies dures et indolentes dans la région sus-claviculaire. Enfin l'état cachectique ne tarde guère à se montrer.

Dans l'*anévrysme*, on notera assez fréquemment des troubles laryngés, des phénomènes pupillaires, du retard entre les deux pouls radiaux, et du côté de la trachée et du larynx le signe d'Oliver-Mac Donnell.

*c*. D'une façon générale, l'anévrysme de l'aorte se distingue des *tumeurs du médiastin* (abcès, cancer, etc.), par sa tendance grande à faire saillie en dehors du thorax, par l'existence d'un centre de battements et de bruits, distincts du cœur, et par le retard des pulsations dans les artères émergeant de l'aorte au delà de la tumeur anévrysmale.

Il en diffère encore par la présence du signe de Mac Donnell, l'inégalité des pupilles, et peut-être déjà par une très légère voussure avec une faible ondulation au niveau du deuxième ou troisième espace intercostal droit près du sternum, ou au contraire, à gauche de celui-ci suivant le siège de la tumeur. Ce dernier signe sera surtout appréciable par l'*examen à jour frisant*.

C'est dans ces cas douteux où l'anévrysme de l'aorte peut être méconnu que le malade qui en est porteur est considéré quelquefois comme atteint de tuberculose pulmonaire ; on peut en effet rencontrer dans les deux affections, de la dyspnée, des hémoptysies répétées, et même la présence d'un souffle à timbre cavitaire en arrière dans les parties supérieures du poumon; les troubles laryngés contribuent encore à faire errer le diagnostic, car la dysphonie due à l'anévrysme peut être attribuée faussement à la phtisie laryngée (ŒTTINGER).

Cependant, dans la tuberculose, outre l'examen bactérioscopique des crachats, on trouve des râles accompagnant le souffle, et presque toujours aussi des signes d'auscultation plus ou moins nets dans l'autre poumon; on notera aussi des troubles fonctionnels importants: amaigrissement, troubles menstruels, poussées fébriles, troubles gastro-intestinaux; enfin on relève chez un grand nombre de malades de l'hypotension artérielle, et chez beaucoup d'entre eux des antécédents personnels de scrofulo-bacillose et de l'hérédité tuberculeuse.

Cependant malgré tous ces caractères différentiels entre l'anévrysme de l'aorte et les affections précitées, le diagnostic reste encore souvent très hésitant, on devra alors recourir à l'*examen radioscopique* du thorax si précieux en pareille circonstance : nous avons indiqué les résultats qu'il fournit en cas d'anévrysme de l'aorte thoracique. On pourra s'aider encore de la *trachéo-bronchoscopie* (KILLIAN, 1897) et de l'*œsophagoscopie* (KUSSMAUL, MOURE, GUISEZ)[1]. Ces procédés doivent être appliqués avec prudence.

2° LA TUMEUR ANÉVRYSMALE FAIT UNE SAILLIE APPRÉCIABLE EN DEHORS DU THORAX. — Le diagnostic est ici plus aisé à cause de la netteté des signes en général. On perçoit en effet par la palpation, en dehors de la région où se rencontrent habituellement les battements du cœur, un *second centre de pulsations* avec mouvements d'expansion; *il semble*, selon l'expression de Peter, *qu'il y ait deux cœurs dans la poitrine*, et cela, d'autant plus que la *tumeur pulsatile* et à *battements expansifs* est également le siège de bruits, de claquements ou de souffles qui, par leurs caractères généraux, sont analogues à ceux qu'on perçoit au niveau du cœur.

De plus, à cette période de l'anévrysme, on relève encore, comme signes confirmatifs du diagnostic, des *accidents* multiples de *compression* sur les divers organes des médiastins : trachée, bronches, œsophage, etc.; ils sont *plus marqués* en général quand l'*anévrysme* occupe la *crosse de l'aorte*.

On ne pourrait guère confondre la tumeur pulsatile due à un anévrysme aortique avec l'*empyème pulsatile*, variété de pleurésie purulente (G. DE MUSSY, FÉRÉOL, COMBY) qui occupe exclusivement le côté gauche de la poitrine, refoulant parfois le cœur jusque vers le mamelon droit. Il donne lieu à une vaste tumeur pulsatile, dont les battements d'ailleurs temporaires, intermittents, sont isochrones au pouls, perceptibles à la main et même à l'inspection simple; elle est presque toujours accompagnée d'un pneumothorax. Ces battements seraient dus soit au refoulement, vers le péricarde, du poumon condensé, atélectasié qui

1. GUISEZ. « Trachéo-bronchoscopie et œsophagoscopie ». Paris, 1905.

transmettrait, en les renforçant, les battements du cœur; soit à la présence de l'air dans la cavité pleurale, qui transmettrait au liquide purulent et à la paroi thoracique les ondulations formées par les battements cardiaques. Guéneau de Mussy a proposé une troisième théorie, dans laquelle le soulèvement pulsatile serait dû au poumon lui-même, adhérent en certaines régions, et remplissant ainsi le rôle d'un coussin compressible rempli d'air. Cet empyème pulsatile se distinguera de l'anévrysme par la faiblesse de ses battements, l'absence d'expansion en masse, et par les signes d'un épanchement pleural qui l'accompagnent (E. Boinet).

B. *Diagnostic du siège de l'anévrysme.* — I. L'*anévrysme de l'aorte ascendante*, à peine gêné dans sa marche envahissante, produit peu de phénomènes de compression; s'ils existent, ils portent principalement sur la trachée, les bronches, les gros troncs veineux. La tumeur fait de bonne heure saillie en dehors du thorax et présente des claquements ou des souffles simple ou double *siégeant vers le deuxième espace intercostal droit.*

Le pouls est affaibli et retardé d'une façon égale dans toutes les artères, il n'y a donc pas d'inégalité entre les deux pouls.

Si la tumeur s'étend jusqu'à l'origine du tronc brachio-céphalique, le *pouls radial droit pourra retarder* sur celui du côté gauche. Elle peut rester longtemps stationnaire, et lorsque la *rupture* se produit c'est *surtout* dans le *péricarde*, la *veine cave supérieure*, *l'artère pulmonaire*, *le cœur droit*, *les plèvres*, ou encore à l'extérieur, que l'anévrysme se fait jour.

II. L'*anévrysme du tronc brachio-céphalique* se distingue par son siège du côté droit et sa tendance à gagner le creux sus-sternal. La *compression* qu'il exerce *porte sur le côté droit* et intéresse : le pneumogastrique, le tronc veineux brachio-céphalique droit et la veine cave supérieure. Il en résulte que le malade présente de l'*œdème unilatéral*, ainsi que de la *cyanose*, *limités au côté droit* ainsi que de la parésie du membre supérieur du même côté; de plus, le *pouls radial* est *plus faible du côté droit* que celui du côté gauche.

III. L'*anévrysme de la crosse de l'aorte* se fait remarquer par des *signes de compression très accusés :*

*a.* Dans les tumeurs de la *convexité*, la compression s'exerce sur la trachée, les bronches, les pneumogastriques, et spécialement sur le nerf récurrent gauche, d'où des troubles de la voix très importants. Les *signes physiques* de la tumeur (battements, mouvements d'expansion, bruits de claquements et souffles), se rencontrent au maximum, à la *partie supérieure du sternum, au niveau du manche de cet os. Le pouls est retardé dans l'artère radiale et dans la carotide du côté gauche.*

La *marche* est en général *assez rapide*, et la *mort* survient le plus souvent *par rupture* dans le médiastin, la trachée, les bronches, suivie dans ce dernier cas d'hémoptysie foudroyante, ou qui se répète à plusieurs reprises.

*b.* Les tumeurs de la *concavité* sont beaucoup *plus graves*, à cause des phénomènes de compression qu'elles exercent, toujours difficiles à diagnostiquer : trachée, bronche et récurrent gauches, œsophage. Les phénomènes d'auscultation présentent leur *maximum sous le sternum* et au *niveau du deuxième espace intercostal gauche ;* ces tumeurs ne donnent lieu *à aucun retard* entre les *deux pouls.*

IV. L'*anévrysme de l'aorte descendante*, qui a une *tendance* marquée *à s'étendre en arrière* vers la colonne vertébrale, exerce *peu de compression* sur la trachée, les bronches et les gros troncs veineux, et par suite, reste longtemps méconnu[1]. Il se manifeste cependant par des *douleurs térébrantes* profondes, tenaces *entre les épaules*, par des *irradiations* à forme névralgique *sur les nerfs intercostaux*, par de la dilatation des veines thoraciques superficielles, du *cornage* dont la signification diagnostique est grande; plus tard, par des signes de compression rachidienne : douleurs avec parésie dans les membres inférieurs.

Plus tard encore, la tumeur a de la tendance à faire une saillie à gauche de la colonne vertébrale entre la septième et la dixième côte; dans le thorax, le cœur rejeté vers le côté droit peut être le siège d'une *double secousse* saccadée.

V. Enfin l'*anévrysme de l'aorte abdominale*, plus rare que les précédents, s'accuse pendant longtemps par des douleurs lombaires tenaces, avec irradiations vers les membres inférieurs, qu'on prend souvent pour du lumbago, des névralgies lombo-abdominales, de la sciatique, etc. La tumeur *siège au niveau du tronc cœliaque*, et ne présente qu'un *seul battement* et un *souffle unique*, disparaissant parfois quand le malade est debout. Le *pouls des artères fémorales retarde* sensiblement *sur celui des artères radiales.*

Cette tumeur pulsatile devra être distinguée des *battements brusques*, mais non expansifs qu'on perçoit sur le trajet de l'aorte, au *niveau de l'épigastre*, chez certaines névropathes amaigries, présentant des troubles digestifs variables et des ptoses viscérales multiples mais qui ne s'accompagnent d'aucun retard dans le pouls fémoral, ni d'aucun trouble dans la santé.

Il faudra aussi la différencier des *soulèvements pulsatiles de l'aorte transmis* par une *tumeur* abdominale solide : *néoplasmes* de l'estomac, du foie, du pancréas, du péritoine, etc., qui se manifestent toujours par des troubles graves de l'état général, et surtout des voies digestives.

D'ailleurs, dans ces affections, la compression de la tumeur diminue l'amplitude des battements des fémorales, alors que ceux-ci augmentent sensiblement lorsqu'on comprime l'anévrysme (François Franck).

On ne confondra pas davantage l'ectasie aortique avec le *pouls veineux hépatique*, symptomatique de l'insuffisance tricuspidienne, qui coïncide exactement avec la systole ventriculaire, et d'autre part est accompagné du *pouls veineux vrai des jugulaires.*

La terminaison par rupture a été notée fréquemment dans le tissu cellulaire sous-péritonéal, dans le péritoine, ou encore dans la *veine cave*

1 Vallois, « Des anévrysm. de l'aorte thorac. descend. » *Th.* Paris, 1884.

*inférieure* constituant alors un *anévrysme artério-veineux* dont nous avons donné les caractères.

C. *Diagnostic de la nature de l'anévrysme.* — La nature si habituellement syphilitique de l'anévrysme de l'aorte pourra être affirmée par un ensemble de signes spéciaux indiqués précédemment : phénomènes pupillaires, signe d'Argyll Robertson, abolition des réflexes (rotulien, achilléen), lymphocytose du liquide céphalo-rachidien obtenu par la ponction lombaire, leucoplasie linguale, enfin par le caractère positif de la réaction de Wassermann.

**Pronostic.** — Les anévrysmes de l'aorte présentent un pronostic *de la plus haute gravité* ; d'une façon générale, la terminaison fatale est d'autant plus à redouter que la tumeur comprime plus intimement les organes intra-thoraciques, et par suite fait moins de saillie au dehors ; c'est ainsi que les *anévrysmes de la crosse* semblent *particulièrement redoutables* ; parmi ceux-ci, ceux de la *convexité*, qui peuvent saillir au-dessus de la poignée du sternum, présentent *relativement* une *gravité moindre* que ceux de la concavité.

Dans quelques cas heureux, mais exceptionnels, l'anévrysme de l'aorte est susceptible de guérison, soit spontanée, soit à la suite d'interventions thérapeutiques variables sur lesquelles nous allons insister maintenant.

**Traitement.** — A. *Traitement palliatif.* — Le traitement des anévrysmes de l'aorte est le plus souvent palliatif, c'est-à-dire qu'il se borne à combattre les symptômes principaux ainsi que les accidents graves qui surviennent dans le cours de la maladie.

La douleur locale sera calmée par l'antipyrine, l'aspirine, l'opium, les injections sous-cutanées de chlorhydrate de morphine, les liniments calmants, les applications de glace. Les hémorragies sont parfois si soudaines, qu'elles ne laissent pas le temps d'intervenir, quelques-unes cependant n'entraînent point la mort immédiate ; si la rupture à l'extérieur est menaçante, le repos absolu, la compression locale (ouate, plaques métalliques), la diète lactée, peuvent retarder l'issue fatale de quelques jours.

*B.* Le *traitement curatif* a pour but d'imiter ce qui survient dans les cas, très rares d'ailleurs, de guérison spontanée de l'anévrysme, c'est-à-dire la *formation de caillots* dans la poche anévrysmale, amenant son oblitération plus ou moins complète.

La *méthode d'Albertini et de Valsalva*, proposée au commencement du XVIIIe siècle, avait pour but (par un régime très sévère, le séjour prolongé au lit, une large saignée répétée une fois ou deux) de ralentir la circulation, et par suite, de provoquer la coagulation de la fibrine.

Cette méthode, qui ne permettait au malade que 125 grammes d'aliments et 250 grammes d'eau par jour, « juste autant qu'il en faut pour soutenir la vie », donna un succès complet à Valsalva, et plus tard également à Corvisart, Chomel, Laënnec et Bouillaud. Cependant les saignées copieuses, loin de ralentir la circulation, ne faisaient que l'accélérer, et d'autre part, ce traitement rigoureux, qualifié de *barbare* par Grisolle, qui ne pense pas « qu'il ait jamais guéri personne », mais que « souvent il a hâté la mort », a fini par tomber dans un juste oubli (Peter), malgré les adoucissements relatifs apportés à sa sévérité primitive.

Plus tard, Stokes, toujours dans le but de précipiter la fibrine dans la cavité du sac anévrysmal, conseilla d'augmenter la *plasticité* du sang par une alimentation tonique et réparatrice, et permettait même le vin à ses malades.

Tuffnell a proposé une méthode de traitement qui a été admise par la plupart des praticiens anglais : elle consiste dans le *repos absolu* au lit pendant trois mois au moins avec réduction du régime alimentaire et des boissons : pain et beurre, pommes de terre, 90 grammes de viande et 8 onces de liquide (240 gr.) consistant en lait, thé, eau, et vin de Bordeaux léger. Douglas Powell [1] adopta ce traitement, mais insistant sur l'avantage des substances grasses qui jouiraient de propriétés coagulantes, il porta la dose d'aliments solides à 300 grammes. Simpson, dans l'application de ce traitement, proscrit le vin et le remplace par le lait.

En dehors de ces traitements, qui consistent, en définitive, dans le repos prolongé et dans un régime alimentaire réduit et approprié, on a proposé toute une série nombreuse de médications employées, les unes à l'intérieur, les autres à l'extérieur, comme agents locaux.

1° *Médication interne*. — Quand l'anévrysme se rattache à une *infection syphilitique*, ce qui se rencontre dans la très grande majorité des cas, le *traitement hydrargyrique*, les frictions mercurielles, les injections intramusculaires de biiodure ou de benzoate d'hydrargyre, seront appliquées sans délai associées à l'iodure de potassium.

Les substances employées anciennement sont assez nombreuses : on a préconisé l'*acétate de plomb* (Dupuytren, J. Frank, Laënnec), à la dose de 15 centigrammes à 1 gramme, l'*alun*, à la dose de 1 à 2 grammes, le *tannin*, le *perchlorure de fer*, l'*ergotine*. *La digitale*, qui ralentit la circulation, mais d'autre part, accroît l'énergie contractile du myocarde, élève la tension artérielle et pourrait favoriser ainsi la rupture de la poche, c'est pourquoi Mohamed (1878) a proposé à sa place l'*aconitine* et aussi la *vératrine* dans le cas où il y aurait lieu de diminuer l'énergie des battements du cœur.

A côté des médicaments divers et sans effet, ou tout au moins dont l'action reste douteuse, une place toute particulière doit être faite à l'*iodure de potassium* proposé d'abord par Bouillaud (1859) et employé principalement et avec un réel succès par Chuckerbutty (1862), médecin de l'hôpital du collège de Calcutta. Cette médication excellente a été, depuis cette époque, appliquée par la plupart des cliniciens et spéciale-

1. Douglas Powell, *Sem. méd.*, 1889.

ment par Balfour (d'Edimbourg), B. Bramwell (1878), Philipson ; en France par Potain, Dujardin-Beaumetz, Bucquoy, etc., qui ont rapporté des faits assez nombreux, soit de guérison totale, soit d'amélioration considérable à la suite de l'emploi de l'iodure à doses assez élevées et longtemps prolongées.

L'*heureuse action de l'iodure de potassium* dans le traitement des anévrysmes n'est plus à démontrer, même lorsque la nature syphilitique de l'ectasie n'est point établie ; mais la façon dont il agit prête encore à la discussion. La majorité des auteurs anglais, s'appuyant sur ce fait qu'un grand nombre d'anévrysmes sont de nature syphilitique, attribuent à l'action spécifique de l'iodure tous les succès constatés en clinique. D'autres ont prétendu, avec Anderson, que l'iodure agit en abaissant la tension artérielle dans la poche anévrysmale et en diminuant la rapidité du courant sanguin. Balfour, dans un cas, ne trouva pas le sac oblitéré par des caillots, mais par le fait de la rétraction considérable de la poche artérielle ; l'amélioration par l'iodure, dit-il, se produit par « l'épaississement et la contraction des parois du sac », quant à la coagulation qui se produit dans l'intérieur de la poche anévrysmale, « elle ne joue qu'un rôle secondaire et sans importance ». *Il semble donc que l'iodure de potassium n'agisse pas sur le contenu, mais sur la paroi de la poche anévrysmale.* Simpson, Potain, Dujardin-Beaumetz et d'autres auteurs admettent cette manière de voir, encore que ce dernier regarde l'action de l'iodure plus particulièrement heureuse dans l'aortite chronique avec dilatation simple, cylindroïde du vaisseau, que dans les ectasies avec poche véritable.

Il ne paraît pas nécessaire, le plus souvent, de prescrire d'emblée les doses massives de 4 à 6 grammes conseillées par quelques-uns ; ces doses élevées produisent souvent de l'intolérance (iodisme) et les *doses moyennes* et longuement *prolongées* donnent des résultats meilleurs (Potain).

La dose quotidienne sera donc de 0,75 à 1 gramme d'iodure par jour, continuée pendant très longtemps, et même encore durant une longue période après la rétrocession de l'ectasie, car le malade a besoin d'être surveillé de très près à ce sujet.

La *digitale*, qu'il est préférable de rejeter durant la période d'état, pourra rendre quelque service à la période d'asthénie cardio-vasculaire, de la même façon qu'elle trouve son emploi dans les cardiopathies valvulaires à la période asystolique.

2° *Médication externe*. — L'application locale de la *glace* proposée par Goupil n'a donné que des résultats médiocres ; Peter pense qu'elle peut être employée avec un certain avantage dans l'intervalle des séances d'électrolyse. Elle a été appliquée autrefois par Larrey, Velpeau ; Potain a observé avec cette médication une amélioration considérable.

L'*électrolyse* a été proposée pour les anévrysmes sacciformes à collet étroit. Dujardin-Beaumetz, sur 24 cas traités, n'a vu aucune guérison ; bien plus, de Renzi déclare qu'elle produit la rupture du sac dans la proportion de 88 0/0.

Contrairement à ce qu'on observe pour les anévrysmes des membres dans le traitement desquels la *compression* des artères a une influence si heureuse, pour les anévrysmes de l'aorte, elle n'est applicable que si la tumeur fait saillie en dehors du thorax, et *s'il y a danger de rupture.*

Pour éviter cette redoutable complication, Pelletan soutenait la paroi artérielle avec une lame métallique de plomb, par-dessus une bande de flanelle, et Broca, dans deux cas, observa une amélioration très notable à la suite d'applications répétées de couches de collodion.

3° *Traitement chirurgical.* — *a. Ligatures.* — Nous passerons rapidement sur le traitement qui consiste à *lier la carotide* primitive gauche (HEATH, BARWELL), le tronc ou les branches du tronc brachio-céphalique, suivant la méthode de Brasdor-Wardrop : ce procédé n'a guère donné que des déceptions, car dans 38 cas traités de cette façon, 26 fois la mort survint moins d'une année après l'opération (LE DENTU, 1875 ; ACOSTA, ORTIZ [1]).

Guinard [2] a proposé la ligature simultanée de la carotide primitive et de la sous-clavière droite ; ce serait la méthode de choix (LE DENTU, WALTHER, etc.). Mais ce procédé ne convient qu'aux anévrysmes de la portion ascendante et de la portion de l'aorte précédant l'embouchure du tronc brachio-céphalique.

Ces divers procédés n'ont donné d'ailleurs que des survies courtes et des améliorations passagères.

*b.* L'*acupuncture* se propose, par l'introduction d'un corps étranger dans la tumeur, de provoquer la formation de caillots adhérents à la paroi anévrysmale. Essayée d'abord sans succès (1826) dans les anévrysmes des artères des membres (VELPEAU), elle a été appliquée par Moore d'abord (1864) et plus tard par Dewiss, de Philadelphie (1873), qui introduisirent dans les poches anévrysmales, le premier, de très minces *fils de fer doux*, le second, plusieurs mètres de *crin*. La même année, Montenovesi introduisit un *ressort de montre*, et plus tard, Baccelli (1877) en fit la première application aux anévrysmes de l'aorte. Après avoir lavé soigneusement la peau, ou fait un simple badigeonnage local de teinture d'iode, on introduit un ressort de montre dans l'anévrysme, directement ou avec un fin trocart de quelques millimètres de large, dans le but de provoquer un centre de formation de caillots. Dans deux cas, les malades survécurent quelques mois à l'opération, et à l'autopsie, on put constater en effet que des caillots s'étaient déposés autour des spirales.

Par le même procédé, on a introduit d'autres corps étrangers : *fils d'argent*, *crin* de Florence. La filipuncture, suivant la *méthode de Moore*, entre les mains de Bucquoy et de Lépine (1887) a donné des résultats relatifs [3].

En 1878, dans un cas d'anévrysme de l'aorte descendante comprimant le nerf récurrent gauche et produisant de l'aphonie, C. Paul introduisit

1. ACOSTA ORTIZ, *Th.* Paris, 1892.
2. GUINARD, *Soc. de chirurg.*, 26 mars 190 .
3. CHARMEIL, *Rev. de méd.*, 1887, p. 641-900.

une série de *fines aiguilles* japonaises en or à un centimètre de distance ; la séance dura un quart d'heure, suivie huit jours après et quatre semaines plus tard, de nouvelles séances à la suite desquelles le malade se sentant amélioré, quitta l'hôpital. Ici, ce ne fut point la formation de caillots passifs qu'on observa, mais la poche enflammée subit un épaississement progressif au point que l'introduction des aiguilles devenait chaque fois plus difficile.

Cependant, ainsi que Verneuil[1] l'a fait remarquer, sur 34 observations connues d'acupuncture, les résultats sont restés médiocres, car 30 fois la mort survint dans le courant de l'année même de l'opération.

*c.* Nous n'insisterons pas sur le traitement des anévrysmes par la *méthode de Mac Ewen* (1890), consistant à planter de longues *aiguilles* dans la tumeur et à aller *gratter* de la pointe la *paroi opposée* : il se produirait au niveau des érosions endothéliales un travail inflammatoire ayant pour résultat la formation d'un caillot oblitérant, actif. Bignonne[2] aurait guéri un malade de cette façon.

*d.* L'*électropuncture*, dont la première idée appartient à Guérard, et fut appliquée d'abord dans un anévrysme de l'artère temporale, par Pétrequin (1845) a été employée pour la première fois dans les anévrysmes de l'aorte par Ciniselli (de Crémone, 1858), et appliquée depuis par Anderson, Cliffort Allbutt, Simpson, Dreschfeld, en Angleterre ; Bowditch, en Amérique ; Fischer, en Allemagne ; Dujardin-Beaumetz, Bucquoy, Proust, en France. Elle se propose de produire la coagulation du sang en faisant passer un courant électrique à travers la tumeur.

L'opération modifiée par Dujardin-Beaumetz (1880) sera réglée ainsi : quatre à six petites aiguilles en acier de 7 centimètres de long sont enfoncées perpendiculairement dans la tumeur, à 1 centimètre environ de distance l'une de l'autre ; on pourrait les remplacer avec avantage par des aiguilles en fer doux (pour éviter les eschares attribuées à l'action de l'acier), très fines, très pointues et revêtues, sauf à la pointe, de vernis à la laque. L'introduction se fera au moyen d'un enfonce-aiguille et d'un tire-aiguille de Gaiffe. Les piles employées sont à *courant continu ;* la plaque humide représentant l'*électrode négative* est appliquée sur la peau du bras ou de la cuisse, puis on met le *pôle positif* de l'appareil en rapport avec la première des aiguilles, et le circuit est fermé. Au bout de cinq minutes, alors qu'il commence à se former une petite aréole jaunâtre, on déplace le courant, et la première aiguille, devenue oxydée, est mise en contact avec le pôle négatif alors que le pôle positif va être mis en communication avec l'aiguille suivante, et ainsi de suite pour toutes les aiguilles. On fait donc ainsi passer alternativement par chaque aiguille le pôle positif et le pôle négatif, en commençant toujours par le pôle positif, et d'après Ciniselli, cette double application du courant activerait la coagulation du sang.

Une autre méthode est celle de Hamilton (1846) reprise par Anderson

1. Verneuil, *Acad. de méd.*, 1888.
2. Bignonne, *Gaz. d'Osped*, 1895.

(1870) consistant à laisser le pôle négatif constamment en contact avec la périphérie (cuisse, bras, thorax), alors que le pôle positif seul est mis en rapport durant cinq minutes environ avec chacune des aiguilles.

La *galvanopuncture* produit des phénomènes importants à connaître : d'abord une *douleur* assez vive au passage du courant; elle a son maximum au niveau même de l'anévrysme, mais s'irradie dans le voisinage ; elle disparaît en quelques heures et laisse après elle une sensation de gêne douloureuse diffuse. Elle réapparaît au moment de l'extraction des aiguilles oxydées et devenues un peu raboteuses. De plus, à ce moment il s'écoule toujours un peu de sang, et il se produirait une *hémorragie* véritable si on ne prenait la précaution d'enlever les aiguilles lentement en ayant soin de ne pas les ébranler. L'opéré devra ensuite rester dans l'immobilité le plus longtemps possible ; cependant, quelques heures après l'opération, on note un léger état fébrile, de la céphalalgie et une anorexie passagère, la tumeur est un peu tendue et légèrement douloureuse, et on agira sagement en y tenant appliquées constamment des compresses d'eau boriquée fraîche ; d'ailleurs ces troubles sont temporaires et cessent rapidement.

Une seule séance est parfois suffisante pour calmer la plupart des accidents de compression engendrés par la tumeur : dyspnée, cornage, dysphonie, etc., mais souvent aussi des séances multiples sont nécessaires ; en général elles devront être espacées de quatre à cinq semaines pour permettre au caillot de se densifier.

L'action de la galvanisation dans le traitement des anévrysmes a été bien étudiée par Laurent Robin[1] ; on paraît admettre aujourd'hui que celle-ci ne détermine point directement la coagulation du sang autour des aiguilles, car il pourrait se produire ainsi des embolies secondaires très redoutables, mais une inflammation de la paroi anévrysmale d'abord suivie d'une coagulation consécutive.

Quoi qu'il en soit, cette méthode n'a donné, sur 38 cas, que 11 cas seulement de guérison temporaire, persistant durant quatre ans ou seulement pendant 27, 23, 21 mois, et même dans des cas beaucoup moins favorables, durant 6, 4 ou même 1 mois seulement. Depuis Ciniselli, tous les praticiens s'accordent à reconnaître que les conditions qui rendent particulièrement favorable cette intervention sont : le début récent, le peu de volume de l'anévrysme, et sa disposition latérale avec un orifice étroit, de même que l'absence de branches collatérales au niveau du sac.

L'incertitude des différentes méthodes précitées conduit à cette conclusion, que *la médication iodurée très longtemps prolongée*, associée *au repos* dans le décubitus horizontal, et à un *régime alimentaire* choisi et *restreint*, *paraît* encore le *meilleur mode de traitement des anévrysmes*.

Telle était du moins la conclusion à laquelle se ralliaient les meilleurs esprits, lorsque Lancereaux et Paulesco[2] s'appuyant sur les expériences

1. Laurent Robin, *Th.* Paris, 1880. Voir également Ch. Petit, « Les méthod. d'électrothérap. dans la cure des anévrysm. » *Gaz des hôpit.*, 6 sept. 1910.

2. Lancereaux, *Acad. de méd.*, 22 juin 1897, 11 octobre 1898, 26 juin 1906.

de Dastre et Floresco (1896) qui ont montré que l'*injection* d'une *solution de sérum gélatiné* dans les veines d'un chien rend le sang coagulable, ont pensé à appliquer cette méthode au traitement des anévrysmes de l'aorte, et ont rapporté deux observations suivies de guérison. La solution se compose de 1 gramme à $1^{gr},50$ de *gélatine blanche* dans 100 centimètres cubes d'eau salée physiologique (7 pour 1.000) tenue dans un bain-marie à 37°; puis, après avoir lavé avec soin ou mieux, fait un simple badigeonnage de teinture d'iode, sur la peau de la région où l'on veut faire l'injection (la fesse de préférence), *on introduit profondément dans le tissu cellulaire* sous-cutané une aiguille flambée en platine irridié, reliée au matras renfermant la solution, et on injecte le liquide dans l'espace d'un quart d'heure en se servant de la pompe foulante de l'appareil Potain ; la quantité de liquide injecté doit être environ de 100 à 150 centimètres cubes. Cette injection, d'après Lancereaux, ne serait pas douloureuse, et peut être répétée *tous les huit jours* jusqu'à l'oblitération de la poche. Dans un cas, il a fallu plusieurs mois de traitement.

La guérison définitive ne s'obtiendrait qu'à la suite d'un nombre variable d'injections, suivant les cas, « mais que l'on peut évaluer approximativement à 25 ou 30 pour le moins » (Lancereaux).

Huchard aurait relevé une guérison relative par ce procédé. Stoïcesco (de Bucharest), Fraenkel (1899), Klemperer (1899), Senator [1], Rousseau (1900) ont obtenu avec ce traitement des résultats satisfaisants; il en fut de même pour Spillmann (1902), Reynier (1904). D'un autre côté, quelques cas défavorables suivis de *tétanos* (Lorentz, Kuhn), de *mort* subite ou rapide par embolie ont été signalés par Boinet, par H. Barth, par Gérard Marchand. Ils sont dus peut-être à la stérilisation imparfaite de la gélatine; il importe en effet que celle-ci soit stérilisée à l'autoclave au moins 110 à 115 degrés (Roux). Quoiqu'il en soit, on ne peut encore actuellement être fixé définitivement sur la valeur thérapeutique de cette méthode, qu'on ne devra, en tous cas, appliquer qu'avec précaution ; il sera bon encore, suivant la recommandation de Lancereaux, de n'employer que des solutions faibles (1 à 1/2 0/0) lorsqu'une collatérale importante s'ouvre dans la poche de l'anévrysme.

La *gélatine* a été également administrée par *voie stomacale ;* prescrite durant plusieurs mois, aidée du repos et de l'application locale de la glace, elle amena la guérison d'un volumineux anévrysme de l'aorte abdominale (Vedeler [2]).

C. *Traitement des complications.* — Le *spasme de la glotte*, noté quelquefois dans le cours des anévrysmes de la concavité de la crosse, par compression du nerf récurrent gauche, a nécessité quelquefois la trachéotomie d'urgence.

Plusieurs complications sont à redouter du côté des voies respiratoires : la *congestion pulmonaire* aiguë, les *hémoptysies* nécessiteront

1. Senator, *Congr. allem. méd. int.* Carlsbad, avril 1899.
2. Vedeler, *Norsk Magaz. for. Lægevidensk.* Christiania, février 1900.

l'emploi de l'ergotine, du chlorure de calcium, du nitrite d'amyle en inhalation, des astringents, des révulsifs et de la glace ; ces hémoptysies sont d'ailleurs liées assez fréquemment à la *tuberculose pulmonaire*, contre laquelle on fera agir la thérapeutique complexe qui lui est propre.

Nous avons dit déjà que la *digitale*, à petite dose, trouve son emploi dans les *accidents asystoliques ;* cependant, le plus souvent, les résultats seront médiocres, et la mort ne tardera pas à triompher d'une affection, qui, dans sa période d'état aussi bien que dans ses complications, résiste presque toujours, jusqu'ici, à toute intervention thérapeutique.

---

# RUPTURES DE L'AORTE

---

**Historique.** — Signalée déjà par les anciens auteurs : Lancisi, Morgagni, Scarpa, Trousseau et Leblanc, la rupture de l'aorte a été étudiée surtout par Broca[1], Hanot, Peacock[2] ; plus récemment par Demange, Thoinot et Bernard[3], Martin Dürr[4], dans les mémoires de Tolot et Sarvonat[5] et de Bergé[6].

**Étiologie.** — Elle se produit en général dans un âge avancé : au delà de soixante-dix ans, de quatre-vingt-cinq ans (Mosny, Gougerot) ; on l'a trouvée cependant à l'âge adulte et même chez des adolescents [14, 16, 20 ans (Peacock) ; 16 ans (Schutt) ; 20 ans (Boursier, P. Brouardel et Vibert[7])] ; chez un enfant de quatre ans et demi[8], né de parents syphilitiques ; elle est plus fréquente chez l'homme que chez la femme.

Causes. — Le plus souvent, la rupture nécessite une altération préalable de l'aorte, car celle-ci, lorsqu'elle est normale, supporte des pressions très élevées, et si des oscillations considérables de pression sont opérées sur le vaisseau (Potain et E. Barié), ce n'est point celui-ci qui se rompt, mais l'appareil valvulaire, beaucoup plus fragile ; on relèvera donc généralement une altération préalable de l'aorte, sans que le fait soit absolu, car Hansteen[9] a recueilli quatre observations de rupture dans laquelle l'aorte était parfaitement saine. Les lésions préexistantes sont l'*aortite chronique*, et la rupture peut se faire au niveau d'une ulcération

1. Broca, *Soc. anat.*, Paris, 1850.
2. Peacock, *Transact. of patholog. Soc.* London, 1863, p. 945.
3. Thoinot et Bernard, *Soc. méd. hôpit.* Paris, 15 octobre 1897.
4. Martin Durr, *Arch. gén. de méd.* 1891 ; et aussi de Grandmaison, *Méd. moderne*, 10 décembre 1902.
5. Tolot et Sarvonat, *Rev. de méd.*, novembre 1904.
6. A. Bergé, *Gaz. des hôpit.*, 31 mars 1906.
7. P. Brouardel et Vibert, *Annal. d'hygiène et de méd. légale*, 1892.
8. Wilson et Marcy, *Journ. of Amer. associat.*, n° 1, 1907.
9. Hansteen, *Norsk Mag. for. Lægevidensk*, 1907.

athéromateuse ; on l'a vue encore se produire à la suite d'une *aortite aiguë*, *ulcéro-végétante*, propagée à la paroi aortique (BERGÉ), à la suite d'un *nodule inflammatoire* (GALLAVARDIN), *cancéreux* (DESTOUCHES),

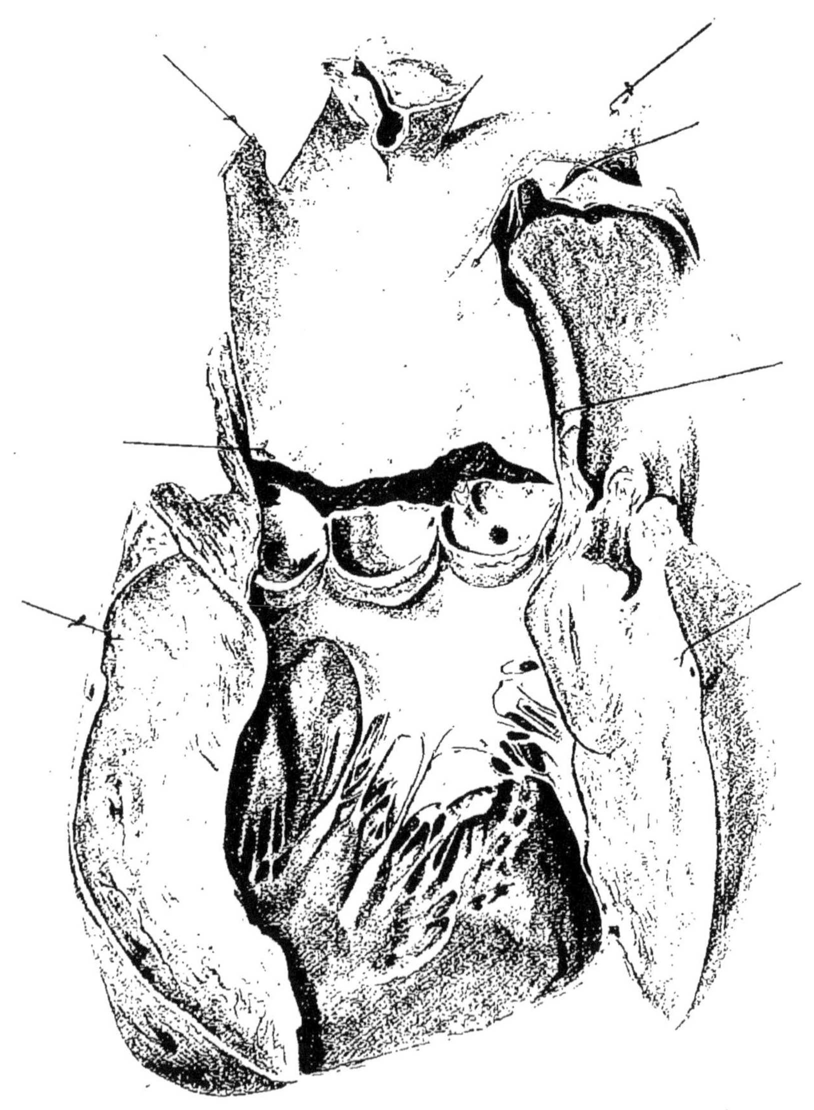

FIG. 81. — Rupture de l'aorte (Letulle).

*tuberculeux* (KAMEN [1]). Dans d'autres circonstances, on a noté un simple amincissement des parois de l'aorte (STRUMPELL), une sorte d'état papyracé avec atrophie de la tunique moyenne.

Comme *causes occasionnelles* on a relevé tout ce qui constitue un *effort* :

1. KAMEN, *Zeigler's Beitrage*. 1895.

accouchement, rixe, coït, attaque d'épilepsie (CADE [1]) action de lever les bras et de hausser la voix chez un prêtre durant la prédication; on a noté également l'action d'un *traumatisme* direct : un demi-penny arrêté dans l'œsophage et ayant perforé l'aorte (TURNER 1910); indirect à la suite d'un saut ou d'une chute sur les pieds (DUPRÉ); enfin une influence infectieuse : la *pyémie* (SCHEUER [2]).

**Anatomie pathologique.** — Le *siège* de prédilection des ruptures de l'aorte se trouve dans la région ascendante de la crosse, au niveau de sa *portion intra-péricardique*. Dans un cas de Letulle [3], l'aorte se rompit en travers, juste au-dessus de la ligne d'insertion des sigmoïdes, sectionnée presque en entier (*fig.* 81).

La rupture de l'aorte thoracique peut se produire également dans une autre région ; on l'a notée aussi mais plus rarement dans l'*aorte abdominale* (PEACOCK, E. BARIÉ, P. BROUARDEL, MUSELIER).

*Nombre.* — La perforation est le plus souvent *unique*, très exceptionnellement, on en a trouvé deux, comme dans le fait de Letulle, et dans celui de Brouardel et Vibert; dans ce dernier cas, il s'agissait d'un étudiant en médecine âgé de vingt ans, antérieurement atteint de fièvre typhoïde.

Généralement, la rupture est *verticale, linéaire*, à bords nets ou déchiquetés en *étoile*, ou bien elle forme un *trou* comme à l'emporte-pièce. Quelquefois, l'orifice interne est dissimulé, caché par des végétations sigmoïdiennes en chou-fleur (BERGÉ). Une infiltration sanguine se produit entre la tunique externe et la tunique moyenne, et peut aller fuser au loin sur la tunique celluleuse et la décoller sur une étendue assez grande, formant une sorte d'anévrysme disséquant qui, finalement, ira s'ouvrir dans le péricarde, la plèvre, dans le tissu sous-pleural où il va former un *hématome* sous-pleural, ou encore dans le tissu conjonctif du médiastin après formation d'un anévrysme faux consécutif à l'anévrysme disséquant.

L'*épanchement* de sang est variable comme *quantité* : 40 grammes (CHAUVEL), 500 grammes, 1.250 grammes (BERGÉ), pour le *péricarde;* le sang y est noir, semi-liquide ou coagulé en caillots mous, ou, comme dans le cas d'Achard et Paisseau [4] formant un énorme caillot d'un seul bloc. Dans la *plèvre* on a relevé plus de 1.400 grammes, 2.000 grammes (GOUGEROT).

**Mécanisme.** — La *rupture s'opère très souvent en deux temps;* au début elle n'intéresse que les tuniques interne et moyenne ; le sang fait irruption sous la tunique externe et forme un anévrysme disséquant qui, au bout de quelques minutes, de quelques heures ou même quelques

1. CADE, *Soc. méd. hôpit.* Lyon, 5 avril 1910.
2. SCHEUER, *Berlin Klin. Wochensc.*, 11 avril 1910.
3. LETULLE, *Presse medicale*, 28 décembre 1907.
4. ACHARD et PAISSEAU, *Presse médicale*, 22 mars 1905.

jours, se rompt, formant le deuxième temps de la rupture. La rupture en un seul temps, plus rare, s'explique dans les cas d'aortite ulcéro-nécrosante intéressant à la fois les tuniques interne et moyenne qu'un très minime effort suffit à rompre en une fois.

**Symptômes.** — Le tableau clinique est « bref autant que dramatique. » Brusquement, la rupture se manifeste par une *douleur violente*, très aiguë, angoissante, *déchirante*, siégeant dans la région précordiale avec irradiation vers le cou, les épaules, les bras, suivie presque immédiatement par un *état syncopal* dû à la compression du cœur par l'hémopéricarde.

On a noté cependant une *forme lente* avec rémission de quelques heures et même quelques jours : trois jours, quatre jours (Broca) entre les deux ruptures. Dans quelques cas où l'hémorragie a été très légère, la syncope mortelle s'explique par irritation réflexe des plexus cardiaques.

La rupture se fait soit dans le *péricarde*, la *trachée*, la *bronche gauche*, dans la *plèvre* (Brouardel, Achard, Paisseau), le *poumon* (Brodeur), l'*œsophage* (Cruveilhier, Mosny), l'*estomac* (Gouraud et Muret, 1902), etc. Si la mort n'a pas été très rapide, on observe quelques symptômes consécutifs, très variables, dépendant exclusivement de l'organe dans lequel s'est opérée la rupture : *dyspnée subite*, *état syncopal*, *hémoptysie*, *hématémèse*, etc.

**Diagnostic.** — Il est extrêmement *délicat*, et le plus souvent, la maladie a été confondue avec l'*angine de poitrine* mortelle.

Quelques cas de *rupture complète* de l'aorte auraient pu guérir (Hansteen, 1907).

# THROMBOSE DE L'AORTE

C'est une affection rare, presque toujours d'origine athéromateuse. Elle *siège* de préférence sur l'*aorte abdominale* entre l'origine de l'artère mésentérique inférieure et la division de l'aorte en artères iliaques. L'aorte thoracique est très rarement le siège de la thrombose.

**Historique.** — Les faits de thrombose de l'aorte sont peu fréquents ; nous signalerons seulement les cas de Psillander, de Barth[1], de Jean[2], de Pozzi (1872), et ceux plus récents de Malbranc[3] et de Pitt[4], à l'étranger ;

1. A. Barth, *Arch. gén. de méd.*, 1835, 2e série, t. VIII, p. 26.
2. Jean, *Soc. anat.*, Paris, 1875.
3. Malbranc, *Deutsch. Arch. f. klin. Med.*, XVIII, 1876.
4. Pitt, *Transact. path. Soc.* Londres, 1888-1889.

ceux d'Aldibert (1892), de Cruchaudeau, 1894), de Vigouroux (1903), etc., publiés dans les *Bulletins de la Société anatomique* de Paris. Meynard [1] a publié sur la question un intéressant travail.

**Anatomie pathologique.** — Le caillot, dans le cas de *thrombose abdominale*, occupe ordinairement une assez grande longueur du vaisseau ; dans le cas de Barth, il remontait jusqu'aux artères rénales ; dans l'observation de Jean, l'oblitération commençait immédiatement au-dessus des piliers de l'aorte ; dans les faits de Psillander, de Duncan, le caillot occupait dans l'aorte une étendue d'un pouce et demi. Le *thrombus* peut être formé par une masse fibrineuse de composition à peu près uniforme dans toute son épaisseur, présentant une stratification imparfaite et ayant subi des degrés de transformation plus ou moins avancée ; d'autres fois, sa constitution était irrégulière, ses couches centrales étant de formation beaucoup plus récente que ses couches périphériques ; c'est ainsi que dans l'observation de Psillander, le centre du caillot était mou, tandis que les parties périphériques résistantes et fermes, adhéraient fortement aux parois athéromateuses. Cette constitution s'explique par le dépôt successif de la fibrine à la surface du vaisseau malade.

L'oblitération du vaisseau ne paraissait, dans le cas de Psillander, s'être complétée que fort peu de temps avant la mort, tandis que dans les observations de Barth et de Jean, il est probable qu'elle avait été complète longtemps avant que les malades ne succombassent.

La *dilatation des branches de l'aorte* situées *au-dessus du point oblitéré* ne semble *pas*, en général, avoir été *considérable*. Barth a noté que les « branches pariétales de l'aorte n'étaient pas dilatées, qu'elles étaient même rétrécies ; quant à la dilatation des artères viscérales, elle a paru pour le moins hypothétique. » « Les artères intercostales, dit Jean, ne paraissent pas augmentées de volume, mais les lombaires sont manifestement dilatées. »

La thrombose peut, dans certains cas, devenir le point de départ d'une *embolie*, qui va généralement s'arrêter au-dessus de la bifurcation de l'aorte, en artères iliaques.

**Symptomatologie.** — Elle varie suivant que l'*oblitération* de l'aorte est *complète* ou *incomplète*.

Dans le premier cas, qui semble le plus rare, le malade est pris de parésie ou même de paraplégie suivie de manifestations douloureuses, parfois vives, dans les membres inférieurs qui, assez rapidement, deviennent le siège de gangrène suivie de mort [1].

Quand l'oblitération est *incomplète*, l'affection s'annonce par des *phénomènes douloureux* et de l'engourdissement qui précèdent quelquefois d'un temps assez long (quatre jours chez la malade de Barth), l'apparition des phénomènes symptomatiques.

1. Meynard, « Étude sur l'oblitérat. de l'aorte abdom., etc. », *Th.* Paris, 1883. On consultera encore : Orlowsky, *Vratchebn. Gazet.* 1903 ; Tarrène, *Th.* Toulouse, 1903 ; Lazarus, *Soc. méd. int. Berlin*, 7 mars 1904.

La malade de Jean, à la suite de fatigues même légères, devenait subitement presque paraplégique ; elle ne pouvait exécuter que des mouvements très bornés et devait garder le lit ; après quelques jours de repos, elle revenait à son état habituel, mais à la moindre fatigue, traînait de nouveau les jambes et devait forcément se reposer.

Elle demeura deux ans environ dans cet état, pouvant à certains moments marcher et travailler tandis qu'à d'autres époques, il lui était absolument impossible de se livrer à aucun exercice. Quelques mois avant la mort, la *paraplégie* devint presque complète, et ne présenta plus le caractère intermittent.

Dans ces deux observations, les accidents ont présenté une grande analogie avec ceux de la *claudication intermittente*, bien étudiée chez le cheval par Bouley (1831), et chez l'homme par Charcot et par Sabourin.

---

# EMBOLIE DE L'AORTE

**Historique.** — L'oblitération de l'aorte par embolie est une affection *rare;* j'en ai observé personnellement trois cas (E. Barié et du Castel [1] ; E: Barié et P. Halbron [2]). Les premiers faits ont été recueillis par Th. Goodisson en 1818[3], et parmi ceux qui ont été publiés plus récemment, je citerai seulement ceux de Tutschek [4], de Chvostek [5], de Roussel [6], de Jurgens [7], de Charrier et Apert [8], de Laignel-Lavastine [9], de Bührer [10], de Phillips [11], de P. Merklen et Marcorelles [12]. Dans le travail publié avec P. Halbron, 37 cas ont été rassemblés et étudiés.

**Étiologie.** — L'embolie de l'aorte s'observe surtout dans le cours des *cardiopathies valvulaires*, et en particulier, du *rétrécissement mitral*; dans le fait que nous avons observé avec Potain et du Castel (1881), la malade était atteinte d'endocardite infectante d'origine puerpérale ; dans un fait de Hjelt, le point de départ était un *anévrysme de la pointe*

1. E. Barié et Du Castel, *Arch. gén. de méd.*, janvier 1881.
2. E. Barié et P. Halbron, *Soc. méd. des hôp.* Paris, 3 juillet 1903.
3. Goodisson, *Bullet. de la Facult. de méd.* Paris, 1818.
4. Tutschek, *Centralsblatt*, 1873, p. 151.
5. Chvostek, *Ein Fall von Thromb. und Embolie der Aorta abdom. — Allg. Wien. med. Zeits*, 1876.
6. Roussel, *Th.* Lyon, 1893.
7. Jurgens, *Munch. med. Wochenschr*,. 1894, p. 843.
8. Charrier et Apert, *Soc. anat.* Paris, 1896.
9. Laignel-Lavastine, *Soc. anat.* Paris, 1901.
10. Buhrer, *Munch. med. Wochenschr.*, 1901.
11. Phillips, *Lancet*, 16 avril 1910.
12. P. Merklen et Marcorelles, *Tribune méd.* 1910, p. 21.

*du cœur*. Dans quelques cas plus rares, l'embolie est consécutive à une *thrombose* presque toujours d'origine athéromateuse.

**Anatomie pathologique.** — Le caillot s'arrête généralement au niveau de la bifurcation de l'*aorte abdominale*, au-dessus de l'éperon qui sépare les deux iliaques, puis de là se prolonge plus ou moins loin. Dans une de nos observations, l'embolie se prolongeait dans les deux artères iliaques primitives, puis à gauche gagnait l'iliaque externe et occupait la fémorale jusqu'à l'anneau du troisième adducteur ; il occupait également l'artère hypogastrique.

On a noté quelquefois l'association d'autres embolies, par exemple, l'embolie cérébrale. Enfin, il est commun de rencontrer des *infarctus viscéraux : reins, rate*.

Dans la plupart des cas d'ailleurs, les coagulations secondaires sont petites au-dessus de l'embolus ; au contraire, elles sont considérables et très étendues au-dessous du caillot embolique.

**Symptômes.** — Les symptômes éclatent au moment où l'embolus vient oblitérer l'*aorte abdominale*.

L'*abdomen*, les *membres inférieurs*, la *région lombaire* sont le siège de *douleurs* spontanées vives, de *fourmillements*, d'*élancements*, qui ont pu faire croire à l'existence de douleurs rhumatismales. Ces douleurs n'ont qu'une courte durée. L'étude de la sensibilité permet habituellement de constater une *anesthésie* complète dans toute l'étendue des deux membres inférieurs. Quelquefois cependant, on a signalé, dans les premiers moments qui suivaient l'oblitération, un certain degré d'hyperesthésie. Parfois aussi, on aurait pu constater une zone persistante d'hyperesthésie à la limite supérieure de l'anesthésie (Chvostek). Chez une malade la pression exercée sur l'aorte abdominale était douloureuse. Dans les derniers jours, la sensibilité des membres parut moins nettement abolie, elle était plutôt obtuse que supprimée; à de certains moments, la malade disait percevoir le contact du doigt, d'une épingle, d'un corps échauffé, là où, un instant auparavant, il y avait anesthésie et analgésie complètes.

La *paraplégie* peut ne s'accuser qu'un certain temps après l'apparition des douleurs ; elle est rapidement complète. Chez le malade que j'ai observé avec Desnos[1], la paraplégie fut *soudaine* avec sensation de dérobement des jambes.

Quelquefois, des mouvements convulsifs précèdent la paraplégie (Chvostek) ; chez un malade (E. Barié), les deux membres inférieurs étaient dans une sorte de *raideur tétanique* et retombaient tout d'une pièce, quand on les soulevait ; c'était avec peine, et en employant toute sa force musculaire, qu'on pouvait imprimer à la jambe un léger mouvement de flexion sur la cuisse. Hjelt note la raideur des membres parmi les symptômes observés chez son malade.

1. E. Barié, *Soc. anat.* Paris, 1876, p. 22 ; L. Desnos, *Acad. de méd.*, 1876.

Les accidents ne se développent pas toujours avec une égale rapidité dans les deux côtés du corps, les phénomènes de paralysie et de gangrène peuvent apparaître plus tardivement dans un membre que dans l'autre. Cette *inégalité dans la rapidité des accidents*, pour l'un et l'autre côté du corps, s'explique si l'on se rappelle comment se fait l'oblitération; le caillot pouvant n'obturer qu'une seule des artères iliaques au début, l'oblitération de l'autre iliaque ne se complète qu'ultérieurement.

L'*incontinence* et la *rétention d'urine* semblent avoir été à peu près également observées.

La circulation est suspendue dans les membres inférieurs : les *artères du pied*, de *la jambe*, de *la cuisse*, *ne présentent plus de trace de battement;* l'incision de la peau peut ne donner lieu à aucun écoulement sanguin (Hjelt). Chez une de nos malades, dont la paroi abdominale était très dépressible, on ne percevait plus de battements au niveau de l'aorte.

Quelques troubles viscéraux se manifestent, qui paraissent dus à l'exagération de la tension dans les vaisseaux qui naissent au-dessus de la région de l'aorte oblitérée; telles sont la *diarrhée* incoercible, les *hématuries*, les *hématémèses*, observées dans des cas où ces accidents ne pouvaient s'expliquer par l'existence d'embolies viscérales.

Les *extrémités se cyanosent* et se *refroidissent*. Dans un de nos cas, la température centrale ne dépassa pas 22°.

Bientôt, la série des *phénomènes gangreneux* apparaît : après quelques jours, le plus souvent après quelques heures, les membres cyanosés se recouvrent de phlyctènes, d'eschares qui, débutant par les extrémités, s'étendent aux pieds, gagnent la plus grande partie des jambes ; dès lors les membres inférieurs présentent un aspect de *momification* remarquable, ils ont une coloration noir foncé, la peau est froide, dure, sèche, semble collée aux os et donne, si on la frappe avec le doigt, un bruit sec et dur comme si l'on frappait du bois.

Les phénomènes généraux s'aggravent, on voit se succéder avec rapidité l'*agitation*, le *délire*, le *collapsus*, le *coma* bientôt suivi d'*une mort rapide*.

Celle-ci est, en effet, la terminaison habituelle et hâtive de l'oblitération embolique de l'aorte, elle survient habituellement en peu de jours, au milieu de *symptômes* d'*adynamie profonde*.

La *guérison* pourrait s'observer après l'arrêt d'un embolus au niveau de la bifurcation de l'aorte : c'est du moins ce que pense Chvostek, qui croit que l'oblitération des iliaques peut parfois rester incomplète, la circulation des membres inférieurs continuer, quoique affaiblie, et les accidents rétrocéder après un certain temps. Un cas de guérison avait, d'ailleurs, été observé autrefois par Gull[1].

Deroyer[2] a proposé de morceler le caillot par le massage et des pressions au niveau de la bifurcation de l'aorte ; le massage pourra être essayé en effet avec beaucoup de précautions ; il a donné à Merklen (1903)

1. Gull, *Guy's hospit. Reports*, 3e série, t. III, 1857, p. 311.
2. Deroyer, *Gaz. des hôpit.*, 1880.

et à P. Claisse (1910) des résultats très appréciables dans le traitement de certaines oblitérations artérielles.

---

# AFFECTIONS CONGÉNITALES DE L'AORTE

I. **Transposition des artères.** — Cette anomalie, dont Rauchfuss (1864) a réuni 25 cas, a été étudiée depuis par Gampert[1] et par Hochsinger (1891); elle est due à un cloisonnement anormal du bulbe artériel : l'aorte émerge du ventricule droit, et l'artère pulmonaire du ventricule gauche, ce qui fait que la grande circulation ne renferme que du sang veineux.

*Cliniquement* cette malformation se traduit par une *cyanose intense, permanente*, avec ses phénomènes secondaires habituels : refroidissement, dyspnée, palpitations, hémorragies, etc. A l'examen, on peut noter l'augmentation de volume du ventricule droit devenu le ventricule prédominant; cependant dans un cas de Litten (1896), cette augmentation n'existait pas.

La survie est relativement longue : huit mois (GAMPERT); deux à trois ans (RAUCHFUSS) ; Litten[2] a observé un cas chez un enfant qui vivait encore à sept ans, et il pensait que la vie prolongée s'expliquait par une communication entre les deux systèmes circulatoires, par l'intermédiaire des artères et des veines bronchiques.

II. **Lésions de l'aorte.** — Les lésions congénitales de l'aorte sont beaucoup *moins fréquentes* que celles de l'artère pulmonaire.

A. RÉTRÉCISSEMENT CONGÉNITAL. — 1° Celui de l'*orifice* même est assez rare ; il résulte généralement de l'absence d'une valvule sigmoïde et du péveloppement exagéré que prennent les deux autres (HUTINEL). Les signes physiques sont quelquefois ceux du rétrécissement acquis, dans d'autres cas ils manquent totalement et l'affection n'est diagnostiquée qu'à l'amphithéâtre.

2° Le rétrécissement peut être *préartériel*, c'est-à-dire occuper la région dite quelquefois cône aortique (formée d'un côté par la paroi antérieure du ventricule gauche et de l'autre par la grande valve de la mitrale) qu'on a voulu opposer à l'infundibulum de l'artère pulmonaire.

3° Il peut y avoir diminution de calibre, *étroitesse de l'aorte, dans toute son étendue* et au niveau de son orifice ; cette étroitesse *congénitale* a été considérée par Virchow comme la lésion spéciale de la chlorose.

1. GAMPERT, *Soc. anat.* Paris 1889.
2. LITTEN, *Soc. méd. int.* Berlin, novembre 1896.

4° Enfin le rétrécissement congénital peut porter sur la *portion descendante* de l'aorte, dans la région *en amont du canal artériel*, dite *isthme de l'aorte*, qui reçoit le canal artériel, et présente normalement un peu d'étroitesse, jusque dans les derniers mois de la vie intra-utérine.

Nous résumerons brièvement l'histoire de ce rétrécissement, d'après le travail, appuyé de 91 observations, que nous avons consacré à l'étude de cette variété de sténose aortique[1].

Depuis cette époque, le nombre des cas observés s'est accru (Vierordt, 1898; Reichel, 1901), et Bonnet[2] a pu, en 1903, en réunir plus de 160 faits.

Ce rétrécissement, d'après les observations les plus intéressantes (Reynaud, 1828; Craigie, 1841; Tiedemann, 1843; Norman Chevers, 1845; Rokitansky, 1856; Dumontpallier, 1857; Peacock, 1860; Kriegk, 1878; E. Barié, 1872 et 1879; Claisse[3]) *siège* toujours à la même place, au niveau de l'isthme de l'aorte, c'est-à-dire en cette région où la crosse de l'aorte *a* se continue avec l'aorte descendante *c* (*fig.* 82) et plus rigoureusement un peu au-dessous de l'émergence de la sous-clavière gauche, au *niveau* même ou très près du lieu *d* où se fait l'*abouchement du canal artériel*. Il est simple ou double, et donne au toucher la sensation d'un anneau résistant, et l'artère paraît comme étranglée par un cordon, une bride fibreuse circulaire, perpendiculaire au grand axe du vaisseau. Dans d'autres cas, le rétrécissement est établi par deux segments de l'artère terminés en infundibulum, et réunis par un cordon fibreux qui constitue la partie rétrécie, à la façon de deux cœcums juxtaposés par leur fond et communiquant par un appendice unique et perméable. La longueur moyenne du rétrécissement est de 0,020 millimètres, sa lumière permet l'introduction d'une sonde de trousse : dans les cas où le rétrécissement est plus serré, un stylet ou une soie de porc y pénètrent difficilement.

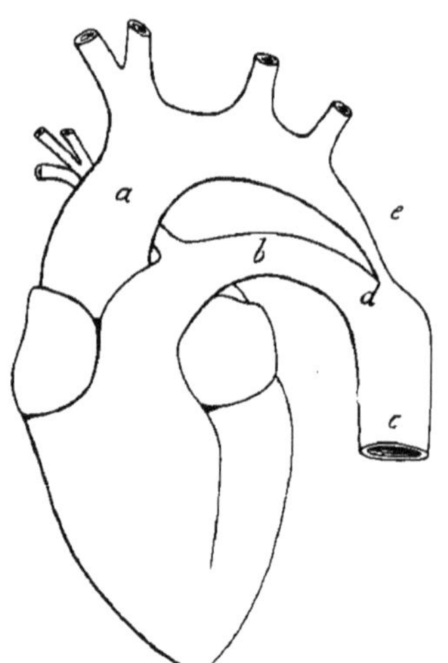

Fig. 82. — Rétrécissement congénital de l'aorte descendante.

L'affection, latente dans l'enfance, se traduit chez l'adulte par ce fait capital du *développement considérable des vaisseaux de la partie supérieure du corps* (tête et membres supérieurs) dont les battements sont forts, énergiques, et contrastent avec la *faiblesse extrême* et la *faible impulsion des artères des membres inférieurs ;* les premiers en effet naissent de

1. E. Barié, « Du rétrécissement congénital de l'aorte descendante », *Revue de méd.*, avril, mai, juin 1886, p. 343, 367, 443.

2. Bonnet, *Revue de médecine*, 1903.

3. Claisse, *Soc. méd. des hôpit.* Paris, 1890. — Voir encore : Schlesinger, *Soc. imp. roy. des méd. de Vienne*, 12 décembre 1902 ; Moizard et Roy, *Soc. de pédiatrie*, 21 janvier 1908, etc.

l'aorte avant son rétrécissement, et les seconds émergent après. Pour obvier à cette gêne, il s'établit des anastomoses entre les artères du tronc (mammaire interne, scapulaires, épigastriques, intercostales) et les artères lombaires, sous forme de *gros cordons*, *sinueux*, *pulsatiles*, qui peuvent être le siège de bruit de souffle. Le ventricule gauche est très hypertrophié, soit du fait du rétrécissement de l'aorte, soit celui de lésions concomitantes (BONNET). Les souffles perçus au niveau de la région précordiale sont diffus et inconstants.

Au point de vue *clinique*, il faut remarquer que chez certains sujets, l'affection évolue même jusqu'à un âge avancé, sans avoir donné lieu à aucun trouble sérieux dans la santé. Chez d'autres, on note quelquefois de l'essoufflement, des palpitations; chez d'autres enfin, on rencontre la plupart des signes fonctionnels d'une cardiopathie. Le *pronostic* est généralement *peu sévère* et la *survie* est parfois longue; cependant la mort subite[1] a été quelquefois notée chez les sujets en apparence bien portants.

Cette affection, *plus fréquente chez l'homme* que chez la femme (69 cas sur 79, E. BARIÉ), s'accompagne souvent de *malformations congénitales* diverses : communications entre plusieurs cavités du cœur, bec-de-lièvre, perforation palatine, hypospadias, etc.; le *cœur* peut être le siège de *lésions valvulaires*.

L'*affection* paraît *due* à une *oblitération prématurée du canal artériel*, qui par son retrait progressif exerce, *à la façon d'une ligature*, une traction sur l'aorte et en empêche l'évolution physiologique.

A côté de cette forme, il y aurait une autre variété rencontrée chez le *nouveau-né*; l'affection serait due à un arrêt de développement ou à un défaut de croissance de l'isthme de l'aorte.

B. L'INSUFFISANCE AORTIQUE CONGÉNITALE est tout à fait *exceptionnelle*. Dans un fait présenté par Hamburger, il y avait, chez un enfant, insuffisance aortique congénitale et dilatation de l'aorte ascendante constatées par la radioscopie.

Edmond Fournier en a publié un cas chez une fille de vingt-trois ans, qui avait conservé l'aspect infantile, et dont la taille rappelait celle d'un enfant de treize à quatorze ans; elle présentait en plus de nombreux *stigmates* d'*hérédo-syphilis*[2].

---

# AFFECTIONS CONGÉNITALES DE L'ARTÈRE PULMONAIRE

A. RÉTRÉCISSEMENT DE L'ARTÈRE PULMONAIRE. — C'est la moins rare des affections congénitales de ce vaisseau. Ce rétrécissement est fréquem-

1. MAUDE ABBOT, *Osler's modern med.*, t. IV, p. 323 à 426.
2. EDMOND FOURNIER, « Stigmates dystroph. de l'hérédo-syphilis, etc. », *Th.* Paris, 1878.

ment associé à d'autres anomalies cardiaques : sur 192 cas analysés par Rauchfuss, il y avait 171 fois communication interventriculaire, et 21 fois communication interauriculaire.

1° Le rétrécissement pulmonaire, la plus intéressante, et sans doute la plus fréquente des affections congénitales du cœur, siège le plus souvent au *niveau de l'orifice* de l'artère causé par la coalescence des valvules sigmoïdes soudées par leurs bords, formant ainsi une sorte de diaphragme en dôme, perforé à son centre et faisant saillie du côté de l'artère. Quelquefois le rétrécissement est causé par un diaphragme valvulaire imperforé.

2° Le rétrécissement peut au contraire siéger au *niveau de l'infundibulum*, c'est le *rétrécissement infundibulaire* ou *préartériel*.

Nous avons vu que le rétrécissement pulmonaire est souvent la manifestation de l'*hérédo-dystrophie para-tuberculeuse;* son histoire anatomique et clinique a été exposée antérieurement (voir *Rétrécissement de l'artère pulmonaire*).

B. L'INSUFFISANCE DES VALVULES DE L'ARTÈRE PULMONAIRE, rare en tant qu'affection acquise, ne l'est pas moins comme lésion congénitale.

Elle peut exister à l'état isolé, soit par l'absence d'une valvule sigmoïde, soit par atrophie, difformités d'une ou de plusieurs d'entre elles. Mais cette insuffisance coïncide souvent avec d'autres malformations : rétrécissement de l'artère, communication interventriculaire (LAMBL, 1860; LITTEN, 1886); communication interauriculaire (BOUILLAUD, STOKES); persistance du canal artériel (E. BARIÉ, 1873); rétrécissement aortique et pulmonaire, communication interventriculaire et inocclusion du trou de Botal[1].

Nous avons résumé précédemment l'étude de l'insuffisance pulmonaire; le lecteur voudra bien s'y reporter (voir *Inssuffisance de l'artère pulmonaire*).

---

# AFFECTIONS CONGÉNITALES DU SYSTÈME ARTÉRIEL

I. **Persistance du canal artériel.** — Chez le fœtus, l'artère pulmonaire communique avec l'aorte par une anastomose désignée sous le nom de *canal artériel ;* il s'abouche dans l'aorte au-dessous de la naissance de la sous-clavière gauche, et a pour mission de conduire dans la grande circulation une partie du sang lancé par l'artère pulmonaire. A la naissance, lorsque la respiration s'établit, il s'oblitère et n'est plus représenté que par un cordon fibreux. Cependant, dans de certaines

1. GANDY et BRULÉ, *Soc. méd. hôpit.*, Paris, 15 janvier 1909.

conditions, le canal artériel peut rester perméable; l'affection semble assez rare; Rauchfuss[1] en a compté 16 cas, dont 7 morts dans l'enfance, 5 à l'âge de treize à quatorze ans, 4 de quarante à cinquante-deux ans.

Cette anomalie a été étudiée surtout par Almagro qui en a relevé 30 observations, par Duroziez (1862), Parrot, Poché[2], et plus tard par François Franck[3] et par Zinn[4]. Dans le fait de ce dernier auteur, l'affection ne se caractérisait par *aucun signe physique du côté du cœur*, *des vaisseaux ou des poumons*.

Dans d'autres cas cependant elle s'est manifestée par :

1° Un souffle systolique *doux* à la partie postérieure du tronc, *à gauche* de la colonne vertébrale, à la hauteur des *troisième* et *quatrième vertèbres dorsales*, avec maximum entre celles-ci et le bord spinal de l'omoplate.

2° Un *renforcement* de ce souffle durant l'*inspiration* et une diminution d'intensité durant l'expiration.

3° Le pouls présente certaines particularités curieuses : à une série de 4 à 5 pulsations fortes (expiration) succèdent 5 ou 6 pulsations faibles (inspiration), parce que dans cette dernière le sang afflue dans l'artère pulmonaire, alors que dans l'expiration, il afflue dans l'aorte.

Enfin, lorsque l'affection est simple, elle ne donne pas lieu à de la cyanose.

La plupart de ces signes ont été retrouvés par les auteurs; Duroziez et Zinn ont observé en plus la dilatation du ventricule droit; en outre, Sanders et les auteurs précédents ont rencontré un souffle de la région précordiale durant la systole, et un frémissement vibratoire très net.

Potain, puis Gouraud et Gauchery[5] ont noté chez une malade, dont le diagnostic fut vérifié à l'autopsie, un double souffle dans le deuxième espace intercostal gauche avec frémissement cataire; le premier dû au passage du sang de l'aorte dans l'artère pulmonaire dont la tension est plus faible en cet instant : le second dû également au même mécanisme; la tension de l'artère pulmonaire étant également plus faible que celle de l'aorte au moment de la diastole (Potain, 1898).

Pour Duroziez encore, la cyanose serait fréquente, et même assez souvent précoce, d'après Almagro.

On peut penser avec juste raison que des signes physiques si variables sont la conséquence de cardiopathies congénitales diverses qui accompagnent assez habituellement la persistance du canal artériel. Abercrombie a signalé la coïncidence de cette malformation avec un rétrécissement tricuspidien; dans un cas de Frenkel[6], chez un enfant de dix-huit mois, atteint depuis l'âge de six mois de cyanose avec persistance du canal artériel et du trou de Botal, on trouva une communication interventriculaire et un rétrécissement de l'artère pulmonaire.

1. Rauchfuss, *Petersb. med. Zeitschr.*, 1864.
2. Poché, *Th.* Paris, 1875.
3. François Franck, *Assoc. franç. pour l'avanc. des sciences*, Paris, 1878.
4. Zinn, *Berlin. Klin. Wochenschr.*, mai 1898.
5. Gouraud et Gauchery, *Soc. anat.* Paris, avril 1898.
6. Frenkel, *Soc. anat.* Paris, avril 1896.

Dans un autre cas dû à Schrœtter[1], on observa chez un enfant de quinze jours une paralysie du nerf récurrent gauche par compression de celui-ci entre l'aorte et le canal artériel très perméable et ectasié.

**II. Aplasie artérielle généralisée.** — Chez les *hérédo-syphilitiques*, on a observé quelquefois la *microsphygmie*, c'est-à-dire une petitesse extrême des *pulsations* radiales due à une aplasie congénitale du système vasculaire liée à l'*hérédo-syphilis*. Deux faits intéressants ont été observés en détail (ALFRED FOURNIER) : il s'agit de deux enfants issus d'un père syphilitique, qui présentaient à la fois une ichtyose généralisée, et une exiguïté extrême des pulsations radiales. Cette microsphygmie a été étudiée également par Variot.

L'aplasie artérielle généralisée peut encore être la conséquence de l'*hérédo-tuberculose* (BENEKE, BESANÇON[2], MOUTARD-MARTIN et BACALOGLU[3], GASTON et EMERY, 1898). Outre la microsphygmie, on note également de la pâleur de la face et des téguments, de la dyspnée, des palpitations et de la céphalée ; le cœur gauche est presque toujours hypertrophié. Les sujets atteints de cette hypoplasie sont un peu chétifs ; les organes génitaux restent peu développés ; ces individus sont prédisposés à l'état chlorotique et à la tuberculose. Le *pronostic* est donc assez sévère et dépend surtout de l'état du myocarde. Sur 20 observations recueillies par Paradis[4], deux malades seulement avaient dépassé la trentaine.

Parmi les *affections congénitales des gros vaisseaux*, méritant encore d'être relevées, nous signalerons les *anomalies des orifices aortique et pulmonaire*, dues à certaines lésions des sigmoïdes : absence totale ou atrophie d'une ou de plusieurs de ces valvules (LAMBL, BOUILLAUD[5], LITTEN[6], GRAWITZ, etc.) ; au contraire, augmentation de leur nombre (KOLISKO[7], BABINGTON, GUÉNEAU DE MUSSY) ; l'*état fenêtré* ou *réticulé* (NORMAN CHEVERS[8] ; DERLON, 1867 ; THIRY, 1896) ; l'*étroitesse congénitale de l'aorte et de l'artère pulmonaire* (CLAUDE, 1896).

1. SCHROETTER, *Zeitschr. f. klin. Med.*, Bd. 43, 1, 2.
2. BESANÇON, *Th.* Paris, 1889.
3. MOUTARD-MARTIN et BACALOGLU, *Soc. méd. hôpit.* Paris, 4 février 1898.
4. PARADIS, *Th.* Lyon, 1902-1903.
5. BOUILLAUD, « Trait. clin. des malad. du cœur », 2e édit., 1841, t. II, p. 273.
6. LITTEN, *Soc. méd. int.* Berlin, 20 décembre 1886.
7. KOLISKO, *Zeitschr. der k. k. Gesellsch. der Aertze* zu Wien, t. XV, p. 113-257, 1859.
8. NORMAN CHEVERS, « Obs. on diseas. of the orifice and valves of the aorta », *Guy's Hospit. Reports*, 1842.

## NEUVIÈME PARTIE

# RÉSUMÉ DE THÉRAPEUTIQUE[1]

## A. — HYGIÈNE DES CARDIAQUES

**Vie sociale. — Professions.** — Les cardiaques doivent éviter tout effort violent : la fatigue, le travail manuel leur sont funestes; c'est pourquoi dans le choix d'une carrière, ils devront renoncer à l'état militaire et à la marine, ou, dans une autre sphère, éviter les professions de forgeron, terrassier, charpentier, boulanger, camionneur, déménageur, porteur aux halles, etc., qui réclament des efforts musculaires soutenus, ou encore celles qui nécessitent des marches prolongées (placier, facteur des postes, etc.).

Le cœur physique est doublé d'un cœur moral, disait Peter, il faut donc encore que le cardiaque évite toutes les causes d'émotion vive ou de préoccupations permanentes qui retentissent si fâcheusement sur le cœur. Les sujets atteints d'une cardiopathie organique doivent donc renoncer à la politique, aux fonctions publiques, aux affaires de bourse, à la profession médicale. Il en sera de même pour tout ce qui excite les mouvements passionnels : les malades ne se livreront pas au jeu et éviteront les abus génitaux : beaucoup de palpitations n'ont pas d'autre origine.

**Résidence.** — Les cardiaques supportent mal les brusques changements de température, il y a donc avantage pour eux à habiter des vallées abritées ; ils supportent assez bien la diminution de pression barométrique, c'est pourquoi si leurs affaires les obligent à habiter des pays élevés, ils pourront résider dans des lieux d'une altitude moyenne : 500 à 600 mètres environ.

Les stations au-dessus de 600 mètres leur sont nuisibles, et Lagrange a montré que dans les altitudes de 1000 mètres environ, on voit assez souvent se révéler par de la dyspnée et de la cyanose des affections cardiaques restées latentes jusque-là.

Les cardiaques atteints de lésions mitrales sont exposés fréquemment aux bronchites; ils devront éviter de sortir le soir ou pendant les matinées fraîches ;

1. Voir pour plus de détails : E. Barié, « *Thérap. des maladies du cœur et de l'aorte* », 2ᵉ édition, Paris, 1898 ; ce chapitre y a fait quelques emprunts en les résumant brièvement.

de même ils éviteront le brouillard humide des jours d'automne qui pourraient les exposer à des poussées rhumatismales aiguës ou subaiguës, toujours à redouter pour les sujets atteints de cardiopathies organiques.

Aux cardiaques frileux on conseillera le séjour dans un climat tiède tel que celui du midi de la France ou du littoral de la Méditerranée, mais un peu loin de la mer.

**Habitation.** — Elle se composera de pièces largement aérées, et les malades cardiaques qui supportent généralement mal la grande chaleur, séjourneront surtout dans les pièces qui ne reçoivent le soleil que pendant une partie de la journée; néanmoins l'orientation au nord devra être évitée.

Le rez-de-chaussée et l'entresol, souvent humides, bas et mal aérés, seront proscrits, au contraire le premier étage sera choisi d'une façon particulière, car l'ascension d'étages plus élevés exagère le travail du muscle cardiaque et provoque la dyspnée.

Les malades devront s'habituer à dormir sur des matelas et des oreillers durs, dans une chambre fraîche, presque toujours sans feu, mais on veillera à ce qu'ils soient bien couverts dans leur lit.

**Villégiature.** — Le *séjour à la campagne* est excellent pour les cardiaques; le calme absolu et le repos dont on y jouit sont d'excellents sédatifs du cœur.

Le *bord de la mer* n'est *point* un séjour *recommandable*, surtout pour les cardiaques névropathes atteints de palpitations. Les malades devront *éviter les bains de mer* qui nécessitent des mouvements violents et prédisposent aux congestions locales surtout à celles du poumon. De plus, comme les cardiaques sont le plus souvent des rhumatisants, ils devront éviter les plages de la Manche où les variations de température sont si fréquentes et préférer celles de la Bretagne ou du littoral de l'Océan. Les plages de la Méditerranée ne sauraient être conseillées que pendant l'hiver, le printemps ou l'automne et encore sera-t-il recommandé de n'habiter qu'à une certaine distance de la mer (le Cannet, Hyères, etc.) ; de l'autre côté de la France, à l'extrémité sud-ouest, loin de la la mer, d'autres stations, comme Pau par exemple, pourraient être conseillées

Les *stations de montagne* conseillées par Stokes ne seront tolérées qu'à une altitude peu élevée, l'expérience apprend qu'au delà de 500 à 600 mètres, les cardiaques, à lésion non compensée, éprouvent de l'oppression et des troubles circulatoires. Dans la montagne on redoutera les changements brusques de température, les pluies et les brouillards y succèdent brusquement aux plus chaudes journées.

**Exercices du corps.** — Si le *repos absolu* est indispensable aux *asystoliques*, si les efforts musculaires sont mauvais pour les cardiaques, le repos prolongé et l'état trop sédentaire leur sont également préjudiciables, car ils prédisposent à l'obésité, fâcheuse pour le cœur. Un assez grand nombre de cardiaques se plaignent d'éprouver au réveil un sentiment d'oppression — signe d'insuffisance du myocarde qui diminue sensiblement ou disparaît même complètement dès que le malade a pris un peu d'exercice; mis en œuvre d'une façon modérée et graduée, l'exercice est nécessaire au cardiaque; il excite la contractilité du myocarde et lui assure une meilleure irrigation, car les muscles en activité reçoivent cinq fois autant de sang que les muscles au repos.

Conséquemment l'exercice diminue la dilatation cardiaque et par suite, les phénomènes de stase pulmonaire qui sont les conséquences du repos trop prolongé. Les malades devront donc, chaque jour, faire une promenade ou deux au grand air dont la durée ne dépassera guère une heure et demie en moyenne; il sera préférable de rester au repos après les repas et de ne sortir que lorsque le travail de la digestion sera terminé.

Les exercices du corps qui réclament des efforts violents et soutenus seront proscrits; ce sont, par exemple : l'escrime, le tennis, le patinage, la boxe, la natation, le canotage, la danse, les sauts, la course, la gymnastique avec appareils : haltères, trapèzes, anneaux, etc.

I. Le *sport cyclique*, si en faveur aujourd'hui, est fort discuté et les médecins sont consultés souvent sur le point de savoir si l'on doit permettre la bicyclette aux cardiaques. La question a été étudiée avec soin par J. Lucas-Championnière (1894), Marey, Richardson, Sansom, etc.

A côté des avantages de la bicyclette qui sont surtout de favoriser les fonctions de la peau et des poumons, et de stimuler la nutrition générale par un exercice musculaire considérable, il faut signaler ses inconvénients : ce sont de demander des efforts trop considérables pour l'ascension des côtes, la marche contre le vent et la course rapide. L'abus de la bicyclette augmente les dimensions du cœur, et le rend plus impressionnable par l'attention soutenue qu'il exige du cardiaque pour diriger sa machine au milieu des rues populeuses ou sur les routes accidentées. La conclusion pratique à en tirer est d'interdire la bicyclette dans l'insuffisance aortique et dans les lésions mitrales non compensées.

Un point extrêmement important est de rechercher l'état des artères avec une attention au moins aussi grande que celle qu'on apporte dans l'examen du cœur, car il est certain que les *altérations vasculaires* constituent une contre-indication pour la vélocipédie; les malades atteints d'artériosclérose avancée, les vieillards athéromateux, et les sujets atteints de dilatation anévrysmale ne doivent, à aucun prix, se livrer au sport cyclique.

*En résumé*, l'*exercice très modéré* de la bicyclette peut être toléré chez certains cardiaques et interdit à d'autres.

*On pourra l'autoriser*, avec précaution et mesure, dans certaines lésions bien compensées, et surtout dans les névroses cardiaques.

Par contre, *on l'interdira* d'une façon formelle dans l'endocardite récente, dans l'artériosclérose un peu avancée, dans l'angine de poitrine vraie, dans les cardiopathies valvulaires en hyposystolie et à plus forte raison à la période asystolique, dans les dégénérescences du myocarde et les dilatations anévrysmales.

II. D'autres exercices ne sont pas défendus quand on en use avec mesure, tels sont le *jardinage*, le *billard*, la chasse, en évitant absolument les marches prolongées; l'équitation semble assez mal supportée.

III. Le jeu des instruments de musique tel que le *piano*, la *harpe*, le *violon*, ne *sont point interdits*, toutefois ce dernier qui se joue souvent debout et demande d'assez grands efforts des membres thoraciques, pourra quelquefois n'être permis qu'avec réserve. Le *jeu* des *instruments à vent* doit être *proscrit* : il exige des efforts et, à la longue, prédispose à l'emphysème.

Corrigan et plus tard Stokes ont recommandé dans le traitement des cardiopathies certains exercices physiques ; plusieurs médecins étrangers s'inspirant de cette déclaration ont érigé en principe la nécessité des exercices, de la marche graduelle, réglés suivant certaines méthodes dont la plus connue est celle d'Œrtel.

IV. *Méthode d'Œrtel*. — Œrtel, de Munich (1885), a inauguré une méthode qui se propose : 1° De provoquer, par la sudation et la restriction des boissons, une véritable déshydratation de l'économie et de faire disparaître ainsi les stases, les œdèmes périphériques, et de diminuer l'obésité ; en agissant de la sorte on diminue et on facilite le travail du cœur.

2° De relever la force contractile du myocarde et d'en augmenter l'énergie, par l'exercice méthodique et la marche ascensionnelle.

a) Pour atteindre le premier point, Œrtel recommande un régime propre à empêcher l'obésité, consistant surtout dans la réduction des boissons. Le régime est complété par le massage et l'emploi des principaux moyens propres à provoquer la sudation : bains de vapeur, étuves, enveloppement dans la laine, etc.

b) Le second but à atteindre s'appuie sur cette loi que la fibre musculaire se fortifie par le travail qu'elle opère. Pour obtenir du cœur un fonctionnement plus actif, Œrtel recommande la gymnastique, la marche en plein air et surtout les ascensions graduées sur des terrains en pente ; cette médication constitue la cure de terrain (*Terrain Kurorte*), appliquée dans un grand nombre de stations montagneuses : à Reichenhall, à Ischl, à Méran et à Lemnering en Autriche, etc.

Cette méthode trop rigoureuse a été attaquée, en Allemagne même, par bon nombre d'auteurs (Bamberger, Rosenfeld, Fraentzel, etc.), ou acceptée avec réserve. Elle peut être utile cependant dans les lésions compensées, dans les névroses du cœur et chez les cardiaques obèses. Il faut la rejeter dans l'angine de poitrine vraie, dans les cardiopathies en subasystolie, dans l'artériosclérose avancée, dans les dégénérescences du myocarde et l'anévrysme de l'aorte.

Potain recommande une méthode plus pratique consistant simplement dans la marche sur un terrain en pente douce, en l'opérant en *expiration retenue*. Le cœur, soutenu par la pression intra-thoracique, se laisse moins distendre et, n'exerçant son action que sur une onde sanguine modérée, n'est plus soumis qu'à un travail moyen.

V. *Gymnastique*. — Si la *gymnastique de force* est *contre-indiquée* dans les maladies du cœur, il n'en est pas de même de la gymnastique dite *suédoise* créée par Henrik Ling (1776-1839), appliquée maintenant dans de nombreux « Instituts ». Elle a pour but de localiser le travail à certains muscles ou à certains groupes de muscles, par des mouvements *actifs* et *passifs*, pour lesquels on emprunte l'aide d'un assistant exercé ou « gymnaste ». Pour l'application des premiers, le gymnaste joue le rôle d'une force opposante, c'est-à-dire que si le malade veut, par exemple, lever le bras, en pratiquer l'adduction, l'abduction, il s'oppose et lutte contre ce mouvement de façon à graduer l'effort produit par le malade. Mais ces mouvements doivent être très lents, espacés avec des repos ou pauses d'une à plusieurs minutes après chaque mouvement effectué. Dans les mouvements passifs, le patient ne fait aucun exercice et laisse ses membres subir passivement les mouvements que l'aide leur imprime : extension, flexion, rotation, etc.

Zander, modifiant cette pratique, a supprimé l'assistance du « gymnaste », et la remplace par des moteurs mécaniques variés qui exercent activement les muscles ou leur communiquent des mouvements passifs qu'on peut régler avec plus de précision que les mouvements imprimés avec l'assistance d'un gymnaste, tantôt trop forts, tantôt insuffisants, presque toujours inégaux en force et en durée ; cette méthode est la *mécanothérapie*.

La *gymnastique suédoise* produit une meilleure répartition du sang, en activant la contraction des capillaires et des veines périphériques dont la surcharge diminue, et dont le trop-plein est dirigé vers le système artériel élargi par les muscles mis en mouvement ; en conséquence, le travail du cœur est diminué et le myocarde fortifié. On a pu voir par cette pratique la disparition des œdèmes, de la cyanose, de la dyspnée, et l'augmentation du taux normal des urines.

Il est incontestable que l'introduction des exercices musculaires dans l'hygiène des cardiaques, et dans la thérapeutique des maladies du cœur, constitue une heureuse innovation ; mais encore faut-il qu'ils soient sagement employés et surveillés, et non point prescrits d'une façon systématique. Il faut que ces exercices soient judicieusement choisis dans des cas spécifiés, et on devra toujours agir avec prudence.

**Vêtements.** — Dans son habillement le malade doit être à l'aise, éviter toute constriction de la région cervicale, de la région abdominale et surtout autour des membres inférieurs. Les vêtements ajustés, les corsets serrés troublent le fonctionnement du cœur et du poumon, et par conséquent doivent être défendus.

Les vêtements de flanelle, les chaussettes de laine, les chaussures à semelle épaisse, sont conseillés par Fraëntzel et par R. Caton, aux cardiaques rhumatisants.

**Bains.** — Les *bains froids* sont *défendus aux cardiaques :* ils refoulent le sang de la périphérie vers les centres et prédisposent aux congestions viscérales surtout du côté du poumon ; tout au plus, dans la saison chaude, quand l'air ambiant sera très calme et la température de l'eau au-dessus de 25°, pourra-t-on autoriser un très court bain de rivière, avec immersion rapide, suivi d'un bain de pied chaud et de frictions sèches sur le corps à la sortie de l'eau.

Les *bains de mer ne conviennent point* aux sujets porteurs de lésions organiques du cœur.

Les *bains tièdes* et les *bains chauds* (34° à 35°) sont permis à titre de toilette hygiénique ; ils seront courts et pas très fréquents. Les bains très chauds sont formellement proscrits.

Certains *bains médicamenteux* sont permis : on autorisera les bains savonneux, les bains de tilleul, de son, d'amidon, les *bains alcalins* (sous-carbonate de soude, biborate de soude), les bains dits de *Plombières* (carbonate et sulfate de soude, chlorure de sodium et gélatine), les bains arsenicaux, les bains de sublimé.

Les bains de sel marin et les bains chloro-iodo-bromurés, souvent trop stimulants, seront défendus dans les cas où le cœur est dans un état d'éréthisme habituel.

L'usage des *bains sulfureux* au trisulfure de potassium, et de ceux dits de Barèges, ne peut être *conseillé* qu'aux *rhumatisants non cardiaques.* Ceux qui sont *atteints de cardiopathie* devront *s'en abstenir complètement.*

**Hydrothérapie.** — Recommandée dans certains cas par Bouillaud, Schutzenberger et surtout par Fleury (1866), qui la considérait comme tonique des vaisseaux périphériques dont elle diminue l'asthénie, et par suite exige du cœur un travail moins considérable. L'hydrothérapie ne peut être *permise* aux cardiaques vrais qu'*avec la plus grande prudence*, à cause de l'appréhension que cause l'eau froide à certains malades, à cause du saisissement brusque qu'elle produit, et encore du rhumatisme qu'elle peut réveiller. On *recommandera* particulièrement l'*hydrothérapie tiède.*

L'ydrothérapie est *contre-indiquée* formellement chez les aortiques, dans l'angine de poitrine vraie, et les lésions valvulaires à la période troublée.

Lorsque les *troubles cardiaques* sont d'*ordre* purement *nerveux* (palpitations des névropathes, des dyspeptiques, angine de poitrine fausse liée au nervosisme) l'*hydrothérapie* sera *recommandée :* c'est alors un puissant agent thérapeutique ; il est souvent préférable de recourir aux *douches en jet, tièdes* plutôt que froides, beaucoup de ces faux cardiaques étant des arthritiques.

**Stations thermales.** — En Allemagne surtout, on a proposé comme traitement curatif des maladies du cœur, les bains minéraux bicarbonatés sodiques de Cudowa et surtout les eaux thermales chlorurées sodiques, chargées d'acide carbonique, et par suite fortement gazeuses (*bain salin gazeux*) de Nauheim (Schott

1888; Benecke, Graupner). Daus le même but, on a conseillé également la station de Spa (Wybauw) En Suisse, on a vanté les effets des eaux salines de Bex. Or, sans nier la valeur relative de ces stations, il faut savoir que *la France possède toutes les ressources balnéaires suffisantes pour assurer, aussi bien qu'à l'étranger, le traitement hydro-minéral des maladies du cœur.* Il nous suffira de citer les stations de *Royat*, de *Salins-Moutiers*, de *Châteauneuf*, de *Saint-Nectaire*, où les *bains carbo-gazeux* peuvent être donnés dans des conditions excellentes.

Ces *bains carbo-gazeux*, dont l'action a été bien étudiée par Laussedat[1], Heitz, Mougeot, peuvent être préparés artificiellement de la façon suivante pour une moyenne de 250 litres d'eau : chlorure de sodium, 3 kilogrammes ; chlorure de calcium, 300 grammes; faire dissoudre complètement dans l'eau du bain, puis ajouter de suite avant l'entrée du malade : bicarbonate de soude, 300 grammes ; enfin immédiatement après l'immersion du malade, verser : acide chlorhydrique du commerce à 22°, 310 grammes. Le bain sera donné d'abord à 34° pour les premiers pour descendre d'un degré tous les deux ou trois bains; s'arrêter dans cette progression à 30°. Durée du bain : sept à huit minutes pour les premiers, dix à douze environ pour les autres ; il sera bon de rester ensuite couché ou étendu au repos durant une heure environ. Un bon procédé sera de donner un bain tous les deux jours, puis deux jours de bain sur trois jours, puis enfin trois jours de bain consécutifs, suivis d'un jour de repos. Ces bains déposent une quantité considérable de bulles d'acide carbonique sur la peau et produisent une vaso-dilatation périphérique extrême qui soulage le cœur et y stimule en même temps une action tonique. Dans le bain le sujet éprouve d'abord une sensation de froid à laquelle succèdent peu à peu des sensations de picotement de la peau, puis de chaleur, enfin survient en même temps de la rougeur de la peau ; cette dernière ne se montre parfois qu'à la fin ou après le bain. Le bain carbo-gazeux augmente l'amplitude des battements du cœur, diminue la matité cardiaque et la fréquence du pouls, augmente la ventilation pulmonaire, accroît la diurèse ; quant à la pression artérielle, elle s'élèverait, sous l'influence du bain carbo-gazeux, chez l'homme sain (Mougeot)[2]. D'après Heitz[3], un peu après l'entrée dans le bain, il se produit une brève élévation de la tension, suivie bientôt d'un abaissement parallèle et plus ou moins rapide de la pression artérielle et de la pression artério-capillaire.

La durée de l'amélioration dans l'état du cœur persiste encore deux à trois heures après le bain.

Le bain carbo-gazeux convient surtout aux faux cardiaques, dyspeptiques, nerveux ; son action est encore remarquable dans les états fonctionnels d'hypertension vasculaire et d'insuffisance du cœur (Landouzy et Heitz)[4].

Les *faux-cardiaques*, neuro-arthritiques, pour la plupart et les malades souffrant de névroses du cœur ou de pseudo-angines de poitrine, trouveront à *Néris* une station tout indiquée.

Il faut citer encore comme stations qui répondent excellemment au traitement : *Plombières*, *Royat*, *Bagnols* (Lozère), *Bourbon-Lancy*, où le traitement des *cardiopathies valvulaires* rhumatismales sera complété heureusement par le

1. Laussedat, *Acad. de méd.*, 24 mai 1904.
2. Mougeot, « Le bain carbo-gazeux, son act. physiolog. et thérap., etc. » — *Th.* Paris, 1905.
3. Heitz, *Congr. franç. méd.*, 1904, et *Presse méd.*, 27 mai 1905.
4. Landouzy et Heitz, « Effets obtenus par la balnéat. carbo-gaz. », Paris, 1906. — Voir encore Wybauw, *Congr. franç. de méd.* Paris, 1904.

massage, la gymnastique suédoise, et par une cure de terrain méthodique [1].

Les cardiopathies qui paraissent surtout justiciables de ce dernier mode de traitement sont les troubles fonctionnels d'origine névropathique, le cœur gras les lésions valvulaires chroniques mais non à la période asystolique (SANSOM). Chez les *artérioscléreux*, chez les malades atteints de cardiopathies artérielles compliquées, plus ou moins, de lésions ou tout au moins d'insuffisance rénale, *Evian*, *Thonon*, *Vittel*, *Contrexéville*, seront les stations de choix.

**Eaux minérales.** — Si dans quelques cas, les eaux alcalines de Vichy (NICOLAS) et les eaux arsenicales du Mont-Dore (MICHEL BERTRAND) ont paru modifier la diathèse rhumatismale de certains cardiopathes, on n'oubliera pas *qu'il n'existe point d'eaux minérales qui puissent guérir une maladie organique du cœur*, et que le traitement hydro-minéral est purement complémentaire et doit être toujours conseillé avec prudence.

**Massage.** — Le massage est utile surtout aux cardiaques obèses ; on l'emploie encore dans l'hyposystolie contre les infiltrations œdémateuses des membres, mais on évitera les frictions rudes sur les membres œdématiés où elles provoqueraient des érythèmes, des excoriations difficiles à guérir.

Le massage est indiqué principalement lorsque le cardiaque est condamné au repos. Les séances se feront deux heures environ après le second déjeuner, elles seront courtes (dix minutes) et répétées chaque jour pendant quatre à six semaines. Le malade sera placé sur son lit ou sur une chaise longue, et le médecin, placé à sa gauche, massera toutes les régions du corps, sauf celle du cœur du moins au début. Le massage thoracique d'après Oertel [2] sera fait pendant l'expiration : on pratiquera une pression avec les deux mains sur les parois thoraciques en allant de la cinquième ou sixième côte au niveau de la ligne axillaire, vers l'extrémité du septième ou huitième cartilage costal, au niveau de l'appendice xiphoïde.

On cherchera à faire surtout de *l'effleurage*, des *frictions* douces et du *pétrissage* en dirigeant la main dans le sens de la circulation veineuse.

Le massage donne surtout de bons résultats dans les névroses cardiaques et dans le cas d'affaiblissement du myocarde ; appliqué sur la paroi abdominale il agit principalement sur la circulation des vaisseaux portes, combat activement la constipation toujours préjudiciable aux cardiaques, et paraît même produire un *effet diurétique* appréciable.

L'*effleurage*, le *massage simple* de la paroi précordiale exciterait l'activité du myocarde défaillant. La percussion forte durant quelques minutes de la région précordiale, de même que les hachures pratiquées sur la même région avec le bord cubital des deux mains suivant le procédé d'Abrams, réduiront la matité cardiaque et stimuleront la contractilité du myocarde.

**Courants de haute fréquence.** — Leur action physiologique a été bien étudiée par d'Arsonval (1891), Moutier (1899), Doumer, Chanoz, Vaquez, Bosc et Vedel (1904), etc. Le procédé le plus employé est celui de *l'auto-conduction* : le malade est placé au centre d'un grand solénoïde vertical en fil de cuivre, dont les spires sont reliées aux armatures externes de deux bouteilles de Leyde ; les armatures internes munies de deux boules disposées à distance variable sont reliées à une bobine puissante qui reçoit un courant interrompu. A chaque interruption du courant une étincelle éclate entre les boules ; elle est composée d'une série d'étincelles extrêmement rapides dues à la décharge oscillante des

1. E. BARIÉ, « Trait. des cardiopathies par les moyens mécaniques et les pratiques hydrominérales », *Médecine moderne*, 1897.

2. OERTEL, *Munch. med. Wochenschr.*, 1889.

bouteilles de Leyde (Philippe). Il en résulte qu'un courant oscillant parcourt les spires du solénoïde formant un champ électro-statique considérable et le malade sans ressentir aucune sensation est traversé par un courant d'une très grande intensité. Chez lui, on constaterait sous cette influence un *abaissement de la pression artérielle*, de plusieurs centimètres (Moutier, Doumer). Cet abaissement et le retour de la pression à la normale pourraient persister après trois, quatre et même cinq ans après la cessation du traitement (Moutier[1]). Lemoine[2] a constaté l'action presque immédiate des courants de haute fréquence sur les symptomes engendrés par l'hypertension artérielle et l'effet du traitement persistait encore au bout de neuf mois. Par contre, Vaquez, Widal[3] n'ont observé aucune action appréciable des courants sur la tension artérielle; il en est de même pour Bergonié, André Broca et Ferrié[4] et pour la majorité des auteurs allemands ; en Angleterre la question est regardée comme encore incertaine (Macclure).

*En résumé*, cette méthode qui pourrait être utile dans quelques cas d'artériosclérose et dans certaines cardiopathies artérielles, n'est point encore jugée définitivement.

**Croissance.** — Quelquefois au moment de la croissance, on note chez les adolescents des palpitations et des dilatations passagères du cœur qu'on a décrites faussement sous le nom d'hypertrophie du cœur de la croissance. Or ces dilatations, passagères d'ailleurs, ne sont pas imputables exclusivement à la croissance, mais dues le plus souvent à l'abus des exercices physiques, au surmenage, à l'état nerveux et quelquefois aussi à des troubles digestifs (Potain) On devra. pour combattre ces troubles cardiaques, écarter de l'adolescent tout ce qui peut exciter outre mesure le muscle cardiaque : jeux violents, exercices musculaires exagérés, et veiller au bon état des voies digestives.

**Menstruation.** — Elle est assez fréquemment troublée : on note parfois de la dysménorrhée, mais le plus souvent on observe des ménorragies, véritables épistaxis utérines (Duroziez, Kisch, Dalché), surtout dans le cours du rétrécissement mitral. Les femmes devront, en conséquence, garder le repos et même le lit au moment de leurs époques mensuelles de façon à éviter la production ou le retour de ces hémorragies.

**Mariage et grossesse.** — L'influence des cardiopathies sur la grossesse et réciproquement a été étudiée antérieurement avec les détails qu'elle comporte. D'une façon générale, on permettra le mariage tout en faisant une certaine réserve, si la *lésion cardiaque* est suffisamment *compensée*. On interdira le mariage d'une façon absolue si le myocarde a déjà donné quelques signes d'insuffisance et plus encore s'il s'est manifesté quelques troubles d'hyposystolie : œdème périmalléolaire à la fin de la journée, dyspnée d'effort, traces d'albumine, etc.

**Ménopause.** — Elle provoque assez souvent des troubles cardiaques complexes : palpitations, tachycardie d'origine purement nerveuse ou se rattachant à l'élévation de la pression habituelle à la ménopause. Clément a prétendu que ces troubles pouvaient dans certains cas dégénérer en cardiopathies vraies. La ménopause, parfois hâtive dans les affections mitrales, serait, au contraire, le plus souvent retardée dans les lésions aortiques (Duroziez).

**Régime alimentaire.** — Il doit être substantiel et tonique sans être copieux :

1. Moutier, *Congr. de physiothérapie*, Liège, 1905.
2. Lemoine, *Acad. des sciences*, 14 decembre 1908.
3. *Congr. franç. méd.*, Lyon, 1904.
4. *Acad. des scienc.*, 16 septembre 1907.

on évitera ainsi, d'une part, le retentissement si fâcheux des digestions laborieuses sur le cœur (palpitations, dyspnée, etc.) et, en second lieu, l'obésité si préjudiciable aux cardiaques.

Le malade devra d'abord restreindre la quantité des liquides absorbés, et, de plus, ne point dépasser la dose de 200 à 250 grammes de pain dans les vingt-quatre heures.

Le *repas du matin* se composera de lait ou de laitage, de cacao léger additionné de pain grillé.

Au *déjeuner* et au *dîner*, on peut faire usage de toutes les viandes, blanches ou rouges, de préférence rôties, grillées ou braisées et en tous cas très cuites, de maigre de jambon, d'œufs, d'huîtres et de poissons (sauf dans les cas d'albuminurie, et surtout dans ceux où il y a indication au régime déchloruré). On tolérera les poissons à chair maigre : barbue, sole, merlan, turbot, perche, brochet; on exclura ceux à chair grasse : saumon, anguille, maquereau, harengs, sardines, etc.

Les malades prendront peu, ou devront même s'abstenir presque complètement, de bouillons et de potages gras, car « les bouillons trop forts ou les consommés sont des poisons » (SÉNAC).

On évitera ainsi ces *accidents dyspnéiques*, fréquents chez certains cardiaques, en particulier les aortiques, les artérioscléreux chez lesquels le rein est si souvent interessé et qui sont *provoqués* ou entretenus *par* les *ptomaïnes de l'alimentation :* ils constituent une véritable *dyspnée toxi-alimentaire*.

Les farineux sont bons, réduits en purée, et passés au tamis. Les pommes de terre cuites à l'eau ou sous les cendres seront utilisées, de même les légumes herbacés qui favorisent la régularité des selles ; le beurre, les huiles, les graisses ne devront être pris qu'en petite quantité ; il en sera de même des épices. Les pâtes alimentaires sont recommandables.

Les fromages cuits, non fermentés ou à la crème, les fruits cuits, compotes gelées, confitures, les crèmes sont autorisés.

Les *boissons* consisteront en vin rouge ou blanc étendu très largement d'eau simple ou d'eaux digestives faiblement minéralisées : Evian, Alet, Vals (Saint-Jean), Châteldon, Soultzmatt, Condillac, etc. On ne recherchera pas particulièrement les eaux gazeuses, c'est pourquoi celles d'Évian, de Thonon, de Vittel et celles d'Alet paraissent surtout devoir être recommandées.

Le plus souvent, l'eau pure sera la meilleure boisson des cardiaques.

Les boissons spiritueuses et les apéritifs (ou soi-disant tels), le cognac, le champagne, les vins mousseux, le thé, le café (à moins d'être très légers et pris en très petite quantité) sont interdits. La bière légère peut être autorisée.

Si les cardiaques sont des obèses, il faut réduire les boissons à leur minimum, 1/2 litre par jour, repousser les aliments aqueux ; la quantité de pain ne devra guère dépasser 60 grammes à chaque repas. Ils devront s'abstenir encore de soupes, potages, pâtisseries, féculents, graisses et matières sucrées.

*Ce régime* ainsi indiqué *ne convient qu'à la période* dite d'*état* des cardiopathies ; dès qu'apparaît la *période troublée*, le *lait*, les *laitages* et *le régime déchloruré* le constituent presque en entier.

**Régime lacté.** — Le lait sera donné au malade, soit chaud, soit tiède ou froid à son gré, mais la difficulté de se procurer du lait indemne de tout germe infectieux a fait adopter l'usage du *lait bouilli* ou encore des *laits stérilisés*. C'est une pratique excellente, mais leur saveur particulière les rend parfois inacceptables pour certains malades.

Pour en rendre la digestion plus active, on peut mélanger le lait avec certaines eaux faiblement alcalines : eau de Vichy, de Vals, d'Alet, ou encore d'eau de chaux médicinale à la dose d'une cuiller à soupe par bol, ou si l'on préfère encore, des eaux légèrement gazeuses : Soultzmatt, Schwalheim, Saint-Alban, Saint-Galmier.

Chez certaines personnes, le lait est mal digéré et provoque la diarrhée; dans ces cas, il sera bon de prescrire une certaine dose d'un ferment digestif, et principalement la *pancréatine* (Potain), par pilules ou paquets de 10 centigrammes, après chaque tasse de lait. D'autres se plaignent de ressentir des renvois aigres acides ; on pourra conseiller alors deux à trois fois par jour le bicarbonate de soude à la dose de 30 centigrammes, associé à une petite dose de craie lavée : 10 à 15 centigrammes, ou encore le carbonate de bismuth par cachets de 25 centigrammes, pris dans chaque tasse de lait.

D'autres malades, tout en digérant bien le lait, s'en dégoûtent bientôt à cause de sa saveur fade, pâteuse. Il se produit chez eux une sorte d'embarras gastrique temporaire qu'on fera disparaître par un purgatif salin. On a proposé, pour éviter le dégoût, d'ajouter au lait, suivant le choix du malade, un peu de café ou de thé très légers, quelques gouttes d'anisette, de cognac, d'eau de fleurs d'oranger, ou mieux peut-être de l'aromatiser avec une goutte d'essence de menthe, ou encore avec du sucre cuit en caramel.

On pourra encore pour quelques jours recourir au *Koumys*, au *Kéfir*, au *lait oxygéné*, au *lait bulgare*, et reprendre ensuite le lait de vache.

Si le malade doit suivre le régime *lacté exclusif*, il faut qu'il s'astreigne à prendre 2 litres et demi à trois litres par jour à intervalles égaux, par exemple toutes les heures et demie ou toutes les deux heures, par tasse à déjeuner ; plus tard (*régime mixte*), on peut faire alterner le lait avec des potages lactés, avec des crèmes, des œufs, des légumes verts, des féculents, des purées de légumes, des herbes cuites, des viandes blanches rôties et même un peu de viande rouge, grillée, rôtie, très cuite, des fruits.

Aux périodes d'hyposystolie, avec oligurie, la *réduction des boissons* s'impose ; le malade ne devra pas, durant quelques jours, dépasser la quantité totale d'*un litre et demi* au plus réparti en lait et en infusion diurétique.

La *réduction des boissons* est un moyen excellent de diminuer le travail du cœur, et parfois de faciliter l'évacuation des œdèmes.

En effet, lorsque le barrage veineux périphérique (Peter) et que la dilatation cardiaque restent irréductibles, les boissons s'éliminent à peine par le rein, elles augmentent la masse sanguine, élevant la tension veineuse et augmentant ainsi considérablement le travail du cœur, d'où augmentation parallèle des œdèmes, de la dyspnée et des phénomènes asystoliques et rareté des urines. Dans ces cas le mieux est de prescrire comme régime, *durant deux ou trois jours*, 1500 *grammes* environ *de liquide par jour*, soit un demi-litre de lait, et un litre d'infusion diurétique pour le premier jour, puis les deux jours suivants, moitié tisane et moitié eau, enfin le quatrième jour reprise du régime déchloruré, mais avec réduction des aliments solides.

**Régime déchloruré**[1]. — Le chlorure de sodium est indispensable à la vie, et tous nos tissus baignent dans une humeur salée, le sel est le régulateur de la pression osmique des milieux organiques ; la dose de chlorure suffisante pour répondre à ce besoin de l'organisme est environ de 2 grammes par jour, chez les cardiaques en état de parfaite adaptation, le sel pris en excès par les ali-

1. Achard et Loeper, *Soc. de biolog.*, 23 mars 1901. Achard, Paisseau, Laubry ; Widal, et Frouin ; Vaquez et Digne, Merklen, *Soc. méd. hôpit.* Paris, 1903, 1904, 1905. — Widal *Congr. fr. de méd.* Liège, septembre 1905. — *Th.* de Laufer, 1901, de Gadaud, 1904 ; Achard « Le rôle du sel en patholog. », 1904 ; etc.

ments est éliminé complètement sans aucun trouble de la santé. A la période troublée au contraire, une ingestion de sel de 5, 6, 10 grammes, n'est éliminée que d'une façon incomplète, retardée, intermittente : il y a *rétention chlorurée*, et celle-ci, troublant l'équilibre osmotique, provoque le passage du système circulatoire dans les lacunes conjonctives, d'une certaine quantité de liquide; l'équilibre osmotique nécessite ainsi pour se rétablir une véritable inondation séreuse de ces lacunes; c'est-à-dire par production de l'œdème. La *rétention chlorurée est donc suivie* de *rétention d'eau* dans les tissus d'où *œdème*, dans le tissu cellulaire, dans le poumon, etc. suivie d'*augmentation de poids du malade*. Cette rétention s'accuse cliniquement par l'hypochlorurie urinaire; elle cesse par la débâcle d'urine que produit la digitale, qui est toujours accompagnée d'une véritable décharge de chlorure par les urines. Chez les asystoliques, l'ingestion de sel produit ou augmente les œdèmes d'une façon considérable, d'où la nécessité de soumettre ces malades au *régime de déchloruration*, Le régime lacté, répond à celui-ci, car le lait est pauvre en chlorure ($1^{gr},15$ à $1^{gr},45$ en moyenne par litre dans le lait des hôpitaux de Paris : Meillère). Cependant en soumettant le malade au régime lacté absolu, à la dose de 2 litres et demi et à 3 litres par jour, on leur donne encore une ration de chlorure de sodium au-dessus de la ration physiologique, puisqu'il absorbe ainsi de $3^{gr},65$ à $4^{gr},35$ de sel. Il y a donc avantage de faire suivre le régime lacté, si utile cependant aux cardiaques, du régime déchloruré ou peut-être, dans certains cas, de l'instituer d'emblée. Ce *régime déchloruré* se compose de *pain sans sel*, de légumes, de beurre. On donnera des œufs, des pommes de terres cuites à l'eau ou au four, en purée, au lait ou sautées au beurre. Les petits pois au beurre ou au sucre, les carottes, la chicorée, la laitue, le céleri, les haricots verts, les artichauts, les salades à l'huile et au vinaigre entrent dans ce régime. La viande rôtie, très cuite — blanche ou rouge — peut également faire partie quelquefois de ce régime, ainsi que le riz et les pâtes alimentaires. Certains *poissons d'eau douce* bouillis au court bouillon pourront être permis, surtout si les urines ne renferment pas ou à peine d'albumine, car bien qu'on ait prétendu le contraire, j'ai vu l'ingestion de chair de poisson être suivie d'augmentation de l'albumine dans l'urine.

Widal a indiqué certains détails permettant de varier les menus des cardiaques.

La préparation des différents légumes herbacés demande quelques artifices, si l'on veut les rendre appétissants sans addition de sel. La gelée, que les cuisinières appellent glace de viande, peut, si elle est préparée sans sel, être utilisée pour donner du goût aux sauces et aux légumes sur lesquels on la fait fondre. En employant chaque jour 30 ou 40 grammes de cette gelée pour les préparations culinaires et en y joignant l'usage de l'estragon, du thym, du laurier, de l'oignon, du persil, on arrive à donner à certains mets une saveur qui fait très bien oublier l'absence de sel. On compose ainsi des sauces béarnaises, hollandaises et mousselines qui constituent, pour absorber les viandes, les poissons et certains légumes, un régal que l'on peut permettre aux malades, à condition qu'ils en fassent un usage discret.

On prépare assez facilement des soupes maigres aux légumes, que l'on peut additionner d'une petite quantité de pâtes telles que tapioca et vermicelle.

Les sucreries et pâtisseries sans sel, les fruits cuits, en compote ou en confiture, peuvent être donnés largement.

Le chocolat est un excellent aliment, d'autant plus qu'il contient, d'après A. Gautier, $0^{gr},67$ de théobromine pour 100 grammes de son poids.

Comme *boisson*, on permettra un litre et demi au plus environ. On peut remplacer l'eau ordinaire par les diverses eaux minérales qui ne contiennent, par litre, que quelques centigrammes de chlorure. L'eau peut être additionnée de sucre, de citron, de sirop, au goût du malade.

Enfin dans certains cas urgents, on pourrait, pour un ou deux jours, recourir au régime achloruré composé exclusivement par la *diète hydrique* à petites doses.

**Cure de Karell.** — C'est une cure empirique, simple modalité de la cure de lait, et dont nous dirons quelques mots seulement. Imaginée et pratiquée par un médecin russe, Karell[1], elle consiste à donner au malade quatre fois par jour à quatre heures d'intervalle : 60 à 200 grammes chaque fois de lait, écrémé, tiède ou froid et bu par petites gorgées ; la cure est continuée ainsi durant cinq à six semaines. A partir de la seconde semaine on ajoute progressivement un œuf ou deux, un peu de biscotte, de pain blanc, un peu plus tard du riz, un peu de légumes et de viande hachée. A cette époque le malade absorbe environ 800 centimètres cubes de liquide quotidiennement. Combinée au repos absolu au lit, la cure de Karell produit une diminution de poids corporel, une abondante diurèse et par suite un allégement au travail du cœur.

**Interdiction du tabac.** — *Le tabac doit être proscrit d'une façon absolue chez les cardiaques* : il peut provoquer des palpitations, des accès d'angine de poitrine, ou tout au moins des troubles digestifs qui retentissent si fâcheusement sur le cœur.

**Régularité des garde-robes.** — Les cardiaques veilleront à entretenir cette régularité par des laxatifs, des purgatifs doux, et, s'il y a lieu, par l'usage plus ou moins régulier des lavements (eau bouillie avec miel de mercuriale, glycérine, huile d'amandes douces, huile de ricin, d'olive), etc.

---

# B. — AGENTS MÉDICAMENTEUX — POSOLOGIE

## 1° ONIQUES DU CŒUR

**Digitale.** — Elle agit sur le cœur et sur les vaisseaux. Elle régularise le cœur, renforce ses contractions, ralentit le pouls, élève la tension artérielle, provoque la diurèse. L'action du médicament ne se fait guère sentir qu'un jour ou deux après son administration, et persiste encore quatre, six jours après sa suppression. Surveiller les effets accumulatifs, car il n'y a pas d'accoutumance de l'organisme pour la digitale.

Quand on se propose de donner la digitale, chez un malade en *hyposystolie*, les conditions suivantes doivent être remplies :

1° Le malade devra garder le lit ;

2° L'administration de la digitale sera précédée d'un purgatif salin ou d'un drastique ;

3° Si les poumons, le foie sont congestionnés, il est indispensable de faire agir localement la médication révulsive (ventouses scarifiées ou sèches) ;

4° Le malade sera soumis au régime lacté absolu.

Pour éviter l'accumulation d'action, ne pas, en général, continuer la digitale au delà de quatre, cinq à six jours, *en moyenne*.

1. KARELL, *Arch. gén. de méd.*, novembre 1866.

*Macération de digitale*

Feuilles de digitale privées de leurs nervures, ou poudre de feuilles fraîchement préparée. . . . . . . . . 0gr,25 à 0gr,50
Eau froide. . . . . . . . . . . . . . . . . . 150 à 200 grammes.

*Faire macérer* 12 *heures :* Filtrer pour éviter les parcelles de feuilles qui pourraient rester en suspens.

*Ajouter*, si l'on veut, 20 *grammes de sirop d'uva-ursi, ou de sirop des cinq racines*, ou encore quelques gouttes de jus de citron.

A prendre, en deux fois, le matin, à jeun.

*Infusion de digitale*

Poudre de feuilles de digitale. . . . . . . . . . . . 0gr,25 à 0gr,50
Eau bouillante. . . . . . . . . . . . . . . . . . 120 grammes.

Faire infuser une demi-heure, filtrer et édulcorer avec :

Sirop d'uva-ursi, des cinq racines, de fleurs d'oranger, de menthe : 30 gr.

A prendre chaque jour, durant 5 à 6 jours, *le plus souvent à dose décroissante.* On donne généralement le premier jour 30 ou 40 centigrammes, puis les autres jours 30 centigrammes, puis 25 centigrammes, enfin 20 centigrammes.

*Teinture alcoolique de digitale*

La teinture alcoolique au dixième du Codex de 1908, préparée avec l'alcool à 70°, doit être considérée ainsi : 57 gouttes représentent 1 gramme de teinture de digitale et 20 gouttes pèsent 0gr,351.

De 0gr,50 à 1gr,50 (XXX à LXXX gouttes) par dose.

*Pilules de digitale*

Poudre de feuilles, de 0gr,05 à 0gr,10

Pour *une* pilule :

De 2 à 6 par jour.

Assez bonne préparation, à condition que la masse pilulaire soit fraîchement préparée.

*Extrait alcoolique de digitale*

Pilules en consistance d'extrait mou ; de 0gr,02 à 0gr,05 par dose, et de 0gr,05 à 0gr,20 par 24 heures.

Associée à la scille et à la scammonée, la poudre de digitale forme des pilules diurétiques et purgatives fréquemment employées avec la formule suivante :

*Pilules diurétiques et purgatives*

Poudre de digitale.................... }
Poudre de scille...................... } *ââ* 0gr,05
Poudre de scammonée................... }

Pour une pilule. — Dose de 1 à 6 par jour.

*Poudre diurétique*

| | |
|---|---|
| Poudre de digitale.................... | *ãã* 0^gr^,05 |
| Poudre de scille...................... | |
| Calomel .............................. | |

Mêler et diviser en trois paquets, à prendre à une heure d'intervalle.

*Digitale chez les enfants*

L'*infusion* ou la *macération* se donneront à la dose de 0^gr^,02 par année d'âge, édulcorées avec du sirop de framboises.

La *teinture alcoolique* à la dose de *deux gouttes* par année d'âge.

Le *sirop* à celle de 2 grammes par année d'âge.

*Causes d'insuccès de la digitale*

Elles sont assez nombreuses.

1° Chez certains malades présentant des signes marqués d'embarras gastrique (nausées, vomissements), la digitale donnée d'emblée n'a qu'une action nulle ou à peine marquée, d'où la nécessité de déblayer par une purgation la voie gastro-intestinale, avant l'administration du médicament.

2° On rencontre quelquefois chez d'autres malades : un œdème énorme des extrémités, de l'ascite, des congestions viscérales multiples. La stase veineuse et la distension énorme des vaisseaux, encombrés par la masse sanguine de retour, forment ainsi autant de *barrages* (PETER) contre lesquels l'action cardio-vasculaire de la digitale s'épuise sans succès. Ce qu'il faut faire ici avant d'administrer le médicament, c'est de provoquer au préalable une large déplétion du système veineux par une saignée de 300 grammes environ, suivie le lendemain de l'administration d'un drastique, et, s'il y a ascite considérable, on agira sagement en évacuant le liquide. Après ces opérations préliminaires indispensables, on donnera la digitale avec toute chance de réussite.

3° Elle est impuissante dans les stades avancés des cardiopathies, car le myocarde profondément altéré et les vaisseaux périphériques affaiblis sont dans un état d'*asthénie* considérable, et incapables de répondre aux incitations de la digitale.

4° La digitale a une action nuisible dans les dilatations cardiaques d'origine gastrique ; elle ne fait que produire une recrudescence dans les troubles digestifs qui sont la cause initiale des dilatations.

5° Des doses insuffisantes ou trop élevées, des modes d'administration mal choisis ou mal réglés peuvent être des causes d'insuccès du médicament.

6° Enfin, on évitera l'association de la digitale avec certains médicaments antagonistes ou incompatibles qui compromettraient la réussite de la médication : c'est ainsi qu'on évitera le tannin, les sels de fer, les iodures, l'acool et les stimulants diffusibles.

7° Les vieillards, les artérioscléreux supportent mal la digitale, parce qu'elle exagère la tension artérielle, déjà trop élevée chez eux, et aussi parce que chez ces sujets les reins fonctionnent d'une façon défectueuse.

## Digitaline

L'emploi de la digitaline tend à se substituer de plus en plus à celui de la digitale.

*On n'emploiera* pour tous les cas que la *digitaline cristallisée*, toujours identique à elle-même.

A. Cherche-t-on dans les états asystoliques à régulariser, à ralentir les contractions cardiaques et à accroître leur énergie en même temps qu'à produire une *diurèse abondante* et rapide, on prescrira la *solution alcoolique de digitaline cristallisée, au millième ;* veut-on, dans des cas de cardiopathie chronique, produire un *état sédatif* sur le cœur et le *tenir en bride* pour ainsi dire, on donnera les granules de digitaline cristallisée à très faible dose, et continués pendant quelques jours.

### 1° *Solution alcoolique de digitaline cristallisée au millième*

(Nativelle, Petit-Mialhe)

*Cinquante gouttes* de cette solution *contiennent exactement* 1 *milligramme de digitaline cristallisée*

On la prescrit *dans l'asystolie* à la dose massive de *cinquante gouttes* ou 4 granules d'*un quart de milligramme* à prendre pendant une seule journée, en deux fois dans un peu d'eau ou d'infusion aromatique. Puis s'il y a lieu, et six à huit jours après environ on y revient, à la même dose ou mieux en général à celle de *vingt-cinq à trente* gouttes, pour une journée, en deux fois (Potain), et on s'en tient là.

Dans l'asystolie avec *insuffisance tricuspidienne*, Potain recommande de donner cette solution pendant *trois* ou *cinq jours consécutifs*, à la dose de *dix gouttes* seulement *par jour*.

### 2° *Granules de digitaline cristallisée*

(Nativelle)

Ils existent sous deux doses différentes :

(à *un quart* de milligramme);

(à *un dixième* de milligramme).

B. Si l'on cherche seulement une action sédative, contre l'éréthisme cardiaque et les palpitations du rétrécissement mitral, on prescrira chaque mois ou même toutes les trois semaines, *un granule* de *un quart de milligramme* ou *douze gouttes de solution au millième* durant un ou deux jours, ou peut-être mieux *un granule d'un dixième de milligramme* ou encore 5 *gouttes de la solution* durant cinq jours consécutifs environ.

C. Si l'on cherche seulement une action cardio-tonique, on pourra prescrire pendant plusieurs semaines, ou même durant plusieurs mois (Huchard) — en cessant tous les 15 ou 20 jours, pendant deux semaines environ — une dose quotidienne de deux gouttes de la solution de digitaline cristallisée au millième.

### 3° *Solution huileuse de digitaline cristallisée*

En ampoules pour injections sous-cutanées, *d'un quart, d'un huitième de milligramme*, quand on veut ménager la susceptibilité stomacale.

### *Digitaline chez les enfants*

Chez les enfants de cinq à dix ans, on donnera de V à X gouttes de la solution de digitaline cristallisée au millième.

## Caféine

La caféine ou théine est un alcaloïde extrait du café et du thé, cristallisé en aiguilles blanches, soyeuses. C'est un excellent agent de soutien et de stimulation du cœur, possédant une puissance diurétique considérable, apparaissant plus facilement que celle de la digitale.

*N'employer que la caféine seule*, et non les sels de caféine instables; elle doit être donnée à dose assez élevée. Elle peut produire, chez les individus à système nerveux irritable, de l'insomnie et même de l'excitation nocturne; c'est pourquoi il est préférable de donner le médicament le matin et dans les premières heures de l'après-midi, mais jamais le soir.

La caféine est soluble dans l'eau: les meilleures préparations sont les préparations liquides : *solution*, *potion*, *sirop*, et surtout, si l'on veut agir vite, les *injections sous-cutanées*. On peut cependant prescrire encore la caféine en *cachets* et aussi en *suppositoires*.

La *dose moyenne* à prendre par jour variera de 0gr,25 à 0gr,50. Dans les états adynamiques, où le cœur a besoin d'être vigoureusement soutenu, on portera la dose de 0gr,75 à 1 gramme, et même au-dessus dans quelques cas très urgents, et cela pour quelques jours.

*Potion de caféine*

| | |
|---|---|
| Julep gommeux | 120 gr. |
| Caféine | *àà* 0,25 à 0,50 centig. |
| Benzoate de soude | |
| Sirop des cinq racines | Q. S. |

A prendre dans le courant de la journée.

*Solution de caféine pour injections hypodermiques* (Codex)

| | |
|---|---|
| Caféine | 2gr,50 |
| Benzoate de soude | 3gr,50 |
| Eau distillée | pour 10 centim. cubes |

*Une seringue de Pravaz de 1 centim. cube renferme 0gr,25 de caféine; dose de 1 à 4 par jour.*

Il est d'usage d'ajouter aux préparations de caféine, du benzoate, ou du salicylate de soude.

Chez *les enfants*, la caféine sera donnée à la dose de 0gr,05 à 0gr,10 par année d'âge, en solution hypodermique ou en potion dont l'amertume sera déguisée par un sirop : fleurs d'oranger, écorces d'oranges amères, groseille, framboise, menthe, des cinq racines, etc.

## Strophantus

Le strophantus est une liane de grande hauteur, croissant dans les fourrés épais (Afrique, Indes, Java).

C'est un excellent tonique du cœur, surtout pour continuer l'action digitalique; il produit la diurèse, non en débâcle comme la digitale ou la caféine, mais d'une façon régulière, constante, toujours à peu près la même pendant la durée de l'administration du médicament. Cet agent médicamenteux est très recommandable : on en obtient d'excellents effets thérapeutiques.

La partie employée est la graine. On prescrit la *teinture alcoolique* à 1/10 : 57 gouttes représentent *un gramme*. La dose sera de *six* à *quinze* ou vingt gouttes en moyenne. La dose maximum assignée par le Codex de 1908 serait de 34 gouttes ou 0gr,60 par 24 heures ; mais il est inutile d'aller jusqu'à cette dose. Nous préférons l'*extrait de strophantus* (Catillon) sous forme de granules de 1/2 à 1 milligramme chacun ; à la dose de 2, 3, à 4 par jour *au plus*, par progression. Ce médicament ne produit pas d'effets accumulatifs et peut être pris durant 10 à 15 jours consécutifs.

Chez les *enfants*, la dose moyenne de teinture de strophantus est d'*une goutte* par année d'âge.

La *strophantine*, conseillée vivement par quelques cliniciens, nous paraît très irritante pour le rein ; elle a donné lieu quelquefois à des accidents très sérieux ; toutefois si l'on veut en faire usage on s'adresserait à la strophantine cristallisée *Nous ne saurions* cependant *la conseiller* [1], malgré quelques cas heureux où elle aurait agi avec une intensité et une rapidité manifestes.

## Muguet

Le muguet de mai (*Convallaria maïalis*) est un tonique du cœur, surtout du myocarde, mais c'est un médicament de second plan, sur lequel on ne saurait compter d'une façon absolue. Son action diurétique est fort irrégulière et souvent nulle, cependant il mérite d'être conservé dans la thérapeutique cardiaque contrairement à ce qu'ont dit quelques médecins étrangers.

Les extraits préparés avec les fleurs seules, ou avec la plante tout entière (fleurs, racines et feuilles) sont les plus actifs.

On prescrit le plus souvent : l'*extrait mou de muguet* à la *dose* de 0gr,50 à 2 grammes par jour, en *pilules* ou dans une *potion*, dans un *sirop*.

La *convallamarine*, principe actif du muguet, est peu employée ; on pourra la donner en solution alcoolique ou en *pilules* à la dose de 0gr,01 à 0gr,05 par our.

## Spartéine

C'est un liquide huileux, incolore quand il est pur, volatil et plus dense que l'eau, d'une saveur amère ; il forme la partie active du *genêt à balais*.

La spartéine se combine facilement avec les acides et forme des sels dont le sulfate est le plus stable et le seul employé en médecine ; le *sulfate de spartéine* cristallise en rhomboèdres de couleur vert pâle.

Cet agent augmente l'énergie du myocarde et paraît régulariser et diminuer la fréquence du pouls ; son action diurétique est faible et même discutable.

Le *sulfate de spartéine* se prescrit à la dose de 0gr,05 à 0gr,15 par jour, en *pilules*, en *potion*, ou mieux en *injection hypodermique*.

Chez les *enfants*, le sulfate de spartéine sera prescrit à la dose de *un centigramme* par année d'âge (Comby).

## Adonis

Plante annuelle vivace ; la variété employée en médecine est l'*Adonis vernalis* qui fleurit au printemps.

L'adonis ralentit le pouls, le régularise, et accroît la diurèse. On prescrit le

1. E. Barié, « Sur l'effet thérap. et les dangers des inject. intra-musc. de strophantine », *Soc. méd. hôp.* Paris, 4 juin 1909.

médicament sous forme d'infusions 1 à 2 gr. 0/0) (tiges et feuilles), de teinture de 2 à 8 grammes; d'extrait aqueux, d'extrait fluide.

On recommandera de préférence l'*adonidine* qui, parmi les toniques du cœur de second plan, est un médicament très appréciable ; elle est prescrite en *granules* et la dose quotidienne est de 5 à 10 *milligrammes* par jour.

## 2° MODÉRATEURS DU CŒUR

### Bromures alcalins

Préférer le *bromure de sodium* au bromure de potassium, ou encore le *bromure d'ammonium*.

Les bromures sont des modérateurs et des régulateurs du cœur, indiqués dans les cas d'*excitation nerveuse du cœur*, et dans les *palpitations des névropathes*, contre-indiqués formellement dans l'asystolie et dans l'état d'asthénie cardio-vasculaire.

Administrés sous *forme liquide*, en solution, sirops, ou incorporés à des potions : dose de 2 à 4 grammes en moyenne.

### Valériane

Elle possède une action *modératrice* évidente dans le cas d'*éréthisme* et de *névrose cardiaques*; elle est *indiquée particulièrement lorsqu'il n'y a point de lésion organique*, mais peut être utile également dans les cardiopathies organiques, contre les phénomènes d'excitation et de suractivité de la période de compensation avec hypertrophie cardiaque.

Son action la rapproche de celle des bromures alcalins, mais elle leur est préférable, car elle n'exerce aucune action fâcheuse sur l'estomac.

La valériane se prescrit sous forme d'extrait, de poudre, de teinture alcoolique; on lui préférera l'emploi des valérianiques, et surtout du *valérianate d'ammoniaque* liquide à la dose de 0gr,10 à 0gr,50, et particulièrement les solutions dites de Pierlot, ou de Grignon, à la dose de 2 cuillerées à café par jour, en moyenne, dans une infusion de tilleul ou de feuilles d'oranger.

Chez certains faux cardiaques névropathes que l'on doit laisser pendant un longtemps, sous l'action continue du médicament on pourrait prescrire la formule suivante où les valérianiques se trouvent à très petites doses :

| | |
|---|---|
| Valérianate d'ammoniaque ....... | *àà* 1 gramme. |
| Extrait de valériane ............. | |
| Poudre de valériane.............. | |

Pour faire 40 pilules — de 1 à 2 avant les deux principaux repas.

## 3° DÉPRESSEURS DE LA TENSION ARTÉRIELLE

### Iodures alcalins

Les *iodures* alcalins (potassium, sodium, calcium) sont des *vaso-dilatateurs* et des *dépresseurs* de la tension artérielle. Ils s'adressent plutôt aux vaisseaux qu'au cœur lui-même. Les iodures sont donnés journellement dans les dégénérescences scléreuses et athéromateuses des vaisseaux, mais ils sont encore prescrits dans le but de favoriser la réduction des épaississements et des indurations valvulaires. Enfin leur propriété eupnéique les rend précieu encore dans les dyspnées cardio-aortiques.

L'*iodure de sodium* sera le médicament de choix, parce qu'il s'élimine le plu rapidement et est le mieux supporté par l'estomac.

Les *indications* des iodures se rencontrent dans les *affections valvulaires chro niques* en voie d'organisation, dans l'*angine de poitrine*, l'*artériosclérose*, les *myo cardites chroniques*, les *aortites* et les *anévrysmes de l'aorte*.

Dans les cardiopathies artérielles chroniques, l'iodure de sodium sera presci par séries de plusieurs semaines séparées par des périodes intercalaires d repos. Le traitement se poursuivra ainsi pendant de longs mois, et même plu sieurs années.

Les iodures se prescrivent sous forme de *pilules*, de *dragées*, ou mieux d *solutions* aqueuses, incorporées dans des *potions* ou dans des *sirops* (écorc d'oranges amères par exemple). Il existe des solutions dosées rigoureuseme dont *chaque goutte* représente exactement *un centigramme* d'iodure de sodiu ou de potassium (Souffron ; Laroze), etc., et qu'on peut prendre dans un peu d lait, d'infusion aromatique, de chocolat, de bière légère, etc.

La dose moyenne variera de 0gr,25 à 1 gramme par jour.

L'usage prolongé des iodures produit parfois un affaiblissement notable de forces, ou plus souvent encore, des accidents complexes, que nous ne pouvo décrire ici, englobés sous le nom général d'*iodisme* (éruptions, troubles digestif coryza, trachéite, épistaxis, purpura, etc). Pour les éviter, dans la mesure d possible, il faudra débuter par des doses plutôt faibles pour augmenter pro gressivement.

Certaines personnes préfèrent prendre l'iodure de sodium sous forme d *pilules* ou de *dragées*, ce n'est point la meilleure manière de faire usage du mé dicament. Cependant on pourra recourir aux pilules suivantes que j'ai propo sées autrefois (1898). On s'adresse à l'iodure de sodium, mais comme il para plus déliquescent que l'iodure de potassium on le fait désségher au préalable l'étuve ; on l'associe ensuite pour le mieux faire tolérer par l'estomac non l'extrait thébaïque qui renferme toujours une petite quantité d'eau q amollirait la masse, mais à l'opium brut ; l'excipient est fait avec la térébenthi de Bordeaux : je prescris ainsi :

| | |
|---|---|
| Iodure de sodium | 0gr,15 |
| Térébenthine de Bordeaux | 0gr,05 |
| Opium brut | 0gr,005 |

Pour une pilule. — Dose : 2 à 5 par jour.

On pourrait encore recourir à certaines pilules kératinisées dosées à 0gr,10 à 0gr,20, enrobées dans une enveloppe animale cornée (kératine) qui permette aux pilules de traverser simplement l'estomac pour venir se dissoudre direct ment dans l'intestin.

## Nitrite d'amyle

Liquide jaune pâle, à réaction acide, très volatil, insoluble dans l'eau, rapp lant l'odeur de la pomme de reinette. Il s'altère rapidement à l'air et est génér lement conservé dans de petites capsules ou ampoules de verre fermées à lampe.

Il possède une *action vaso-dilatatrice* remarquable, *abaisse la tension vasculai* et par cela même a été appliqué surtout au traitement de l'accès d'*angine de poitrine*.

*Pour faire usage* du nitrite d'amyle, on brise une des extrémités de l'ampoule de verre qui le contient, on recueille sur le mouchoir les 5 *à 6 gouttes* qui s'en écoulent, et on aspire doucement les vapeurs qui se dégagent. Presque immédiatement, après une légère sensation de chatouillement dans l'arrière-gorge et les fosses nasales, il se produit une rougeur extrême de la face, les yeux s'injectent et la peau devient chaude. Cette poussée congestive, due à l'action vaso-dilatatrice du médicament, ne dépasse guère la face; elle a une durée de trois à cinq minutes au plus et sous son influence l'accès d'angor s'amende rapidement.

## Trinitrine

*Solution alcoolique à 1/100 de nitro-glycérine.*

Liquide huileux, incolore, de saveur douce s'associe facilement à un mélange d'eau et d'alcool. La trinitrine est un *vaso-dilatateur* : elle dilate les vaisseaux périphériques et *abaisse la tension artérielle*. Son action est comparable à celle du nitrite d'amyle, mais son effet est plus durable et peut persister de deux à trois heures; par contre, son action demande quatre à cinq minutes avant de se produire alors que celle du nitrite d'amyle se manifeste au bout de quelques secondes.

Se prescrit dans l'angine de poitrine pendant *l'intervalle des accès*, et cela en moyenne durant une douzaine de jours environ, pendant lesquels elle continue les effets utiles du nitrite d'amyle, réservé pour le traitement de la crise proprement dite.

On donnera la trinitrine à la dose de *six* à *huit gouttes* d'une *solution alcoolique au centième*, dans un peu d'eau, et pour une journée, en diminuant la dose s'il survenait une céphalalgie en coup de marteau notée quelquefois, et indice d'intolérance. On a recours encore à la solution suivante.

*Solution alcoolique diluée de trinitrine*

| | |
|---|---|
| Eau distillée.......................................... | 300 gr. |
| Solution alcoolique de trinitrine au centième........ | XXX gouttes. |

*De 2 à 4 cuillerées à soupe par jour*

On prescrit encore la trinitrine en injection sous-cutanée :

| | |
|---|---|
| Eau distillée.......................................... | 10 gr. |
| Solution alcoolique de trinitrine au centième.... | XXX à XL gouttes |

Injecter *un quart de* seringue de Pravaz au moment des accès; à renouveler 2 à 3 fois dans les vingt-quatre heures.

## Nitrite de sodium

*Sel blanc, très soluble dans l'eau. Action vaso-dilatatrice.*

On le prescrit en solution ou en potion à la dose de 0gr,05 à 0gr, 20 et par progression.

*Solution*

| | |
|---|---|
| Eau distillée........................................ | 150 gr. |
| Nitrite de sodium........................................ | 0gr,50 |

Chaque cuillerée à bouche représente 0gr,05 de nitrite.

Lauder Brunton l'associe quelquefois à certains diurétiques : le nitrate de potasse à petite dose par exemple.

### Tétranitrol

Tétranitrate d'érythrol. Corps soluble dans l'alcool et peu dans l'eau. C'est un vaso-dilatateur, et un hypotenseur. Se prescrit sous forme de comprimés, de pilules : 0gr,004 à 0gr, 02 par jour; diminuer la dose en cas de céphalalgie frontale.

L'action du nitrite de sodium de même que celle du tétranitrol semble être plus lente, mais aussi de plus longue durée que celle de la trinitrine.

### Opium

L'opium et la morphine produisent la stimulation des battements du cœur, la dilatation des vaisseaux et l'abaissement de la tension sanguine; la dernière jouit encore d'une propriété eupnéique remarquable.

L'opium et la morphine *répondent aux grandes indications* des *maladies aortiques ;* ils sont *contre indiqués dans les lésions mitrales*; ces agents, diminuent sensiblement la quantité des urines.

Le meilleur mode d'administration de l'opium consiste à employer le *chlorhydrate de morphine* en *injections sous-cutanées*, à la dose de 1/4, 1/2 ou de 1 centigramme par jour. Dans quelques cas on se trouvera bien d'associer le *chlorhydrate de morphine* et *l'éther* en parties égales dans la seringue de Pravaz. Lorsque la morphine produit des vomissements, on pourrait dans certains cas, pour les éviter, associer la morphine à une très faible quantité de sulfate neutre d'atropine.

Chez les artérioscléreux, les cardio-rénaux atteints de dyspnée, le *chlorhydrate* d'*héroïne*, en comprimés, pilules, potion, ou injection hypodermique rendra de réels services; dose 0gr,0025 (deux milligrammes et demi), 0gr,005 et 0gr,01 centigramme.

### Quinine

Sans être un médicament cardiaque proprement dit, la quinine produit le ralentissement du cœur avec conservation de sa vigueur contractile et une diminution de la pression vasculaire.

Le *bromhydrate de quinine* (0gr,10 à 0gr,15 par jour) paraît avoir une certaine utilité dans le traitement des arythmies nerveuses, et dans celui des palpitations qui se rattachent à des lésions organiques, en y associant une faible quantité de digitale et de muguet; on pourra prescrire par exemple :

| | |
|---|---|
| Bromhydrate de quinine.................. | 0gr,10 |
| Poudre de digitale.......................... | *ãã* 0gr,05 |
| Extrait de muguet.......................... | |

Pour une pilule ; dose : de 2 à 4 par 24 heures.

### 4° DIURÉTIQUES

La digitale, la caféine et le lait sont de puissants diurétiques. A côté d'eux, les diurétiques proprement dits sont : la scille, la lactose, la théobromine, la diurétine et le calomel.

La *scille* se donnera seule ou associée à la digitale : *teinture*, de 1 à 5 grammes; *extrait alcoolique*, de 0gr,02 à 0gr,20 ; la scille est maintenant très peu employée.

La *lactose* se prescrit à la dose de 50 à 100 grammes par jour répartis dans 1 à 2 litres d'infusion à prendre dans les 24 heures.

La *théobromine*, principe actif du cacao, constitue le meilleur et un des plus puissants diurétiques que le praticien ait à sa disposition. Elle est *insoluble* et sera donnée en *cachets ou en capsules* aux doses de 0gr,50, 1 gramme, 2 grammes, on peut aller à 3 grammes, mais dans la grande majorité des cas, les doses de 0gr,50, 1 ou 2 grammes sont parfaitement suffisantes.

Chez *l'enfant*, la théobromine sera donnée à la dose de 0gr,10 à 0gr,15 par année d'âge.

La théobromine n'étant point toxique peut être donnée par séries de 10, 15, 18 jours, et reprise après cessation de 8 à 10 jours. A dose forte elle produit de la céphalalgie gravative, quelquefois des nausées, des vomissements.

La *diurétine*, ou salicylate de soude et de théobromine est une poudre blanche *soluble* dans l'eau. On la prescrit en solution, en potion, ou en cachets à la dose de 1 à 4 grammes. Peut-être, dans certains cas, trouble-t-elle un peu les voies digestives.

Chez l'*enfant* on la prescrit à la dose de 0gr,10 à 0gr,15 en potion, par année d'âge.

L'*agurine* ou acétate de soude et théobromine sodée est une poudre blanche très soluble dans l'eau alcaline ; elle se prescrit en *cachets* ou en *solution* dans l'eau à la dose de 1 à 2 grammes en moyenne; à prendre dans la journée par doses fractionnées.

Le *calomel* produit quelquefois d'heureux effets diurétiques dans les cas graves d'asystolie, alors que les diurétiques habituels ont échoué.

Parmi les médicaments diurétiques dont l'heureux effet peut se montrer encore dans les cardiopathies, il faut citer le *vin diurétique amer*, dit de Trousseau ou de l'*Hôtel-Dieu*, mélange de digitale, de scille, de genièvre et d'acétate de potasse, ainsi que le *vin diurétique amer* de la *Charité*, qui ne renferme point de digitale.

Enfin, il faut signaler comme complément de la médication diurétique : les infusions de fleurs de genêt, de chiendent, de queues de cerises, d'uva-ursi, de feuilles de bouleau, de racines de fraisiers, dans lesquelles on peut ajouter du nitrate ou de l'acétate de potasse : 0gr,50 à 2 grammes par litre.

### 5° STIMULANTS DU CŒUR

Ce sont les agents médicamenteux qu'on emploie dans les périodes avancées des cardiopathies, dans *l'asthénie cardio-vasculaire* proprement dite. Ce sont : *l'alcool*, les *vins généreux*, l'*acétate d'ammoniaque*, *le café*, *le vin de Champagne*. L'*éther*, l'*huile camphrée au dixième*, l'*huile éthéro-camphrée*, employés sous forme d'injections hypodermiques; on recommandera encore par la même voie le *sulfate de strychnine* associé au *sulfate de spartéine*, dans la formule suivante :

| | |
|---|---|
| Eau distillée | 10 gr. |
| Sulfate de spartéine | 0gr,50 |
| Sulfate de strychnine | 0gr,01 |

Injecter une seringue de Pravaz de un centimètre cube, soit cinq centigrammes de sulfate de spartéine, et un milligramme de sulfate de strychnine.

## 6° ÉMISSIONS SANGUINES. — SAIGNÉE

Leurs indications ont été précisées à propos du traitement de l'œdème aigu du poumon et de celui de l'asystolie.

La *saignée* qui s'impose dans les états asystoliques, avec cyanose et menace d'asphyxie, de même que dans les crises d'œdème aigu du poumon des aortiques et des artérioscléreux, devra en général être abondante : 300 grammes, 500 grammes de sang en moyenne.

Les *ventouses scarifiées* peuvent soustraire de 15 à 30 grammes de sang ; les *sangsues* 12 à 15 grammes environ.

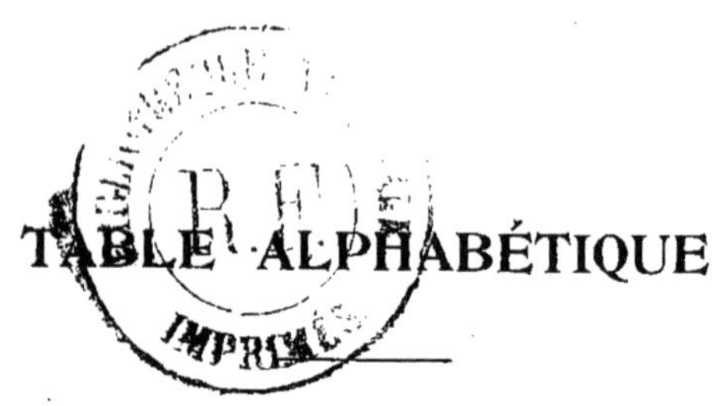

# TABLE ALPHABÉTIQUE

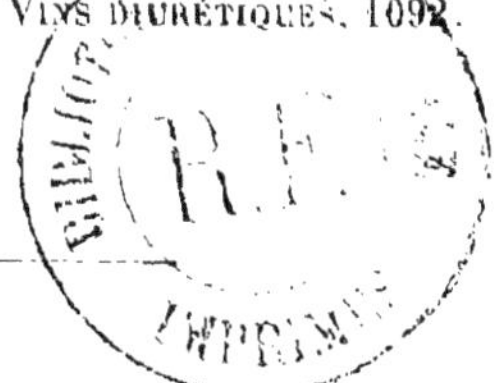

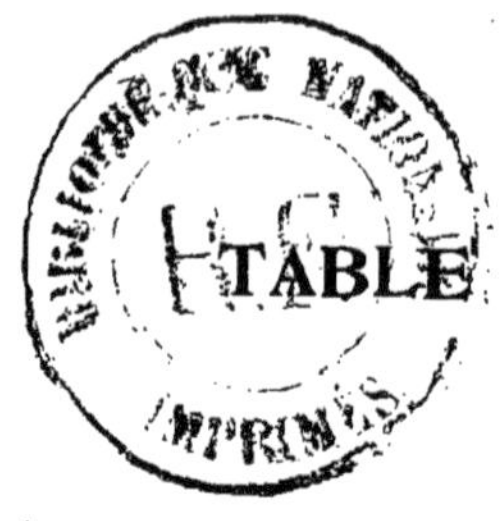

# TABLE DES MATIÈRES



PREMIÈRE PARTIE

## SÉMÉIOLOGIE DU CŒUR ET DES VAISSEAUX

### LE CŒUR

## L'AORTE ET LES ARTÈRES



## LES VEINES

DEUXIÈME PARTIE

# MALADIES DU PÉRICARDE

## PÉRICARDITE

## TROISIÈME PARTIE

# MALADIES DE L'ENDOCARDE

## ENDOCARDITE

## INSUFFISANCE DES VALVULES DE L'ARTÈRE PULMONAIRE ........ 596



## RÉTRÉCISSEMENT TRICUSPIDIEN ........ 605



## INSUFFISANCE TRICUSPIDIENNE ........ 612

## QUATRIÈME PARTIE

# MALADIES DU MYOCARDE

## CINQUIÈME PARTIE

# TROUBLES FONCTIONNELS

## PALPITATIONS



## TACHYCARDIES

## SIXIÈME PARTIE

# COMPLICATIONS DES MALADIES DU COEUR

SEPTIÈME PARTIE

# ANGINES DE POITRINE



HUITIÈME PARTIE

# MALADIES DE L'AORTE

Tours. — Imp. Deslis Frères et Cie, rue Gambetta, 6.

# Vigot Frères

*Éditeurs*

**Extrait du**

# Catalogue Général

PARIS

23, PLACE DE L'ÉCOLE-DE-MÉDECINE

**1912**

VIGOT FRÈRES, Éditeurs, 23, Place de l'École-de-Médecine, PARIS

# FORMULAIRES

LEMOINE et GÉRARD. — **Formulaire et consultations médicales et chirurgicales,** avec la collaboration de MM. DOUMER et VANVERTS, 5e édition revue et augmentée, conforme au nouveau codex, in-18 relié. . . . . . . . . . . . . . . . . . . . . . . . . . **7** francs

DEBOVE et GOURIN. — **Formulaire de thérapeutique et pharmacologie,** 2e édition, entièrement refondue, in-16 relié. **7** francs

VAUCAIRE. — **Formulaire moderne,** TRAITEMENTS, ORDONNANCES, MÉDICAMENTS NOUVEAUX, 5e édition conforme au nouveau codex, in-18 cartonné . . . . . . . . . . . . . . . . . . . . . . . . . . **7** francs

CRINON. — **Revue des médicaments nouveaux,** 18e édition, in-18 cartonné. . . . . . . . . . . . . . . . . . . . . . . . . . . . **4** francs

AUVARD. — **Formulaire gynécologique illustré,** 2e édition. in-18 relié . . . . . . . . . . . . . . . . . . . . . . . . . . . . . . . . . **10** francs

AUVARD. — **Formulaire obstétrical illustré,** in-18 relié. **10** francs

MAURANGE. — **Formulaire pratique de l'hypodermie,** in-18 cartonné. . . . . . . . . . . . . . . . . . . . . . . . . . . . . . . . **4** francs

CATHELINEAU. — **Formulaire pour les maladies de la peau,** in-16 cartonné. . . . . . . . . . . . . . . . . . . . . . . . . . . . . . . **2** fr. **50**

ESTÉOULE et DAUZIER. — **Consultations et thérapeutique dentaires,** in-18 relié. . . . . . . . . . . . . . . . . . . . . . . . . . **4** francs

QUINCEROT. — **Manuel de thérapeutique dentaire spéciale et de matière médicale appliquée à l'art dentaire,** 3e édition, in-18 cartonné. . . . . . . . . . . . . . . . . . . . . . . . . . . . **3** francs

WEBER, BLIND et VICARIO. — **Petit formulaire du praticien,** in-18 relié . . . . . . . . . . . . . . . . . . . . . . . . . . . . . . . **3** fr. **50**

www.ingramcontent.com/pod-product-compliance
Ingram Content Group UK Ltd.
Pitfield, Milton Keynes, MK11 3LW, UK
UKHW020145250726
13967UKWH00002B/884